Interventional Cardiology
Principles and Practice

介入心脏病学
从理论到实践

（原书第 2 版）
（2nd Edition）

原著 [美] George D. Dangas
[英] Carlo Di Mario
[美] Nicholas N. Kipshidze
合著 [澳] Peter Barlis
[美] Tayo Addo
主译 曾和松

中国科学技术出版社
·北 京·

图书在版编目（CIP）数据

介入心脏病学：从理论到实践：原书第2版 /（美）乔治·D. 丹加斯 (George D. Dangas) 等原著；曾和松主译. — 北京：中国科学技术出版社，2020.6

ISBN 978-7-5046-8638-1

Ⅰ. ①介… Ⅱ. ①乔… ②曾… Ⅲ. ①心脏病–介入性治疗 Ⅳ. ① R541.05

中国版本图书馆 CIP 数据核字 (2020) 第 062188 号

著作权合同登记号：01-2019-5991

策划编辑 王久红 焦健姿
责任编辑 黄维佳
装帧设计 佳木水轩
责任印制 李晓霖

出　　版 中国科学技术出版社
发　　行 中国科学技术出版社有限公司发行部
地　　址 北京市海淀区中关村南大街 16 号
邮　　编 100081
发行电话 010-62173865
传　　真 010-62179148
网　　址 http://www.cspbooks.com.cn

开　　本 889mm × 1194mm 1/16
字　　数 1405 千字
印　　张 47.5
版　　次 2020 年 6 月第 1 版
印　　次 2020 年 6 月第 1 次印刷
印　　刷 天津翔远印刷有限公司
书　　号 ISBN 978-7-5046-8638-1 / R · 2527
定　　价 498.00 元

Copyright Notice

版权声明

Title: *Interventional Cardiology: Principles and Practice*, 2/e
By George D. Dangas, Carlo Di Mario, Nicholas N. Kipshidze
ISBN: 978-1-118-97603-6
This edition first published 2017

致谢

介入心脏病学相当复杂，不是一个人或几个人能全面掌握的，所以我们邀请各个不同领域内最优秀的学者来撰写本书的相关章节，没有他们的帮助，我们不可能完成这本书。

我们的老师所传授的不仅仅是推送导管，更让我们热爱自己的事业，热爱教学，很高兴他们中的一些人也为本书的编写做出了贡献。

从读者反馈的疑惑与困难中我们获惠，并不是所有内容都能在现有教科书和互联网上找到，这激励了我们，在编写本书时更加关注临床实践操作。

编写工作令我们不得不长时间坐在电脑屏幕前，并因此而忽略了我们的妻子和孩子。相信我们的妻子可以理解我们，希望我们的孩子有一天在书架上看到这本书，能好好地阅读这本书，并理解我们。

George D. Dangas
Carlo Di Mario
Nicholas N. Kipshidze

Translators List

译校者名单

主　译　曾和松

副主译　徐　袒　左后娟　郭小梅　严江涛

译校者　（以姓氏笔画为序）

丁　虎	马　飞	王　红	王　峰	王洪杰
刘　磊	刘玉建	刘婉君	李　晟	李　瑞
李宗哲	肖志超	邱　接	邱旭光	何祚雯
张敬群	阿力木江	陈　晨	陈　鹏	陈光志
苗　琨	林　立	周　宁	周　迟	周　强
赵金昭	段全炉	段嘉霖	费宇杰	贺行巍
秦　瑾	徐　袒	徐西振	曹岩岩	彭丽媛
蒋建刚	程　佳	赖金胜	戴梅艳	

补充说明

书中参考文献条目众多，为方便读者查阅，已将本书参考文献更新至网络，读者可扫描右侧二维码，关注出版社“焦点医学”官方公众号，后台回复“介入心脏病学”，即可获取。

Abstract

内容提要

本书引进自美国 WILEY 出版社，是一部全面、独特的介入心脏病学参考书。本书为全新第 2 版，由美国冠状动脉造影和介入协会主席 George D. Dangas 组织全球近百名介入权威、知名教授在第 1 版基础上全面修订而成。

全书共 84 章，涉及原理与技术、介入药理学、高血压和结构性心脏病、血管疾病的介入治疗四个部分。每个部分对从基本概念到各领域的当代热点和新进展都有介绍，不仅详细介绍了介入技术的具体步骤及相关适应证、并发症与禁忌证，还采用了近几年来的重要临床研究来佐证不同介入治疗方法及不同器械的临床效果，让读者在了解具体规范化操作流程的同时，又不失“整体观”，提示了临床研究的重要性与必要性。

本书内容翔实、阐述系统，非常适合初学者了解介入领域的基本技术和概念，同样也适合有一定基础的专业人士自我提升及拓展技能。

Perface

序

介入心脏病学的发展与内科学的前进相伴而行。在第二次世界大战后及20世纪后叶，内科学亚专业如雨后春笋般蓬勃发展。“大内科学”逐渐细化成了心脏病学、肺病学、胃肠病学、内分泌学等。

介入心脏病学由Andreas Grüntzig开创，并在一名意识清醒的患者身上进行了首例经皮冠状动脉球囊扩张术，整个介入过程中只使用了球囊扩张冠状动脉狭窄段。而冠状动脉经皮治疗方法的发展，如定向冠状动脉内斑块切除术、冠状动脉腔内斑块旋磨术及支架植入术等，却耗费了近20年的时间。

先天性心脏疾病治疗发展过程中，突破性的工作几乎全都由“技术精湛的”介入心脏病学专家默默完成，如第1例肺动脉球囊扩张术及第1例房间隔缺损封堵术。直到Alain Cribier开创性地完成了瓣膜病介入治疗工作，才将介入心脏病学扩展到冠状动脉以外的领域。

直到20世纪90年代才出现经导管治疗（transcatheter treatment，TCT）的概念。随后发展为经皮冠状动脉介入治疗术（percutaneous coronary intervention，PCI），如今其包含颅内血管介入治疗、颈动脉介入治疗、主动脉弓重建及其他血管（如降主动脉、股动脉、腘动脉、足动脉等）的介入治疗，大多数先天性心脏病，如房间隔缺损（atrial septal defect, ASD）、室间隔缺损（ventricular septal defect, VSD）及动脉导管未闭（patent ductus arteriosus，PDA）等，以及如今的左心耳封堵、主动脉狭窄、主动脉瓣反流和二尖瓣狭窄等介入治疗，当然，还有肥厚性心肌病的室间隔无水乙醇消融治疗。

由于治疗方法的多样化，介入心脏病学医师也开始高度分化，他们分别致力于对慢性完全闭塞病变、分叉病变、主动脉狭窄的经导管主动脉瓣置换术(transcatheter aortic valve replacement, TAVR)、经导管二尖瓣钳夹术（mitral clips）及二尖瓣置换术等的介入治疗。

众所周知，高度专业化的介入医师发展需要深入了解具体细节，以便安全、有效地完成介入治疗。如针对左心耳封堵及二尖瓣夹合器植入而进行的经室间隔穿刺是完全不同的，且需要在线3D成像，然后精确测量穿刺部位的3D尺寸，必须精确到室间隔下方、上方、后方的几毫米处。新一代的临床医师需要对患者的症状、操作技术、病变类型和影像学进行非常细致的分析，有时甚至可能会失去“全局观”的考量。在此，我们要感谢*Interventional Cardiology: Principles and Practice*，2/e的诸位著者对介入心脏病学领域的整体描述，这是一项非常具有挑战性的工作。

本书的所有著者都竭尽全力撰写了各自的章节，因此本书的内容很容易被大家认可。作为教科书级别的著作，其开创和维护总是非常具有挑战性的。作为曾经担任42本书（其中也包括一些教科书）的著作及共同著者，我可以坦率地说，编写该领域的教科书是一项非常严谨的事情。

从某种意义上讲，只有少数学者能够在其一生中多次经历这一过程，他们编写的教科书成为经典，并经由更多人传承下去。

在此，我再一次祝贺各位圆满完成本书第 2 版的修订。你们在严谨、科学基础上对书中涉及的技术和理念作出了更新。

Patrick W. Serruys, MD, PhD

Foreword by Translators

译者前言

介入心脏病学的发展日新月异，由于治疗方法的多样化，介入心脏病学医师也越来越高度专业化。高度专业化的介入医师发展需要更深入地了解具体细节，以便更好地治疗患者。

由 SCAI 主席领衔，全球顶级介入学者共同编写的《介入心脏病学：从理论到实践》(第 2 版) 在前一版的基础上，对所有章节的内容几乎都进行了修订，增加了当前的新进展和重要临床研究数据。

全新第 2 版每一章都是由国际认可的权威学者编写，从冠状动脉介入治疗、介入药理学、结构心脏病学介入治疗和血管疾病腔内介入治疗等方面分别阐述，每一章从病理生理学背景和相关病理学开始，到治疗机制、器械描述、操作规程、风险、适应证、禁忌证、并发症和随访，并采用了近几年来的重要临床研究来佐证不同介入治疗方法及不同器械的临床效果，让读者在了解具体规范化操作流程的同时，又不失“整体观”，对初学者和具有一定基础的介入医师都有极大的帮助。本书也关注心血管介入领域的最新进展，在介绍介入技术的同时，提供相关的临床研究以帮助读者更深入、全面了解介入手术的相关适应证、禁忌证、具体操作步骤与并发症，提高介入水平的同时又启发、提高读者的临床科研能力和兴趣。

本书由同济医院介入专家组共同翻译，秉承同济医院严谨的学风，结合译者自身的介入和临床经验，使这本教材的翻译精当、通俗易懂，既可作为初学者的案头工具书，又可为介入专家进一步提高及开展临床研究提供参考。

华中科技大学同济医学院附属同济医院
心血管内科副主任、导管室主任
二级教授、博士生导师

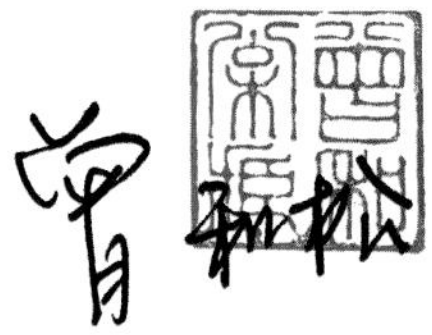

Foreword by Authors

原书前言

毫无疑问，近年来医学的每一个领域都在快速发展。在 *Interventional Cardiology: Principles and Practice*，1/e 出版后的 5 年里，几乎所有的内容都有了明显的进展。本书作为全新第 2 版，不仅包括当前的很多重要专业数据和新的关键信息，而且还介绍了近期新发展的亚专业。因为来自其他领域的内科专家和外科医师也开始采用经皮介入、微创方法治疗患者，这些技术进步促进了心血管介入治疗的发展。

在第 2 版中，我们很幸运地邀请到一些在各自领域得到国际认可的权威人士撰写相关章节，以阐述相关介入技术在心血管疾病中的应用。

全新第 2 版涵盖了 4 个主要部分：冠状动脉介入治疗，介入药理学，结构性心脏病介入治疗和血管腔内治疗。我们相信读者会觉得这本书很实用。每个部分都包括关键主题并以有序的方式呈现：从病理生理学背景及相关病理开始，到治疗机制、适应证、禁忌证、器械描述、操作过程、并发症和随访。而且每个章节都包含在线多项选择题，可以自我评估。

专业认证和再认证，不断学习是我们这个时代的特点。本书尽力同时满足那些学习新技术的初学者和已经精通技术的专业人士，包括那些要面对认证考试或需要更新知识的人，希望读者满意我们的努力与付出。

George D. Dangas

Carlo Di Mario

Nicholas N. Kipshidze

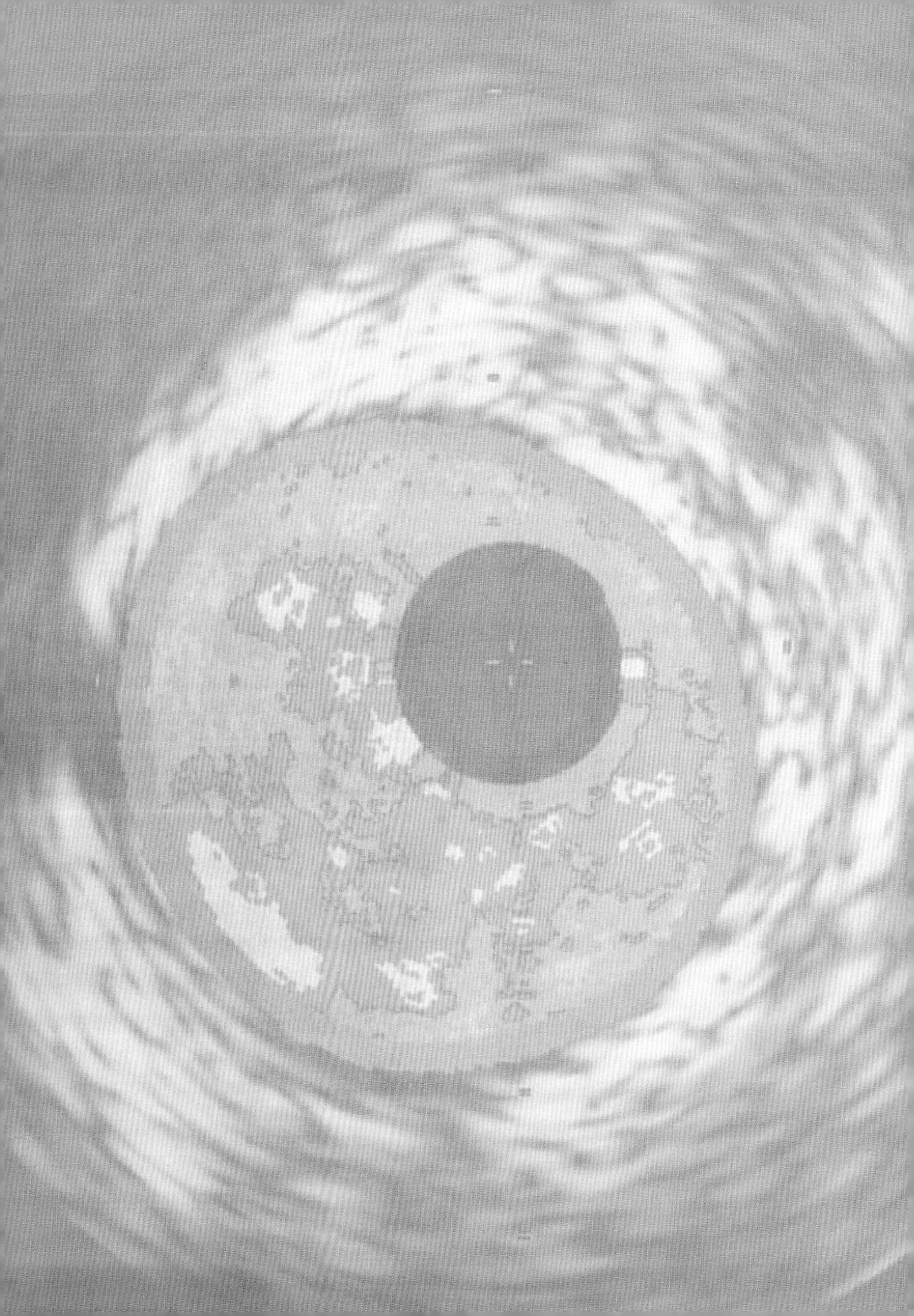

Contents

目 录

第一部分 原理与技术

第三部分 高血压和结构性心脏病

第四部分 需介入治疗的血管疾病

第一部分

原理与技术

Principles and Techniques

第一篇　基础知识
Basic Knowledge

第1章　动脉粥样硬化与炎症
Atherogenesis and Inflammation

Umair Hayat　Vikas Thondapu　Tim Tsay　Peter Barlis　著
王洪杰　徐　昶　译

动脉粥样硬化及其临床继发损害是西方国家人群的主要死亡原因[1]，许多因素被认为与动脉粥样硬化斑块的发生发展以及不稳定性有关，体现了其本质的多样性。目前认为动脉粥样硬化是一种慢性炎症性疾病，从年轻开始起病，往往进展缓慢，可长达数十年[2-4]，动脉粥样硬化的临床症状通常在成年时出现，一般认为与粥样斑块破裂和血栓形成有关[5-7]。

尽管动脉粥样硬化本身是一个持续的挑战，但是目前的一些研究进展有助于遏制动脉粥样硬化引起的一些并发症，因此我们对改善动脉粥样硬化患者临床预后变得更加乐观。本章回顾了动脉粥样硬化的发病机制以及导致斑块进展和不稳定的炎症级联反应。新的冠状动脉成像模式和计算机建模的发展为进一步增进对心血管疾病的认识提供了新的方法。

一、动脉粥样硬化的发病机制

动脉粥样硬化是一种炎症性纤维增生的过程，在这个过程中血管内膜上形成的斑块可以引起血管管腔狭窄或血栓形成，从而导致缺血[8-10]。虽然斑块形成的确切启动因素仍不明了，但人们普遍认为内皮损伤是其启动因素，这可能是由吸烟、高血压或免疫损伤等因素引起的[4, 11-15]。损伤的内皮细胞通透性增加，内皮下巨噬细胞吞噬大量循环中的低密度脂蛋白（LDL），经由修饰后，导致内皮细胞进一步的损伤[8, 9, 16]，随后更多的巨噬细胞募集，成为富含脂质的泡沫细胞沉积在血管内膜中[9, 10, 17-19]。同时，为了修复血管内皮功能，平滑肌细胞从中膜迁移到内膜中增殖，并产生结缔组织基质形成纤维帽覆盖脂质核心，导致病变进一步增厚[8, 19, 20]。斑块随着病变的慢性进展逐渐扩大，分为稳定性或不稳定性斑块（图 1–1、图 1–2），其中任何一种都可能导致临床症状的发生[8, 17, 21]。

二、临床特点

冠状动脉疾病（CAD）的首发临床表现可能是猝死、无症状缺血、稳定型心绞痛或急性冠状动脉综合征（ACS）[22]。急性冠状动脉综合征包括由动脉粥样硬化斑块破裂引起的一系列综合征，分为不稳定型心绞痛（UA）、非 ST 段抬高型心肌梗死（NSTEMI）和 ST 段抬高型心肌梗死（STEMI）[21, 23, 24]。不稳定性斑块，其特征是由薄且不稳定的纤维帽覆盖大的脂质核心，易于破裂[21, 25-27]，突然破裂可导致血栓形成，进而导致急性冠状动脉综合征（图 1–2）[26, 28, 29]。相反，稳定性斑块纤维帽较厚，不容易破裂（图 1–1），临床表现为体力活动诱发缺血导致的慢性稳定性心绞痛[25, 27, 30]。

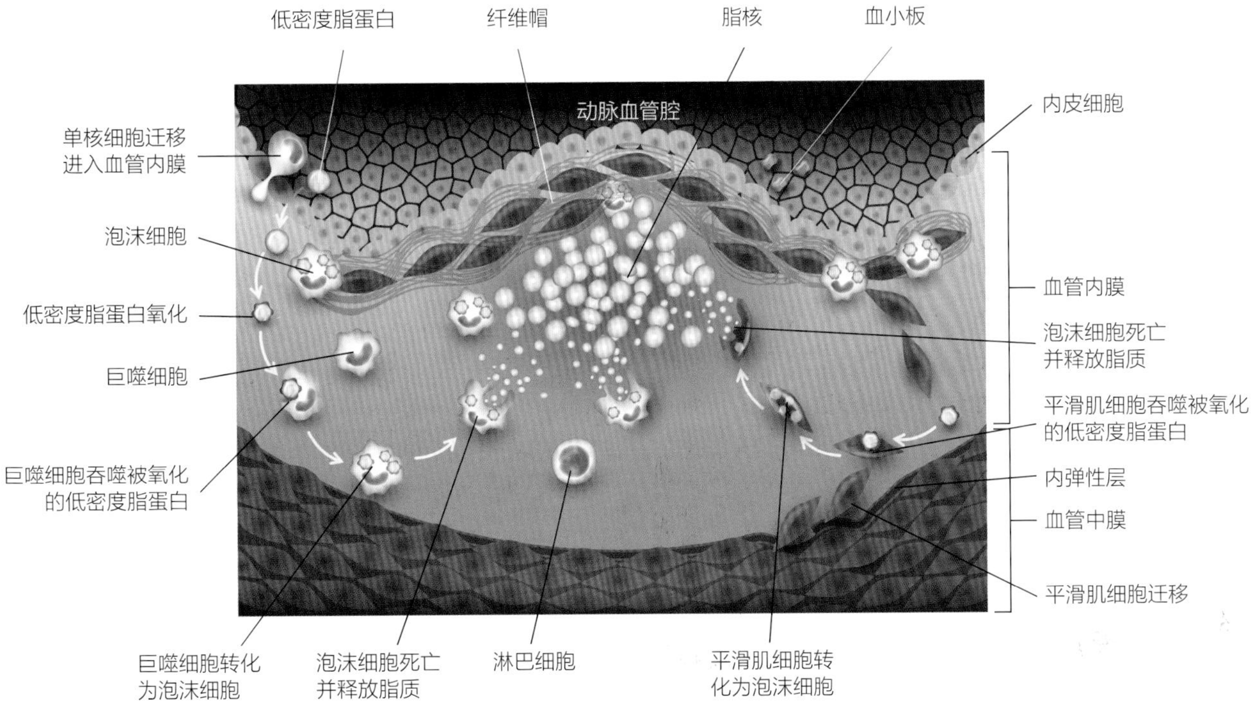

▲ 图 1-1　稳定型动脉粥样硬化斑

稳定型动脉粥样硬化斑块特点是炎性渗出较少。这种病变由纤维帽覆盖在脂核上形成，伴随着少量的巨噬细胞和 T 淋巴细胞渗出，脂核由细胞外脂质、胆固醇结晶和坏死物质构成，纤维帽主要是由存在于胶原 - 蛋白聚糖基质中的平滑肌细胞构成

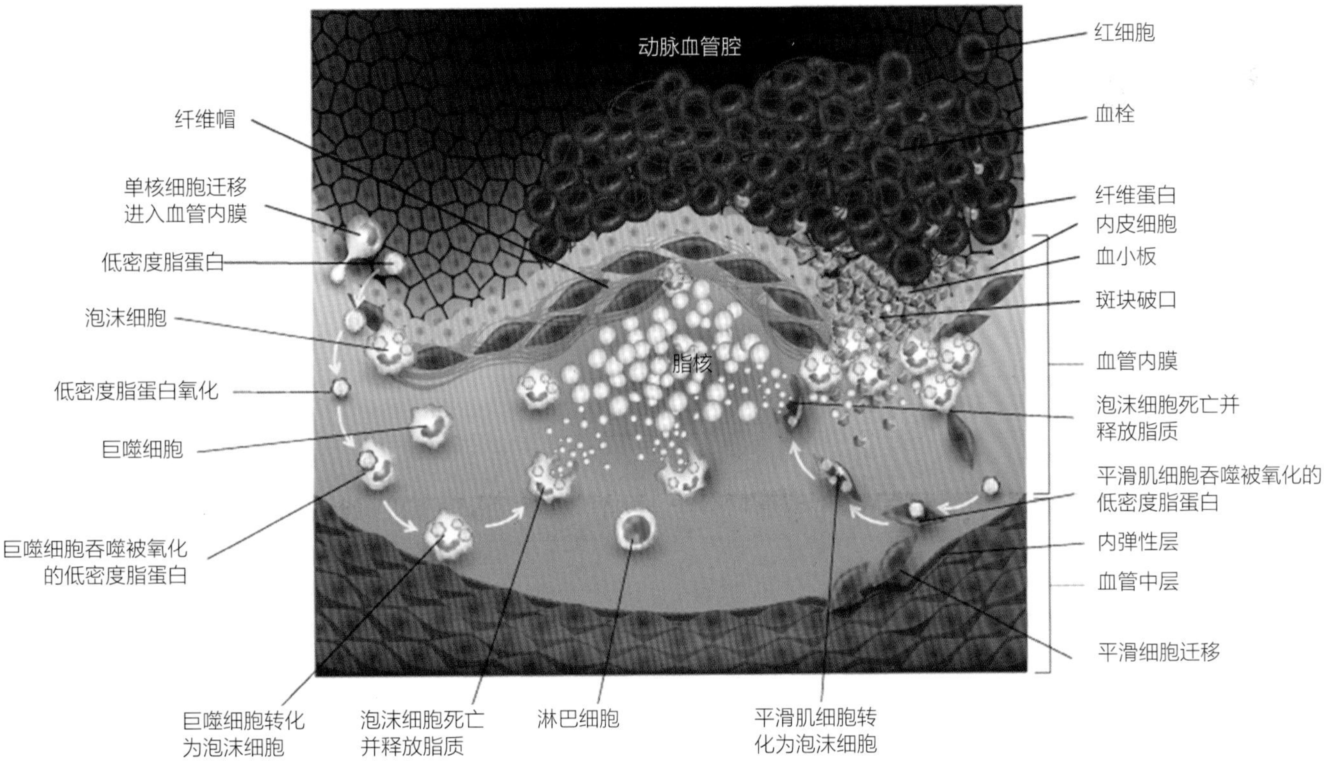

▲ 图 1-2　不稳定型动脉粥样硬化斑

不稳定型动脉粥样硬化斑块纤维帽更薄且富含 T 淋巴细胞和巨噬细胞来源的泡沫细胞，纤维帽“肩部”区域的破裂导致血栓形成

三、动脉粥样硬化的结局

动脉粥样硬化血栓形成和血栓栓塞并发症的风险似乎更多地与动脉粥样硬化斑块的稳定性相关，而不是与斑块的大小相关[31, 32]。稳定性心绞痛与光滑的纤维性冠状动脉斑块（稳定性斑块）有关，而不稳定性心绞痛、急性心肌梗死（AMI）和心源性猝死几乎均与斑块的不稳定性相关[29]。同样，在颈动脉粥样硬化性疾病患者中，斑块不规则和破裂与脑缺血事件密切相关，具有不规则或溃疡性斑块的患者表现出较高的缺血性卒中风险，而与管腔狭窄的程度无关[33]。

人们开始更加注意识别高风险、可导致血栓形成的不稳定性斑块。这种“易损斑块”也是使用新型冠状动脉内成像技术——光学相干断层扫描成像（OCT）进行深入研究的领域[6, 29]。OCT在对血管壁和管腔层面成像方面具有超高分辨率以及解析度，优于血管内超声及血管造影[34–36]。

大量数据提示斑块不稳定期间发生的形态学改变及表达的一些分子标记物，可能用于识别不稳定斑块。许多形态学和临床研究表明，与稳定斑块相比，这些由薄纤维帽覆盖并伴随着大量炎性细胞浸润的易损斑块更容易发生斑块破裂和血栓形成[28, 37]。

与稳定性斑块表现为慢性炎症细胞浸润不同，易损和破裂斑块则表现为急性炎症反应[37, 38]。大量研究表明，“活动性”炎症反应主要涉及T淋巴细胞和巨噬细胞，它们被激活后分泌细胞因子和蛋白酶，从而导致斑块纤维帽变薄，更易于发生斑块破裂。最近的研究为动脉粥样硬化从稳定阶段向不稳定阶段转变的分子机制提出了新的见解，指出炎症是导致斑块不稳定过程中的核心机制，并表明剪切应力的改变也可能起了关键作用[39, 40]。

目前的挑战是找到能够区分稳定斑块和不稳定斑块的形态学和分子标记物，从而允许在临床症状发生之前对“高风险”患者进行急性心脑血管事件的分层。考虑到这一目标，本章将着重讲述影响斑块进展的细胞和分子机制以及与斑块炎症相关的血清标志物。

四、冠状动脉腔内影像学

传统意义上讲冠状动脉造影一直是评估冠状动脉疾病的累及范围和严重程度的金标准。上述检查结果构成了介入医师临床决策过程的基石，并据此判断是否进行经皮介入治疗。然而血管造影也有局限性，首先，图像分辨率相对较低；其次，它只显示动脉及狭窄影像，无法明确斑块的组成成分；最后，冠状动脉造影仅用2D成像方法评估复杂3D结构。

（一）血管内超声

血管内超声（IVUS）利用从血管组织反射的超声波产生实时图像[41, 42]。血管造影仅显示管腔轮廓[41]，而血管内超声分辨率为100～150μm，可以捕获血管造影无法获得的细节——管腔和血管壁的横截面，甚至可以区分各层结构[43–46]。因此，血管内超声通过观察血管壁中斑块来研究动脉粥样硬化发生发展过程[41, 47–49]。实际上，该技术已被证明对动脉粥样硬化的判断比冠状动脉造影更深入[44]。

（二）光学相干断层扫描成像

相对于血管内超声的声学显像，OCT是一种光学显像，采用近红外光的反射而不是声音。最初应用于眼科，该技术的进步使OCT能够显示非透明组织，如冠状动脉血管[50, 51]。OCT提供体内血管结构的实时和原位横断面成像，分辨率是血管内超声的10倍（15μm vs 150μm），近似于组织学水平[34, 43, 50–53]。

凭借其卓越的分辨率，OCT可以实时提供对动脉粥样硬化斑块的接近组织学的分析（图1–3）。OCT对薄帽纤维粥样硬化斑块（TCFA）的定义来源于对猝死患者尸检结果的分析，研究结果表明大多数破裂的斑块最薄纤维帽的厚度＜65μm。这些薄的破裂的纤维帽中也有巨噬细胞浸润[54]。尽管OCT可以很好地确定纤维帽的厚度，但是对纤维帽和脂质池交界处信号富集的点状巨噬细胞浸润的描述并不一致。先前的尸检研究还表明，斑块破裂、斑块侵蚀和钙化结节是腔内血栓形成的三个主要机制，其导致血栓的发生率分别为65%、30%和5%[25]。近年来，OCT已经可以在体内获得这类信息，并证实了ST段抬高型心肌梗死和非ST段抬高型心肌梗死患者具有类似的斑块形态特征[55]。

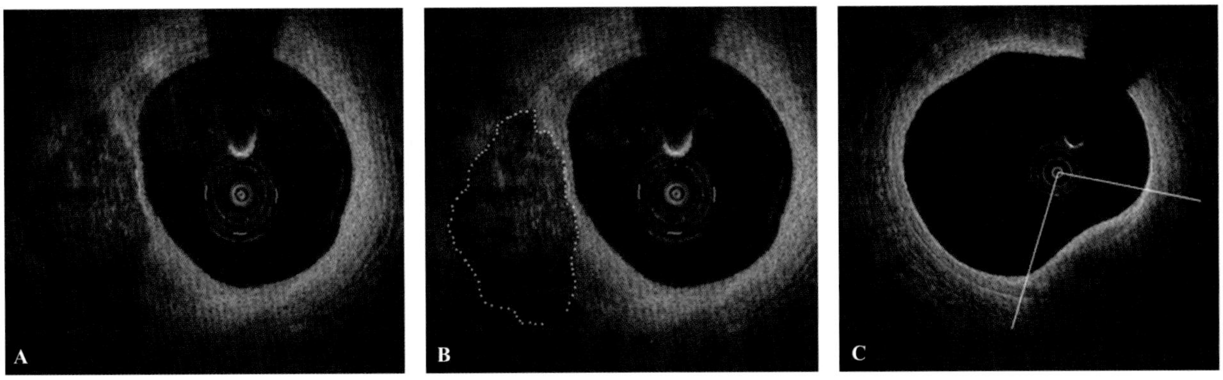

▲ 图 1-3 稳定型冠状动脉斑块的光学相干断层成像图示

A. 7—10 点范围内可见一钙化斑块，其特点为边界清晰、脂核具有异质性；B. 白色虚线圈出钙化斑块；C. 白线区域内所示为含脂质丰富的斑块，其特点为暗、低信号、边界不清的脂核与高亮的厚纤维帽（> 65μm）。因为光进入斑块坏死核心后迅速减弱，所以光学相干断层成像无法用于测量此类斑块的深度

OCT 可以识别破裂的斑块，其影像学特点为覆盖在低密度坏死灶上的薄纤维帽高密度信号的连续性中断，斑块的破裂导致促血栓形成物质突出至血管腔中。另外，OCT 可通过对附着于不规则但完整且较厚的纤维帽的腔内血栓的影像分析来识别斑块侵蚀。而侵蚀的斑块大多没有坏死核心。钙化结节是急性冠状动脉综合征中最不常见的病因，并且其定义也不太明确。其 OCT 影像表现为突出到管腔中的边缘锐利的结节并导致纤维帽的不连续（图 1-4）。

在稳定型冠状动脉粥样硬化性心脏病患者中，冠状动脉成像不仅可以提供病变信息，并且有助于评估药物治疗所致的斑块超微结构的变化。Kataoka 等[56]分别评估了来自 280 例规律服用他汀类药物治疗的冠状动脉粥样硬化性心脏病患者的 293 个脂质斑块和 122 个纤维斑块，发现低密度脂蛋白胆固醇（LDL-C）浓度< 50mg/dl 的患者不太可能有脂质斑块，并且具有更多稳定性斑块的特征，如更厚的纤维帽和较小的脂核。

五、易损斑块

根据 Virmani 等修订的美国心脏协会（AHA）分类[29]，动脉粥样硬化病变可分为两组：①非动脉粥样硬化内膜病变；②进行性动脉粥样硬化病变，包括稳定性、易损和血栓形成性斑块。

动脉粥样硬化病变的不同病理特征很大程度上取决于纤维帽的厚度及其炎性细胞浸润的程度，而浸润的炎症细胞又主要由巨噬细胞和活化的 T 淋巴细胞构成。通常，斑块负荷最初通过正性重构来代偿，包括血管外膜弹力层的扩张，因此管腔内径变化甚微[57, 58]。斑块含有单核细胞来源的巨噬细胞、平滑肌细胞和 T 淋巴细胞。这些细胞类型和结缔组织之间的相互作用似乎决定了斑块本身

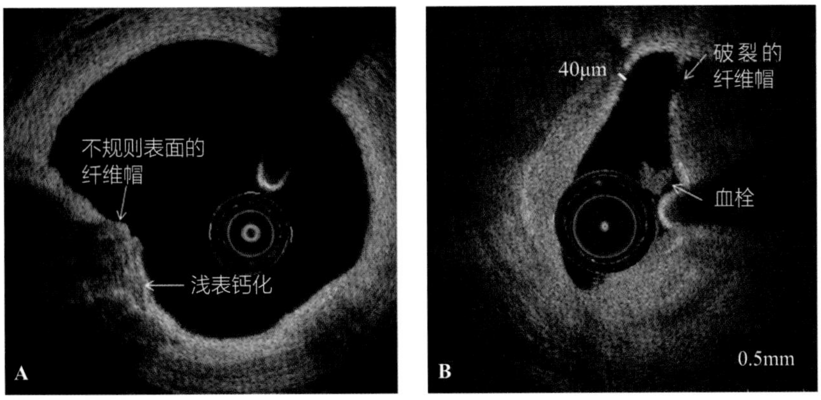

◀ 图 1-4 不稳定型冠状动脉斑块光学断层成像图示

A. 斑块侵蚀：斑块纤维帽完整，表面不规则及浅表钙化；B. 斑块破裂伴随管腔血栓形成，图中 11 点钟方向有一薄帽纤维粥样硬化斑块形成（纤维帽厚度为 40μm，白色短线）

的产生和进展，包括严重并发症，例如血栓形成和破裂。

易损或薄帽纤维粥样硬化斑块病变被认为是一种易于破裂并导致血栓形成的斑块，其特征表现为含有大量胆固醇结晶的巨大坏死核心。覆盖的纤维帽很薄，富含炎症细胞、巨噬细胞、T 淋巴细胞及少量的平滑肌细胞[28, 29, 59]。Burke 等[54]确定了纤维帽厚度为 65μm 的临界值，以评估不稳定的冠状动脉斑块。尽管多数的假说认为急性冠状动脉综合征是由某一特定易损斑块破裂引起[5, 7]，但一些病理生理学、临床和血管造影观察结果似乎表明，冠状动脉不稳定的主要原因不是单个动脉粥样硬化斑块的不稳定性，而是与血管弥漫性炎症所致冠状动脉出现多个不稳定性斑块相关[37, 38, 60, 61]。

最近的血管造影研究结果也证实了不稳定性心绞痛及透壁性心肌梗死患者[61]存在多个易损斑块[20, 62]。Spagnoli 等[38]最近通过流式细胞学已经证明，死于急性心肌梗死的患者冠状动脉血管中存在活化的炎性细胞多灶性浸润。此外，Buffon 等[60]通过测定冠状动脉血管内中性粒细胞髓过氧化物酶活性获得了类似的结果，明确了不稳定型心绞痛患者冠状动脉血管也存在弥漫性炎症。一项形态学的研究证实了上述结果，该研究表明整个冠状动脉中存在由激活的巨噬细胞和 T 淋巴细胞所构成的高度炎性浸润，这种改变也可见于死于急性心肌梗死患者的稳定斑块中。与年龄匹配的死于非心脏病的慢性稳定型心绞痛（SA）或无心脏病史患者相比，这些斑块的炎性浸润高出 2 ～ 4 倍[37]。此外，还证实了在死于初发心肌梗死的患者中，梗死灶周围以及其他较远的未受影响区域均有活化的 T 淋巴细胞浸润[63]。

这些患者中同时存在弥漫性冠状动脉和心肌的炎症，进一步支持了冠状动脉和心肌的易损性共同参与致命性急性心肌梗死的发病机制。

因此，急性心肌梗死——至少预后不良的急性心肌梗死，可能是弥漫性“活化的”慢性炎症的结果，该过程导致了整个冠状动脉和心肌的不稳定性，而不仅仅是梗死区域。心肌梗死相关弥漫性炎症的原因尚未阐明。活化 T 淋巴细胞的出现提示存在“原位”抗原刺激引发的适应性免疫应答。

六、炎症在动脉粥样硬化自然进程中的作用

（一）斑块的发生

内皮损伤被认为是动脉粥样硬化过程中一种早期并同临床相关的病理生理事件[4, 32]。内皮功能障碍患者未来心血管事件（包括卒中）的风险增加[64]。内皮功能障碍被描述为动脉粥样硬化形成中的启动步骤。随后，炎症反应逐步导致斑块的形成。

内皮损伤可由物理和化学因素、感染或氧化型低密度脂蛋白（ox-LDL）引起。功能障碍的内皮细胞表达 P- 选择素（由激动药如凝血酶诱导）和 E- 选择素[由白细胞介素 -1（IL-1）或肿瘤坏死因子 -α（TNF-α）诱导]。IL-1、TNF-α 和干扰素 -γ（IFN-γ）等炎症因子可以诱导巨噬细胞和内皮细胞表达细胞间黏附分子 -1（ICAM-1），也可以诱导内皮细胞表达血管细胞黏附分子 -1（VCAM-1）。

单核细胞趋化至内膜下摄取脂蛋白并转变为巨噬细胞，之后产生的活性氧簇（ROS）将 ox-LDL 转化为高度氧化的低密度脂蛋白。巨噬细胞通过清道夫受体吞噬 ox-LDL 直至形成泡沫细胞。白细胞和泡沫细胞迁移至内皮损伤部位并产生脂质条纹。内皮生物学活性的丧失导致一氧化氮（NO）的减少以及促血栓形成因子、促炎黏附分子、细胞因子和趋化因子的表达增加。细胞因子可降低一氧化氮的生物利用度，从而增加活性氧簇的产生。活性氧簇可直接与内皮细胞反应降低一氧化氮活性，也可间接通过 eNOS 或鸟苷酸环化酶的氧化修饰[65]影响一氧化氮的活性。通过诱导核因子 κB（NF-κB）表达，低一氧化氮水平可上调内皮细胞层 VCAM-1，后者结合单核细胞和淋巴细胞，是血管壁浸润的第一步[66]。此外，一氧化氮可以抑制白细胞黏附[67]，一氧化氮减少导致单核细胞趋化蛋白 -1（MCP-1）表达增加，进一步募集单核细胞[68]。一氧化氮与内皮素 -1（ET-1）通过微妙的平衡来调节血管张力[69]。晚期动脉粥样硬化患者的血浆内皮素 -1 浓度升高，并与疾病的严重程度相关[70, 71]。除了具有收缩血管活性外，内皮素 -1 还可促进白细胞黏附[72]和血栓形成[73]。功能障碍的内皮细胞表达 P- 选择素（通

过激动药如凝血酶刺激）和E-选择素（由IL-1或TNF-α诱导）[74]。炎症因子如IL-1、TNF-α和IFN-γ可诱导巨噬细胞和内皮细胞表达ICAM-1及内皮细胞表达VCAM-1。内皮细胞还产生MCP-1、单核细胞集落刺激因子和IL-6，后者进一步放大炎症级联反应[75]。平滑肌细胞产生IL-6是诱导C反应蛋白（CRP）合成的主要刺激因素[3]。最近研究表明，CRP可能导致斑块的促炎状态，介导单核细胞的趋化和刺激单核细胞释放IL-1、IL-6和TNF-α[76]。受损的内皮允许脂质进入内皮下。脂质条纹的出现代表了动脉粥样硬形成的第一步。

（二）纤维动脉粥样硬化斑块的进展

动脉粥样硬化的进展受固有和适应性免疫反应的调节[3, 77, 78]。动脉粥样硬化血栓形成中最重要的固有免疫受体是清道夫受体和Toll样受体（TLRs）[79]。适应性免疫比固有免疫更具特异性，但可能需要几天甚至几周才能完全动员。它涉及组织的免疫反应，诱导T细胞和B细胞产生可以识别外来抗原的受体及免疫球蛋白的产生[80]。

1. 稳定性斑块

巨噬细胞通过许多受体，包括清道夫受体-A和CD36，摄取沉积在内膜中的脂质。通过清道夫受体对修饰的低密度脂蛋白的异常摄取导致胆固醇积聚和“泡沫细胞”形成。构成脂质条纹的吞噬大量脂质的巨噬细胞（泡沫细胞）分泌促炎细胞因子，导致病变中的局部炎症反应放大，促进基质金属蛋白酶（MMPs）、组织因子及生长因子进入局部基质，后者刺激平滑肌细胞增殖导致病灶的扩展。巨噬细胞集落刺激因子（M-CSF）在此过程中起主要刺激作用，其次为粒细胞-巨噬细胞刺激因子（MGGM-CSF）和针对淋巴细胞的IL-2[81]。淋巴细胞通过结合黏附分子VCAM-1、P-选择素、ICAM-1、MCP-1（CCL2）及IL-8（CxCL8）浸入内膜[75]。这种浸润主要由$CD4^+$T淋巴细胞识别提呈给T淋巴细胞的结合至主要组织相容性复合物分子（MHC Ⅱ）的特异抗原，从而引发免疫应答[2]。MHC Ⅱ类分子由动脉粥样硬化斑块中活化的T淋巴细胞邻近的内皮细胞、巨噬细胞和血管平滑肌细胞表达。促炎因子调控主要由NF-κB介导的中枢转录控制点。巨噬细胞/泡沫细胞产生的细胞因子，可以激活邻近的平滑肌细胞（SMC），促进细胞外基质的产生[2]。

反复的炎症刺激诱导泡沫细胞分泌生长因子，这些因子促进血管平滑肌细胞增殖和向内膜的迁移。内膜下炎症细胞的持续浸润将脂质条纹转化为更复杂和更严重的病变，病变中的炎性细胞（单核细胞/巨噬细胞、淋巴细胞）、血管平滑肌细胞、细胞坏死碎片及ox-LDL引发通过适应性免疫系统介导的慢性炎症反应。血管平滑肌细胞形成厚的纤维帽，覆盖坏死核心并避免可促进血栓形成的物质暴露于血液。病变体积增大并突出到动脉管腔中，引起不同程度的管腔狭窄。这些复杂而又“稳定”的动脉粥样硬化病变，通常不引发临床症状并且常常难以识别[82, 83]。

2. 易损斑块：转向Th1模式

斑块发展的早期阶段的特征是针对外源（感染性）和内源性非感染性刺激的急性固有免疫应答。特异性抗原激活适应性免疫反应，导致T细胞和B细胞增殖。从斑块向淋巴结迁移的树突细胞（DCs）在区域淋巴结中诱发第一次免疫激活。活化/记忆T细胞重新进入斑块，通过选择性结合内皮细胞表面黏附分子及与斑块内巨噬细胞表达的MHC Ⅱ类分子，维持随后的免疫系统的循环激活。在致动脉粥样硬化的这个阶段，选择性募集特定亚型的$CD4^+$T淋巴细胞在确定病变的转归中起主要作用。两种亚型的$CD4^+$T淋巴细胞：Th1和Th2细胞，在上述过程中具有同等重要的作用[84]。

分泌促炎细胞因子（如IFN-γ）的Th1细胞促进巨噬细胞活化、炎症反应和动脉粥样硬化的发展，而Th2细胞（分泌IL-4、IL-5和IL-10）介导抗体产生并且通常具有抗炎和抗动脉粥样硬化作用[64]。因此，选择性募集Th1细胞的转换是斑块不稳定性和破裂的关键因素。斑块中的T细胞可能接触诸如ox-LDL等抗原，此外，T细胞反应可以由内源性或微生物来源的热休克蛋白引发[85]。目前尚不清楚为什么最初的炎症反应会变成慢性炎症状态。然而，当斑块微环境触发Th1细胞的选择性募集和激活时，这些募集的Th1细胞又进一步促进了炎症的级联反应。

IFN-γ和TNF-α的组合上调Fractalkine（CX3CL1）的表达[86]。IL-1和TNF-α活化的内皮细胞也表达Fractalkine（膜结合形式），其直接介导了表达

CX3CR1 的白细胞的捕获和黏附，为白细胞活化提供了进一步的通路[87]。这种细胞因子网络促进了 Th1 细胞途径的进展，该途径具有强烈的促炎症效应并诱导巨噬细胞活化、超氧化物产生和蛋白酶激活。

七、易损因素：炎症的作用

斑块“微环境”的稳态（例如细胞迁移和细胞增殖，细胞外基质产生和降解，巨噬细胞和淋巴细胞相互作用之间的平衡）似乎与粥样斑块由稳定向不稳定的转变密切相关。

在启动 Th1 细胞途径之后，T 细胞开始在细胞因子级联反应中产生大量分子，这些分子协调粥样斑块从稳定向不稳定的转变[77, 88]。

在斑块内的炎性细胞如泡沫细胞和单核 – 巨噬细胞产生影响细胞外基质稳态的基质降解酶、细胞因子和生长因子。特别是细胞因子，例如 INF–γ，可以抑制纤维帽主要成分胶原蛋白的生成[75]。此外，单核细胞浸润并释放蛋白酶可导致斑块破裂[89]。动脉粥样硬化斑块内活性氧簇的产生同其结构完整性密切相关[65]。氧化物形成的失衡可能促进斑块纤维帽中基质降解酶的产生和活化。此外，一氧化氮功能的受损与产生的过量氧化物可协同激活基质金属蛋白酶[90]，如 MMP–2 和 MMP–9，从而削弱纤维帽。另一种可以导致纤维帽变薄的机制是平滑肌细胞的凋亡。事实上，研究表明在晚期动脉粥样硬化斑块纤维帽中以及从斑块分离培养的细胞中发现了大量凋亡的平滑肌细胞[32, 91]。

另外，尚未充分研究却起非常重要作用的是树突状细胞，它是一种专门的抗原呈递细胞，在诱导初级免疫应答和调节 T 淋巴细胞分化以及中枢和外周免疫耐受机制中起关键作用，主要是消除可能对自身抗原起反应的 T 淋巴细胞[92, 93]。树突状细胞的另外一个特征是在细菌抗原刺激下促使 T 细胞向 Th1 细胞转化。活化 T 淋巴细胞表达的分子，如 CD40L、OX40，刺激树突状细胞释放趋化因子（fractalkines），这些趋化因子能够吸引其他淋巴细胞向炎症部位聚集，进一步放大免疫反应[94]。

急性冠状动脉综合征患者的特征是有不常见 T 细胞亚群——$CD4^+CD28^{null}$ T 细胞的扩增，其具有促进血管损伤的功能[95, 96]。CD4+$CD28^{null}$ T 细胞在健康个体中很少发现。已报道在诸如类风湿关节炎的炎性疾病中这类细胞明显增多。$CD4^+CD28^{null}$ T 细胞的特征是它们能够产生大量的 IFN–γ[96]。同样重要的是，$CD4^+CD28^{null}$ T 细胞由于其作为细胞毒性效应细胞的功能而与经典 Th 细胞区别开来。近期研究表明平滑肌细胞和内皮细胞可能是 $CD4^+CD28^{null}$ T 细胞在斑块中的作用靶点[97]。在某些自身免疫疾病和慢性感染中，$CD4^+$ $CD28^{null}$ T 细胞随着频繁出现的寡克隆而具有体内增殖的趋势，从而增加了持续抗原刺激的可能性。急性冠状动脉综合征患者 $CD4^+CD28^{null}$ T 细胞亚群寡克隆性以及扩增 T 细胞克隆中 T 细胞受体序列的同源性，这些特征强烈支持上述细胞经由共同的抗原刺激、活化并扩增[98]。$CD4^+CD28^{null}$ T 细胞是长寿细胞。这些细胞的单克隆性和长寿与凋亡途径的缺陷有关[99]。此外，CD28 与幼稚 T 细胞的增殖有关，因此该分子的缺失可导致淋巴细胞的衰老。衰老 T 淋巴细胞亚群的过度扩增可能损害直接针对外源抗原的免疫应答的效能以及关键的自身免疫应答。

最近人们发现了一种表达 IL–2 受体及 CD25 阳性的 $CD4^+$T 淋巴细胞亚群。这种淋巴细胞占 $CD4^+$T 淋巴细胞的 7% ～ 10%，它们的稳态是由于一些共刺激分子维持，如 T 细胞表达的 CD28 受体和树突细胞表达的 B7 分子[100]。尽管最近的一项小鼠研究已表明 $CD4^+CD25^+$ T 淋巴细胞具有抗动脉粥样硬化作用，然而目前对这种特定 T 细胞亚群在人类动脉粥样硬化形成中作用的认识仍然不充分[101]。

研究表明 Th1 细胞和 Treg1 细胞在粥样斑块的破裂中起相反的作用。最近在冠状动脉疾病的研究中发现了新的 T 调节细胞亚群，称为 $CD4^+CD25^+$ $Foxp3^+$T 细胞。Han 等[102] 发现 $CD4^+CD25^+Foxp3^+$T 淋巴细胞的减少与不稳定型冠状动脉疾病患者 Th1 细胞的增殖一致。$CD4^+CD25^+$Treg 细胞和 Th1 细胞之间的逆向转化可能导致斑块不稳定。

八、斑块炎症相关的血清标志物

近年来，许多研究将不同的血清学生物标志物与心血管疾病相关联[4, 103]，发现了许多可用的生物学标志物（表1–1）。这些生物标志物意义重大，因为它们可以识别具有急性缺血事件风险的人群，并检测所谓的易损斑块和（或）易感患者的存在[104, 105]。理想情况下，生物标志物必须具有某些特征才能成为心血管事件或常见血管疾病的潜在预测因子。生物标志物的测量必须在多个独立样本中可重复检测，测定方法应标准化以控制变异性，并具有较高的灵敏度和特异性。此外，生物标志物应独立于其他已确立的风险标志物，实质上改善已确定风险因素的风险预测，与多个人群队列和临床试验中的心血管事件相关，并且测定的成本必须是可接受的。最后，为了临床实用，生物标志物应该正确地反映与斑块负荷和进展相关的潜在生物学进程。

用于心血管风险评估的传统生物标志物包括LDL–C和葡萄糖。然而，50%的急性心肌梗死和卒中发生在LDL–C正常的人群中，20%的主要不良事件发生在没有已知危险因素的患者中[106]。因此，鉴于动脉粥样硬化模式的变化，具有易损特征的血液是指血浆中含有活性增加的可以导致斑块进展和破裂的相关因子。

已知的生物标志物可分为九大类：炎症标志物、氧化应激标志物、斑块侵蚀和血栓形成标志物、脂质相关标志物、内皮功能障碍标志物、代谢标志物、新生血管形成标志物和遗传标志物。最后六个生物标志物类别在本章中未作说明，仅在表1–1中列出。这些标志物中的一些可能确实反映了动脉粥样硬化斑块生长的自然过程，但可能与心血管事件的风险增加没有直接关系。相反，其他标志物与复杂的斑块形态特征相关性更高，并且可以反映斑块内的活跃过程，其反过来与局部并发症的发作和急性临床事件的发生相关。

然而，需要强调的是，在任何个体患者中，尚不清楚这些生物标志物如何与主要不良心血管事件

表1–1　易损斑块 / 易感患者血清学标志物

代谢及免疫紊乱标志物	高凝状态	反映斑块复杂程度
• 脂蛋白代谢紊乱（如低密度脂蛋白升高、低密度脂蛋白降低、脂蛋白[a]异常等） • 非特异性炎症标志物（如超敏C反应蛋白，CD40L，细胞间黏附分子，血管黏附分子，白细胞增多以及其他免疫相关而非动脉粥样硬化及斑块炎症特异性的血清学标志物） • 代谢综合征的血清标志物（糖尿病或者高三酰甘油血症） • 免疫反应激活的特异性血清标志物（如抗–低密度脂蛋白抗体、抗热休克蛋白抗体） • 脂质过氧化反应标志物（如氧化低密度脂蛋白和氧化高密度脂蛋白） • 同型半胱氨酸 • 妊娠相关血浆蛋白A • 循环凋亡标志物（如Fas/Fas配体） • ADMA/DDAH/循环游离脂肪酸	• 血液高凝标志物（如纤维蛋白原、D–二聚体、Ⅴ因子） • 血小板激活及聚集增多（如血小板糖蛋白Ⅱb/Ⅲa、Ⅰa/Ⅱa及Ⅰb/Ⅸ基因多态性） • 凝血因子增加（如Ⅴ因子、Ⅶ因子、Ⅷ因子、ⅩⅢ因子、血管性血友病因子） • 抗凝血因子减少（如蛋白S、蛋白C、血栓调节蛋白、抗凝血酶Ⅲ） • 内源性纤维蛋白溶解降低（如组织相关纤维蛋白溶酶原激活药减少，Ⅰ型纤维蛋白溶酶原激活药增加，纤维蛋白溶酶原多态性） • 凝血酶原突变（如G20210A） • 促血栓因子（如抗心磷脂抗体、血小板增多症、镰刀形红细胞病、糖尿病和高胆固醇血症） • 一过性高凝状态（如吸烟、脱水、感染）	• 形态及结构 ➢ 纤维帽厚度 ➢ 脂核大小 ➢ 管腔堵塞程度 ➢ 重构（正性或负性） ➢ 颜色（黄色、红色） ➢ 内容物（胶原、脂质） ➢ 钙化程度及特点 ➢ 剪切力 • 活动性及功能 ➢ 斑块炎症（巨噬细胞密度、单核细胞及激活的T淋巴细胞渗出速度） ➢ 内皮细胞裸露或功能异常（产生一氧化氮、抗凝 / 促凝功能） ➢ 斑块氧化应激 ➢ 表面血小板聚集、纤维蛋白沉积 ➢ 坏死速度（坏死蛋白标志物，微卫星形成） ➢ 新生血管，滋养血管渗漏，斑块内出血 ➢ 基质金属蛋白酶（MMP–2/–3/–9） ➢ 微生物抗原（肺炎衣原体） • 全部冠状动脉 ➢ 经冠状动脉易损生物标记物分层 ➢ 总钙化负荷 ➢ 全部血管活性 ➢ 总斑块负荷（内膜中层厚度）

ADMA. 非对称性二甲基精氨酸；DDAH. 二甲基精氨酸二甲氨基水解酶

的风险程度相关。最好的结果可以通过一组标记物来实现，这些标记物将反映斑块进展和斑块破裂中所涉及的所有不同进程，并且这将使临床医师能够量化每个患者的真实心血管事件风险。基因（代表遗传）和血清标记物（代表遗传和环境之间的相互作用）的组合将来很可能用于动脉粥样硬化的一级预防。最后，可以将不同的无创和有创成像技术与生物标志物检测结合，增加每种诊断技术的特异性、敏感性和总体预测值。

（一）炎症标志物

炎症标志物包括CRP、炎性细胞因子、可溶性CD40L（sCD40L）、可溶性血管黏附分子（soluble vascular adhesion molecules，sVCAM）和TNF。

CRP是一种循环五聚蛋白，在人类固有免疫反应中起主要作用[107]，是比较稳定的低级别全身炎症标志物。CRP作为急性期反应的一部分，主要在肝脏中产生。然而，CRP也在动脉粥样硬化患者动脉的平滑肌细胞中表达[108]，并且涉及动脉粥样硬化和斑块不稳定性的多个方面，包括黏附分子的表达、一氧化氮的诱导、补体功能的改变和抑制内源性纤维蛋白溶解[109]。CRP被认为是动脉粥样硬化患者不良心血管事件的独立预测因子。除了CRP预测一级和二级预防患者风险的能力之外，有趣的是，他汀类药物引起的CRP减少与不良心血管事件减少相关，这与脂质的变化无关[110]。此外他汀类药物治疗的疗效可能与高敏CRP（hs-CRP）反映的血管炎症的潜在水平有关。在患有稳定性心绞痛和确诊冠状动脉疾病的患者中，血浆hs-CRP水平一直与心血管事件的复发风险相关[111, 112]。同样，在急性冠状动脉缺血期间，即使肌钙蛋白水平不可检测，hs-CRP水平也可预测高血管事件风险，这表明即使没有检测到心肌坏死，炎症也与斑块易损性有关[113, 114]。尽管如此，hs-CRP的最广泛应用仍然是冠状动脉疾病的一级预防。迄今为止，已有超过24项大规模前瞻性研究显示hs-CRP的基线水平能够独立预测未来的心肌梗死、卒中、心血管死亡和外周动脉疾病的发病率[115, 116]。此外，八项大型前瞻性研究已经足够评估所有经Framingham协变量调整后的hs-CRP，并且所有研究都证实了hs-CRP的独立预测价值[117]。尽管有这些证据，但重要的是要认识到迄今为止还没有确切的数据表明降低CRP水平本身会降低血管风险。此外，与炎症的其他生物标志物一样，CRP是否在动脉粥样硬化形成中具有直接因果作用仍然存在争议[118]，并且需要正在进行的靶向降低CRP的研究来充分验证该假设。然而，hs-CRP的临床应用已经确立，根据截至2002年的数据，疾病控制和预防中心和AHA批准检测hs-CRP作为总风险预测的辅助手段，特别是那些处于“中度风险”的人群[119]。自2002年以来数据强化了这些建议，并建议扩大低风险人群以及服用他汀类药物治疗的人群。最重要的是，hs-CRP提供的证据表明，生物标记物比用于血管风险检测和监测的传统手段在预防和治疗中具有更重要的临床作用。

细胞黏附分子被认为是斑块不稳定性的潜在标志物，因为这些分子被炎性细胞因子激活，然后由内皮细胞释放[120]。这些分子是评估内皮激活和血管炎症的可用标志物。Physicians' Health Study评估了超过14 000名健康受试者，并证明ICAM-1表达与心血管风险呈正相关，并显示ICAM-1表达在较高四分位数受试者的风险比低四分位数受试者高1.8倍[121]。此外，可溶性ICAM-1和VCAM-1水平与动脉粥样硬化负担呈正相关[122]。IL-6在炎症的早期阶段表达，并且它是肝脏产生CRP的主要刺激物。此外，CD40配体是一种在细胞膜上表达的分子，是一种TNF-α同系物，可刺激活化的巨噬细胞产生蛋白水解物质[123]。已经在血小板和几种其他细胞类型中发现了CD40和CD40L以功能结合与sCD40L形式存在。尽管已经鉴定了许多血小板衍生因子，但最近的证据表明CD40L参与急性冠状动脉综合征的发病机制。CD40L通过活化血小板上的CD40L与内皮细胞上的CD40受体之间的相互作用驱动炎症反应。这种相互作用促进内皮细胞表面的黏附分子表达增加和各种刺激趋化因子的释放，这些过程促进循环单核细胞的激活，成为动脉粥样硬化的触发因素。除了已知CD40L具有促炎和血栓特性之外，实验证据表明CD40L诱导的血小板活化可导致活性氧簇和活性氮产生，其能够阻止内皮细胞迁移和血管生成[124]。因为抑制了内皮细胞修复，随后的冠状动脉事件的风险可能更大。临床研究支持CD40L参与急性冠状动脉综合征过程和评估急性冠状动脉综合征人群预后的价值。已证实 sCD40L 水平是急性冠状动脉综合征后不良心血管事件的独立预测因子[125]，其水平升高提示着预后较差[126]。重要的是，特定的治疗策略已被证明有助于降低与 sCD40L 相关的风险[127]。IL-18 是一种促炎细胞因子，主要由单核细胞和巨噬细胞产生，与 IL-12 协同作用[105]。这两种白细胞介素均在动脉粥样硬化斑块中表达，并且它们刺激 IFN-γ 产生，其反过来抑制胶原合成，阻止形成厚的纤维帽并促进不稳定斑块形成。Mallat 等[128]检查了从接受颈动脉内膜剥脱术的患者获得的 40 个稳定和不稳定的动脉粥样硬化斑块，强调了从不稳定病变中提取的巨噬细胞和内皮细胞中 IL-18 的表达是更高的，并且它与临床（症状性斑块）和病理（溃疡）的易损性相关。

妊娠相关血浆蛋白 -A（PAPP-A）是一种高分子量的锌结合金属蛋白酶，通常在妊娠期间的女性血液中检测到，后来在不稳定的冠状动脉粥样硬化斑块内的巨噬细胞和平滑肌细胞中发现。该蛋白酶切割胰岛素样生长因子 -1（IGF-1）与其特异性抑制药（IGFBP-4 e IGFBP-5）之间的连接，增加游离 IGF-1 水平。IGF-1 对于单核细胞 - 巨噬细胞在动脉粥样硬化病变中的趋化和活化很重要的，随后促炎性细胞因子和蛋白水解酶释放，并刺激内皮细胞迁移和组织行为以及随后的新生血管形成。因此，IGF-1 代表了将稳定病变转变为不稳定病变的最重要的介质之一[129]。Bayes-Genis 等[130]证明 PAPP-A 表达在急性冠状动脉综合征患者的血清中比慢性稳定型心绞痛患者更常见。特别的是，PAPP-A 血清水平＞ 10mU/L 可用于识别患者易感性，特异性为 78%，敏感性为 89%。已经证实 PAPP-A 组织学表达在复杂、易损 / 破裂的颈动脉斑块中高于稳定斑块[131]。由于 PAPP-A 血清水平可以通过酶联免疫吸附实验（ELISA）测量，这种蛋白酶可以代表易于量化的易损标记物，检测方法具有可重复性，在临床表现出现之前可以识别具有脑血管高风险的患者。

Jaffer 等[132]发表了一篇综述，回顾了近年来应用的一些基于生物标志物的检测易损斑块的方法。活动性的炎症斑块往往有大量巨噬细胞聚集[133]。可能的血管内检测手段[134]包括基于斑块内炎性浸润的热成像图[135]、造影剂增强 MRI[136]、氟脱氧葡萄糖 PET[137]、免疫闪烁扫描[138]。无创性检测手段还包括超顺磁性氧化铁 MRI[139, 140]和氟钆化合物 MRI[141, 142]。

（二）氧化应激标志物

氧化应激在动脉粥样硬化形成中起非常重要的作用。有证据表明血管氧化酶的活化导致脂质氧化，泡沫细胞形成，血管黏附分子和趋化因子的表达，以及最终的动脉粥样硬化形成。髓过氧化物酶（MPO）是血红素过氧化物酶，由在炎症部位的活化吞噬细胞分泌。通过与过氧化氢反应，髓过氧化物酶可以产生几种氧化衍生的活性中间产物，诱导细胞和组织的氧化损伤[143]。从动脉粥样硬化病变分离的低密度脂蛋白中发现髓过氧化物酶的氧化产物显著增加（比循环低密度脂蛋白高 100 倍）[144]，并通过低密度脂蛋白上的硝基化 apoB-100 和清道夫受体摄取导致泡沫细胞形成加速[145]。越来越多的证据表明髓过氧化物酶可能在斑块不稳定性中起到决定作用[146]。Sugiyama 等[147]对来自心源性猝死患者破裂动脉粥样硬化斑块的研究显示，在其破裂部位、浅表糜烂和脂质核心部位存在髓过氧化物酶高表达，而脂质条纹表现为髓过氧化物酶低表达。此外，这些患者的免疫组化表明巨噬细胞表达髓过氧化物酶和 HOCl 与病变部位的定位高度一致。一些炎症触发因素，例如胆固醇结晶和 CD40 配体，在体外诱导髓过氧化物酶阳性巨噬细胞产生髓过氧化物酶和释放 HOCl。与髓过氧化物酶在动脉粥样硬化过程中的潜在作用相一致，导致髓过氧化物酶缺乏或活性减少的遗传多态性与较低的心血管风险相关，尽管这些发现的普遍性尚不确定[148]。与髓过氧化物酶对一氧化氮、低密度脂蛋白氧化和破裂斑块内存在的影响一致，最近的一些临床研究表明，髓过氧化物酶水平可以提供内皮功能、血管造影确定的冠状动脉疾病和急性冠状动脉综合征的诊断和预后判断。在 175 例血管造影确诊的冠状动脉疾病患者的病例对照研究中，Zhang 等[149]发现，与最低四分位数相比，患者血液和白细胞髓过氧化物酶水平的最高四分位数冠状动脉疾病的发病风险比分别为 11.9 和 20.4。Brennan 等[150]检测了急诊入院的 604 例胸痛但无心肌梗死患者的髓过氧化物酶水平，发现髓过氧化物酶水平预测心肌梗死的院内发展，而此发展与其他炎症标志物无关，如CRP。此外，他们发现髓过氧化物酶水平是初发事件发生6个月后死亡、心肌梗死和血运重建的强预测因子。目前的数据表明，髓过氧化物酶既可作为疾病的标志物，也可作为胸痛患者诊断和预后的独立预测因子，也可作为评估急性缺血时斑块进展和不稳定的潜在标志物。

（三）生物机械应力作为斑块进展和破裂的触发因素

尽管整个冠状动脉暴露于系统性危险因素和炎症中，动脉粥样硬化斑块的空间分布往往是一个局灶现象[151]。血管内皮由于其3D几何形状，血管曲率和心脏运动而受到复杂的机械应力。这些机械应变与动脉内的流体摩擦力或剪切应力梯度相结合可导致内皮细胞的许多结构和分泌变化[39, 152]。已发现血管壁高剪切应力（> 15dyn/cm^2）诱导内皮细胞静止状态和动脉粥样硬化保护基因表达，而低剪切应力（< 4dyn/cm^2）促进动脉粥样硬化表型改变[152]。已经表明，斑块和管壁增厚主要局限于分叉处的一条或两条分支血管的外壁上并且沿着弯曲段的内壁[151]。在前瞻性研究中，Stone等[153]研究了506例接受经皮冠状动脉介入治疗的急性冠状动脉综合征患者斑块的自然病程，并应用了血管造影和血管内超声重建冠状动脉影像。共有74%的患者在6～10个月进行了随访研究，以了解局部血流动力学对斑块变化的影响。笔者报道，基线大斑块负荷和低内皮剪切应力可独立预测管腔面积的减少[153]。其他研究者报道，高剪切应力与斑块转化为易发生不稳定和破裂的高风险表型有关[154, 155]。

（四）新生动脉粥样硬化

支架内的新生内膜组织也可发生与自身血管相似的动脉粥样硬化[156, 157]。新生动脉粥样硬化是这种新生内膜中动脉粥样硬化的形成。在组织学上，新生内膜内存在脂质泡沫状巨噬细胞簇，有或没有坏死的核心形成[157, 158]。在OCT上，它被看作是新生内膜中的异质性区域，表现为低强度脂质负荷或在支架内边界清晰的钙化（图1-5）[159, 160]。虽然这种现象的确切发病机制尚未得到证实，但炎症和内皮功能障碍已被证明具有重要作用[157, 158, 161]。据尸检和体内成像研究报道，药物洗脱支架（drug-eluting stent，DES）发生早期新生动脉粥样硬化的频率高于金属裸支架（bare metal stent，BMS）[157, 162]。它被认为是晚期支架失败的一个重要机制，其中包括支架内再狭窄和极晚期支架血栓形成[156, 158, 163]。

九、易损斑块治疗未来的挑战

由于“易损”斑块的概念并不像曾经认为的那样简单，因此制定治疗策略以评估无症状患者易损斑块破裂的风险存在挑战。

第一个挑战是，必须有能力依靠非侵入性或侵入性技术识别易损斑块。已经证明可以使用侵入性和非侵入性成像技术研究冠状动脉斑块成分，允许在体内实时分析斑块的特点，包括薄帽纤维粥样硬化斑块的鉴定。然而，即使使用最先进的体内成像技术，也不能准确地评估在斑块破坏中起主要作用的纤维帽炎性浸润的严重性。此外，斑块的动态改变，例如动脉滋养血管突然破裂导致的斑块内出血，也可能是预测斑块破裂的很重要的因素，而这很难

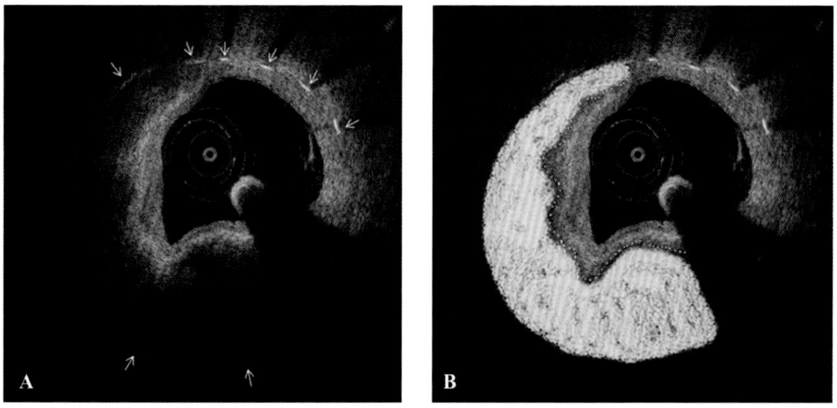

◀ **图1-5 OCT显示新生动脉粥样硬化**

A.支架内新生内膜增生。支架小梁上覆盖有一层均一的新生内膜（白箭头，从12点钟到4点钟方向）。其余支架小梁被不规则、非常厚的组织覆盖，这些组织由低信号的脂质核心和高信号的纤维帽组成；B.脂质/坏死核心在新生动脉粥样硬化斑块中以黄色高亮显示

用实时成像技术识别。尽管如此，在SECRITT试验中已经做了一些工作，提出了新概念，使用专用的镍钛合金自膨胀装置（vShield），封闭非阻塞性的由血管内超声和OCT发现的高风险薄帽纤维粥样硬化斑块。作者报道了有趣的观察结果，封闭的斑块中的新生纤维帽平均厚度从基线时的（48±12）μm增加到随访6个月时的（201±168）μm[164]，这项研究有望为未来的大规模试验奠定基础。

第二个挑战是，针对病变处理的策略需要知道每个患者中易损斑块的数量，并且需要限制这些病变的数量。但事实并非如此。一些病理学研究表明，在急性冠状动脉综合征或冠状动脉猝死后死亡的患者中存在多个“富含脂质”的易损斑块[37, 61]。根据对不同研究数据的分析，68%的冠状动脉闭塞和心肌梗死通常从轻中度狭窄发展而来。

第三个和第四个挑战是，接受特异性全身治疗患者必须记录易损斑块的自然病史（发生急性事件的频度），并且必须证明该方法可以显著降低患者与其自然病程相关的未来事件的发生率。目前，这个既未记录也未得到证实。

第五个挑战是，我们认为，在目前阶段，不可能知道哪些易损斑块永远不会破裂。虽然我们猜测绝大多数斑块不会破裂，但我们必须寻找更合适的治疗靶点。此外，不仅针对易损斑块而且针对易损血液（易于形成血栓）和（或）易损心肌（容易发生危及生命的心律失常）进行治疗，对降低致命事件的风险也可能很重要。

十、结论

动脉粥样硬化现在被认为是弥漫性和慢性炎性疾病，涉及血管、代谢和免疫系统，具有不同的局部和全身表现。易损指数综合评分包括动脉粥样硬化总负荷和存在于冠状动脉、颈动脉、主动脉和股动脉中易损斑块的总负荷，以及血液易损性因素，应该是风险分层的理想方法。显然，使用今天的工具很难实现这样的评分指数。未来的挑战是在临床综合征发生之前识别处于急性血管事件高风险的患者。目前，除了可以帮助识别易损斑块的血管内超声、虚拟组织学、MRI和局部Raman光谱等成像模式外，高灵敏度的循环炎症标志物如hsCRP、细胞因子、PAPP-A、pentraxin-3、LpPLA2等是目前弥漫性易损斑块检测的最佳候选。为了实现这一目标，需要进行协调努力，推进应用最有前景的工具，并开发新的筛查和诊断技术，以识别易感患者。

第2章 股血管入路及闭合的要点

The Essentials of Femoral Vascular Access and Closure

Ted Feldman　Mohammad Sarraf　著

王洪杰　林　立　徐　昶　译

尽管我们非常关注导管置入术和介入治疗的冠状动脉和心脏并发症，但实际上股动脉入路并发症发生率更高，并且更容易给患者带来不好的体验。严重局部血管并发症定义为需要延长住院、输血或血管手术，在诊断性导管置入术中的发生率为1%～1.5%，在介入手术中通常为3%～5%。最近，由于技术和抗血栓方案的改进使介入手术中的股血管并发症减少至2%～3%，但它们仍然是频发的不良事件[1-3]。血管并发症的危险因素包括高龄、女性、低体表面积（BSA）、使用强效抗凝血酶或抗血小板药物（如GP Ⅱb/Ⅲa抑制药）、急诊、血管疾病、血管大小、鞘管大小和穿刺位置[1, 4]。有关股动脉入路的话题和去除鞘管后股动脉穿刺点管理在心导管介入和干预中至关重要，特别是对于存在高并发症风险的患者。

一、股动脉入路

（一）解剖

充分理解局部解剖结构的一些关键特征对于选择最佳穿刺部位和术后管理至关重要。仔细评估穿刺部位是减少鞘管插入性创伤的基础，有助于减少鞘管移除的复杂性和安全使用血管闭合装置。

在股总动脉水平穿刺是很重要的，这样在拔除鞘管时可以将血管压在股骨头上。在股总动脉分叉处以下（在股深或股浅动脉中）的穿刺是在软组织上，所以难以压迫（图2-1和图2-2）。这种穿刺已被证明与发生假性动脉瘤和动静脉瘘的风险增加有关[5, 6]。腹股沟韧带上方（在髂外动脉中）的穿刺位于腹膜后空间，也不具有可压迫性。高穿刺点与腹膜后出血风险增加有关[6-8]。

透视标记可用于识别股总动脉的位置。75%～80%的股动脉的分叉位于股骨头下缘或下方，95%位于股骨头中段或下方[5, 9]。虽然在透视下不能看到腹股沟韧带，但是旋髂深动脉通常被用作股动脉上缘的替代标记，因为它是髂外动脉穿出腹股沟韧带成为股动脉前的最后一条分支，并分出股总动脉（图2-1）。旋髂深动脉起始于髂外动脉的外侧，几乎与腹壁下动脉的起始相反。它沿腹股沟韧带后面斜向外上，包含在由横筋膜和髂筋膜的交界处形成的纤维鞘中止于髂前上棘。在旋髂深动脉下缘上方

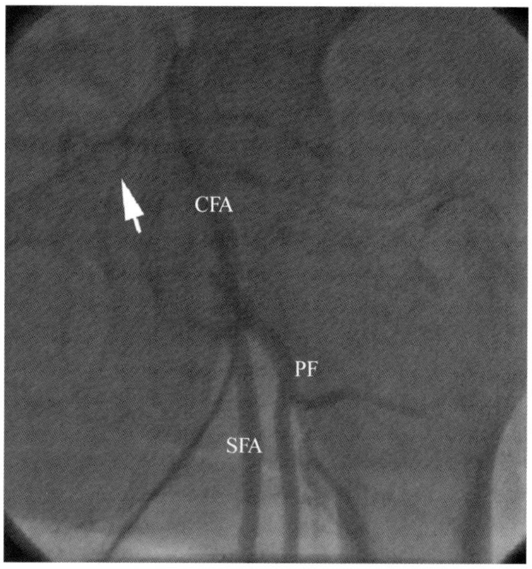

▲ 图2-1　插入鞘管后的股动脉造影

箭头表示旋髂深动脉的下缘，沿着腹股沟韧带延伸。这个标志上方的穿刺通常与腹膜后间隙相邻，出血并发症的风险很高

SFA. 鞘管插入股浅动脉；PF. 股深动脉；CFA. 鞘管终止于股总动脉

穿刺与发生腹膜后出血的风险增加有关。在大多数患者中，这个标志位于髋臼上边缘的上方[6]。

（二）穿刺技术

自从最初由 Seldinger[10] 引入以来，动脉入路的基本技术变化很小。股动脉的穿刺基本没有变化，传统技术使用带针芯的穿刺针穿透血管，退出针芯回撤穿刺针进入动脉腔，现有的穿刺技术仅需刺穿股动脉前壁。

然而，通过使用骨性标志的透视检查来识别股动脉的可能走行，然后在鞘管插入后行血管造影确认，可以改良该技术[11]。理想的入路点是股骨头中段或其略高处。腹股沟皮肤皱褶是一种非常常用的穿刺标志，72% 的病例中远离股动脉分叉[12]。一般而言，年轻患者的股骨头中段位置相对接近或略高于腹股沟皮肤褶皱。老年患者的股骨头明显高于腹股沟皮肤褶皱，因为皮肤褶皱随着年龄的增长而下垂。肥胖患者可能有两个甚至三个腹股沟皮肤褶皱。

穿刺技术需要优化多个小步骤。局部麻醉前，可将血管钳或穿刺针放在脉搏最容易感受到的部位，略高于腹股沟皮肤皱褶。透视可用于定位穿刺针于股骨头中心的位置（图 2-3）。随后可以给予局部麻醉。在局部麻醉后，以触诊作为指导，将针推进动脉前壁。此时，再次透视检查针的位置有一定帮助。这是调整穿刺针进入股动脉理想部位最后的机会。这种方法不是经常使用，但是从长远来看是

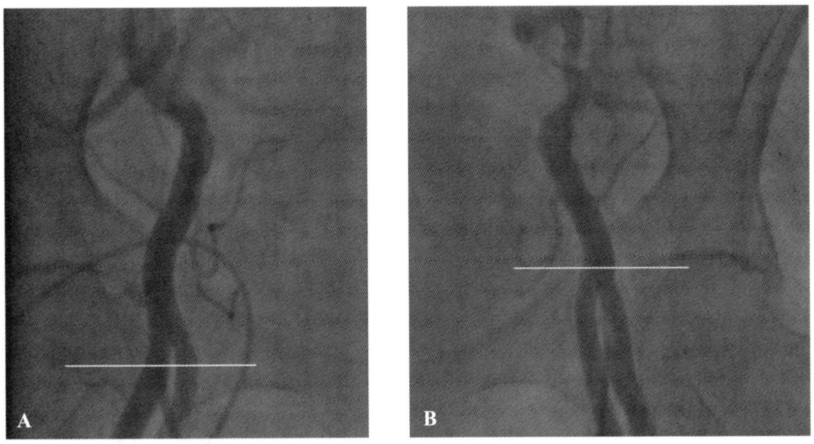

◀图 2-2 双侧股动脉造影

A. 通过股骨头中段的水平绘制一条线。这通常是穿刺的理想位置。然而，在本例中，股动脉分叉在股骨头中段上方，并且可以看到鞘管进入股深动脉；B. 显示左股动脉造影。在股骨头顶部绘制一条线，显示该患者的分叉非常高。即使在这一侧的鞘管插入位于股骨头顶部的正下方，它也位于股深动脉中。尽管这种穿刺在股骨头上是可压迫的，但是该分支相对于普通股动脉相对较小并且不太适合于使用闭合装置

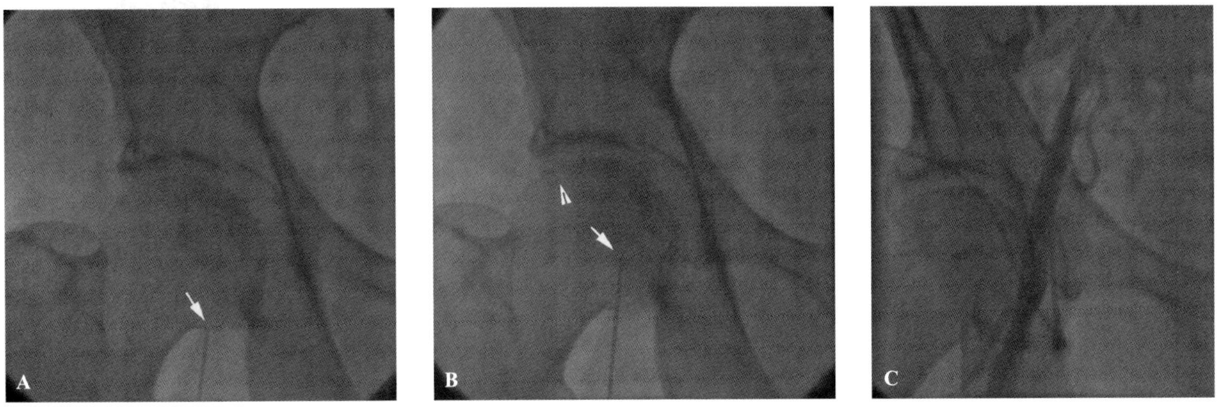

▲图 2-3 穿刺前后股动脉造影

A. 显示在穿刺前记录的透视图像。基于触诊，在预期的股骨穿刺点处将 18G 套管针放置在皮肤上。箭头显示针尖。透视检查显示针位于股骨头的下边缘。这是进入皮肤的理想位置，因为针将刺穿股动脉，直至此点；B. 显示进针直到感觉到股动脉搏动为止。箭头显示针的位置。它位于股骨头中段下方，是穿刺的理想“着陆区”。大多数患者的股动脉分叉低于此点，由此进入股总动脉的概率很高。向上指的箭头显示皮肤折痕的位置；C. 鞘管造影证明入口点位于股骨头中段上方的股总动脉中。这高于理想值，但却是鞘管的良好进入点。在鞘管入口部位上方，髂外动脉的 U 形分支表示腹股沟韧带的位置以及股总动脉和腹膜后髂血管之间的分隔。这个分支是旋髂深动脉

非常值得的，仅仅消耗开始的几秒钟，同时，也可以观察靠近股动脉放置的针。如果针上下移动，则间接证明穿刺到股总动脉前壁。然而，如果针头左右移动，则间接证明穿刺到股动脉的外侧或内侧壁。因此，操作者仍然可以调整针与股动脉的夹角。

一旦插入鞘管，就应进行造影。使用前后位投影能更好地显示穿刺部位与腹壁下动脉的下缘的关系，但可能有股动脉分叉的重叠。影像增强器调节20° 角可以暴露鞘管进入点以及股动脉分叉[6]。因此可以用于确定是否真正进入了股动脉，以及是否存在动脉粥样硬化、钙化或穿刺部位的扭曲。我们的做法是在手术开始时进行鞘管造影，以便在手术开始前做出有关血管闭合或抗凝的决定。如果鞘管已经插入分叉下方的分支血管中，这通常会对最终鞘管尺寸产生影响，例如在处理分叉或慢性完全闭塞病变的情况下，并且可能影响抗凝的选择。当穿刺点位于腹壁下动脉的最下边缘上方时，鞘管可能已经进入腹膜后间隙。在这种情况下，可能需推迟介入干预。当鞘管在这个位置时进行完全抗凝会大大增加腹膜后出血的风险，而这是最坏且难以处理的局部并发症之一。

二、超声引导的股动脉入路

超声引导已经在导管室作为动脉入路辅助方法得到应用，特别是对于大口径血管入路。超声引导入路的主要优点是识别血管的解剖结构以及动脉和静脉之间的关系。超声引导入路有助于更精确地选择穿刺部位。通过传统的透视检查确定大体体表标志。探头包裹无菌套，将探头定位在脉搏最强点上以扫描股动脉和静脉。扫描应从脉搏最强点开始，探头垂直于皮肤进行首至尾的扫描，直到准确识别出分叉部位。股动脉的外观是脉动的圆形，具有更厚和更突出的动脉壁。有时，可以识别动脉内血管或斑块的钙化，这有助于避免进入这些区域。通过给探头的轻微加压可以轻易区别股动脉与静脉：动脉压缩较少，脉动更明显。值得注意的是，严重三尖瓣反流患者的血管搏动可能会产生误导。动脉应显示在图像中央，穿刺针应轻轻进入血管腔。针的伪影有助于识别针到动脉的路径。当针进入动脉时，其余程序遵循建立血管入路的标准步骤。有时，静脉在动脉的内侧和后侧。使用超声有时可以避免在建立静脉入路前进入动脉并防止其他并发症，如动静脉瘘。

三、股动脉穿刺口的封闭

（一）人工压迫

几十年来，人工压迫已成为拔除鞘管后止血的标准。经典操作是在诊断性导管插入术之后，将活化凝血时间（ACT）标准化至＜ 160 ～ 180s之后拔除鞘管，用手指定位在动脉穿刺点以上一至两横指直接压迫近心端。压力大小以能够触及微弱的远端脉搏为宜。持续 10 ～ 15min 以止血。之后要求患者卧床休息 4 ～ 6h。

使用较大的动脉鞘，更强的抗凝及与冠状动脉和心脏介入相关的抗血小板治疗方案导致需要更长时间的压迫止血，并且需要更长时间卧床休息。各种机械手动按压辅助设备，如 Femostop（Radi Medical System，瑞典）和 Compressar C-clamp（Advanced Vascular Dynamics，Portland，OR）已经开发出来，以减少长时间直接手指按压。许多研究将此类装置与直接手动按压进行比较，大多数研究发现使用机械按压装置可以降低血管并发症[13-15]，但一项小型研究（90 名受试者）显示人工手动按压获得更好的效果[16]。

机械压迫装置可以产生压力而无须人的直接按压。虽然对人员的要求可能较低，但仍需要对压缩过程进行仔细监督。如果施加的压力太大或放置太久，它们会导致动脉或静脉血栓形成。如果施加压力不足，可能会导致出血。Femostop（RADI Medical）使用透明气囊对穿刺部位施加压力。我们优先选择它用于全身抗凝伴有缝合器应用失败或使用大口径鞘管的患者进行压迫止血。气囊是透明的，因此可以直接观察到穿刺部位。使用血压袖带调节压力以接近收缩压（通常比收缩压低 10mmHg）压迫 15 ～ 30min，之后压力每 10 ～ 20min 降低 10 ～ 15mmHg。

即使进行了介入治疗，手动压迫 2h 后就可以步行。在一项对 100 名使用比伐芦定抗凝患者的研究中，平均手动压迫 13min，患者能够在拔除鞘管后平均 143min 下地行走[17]。即使使用肝素，也有各种研究表明 120min 后即可行走。使用标准剂量 5000U 的肝素和 6Fr 指引导管的方案，两项涉及 359 名和 907 名患者的研究能够立即拔除鞘管，平均压迫时间约为 10min，并且在 2h 内成功早期行走，没有明显的穿刺部位并发症[18, 19]。对于更强抗凝（活化凝血时间至 300s）的患者，可以在活化凝血时间＜150s 时拔除鞘管，研究显示，与 4h 或 6h 相比，2h 行走患者的局部并发症没有差异。进一步研究发现，接受 GP Ⅱb/Ⅲa 抑制药的亚组也有类似的结果[20]。因此，人工压迫显然是所有患者都可采用的穿刺部位处理方式。

（二）血管闭合装置

已经开发了多种血管闭合装置以闭合血管而不需要很长压迫时间。这些装置在心脏介入结束时使用，并且可以在活化凝血时间升高的情况下使用。闭合装置分为四大类：缝合线、胶原栓、组织胶和局部贴片（表 2-1）。目前在美国最常用的食品和药品管理局批准的装置是 AngioSeal（Datascope Inc）、Perclose、ProStar 和 StarClose（Abbott Vascular, Redwood City CA）。止血贴片也被批准在美国使用（图 2-4）。

1. AngioSeal

AngioSeal 装置包括一个矩形可吸收的共聚物锚，其在血管内部贴着动脉管壁释放，通过可吸收的 Dexon 牵引缝合线连接到动脉壁外部释放的胶原栓。AngioSeal 组件由输送系统组成，其内有锚、胶原栓和在远端压实的牵引缝合线。有一个定位杆可以识别鞘管是否进入血管内。在心脏导管术后，将工作鞘管换为 AngioSeal 穿刺鞘。一旦穿刺鞘管进入血管，定位杆中可见血液涌出，则移除扩张器和导丝。然后将封堵器推进到鞘中，用护套锁定就位，回抽装置直至感觉到阻力，这表明锚固定在动脉壁上。进一步回撤会释放动脉外表面的胶原栓。调节管沿缝线压迫胶原栓，然后移除调节管并切断在患者体外的缝合线。目前，AngioSeal 有两种尺

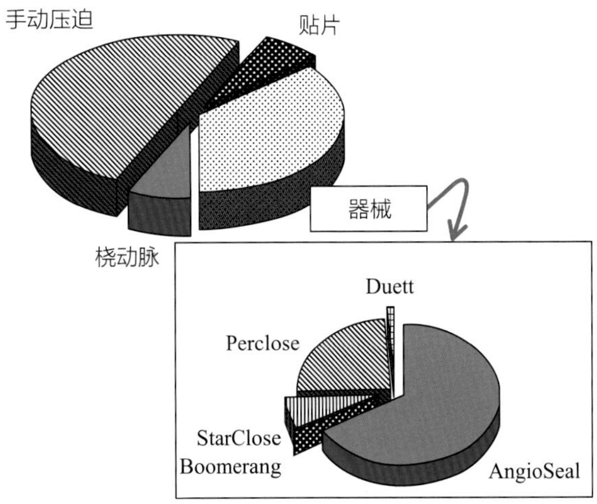

▲ 图 2-4　美国使用的血管闭合方法

表 2-1　血管闭合装置类型

	制造商	CE 认证	美国准许使用	状况
胶原栓				
AngioSeal	St. Jude Medical	+	+	
Exoseal	Cordis	+	+	美国使用频度不高
Femoseal	St. Jude Medical	+	–	
缝合器				
ProGlide	Abbott	+	+	
ProStar	Abbott	+	+	
Superstich	Sutura	+	+	
夹闭器				
StarClose	Abbott	+	+	
Angiolink	Medtronic	+	+	
液体 / 胶				
Duett	Vascular Solutions	+	+	
Mynx	Access Closure	+	+	

寸:6 Fr 和 8 Fr，置放成功率介于 92% ～ 98% 之间，止血成功率介于 84% ～ 97% 之间 [21]。

2. Perclose

Perclose 装置是一种缝线介导的系统，经历了稳定的演变，包括 Techstar 装置，Closer S 6Fr 和目前的 ProGlide 6Fr 系统。它在装置的近端部分为含有两个针和容纳缝线的导管（图 2–5）。工作鞘管通过导丝更换为 Perclose 装置。该装置被推进直到标记腔端口看见不间断搏动性喷血为止，表明正确放至血管内。扳起控制柄以打开“线脚”，稍稍回撤缝合器直到感觉到阻力，提示线脚位于股动脉内壁。压下针柄，使针穿过血管壁与线脚内的套筒连接。套筒与缝线末端连接，回撤针柄使针和附着的缝线穿过皮肤。目前的 ProGlide 系统内含一根不可吸收的聚丙烯缝线，其上预先打的结被缝线调整器收紧，借此血管入路部位被封闭。Perclose 系统的一个显著优点是在撤出设备之前可以通过使用导丝在缝合期间保持对血管腔的探查。因此，在针和缝线释放后，可以通过装置重新引入导丝，并在确认充分止血后移除导丝。此功能在所有血管封闭方法中是独一无二的。在大多数情况，该装置释放成功率为 89% ～ 100%，止血成功率为 86% ～ 99%。Prostar 装置是一种基于 Perclose 的缝线介导装置，可以封闭较大的动脉孔径。它有 8Fr 或 10Fr 两种，可以包含一根或两根缝线（分别使用两根或四根针）。

3. StarClose

StarClose 是一种完全在动脉外，直径为 4mm 的镍钛合金夹子，没有留置永久性血管内成分的装置（图 2–6 和图 2–7）。夹子的尖齿抓住动脉组织并以荷包形式关闭动脉开口。该设备由夹具释放器和专用的 6Fr 鞘管组成。在完成心脏导管术后，工作鞘管通过导丝更换为专用鞘管，进一步钝性分离，以便于随后通过皮肤和皮下组织推进 12Fr 夹具释放器。释放器含有血管定位器，其插入鞘管中，直到释放器卡入鞘管中。按下按钮，在血管定位器的末端，动脉内部展开小的柔性镍钛合金翼。回撤整个组件直到感觉到阻力，表明合金翼与内部血管壁相对。然后将附有的夹子的滑动组件压下，使鞘管分离开，并在组件的末端将夹子释放到动脉壁上。在这个阶段，确保皮肤不会阻塞“分离器”是非常重要的。因此，在放置专用鞘管后切割皮肤是合理的。通过使用按钮“触发器”释放夹子完成该过程。在 CLIP 试验中，将 StarClose 与手动压缩进行比较，设备成功率为 87%，两组之间的并发症没有差异 [22]。

4. Exoseal 和 Femoseal

Exoseal（Cordis，Bridgewater，NJ）是一种被动闭合装置，通过在动脉切开术部位释放聚乙醇酸栓（在 90 天内吸收）以进行止血。该系统通过 5 ～ 7 Fr 鞘管输送。闭合时股动脉的最小直径为 5mm。相对于徒手压迫止血患者下床行动的时间似乎更少。但是经过同一部位穿刺至少需要等待 30d。

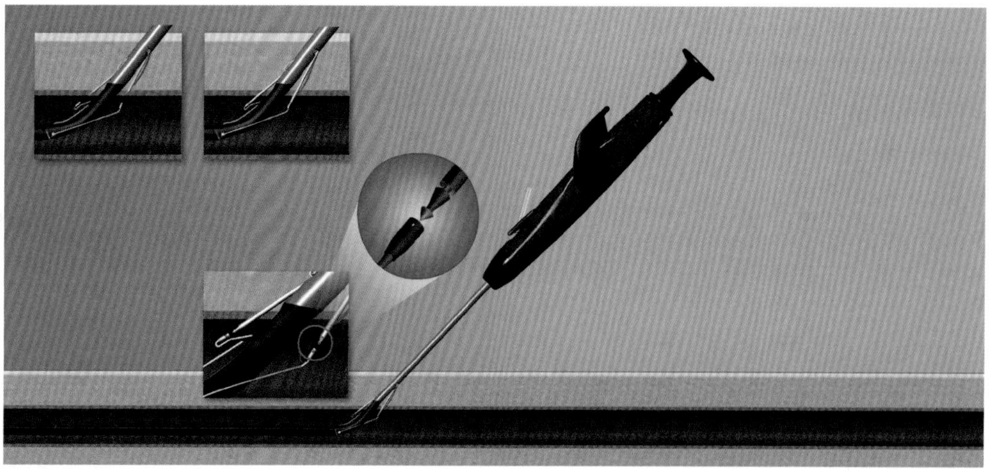

▲ 图 2–5 Perclose ProGlide 装置通过穿刺缝合缝线以封闭动脉开口部位

左上角的小插图显示了在动脉内打开的针脚，以及将针从装置的手柄推到针脚中以捕获缝合线的装置。然后使用针抽出缝合线，并将预先打好的结通过皮肤推到动脉开口外侧

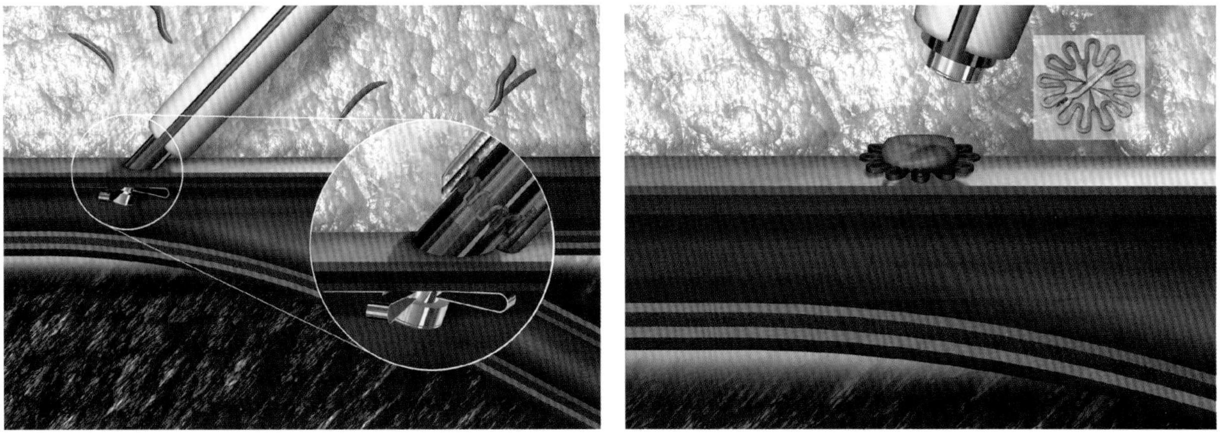

▲ 图 2-6 StarClose 设备使用随设备提供的专用鞘管

在将装置置入动脉后，在动脉内打开镍钛合金翼并将其回撤以抵住动脉内壁。然后将左图所示的夹子推进到动脉的外表面。当夹子展开后，它会反转并且夹子的尖齿封闭动脉开口。这种装置的独特之处在于留下的金属夹在动脉血管外

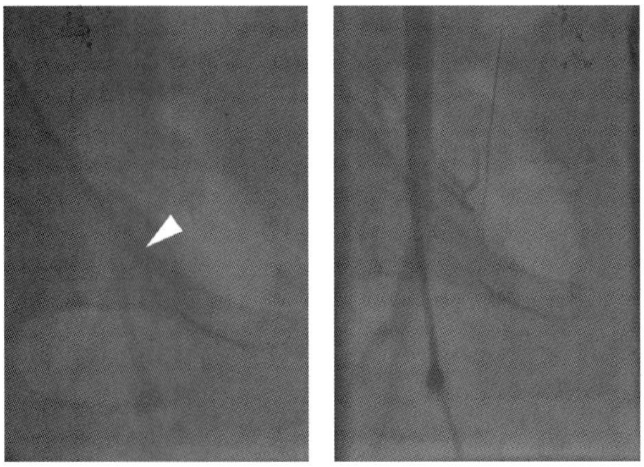

▲ 图 2-7 使用 StarClose 装置 1 年后的股动脉造影

左侧的箭头表示装置，右侧的造影剂注射表示重新穿刺的插入部位。该装置完全是血管外的

Femoseal（St. Jude Medical Systems，Uppsala，Sweden）包括保留在动脉内的生物可吸收聚合物锚板和外盘。在移除鞘管后，封闭锚板在动脉内展开，而外锁定盘放置在动脉的外壁上。血管切口夹在两个圆盘之间，并由生物可吸收的多聚纤维固定在一起。

5. 止血贴

止血贴最初设计用于军事目的，以在战场上实现暂时的动脉止血。作用机制包括引起血管收缩；产生带正电荷的环境，吸引带负电荷的红细胞和血小板；或直接促进快速凝血[23-25]。可用的贴剂包括：使用聚 -N- 葡糖胺的 Syvek 贴剂（Marine Polymer Technologies，Danvers，MA）；使用海藻酸钙的 Neptune pad（Biotronik，Bulach，Switzerland）；Closure PAD（Medtronic，Santa Rosa，CA）；使用壳聚糖凝胶（Abbott Vascular，Redwood，CA）的 Chito-Seal；使用微孔多糖的 SafeSeal（Possis Medical，Minneapolis MN，以前 Stasys Patch，St. Jude Medical，St.Paul，MN）和使用凝血酶的 D-Stat Dry（Vascular Solutions，Minneapolis，MN）（表 2-1）[23]。

止血贴片允许在凝血异常的患者中使用，例如活化凝血时间高达 300s 者[24]。对止血贴片的研究表明使用后止血和下床活动的时间较短。但是，通常需要一段时间的手动压迫，并且可能比制造商推荐的压迫时间长[25-27]。它更像是贴片的止血特性和手动压迫止血的组合。没有一致的数据证明使用止血贴片可减少血管并发症。在对美国心脏病学会的国家心血管数据登记处（the American College of Cardiology-National Cardiovascular Data Registry，ACC-NCDR）[28] 登记的病例进行回顾研究时发现，与手动压迫相比，Syvek 贴片和 Chito-Seal 贴片均未能减少血管并发症。在一项历史对照研究中发现，与手动压迫相比，D-Stat Dry 减少了血管并发症[25]，但是研究并不是进行直接比较。由于血管穿刺的并发症发生率一般随着时间的推移而下降，因此需要进行直接比较以清楚地证明使用这些贴剂能降低并发症发生率[4]。现如今有其他几种止血贴片可用。

6. 血管闭合装置的循证问题

主动血管闭合装置的设计目的（拔除股动脉鞘

后替代手动压迫的处理方式）包括减少止血和制动时间，同时改善患者舒适度，并减少出血性血管并发症。随着使用这类器械的经验增长，确实可以减少止血和制动时间，但并没有证实可以减少血管并发症的发生。反而担心有可能增加罕见但严重的并发症，如感染、动脉闭塞、远端栓塞和假性动脉瘤。此外，如果发生出血并发症，可能比手动压迫更严重，因为手动压迫需要在拔鞘管之前使活化凝血时间正常化，而血管闭合装置可以在升高的活化凝血时间下进行[4]。在对AngioSeal和Perclose的回顾病例研究中，报道的此类并发症的发生率包括：感染占0.6%，假性动脉瘤或动静脉瘘占0.6%～1%；闭塞或栓塞占0.2%～0.4%[21]。在一项对2000—2003年期间在梅奥诊所进行心导管术和介入治疗患者的回顾研究中，1662例患者使用了血管闭合装置，器械相关感染的发生率为0.24%[29]。

有许多关于对比血管闭合装置和手法压迫血管的随机以及非随机研究，但是这些研究的纳入标准以及预后定义存在一定的差异性。三项Meta分析回顾了涉及胶原蛋白栓（AngioSeal和VasoSeal）和缝合器（Perclose）[28, 30]的研究。使用血管闭合装置可显著缩短止血时间（17min），减少制动时间（最多11h），减少住院时间（0.6d）[31]。然而，在这些研究中，除了VasoSeal设备被两篇Meta分析指出其使用会增加血管并发症外[30, 32]，其余血管闭合装置在血管并发症方面并无显著差异。评估手法压迫和血管闭合装置造成的血管并发症发生率的研究存在许多的限制。首先，试验需要进行股动脉造影，并且需要排除存在小口径股动脉、穿刺部位血管发生动脉粥样硬化或钙化的高危患者。此外，有许多严格的操作规范来指导血管闭合装置的使用，但通常没有关于手法压迫的规范指导，因此手法压迫的方法可变性很大。在一些医疗机构中，有专门的拔鞘团队，他们在拔除鞘管，手法压迫和穿刺部位的护理方面非常专业，将这种专业团队和一些专业性不足或者一些新受训人员相比较很难得出有意义的结论。

最大的股动脉止血注册研究来自于ACC-NCDR[33]。这项注册研究对2001年接受诊断和介入性心导管检查的166 680名患者的结果进行了评估，其中25 495例使用了缝合装置，28 160例使用了胶原蛋白栓装置，其余患者进行手法按压。在整体多变量分析中，胶原栓的使用与诊断和介入术中的出血减少相关（*OR*值为0.68），两种类型的血管闭合装置与诊断和介入手术中假性动脉瘤形成的风险降低相关（*OR*值为0.46～0.52）。有经验的专业术者使用特定的血管闭合装置有可能规避血管并发症的发生，提高手术的成功率[34]。

那么血管闭合装置的优点是什么呢？毫无疑问，血管闭合装置可以达到术后立即止血及缩短制动时间而避免手法压迫，这样可以提高患者舒适程度[35]。在许多情况下，仅这一点就可以证明这些装置的使用是合理的。然而，血管并发症发生率并没有明显改善，最大的获益可能是术后患者能够早期出院并适当活动[4, 36]。在过去5年中，在Northern New England Cardiovascular Disease Study Group中接受经皮冠状动脉介入治疗的患者主要血管并发症的发生率减少。他们的数据库中显示36 631名患者接受了经皮冠状动脉介入治疗，动脉并发症从2002年的3.37%下降到2006年的1.98%[30]。但是如果没有进行随机试验，无法确定这种结果是否是由于更加细致的穿刺以及拔鞘操作或是使用了改进的抗凝措施，还是采用了更好的手法压迫措施或者优化了血管闭合装置获得的。而这样的试验需要非常庞大的样本，是难以实施的。

与手法压迫相比，血管闭合装置的使用缩短了止血时间以及制动时间，但关于血管闭合装置究竟是增加了还是减少了血管并发症的发生率，各项报道尚未统一。在最近对使用6F系统进行冠状动脉血管造影诊断的患者的研究中，发现血管闭合装置并不逊色于手法压迫。然而，值得注意的是，在本研究中，患者未进行任何冠状动脉介入治疗，因此，该研究发现的血管并发症风险未增加的结论应在诊断性血管造影的背景下考虑。本研究将FemoSeal（St. Jude Medical）与ExoSeal（Cordis）进行了比较。ExoSeal在美国并不常用，FemoSeal目前仅在欧洲上市[37]。

7. 大动脉鞘的预埋式封闭装置

某些干预措施可能需要大口径动脉鞘（12～14 Fr），例如逆行球囊主动脉瓣膜成形术，或者近期开展的逆行经导管主动脉瓣膜置换术（14～24Fr）。这种大口径动脉鞘曾经需要长时间压迫以止血，需要长时间制动卧床休息（在某些情况下长达12～24h），并且有复发出血和需要输血的高风险。球囊主动脉瓣膜成形术后采用手法压迫后的输血率在25%左右。大动脉鞘的预埋式封闭装置是使用Perclose或ProStar装置在鞘进入之前便在穿刺部位周围提前备好缝合线，以便在移除大动脉鞘后及时缝合伤口。穿刺后，插入标准的6～8Fr鞘管，然后通过导丝交换以引入Perclose或ProStar装置。在动脉穿刺点周围按标准操作提前预埋好缝合线，缝合线不结扎。将导丝重新引入闭合装置中，通过导丝交换重新置入大动脉鞘。撤去动脉鞘后，通过结扎提前预埋好的缝合线来闭合伤口。通过这种技术，可以用6Fr Perclose系统完成12Fr动脉切口的闭合，或用10Fr ProStar系统完成14Fr动脉切口的闭合。在一项非随机比较中，该技术成功地缩短了患者住院时间，并且几乎消除了逆行动脉球囊主动脉瓣膜成形术后输血的需要[38, 39]。虽然目前没有商用的用于大于14Fr鞘管的封闭装置，但大多数操作者已经采用了预埋式封闭装置的方法。几种用于大孔径动脉鞘的新型封闭装置正在开发中。在大口径血管入路建立后，主要有三种新技术来闭合经皮切口：缝合装置、缝线和胶原栓/密封剂，以及同侧/对侧覆膜支架置入。目前还有许多正在测试的产品尚未上市。

8. 经导管主动脉瓣膜置换术的动脉入路操作

在我们的导管室中，我们对需要经导管主动脉瓣膜置换术（TAVR）的患者使用了标准方法。这种方法是在患者来到导管室之前，通过TAVR术前血管造影对主动脉—髂动脉和股动脉解剖结构的细致观察来了解这些血管的钙化位置、血管走行、血管直径以及是否存在旁路移植物和（或）支架，还可以评估股动脉的分叉相对于股骨头的位置。

我们在手术对侧部位（非TAVR鞘入路）使用穿刺针进行穿刺，并多次使用造影检查。在对侧动脉中放置7Fr鞘后，使用JR4或内乳动脉导管用导丝（J头导丝、超滑导丝、Wholly导丝）穿入同侧髂总动脉。将导管的头端放置在同侧髂外动脉的末端部分中，并进行同侧股动脉的血管造影。V18导丝通过腹主动脉分叉处的导管“翻山”到达将要放置大口径TAVR鞘的一侧的股浅动脉的远端。可以通过“翻山”技术预留的导丝使用球囊处理TAVR鞘可能带来的血管并发症[40, 41]。在一些中心，超声引导被用作建立血管入路的优选方法。它具有显示钙化区域以及股动脉分叉的优点，并且能够更好地指导对股总动脉的前壁进行穿刺。

此时，进行手术侧的股动脉穿刺并放置TAVR鞘。“翻山”导管血管造影影像图可作为穿刺的参考图。通过“翻山”导管注射造影剂可用于验证穿刺针在股总动脉中的进入点（图2–8）。如果对股动脉入路的位置不满意，可以撤回穿刺针并压迫数分钟。一些术者更喜欢利用对侧血管入路的猪尾导管。猪尾导管的圆形末端放置在穿刺部位上方，以用作同侧股动脉入路的指引。将常规J头导丝置于微导管中，并撤回微导管。沿导丝置入6Fr或7Fr扩张器，以在预埋前扩大动脉切开区域。一些术者建议在移除7Fr扩张器之前先分离皮下组织，以便更容易后续大尺寸器械进入。接下来，我们使用两个ProGlide缝合器进行预埋处理，第一个放置在10点钟位置，第二个放置在2点钟位置。在释放第二个ProGlide后，将刚性Amplatz导丝穿过第二个ProGlide。ProGlide的替代品是使用一个或两个ProStar闭合装置。

序贯扩张对于动脉切开术不是必需的，因为目前大多数TAVR装置需要14～20Fr动脉鞘。在插入TAVR鞘管之前，我们有时会使用14Fr扩张器（有时是14Fr鞘管）。在完成TAVR手术后，通过TAVR鞘置入Amplatz加硬导丝。一个术者用打结器将第一个ProGlide缝合器的线结收紧，另一个术者小心地将导丝上的TAVR鞘撤出。立刻评估伤口出血情况判断缝合成功与否。通常，第一个ProGlide缝合器可以闭合动脉切口仅残留少许出血。随后，通过使用打结器，将第二个预留线结收紧。如果没有充分止血，导丝仍然留在原位。在某些情况下，可能需要第三个或有时甚至是第四个ProGlide缝合器。当充分止血时，可以移除导丝并且通过打结器将两个结再次收紧。我们通常通过对侧入路进行数字减影造影，在腹主动脉分叉处上方使用猪尾导管，或通过“翻山”导丝上的导管进行最终股动脉造影。如果穿刺部位有任何造影剂外渗或显示血管狭窄，可以使用球囊进行处理（图2–9）。如果结果令人满意，则移除V18导丝并

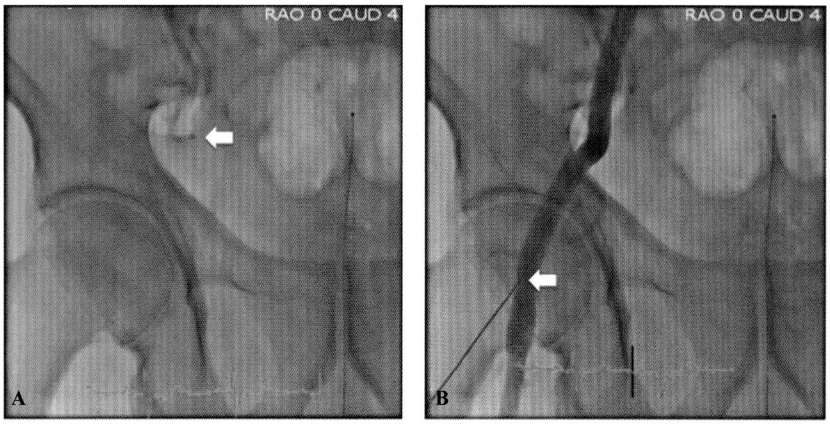

◀ **图 2-8 “翻山”导管血管造影影像**

A. 白箭头为左乳内动脉导管的头端，该导管已从左股动脉通过腹主动脉分叉“翻山”进入右髂外动脉。该“翻山”导管用于血管造影和保护性“翻山”导丝的输送；B. 白箭头处显示穿刺针已进入右侧股总动脉。可以看到在右髂和股动脉中逆行的穿刺导丝。通过“翻山”导管造影证实了穿刺点在股总动脉

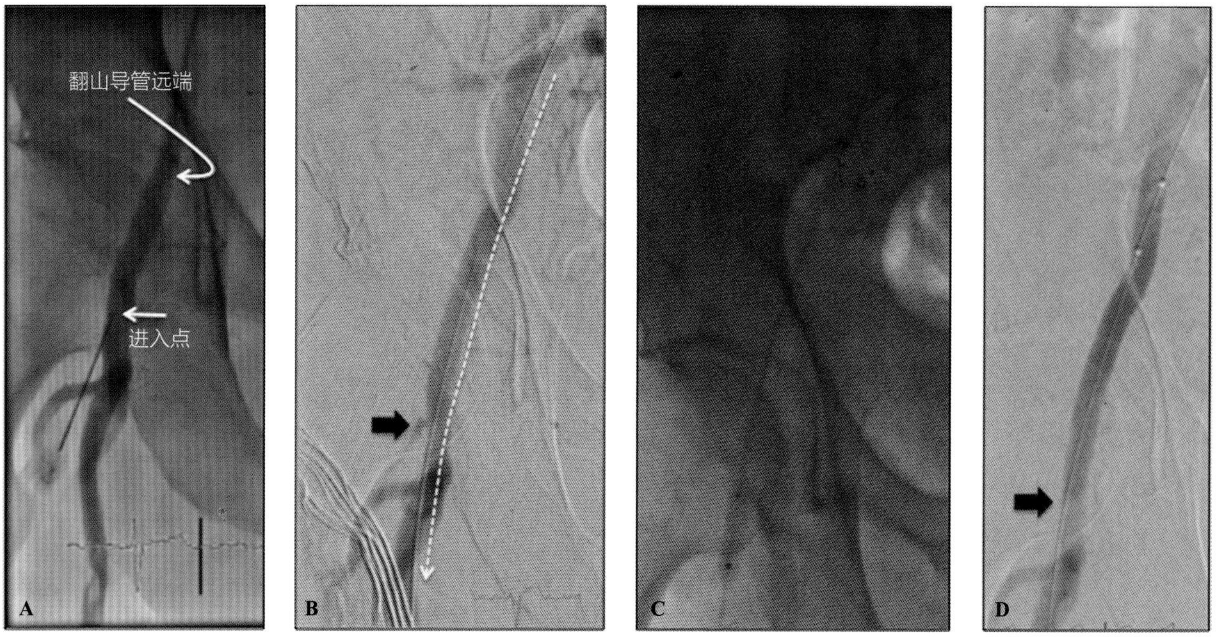

▲ **图 2-9 术后“翻山”导管血管造影图**

完成手术后，“翻山”导管血管造影可用于评估股动脉是否闭合充分。A. 手术开始时穿刺点。穿刺针的入针点在股骨头的下 1/3 处，腹壁下动脉的下边界以下，在股总动脉的分叉处以上，是插入鞘管的理想位置；B. 经皮闭合鞘管入口后造影剂外渗。黑箭头显示造影剂外渗。白色虚箭头表示 0.018in 交叉导丝的走向。血管造影来自位于髂动脉分叉上方腹主动脉的猪尾导管；C. 球囊通过“翻山”导丝在造影剂外渗、出血处 2 个大气压扩张；D. 穿刺部位动脉完全封闭。通过球囊导管的轴心注射造影剂，在 0.018in 导丝周围，球囊导管后端连接 Toughy 接头

闭合对侧股动脉。

“翻山”技术也可以在撤出 TAVR 鞘之前使用，这样可以在可控和安全情况下撤出 TAVR 鞘。TAVR 鞘通过硬导丝撤回到股总动脉。将外周血管使用的 8 ～ 10mm 的球囊通过 0.018in“翻山”导丝上送至髂外动脉的末端或股总动脉的近段，1 ～ 2 个大气压扩张。这种技术可以在鞘移除和结推送期间产生非创伤性的血管压迫达到外周止血作用。

9. 大口径静脉鞘处理

目前，在股总静脉中使用大孔径鞘的最常见适应证是分流闭合、左心耳封堵、瓣周漏闭合和二尖瓣钳夹（MitraClip）。其余诸如经皮左心室辅助装置的置入也可能需要进入静脉系统。然而，更常见的是，这些接受经皮左心室辅助装置置入的患者需要长时间保留鞘管及左室辅助装置，在这种情况下，闭合装置不适宜使用，因为发生感染的风险极高。

由于静脉系统的压力较低，因此在静脉系统中

处理大鞘管的方法比动脉容易。在用常规的18G针头穿刺进入后，我们在静脉中放置一个7Fr扩张器。皮下组织钝性分离有助于较大鞘管的输送。以标准方式插入鞘管。完成手术后，我们使用“8字”缝合进行止血。我们使用0号缝线，从进入部位的远端边缘在鞘管下穿过皮肤开始缝合。进针的方向可以从内侧到外侧，也可以从内侧到外侧。当针线从皮肤上抽出时，我们在鞘管的近端部分使用同一个针线，在鞘管插入点的上方，以同样的方向通过（内侧到外侧或者反过来）。切断针线后，取缝线一端绕另一端三圈，最后打结，同时鞘管保留。当另一个术者移除鞘管时，第一术者保持鞘管上缝线的张力。最后，打一个加强结固定。使用这种简单且经济有效的技术，很少发生静脉穿刺点渗出[42]。

四、结论

正确处理股血管路径对于减少股血管不良事件至关重要，股血管不良事件是心导管介入最常见的并发症。抗血栓和抗血小板治疗方案的改进以及穿刺入路的减小都降低了制动时间和并发症的风险。血管闭合装置进一步明显改善了止血和制动时间，目前的数据表明它们大多是安全的。然而，并没有明确的证据表明它们可以减少诊断和介入的血管并发症。无论选择何种技术进行股血管路径进入，丰富的经验和专业知识都是减少并发症的最佳方法。

谨慎穿刺血管与术后闭合好血管同样重要。在股血管穿刺前，通过透视仔细评估骨性标志物将最大限度地增加鞘管插入股总动静脉的机会，减少并发症发生。同样地，常规股血管入路后例行血管造影确认鞘管位置，不仅有助于评估血管闭合装置是否适合使用，也有助于评估使用抗栓治疗的出血风险，这会影响介入决策。TAVR术前行血管造影评估，穿刺针和超声的使用以及“翻山”技术已经极大地改良了股血管入路和闭合方法。

第3章　桡动脉及其他手臂入路的相关技术

Radial Artery, Alternative Arm Access, and Related Techniques

Thomas J. Ford　Martin K.C. Ng　Vikas Thondapu　Peter Barlis　著

林　立　徐　昶　译

过去10年中，随着桡动脉血管的引入，在建立冠状动脉血管造影及心脏介入入路方面都有了堪称典范式的变更[1]。我们一般更关心因导管插入及介入治疗后冠状动脉及心脏的并发症，但是血管入路并发症更为常见且对患者的预后有重要意义。桡动脉作为导管插入部位的优点主要是桡动脉位置浅表，便于按压，利于早期有效止血及活动。经桡动脉入路（TRA）的采用是当代循证医学的一个胜利，因为多项大型试验已经证实了之前关于经桡动脉入路导致卒中和手部缺血风险增加的教条认识的错误性[2]。

一、经桡动脉入路的基本原理

近年来，PCI的缺血性并发症随着抗凝血药、抗血小板治疗，冠状动脉支架的发展以及手术操作的完善而降低[3]。PCI的非缺血性并发症，即涉及血管入路和出血的并发症，越来越成为人们关注的焦点。经桡动脉入路减少了血管入路并发症，从而实现早期下床活动，提高舒适度，降低出血风险，缩短住院时间及降低成本[4]。虽然大出血的定义差异很大，但是当穿刺部位的血肿较大，达到了需要输血的程度时，大出血就与不良的短期和长期临床结果密切相关，且被认为是因果关系[5, 6]。药理学发展使出血并发症得以减少，也降低了死亡率[7]。如果出血和死亡率之间的关系是因果关系，那么任何减少出血的方法，包括手术操作中的进展，也将会降低死亡率。在对急性冠状动脉综合征患者的桡动脉与股动脉PCI的多中心随机研究（RIVAL）的亚组分析中，这一假设得到了的支持。分析结果显示，在较多进行桡动脉介入治疗的中心，ST段抬高型心肌梗死患者的死亡、心肌梗死、卒中或大出血等主要事件减少[8]。MATRIX研究是迄今为止比较了急性冠状动脉综合征患者经桡动脉和股动脉入路PCI规模最大的一项试验（n=8404），桡动脉PCI净不良临床事件（死亡、心肌梗死、卒中或大出血）的发生率降低17%（9.8%患者 vs 11.7%患者；0.83，0.73～0.96；P=0.0092）[9]，死亡率降低28%（1.6%患者 vs 2.2%患者；0.72，0.53～0.99；P=0.045）。这与最新Meta分析结果一致，显示急性冠状动脉综合征患者经桡动脉入路的主要心脏不良事件（major adverse cardiac events，MACE）显著降低14%（6.0% vs 7.0%；0.86，0.77～0.95；P=0.0051），死亡率降低28%（1.8% vs 2.5%；0.72，0.6～0.88；P=0.0011）[9]。

二、桡部血管解剖

上肢的动脉供应开始于腋动脉，到达大圆肌下缘时，成为肱动脉，即手臂的主要血液供应动脉。肱动脉在肱骨髁间线（肘窝近端）远端1～2cm处分为桡动脉和尺动脉（图3-1）。

三、术前注意事项

TRA有几种相对禁忌证（框3-1）。因为理论上桡动脉闭塞（RAO）时有手部缺血风险，因此通常在经桡动脉入路之前进行改良Allen试验，以证明桡尺动脉环的通畅性。手部有桡动脉、尺动脉和骨间动脉提供丰富的血供，为防止手指缺血

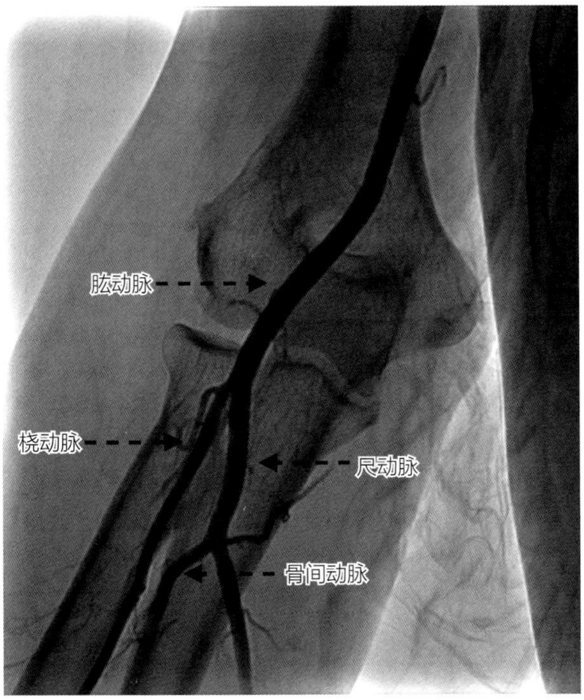

▲ 图 3-1 桡部血管解剖图

桡动脉和尺动脉通过掌深弓和掌浅弓相互吻合交通，为前臂和手提供双重血液供应

提供了极好的保护，即使在导管插入术后桡动脉闭塞的情况下也几乎从未出现手指缺血[10]。该测试通过压迫桡动脉和尺动脉，用力握拳将血从手部排出，松开手后，解除尺动脉压迫并观察达到手掌最红所需的时间。"正常"响应时间有所不同，但目前定义在5s内为正常情况，中间值为6～10s，大于10s为异常[11]。使用手指脉搏血氧仪可提高测试的客观性和诊断准确性（Barbeau测试）[12]。

框 3-1 经桡动脉途径——相对禁忌证

- 桡动脉搏动消失
- 严重的血管痉挛性疾病（如雷诺现象、CREST综合征）
- 用于透析的动静脉内瘘（已经或计划中的）
- 需行桡动脉冠状动脉旁路移植术
- CREST综合征：钙质沉着、雷诺现象、食管运动障碍、指端硬化、毛细血管扩张

这些试验对远端肢体缺血的预测价值目前备受争议[13-15]。只有少数散在的病例报告经桡动脉入路术后合并远端肢体缺血或坏疽，而这些患者的Allen试验结果多为阴性，其缺血和坏疽很可能由远端栓塞引起[16, 17]。可靠的临床证据表明，不论Allen试验的结果如何[11]，经桡动脉入路都是足够安全的，尺动脉通畅试验正被逐渐弃用。目前全球近1/4的术者已不再在经桡动脉入路术前评估尺动脉血管情况；英国大型经桡动脉入路中心研究也表明经桡动脉入路是安全的，不存在缺血性后遗症[18, 19]。

（一）经右桡动脉途径 vs 经左桡动脉途径

由于导管室的操作手柄更适用于右侧入路，患者和操作者通常都更习惯于经右桡动脉途径[13]。然而，经左桡动脉途径（LRA）也存在其优势。左锁骨下动脉由主动脉弓直接发出，可以提供更好的指引导管的支撑力[20]，类似于经股动脉途径。身材矮小的老年患者采用经左桡动脉途径更合适，左锁骨下动脉的路径更为平直，更易进入主动脉。近期研究证明经左桡动脉途径与经右桡动脉途径有效性相当，并可降低操作者辐射量[21]。其他需要考虑采用经左桡动脉途径的情况有冠状动脉旁路移植供体血管造影检查，包括左侧内乳动脉及将来可能作为旁路移植的非优势侧手臂血管的造影检查。值得注意的是，对于有冠状动脉旁路移植术史的患者，经左桡动脉途径冠状动脉造影的造影剂使用量、手术时间和操作者辐射量均高于传统的经股动脉血管造影，然而，经左桡动脉途径仍是一种可行的替代方案[22]。

（二）经尺动脉与经肱动脉途径

随着经桡动脉入路的普及，经尺动脉途径的应用逐渐减少。虽不及一线的经桡动脉入路，尺动脉入路也具备一定可行性，常作为冠状动脉造影及PCI的替代途径。经尺动脉途径的相关并发症的发生率与经桡动脉入路相当，如较大血肿的产生（不合并尺神经损伤或远端缺血）等[23]。尺动脉走行较深，距离骨组织较远，因此相比于桡动脉更难进行压迫止血。经肱动脉途径的入路相关并发症远多于经桡动脉入路，如血栓、破裂及正中神经损伤等。往往作为三线或四线入路[24]。

（三）经桡动脉途径操作方法

细致的血管触诊和规划是成功获取入路并减少多次穿刺诱发血管痉挛风险的关键。为了避开迂曲走行的远端桡动脉及其细小的分支，应在桡骨茎突近侧1～2cm穿刺动脉。如有必要重复穿刺，应

在前次穿刺位置近心端进行。麻醉可用少量2%利多卡因，对于脉搏较弱的患者，可将其与少量硝酸甘油混合后皮下使用。动脉穿刺有两种主要方法：传统Seldinger法（“穿透血管壁”法）和改良Seldinger法（“仅穿前壁”法）。传统Seldinger方法使用包覆特氟龙涂层的套管针，与动脉成30°穿刺。动脉血涌出提示动脉前壁穿破，向前进针穿过桡动脉后壁。退出针芯后，从特氟龙套管中央置入0.021in导丝，整体后撤直到特氟龙套管中出现搏动性血流，表明套管位于血管腔内。导丝前进，随后沿导丝插入亲水涂层鞘管。

改良Seldinger方法使用短21G钝针头，是一种仅穿刺动脉前壁的技术。在穿破桡动脉前壁后，0.021in的导丝被置入动脉，随后拔出针头，沿导丝置入鞘管。

一项可靠的随机试验表明，传统Seldinger方法（前后壁穿透）是获取桡动脉入路更可靠的方法，成功率更高，穿刺时间更短，也可以更快建立入路。重要的是，操作相关并发症发生率如桡动脉血肿或闭塞并无差异[25]。

（四）导管送入过程中常见的解剖问题

虽然桡动脉、肱动脉和腋动脉的解剖变异较常见，但只有三个主要的解剖变异需重点掌握，因为它们是大部分经桡动脉置管失败的原因[26]。经验丰富的操作者往往可以妥善处理；然而，如果变异侧入路无法成功，由于前臂血管的天然不对称性，也可从对侧桡动脉或股动脉再次进行尝试[27]。

1. 高位桡动脉分叉（“高分叉”）

高位起源桡动脉（因其起源位置高于肘前窝而得名）是最常见的桡动脉解剖变异，占行桡动脉血管造影患者的7%。由于其管径较细且往往走行迂曲，在血管造影过程中较易发生桡动脉痉挛。然而，若为经验丰富的术者操作（及常用5Fr导管和亲水涂层导丝），超过95%的病例都可经桡动脉成功完成。

2. 桡动脉环

桡动脉环是桡动脉入路失败最常见的原因[28]。它是在肱动脉向前臂行进过程中在分叉处近心端的一个逆向环。在桡动脉环的顶部，常有一个小血管沿手臂向上走行，称为副桡动脉。副桡动脉的存在使得入路更加困难。在血管造影明确环的存在后，可用冠状动脉导丝或软头亲水涂层导丝弯入肱动脉。可直接用导丝将环拉直；若不行，可换用双导丝或用小尺寸导管引导0.035in导丝通过，轻柔地将环拉直，2/3的病例可以成功（图3-2）[28]。

3. 桡动脉迂曲

桡动脉弯曲角度超过90°时称为桡动脉迂曲。桡动脉迂曲可出现在2%的入路过程中，其出现通常与严重的痉挛有关[29]。在推送导丝过程中遇到阻力时应立即行血管造影。大部分情况下亲水涂层导丝或冠状动脉导丝可通过迂曲的桡动脉。球囊辅助通过技术（BAT）可处理各种困难的桡动脉解剖变异，如严重扭曲、顽固性痉挛、细小桡动脉，复杂环路等，血管损伤较小。此技术是将经皮冠状动脉球囊腔内成形术（PTCA）球囊部分伸出指引导管或造影导管，以6个大气压低压扩张，然后沿着PTCA导丝整体前送，通过痉挛部位[30]。

4. 其他障碍

将导管送入锁骨下动脉后，经桡动脉入路还可能遇到两个障碍：迂曲的锁骨下动脉系统或锁骨下动脉汇入主动脉位置过远（迷走右锁骨下动脉）。锁骨下动脉迂曲的危险因素包括高血压、女性、老年、吸烟、矮身材及高体重指数（body mass index，BMI）[31]。嘱患者深吸气屏气往往可拉直锁骨下动脉，调整导管走向，将导丝送入升主动脉。极少数情况下（0.29%），右锁骨下动脉在极远端汇入主动

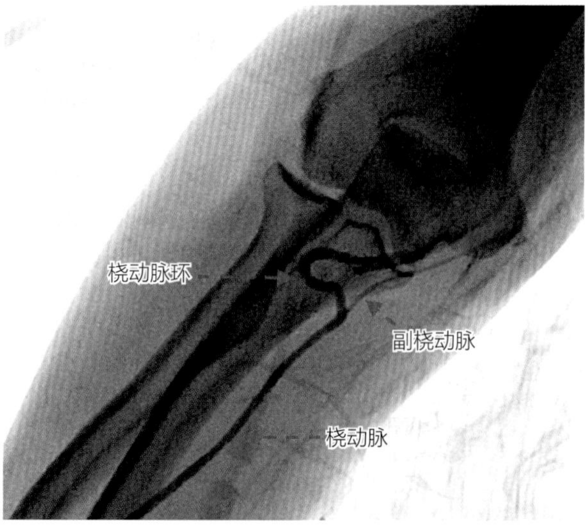

▲ 图3-2 桡动脉及典型的从环顶部发出的副桡动脉

脉弓或降主动脉。虽然技术上经食管后右锁骨下动脉（RORSA；图 3-3）置管是可行的，但仍建议提前识别这一问题并转由其他入路置管，以避免不必要的手术时间延长和辐射暴露[32]。

四、经桡动脉入路并发症

（一）痉挛

桡动脉是一种小口径的肌性血管，只能提供有限的导管通道间隙。导管进入产生的机械摩擦与循环儿茶酚胺共同作用，可以触发 α_1- 肾上腺素受体导致动脉血管痉挛。导管可能变得更难操纵和扭转，以致更重的痉挛（表 3-1）。这种现象发生在大约 15% 的病例中，但根据各中心数据和使用的定义，其发生率差异很大（2% ～ 30%）[33]。虽然痉挛通常对患者和操作者都是痛苦的，但是其发生率随着操作者经验的增加[34]，足够的程序性镇静（阿片 / 抗焦虑药）[35] 和在鞘管置入后给予"解痉鸡尾酒"[35, 36] 而降低。它通常包括直接在桡动脉鞘内给予钙通道阻滞药（如维拉帕米 2.5 ～ 5mg）和（或）硝酸盐（如硝酸甘油 0.1 ～ 0.4mg）。血管内成像研究显示动脉内维拉帕米 3 mg 注射后，管腔面积增加 44%，而仅伴随血压中度降低且无明显心率变化[37]。动脉内注射利多卡因会引起反常的血管收缩，因此应该避免[38]。动脉内肝素给药很痛苦，所以可以选择静脉注射，也可以用生理盐水或鞘内血液稀释成"鸡尾酒"形式后再行动脉内给药，可减少动脉刺激和灼烧感。

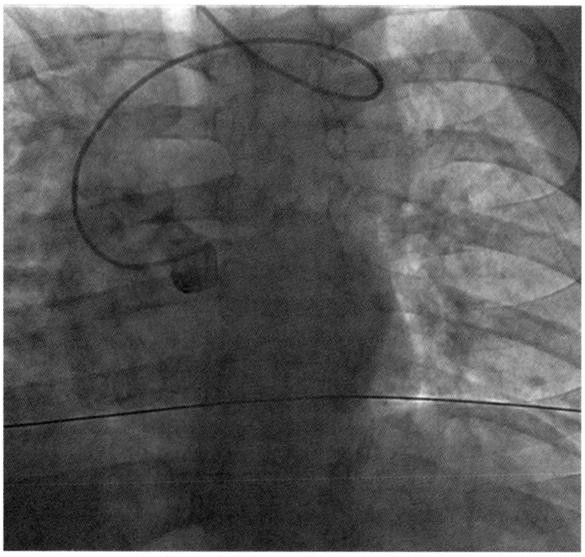

▲ 图 3-3 食管后右锁骨下动脉

图示为一个急性 ST 段抬高心肌梗死的年轻患者，其锁骨下动脉汇入主动脉弓远端

表 3-1 经桡动脉入路的并发症

常见	不常见
痉挛	动脉损伤（夹层 / 穿孔 / 外翻 / 裂伤）
血肿（前臂）	骨筋膜室综合征
桡动脉闭塞	导管嵌顿
	短暂性声带麻痹
	粥样栓塞 / 血栓栓塞

（二）血肿

不同于股动脉入路的出血，前臂血肿形成在手术过程中通常是可见的，很少需要输血[10]。前臂血肿可以根据 Bertrand 的 EASY 分级分类：Ⅰ级和Ⅱ级为穿刺部位出血，而Ⅲ级和Ⅳ级与肌内出血有关（图 3-4）[39]。经桡动脉入路很少与严重的入路相关出血并发症有关；然而，对并发症的快速识别，进行针对疼痛或肿胀的治疗，包括血压袖带充气，以低于收缩压 20mmHg 左右压力维持 15min，从而达到止血和减少前臂压力的目的。

（三）骨筋膜室综合征

幸运的是，这种危及肢体的紧急情况非常罕见（发病率＜ 0.01%）[40]。它通常与血肿形成有关，但也可以在无血肿的情况下发生[41]。严重的后遗症以前臂疼痛和肿胀为特征，通常可以通过及时的识别和停止局部出血来避免[42]。

1. 停止使用抗凝血药［和（或）中和抗凝血药作用］。

2. 疼痛和血压控制。

3. 短时外部压迫（血压袖带）。

（四）动脉夹层或穿孔

若手臂没有导丝阻力，导丝在达到锁骨下动脉之前不需要进行全程透视检查。透视检查应该从进入头臂动脉之前开始，以避免导丝无意中进入右颈动脉、椎动脉及内乳动脉远端。若存在导丝阻力，操作者应行血管造影以发现并解决问题。如果在遇到阻力时强行推送导丝，则可能发生血管夹层或穿孔。肱动脉或桡动脉穿孔很少见（发生率约 0.05%）

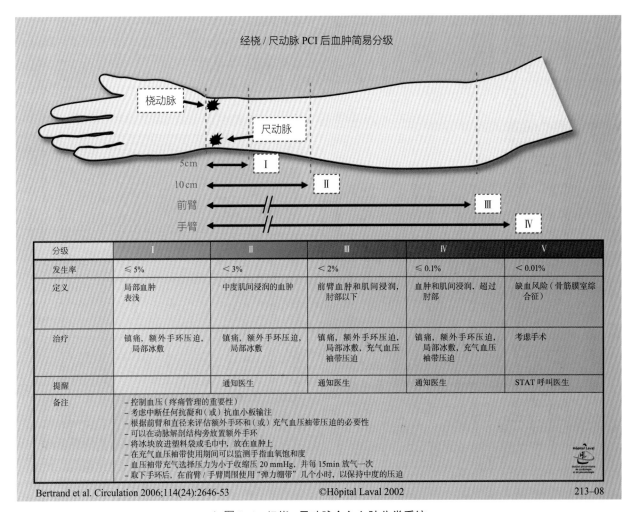

经桡 / 尺动脉 PCI 后血肿简易分级

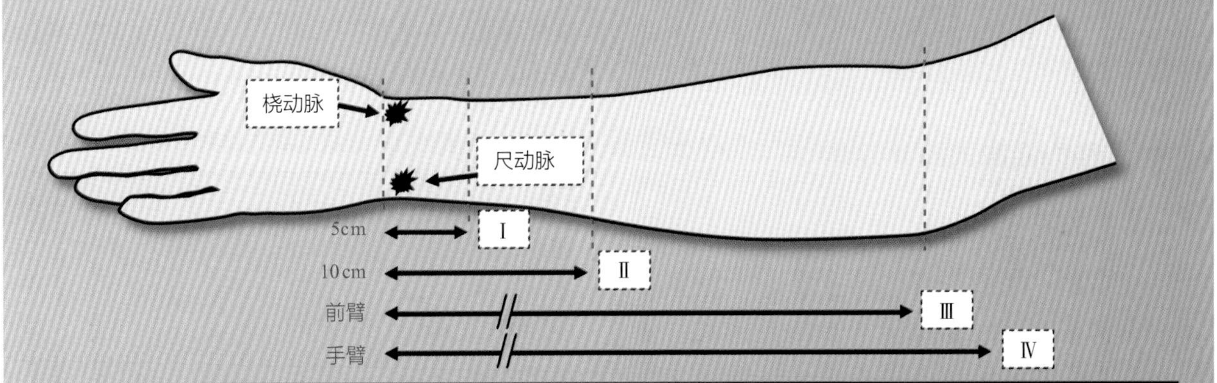

分级	Ⅰ	Ⅱ	Ⅲ	Ⅳ	Ⅴ
发生率	≤ 5%	< 3%	< 2%	≤ 0.1%	< 0.01%
定义	局部血肿 表浅	中度肌间浸润的血肿	前臂血肿和肌间浸润，肘部以下	血肿和肌间浸润，超过肘部	缺血风险（骨筋膜室综合征）
治疗	镇痛，额外手环压迫，局部冰敷	镇痛，额外手环压迫，局部冰敷	镇痛，额外手环压迫，局部冰敷，充气血压袖带压迫	镇痛，额外手环压迫，局部冰敷，充气血压袖带压迫	考虑手术
提醒		通知医生	通知医生	通知医生	STAT 呼叫医生
备注	– 控制血压（疼痛管理的重要性） – 考虑中断任何抗凝和（或）抗血小板输注 – 根据前臂和直径来评估额外手环和（或）充气血压袖带压迫的必要性 – 可以在动脉解剖结构旁放置额外手环 – 将冰块放进塑料袋或毛巾中，放在血肿上 – 在充气血压袖带使用期间可以监测手指血氧饱和度 – 血压袖带充气选择压力为小于收缩压 20 mmHg，并每 15min 放气一次 – 取下手环后，在前臂 / 手臂周围使用“弹力绷带”几个小时，以保持中度的压迫				

Bertrand et al. Circulation 2006;114(24):2646-53　©Hôpital Laval 2002　213–08

▲ 图 3-4　经桡 / 尺动脉介入血肿分类系统

引自 Bertrand 2010 [39]。经 John Wiley & Sons 许可转载

但其血管造影图像是让人惊讶的，相较于终止手术，文献推荐使用更软的 0.014in 血管成形术导丝小心再次尝试通过 [10]。一旦通过，可用指引导管完成 PCI 而导管通常会封闭血管夹层或穿孔，这将避免大血肿形成，同时避免了手术终止导致的骨筋膜室综合征发生的可能（图 3-5）[29]。

这种桡动脉入路的重要并发症发生于大约 5% 的病例 [24, 43, 44]。由于已经描述过的解剖学原因，桡动脉闭塞在临床上几乎毫无症状或体征。然而，动脉通畅对于今后可能的经桡动脉入路很重要，而桡动脉也可用作血液透析瘘管或旁路管道，因此操作者应考虑这种并发症对每个患者的重要意义。由于检测桡动脉闭塞的方法不一，被报道的桡动脉闭塞发生率各不相同，但是，在围术期使用肝素或其类似物抗凝能够显著减少其发生 [45]。较小直径的血管鞘和导管，以及仔细的止血技术也可以防止闭塞 [46]。近一半的早期闭塞在 1 个月内可自发再通 [47]。

（五）桡动脉止血技术

目前有很多类似装置用于经桡动脉介入术后的止血。大多数设计的关键在于手腕周围的绑带，以此产生对桡动脉的分散压力，同时不影响尺动脉血流。TR 绷带（Terumo，Tokyo，Japan）是一种透明绑带，它能够让穿刺部位暴露在可视范围，并被设计成将空气打入压迫桡动脉的囊袋中以产生压力。在一项非随机对照研究中，TR 绷带与 Hemo 绷带（HemoBand，Portland，OR）作对比时更胜一筹，后者与更高的桡动脉闭塞发生率相关（在 30d 时为 7.2% vs 3.2%，P=0.04）[48]。如果压迫过度，无血流状态发生，这是对继发的桡动脉闭塞的最大预测因素 [47]。“通畅止血”技术能够保证前向血流，是

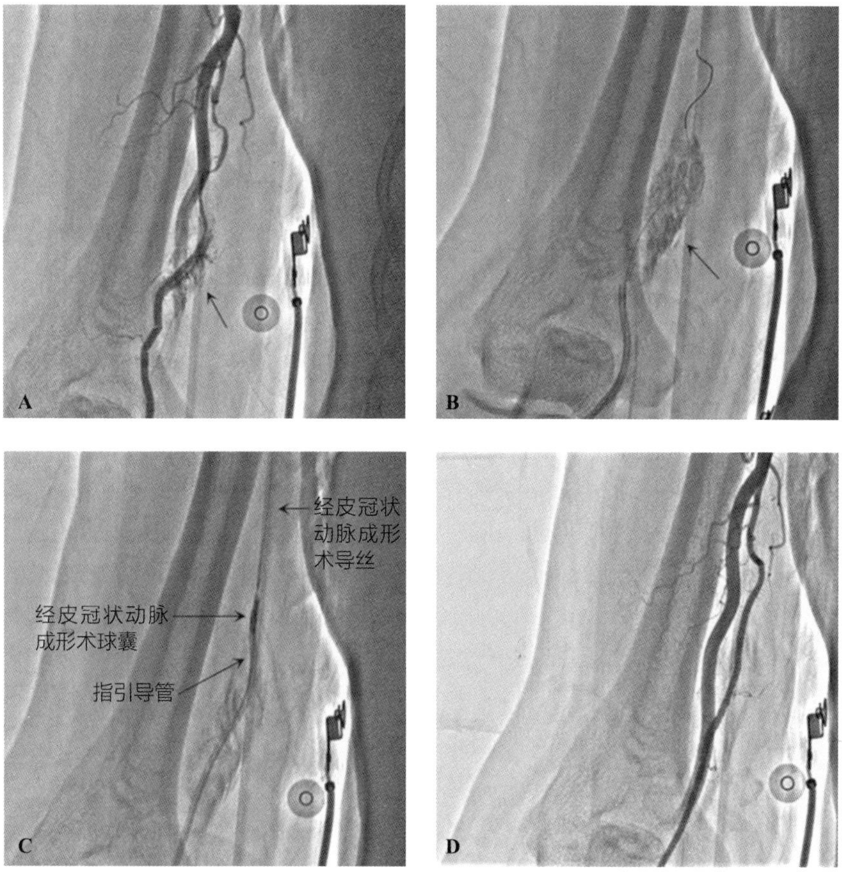

◀ **图 3-5 动脉夹层或穿孔处理造影图**

A. 导丝引起的经桡动脉入路穿孔；B. 0.014in PTCA 导丝穿过穿孔段（箭头）；C. 使用球囊辅助跟踪技术成功使 6 Fr 指引导管通过穿孔段（箭头）；D. 术后造影显示穿孔部位闭合良好且没有外渗（引自 Patel 等，2013 [29]。经 John Wiley & Sons 许可转载）

防止桡动脉闭塞但能止血的首选方法。使用体积描记法（Barbeau 测试）或平均动脉压（通过附着在血压计上的 TR 带测量），在保持前向血流的同时实现止血，能够尽可能减少桡动脉闭塞的发生 [46, 49]。

（六）基本导管选择

有越来越多的导管被设计专门用于桡动脉入路（表 3-2）；但是，全世界大多数操作者仍然更喜欢在经桡动脉入路手术中使用标准股动脉入路形态的导管 [13]。与股动脉相比，更短的 Judkins 左 3.5 导管是优选的，同时经桡动脉入路时通常需要更多操作导管才能到位。0.035in 的导丝可以伸出导管来引导，同时导丝可以保留在导管内便于扭转，以防止导管头端扭曲弹回主动脉。使用 Judkins 左导管缓慢温和地前进并逆时针旋转可以选择性进入左主干口。J 头导丝可用来引入 Judkins 右冠状动脉导管；在显著锁骨下或主动脉扭曲的情况下，需换用长的交换导丝并使其留在升主动脉。使用 Judkins 右导管进入右冠状动脉的技术与股动脉入路类似，主要是顺时针旋转并缓慢回撤。

经桡动脉入路的一个优势在于，能够使用预塑形带侧孔的通用导管，一次进行左、右冠状动脉造影和左心室造影。Tiger Ⅱ 导管（Terumo，Sommerset，NJ）是最常用的通用导管；Kimny（Boston Scientific，Natick，MA）和其他类似设计的导管也在使用 [13]。通用导管使用的注意事项包括，熟悉传统股动脉入路操作，非同轴置管的可能性，动脉显影不佳，“深插”导致冠状动脉开口损伤和血管夹层。潜在的益处则在于减少导管更换、痉挛和手术时间，对 ST 段抬高型心肌梗死尤其有利。

经桡动脉入路行左冠状动脉造影的常用导管包括 EBU/XB 3/3.5/4，而右冠状动脉导管包括 JR4，AL0.75/1。对于大多数血管成形术，6Fr 设备即可；然而，若需要双支架技术或大的血栓抽吸装置时，可以使用 7 Fr 鞘管引导进行无鞘导管技术。这些器械有亲水涂层，内径大于 7 Fr 但外径比传统 6 Fr 鞘管更小。它们可用于血管严重痉挛患者和传统技术不可行的经小动脉行复杂 PCI 的病例中。

表 3-2　经桡动脉入路的常见诊断和指引导管形状

通用诊断导管	诊断导管	通用指引导管	指引导管（左）	指引导管（右）
Tiger Ⅱ（Tig）	Judkins 左 3.5	IKARI 左	EBU/XB 3.5	Judkins 右 4.0
Kimny	Judkins 右 4.0	MAC 30/30	Judkins 左	Amplatz 右
Jacky		Kimny	Amplatz 左	Amplatz 左
			IKARI 左	IKARI 右

五、结论

介入手术入路部位是血管造影和 PCI 成功与否的主要决定因素，同时也是手术并发症的预测因子。在过去 30 年，桡动脉入路已逐渐成为最安全的入路方式，对比股动脉入路具有明确的优势。有大量以医生为导向的硬终点证据支持经桡动脉入路，包括出血、血管并发症和主要不良心血管事件的。对于作者本人的临床患者，经桡动脉入路是更好的选择，有更好的功能恢复，患者可自由活动时间和出院时间提前。对于医院和政府，这种方法能够节约成本，因此经桡动脉入路的地位是明确的，并将持续上升。

第4章 冠状动脉成形术的最佳血管造影体位

Optimal Angiographic Views for Coronary Angioplasty

Gioel Gabrio Secco　Carlo Di Mario　著

徐　昶　译

血管造影是评估冠状动脉解剖的关键工具，引导了冠状动脉旁路移植术（CABG）和PCI等广泛应用的血管重建技术的发展。当冠状动脉搭桥术是唯一的血管重建策略时，血管造影的主要目的是检测其是否存在明显的狭窄，并通过造影剂流向提供血管远端信息。因为没有进一步血管造影的需求，所以无须刻意关注造影剂的用量。然而，随着PCI技术的发展，血管造影变得越来越重要。除了明确显示所有心外膜动脉的完整长度外，重点是确定病灶的解剖结构，包括病灶的延伸和与侧支血管的关系，以便正确规划血管重建策略。由于在介入治疗期间会有进一步的造影剂需求，造影时投射体位和造影剂的使用被限制在最低限度。因此，针对血管成形术的造影应考虑到标准化的体位，谨慎地选择信息更丰富的体位，以避免缩短或重叠病变血管。

血管造影的主要局限在于它只能提供有限的管腔剖面图分析，而不能提供关于血管壁特征或冠状动脉病变组成的深度信息。为了克服这些局限性，新的冠状动脉内成像技术已经开发出来。血管内超声是20世纪90年代早期在介入心脏病学中引入的第一种冠状动脉内成像方式，随后是OCT，一种近红外线技术。超声反射和近红外光的使用使血管内超声和OCT能够提供关于血管内解剖的信息，其详细程度远远超过传统血管造影。

一、导管的选择

自1929年Forssmann进行的第一次人体心导管术以来，手术入路和血管成形术设备经历了相当大的发展。材料的微型化和精细化一直是最重要的目标之一，使介入医生能够进行更复杂的操作，并解决大多数经皮介入治疗的局限性。血管鞘、导管、球囊和支架输送系统的尺寸近几年已经显著缩小了。从20世纪70年代末[1] Gruentzig使用的9Fr器械，到现在大多数PCI可以安全地使用6 Fr指引导管[1]进行。当代的导管都是预先成型的，以帮助插管至冠状动脉开口，在大多数情况下，只需要很少的导管操作。这些更小的导管在“经桡动脉时代”显得特别有意义，在许多中心，经桡动脉PCI已成为日常实践中取代经股动脉途径的黄金标准。小导管提供支撑力不足的缺陷可以通过额外的硬导丝来部分补偿，在介入治疗期间使用强支撑导丝或“子母”导管系统。此外，灵活的尖端便于对目标血管进行深度插管，也能降低血管损伤风险。手术入路、升主动脉的大小、目标动脉的起源和走行都是选择理想导管时需要严格考虑的因素。

（一）左冠状动脉

Judkins导管应用最广泛。Judkins L（JL）4适合大多数患者的解剖，但对于像女性这样主动脉直径较小的患者可能需要JL3.5导管。如果主动脉根部扩张，则可能需要JL4.5、JL5甚至JL6等第二弯较长的导管。当冠状动脉左主干（LMS）较短或出现单独开口的左前降支（LAD）和回旋支（Cx）动脉时，可能需要选择一个更朝上指向（例如 JL3.5）的导管（左前降支）或一个更加水平指向（例如，JL4）的导管（回旋支）。

（二）右冠状动脉

右冠状动脉（RCA）的起源情况比左冠状动脉变化更大。JR 4 导管最常被应用。如果 JR 不成功，开口比较高或前壁起源的右冠状动脉可能需要使用 Amplatz 导管。

（三）桡动脉入路

股动脉途径应用的导管适用于大多数经左桡动脉治疗的患者，而当使用右桡动脉时，通常需要将左冠状动脉导管尺寸缩小 0.5（例如，如果 JL4 适用于股动脉入路，则降至 JL3.5）。同时适合左右冠状动脉的 Barbeau、Tiger 或 Ikari 导管也可以通过右桡动脉途径使用。

二、冠状动脉置管

左前斜位（LAO）对于左右冠状动脉置管最合适，因为左右冠状动脉窦最大程度分离，且窦口与冠状动脉窦重叠最小（图 4–1）。对于左冠状动脉的置管，可以将 J 头导丝一直送至主动脉瓣上，然后沿导丝送导管直至导管尖端靠近主动脉窦时，回撤 J 头导丝，使导管接近或插入冠状动脉口。建议回撤导丝，以避免导管尖端弹射入冠状动脉口，容易导致冠状动脉夹层、斑块脱落或痉挛，并避免吸入空气进入近端导管。右冠状动脉则通过将 JR 导管沿 J 头导丝送入，直到其尖端刚好位于主动脉瓣上方，然后将导丝撤入远端导管内以方便操作。通常需要轻柔的逆时针旋转，将导管尖端指向左侧，并同时回撤导管。动作要轻柔，以避免导管突然弹入或深插入冠状动脉，这可能导致冠状动脉痉挛。在注入造影剂之前，需要检查压力曲线。如果压力嵌顿，或心室化表现，提示有可能出现右冠状动脉开口或左主干病变、痉挛、非优势右冠状动脉的完全闭塞，或者导管尖端与血管壁抵触。上述任何一种情况下，高压注射造影剂可能导致夹层或斑块脱落。在试注射时，如果有造影剂滞留，例如在圆锥支中，也应该避免强力注射造影剂，因为这可能导致心室颤动。冠状动脉内应用

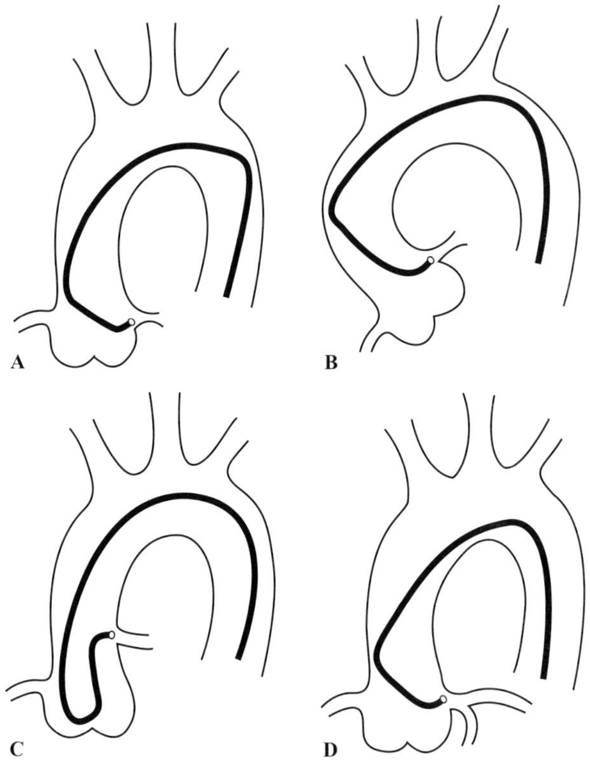

▲ 图 4–1　左冠状动脉指引导管选择

A. 正常：JL4；B. 升主动脉扩张：JL5, VL4, GL4, EBU；C. 高位开口：AL3, VL4, GL4, EBU, Champ；D. 短左主干：短头 JL4，JL3.5

硝酸酯可以解除痉挛，例如硝酸异山梨酯（ISDN）100 ～ 200μg。快速而轻柔地回撤导管，直到退出冠状动脉开口或压力恢复正常。冠状动脉内注射小剂量硝酸酯可以解除冠状动脉血管痉挛（例如硝酸异山梨酯 100 ～ 500μg，剂量取决于血压）。有时，需要更小的导管（如 5Fr 或 4Fr），以避免因导管刺激致动脉痉挛或有冠状动脉口斑块而引起的压力嵌顿。

在介入治疗过程中也经常使用深插管技术以提供更好的支撑。然而，这种技术有几个相对局限性。深插时导管阻碍血流可引起严重的缺血，即使应用带侧孔导管[2]。此外，有潜在的空气栓塞的风险，因为导管嵌顿冠状动脉时形成负压，空气可通过 Y 阀倒吸入血管。在任何情况下，如果导管沿着已置入的导丝和球囊同轴前进或轻微旋转，血管损伤的风险是最低的。必要时球囊也可以在动脉内低压扩张，以稳定系统，同时推进指引导管。

三、诊断性血管造影

（一）左冠状动脉视角

第一个视角用来识别冠状动脉左主干病变。最常使用的是后前位（PA）视角或左前斜位 + 骶位（所谓的蜘蛛位）视角，该视角将导管尖端从脊柱投影到右侧的角度最小。至少需要 3 ～ 4 个互相垂直的视角来看清左冠状动脉（表 4–1 显示了最常使用的视角组合）。对于多数患者，这些视角是足够的，即使需要直接进行血管成形术。然而，由于患者解剖结构的差异，例如血管扭曲、心脏移位或旋转而导致的重叠增加（正常的解剖变异、胸廓畸形，既往有心脏外科手术史或肺部疾病），有时需要在标准视角基础上加以变化或需要额外视角。当有病变需要判断时，可以根据受影响的冠状动脉段的可视化程度来增加额外的视角（表 4–2）。

（二）右冠状动脉视角

右冠状动脉需两种垂直的视角，通常是左前斜位和右前斜位（RAO）。然而，如果没有带头位的额外视角（如后前位 + 头位或左前斜位 + 头位），通常不能排除后分叉处病变。

四、病变相关的视角

（一）每个冠状节段的最佳视角

图 4–2 和图 4–3A 所示的视角可以充分地显示每个冠状动脉段的全长，同时使左冠状动脉的缩短和重叠最小化。然而，由于人体解剖结构的巨大差异，没有任何固定视角能在所有病例中清楚地显示特定冠状动脉节段的病变。如图 4–4 所示，该患者在进一步调整 C 臂机头至特殊角度后，病灶才清晰可见。

（二）左主干

左主干开口或中段的病变通常最好在前后位（AP）。

表 4–1 左右冠状动脉各节段造影的最佳投射角度

冠状动脉节段	LAO 40° ～ 50° + 骶 25° ～ 40°（蜘蛛位）	AP RAO 5° ～ 15° 骶 30°	RAO 30° ～ 45° + 骶 30° ～ 40°	AP/RAO 5° ～ 10° + 头 35° ～ 45°	LAO 35° ～ 40° + 头 25° ～ 35°	侧位 ± 头 / 骶 10° ～ 30°	LAO 45° ～ 60°	RAO 30° ～ 45°
LM 开口	++	+	+	+++	+++	–	–	–
LM 分叉处	+++	+++	++	–	–	–	–	–
LAD 近端	++	++	+++	++	++	+	–	–
LAD 中段	–	+	+	+++	++	++	–	–
LAD 远端	+	+	+++	+	–	+++	–	++
对角支	++	+	–	++	+++	–	–	–
LCX 近端	+	+++	+++	–	–	–	–	–
LCX 远端	+	+	++	+++	++	+	++	–
OM 分叉处	++	+++	++	–	–	–	+	–
RCA 近端	–	–	–	+	+++	–	++	–
RCA 中段	–	–	–	–	+	+++	++	+++
RCA 远端	–	–	–	+++	+++	–	++	–
PDA	–	–	–	+++	++	–	+	++
PLV	+	–	–	+++	++	+	+	–
LIMA anast	+	–	–	–	–	+++	–	–

– 不推荐；+ 偶尔有用；++ 非常有用；+++ 理想。AP. 正为；LAD. 左前降支；LAO. 左前斜位；LCX. 左回旋支；LIMA. 左内乳动脉；OM. 钝缘支；PDA. 后降支；PLV. 左室后支；RAO. 右前斜位；RCA. 右冠状动脉

表 4-2 常用视角组合对于诊断性造影的优缺点

视角	优点	缺点
组合 1		
AP（5°～10° RAO）	LMS（开口及体部）	LMS 分叉重叠；有时 LMS 开口和左冠窦重叠
侧位	LAD 中段和远端，Cx 中段	对术者辐射量较大；LAD 近端显示受限；患者手臂需抬至头上以显示后壁血管；LAD 和对角支经常重叠
RAO+ 头位	LAD 近端和中段，Cx 远端	为确保对角支和 LAD，Cx 不重叠及不受膈肌影响，往往需要试注射并调整角度
RAO+ 骶位	LCX 和 LAD 远端	
组合 2		
LAO+ 骶位	LMS 分叉，LAD 近端，Cx 近端	对患者辐射量较大，体型较大患者影像质量欠佳
LAO+ 头位	LAD 中段，对角支开口，Cx 近端和中段	患者需屏住呼吸以获得更好的 LAD 近端影像
AP+ 头位	LAD 近端和中段，Cx 远端	有时头位角度过大可能会影响到患者头部
RAO+ 骶位	Cx，LAD 远端，有时 LAD 开口	

AP. 正位；Cx. 回旋支；LAD. 左前降支；LAO. 左前斜位；LMS. 左主干；RAO. 右前斜位

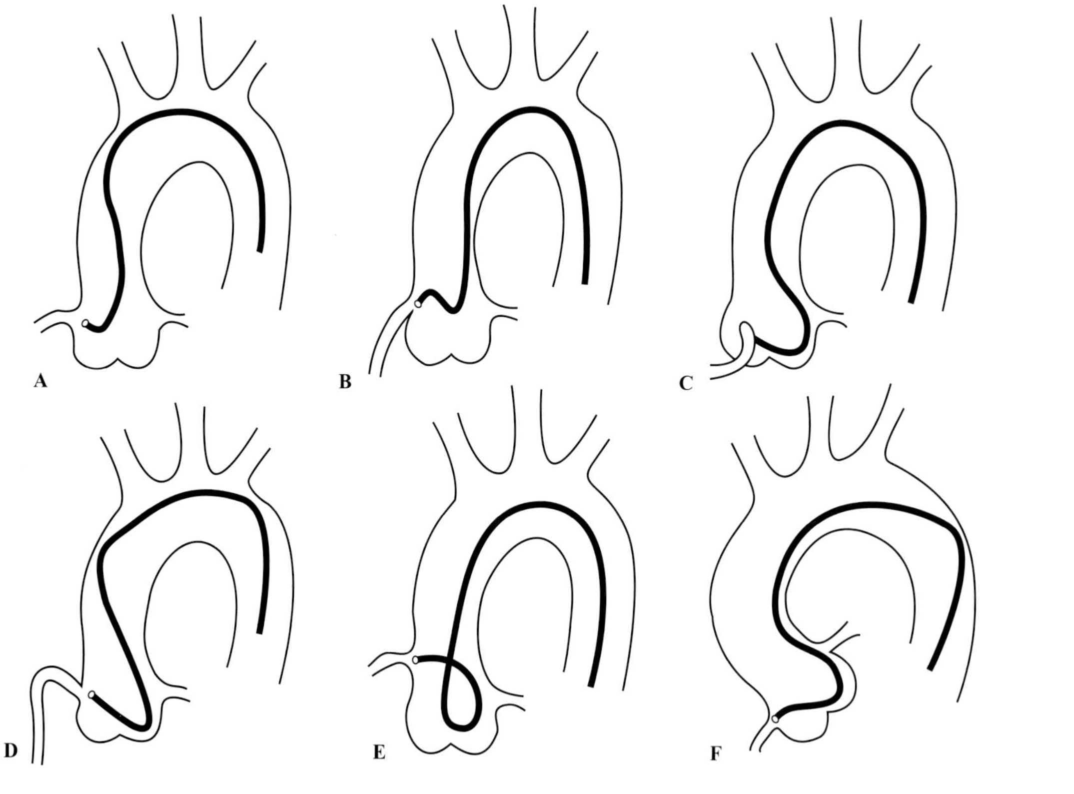

▲ 图 4-2 右冠状动脉指引导管的选择

A. 正常：JR4；B. 开口向下：改良的右 Amplatz；C. 开口靠前：多功能管；D. 开口向上：Arani 75°，Champ；E. 起点较高：MAC，Champ，多功能管；F. 主动脉根部扩张：AL2

正前后位视角加轻微的向右倾斜，可以让导管尖端偏离脊柱，更好显示左主干，但有时也不是最佳体位，因为这时左主干的开口会投影到左冠状窦。左主干的开口也可以在左前斜位＋骶位视角（30°～50° 左；25°～40° 骶）清楚显示，有时还可以清楚显示左主干中段，某些情况下，左主干末端分叉处病变只有这个视角能够清楚显示。这个视角也被称为“蜘蛛位”，这个角度的影像可能有颗

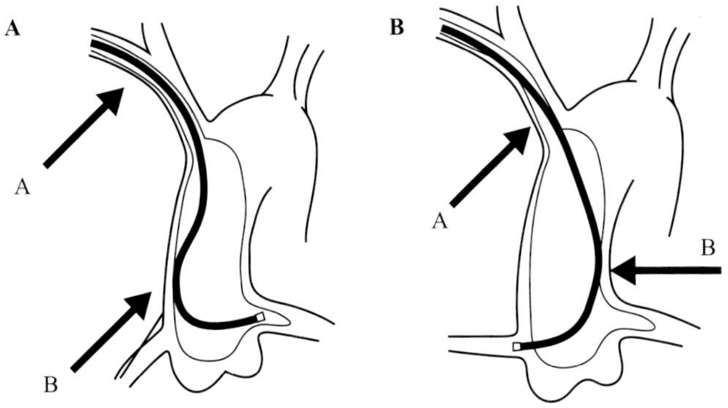

◀图 4-3　桡动脉入路 Ikari 导管

A. 左 Ikari；B. 右 Ikari。曲线 A 处适合头臂动脉角度；B 处直线部分可提供强大的由对侧主动脉壁产生的支撑力

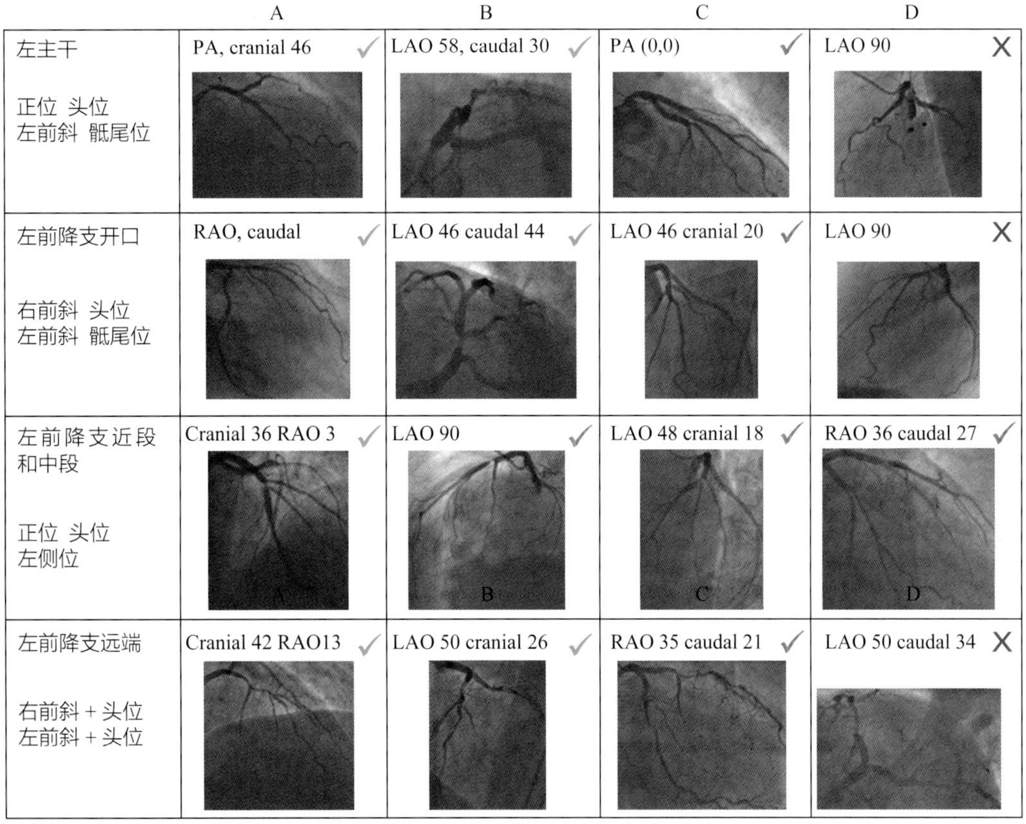
A
B
C
D
左主干
正位 头位
左前斜 骶尾位
PA, cranial 46
LAO 58, caudal 30
PA (0,0)
LAO 90
左前降支开口
右前斜 头位
左前斜 骶尾位
RAO, caudal
LAO 46 caudal 44
LAO 46 cranial 20
LAO 90
左前降支近段和中段
正位 头位
左侧位
Cranial 36 RAO 3
LAO 90
LAO 48 cranial 18
RAO 36 caudal 27
左前降支远端
右前斜 + 头位
左前斜 + 头位
Cranial 42 RAO13
LAO 50 cranial 26
RAO 35 caudal 21
LAO 50 caudal 34

▲ 图 4-4　各视角造影图及建议

左前降支特定节段的最佳血管造影视角显示为绿色√。有些视角可能有用，但一般不建议使用，用橙色√表示，不适合的角度用红 × 标记

RAO. 右前斜；caudal. 骶尾位；LAO. 左前斜

粒感，质量较差，特别是当角度比较大和患者肥胖时。可以通过将左主干定位在视野中心，将视野空白区挪到 3 点钟位置以减少对比度来优化图像。在采集图像前进行一次小的试注射是明智的，因为可能需要更陡的骶位角度。左主干分叉处有时会发生重叠，可以通过 C 臂向左更大角度或更偏向骶位的旋转来分离。

（三）左前降支

左前斜位 + 骶位视角可以分开显示左主干分叉处病变，同时也清楚地显示了左前降支的开口以及近端，包括第一对角支的起点。基于此，左前斜位 + 骶位视角有助于导丝通过左前降支近端或支架定位于左前降支开口。但这个视角应尽量避免作为常规工作视角，因为这个角度 C 臂从脊柱投射过来，X线辐射量较大。右前斜位+骶位或右前斜位+头位也可作为左前降支开口的工作视角，尽管后者有时需要右前斜超过30° 来使左回旋支与左前降支开口分开。虽然右前斜位+头位视角可以清楚地显示左前降支近端和中段病变，但这也不是理想的工作视角，因为有时需要右前斜超过40° 来消除左前降支和对角支的重叠以及因呼吸导致膈肌运动使得视野中对比度变化较大。将C臂从前后位移动到前后位+头位可以延长左前降支近端，并将对角支展开至视野右侧。向右倾斜5° 左右可以使左前降支近段和脊椎及导管头分离开，从而获得一个优秀的标准工作视角，以清楚显示左前降支近端和中段，且不受膈肌运动影响。为了诊断目的，在左前斜位+头位视角中可以更好地看到对角支的开口。然而，左前斜位+头位却很少被用来作为工作视角，因为往往需要深吸气憋住以减少左前降支近端和中段的缩短和受膈肌投影影响。有时因为患者身体原因需要左侧角度加大以分离左前降支和脊柱。对于左前降支近端和中段病变的另一种工作视角是左侧位，但应用得较少。如果只需要看清左前降支，就没必要让患者把手臂抬到头上，这个动作可能会造成不适，尤其是老年人和患有关节炎或肩膀损伤患者。右前斜位+头位和左前斜位+头位通常需要平移来显示左前降支远端。缓慢的平移可以让X线发生器自动调整X线衰减的变化。侧位视角是显示左前降支远端的一个很好的替代方案，但也需要在采集过程中向地面和（或）头部方向调整工作台。右前斜位+骶位视角可以显示左前降支远端，而不需要移动工作台，也不受膈肌运动影响。

（四）回旋支

在左前斜位+骶位视角中，可以清楚地看到左回旋支开口和左主干分叉。尽管可能需要更陡的角度，但偶尔也可以用右前斜位+头位来显示在其他视角中看不清楚的偏心开口病变。右前斜位+骶位是回旋支最合适的诊断视角，可以清楚地确定开口、近端和中段血管以及分叉和钝缘支的病变。可以用前后位+骶位略向右10° ～15° 视角以获得的良好工作视野，并改善图像质量，消除重叠与膈肌影响，同时减少X线衰减。

左回旋支的近端和中段也可以在左侧位看到。这个视角的缺点是，患者必须将手臂抬到头上以避免干扰影像。即使是没有关节炎的年轻患者也很难长时间保持这种状态。为了减少与边缘血管的重叠，可能需要更大的骶位角度。右前斜位或左前斜位+头位时，可以观察左回旋支远端病变，尤其是右前斜位+骶位不够理想时。如果回旋支占优势，左前斜位或前后位+头位视角可以分开远端分叉并延长后降支（PDA）。

（五）右冠状动脉

图4–3所示视角可靠地显示了每个右冠状动脉段的全长，同时最小化透视和重叠。通常，由于没有分支，仅需要两种视角（左前斜位和右前斜位）来显示右冠状动脉的近端、中段和远端病变。右冠状动脉开口病变常在左前斜位发现，但此视角明显缩短病变。如果考虑放置支架，需找到缩短最小的视角以帮助准确定位。尽管右冠状动脉起点可以向前或后变异，但在前后位+头位和左前斜位+骶位视角中，右冠状动脉开口和近端通常与X线垂直。侧位加头视角，可偶尔发现其他视角看不到的偏心性开口病变。此视角偶尔也可以帮助在右冠状动脉中段扭曲或右冠状动脉主血管与右室支重叠时更好地显示病变。

右冠状动脉远端、后降支和左心室后支（PLV）位于心脏后方，需要头位（左前斜位）或骶位（右前斜位或前后位）才能避免重叠。许多术者在造影过程中除了标准的左前斜位和右前斜位，通常还会选用第三个视角，即前后位+头位或左前斜位+头位。

（六）静脉桥血管

一份准确的外科手术报告，应该描述桥血管的数量和吻合口位置，这有助于减少漏掉桥血管的概率，以及X线剂量和寻找桥血管花费的时间。主动脉造影能帮助确定桥血管位置，有助于节省时间和造影剂用量，但这并不是绝对的，因为只有当猪尾导管位于桥血管起点的水平时，桥血管才显影；当猪尾导管垂直于桥血管开口和（或）血流缓慢时，桥血管显示不清。静脉桥的吻合口变化很大，特别是二次搭桥手术时。通常情况下，左冠状动脉系统的静脉桥开口在主动脉更靠下前方的位置，以使静脉桥血管更易吻合到靠前的动脉（如左前降支）；开口更靠上和左以使静脉血管吻合到偏左侧动脉（如对角支、中间支、钝缘支、回旋支）。在右前斜位视角，可以通过将导管指向屏幕右侧寻找左侧桥血管开口。在左前斜位视角可以通过拖动导管指向屏幕左侧，从右冠状动脉开口上方沿着升主动脉寻找右侧桥血管。有时用 JR 导管插管时会与右冠状动脉桥血管垂直使导管头端顶住血管壁，造成桥血管血流偏慢或部分显影，提示血管闭塞。此时需调整导管与桥血管同轴，例如应用多功能管或 RCB 导管或者 LCB 导管，以明确桥血管是否闭塞。根据桥血管与自身冠状动脉吻合口的位置选择桥血管造影视角，通常需要两个垂直的视角。

（七）左乳内动脉桥血管

左乳内动脉（LIMA）桥血管对预后很重要。标准方法是选择性插管显示全部桥血管和自身血管，包括任何病变和侧支循环。左锁骨下动脉通常在前后位视野中。应用 0.035in 的 J 头导丝来引导导管，以减少对血管的损伤。如果遇到主动脉弓异常、严重弯曲或狭窄，可以尝试以下步骤：在左前斜位视角，左锁骨下插管可能更容易；利用非选择性造影来判断解剖结构；使用 JR 而非乳内动脉（IMA）导管进入左锁骨下动脉，并在必要时通过 300cm J 头导丝交换乳内动脉导管；如果血管极度扭曲影响标准 J 头导丝通过，可使用 0.035in 的可操纵亲水性 J 头导丝。一旦导管尖端靠近左乳内动脉的开口，前后位视角是最合适的。如果 JR 导管的头端过于水平或者太短而无法到达左乳内动脉开口，可以使用乳内动脉导管，或者使用更小角度的 Bartorelli–Cozzi（BC）导管。在注射（包括试注射）造影剂之前，一定要记住检查压力以明确导管头端与血管壁没有嵌顿。如果多次尝试经股动脉入路选择性插管均难以实现，左侧桡动脉途径可以提供更安全的选择。左桡动脉途径的缺点是不能到达右乳内动脉（RIMA）桥血管，尽管通过右桡动脉途径成功地插管左乳内动脉已有报道 [3]。左乳内动脉的血管造影图像需要从起点到远端进行平移。显示吻合口最好的视角是右前斜位 + 头和左侧位。其他侧支的显影也应进行记录。将导管置入右乳内动脉桥血管与左乳内动脉采用同样的原则，但考虑到距离右侧颈内动脉较近，更要谨慎操作。

（八）冠状动脉变异

冠状动脉解剖异常并不经常发生，多个血管造影的报道中提到发生率一般＜ 1.3%[4]。有些异常很容易识别，例如右冠状动脉的异常起源（图 4–5），但是其他异常可能更加隐蔽，例如异常的非优势回旋支（图 4–6）。如果没有鉴别出异常的解剖结构，有可能忽略病灶（图 4–7 和图 4–8）。系统的检查来确定供应某个心肌区域的血管是否显影，有助于明确有无血管变异，也有助于识别闭塞病变(图 4–8)。一旦怀疑哪个血管异常，需对图像进行仔细回顾以确定该血管是否异常。如果没有相应线索，就需要从最常见的变异开始进行寻找。需要改变造影导管的形状，以达到主动脉根部寻找最常见的冠状动脉异常。冠状动脉左主干的消失最常见，弯度较小的导管可以把管子选择性插进左前降支（例如 JL3.5，如果 JL4 选择性地进入左回旋支）。左回旋支起源于右冠状窦，通常可以使用 JR4 导管，但开口较陡时需要用多功能导管，而偏后或高位开口需要 AR 或 AL 导管。如果右冠状动脉从左侧独立于左主干开口，AL1 或多功能导管最有可能成功。

一旦异常冠状血管成功置管，标准视角通常可以清楚显示血管中段和远端，如果心脏位置和方向正常（图 4–2 和图 4–3），则血管近端和开口视角可能需要根据起源和走行来调整。

（九）慢性完全闭塞

在冠状动脉疾病的患者中，20% ～ 30% 患者的血管造影结果显示慢性完全闭塞（CTO）[5, 6]。近年来导丝、微导管、交换装置等材料的发展，使慢性完全闭塞经皮再通的成功率从 50% ～ 60%[7, 8] 提高到 70% ～ 80%[9–11]，少数高度专业化中心的成功率达到 90% 以上 [12–14]。对于慢性完全闭塞再通的有效性以及操作的难度缺乏普遍的共识，这在一定程度上影响了慢性完全闭塞 PCI 在日常实践中的发展。在美国有两个大型的注册中心研究了慢性完全闭塞再通对长期生存率的好处，但结果相互矛盾，在第一个研究 [15] 中为阴性，而在另一个研究 [16] 中仅左前降支再通有获益。然而，两个研究都包括单纯球囊扩张术的患者，这些患者都有很高的再闭塞率。近期的研究表明，在药物洗脱支架时代，与失败的慢性完全闭塞手术相比，成功的再通与提高长期生存率和减少外科血管重建有关。此外，最近的研

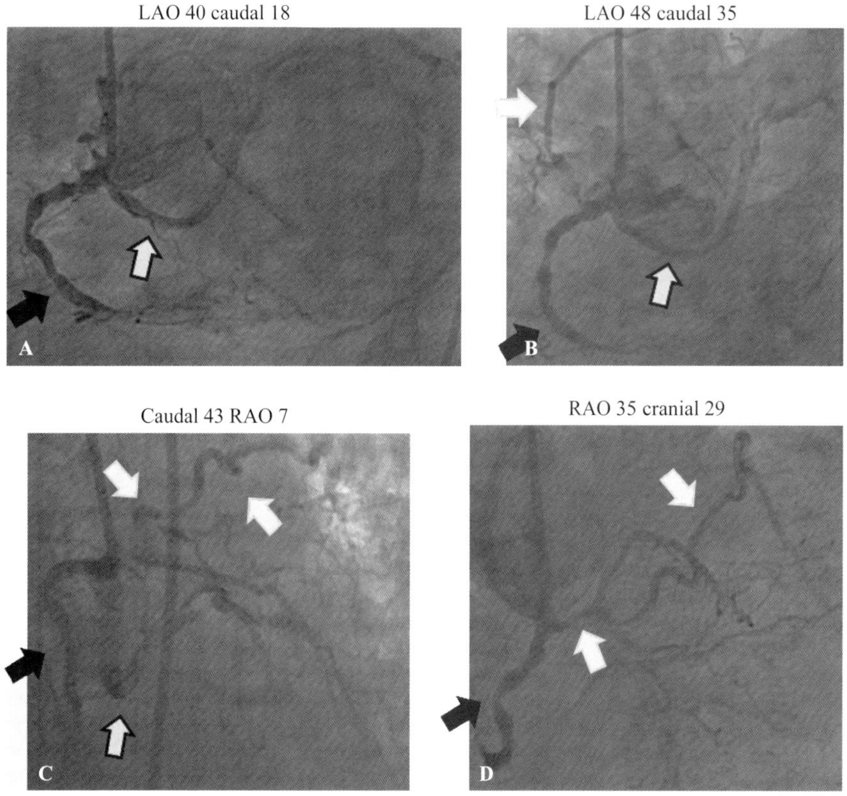

◀ **图 4-5　一位 80 岁肥胖女性患者因心绞痛加重入院行冠状动脉造影**

患者既往有心肌梗死病史，之后许多年有稳定性心绞痛但一直没有经过造影明确病情。左冠窦无法找到冠状动脉开口，左前降支、左回旋支和右冠状动脉共同开口于右冠窦。右冠状动脉（黑箭，A～D）远端闭塞；左前降支（白箭，A～C）近端严重狭窄；左回旋支（灰箭，B～D）中段严重狭窄；导管部分遮挡左前降支（A）和左回旋支（D）

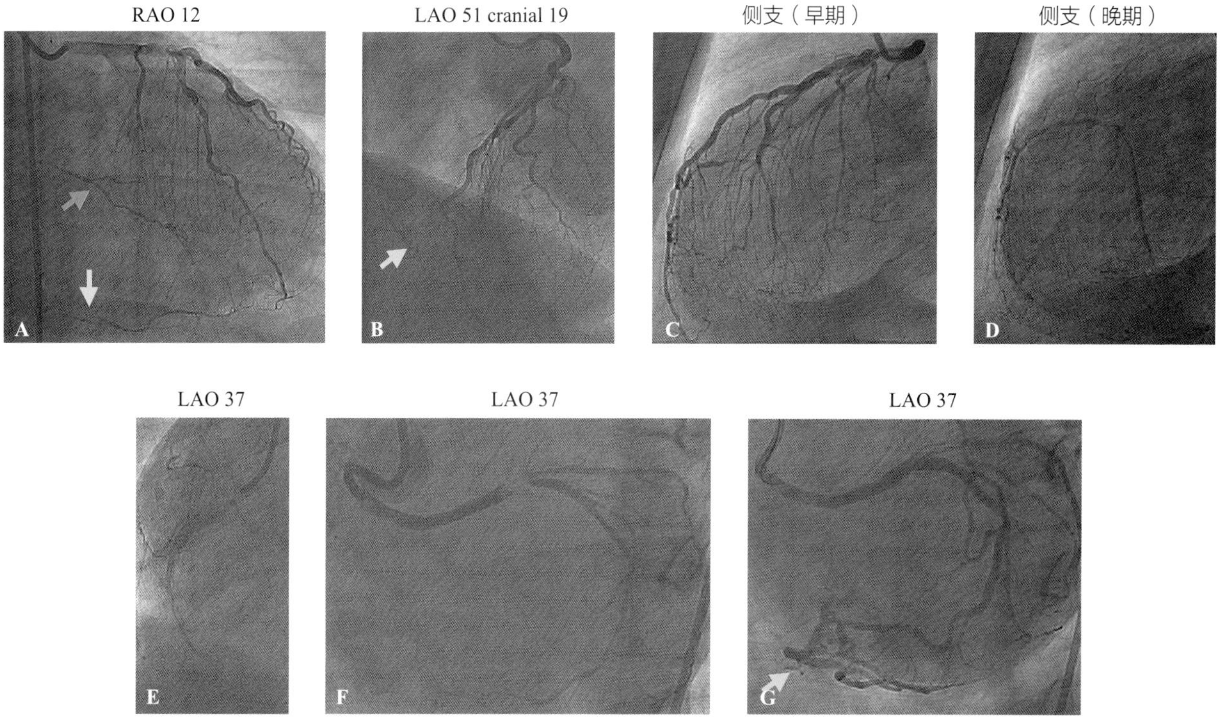

▲ **图 4-6　一例 41 岁男性急性下侧壁心肌梗死行直接血管成形术**

左回旋支（A～D）未见明显前向显影，但在部分视角可见逆向侧支循环至钝缘支（绿箭，A），右冠状动脉闭塞，由左前降支逆向侧支供应（黄箭，A、B、D、E）；由右冠状窦（F）发出的起源异常的回旋支是罪犯血管。在吸栓术和置入支架后，很明显，异常的左回旋支为慢性闭塞的右冠状动脉（黄箭，G）提供了主要的侧支供血

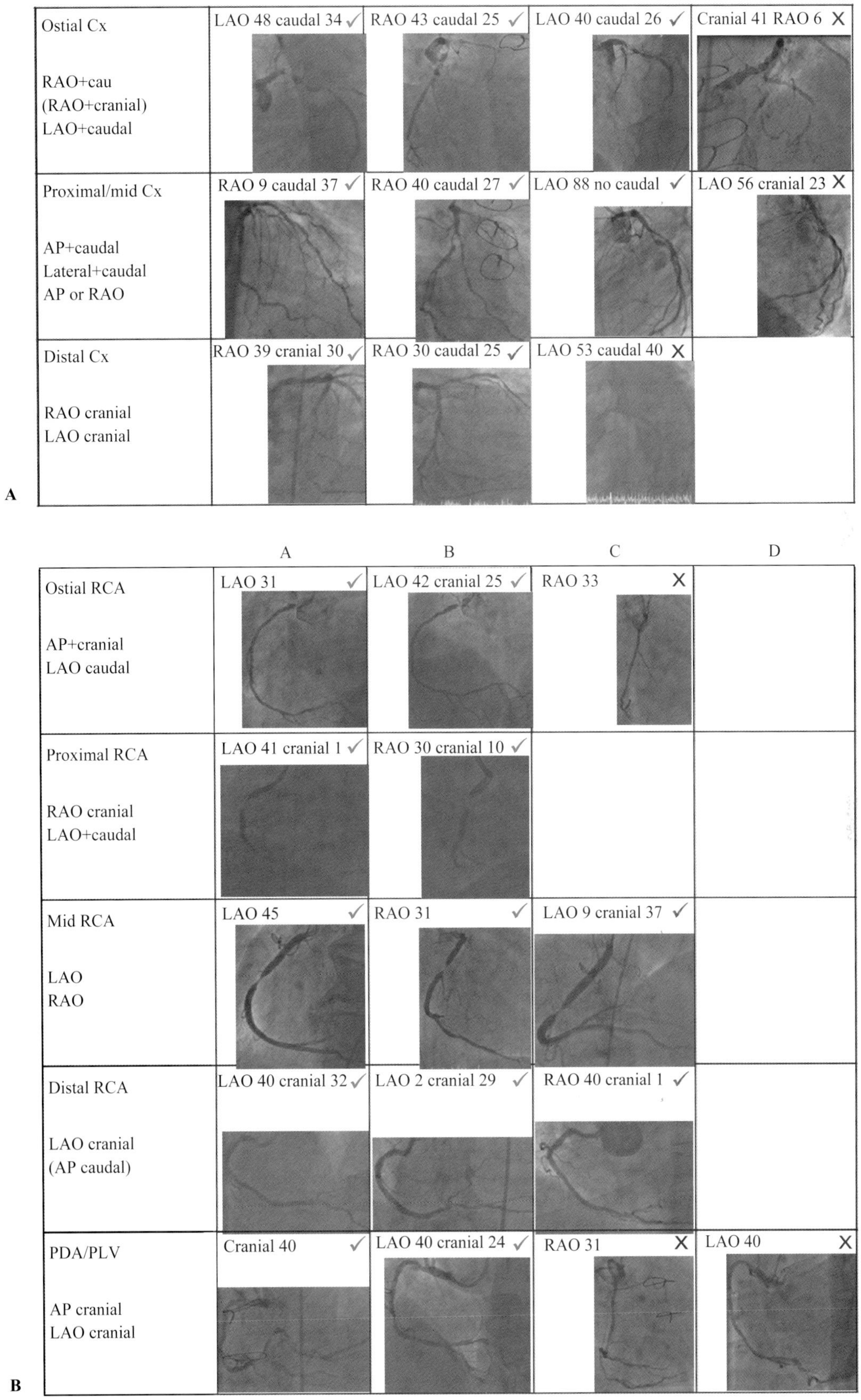
Ostial Cx
RAO+cau
(RAO+cranial)
LAO+caudal
LAO 48 caudal 34 ✓
RAO 43 caudal 25 ✓
LAO 40 caudal 26 ✓
Cranial 41 RAO 6 X
Proximal/mid Cx
AP+caudal
Lateral+caudal
AP or RAO
RAO 9 caudal 37 ✓
RAO 40 caudal 27 ✓
LAO 88 no caudal ✓
LAO 56 cranial 23 X
Distal Cx
RAO cranial
LAO cranial
RAO 39 cranial 30 ✓
RAO 30 caudal 25 ✓
LAO 53 caudal 40 X
A
A
B
C
D
Ostial RCA
AP+cranial
LAO caudal
LAO 31 ✓
LAO 42 cranial 25 ✓
RAO 33 X
Proximal RCA
RAO cranial
LAO+caudal
LAO 41 cranial 1 ✓
RAO 30 cranial 10 ✓
Mid RCA
LAO
RAO
LAO 45 ✓
RAO 31 ✓
LAO 9 cranial 37 ✓
Distal RCA
LAO cranial
(AP caudal)
LAO 40 cranial 32 ✓
LAO 2 cranial 29 ✓
RAO 40 cranial 1 ✓
PDA/PLV
AP cranial
LAO cranial
Cranial 40 ✓
LAO 40 cranial 24 ✓
RAO 31 X
LAO 40 X
B

▲ 图 4-7 各视觉造影图及分类

回旋支和右冠状动脉的特定节段的最佳血管造影视角显示为绿色√。有些视角可能有用，但一般不建议使用，用橙色√表示，不适合的角度用红 × 标记

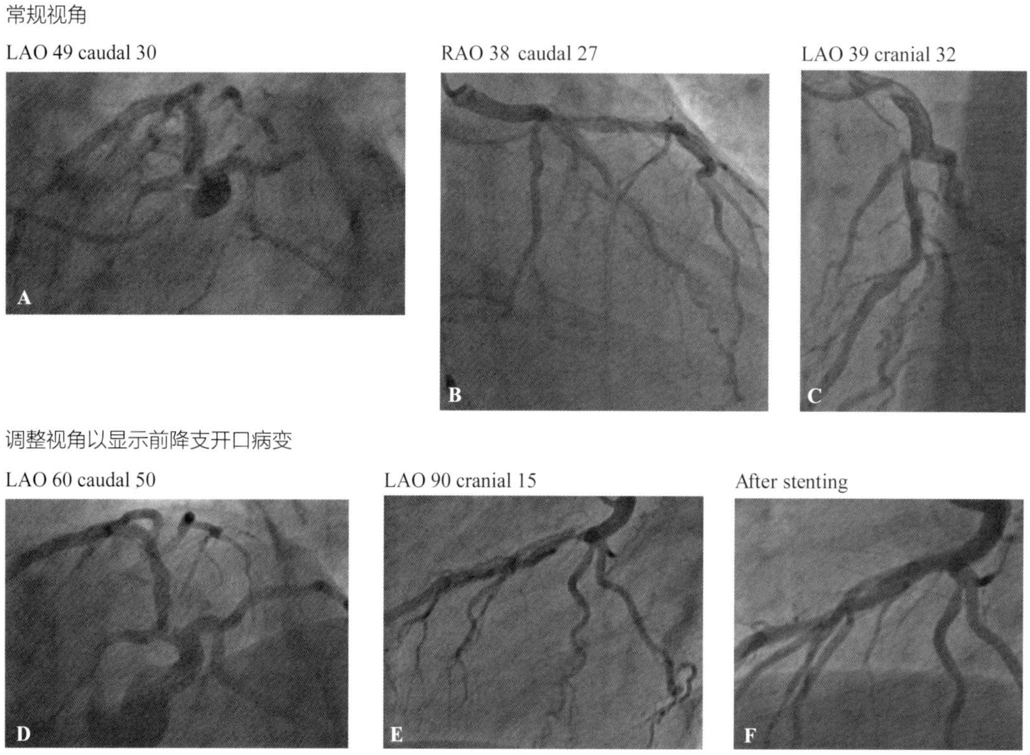

▲ **图 4-8　47 岁男性患者有冠心病史，心绞痛再发加重，心肌灌注显像提示可逆的前壁心肌缺血**

A～C. 常规视角左前降支开口显示不清，怀疑开口病变，但血管扭曲（A）致开口处血管明显重叠；D、E. 调整至更陡的蜘蛛位视角和侧位+头视角才清楚显示病变；F. 置入支架后的最终造影结果

究[17]表明，与失败的患者相比，成功的再通治疗可以显著提高生活质量，提高患者活动耐力，心绞痛发作更少，治疗满意度更高。这些优点促进了经皮慢性完全闭塞介入治疗的快速增长。然而，在处理这些复杂的病变时，选择正确的血管造影视角，特别是在逆行再通术中是至关重要的。

正确的闭塞冠状动脉影像学检查需要在多个视角下进行，而且必须要有足够的曝光时间来观察由侧支灌注显影的末梢血流。通常建议使用低放大倍数进行双侧造影，以使整个冠状动脉树清晰可见。注射应在手术开始时进行，因为导丝和导管的推进可能会损害同侧侧支血管，从而导致闭塞远端由同侧侧支血流转变为逆向侧支血流供应。此外，开始时对侧支仔细评估为选择最合适的侧支提供了重要信息，并提醒术者如果侧支被堵塞，可能会出现缺血、血流动力学或心电不稳定[18]。冠状动脉侧支循环是一个新生的微血管网络，在冠状动脉闭塞的情况下，这些微血管的生长有利于远端心肌的存活。评价冠状动脉侧支最常用的方法是冠状动脉造影，一般使用侧支连接处透视重叠最少的视角。侧支的解剖路径一般可归纳为四类：间隔、动脉内（桥接）、心外膜近端起源（心房支）、心外膜远端起源[19]。Werner 等将侧支循环（CC）根据直径的大小分为：CC0，供受体动脉之间没有连续连接；CC1，连续的线状连接；CC2，连续的，沿血管走行的小分支样侧支[20]。

慢性完全闭塞处理时通常 C 臂保持在一个工作视角中，偶尔旋转至垂直且相对固定的视角。大多数时候同一部位皮肤和身体因此暴露在 X 线下。考虑到这一点，应该对辐射引起的皮肤损伤进行仔细的评估，并严格遵守最近欧洲慢性完全闭塞共识文件中的建议[21]。

多层计算机断层扫描可以提供关于斑块特征、弯曲度和闭塞动脉长度的额外信息。此外，在慢性完全闭塞干预期间，三维重建与二维血管造影图像相结合有助于识别最佳投影角度，为缺失的血管节段提供指导[22]。

五、心室造影术

了解心室功能对于解释冠状动脉粥样硬化性心脏病的临床表现和制定合适的治疗策略至关重要。目前多采用非侵入性检查评估患者左心室功能，它提供了相似或更优越的左心室腔体积、整体和局部室壁运动情况，与冠状动脉造影比较，他们中的大多数也可以动态地显示室壁厚度和组织特征（超声心动图、磁共振成像、核素显像和多源 CT）[23]。与常规心室造影相比，这些方法提供了更多关于左心室功能和形态相关的信息，可以避免进一步额外检查。如果最近没有评估左心室功能，应在导管室进行心室造影。标准视角是右前斜位，但如果需要对后侧壁进行评估（通常由回旋支供血）的话，可以考虑添加左前斜位视角。

第5章 器械选择
Material Selection

Sahil A. Parikh Michele Pighi Carlo Di Mario 著
徐 昶 贺行巍 译

据说第一例冠状动脉成形球囊是 Andreas Gruentzig 和他的妻子在厨房里制作的。由于没有导丝腔，它们体积庞大，难以定位，而且顺应性过大，无法安全扩张冠状动脉中的坚硬病变。随着制造技术的发展和材料的革新，球囊的体积显著减小，与此同时，球囊的坚固性、可输送性、可靠性和安全性却大大增加。同样的，以前粗劣的指引导丝也改进为传导性更好、持久性更好、创伤更小、头端可塑形的指引导丝。专用的指引导丝已经被开发出来应用于治疗特定的病变类型，包括慢性完全闭塞病变。目前器械方面已经有许多指引导管、指引导丝和球囊可供选择，并且还在不断完善以适应解剖学变异、血管通路变化和技术进展。恰当的选择并安全、合理地使用这些设备可以减少手术时间，增加手术成功率和安全性，从而改善临床预后。

一、指引导管的选择

（一）现代指引导管的功能设计

指引导管必须要安全地置放在冠状动脉口，并能进行准确的血流动力学监测、注入造影剂，并能通过指引导丝、球囊和支架。在选择指引导管的大小、形状和长度时，必须考虑临床、解剖和血管造影情况。现代指引导管有一个柔软的头端，以减少操作时血管损伤的风险。指引导管的管壁由三层组成：外层保持预设的曲度，维持导管形态，在操作时增加支撑力；中层有编织线避免导管打折，改善扭力传递，并保证可透视性；内层是光滑的，以方便器械输送。指引导管比造影导管的管壁薄，从而管腔略大，但是过度旋转时容易损坏（表 5–1）。

当置放指引导管遇到困难时，必须首先考虑指引导管的形状是否合适。在导管内使用 0.035in 的支撑导丝，可以有利于操作。嘱患者深吸气也有助于指引导管到达冠状动脉开口。在外周血管过度扭曲或钙化时，使用长鞘可以帮助改善指引导管的支撑力和可操控性。左右冠状动脉置管的最佳视角是左前斜位，因为在大多数患者中冠状动脉开口与左右主动脉窦重叠最少。

（二）尺寸要求

不同腔径导管的优缺点如表 5–2 所示。常规血管成形术使用 5Fr 指引导管即可，如果计划直接

表 5–1 不同公司的指引导管内径和外径

指引导管 / 公司		外径（Fr）			
		5	6	7	8
Launcher/Medtronic	内径（in）	0.058	0.071	0.081	0.090
VistaBrite Tip/Cordis		0.056	0.070	0.078	0.088
Mach1/Boston Scientific		NA	0.070	0.081	0.091
Viking/Guidant Abbott		NA	0.068	0.078	0.091
Wiseguide/Boston Scientific		NA	0.066	0.076	0.086

置放支架也是可行的。但并非所有支架都可以顺利通过5Fr指引导管，分叉病变时也不适合用5Fr指引导管[1]。标准指引导管是6Fr（2.00mm外径）的，可以从桡动脉入路，提供更好的支撑力（“主动深插”），并能容纳2个快速交换球囊或1.5mm或1.75mm的旋磨头，而且比更大直径的指引导管使用的造影剂更少。对于分叉病变需要同时置入两个支架（Crush，V支架技术）时，则需要7Fr（2.33mm外径）指引导管。应用更大直径的指引导管可以方便两个整体交换（OTW）球囊或大于1.75mm的旋磨头通过。对于直径大于2.0mm的旋磨头或需要多根导丝、球囊和（或）支架的复杂技术，使用8Fr（2.66mm外径）的指引导管就有必要了。在当代冠状动脉介入治疗中，使用超过8Fr指引导管是非常罕见的。

表5-2 选择指引导管时需权衡不同腔径指引导管的利弊

更小的腔径	更大的腔径
优点	
更小的穿刺点	更好的扭控力
更小的血管入路	更强的被动支撑
更少的桡动脉入路损伤	更好的可视性
允许导管深插技术的使用而不会有明显的压力嵌顿	允许双球囊/支架策略的操作
缺点	
扭控力弱	更大的穿刺点：增加了血管入路损伤的概率/康复时间
可视性降低	易引起压力嵌顿
被动支撑力差	增加了造影剂使用量
难以或不可能使用双球囊/支架技术	

（三）形态选择

指引导管形态的选择对于导管与动脉近端同轴情况、降低血管损伤风险以及在介入过程中优化支撑至关重要。在选择导管形态时，应考虑以下因素：造影管的曲度及大小是否合适，主动脉根部的大小，动脉的起源和走行，病灶的位置和复杂性，介入治疗过程中可能会用到的器械。

1. 左冠状动脉系统的导管选择

常用的左冠状动脉导管形状如图5-1所示。不同形状导管的曲线尺寸已基本标准化，最常用的导管曲线尺寸如表5-3所示。

对于左冠状动脉，头端弯曲小的导管会指向上，选择性进入左前降支；而头端弯曲大的导管会选择性进入左回旋支并可提供更强的支撑力。AL导管的头端指向下，在短或无左主干的情况下有助于选择性的进入左回旋支。

指引导管的外形是支撑体系的重要组成部分，从而使得器械能够输送至靶病变处。在PCI术中更换指引导管以获得更强的支撑力可能非常困难，因此在术前对导管支撑力的考量至关重要。同样重要的是，选择支撑力最佳的指引导管可以避免使用更硬的导丝或更多的球囊，从而减少费用和手术时间。JL导管通常用于诊断性介入检查，它的头端弯曲所提供的支撑力较XB、EBU或Q弯等强支撑导管低。JL导管的第二弯曲抵在对侧主动脉壁上，当操作遇到阻力时，导管头端可能会被顶出冠状动脉开口。而XB/EBU/Q/Voda或类似相同弯曲导管的第二弯曲与对侧主动脉壁的贴合段更长，能够较JL导管获得更强的被动支撑力，增加冠状动脉开口损伤的风险相对较小。AL导管在某些病变可能需要用到，由于会增加医源性夹层的风险，仅限于有经验的术者操作。除了导管形态所获得的被动支撑力，如何增强主动支撑力将在本章节的后部分进行讨论。

2. 右冠状动脉系统的导管选择

对于右冠状动脉常用指引导管的形状和大小的选择已在图5-2所描述。右冠状动脉的起源异常较左冠状动脉更为多见。如果右冠状动脉为水平开口，最常选用的指引导管可能为JR 4。如果开口向上，JR、Hockeystick、EBU-R或Amplatz R或L都更为适合。如果开口向下，可以选择multipurpose（MP）或SLS导管。尽管JR导管的形态不能提供很好的被动支撑力，但可以通过导管深插技术即顺时针旋转，并深插导管以获得更强的支撑力。

（四）长度

冠状动脉指引导管的标准长度是100cm。有些情况下，血管远端的病变（如需要通过左内乳动脉到达病变血管、大隐静脉序贯桥，或逆向导丝技术治疗慢性闭塞病变）需要更短的导管（85cm或90cm）。在一些特殊的身材高大的患者或主-髂动脉严重迂曲的患者中需要使用更长的导管（110～115cm）。

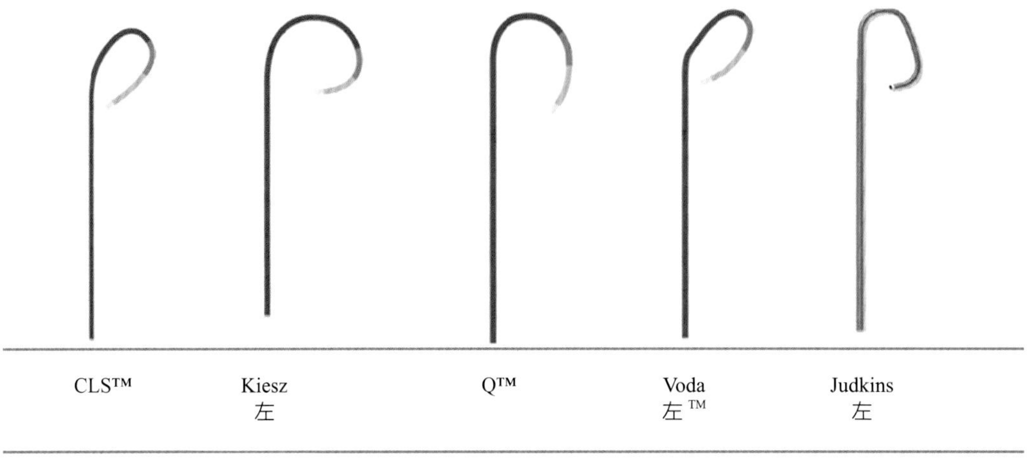

▲ 图 5-1　左冠状动脉可选择使用指引导管的外形

表 5-3　不同形态的左冠状动脉指引导管弯曲大小对比

	AL（Amplatz）弯曲	CLS 或 XB 弯曲	JL（Judkins 左）弯曲	Q 弯曲	VL（Voda 左）弯曲
正常	AL 1	XB 4.0 或 3.5	JL 4	Q 4	VL 4
扩大	AL 2	XB 4.0 或 4.5	JL 4.5	Q 4.5	VL 5
缩小	AL 0.75	XB 3.0 或 3.5	JL 3.5	Q 3.5	VL 3

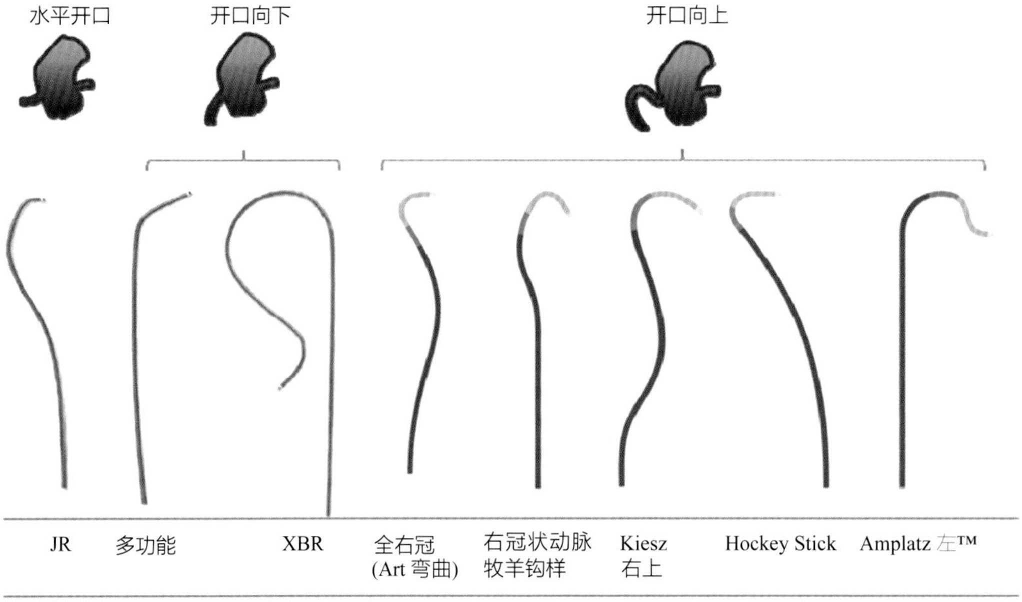

▲ 图 5-2　右冠状动脉系统通常使用的指引导管

虽然使用长鞘和较长的球囊导管（＞145cm）已经可以部分克服这个问题，但支架输送导管仍然维持在 135cm。

（五）是否选择侧孔

当指引导管可能堵塞冠状动脉开口而致压力嵌顿时，侧孔有助于维持冠状动脉血流灌注。这种情况多见于使用大腔指引导管、开口病变、指引导管与冠状动脉不同轴、冠状动脉直径较小的身材矮小患者。侧孔可以减少冠状动脉内造影剂的浓度使得图像质量降低，同时还增加了总体造影剂使用量。持续存在的主动脉压力图形可以掩盖因导管所致的严重压力嵌顿，所以测量冠状动脉血流储备分数非常重要，而且并不能预防高压注射所致的血管夹层[2]。

（六）根据血管入路选择导管

同一指引导管既可用于桡动脉入路也可用于股动脉入路。桡动脉入路专用导管包括 Barbeau、Ikari 和 brachial/radial 导管。这些导管可以用于左、右冠状动脉系统，通过抵在对侧主动脉壁上提供支撑力（图 5-3）。

（七）静脉桥血管

JR4.0 指引导管通常情况下能够到位于左侧和右侧的水平开口的静脉桥血管，但是其支撑力略有欠缺。如果静脉桥血管的开口朝下（比如常见于右冠状动脉的向下或垂直开口），JR 指引导管可能难以同轴。当静脉桥血管的开口向下，MP 或 RCB 指引导管能够到位，同轴良好并能提供良好的支撑力。左侧静脉桥血管病变通常也能够尝试使用 JR 指引导管，如需要更强的支撑力时可以考虑 Amplatz 或 Hockeystick 指引导管。如果患者的升主动脉较宽或有扩张，通常可以选择 LCB（左冠状动脉桥血管）或 Amplatz 形态的有着更宽的第二弯曲的指引导管。

（八）左、右乳内动脉

尽管左乳内动脉通常可以使用 JR 指引导管到位，但起始角度越小，越可能需要用到头端更长的乳内动脉指引导管。短头钩状的乳内动脉指引导管偶尔需要用在一些桥血管开口角度非常锐的造影中。有时，因为右锁骨下动脉狭窄或严重迂曲，乳内动脉只能通过左桡动脉入路施行选择性造影。

（九）胃网膜动脉桥血管

为了达到类似乳内动脉桥血管使用寿命以及克服乳内动脉桥血管难以到达右冠状动脉主干远端的困难，胃网膜动脉（GEA）有时被用于心脏下壁和后壁（右冠状动脉、后降支、左心室后支）的原位移植血管[3]。胃网膜动脉可使用为腹主动脉介入而设计的导管，如 Cobra 或 Simmons 成功到位[4]。导管在腹主动脉内指向肝总动脉（另一分支是脾动脉）方向可以到位腹腔干动脉（图 5-4）。胃十二指肠动脉起源于肝总动脉的下方，发出胰十二指肠动脉分支，其远段即称为胃网膜动脉。胃网膜动脉穿越横膈膜到达心脏的下壁（图 5-4）。如搭桥术后吻合口狭窄，则需介入治疗[5]。

二、支撑力

复杂的血管病变包括扭曲、钙化、弥漫性动脉粥样硬化等，往往需要更强的支撑力。整个介入系统支撑力的组成成分主要包括指引导管、指引导丝及球囊。其组成成分可以单独更改或者视遇到的困难按需进行组合。杂交策略常常需要更复杂的以导丝和（或）球囊为基础的技术来应对一些更有挑战性的病变。

（一）指引导管的支撑力

不同指引导管的作用及选择在前文中已经进行了叙述。指引导管的支撑力包括主动和被动支撑力。大直径指引导管最佳到位于冠状动脉口而提供被动支撑力，而主动支撑力则因小直径的指引导管深插进入血管而获得。

1. 被动支撑

尽管 6Fr 指引导管可成功对大多数病例进行血管成形术，但是当面对复杂病变时，如分叉或慢性完全闭塞病变，则需要使用更大腔径指引导管[6]（图 5-5）。

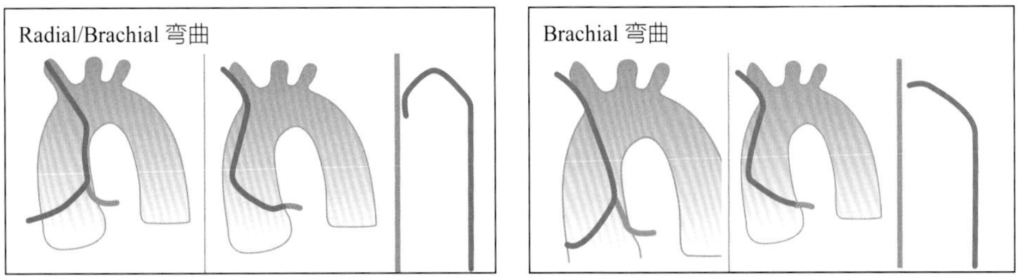

▲ 图 5-3　**Barbeau 和 Radial/Brachial 指引导管可以通过桡动脉入路使用**

其“通用性”的设计对于左或右冠状动脉系统的介入治疗均可完成（由 Cordis International 提供）

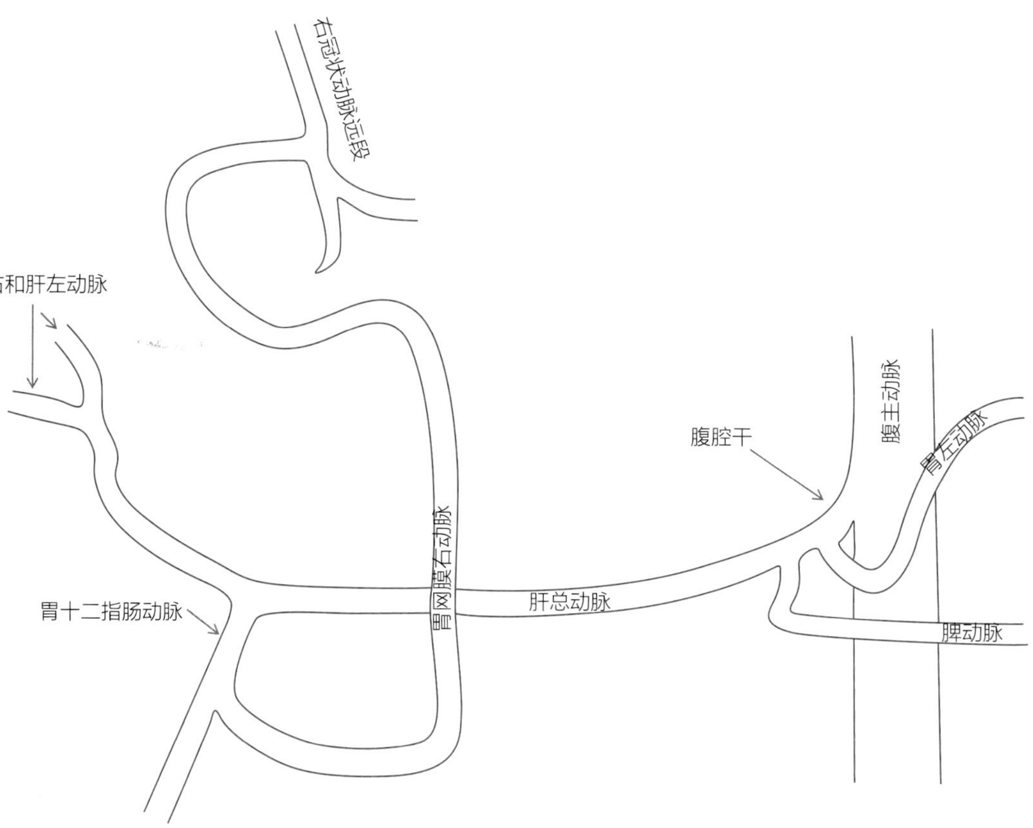

▲ 图 5-4　胃网膜右动脉到右冠状动脉搭桥的血管解剖

2. 主动支撑

小于 6Fr 的指引导管可以沿导丝和球囊的输送杆向前选择性地推送至冠状动脉血管的近段或中段（图 5-5）。这种技术也被称为指引导管主动深插技术。当确保指引导管沿着冠状动脉内的导丝推进并保持同轴时，冠状动脉损伤的风险可降至最低。当推进指引导管时，需要保证整个输送系统的稳定，通常可以通过在冠状动脉内扩张球囊来实现。当考虑使用主动深插技术时，记住一点很重要：导管深插进入血管可能导致严重缺血。使用带侧孔的指引导管不能避免甚至可能延迟发现导管所致的缺血。另一个风险是指引导管中的压力由于在动脉内的嵌顿而减小，产生负压通过 Y 形接头抽吸后发生空气栓塞。技术熟练的术者能够快速地推进和回撤指引导管以减少相关风险，所以主动支撑可以为大多数病例提供有效的解决方法。

（二）混合支撑

当指引导管的主动和（或）被动支撑力不足时，通过额外的导丝、球囊或其他器械可以加强支撑力（图 5-6）。基于此概念的几种策略在下文进行描述。

1. 导丝的支撑力

双导丝技术指的是在靶血管的远端送入第二根或第三根指引导丝，以提供额外的支撑力使冠状动脉成形术的相关器械得以通过。这是球囊或支架通过病变困难时的一种常用方法[7]。额外的导丝可起轨道的作用，使器械更容易通过钙化、扭曲或近期置入支架的部位。此技术也是远端球囊锚定技术的第一步。另外也可以在靶病变近段的分支送入另一根导丝，尽管仅能略微增加支撑力，但可以让球囊、支架或额外的导丝沿着第一根导丝顺利进入扭曲的远段血管（图 5-6）[8]，避免了导管深插所致的风险或是更换指引导管导致的时间延误和潜在困难。柔软而操控性好的导丝能够轻松地向前推进，并可以使用 OTW 导管更换支撑力强，但尖端柔软而灵活的导丝。使用双导丝技术时不推荐使用亲水涂层的硬导丝，因为存在冠状动脉穿孔的风险。偶尔情况下，如果指引导管和额外导丝的支撑力仍不足时，就需要使用下面要讲的另一项技术。

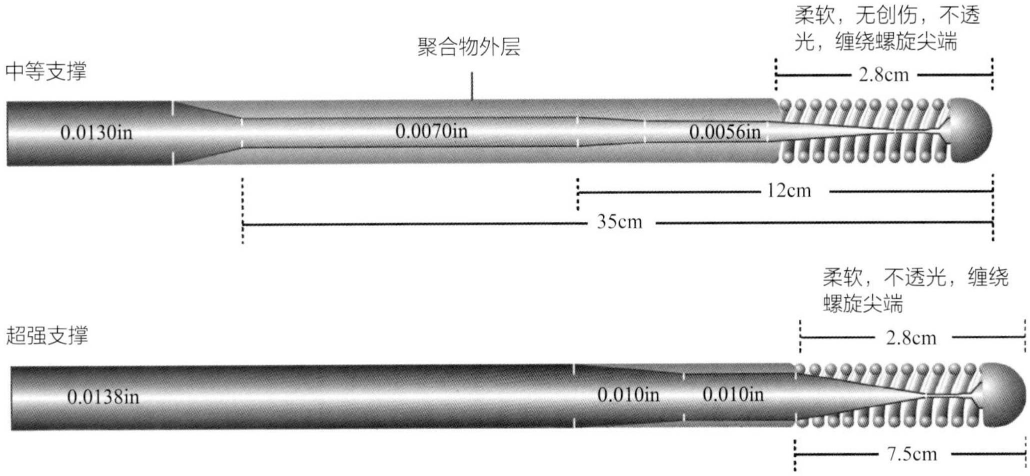

▲ 图 5-5 增加指引导管支撑力以治疗复杂冠状动脉病变的方法

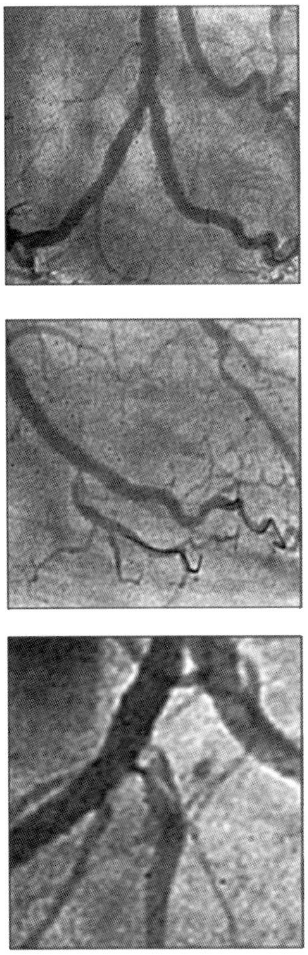
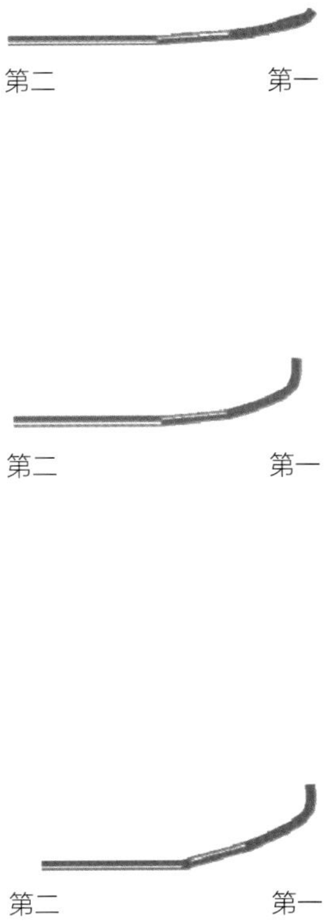

▲ 图 5-6 “管腔内”混合支撑技术在治疗复杂病变时使用，可显著增加指引导管的支撑力

2. 球囊锚定技术

在边支的近段送入适当大小球囊并以低压力（3 ～ 6 个大气压）扩张，可以通过对指引导管的锚定增强支撑力（图 5-6）[9]。低压力扩张对于减少较小的右室支或对角支 / 钝缘支的夹层或损伤非常必要。这些小的分支血管能较好耐受球囊较长时间扩张所造成的缺血。此技术常用于治疗慢性完全闭塞病变，其应用需要大腔指引导管。

当血管近段扭曲或钙化，使用双导丝技术仍不能推送支架至靶病变时，另一策略可以尝试，即沿第二根导丝送入与远段血管直径相匹配的球囊（图 5-6）。球囊放置在病变血管的远段并以低压力扩张，要留有足够的空间使支架得以完全覆盖狭窄的靶病变。必须牢记的是远端锚定的球囊必须在支架释放之前撤出。除了提供额外的支撑，球囊杆同样起到轨道的作用，使得支架更容易向前推送。推送时所需的力量可能使支架和支架球囊分离，术者需要有足够的经验以应对。另外一些策略可以考虑，如：对病变进行更好的预处理或是在最扭曲的血管节段超选择性地送入导管，可以是已经放置好的指引导管或使用 5 进 6 或 7 导管，该技术在下一个章节将会讲到（图 5-5）。

（三）辅助技术

同轴双导管技术（也称为子母导管技术）

即将一根指引导管放置在另一根指引导管内，此技术将大腔指引导管提供良好被动支撑力的优势与主动送入更小指引导管至靶血管的能力相结合（图 5-5）[10]。不同指引导管长度和直径的兼容性有一定限制。主要由一根 6Fr、110cm 长的子导管与一根 7Fr 或 8Fr、85cm 或 90cm 长的母导管构成。母导管和子导管长度的较大差异使其具有更大的灵活性，可以允许子导管更深入地送至血管内。选择合适形态的母导管先送至靶血管的开口，子导管为直头，且具有非常柔软的头端。如果需要非常规形态的母导管，但长度不够，可以剪掉所选形态 100cm 指引导管的末端部分，用较小的鞘管连接好。导管内系统密闭性不足致造影剂渗漏可能影响造影图像的质量。另一个风险就是潜在的鞘内空气滞留以及随后因疏忽而出现的冠状动脉内空气栓塞。

这是一项用于治疗慢性完全闭塞病变的先进技术，但是当遇到一些严重冠状动脉扭曲且通常伴有钙化的病变需要非常强的支撑力时，可能偶尔也会用到。此技术还可能用于如 7Fr 或 8Fr 指引导管太大而不能到位的开口病变或严重病变血管，以及使用导管深插技术不能获得满意效果的情况。此时，子导管可以进入血管的开口而母导管增加了整个体系的被动支撑力。相对地调整两个导管头端的位置可以帮助实现子导管头端的最佳定位。当使用此技术时须注意避免损伤冠状动脉血管的近段。

（四）延长导管

在过去的几年里，技术革新带来了新的导入器械，称为延长导管。其特别的设计主要用于解决一些因支撑力不足被认为可能不适合行 PCI 治疗的病变，如严重的扭曲、复杂钙化以及血管远端的一些病变。延长导管包括早期的 OTW 器械，如 5 进 6 Heartrail Ⅱ® 导管和 4 进 6 Kiwami® 导管（Terumo，Tokyo，Japan），最近的有快速交换导管，如 GuideLiner®（Vascular Solutions，Maple Grove，MN，USA）和 Guidezilla™（Boston Scientific，Marlbourough，MA，USA）。

5 进 6 Heartrail Ⅱ® 导管系统外径为 5Fr，长度 120cm，具有非常柔软的头端。用于送入标准的 6Fr 指引导管内并伸出至靶血管。该系统通过深插至靶血管提供额外支撑力使支架得以通过。另外，由于其头端为柔软的直头设计，可以与靶血管保持同轴，减少导管所致冠状动脉夹层风险。该导管系统被用于慢性完全闭塞病变的介入治疗，其增加的支撑力非常重要。然而，它的使用需要移除 Y 形接头，使得过程更加复杂[11]。

4 进 6 Kiwami® 导管长 120cm，外径 1.43mm，内径 1.27mm；导管内层为聚四氟乙烯（PTFE）涂层，至头端 15cm 的导管表面为亲水涂层。Kiwami® 导管自带的止血阀连接至 6Fr 或 7Fr 的指引导管。Kiwami® 导管送入 6Fr 或 7Fr 的“母”导管内，传统的 Y 形接头连接 Kiwami® 导管的尾端。因为 Kiwami® 导管的有效长度是 120cm，其伸出的长度取决于所用“母”导管的长度[12]。4 进 6 Kiwami® 导管可能是延长导管中通过能力最好的导管，有着最小管腔（0.050 in），但空气栓塞的风险也最高[13]。

GuideLiner® 导管与子母导管技术相似。该导管安装在单轨系统上，伸出指引导管并深插至冠状动脉内以获得额外的支撑力并改善同轴性。其远端长 20cm，由一个距离头端 2.7mm 不透射线标记的柔性延伸部分和一个距头端 20cm 的同轴交换系统组成，通过一个环（第一代由金属制作，第二代为润滑的聚合物）连接到一个 125cm 的紧凑型金属海波管上，可以通过现有的 Y 形接头置入，实现快速交换。该导管有三种尺寸，分别是：5 进 6（内径 0.056in），6 进 7（内径 0.062in）和 7 进 8（内径 0.071in）。它的单轨设计可允许快速交换，较先前的类似产品具有更大的优势。而 5 进 6 Heartrail Ⅱ® 导管因具有同轴系统，使用更加苛刻[11]。此外，快速交换有助于通过现有的 Y 形接头置入而不需延长指引导管的长度，故不限制球囊和导丝的可用长度。De Man 等[14]发表了 Twente GuideLiner 注册研究，结果确定了该导管使用的三个主要指征，即改善支撑使支架容易通过（59%），更具选择性的造影（13%）以及改善指引导管的同轴性（29%）。另外，他们发现置管和手术成功率分别为 93% 和 91%，没有严重的并发症，轻微并发症为 3%。Chang 等最近发表的一篇临床经验性文章证实了利用 GuideLiner 单轨交换导管治疗复杂病变的安全性和有效性，结果显示了其在桥血管、分叉病变和慢性闭塞病变介入治疗中的优良特性。在现有数据的基础上，作者提出了以下提示和技巧，以安全有效地使用该导管。

• 当导管与冠状动脉口不同轴、近段血管严重扭曲（例如牧羊钩样）时，可以在靶血管的远端送入一个球囊并扩张，用来“引导”GuideLiner导管，使其更容易送入靶血管。

• 在送入GuideLiner导管之前，建议放置一个球囊（匹配靶血管直径或略小）至靶血管（以增强支撑、减少损伤冠状动脉开口的风险），该球囊也可用于病变的预扩张。

• 将GuideLiner的过渡区域放置在降主动脉部分而不是主动脉弓处，一般通过轻轻地回撤和旋转导管可避免冠状动脉支架在通过快速交换过渡区时偶尔遇到的推进困难。在最新的GuideLiner导管（V2）中，通过用润滑的聚合物代替金属过渡区，已解决了该问题。

Guidezilla™导管是目前市面上最新的延长导管。是一种单腔快速交换导管，可以伸出指引导管并深插至冠状动脉血管中。由120cm不锈钢海波管构成的推送杆和25cm表面有亲水聚合物涂层的引导导管组成。其远端柔韧的延长段有一对不透射线的标记，使用X线透视时可清晰观察判断导管位置。第一个标记距导管末端2mm，第二个标记距过渡段开口3mm。该器械可以与6Fr及以上的指引导管兼容。

三、指引导丝的选择

指引导丝的作用是通过靶病变，并为球囊、支架和其他器械的输送提供支撑力，同时还要减少血管损伤的风险。指引导丝的性能要求包括：可操控性、可视性、柔韧性、光滑性以及支撑力。但没有一个导丝是完美的集以上特性为一身的，根据特性的不同产生了各种各样的导丝。导丝的选择取决于哪种特性可以更好地完成特定临床和造影情况下的血管成形术。

导丝通常有两种基本长度，180～195cm用于快速交换和300cm用于OTW系统。它们的中央核芯由不锈钢或镍钛合金组成，构成导丝的近段部分，长约145cm。远段至头端逐渐变细，远段部分长35～40cm，其最外层部分为钨、铂或不锈钢组成的弹簧圈护套或是含有钨等材料的聚合物涂层，以提高不透光性，头端通常具有疏水或亲水的润滑涂层（图5-7）。使用不锈钢作为核芯材料改善了可操纵性和扭矩控制性，但是钢丝可能因血管扭曲而变形且不能重新塑形。镍钛核芯不仅能提供出色的扭矩控制，同时导丝能保持形状，如果变形可以重新塑形。增加核芯的直径可以增加其轴芯支撑力（图5-8）。在锥形段的远端部分通常存在较短的过渡段，一些导丝具有逐渐变细的锥形中央核芯，当遇到极端角度时，可以在迂曲的血管中更好的走行并且不易毁形（图5-8）。表5-4列出了指引导丝功能设计的特点。导丝可分为通用或“工作”导丝以及专用导丝（表5-5）。

工作导丝通常具有柔软的头端，但轴支撑力是不同的（表5-5）。虽然有些导丝具有预成形的头端设计，但在预成形加热过程中可以增加导丝头端的硬度，而且其角度可能与血管解剖结构不匹配。导丝的塑形可以通过多种方式实现，包括在导引针的侧面上卷曲导丝的成形带，使导丝穿过导引针尖端并在导引针尖外轻轻弯曲，或者用手指卷曲。只要不损坏导丝，使用哪种方法塑形并不重要。故预成

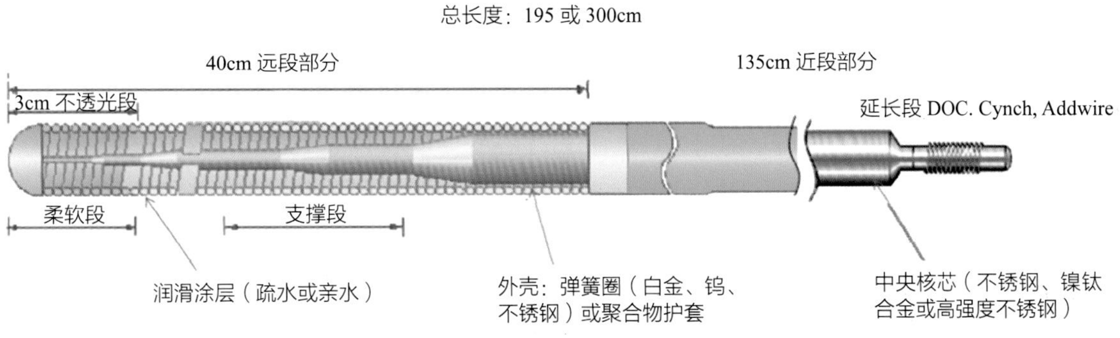

▲ 图5-7　指引导丝的结构

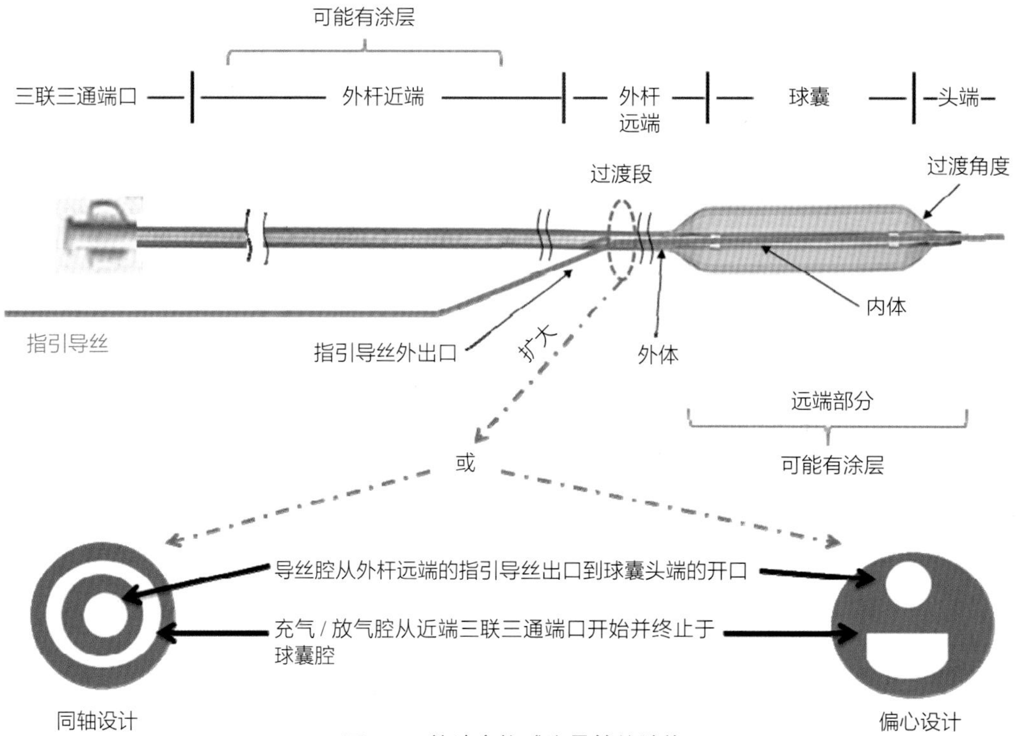

▲ 图 5-8　快速交换球囊导管的结构

形一般不具有优势，除了可能对一些有聚合物涂层难以塑形的导丝，或者某些慢性完全闭塞导丝具有一定的益处外。当对导丝头端进行塑形时，第一弯曲的角度必须与血管的最大角度匹配，第二弯曲的大小与血管的直径符合（图 5-9）。

不推荐亲水涂层导丝作为一线通用导丝，因为其非常光滑的头端容易滑入斑块造成该血管节段的夹层。这些导丝的触觉反馈较小，且可视度较低，因而很容易进入血管的远端，增加了穿孔的风险。严重扭曲的血管需要柔软、光滑的导丝（如 BMW Universal，Whisper MS，Choice floppy），可以通过 OTW 球囊更换支撑力更强的导丝（如 Choice extra support，Mailman，Ironman，Grand Slam，Platinum Plus）。当需要更强的支撑力时，可以将导丝更换为具有更大轴支撑力的导丝。或者更为常见的是，在靶血管内再送入第二根导丝以便于器械的通过。双导丝技术在前文中已叙述。

不同导丝的操控性能明显不同，甚至同一根导线在不同的病变中也会有非常不同的“感触”。例如，导丝在一些非常复杂的病变（严重弥漫性钙化或成角的病变）中操作时，会提供不同的触觉反馈。缺乏经验的术者在大多数情况下只使用一根熟悉的导丝。镍钛合金导丝更加耐用，可以重新塑形。一个重要的原则是当导丝弯曲或打卷时，永远不要推送，而是在轻轻地重新推送它之前撤回和旋转。在处理复杂病变之前，学习如何使用 OTW 球囊或微导管更换导丝必不可少。更复杂的血管成形术能提供熟悉更多类型导丝的机会。

用于治疗慢性完全闭塞的专用导丝具有更硬的头端。导丝的头端硬度以弯曲头端所需要的前向压力克数来测量。特殊导丝列于表 5-5 中，并在其他章节中讨论。在过去的 20 年间，随着慢性完全闭塞专用导丝的生产，慢性完全闭塞再通技术不断涌现。此类导丝大部分是由 Asahi 公司（Asahi Intecc，日本）生产，作为特殊的用途。

- 钻的技术（Miracle 系列）。
- 穿的技术（Conquest 系列）。
- 滑的技术（Fielder 系列）。
- 扭控技术（Gaia 系列）。

特别是在过去 5 年间发展的新的 Sion（Sion，Sion Blue 和 Sion Black，Asahi Intecc，日本）和 Gaia 系列（first，second 和 third，Asahi Intecc，日本）导

丝，为慢性完全闭塞病变介入治疗提供了更多选择。Sion导丝是目前通过心外膜侧支的最佳选择，因为其独特的通过性，可以通过最弯曲的侧支。使用这种创新的导丝，在日本同时期的一系列病例中，几乎35%的逆向病例都成功使用了心外膜侧支[15, 16]。它采用包含多种导丝成分的复合核芯技术，以增强其耐久性和扭矩传递。导丝的头端可以塑形并在通过侧支血管时保持其形态。应用该导丝可以在慢性完全闭塞治疗中实施新的介入策略，如间隔支“冲浪”技术——利用左、右冠状动脉之间的间隔支侧支循环。具有聚合物护套的软导丝，传统的有Fielder FC，最近的有采用复合核芯技术的Sion Black，在微导管的支撑下将导丝推进到间隔支分支。操控导丝朝向间隔支分支，并保持前后不停地移动，以试图进入闭塞的心外膜血管远段真腔。间隔支“冲浪”是通过间隔支侧支血管的一种有效方法，本书的其他部分将进一步介绍。虽然该技术致导丝“穿出”或微穿孔经常发生，但很少会导致临床后遗症。由于其技术的复杂性，间隔支冲浪技术仅限于在逆向介入治疗中经验丰富的术者应用。

Gaia系列导丝同样是以复合核芯技术为特征。它们具有独特的可追踪性和1∶1的操控性。这些导丝引领了开通慢性完全闭塞病变的一种全新技术——扭控技术，代表了这些复杂病变治疗的突破。此类导丝都是预成形的，并且在旋转通过闭塞段时不会失去其形状。它们主要应用于复杂的慢性完全闭塞病变。

四、球囊导管

尽管有支架等其他器械的问世，球囊导管仍然是心脏介入治疗的重要工具。从Gruentzig首次发明球囊导管行冠状动脉成形术起，正确的选择球囊的直径、长度、顺应性、压力以及扩张持续时间一

表5–4 指引导丝的特性

柔软度	柔软的导丝可以更好地通过严重扭曲或成角病变且不变形	轴芯材料（镍钛合金可提供更好的柔软度和形态保持能力），轴芯厚度（更薄的轴芯＝更柔软）
支撑力	强支撑导丝有助于在血管角度大、扭曲、病变严重、钙化情况下器械的通过	轴芯材料、轴芯厚度
可操作性		
• 扭矩传递	1∶1的扭矩传递到头端是理想的	选择轴芯材料以获得良好的扭矩传递，扭矩传递的增强也与更厚的轴芯伴渐进式的远端锥体有关
• 头端塑形能力	随着病变复杂性的增加，重要性增加	镍钛合金更难塑形，但可以重塑；钢更容易塑形，但常因变形而损坏
顺滑度	可在钙化、严重扭曲的病变中轻松通过	头端或远端带有硅，亲水涂层或聚合物涂层：“塑料护套”导丝是最光滑的但也是最危险的；当与坚硬的头端结合时，可能会无意中造成长的血管夹层 • 亲水性需要水来激活 • 疏水性不需要水来激活，其触觉反馈来自远端的头端，导丝所致内膜下夹层或走入支架梁下方时，可以感受到过度的摩擦
毁形倾向	在通过角度＞75°的病变时可能很重要	渐细的锥形轴芯，指向头端的光滑过渡段，可以增强通过弯曲血管时导丝的支撑力和跟踪性；突然变细的头端、柔软的轴芯会使导丝头端更容易毁形
可视性	在肥胖患者或需要有角度的工作视图时，可视性变得更加重要	润滑的聚合物涂层镍钛合金导丝在射线下很难看到，在远端头端加铂、钢或钨的标记
触觉反馈	为术者提供必要的非视觉信息，允许远端的导丝头端“触诊”病变	亲水导丝提供较差的触觉反馈；疏水导丝提供更多的反馈
头端硬度	柔软的头端对于所有工作导丝至关重要；降低血管损伤的风险；慢性完全闭塞专用导丝需要更硬的头端	渐进的远端锥体，远端轴芯材料（如 高强度钢）

指引导丝的选择取决于所需干预治疗的病变的复杂程度或特定血管的特性。指引导丝的特性可以通过在生产过程中修改特定的结构来改变

表 5-5 指引导丝的分类

商品名	轴芯材料	轨道支撑	不透线头端长度（cm）	头端类型	头端样式	头端变细（in）	头端刚性	头端硬度（g）	头端亲水性
工作导丝									
Hi-Torque BMW Universal	高弹性镍钛	中等	3	聚合物 / 弹簧圈	塑形条	非渐变（0.014in）	软	0.7	亲水
ChoICE Floppy	不锈钢	弱	3	聚合物 / 弹簧圈	轴芯至尖端	非渐变（0.014in）	软	0.8	混合（远端 3cm 疏水）
Runthrough NT	不锈钢 / 镍钛	弱	3	不锈钢圈	塑形条	非渐变（0.014in）	软	1.0	亲水
Asahi Soft	超扭矩钢	中等	3	弹簧圈	轴芯至尖端	非渐变（0.014in）	软	0.7	疏水
Hi-Torque Floppy Ⅱ	不锈钢	中等	2/30	弹簧圈	塑形条	非渐变（0.014in）	软	0.4	混合
PROWATER（Rinato）	超扭矩钢	中等	3	弹簧圈	轴芯至尖端	非渐变（0.014in）	软	0.8	亲水
强支撑导丝									
HT Iron Man	不锈钢	超强	3	弹簧圈	轴芯至尖端	非渐变（0.014in）	软	1.0	疏水
Grand Slam	超扭矩钢	超强	4	弹簧圈	轴芯至尖端	非渐变（0.014in）	软	0.7	亲水
HT BHW	高弹性合金 / 镍钛	超强	4.5	弹簧圈	塑形条	非渐变（0.014in）	软	0.7	亲水
HT Extra S’Port	不锈钢	超强	3	弹簧圈	轴芯至尖端	非渐变（0.014in）	软	0.9	疏水
Hi-Torque Whisper ES	耐用钢	超强	3	聚合物圈	轴芯至尖端	非渐变（0.014in）	软	1.2	亲水
ChoICE Extra Support	不锈钢	超强	3	聚合物 / 弹簧圈	轴芯至尖端	非渐变（0.014in）	软	0.9	混合（远端 3cm 疏水）
超滑 / 扭曲 / 次全 / 慢性完全闭塞病变导丝									
Hi-Torque Whisper LS	耐用钢	弱	3	聚合物圈	轴芯至尖端	非渐变（0.014in）	软	0.8	亲水
Hi-Torque Whisper MS	耐用钢	中等	3	聚合物圈	轴芯至尖端	非渐变（0.014in）	软	1.0	亲水
Hi-Torque Pilot 50	耐用钢	中等	3	聚合物圈	轴芯至尖端	非渐变（0.014in）	中等	1.5	亲水
Fielder/Fielder FC	超扭矩钢	中等	3	聚合物圈	轴芯至尖端	非渐变（0.014in）	软	1.0/0.8	亲水

（续表）

商品名	轴芯材料	轨道支撑	不透线头端长度（cm）	头端类型	头端样式	头端变细（in）	头端刚性	头端硬度（g）	头端亲水性
Fielder XT	超扭矩钢	中等	16	聚合物圈	轴芯至尖端	非渐变（0.009in）	软	0.8	亲水
Sion	超扭矩钢	中等	3	弹簧圈	轴芯至尖端	非渐变（0.014in）	软	0.7	亲水
Sion Blu	超扭矩钢	中等	3	弹簧圈	轴芯至尖端	非渐变（0.014in）	软	0.5	亲水（极远端疏水）
Miracle 3/4.5/6/12	超扭矩钢	中等	11	弹簧圈	轴芯至尖端	非渐变（0.014in）	中等 3/4.5)，硬（6/12）	3.0/4.5/6.0/12.0	亲水
Conquest	中等	中等	20	弹簧圈	轴芯至尖端	非渐变（0.014in）	硬	9.0	疏水
Conquest（Confianza）Pro	超扭矩钢	中等	20	弹簧圈	轴芯至尖端	非渐变（0.014in）	硬	9.0	亲水（极远端疏水）
Conquest（Confianza）Pro 12	超扭矩钢	中等	20	弹簧圈	轴芯至尖端	非渐变（0.014in）	硬	12.0	亲水（极远端疏水）
GAIA First	不锈钢	中等	15	聚合物圈	轴芯至尖端	渐变（0.010～0.014in）	软	1.7	亲水
GAIA Second	不锈钢	中等	15	聚合物圈	轴芯至尖端	渐变（0.011～0.014in）	软	3.5	亲水
GAIA Third	不锈钢	中等	15	聚合物圈	轴芯至尖端	渐变（0.012～0.014in）	软	4.5	亲水

3.0mm×20mm 测试长度	球囊连接处（封装外径，in）	近端肩部（2/3，in）	远端外径（1mm）	封装头端（in）	头端入口外径（in）	头端内径（in）
Cross Sail	0.037in	0.031in	0.031in	0.024in	0.019in	0.0155in
Maverick	0.038in	0.034in	0.033in	0.026in	0.018in	0.0156in

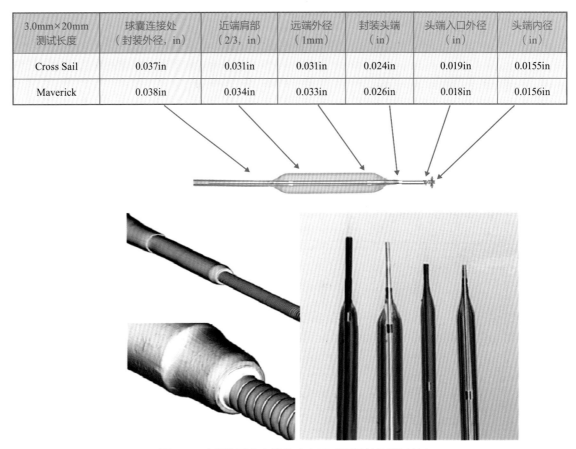

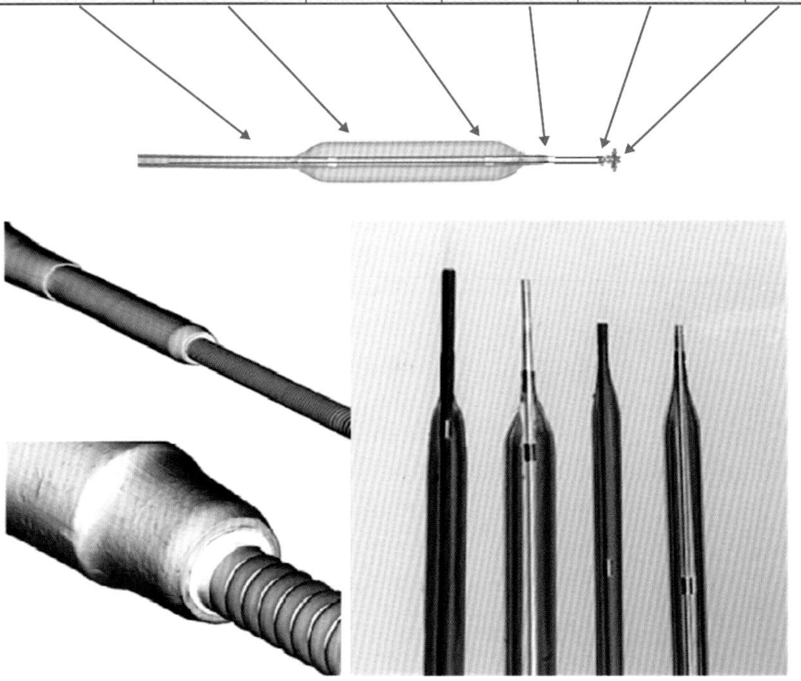

▲ 图 5-9　头端的形态和结构决定了球囊导管的通过外径

直都是成功施行 PCI 的关键因素，并反映了术者的经验和手术质量。然而，在直接支架置入的今天，有时无须预扩张或后扩张，因此高质量的单纯血管成形术已经越来越少。尽管如此，经验丰富的术者认识到球囊扩张不仅可以提供重要的即刻获益，还可以帮助预估病变的直径和长度进而有助于支架的选择，而应用 OTW 球囊也便于更换导丝，当需要更大的支撑力时，可将指引导管保持在适当的位置（锚定球囊位于侧支或主支血管病变的近端—远端）。此外，随着药物涂层球囊的出现，球囊扩张术不仅能够带来血管扩张之外的即刻获益，也可以提供辅助的药物治疗，以减轻血管内膜增生和减少再狭窄。

球囊导管的结构

球囊从近端至远端的结构包括三联三通接口、外杆近端和外杆远端。它具有圆柱形的近端主体和渐细的锥形远端以及最远端的头端（图 5-10）。早期球囊导管在球囊的近段有固定的导丝，因为双腔

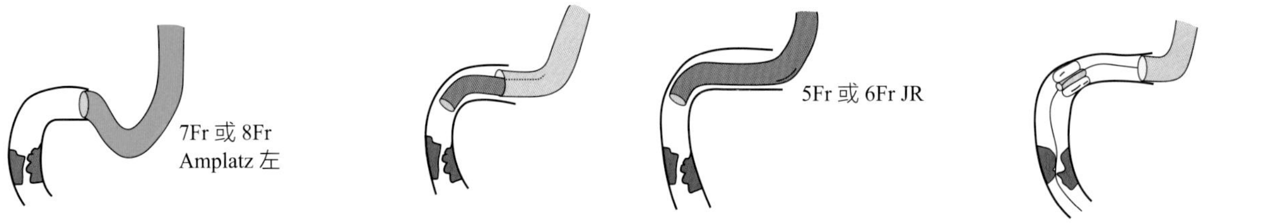

A 被动支撑　**B**“子母”双指引导管　**C** 主动支撑　**D** 球囊支撑：近端球囊扩张阻止顺向血流。中心管腔便于导丝和支架球囊通过以治疗靶病变

▲ 图 5-10　通过增加轴芯直径以增强支撑力

导管通常体积庞大而难以进入冠状动脉。现在球囊导管的导丝内腔和球囊扩张的管腔是分开的。OTW 球囊全长有可以通过导丝的内腔，这一特征非常有用，术中可以交换导丝而不需要重新送入，例如在慢性完全闭塞病变介入治疗中的导丝交换、冠状动脉旋磨术中交换操控性能较差的旋磨导丝。单轨或快速交换技术的原理是导丝腔被限制在远端的短节段（20 ～ 30cm），可以快速更换球囊，无须长导丝或延长导丝。导管的外杆仅包含用于球囊充气和放气的内腔（因此可以更薄），通常由增强的中空金属管组成，提供出色的推送性。OTW 球囊通常被称道的是其优良的额外支持力，但它需要两个术者的配合才能达到最佳的操控，而单轨球囊系统目前主导市场，只需单个术者即能完成操作。

在选择球囊时需考虑的参数包括球囊的直径、长度和顺应性，但偶尔球囊外杆的直径、长度和通过外径也是重要的考量因素（例如：较小内径的指引导管用于分叉病变，慢性完全闭塞病变的逆向再通，高个子患者，血管严重扭曲或周围血管病变的介入治疗中靶病变距穿刺点较远）。

通常球囊的直径需匹配血管的大小，球囊与血管的直径比例一般为 1∶1。血管直径可使用定量冠状动脉造影（QCA）或血管内成像（如血管内超声或 OCT）来测量。目标是球囊与参考血管比例为 0.9∶1.1。对于预扩张，球囊尺寸偏小是可以接受的；而对于后扩张，球囊与血管的比例通常需＞ 1∶1。对于长的锥形病变，待扩张血管节段的远端直径通常被用作球囊选择的参考血管直径。尽管现代的支架球囊有高充盈压以实现支架的充分扩张，但当初次支架球囊扩张不充分时，选择合适尺寸的球囊行后扩张是获得更好的支架膨胀和贴壁的关键。

根据病变和预置入支架长度选择球囊长度。特别是在药物洗脱支架出现后，原则是避免损伤没有支架覆盖的部分，这种情况称为地理缺失。倾向于用较小的球囊进行预扩张，仅为提供可供支架通过的通道并排除真正不能扩张的病变[8]。后扩张球囊的长度应短于支架，并推荐短球囊用于后扩张。

第一个用于血管成形术的球囊由柔性聚氯乙烯（PVC）组成，这种材料具有很好地顺应性。随后的几代球囊由交联聚乙烯、聚对苯二甲酸乙二醇酯（PET）、尼龙、尼龙弹性体和聚氨酯制成。大多数现代的球囊能提供可控的精准扩张、耐高压爆破能力以及小的通过外径。球囊尖端的设计（锥形、长度、灵活性）在不同的球囊之间具有很大差异，且是影响成功穿越病变的因素之一（图 5–11）。顺应性球囊随着充气压力的增加而显示出直径的线性增加，而半顺应性或非顺应性球囊直到达到额定爆破压之前，其直径的增加都趋于平稳。多数顺应性球囊具有有限的压力范围，而非顺应性球囊具有有限的直径范围，并且对需要高压扩张或后扩张的阻力病变有效。半顺应性球囊落在这两个极端之间，往往是多用途的主力球囊。熟悉球囊顺应性的参数是必要的，可以降低对健康血管的损伤或超过血管弹性致血管破裂的风险。这些参数包括以下几种。

- 命名压：指球囊达到包装上所示直径时所需的扩张压。
- 额定爆破压：指此压力以下 99.9% 的球囊在 95% 置信区间（CI）内不会发生爆裂。
- 平均爆破压：50% 的球囊发生爆破时的压力。

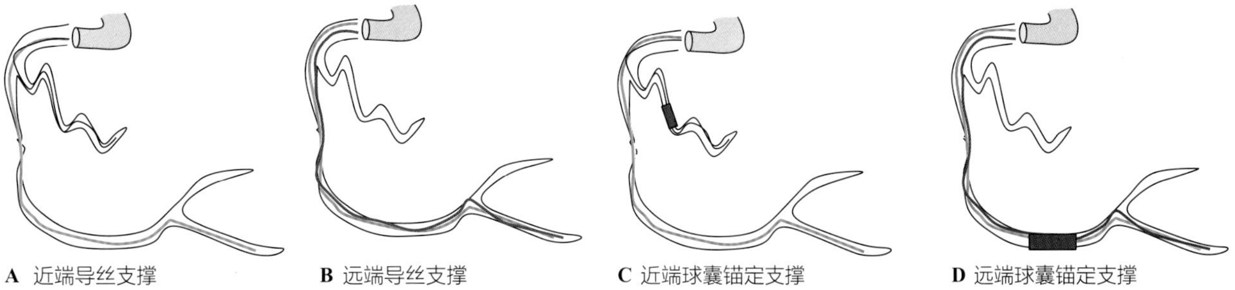

▲ 图 5–11　第一弯的塑形应与最大的血管角度相适合，第二弯的长度反映的是血管的直径

圆柱形球囊内的壁应力可由以下等式表示：

$$\sigma_{radial}=pd/2t$$

$$\sigma_{axial}=pd/4t$$

其中 σ_{radial}= 径向应力，σ_{axial}= 轴向或纵向应力，p = 压力，d = 直径，t = 壁厚。可以看出，壁应力与直径成线性相关，这意味着较小直径的球囊可以实现更高的膨胀压力。此外，轴向应力是径向应力的一半，这意味着球囊破裂通常是纵向的而不是径向的，因此不太可能导致血管损伤。

球囊的近端和远端具有不透射线的标记以帮助定位（一些小直径球囊为一个中心标记）。回抱性指的是球囊在释放后恢复其初始折叠状态的能力。在使用大而长的球囊时，释放和再回抱需要一定的时间。再回抱对于球囊安全地撤回指引导管是必需的。支架球囊的再回抱能力不佳，具有更多可变的膨胀特性，最好不用于后扩张。当治疗复杂病变时，球囊导管也可用于增强支撑力。

过去 10 年迎来了几种特殊球囊的发展，包括切割球囊、聚力球囊和药物涂层球囊（图 5-12），每种球囊都有其特定的应用范围。Flextome 切割球囊是由波士顿科学（Malborough，MA，USA）销售的。球囊具有围绕其圆周等距间隔的 3 个刀片，其与动脉壁接触并对血管壁进行切割。该球囊特别适用于传统的球囊扩张有阻力而没有严重钙化的弥漫病变。该球囊经常用于扩张高阻力病变，特别是纤维化病变。

聚力球囊目前市面上有 Angiosculpt（Spectranetics, Inc,Colorado Springs，CO，USA）和 Chocolate（TriReme Medical，Pleasanton，CA，USA） 两 种，可以用来处理顽固性病变。Angiosculpt 是一种非顺应性球囊，有三根镍钛合金导丝从球囊头端到外杆过渡段形成螺旋形结构。其功能和应用类似于切割球囊，而造成的血管损伤程度则被认为要低于切割球囊。Angiosculpt 在冠状动脉和外周血管病变中均可应用，同样用于传统球囊无法扩张的高阻力血管病变。Chocolate 球囊是传统的半顺应性球囊，内部有镍钛网格，当球囊扩张后金属网格限制球囊过度扩张，球囊从金属网格的间隙突出对病灶局部产生挤压力量，这样斑块受力挤压区域就被分隔了。理论上讲，这样斑块破裂更可控些。这些球囊经常应用于不建议置入支架（侧支）或不可能置入支架（小血管）的血管中。使用聚力球囊可能对于病变的预处理更好 [17]。

五、结论

一个好的术者需全面了解每个特定器械的优点和局限性，熟悉其特定的特性和使用方法，并且准备好转换替代策略。

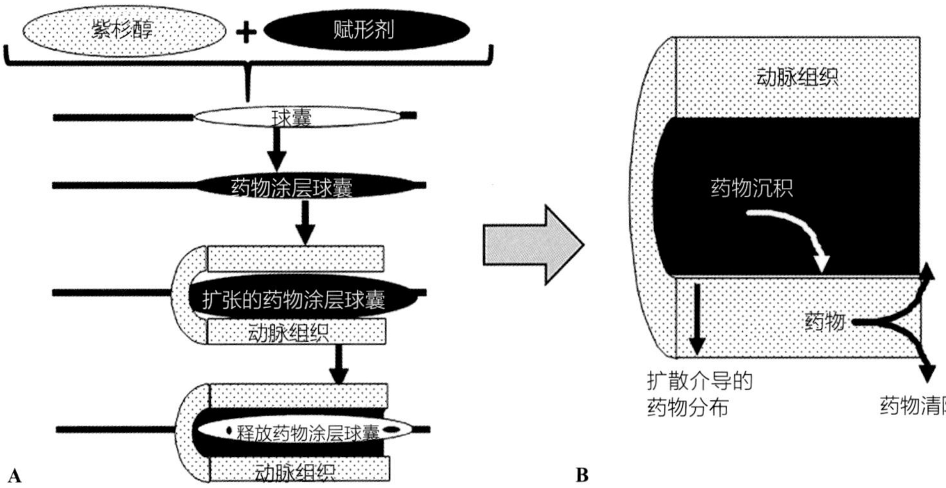

▲ 图 5-12　药物涂层球囊和药物的输送作用机制

A. 药物涂层球囊由诸如紫杉醇的药物与赋形剂混合，赋形剂有助于将药物结合到球囊导管上。当球囊扩张时，药物和赋形剂与球囊之间的结合被破坏，在动脉内膜表面上沉积了一层药物和赋形剂；B. 血管内给药通过扩散的方式进入动脉组织内。稳态扩散介导的药物分布和药物清除之间的平衡决定最终的动脉药物浓度。该药物浓度与药物的功效直接相关

第二篇 影像与生理学
Imaging and Physiology

第6章 心导管室的生理学功能评估：冠状动脉血流储备、血流储备分数、瞬时无波型比率和其他
Physiologic Assessment in the Cardiac Catheterization Laboratory: CFR, FFR, iFR, and Beyond

Sukhjinder Nijjer Justin Davies 著
贺行巍 刘玉建 译

冠状动脉造影是目前对心外膜冠状动脉疾病进行量化的金标准，但其局限性在于难以使用二维的方法评估血管的三维结构。

虽然血管内成像提供了对冠状动脉血管粥样斑块水平深入认识的工具，但是病变狭窄的程度和其对血流的影响之间存在不可知性。冠状动脉生理学检查不仅可以明确血流受限的情况，而且可以提供风险分层和血运重建的潜在价值。从理论上讲，通过生理学的评估，可以明确对何处病变进行血运重建才能获益最大，从而可以改善患者的预后。

测量冠状动脉血流仍然是所有生理学检测方式的最终目标，包括仅通过测量压力来估计血流量。

本章回顾了冠状动脉生理学的基本原理及其在心导管室中的临床应用，详细讨论了冠状动脉血流储备（CFR）、冠状动脉血流储备分数（FFR）、瞬时无波型比率（iFR）和微循环阻力系数（IMR）。

一、狭窄对冠状动脉血流的影响

每个冠状动脉的狭窄病变都会对心外膜血管产生一定程度的阻力。冠状动脉的自身调节是通过各种旁分泌和神经因素，最终导致微循环血管的舒张来实现的。直到冠状动脉狭窄程度达到85%之前，静息时的冠状动脉血流都可以维持正常，而这是以冠状动脉远端的压力降低为代价的（图6–1）[1]。血管远端压力下降是由于黏滞摩擦、湍流以及狭窄处的血流分离导致动能损失的结果，从而产生的静息跨狭窄压力梯度随着狭窄程度的增加而增加（图6–2）。因此，静息时的压力梯度是狭窄对微循环生理影响的标志。

由于技术的限制，压力导丝导管体积较大且准确度不够，实际上不可能在静息状态下对狭窄病变的严重程度做详细的评估。而在心肌充血状态下血流量增加，进而狭窄病变处的可测量梯度增加，因此更容易区分轻度、中度和严重狭窄。通常，腺苷、三磷腺苷（ATP）、罂粟碱或球囊阻塞均可用于诱发不同程度的充血。其降低了微循环阻力并增加

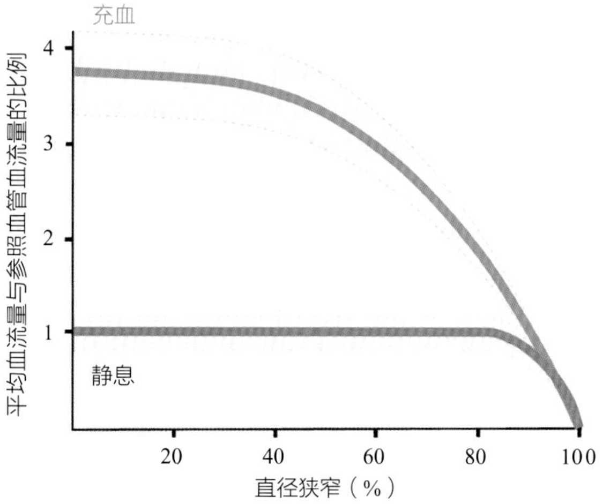

◀ **图 6-1 静息和充血状态下血流表现与狭窄严重程度有关**

尽管狭窄严重程度增加，通过正规测量达到85%狭窄，静息时血流仍然维持良好。而充血状态下血流在狭窄达30%时开始下降，一旦狭窄达到50%，则显著下降（引自Gould等，1974[1]）

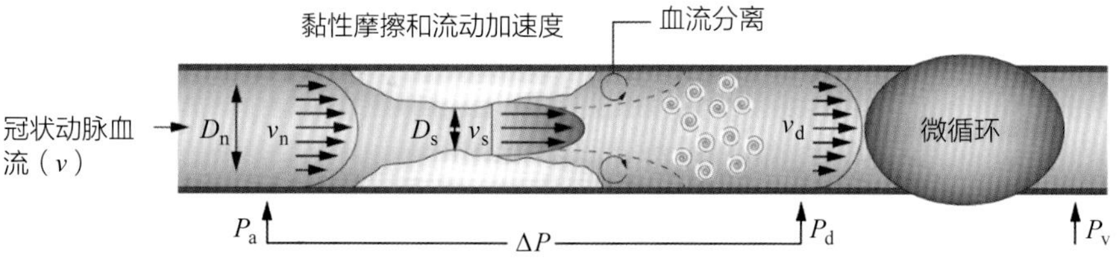

▲ **图 6-2 血液流过冠状动脉狭窄示意图**

跨狭窄的压力梯度是由黏性和分离损耗引起的。压力下降是由于血流沿着狭窄流动时的黏性摩擦所致（泊肃叶定律）。当血流流经狭窄段时，流动也会加速，当压力转换成动能时会导致压力下降（伯努利定律）。血流分离和涡流的形成阻止了狭窄出口处压力的完全恢复。冠状动脉内血流动力学的测量包括近端灌注压（P_a）、冠状动脉压和狭窄远端的流速（分别为P_d和v_d）以及静脉压（P_v），P_v通常被认为可忽略不计。ΔP是P_d和P_a之间的差。正常直径（D_n）、狭窄直径（D_s）、近端流速（v_n）和狭窄流速（v_s）在图中标识。（引自Nat Rev Cardiol, van de Hoef TP, et al. Fractional flow reserve as a surrogate for inducible myocardial ischaemia, 10, 439–452, copyright 2013. 经Macmillan出版责任有限公司许可转载）

了冠状动脉血流量，但是这些方式并不统一。充血状态下，轻度狭窄时冠状动脉血流量的增加幅度最大；当狭窄超过30%时，观察到血流开始减少；而狭窄超过50%时血流明显减少（图6-1）。

狭窄导致微循环血管扩张（舒张储备，即通过增加血流量来应对充血刺激的能力），但其随着狭窄严重程度的增加而下降。由此可见，真正限制血流的严重狭窄对充血的反应抑制，并且随着狭窄严重程度的增加，充血时相较静息时观察到的压力梯度的增加更少。

这些狭窄病变中观察到的压力下降或压力阶差的大小取决于狭窄的几何形状，如果湍流最小，血流量可以在压力下降很小的情况下显著升高。如果湍流占主导，即使血流量显著增加并且没有真正的“血流受限”，压力下降也会加剧。在长节段病变中，较大的阻力可导致相当大的压力下降，同时在心肌充血时不能增加血流量以应对。

对于每个狭窄病变，冠状动脉血流和压力均具有曲线关系，其中曲线的倾斜度与狭窄严重程度直接相关（图6-3）。狭窄程度越大，对跨狭窄血流的影响越大，可检测的压力梯度越大。在这样的狭窄中，轻微增加静息状态下血流量，预期会带来相当大的静息压力梯度。对于轻度的狭窄，静息梯度可以很小，但如果跨狭窄血流显著增加则会变大。因此，尽管存在可检测的压力梯度，但这种狭窄是非血流受限的。

在没有心外膜血管病变的情况下，增加血流的能力是微循环功能的标志；而当存在狭窄时，其是心外膜血管和微循环阻力平衡的标志。如果通过狭窄病变的血流可以显著增加，那么即使不完全正常，微循环功能也一定未受损。微循环血管舒张与血管床的大小和需求有关。如果血管舒张不能代偿狭窄，则血管远端血流减少，并且在静息条件下会导致缺血。

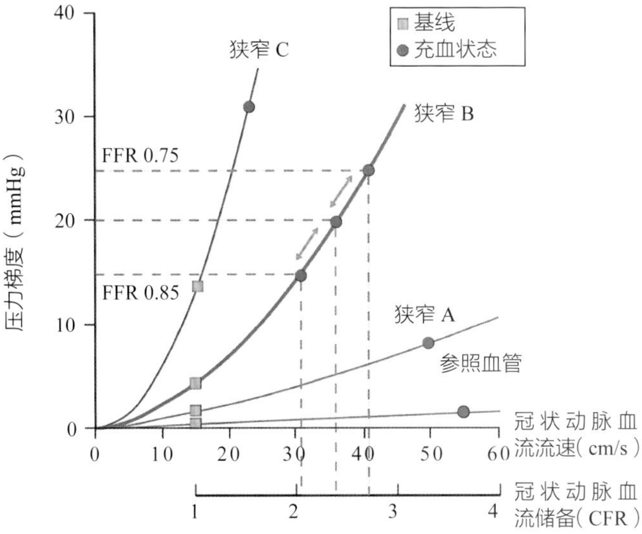

◀图 6-3　压力和血流之间的曲线关系

对于每处狭窄病变压力和血流之间的曲线关系都是唯一的。跨狭窄压力的下降是由 $\Delta P= Fv + Sv^2$ 确定的（其中 F 是摩擦损耗，S 是分离损耗）。这产生了每处狭窄所特有的曲线关系；曲线的倾斜度反映了病变的严重程度（例如，参考血管，狭窄 A、B、C）。增加跨狭窄处的血流流速将会改变所观察到的压力梯度。在狭窄 A 中，存在大的静息压力梯度，且在充血状态下显著增大但几乎没有血流量的增加。在狭窄 B 中，增加充血剂的浓度（如箭头所示）将增加流速以产生更大的压力梯度；由于静止血流量不变，冠状动脉血流储备和冠状动脉血流储备分数将向相反方向移动。甚至在更轻度的狭窄病变中，例如 A，流速从相对较低的静息状态大幅升高，可能产生很大的压力梯度。在这些情况下，压力不能反映流量的变化（引自 Nat Rev Cardiol, van de Hoef TP, et al. Fractional flow reserve as a surrogate for inducible myocardial ischaemia, 10, 439–452, copyright 2013. 经 Macmillan 出版责任有限公司许可改编）

二、生理学评估实践的基础

生理学评估需要使用足够大小的指引导管以到靶血管。6Fr 的指引导管是合适的。需要确保导管到位后无压力嵌顿，因为如果出现嵌顿则会影响所有的测量结果。应避免使用带侧孔的导管，尽管侧孔可以改善压力曲线的表现，但仍然存在相对的开口堵塞。一旦存在压力嵌顿或严重的开口病变，使指引导管脱离冠状动脉开口进行测量是合适的。然而，这就排除了使用冠状动脉血管扩张药或热稀释注射剂的可能性。

至关重要的是，对所有侵入性冠状动脉生理学评估都需使用肝素来预防导丝上的血栓形成，通常在放入任何导丝之前使用 70 ～ 100U/kg 的肝素。

另一个重要的步骤是在冠状动脉内注射足够量的硝酸甘油（200 ～ 300μg）。硝酸甘油不会产生持久的充血效应，但可以消除导丝和导管所致的冠状动脉痉挛，并最大限度地降低心外膜血管的阻力。这样可以进行准确的生理学评估。没有使用硝酸甘油的测量结果应该重复进行读数，因为导丝远端所致血管痉挛即使很小的程度也会引起远端冠状动脉压力的升高，而更近端的血管痉挛会使得远端血管的评估更糟。

充血

充血被认为分两个阶段发生。药物主要通过对微血管平滑肌细胞的血管舒张作用（内皮依赖性反应）实现最大充血状态。由此产生的血流增加被认为促进了剪切力诱导的内皮源性一氧化氮，其进一步促进了微循环的血管舒张（血流介导的扩张）和增加了血流量（内皮依赖性反应）。因此，对充血药物的反应将整合冠状动脉血流和微血管功能的变化，但不能单独进行区分。

非特异性药如腺苷和罂粟碱通常用于诱导最强充血效应，用于评估诸如 CFR、FFR 和 IMR 等指标。当使用中心静脉给药时（例如股静脉），腺苷的剂量为 140μg /（kg · min）输注。三磷腺苷可以作为替代方案。通常在 30s 后可观察到充血效应，药物输注应该持续 1 ～ 2min 以达到稳定的充血状态。其不良反应包括相对的低血压、胸部不适、灼热、呼吸困难和支气管痉挛。严重的脆性哮喘患者应避免使用。短暂的房室传导延迟很常见。通常为避免股静脉穿刺会寻找外周静脉进行给药。有数据支持这种方法，但是长时间的给药过程可使充血状态更加多变[2]。

对于冠状动脉内给药，临床实践中仍存在差异。早期进行的验证工作使用的是比目前临床所用剂量低得多的药物剂量。在左冠状动脉系统行冠状动脉内腺苷或三磷腺苷注射的剂量为 80 ～ 120μg，右冠状动脉为 40μg。这些通常会产生持续 5 ～ 10s 的充血[3]。需要提醒的是，确保压力端口的关闭以保证合适的压力曲线被记录。

罂粟碱是一种冠状动脉内使用的替代药物，可以达到持续时间更长（30 ～ 60s）的充血状态，以允许导丝回撤评估，但代价是可能出现短暂的QT间期延长和罕见触发性室性心动过速或尖端扭转型室速[3]。它通常在腺苷不可获得时使用（左冠状动脉15～20mg，右冠状动脉10～12mg）[3]。

较新的替代品包括瑞加德松（regadenoson），一种选择性A_{2A}受体激动药，已被批准用于心肌灌注成像。使用未经体重调整的剂量（10s内400μg），单次弹丸式注射进入外周静脉，瑞加德松在1min后达到流速峰值，之后下降[4]。然而，不同患者的充血持续时间差异很大，使得压力回撤和多血管病变的评估数值不可靠且不一致。其不良反应主要是腺苷样作用，包括低血压、胸部不适和潮红。也有发生三度房室传导阻滞的情况。

其他实现增加冠状动脉血流量的替代方案包括使用造影剂，在某些情况下可以产生与冠状动脉内使用血管扩张药相似的效果[5]。需要注意的是，因为在注射造影剂过程中充血效应是可变的，且持续时间非常短暂，造影剂使用剂量也可能相当大。此外，尚不清楚使用造影剂治疗的阈值应该是多少。小型的研究对于确定临界值的统计学效能有限，而在较大的研究中如果使用不同类型和容量的造影剂则对阈值的确定没有帮助。由于充血是次最大化的，造影剂容量的变化会导致不同的压力比和不确定性。

三、冠状动脉血流储备和相对冠状动脉血流储备

CFR的概念是将静息时的血流量与充血状态下的血流量进行比较。CFR是指在指定血管稳态下最大充血状态平均峰值流速与静息平均峰值流速的比值[6]。概念上很简单，CFR使用能够测量冠状动脉血流速度的冠状动脉导丝（使用压电多普勒，图6-4）或应用热稀释原理（使用带热敏电阻的导丝）进行有创测量。它也可以在非侵入性检查中使用正电子发射断层扫描（PET）导出的区域心肌血流量化或通过经胸超声心动图评估冠状动脉血流来测量。与非侵入性功能成像技术的比较表明，CFR＜2.0与相应区域的局部缺血密切相关[7]。大量的预后研究数据表明，如果血流量可以升高至超过静息时可测量值的2倍，事件就会很少[8]。

相对CFR（rCFR）是将被检测血管的CFR值与同一患者中正常无阻塞的参考血管的CFR值进行比较，前提是至少有一个血管可用[6]。因此，正常rCFR在0.65～1.0之间。一个重要的限制是，当存在严重狭窄时，冠状动脉区域之间的潜在侧支循环可能会改变rCFR的值。由于血管扩张药导致广泛的微循环血管扩张，参考血管中的血流量可显著高于邻近区域中的狭窄不存在时的血流量。因此，参考血管中的CFR可能超出正常，导致高估狭窄区域的严重性。或者，“参考”区域中不充分的充血反应会导致低估狭窄血管的严重性。

（一）测量血流储备的实用方法

CFR的值可使用多普勒流速或热稀释法进行计算。使用压电头端的导丝获取多普勒流速曲线以引出光谱曲线。平均峰值流速（APV）由数字跟踪法确定（图6-4），使用静息和充血状态时的平均峰值流速比率计算CFR，必须在冠状动脉内注射硝酸甘油以稳定心外膜阻力，确保恒定的表面积，使流速与流量成正比。

需要额外注意以确保流量传感器在血管内保持同轴。多普勒信号不仅必须密集，而且围绕多普勒流速信号的自动数字跟踪必须充分优化。跟踪不足将影响CFR计算和任何阶段的分析。当有严重狭窄时，获得高质量的跟踪痕迹有一定难度。

热稀释的原理基于这样的概念，即从热稀释曲线得到的冠状动脉内注射剂的传导时间与流量成反比[2]。因此，CFR可以通过冠状动脉内注射剂在基线与最大充血状时的平均传导时间的比率得出。带有温度传感器的专用压力导丝可以计算在冠状动脉内快速注射3～4ml常温生理盐水的传导时间[9-11]。导丝的推送杆上有监测与温度相关的电阻，充当近端热敏电阻。远端压力传感器还允许同时进行高保真温度测量。通常进行多次注射以获得平均热稀释曲线。热稀释技术需要标准体积的注射剂，以标准的速度和力度注射，随后是标准的冲洗时间，而改变这些参数可导致观察到的热稀释模式的细微变化。注射必须在充血状态下进行。

（二）血流储备的临床解释

在没有心外膜血管狭窄的情况下，CFR可以衡量微血管储备和对外源性血管扩张药的反应能力。在存在心外膜血管狭窄的情况下，CFR是血流

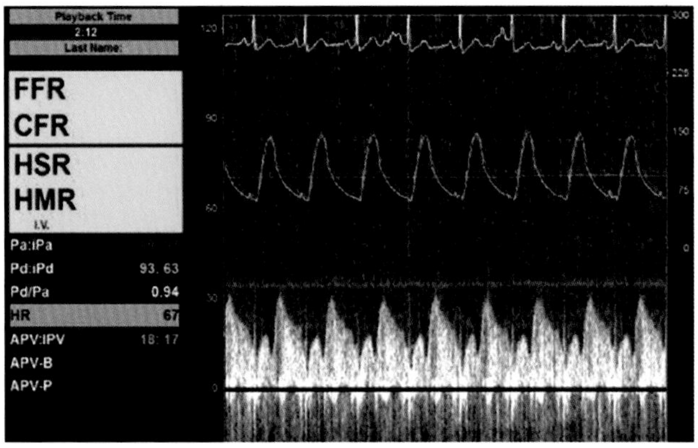

压力和流速的基线记录

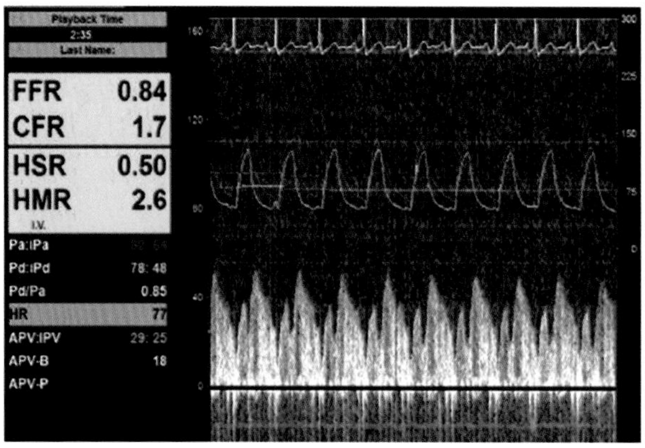

在充血状态下记录—腺苷 140μg/（kg·min）

▲ 图 6-4 导管室的生理学检测

左侧面板显示的是静息时的基线数据。有轻微的静息梯度（Pd/Pa=0.94）。注意，频谱多普勒曲线在舒张期有大部分血流；另请注意，数字跟踪已经过优化，以避免外来噪声。右侧面板显示的是充血状态时的数据。血流储备为最大充血状态的平均峰值速度与基线的比值。在这种情况下，血流储备分数和狭窄阻力均为负值，表明血流没有明显受限；血流储备较低的原因部分由狭窄引起，部分由微血管病变引起

阻力的标记，低于 2.0 被认为是血流受限。但单独使用时，CFR 无法估计微血管功能障碍和心外膜血管狭窄对血流储备影响的相对贡献，因为它本身就是由两者综合得来。CFR 可与另一种充血状态指数如 FFR 一起使用。然而，在充血状态不足的情况下也可能导致对狭窄严重程度的错误分类。FFR 和 CFR 不符合的情况发生在 30% ～ 60% 的病例中。自 FAME 研究数据公布以来，基于压力的指数被认为是正确的，然而另一种考虑是使用压力来估算血流量。

当 CFR 值低，而 FFR 值高于治疗阈值时，可以解释为存在具有微血管功能障碍的非血流受限的狭窄。然而，由于 FFR 依赖于最大的充血状态，因此不显著的数值可能不准确。在这种情况下，应该寻求替代的充血方法：罂粟碱可以克服对腺苷的抗药性。或者，诸如 iFR 的静息指数可能有所帮助。由于静息指数依赖于循环对狭窄的自然反应，因此它不依赖于对外源性药物的反应。即使对充血药物的反应不完全，真正严重的狭窄也会导致静息压力的下降。如果 iFR 为阳性，CFR 值低，则血流受限是真实存在的，并且高 FFR 是由于微循环缺乏对腺苷的反应引起的。如果 iFR 是阴性，则表明狭窄所导致的心外膜阻力很小，主要存在微血管病变。

另一个差异是 CFR 可能很高，表明在需要增加血流时没有困难，而 FFR 数值可能非常显著，表明血流受限。出现这种情况是因为尽管有增加血流量的能力，但即使是跨过轻微的狭窄，高流速也会产生湍流和能量损耗，可以检测到压力下降。如果静息指数如 iFR 为阴性，则表明心外膜狭窄的影响很小。或者，压力和流速参数的组合，例如充血状态下狭窄阻力（HSR）可能对此有帮助（图 6-4 和图 6-5）。

四、充血状态下狭窄阻力和基础状态下狭窄阻力

狭窄的压力 - 流速关系可以用曲线的梯度来描述，同时也可以用充血状态下狭窄阻力和基础状态下狭窄阻力（BSR）来概括。两种测量都使用了跨病变的压力梯度，并通过狭窄远端的流速（Pa-Pd/流速）将其指数化[12]。充血状态下狭窄阻力在充血状态下测量，而基础状态下狭窄阻力在静息时测量。两者的联合应用能够阐明心外膜和微血管阻力对冠状动脉血流受损的相对贡献。两者都是心肌缺血的准确替代[12-14]。超过 0.80mmHg /（cm·s）的充血状态下狭窄阻力或超过 0.66mmHg /（cm·s）的基础状态下狭窄阻力的狭窄可能导致缺血[13, 14]。

由于充血状态下狭窄阻力和基础状态下狭窄阻力都包括了压力和血流的测量，因此由 CFR 或 FFR

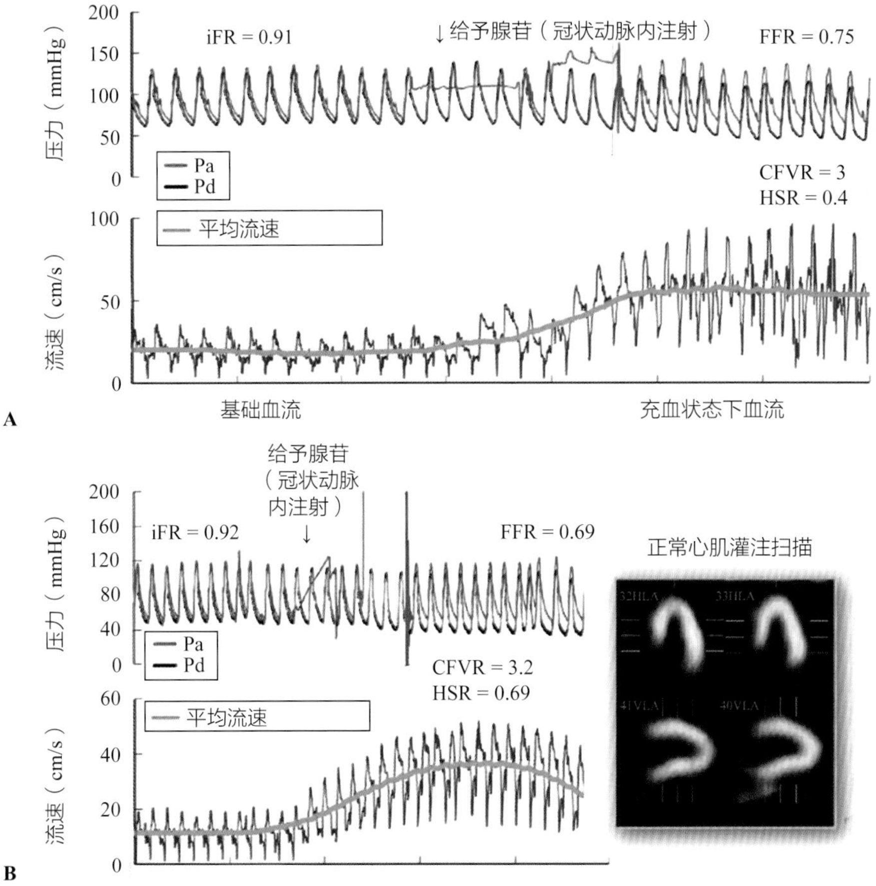

▲ 图 6-5　高血流量的充血状态下出现低 FFR 值的情况示例

在这两个病例中，基线瞬时无波型比率、冠状动脉血流速度储备（coronary flow velocity reserve，CFVR）和充血状态下狭窄阻力指数均正常，提示轻度而非血流受限的狭窄。B.SPECT 心肌灌注扫描也证实没有心肌缺血。在这种情况下，充血状态下的压力不反映血流，并且不代表缺血（引自 Petraco 等，2014 [39]。经 Wolters Kluwer Health 许可转载）

测量所带来的困难得以解决。因为伯努利定律，由于高血流量情况下导致的压力下降很容易被发现。类似的具有限制血流量增加的微血管病变而不存在心外膜血管病变的情况也可以明确。

这些参数的特殊价值在于，它们消除了当冠状动脉血流在跨过一个轻度的非血流受限的狭窄时，显著增加发生压力梯度假阳性的可能性。正如压力和流量之间的曲线关系所预测的那样，如果流量急剧增加，即使是轻微的狭窄也会产生相当大的压力梯度。这尤其可能发生在血管的近端病变中（例如左前降支），其微循环支配着较大范围的心肌，这种微循环尤其对外源性血管扩张药有反应（图 6–5）。首先，对血管扩张药的明显反应表明微循环中存在相当大的血管扩张储备，不必受有血流限制的狭窄病变影响。其次，事实上血流在跨过狭窄时明显增加，表明狭窄并不影响血流。使用仅与压力相关的指数，在充血状态下，以这种方式显示的大压力梯度（“假阳性”）将与“真阳性”值难以辨别。通过测量压力梯度和实际血流，充血状态下狭窄阻力和基础状态下狭窄阻力可以解决这一难题，并可以高度准确地表示狭窄的严重性。

在现代临床实践中，可以使用结合压力和流速为一体的导丝来获得充血状态下狭窄阻力和基础状态下狭窄阻力，该导丝具有压力传感器和能够测量多普勒流速的压电晶体。与 CFR 一样，需要优化的血流信号并熟悉导丝的操控。相关可供商业使用器械的发展促进了这些测量方法的使用，而在此之前，充血状态下狭窄阻力和基础状态下狭窄阻力仍处于研究中。

五、血流储备分数

FFR 是导管室中冠状动脉生理学的参考标准。它常规用于临床实践中，并得到大量研究数据的支持。FFR 被定义为在心外膜血管狭窄时的最大心肌血流量除以指定动脉中没有狭窄（血管正常时最大血流量）的理论最大血流量[1-3, 15]。在临床实践中，FFR 不测量血流量，而是测量冠状动脉内压力[15]。由于压力和流量不是线性相关的，只有在冠状动脉微循环阻力恒定（和最小）的情况下才能推断出直接关系，理论上在小动脉血管扩张的最大化期间也是如此[15]。诸如腺苷、罂粟碱、三磷腺苷或瑞加德松等充血药物被用于降低微循环阻力并增加冠状动脉血流量，从而增大常在静息时出现的跨狭窄压力梯度[15]。因此，FFR 在导管室中被定义为在平均 3 ～ 5 个完整心动周期内稳定的充血状态下狭窄远端冠状动脉内平均压（Pd）与冠状动脉口部主动脉平均压（Pa）的比值。

当给予血管扩张药物时，需要观察 Pd/Pa 比值的变化，因为它可能在达到稳定的充血状态前有波动[16]。当使用短效的冠状动脉内血管扩张药时，可使用获得的最低 Pd/Pa 比值。当依赖于自动化设备计算时应该谨慎，因为最低值可能是假的，例如动脉端口打开时，异位搏动或心脏停搏期间计算[15]。

从概念上讲，如果不存在狭窄，FFR 为 0.80 的血管应具有 80% 的血流量。从理论上讲，如果没有血管狭窄，则 FFR 应为 1.0。为获得正确的 FFR 值，需要考虑微循环和侧支的阻力影响，所以狭窄处血流要稳定并尽可能最大化。如果可以实现跨狭窄处更高的血流量，或者微循环阻力可以更低，那么狭窄的严重性将被低估并且 FFR 的计算值将被高估（例如，当它应该是 0.76 时，计算值为 0.85）。

（一）右心房的压力影响

血液从毛细血管流到静脉产生了阻力，而这即为 FFR 计算的原理［FFRmyo =（Pd–Pv）/（Pa–Pv）］[17]。为了简化 FFR 及便于应用，静脉压（Pv）通常假定为 0。如果为 0，则可以从计算 FFR 的等式中去除 Pv。然而，在充血状态下测得的典型静脉压为 2 ～ 8mmHg，而心脏受损患者可以有更高的值[18]，其意义在于狭窄的严重程度可能被低估，特别是静脉压升高的情况下[19]。虽然这些影响在整体样本中可能会被稀释，但对于个体患者，分类的差异会很大，所以应考虑测量右心房压。

（二）特定狭窄的评估

在目前的临床实践中，FFRmyo（通过心肌血管床的总血流量，包括侧支血流）和 FFRcor（由狭窄所引起的血流受限的量化）被认为是相同的。FFRcor 需要冠状动脉嵌楔压（Pw），其由球囊堵塞狭窄病变后测量，以评估侧支血管供应的血流情况。FFR 需要（Pd–Pw）/（Pa–Pw）来提供狭窄的特定信息，但已知简化的 FFRmyo 低估了 FFRcor[17, 20]。然而，实际情况是评估中度狭窄时，球囊堵塞的风险可能较大，因此很少进行球囊阻塞测量。

（三）阈值的意义和证据支持

心外膜冠状动脉狭窄的 FFR 值＜ 0.75 表明有心肌缺血。FFR ＜ 0.75 与可逆性心肌缺血的不同无创指标之间存在密切关联[21]。虽然单个功能检测可能存在差异，但进行多项检测时更有可能获得一致结果。早期研究表明以 FFR ≤ 0.75 来诊断心肌缺血，准确率高达 97%[21]。Meta 研究的结果显示：其与无创检测的符合率通常为 70%[22]。DEFER 研究表明，当 FFR 值超过 0.75 时延迟血运重建在临床上是安全的，尽管该研究样本量很小[9]。

FFR ＞ 0.80 时排除缺血的敏感性超过 90%。FAME 和 FAME Ⅱ研究都使用了 0.80 的阈值，是为了确保不会错过潜在的缺血性狭窄。FAME 研究将患者随机分为 FFR 指导的多支病变血运重建组和采用冠状动脉造影指导的支架置入组（所有狭窄≥ 50% 即置入支架）。采用 FFR 指导减少了置入支架的数量和长度，减少了被认为严重病变的数量（图 6–6）[10]，这使得导致死亡、心肌梗死和再次血运重建的复合终点得到了改善[10]。FAME Ⅱ研究将确定 FFR ≤ 0.80 的那些患者随机分配至优化药物治疗联合 PCI 组或单纯优化药物治疗组。两年随访结果显示，当围术期事件被排除后，优化药物治疗联合 PCI 组的死亡、非致命性心肌梗死和再次血运重建的复合终点显著低于单纯药物治疗组。虽然大多数事件都是紧急再次血运重建，但早期终止试验可能会高估其益处（图 6–6）[11]。

因此，当狭窄病变 FFR ≤ 0.75 时，通常需要进行血运重建；而当 FFR ＞ 0.80 时，更倾向于延

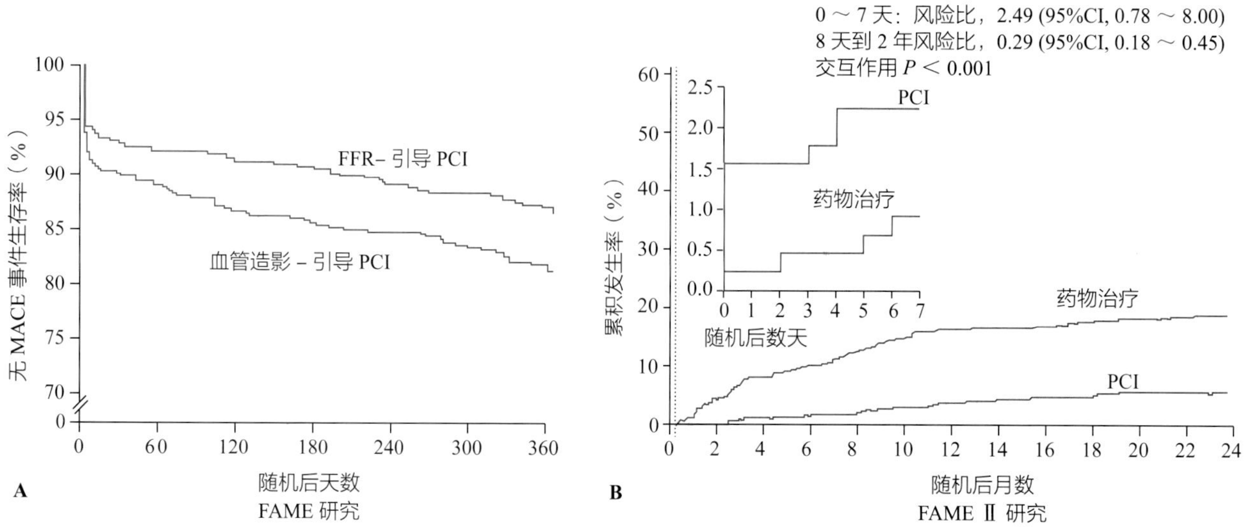

▲ **图 6-6 FAME 和 FAME Ⅱ 的研究结果**

FAME 研究将患有多支血管病变的患者随机纳入 FFR 指导或冠状动脉造影指导的 PCI 组，FFR ＞ 0.80 的狭窄病变延迟治疗。FAME Ⅱ研究将有狭窄病变但 FFR ≤ 0.80 的患者随机分配至优化药物治疗联合 PCI 组或单纯优化药物治疗组

迟血运重建。对于“灰色地带”（0.75 ～ 0.80）的值，需要临床判断，结合患者的临床表现、其他的检查结果以及自然变异的影响[23]。当 FFR 值接近阈值时，通常的做法是，给予额外剂量的血管扩张药：较高剂量可以确认已经达到最大充血状态。但由于血流量未直接测量，高剂量的血管扩张药可能致血流动力学紊乱，因此需要谨慎考虑。

在临床常规的冠状动脉造影而不是冠状动脉介入治疗期间，FFR 仍然有巨大的使用潜力。通过在血管造影时进行多支血管的生理学评估，客观地描述任何冠状动脉粥样硬化的临床意义，FFR 可以获得更大的效用。研究表明，随着 FFR 的出现，医疗决策可能会发生重大变化[24, 25]。

FFR 评估的临床操作

FFR 的测量需使用压力导丝[3]。压力导丝通过标准的指引导管送入并定位在冠状动脉狭窄的远端，在 X 线透视引导下进行检查。导丝通过狭窄病变之前，应该尽量使狭窄远端压力曲线与左主干或右冠状动脉开口测定的主动脉压力曲线相等或“校准”（图 6–7）。如果怀疑有开口狭窄，则压力导丝需要在主动脉中进行校准。应在去除导引针，Y 阀完全关闭的情况下进行测量以避免轻微的压力漂移。一旦导丝通过狭窄，建议导丝的传感器至少远离狭窄 2 ～ 3 个血管直径，以减少压力恢复现象的影响。连续显示狭窄远端压力曲线和主动脉压力曲线，通过静脉或冠状动脉内注射血管扩张药，然后在稳定期间采集 FFR 的值。

当存在弥漫性病变时，可以轻微地牵拉导丝使之后撤，将传感器放置到血管的开口。如果在持续充血状态下进行测量（可以通过静脉输注腺苷实现），则可以估计较大压力下降的区域。

在完成测量评估之后，传感器通常应撤至冠状动脉开口以排除压力导丝漂移或血流动力学系统波动的影响，这将使得测量不可靠。超过 2mmHg 的漂移值提示应该重复测量。

需要注意的是，冠状动脉内注射腺苷时可能引起主动脉压出现大的血流动力学变化。近端主动脉压力的大幅降低和冠状动脉远端压力变化没有直接关联，但可能影响 FFR 测定。应注意确保在稳定充血状态期间计算比率以匹配初始的验证工作。在某些情况下，最低 FFR 值可能发生在初始峰值充血状态期，而导致对狭窄严重性分类的改变[15]。延长静脉注射腺苷可引起微循环的反常血管收缩，此时应该观察整个曲线以获得可靠的数值[26, 27]。

（四）血流储备分数的临床应用

FFR 已广泛用于不同病变的评估以协助做出临床决策。在一些临床研究中利用 FFR 来评估左主干病变[28, 29]、边支血管以及指导桥血管的植入[30]。在外科搭桥术中使用 FFR 指导的数据仍然有限[31]。尽管心肌梗死后短期内微血管对腺苷的反应性不

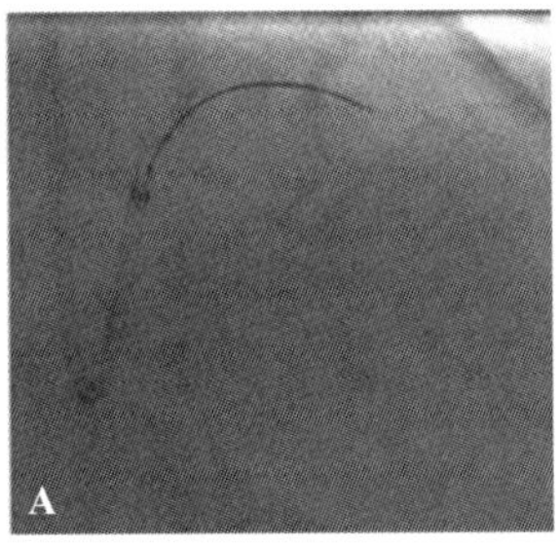

压力传感器的位置

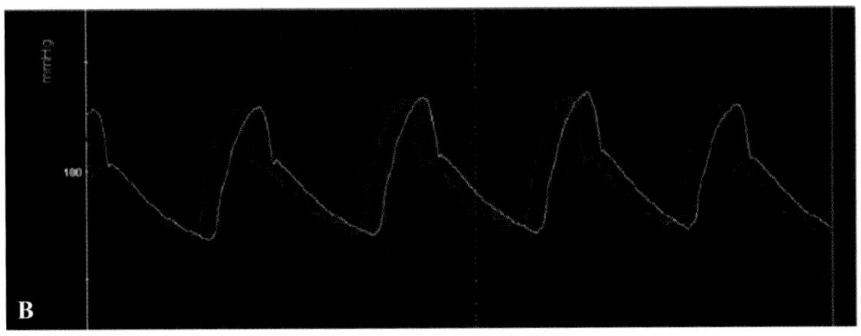

相位延迟

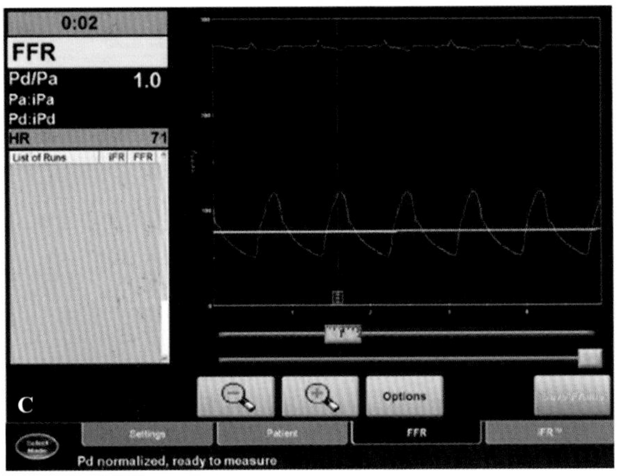

正式校准后

▲ 图 6-7　主动和位相校准

A. 压力导丝的传感器应在冠状动脉开口处进行校准。对于大多数的压力导丝，传感器位于不透射线标记的连接处；B. 近端主动脉压（Pa，红色）与远端导丝压力（Pd，黄色）之间存在相位延迟；虽然整个心动周期的 Pd / Pa 比为 1.0，但在心脏舒张期的无波期间，该比例在开口处是错误的，为 1.08。因此，所采取的任何测量都是错误的；C. 在正式校准过后，Pd 和 Pa 一致

佳，但 FFR 已被用于急性冠状动脉综合征患者的治疗，且具有一定的重复性。

许多研究试图将血管内超声或 OCT 的参数与 FFR 相结合。总体而言，阈值的确定取决于关于 FFR 研究的潜在人群和分布情况。这些研究结果对那些希望最大限度地减少冠状动脉内器械、冠状动脉内成像和生理学评估方式应用的人有意义，它们提供了互补而非互相排斥的信息来帮助临床决策。

六、瞬时无波型比率

iFR 是狭窄严重程度的静息指标，用于量化狭窄对冠状动脉循环的影响[32]。其仅为压力指数，在舒张期的无波期间测量。无波期间是使用波强分析的方法确定的，是影响血流的各种压力恒定的时期，并且微循环阻力处于整个心动周期中的最低水平。因此，压力和流量在无波期间呈线性相关，使得静息压力指数能够评估狭窄的严重程度而无须外源性血管扩张药[32, 33]。

iFR 的计算方法与 FFR 或其他基于压力的计算方法相同。一旦压力传感器通过狭窄病变，iFR 可通过单次心跳计算，也可计算 5 次心跳的平均值。最初的系统需要进行心电监护以确定心动周期中的正确相位，但采用压力算法的较新系统无须心电监测。

无波期间不会受到心率变异性或房性心律失常的明显影响。进行生理学评估的典型心率范围在 40 ～ 130/min。较新的算法能够排除不适当心跳的影响。

在轻柔的回撤压力导丝过程中，可以得到整个血管的 iFR 值，从而识别整个血管中的局灶性和弥漫性病变。反映病变严重程度的数据部分取决于回撤的速度，一般 20 ～ 30s 回撤出血管就足够了。由于这些数据是在静息时获得的，因此在充血状态下

多处狭窄之间可能发生的血流相互作用的影响已最小化[34]。这体现了 iFR 回撤方法的额外优势，因为可以预测去除狭窄病变后的血流动力学效应（图 6–8）[35]。冠状动脉介入治疗后，残余静息压力梯度通常保持不变，因为静息的血流速度变化很小。相比之下，在充血状态下回撤压力导丝，虽然可以识别高压力梯度的区域，但不能预测支架置入对于血流动力学的影响，因为在去除狭窄后充血状态下压力梯度会发生变化。这些新的额外信息可以优化目前生理学指导下的冠状动脉介入治疗。

在给予诸如腺苷的血管扩张药期间也可以测量 iFR。虽然这样会产生较低的 iFR 值，甚至低于 FFR，因为微循环阻力的稳定性没有变化，因此没有明显提高诊断率。如此看来，静息时测量的数据就足够了。如果在充血状态下测量，还必须应用更低的阈值（≤ 0.66 为缺血）。

（一）关于瞬时无波型比率的临床研究

在许多研究中，iFR 被用来与 FFR 进行比较，特别是在 ADVISE 系列研究中[32, 36, 37]。对病变严重程度的分类依赖于临床研究中涉及的病变，证实有 80% ～ 88% 的符合率。FFR 的可重复性决定了 iFR 和 FFR 的符合率。根据所选择的技术和分析方法，当 FFR 接近其阈值时，iFR 和 FFR 分类符合率的差异可以高达 15%。与缺血的其他检测方法（包括充血状态下狭窄阻力、CFR、SPECT 和 PET 成像）相比，iFR 和 FFR 检测缺血的能力相当（图 6–9）[33, 38–41]。

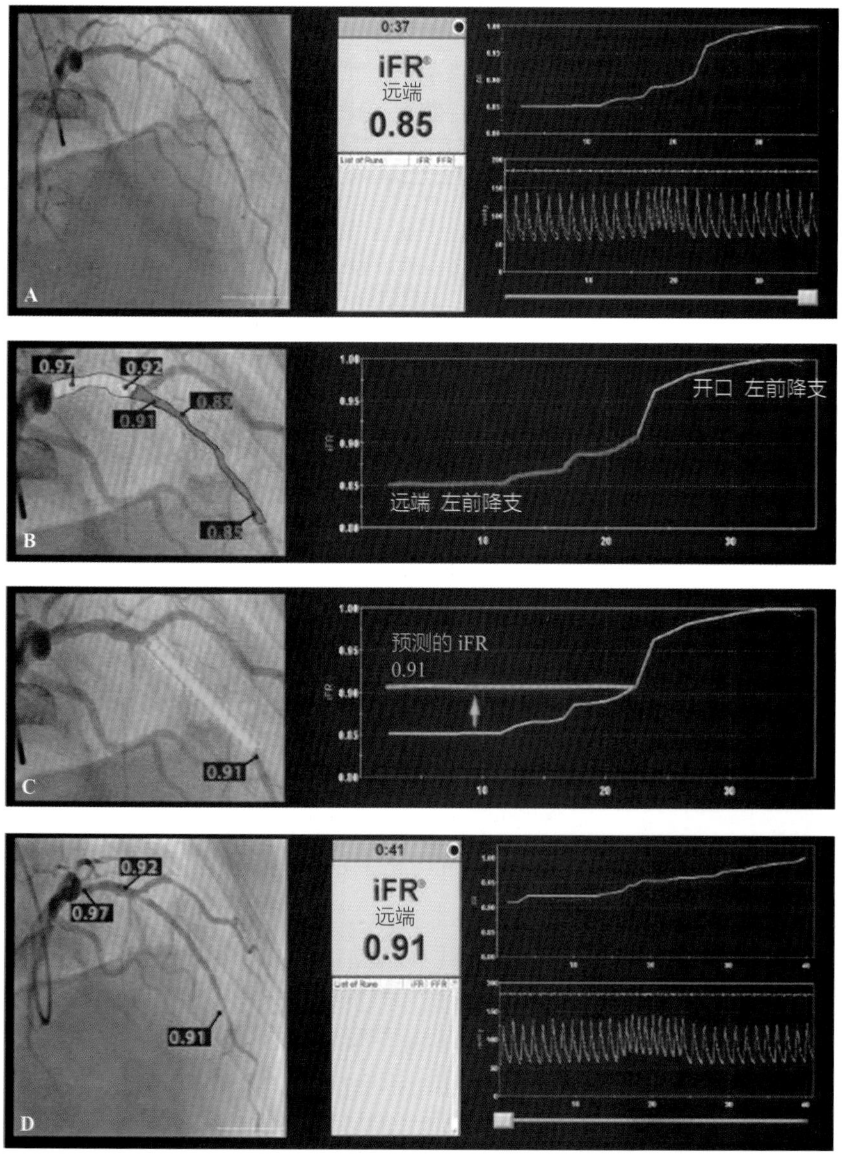

◀ **图 6–8 回撤 iFR 可用于预测 PCI 后 iFR 值**

A. 左前降支近中段狭窄，为中度至重度长节段病变。iFR 呈阳性，提示缺血；B. 实时逐搏回撤 iFR 表明近段狭窄使 iFR 增加 0.05 单位，而中段病变为 0.06 单位；C. 预测去除中段血管病变的 iFR 为 0.91，高于治疗阈值；D. 支架置入术后重复 iFR 确认中段血管病变 iFR 为 0.91；回撤显示，近段病变造成 iFR 增加 0.05 单位，可以延迟处理

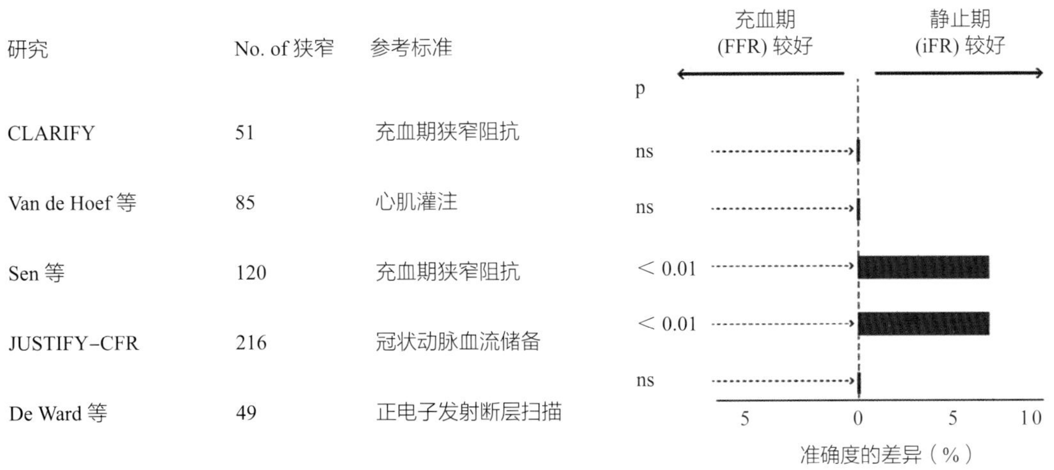
研究
No. of 狭窄
参考标准
充血期
(FFR) 较好
静止期
(iFR) 较好
p
CLARIFY
51
充血期狭窄阻抗
ns
Van de Hoef 等
85
心肌灌注
ns
Sen 等
120
充血期狭窄阻抗
< 0.01
JUSTIFY-CFR
216
冠状动脉血流储备
< 0.01
De Ward 等
49
正电子发射断层扫描
ns
5
0
5
10
准确度的差异（%）

▲ 图 6-9 iFR 和 FFR 与缺血参数进行比较

无腺苷 iFR 与应用腺苷的 FFR 具有相同的诊断准确性。在将这两个参数与缺血的其他检测方法（包括检测缺血的金标准 PET）进行比较的多项研究中，用于检测缺血的上述压力指数的准确度没有差异

一些大型的随机对照试验正在进行中：DEFINE-FLAIR 和 iFR-Swedeheart 研究，将比较患者根据 iFR 或 FFR 进行血运重建的临床结果。

（二）瞬时无波型比率测量的实际考虑因素

在进行静息时的生理学评估时，必须采用严格的标准化方法，可由“3 个 N”来概括，即硝酸甘油（nitrates）、校准（normalize）和不触碰（no touch）。

首先是冠状动脉内注射硝酸甘油。所有生理学评估都需要使用硝酸甘油来稳定心外膜血管阻力，因为压力导丝的送入会导致不同程度的冠状动脉痉挛，且在血管造影上并不总是能很清楚地显示。通常，300μg 硝酸甘油就足够了，一旦指引导管到位冠状动脉口，就应该在压力导丝送入血管之前使用。如果在最后一次给药和记录数据之间已经过了一段时间，通常需重新给予硝酸甘油。它不会引起显著或长期的充血，任何血流量的增加都会在 30s 内恢复到基线状态。

其次，强烈建议在导丝送入靶血管之前，对位于血管开口处的压力导丝进行“校准”。应该在去除导引针的情况下进行。主动校准不仅可以确保压力比为 1.0，还可以确保近端和远端压力曲线之间没有时间延迟。这与诸如 iFR 的相位压力分析相关，因为时间偏差将产生不正确的计算结果（图 6-7）。

最后，一旦将导丝定位在测量位置，就不应再触碰压力导丝。为了进行最佳的静息状态评估，应在测量指标之前避免额外的造影剂注射。如果需要注射造影剂，最好等待 20s 以消除次最大充血状态的影响。

PCI 术后，无论是球囊扩张还是支架置入术后，当球囊被撤出且指引导管已被冲洗过后，通常会恢复静息血流状态。实际上，在静息状态时测量所需的时间并没有延迟。

在实践中尚未发现患者焦虑或意识状态会影响静息状态的测量。ADVISE 系列研究均在送入导管室且没有镇静的患者中进行。

iFR 测量不是必须使用血管扩张药，因此在简化狭窄评估方面具有优势，可以降低费用、时间和患者对血管扩张药的不适感。对不能使用血管扩张药的患者具有潜在应用价值，例如过敏、严重气道疾病或不能耐受低血压的病症（如主动脉瓣狭窄）。这对多支血管评估和生理学指导下的冠状动脉介入治疗以及干预后的评估提供了进一步应用前景。

七、冠状动脉微血管功能的评估

冠状动脉微循环的功能状态可以很好地预测预后[4]，冠状动脉微血管功能的评估可以协助进行危险分层。目前的方法依赖于对微循环的间接评估：观察引起微血管不同反应的特定激动药对冠状动脉血流变化的影响。激动药分为内皮依赖性（需要完整的内皮功能，如乙酰胆碱、P 物质和缓激肽）或非内皮依赖性（如硝酸盐和硝普钠）[42]。给予激动药后冠状动脉血流量的变化水平与微循环的功能状态成反比。

（一）评估冠状动脉微血管功能的研究方法

其基本原理是血流量对微血管激动药的反应。血流量是血管横截面积和血流平均速度的乘积：flow =（πD2/4）×（0.5 × APV），其中 D 是使用定量冠状动脉造影测量的血管直径，APV 是使用多普勒导丝测量的平均峰值速度。应在距多普勒传感器远端约 2.5mm 的 5mm 节段上严格测量血管直径。在获得冠状动脉基线血流后，应通过指引导管连续微泵输注或冠状动脉内弹丸式推注激动药后重复测量。流量的变化可以量化为与基线或充血流量相比的百分比变化。直径测量或不充分的血液流速导致的潜在误差很大，需要注意。

（二）微循环阻力系数：评估微血管功能的临床工具

IMR 用于测量冠状动脉微血管的阻力，源于欧姆定律（理想导体上的电位差与通过导体的电流成正比）[43]。在忽略静脉压的影响下，通过充血状态远端冠状动脉压（Pd）除以充血状态的血流来计算 IMR；这通常是使用热稀释法通过 Pd 乘以充血状态的通过时间（T_{mn}）来计算 [43]。快速注射 3ml 室温生理盐水来确定最大充血状态（通常通过静脉输注腺苷）时的通过时间（图 6-10）。

IMR 与猪开胸模型中测量的真实微循环阻力显著相关。在存在心外膜狭窄的情况下，冠状动脉楔压应包括在计算公式中 {IMR = Pa× 充血平均通过时间 ×［（Pd–Pw）/（Pa–Pw）］}，这在 FFR ≤ 0.60 的明显狭窄中尤其重要，因为侧支的血流可能有影响。基于 FFRcor 和 FFRmyo 之间的统计关系，Pw 的数学推导也是可能的。因此，IMR 可以计算为：

IMR_{calc}= Pa × T_{mn}Hyp ×（1.35 × Pd/Pa–0.32）[20]

IMR 被视为相对而非绝对指数，还没有被正式接受的阈值。然而，在两个小样本血管造影正常的健康人群中发现 IMR 值低于 25[44]。IMR 值高（＞ 40）的 ST 段抬高型心肌梗死患者更有可能心肌酶增高，无创检查显示心肌恢复较少，磁共振成像 [45] 证实有微血管梗阻。IMR 低于 40 时，因充血性心力衰竭引起的死亡率和再住院率低，同时总体死亡率也低。评估微血管功能障碍辅助方法的研究正在积极进行中，比如 IMR，以达到尽量减少在 ST 段抬高型心肌梗死和相对稳定择期干预患者的微血管功能障碍的目的。在其他冠状动脉正常患者中使用高 IMR 值来诊断微血管功能障碍作为心绞痛的原因也可能是有用的。

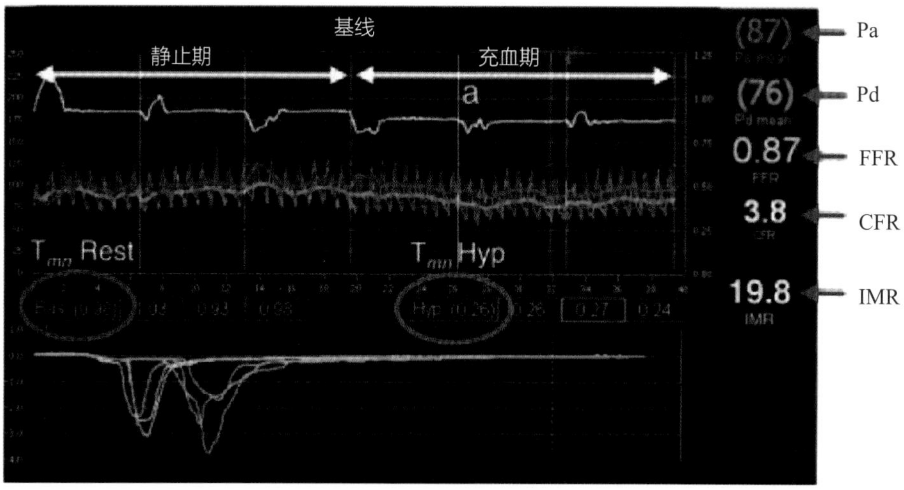

IMR = Pd × T_{mn} Hyp = 76 × 0.26 = 19.8

▲图 6-10　IMR 计算

压力 - 温度导丝用于获得平均 Pd 和平均远端冠状动脉血流（基于冠状动脉内注射 3ml 室温盐水的热稀释原理）。IMR 为最大充血状态时平均 Pd（绿色圆圈）和平均远端冠状动脉血流的比值。远端冠状动脉血流与注射液的平均通过时间（T_{mn}）成反比。因此，IMR = Pd : 1/T_{mn} = Pd × T_{mn}

第7章　血管内超声和虚拟组织学：原理、图像解析和临床应用

Intravascular Ultrasound and Virtual Histology: Principles, Image Interpretation, and Clinical Applications

Adriano Caixeta　Akiko Maehara　Gary S. Mintz　著

刘玉建　译

第二次世界大战结束后不久，超声波在医学上就得到了应用。实时超声成像起源于20世纪60年代末70年代初，Bom等[1]率先开发了应用于心血管透射电镜的线性阵列传感器。1972年，首个二维导管成像系统设计完成，是在9F导管的顶端连接呈放射状排列的32个固态传感器阵列[2]。20世纪80年代末，Yock等[3,4]已经成功地将其缩小成单一传感器系统，并且可以放置在冠状动脉内。此后，血管内超声成为越来越重要的导管成像技术，为PCI以及许多不同的临床和科研应用提供实际指导[5-10]。

冠状动脉造影有诸多的局限性，包括投影缩短和血管重叠，评估病变严重程度时不同术者间的差异性大，且无法提供斑块负荷或成分的详细信息。相反，血管内超声直接在血管腔内对粥样硬化斑块进行成像评估，允许重复测量斑块大小、分布和一定程度上的斑块成分。血管内超声作为一种预测预后工具及指导冠状动脉介入治疗的手段已得到了良好的应用。血管内超声也为药物洗脱支架的有效性和安全性的评估提供了新的手段。因此，血管内超声已作为回归研究中连续评估动脉粥样硬化斑块负荷进展的可选方法。

血管内超声最新进展已允许使用计算机辅助分析射频信号来识别斑块成分和形态（例如虚拟组织学）。已有一些研究将这些较新的血管内超声方法与各种临床情况下患者的预后相关联。本章节综述了灰阶血管内超声和虚拟组织学成像在诊断和治疗中的基本原理、技术和解析。

一、血管内超声成像原理

超声波是一种声能量，频率高于人类听觉。人类的耳朵可以检测到的最高频率大约为每秒振动2万次（20 000Hz）。这是声波范围的上限和超声波范围的开始。在医学成像中，高频声波能量的范围是百万兆赫（MHz）。当前用于冠状动脉的血管内超声导管的频率范围为20～45MHz，轴向分辨率为100～200μm[11]。

血管内超声通过提供管腔几何形态和管壁结构的透视成像对冠状动脉造影进行补充。冠状动脉内超声所需的设备包括导管、微型传感器和重建图像的控制台。血管内超声传感器通过压电（压力－电）晶体材料将电能转化为声能，这种晶体材料在被电激发时膨胀收缩，产生声波（比如脉冲/回波序列或向量）。从组织反射后，一部分超声能返回到传感器，然后传感器产生一个电脉冲，将其转换成运动图像[12]。身体里的所有物质都能反射声波。声波以不同的间隔返回，这取决于材料的类型和与传感器的距离。控制台通过反射声波的变化创建超声波图像。

反射（或背散射）超声波的强度取决于许多变量包括传播的信号强度、组织对信号的衰减、传感器到目标的距离、信号相对于目标的角度以及组

织的密度[5]。超声成像的一些临床特性（例如分辨率、穿透深度和声学衰减）影响了传感器的几何特性和频率特性。中心频率越高，轴向分辨率越高，但穿透深度越低。对于冠状动脉成像，因为传感器靠近血管壁，所以使用的高频率超声集中在 20 ～ 40MHz。使用高频率超声提供了 80 ～ 120μm 的轴向分辨率和 200 ～ 500μm 的横向分辨率（依赖于成像深度和梁形状）[5]。

二、血管内超声检查设备

通常使用两种不同的传感器设计，产生可比较的信息：机械旋转和电子激活的相控阵。机械探头使用驱动电缆在导管顶端以 1800 转 / 分的速度旋转单个元件传感器。每增加大约 1°，传感器发送和接收超声波信号可为每个图像提供 256 个单独径向的扫描线。该机械传感器具有结构简单、信噪比大、时间和空间分辨率高等优点。在电子系统中，多个小传感器元件在一个环形阵列被顺序激活生成横截面图像[5, 12]。

血管内超声控制台包含许多成像控制，如变焦、增益、时间增益补偿（TGC）、伽马曲线、压缩和抑制以及其他。使用这两种系统，静止图像和视频图像可以在本地存储器或远程服务器上以 DICOM 格式进行数码存档。

三、成像的伪影

当代血管内超声设备生成的图像中通常会出现伪影，对成像解析和测量产生干扰。

（一）环晕

环晕伪影通常表现为导管周围一连串平行带或厚薄不一的晕圈，使得导管周围近场图像模糊不清。相控阵型系统环晕伪影发生概率更大（图 7–1）。

（二）不均匀旋转失真

不均匀旋转失真（NURD）产生于机械导管中对旋转元件的摩擦力。不均匀旋转失真使得创建的图像被部分拉伸或压缩。由于血管内超声二维图像的精确重建取决于导管的均匀旋转，因此在血管内超声测量期间不均匀旋转会产生误差（图 7–1）[13]。实际上，随着失真程度的增加，平均管腔面积趋于增加[14]。不均匀旋转失真还发生在导管驱动鞘折叠或血管扭曲的情况下。

（三）多重反射

较强的空间组织异质性产生声学噪声和脉冲多重反射——在下一次脉冲传输之前到达传感器的多个回波产生多个反射影像（图 7–1）。多重反射伪影多伴发于高回声组织，如支架、导丝、指引导管和钙化病变（尤其是旋磨术后）。

（四）其他伪影

其他一些伪影也可能干扰血管内超声图像的解读：旁瓣伪影和“鬼影”也是由高回声的物质反射产生的，如钙化病变和金属支架[5]。在纵向或 L 模式显示中，在回撤期间的导管运动伪影会导致“锯齿状”外观（图 7–2）。

导管位置对图像质量也有重要影响。导管在轴外位置时会使血管呈椭圆形成像，从而误导术者高估管腔和血管的面积[15]。在心动周期中，血管内超

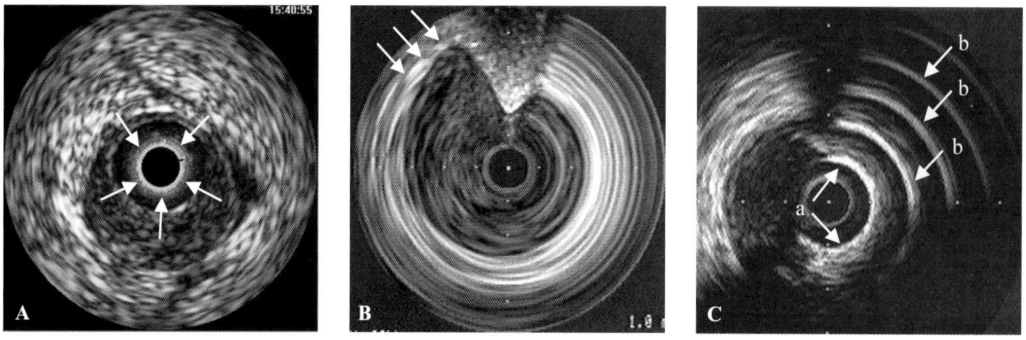

▲ 图 7–1　3 例伪影

A. 电子阵列型系统图像中的环晕伪影，靠近导管面的近场明亮的光晕（箭）使得紧邻导管的区域模糊；B. 仅在机械旋转系统中发生不均匀旋转扭曲。部分图像被扩展，导致图像在其圆周视图中变形 – 图像显示为椭圆形（箭）；C. 多重反射是相同结构的重复回波。此例是来自于钙化病变的多重反射伪影。钙化的弧度用箭 a 表示，假性结构（多重反射）用箭 b 表示

声探头的轴向（顺行 – 逆行）运动打乱了连续的图像，这对三维重建和评估冠状动脉顺应性有一定的影响[16]。

四、图像采集和演示

关于血管内超声的获取、测量和报告标准已经有两份重要共识文件，分别由 ACC 临床专家共识文件工作组[12]和欧洲心脏病学会冠状动脉循环工作组的冠状动脉内成像研究亚组及超声心动图工作组血管内超声亚组发布[17]。

血管内超声显示为断层扫描横截面视图，还可以显示纵向视图（L 模式或长视图），但这仅在使用电动传感器回撤时才能施行。血管内超声长轴重建图像可用于病变长度的测量、被局部遮盖的血管深部组织判定（如钙化或金属支架后面的外弹力膜）。

使用手动或电动回撤各有利弊，通常优选电动回撤。使用电动传感器回撤可以评估病变长度、容积，同时可以保证不同术者的一致性和系统性的血管内超声图像获取及多中心和系列研究中图像采集的一致性和可重复性[18, 19]。

标准的血管内超声图像采集步骤应该在抗凝和冠状动脉内给予硝酸甘油后，血管内超声导管放置在病变节段血管的远端（至少 10mm），并且应连续记录，直至回撤到主动脉。优选的回撤速度为 0.5mm/s。

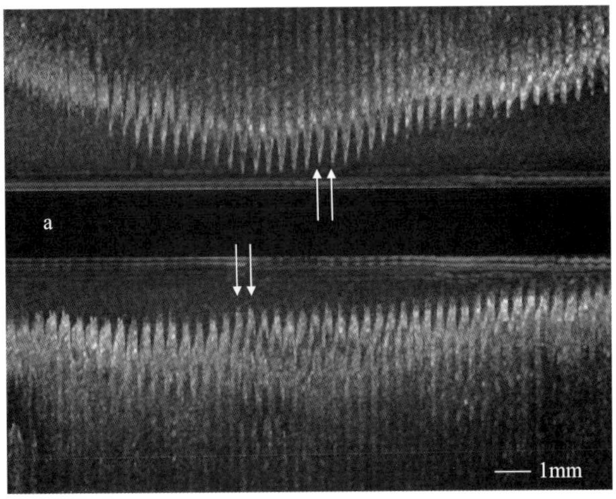

▲ 图 7-2　纵向图像重建（或 L 模式）显示

传感器 a 相对于动脉过度运动，导致锯齿形外观（白箭）。由于收缩期和舒张期之间广泛的房室沟运动，在右冠状动脉和左回旋支的这种伪影更常见

五、正常动脉形态

体外和体内正常人体动脉的超声表现已有报道[3, 7, 20–22]。肌性动脉如冠状动脉，有三层结构：内膜、中膜和外膜。正常内膜厚度随年龄增加而增长，出生时为单个内皮细胞，5 岁时增加到平均 60μm，到 30—40 岁时为 220 ～ 250μm[23]。血管内超声对异常内膜厚度的定义仍有争议，一般来说，“正常内膜厚度”的阈值是＜ 300μm（0.3mm）。与管腔和中膜相比，内膜的最内层是回声相对增强的，并且在屏幕上显示为单个明亮的同心圆回声。由于中膜的平滑肌细胞分布均匀和胶原蛋白、弹性组织和蛋白多糖较少，其反射率较低。超声组织学上中膜平均为 200μm，但在动脉粥样硬化的情况下内侧变薄[24]。在晚期动脉粥样硬化疾病中，中膜可能不会在血管的整个周围显示为明显的一层。冠状动脉的中膜厚度与病变厚度呈负相关[25]。内膜 – 中膜边界定义不明确，因为内膜层比中膜层具有更强的超声反射波。相反，与外弹力膜（EEM）的位置一致的中 – 外膜边界可以精确判定，因为在没有晕状伪影发生的情况下分界处的反射回声会明显变化。血管的最外层，即外膜，由胶原和弹性组织组成，厚度为 300 ～ 500μm。由于回声反射率类似于外膜周围组织，因此外膜外缘也不明显[13, 21]。在内膜厚度＜ 100μm 的情况下，正常冠状动脉是“单层”，因为 40MHz 血管内超声导管分辨率小于 100μm；或“三层”包括来自内膜的明亮回声，来自中层的暗区，以及来自外膜周围的明亮回声（图 7-3）。

六、定量分析

在非支架置入病变中，有两个清晰的界面与组织学图像对应，通过超声可以很好地显示内膜的前缘和中膜的外边缘（或中膜 – 外膜交界处）。因此，血管内超声可以定义两个横截面积（CSA）测量值：腔内横截面积和中膜 – 外膜横截面积（或外弹力膜横截面积）。动脉粥样硬化或斑块和中膜复合物（P & M）横截面积计算为外弹力膜横截面积减去腔内横截面积，因为中膜不能被视为一种单独的结

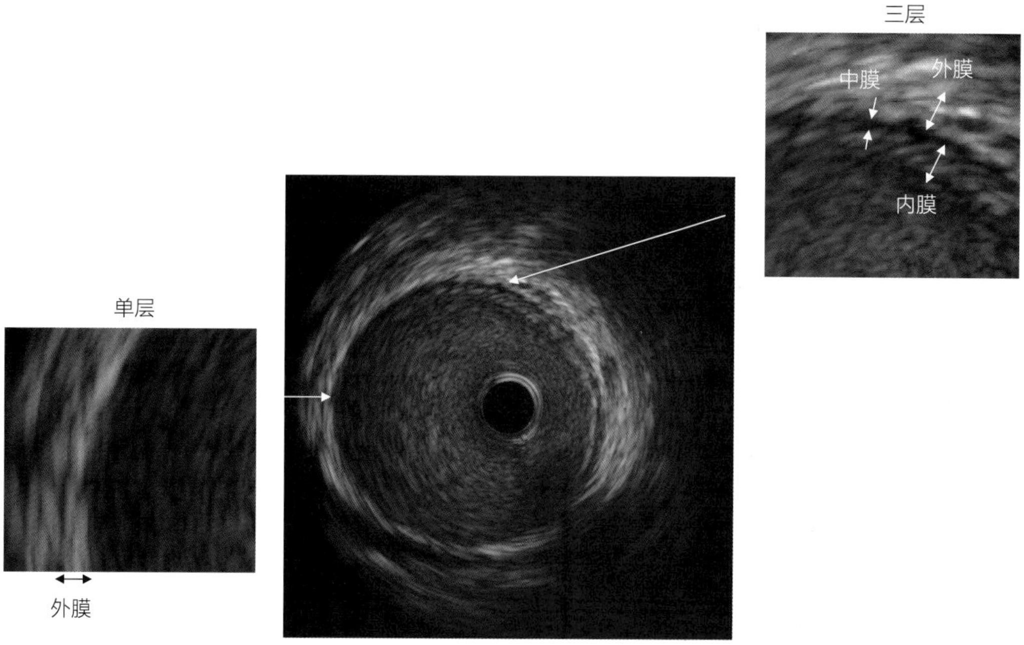

▲ 图 7-3 正常冠状动脉形态的横截面图

在右侧的放大图像中，明亮的内层（内膜），中间的低回声区（中膜）和外部的亮层（外膜）代表血管内超声的“三层”外观。在左边的放大图像中，只有外部明亮的外膜层，代表“单层”外观

构。因此，通过描记近端参考血管、病变和远端参考血管的外弹力膜和管腔区域，可以完全量化非支架病变，计算得出测量值（最小和最大外弹力膜和管腔直径、动脉粥样硬化或斑块和中膜复合物面积和厚度、斑块负荷、斑块和中膜复合物/外弹力膜），并测量病变长度（近端和远端参考血管之间的距离）（图 7-4）。

在置入支架的血管中，支架成为可测量的第三结构（支架横截面积）。它看起来是沿着血管周围的亮点。通过描记近端和远端参考血管的外弹力膜和管腔区域以及支架病变的外弹力膜、管腔和支架区域，可以对支架病变进行完全量化，计算得出测量值[最小和最大外弹力膜，支架和管腔直径；支架周围斑块和中膜复合物面积和厚度；支架内内膜增生（面积和百分比）]，并测量支架长度。通过电动回撤，可以使用 Simpson 公式加面积测量值来计算体积。

七、定性分析

灰阶血管内超声具有一定的基于组织不同回声反射区分斑块成分的能力。动脉粥样硬化斑块是含有不同阻抗（密度）成分的混合物，很少是均质的。标准方法是将斑块的回声强度或“亮度”与用作参考的周围外膜进行比较。根据斑块回声特性区分三种基本类型的病变：①“软”或低回声斑块不能反射很多超声波，并且与外膜相比看起来较暗且具有较小的回声强度（图 7-5）；②纤维状；③钙化斑块的特征在于具有与外膜相同或更大的强度。反射不那么强的斑块显示为阴影，被标记为“硬”或高回声，主要由纤维组织组成（图 7-5）。声学阴影的存在以及最明亮的回声带和多重反射是钙化病变的特征（图 7-5）。

由内膜增生引起的支架内再狭窄似乎通常具有低回声特性，部分取决于年龄和辅助治疗（即近距离放射治疗）（图 7-6）。

血管内超声难以识别血栓。它可能表现为管腔内的分叶状低回声团块、闪烁的回声，或可能的血栓影与下方斑块之间的明显分界以及通过血栓的血流影（图 7-7）。

八、血管内超声和血管造影的比较

冠状动脉造影将冠状动脉解剖结构描绘为管腔

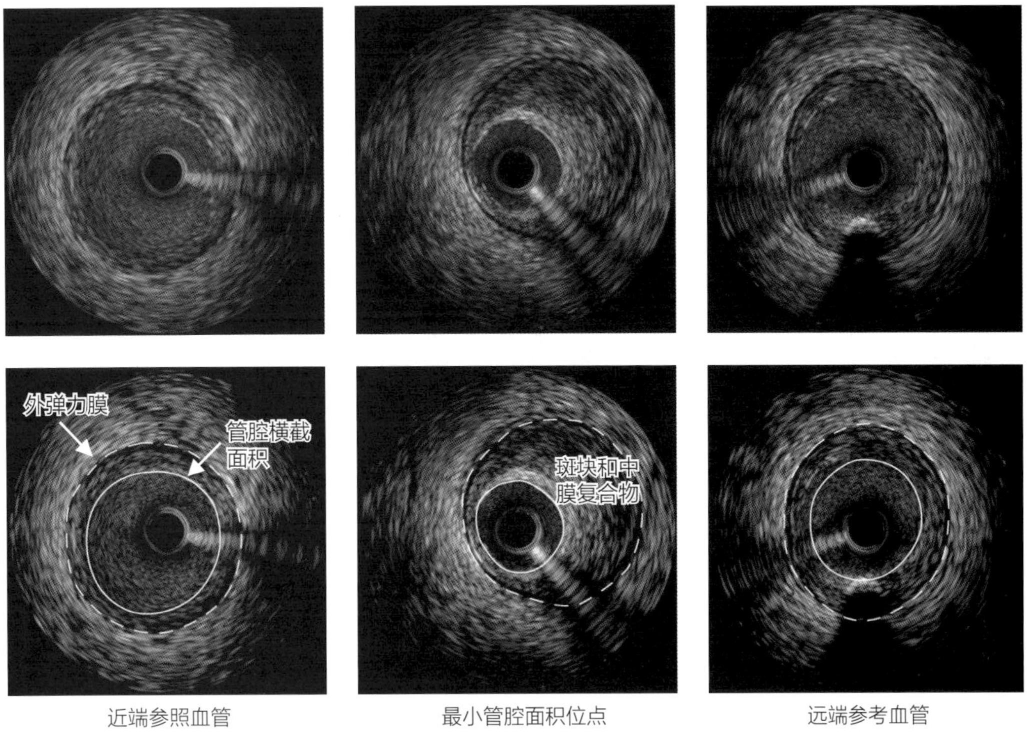

▲ 图 7-4 非支架置入血管中行介入术前的血管内超声测量

图示病变的近端和远端参考血管和最小管腔面积。血管内超声显示为上下两行：一个未标记，一个用线突出显示定量分析。虚线突出显示每个外弹力膜横截面积，实线表示每个内腔横截面积。病变部位的最小管腔横截面积为 $2.1mm^2$。在外弹力膜横截面积和管腔横截面积之间，评估动脉粥样硬化或斑块和中膜复合物

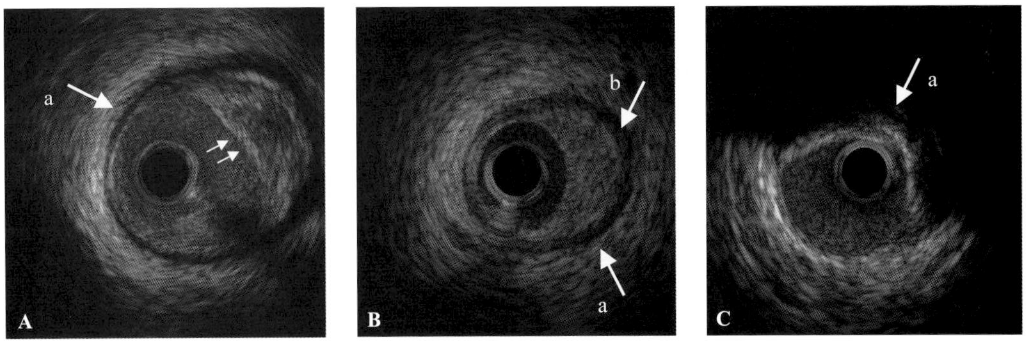

▲ 图 7-5 灰阶血管内超声图

图示完全低回声或软斑块并不常见，因为动脉粥样硬化斑块很少是均质的。A. 显示了一个主要是软斑块的病变——一个薄帽纤维（小箭）和位于其下面的脂质核心，斑块不如外膜 a 光亮；B. 显示了纤维斑块或高回声斑块。高回声斑块和外膜一样明亮或更明亮。在这个偏心斑块中，斑块 b 最厚部分后面的中膜厚度是当光束通过高回声斑块时光束衰减引起的伪影。实际上，随着动脉粥样硬化的增加，中膜变得更薄。请注意，斑块最薄部分后面的中膜也更薄——没有伪影；C. 显示浅表钙化，定义为钙化 a，其更接近内膜而不是外膜。钙化影响更深的动脉结构，本例钙化弧为 180°

的纵向轮廓，而血管内超声及其断层扫描直接显示管腔、粥样斑块和血管壁。与血管内超声相比，冠状动脉造影明显低估了动脉粥样硬化的存在、严重度和范围[19, 26, 27]。此外，在接受 PCI 的患者中，血管内超声通常在血管造影“正常”节段中显示出显著的动脉粥样硬化[28]。这种现象可以通过三个主要因素来解释：①冠状动脉粥样硬化通常为长节段血管内弥漫分布，没有完全正常的参考区段用于比较；②部分复杂的动脉粥样硬化斑块不能在二维层面上显示；③最重要的是，动脉壁正性重构的存

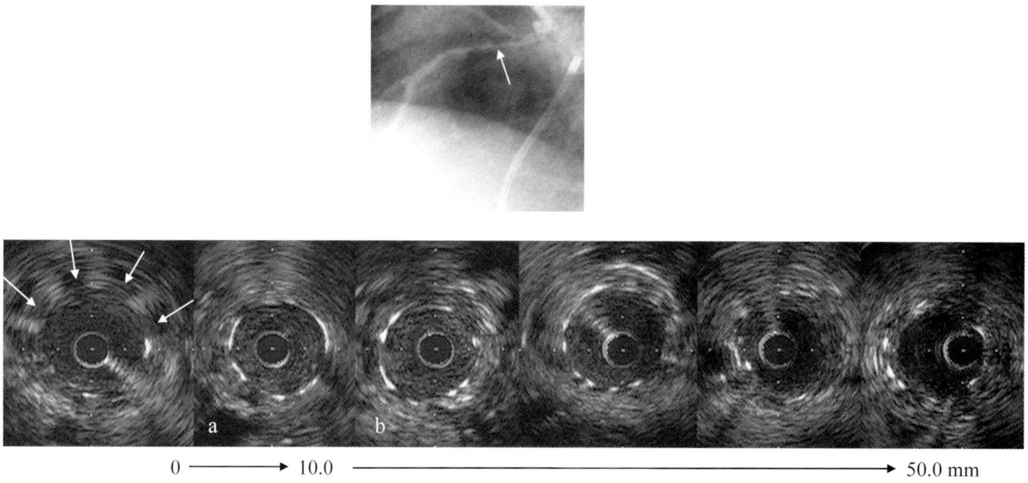

▲ 图 7-6　该患者出现弥漫性支架内再狭窄（造影图上的白色箭头）

在 a 和 b 处出现最严重的内膜增生，其新生内膜组织包裹在 IVUS 导管周围。近端也有支架贴壁不良（白箭）（引自 Mintz, 2005 [5]。经 Taylor & Francis 许可转载）

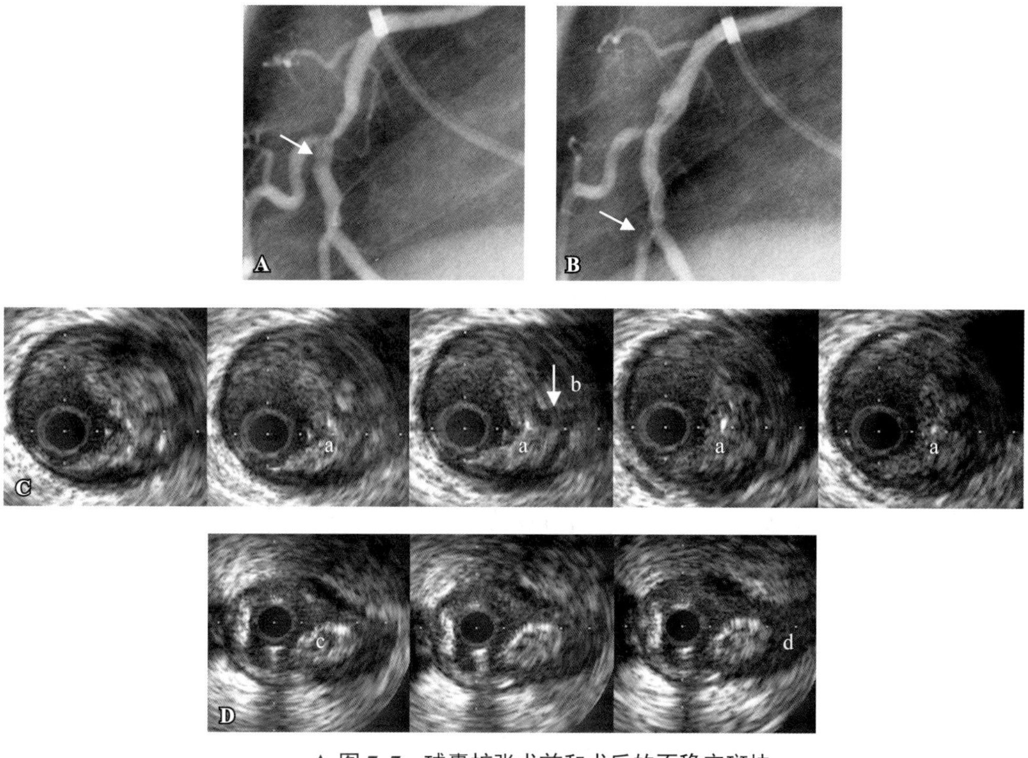

▲ 图 7-7　球囊扩张术前和术后的不稳定斑块

A. 球囊扩张术前的不稳定斑块（白箭）；B. 白色箭头显示球囊扩张术后锐缘支起始处的充盈缺损；C. 介入术前血管内超声显示分叶和带蒂血栓 a，与底层血管壁 b 的边界明显；D. 球囊扩张术后血管内超声显示血栓 c 致锐缘支栓塞 d（引自 Mintz 2005 [5]。经 Taylor & Francis 许可转载）

在 [12]。在某些情况下，弥漫性、同心和对称的冠状动脉疾病可影响整个血管，导致血管造影呈现为一个明显管腔狭窄的小动脉。

（一）冠状动脉重构

冠状动脉斑块部位的血管壁重构最初是由 Glagov 等在尸检中发现的 [29]，后来通过血管内超声成像在体内证实 [30]。“正性”“外向性”或“扩张性”重构定义为动脉管腔的增大；“负性”“内向性”或“缩窄性”重构被定义为动脉管腔的缩小。正性重构指冠状动脉斑块负荷增加时，局部管腔的代偿性扩张，尤其是在动脉粥样硬化的早期阶段[31]。直到病变平均占外弹力膜内面积的 40% ～ 50%（40% ～ 50% 斑块负荷）时[29]，才会出现管腔面积的绝对缩小。相反，在没有斑块增加的情况下，负性重构与严重狭窄本身的发展有关（图 7-8）[32, 33]。

已经有很多重构定义提出并发表[12, 30-36]。其中一个定义将病变外弹力膜横截面积与近端加远端参考节段外弹力膜横截面积的平均值进行比较；正性重构指数＞ 1.0，负性重构＜ 1.0。另一个定义将正性重构定义为病变外弹力膜大于近端参考节段外弹力膜，病变外弹力膜处于近端和远端参考节段外弹力膜之间的作为中性重构，病变外弹力膜小于远端参考节段外弹力膜的为负性重构。第三个定义通过重构指数(病变 / 参考节段外弹力膜)判断动脉重构：正性重构指数＞ 1.05，中性重构指数为 0.95 ～ 1.05，负性重构指数＜ 0.95。

值得注意的是，所有这些重构的定义都是基于参考节段外弹力膜和病变部位外弹力膜的比较。由于在动脉粥样硬化过程中参考节段和病变部位外弹力膜都可能出现定量变化，因此从该指数得到的重构证据是相对的和间接的，它取决于参考节段的定义，并且单个病变的分类取决于所使用的定义。

最近，Inaba 等[37]提出了一种新的关于重构的观点，在 PROSPECT 研究中发现病变部位正性（重构指数＞ 1.0）和负性（重构指数＜ 0.88）重构与非罪犯血管病变的主要不良心脏事件相关。

（二）不稳定病变

在急性冠状动脉综合征患者中，罪犯病变更常表现为正性重构和大面积的斑块负荷；相反，具有稳定临床表现的患者更多地表现为负性重构和较小面积的斑块负荷[34]。相对于稳定病变患者，无回声斑块在不稳定病变患者中更常见。此外，不稳定病变中钙化的比例低于稳定病变。不稳定病变中的钙化沉积物更小更深，且是局灶性的[38]。尽管斑块破

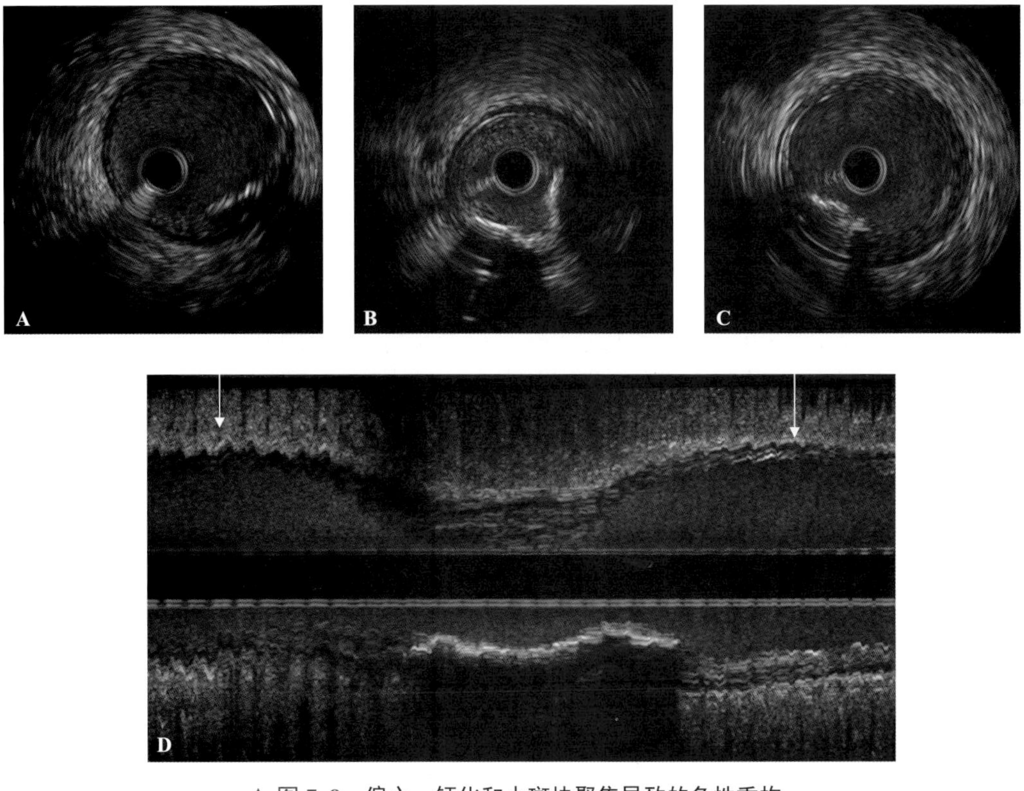

▲ 图 7-8　偏心、钙化和小斑块聚集导致的负性重构

A、C. 分别为近端和远端血管参考节段；B. 血管横截面积（或外弹力膜）小于近端（A）和远端血管（C）；D. 白箭示 A、C 的纵向视图长轴视图清楚地描绘了病变部位的血管皱缩

裂通常与急性冠状动脉综合征有关，但斑块破裂可能伴有不同的临床表现（图 7–9）[39]。据报道，急性冠状动脉综合征患者可有多处斑块破裂；然而，这也是具有广泛争议性的[40, 41]。急性心肌梗死的典型血管内超声特征包括斑块破裂、血栓、正性重构、衰减斑块、点状钙化和薄帽纤维粥样斑块（图 7–10）[42]。

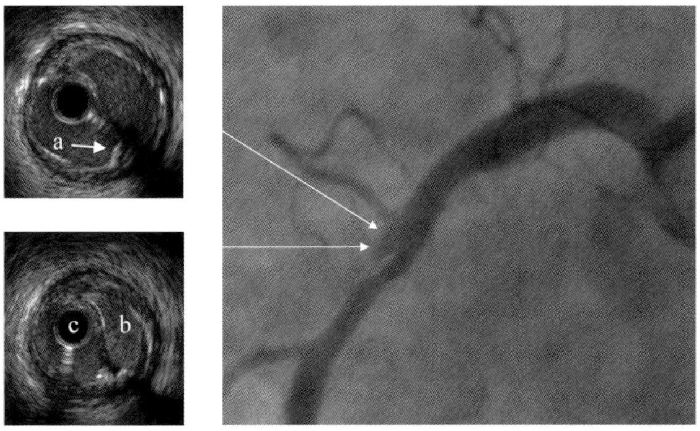

▲ 图 7–9　急性冠状动脉综合征患者复杂的右冠状动脉病变（白箭）

血管内超声图像可见斑块破裂及残留的纤维帽 (a) 斑块腔 (b) 和包含导管 (c）的真腔

衰减斑块定义为低回声或混合性动脉粥样硬化，伴有深度超声衰减，不伴有钙化或非常致密纤维化的斑块。Wu 等[43] 在 HORIZONS–AMI 研究中报道：78% 的急性心肌梗死患者有衰减斑块。Lee 等[44] 研究报道，在 39.6% 的 ST 段抬高型心肌梗死患者中观察到衰减斑块，而非 ST 段抬高型心肌梗死患者中为 17.6%。斑块破裂和衰减斑块被认为是不稳定的，在 ST 段抬高型心肌梗死患者的罪犯和非罪犯病变中均有发现[45]。病理组织学上，绝大多数衰减斑块对应的是具有坏死核心的纤维粥样斑块或具有脂质池的病理性内膜增厚。几乎所有表面回声衰减的节段都存在具有晚期坏死核心的纤维粥样斑块[46]。最重要的是，衰减斑块与首次 PCI 后的微血管阻塞[47]、无复流现象[43] 以及 ST 段抬高型心肌梗死患者迟发获得性支架贴壁不良有关[48]。

（三）临界病变和左主干病变

冠状动脉造影对于 50% ～ 75% 斑块负荷

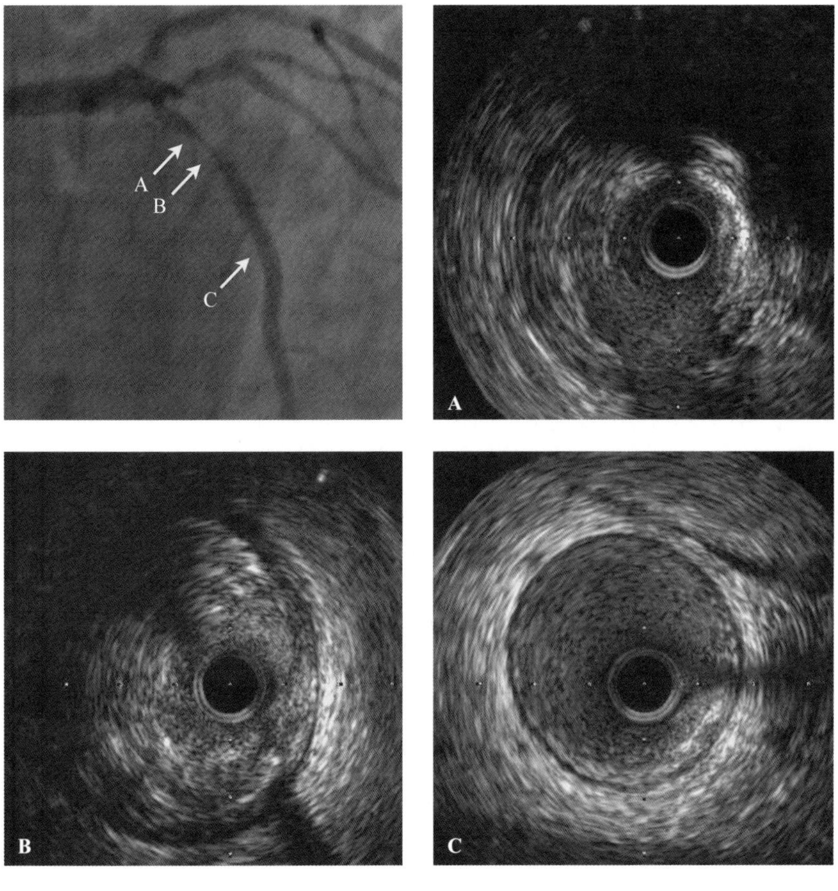

◀图 7–10　ST 段抬高型心肌梗死患者手动血栓抽吸术后血管造影中的严重病变

A. 相应的血管内超声图像显示破裂的斑块腔；B. 血管造影上破裂斑块的远端是回声衰减的斑块，衰减定义为在没有钙化的情况下超声信号的阴影或衰减（回波的丢失）。还要注意正性重构；C. 具有三层结构的正常参考血管的血管和具有多支血管病变患者的血管狭窄程度的低估最为明显[27, 49]。在稳定的冠状动脉疾病患者中，FFR是用于评估冠状动脉狭窄功能意义行之有效的生理指标。最近的研究使用FFR ≤ 0.80作为指导血运重建的最佳阈值[50, 51]，并且报道了FFR值与来自血管内超声或OCT的解剖学参数［特别是最小管腔面积（MLA）］之间的相关性[52–59]。在血管内超声衍生的测量中，已经广泛报道了用于预测FFR的最小管腔面积阈值[60]。在非冠状动脉左主干（LMCA）狭窄2.0～3.9mm^{2}或在非左主干冠状动脉狭窄为4.5～5.9mm^{2}时，最小管腔面积阈值与缺血性FFR阈值之间的相关性较好[60]。FIRST研究是一项基于美国和欧洲多个中心的前瞻性注册研究，提出3.07mm^{2}是确定存在心肌缺血的最佳阈值[58]。Han等[59]在一项涉及822名患者（881处病变）、最大样本量的国际多中心研究中定义血管内超声–最小管腔面积最佳阈值（FFR < 0.8）为2.75mm^2，进一步的亚组分析显示种族对最小管腔面积的阈值有影响，亚洲人为2.75mm^2，西方人为3.0mm^2。一项包含11个比较血管内超声–最小管腔面积与FFR评估临界病变的荟萃研究显示，非冠状动脉左主干的加权总体平均最小管腔面积阈值为2.61mm^{2}或冠状动脉左主干中的加权总体平均最小管腔面积阈值为5.35mm^2，可以预测功能性狭窄[61]。

冠状动脉造影经常低估了冠状动脉左主干的动脉粥样硬化。许多研究表明，相当一部分冠状动脉造影正常的冠状动脉左主干患者，血管内超声检查发现有病变[62–64]。相反，只有一半的冠状动脉造影显示可疑冠状动脉左主干狭窄的患者真正有明显的狭窄，尤其是开口病变[65]。冠状动脉造影和血管内超声之间差异的主要原因如下：①弥漫性动脉粥样硬化斑块受累可能导致缺乏正常的血管参考节段；②过短的冠状动脉左主干使得难以识别正常的血管参考节段；③血管重构的存在；④冠状动脉造影和尸检或血管内超声之间的相关性似乎在非冠状动脉左主干病变中更佳，可能是因为冠状动脉左主干中存在独特的几何学形态[66]；⑤在冠状动脉左主干病变的血管造影评估中，不同术者之间评判的显著差异性[67]，特别是在血管开口的位置[68]。

（四）其他少见的病变形态

在冠状动脉造影术中，尽管采用多角度投照，但也常会遇到一些少见的病变形态，无法进行准确的识别。而血管内超声可以准确识别出此类异常形态的病变：如充盈缺陷、动脉瘤和自发性夹层。虽然大多数充盈缺陷是血栓，但很小一部分是严重钙化斑块（图7–11），甚至为钙化结节，这是一种不常见的易损斑块。

一项对冠状动脉造影诊断为动脉瘤的77例患者再次进行血管内超声检查的研究发现：其中27%是真性动脉瘤（图7–12），4%是假性动脉瘤（图7–13），16%是复杂斑块，53%是与狭窄相邻的正常动脉段[59]。

通过血管内超声检查，自发性夹层可表现为中膜夹层，其壁内血肿占据部分或全部夹层的假腔，没有可识别的内膜片，并且在真腔和假腔之间没有交通，通常发生在非动脉粥样硬化动脉中。

最近认为支架内新生动脉粥样硬化斑块是晚期支架失败（即再狭窄和支架内血栓形成）的重要机制。在置入药物洗脱支架之后，新生动脉粥样硬化斑块的进展似乎比金属裸支架更频繁且更早发生。重要的是，纤维帽厚度与随访时间呈负相关，尤其是置入药物洗脱支架后[69]。

九、指导支架置入

（一）支架尺寸

在介入术前行血管内超声检查，可以用来评估病变狭窄的严重程度、斑块的构成和分布，测量参考节段血管管腔大小和病变长度。这样比仅通过冠状动脉造影能更精确地选择支架尺寸，有许多这样的范例可供参考。通过测量最大参考节段管腔直径（病变的近端或远端）来选择支架尺寸，往往会比通过冠状动脉造影选择的尺寸更大，但不会增加并发症的风险。另一个方面，可以根据“真正的血管”，“中膜到中膜”来确定支架规格，并反映血管造影阴性疾病的数量，并且在大多数情况下，不只是依据血管大小显示正性重构的程度。通常，该测量值大于参考管腔的测量值，因此应仅由了解其局限性的有经验的术者使用。

血管内超声比血管造影能更准确地测量病变的

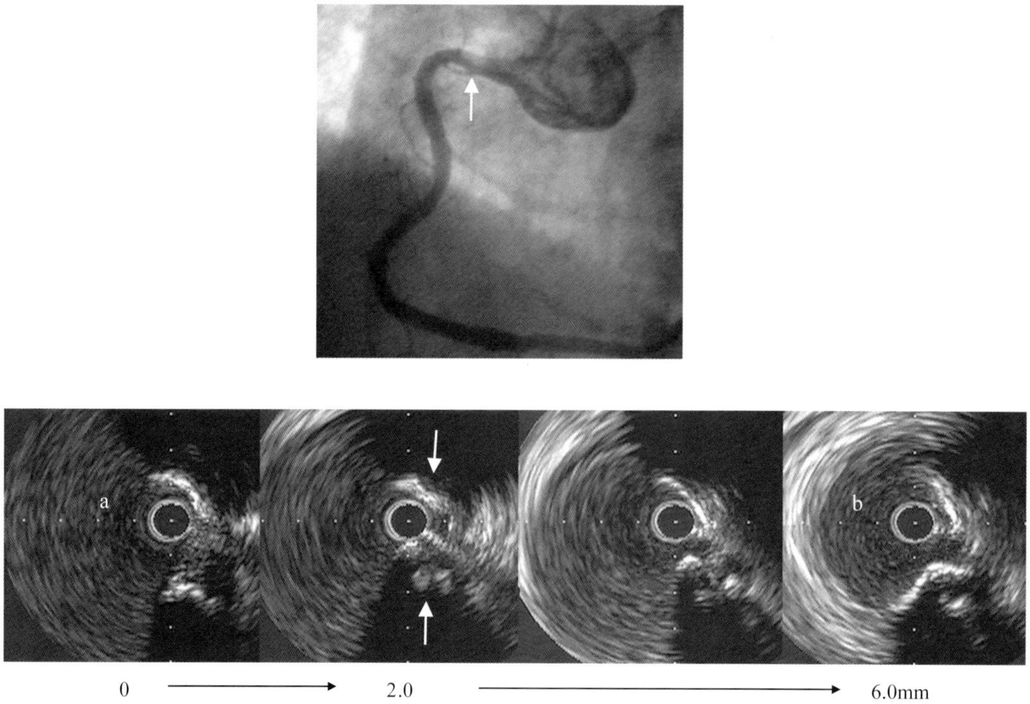

▲ **图 7-11　诊断性血管内超声评估右冠状动脉近段造影显示的充盈缺损（冠状动脉造影图中白箭）**

血管内超声成像始于右冠状动脉开口（a）至充盈缺损（b) 远端。注意钙化（血管内超声中的白箭）没有管腔受损（引自 Mintz 2005 [5]。经 Taylor & Francis 许可转载）

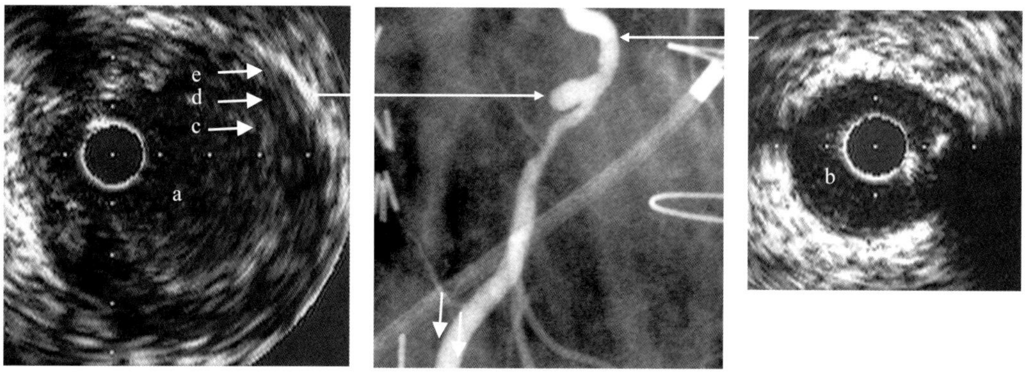

▲ **图 7-12　患者右冠状动脉真性囊状动脉瘤**

血管内超声成像显示动脉瘤 (a) 和近端血管 (b)。内膜 (c)、中膜 (d) 和外膜 (e) 是完整的，所以是真性动脉瘤(引自 Mintz 2005 [5]。经 Taylor & Francis 许可转载）

长度，因为血管内超声不受投影缩短、血管迂曲或弯曲的影响。

（二）支架膨胀和贴壁不良

血管内超声研究表明，支架置入术后管腔扩大是血管扩张和斑块再分布 / 栓塞的综合结果，而不是斑块受压 [70–72]。急性冠状动脉综合征患者的斑块减少归因于斑块或血栓栓塞。斑块透过支架网眼侵入或脱垂突入管腔在急性冠状动脉综合征和大隐静脉桥血管病变中更为常见。重要的是，支架置入后，在支架小梁后面存在显著的残余斑块负荷，通常在病变中心可达 50% ～ 75%。因此，即使支架完全膨胀，支架横截面积也总是看起来比外弹力膜小。

贴壁是指支架小梁与动脉壁之间的接触。支架贴壁不良定义为一个或多个支架小梁与血管壁明显分离，支架小梁外有血流通过的证据（图 7–14）。

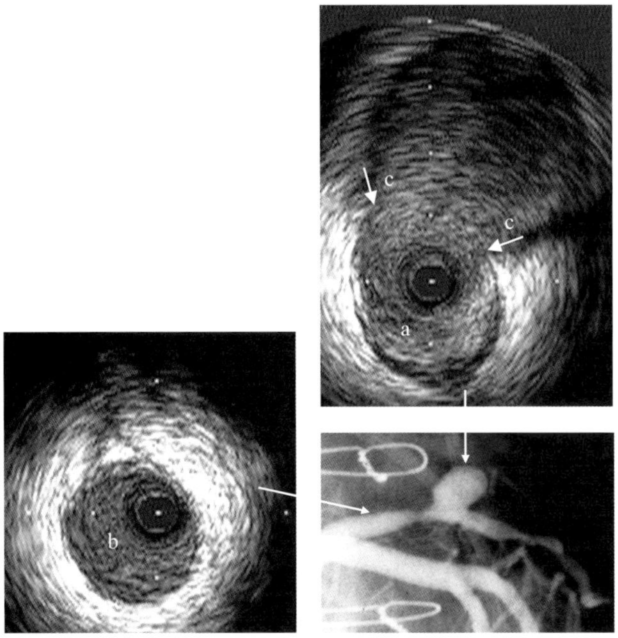

▲ 图 7-13　**该患者曾在行左前降支斑块旋磨术中出现冠状动脉穿孔**

随访行冠状动脉造影显示再狭窄和大的动脉瘤。血管内超声显示动脉瘤的瘤体 (a) 和偏心型近端再狭窄病变 (b)。请注意，外膜在从血管到动脉瘤 (c) 的过渡点终止，表明血管壁完整性丧失，实际上这是假性动脉瘤。（引自 Mintz 2005 [5]。经 Taylor & Francis 许可转载）

没有确凿的证据表明孤立的急性支架贴壁不良（没有伴随膨胀不良）与不良临床预后相关。据报道，药物洗脱支架置入后支架贴壁不良的发生率与金属裸支架相当，为 7.0% ～ 16.2%[73, 74]。

（三）血管内超声指导支架置入以及预测再狭窄和血栓的形成

确保最佳的支架膨胀（支架横截面积）和病变的完全覆盖（特别是药物洗脱支架置入）是血管内超声的两个主要用途。在药物洗脱支架问世之前的大多数研究中，血管内超声的使用使得支架膨胀更加优化，更大的最小支架面积（MSA）使得再狭窄率降低 [75-83]。在 Parise 等 [84] 的 Meta 分析中对来自 5 项随机研究的 2193 名患者进行评估，血管内超声参与指导使术后血管造影最小管腔直径（MLD）明显增大，并且 6 个月后血管造影再狭窄的发生率明显降低、靶病变血运重建和总体主要不良心脏事件显著减少。

在药物洗脱支架应用之初，低估了支架最优化置入的重要性。金属裸支架和药物洗脱支架的支架膨胀不良是再狭窄和靶病变血运重建的危险因素，也是支架内血栓形成的危险因素 [85-88]。Roy 等 [89] 报道在药物洗脱支架置入期间血管内超声指导有可能减少药物洗脱支架血栓形成和靶病变血运重建。在这项研究中，884 名接受血管内超声指导药物洗脱支架置入的患者与 884 名单独血管造影接受药物洗脱支架置入的倾向评分匹配的患者进行了比较。在 30d 和 12 个月时，使用美国学术联合会（ARC）定义的支架内血栓发生率在血管内超声指导组更低，分别为（0.5% vs 1.4%，P=0.046）和（0.7% vs 2.0%，P=0.014）。1 年时，血管内超声指导组的靶病变血运重建（TLR）也较低（5.1% vs 7.2%；P=0.07）。一项关于冠状动脉左主干介入的多中心注册研究（MAIN-COMPARE）显示，在 201 对匹配样本中，接受血管内超声指导药物洗脱支架置入比没有使用血管内超声指导药物洗脱支架置入的冠状动脉左主干患者

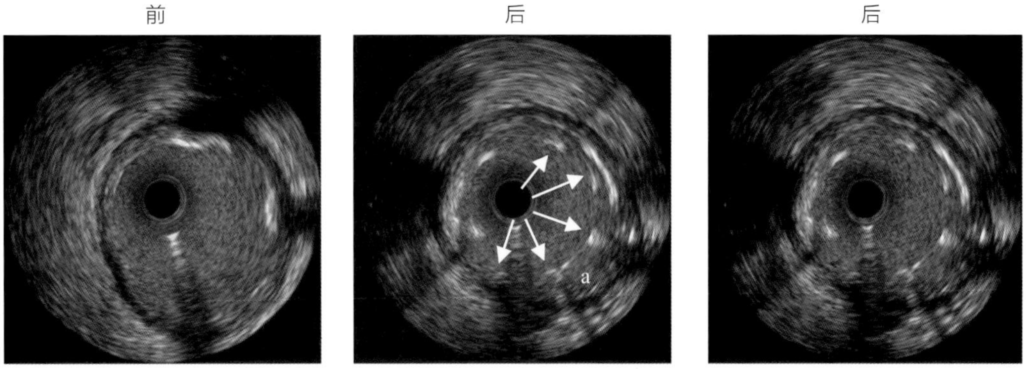

▲ 图 7-14　**急性支架贴壁不良**

注意支架小梁和血管内膜之间的空隙以及支架外的血流 (a)。五个支架小梁贴壁不良（白色箭头）。由于支架贴壁不良，支架面积（9.4mm^2）小于管腔面积（14.4mm^2）

具有更高的3年生存率（4.7% vs 16.0%，log-rank *P*=0.048）。最近对包含三项随机试验和14项观察性研究的纳入26 503名患者的Meta分析显示，血管内超声参与指导对比单纯冠状动脉造影指导药物洗脱支架置入，靶病变血运重建风险显著降低（*OR* 0.81，95%CI 0.66～1.00，*P*=0.046）。此外，死亡风险（*OR* 0.61，95%CI 0.48～0.79；*P*＜0.001）、心梗（*OR* 0.57，95%CI 0.44～0.75；*P*＜0.001）和支架内血栓形成（*OR* 0.59，95%CI 0.47～0.75；*P*＜0.001）也降低[90]。

（四）并发症

在辨别PCI期间可能发生的并发症方面，血管内超声比冠状动脉造影具有更高的灵敏度。冠状动脉造影往往低估了夹层的存在和程度。支架边缘夹层是常见的，因为支架金属和参考节段组织之间的连接是顺应性不匹配的位置。当支架终止于参考节段时，边缘夹层更常见，该参考节段包含：斑块和正常血管壁；或同时包含钙化（或硬）和软斑块成分（图7-15）。如果真正的管腔严重狭窄并且超声导管将内膜片压向动脉壁，或者如果在钙化斑块后面发生夹层，血管内超声可能无法看到。通常，支架置入治疗冠状动脉夹层取决于造影评估、血流评估和缺血体征或症状以及残余血管内超声最小管腔面积的综合考虑。当夹层病变有以下证据时，应根据血管内超声结果进行治疗：①获得的最佳管腔尺寸仍在阈值以下；②内膜片影响血管内超声导管；③移动性；④长度增加。一般来说，不应该对小边缘夹层进行治疗，除非它们导致管腔受损，因为在后续的影像学随访发现绝大多数已愈合。

壁内血肿是夹层的一种类型。血液在中膜的空间积聚，外弹力膜向外扩展，内弹力膜被推向内侧，导致管腔受损。壁内血肿通常表现为高回声、新月形和内弹力膜拉直[91]。一般而言，由于扩展倾向和管腔受损，壁内血肿需要治疗。

冠状动脉穿孔和破裂通常发生在暴力操作和（或）过大的球囊扩张的情况下，也可以发生在导丝和支架的操作过程中。一般来说，有三种不同的血管内超声形态学特征表明冠状动脉破裂：①在外弹力膜外有游离血流（图7-16）；②外壁血肿-外弹力膜外的血液积聚；③新的外膜周围回声界面，代表造影剂外渗[3]，但较少见。紧急的处理包括延长球囊扩张时间并密切监测的保守策略、覆膜支架以及外科手术。

十、关于再狭窄的血管内超声系列研究

（一）再狭窄

血管内超声的一系列研究表明，非支架置入血管再狭窄的主要机制是动脉的负性重构（外弹力膜面积减少），而不是内膜增生[33]。相反，支架内再狭窄主要机制是由于新生内膜增生，而不是慢性支架回缩。血管内超声显示每种支架类型的内膜增生百分比（内膜增生体积除以支架体积）是一致的。药物洗脱支架通过降低内膜增生来减少再狭窄，从金属裸支架的平均30%[92]降低至西罗莫司洗脱支架（SES）的3%～5%[94, 94]，聚合物紫杉醇洗脱支架的8%～13%[95]，佐他莫司洗脱支架的16%[96]，依维莫司洗脱支架的6%[97]。

支架膨胀不良现象在再狭窄病变中很常见。这是置入支架时扩张不良的结果，而不是慢性支架回缩。在对超过1000例金属裸支架再狭窄患者的分析中，15%患者的最小支架面积＜4.5mm^2，25%患者的最小支架面积为4.5～6.0mm^2。此外，支

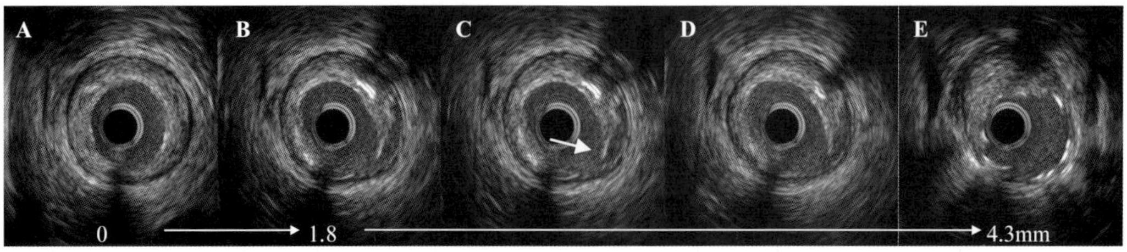

▲ 图7-15 该患者在冠状动脉支架置入术后出现近端支架边缘夹层

A. 近端参考节段，包含轻度的斑块负荷。E. 显示支架。注意管腔的内膜片（箭）和到达血管中膜的夹层（B、C和D）

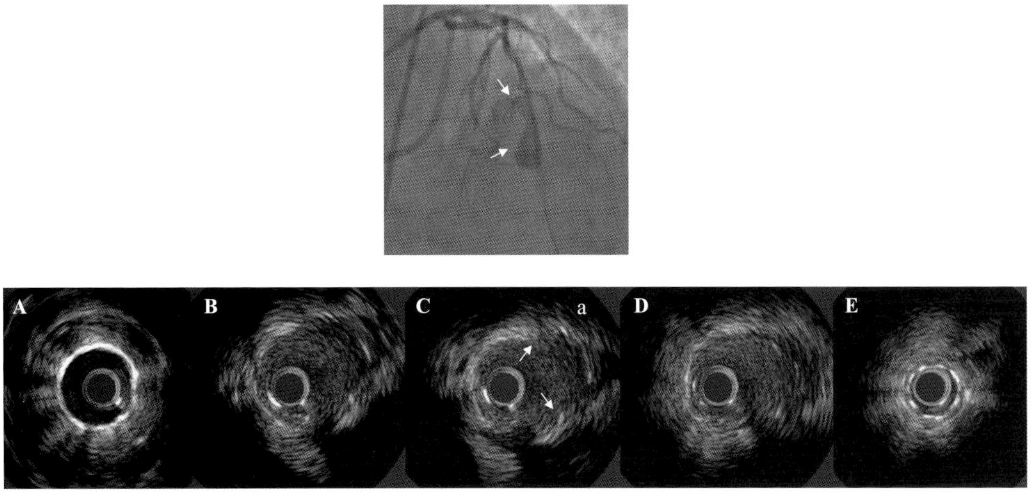

▲ 图 7-16 该患者为支架内再狭窄病变

球囊扩张后，通过血管造影（箭）观察到冠状动脉穿孔伴有造影剂外渗。在血管内超声上，注意置入支架的小血管远端部位（E），穿孔部位的中膜和外膜连续性中断（B、C 和 D，以及箭）。还要注意外弹力膜外的血液积聚 (a)。在血管内超声评估之前置入覆膜支架（A），然后在血管内超声评估之后再置入另一覆膜支架

架置入过程中技术和机械并发症导致的再狭窄占 4.5%。出现机械并发症的情况包括病变缺失（例如，主动脉 - 开口狭窄）、支架“挤压”（图 7-17）、在置入过程中支架从球囊上滑脱或 DES 断裂（图 7-18 和图 7-19）[98, 99]。

（二）获得性迟发支架贴壁不良

迟发支架贴壁不良（LSM）通常由局部血管的正性重构引起（图 7-20）。据报道，金属裸支架置入后，迟发支架贴壁不良的发生率为 4% ～ 5%[74, 100]。研究表明药物洗脱支架置入后 LSM 的发生率较高（特别是第一代药物洗脱支架）[101-105]。

Hong 等[74] 在体内研究中发现，直接 PCI 时置入金属裸支架是迟发性支架不完全贴壁（ISA）的独立预测因素，但与 3 年随访的不良事件发生率的增加无关。Hoffmann 等[103] 研究了西罗莫司洗脱支架置入后迟发支架贴壁不良对 4 年临床事件的影响，比较西罗莫司洗脱支架与金属裸支架的血管内超声分析显示，随访时迟发支架贴壁不良在西罗莫司洗脱支架后比金属裸支架更常见（25% vs 8.3%，P=0.001）。然而，在 4 年随访期间有和没有迟发支架贴壁不良的患者无主要不良心血管事件的生存率相当（11.1% vs 16.3%，P=0.48），迟发支架贴壁不良不是靶病变血运重建、靶血管失败或晚期支架内血栓形成的预测因子。

相反，其他的研究则认为迟发支架贴壁不良可能导致晚期支架内血栓形成[106, 107]。Cook 等[107] 研究了在置入药物洗脱支架后出现极晚期支架内血栓形成（＞1 年）的 13 例患者，并将他们与未发生支架内血栓形成的 144 名对照组患者进行了比较。与对照组相比，极晚期支架内血栓形成的患者病变和支架的长度更长，单个病变置入支架数更多，支架重叠更多；并且极晚期支架内血栓形成的患者支架置入节段的血管横截面积［（28.6 ± 11.9）mm^2 vs（20.1 ± 6.7）mm^2；P=0.03）］明显更大，表明发生了血管的正性重构。虽然任何一组患者在支架置入术时均未行血管内超声，但与对照组相比，极晚期支架内血栓形成的患者支架贴壁不良更为常见（77% vs 12%，P ＜ 0.001），最大不完全支架贴壁区域更大［（8.3 ± 7.5）mm^2 vs（4.0 ± 3.8）mm^2，P=0.03）］。Guagliumi 等[108] 联合血管内超声和 OCT 评估证实，药物洗脱支架置入术后支架内血栓形成的患者的不完全支架贴壁的发生率及严重程度明显高于无血栓形成的患者。Alfonso 等[109] 也使用血管内超声和 OCT 在 ST 段抬高型心肌梗死患者中检测支架不完全贴壁的发生率（分别在 40% 和 47%）。Kang 等[110] 对 33 例极晚期支架内血栓形成的患者进行了 OCT 成像，发现在药物洗脱支架组中，支架不完全贴壁和血栓分别占 52% 和 64%，而金属裸支架组没有患者出现支架不完全贴壁。

随着支架贴壁不良的发生，血流紊乱和支架小

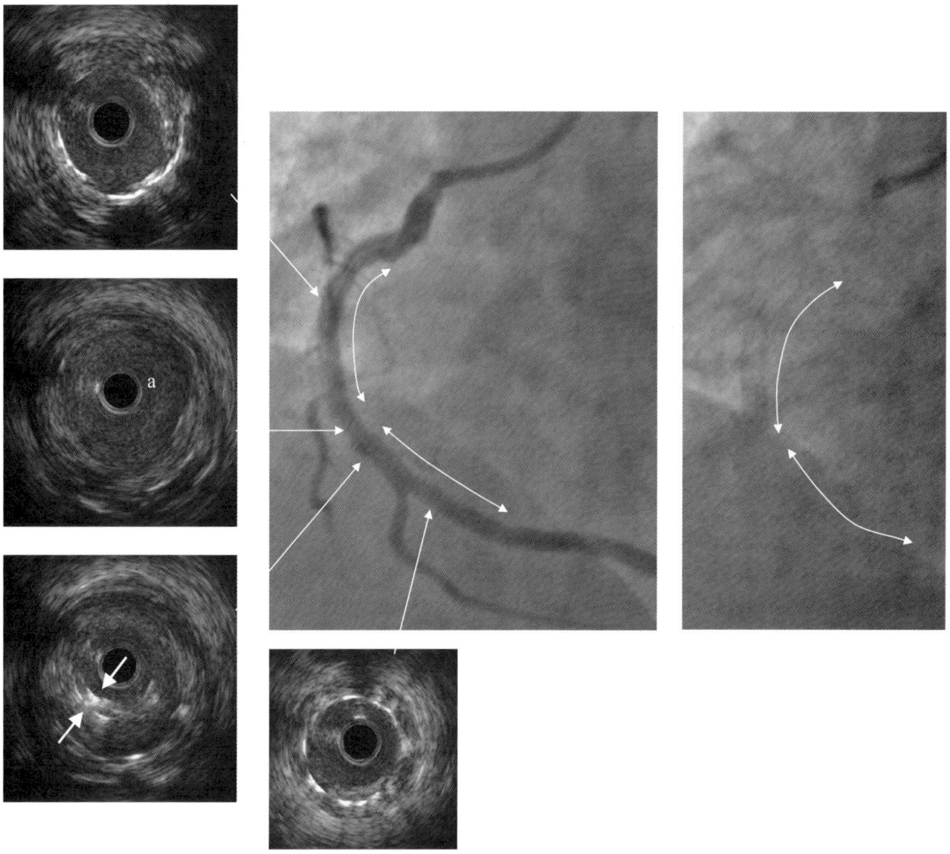

▲ **图 7-17　在血管内超声随访中发现右冠状动脉支架挤压塌陷**

两枚支架之间留有间隙 (a)。第二个支架的近端边缘已经被挤压，如血管内超声（箭）所示，但血管造影不能显示

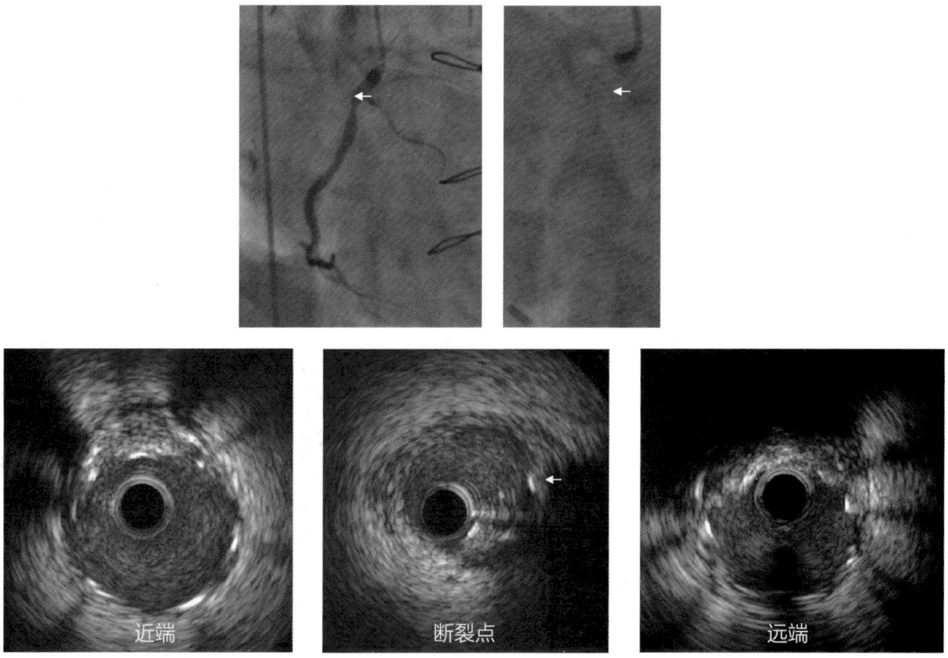

▲ **图 7-18　该患者在右冠状动脉中置入 Cypher™ 支架后，随访时出现再狭窄（血管造影上箭）**

横断面透视检查发现支架断裂。在血管内超声上，近端和远端参考节段都可以看到所有支架小梁，而在支架断裂点只能看到一个支架小梁（箭）

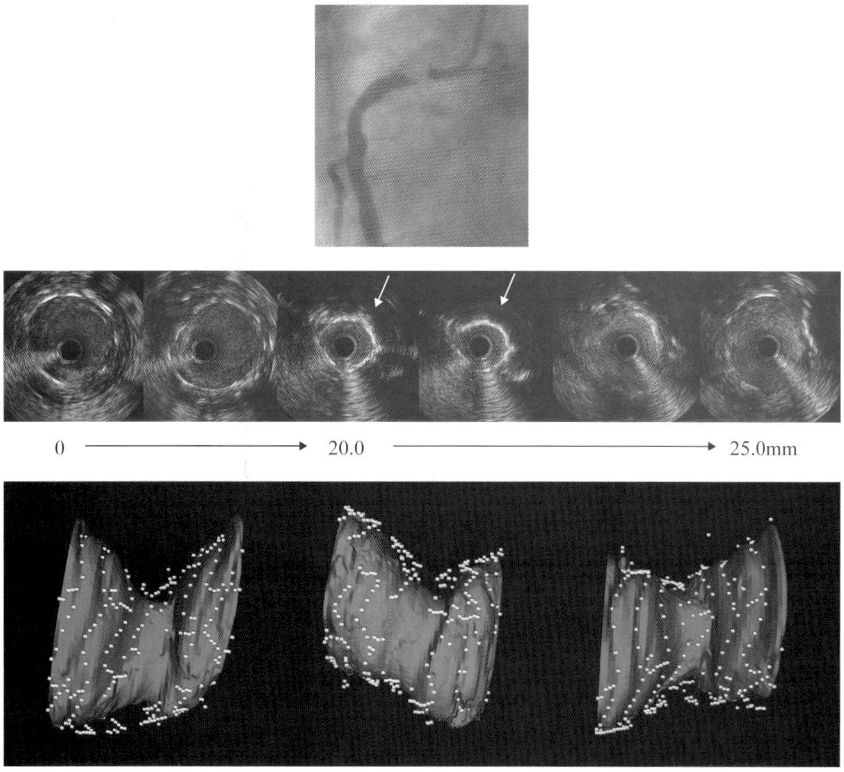

◀ 图 7-19　**Xience V 依维莫司洗脱支架置入 1 年后，通过冠状动脉 CT 血管造影和血管内超声（箭头）发现右冠状动脉开口处支架断裂**

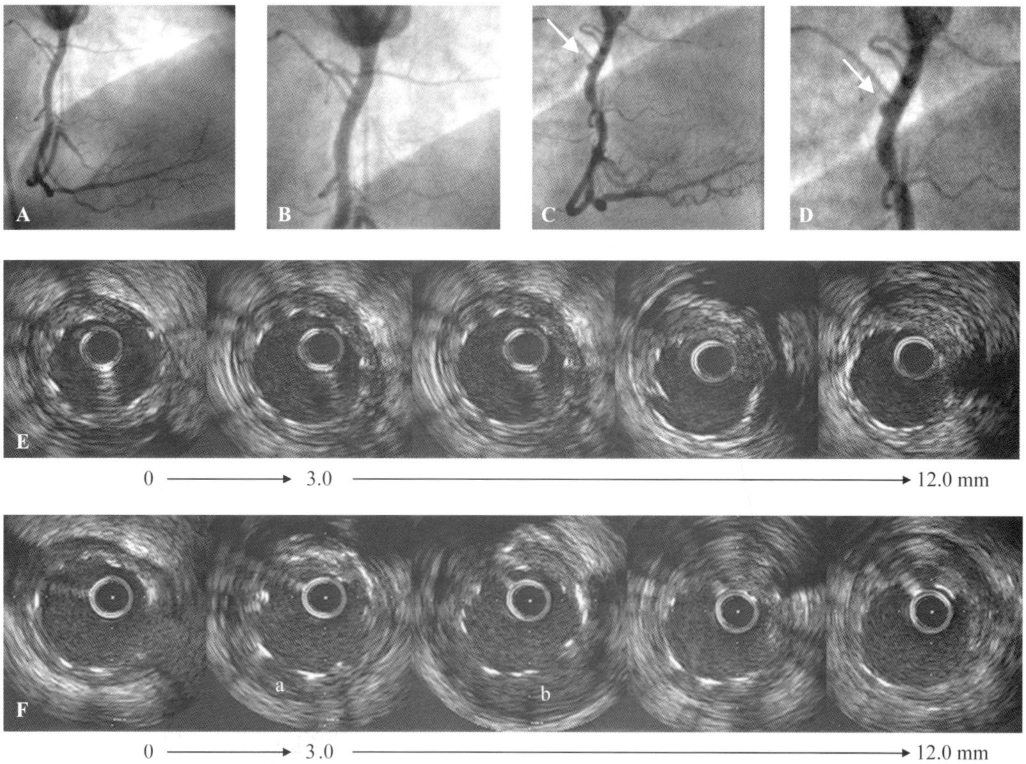

▲ 图 7-20　**该患者在右冠状动脉狭窄病变处置入西罗莫司洗脱支架（Cypher™）**

A、B. 最终的血管造影图；C、D. 随访时，血管造影显示近端局灶性动脉瘤（白箭）；E. 最终（支架置入后）血管内超声图像；F. 后续血管内超声图像，注意晚期支架贴壁不良（a 和 b）。最大支架贴壁不良部位 b，外弹力膜横截面积从 17.8mm² 增加到 28.9mm²。支架横截面积（8.8mm²）和支架周围斑块和中膜复合物（8.9mm²）没有变化［引自 Mintz GS，Weissman NJ.Intravascular ultrasound in the drug-eluting stent era.J Am Coll Cardiol，2006，48（3）：421-429］

梁内皮覆盖延迟的风险均增加，特别是当分离距离＞ 100μm 时，提示支架不完全贴壁在晚期支架内血栓形成的发病机制中发挥作用。然而这些研究数据仍存在矛盾，对于如何治疗血管内超声或 OCT 发现的迟发支架贴壁不良患者仍然是不明确的。

与血管内超声相比，在 OCT 图像采集期间的无血环境及其更高的轴向分辨率提供了更清晰的支架 – 管腔界面图像 [105]。一些研究表明，OCT 在检测支架不完全贴壁方面优于血管内超声，并且 OCT 允许从横截面和纵向水平对支架小梁进行评估，能够诊断和量化支架不完全贴壁，而血管内超声则不能。尽管血管内超声和 OCT 在发现和描述支架不完全贴壁特征方面相互补充，但 OCT 在临床实践中应该是首选，特别是在生物可吸收支架（BVS）时代（图 7–21）。

（三）虚拟组织学和血管内超声射频

血管内超声的主要限制是其有限的空间分辨率（轴向分辨率为 100 ～ 200μm，横向分辨率为 250μm）。虽然它可以显示深层结构，但血管内超声不适合检测薄帽纤维，这是易损斑块的主要成分之一。灰阶血管内超声不能准确评估斑块成分，尤其在大多数情况下的动脉粥样硬化斑块是由复杂多样的异质成分组成的混合物 [111]。通过在解调和扫描转换之前分析血管内超声的声学信号，可以部分克服这些局限性。目前有三种可用的方式：虚拟组织学血管内超声（Volcano Therapeutics，Rancho Cordova，CA，USA），iMAP– 血管内超声（Boston Scientific，Santa Clara，CA，USA）以及整合背向散射血管内超声（YD，Nara，Japan）。

迄今为止，只有虚拟组织学血管内超声已在美国商业化运用，其利用基于离体冠状动脉数据库开发的分类算法对背向散射超声信号进行光谱射频分析 [112]。据报道，钙化区域的准确率为 91%，纤维脂肪区域为 93%，坏死区域为 90%，纤维区域为 90%。虚拟组织学血管内超声将组织分类为纤维组织（深绿色）、纤维脂肪组织（浅绿色）、坏死核心（红色）和致密钙化灶（白色），并可识别病理性内膜增厚（PIT）、纤维化斑块、纤维钙化斑块、厚帽纤维粥样硬化斑块（TCFA）或薄帽纤维粥样硬化斑块等病变（图 7–22）[113, 114]。

20MHz、2.9Fr 相控阵传感器导管（Eagle Eye™ Gold，Volcano Therapeutics，Rancho Cordova，CA，USA）通过心电图门控的方式收集虚拟组织学血管内超声数据。

PROSPECT 研究 [115] 对虚拟组织学血管内超声衍生的斑块类型在预测未来不良冠状动脉事件中的潜在价值进行了评估。这项纳入 697 例患者的研究表明，相比与复发事件无关的非罪犯血管，与复发事件相关的非罪犯病变的特征为斑块负荷≥ 70%，最小管腔面积≤ 4.0mm^2，或被归类为薄帽纤维粥样硬化斑块。相反，非纤维粥样硬化斑块在临床上是稳定的，并且在 3 年的随访期间很少发生临床事件 [116]。在前瞻性 VIVA 研究中，Calvert 等 [117] 对 170 名在罪犯血管 PCI 前和 PCI 后接受三支血管虚拟组织学血管内超声的患者进行分析，与非再狭窄主要心脏不良事件相关的非罪犯病变因素包括虚拟组织学血管内超声和大于 70% 的斑块负荷。此外，虚拟组织学 – 薄帽纤维粥样硬化斑块、斑块负荷＞ 70%、最小管腔面积＜ 4mm^2 与总主要心脏不良事件相关。因此，PROSPECT 和 VIVA 研究表明，虚拟组织学血管内超声对冠状动脉中动脉粥样硬化非罪犯病变的进行前瞻性检测是可行的，并且可预测未来不良心血管事件。

虚拟组织学血管内超声检测到的斑块组成也与 PCI 术后远端栓塞的发生有关。一些研究显示坏死核心数量与远端栓塞之间存在关系 [118]。

另一种投入商业化应用的系统（美国除外）是 iMAP 软件，它利用 40MHz 单旋转传感器（Atlantis™SR Pro，Boston Scientific）获得射频信号。iMAP 通过一种基于快速傅立叶转换模式识别算法来对背向散射进行光谱分析。离体实验表明，对于坏死、脂质、纤维化和钙化区域，最高置信区间的准确度分别为 97%、98%、95% 和 98%（图 7–23）[119]。我们小组的初步研究表明，该软件可以准确识别急性心肌梗死患者的薄帽纤维粥样硬化斑块。然而受到线材伪影的限制，会过高估计组织坏死核心的成分 [120]。仍缺乏 iMAP 对易损斑块自然进展的前瞻性研究。

整合背向散射（IB）分析是基于反射超声信号射频分析的另一种组织分类方案。整合背向散射血管内超声与组织病理学的比较表明，整合背向散射血管内超声对脂质池、纤维化和钙化特征的敏

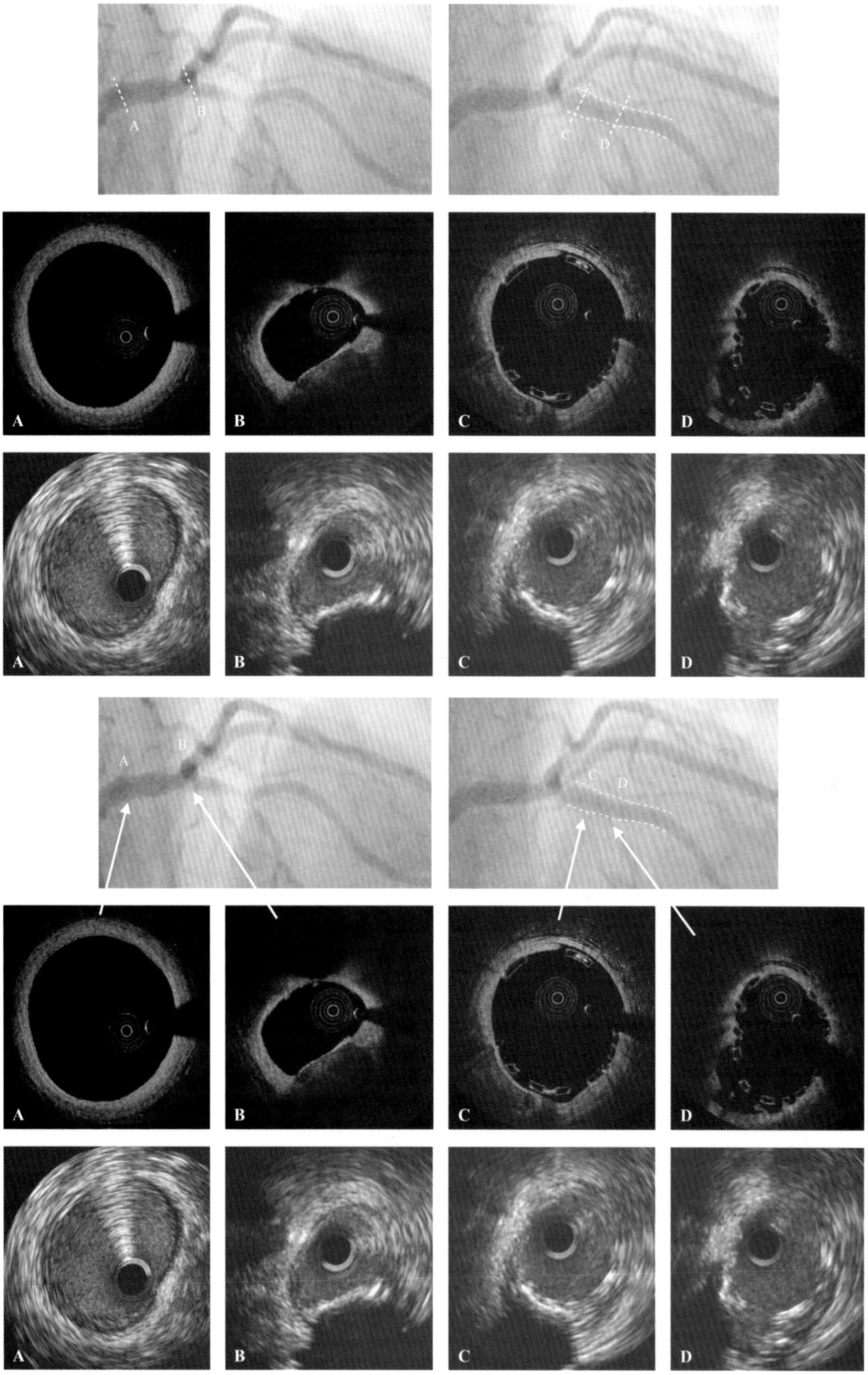

▲ 图 7-21 该患者在左前降支近段和第一对角支置入 **Absorb** 生物可吸收支架

支架置入术后行 OCT 和血管内超声检查；OCT 显示 8 点钟方向（C）有轻度的支架贴壁不良和夹层；血管内超声无法识别

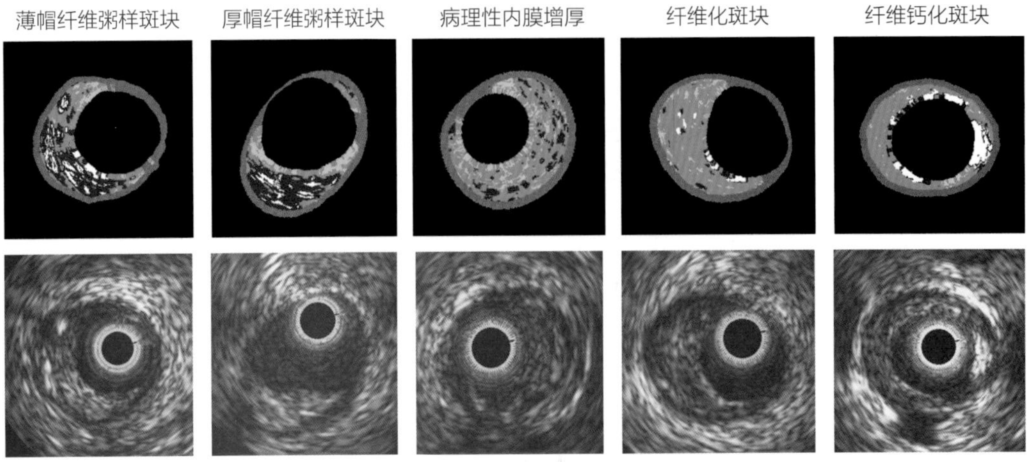

▲ 图 7-22 虚拟组织学血管内超声记录的五种类型

从左到右分别为薄帽纤维粥样斑块、厚帽纤维粥样斑块、病理性内膜增厚、纤维化斑块和纤维钙化斑块

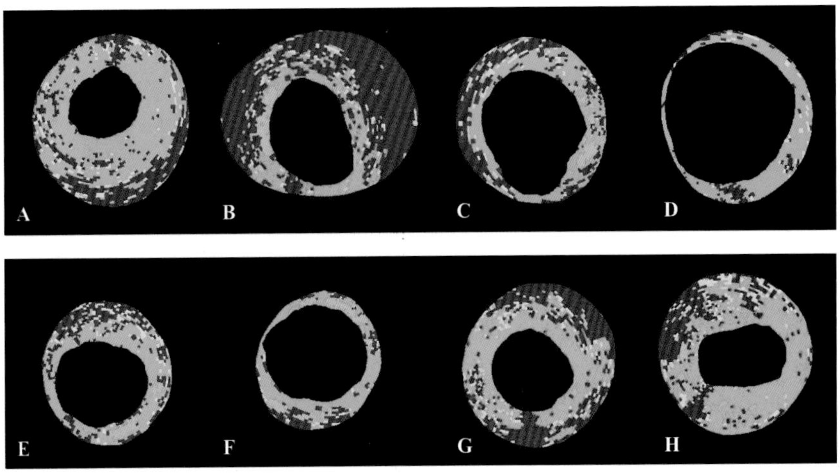

◀ 图 7-23 各种类型的斑块复合物

A. 通过 iMAP 标记组织成分。纤维化组织（绿）和坏死核心（红）是厚帽纤维粥样硬化斑块的主要组织成分，其中坏死核心占斑块总面积的 27%；B. 坏死核心邻近管腔，表面钙化（蓝）（从 8 点到 10 点；薄帽纤维粥样硬化斑块）；C. 厚帽纤维粥样硬化斑块在 3 点钙化；D. 坏死核心和纤维化组织；E、F. 轻度动脉粥样硬化伴钙化（蓝）；G、H. 纤维粥样斑块

感性分别为 84%、94% 和 100%，特异性为 97%、84% 和 100%。该系统还能够识别薄帽纤维粥样硬化斑块，可能用于识别 PCI 后心肌梗死风险升高的病变 [121, 122]。

十一、结论

灰阶血管内超声提供：①管腔、动脉粥样硬化和血管壁的高质量的断层扫描成像；②比冠状动脉造影更多、更详细的定性和定量信息；③ PCI 治疗的实践指导；④许多临床和研究的新见解。血管内超声已成为药物洗脱支架研究的重要部分，是了解支架技术的机制、效果和并发症的有效方法。灰阶血管内超声可能无法准确评估斑块成分，而基于传统灰阶血管内超声改良的技术能够得到动脉粥样硬化斑块更详细的组织特征。最常用的技术为基于背向散射超声信号射频分析的虚拟组织学血管内超声。开发高清血管内超声、血管内超声 –OCT 杂交成像或整合新技术，包括血管内超声和近红外光谱，对于提高我们识别高破裂风险斑块的能力具有很大的潜力。

第 8 章　光学相干断层扫描成像、近红外光谱和近红外荧光分子成像

Optical Coherence Tomography, Near– Infrared Spectroscopy, and Near– Infrared Fluorescence Molecular Imaging

Ismail Dogu Kilic　Roberta Serdoz　Enrico Fabris　Farouc Amin Jaffer　Carlo Di Mario　著
刘婉君　贺行巍　译

一、光学相干断层扫描成像

血管内 OCT 是近年来迅速发展起来的一种成像技术，这种技术在 20 世纪 90 年代初期由 David Huang 首先描述，最早应用于眼科领域 [1]，由 James Fujimoto 命名为 OCT。1996 年，Brezinski 等 [2] 发表了关于 OCT 应用于冠状动脉成像的可行性研究。OCT 技术的后续发展使得图像采集速率更快，足以在人体内进行应用。

OCT 是一种高分辨率成像技术，利用波长 1250 ～ 1350nm 的近红外光谱来探测微米级结构，并与先进的光纤相结合产生图像。照射血管的光线被组织结构以不同程度吸收、散射和反射，通过测量反射后散射光信号的大小和时间延迟形成图像，类似于血管内超声 [3]。光速（3×10^8m/s）比声速快几个数量级（1.5×10^3m/s），OCT 使用干涉仪传输反射光信号 [4]。干涉仪采集两个臂的光源信号：一个参考臂和一个指向组织的样品臂。这些图像通过比较两个臂（干涉信号）的背向反射光信号而产生。OCT 提供的图像分辨率是血管内超声的 10 倍（10 ～ 20μm 的轴向分辨率）。然而，这种高分辨率的代价是降低了对组织的穿透深度，并且需要在成像采集过程中创建一个短暂的无血视野。与血管内超声组织穿透能达到 4 ～ 8mm 相比，OCT 仅为 1 ～ 3mm。

二、光学相干断层扫描成像系统

该技术的早期商用版使用的是时域（TD）检测，而使用频域（FD）的第二代系统已经显著提高了信噪比，并且可以做到高速的回撤和更快的数据采集 [5]。

（一）时域光学相干断层扫描成像

M2/M2x 时域 –OCT 系统（ImageWire™LightLab 成像公司，Westford，MA，USA）是第一个商业化应用的系统。第一代 OCT（ImageWire™M2/3 OCT 系统；LightLab 成像公司）包含了一根 OCT 成像导丝和一根 OTW 阻断球囊导管。OCT 成像导丝的最大外径为 0.019in（标准的 0.014in 可透射线的弹簧圈头端），并且在半透明护套中包含一个单模光纤核芯。在采集图像时使用带远端冲洗端口的 OTW 低压阻断球囊以大约 0.5ml/s 的速度注入生理盐水，选择性的置换血液 [6]。也可以使用非阻断技术来采集 OCT 图像，方法是使用单腔的微导管将成像导丝送至靶区域，通过手动或高压注射器经指引导管推注冲洗液。由于获取图像的速度缓慢，自动回撤速度必须设定在 1.0 ～ 3.0mm/s 之间，横截面图像的获取最高为 20 帧 / 秒，最终成像为 7 帧 /mm 或每帧间距 142μm[6]。最大回撤长度不超过 20 ～ 30mm，这是由冲洗持续时间决定的，因此

不能满足临床常规应用需求。

（二）频域光学相干断层扫描成像

频域 OCT（Dragonfly Duo™ St.Jude/LightLab Imaging Inc.，和 Fastview Terumo，Lunawave®）是不需要阻断冠状动脉血流，且能快速成像的新一代OCT系统。频域OCT有两种类型。光谱频域OCT依靠宽带光源，采用光谱仪作为探测器。另一种OCT光源为波长扫频激光器，接收机由单元素光敏二极管组成。通常使用移频器来解析参考臂路径长度的正、负深度。这些系统也被称为频域OCT、光学频域成像（OFDI）[7]。由于其快速采集模式，频域OCT系统可以在较短注射时间内获得长段图像，并保持良好的纵向分辨率。

光学探头集成到一个可以通过任何传统的0.014in导丝并可在冠状动脉中推进的短的单轨导管中。导管的外径从2.4～3.2Fr，并可以与6Fr指引导管兼容（事实上，这些导管也可以通过5Fr指引导管导入，但造影剂冲洗的速度通常不够）。在不同的系统中，不透射线标记的位置和数量是不同的。成像过程中，光纤探头沿导管鞘回撤。频域OCT检测帧速率通常是100帧/s，回撤速度是20mm/s，从而达到5帧/mm或每帧间距200μm。而最新的系统以180帧/s的速度获取数据，使高速采集成为可能，足以对长达10cm的病变进行3D重建，完成对大多数血管的评估。尽管新系统声称有更高的轴向分辨率，但其组织穿透仍然限制在0.5～2.0mm。目前，可用于临床使用的商业系统是 St. Jude/LightLab Imaging Inc.，Westford，USA 和 Lunawave Terumo，Tokyo，Japan。有关OCT系统的特征摘要如表8-1所示。

（三）Z-轴补偿的后处理和解读

对系统进行校准是OCT成像的一个重要阶段，对精确测量至关重要。尽管半自动校准是当前可用系统的常用标准，但由于自动校准失败、手动调整不正确或由于成像导丝弯曲和靠近血管壁而导致的光纤长度变化，校准仍然不够正确[8]。Z-轴补偿是手动可调图像校准，对于精确测量至关重要。该系统的零点设置纠正了样品臂和参考臂之间光学测量的差异。使黄色标记对准导管的外表面，此时导管直径可作为图像内最佳Z-轴补偿的参考。通常，校准是在开始图像采集之前进行的，并在开始自动测量过程之前重复进行。

（四）伪影

OCT数据的解读和临床应用受到图像伪影的限制（图8-1）。了解这些伪影的知识可以用来指导术者对OCT图像进行更好的解读。

1. 阴影

密度较高的物体如指引导丝、金属支架小梁（图8-1A）、血液或富含脂质巨噬细胞的聚集可迅速减弱或完全阻断OCT信号，导致信号丢失，并在其背后没有显示。补偿算法试图减少阴影和改善最深组织的信号[9]。

2. 血液残留

血液残留通常是由于冲洗不充分造成的，可以通过注射泵以大于最大冠状动脉流量（通常左冠状动脉为4～6ml/s，右冠状动脉为2～4ml/s）的速度进行高压注射来预防。残余红细胞干扰OCT光束，降低血管壁的可视性和亮度（图8-1B），沿着血管壁旋转的血液可被误认为血栓。

表8-1 光学相干断层扫描成像系统的比较

	IVUS	TD-OCT	FD-OCT（St.Jude）	OFDI（Terumo）
能量波	超声	近红外	近红外	近红外
波长（μm）	35～80	1.3	1.3	1.3
纵向分辨率（μm）	100～150	15～20	10～15	10～20
横向分辨率（μm）	150～300	25～40	20～30	20
组织穿透力（mm）	4～8	1.5～2	1.5～2	1～2
帧频（frames/s）	30	20	180	158
回撤速度（mm/s）	0.5～2	1～3	18～36	达到40

FD. 频域；IVUS. 血管内超声；OCT. 光学相干断层扫描；OFDI. 光学频域成像；TD. 时域

3. 运动伪影

生理现象如心脏跳动、血管搏动，或在较小程度上与波束扫描或术者手的运动有关的导管运动和呼吸运动（图 8-1C）。锯齿状伪影是成像过程中血管快速运动的结果，但它们不如血管内超声突出，因为血管内超声的回撤速度更慢。在最新 OCT 系统的高回撤速度下，它们在临床上变得无关紧要。

4. 不均匀旋转失真

使用机械旋转的内窥镜探头扫描动脉的成像方式在图像采集时，由于旋转光学元件的转速变化而导致图像质量下降[10]。这种情况多发生在严重成角病变，止血阀过紧，成像鞘弯折，导管损坏，或当导管通过严重狭窄病变时。

5. 饱和伪影

饱和伪影发生在高反射表面的信号超过探测器的动态范围时（图 8-1D）。信号的形状在轴向上表现为高强度和低强度的线性条纹。支架小梁和指引导丝是造成这种伪影最常见的原因。

6. 正切信号丢失

如果成像光束以近似平行的角度照射到组织上，则会出现一个边界弥散的信号缺乏区域，上面覆盖着一层薄的信号富集层（图 8-1E），类似具有纤维帽、富含脂质的斑块[11]。

7. 晕状伪影

光反射所产生的强信号显示为一个明显的光亮反射点，并沿轴向传播[12]。最常见是由支架小梁引起的，并使其看起来更厚。不像血管内超声使用前缘作为测量的点，小梁的真正边缘是位于伪影中间的某处，应该用于测量小梁到血管壁的距离。

8. 气泡伪影

这些是由于导管鞘中的气泡引起的。在时域 OCT 系统[13]中，用于减少护套和旋转光纤之间摩擦的硅润滑剂中也存在气泡。气泡可以沿血管壁的一个区域衰减信号，带有这种伪影的图像不适合进行组织特性的描述（图 8-1F）。

9. 多重反射

这种伪影是由于一些导管的反射表面在图像中形成了一条或多条环形线（图 8-1G）。

10. 支架小梁贴壁伪影

当 OCT 导管靠近置入支架的动脉壁时，置入的金属支架显影表现为支架小梁向成像导管弯曲。当导管在管腔内处于偏心位置，支架小梁呈直线，垂直于成像光束，斜向管腔壁面时，就产生了所谓的“向日葵效应”[14]。这种伪影可能会导致将贴壁的支架小梁错误地分类为不贴壁的支架小梁。生物可吸收支架不容易受到这种伪影的影响。

11. 折叠伪影

这种伪影更常见于频域 OCT 系统。它发生在血管直径大于测距深度时，通常在较大的血管或侧支上被观察到。血管可能在图像中出现折叠的影像（图 8-1H）。

三、正常冠状动脉解剖

除左主干外，冠状动脉为肌性动脉，组织学上分为三层。内膜由内皮下层支撑的内皮细胞构成[15]，内皮下层在出生时非常薄，随着年龄的增长逐渐增厚，最终达到 OCT 分辨率极限[16]。在 OCT 中内膜被可视化为信号丰富的管腔层。内膜随着年龄的增长而增厚，几乎所有的成年人冠状动脉内膜都有一定程度的增厚[17]。病理性内膜增厚没有明确的阈值。一些作者相对随意地使用 300μm 的阈值来定义内膜增厚，而在没有脂质池或钙化区域＞1 个象限的情况下使用 600μm 以上定义为病理性内膜增厚[18]。中膜是由内弹力膜和外弹力膜从内膜和外膜分离出来的低信号区域。有时，内膜 - 中膜和中膜 - 外膜的交界被可视化为高度背向散射结构[12]。外膜被识别为非均匀的高信号外层。

（一）斑块特征

动脉粥样硬化斑块成分可以通过不同组织的光学特性进行分类（图 8-2）。纤维斑块被认为是同质、高度背向散射、低衰减的病灶。然而，当所发射的光被脂质（低背向散射）吸收，导致高水平的背向信号衰减，斑块表现为信号区较差，轮廓不清。钙化也是低背向散射区域（信号差），但它让光过滤而不是吸收，因此能保持良好的外部边界。低信号区域的鉴别并不总是那么直截了当的，钙化可能被误解为脂质，特别是钙化位于血管壁深处时。

一项早期的体外研究显示，OCT 识别纤维斑块的敏感性和特异性为 71% ～ 79% 和 97% ～ 98%，纤维钙化斑块分别为 95% ～ 96% 和 97%，富含脂质斑块分别为 90% ～ 94% 和 90% ～ 92%，在观察

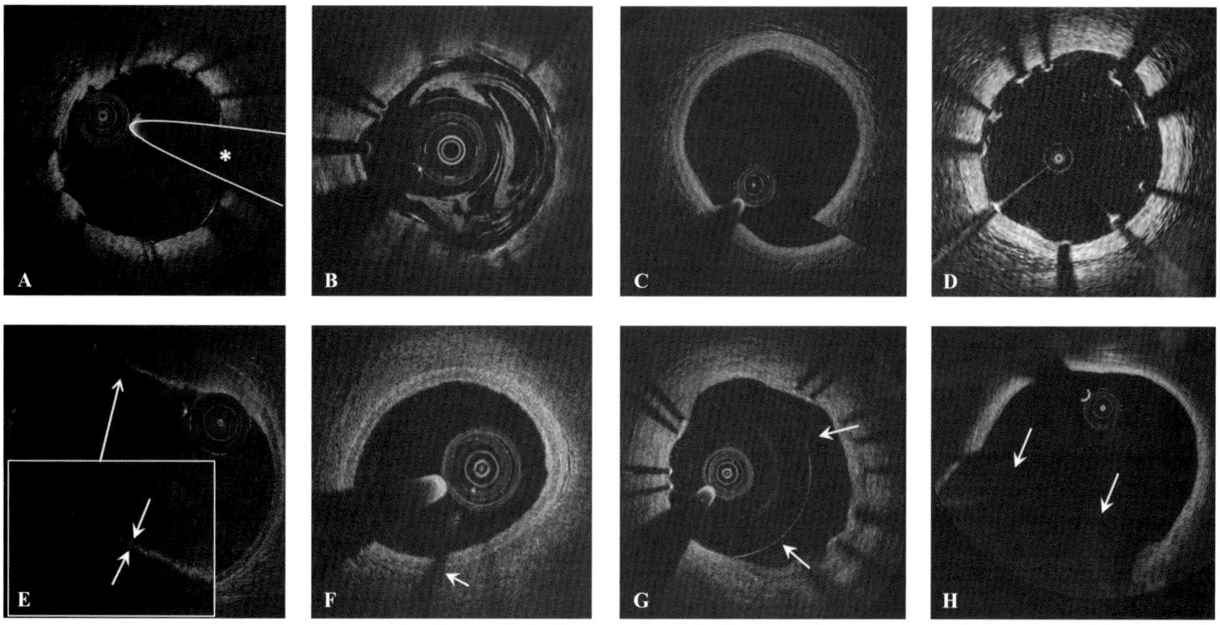

▲ 图 8-1　光学相干断层成像中常见的伪影

A. 导丝（*）和支架小梁的阴影；B. 血液残留；C. 运动伪影；D. 饱和伪影；E. 正切信号丢失伪影。请注意这种伪影现象会导致信号丰富的区域覆盖内膜增厚的信号贫乏区域；F. 导管内气泡在血管壁上产生阴影（箭）；G. 多重反射；H. 折叠伪影

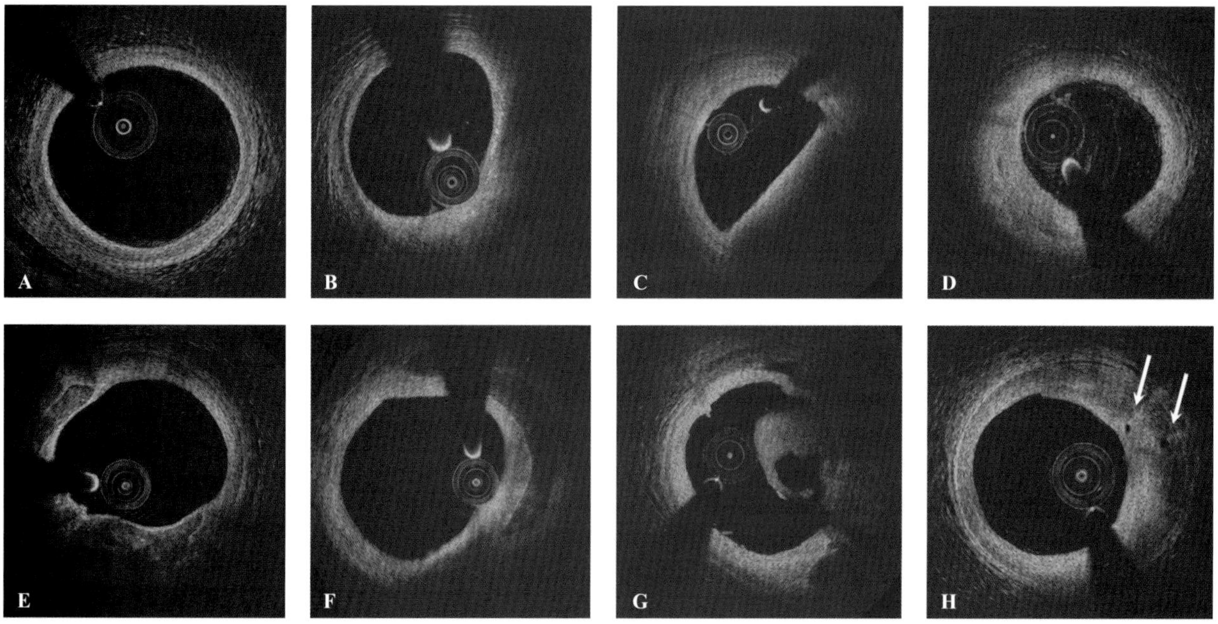

▲ 图 8-2　OCT 图像的斑块特征

A. 正常冠状动脉解剖分为三层结构；B. 富含脂质的斑块，注意 3 点左右位置可能有巨噬细胞聚集；C. 大隐静脉桥血管中富含脂质的斑块；D. 纤维斑块；E.4 点至 11 点之间血管壁深处的钙化，钙化的边界无法划定；F. 钙化位于 12 点至 4 点；G. 血栓突出于管腔内；H. 新生血管形成（箭）

者间和观察者内的差异性较小[19]。然而其他研究显示了不一致的结果。例如在一项OCT的研究中，仅有45%的粥样硬化斑块被发现，而纤维钙化斑块和纤维斑块的识别率更高，分别为68%和83%[20]。本研究中的错误解读主要是由于OCT信号穿透力弱引起的，不能检测到厚纤维帽后面的脂质池或钙化，反而将钙化沉积误分类成脂质池，反之亦然[20]。此外，像表面阴影和切向信号丢失这样的伪影，可以产生低信号区域上覆盖一层类似于薄帽纤维粥样硬化斑块的厚度较薄的信号富集层的图像[11]。因此目前出现了一些不是仅依靠主观的视觉解读，而是基于光衰减系数的定量斑块分类算法。但到目前为止，这些算法还不够完善，无法应用于临床[21]。

OCT成像也可以将血栓显示为突出物或漂浮块。红色和白色血栓可以通过衰减强度的差异来识别，红色血栓表现为高衰减和完全的管壁阴影，白色血栓表现为低衰减的管腔内团块或层状影[22]。

（二）易损斑块评估

可被OCT识别的急性冠状动脉综合征影像包括斑块破裂和组织形态学特征（浅表脂质、纤维帽厚度以及巨噬细胞和新生血管形成）。在体内准确检测斑块的成分，可以识别具有高破裂风险的斑块，但OCT有限的穿透深度影响了血管重构和斑块负荷的评估。

在OCT研究中将浅表脂质≥2个象限作为一个半定量的定义用来描述富含脂质的斑块[23]。然而，低穿透深度影响了精确评价脂质核心的厚度。

病理学研究报道，95%的破裂斑块中具有＜65μm的薄纤维帽[24]。使用OCT，纤维帽可以被识别为覆盖富含脂质核心的高信号均匀带。OCT可在体外准确测量纤维帽厚度（FCT）[25]。既往研究表明急性冠状动脉综合征患者的纤维帽更薄[23, 26]，但在体内OCT中还没有确定有临床意义的关于定义“薄”纤维帽的阈值，目前的阈值是通过组织病理学研究得出的，而在病理组织准备过程中可能出现皱缩[27]。一项旨在评估体内纤维帽厚度与斑块破裂之间关系的研究发现，95%的破裂斑块中最薄纤维帽厚度＜80μm，所以研究者提出以此作为体内界定薄纤维帽的阈值[28]。

巨噬细胞严重影响动脉粥样硬化和斑块易损性的进展。动脉粥样硬化斑块中巨噬细胞的聚集可被识别为明显或汇合的点状高信号区域。使用专用软件，OCT衍生的指数可用于识别巨噬细胞[29]。尽管如此，巨噬细胞只有在存在纤维斑块的情况下才被考虑，因为还没有任何研究证实巨噬细胞存在于正常管壁或增生的内膜[12]。此外，微钙化或胆固醇结晶所表现的高斑点也可与巨噬细胞相似[30]。斑块新生血管被认为是易损斑块的一个特征。这些微血管本身脆弱和易渗，导致血浆蛋白和红细胞局部渗出[31]。在OCT中这些血管呈现为动脉粥样硬化斑块中的小黑洞[32]。这些微通道的存在就像薄纤维帽和正性重构一样与斑块的易损性有关[33]。在一项较大的研究中，类似的结果只在急性冠状动脉综合征患者的罪犯血管中被发现，而在急性冠状动脉综合征患者的非罪犯血管或稳定斑块的患者中没有发现[34]。另一研究表明，急性冠状动脉综合征与非急性冠状动脉综合征患者中微通道的存在并没有区别，但与非急性冠状动脉综合征患者相比，急性冠状动脉综合征从血管腔到微通道的最近距离更短[35]。

随着OCT成像的逐渐发展，其可以为斑块的稳定性提供参考和治疗策略。在一项初步研究中发现，既往接受他汀治疗患者的斑块破裂发生率降低并且纤维帽有增厚的趋势[36]。他汀对于纤维帽的影响在一项对40例既往心肌梗死的患者中得到了进一步研究。随着时间的推移，使用他汀组和对照组患者的纤维帽厚度均有所增加，而他汀组的纤维帽厚度增加更多[37]，这一点在其他研究中也得到了证实[38]。最近的研究表明与5mg相比，每日口服20mg阿托伐他汀纤维帽厚度增加更多[39]。在另一项研究中，尽管他汀类药物在急性冠状动脉综合征患者降低了总胆固醇和低密度脂蛋白胆固醇水平，但在6～12个月的随访中，没有新生血管形成的非罪犯血管比有新生血管形成的病变纤维帽厚度增加更明显[40]。这些重要发现揭示了他汀类药物的作用机制是改变动脉壁的性质，稳定斑块，这解释了血管造影没有发现管腔直径显著改变，而血管内超声仅能发现微小的斑块体积改变[41–43]。

（三）急性冠状动脉综合征

斑块破裂表现为纤维帽破坏且斑块内形成空腔结构。在多种临床情况下都可以观察到斑块破裂。一项研究表明，斑块破裂、薄帽纤维粥样硬化斑块和红色血栓在ST段抬高型心肌梗死患者中更为常见。在ST段抬高型心肌梗死患者中，破裂腔体更大，与血流方向相反的破口更常见[44]。OCT还显示了非ST段抬高型心肌梗死和无症状型冠状动脉粥样硬化性心脏病患者中破裂斑块形态的差异[45]。病理研究表明，破裂并不一定导致急性冠状动脉综合征，破裂可以愈合并导致斑块的进展。使用OCT，愈合的斑块可被识别为多层不同光密度层覆盖着一个大的坏死核心[46]。

尽管斑块破裂是急性冠状动脉综合征最常见的原因，但超过20%～30%的事件是由斑块侵蚀造成的，或OCT上显示的浅表、突出的钙化结节（图8-3）。实际上，OCT可以检测斑块破坏的存在与否，并对体内斑块形态进行分类[47]，这些斑块的特征可以帮助制定替代治疗策略[48]。

四、经皮冠状动脉介入治疗术

冠状动脉造影是评判冠状动脉粥样硬化性心脏病是否存在、病变位置和严重程度的金标准。然而，这是一种局限于血管腔内并有明显缺陷的检查方法，造影无法提供关于冠状动脉病变的特征和斑块成分的直接信息。单轨OCT导管的非阻断血流技术的广泛应用、新一代频域OCT系统允许的高回撤速度以及半自动测量的可用性，使OCT成为指导PCI治疗的有效手段，其克服了冠状动脉造影的缺陷，且避免了血管内超声相关解读和定量的困难（图8-4）。然而，值得注意的是，由于OCT和血管内超声这两种腔内影像学技术在PCI术中通过实时测量指导介入操作的方式具有各自的优势、局限性和差异，因此并不能互相替代。

由于OCT能清晰描绘管腔轮廓，因此很容易提供自动的管腔测量。对参考管腔直径的精确测量可以帮助选择最佳的支架尺寸，而精确识别动脉粥样硬化斑块的纵向分布有助于选择最合适的支架长度和着陆区。支架扩张程度的可视化便于决定是否采用高压后扩张进行优化，因为现代OCT系统的实时管腔剖面图可以很容易发现局部支架膨胀不良的情况。在最近的一项比较频域OCT、血管内超声和定量冠状动脉造影的研究中[49]，定量冠状动脉造影测量的平均最小管腔直径小于OCT，而OCT则小于血管内超声，这一结果与之前的报告一致[50]。使用医用模型，研究人员发现，频域OCT测量的平均最小管腔面积与模型的实际管腔面积相等，而血管内超声高估了管腔面积，可重复性也低于频域OCT。除了横截面测量，频域OCT还能提供精

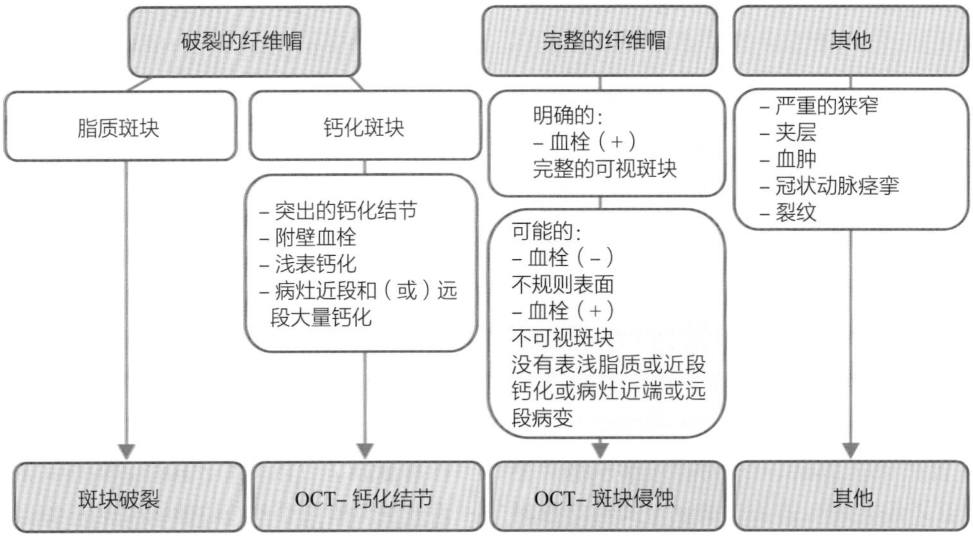

▲ **图8-3 光学相干断层扫描成像斑块分类法**

斑块破裂表现为纤维帽连续性中断并且斑块内形成了一个清晰的空腔。OCT检查明确的斑块侵蚀是通过附着在完整可见斑块上的血栓来识别的，而OCT检查可能的斑块侵蚀定义为：①在没有血栓的情况下，病灶处的管腔表面不规则；或②管腔内血栓，但邻近血栓处无浅表斑块或钙化。当在钙化斑块上检测到纤维帽破裂时，定义OCT钙化结节，所述钙化斑块的特征为突出管腔的钙化、浅表钙化和病变近端和（或）远端的严重钙化（引自Jia等，2013[47]。版权归Elsevier所有）

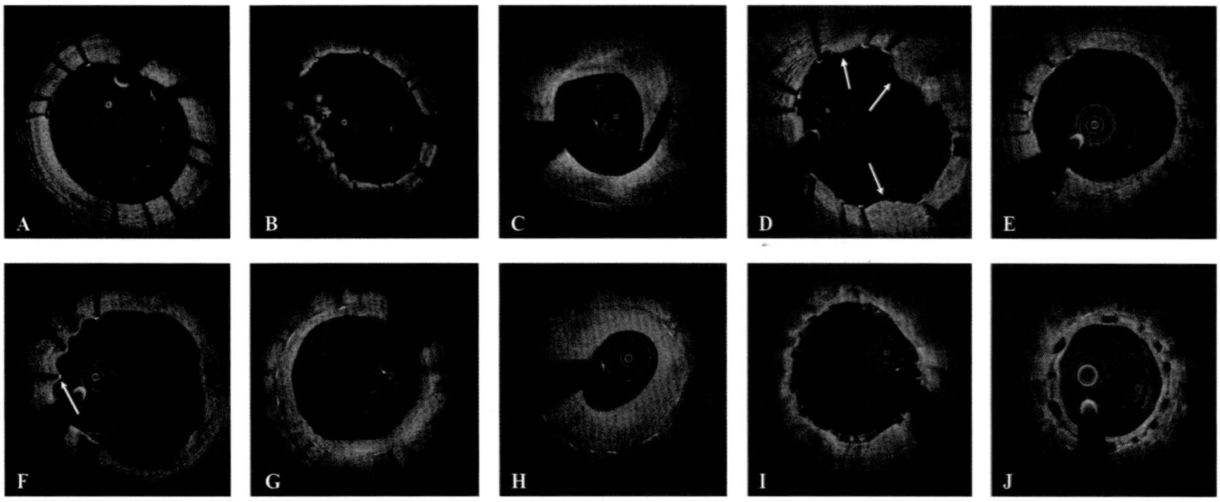

▲ 图 8-4 光学相干断层扫描成像在冠状动脉介入治疗中的应用

A. 支架小梁贴壁不良，在 12 点到 6 点之间可以看到贴壁不良的支架小梁；B. 冠状动脉介入治疗时冠状动脉内血栓形成；C. 边缘夹层；D. 组织脱垂；E. 随访中可见新生内膜覆盖支架小梁；F. 内膜覆盖不贴壁的支架小梁（箭）；G. 内膜增生；H. 支架内再狭窄；I. 生物可吸收支架，注意生物可吸收支架梁是透明的；J. BVS 随访观察

确的纵向测量 [51]。与血管内超声的主要区别在于，OCT 在大多数情况下无法测量中膜到中膜的直径，除了在一些斑块负荷和血管直径非常小的远端参考节段血管例外。

（一）光学相干断层扫描成像指导的冠状动脉介入治疗

只有少数研究评估了 OCT 在 PCI 术中的指导作用。使用 OCT 反复检查可以安全地指导支架的选择，改善支架的膨胀和贴壁不良 [52]。在对病变进行充分的预扩张后行 OCT 检查指导，结果有 48% 的患者行直接支架置入，52% 的患者行进一步预处理。在 207 例支架置入术后的 OCT 回撤成像中，14% 的患者由于夹层或残余狭窄建议置入新的支架，31% 的患者建议采用高压或大尺寸球囊行进一步优化扩张。一项多中心研究在 670 例患者中比较了冠状动脉造影指导和 OCT 指导介入治疗策略的结果 [53],OCT 发现 35% 的患者需要进一步介入治疗。即使在调整了重要的潜在混杂因素后，OCT 指导的介入治疗在术后 1 年时仍能显著降低心脏死亡或心肌梗死的风险。然而，还需要进一步的观察来确定使用 OCT 是否能改善临床预后。

（二）贴壁和贴壁不良

支架小梁贴壁是最佳支架置入标准的一部分，定义为支架小梁与动脉壁完全贴合。相反地，贴壁不良被定义为支架小梁与动脉壁不能完全贴合，且血流存在于支架小梁后。OCT 检测贴壁不良需要认识到只有金属支架小梁的前缘在 OCT 中可见，因此在评价贴壁不良时，需要考虑每种药物洗脱支架的支架小梁和聚合物厚度。支架不完全贴壁定义为一个支架小梁到动脉壁的距离大于支架小梁厚度（金属加聚合物）乘以校正系数，通常约 15μm（一般介于 10 ～ 20μm，达到 30μm 则需考虑当前 OCT 系统的轴向分辨率）[54]。与金属支架不同的是，生物可吸收支架对光线是透明的，因此可以很容易地识别出支架的外腔边界，而支架不完全贴壁可以简单地定义为存在支架小梁与潜在血管壁分离的现象 [55]。

支架贴壁不良的临床意义仍有争议。超声研究发现支架贴壁不良与不良临床事件的相关性存在矛盾 [56-58]。根据最近对 356 例接受药物洗脱支架置入的冠状动脉病变 OCT 图像分析显示：62% 的病变存在急性支架贴壁不良，其中大约有一半的贴壁不良部位位于支架边缘 [59]。严重狭窄病变、钙化病变和长支架置入是急性支架贴壁不良的独立危险因素。体积＞ 2.56mm^3 的急性支架贴壁不良可能造成随访时持续存在的支架贴壁不良。此外，在本研究中 OCT 检测到的晚期支架贴壁不良的长期临床结果是良好的 [59]。具有急性不完全贴壁的节段比完全贴壁的节段具有更高的内皮延迟覆盖风险。在不同设计的 66 个支架置入后的随访研究中发现，急性支架小梁不完全贴壁的程度（评估为体积或每个小梁至管壁的最大距离）是支架小梁不完全贴壁持续时间和内膜延迟愈合的独立预测因子[60]。支架贴壁不良可引起血流紊乱，进而引发血小板活化和血栓形成。事实上，在晚期和极晚期支架内血栓形成的致命病例中，支架小梁不完全贴壁是除支架新生内膜延迟愈合和支架内皮化不全外的常见形态学表现[57, 61–63]。生物和机械因素（包括循环内皮祖细胞或区域剪切应力水平）也可能在新内膜愈合中发挥作用，而内膜覆盖百分比的差异并不总能完全解释临床上明显的支架内血栓形成[63]。

（三）组织脱垂

在 OCT 中，斑块脱垂表现为表面光滑、无信号衰减，血栓脱垂表现为表面不规则、信号衰减明显。组织脱垂常见于急性冠状动脉综合征患者的罪犯病变，因为不稳定的病变含有软性脂质组织和血栓。组织脱垂的临床意义尚不明确。

（四）血管损伤：夹层

OCT 是检查微小和无症状夹层非常敏感的工具[64]。当支架边缘的斑块是纤维 – 钙化或富含脂质斑块时，其比纤维斑块更容易发生血管夹层[65]。目前没有证据表明无症状夹层具有不良的临床预后[66]。

（五）指导复杂病变的治疗

分叉病变为复杂冠状动脉病变的代表，其早期和晚期支架失败的发生率很高。了解边支血管远端和近端的参考直径对于正确选择支架和球囊的大小至关重要。无论是采用单支架或双支架置入策略，OCT 显示边支开口发生支架贴壁不良的概率明显高于开口对侧的血管[67]。通过对 45 个病变行 OCT 检查的系列研究发现：尽管坚持使用球囊对吻扩张和近端优化技术，但持续存在的支架贴壁不良率仍高达 43%[68]。在单纯接受血管造影指导 PCI 治疗的患者中，支架贴壁不良的总体发生率显著高于接受 OCT 指导 PCI 的患者[68]。

导丝重新穿过支架网眼进入边支血管（近端、中端或远端网眼）的位置，已被证实是影响球囊扩张术后边支血管开口支架小梁贴壁的最重要因素之一。导丝穿近端支架网眼进入边支会导致边支开口处没有支架覆盖，并且在分叉嵴附近留下许多没有贴壁的支架小梁，减小了没有支架小梁覆盖的边支开口面积。目前建议尝试导丝从主支支架最远端的网眼穿过以便在边支开口有效的覆盖支架[69]。在 52 例患者中评估了 OCT 与血管造影指导的导丝穿网眼的可行性和有效性[70]，OCT 指导组支架贴壁不良的数量明显更低，特别是在边支开口处的区域（9% vs 42%，$P < 0.0001$）。

OCT 图像的三维重建对于评估分叉病变支架置入的空间结构成像方面也有一定的帮助[71–75]，使用 3D–OCT 重建，边支的指引导丝可以很容易被追踪。一项入组 22 例患者的研究应用高质量非实时 3D–OCT，通过三维重建显示分叉嵴处金属环与远端重入导丝处网眼的关系，识别边支开口前外悬的支架小梁结构，以便更好地释放分支开口支架[76]，表明 PCI 术中使用 3D–OCT 确认导丝重新进入边支血管是可行的，有助于实现导丝从主支支架远端网眼穿入以及边支开口良好的支架定位，以减少支架小梁不完全贴壁并获得更好的临床预后[76]。最后，OCT 还可被用于评估新型分叉支架置入后的情况（如专用边支支架）[77]。对于其他复杂病变，如慢性闭塞病变，再通后行 OCT 检查可以评估钙化和纤维化的程度，并可发现内膜下导丝的位置、远端夹层和双腔通道。

（六）评估预后

随着时间的推移在药物洗脱支架中检测组织覆盖和新生内膜形成的可能性是目前 OCT 研究中最重要的应用之一，并探讨了支架失败的潜在机制，如支架内血栓形成、支架内再狭窄和新生动脉粥样硬化。延迟新生内膜愈合被认为可能是致命的支架内血栓形成的潜在基础[61, 78]。未覆盖支架小梁的百分比是晚期药物洗脱支架血栓形成的最佳形态学预测因子，其风险随着未覆盖支架小梁百分比的增加而增加[61]。

还有一个重要的问题是 OCT 不能检测到轴向分辨率以下的薄层内膜，因此无法区分内膜（平滑肌细胞和基质）和其他病理成分，如纤维蛋白或血栓。后者在支架置入术后的早期阶段是一个问题，因为当时出现纤维蛋白覆盖支架小梁的发生率很高。支架置入的 1 ～ 3d 后，药物洗脱支架完全被纤维蛋白覆盖，而不是新生内膜，但 OCT 的低辨别力导致其错误判断覆盖率为 45% ～ 76%[79]。而且，纤维蛋白可能长时间覆盖在药物洗脱支架上，光密度的分析可能有助于区分新生内膜和纤维蛋白[79, 80]。由于其最大的意义在于评估晚期随访时的内膜覆盖情况，当纤维蛋白覆盖的支架小梁的发生率较低时，这种限制的实际影响是较小的。在支架置入后3～12个月，不同药物洗脱支架的小梁覆盖率和贴壁情况存在显著差异，这可以解释与第一代药物洗脱支架相比，第二代药物洗脱支架不同的临床预后[81]可能是由于聚合物的厚度和生物相容性引起的炎症反应或不同的小梁厚度和网眼设计所导致的。OCT对支架小梁覆盖的分析有助于更好地了解生物可吸收支架置入后血管愈合的过程，显示了生物可吸收支架在血管修复方面如晚期管腔扩大和斑块物质减少方面的独特潜力[82, 83]。

（七）支架内再狭窄和新生动脉粥样硬化

OCT提供了关于导致支架内再狭窄（ISR）的潜在病理生理学数据，如支架膨胀不全、支架断裂和支架小梁分布情况。此外，OCT还能评估特殊的管腔形态和新生内膜组织。由于OCT的组织穿透率低，对支架小梁后的粥样斑块显影较差[84]。相比通常应用血管内超声来评估支架内新生内膜的增生，OCT可以准确测量新生内膜阻塞的百分比，并在一些研究中成为评估新型支架有效性和安全性的标准[85]。

根据光学均匀性（均质、非均质、分层）、再狭窄组织反向散射（高、低）、微血管可见性、管腔形状（规则、不规则）和腔内成分的存在，已经定义了各种支架内再狭窄组织形态[86]。金属裸支架与均质形态相关，而药物洗脱支架通常与非均质形态相关[87, 88]。此外，OCT还可以评估增生性组织演变为新生动脉粥样硬化的过程，这是很重要的，因为已经有数据表明新生动脉粥样硬化与晚期支架内再狭窄或血栓形成有关[89, 90]。

在支架内再狭窄病变中，OCT还可用于准确检查切割球囊扩张后的不规则管腔轮廓，并指导选择切割球囊的尺寸。特别是OCT可以确认切割球囊是否在多个方向对支架内斑块进行切割，有利于斑块的挤压和管腔的扩张。可能是因为金属小梁是足够强的光反射源，其透过非常厚的斑块也能观察的。通过OCT指导下的切割球囊策略，在最小管腔面积节段的内膜增生从69%减少到25%，为支架置入或药物洗脱球囊扩张做了更好的准备[54]。

（八）生物可吸收支架

生物可吸收药物洗脱支架已经成为治疗症状性冠状动脉疾病的一个潜在的重大突破，在血管舒缩、功能恢复、斑块厚度减少和代偿性晚期管腔扩大等关于血管修复方面显示出独特的潜力。自从首次置入生物可吸收支架，OCT就被用于研究血管壁的反应[82, 83]和再吸收过程的时间[91]。生物可吸收支架与金属支架不同，金属支架是强大的光反射源，可以引起血管表面的后部阴影和晕状伪影，而生物可吸收支架含聚合物的支架小梁对光线是透明的，因此支架的完整性、与管壁的贴壁情况以及随时间推移支架小梁特性的变化可以很容易地被研究识别。OCT可用于比较生物可吸收支架与第二代药物洗脱支架在治疗复杂冠状动脉病变急性期的表现[92]，以及其特有的并发症，如生物可吸收支架断裂。

五、近红外光谱

动脉粥样硬化斑块的形成是炎症、细胞外基质的形成以及血管内胆固醇沉积的共同结果。这一过程包括在动脉壁内膜高度动脉粥样硬化性脂蛋白的沉积。这些脂蛋白在内膜的腔外部分蓄积并被进一步修饰。改变后的脂质会吸引产生蛋白水解酶的巨噬细胞到它们的位置，然后巨噬细胞吞噬脂质，形成富含泡沫细胞、脂质的软而不稳定的脂核[31]。无论是酯化还是未酯化的胆固醇都是脂质核心的主要组成部分。组织学研究以及血管内成像研究都描述了脂质斑块的存在，与急性冠状动脉综合征的风险以及介入并发症增加之间的关系。因此，检测患者体内是否存在富含脂质斑块具有重要的临床意义。

近红外光谱（NIRS）在许多学科中被用于识别未知物质的化学成分。它利用近红外光从被照亮目标区域的吸光度和反射率检测目标物质是否存在。这种方法是一种简单的快速技术，提供了多成分分析，而不需要样品制备或操作危险试剂[93]。研究证明，近红外光谱能够准确识别动物模型或尸检标本中含脂质核心的动脉粥样硬化斑块。最终，在体内和体外验证研究之后[94, 95]，管腔内光谱导管被开发并上市。

（一）系统描述

最初，冠状动脉内近红外光谱是作为一种独立的成像方式发展起来的，但其主要的缺点是不能提供空间定向来匹配脂质含量和斑块分布。目前近红外光谱－血管内超声结合的系统（TVC 成像系统，InfraReDx 公司，Burlington，MA，USA）提供了有关血管结构和斑块组成的信息。

在自动回撤完成后进行数据处理，并重建血管的二维图像，显示是否存在脂质核心斑块（lipid core plaque，LCP），斑块位置在 x 轴上以 mm 为单位，周向位置在 y 轴上。这种显示被称为“化学图”。对于每一个像素的 0.1mm 和 1° 分别代表长度和角度，利用收集的光谱数据，使用颜色范围从 0 ～ 1 代表红色和黄色的半定量编码计算脂质核心比例。如果像素缺少足够的数据，例如导丝，像素就会显示为黑色。

由近红外光谱图像生成的阻断化学图是结合动脉每 2mm 段的结果，创建的“虚拟阻断”，总结并反映了脂质核心斑块间隔的比例。所产生的每个块的数值是化学图中相应的 2mm 动脉段中获得的所有像素值的 90%。在这里，红色表示脂质核心斑块存在的概率较低，而黄色表示脂质核心斑块存在的概率较高，颜色的强度反映了胆固醇的含量。区块化学图特别适用于四色标度分析方法［红色（$P < 0.57$），橙色（$0.57 \leqslant P < 0.84$），棕褐色（$0.84 \leqslant P < 0.98$）和黄色（$P \geqslant 0.98$）］，反映了在每个 2mm 的回撤区块中存在脂质核心斑块的概率，这有助于整体视觉解读。光谱数据与相应的血管内超声帧配对，整体显示为血管内超声图像的一个环。在扫描区域内的所有像素中，脂质核心负荷指数（lipid core burden index，LCBI）表示像素中脂质核心斑块概率超过 0.6 的部分乘以 1000。这是一种在化学图上定量显示测量的黄色像素强度的方法。脂质核心负荷指数的值从 0 ～ 1000 不等，在分析段的任何 4mm 段中脂质核心负荷指数的最大值被定义为 max $LCBI_{4mm}$。

（二）潜在的临床用途

1. 高危斑块的测定

坏死核心区域有丰富的脂质沉积，由于纤维组织的降解和细胞缺失而缺乏机械稳定性。坏死核心的大小与斑块破裂的可能性显著相关。在以往对主动脉斑块的病理研究中，溃疡和血栓是斑块的特征，其大于 40% 以上的体积由细胞外脂质所占据 [96]。由于脂质核心会增加斑块的易损性，近红外光谱可用于识别高危斑块（图 8–5）。研究表明，大多数情况下，急性冠状动脉综合征的靶病变为富含脂质的斑块。此外，急性冠状动脉综合征患者通常存在血管远端、非靶血管的富含脂质斑块 [97]。在另一项针对 ST 段抬高型心肌梗死患者的研究中，max$LCBI_{4mm}$ > 400 精确区分了血管内罪犯和非罪犯节段以及富含脂质的无斑块尸检组织学片段 [98]。最近发表的一项前瞻性观察研究，在 203 例因稳定型心绞痛或急性冠状动脉综合征而接受冠状动脉造影的患者中，对非罪犯血管行近红外光谱成像，结果表明：脂质核心负荷指数等于或高于中间值（43.0）的患者 1 年累计心血管事件发生率显著高于脂质核心负荷指数值低于中间值的患者 [99]。

(1) 预防围术期心肌梗死和优化干预措施：围术期心肌梗死可能与脂质核心斑块成分、内容物和（或）冠状动脉内血栓的远端栓塞有关。在 COLOR 注册研究的亚组分析中，对 62 例进行支架置入术的稳定患者的心脏生物标志物进行了评估，结果显示：14 例 max$LCBI_{4mm}$ ≥ 500 的患者有 7 例发生围术期心肌梗死，发病率高达 50%；而 max $LCBI_{4mm}$ < 500 的 48 例患者发生围术期心肌梗死的只有 2 例，发生率为 4.2% [100]。Raghunathan 等 [101] 研究发现，在置入支架的病变中有 27% ≥ 1 个黄色区块的患者中观察到肌酸激酶同工酶 MB（creatine kinase–MB，CK–MB）增加 > 3 倍正常上限，而此现象在没有一个黄色区块的患者中并没有观察到。类似的，在 CANARY 研究中，围术期心肌梗死患者的 max $LCBI_{4mm}$ 高于无心肌梗死患者 [102]。这种情况的预防措施仍然不确定。在一小部分脂质核心斑块患者介入治疗期间，使用远端栓塞保护装置回收栓塞材料 [103]，然而，在 CANARY 试验中，这种辅助治疗没有任何益处。

近红外光谱在导管室的前瞻性应用是测量所需支架的尺寸以确保病灶的充分覆盖。通过血管造影对病变的目视评估偶尔缺乏准确性，Dixon 等 [104] 使用近红外光谱评估病变，发现有 16% 的病变脂质核心斑块超出了最初血管造影所显示靶病变的边缘。因此，结合血管内超声提供的信息，近红外光

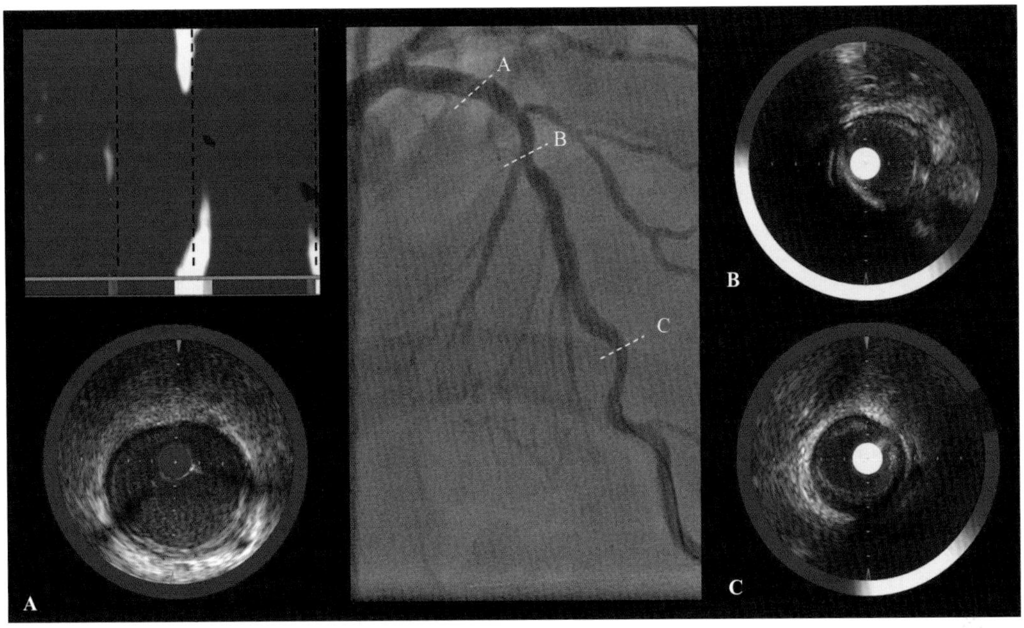

▲ 图 8-5　39 岁男性因不稳定性心绞痛入院。冠状动脉造影显示右冠状动脉和左前降支有严重病变

扩张后行近红外光谱血管内超声检查发现：图 A 左前降支中远段 B(B) 和 C(C) 存在脂质核心斑块，近段相对无明显狭窄(A)，右冠状动脉也存在脂质核心斑块

谱数据可以用来确定所需置入支架的大小和长度。

(2) 评估治疗效果：近红外光谱可以用来评估目前或新型药物对于斑块成分改变的效果，因为它能够评估随时间推移的脂质含量。YELLOW 试验招募了接受 PCI 治疗的多支病变的冠状动脉疾病患者。在接受近红外光谱和血管内超声基线评估后，患者被随机分配到瑞舒伐他汀 40mg/d 或标准降脂治疗组。在短期强化他汀治疗 7 周后，通过 max $LCBI_{4mm}$ 测量发现脂质含量显著降低 [105]。

2. 正在进行的试验

前瞻性的多中心 PROSPECT Ⅱ研究旨在收集急性冠状动脉综合征患者 PCI 术后近红外光谱 / 血管内超声的数据，并在 2 年随访中评估脂质核心负荷指数＞ 400 对预后的价值。Lipid-Rich Plaque 研究将纳入 9000 名行冠状动脉造影的患者，这些患者计划进行血管内超声和（或）近红外光谱评估，或可作为临床评估的一部分，主要终点是预测非罪犯病变相关的主要不良心脏事件。IBIS-3 研究旨在检测使用高剂量瑞舒伐他汀对未行介入治疗的冠状动脉斑块组成的影响，以及通过虚拟组织学血管内超声和近红外光谱评估其坏死核心体积的进展。

六、近红外荧光分子成像

目前的血管内成像方法如 OCT 或血管内超声的局限性在于，无法评估活体受试者冠状动脉中的特定生物过程。分子成像是一个相对较新的领域，旨在涉及血管疾病发病机制的特定分子和细胞，包括巨噬细胞、内皮细胞黏附分子、纤维蛋白和凝血因子ⅩⅢ活性 [106, 107]。分子成像需要可注射的靶向成像剂，其结合特定分子或被内化在细胞内。然后，这些试剂可以通过适当的硬件成像系统检测，包括 PET、MRI、单光子发射断层扫描（SPECT）、超声波，以及最近的荧光成像系统。

虽然 PET 和 MRI 分子成像技术对于大的动脉（如颈动脉、外周动脉）很有前景，但较小尺寸的冠状动脉需要使用基于血管内的成像方法，以实现足够的灵敏度和分辨率。为了满足这一需求，利用近红外荧光（NIRF）的光学成像已经发展成为一个有潜力的冠状动脉靶向血管内成像平台。近红外窗口（650 ～ 900nm）有利于荧光成像，因为该窗口减少了血液吸收和散射，减少了背景组织自身荧光，增强了在体内检测近红外荧光分子成像试剂的能力。

在过去的7年里，一些血管内的近红外荧光系统已经设计完成，包括一维的线光谱基系统、独立的二维成像系统，以及最近的联合近红外荧光OCT成像系统[108-110]。这些临床前期研究首次证明，动脉粥样硬化中的炎性蛋白酶活性和支架上的纤维蛋白沉积可以在与人类冠状动脉具有相似大小的兔主动脉中特异性成像。最新的近红外荧光OCT系统具有进一步的优势，可以提供与近红外荧光分子信息精确同步的解剖信息，从而进一步实现近红外荧光定量成像（图8-6）。与近红外荧光OCT相似，近红外荧光血管内超声导管已经在开发，但是还没有在体内血管进行测试[111]。

临床转化

1. 近红外荧光OCT成像系统

最近，研究人员使用临床批准的近红外荧光OCT导管对患者进行了首次人体冠状动脉成像研究[112]。虽然该导管用于检测斑块近红外自荧光（NIRAF），未注射显影剂，但安全获取近红外荧光OCT图像的能力是实现冠状动脉内分子成像的重要一步。

2. NIRF分子成像试剂

除了具有临床批准的导管外，还需要近红外荧光分子成像试剂。有希望的候选试剂是吲哚菁绿（ICG），这种两性分子已被美国食品和药品管理局批准数十年，用于研究心脏、肝脏和视网膜血流。2011年Vinegoni等[113]研究表明，意外地发现吲哚菁绿靶向斑块巨噬细胞和斑块脂质，因此可用于临床易损斑块冠状动脉内近红外荧光分子成像，这一发现最近得到了其他研究的证实[114]，并在颈动脉粥样硬化患者中进行研究[115]。除吲哚菁绿外，许多靶向近红外荧光试剂有望在未来用于动脉疾病，这主要是由癌症近红外荧光分子成像领域推动的[116]。

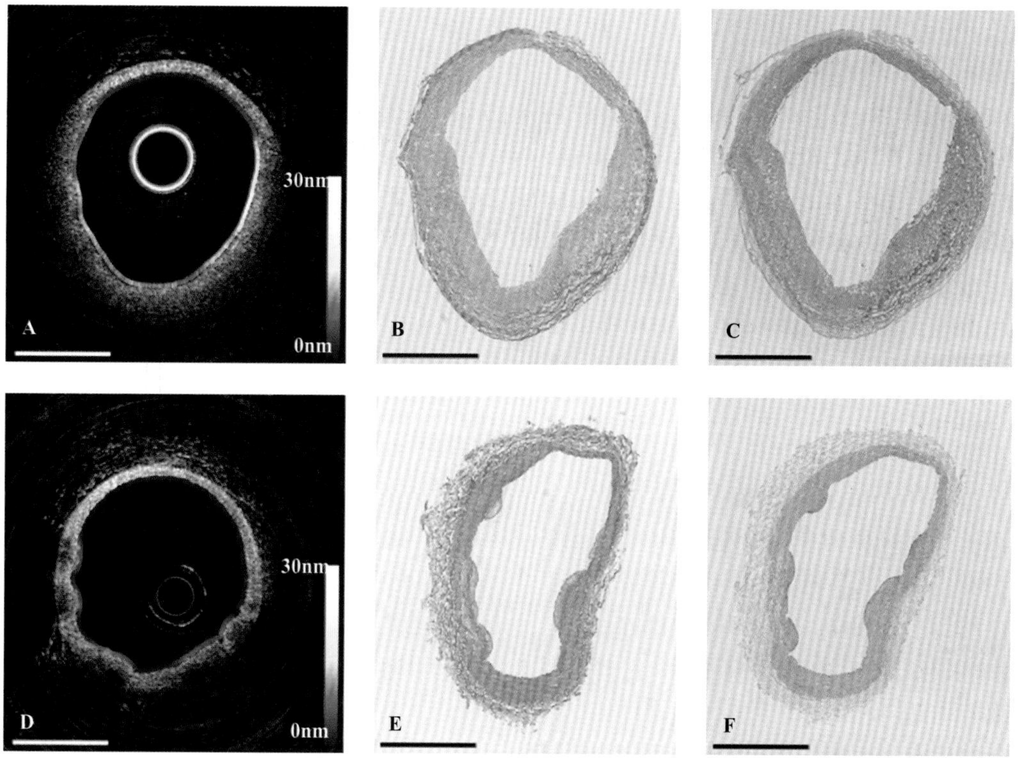

▲ 图8-6 血管内近红外荧光分子成像检测斑块炎症与OCT检测的结果对比

血管内近红外荧光分子成像检测斑块炎症与OCT检测的结果完全一致。近红外荧光OCT导管用来评估兔主动脉的炎症性动脉粥样硬化，兔主动脉的直径类似于人类的冠状动脉。在静脉注射Prosense VM110后24h内，在体内血管腔内进行近红外荧光OCT检查。Prosense VM110是一种近红外荧光分子显像剂，检测组织蛋白酶在动脉粥样硬化中的活性。近红外荧光显示OCT识别的动脉粥样硬化中蛋白酶活性增强，在动脉粥样硬化中可见明显的炎症异质性（A、D）。OCT导管位于图片的中间位置；近红外荧光信号强度（代表定量蛋白酶炎性活性）由一个绘制在管腔边界上的色标注表示。近红外荧光OCT结果由组织学（H&E染色，B、E）和组织蛋白酶B免疫组织化学（C、F）证实。（引自Yoo等，2011[110]。经Nature Publishing Group许可转载）

七、病例分析

一名61岁老年男性，以典型的劳力性胸痛为临床表现，既往有高胆固醇血症病史。冠状动脉造影显示右冠状动脉慢性闭塞病变，左回旋支、钝缘支（OM）和左前降支中段均有严重的狭窄（图8-7）。术者决定对其行PCI治疗。首先使用2.0mm×20mm的PTCA球囊对左回旋支–钝缘支进行预扩张，于病变部位置入2.5mm×28mm生物可吸收支架一枚，后送3.0mm×8mm非顺应性球囊至支架近段行后扩张。造影显示结果良好（图8-8）。随后术者决定行OCT检查以更好地评估生物可吸收支架术后的结果。然而，OCT显示支架近端贴壁不良（图8-9），遂进一步行球囊后扩张，并第二次行OCT检查确认（图8-10）。

术者接着处理左前降支病变，置入3.0mm×28mm生物可吸收支架一枚。并以3.0mm×8mm非顺应性球囊行高压后扩张，造影提示结果良好（图8-11）。他再一次使用OCT进行检查，尽管冠状动脉造影结果良好，OCT却发现支架远端边缘夹层，遂置入另一枚生物可吸收支架（图8-12）。虽然支架近端部分的血液清除不充分，但生物可吸收支架近端可见明显膨胀不全。随后使用3.5mm×8mm非顺应性球囊行第二次后扩张。

患者于次日出院，无并发症发生。慢性闭塞的右冠状动脉在择期手术中被成功开通。

讨论：冠状动脉造影仍是诊断治疗冠状动脉疾病的金标准。然而，对于动脉粥样硬化的程度和范围，它提供的信息有限，而且对支架的评估存在不足。OCT可提供高分辨率的横截面图像，其提供的额外信息包括：斑块特征、管腔测量、支架贴壁和支架膨胀、边缘夹层的存在与否等。

在此病例中，术者选择OCT来优化生物可吸收支架置入后的结果。生物可吸收支架与金属支架不同，金属支架是强的光反射源，会在血管表面产生后部阴影和晕状伪影，而BVS含聚合物的支架小梁对光线是透明的，因此支架的完整性、与血管的贴壁情况以及支架小梁特性随时间推移的变化可以很容易地识别。尽管存在相互矛盾的结果，但有一

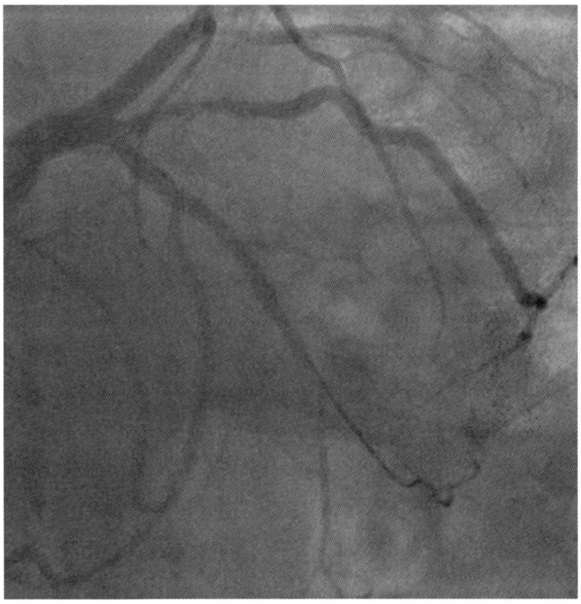

▲ 图8-8 左回旋支介入治疗术后的造影图像

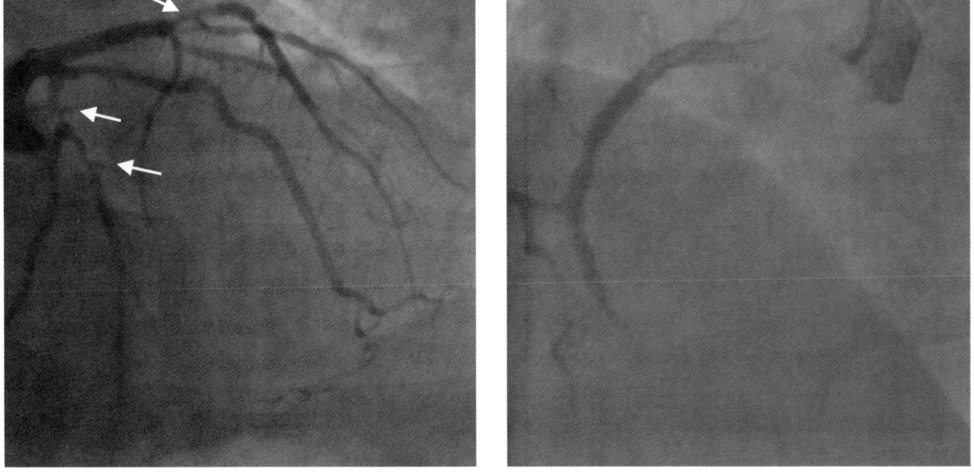

◀ 图8-7 冠状动脉造影图

图示左冠状动脉严重狭窄（箭）。右冠状动脉完全闭塞

些数据表明，支架贴壁不良可能与支架内血栓形成有关。类似的，支架膨胀不全也是支架失败的一个潜在原因。夹层通常出现在支架的边缘，但大多数夹层因为太小而不能通过冠状动脉造影检查到。而 OCT 由于分辨率高，是检测夹层的敏感工具。边缘夹层的预后意义，目前尚不清楚。这个病例清楚地说明了 OCT 在协助识别支架贴壁不良、支架膨胀不全和边缘夹层方面的作用，尽管有良好的冠状动脉造影结果，但仍可出现这种情况。

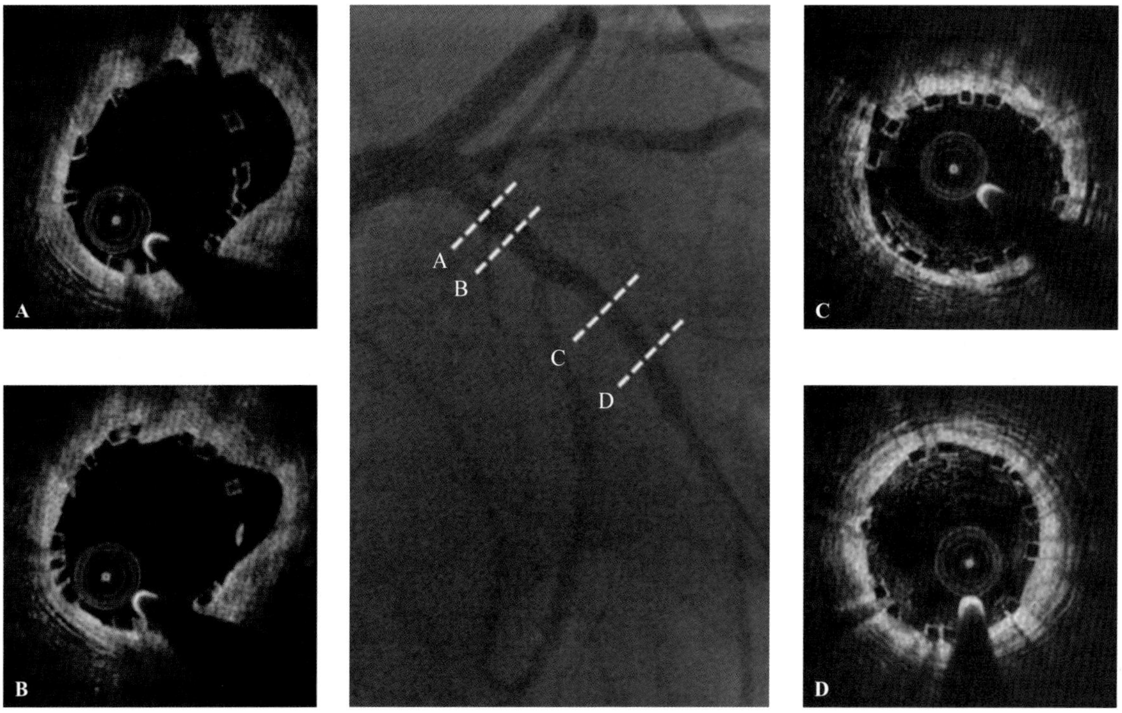

▲ 图 8-9　**OCT** 示支架近段贴壁不良

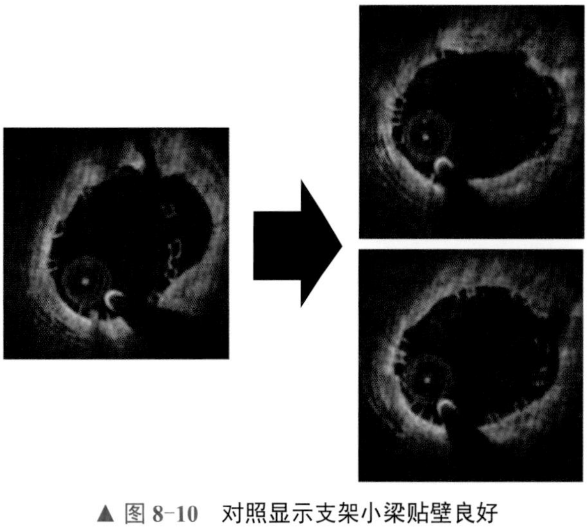

▲ 图 8-10　对照显示支架小梁贴壁良好

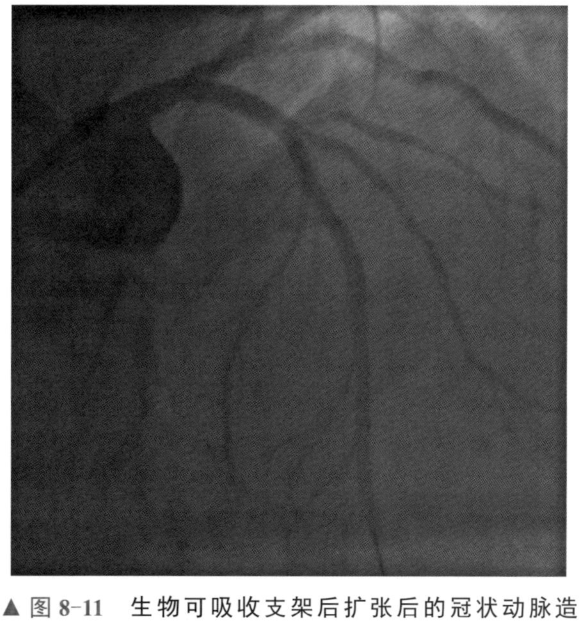

▲ 图 8-11　生物可吸收支架后扩张后的冠状动脉造影图像

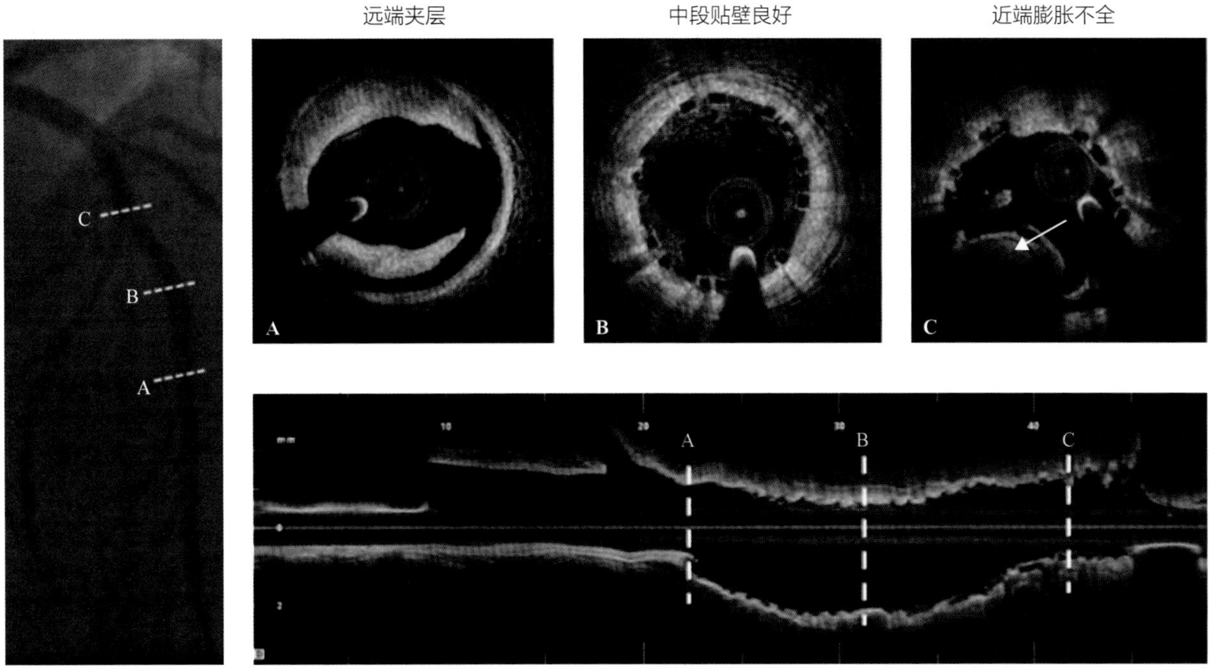

▲ 图 8-12 支架小梁沿血管贴壁良好

然而，OCT 在最远段发现边缘夹层。此外，在生物可吸收支架的近端支架膨胀不全。箭头指示血液残留伪影，注意信号衰减

第 9 章 辅助影像技术：冠状动脉多层计算机断层扫描成像

Complementary Imaging Techniques: Multislice Computed Tomography of Coronary Arteries

Omosalewa O. Lalude　Francesca Pugliese　Pim J. de Feyter　Stamatios Lerakis　著

刘婉君　何祚雯　译

自 2000 年 4 层 CT 引入之后，多层 CT（MSCT）技术产生了迅速而革命性的进步。目前 64 层及双源 CT（DSCT）被认为是心脏 MSCT 成像的最先进技术，同时 320 层系统也在临床实践中应用。

非增强的 MSCT 扫描可以显示心脏和冠状动脉钙化。在静脉注射含碘造影剂后，MSCT 可以描绘出心腔、大血管和冠状动脉（图 9–1）。

一般心脏形态学的评估通常可以通过超声心动图和（或）MRI 进行，不需要进行造影剂注射或接触到辐射。然而 MSCT 在许多情况下都对临床有帮助，包括在超声心动图检查发现不确定的情况下需要横断面成像，或患者植入心脏起搏器，或其他设备无法进行 MRI 检查。重要的是，MSCT 在心脏影像学中关注的焦点主要是评估冠状动脉。

一、冠状动脉多层计算机断层扫描造影成像技术

（一）基本原则

在 MSCT 扫描仪中，X 线是由安装在旋转球管上的 X 线管产生的。患者被安置在机架的中心，这样探测器阵列就可以在入射光子穿过患者后进行记录。MSCT 与单层检测器 CT 的区别主要在于检测器阵列的设计，它允许同时获取多个相邻的切面。

MSCT 系统有两种主要的扫描模式（图 9–2）。第一种方式是序列扫描，也被称为“步进扫描”，在这种方式中，工作台是一步一步向前推进的，X 线在与心电图 R 波时相的相关成像窗口中产生（前瞻性心电触发，图 9–2A），而工作台是静止的。通

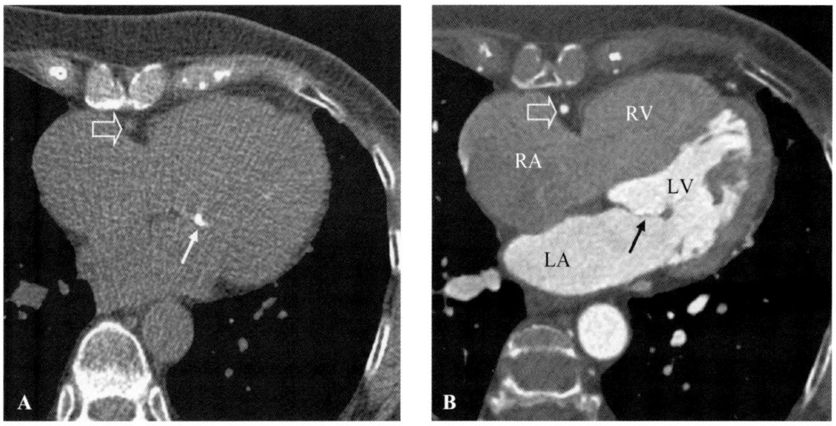

◀**图 9–1　轴向图像提供了心脏的四腔视图**

A. 注射造影剂前；B. 注射造影剂后 LA. 左心房；LV. 左心室；RV. 右心房；RV. 右心室；空心箭 . 右冠状动脉；箭 . 二尖瓣轻度钙化

常选择心动周期的舒张期，因为舒张期心脏运动减少。序列扫描是目前大多数中心使用 MSCT 测量冠状动脉钙化的方法。

第二种方式是螺旋扫描，工作台相对于球管连续旋转以固定速度移动。在扫描过程中记录患者的心电图。数据采集后，在所有可用的时间位置中选择最优重建窗口，以最小化运动伪影（回顾性心电门控，图 9–2B）。螺旋扫描是目前进行冠状动脉 MSCT 血管造影的方式，因为它允许选择重建窗口位置的灵活性，有助于确保最小的运动伪影。然而螺旋扫描比序列扫描具有更高的 X 线辐射。

为了减少螺旋扫描时的辐射暴露，可以在心电图指导下预先调整 X 线管的电流，在心动周期的某个时期完整输出 X 线用于图像重建（如心脏舒张期），而在剩下的心动周期 X 射线输出将会减少（图 9–2B）。

时间分辨率是获取一幅图像重建所需数据的时间。时间分辨率主要取决于球管旋转时间。特别是因为多层 CT 图像重建需要的数据要求球管旋转超过一半（180°），时间分辨率等于一半的球管旋转时间（图 9–3）。为了提高时间分辨率，同时不需要通过药物治疗来降低患者心率，最新的进展是引入了具有两个 X 线源的 MSCT，该扫描仪可以同时获得不同的投影[1]。DSCT 的两个 X 线源成 90° 安装，因此时间分辨率等于 1/4 的球管旋转时间（即 330/4=83ms）（图 9–3B 和图 9–4）。

冠状动脉近段直径 2 ～ 4mm，远端逐渐变细，因此高空间分辨率是 MSCT 冠状动脉成像的另一个先决条件。MSCT 的横向空间分辨率（x，y）是 0.4mm × 0.4mm。沿患者纵轴（z 轴）的空间分辨率主要由单个探测器的宽度决定，根据制造商的不同，宽度在 0.5 ～ 0.625mm 之间。这些特性允许沿着 x 轴、y 轴和 z 轴以近似亚毫米分辨率重建高质量图像。尽管血管造影已经达到 0.2mm × 0.2mm 二维空间分辨率，但多层 CT 的主要优势是能够进行多平面重建图像。表 9–1 概述了血管造影、64–MSCT 和 DSCT 的主要图像参数、患者准备和造影剂注射的情况。

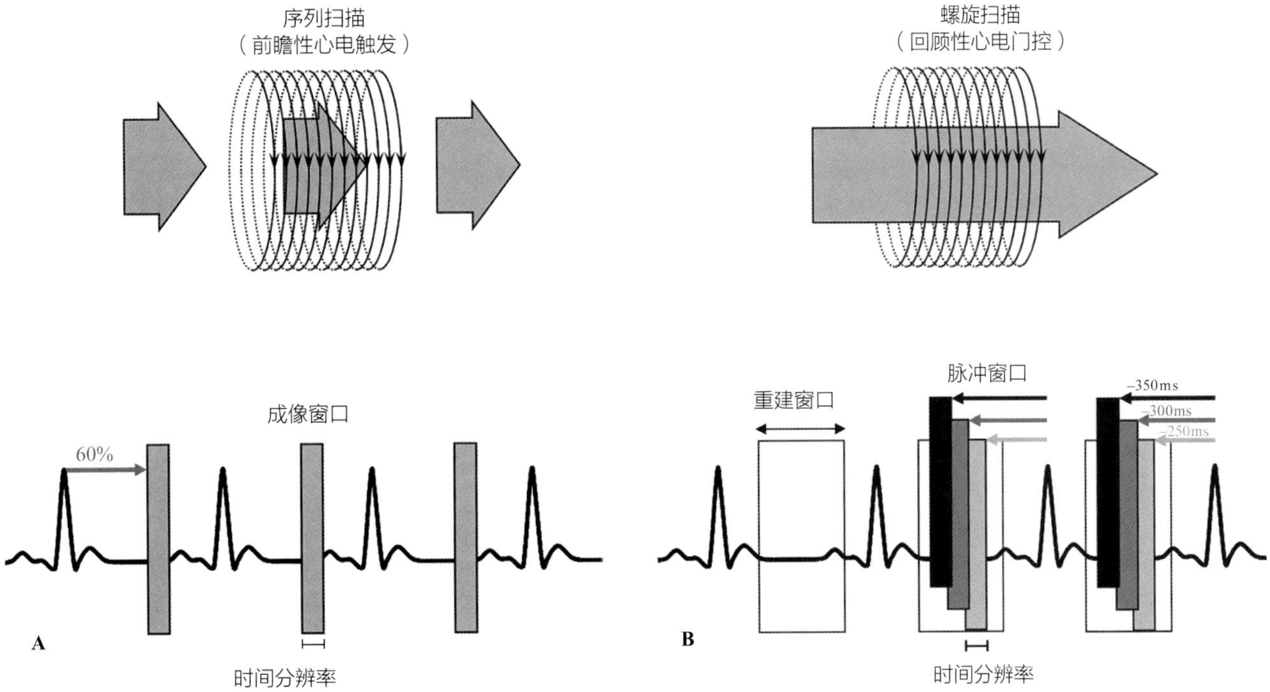

▲ **图 9–2** 在序列扫描中，获取一个轴向切面的数据，然后将工作台推进到下一个位置（A）。序列扫描协议使用前瞻性心电触发来同步采集心脏运动的数据。基于之前心脏周期的测量时间，在 R 波之后的指定时刻开始扫描一层。舒张期的选择通常是为了确保最小的运动伪影（例如前一个 R–R 间期的 60%）。螺旋扫描连续获取数据并记录患者的心电图，同时工作台以恒定的速度移动（B）。这种模式更灵活，可以最小化运动伪影，因为重构窗口可以在 R–R 间期任意定位。如果使用 X 线管调制，全部输出仅在心脏周期（脉冲窗口）的一段时间内发生，最终可用于图像重建

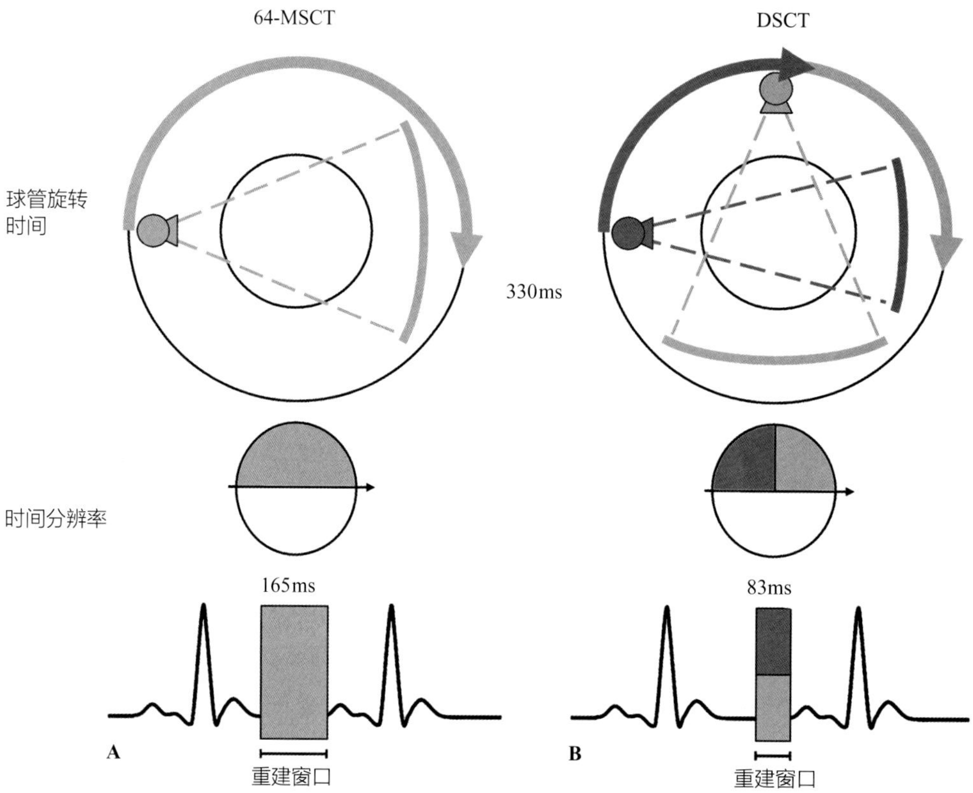

▲ 图 9-3　重建 MSCT 图像

A. 重建需要的数据要求球管旋转超过 180°，因此时间分辨率等于球管旋转时间的一半。由于目前由 64-MSCT 扫描仪实现的最短球管旋转时间为 330ms，因此相应的时间分辨率为 165ms。时间分辨率对应于重构窗口的宽度；B. DSCT 的两个 X 线源和两个相应的探测器阵列安装成 90°，因此只需要从 180° 旋转数据中提供 90° 的数据。在 DSCT 中，时间分辨率等于球管旋转时间的 1/4（330/4=83ms）

表 9-1　图像参数、患者准备和造影剂的概述

	冠状动脉造影	64-MSCT	DSCT
空间分辨率（mm）	0.2 × 0.2	0.4 × 0.4 × 0.4	0.4 × 0.4 × 0.4
时间分辨率（ms）	8	16	83
准备			
β 受体阻滞药	不需要	如果心率超过 65/min，严重的主动脉瓣狭窄的病变或高血压的患者扫描前 1h 口服 100mg，和（或）静脉注射 5 ～ 15mg 美托洛尔，有传导阻滞的患者考虑使用钙通道阻滞药	可选择
硝酸甘油	冠状动脉内注射	（可选择舌下含服）	（可选择舌下含服）
造影剂	80 ～ 100ml 冠状动脉内注射	100ml 静脉注射	60 ～ 100ml 静脉注射

DSCT. 双源 CT；MSCT. 多层螺旋 CT

（二）造影剂增强

良好的冠状动脉对比度增强是检测动脉粥样硬化改变和管腔狭窄的关键。推荐的血碘浓度为 1.2 ～ 2g /s。这可以通过在高流速下注入低浓度造影剂或在低流速下注入高浓度造影剂来实现。注射造影剂的标准做法是至少 5ml/s。总造影剂体积是由造影剂注射速率乘以需要覆盖心脏的扫描时间。典型的注射体积在 60 ～ 100ml。双重注射（例如，先是含碘造影剂，然后是生理盐水，30 ～ 50ml）被推荐用于心脏 MSCT。生理盐水有助于避免右心室

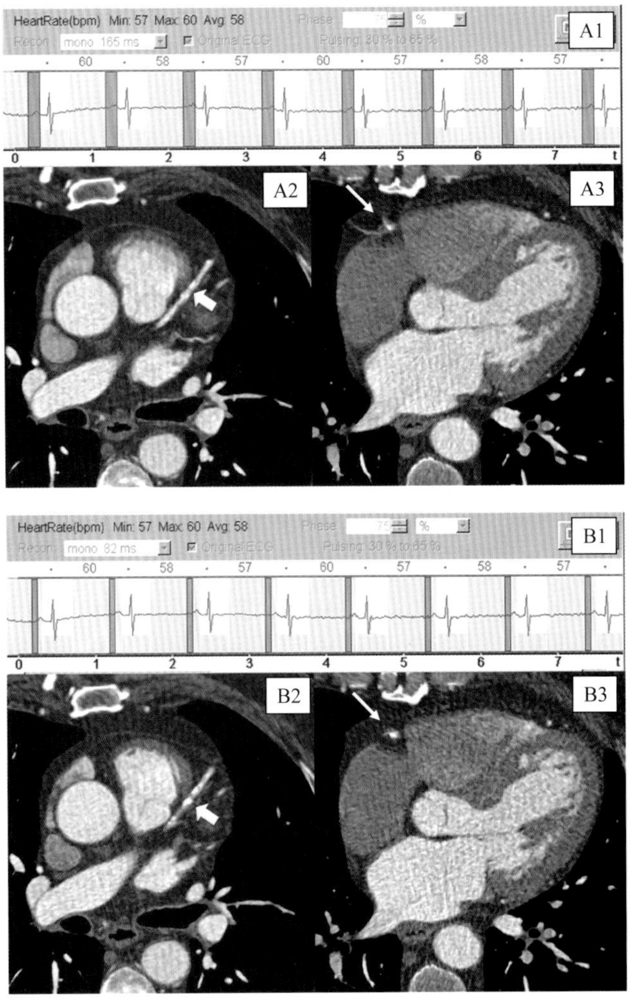

▲ **图 9-4　重建窗口上心脏运动的 MSCT 图像**

宽 165mm 的重建窗口（A1 ～ A3）显示获得的球管旋转 180° 视图，这是 64-MSCT 中使用的重建算法。宽 83mm 的重建窗口（B1 ～ B3）显示球管旋转 90° 获得的视图，这是 DSCT 中采用的重构算法。使用 180° 数据（A2）比使用 90° 数据（B2）可以提高图像对比度，因为重建时有更多 MSCT 图像被使用（粗箭所示为左前降支）。然而，更宽的重构窗口（A3）会降低时间分辨率，并且会比使用最窄的重建窗口（B3，细箭所示为右冠状动脉）更模糊

的致密化和随之而来的伪影，可能影响对右冠状动脉的解读。

（三）图像后处理

通过图像后处理，对原始轴向图像进行修正 [3]（图 9-5）。具有各向同性的分辨率，沿着冠状动脉走行的多平面重建（MPR）和最大密度投影（MIP）是 MSCT 评估冠状动脉的常规方法。在复杂的解剖情况下，如 CABG 或异常冠状动脉，三维容积绘制技术（VRT）提供了有用的图像 [4]。轴向图像可能是检测冠状动脉狭窄最好的方法。

（四）典型的伪影

识别一些可能导致图像误读的典型 MSCT 伪影是很重要的。典型的运动伪影模糊了心脏和冠状动脉的轮廓（图 9-6）。不一致的触发或心律失常将导致相邻图像堆叠不齐。当一个像素（即图像的最小部分）包含多种组织时可出现部分容积效应。这种情况下，分配给像素的衰减值是不同衰减值的加权平均值。因此，当一个像素只被高度衰减的结构（例如金属或骨头）部分填充时，一个高的 CT 值被分配给整个像素，这样就会在图像上显得很亮。这可能导致对高衰减物体（如冠状动脉钙化和支架）尺寸的高估（图 9-7）。

二、冠状动脉多层计算机断层扫描造影成像的临床应用

（一）检测狭窄

虽然传统的冠状动脉造影仍被视为检测和定量冠状动脉狭窄的金标准，但在某些情况下，无创性技术可以获得足够的信息，在成本、患者风险和舒适程度方面都有好处。

自 1999 年首次发表关于 MSCT 冠状动脉成像的研究以来，MSCT 技术得到了巨大的发展。大量的研究 [5-21] 比较了 MSCT 与冠状动脉造影检查冠状动脉狭窄的准确性（表 9-2）。16-MSCT 与 64-MSCT 相比，敏感性和特异性相似，64-MSCT 和 DSCT 在冠状动脉成像方面更可靠，在节段分析中，需要排除的图像质量不高的冠状动脉节段较少（图 9-8、表 9-2）[22]。重要的是，MSCT 可以识别有明显冠状动脉疾病的患者，具有临床意义，其阴性预测值始终很高，范围在 92% ～ 100%（表 9-2）。这些发现引出了一种可能，即在适当选择的临床情况下，MSCT 正常的患者不需要进行侵入性血管造影。但据报道其阳性预测值较低，这表明与侵入性冠状动脉造影相比，MSCT 倾向于高估疾病的严重程度，特别是在有冠状动脉钙化和运动伪影的情况下。MSCT 目前还不能准确分级病变严重程度（狭窄的百分比）。然而，MSCT 对于检测严重冠状动脉疾病具有显著的

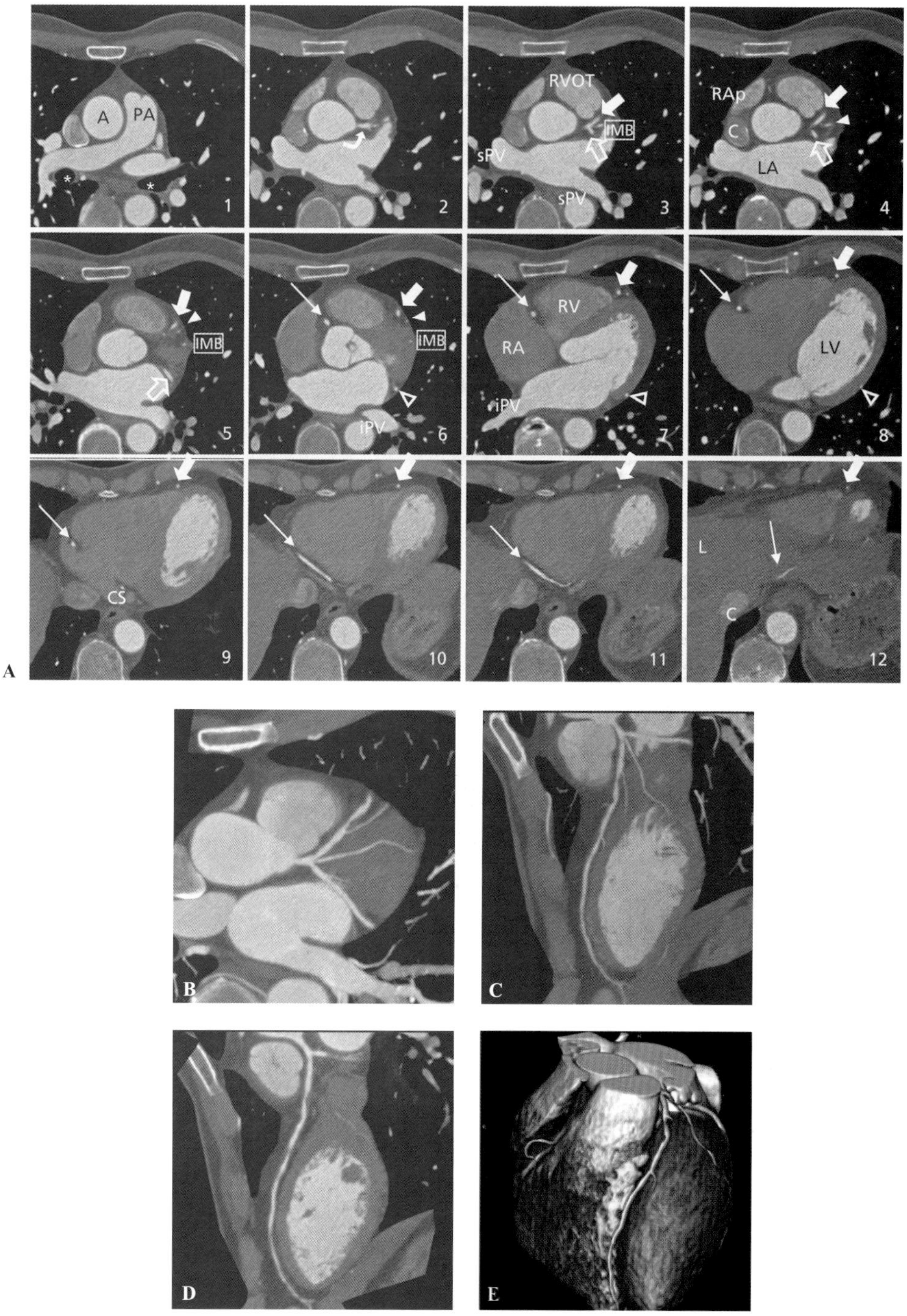

▲ **图 9-5 心脏 MSCT 图像和轴向三维重建容积图像**

A. MSCT 的基本信息是沿轴向的横截面图像。从颅骨到骶尾部方向可显示轴向平面中的任何结构。扫描始于气管分叉水平（A1），显示了主支气管（*）、升主动脉和肺动脉。向尾侧移动时，可以观察到左主干的起源（A2，弯曲箭）和它的三个分支（A3）汇入，左前降支（粗箭）、回旋支（空心箭）和中间支。左前降支（A3 ~ A12，粗箭）沿着室间沟走行，并且延伸到心尖部。此外，还可观察到对角支（A4 ~ A6，粗箭头）。左回旋支（A3 ~ A5，空心箭）位于左房室沟内，并分出钝缘支（A6 ~ A8，空心箭头）。近端右冠状动脉（A6，细箭）在水平方向走行较短。该血管在右房室沟中向远端走行（A7 ~ A9，细箭）。下室间沟包含后降支（A12，细箭）；B ~ E. 轴向三维重建容积图像。后处理以此为依据。B. 多平面重建根据任意方向任意角度的平面切割观察对象；C、D. 当切割平面不平且弯曲时，就得到了弯曲的多平面重建图像；D. 扭曲血管的平面重建显像，高亮影是通过计算机算法显示沿扫描切面明显狭窄变细的血管；E. 容积重建显示的是基于密度测算的管腔结构的容积。颜色属性是任意可变的；因此，当操作人员改变算法的颜色时，外观会随之改变

A. 主动脉；星号 . 主支气管；C. 腔静脉；CS. 冠状窦；IMB. 中间支；iPV. 下肺静脉；L. 肝；LA: 左心房；LV. 左心室；PA. 肺动脉；RA. 右心房；RAp. 右心耳；RV. 右心室；RVOT. 右心室流出道；sPV. 上肺静脉

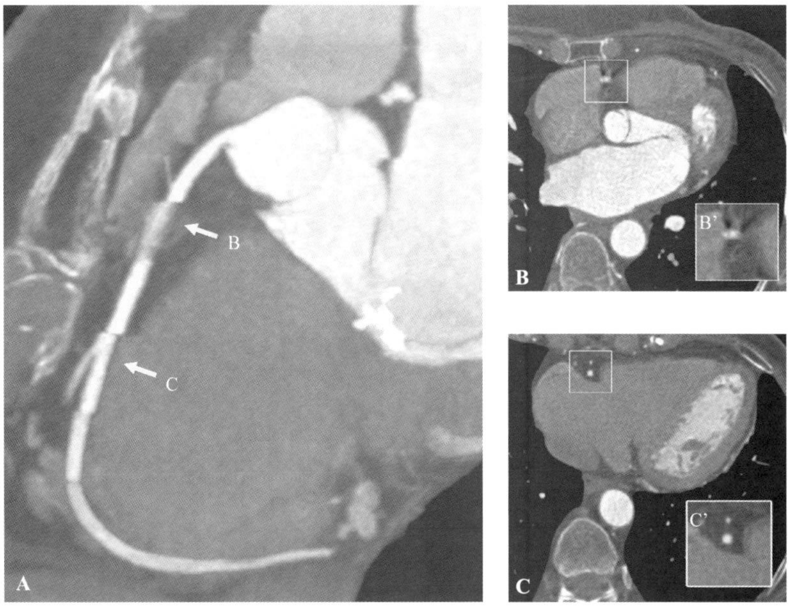

◀图 9-6　心脏 MSCT 中的典型伪影
由心率变化或轻微心律失常引起的运动伪影和叠加错位。尽管运动伪影导致模糊（B），但叠加错位的图像不会模糊（C）

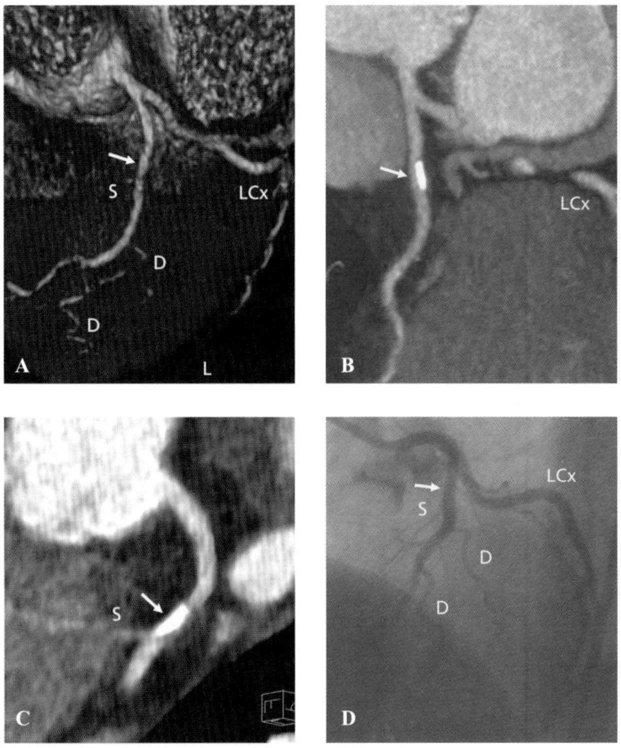

▲图 9-7　容积重建图像（A）、曲面最大强度投影（B）和多平面重建（C）显示钙化斑块（箭）位于左前降支，紧邻室间隔支的起源（S）。由于部分容积效应，MSCT 高估了 X 线衰减结构（例如钙化）的尺寸。这种钙化显影与大部分冠状动脉腔重叠。常规冠状动脉造影（D）显示正常的前降支、LCx. 左回旋支

高灵敏度和阴性预测值，因此它可能非常适合用于为了排除冠状动脉疾病（例如对于低到中等危险因素的患者）的状况 [23]。表 9-3 显示了 MSCT 在冠状动脉评估方面的进展。

（二）分叉和开口病变

血管造影评估分叉病变可能受到投影缩短、血管重叠、血管透视性不足等因素的影响，由于这些原因，对边支开口的评估可能特别具有挑战性。诊断上的错误会影响患者治疗方法的选择，当选择冠状动脉搭桥术治疗时，低估一侧边支病变程度会导致边支未进行搭桥处理。当首选 PCI 时，获得详细的解剖信息可以帮助选择最佳的介入策略。此外，传统的血管造影不能提供分叉水平斑块负荷的足够信息。在存在严重斑块负荷的情况下，同时对主支和边支治疗的双支架策略（如 crush 或 culottes 技术）应优于主支置入支架后对边支进行球囊扩张术的必要时支架策略。

Van Mieghem 等 [24] 比较了 MSCT 与常规冠状动脉造影在冠状动脉分叉病变检测和分类方面的差异。与现有关于非分叉病变的文献一致，他们报道 MSCT 检测分叉病变的敏感性为 96%，特异性为 97%，阳性预测值为 63%，阴性预测值为 99%（图 9-9）。根据 Medina 分类系统，MSCT 用于分叉病变的分类也是准确的 [25]。此

表 9–2　冠状动脉狭窄的检测——多层螺旋计算机扫描与常规血管造影的诊断性能

	患者数	每节段					每患者			
		未评估的节段（%）	敏感性（%）	特异性（%）	阳性预测值（%）	阴性预测值（%）	敏感性（%）	特异性（%）	阳性预测值（%）	阴性预测值（%）
16-MSCT										
Mollet [13]	128	7	92	95	79	98	100	86	97	100
Hoffman [9]	103	6	95	98	87	99	97	87	90	95
Achenbach [5]	50	4	94	96	69	99	100	83	100	86
Mollet [12]	51	0	95	98	87	99	97	84	89	95
Garcia [7]	187	29	85	91	36	99	98	55	50	99
Dewey [6]	129	9	83	86	90	95	93	74	93	92
Hausleiter [8]	129	11	93	87	46	99	–	–	–	–
64-MSCT										
Leschka [11]	53	0	94	97	87	99	100	100	100	100
Raff [18]	70	12	86	95	66	98	95	90	93	93
Leber [10]	59	0	88	97	–	99	94	–	–	–
Pugliese [17]	35	0	99	96	78	99	100	90	96	100
Mollet [14]	52	2	99	95	76	99	100	92	97	100
Ropers [19]	82	4	95	93	56	99	96	91	83	98
Nikolaou [15]	72	10	86	95	72	97	97	72	83	95
Hausleiter [8]	114	8	92	92	54	99	99	75	74	99
320-MSCT										
Dewey [46]	30	0	78	98	75	99	100	94	92	100
DSCT										
Nikolaou [16]	20	4	95	93	79	98	–	–	–	–
Scheffel [20]	30	1	96	98	86	99	–	–	–	–
Weustink [21]	100	0	95	95	75	99	99	87	96	95

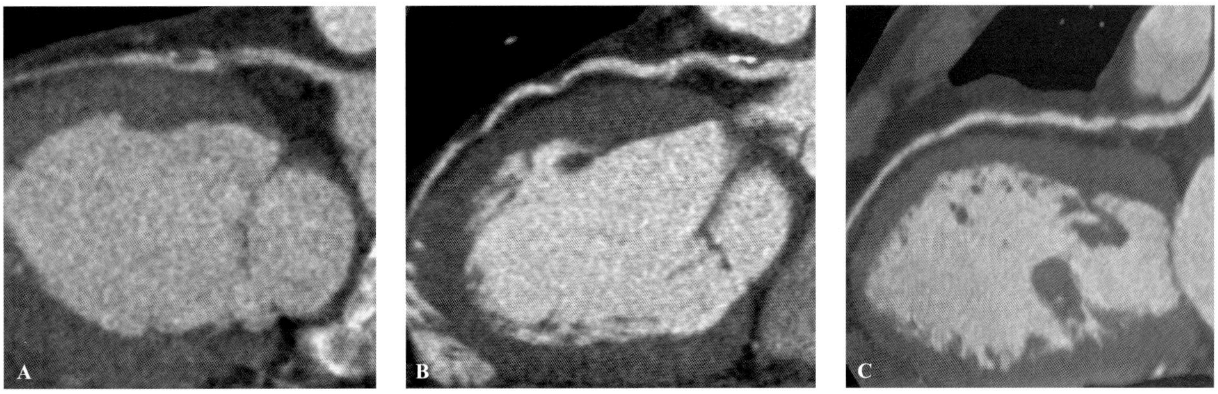

▲ 图 9–8　3 例行 16–MSCT（A）、64–MSCT（B）和 DSCT（C）检测的患者左主干和左前降支的曲面多平面重建显示，图像质量逐步改善。所有患者在扫描时心率均为 62 ～ 65/min

表 9-3　心脏 MSCT 评估冠状动脉的适应证 [23]

症状性冠状动脉粥样硬化性心脏病患者的检测
1. 造影前中度冠状动脉粥样硬化性心脏病可能 + 不典型心电图（无法行运动试验）
2. 不典型运动试验、灌注成像、负荷超声结果
3. 对新发心力衰竭患者评估冠状动脉以明确病因
冠状动脉异常
在心脏瓣膜手术或非心脏大手术前排除冠状动脉粥样硬化性心脏病
PCI 后复发性胸痛但支架内再狭窄概率低的患者和大支架置入者（≥ 3mm）
冠状动脉旁路移植术
急性胸痛
1. 非 ST 段抬高和初始肌钙蛋白阴性
2. 中度可能发生主动脉夹层 / 动脉瘤、肺动脉栓塞、阻塞性冠状动脉粥样硬化性心脏病的三联排除

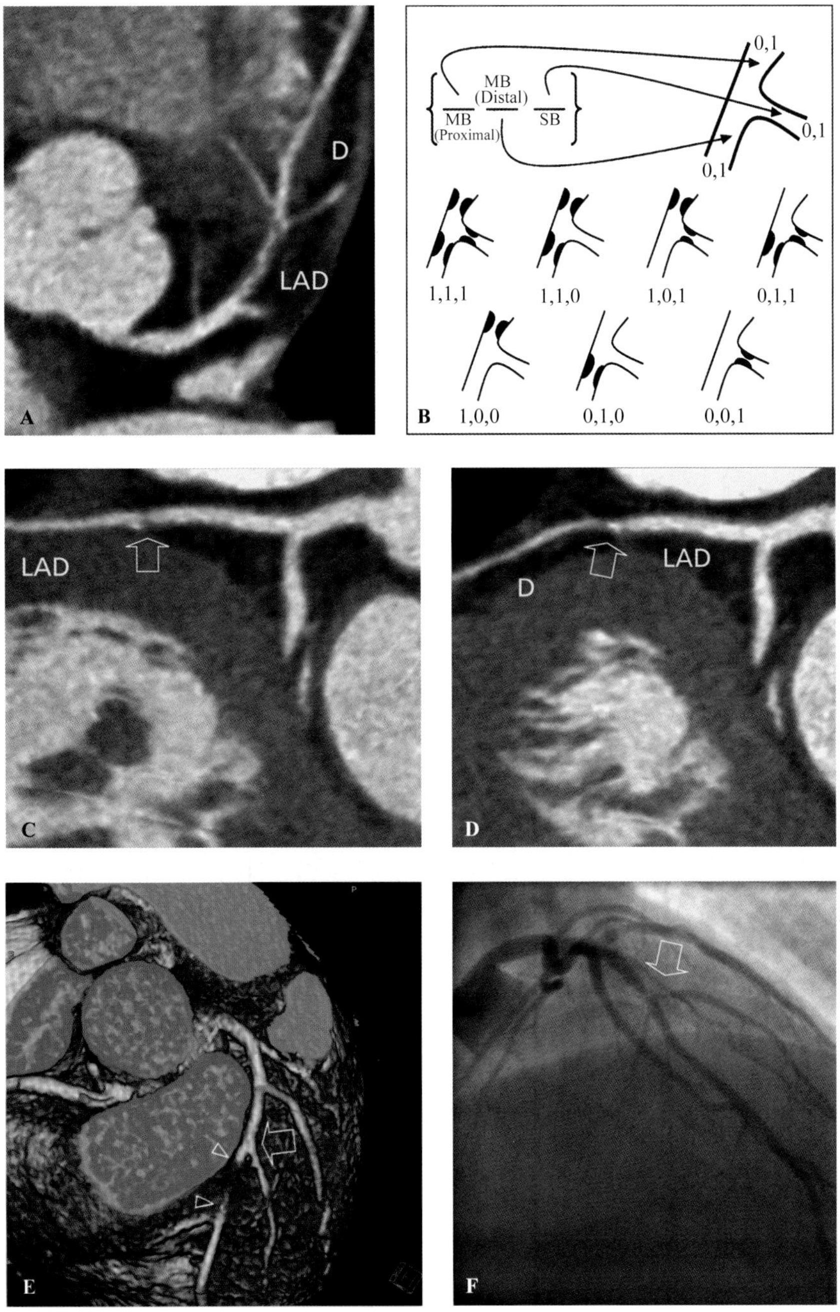

◀**图 9-9　DSCT 多平面重建图**

A. 左前降支动脉近端分叉病变（箭）；C、E. 分别为左前降支和对角支的曲面多平面重建，在此亦可见分叉病变；F. 经冠状动脉造影证实该病灶。根据 Medina 分类系统（B），病变累及近端主干和侧支，远端主干累及不显著（1,0,1）；E. 病灶在容积重建图像中不能清晰显示；在分叉的远端，LAD 在心肌内走行（D，箭头）

外，由于 MSCT 数据的三维特性，可以精确地测量主支和边支之间的分叉角度。在需要行双支架技术的情况下，关于分叉角度的信息可用于支架技术的选择。

由于常规冠状动脉造影投照体位的局限性，开口病变的判断（图 9–10）可能受影响。偶尔，造影时导管的尖端可能超过病变部位而掩盖了开口处的病变。在介入准备阶段，MSCT 可以提供关于开口病变和血管分叉角度的三维解剖信息 [26]。

（三）慢性闭塞病变

在慢性闭塞病变的诊断中，MSCT 可以为常规冠状动脉造影提供重要的信息。闭塞段的长度长期以来被认为是 PCI 失败的预测因子，其测量在传统的冠状动脉造影中受投影缩短、校准局限和侧支循环缺乏限制（图 9–11）。而 MSCT 是一种三维技术，能可靠地测量冠状动脉段的长度。同样地，MSCT 可评估近端入口、钙化的严重程度（图 9–12），并描绘闭塞轨迹。因此，MSCT 提高了 PCI 的预测成

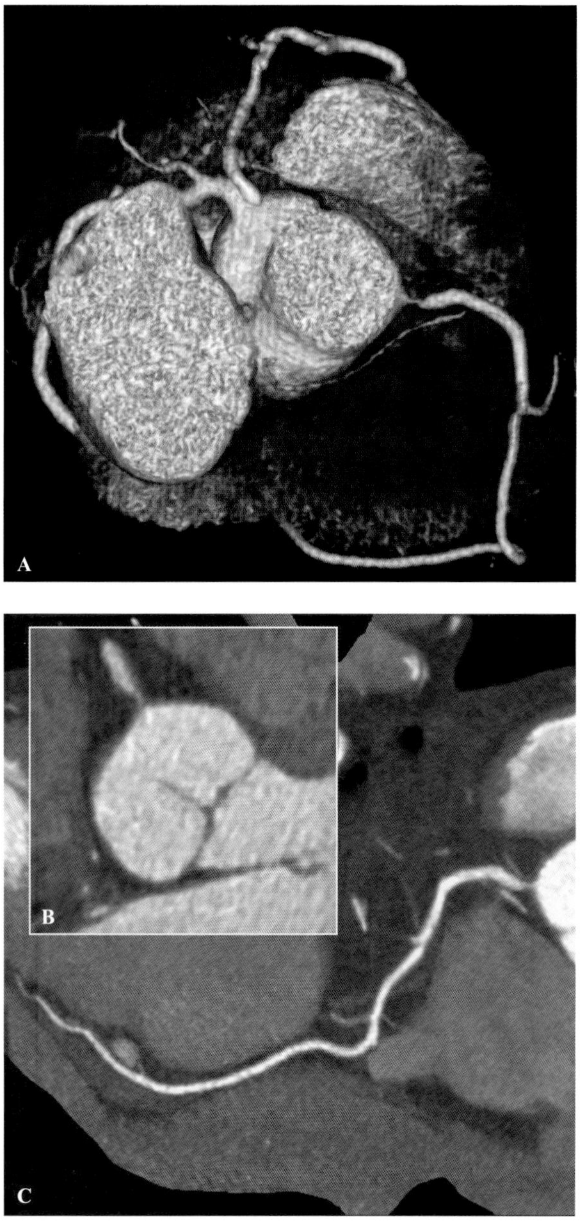

▲ 图 9–10　移除右心房（A）后，轴向的容积重建图像（B）和曲面重建（C）显示右冠状动脉的开口病变

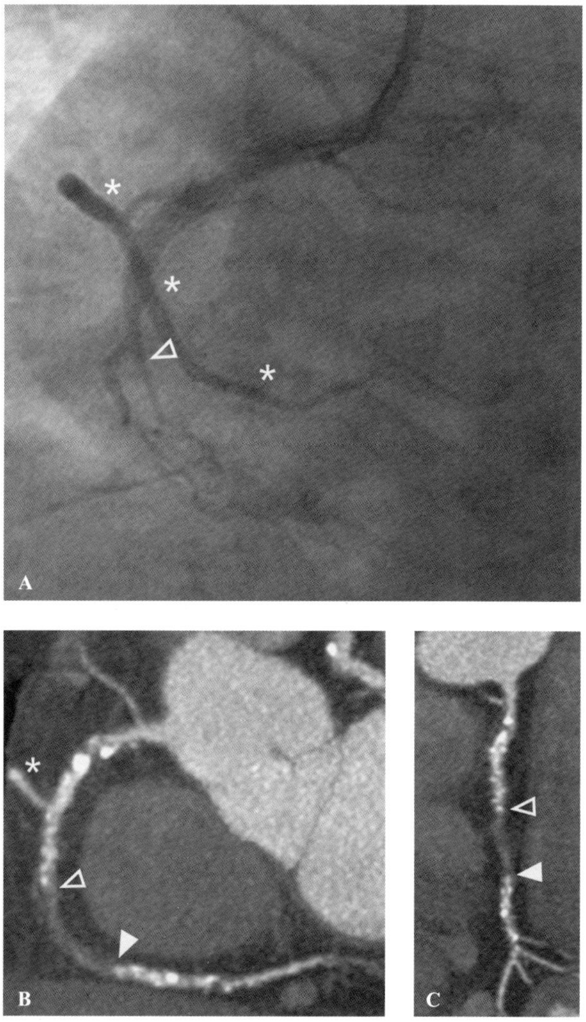

▲ 图 9–11　冠状动脉造影、DSCT 多平面重建、曲面重建证实右冠状动脉闭塞（空心箭头）

A. 冠状动脉造影；B. DSCT 多平面重建；C. 曲面重建。远端的右冠状动脉在冠状动脉造影上没有清晰的显示。右冠状动脉的多平面重建和曲面重建能更好地显示远端的右冠状动脉（实心箭头）和实际的闭塞长度（* 示右心室支）

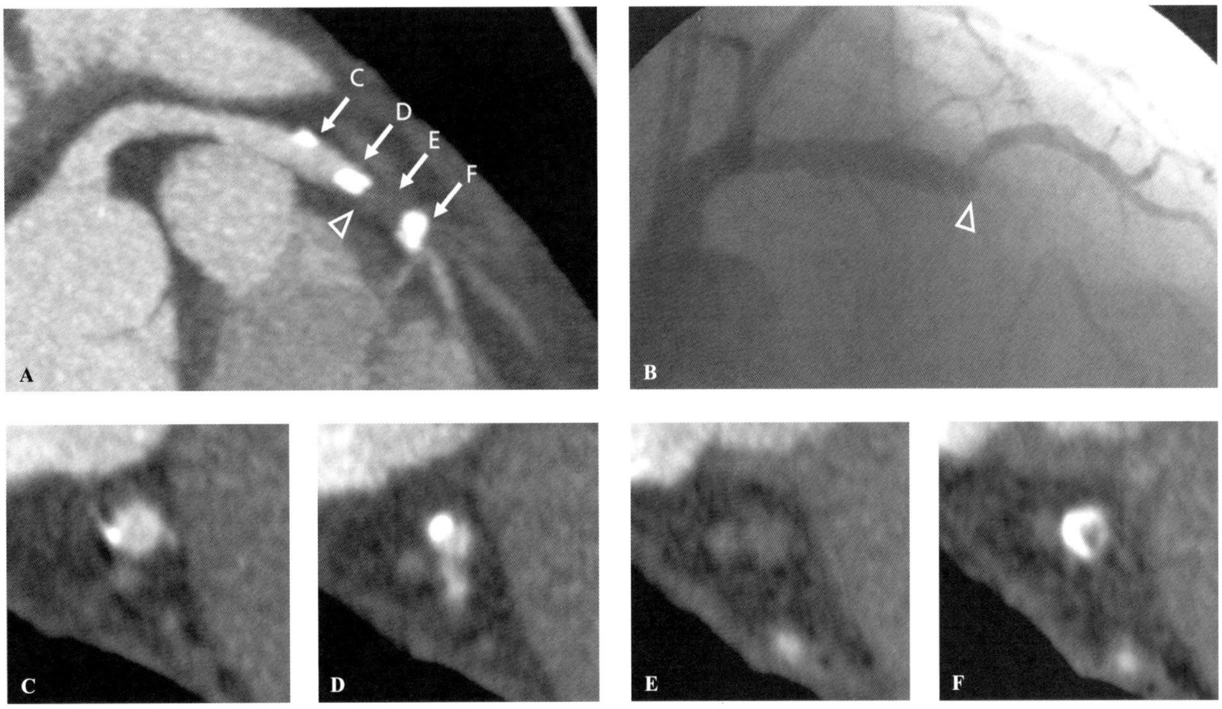

▲ 图 9-12 DSCT 最大强度投影图像（A）和传统冠状动脉造影（B）显示了左前降支近段闭塞（箭头）。如（A）中显示 DSCT 横截面（C ～ F）提供的关于病变钙化严重程度的信息。大块的钙化出现在闭塞的近段（C）、残端（D）和更远段（F）

功率。Mollet 等 [27] 发现闭塞段钝性残端、闭塞段长度＞ 15mm 和严重钙化都可由 MSCT 判断，是 PCI 失败的独立预测因素。

（四）支架

MSCT 很难评估冠状动脉支架。部分容积伪影扩大了支架表面上的尺寸；这在较小的支架以及支架重叠和分叉导致的金属过多中尤为明显，因为支架内腔可能完全模糊。体外实验表明，金属类型和小梁厚度对支架内管腔的评估具有重要作用 [28]；一般来说，较薄（如 0.14mm）的支架比较厚（如 0.15mm 或以上）的支架更好评估。在冠状动脉支架的评估中，支架远端发现对比度并不能保证支架通畅，因为造影剂可通过逆行侧支循环充盈血管。如果需要评估是否存在非闭塞性支架内再狭窄，直接显示支架内管腔成为金标准。

冠状动脉支架成像的技术要求是 64-MSCT 扫描和薄探测器，以优化空间分辨率和减少部分容积效应。高时间分辨率也很重要，因为 MSCT 扫描时的心脏运动加重了高密度伪影 [29]。

临床研究比较了不同 MSCT 与常规冠状动脉造影检测支架内再狭窄（定义为管腔狭窄≥ 50%）的差异（表 9-4）。使用 16-MSCT[30]、40-MSCT[31] 和 64-MSCT[32-34] 对支架内再狭窄进行检测，发现不可评估支架内再狭窄的百分比各不相同，具有应用前景。使用 DSCT[35] 时，不可评估支架内再狭窄的比例较低。对于不同支架的诊断结果并没有显著差异（单支架与重叠 / 分叉支架相比），而支架直径对结果有明显影响，DSCT 对支架内再狭窄的排除能力在直径≤ 2.75mm 的支架中明显低于直径更大的支架。

理想情况下，支架的类型和直径在扫描前就已经知道，因此，特定患者支架内腔的可评估性可由体外和体内数据预测。然而，MSCT 被证明具有较高的阴性预测率，因此它可能对有临床症状的患者有用，但评估支架内再狭窄的验前概率较低。

利用 MSCT 检测左主干和左前降支 / 回旋支近端支架内再狭窄是合理的。这主要是因为置入在左主干和近端左前降支 / 回旋支的支架相对较大；此外，这一部分冠状动脉相对来说是无运动伪影干扰的。尽管冠状动脉搭桥术仍被推荐用于左主干病变的患者，但在药物洗脱支架时代，PCI 在无保护左主干上的应用越来越多。药物洗脱支架仍会发生再

表 9-4 检测支架内狭窄——MSCT 的诊断性能与冠状动脉造影术的比较

	不可评估的支架（%）	敏感性（%）	特异性（%）	阳性预测值（%）	阴性预测值（%）
16-MSCT					
Gilard [30]					
所有的直径	36	–	–	–	–
＞3mm	19	86	100	100	99
≤3mm	49	54	100	100	94
40-MSCT					
Gaspar [31]					
所有的直径	5	89	81	47	97
64-MSCT					
Rixe [34]					
所有的直径	42	86	98	86	98
＞3mm	22	100	100	100	100
3mm	42	83	96	83	96
＜3mm*	92	–	100	–	100
Ehara [33]					
所有的直径	12	92	81	54	98
Cademartiri [32]					
所有的直径	7	90	86	44	98
DSCT					
Pugliese [35]					
所有的直径	5	94	92	77	98
≥3.5mm	0	100	100	100	100
3mm	0	100	97	91	100
≤2.75mm	22	84	64	52	90

*. 只有一个支架，没有支架内再狭窄

狭窄，可能导致致命性心肌梗死或猝死 [36]，因此强烈推荐在 PCI 术后 6 个月进行常规冠状动脉造影 [37]。Van Mieghem 等 [38] 的研究表明，MSCT 在排除左主干和近端左前降支 / 回旋支支架内再狭窄方面是安全可靠的，这项研究表明，对于随访无保护左主干支架置入术后患者，MSCT 可能是一种可接受的一线替代方案。

MSCT 还能显示分叉 / 重叠支架的结构（图 9-13）和开口病变中的支架位置。然而，MSCT 通常不能清晰地观察到组织脱垂、支架贴壁不良和膨胀不全。可以想象，具有较薄、可吸收和非金属的支架（图 9-14）受高密度伪影影响较小。这些新器械的引入可能会增加 PCI 术后 MSCT 的应用。

（五）冠状动脉旁路移植术

1. 一般问题

接受 CABG 的患者通常有并发症，且与未行 CABG 的患者相比，瓣膜病和心功能不全的发病率更高。他们在有创性手术（包括心导管术）过程中有较高的并发症发生率，因此可从 MSCT 的无创性冠状动脉成像中获益。

一般来说，由于桥血管直径大、钙化程度有限、相对静止，MSCT 可以很好地观察桥血管。然而，外科手术不透明的材料，如血管夹、胸骨固定线和桥血管开口标记，影响了 MSCT 对冠状动脉旁路的评估能力（图 9-15）。

2. 临床表现及局限性

64-MSCT 可以评估动脉和静脉桥血管的通畅性，敏感性接近 100%，即使由于图像质量不佳而排除部分桥血管（表 9-5）[39-42]。CABG 术后患者的缺血症状可能是由于桥血管堵塞或自身冠状动脉病变进展所致。CABG 术后的综合评估还应包括患者自身的冠状动脉，由于病变弥漫和严重钙化 [39]，

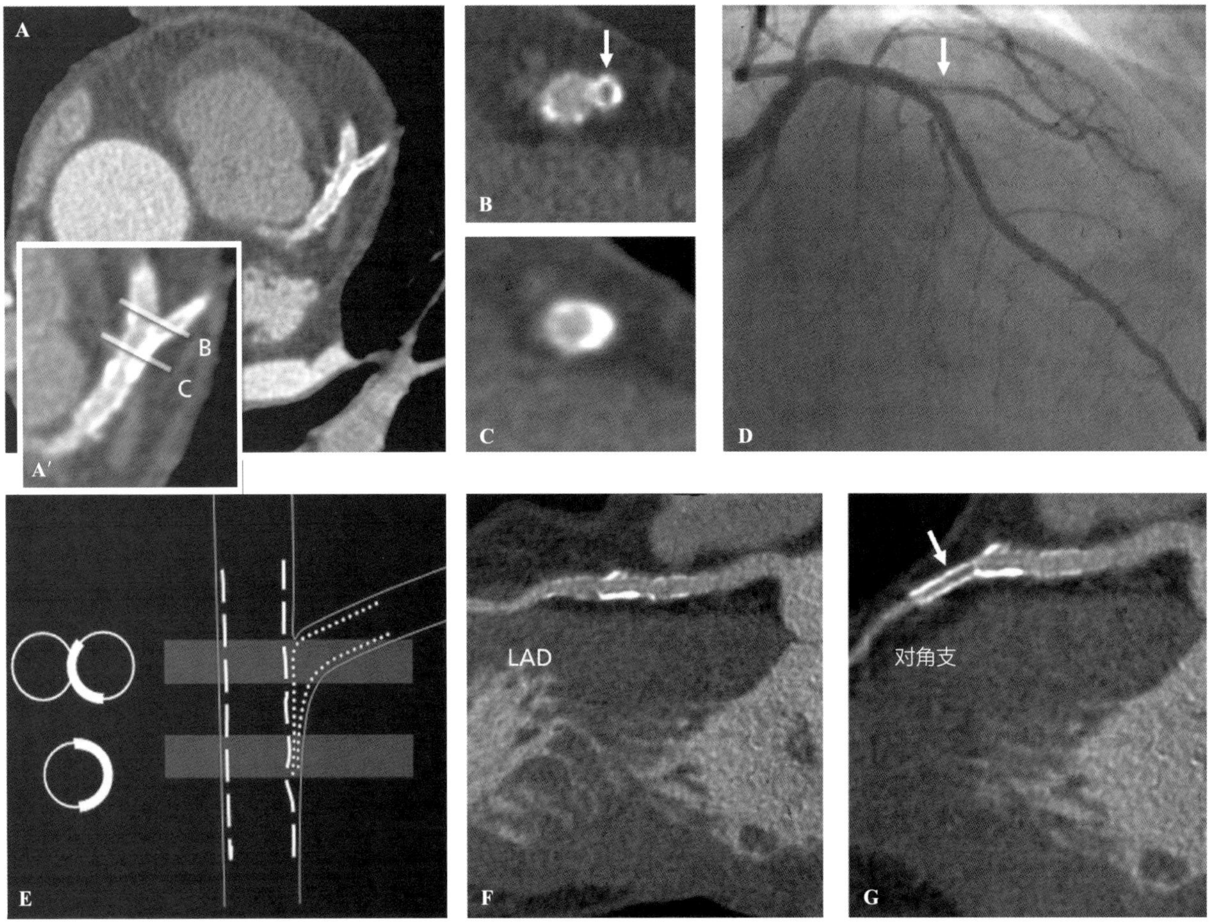

▲ 图 9-13　DSCT 轴向图像（A），其放大图（A′）、横截面图（B、C）和图（E）显示了经典的 Crush 分叉支架技术，有三层支架结构挤压在分支血管的开口。DSCT 在分叉嵴（图 A 中的 B）所获得的横断面图像和对角支的曲面重建图（G）显示对角支（箭）存在支架内再狭窄左前降支（主支）是通畅的（F），冠状动脉造影（D）证实了这一发现

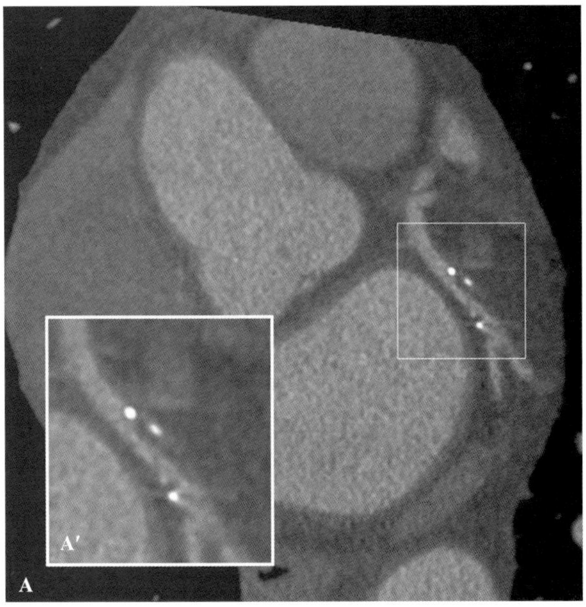

▲ 图 9-14　DSCT 多平面重建图

其放大图像（A′）显示生物可吸收支架置入在左回旋支。支架的边缘有不透明的标记物

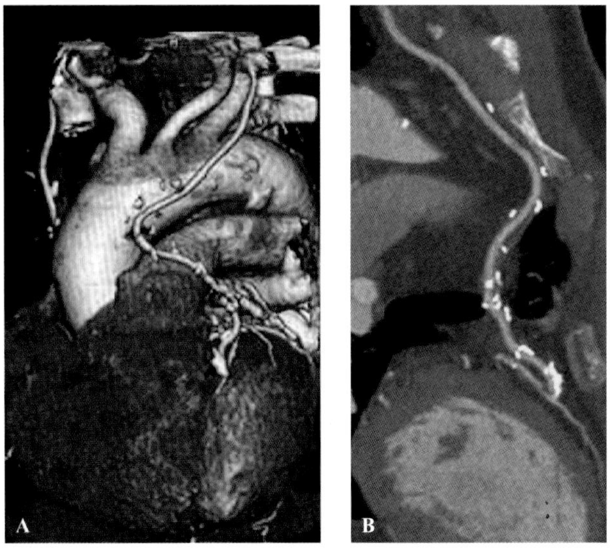

▲ 图 9-15　冠状动脉旁路移植术后患者 DSCT 立体重建图（A）和曲面重建图（B）显示左内乳动脉和吻合口通畅。注意手术夹的高密度外观

表 9-5 冠状动脉桥血管和自身血管狭窄的检测——64-MSCT 与常规冠状动脉造影的比较

	不可评价（%）	敏感性（%）	特异性（%）	阳性预测值（%）	阴性预测值（%）
Malagutti [39]					
所有桥血管	0	100	98	98	100
动脉	–	100	100	100	100
静脉	–	100	96	98	100
远端血管	0	89	93	50	99
未移植的自身血管	0	97	86	66	99
Ropers [42]					
所有桥血管	0	100	94	92	100
远端血管	7	86	90	50	98
未移植的自身血管	9	86	76	44	96
Meyer [40]					
所有桥血管	2	97	97	93	99
动脉	–	93	97	86	98
静脉	–	99	98	96	99
Pache [41]					
所有桥血管	3	98	89	90	98
动脉	–	–	–	–	92
静脉	–	–	–	–	100

对这些患者自身冠状动脉的评估可能很困难。

（六）瓣膜疾病

二尖瓣和主动脉瓣可以通过 MSCT 对比增强扫描清晰地显示，而三尖瓣和肺动脉瓣显示欠佳。MSCT 可以动态显示瓣膜的开放和闭合，但不能提供跨瓣膜流量和压力梯度（图 9-16）。对于正常和狭窄的主动脉瓣，最近的研究已经证明 MSCT 能够测量主动脉瓣口面积，与经食管超声心动图和采取有创方法测量的瓣口面积相似[43, 44]。然而，在严重钙化狭窄的情况下，CT 测量的开口面积不可靠。CT 平扫可用于主动脉瓣钙化程度的定量[45]。

（七）冠状动脉变异

在有创性冠状动脉造影中，有时很难确定变异的冠状动脉开口和走行。MSCT 对于观察变异的冠状动脉血管起源和走行是非常可靠的，并且非常适合观察已知或疑似先天性冠状动脉变异的患者。MSCT 能进行超高分辨率的形态学分析，此外这项技术不受“回声窗”或心脏起搏器或植入式心脏复律除颤器等置入设备的限制，这些设备在先天性心脏病患者中很常见。全心 320 排 CT 的引入，减少了过扫描和超限造成的辐射暴露，使这项技术在女性和较年轻年龄组中尤其有应用价值[46]。

三、冠状动脉 CT 的最新临床试验

（一）SCOT-HEART 试验

SCOT-HEART 是一个开放、平行、多中心试验，是第一个用于评估 CT 血管造影（CTA）对门诊疑似冠状动脉粥样硬化性心脏病心绞痛患者的临床影响[47]的研究。以往的研究主要集中评估 CT 血管造影在冠状动脉粥样硬化性心脏病诊断中的准确性和可比性[48–50]，以及对急诊胸痛的中低危风险患者的评估[51–53]。这项前瞻性、平行试验包括 18—75 岁的患者，作为评估苏格兰 12 个中心的疑似冠状动脉粥样硬化性心脏病心绞痛患者的对照。最终入组了 4146 个患者并随机分配到标准治疗加 CT 血管造影组或单一标准治疗组。大约 47% 的患者基线时有冠状动脉粥样硬化性心脏病，36% 的患者有心绞痛。6 周时，CT 血管造影使 CT 血管造影组 558 名（27%）患者的冠状动脉粥样硬化性心脏病诊断，481 名（23%）患者的冠状动脉粥样硬化性心脏病心绞痛型诊断进行了重新分类，而标准治疗组相应比例仅为 1%（P 均＜ 0.001）。

与标准治疗组相比，CT 血管造影诊断冠状动

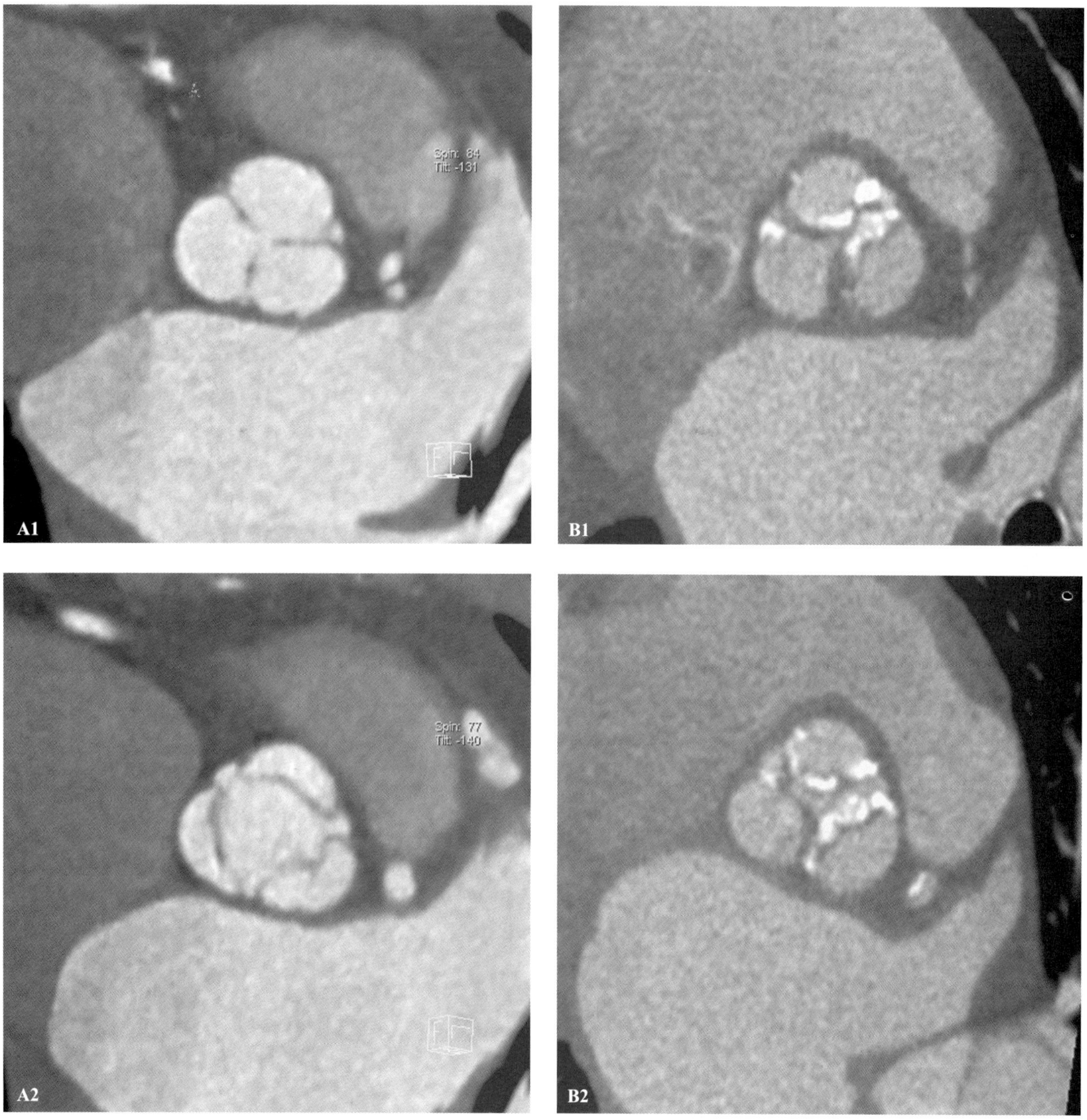

▲ **图 9-16 两名患者平行于主动脉瓣轴所获得 MSCT 多平面图像**

上一行的图像是在舒张期获得的。下一行的图像在收缩期获得。患者 A 的主动脉瓣在舒张期关闭（A1）在收缩期开放（A2），这表明主动脉瓣正常。患者 B 的主动脉瓣局部增厚钙化（B1、B2），收缩期（B2）开放不完全；患者有主动脉瓣狭窄

脉粥样硬化性心脏病的准确度（RR 2.56，95%CI 2.33 ～ 2.79，*P* ＜ 0.0001）和比例（RR 1.09，95%CI 1.02 ～ 1.17，*P*=0.0172）有所提高，然而，当诊断冠状动脉粥样硬化性心脏病心绞痛准确度增加（RR 1.79，95%CI 1.62 ～ 1.96，*P* ＜ 0.0001）时，比例呈下降趋势（RR 0.93，95%CI 0.85 ～ 1.02，*P*=0.1289）。这改变了研究计划（12% vs 1%，*P* ＜ 0.0001）和治疗（27% vs 5%，*P* ＜ 0.0001），但不影响 6 周后症状严重程度或随后因胸痛住院治疗。1.7 年后，CT 血管造影组致死性和非致死性心肌梗死发生率降低 38%（26% vs 42%，HR 0.62，95%CI 0.38 ～ 1.01，*P*=0.0527），但两组差异并不显著。

综上所述，CT 血管造影有助于明确门诊疑似冠状动脉粥样硬化性心脏病心绞痛患者的诊断和治疗，以降低心肌梗死风险。

（二）PROMISE 试验

PROMISE 试验是迄今为止最大的评估预后的心血管造影研究[54]，比较了冠状动脉疾病的解剖和功能学检测对预后的影响。试验随机将 10 003 例有症状、中等风险的未确诊冠心病门诊患者（平均年龄 60.8 岁，52.7% 女性，87.7% 有胸痛或运动时呼吸困难），分配至 CT 血管造影行初步解剖检查组或功能检查组（运动心电图、核素负荷试验或运动超声心动图）。其他入选标准为男性年龄超过 54 岁或女性年龄超过 64 岁；男性年龄 45—54 岁或女性年龄 50—64 岁且至少有一种心脏危险因素（糖尿病、外周动脉疾病、脑血管疾病、当前或既往吸烟、高血压或血脂异常）。

经过中位数 25 个月的随访，主要终点事件（全因死亡、心肌梗死、因不稳定心绞痛住院以及术中主要并发症）在 CT 血管造影组的 4996 例患者中有 164 例（3.3%）；在功能检测组的 5007 例（3.0%）患者中有 151 例（3%）（校正 RR 1.04，95%CI 0.83 ～ 1.29，P=0.75）。随访 12 个月时，CT 血管造影组死亡或非致命性心肌梗死的风险略低于功能测试组（RR 0.66，95%CI 0.44 ～ 1.00，P=0.049）。

尽管更多的 CT 血管造影组患者在随机分配 90 天内接受了造影检查（12.2% vs. 8.1%），但与功能测试组相比，CT 血管造影组中造影发现非阻塞性冠状动脉粥样硬化性心脏病的比例较小（3.4% vs 4.3%，P=0.02）。在随机分组后 90d 内，4996 例 CT 血管造影组患者中的 311 例（6.2%）和 5007 例功能检测组患者中的 158 例（3.2%）（P ＜ 0.001）进行了血运重建，其中分别有 72 例和 38 例患者接受 CABG。CT 血管造影组每例患者中位数累计辐射暴露均低于功能测试组（10.0mSv vs 11.3mSv），但功能测试组 32.6% 的患者没有暴露，因此 CT 血管造影组总体暴露水平较高（平均 12.0mSv vs. 10.1mSv，P ＜ 0.001）。

在一项关于经济费用的亚组分析中，采用不同策略的患者在 3 年期间的费用没有显著差异[55]。CT 血管造影的人均费用略高于功能测试：3 个月 279 美元，12 个月 358 美元，24 个月 388 美元，36 个月 694 美元。在 24 ～ 36 个月之间费用的明显增加是由于非心血管护理的额外费用和血管重建。

综上所述，对于需要无创性检测的有冠心病症状的疑似患者，与功能检测相比，初始进行 CT 血管造影检查的策略在中位数 2 年的随访中并没有改善临床预后。考虑到其与功能测试在预后和成本上类似，CT 血管造影仍然是一个很好的初始检测手段。

（三）PLATFORM 试验

最近的一项前瞻性试验评估了 CT 血管造影 / 基于 CT 血管造影计算的 FFR（CTA/FFR）在可能严重病变部位中的作用[56]。这项前瞻性、随机的多中心试验发现与对照组相比，CTA/FFR 成像组有创冠状动脉造影阴性的比例明显较低。然而，这项试验并没有评估单独使用 CT 血管造影与单独使用 CT 血管造影 /FFR 的成像是否可能产生了类似的结果。

最近的三项试验提供了支持证据，证明冠状动脉 CT 血管造影应该被纳入到评估胸痛和可疑冠状动脉疾病的检查中。这些试验证实了 CT 血管造影在识别高风险斑块和确定冠状动脉狭窄及严重程度方面具有较高临床价值，这可以改变治疗策略，也可能改善有症状患者的临床预后。值得注意的是，无论是确诊还是排除解剖性冠状动脉疾病都可能在临床治疗中具有重要意义，因为它们能决定是否开始合适治疗（前者）或避免无效和具有潜在危险的方法（后者）。CT 血管造影影像学检查对病变有无功能的评估应成为未来临床试验的主题。

四、病例讨论

一位 44 岁的女性因“左侧胸痛，活动后加重”在心脏专科门诊就诊。她既往有混合性高脂血症、抑郁症的病史，还有病态肥胖（体重 264lb，体重指数 46.8），在过去 5 年中体重增加了 40lb。她的基线心电图正常（图 9-17A）。

患者进行了运动超声心动图检查。她运动了 6min，达到了 6METs 的运动负荷和 92% 的最大预期心率，反应性高血压，有可疑的 ST 段改变和室性期前收缩二联律，运动负荷时有胸痛、气短的症状。左心室射血分数（LVEF）从静息时的 60% 增加到 80%，无运动负荷所诱导的室壁运动异常。不能排除单支或远端冠状动脉病变。

原计划行 PET 检查，然而她却参加了使用瑞加

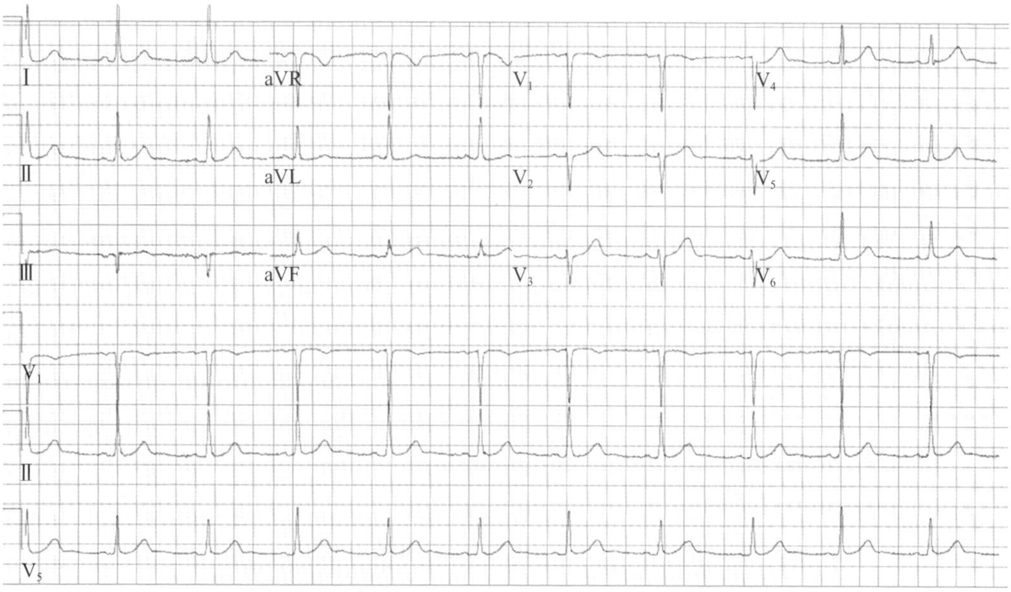

A

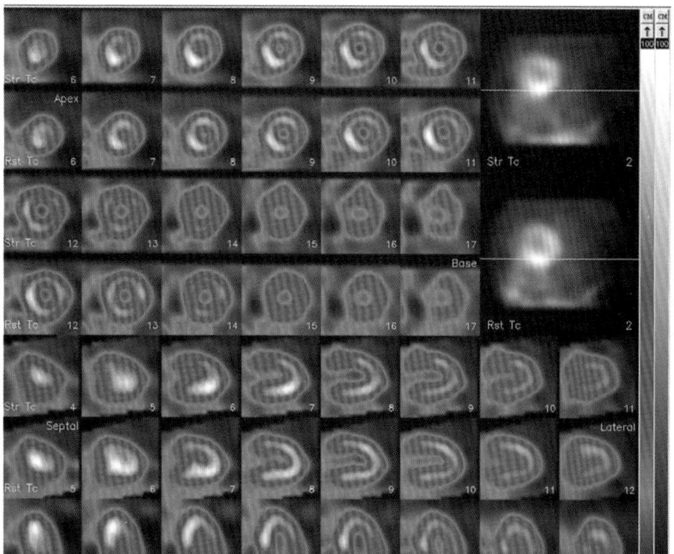

B

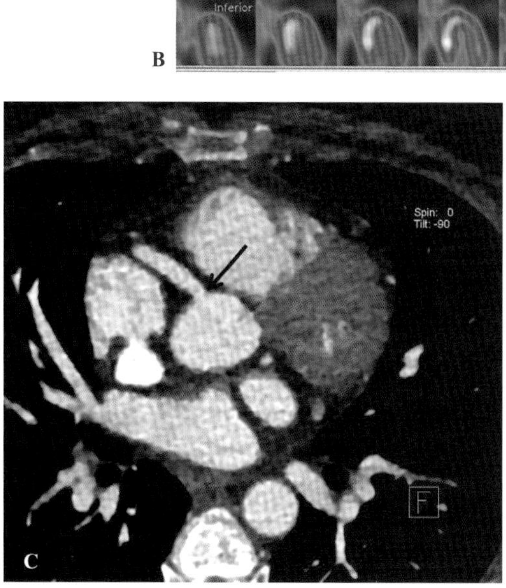

C

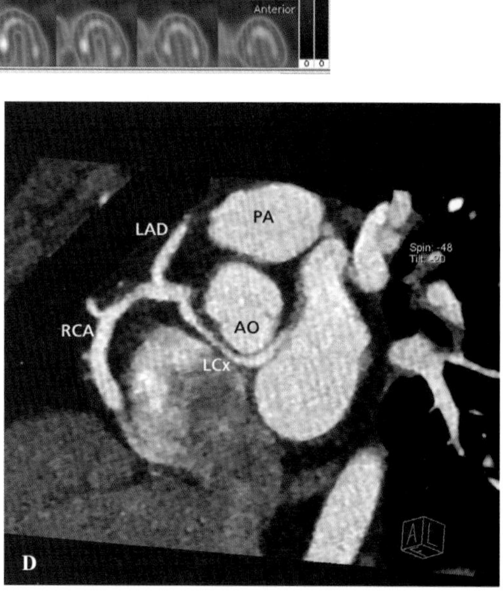

D

◀图 9-17 患者各项检查结果

A. 基线正常心电图；B. SPECT 图像，交替性负荷和静息图像显示前壁 / 前侧壁可逆性缺失（白色箭头）；C. 轴向投影显示由右冠窦（黑色箭头）发出变异的单支粗大冠状动脉；D. 矢状位投影显示三支冠状动脉均发自于单根冠状动脉。左前降支位于肺动脉的前方，左回旋支在主动脉后走行

AO. 主动脉；LAD. 左前降支；LCx. 左回旋支；PA. 肺动脉；RCA. 右冠状动脉

德松进行 SPECT 的药理学研究。检查发现心脏前壁 / 前侧壁可逆性中等大小中等强度的缺损（图 9–17B）。LVEF 在休息时为 60%，运动负荷后＞ 60%。

由于 SPECT 研究中发现的可能心肌缺血而进行心导管检查。冠状动脉造影显示单根变异的冠状动脉起源于右冠窦，并发出左前降支和左回旋支。左前降支较小不能选择性造影，其他血管造影均未见明显狭窄。左心室造影显示左心室收缩功能正常，LVEF 估计为 60%。推荐行冠状动脉 CT 血管造影检查评估左前降支和左回旋支的走行。

舌下含服 0.4mg 硝酸甘油扩张冠状动脉后，使用回顾性心电门控技术，获得多层螺旋 CT 冠状动脉成像。观察到单支冠状动脉从右冠窦发出（图 9–17C），进而分出左前降支、左回旋支和右冠状动脉，所有血管均未见明显狭窄。左前降支走行在肺动脉前，左回旋支走行在主动脉后（图 9–17D）。钙化评分为 0，LVEF 是 81%。

此病例说明了冠状动脉 CT 血管造影在评估中低危风险胸痛患者和疑似异常冠状动脉起源、走行和通畅程度中的作用。在负荷超声检测后直接进行冠状动脉 CT 血管造影而非进一步的功能试验是合理的，而且也可避免有创性冠状动脉造影。前壁 / 前侧壁可逆缺损可能与乳房引起的信号衰减有关，这也是在原始投影图像上看到的。在 SPECT 试验中乳腺衰减伪影在肥胖女性中很常见，如前所述，PET 是一个更好的选择。

第10章 心血管磁共振成像
Cardiovascular Magnetic Resonance Imaging

Omosalewa O. Lalude　Stamatios Lerakis　著
何祚雯　阿力木江　译

在过去的15～20年里，心脏磁共振（CMR）已经成为一种实用的无创性检查手段，在无电离辐射的情况下可完整评估心血管的形态和功能。虽然其他成像方式如超声心动图、核素显像和CT可用于心血管病理学评估，CMR的成像序列可被操控以产生不同程度的软组织对比，用于呈现心脏组织特征。与此相结合的是良好的空间分辨率（1～2mm的平面分辨率）、时间分辨率（50ms以上）和对比度分辨率，这些分辨率可用于常规的心功能和血流评估[1, 2]。使用钆基造影剂（GBCAs）的序列还可以评估心肌灌注、存活心肌和各种心包疾病。

CMR的局限性主要包括无法应用于体型巨大及有幽闭恐惧症患者，长达20～45min的扫描时间，并且肾功能受损［肾小球滤过率（GFR）＜30ml/min］患者可能由钆基造影剂导致肾源性全身纤维化。尽管存在局限性，但CMR能提供心血管形态、功能和病理的综合评估，这使其成为评估患者的良好工具，以便于进行心脏介入手术并规划干预方案。因此，介入心脏病学家必须熟悉CMR的应用。本章简要概述了CMR成像技术、应用以及CMR在介入手术中的应用。

一、心血管磁共振成像技术相关概念

（一）图像生成

CMR成像基础是检测体内水和脂肪中质子的磁性自旋方向。人体由大约70%的水组成，水是由两个氢原子和一个氧原子组成。氢原子的核内只有一个质子，每个质子在磁共振扫描仪[3]的磁场中起分子磁体的作用。每个质子的固有角动量导致其围绕扫描仪磁场的纵轴旋转。这就是所谓的“旋转”。将射频（RF）能量以倒转的角度应用到这个轴上，通过旋进频率（Lamor），质子向横向平面旋转，产生磁化作用及相干振荡信号，并随时间衰减。振幅（T_1弛豫）和相干性（T_2弛豫）的衰减对于每个组织来说都是独一无二的，它产生的能量通过适当定向的接收线圈来进行测量[1, 4]。利用磁场强度的空间调控，对接收到的磁共振信号进行空间编码，从而进行图像生成。翻转角度、连续的射频脉冲所产生的横向磁化时间（TR；重复时间）和激发后测量信号的时间之差（回波时间）等参数可以被改变，以产生突出一种特定类型的软组织对比（即T_1加权、T_2加权或质子密度加权）[1]。

（二）心脏磁共振技术

有多个CMR序列可提供形态学、影像学、灌注、活性和流速编码的流动图像。形态学上黑色血流图像为心肌结构提供了良好的描述，而大血管之间的关系通常由单激发双反转快速自旋回波技术（Double-IR FSE）和半傅立叶采集单激发自旋回波技术（HASTE）来显示。如果有必要，可以使用脂肪饱和预脉冲，而且图像是通过每隔一次心跳的快速采集获得，不需要屏住呼吸。当需要更高的空间分辨率和更好的T_1或T_2加权来描述心脏肿块特征时[5]，可以应用分段（比如几个心动周期）快速自旋回波（FSE）成像法。

以往，明亮的血液成像是利用梯度回波（GRE）脉冲序列进行的，但是稳态自由运动（SSFP）序列改善了成像。稳态自由运动序列不依赖于血液流入的影响，而依赖于成像组织的T_2/T_1比值，在血液和心肌之间提供强内在对比[6]。它们类似于 HASTE 序列，因为它们不需要屏住呼吸，是一种单射成像形式。它们对评估主动脉夹层或肺静脉定位有用[5]。稳态自由运动技术可以用于生成影像学图像，这种图像是在不同的心脏周期阶段，同一个切片位置快速连续获得多个图像，并显示为连续的循环影像。标准采集是一种分段的回顾性门控采集，数据在整个心脏周期和“时间标记”中获得，以便分配到适当的心动周期。影像学检查可评估心室壁运动、室壁增厚，测量心腔内径和评价瓣膜形态及功能。

心脏标记技术是一种广泛应用的技术，可产生可变的参考网格，可实现冠状动脉粥样硬化性心脏病和非缺血性心肌病患者心肌收缩的可视化和区域异质性的量化[7-10]。这对于评估相对于心包的心肌运动也非常有用。受激回声位移编码（DENSE）是一种组织跟踪变量，通过直接显示心肌位移和在像素基础上跟踪心肌位移，克服了标记的局限性[3]。

显示组织特征是 CMR 的一个独特优势。它利用质子弛豫（即弛豫时间 T_1、T_2、T_2^*）来显示心肌或血管组织。T_1 图像通常用于对比度增强研究，而 T_2 和 T_2^* 图像大多用于非对比度方法。例如，在心肌内部，T_2 加权 CMR 成像对急性移植排斥反应、急性心肌炎和急性心肌梗死等局部或整体心肌水分含量增加很敏感。T_2^* 弛豫时间可显著地被心肌铁含量改变，其定量为铁超负荷提供了一个的良好标记[2]。像素化的 T_1、T_2 MRI，用 T_1/T_2 估测值来编码定量显示感兴趣区域的血管情况。这可标定正常范围和分配颜色以简化视觉判读[11-13]。

在静息时利用腺苷或瑞加德松等血管扩张药物进行灌注成像，用于评估心肌血流和缺血。在每次心动周期的舒张期，获取 T_1 加权梯度回波图像以研究钆基造影剂的首关动力学。通常取 3 ～ 4 个心肌层面（取决于心率），以确保足够的心室覆盖和时间分辨率。提倡将 T_1 加权用于精确描述钆基造影剂，这大大缩短了心肌 T_1 信号强度增加的时间。信号强度（SI）与对比度浓度相关，可以定性或定量分析。最常见的情况是，专业人员对心肌进行定性检查，以确定其相对于正常灌注的低信号或低灌注。在延迟增强（DE）或晚期钆增强（LGE）CMR 中，利用坏死或纤维化心肌与正常心肌之间钆基造影剂和 T_1 差值的差异分布量，对倒置恢复（IR）T_1 加权梯度回波序列进行对比。选择倒置延迟可使正常心肌呈“空化”状态（零信号强度），表现为非常暗，坏死或纤维化心肌呈明亮状态（图 10-1）。这是由于细胞膜完整性丧失和梗死相关的间质水肿增加了钆基造影剂在细胞外空间的分布体积[14, 15]。此外，毛细血管密度的降低改变了钆基造影剂的动力学效应，使梗死心肌的恢复比正常心肌要慢得多[15]。在静脉注射钆基造影剂 5 ～ 10min 后，早期梗死区域的延迟增强图像对比度更高。缺血性心脏病引起的晚期钆增强通常位于心内膜下，但也可能是广泛、透壁的。左心室（LV）心外膜和中壁晚期钆增强与感染性和炎性疾病如心肌炎和结节病相关。在心脏淀粉样变性中，与淀粉样蛋白的分子结

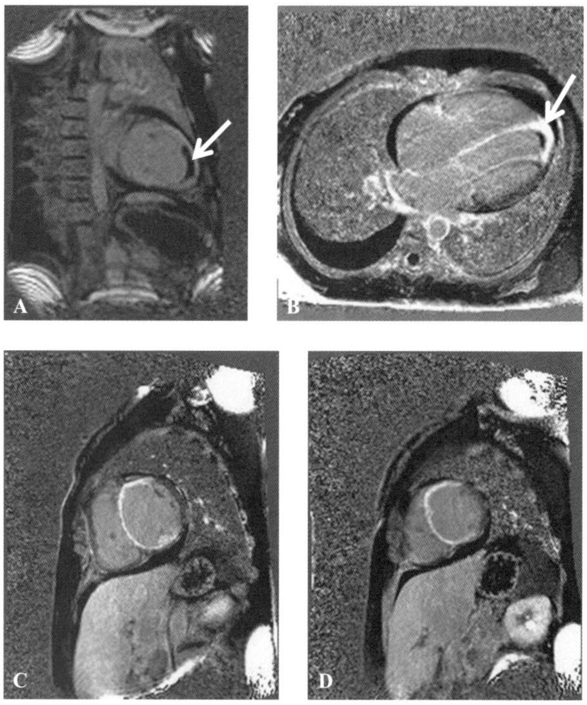

▲ **图 10-1 ST 段抬高型心肌梗死患者接受 PCI 后的 CMR 图**

1 例 37 岁男性患者，他患有 ST 段抬高型心肌梗死，并接受了前降支 PCI 治疗。他既往接受过钝缘支 PCI，当时还发现右冠状动脉闭塞。该检查用于评估心脏衰竭，同时观察到四腔室扩张和心包积液。回旋支区域心肌是存活的，但在前降支和右冠区域没有存活的心肌。A. 双腔图，高信号强度跨壁晚期钆增强序列显示整个前壁、心尖和下壁及心尖部血栓（白箭）呈现；B. 四腔图，高信号强度跨壁延迟增强序列显示间隔、心尖和下侧壁潜在血栓（白箭）；C、D. 左心室中段和中段短轴切片显示前壁、间隔和下壁延迟的透壁强化

合，以及从血液中快速清除钆基造影剂导致其在心肌组织被大量吸收。长反转时间（约600ms）的单极晚期钆增强成像可用于检测血栓，可在注射造影剂2～5min后获得影像[5, 16, 17]。

血流可以通过使用速度编码序列的相位对比速度映射（PCVM）来量化。速度编码相位偏移是由极性相反的双极磁场梯度顺序引起的。第一个梯度产生一个相移，这个相移被第二个脉冲反转，这样静止的自旋在序列的末尾就没有净相了。然而，在流编码梯度方向上，流动的自旋将获得一个依赖于速度的净相变[18]。序列编码的最大速度称为速度编码值，它应该设置为略高于预期速度的值，以避免混叠。混叠导致实测流量减少，而速度编码值设置过高会导致噪音增加或流量和速度测量误差[5]。序列可以得到两组数据。量级数据提供了该平面的质子图，得到传统的横截面图像。获得的另一组数据是相位数据。这些数据提供了平面内质子速度的图。相位图像中像素的强度反映了该像素内质子的速度。对像素区域强度的评估提供了反映血液流经部分心脏或动脉的定量数据[18]。

造影剂增强MR血管造影（CE-MRA）最常在静脉注射造影剂的动脉相中利用薄层T_1加权梯度回波进行图像采集[5, 19]。通过三维技术获得多平面，然后重建成最大密度投影和立体重建图像。也可以进行多平面评估，使血管的横截面可视化并用于血管壁的评估。胸主动脉通常在轴面或矢状面成像。斜矢状位的“糖果棒”视图可以减少成像的厚度，以减少呼吸保持时间。可以通过心电图门控和舒张期成像来进行序列成像，以避免心脏运动导致主动脉根部的图像质量不佳。腹部、盆腔和下肢血流的检查通常在冠状面进行，对于可能需要血管重建的患者来说，这些检查被广泛用于对血管系统的综合评估[20, 21]。与数字减影血管造影相比，MRA被充分证实也可用于评估肾动脉狭窄[22]。

由于高空间分辨率下血管成像小而弯曲的特性，冠状动脉MR成像的可视化是一个长期的挑战。冠状动脉仅在心脏周期中的短期内是静止的，这进一步加大了冠状动脉MR成像的难度。冠状动脉成像最成功的技术是利用导航回声技术来减少呼吸运动[23, 24]。当舒张中期冠状动脉血流达到最大限度时，可获得冠状动脉近端和中段高空间分辨率的三维梯度回波容积图像。序列成像很耗时，而且远端冠状动脉节段显示不佳。因此，这项技术的主要用途是评估冠状动脉的起源，并且可在一定程度上评估其走行。

二、患者准备和磁共振成像的安全性

虽然CMR通常被认为是安全的，但是有三方面的安全问题：磁共振室潜在的弹射风险、植入的心血管设备以及造影剂注射相关不良反应。

CMR检查准备的第一步是筛查，以确保没有重大禁忌证，如植入脑血管夹、耳蜗植入、眼部金属碎片、神经刺激器或胰岛素泵。在大多数医疗机构，由于潜在的风险和设备故障、过量的设备、导线发热或导线内电流的感应，对心脏起搏器或植入式心脏复律除颤器（ICD）患者不执行MRI。此外，导线和起搏器有时会造成显著的伪影，这时需考虑其他影像学检查。然而，最近的报道表明，在植入2000年后制造的心脏起搏器或植入式心脏复律除颤器的患者中，如果认为CMR益处大于风险，可以安全地进行检查[25, 26]。在CMR成像之前，建议咨询起搏器/心脏复律除颤器专家或电生理学家[26]。CMR对大多数冠状动脉和周围血管支架是安全的，即使是在植入后立即使用，多数镍钛合金器械也是安全的，比如房间隔/左心耳封堵器和人造瓣膜[2]。如果对设备的安全性有任何疑问，应进一步咨询CMR安全或物理专家，或进行替代检查。严重的急性或慢性肾功能不全（肾小球滤过率＜30ml/min）患者不应使用钆基造影剂，其增加了肾源性纤维化、肾源性皮肤纤维化（NSF/NFD）和孕妇的风险[27]。

患者被简要告知在整个检查过程中会发生什么，并被告知屏住呼吸，因为大多数序列都是在呼气末进行的，需要5～10s时间屏住呼吸。在造影剂和负荷CMR检查中通常需签署知情同意书。一根20G的静脉导管被留置在手臂静脉中，用于注射造影剂。如果要使用药物刺激，则在对侧手臂留置第二根静脉导管。向量心电图胸导联与患者相连以获得门控心电图，呼吸动度监测可以通过波纹管式腰带实现。然后将相控阵心脏接收器线圈置于心尖部。袖带血压和数字脉搏血氧仪监测，用于负荷 CMR 检查或需要镇静的幽闭恐惧症患者的检查。使用腺苷或瑞加德松进行负荷 CMR 的患者在测试前 12 ～ 24h 内应避免含有咖啡因的食物。虽然钆基造影剂的过敏反应是罕见的 [2]，但既往有不良反应的患者应在扫描前 12 ～ 24h 使用类固醇和抗组胺药进行预防用药。

三、心脏磁共振的应用

（一）心力衰竭

静息 CMR 对于新发或潜在心力衰竭（HF）的心脏结构和功能的初步评估是有用的，如新发心力衰竭症状或体征的患者、心脏毒性化疗药物使用前或使用过程中未进行左心室功能评估的患者、家族性或遗传性扩张型心肌病患者、成人先天性心脏病患者和急性心肌梗死患者（AUC imaging in HF 2013）。在缺血性病因评估中，负荷 / 静息 CMR 可用于心绞痛或缺血性心肌疾病的评估。确定缺血性病因后，对于轻度 – 重度左心室功能障碍、LVEF 30% ～ 49%、适合冠状动脉血管重建的患者，可采用负荷 / 静息或静息 CMR 进行存活心肌评估。CMR 还可用于确定植入式心脏复律除颤器或心脏再同步化治疗（CRT）的适用人群，以及术前规划（评估纤维化、冠状动脉内血栓和冠状静脉变异）[28]。

与其他成像方式相比，CMR 提供了更准确的功能和形态学评估，在几乎所有患者中提供了可靠的立体数据和高质量诊断图像。高精度和零电离辐射使 CMR 适用于连续评估心力衰竭患者对药物治疗的反应和跟踪疾病进展。影像稳态自由运动序列用于显示和量化左右房室收缩功能。局部双心室功能可通过标记心肌进行定性和定量评估，可以得到类似超声心动图的左心室舒张功能参数，如二尖瓣流入和肺静脉血流模式以及组织速度、应变和应变率。晚期钆增强上瘢痕的分布可准确地鉴别非缺血性与缺血性心肌病 [29]。非缺血性心力衰竭要么没有可检测到的瘢痕，要么是非心内膜下分布，这与缺血性心力衰竭心内膜下分布和透壁分布大相径庭。在肥厚型心肌病（HCM）中，典型的晚期钆增强位于肥厚区和室间隔近右心室（RV）区域 [30, 31]。在扩张型心肌病中，室间隔心肌中纤维化条带更为典型，具有较强的预测价值 [32]。在急性心力衰竭患者中，T_2 加权 CMR 可用于检测急性心肌炎 [33, 34]。在心脏铁超载时，T_2^* 弛豫时间量化已被证明可估算心肌内铁含量 [35]。

（二）冠状动脉的评估

CMR 作为冠状动脉异常和冠状动脉瘤的一种重要诊断方式，在过去的 10 ～ 15 年里不断发展，尽管之前在影像学技术部分强调了其局限性 [23, 36]。冠状动脉异常是罕见的（约 1% 的普通人群 [37]），通常是良性的。目前认为在主动脉和肺动脉之间的先天性冠状动脉异常血管走行是心肌缺血和心源性猝死的原因，特别是年轻人 [38, 39]。CMR 有助于观察冠状动脉病变，特别是当壁内节段存在时 [2]。大多数获得性冠状动脉瘤继发于皮肤黏膜淋巴结综合征（川崎病），并且与短期和长期的发病率和死亡率有关 [40]。这些动脉瘤能被 CMR 准确地识别和显示 [41, 42]。

在专业的学术中心，CMR 已经被证明对冠状动脉粥样硬化性心脏病多支血管病变的识别，对鉴别无心肌梗死病史的扩张型心肌病患者有帮助，病灶狭窄通常表现为信号衰减。一项在自由呼吸情况下进行的，以三维 CMR 成像为目标的，针对未行冠状动脉造影患者的国际多中心研究表明，CMR 对冠状动脉造影证实的左主干病变和多支病变（直径狭窄 ≥ 50%）具有 100% 敏感性、85% 特异性和 100% 阴性预测率 [24]。这项研究对单支血管病变冠状动脉疾病的预测效果并不理想。全心稳态自由运动冠状动脉 CMR 方法似乎与自由呼吸法一样准确，对于 CT 上表现为晕状伪影的严重钙化血管有用 [43]。然而，对冠状动脉支架的评估受到支架材料和 CMR 序列的局部信号空洞 / 图像伪影的限制。与自身冠状动脉相比，大隐静脉和乳内动脉桥血管因其在心脏和呼吸周期中较小的运动和较大的管腔而相对容易成像。CMR 对冠状动脉桥血管的评估受到植入金属物（止血夹、不锈钢移植物、标记物、胸骨线、假体瓣膜或环、移植物支架）引起的局部信号丢失或伪影的限制。CMR 与血管造影可用于评估桥血管的阻塞和狭窄，且两者具有良好的相关性。常规梯度回波 CMR 检测桥血管或受体血管闭塞的敏感性和特异性分别为 61%（25/41 桥血管）和 91%（114/125 桥血管）。CMR 针对桥血管的敏感性为 75%，特异性为 91%。对桥血管狭窄

（≥ 50%）的敏感性和特异性分别可达 82% ～ 91% 和 60% ～ 62%[44]。大隐静脉和内乳动脉 CMR 与静息 / 腺苷负荷下桥血管血流评估结合，取得了良好的效果 [44]。

（三）缺血性心脏病

CMR 负荷灌注、功能和晚期钆增强的结合使 CMR 成为下列疾病的主要检测方式：①在静息心电图异常或不能运动的患者中识别缺血性心脏病（IHD）；②确定哪些患者适合进行介入手术；③确定冠心病大血管的分布为介入手术预测待干预的血管 [2]。

1. 心肌缺血和灌注

多巴酚丁胺负荷（DS）CMR 通过定性或定量（CMR 标记）评估多巴酚丁胺负荷诱导缺血下的室壁运动，这与多巴酚丁胺超声负荷试验类似。评估低剂量多巴酚丁胺对静息左心室室壁节段无运动的患者室壁运动的影响，有助于鉴别冠状动脉血运重建后左心室收缩功能是否改善 [2]。梯度回波多巴酚丁胺负荷 CMR 对缺血的检测具有很高的准确性，主要是因为检查中即使在心率较快的情况下，左心室心内膜显像也非常好，对超声心动图检测效果较差的患者也适用 [45, 46]。在一项关于心肌负荷功能 CMR 研究的 Meta 分析中，负荷诱导的室壁运动异常成像对缺血评估的敏感性为 83%，特异性为 86%，灌注成像的敏感性为 91%，特异性为 81%[47]。在多巴酚丁胺负荷或灌注 CMR 中观察到的异常已被证明是不良心脏事件的独立预测因子 [48]。多巴酚丁胺负荷或负荷灌注 CMR 检查结果正常的患者，3 年无事件生存率为 99.2%，而结果异常的患者则为 83.5%。多巴酚丁胺负荷或负荷灌注 CMR 对缺血的评估可预测 3 年期间的心脏事件，单因素分析的风险比分别为 5.4 和 12.5，多因素分析的危险比分别为 10.6 和 4.72[48]。

2. 心肌梗死和存活心肌

晚期钆增强的分布范围与梗死后早期心肌细胞坏死和 8 周后胶原瘢痕的分布有关 [49–51]，而在可逆性损伤的心肌区域，则不存在造影剂的滞留。在一项对缺血性心脏病患者的研究中，与 SPECT 相比，晚期钆增强在检测心内膜下瘢痕方面更可靠 [52, 53]。梗死边缘区包含健康和坏死心肌细胞，在正常组织和梗死组织之间有中等强度的晚期钆增强，与室性心律失常等相关 [54]。微血管梗阻或“无复流”区域是指周围有晚期钆增强的瘢痕区域，代表该区域存在严重的毛细血管损伤，即使造影剂注射 10min 后也不能消散。这些不可存活的组织区域通常出现在心肌梗死 7 ～ 10d 后，提示预后更差（心梗后并发症的预测指标，而且，对主要心脏不良事件的预测价值比晚期钆增强梗死面积这一指标更强）[55]。

（四）心肌炎和非缺血性心肌病

1. 急性病毒性心肌炎

CMR 被认为是诊断心肌炎最常用和有价值的工具。当出现以下情况时应考虑行 CMR 检查：出现新的或持续性症状（呼吸困难、心悸、乏力、不适或胸痛）提示心肌炎时，有最新的诊断依据或持续的心肌损伤（心室功能障碍、新的或持久性心电图异常或肌钙蛋白升高）；有疑似病毒学证据（最近系统性病毒性疾病史或以前的心肌炎，缺乏冠心病危险因素 / 年龄＜ 35 岁，症状不能由血管造影冠状动脉狭窄解释或最近的负荷试验阴性）[34]。由专家共识小组制定的 Lake Louise CMR 诊断标准如下：在适当的临床背景下，至少符合以下标准中的两项：T_2 加权像中的局部或整体心肌信号强度升高，CMR 结果与心肌炎症一致；在钆增强 T_1 加权成像中，心肌和骨骼肌之间的心肌早期钆增强（EGE）比率增加；在非缺血区域，倒置恢复晚期钆增强 T_1 加权图像中至少有一个局部病灶 [34]。诊断标准联合使用（三种标准中的任何两种）的研究表明，CMR 诊断心肌炎的特异性（89% ～ 96%）、准确性（73% ～ 85%）和阳性预测值（88% ～ 95%）都很高 [56, 57]。与 Lake Louise 标准相比，新的自身和注射造影剂后 T_1 映射技术与细胞外容积量化技术提高了 CMR 的诊断效率 [58, 59]。

CMR 对各种心肌病的诊断是有用的，可以进行适当的治疗和预后判断。CMR 能确定心功能障碍和心力衰竭的病因，包括：①在冠状动脉正常的情况下评估扩张型心肌病；②心肌酶阳性而血管造影时无阻塞性动脉粥样硬化的患者；③疑似淀粉样变或其他浸润性疾病患者；④肥厚型心肌病；⑤致心律失常性右心室心肌病（ARVC）；或⑥晕厥或室性心律失常 [2]。

2. 扩张型心肌病

持续进展的左心室扩张、左心室收缩功能障碍和局部中层心肌纤维化合并扩张型心肌病可通过CMR进行评估。晚期钆增强显示的纤维化与心脏不良事件相关[32]，局灶性室间隔中层纤维化与室性心律失常相关[60]。

3. 应激性（Takotsubo）心肌病

应激性心肌病（SC）是压力事件后急性可逆性左心室功能障碍，典型表现为心尖气球样变和基底节段过度收缩。此外CMR还能显示左心室中部或基部收缩不足或右心室受累有关的变异。应激性心肌病通常根据病史、心电图、心肌酶谱、超声心动图或心室造影的收缩模式以及冠状动脉造影显示无明显的冠状动脉病变诊断。CMR特别适用于应激性心肌病患者的评估，因为它可清晰显示局部室壁运动，能精确量化左心室和右心室功能，还能对伴随症状进行评估（如心包和胸腔积液、左心室和右心室血栓）。CMR也可对可逆（炎症、缺血性水肿）和不可逆转（坏死/纤维化）损伤成像，这对于证实应激性心肌病并排除类似疾病如急性心肌梗死或心肌炎尤为重要。在应激性心肌病的回顾性研究中，观察到透壁、心室中部至心尖分布的心肌水肿与左心室功能障碍的分布相符[61]。在同一研究中，远端心肌在阈值设定为超出心肌梗死值5个标准差的情况下没有出现晚期钆增强的现象。此外，在进行了CMR检查且符合Lake Louise共识3个诊断标准的心肌炎患者中，急性心肌炎诊断率67%，急性期T_2信号强度比和早期钆增强比升高[61]。

4. 心肌致密化不全

心肌致密化不全的特点是在左心室的中段和心尖部存在相对较薄的致密化心肌，与局部扩张、功能障碍和小梁增生有关。CMR对心肌致密化不全的诊断标准是：舒张末期心肌致密化不全与左心室致密化心肌的比值≥2.3[62]。

5. 致心律失常性右心室心肌病

致心律失常性右心室心肌病的特征是右心室整体或局部扩张（在某些情况下是左心室）。组织学可发现心肌被脂肪或纤维组织替代，但这并不是该疾病的特异征象。因此，CMR鉴定心肌脂肪样变并不是特异诊断标准。专家组制定的诊断标准是：右心室扩张伴随相对于体表面积的右心室体积指数增加（男女有不同阈值），RVEF降低，以及右心室或左心室整体或局部功能异常[63]。晚期钆增强显示右心室纤维化也是有价值的评价标准[64]。

6. 肥厚型心肌病

肥厚型心肌病表现为严重的心肌肥大、心肌纤维化、舒张功能异常、左心室流出道梗阻。动态影像学图像对左心室形态学的评估、体积和质量的量化以及显示二尖瓣收缩期前移时的湍流射血非常有用。局灶性晚期钆增强散在分布于心肌肥厚区，这与心肌收缩增厚程度减少和灌注不足有关。在最近的一项研究中，≥15%的左心室部分出现晚期钆增强，这被认定为新的心脏性猝死（SCD）的风险因素，有助于传统危险分层不确定时的判断[65]。CMR对临床肥厚型心肌病患者的第一代亲属检测非常敏感[66]，并且能够识别室间隔化学消融的疗效[67]。

7. 结节病

高达50%的肺结节病患者心脏受累，这是患者死亡的主要原因。早期钆增强对于显示炎症区域是有用的，然而晚期钆增强显示不可逆损伤区域[68]。心肌受累可发生于心内膜下到透壁，且不伴随冠状动脉分布。

8. 淀粉样变

心肌淀粉样变通常由系统性淀粉样变性所致，导致心室壁厚度增加。淀粉样蛋白对钆基造影剂的亲和力增强，比其他患者更快从血液中清除。典型的表现是低信号“暗”血池和高信号强度心肌，在晚期钆增强图像上很难表现为缺失。随着钆基造影剂积累的增加，心肌的T_1和T_2弛豫时间缩短，可以实现高精度的检测[69]。

9. 血色沉着病

在地中海贫血和遗传性血色素沉着症等疾病中，铁超载可导致心脏扩张、肥大和功能障碍。这种情况下的预后取决于心脏受累程度。心肌T_2^*定量，可以准确地确定铁超载，已被证明是比肝活检更有效地评估心脏铁超载和指导螯合治疗的指标[35,70]。

四、心包疾病

心包疾病包括先天性缺失、心包积液、渗出性心包炎到缩窄性心包炎（CP）等一系列疾病（图 10-2）。CMR 可以评估心包疾病的严重程度（忽略患者的体质或之前的外科手术）、周围结构的异常，并可对心包和相关结构进行精确测量。它还可以更好地描述组织特性，包括炎症的评估[2, 71]。黑色血液 T_1 加权 SE CMR 用于心包、胸腔和纵隔结构的形态学评估。黑色血液 T_2 加权 SE CMR 突显富含液体的结构，如心包积液或伴发心肌炎的心肌水肿。稳态自由运动影像学可以显示积液、心室的管状结构、缩窄性心包炎时心室间隔的平移或反常运动，也可以量化心室的大小、功能，包括右心室或右心房受限挤压。心室的相互影响是鉴别缩窄性心包炎与限制性心肌病的必要条件，这可被实时 CMR 所识别。在不同的序列上可以观察到缩窄性心包炎引起的病理生理改变，如下腔静脉 / 肝静脉扩张。标记影像序列可用于显示心包层的束缚或粘连，这些改变会影响心包在心肌表面的滑动，对于评估心包积液、心包粘连和正常心包厚度的患者尤为适用[2]。推荐 CMR 灌注成像以评估心包肿块的血供，晚期钆增强状态下高信号强度提示心包炎。

五、先天性心脏病

CMR 可用于评估单纯性和复杂性先天性心脏病（CHD）患者手术修复前后的心脏结构、功能及心脏血流、大血管、心脏分流和心外管道[72]。CMR 描绘复杂解剖结构的能力和无电离辐射特别适合儿童群体，因为通常需要连续进行随访研究[73]。CMR 对先天性心脏病心腔大小和收缩功能的评估具有较高的准确性和可重复性[74]。这一点很重要，因为先天性心脏病患者往往具有异常的心室形状和大小，这是由基础生理改变或多次进行矫正手术需行体外循环或深低温循环阻断所致。

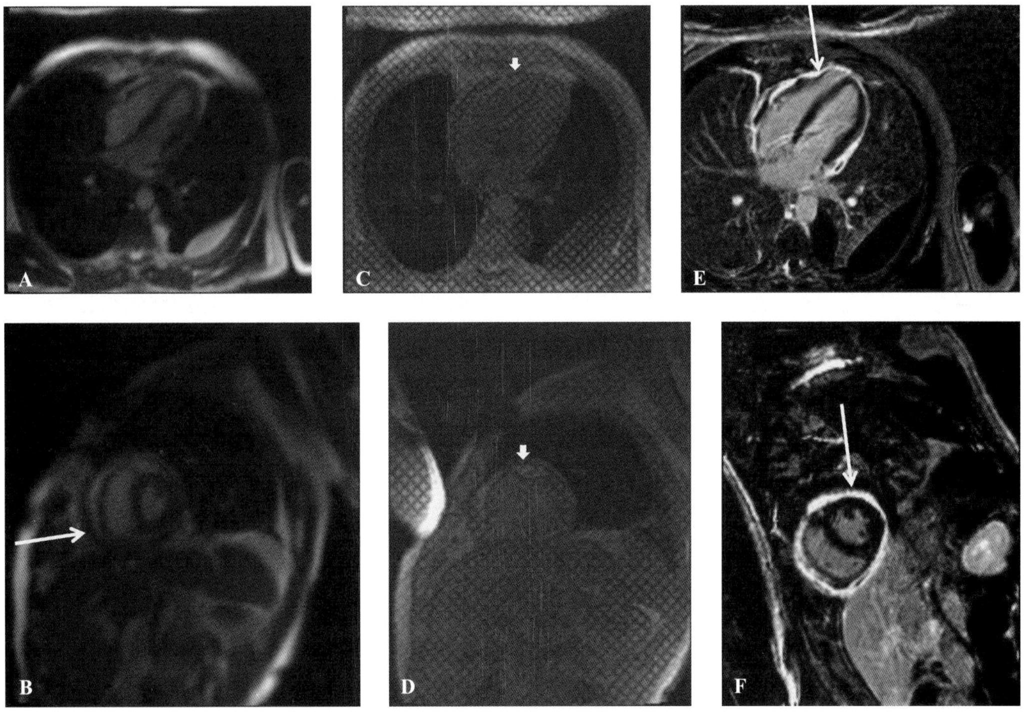

▲ 图 10-2　自由呼吸影像序列（吸气相时）

一例 56 岁的男性患者，度假后出现咳嗽和发烧症状。症状出现 1 个月后出现气短，CMR 图像符合缩窄性心包炎特征。A. 四腔心图像显示室间隔变平，心室腔伸长，左侧胸腔有少量积液；B. 中短轴显示厚约 8mm 的心包（白箭），扁平间隔，环绕性心包积液。标记于心室舒张期；C、D. 四腔心图像和中短轴图像显示粘连的心包（箭头）。晚期钆增强成像；E、F. 四腔心图像和中短轴图像显示明显的环绕性心包增厚和强化（白箭），与心包炎一致

CMR联合相位对比速度映射定量肺－全身血流比（Qp/Qs，分流分数）可用于单纯先天性心脏病（如房室间隔缺损和室间隔缺损）患者[75, 76]。在法洛四联症（TOF）中，常合并的肺动脉瓣反流的分数可被量化。经Glenn和Fontan手术的单心室患者，腔静脉对每个肺血流的贡献可被确定[77]。CMR联合CE-MRA有助于评估大血管异常，如主动脉转位和阻塞异常、主动脉缩窄和阻塞。CMR（SE，cine，动态相位对比速度映射）与CE-MRA联合应用优于其他成像方式如超声心动图，能够评估主动脉缩窄的解剖（位置和狭窄的严重程度）和病理生理（经主动脉狭窄处的压力阶差和侧支血流）[2]。CMR和CE-MRA可用于区分真假动脉瘤和评估并发症，如再狭窄或假性动脉瘤形成[2]。主动脉弓异常和血管环（双主动脉弓、右位主动脉弓伴左锁骨下动脉异常或镜像右位主动脉弓伴左肺动脉韧带）可导致不同程度的气管和（或）食管受压，有或无喘鸣症状、呼吸困难、发绀或吞咽困难。这些异常及致命的并发症可在CMR和（或）CE-MRA中显示[2]。

六、心脏瓣膜病

CMR可用于评估瓣膜狭窄、瓣膜反流、瓣膜旁或瓣膜周围包块、感染性瓣膜周围并发症或人工瓣膜病。CMR对于识别瓣膜功能障碍时左心室体积或质量的连续变化特别有用。虽然影像稳态自由运动常被用于功能成像，但标准的梯度回波序列由于回声时间较长，被推荐用于射血的可视化和瓣膜疾病的定性评估[78]。梯度回波序列所识别的瓣膜疾病通常呈现为瓣膜上方或下方的信号缺失或湍流射血。主动脉瓣和二尖瓣的CMR平面测量与超声心动图的平面测量一致。二尖瓣的CMR平面测量常常高估心脏平移运动后与瓣口面积相关的压力减半时间[79, 80]。单纯二尖瓣或三尖瓣反流可以从左心室和右心室每搏量的差异估计。更直接的方法是使用相位对比速度映射来获得射血的峰值/平均速度和通过狭窄瓣膜的流量以评估瓣膜的流出量[81]。然后将速度代入伯努利方程计算压力梯度。使用相位对比速度映射也可以通过瓣膜的正向和反向容积来定量反流比例。平面内相位对比速度映射有助于评估偏心射血的方向，通常对二尖瓣或二叶式主动脉瓣反流也是如此。

七、血管疾病

（一）主动脉疾病

CMR成像技术（如自旋回波、梯度回波和动态相位对比速度映射、3D CE-MRA）可评估主动脉疾病的解剖异常、诱因或致病性病理生理变化[2]。这些技术用于以下情况：

1. 动脉瘤：在术前准备阶段阐明病因并识别相关的主动脉瓣异常。

2. 动脉粥样硬化和穿透性溃疡：鉴别主动脉假性动脉瘤和非交通性夹层。

3. 外伤性损伤：鉴别主动脉壁间血肿，区分局部和环绕性撕裂。

4. 夹层：鉴别急性和慢性状态，描绘范围和撕裂入口和出口内膜片，测量真假腔内的血流，与壁间血肿鉴别并评估相关主动脉瓣受累情况。

5. 主动脉炎：检测管壁炎症和治疗后管壁厚度。

术后修复，CE-MRA可用于评估疾病进展或转归和术后并发症[82, 83]。

（二）外周动脉疾病

CMR适用于下肢跛行患者评估狭窄部位和程度，以便筛选进行血运重建。过去使用的是2D飞行时间成像技术，但3D CE-MRA已被证明能更准确地检测和对狭窄分级。对于扫描范围较大（多达1m）的患者，最好使用单次造影剂注射的增强磁共振血管造影多功能站（互动式造影剂追踪技术）。使用这种杂交技术的专用CE-MRA检测下肢，可以改善腘动脉的显影，尤其是糖尿病患者，动脉相增强是可变或快速的。前瞻性研究表明，与双相超声相比，CE-MRA对于检测动脉狭窄大于50%的患者更为敏感和特异[84]。在随机研究中将连续入选的患者分为周围CE-MRA组或16排心脏CT血管造影组[85]，结果发现CT血管造影更便宜，但对患者的预后（如生活质量）没有显著的统计学意义。CE-MRA和CT血管造影的平均治疗置信区间与数字减影血管造影相似且相当。CT血管造影组患者须暴露于电离辐射和使用离子造影剂。与CT血管造影和超声相比，

CMR 具有能够描绘动脉粥样硬化斑块成分的额外优势。

（三）颈动脉疾病

颈动脉内膜剥脱术（CEA）或颈动脉支架置入术（CAS）适用于严重症状性狭窄的患者（70%～99%）。各种技术，包括 2D 和 3D 飞行时间联合或不联合 CE-MRA 已被用于评估颈动脉。3.0T CMR 的投入使用以及并行成像的最新进展极大地改善了 CE-MRA 的性能，使其在评估冠状动脉狭窄和动脉瘤方面可与 CT 血管造影和传统血管造影相媲美[86-88]。相位对比速度映射在评价锁骨下盗血综合征颈动脉狭窄段和椎动脉血流峰值速度和血流方面有一定的应用价值。

（四）肾动脉疾病

CMR 可用于评估肾动脉狭窄、夹层、动脉瘤扩张和量化肾血流。多支肾动脉很常见，CMR 可用于检测动脉血管数量和位置。此外 CMR 对于确定马蹄肾动脉血流的供应也具有十分重要的作用。研究证实与数字减影血管造影（DSA）相比 MRA 对包括肌纤维发育不良在内的肾动脉狭窄有良好的评估作用[16]。研究证实 3.0T MRA 对腹腔内动脉狭窄的敏感性和特异性分别为 100% 和 92% 以上[89, 90]。

八、心脏磁共振在心脏介入术中的应用

（一）经导管主动脉瓣植入术

经导管主动脉瓣植入术（TAVI）近年来已成为高危外科主动脉瓣置换术（SAVR）患者的替代治疗方案。虽然 CT 血管造影和超声心动图常用于 TAVI 患者的评估，但在有些特殊情况下 CMR 更有实用性。心脏电影磁共振成像（Cine CMR）提供主动脉瓣的精细解剖结构，可用于识别是否存在包括二叶式主动脉瓣的先天性瓣膜异常，也可用于获得直接平面主动脉瓣成像[91]，对临床表现和超声心动图结果之间差异较大患者的主动脉瓣狭窄程度的评估起重要作用。直接比较 CMR 成像和多排螺旋计算机断层扫描（MDCT）测量主动脉根部和主动脉瓣环的研究[92, 93]，显示出高度一致的结果。对于肾功能不全的患者，门控非增强 MRA 可替代 CT 用于近端主动脉的准确测量和髂动脉、股动脉的评价[94, 95]。施行 TAVI 时 CMR 的主要局限性是心脏钙化部分的图像清晰度不够。

相位对比速度映射对超声心动图检测经主动脉瓣峰值流速困难的患者有较好的应用价值[96]。明显的二尖瓣反流被认为是 TAVI 的相对禁忌证，如合并有主动脉或二尖瓣反流可通过相位对比速度映射定量测量。CMR 是评估左心室容量、质量和功能的理想方式，以确定手术干预的最佳时机并识别不适合 TAVI 患者（即 LVEF ＜ 20%）[91]。晚期钆增强 – 心脏磁共振成像（LGE-CMR）可以提供冠状动脉疾病瘢痕形成相关的信息，也可以有利于识别先前未确诊的状况，例如可以改变预后的心肌淀粉样变[97]。

CMR 在评估 TAVI 并发症方面有很好的应用前景（图 10-3）。一般而言，短回波时间的梯度回波图像比稳态自由运动图像更少产生植入瓣膜区伪影[97]。在 CMR 和 MDCT 上，瓣周反流（PVR）的严重程度与瓣环直径增加有关[92]。相位对比速度映射提供瓣周反流的位置和数量，也可以帮助定量检测主动脉反流，这有利于封堵装置的术前准备和设计。CMR 经常应用于评价主动脉瓣和二尖瓣瓣膜周围反流情况。

（二）主动脉缩窄

CMR 已成为主动脉缩窄患者经皮介入术（PI）和外科手术术前、术后首选的无创检测方法。CMR 能够在不暴露于辐射的情况下获得 3D 解剖学和血流动力学信息，因此其应用越来越广[98-101]。CE-MRA 可以三维可视化得到主动脉弓、动脉瘤和分支血管的结构。主动脉内植入的支架干扰术后缩窄情况的评估，但侧支血流的评估不受影响。

（三）右心室流出道功能障碍

法洛四联症术后右心室流出道（RVOT）功能障碍常导致不同程度的狭窄和反流。CMR 提供的右心室大小和功能参数是决定手术干预时机的重要因素。CMR 能提供精确的右心室流出道和肺动脉的解剖、大小和几何形状。以上信息对经皮肺动脉瓣植入术中安全定位各类解剖位置至关重要[98, 102, 103]。

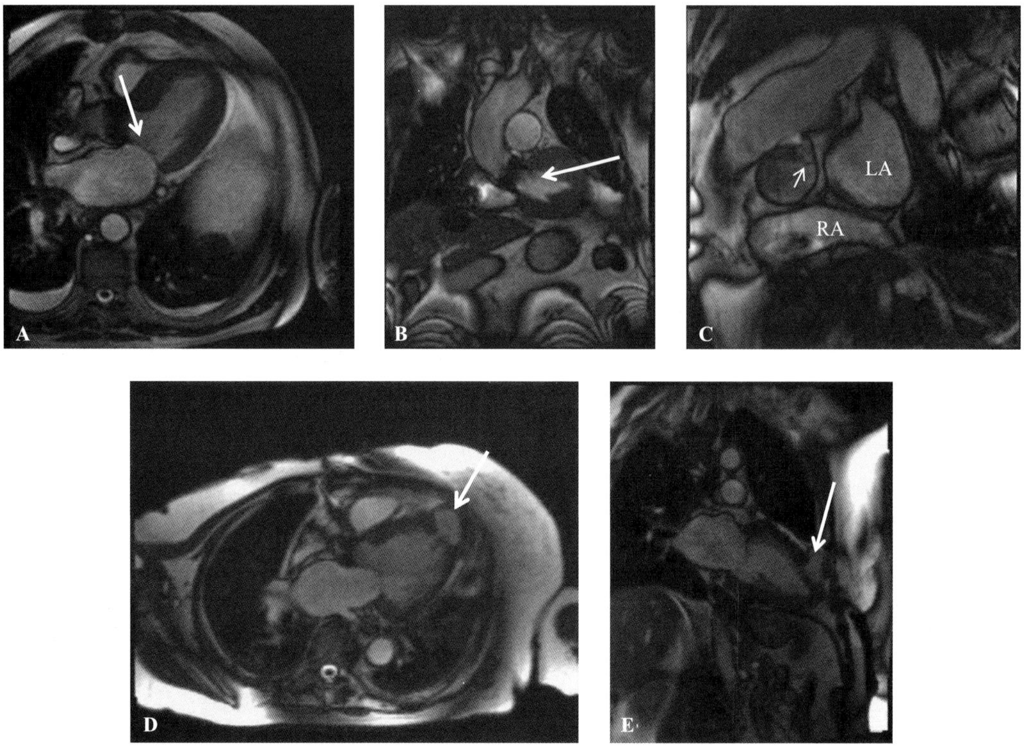

▲ 图 10-3　经导管主动脉瓣植入术后并发症患者心脏磁共振图

90 岁患者，术后第 13d，瓣周稳态自由运动序列图像示主动脉瓣反流。A. 三腔视图（白箭）；B. 左心室流出道视图显示向后喷射（白箭）；C. 射血（短白箭）位于左心房邻近短轴视图；D. 稳态自由运动序列图像显示四腔视图。86 岁女性患者行经导管主动脉瓣植入术，心尖部穿刺后假性动脉瘤（白箭）；E. 双腔视图

LA. 左心房；RA. 右心房

九、心脏磁共振的新用途

心脏磁共振介入

一些专业学术研究中心已证实临床心血管介入性 CMR（ICMR）的可行性，并且初步结果显示有很好的应用前景[104]。过去的 10 年中，X 线透视和 MR（XMR）联合检查已经应用在儿童心脏导管介入治疗[105]。研究报道了磁共振影像下对外周动脉粥样硬化的有创性弹簧圈治疗[106, 107]。MRI 和实时 XRF 联合在主动脉支架置入术中应用以及高清动脉内 MRA 在股动脉介入治疗中应用已有报道[108–110]。

十、结论

CMR 是一种无创无辐射的高分辨率可视化多功能成像技术，对心脏结构功能包括室壁运动分析、心功能 / 血流定量和心肌组织特性进行评估。CMR 是心血管 3D 结构成像，但不像 CT 那样需要造影剂。CMR 存在一些局限性，但在心血管疾病的评估和心脏介入手术中得到了广泛的应用。临床心血管介入性 MR 是可行的，并有可能彻底改变介入心脏病学领域。

十一、病例讨论

患者，男，59 岁，有高血压、高脂血症病史和可卡因滥用史，以“胸骨后疼痛、呼吸困难和出汗 3 天”为主诉在当地一家医院就诊。患者的心电图提示下壁 ST 段抬高型心肌梗死样改变，冠状动脉造影示右冠状动脉血栓形成，给予吸栓 + 右冠状动脉支架置入术，住院期间患者病情平稳，安排出院后按照指南继续口服药物治疗。

患者出院 1 个月后出现充血性心力衰竭、呼吸急促、可闻及新的杂音，胸部 X 线片示心影扩大，为进一步治疗转到三级医疗机构。超声心动图提示

少量心包积液，中度至重度二尖瓣反流，严重左心室功能不全，LVEF 25%，伴有下侧壁室壁瘤，室间隔缺损（左向右分流）。为更好地评估心脏病变程度和分流情况进行了 CMR，结果提示二尖瓣关闭不全（图 10-4A）、下壁假性动脉瘤（图 10-4B、C）、下壁的室壁瘤（图 10-4D）、左心室与右心室之间与室间隔中断一致的血流信号（图 10-4E）。LVEF 25%，RVEF 47%，Qp/Qs 1.9，结果提示严重分流。

患者接受了室间隔破裂和左心室假性室壁瘤 / 真性室壁瘤的修补术。术后第 6 天，患者出现了持续的单源性室性心动过速，请心脏电生理学组会诊后植入心脏复律除颤器，术后第 7 天患者出院。出院前检查心脏超声心动图示：左心室收缩功能轻度改善（LVEF 30% ～ 35%），轻度二尖瓣反流和室间隔局限性残余缺损，峰值压力阶差 102mmHg。

该病例说明 CMR 对急性心肌梗死 PCI 术后病情稳定患者的病情评估作用。此病例中 CMR 提供了有关心室损伤程度及计划行外科手术的有价值信息。

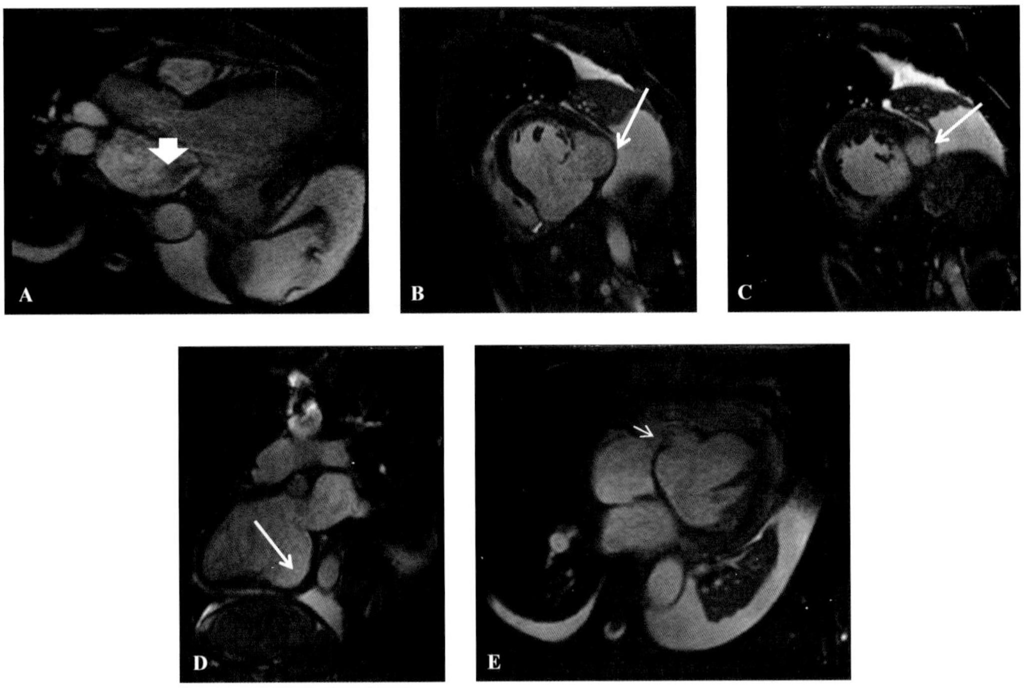

▲ **图 10-4　患者稳态自由运动图像**

A. 三腔；B、C. 短轴视图，显示向后的二尖瓣反流射血（箭头）和左心室下壁假性室壁瘤（白箭）；D. 真性左心室室壁瘤（白箭）的双腔视图；E. 四腔室视图下室间隔基底段破裂（小白箭）

第三篇　经皮冠状动脉介入治疗在不同临床实践中的应用
PCI in Different Clinical Settings

第 11 章　稳定型冠状动脉疾病
Stable Coronary Artery Disease

Abhiram Prasad　Bernard J. Gersh　著
阿力木江　译

治疗稳定型心绞痛的主要目的是缓解与心肌缺血相关的症状，并改善患者预后。过去 30 年内，人们在药物治疗、PCI 和 CABG 等方面均取得了长足进步。虽然本章集中讨论的是经皮血运重建术，但要记住，药物治疗和二级预防仍是冠状动脉粥样硬化的治疗核心。也许通过稳定斑块和限制动脉粥样硬化发展，就可实现二级预防——包括改变生活方式、治疗常规危险因素（表 11–1）和药物治疗（图 11–1）[1–3]，从而降低心血管死亡率，心肌梗死、不稳定型心绞痛、心力衰竭的发生率，并减少对靶病变血运重建的需求。

一、稳定型心绞痛治疗指南

2013 年的欧洲心脏病学会（ESC）[4] 以及 ACC、2012 年 AHA[5] 发布了关于稳定型心绞痛管理的指南。其他相关指南包括 2014 年 ESC/EACTS 心肌血运重建指南（表 11–2 和表 11–3）[6]，以及 ACCF/AHA/SCAI 2011 年 PCI 指南 [7]。上述指南均为循证医学证据，应作为临床实践的基础。然而，关于稳

表 11–1　稳定型冠状动脉疾病的最佳二级预防策略

危险因素	目标 / 推荐内容
血脂控制	LDL–C < 1.8mmol/L（< 70mg/ml），当无法达到目标时，LDL–C 至少降低 50% 以上
	改变生活方式，包括低胆固醇饮食，在没有禁忌证或不良反应的情况下并需要给予中 – 高剂量的他汀类药物治疗
	次要目标：患者三酰甘油> 200mg/dl（> 2.2mmol/L）时，非高密度脂蛋白降到< 130mg/dl（< 3.2mmol/L）
血压控制	< 140/90mmHg（较理想的控制目标 130 ～ 139/80 ～ 85mmHg）
	改变生活方式和药物治疗（β 受体阻滞药和血管紧张素转换酶抑制药）
血糖控制	糖化血红蛋白< 7%
	改变生活方式 ± 药物治疗
吸烟	完全停止吸烟。避免被动吸烟
体重控制	体重指数 18.5 ～ 24.9kg/m^2，腰围：男性< 40in（< 100cm），女性< 35in（88cm），规律的体育锻炼，限制热量摄入
体力活动	30 ～ 60min 的中等强度有氧运动，每周至少 5d，最好是 7d

LDL–C. 低密度脂蛋白胆固醇

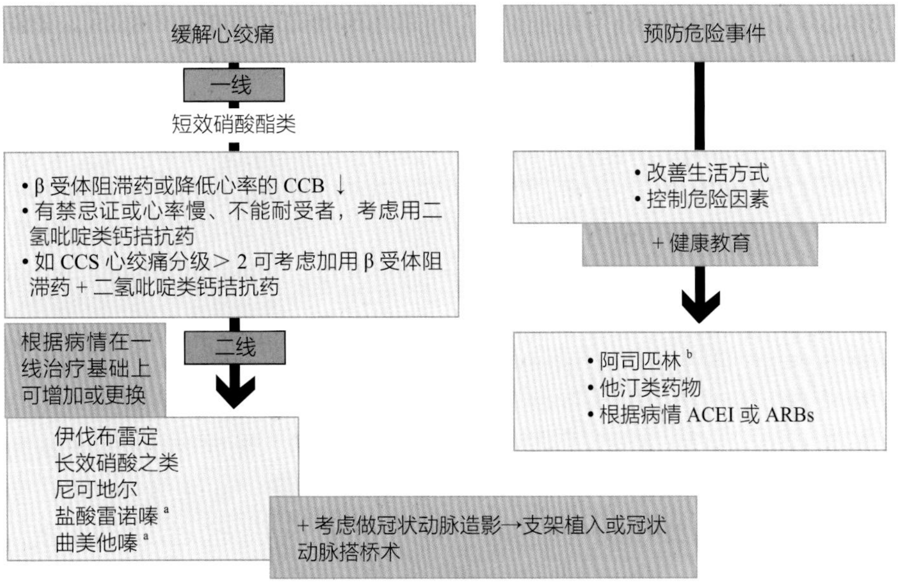

▲ 图 11-1　稳定型心绞痛的管理（ESC 指南）

ACEI. 血管紧张素转换酶抑制药；CCB. 钙离子阻滞药；CCS. 加拿大心血管学会。a. 糖尿病患者的数据。b. 如果不耐受，请考虑使用氯吡格雷。（引自 Montalescot 等，2013 [4]. 经牛津大学出版社许可转载）

表 11-2　ESC 稳定型心绞痛或无症状缺血患者血运重建的指征

冠状动脉疾病的程度 [解剖学和（或）功能学]		类别 [b]	等级 [c]
针对预后	左主干狭窄＞ 50%[a]	I	A
	前降支近端狭窄＞ 50%[a]	I	A
	两支或三支血管狭窄＞ 50%[a] 并且 LVEF ＜ 40%[a]	I	A
	大面积心肌缺血（缺血面积＞左心室 10%）	I	B
	单一残余冠状动脉狭窄程度＞ 50%[a]	I	C
针对症状	任意冠状动脉狭窄＞ 50%[a]，并对药物治疗无反应的活动限制性心绞痛或等同心绞痛症状	I	A

a. 被记录的缺血事件或狭窄＜ 90% 时 FFR ≤ 0.80，b. 推荐类别，c. 等级水平；LVEF. 左心室射血分数。（引自 Windecker 等，2014 [6]. 经牛津大学出版社许可转载）

表 11-3　ESC 对冠状动脉结构适合两种血运重建方式且预期外科死亡率低的稳定型心绞痛患者血运重建指南

CAD 程度	CABG		PCI	
	类别 [a]	等级 [b]	类别 [a]	等级 [b]
一支或两支血管病变，无左前降支近段狭窄	Ⅱb	C	I	C
一支血管病变，左前降支近段狭窄	I	A	I	A
两支血管病变，包括左前降支近端病变	I	B	I	C
左主干病变，SYNTAX 评分≤ 22	I	B	I	B
左主干病变，SYNTAX 评分 23 ～ 32	I	B	Ⅱa	B
左主干病变，SYNTAX 评分＞ 32	I	B	Ⅲ	B
三支血管病变，SYNTAX 评分≤ 22	I	A	I	B
三支血管病变，SYNTAX 评分 23 ～ 32	I	A	Ⅲ	B
三支血管病变，SYNTAX 评分＞ 32	I	A	Ⅲ	B

a. 推荐等级，b. 等级水平。（引自 Windecker 等，2014 [6]. 经牛津大学出版社许可转载）

定型心绞痛的治疗，现有的临床试验数据有几个局限性。首先，与许多临床试验相同，严格的纳入和排除标准会导致纳入研究的患者数量相对较少。这极大地限制了将这些研究成果向临床实践中推广。此外，临床试验通常排除了患有严重心绞痛、严重动脉粥样硬化、左心室收缩功能严重降低或存在多种并发症的高危患者。其次，由于临床实践的快速发展，临床试验与治疗策略相比，通常很快就会过时。

二、冠状动脉造影的适应证

药物治疗或是血运重建的选择，主要根据风险分层的基本原则来确定。即使在“稳定型”冠状动脉疾病中，心肌梗死和心血管死亡的风险也很大。大多数情况下，可以结合临床评估、负荷试验和左心室功能评估，来确定初始风险分层，并由此确定是否行冠状动脉造影（图 11-2）。对于临床评估中具有高风险特征的患者——如严重心绞痛、不稳定心绞痛和严重心力衰竭，应直接进行冠状动脉造影，而无须接受负荷试验。低风险患者不需要进行冠状动脉造影（图 11-3）。对于中等风险患者，应该基于其症状的严重程度、对初始治疗的反应、功能状态、生活方式和职业等来决定是否需要进行冠状动脉造影。此外，在行冠状动脉造影之前，需要与患者详细讨论有创检查的风险、益处、替代方案和治疗目标。下列患者应行冠状动脉血管造影术：无创评估提示具有高风险特征（不管其症状如何）的患者，存在严重心绞痛（加拿大心血管学会分级 CCS 3 级）患者，行无创性检查后仍不能明确诊断的患者，与中或大面积心肌供血相关的冠状动脉行 PCI 后可能存在再狭窄的患者。

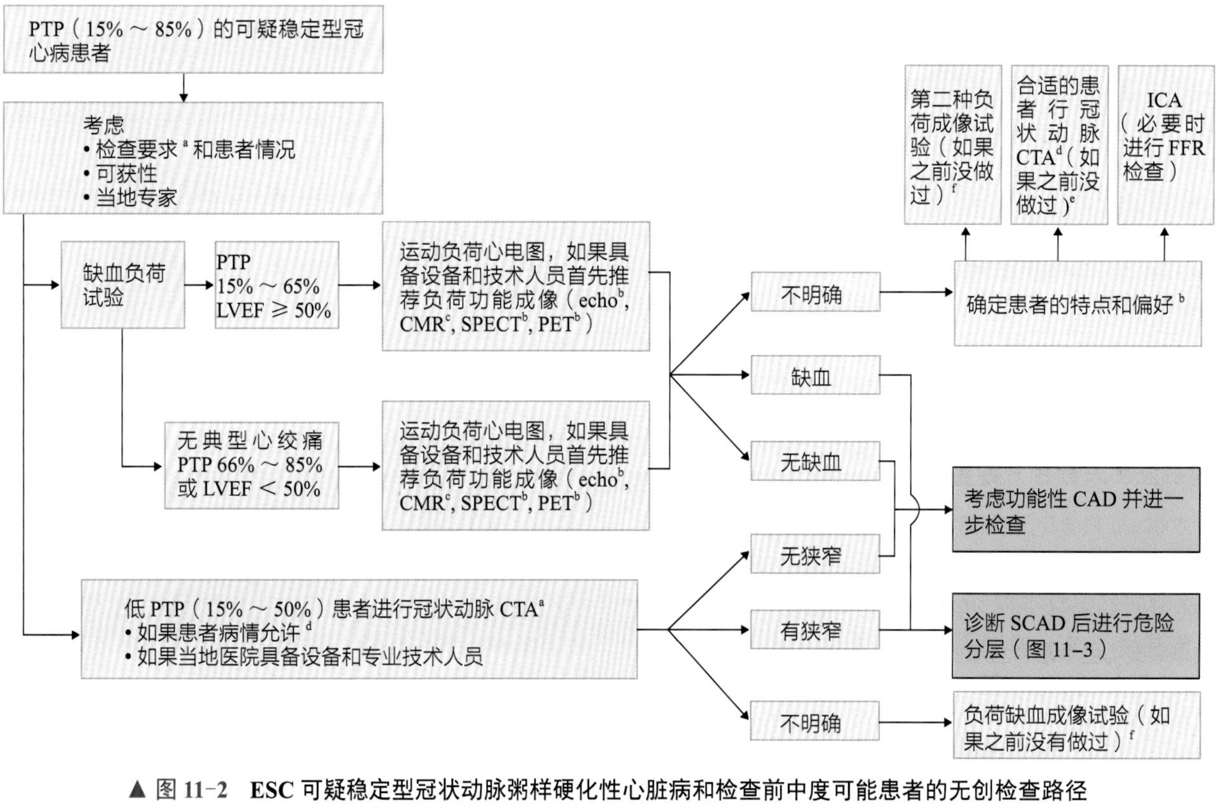

▲ **图 11-2 ESC 可疑稳定型冠状动脉粥样硬化性心脏病和检查前中度可能患者的无创检查路径**

a. 考虑患者的年龄与辐射暴露；b. 运动不便的患者中，使用药物代替负荷心电图或 SPECT/PET；c. CMR 只是经药物负荷试验进行；d. 对弥漫性或局灶性钙化并诊断不明者需要进行诊断性冠状动脉 CTA；e. 进行左冠状动脉 CTA；f. 进行缺血负荷试验。CAD. 冠状动脉疾病；CTA. 计算机血管成像；CMR. 心脏磁共振；ICA. 侵入性冠状动脉造影；LVEF. 左心室射血分数；PET. 正电子发射断层显像；PTP. 检查前可能性；SCAD. 稳定型冠状动脉疾病；SPECT. 单光子发射计算机断层扫描。（引自 Montalescot 等[4]. 经牛津大学出版社许可转载）

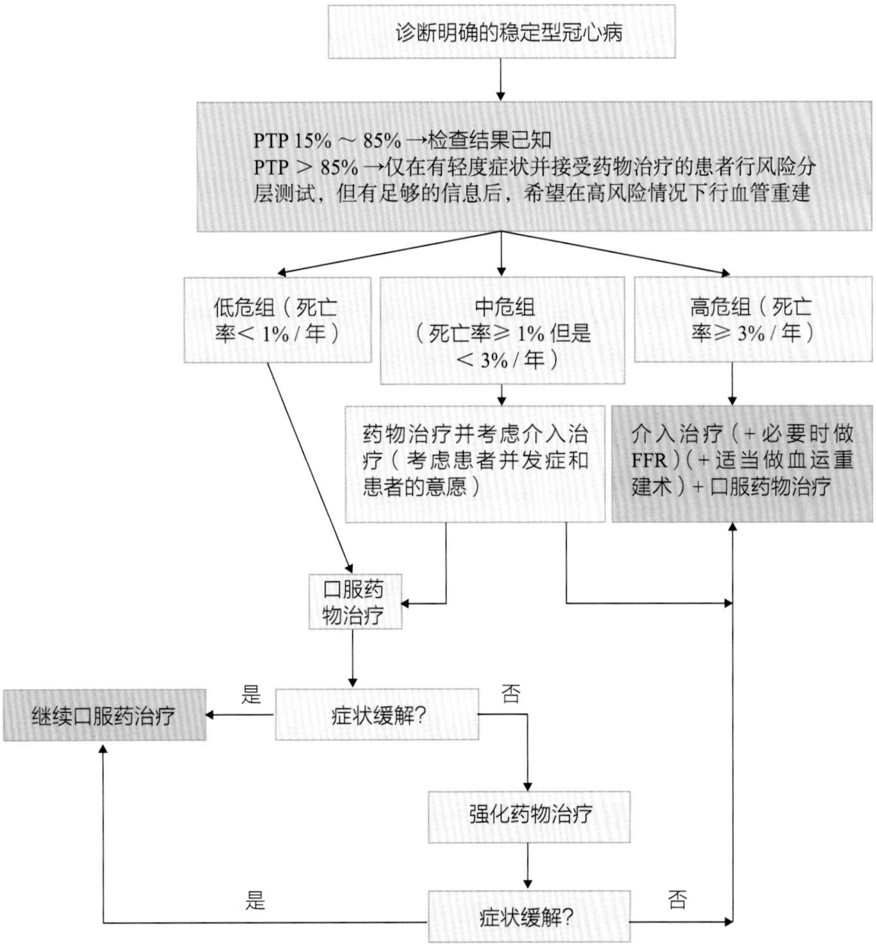

▲ **图 11-3　根据预后危险分层管理胸痛和可疑稳定型冠状动脉疾病路径（ESC 指南）**

PTP. 检查前可能性（引自 Montalescot 等，2013[4]. 经牛津大学出版社批准复制）

三、稳定型心绞痛的经皮冠状动脉介入治疗

几项随机临床试验比较了 PCI 和稳定型心绞痛药物治疗的结果[8–11]。这些包括单纯球囊成形术年代在心绞痛患者当中进行的 RITA–2 研究[9]以及 ACME 研究[10]。这些随机对照临床试验研究结果和 Meta 分析结果一致表明，PCI 并不能降低死亡或心肌梗死的可能性，但在缓解单支和多支血管疾病患者的心绞痛方面疗效更为显著[12, 13]。值得注意的是，在 RITA–2 试验中，存在与 PCI 相关的早期危险，即与手术相关的心肌梗死的可能性增加，但是两组的 7 年死亡率和心肌梗死率相似。此外，在球囊成形术时代进行的研究表明，PCI 治疗组中急诊冠状动脉搭桥的风险上升，但是这种情况在最近进行的 COURAGE 研究结果中没有报道，这可能是与支架的常规使用有关[14]。

COURAGE 试验是比较药物治疗和 PCI 的最大规模的研究，其结果与以前的研究一致。该试验招募了 2287 名稳定型冠心病患者（大约 2/3 的患者存在 2 支或 3 支血管病变）。研究的纳入标准为冠状动脉狭窄≥ 80% 和未做激发试验的典型心绞痛，或至少 1 支近端心外膜冠状动脉狭窄≥ 70% 以及存在心肌缺血的客观证据。由于高风险，如激发试验强阳性、持续性 CCS Ⅳ级心绞痛、射血分数＜ 30%、心力衰竭或心源性休克、既往 6 个月内血运重建以及冠状动脉解剖结构不宜行 PCI 等，大量患者被排除。根据最佳药物治疗方案或 PCI 联合最佳药物治疗方案对患者进行随机分组。中位数随访时间 4.6 年，死亡和非致命性心肌梗死的主要复合终点无差异（19.0% vs 18.5%，*P*=0.62）。这些发现必须根据以下事实加以解释：即经过筛选的患者中仅有＜ 10% 的患者符合纳入标准（实际上所有血管再通研究都是如此），85% 的患者为男性，并于心血管造影之后随机分配，这可能有助于降低选择性偏倚。PCI 组在随访期间需要进行血运重建的患者比例为 21.1%，而药物治疗组为 32.6%。在使用药物洗脱支架时，PCI 组的血运重建率可能更低。PCI 能够小幅降低患者抗心绞痛的治疗需求，并极有可能使患者解除心绞痛的困扰，然而，这种益处会随着时间的推移而减弱。值得注意的是，由于最佳药物治疗不足以控制病情，大约 1/3 的药物治疗组患者不得不转为接受 PCI 治疗。最后，重要的是要认识到 COURAGE 试验的结果也与早期研究结果一致，这些研究比较了 CABG 和药物治疗的疗效，并指出对于左心室功能良好的轻度至中度稳定型心绞痛患者血运重建术无法改善患者生存率或预防其发生心肌梗死。

尽管 COURAGE 试验的总体结论已经得出，但核素灌注负荷试验的结果强调了以缺血负荷程度实施风险分层的重要性。结果发现，在可逆性灌注缺损超过 10% 以上的患者中，仅应用药物治疗可能会导致死亡率升高及心肌梗死风险。这些数据表明，在稳定型冠状动脉疾病管理中，需要比冠状动脉造影主观视觉评估狭窄以及潜在缺血程度更精确的方法 [15]。冠状动脉 FFR 测量似乎更适用于在血管造影前没有进行负荷试验的中度狭窄患者。在 DEFER 试验中，对于单支血管中度狭窄病变的患者，若 FFR ≥ 0.75 则归为低风险组，血管成形术并未使该组患者在随后 5 年内获益。在最近的 FAME 2 试验中，对经血管造影评估拟行 PCI 的稳定型冠状动脉疾病患者，评估 FFR 的临床应用 [16]。心外膜大冠状动脉（直径至少 2.5mm，并为存活心肌提供血供）狭窄≥ 50% 的病变测量 FFR。具有至少一处狭窄且 FFR ≤ 0.80 的患者，被分配至经 FFR 指导的 PCI 组（要求所有狭窄的 FFR ≤ 0.80），用药物洗脱支架 + 最佳药物治疗或单独应用药物治疗。研究的主要终点是死亡、心肌梗死或 24 个月时非计划入院导致需要行紧急血运重建。数据和安全监测委员会提前终止了这项研究，计划入组 1632 名患者，实际入组 888 名患者，经过平均 213d 的随访，PCI 组对比药物治疗组患者的主要终点事件为 4.3% vs 12.7%（HR 0.32，95%CI 0.19 ～ 0.53）。这种差异在为期 2 年的随访中持续存在。PCI 组的紧急靶病变血运重建率较低是导致这一差异的重要原因。尽管“紧急靶病变血运重建”被认为是“软”终点，但对事件的定义符合急性冠状动脉综合征的标准，且 50% 的患者有缺血的客观证据。FAME 2 的局限性包括试验提前终止、血管造影前缺乏缺血的无创性负荷试验数据，以及分组策略没有采用双盲法，因此药物治疗组 FFR 测量的结果可能会影响患者和（或）医生对 PCI 交叉治疗的决定。尽管如此，FAME 2 的结果表明，PCI 适用于显著狭窄造成中度或较大缺血区域的患者，当前的指南也提到了这一点（表 11–2）。在没有客观证据表明目标冠状动脉区域存在至少中度缺血负荷，或在负荷试验结果不清楚的情况下，大多数介入医生会对中度病变（50% ～ 70% 狭窄）采用 FFR 指导策略。

MASS 和 MASS Ⅱ研究对比了药物治疗与 PCI 和 CABG 治疗稳定型心绞痛的疗效。MASS 试验纳入了单支血管病变（左前降支近端狭窄＞ 80%）的患者 [17]。球囊血管成形术和药物治疗组靶病变血运重建的比例较高，三组在随访期间的死亡率或心肌梗死发生率无差异。该试验是在支架前时代进行的，当时还没有现代的医学治疗方法，这就限制了这些结果对当代实践的适用性。然而，MASS Ⅱ试验是在多支血管病变患者中进行的，其研究设计类似，且实施了更为现代的医学治疗，只有一点不同，就是大多数患者的 PCI 治疗采用的是裸金属支架。5 年后，研究结果与 MASS 试验类似，三种治疗方案之间的死亡率或心肌梗死发生率无差异，但随访期间，药物治疗组与 PCI 治疗组进行靶病变血运重建治疗难治性心绞痛的比例较高 [18]。

TIME 研究是一项针对老年稳定型心绞痛患者的独特研究。1 年时，两种方案都同样改善了主要终点（生活质量）。有创方法与早期危险相关，但就 1 年时症状、死亡或非致命性心肌梗死的减少而言，两组之间无差异。PCI 确实降低了患者因未控制症状而住院的可能性 [19]。

大量冠状动脉疾病患者均为无症状或“隐匿性”缺血，这与心血管事件风险的增加有关。ACIP

研究对三种治疗方案治疗因单支或多支血管病变引起心绞痛或无症状心肌缺血的稳定型冠状动脉粥样硬化性心脏病患者的有效性进行了调查。患者随机分配至心绞痛指导的药物治疗组，心绞痛 + 缺血指导的药物治疗组，球囊成形术或 CABG 进行血运重建组。在随机分配后 2 年，血运重建组的死亡率较低，并且死亡、心肌梗死和再入院的复合终点减少[20]。SWISSI Ⅱ试验是一项评价无症状心肌缺血治疗的重要研究，该试验对比了药物治疗与球囊成形术治疗心肌梗死患者，以及单支或双支血管病变患者的疗效[21]。令人惊讶的是，在随机接受球囊成形术的患者，心脏相关死亡和心肌梗死发生率显著降低。尽管 ACIP 和 SWISSI Ⅱ试验的意义重大，但考虑到两项试验入组的患者都相对较少，且并未给予 COURAGE 试验中所述的最佳药物治疗。

迄今为止，在最初随机接受药物治疗的人群中有相当数量患者交叉至血运重建组，因此这些研究测试的是“初始治疗方案”，而非具体治疗。基于 COURAGE 试验和先前的随机临床试验的证据可以合理地得出结论，对于大部分具有轻度至中重度稳定型心绞痛患者来说，药物治疗是一种合适的初始策略。PCI 适用于那些尽管使用最佳药物治疗，但仍有明显症状的患者，或作为初始治疗策略，治疗那些在低负荷应力试验即为阳性的患者或具有中至大面积缺血患者。无论采用何种治疗策略，积极的二级预防都是必不可少的。AVERT 研究表明，对于心绞痛患者，与优化血脂管理和药物治疗策略相比，PCI 患者不进行充分的降脂治疗结局较差[11]。

在 BARI 2D 中，2368 名 2 型糖尿病合并稳定型冠状动脉疾病患者（定义为心外膜大动脉狭窄 ≥ 50%，伴有负荷试验阳性，或 ≥ 70% 狭窄伴有典型心绞痛）随机分配至强化药物治疗 4 周内进行血运重建（CABG 或 PCI）组，或仅接受强化药物治疗组[22]。在随机分配之前根据临床判断来决定采用 CABG 或 PCI 治疗。5 年时，两组主要终点（生存率）（88.3% vs 87.8%）或无死亡、心肌梗死和中风（77.2% vs 77.7%）的复合终点无差异。在 PCI 组中，血运重建组与单独药物治疗组之间的主要终点无显著差异。然而在 CABG 组中，血运重建组主要心血管事件的发生率显著更低。CABG 患者的血管造影和临床风险评分要高于 PCI 患者，而那些似乎能从 CABG 中获益的患者具有较高临床和血管造影风险。

最近对 12 项随机临床试验（37 548 名患者多年随访）进行的 Meta 分析显示，与单独药物治疗相比，PCI 在统计学上相对显著降低了 24% 的自发性非手术相关性心肌梗死风险，但手术相关性心肌梗死风险相对增加了 317%，所有心肌梗死的风险没有总体差异。PCI 与药物治疗组的全因死亡率和心血管死亡率，与自发性非手术相关性心肌梗死相似（发生率比值 =0.70，95%CI 0.44 ～ 1.09），但无统计学差异[23]。在一项来自 93 553 名患者（262 090 名患者随访年）的 100 项试验的网络 Meta 分析中，与药物治疗相比，新一代药物洗脱支架改善了生存率（依维莫司：RR 0.75，95%CI 0.59 ～ 0.96；佐他莫司：RR 0.65，95%CI 0.42 ～ 1.00）。然而，与药物治疗相比，球囊成形术（RR 0.85，95%CI 0.68 ～ 1.04）、裸金属支架（RR 0.92，95%CI 0.79 ～ 1.05）或早期药物洗脱支架（紫杉醇：RR 0.92，95%CI 0.75 ～ 1.12；西罗莫司：RR 0.91，95%CI 0.75 ～ 1.10；佐他莫司：RR 0.88，95%CI 0.69 ～ 1.10）与生存率的提高无关。研究结果表明，与药物治疗相比，新一代（二代）药物洗脱支架而非其他 PCI 技术，可以提高生存率。这些报告具有挑战性，挑战了 PCI 对死亡率没有影响的一般教条。这一发现特别值得注意，因为随机试验通常限制了单支血管病变患者的入组，并排除了具有左主干或慢性完全闭塞的高风险患者，而血运重建可使这些患者获得较大益处。因此，在获得更多数据和风险分层策略得到改善之前，应该以指南为基础，根据对患者临床表现、缺血严重程度和冠状动脉解剖结构的综合评估来定制治疗决策[24]。

四、介入治疗和外科血运重建术的比较

现有证据表明，PCI 和 CABG 治疗单支血管病变效果相当。一项单中心的 MASS 试验对其进行了专门研究，在该试验中，左前降支近端严重狭窄（＞ 80%）的患者随机分配至球囊成形术、CABG 或药物治疗组。数据表明，血运重建术缓解症状效果类似。然而，血运重建组心肌缺血发生率要低于

单独药物治疗组，所有三种方案均有效限制了心绞痛发作[17]。另一项针对134名孤立性左前降支近端狭窄患者的小型研究报告了类似的发现，其中血管成形术和CABG结果类似[25]，随访时间延长至10年时仍是如此[26]。重要的是，在两项试验中，使用球囊成形术的患者在随访期间更多需要靶病变血运重建。

在外科手术和PCI进行比较的试验中，有一个重要的前提：这些研究中没有一项专门评估所处理病变的功能意义。就多支血管病变的PCI而言，FAME试验表明，与视觉评估存在显著狭窄血管的治疗策略相比，FFR指导的有针对性的治疗策略在1年时的预后更好[27]。几项随机临床试验[28-33]和Meta分析[34]，直接对比PCI与CABG治疗单支和多支血管病变的结果。这些研究主要来自支架时代之前，均在具有多支血管病变和保留左心室功能的相对低风险的患者中进行。根据设计，这些试验的纳入标准要求患者的冠状动脉解剖结构要适合两种形式的血运重建，这就排除了大多数冠状动脉解剖结构非常复杂以及存在慢性完全闭塞病变的患者。这些旧的试验提供了重要的经验教训，但并不直接与当前的实践相关，因为它们的时代要早于支架时代，以及CABG中广泛使用的乳内动脉为桥血管的时代。

这些研究中最大的一项就是BARI研究，该试验纳入了1829名患者，通过球囊成形术完成PCI治疗，在整体研究人群中，10年随访期间，PCI具有与CABG相似的死亡、心肌梗死和复发性心绞痛发生频率[35]。不足点是靶病变血运重建在随机分配至搭桥手术组的患者中明显少见。影响当前实践的一个重要发现是，随机分配至CABG，并接受至少一处乳内动脉桥血管的需要降血糖治疗的糖尿病患者，心脏死亡率显著较低（19.4% vs 34.5%，P=0.003）。这一现象的可能解释是，CABG进行了完全的血运重建，因此减轻了动脉粥样硬化负担和“未来罪犯”病变的一些不利影响，也降低了糖尿病患者再狭窄与疾病进展的可能。最近的一项研究证实了这一发现[36]，但BARI注册研究对BARI随机试验结果的临床相关性和适用性提出了质疑，这就凸显了临床判断的重要性。注册研究的患者与随机试验患者临床特征相似，但无论是行血管成形术还是CABG，糖尿病患者的生存率均相似。据推测，注册研究和随机试验结果之间的矛盾可能是因为注册患者的治疗是由医生决定的，他们可能为每个患者选择了最合适的血运重建方式[37]。

ARTS Ⅰ和SoS试验将裸金属支架PCI与CABG进行对比[38, 39]。ARTS Ⅰ试验中，两种治疗策略的死亡与心肌梗死发生率相似，但正如人们预期的那样，PCI组完全血运重建不太能实现，更常见的是进行再次血运重建。SoS试验（the Stent or Surgery trials）结果类似，但由于尚不清楚的原因，与PCI相关的死亡率出乎意料的高（5% vs 2%，P=0.01），这可能与治疗选择无关，因为这种差异完全是非心脏死亡的结果。ARTS、ERACI Ⅱ、SoS试验以及一项纳入了10项随机试验7812名患者（包括球囊成形术或支架植入术与外科手术，中位数随访时间为5.9年）的大型Meta分析的长期结果（5～6年）已经发表[40-43]。在Meta分析中，多支血管病变的冠状动脉疾病患者经CABG和PCI治疗后长期死亡率相似（HR 0.91，95%CI 0.82～1.02，P=0.12）。对于糖尿病患者（HR 0.70，95%CI 0.56～0.87，交互作用P=0.014）、年龄≥65岁的患者（HR 0.82，95%CI 0.70～0.97，交互作用P=0.002），CABG有显著较低的死亡率。

药物洗脱支架占全世界当代PCI所用支架的70%～80%，但是关于使用药物洗脱支架的PCI和CABG结果之间的比较数据有限。迄今为止，仅有三项随机临床试验（SYNTAX、CARDia和FREEDOM）[44-46]。ARTS Ⅱ的多中心登记数据，将应用西罗莫司的药物洗脱支架与ARTS Ⅰ试验中的历史对照组进行了对比[47]。药物洗脱支架组中全因死亡率、任意脑血管事件、非致命性心肌梗死或1年时的任何靶病变血运重建的主要复合终点发生率，与ARTS Ⅰ的CABG治疗组相似。药物洗脱支架组中靶病变血运重建发生率为8.5%，ARTS Ⅰ的CABG组为4.1%，PCI组为21.3%。在有无糖尿病的患者中，3年结果均一致，并证实当与ARTS Ⅰ手术组的历史对照组相比时，复合终点没有显著差异。尽管应用历史对照导致了数据存在自身缺陷，但有人认为，使用药物洗脱支架的PCI可能会带来与CABG相当的结果，这主要是通过减少靶病变血运重建实现。

SYNTAX试验中，由每个研究中心的一名介入心脏病专家和心脏外科医生前瞻性计算解剖学复杂性分数（SYNTAX 评分：www.syntaxscore. com），评估符合标准的患者，并确定任何一种手术方案都可以实现相同的血运重建后，将 1800 名有三支病变和（或）左主干疾病的患者随机分配至 CABG 组或 PCI 组 [44]。与大多数先前的试验不同（在那些试验中仅纳入了少数接受筛查的患者），此试验中 4337 名筛选患者几乎半数都被随机分配，大多数被排除在外的患者不适合行 PCI。两组患者 12 个月时的死亡率和心肌梗死率相似。CABG 组中患者中风发生率更高（2.2% vs 0.6%，P=0.003），而两组 12 个月时的支架内血栓形成和症状性桥血管闭塞发生率相似（分别为 3.3% 和 3.4%）。PCI 组靶病变血运重建发生率的增加（13.5% vs 5.9%；P ＜ 0.001），导致了 PCI 组发生过多的主要心脏和心血管事件，无法满足试验终点（采用药物洗脱支架进行的非劣性检验）。基于预定的 SYNTAX 评分的亚组分析表明，阴性结果仅限于高分患者（SYNTAX 评分＞33, 手术组 10.9%，PCI 组为 23.4%）。手术组和 PCI 组左主干病变患者 12 个月的主要心脏不良事件发生率相似(13.7% vs 15.8%,P=0.44)。在 5 年随访时，PCI 组的主要复合终点（任何原因——卒中、急性心肌梗死或靶病变血运重建导致的死亡）仍显著较高（37.3% vs 26.9%），主要是由于靶病变血运重建和心肌梗死的发生率较高。全因死亡率和卒中发生率并无不同 [48]。使用 SYNTAX 评分分析，得分＜23 分的患者，包括左主干患者在内，主要复合终点没有差别（32.1% vs 28.6%，P=0.43）。SYNTAX 得分 23 ～ 32 的无保护左主干病变患者预后相似（32.7% vs 32.3%，P=0.88）；但是对于三支病变的患者，PCI 对于主要复合终点具有更高的事件发生率，预后并不相似（37.9% vs 22.6%，P=0.0008）。对于 SYNTAX 得分≥ 33 的左主干病变患者（46.5% vs 29.7%，P=0.003）以及三支病变而没有无保护左主干病变的患者发生率较高。SYNTAX 试验结果表明，CABG 仍然是复杂的三支病变患者的标准治疗。然而，对于疾病不太复杂的患者（即左主干病变合并低或中等 SYNTAX 得分，或三支病变合并低 SYNTAX 得分），PCI 是 CABG 的一种合理的替代疗法。对于 SYNTAX 得分高的患者，应该强调外科手术的潜在优势，但对于有强烈偏好或手术风险很高的患者，不应拒绝行 PCI 治疗。然而，这些结论必须结合试验的局限性来解释，比如使用第一代（紫杉醇洗脱）支架，其再狭窄率要高于目前的第二代药物洗脱支架。此外，根据 SYNTAX 评分对亚组进行的分析并非是预先指定或充分有力的，因此应该认为这些结果是根据假设产生的。

CARDia 试验中，510 名糖尿病合并多支或复杂的单支冠状动脉疾病的患者随机分配至单支架 PCI（常规联用阿昔单抗）或 CABG 治疗组。1 年时的主要终点（复合全因死亡率、心肌梗死和卒中）CABG 和 DES 组（69%）之间无统计学差异（12.4% vs 11.6%，P=0.82）[45]。FREEDOM 研究中，1900 名糖尿病合并多支血管病变患者（83% 为三支病变患者，中位数 SYNTAX 得分为 26），随机分配至使用一代支架（紫杉醇或西罗莫司）的 PCI 组或 CABG 组。两组均接受最佳药物治疗 [46]。在中位数随访时间 3.8 年时，PCI 组患者的主要复合终点（全因死亡、非致命性心肌梗死或非致命性中风）发生率更高（26.6% vs 18.7%，P=0.005）。CABG 组获益的主要原因在于心肌梗死和全因死亡率较低，但 CABG 组患者中风发生率较高（5 年时 2.4% vs 5.2%，P=0.03）。FREEDOM 的结果表明，在患有糖尿病和复杂冠状动脉疾病的患者中，CABG 要优于使用一代支架的 PCI 治疗。

冠状动脉旁路移植术与药物治疗稳定型心绞痛的比较

ECSS、CASS、VA Study 是大型的随机试验，对比了轻中度心绞痛患者 CABG 与药物治疗的效果 [49-51]。这些研究的一致发现是，外科血运重建术能更好地缓解心绞痛症状，但这种益处会随着时间的推移而消失，最有可能的原因是静脉移植失败以及药物治疗组中后续有患者交叉至 CABG 组。随机试验与 Meta 分析表明 [52]，外科血运重建的初步策略并不会提高冠状动脉疾病人群的生存率，但有些特定的亚群要么有大量的缺血心肌，要么有明显的左心室功能障碍。因此，三支病变患者（尤其是对于左心室功能异常的患者）、两支或三支病变，其中左前降支堵塞＞ 75% 的患者，或心脏负荷试验强阳性的患者，可从 CABG 获益。总的来说，试验已经排除了有严重症状的患者，但一项对 CASS 研究注册数据的分析表明，即使没有左心室功能障碍或左前降支近端狭窄，手术治疗仍可能改善具有多支病变的重度心绞痛患者的预后[53]。重要的是要认识到，这项已经被用于制定当前指南的证据，受到了以下事实的限制：这些随机试验都是针对早年的旁路移植手术，并不代表当代的外科技术，比如乳内动脉的常规应用或微创和非体外循环手术[54]。相反，药物治疗组未能从目前常规的积极预防措施中获益，也未接受β受体阻滞药或血管紧张素转换酶抑制药治疗。此外，这些试验的普遍适用性受到以下事实的限制：即没有纳入足够多的妇女或65岁以上的患者。

五、稳定型心绞痛血运重建的建议

总的来说，血运重建适用于尽管有最佳的药物治疗仍然有症状的患者、强阳性的心脏负荷试验、近端多支血管病变，以及那些更偏好介入治疗而非药物治疗的患者。对于任何一名患者，PCI和CABG之间的选择取决于二者的风险、成功的可能性和实现完全血运重建的能力，以及糖尿病状态和患者偏好。虽然药物治疗是稳定型心绞痛治疗的基石，但重要的是要记住，没有证据表明单独应用药物治疗就能改善高危患者的预后，这在药物治疗与CABG的临床试验中有所提示。

即使没有严重症状、左心室功能障碍或其他损伤，严重左前降支近端狭窄的患者进行CABG要比使用药物治疗更有生存优势。对于解剖学结构适于行左前降支近端血管PCI的患者以及左心室功能正常的患者而言，PCI提供了相似的结果（表11-2和表11-3）。

对于有严重症状以及三支病变的患者，即使无左前降支近端病变或左心室功能障碍，CABG带来的生存优势总要优于药物治疗。具有三支病变和左心室功能障碍的患者应行CABG治疗。对于血管造影适合以及左心室功能正常的患者而言，PCI可替代CABG治疗（比如SYNTAX得分≤22，表11-2和表11-3）。尽管对于SYNTAX得分≤22的患者而言PCI是一种替代治疗，但对于严重左主干病变患者，以及SYNTAX得分23～32的患者则推荐采用外科血运重建术（表11-2和表11-3）。

在糖尿病患者特别是存在多支血管病变或弥漫性病变的情况下，CABG要比PCI有生存优势。对于局限双支血管病变（比如SYNTAX得分≤22）和左心室功能保留的糖尿病患者来说，PCI治疗是合理的。

对于大多数不属于上述亚组的稳定型冠状动脉疾病患者，没有数据表明血运重建能改善存活率，应予PCI与CABG来治疗用药物方案难以控制症状的患者。该指南指出，两种形式的血运重建都适用于两支血管病变，但在目前的实践中，这些患者以及那些单支血管病变的患者，大多数均用PCI治疗，除非存在病变血管不适合，或者涉及左前降支近端的情况[55]。

无症状患者的血运重建只应考虑改善预后。治疗无症状患者的指南与治疗有症状患者的指南相似。然而，无症状患者的证据水平较弱，因为临床试验主要纳入的是有症状患者。然而在当代实践中，除了治疗症状之外，改善缺血也是一个重要的治疗目标。

六、结论

与PCI治疗急性冠状动脉综合征不同，经皮冠状动脉血运重建并不能预防稳定型心绞痛患者的死亡或心肌梗死事件。PCI仍然有可能减少高危患者的硬终点，但尚未进行这些患者亚群的临床试验。对于低危组患者，PCI的主要优势在于能够更有效、更迅速地缓解症状。因此，一般来说，PCI适用于治疗症状性冠状动脉粥样硬化，特别是对于尽管有最佳药物治疗但仍有症状的患者。PCI是单支血管病变、较年轻患者（年龄＜50岁）和具有严重并发症的老年患者，以及非手术候选者的首选血运重建策略。对于PCI治疗无症状患者尚无明确的适应证。

CABG也能有效缓解症状，但更重要的是它能降低高危患者的死亡率。这种益处与患者的基线风险状况成比例。CABG更有可能实现完全的血运重建。因此，CABG是高危患者的首选（比如有多支病变的患者，完全血运重建是一个重要的目标——尤其在三支病变以及存在明显的左心室收缩功能障碍情况）。外科手术应该考虑的亚组包括严重的无保护左主干病变、三支病变，尤其是如果存在左心室功能受损、弥漫性动脉粥样硬化或一处或多处慢性完全闭塞的情况。另一组可能受益于 CABG 的重要患者是有三支病变的糖尿病患者。然而，与 PCI 一样，CABG 并不能减少非致命性心肌梗死的发生率。对于多支血管病变的 PCI，即使使用药物洗脱支架，与 CABG 相比，靶病变血运重建发生率仍更高。

二级预防的药物治疗、PCI 和 CABG 的发展，使人们能从反映当代实践的临床试验（尤其是高危患者）中获得有限的数据。关于 PCI，对晚期支架内血栓形成的担忧和长期双联抗血小板治疗的潜在影响，逐渐磨灭了人们最初对当代药物洗脱支架持有的乐观态度。

第 12 章 非 ST 段抬高型急性冠状动脉综合征患者的经皮冠状动脉介入治疗策略

PCI Strategies in Acute Coronary Syndromes without ST Segment Elevation (NSTEACS)

Georgios E. Christakopoulos Subhash Banerjee Emmanouil S. Brilakis 著

阿力木江 译

冠状动脉造影和 PCI 是处理非 ST 段抬高急性冠状动脉综合征（NSTEACS）患者的有效措施，ESC[1] 和 AHA/ACC 指南[2] 中也列出相关方案。本章回顾了风险分层、心导管术选择、PCI 对这些患者血运重建方面的作用，并推荐了相关辅助药物治疗方案。

一、风险分层

风险分层对确定治疗策略（有创性 vs 缺血事件驱使）和治疗时机（紧急、早期或延迟）至关重要。高风险患者采取更积极的管理策略，能达到良好效果。风险分层要结合临床、心电图和实验室检查结果（框 12–1），以及综合各种参数对患者预后的影响，共同进行风险评分（表 12–1）。

高危因素表现为心肌损伤、缺血（如持续胸痛，心电图变化、心肌标志物升高）、左心室功能降低（出现心源性休克和心力衰竭症状）、心律失常（室性心动过速或心室颤动）。此外，先前接受 CABG 的患者、既往 PCI 患者及有并发症如慢性肾病和糖尿病患者，出现并发症的风险会随之增加。

目前常用于非 ST 段抬高急性冠状动脉综合征患者风险分层的两个风险评分系统，分别是全球急性冠状动脉事件注册研究（GRACE）与心肌梗死溶栓评分（TIMI）。

GRACE 评分可用于非 ST 段抬高急性冠状动脉综合征和 ST 段抬高急性心肌梗死患者。通过来自世界各地多家医院（欧洲、亚洲、北美洲、南美洲、澳大利亚和新西兰）患者的注册研究，GRACE 比其他评分更适用于日常临床实践。GRACE 评分包括八个参数：

1. 年龄。
2. 心率。
3. 收缩压。
4. Killip 分级[3]。
5. 血清肌酐水平。
6. 入院时心脏停搏。
7. 心电图 ST 段异常。
8. 心肌标志物升高。

非 ST 段抬高急性冠状动脉综合征的 TIMI 风险评分比 GRACE 评分简单，应用也十分广泛，它能由七个变量总和迅速确定（分别为年龄≥ 65 岁，冠状动脉疾病至少 3 个危险因素，既往冠状动脉 50% 或更重的狭窄，心电图 ST 段偏移，至少两个心绞痛事件，在过去的 7d 内使用阿司匹林，血清心肌标志物升高），并预测复合全因死亡、新发或复发性心肌梗死以及发病 14d 内，需要进行紧急血运重建的严重反复发作心肌缺血事件的发生率如下：

评分 0 ～ 1 = 4.7%；

评分 2 = 8.3%；

评分 3 = 13.2%；

框 12–1 高危非 ST 段抬高型急性冠状动脉综合征患者的标准

主要标准
• 肌钙蛋白的相对上升或下降
• 动态 ST 或 T 波改变（症状性或无症状）
• GRACE 评分＞ 140
次要标准
• 糖尿病
• 肾功能不全［GFR ＜ 60ml/（min·1.73m^2）］
• 左心室功能减退（射血分数＜ 40%）
• 心肌梗死后心绞痛
• PCI 史
• CABG 史
• 中危至高危 GRACE 评分

CABG. 冠状动脉旁路移植术；GFR. 肾小球滤过率；GRACE. 全球急性冠状动脉综合征注册研究；PCI. 经皮冠状动脉介入治疗

评分 4 = 19.9%；
评分 5 = 26.2%；
评分 6 ～ 7 = 40.9% 以上。

二、有创性和缺血指导方案

非 ST 段抬高急性冠状动脉综合征患者可采用常规有创策略或初始缺血指导治疗策略。一般而言，患者的风险越高，越需要积极接受治疗（包括心导管术和血运重建术），改善预后的可能性也越高。

患者出现持续性缺血症状或体征时，应进行紧急 / 即刻血管造影（2h 内），如难治性心绞痛、血流动力学或心电不稳定等。

一些稳定性非 ST 段抬高急性冠状动脉综合征患者，如果出现高风险特征（如动态心电图变化显示缺血，心肌标志物升高或具有高风险），可以进行常规有创治疗（表 12–1），但是有严重并发症或冠状动脉造影及血运重建禁忌证的患者除外。

进行缺血指导治疗的患者，接受药物治疗即可，而患有难治性心绞痛、在无创评估中有心肌缺血，或被认为有不良事件风险（如 TIMI 或 GRACE 风险评分高）的患者除外。

一些研究与 Meta 分析显示，常规有创方法比保守治疗更好 [4, 5]。该项纳入 8 项试验超过 10 000 名患者的 Meta 分析结果表明，有创治疗患者死亡、心肌梗死、因急性冠状动脉综合征再入院的风险都显著降低（OR 0.78，95%CI 0.61 ～ 0.98）[5]。在男性与高危女性群体研究中，也有类似结果，但是低风险女性没有，这些患者可采取保守方法治疗 [5]。

非 ST 段抬高急性冠状动脉综合征患者接受冠状动脉造影的最佳时机，目前还有争议（表 12–2），此类患者不一定要立刻进行冠状动脉造影（类似于急性 ST 段抬高心肌梗死时接受直接 PCI 治疗），除非患者有血流动力学、心电活动不稳定或药物难治性心绞痛 [6]。早期血管造影（发病后 24h 内）可以

表 12–1 非 ST 段抬高急性冠状动脉综合征患者危险分层的三个危险评分的比较

	PURSUIT	TIMI	GRACE
病史	年龄	年龄	年龄
	性别	≥ 3 心血管危险因素	心脏停搏
	最近 6 周内最低的 CCS	已知的冠状动脉狭窄≥ 50%	
		7d 内阿司匹林口服史	
		24h 内严重心绞痛	
查体	1. 收缩压		1. 收缩压
	2. 心率		2. 心率
	3. 啰音		3.Killip 分级
心电图	ST 段压低	ST 段压低＞ 0.5mm	ST 段偏离
实验室检查		心脏标志物 ↑	心脏标志物 ↑
			血清肌酐

CCS. 加拿大心血管学会；GRACE. 全球急性冠状动脉综合征注册研究；PURSUIT：血小板糖蛋白Ⅱ b/ Ⅲ a 受体拮抗药（依替巴肽）治疗不稳定性心绞痛；TIMI. 急性心肌梗死溶栓治疗研究

表 12-2 非 ST 段抬高急性冠状动脉综合征患者早期介入与缺血再灌注指导策略的选择

	ACC/AHA 指南	ESC 指南
急诊介入治疗（< 2h）	难治性心绞痛	难治性心绞痛合并心力衰竭
	新发或恶化的二尖瓣反流的体征或症状	
	血流动力学不稳定	血流动力学不稳定
	持续性室性心动过速或心室颤动	有生命危险的室性心律失常
	在强化药物治疗情况下仍有静息性或轻微活动时心绞痛或缺血反复发作	
早期介入治疗（24h 内）	以上都没有，GRACE 风险评分> 140	GRACE 风险评分> 140
	肌钙蛋白的动态变化	肌钙蛋白水平上升或下降
	新发或可疑 ST 段压低	动态 ST 段或 T 波变化（有症状或无症状）
延迟介入治疗（25 ～ 72h 内）	以上都没有，但有糖尿病	有糖尿病
	肾功能不全［GFR < 60ml/（min·1.73m^2）］	肾功能不全［GFR < 60ml/（min·1.73m^2）］
	左心室收缩功能降低（EF < 0.40）	
	心肌梗死早期发生心绞痛	心肌梗死早期发生心绞痛
	6 个月内 PCI	近期 PCI
	既往 CABG	既往 CABG
	GRACE 风险评分 109 ～ 140；TIMI 评分≥ 2	中高风险 GRACE 评分（< 140）

ACC. 美国心脏病学会；AHA. 美国心脏协会；CABG. 冠状动脉旁路移植术；ESC. 欧洲心脏病学会；EF. 射血分数；GFR. 肾小球滤过率；GRACE. 急性冠状动脉事件全球注册研究；PCI. 经皮冠状动脉介入治疗

快速评估冠状动脉解剖与血运重建策略，预防后续缺血并发症，并缩短患者住院时间。抗血栓治疗能延迟血管造影，稳定患者病情，降低冠状动脉内的血栓负荷。

一些研究表明，延迟数天血管造影是明显不利的[7]。TIMACS 研究显示，与随机干预相比（冠状动脉造影≥随机化后 36h），常规早期干预（冠状动脉造影≤随机化后 24h），不会降低整个研究人群的研究终点（死亡、心肌梗死或卒中）[8]。但是早期干预对 GRACE 评分高于 140 的患者亚组，有较大获益（13.9% vs 21.0%；HR 0.65，95%CI 0.48 ～ 0.89，P=0.006）[8]。

对于 GRACE 评分低于 140，并且具有以下一种或多种临床特征的中度风险患者，可适当延迟（25 ～ 72h）有创治疗时间，包括糖尿病史、肾功能不全［肾小球滤过率< 60ml/（min·1.73m^2）］、收缩期左心室功能降低、射血分数< 40%、近期有 PCI 或既往 CABG 史。一些低风险、无复发症状、无持续缺血迹象的患者，可在出院前进行诱导缺血无创评估，如果发现患者具有高风险，可进行血管造影。

三、冠状动脉血运重建术

患有单支冠状动脉病变的非 ST 段抬高急性冠状动脉综合征患者，经常采取特定的 PCI 治疗方案。出现多支血管病变（超过 50% 的非 ST 段抬高急性冠状动脉综合征）的患者，选择罪犯病变 PCI、多支血管 PCI 或 CABG 时，情况会更加复杂。血流动力学不稳定、肺水肿、复发性室性心律失常，或罪犯血管完全闭塞的患者，首选罪犯血管 PCI。相反，具有复杂多血管疾病或高 SYNTAX 评分的患者，首选 CABG。ACUITY 研究显示，与 CABG 相比，患者接受多支血管 PCI 治疗后，出现卒中、心肌梗死、出血或肾损伤的风险更低，但是 1 个月和 1 年的靶病变血运重建率明显升高[9]。

对于有多支血管病变的非 ST 段抬高急性冠状动脉综合征患者进行 PCI 时，是仅处理罪犯血管还是同时处理所有闭塞性病变，目前还没有达成共识[10]；两种方法都可采取，但应考虑具体情况，结合潜在风险与相关益处[2, 11, 12]。一般而言，完全血运重建能改善临床预后[13, 14]，无论血运重建是 PCI 还是 CABG，都能达到一定疗效。但是，偶尔也会出现罪犯血管难以判断的情况，此时可采用腔内影像学检查如 OCT，它能识别斑块破裂与血栓形成情况[15]。如果没有发现斑块破裂，提示有斑块侵蚀，可采取单独药物治疗，无须置入支架[16]。

四、PCI：辅助药物治疗

辅助药物治疗是 PCI 成功的关键要素，对保守治疗的患者，也有良好的效果[17]。表 12–3 总结归纳了 ACC 与 ESC 指南推荐的抗血栓治疗方案。两项指南均建议，接受 PCI 治疗的 NSTEACS 患者，可进行抗凝与双联抗血小板治疗，并结合阿司匹林（ASA）和 $P2Y_{12}$ 受体拮抗药（普拉格雷、氯吡格雷或替格瑞洛）治疗。

（一）阿司匹林

阿司匹林不可逆地抑制血小板环氧化酶 –1（COX–1）的活性，考虑其有效性、低成本与广泛可用性等特点，推荐所有非 ST 段抬高急性冠状动脉综合征患者使用阿司匹林，除非有禁忌证[18]。根据 AHA/ACC 指南，PCI 前服用阿司匹林的患者，可服用 81 ～ 325mg 非肠溶阿司匹林，而没有服用阿司匹林的患者，在 PCI 之前，也应尽快服用非肠溶阿司匹林（325mg）。PCI 之后，阿司匹林应长期以 81 ～ 325mg/d 的剂量继续服用，除非有禁忌证[2]。ESC 指南在药物剂量方面有差异，所有无禁忌证的患者，推荐阿司匹林初始口服负荷剂量为 150 ～ 300mg（或静脉注射 80 ～ 150mg）；PCI 术后应持续服用阿司匹林，维持 75 ～ 100mg/d 的剂量，不论采用何种治疗策略[1]。

（二）$P2Y_{12}$ 受体抑制药

接受 PCI 治疗的所有非 ST 段抬高急性冠状动脉综合征患者，除阿司匹林外，还应口服 $P2Y_{12}$ 抑制药。目前口服 $P2Y_{12}$ 受体抑制药主要有 3 种，分别为氯吡格雷、普拉格雷和替格瑞洛（目前很少使用噻氯匹定，它会导致严重的血液系统不良反应）。

CURE 研究中，非 ST 段抬高急性冠状动脉综合征患者被随机分配到氯吡格雷组或安慰剂组，在平均 9 个月随访期间内，患者使用氯吡格雷治疗后，发生心血管死亡、心肌梗死或卒中的风险降低 20%（9.3% vs 11.4%，$P < 0.001$）[19]。CURRENT–OASIS 7 研究显示，与使用标准剂量的氯吡格雷治疗（负荷剂量 300mg，此后 75mg/d）相比，采用双倍剂量治疗（第 1 天负荷剂量 600mg，此后 6 天 150mg/d，接着 75mg/d），患者 30d 内出现心血管死亡、心梗或卒中的风险并未降低（4.2% vs 4.4%，P=0.30），但能减少 PCI 患者支架内血栓形成的风险[20]。

氯吡格雷是一种需要多步激活的药物前体，其功效受到遗传因素影响，如 CYP2C19 多态性。相反，普拉格雷和替格瑞洛是更加有效的血小板抑制药，并具有一致的代谢过程[21, 22]。

TRITON–TIMI38 研究中，共纳入 13 608 名患者（其中 74% 为非 ST 段抬高急性冠状动脉综合征），这些患者被随机分到普拉格雷与氯吡格雷组（300mg）[21]。在冠状动脉造影术后，一旦确定行 PCI 治疗，给予患者普拉格雷。在中位数 14.5 个月的随访期间发现，与氯吡格雷相比，普拉格雷能降低患者心血管死亡、心梗或卒中的发生率（9.9% vs 12.1%，$P < 0.001$），并降低支架内血栓形成的风险（包括裸金属和药物洗脱支架）[23]，但也增加了 TIMI 主要或致命出血的风险[21]。普拉格雷对以往出现短暂性脑缺血（TIA）或卒中的患者有害，对年龄≥ 75 岁、体重＜ 60kg 的患者，并没有更好的临床获益[21]。ACCOAST 研究显示，与 PCI 时给予普拉格雷比较，诊断即刻给予普拉格雷不能减少缺血性并发症，而且患者有较高的大出血风险[24]。TRILOGY ACS 研究中，对没有接受 PCI 仅单纯药物治疗的非 ST 段抬高急性冠状动脉综合征患者，应用普拉格雷没有显著获益[25]。

PLATO 研究中，18 624 名患者（其中 62% 患有非 ST 段抬高急性冠状动脉综合征）被随机分配到替格瑞洛和氯吡格雷两组[22, 26]。与氯吡格雷相比，替格瑞洛能降低患者 12 个月内血管死亡、心梗或卒中的发病率（9.8% vs 11.7%，$P < 0.001$），同时，也能降低患者全因死亡率（4.5% vs 5.9%，$P < 0.001$）。但是接受替格瑞洛治疗的患者，出现非 CABG 相关大出血、呼吸困难或脉搏停顿持续时间≥ 3s 的概率相对较高（不需要特殊治疗）。北美患者接受替格瑞洛治疗时，也没有显著疗效，可能是每天给予≥ 100mg/d 的阿司匹林，才导致药效冲突[27]。

基于上述研究中的普拉格雷和替格瑞洛的治疗

表 12-3 关于非 ST 段抬高急性冠状动脉综合征患者抗血小板和抗凝治疗指南建议的摘要

ACC/AHA 指南	ESC 指南
抗血小板治疗	
1. 阿司匹林： 推荐给所有患者的初始剂量 81 ～ 325mg（所有患者 325mg，除非在 PCI 术前一直口服阿司匹林）；维持量 81 ～ 325mg（无限期）（Ⅰ类）	**1. 阿司匹林：** 无论采取何种治疗策略，所有没有禁忌证的患者推荐使用阿司匹林，初始口服负荷量为 150 ～ 300mg（80 ～ 150mg 静脉注射），维持量为 75 ～ 100mg/d（Ⅰ级）
2. $P2Y_{12}$ 抑制药： 阿司匹林之外，推荐使用一种 $P2Y_{12}$ 抑制药，维持 12 个月以上，除非有禁忌证，出血风险过高等（Ⅰ级），选择包括： • 普拉格雷：负荷量 60mg，维持量 10mg/d • 氯吡格雷：负荷剂量 600mg，维持量 75mg/d • 替格瑞洛：负荷剂量 180mg，维持量 90mg 每天两次 早期介入治疗患者，替格瑞洛优于氯吡格雷（ⅡA 类）。 普拉格雷在无出血高风险且无卒中或短暂性脑缺血病史的患者中优于氯吡格雷（ⅡA 类）（这类患者中普拉格雷为Ⅲ类） 双抗治疗：支架植入术后患者中考虑超过 12 个月（ⅡB 类）	**2. $P2Y_{12}$ 抑制药：** 阿司匹林之外，推荐使用一种 $P2Y_{12}$ 抑制药，除非存在重大出血风险和禁忌证（ⅠA 级） • 氯吡格雷（负荷剂量 300 ～ 600mg，维持量 75mg/d）推荐于不能接受替格瑞洛或普拉格雷或需要口服抗凝药患者（ⅠB 类） • 替格瑞洛：（负荷量 180mg，维持量 90mg 每天两次）无论接受何种治疗策略，在没有禁忌证的情况下，对中 – 高危缺血风险患者（例如心肌肌钙蛋白升高）推荐使用于替格瑞洛，包括已经口服氯吡格雷的患者（当替格瑞洛开始用时应停止氯吡格雷）（ⅠB 类） • 普拉格雷（负荷量 60mg，维持量 10mg/d）推荐用于进行 PCI 的患者，如果没有禁忌证（ⅠB 类） 在冠状动脉病变程度不明患者中不推荐提前应用普拉格雷（Ⅲ类）
3. GP Ⅱb/Ⅲa 抑制药 在 PCI 时，GP Ⅱb/Ⅲa 抑制药被推荐用于高危非 ST 段抬高急性冠状动脉综合征患者（如肌钙蛋白升高），当这些高危患者口服氯吡格雷或替格瑞洛不充分（Ⅰ类）或者用普通肝素和已用足量氯吡格雷治疗时（Ⅱa 类）	**3. GP Ⅱb/Ⅲa 抑制药** GP Ⅱb/Ⅲa 拮抗药考虑应用在抢救或血栓并发症（Ⅱa 级） 在冠状动脉病变情况不明确的患者中不推荐提前应用 GP Ⅱb/Ⅲa 拮抗药（Ⅲ类）
抗凝治疗	
依诺肝素皮下注射治疗的非 ST 段抬高急性冠状动脉综合征患者进行 PCI 时延续应用依诺肝素是合理的（Ⅱb 类） 非 ST 段抬高急性冠状动脉综合征患者接受 PCI 术时应静脉注射普通肝素（Ⅰ类） 无论术前是否用普通肝素，非 ST 段抬高急性冠状动脉综合征患者在 PCI 术中可应用比伐芦定作为抗凝药（Ⅰ类） • 对接受普通肝素抗凝治疗的患者，等待 30min 后静脉推注比伐芦定 0.75mg/kg，继而 1.75mg/（kg·h）静脉滴注 • 对已经接受比伐芦定的患者，在 PCI 期间额外加用负荷剂量 0.5mg/kg，并将用量增加到 1.75mg/（kg·h） 出血风险高的 NSTEACS 患者在接受 PCI 术时，比伐芦定单药治疗优于普通肝素＋ GP Ⅱb/Ⅲa 受体拮抗药（Ⅱa 类） 接受磺达肝素抗凝治疗的患者如需要进行 PCI 术，为避免导管相关血栓风险 PCI 术前应立即静脉追加普通肝素 85U/kg（如果 GP Ⅱb/Ⅲa 抑制药与普通肝素联合使用时普通肝素 60U/kg 静脉推注）（Ⅰ类） 因导管血栓形成的风险增加，磺达肝素不应该作为唯一的抗凝药用于非 ST 段抬高急性冠状动脉综合征患者 PCI（Ⅲ类） 除非另有说明，手术后应停止抗凝（Ⅰ级）	**磺达肝素：** 无论治疗策略如何，磺达肝素（每天 2.5mg 皮下注射）具有最好的疗效 – 安全性特征（Ⅰ类） **比伐芦定：** 0.75mg/kg，随后 1.75mg/（kg·h），至术后 4h，可替代普通肝素＋GP Ⅱb/Ⅲa 在 PCI 中的应用（Ⅰ类） **普通肝素：** 如果没有禁忌证，在 PCI 术中用普通肝素 70 ～ 100U/kg 静脉注射，如果与 GP Ⅱb/Ⅲa 抑制药联用时减量为 50 ～ 70U/kg）（Ⅰ类） 不能使用磺达肝素或者普通肝素时推荐使用依诺肝素（1mg/kg 皮下注射，一日两次） 皮下注射依诺肝素治疗的患者，PCI 中可继续用依诺肝素（Ⅱa 类） 由于磺达肝素增加非 ST 段抬高急性冠状动脉综合征患者的 PCI 术中导管血栓形成的风险，故磺达肝素不应作为该类患者 PCI 术中唯一的抗凝药 正在使用磺达肝素（2.5mg/d 皮下注射）的患者在 PCI 期间用普通肝素（85U/kg，如果患者正在使用 GP Ⅱb/Ⅲa 受体抑制药情况下减量为 60U/kg）（Ⅰ类） 不推荐普通肝素与低分子量肝素联合使用（Ⅲ类）。 除非另有说明，PCI 术后应该停止抗凝治疗

ACC. 美国心脏病学会；AHA. 美国心脏协会；PCI. 经皮冠状动脉介入治疗；ESC. 欧洲心脏病学会

效果，AHA/ACC 推荐他们优于氯吡格雷（Ⅱa 类）[2]。ESC 指南也建议使用普拉格雷和替格瑞洛替代氯吡格雷。患者因为某些特殊原因，不能或无法接受替格瑞洛与普拉格雷治疗，或需要口服抗凝药物时（Ⅰ类适应证），使用氯吡格雷治疗 [1]。

非 ST 段抬高急性冠状动脉综合征患者接受 PCI 治疗后双联抗血小板治疗的最佳持续时间，目前尚不明确。当前指南推荐的持续时间为 12 个月，具有禁忌证或出血风险过高的患者除外 [1, 2]。一些研究表明，短效的 $P2Y_{12}$ 抑制药，可能等于或优于长效药物 [28]。迄今为止最大规模的 DAPT 研究报告显示，与 12 个月相比，持续时间为 30 个月的双联抗血小板治疗，患者支架内血栓形成风险（0.4% vs 1.4%；HR 0.29，95%CI 0.17 ～ 0.48，$P < 0.001$）、

心肌梗死（2.1% vs 4.1%；HR 0.47，$P<0.001$）、中度至重度出血的风险都会增加（2.5% vs 1.6%，P=0.001），全因死亡率也会上升（2.0% vs 1.5%，P=0.05），与持续治疗时间有显著相关性，但是两组患者的心脏病死亡率相似[29]。

（三）糖蛋白Ⅱb/Ⅲa抑制药

许多常规使用双联抗血小板治疗研究中的非ST段抬高急性冠状动脉综合征患者都使用糖蛋白（GP）Ⅱb/Ⅲa抑制药（阿昔单抗、依替非巴肽或替罗非班）。Boersma等的Meta分析显示[30]，GP Ⅱb/Ⅲa抑制药仅对肌钙蛋白升高，或30d内接受血运重建的患者有益。

EARLY-ACS的研究中，常规提前给予依替巴肽对NSTEACS患者没有显著疗效，但缺血性并发症风险非常高（如肌钙蛋白升高、ST偏离、糖尿病、复发性缺血）或者出血风险较低（年龄＜75岁）的患者除外[31]。与单独使用普通肝素（UFH）和糖蛋白Ⅱb/Ⅲa抑制药相比，预先给予$P2Y_{12}$抑制药的患者PCI术中使用比伐芦定疗效更佳[9]，这也导致糖蛋白Ⅱb/Ⅲa抑制药的使用量显著减少。

总之，GP Ⅱb/Ⅲa很少用于已经双联抗血小板治疗或中/高风险非ST段抬高急性冠状动脉综合征患者的预处理（AHA/ACC，Ⅱb）。接受PCI治疗的高危患者中，也观察到类似结论，无论这些患者是(Ⅱa类适应证，未分级时肝素用作抗凝药)否(Ⅰ类适应证）使用$P2Y_{12}$抑制药进行预处理，都能得到类似结果[2]。

（四）抗凝

建议进行PCI的所有非ST段抬高急性冠状动脉综合征患者，接受抗凝治疗，以降低冠状动脉和导管内血栓形成的风险。根据缺血与出血风险，以及所选药物对每个患者的功效、安全性特征，来具体选择抗凝类型。进行PCI的非ST段抬高急性冠状动脉综合征患者，可使用的肠外抗凝药主要包括普通肝素、低分子量肝素(LMWH，通常依诺肝素)、比伐芦定和磺达肝素。

由于普通肝素成本很低，因此已在PCI术中应用多年。但是普通肝素的反应是有差异的，需要测量其抗血栓疗效。最大规模的YNERGY研究，采用早期介入策略，将10 027名非ST段抬高急性冠状动脉综合征患者随机分到依诺肝素或普通肝素组[32]。与使用普通肝素治疗的患者相比，接受依诺肝素治疗的患者，死亡或心肌梗死的发生率相似，但大出血的发生率更高[32]。因此，依诺肝素很少用于非ST段抬高急性冠状动脉综合征患者行PCI。

比伐芦定是一种直接凝血酶抑制药[9, 33-35]。ACUITY试验中，与比伐芦定+GP Ⅱb/Ⅲa抑制药、普通肝素+GP Ⅱb/Ⅲa组相比，比伐芦定单药治疗的复合缺血终点（死亡、心肌梗死或无计划血运重建）具有非劣效性（分别为7.8%和7.3%，P=0.32），同时显著降低患者大出血的发生率（3.0% vs 5.7%，$P<0.001$）[9, 35]。但是，与PCI前没有接受过氯吡格雷预处理的患者相比，比伐芦定组患者缺血事件的发生率较高（9.1% vs 7.1%，RR 1.29，P=0.054）[9]。

磺达肝素是Ⅹa因子抑制药。OASIS 5试验中，接受磺达肝素治疗的患者，30d死亡率要低于接受依诺肝素治疗的患者（2.9% vs 3.5%，HR 0.83，95%CI 0.71～0.97；P=0.02），这可能与大出血风险较高有关(第9天为2.2% vs 4.1%，$P<0.001$)[36]。应用磺达肝素进行PCI抗凝治疗的患者，导管血栓的发生率要高3倍（0.9% vs 0.3%），因此应用磺达肝素治疗但需PCI的患者，须联合使用UFH（85U/kg或60U/kg+GP Ⅱb/Ⅲa抑制药）[37]。

表12-3总结了欧洲和美国有关非ST段抬高急性冠状动脉综合征患者的抗凝治疗指南[1, 2]。

五、结论

总之，非ST段抬高急性冠状动脉综合征在日常临床实践中经常遇到。风险分层是确定最佳治疗策略的关键，高风险患者采取积极治疗方案，能获得良好疗效。对于大多数高风险患者，早期优先采用微创治疗，选择最佳抗凝与抗血小板方案，能显著改善临床预后。

第 13 章 急性心肌梗死的直接和补救经皮冠状动脉介入治疗以及心肌预适应要素

Primary and Rescue PCI in Acute Myocardial Infarction and Elements of Myocardial Conditioning

Tayo Addo Neil Swanson Anthony Gershlick 著
邱旭光 译

急性心肌梗死是由心外膜冠状动脉急性血栓性闭塞所引起的，经过深入的病理学研究，发病机制基本明确：常常是中度狭窄程度的斑块急性破裂，斑块内物质暴露于血液中引起血小板聚集、凝血酶激活、血栓形成[1]。心电图可以显示心肌损伤的程度，突然血流中断和缺乏缺血预适应在心电图上表现为 ST 段上抬，提示严重的透壁心肌缺血。如果不及时救治，大面积心肌就会坏死。一旦明确有血管聚集和血栓形成导致的血管堵塞时，应该立即进行紧急治疗包括使用溶栓剂、抗血小板药物、抗凝药物，使血管重新通畅。被称为再灌注治疗的这些措施已经被深入研究过，它们联合使用非常有效，明显提高了存活率[2-10]。从 20 世纪 80 年代末期到整个 20 世纪 90 年代的再灌注治疗的研究中，冠状动脉造影被作为评判疗效的办法一直使用，从中发现了以下几个现象：

1. 即使使用了最强的药物，再灌注治疗也不是一直能理想地恢复血管通畅。

2. 血管通畅和冠状动脉心肌血流灌注是决定存活的重要因素。

3. 发病到治疗的时间是疗效的重要决定因素。

4. 急诊冠状动脉球囊成形作为直接 PCI 或者溶栓失败后的补救 PCI 都能够有效地恢复血流[11]。

一、直接经皮冠状动脉介入治疗

（一）早期的实践和与溶栓治疗的比较

最早由 Hartzler 等的实践证明 PCI 不仅在急性心肌梗死可行而且再通率超过了 90%[12]。然而其他人表达了担忧，因为有很高的并发症，包括主要出血和再发心肌梗死，特别是在溶栓治疗之后[13]。在 10 年时间里，进行了一系列比较溶栓和直接 PCI 的研究，最后由 Keely 等 Meta 分析[14]比较了 7739 个患者，短期死亡率从 9% 降到了 7%。即使排除了心源性休克，死亡率也从 7% 降到了 5%，而且在长期随访中仍然获益。再发心肌梗死从 6.8% 降到了 2.5%，卒中从 2% 降到 1%（图 13-1）。早期研究都是在有操作经验的中心进行的，所以引发了对真实世界中能否复制获益的担心。但是，这些结果很快被广泛接受，血管成形或者介入治疗的结果比溶栓治疗更可预测。有效性也在随后的大型非随机登记注册研究中被证实。在瑞典心脏重症监护行动注册研究中[15]，16 034 个患者接受溶栓治疗，对比 7084 个患者进行直接 PCI，1 年死亡率为 15.6% vs 7.6%。由于能够进行 PCI 的医院有限，所以不清楚 PCI 能否成为再灌注的主要治疗手段。然而在过去 15 年，直接 PCI 得到了实质性的上升，成为 80% 急性心肌梗死患者的治疗选择[16, 17]。一些小型临床试验对比了在不能做 PCI 但可以快速转诊的医院的患者中溶栓和 PCI 的效果，经过 Meta 分

23 项 PCI 与溶栓对比的随机化研究的结果
（30d 事件，n=7739）

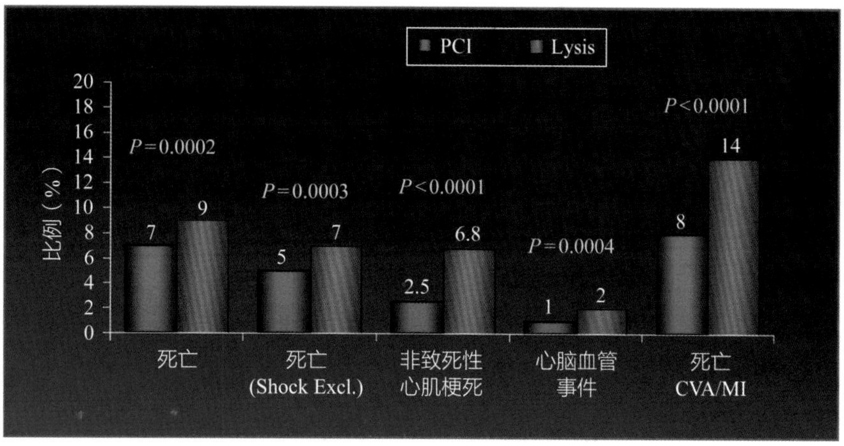

▲ 图 13-1　**23 项 PCI 与溶栓对比的随机化研究的结果（30d 事件，*n*=7739）**

引自 Keeley 等，2003 [14]

析，这些小型临床试验同样证实了直接 PCI 在减少缺血危害中的有效性 [18]。即使因为行 PCI 导致治疗延误了 60 ～ 120min，直接 PCI 依然有效，特别是老人，有心源性休克的患者以及晚期就诊的患者，溶栓治疗的效果更不好。

（二）目前的执行标准

通过直接 PCI 的再灌注治疗依然是时间依赖性的 [19-21]。在最早期的几个小时中我们有最大的机会挽救心肌，从而减少梗死面积，最大限度地减少死亡率。这些获益随着时间延长而减少，虽然在 24h 内只要有持续缺血证据，再灌注依然能够获益。与溶栓相比，那些较晚就诊的患者做 PCI 比溶栓更有效。PCI 可以获得更好的血管通畅度、更好的冠状动脉血流，以及组织再灌注，这些导致了更好的结果 [22]。现在，梗死相关血管也通过植入支架来再血管化，几乎消灭了再缺血和再梗死 [23]。不过，直接 PCI 也引起了固有的治疗延误，因为 PCI 较复杂，而溶栓较容易。PCI 必须尽快完成，因为治疗的延误与死亡率增加有关。入门到再灌注的时间小于 90min 可以得到最好的结果。图 13-2 显示了目前 ACC 关于有效的直接 PCI 的指南。当到达能够做 PCI 的医院时，入门到再灌注时间小于 90min 是我们的目标。当到达不能做 PCI 的医院时，必须有快速的转运程序保证医疗接触到再灌注的时间不能超过 120min，否则就应该首先溶栓，如果合适的话，再转院做可能的补救 PCI。从大量的注册研究中我们总结出了最大的 PCI 相关延误时间公认不能超过 120min，否则会抵消 PCI 的获益 [24]。不过，在溶栓效果不好的亚组中，比如就诊太晚、高龄、心源性休克，直接 PCI 还是首选 [22]。近年来通过教育和医院的努力，直接 PCI 在减少入门到再灌注时间上取得了实质性的进步 [25, 26]。不幸的是，虽然最近几年时间减少到 90min 以下，我们没有得到死亡率的进一步减少。人口统计学和患者危险因素的变化可能可以解释这种现象 [27, 28]。

（三）技术进步和加强

在大部分患者中，做血管成形时梗死相关血管是闭塞的，在其他患者中，可以看到高度的狭窄伴有不等的血流 [22]。大部分的闭塞血管都是由血栓造成的，标准的导丝很容易通过闭塞段，当然经验不足时闭塞血管也可能很难通过。由于闭塞处主要是血栓和软斑块，所以很容易扩张。一旦扩张完成后，血流就能恢复到正常（TIMI 3 级）。为了得到确定的再血管化，可以重复扩张和植入支架。在少部分患者中，血管成形甚至支架植入也不能获得正常血流。这主要是因为严重的心肌受损、组织水肿，或者血栓碎片导致的末梢微循环栓塞。在最严重的病例中，被称为慢血流，从血管到心肌组织没有血流。这些病例的再灌注是不成功的，患者预后不良 [29]。大部分直接 PCI 中的挑战都与临床和血流动力学稳定性有关。比如，如果有活动的严重心肌缺血，心室颤动就随时会发生，急

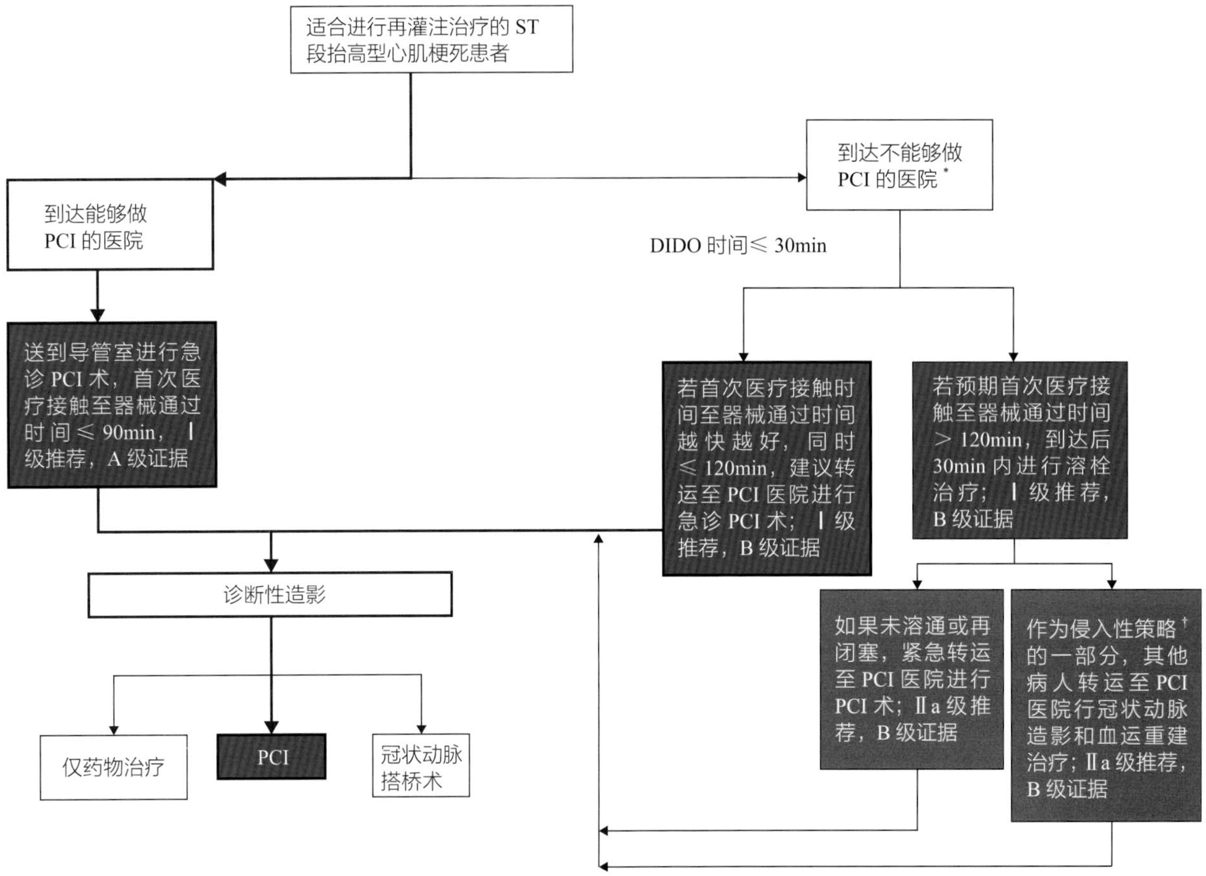

▲ 图 13-2 ST 段抬高型心肌梗死的再灌注治疗

*. 最初在非 PCI 能力医院就诊的心源性休克或严重心力衰竭患者应尽快转诊进行心导管和血运重建，而不考虑心肌梗死发作的时间延迟（Ⅰ级推荐，B 级证据）；†. 溶栓治疗后前 2 ～ 3h 内不建议进行造影检查和再灌注治疗。引自 O'Gara 等，2013 [48]

性心力衰竭和肺水肿会突然出现，严重的左心室衰竭和心动过缓会引起严重低血压、休克以及心脏骤停。患者的临床痛苦也可以使得穿刺和 PCI 的精细操作变复杂，使用强效的抗凝药会增加出血的风险。操作必须尽快完成，从而结束持续的心肌缺血，但是注意安全和快速控制缺血并发症也不能忽视。

操作技术是和常规的 PCI 在一条道路上发展的。理想的球囊成形是再血管化的首要手段，但是也带来了血管突然闭塞和再狭窄的风险。支架已被证实可以克服这些问题。在 CADILLAC（可控的阿西单抗和器械调查以降低晚期血管成形并发症）试验中，支架植入减少了突然再闭塞、再狭窄以及长期再血管化的发生率 [30]。

1. 药物洗脱支架

药物洗脱支架是为了减少远期再狭窄才引入到 PCI 的，虽然我们也担心会增加支架内血栓的发生率，不过一些临床试验已经证实了在直接 PCI 中的有效性和安全性。在 HORIZONS（再血管化和支架改善心梗的结果研究）中将 3006 个直接 PCI 患者随机分配到紫杉醇洗脱支架组和裸金属支架（按 3∶1 分配）组中，靶病变再缺血需要再血管化的比率从 7.5% 降到了 4.5%，没有增加支架血栓 [31]。在一项对比一代药物洗脱支架和裸金属支架的 Meta 分析中，靶血管再血管化的比例显著减少而且不增加支架内血栓 [32]。新一代的药物洗脱支架有更好的结果 [33, 34]。在 EXAMINATION（Xience-V 支架在急性心肌梗死中的评价）研究中对比了新一代的伊维莫司洗脱支架和裸金属支架，再狭窄率和支架内血栓都减少了。由于有了可靠的双联抗血小板治疗，新一代的药物洗脱支架在直接 PCI 中被推荐使用以期获得更好的短期和长期效果。

2. 血栓切除

直接 PCI 中的梗死血管含有血栓，有时血栓的量很大，造成末梢栓塞和微循环栓塞，使得操作变得很复杂，会导致不能恢复正常血流和组织灌注。这些因素已经反复被发现与更坏的结果和高死亡率相关。冠状动脉的血栓负荷可以通过吸栓术来减轻。可以手动吸栓，也可以通过机械装置来吸栓。这种技术可以在 PCI 中很快完成，在大部分试验中，吸栓术可以增加冠状动脉灌注，不论是 ST 段回落，TIMI 3 级血流恢复，还是心肌组织染色评分都有改善。早期的数据是有说服力的，这种技术得到了广泛的应用[35]。不过，在最近完成的 2 项大型临床试验中，吸栓术的有效性和安全性被严重地质疑[36, 37]。在 TASTE（ST 段抬高性心梗血栓抽吸）试验中，7244 个患者被随机分到手动吸栓加上直接 PCI 和标准直接 PCI 中，30d 的死亡率（首要终点）没有差别，1 年的死亡率或其他主要心血管事件也没有差别。在 TOTAL 试验中，10 732 个患者同样被随机分配到联合手动吸栓或常规直接 PCI 中，首要终点包括 6 个月心血管死亡，再发心肌梗死、心源性休克或严重心力衰竭在 2 组没有差别。再者，一个特殊的安全性终点——30d 时卒中在吸栓组是增加的。基于这些试验，在直接 PCI 中常规吸栓不再被推荐。当然，在特殊情况下，如果有严重的大量冠状动脉血栓，吸栓术有助于血管通畅。

3. 桡动脉通路

相比于股动脉血管通路，桡动脉是血管造影和 PCI 的进步。这种技术现在被大量的操作人员所采用，与减少大出血和其他血管并发症有关。另一方面，这种操作在技术上更具挑战性，而且最终会在 5% ～ 10% 的病例中失败。许多试验评估了桡动脉与股动脉通路在治疗急性冠状动脉综合征患者中的作用，包括直接 PCI 治疗 ST 段抬高型心肌梗死。在 RIVAL（冠状动脉介入桡动脉与股动脉路径对比）试验中，7021 例接受血管造影术和 PCI 的急性冠状动脉综合征患者被随机分配到桡动脉和股动脉路径组。缺血事件两组相当；然而，桡动脉的血管并发症从 3.8% 减少到 1.4%。在 1958 例 ST 段抬高型心肌梗死患者的一个特殊的亚组中，由死亡率矫正的缺血事件意外地从 5.2% 降低到 3.1%[38]。在 RIFLE-STEACS 研究中，1001 例直接 PCI 的患者同样随机分到桡动脉或股动脉组。采用桡动脉路径的结果明显更好，减少了大出血和心血管死亡率[39]。在这些试验和其他试验中，桡动脉径路没有影响再灌注时间。在一项涉及 5000 多名患者的 Meta 分析中，死亡率从 4.7% 降至 2.7%，大出血从 2.9% 降至 1.4%[40]。

总之，当可以使用且不影响再灌注时间时，桡动脉径路在直接 PCI 中是有吸引力的。主要的血管并发症和出血可以减少，现在又有有力的证据可以降低死亡率。然而，需要在更确定的试验中得到确认。

4. 机械支持

心源性休克出现在 5% ～ 7% 的急性心肌梗死病例中，它主要是由于大面积梗死或多支冠状动脉疾病导致的左心室衰竭引起的[41, 42]。立即血运重建被认为是最有效的措施而且强烈推荐[43]；然而，许多患者休克持续存在，导致循环衰竭和多器官衰竭，从而死亡率高。使用主动脉内球囊反搏泵进行快速支持长期以来被认为是非常有效的，它增加冠状动脉灌注和减少体循环后负荷。IABP Shock Ⅱ试验旨在研究这种措施的有效性[44]。600 例心肌梗死合并心源性休克的患者在直接 PCI 后随机接受主动脉内球囊反搏泵支持或术后常规护理。两组 30d 全因死亡率的主要结果没有差异，在随访 1 年后，死亡率或其他主要不良心脏事件没有差异。目前尚不清楚在 ST 段抬高型心肌梗死合并休克患者成功地施行直接 PCI 术后机械支持是否有好处。可能需要更高水平的研究来证实是否需要主动脉内球囊反搏泵。目前正在进行测试的是更强的支持措施——Impella 左心室辅助是否有效[45]。

5. 多血管介入

冠状动脉多支病变在直接 PCI 中很常见，并伴有较差的预后[46]。然而，到目前为止，指南仍然提倡以梗死罪犯血管为重点，其他的血管介入放在以后再做，或由缺血证据来决定是否行其他血管的 PCI[47, 48]。部分原因是为了避免在急性心肌梗死时在非罪犯血管引起缺血性并发症。到目前为止，一直缺乏解决这一问题的随机试验。在 PRAMI（心肌梗死预防性血管成形术）试验中，465 名患有多血管疾病的患者，经过成功地直接 PCI 治疗后，被随机分配接受非罪犯但严重狭窄的血管同时再灌注治疗组，或接受标准的治疗，只在有难治性心绞痛时再做额外的 PCI 组。接受同时血运重建的患者发生心脏死亡、复发性心肌梗死或难治性缺血的主要不良事件明显减少 [49]。在 CvLPRIT（完全血运重建与只处理罪犯血管对照的直接 PCI）试验中，296 例患者同样随机分组，接受完全血管再灌注治疗的患者在 12 个月时发生的主要不良心脏事件（包括心脏死亡、心肌梗死、心力衰竭和缺血导致的血管再血管化）减少 [50]。这些数据虽然是初步的，但表明在直接 PCI 患者中，更完整的血管重建似乎是安全且有益的。需要更大、更确定的随机试验来证实这些发现。

二、挽救和补救经皮冠状动脉介入治疗

尽管直接 PCI 在许多社区都可进行，但这种治疗仍未能以一种有效、达标的方式向所有患者提供。因此，许多患者继续接受溶栓治疗作为他们的主要再灌注策略，结果一般都很好。已经有几项试验研究应该如何管理溶栓治疗后的患者，不管溶栓是否成功。当溶栓治疗被认为不成功时——以持续性或复发性心绞痛和（或）ST 段抬高为特征，一般认为快速 PCI 能有效提供成功的再灌注 [51]。REACT（冠状动脉治疗的早期快速反应）研究表明，与保守治疗相比较，补救 PCI 可改善 6 个月的主要心血管事件 [52]。预计在 15% ～ 25% 的接受溶栓患者需要这种挽救 / 补救 PCI，所以将患者转运到一个 PCI 中心的机制就是必需的。

除了补救 PCI 以外，在大多数成功溶栓的患者施行紧急 PCI 一样有好处。溶栓疗法只是恢复梗死血管的冠状动脉血流。但仍然有高度狭窄，常伴有斑块破裂，是反复血栓形成或持续缺血的原因。这样反复缺血中可以在多达 25% 的患者中看到，并与死亡率增加有关。一些试验验证了这样的假设，即常规的早期血管造影和干预将优于以复发性或诱导性缺血为指导的介入治疗策略。在规模最大的试验——TRANSFER-AMI（在急性心肌梗死溶栓后常规造影和植入支架从而强化再灌注）试验中，随机纳入 1059 名患者，结果发现在成功的溶栓后的中位时间为 4h 进行常规的 PCI 术，与主要不良心脏事件的减少有关 [53]。在一项类似试验的 Meta 分析中，在最初 24h 内进行常规 PCI，在随访 1 年后发现死亡和心肌梗死的减少 [54]。

当直接 PCI 不能在 90min 的再灌注时间内迅速施行时，溶栓治疗后迅速转移病人进行 PCI 似乎是一种合理的选择。当患者第一次到达无法进行直接 PCI 而且快速转移非常困难的医院时，这一点就显得尤为重要。许多中心在后勤上难以快速转移，延迟消除了 PCI 优于溶栓药物的优势 [55, 56]。STREAM（心肌梗死早期的策略性再灌注）试验随机选择 1832 名患者，他们不能在预期的指导方针范围内接受直接 PCI 术，所以进行院前溶栓治疗，随后进行抢救 / 常规 PCI，另一组进行直接 PCI。直接 PCI 在中位时间 178min 进行，在院前溶栓治疗组中有 30% 需要补救 PCI。两组最终均有高度成功的再灌注和血管通畅。主要不良心脏事件的主要终点无差异，然而，卒中更常见于溶栓组 [57]。

三、直接经皮冠状动脉介入治疗术前和术中的药物支持

直接 PCI 的药物治疗随着 PCI 支持治疗的进展而发展，旨在提高冠状动脉通畅性、组织水平灌注和手术安全性。自从使用标准静脉肝素和口服阿司匹林显示最初的手术疗效以来，对抗血小板药物和抗凝血药物进行了大量的研究。

（一）手术中治疗调查

为了加强血栓管理，就像在急性冠状动脉综合征的溶栓治疗和药物治疗一样，GP Ⅱb/Ⅲa 拮抗药在一系列的直接 PCI 研究中被与肝素联用。最大的一项是 CADILLAC 试验 [58]，随机将 2000 多名患者安排到 abciximab 组和安慰剂组，发现急性血栓并发症（包括复发性心肌梗死）有所减少。使用 abciximab 的 Meta 分析显示复发性心肌梗死明显减少，死亡率降低，但大出血增加 [59]。小分子 GP Ⅱb/Ⅲa 拮抗药，特别是高剂量的替罗非班和双倍剂量的依替巴肽，在多个试验中与 abciximab 进行了对比研究 [60–62]。总体上看，减少血栓的结果基本

类似，在出血并发症方面没有优势[63]。因此，GP Ⅱb/Ⅲa 抑制药在直接 PCI 期间是一种合理的支持疗法，尽管它们与主要出血并发症的增加有关。

作为常规静脉注射肝素和选择性使用 GP Ⅱb/Ⅲa 拮抗药的替代品，比伐芦定是一种强效的特异性凝血酶抑制药。迄今为止最大的试验是 HORIZONS 试验，随机安排 3602 名患者使用接受比伐芦定或肝素加 GP Ⅱb/Ⅲa 抑制药治疗[64]。总的来说，主要的心脏不良事件没有什么不同，但是主要的出血并发症减少了，从而导致了更好的临床结果。在 EUROMAX 试验中，2218 名直接 PCI 患者随机使用比伐芦定或肝素加上可选 GP Ⅱb/Ⅲa 拮抗药[65]。结果同样得到改善，主要受益于出血并发症的减少。在这两个试验中，急性支架血栓形成有所增加，但这并不影响长期的结果。在 HEAT PPCI 中，1829 名患者被随机分配到比伐芦定与肝素和可选 GP Ⅱb/Ⅲa 拮抗药组[66]。在本试验中，比伐芦定组心血管不良事件包括支架血栓形成发生率较高，且无出血优势。最后，在最近发表的 BRIGHT 试验中，2194 名患者被随机安排到比伐芦定延长输注组、只用肝素组和肝素加上 GP Ⅱb/Ⅲa 拮抗药组[67]。急性缺血结局无差异；然而，单用比伐芦定治疗的出血率最低。综上所述，在直接 PCI 中，比伐芦定可代替单用肝素或肝素加上 GP Ⅱb/Ⅲa 拮抗药。出血并发症可以预期较低，但有一定急性血栓事件的风险，可以通过长期抗凝治疗减轻。在最近的一次试验中，Stone 等[67]在比伐芦定治疗大面积前壁心肌梗死患者的基础上，通过冠状动脉内注射 abciximab 缩小了梗死面积。因此，即使在使用比伐芦定情况下，GP Ⅱb/Ⅲa 拮抗药仍应考虑在特定患者中应用。

（二）手术前治疗调查

为了提高早期血管通畅率，术前一些药物被建议使用以改善直接 PCI 的疗效，这种策略被称为易化 PCI。其中，溶栓剂和抗血小板药物受到了最严格的研究。该策略的早期评估充满了不良结果，在对这些早期试验的 Meta 分析中，Keeley 和 Grimes[68]发现出血和缺血并发症显著增加，而无缺血优势。这些研究是在 PCI 技术显著改善之前进行的，包括口服噻氯吡啶抗血小板治疗和冠状动脉支架。更现代的评估开始于 FINESSE（促进干预和增加再灌注速度以阻止事件）试验，其中 2452 名患者被随机分配使用 abciximab 或联合 abciximab 和 retaplase 进行易化 PCI，在直接 PCI 术前开始，或标准的直接 PCI 的手术过程中使用 abciximab[69]。易化 PCI 与更高的早期 ST 段回落和更高的基础 TIMI 3 级血流有关，但 PCI 最终在两组中都是同样成功的。主要心血管的端点包括死亡、心室颤动、心源性休克或心力衰竭没有区别。易化 PCI 术后主要出血增加。同样地，在正在进行的 ON-TIME 2（替罗非班心肌梗死评估 2）试验中，在 936 例直接 PCI 患者中，替罗非班以便利的方式在住院前随机给予[70]。ST 段回落和早期支架血栓形成都得到了改善，但总体的临床结果是相似的。替格瑞洛在 ATLANTIC（在救护车或导管室口服抗血小板药）试验中也被作为一种易化治疗手段进行研究[71]。共有 1862 名患者被随机分配，在直接 PCI 术前在救护车上开始使用替格瑞洛，或标准直接 PCI 在导管室开始使用替格瑞洛。在本研究中，与 FINESSE 和 TIME 2 不同，ST 段回落没有改善。主要的临床结果也没有什么不同，尽管急性支架血栓很少发生，但在早期替格瑞洛组进一步减少。

（三）手术后治疗调查

在 ST 段抬高型心肌梗死患者中复发性血栓事件发生率较高，可能导致晚期死亡和复发性心肌梗死。这些可能是梗死相关血管复发血栓形成的结果，包括支架血栓形成，或新的斑块破裂和其他血管的急性冠状动脉综合征。由于血小板在动脉粥样硬化血栓形成中起着重要作用，因此长期口服抗血小板药物已被广泛研究。CLARITY TIMI 28 试验首次提出口服 $P2Y_{12}$ 拮抗药对联用阿司匹林的溶栓治疗的患者心肌梗死后的有效性[72]。在本试验中，氯吡格雷是在溶栓后不久开始使用的，可增加血管造影时的血管通畅率，并可在 30d 后降低复发性心肌梗死的风险。在 COMMIT（氯吡格雷和美托洛尔在心肌梗死试验）中，氯吡格雷早期添加到大量未选定的急性心肌梗死患者中，可在 4 周时降低总体死亡风险[73]。CURRENT OASIS 7 试验研究急性冠状动脉综合征后短时间双倍剂量氯吡格雷是否会改善预后[74]。在接受 PCI 治疗的患者中，高剂量给药方案在 30d 内可降低复发性心肌梗死和支架血栓形成的风险。在这个试验中，超过 6000 名患者有 ST 段抬高型心肌梗死，且在这一组中获益一致。TRITON TIMI 38 试验在急性冠状动脉综合征患者（包括 3500 名 ST 段抬高型心肌梗死患者）中测试了更强效的口服噻吩吡啶类药物普拉格雷[75]。在 15 个月的研究期间，普拉格雷治疗显著降低了主要不良心脏事件，特别是复发性心肌梗死和支架血栓形成。PLATO 试验研究了替格瑞洛，一种非噻吩吡啶 $P2Y_{12}$ 抑制药，在急性冠状动脉综合征的高危患者中的作用。心血管死亡率和复发性心肌梗死率降低，支架血栓形成率降低。研究中有 7000 多名 ST 段抬高型心肌梗死患者纳入，其预后相似[76]。

总之，双联口服抗血小板治疗可以改善 PCI 治疗急性心肌梗死的疗效。与标准剂量氯吡格雷相比，更有效的药物可以进一步降低复发性血栓事件的风险，包括复发性心肌梗死和支架血栓形成。因此，应尽早开始使用这些药剂，并按照指南的建议长期使用。

四、心肌适应

在急性心肌梗死期间保护心肌不受不可逆损伤的愿望一直被认为是这一系列治疗的最高目标。到目前为止，只有早期再灌注治疗已被证明可以终止和减少损伤程度。尽管如此，一些研究已经探索了一些途径，如减少心脏机械工作，增强缺血适应，提高组织水平灌注，补充氧气，调节代谢，减少自由基损伤。在 CRISP AMI 试验中，在 337 例前壁心肌梗死患者中使用旨在减少心脏工作的主动脉内球囊反搏泵并没有减少梗死面积[77]。IABP SHOCK Ⅱ试验也发现这种疗法对发生心源性休克成功进行直接 PCI 术后的患者没有益处。远程缺血预调节以提高缺血适应能力，已成功应用于移植器官的采集和减轻心脏手术中的损伤。Botker 等[78]利用血压袖带充气法间断使 333 例急性 ST 段抬高型心肌梗死患者的前臂缺血使得梗死面积缩小；然而，由于研究规模有限，需要更大的临床研究。在急性缺血损伤中微血管扩张被认为是有保护作用的，最初应用腺苷是有希望的。然而，AMISTAD Ⅱ（急性心肌梗死使用腺苷Ⅱ）研究在 2118 例患者中检验了这一假设，并没有发现梗死面积或临床症状有明显改善[79]。在 AMIHOT 试验中，我们对急性心肌梗死患者进行了过饱和氧治疗的效果测试[80, 81]。前壁心肌梗死患者梗死面积减少。然而，由于样本量较小，需要进行更大规模的有确定临床终点的试验。为了将能量消耗从脂肪酸代谢减少到葡萄糖代谢，CREATE–ECLA 试验评估了 20 201 名急性 ST 段抬高型心肌梗死患者的葡萄糖 – 胰岛素 – 钾灌注效果[82]。尽管先前的初步数据为阳性，但对死亡率或其他主要不良事件如心源性休克、心脏骤停或再灌注均无影响。为了通过补体途径对抗炎症和细胞死亡，APEX AMI 的研究人员在 5700 多名急性心肌梗死直接 PCI 患者中测试了单克隆抗体 pexelizumab[83]。在 30 或 90d 内对死亡率或终点如心源性休克没有影响。

总之，急性心肌梗死患者通过长期慢性缺血来限制心肌损害的效果仍未得到证实。虽然还需要进行更多的研究，但迄今为止最有效的干预措施仍然是早期识别 ST 段抬高型心肌梗死和通过直接 PCI 快速机械再灌注。

第 14 章　心源性休克的处理和血流动力学支持设备和技术

The Management of Cardiogenic Shock and Hemodynamic Support Devices and Techniques

Bimmer E.P.M. Claessen　Dagmar Ouweneel　José P.S. Henriques　著
邱旭光　译

即使在目前的 PCI 的时代，心源性休克仍然是一种难预料和致命的情况。心肌梗死后的心源性休克发生率从 20 世纪 70 年代和 80 年代的约 10% 下降到了目前的 5% ～ 6%，这可能是再灌注时间上的缩短以及再灌注技术的改善（急诊 PCI 与溶栓相比）的结果 [1-5]。然而，心肌梗死后休克的死亡率仍然很高，最近的研究报告死亡率为 40% ～ 65%[5, 6]。本章回顾了心源性休克的药物和机械治疗的证据。

一、休克的定义

心源性休克被定义为由于心脏不能充分泵血而导致终末器官灌注不足。无论是临床实践或研究，目前对心源性休克没有统一的定义，一些有影响力的随机临床试验使用相似但不完全相同的定义。

在 SHOCK（紧急重建冠状动脉以治疗心源性休克）试验中，心源性休克是由临床和血流动力学标准结合来定义的 [7, 8]。临床标准为低血压（＜ 90mmHg 的收缩压至少 30min 或需要支持措施维护≥ 90mmHg 的收缩压）和末梢器官灌注不足(四肢冰冷或尿量＜ 30ml/h，≥ 60/min 的心率）。血流动力学标准为心脏指数不超过 2.2L/（min · m^2）和至少 15mmHg 以上的肺毛细血管楔压 [7, 8]。

在 IABP SHOCK Ⅱ（心源性休克主动脉内球囊泵）试验中，使用了以下定义：

1. 小于 90mmHg 的收缩压超过 30min 或需要注射儿茶酚胺以保持收缩压超过 90mmHg；
2. 肺充血的临床征象；
3. 终末器官灌注不足。

终末器官灌注受损的诊断至少需要下列之一：精神状态改变，四肢皮肤冰冷，排尿不足 30ml/h；或血清乳酸水平高于 2.0mmol/L[9]。

二、流行病学

目前急诊 PCI 患者中有 5% ～ 6% 发生心肌梗死后心源性休克，在不能快速机械再灌注时代发生率为 10%[1-5]。心源性休克的发生率可能已经下降，但即使到现代心源性休克后的死亡率仍然很高，死亡率为 40% ～ 60%[10, 11]。

一项对 845 名急性心肌梗死没有溶栓或直接 PCI 患者的早期研究调查了发生心源性休克的危险因素 [1]。本研究中 60 例患者发生心源性休克（7.1%）。心源性休克的预测因子包括年龄＞ 65 岁，在入院时 LVEF ＜ 35%，大的梗死面积（峰值肌酸激酶同工酶＞ 160U/L），糖尿病和以前的心肌梗死。在进行溶栓的时代的 GUSTO（全球利用链激酶和组织纤溶酶原激活物治疗堵塞冠状动脉）试验中，风险因素包括：年龄、收缩压、心率、就医时的 Killip 分级 [12]。

在较大的（n=5745）APEX AMI（评估 pexelizumab 在急性心肌梗死中的应用）试验中，休克发生率仅为 3.4%（n=196），很可能是因为这个随机对照试验

表 14-1　机械支持设备一览

	IABP	ECMO	TandemHeart	Impella 2.5	Impella CP	Impella 5.0
动力机制	气动	离心	离心	轴流	轴流	轴流
插管尺寸	7 ～ 9Fr	18 ～ 21Fr 流入；15 ～ 22Fr 流出	21Fr 流入；15 ～ 17Fr 流出	13Fr	14Fr	22Fr; 外科切开
植入技术	从股动脉送入降主动脉	流入管从股静脉植入右心房；流出管从股动脉植入降主动脉	21Fr 流入管从股静脉穿房间隔植入左心房；15 ～ 17Fr 流出管植入股动脉	12Fr 导管从股动脉逆向跨过主动脉瓣	14Fr 导管从股动脉逆向跨过主动脉瓣	21Fr 导管需要切开股动脉逆向跨过主动脉瓣
血流动力学支持（L/min）	0.5 ～ 1.0	＞ 4.5	4	2.5	3.5 ～ 4.0	5.0
植入时间	+	++	++++	++	++	++++
肢体缺血风险	+	+++	+++	++	++	++
抗凝	+	+++	+++	+	+	+
溶血	+	++	++	++	++	++
需要稳定心律	是	否	否	否	否	否
植入后管理复杂性	+	+++	++++	++	++	++

（引自 Ouweneel，Henriques. 2012[17]。经许可转载，引自 BMJ Publishing and the British Cardiovascular Society）

纳入了一个相对低风险的患者群体[11]。此试验中以下风险因素被发现导致心源性休克：高龄、女性、高血压、糖尿病和作为一个非吸烟者。

三、心源性休克的处理

（一）冠状动脉血运重建的影响

自 SHOCK 试验以来，早期血运重建被认为是心源性休克的主要治疗方式。当前 ACC/AHA 指南给出了Ⅰ类推荐（证据等级 B）显示对合适的 ST 抬高心肌梗死合并泵衰竭导致心源性休克患者必须施行紧急血管再通（包括 PCI 和 CABG），无论心肌梗死发生的时间延迟多少[13]。

具有里程碑意义的 SHOCK 试验随机了 302 位心肌梗死合并心源性休克患者，将他们 1∶1 配比分入紧急血运重建治疗组（n=152）和首先药物保守治疗维持病情稳定组（n=150）。血运重建包括急诊冠状动脉造影后 CABG 或 PCI。在 SHOCK 试验中，血运重建组 30d 死亡率开始降低（46.7% vs 56.0%；P=0.11），在 6 个月时，血运重建组的死亡率显著降低（50.3% vs 63.1%；P=0.027）[7]。此外，根据多维评估生活质量指数和纽约心脏协会（NYHA）心力衰竭分级评估来看，紧急血运重建不仅与改善生存有关，而且还与生活质量的改善有关[14]。

一项重要的亚组研究调查了 SHOCK 试验中紧急血运重建患者 PCI 与 CABG 临床结果的差异[15]。在 128 例接受紧急血运重建的患者中，81 例接受 PCI（63.3%），47 例接受 CABG（36.7%）。接受 CABG 患者的基线风险更高，有更严重的冠状动脉疾病和更高的糖尿病患病率。冠状动脉搭桥术组 87.2% 的患者被认为完全血管化，而 PCI 组仅 23.1% 的患者被认为完全血管化。尽管冠状动脉搭桥术患者的基线风险较高，但两组患者的 1 年生存率相似，提示完全血运重建的潜在益处。部分由于此亚组研究，目前的指南建议在心源性休克的 PCI 期间完全再血管化，而相比之下，在没有心源性休克的心肌梗死中仅处理 PCI 的罪犯血管[13, 16]。

（二）左心室辅助装置和主动脉内球囊反搏

机械支持装置旨在通过支持循环和增加心输出量来克服心脏泵血不足的问题。此外，支持装置旨在通过降低后负荷（压力卸载）或前负荷（容量卸载）来减少受损的左心室负担。目前可用的设备包括主动脉内球囊反搏泵、Impella 轴流泵、TandemHeart 设备和体外膜肺氧合（ECMO）[17]。这些设备的各种特性概述见表 14–1。

1. 主动脉内球囊反搏泵

主动脉内球囊反搏泵于 1968 年推出。经皮插入股动脉，定位于左锁骨下动脉开口远端和肾动脉开口近端的胸腹主动脉。主动脉内球囊反搏泵旨在增加舒张期冠状动脉血流和全身性血流供应。气囊与心脏周期同步，在舒张期用氦气迅速充气，在收缩前迅速放气。在一项小型研究中，将 40 名心源性休克患者随机分为两组，一组单独接受最佳药物治疗，另一组接受最佳药物治疗和主动脉内球囊反搏泵治疗，没有观察到血流动力学参数如心排量和体循环阻力的差异[18]。IABP SHOCK Ⅱ试验随机选择 600 名心肌梗死合并心源性休克的患者进行主动脉内球囊反搏泵治疗或无主动脉内球囊反搏泵治疗。两组均给予早期血运重建和最佳药物治疗。主动脉内球囊反搏泵的使用并没有降低患者 30d 或 1 年的死亡率[6, 10]。此外，血流动力学达到稳定的时间、重症监护病房住院时间、血清乳酸水平、儿茶酚胺给药剂量和持续时间或肾功能均没有差异[6]。

2. Impella

Impella 包含一个猪尾导管顶端放在左心室作为血液的入口，并使用一个微型轴向旋转泵跨越主动脉瓣不断把血液从左心室泵入主动脉。Impella 系统有三个版本：Impella 2.5 可提供 2.5L/min 的流量；Impella CP 可提供 3.5 ～ 4.0L/min 的流量，两者均可经皮插入；而 Impella 5.0 可以提供高达 5.0L/min，但需要手术切开髂股动脉插入[17]。目前关于心源性休克使用 Impella 装置的证据仅限于观察性研究和小型随机试验[19–21]。在 ISAR–SHOCK（左心室辅助装置治疗心源性休克的疗效研究）试验中，26 例心源性休克患者被随机分为主动脉内球囊反搏泵组和 Impella 组[19]。在这个小研究中支持 30min 后的心脏指数 Impella 组明显高于主动脉内球囊反搏泵组[（0.49 ± 0.46）L/（min·m^2）vs（0.11 ± 0.31）L/（min·m^2），P=0.02）]。两组患者 30d 的总死亡率相似。

3. TandemHeart

TandemHeart 采用连续流动离心泵，可提供 4 L/min 的血流。可在导管室应用透视引导插入。流入的套管通过股静脉插入，通过房间隔穿刺放到左心房。流出管通过股动脉插入，定位于主动脉分叉处。在两个大约 40 例患者的小型随机临床试验中，TandemHeart 与主动脉内球囊反搏泵相比，显著改善血流动力学参数[22, 23]。然而，在没有直接给左心室减负的情况下，TandemHeart 增加了左心室后负荷，部分抵消了潜在的心脏负荷效益。TandemHeart 的其他问题是并发症（出血和肢体缺血）和复杂的插入过程。

4. ECMO

静脉 – 动脉 ECMO 由离心泵、热交换器和膜氧合器组成。静脉血通过股静脉插入的导管从右心房吸入，泵将其引导到膜氧合器中，然后用流出管通过股动脉注入降主动脉。机器的复杂性与并发症如全身炎症反应、肾脏衰竭、肢体缺血和出血有关。此外，它增加左心室的后负荷和前负荷，导致氧气需求增加，不利于心肌的保护[24]。

5. 主动脉内球囊反搏泵和左心室辅助装置的指南建议

2014 年 ESC 和欧洲胸心外科协会（EACTS，ESC/EACTS）的心肌血运重建指南不再建议对心源性休克患者使用主动脉内球囊反搏泵（推荐级别Ⅲ，证据水平 A）。这些指南规定了使用左心室辅助装置一个Ⅱb（证据级别 C）的推荐，"在急性冠状动脉综合征合并心源性休克患者的短期机械循环支持可以被考虑"。2013 年 ACC/AHA 指南对主动脉内球囊反搏泵给予了Ⅱa（证据级别 B）级别的推荐，"对 ST 段抬高型心肌梗死合并心源性休克药物治疗后不能迅速稳定的患者，可以使用主动脉内球囊反搏泵[13]"。针对左心室辅助装置使用，ACC/AHA 推荐为Ⅱb 类（证据等级 C），"其他左心室辅助装置循环支持可能用于顽固的心源性休克患者"。

（三）升压药和正性肌力药

在处理心源性休克时，快速治疗低灌注和低血压是必要的。正性肌力药可用来增加心输出量，升压药可用来增加血压。然而，正性肌力药和升压药会增加心肌耗氧量，目前的指南建议应个体化评估其使用[13]。拟交感神经药物最常用于心源性休克的治疗，但磷酸二酯酶抑制药和钙增敏剂有时也可以使用。

1. 拟交感神经药物

去甲肾上腺素对肾上腺素能受体有很高的亲和力，并有轻微的抑制作用。因此，去甲肾上腺素是一种强效、有一定的强心作用升压药。多巴胺根据剂量不同有不同的效果，在低剂量［1 ～ 2μg/（kg・min）］增加尿量，增加肾血流量和尿钠排泄[25, 26]；中等剂量［5 ～ 10μg /（kg・min）］多巴胺刺激 β_1 肾上腺素能受体，可以增加每搏输出量和增加心率、心排量；在高剂量［> 10μg /（kg·min）］多巴胺主要刺激 α 肾上腺素能受体，导致血管收缩。对 1679 名休克（脓毒症、低血容量和心源性休克）患者的随机研究表明，以多巴胺或去甲肾上腺素为一线血管升压药的患者，多巴胺组的心律失常发生率更高（24.1% vs 12.4%，$P < 0.001$）。对心源性休克患者的亚组分析表明，与去甲肾上腺素[27]相比，多巴胺与 28d 死亡率的增加有关。另一种选择是多巴酚丁胺，它是一种合成的儿茶酚胺，具有较强的 β_1 和 β_2 受体亲和力，多巴酚丁胺的 β_2 亲和力可能导致血管扩张和低血压。

2. 磷酸二酯酶抑制药和钙增敏剂

米力农和依诺昔酮通过抑制磷酸二酯酶 3 的作用，增加细胞内环磷酸腺苷（cAMP）的浓度[28]。磷酸二酯酶 3 是在心肌细胞和血管平滑肌细胞的肌浆网中发现的一种酶，它将细胞内环磷酸腺苷分解为 AMP。细胞内环磷酸腺苷的浓度增加会增强心肌收缩，改善心肌舒张功能，并有血管扩张作用。米力农是应用最广泛的磷酸二酯酶抑制药，其半衰期相对较长，为 2 ～ 4h。钙增敏剂左西孟旦使肌钙蛋白 C 对钙增敏，从而增加钙对心脏肌丝的影响，因此，可以在低能量消耗下提高心脏收缩力，左西孟旦也通过开放 ATP 依赖性钾通道引起血管扩张[29, 30]。米力农和左西孟旦都没有心肌梗死合并心源性休克的大规模临床研究，因此在这种情况下使用这些药物的经验是有限的。

四、结论

综上所述，心源性休克的发生率正在下降，但其临床影响仍与以往一样显著。升压药和正性肌力药可用于改善血压和心搏量，但它们会增加全身血管阻力和肺毛细血管楔压，增加心脏做功和心肌氧耗量。因此，使用左心室辅助装置是一种很有前途的治疗方式，目前正在进行大规模随机对照研究。

第四篇　不同病变类型的经皮冠状动脉介入治疗
PCI in Different Lesion Types

第 15 章　无保护左主干的经皮冠状动脉介入治疗
Percutaneous Coronary Intervention in Unprotected Left Main

Gill Louise Buchanan　Alaide Chieffo　Antonio Colombo　著
邱旭光　译

冠状动脉造影的患者中无保护左冠状动脉主干病变（ULMCA）的比例为 5% ～ 7%，且往往同时合并三支血管病变[1]。这类患者如果只接受药物治疗则死亡率更高；事实上，CASS（冠状动脉外科研究）的数据显示，药物治疗的无保护左冠状动脉主干患者 5 年存活率只有 57%[2]，这可能是因为无保护左冠状动脉主干影响大面积心肌供血[3]，是可以导致左心室功能障碍和心律失常的一种严重疾病。

直到最近，治疗无保护左冠状动脉主干狭窄的常规方式一直是 CABG。药物洗脱支架的临床应用后 PCI 后再狭窄率和靶血管血运重建率显著降低[4–18]。由于冠状动脉支架技术的不断进展，再加上抗血小板药物和辅助成像技术的进步，PCI 已被广泛接受。这也导致了心肌血运重建的指南的改变，使这个复杂疾病亚组的 CABG 的指征从 Ⅰ 类（证据级别 A）减少到 Ⅰ 类（证据级别 B）[19]。的确，许多临床试验的结果都在期待中，这可能导致无保护左冠状动脉主干干预指南在未来的进一步改变。本章将讨论无保护左冠状动脉主干行 PCI 的有力证据以及操作流程。

一、无保护的左冠状动脉主干血运重建的最新证据

许多非随机、观察性的注册研究显示，在无保护左冠状动脉主干病变中，CABG 和 PCI 在主要心脑血管不良事件（MACCE）方面没有显著差异，这些研究的随访时间长达 5 年（表 15–1）[8, 20–35]。

比较 PCI 与 CABG 治疗无保护左冠状动脉主干的随机试验数据如表 15–2 所示。SYNTAX 研究（冠状动脉使用 TAXUS 支架介入治疗和心脏外科手术之间的里程碑式的协同研究）是第一项比较 CABG 和使用药物洗脱支架的 PCI 的随机化临床试验。试验包括了无保护左冠状动脉主干亚组（PCI n=357；CABG n=348）。在 12 个月时的主要心脑血管不良事件提示 PCI 相比 CABG 非劣效（PCI 15.8% vs CABG 13.7%，*P*=0.44），尽管在接受 PCI 术的患者中重复血运重建率较高（PCI 11.8% vs CABG 6.5%，*P*=0.02）。相反，CABG 组脑血管事件发生率显著升高（PCI 0.3% vs CABG 2.7%，*P*=0.01）[36]。

这项研究的结果已经在 5 年的随访中发表，证

表 15-1 对比左主干病变中 CABG 和 PCI 疗效的观察性注册研究

研究	年份	患者数	随访时间（个月）	心脏病死亡（%）	主要心脑血管不良事件
Palmerini 等 [21]	2006	311	12	NA	NA
Lee 等 [8]	2006	173	12	1.6 vs 2.0	25.0 vs 17.0
Sanmartin 等 [27]	2007	335	12	NA	11.4 vs 10.4
Chieffo 等 [32]	2010	249	60	11.9 vs 7.5	38.3 vs 32.4
Park 等 [33]	2010	2240	60	9.9*	NA

NA. 不可用；*. 所有的汇总

表 15-2 对比左主干病变中 CABG 和 PCI 疗效的随机对照研究

	Le Mans[23]	SYNTAX Left Main[70]	Boudriot 等 [71]	PRECOMBAT[72]
年份	2008	2009	2010	2011
患者例数	105	705	201	600
年龄（岁）	61	65	68	62
SYNTAX 评分	25	30	24	25
死亡（%）	7.5 vs 1.9；P=0.37	4.4 vs 4.2；P=0.88	5.0 vs 2.0；P < 0.001	2.7 vs 2.0；P=0.45
主要心脑血管不良事件（%）	24.5 vs 28.8；P=0.29	13.7 vs 15.8；P=0.44	13.9 vs 19.0；P=0.19	6.7 vs 8.7；P=0.12

Le Mans. 无保护左主干支架与搭桥手术的对比研究；PRECOMBAT. 左主干患者中搭桥术与使用西罗莫司洗脱支架的血管成形术的随机对照研究；SYNTAX. 使用 TAXUS 支架的冠状动脉介入治疗和心脏外科手术之间的协同研究

实了主要心脑血管不良事件总体上没有差异（PCI 36.9% vs CABG 31.0%；P=0.12）[37]。然而，尽管这些低（SYNTAX 评分 0 ～ 22，30.4% 和 31.5%；P=0.74）和中等（SYNTAX 评分 23 ～ 32；32.7% 和 32.3%；P=0.88）SYNTAX 评分组的患者的结果相似，在高 SYNTAX 评分组，CABG 似乎是一个更好的治疗选项（≥ 33；PCI 中 46.5%，CABG 中 29.7%；P=0.003）[38]。因为在整个试验中没有达到非劣效的结果，这些观察结果应该被视为假设。尽管如此，对于那些解剖风险低（< 33 SYNTAX 评分）的无保护左冠状动脉主干 PCI，结果还是令人鼓舞的。值得注意的是，SYNTAX 研究使用了第一代药物洗脱支架，它们在重复血运重建，特别重要的是支架血栓形成（ST）的发生率方面没有正在使用的新一代药物洗脱支架好。

越来越多的证据支持使用新一代药物洗脱支架治疗无保护左冠状动脉主干，一些注册研究报告了令人鼓舞的结果。LEMAX（无保护左主干植入第二代药物洗脱支架：左主干 Xience V 试点研究）第一年的成果是第一个公布的结果，173 名患者接受无保护左冠状动脉主干 PCI，术中使用 Xience V(美国雅培血管，圣克拉拉，CA）伊维莫司洗脱支架（EES）[39]。尽管是相对高危人群（意味着 SYNTAX 评分为 25.2 ± 9.5% 和 81.0% 的病变影响远端分支），总体主要心脑血管不良事件在 1 年为 15.1%，全因的死亡率仅是 2.9%。靶病变血运重建率和靶血管再血管化（TVR）的发生率总体较低（分别为 2.9% 和 7.0%），且可能或明确的支架血栓的发生率仅为 0.6%。本研究再一次证实那些 SYNTAX 评分高（≥ 33）的患者主要心脑血管不良事件发生率也高（分别为 25.0% 和 12.0%，P=0.05）。

有一些新一代的药物洗脱支架已经被证明在治疗无保护左冠状动脉主干方面有类似的结果。在 ISAR Left Main（药物洗脱支架治疗左主干病变）2 研究中，共有 650 例患者随机分组到伊维莫司洗脱支架和佐他莫司洗脱支架（ZES）中，主要终点为死亡、心肌梗死和 1 年后的靶病变血运重建率。两组间无差异（佐他莫司 17.5% 和伊维莫司 14.3%；RR1.26；95%CI 0.85 ～ 1.85；P=0.25）或支架内血栓风险（0.9% vs 0.6%；P > 0.99）[40]。目前已有的数据支持无保护左冠状动脉主干 PCI 使用新一代药物洗脱支架，长期随访的结果也值得期待。

有很多正在进行的多中心试验比较新一代药物洗脱支架和 CABG，比如 PRECOMBAT 2（搭桥手术和使用西罗莫司洗脱支架的血管成形术治疗左主干冠状动脉疾病患者的随机比较研究 2）旨在评估 401 名无保护左冠状动脉主干患者接受使用伊维莫司洗脱支架的 PCI 的结果，并与以往的 PRECOMBAT 试验（随机使用第一代西罗莫司洗脱支架进行 PCI 或 CABG）数据进行对比。同时，EXCEL（Xience Prime 支架对比 CABG 在左主干血运重建中的对比研究）是一个里程碑式的试验，我们也期待它的结果。在这项研究中，2634 名无保护左冠状动脉主干患者，其 SYNTAX 评分≤ 32 随机分到 CABG 或伊维莫司洗脱支架（Xience Prime，Abbott Vascular，Redwood City，CA，USA）。主要终点是死亡、心肌梗死或脑血管事件的综合发生率，中位随访时间为 3 年。

二、无保护左冠状动脉主干血管重建的现行指南

由于越来越多的积极数据支持 PCI 在这一高风险患者人群中的使用，目前的欧洲实践指南已经接受了无保护左冠状动脉主干 PCI[19] 的作用。事实上，尽管 CABG 是Ⅰ类推荐（现在的证据等级 B），PCI 在 SYNTAX 评分≤ 22 的患者现在有同样的Ⅰ类推荐（证据级别 B）指示。那些 SYNTAX 评分中等（22 ～ 32）的患者有Ⅱa（证据水平 B）指征；然而，CABG 仍然在那些 SYNTAX 评分≥ 32 患者中被提倡。目前的 AHA/ ACC /SCAI 指南中，对那些对 PCI 有利的解剖学表现（SYNTAX 评分≤ 22）和伴有临床情况会增加 CABG 不良事件风险的患者，PCI 有Ⅱa 类推荐（证据级别 B）；在某些特殊情况下（例如，出现急性冠状动脉综合征和 ST 段抬高型心肌梗死的患者），无保护左冠状动脉主干 PCI 是一种Ⅱa（证据级别 B）推荐 [41]。

三、多学科评估和风险评分的使用

每个无保护左冠状动脉主干患者的临床情况和共患病以及冠状动脉解剖都不同。因此，建议由“心脏小组”讨论每一位患者，以确定最合适的再血管化策略，以产生最佳的长期疗效。事实上，心脏小组在复杂病理状态下的评估在最近的指南 [19] 中已经有了Ⅰ级（证据级别 C）的指征。

在进行干预之前，已经设计了一些评分系统来帮助进行风险分层。心胸外科医师使用的传统评分是胸外科医师学会（STS）评分和逻辑性的欧洲心脏手术危险评分（EuroSCORE）。新的评分已经由介入心脏病学家设计并验证，其中包括 SYNTAX 评分，这是一种前瞻性血管造影评价工具，可以对冠状动脉疾病的解剖复杂性进行分级（在线计算器可以在 www.syntaxscore.com 上找到）。在欧洲和 AHA/ACC/SCAI 指南中，STS 评分和 SYNTAX 评分的使用被认为是评估无保护左冠状动脉主干疾病患者的合理方法 [19, 41]。

最近，其他的评分系统已经开发出来，它们不仅依赖于解剖因素，而且还考虑到与患者相关的其他临床问题。这可能会为个体患者带来一种改进的风险分层方法。SYNTAX 评分Ⅱ除了冠状动脉解剖的因素外还考虑了传统外科手术评分系统的因素，这些因素与 SYNTAX 研究中的 4 年死亡率相关（包括年龄、肌酐清除率、LVEF、外周血管疾病、女性和慢性阻塞性肺病）[42]。进一步的风险模型是全球风险分类（GRC），它结合了 SYNTAX 评分和 EuroSCORE[43]，并已在接受无保护左冠状动脉主干 PCI 的患者中被证明是心脏死亡率的更好的预测方法。在需要无保护左冠状动脉主干 PCI[44] 的高危患者中，新的风险分层评分（NERS）比 SYNTAX 评分更可靠地预测主要心脏不良事件。无论如何，每个患者都必须对临床和解剖因素进行全面评估，以实现有效的风险分层，并在治疗策略决策中提供指导。

四、影像学和病灶评估

诊断性冠状动脉造影后通常会发现无保护左冠状动脉主干病变。这个常用工具可以基本评估疾病的严重程度、疾病的位置（包括远端分叉累及）和病灶长度。然而，关于无保护左冠状动脉主干的病变情况，观察者本人和观察者之间的结论存在很大的差异 [45, 46]，这是由于左主干太短，没有一个正常的节段进行比较。此外，由于正性重构，很难形

成准确的评估，因此在考虑无保护左冠状动脉主干血运重建之前，辅助成像方式的使用可以发挥关键作用。

血管内超声和 OCT 等工具可以更准确地评估病变的形态，尤其在复杂的冠状动脉影像中更有意义。血管的大小和病灶的长度可以通过血管内超声精确地确定，以便在接受 PCI 手术的患者中精确地确定支架的大小。此外，血管内超声在保证支架充分的扩张和贴壁上至关重要，这可能降低事件的风险，如支架内血栓。使用血管内超声引导 PCI 而不是仅仅使用冠状动脉造影已被证明会降低 3 年死亡率，这是 MAIN-COMPARE 注册研究药物洗脱支架亚组分析结果（血管内超声 vs 非血管内超声为 16.0% vs 4.7%；P=0.049）[47]。一项对 4 项更近期的注册研究的汇总分析表明，使用血管内超声可减少在 3 年时心脏死亡、心肌梗死和靶病变血运重建率（血管内超声 11.3% vs 非血管内超声 16.4%，P=0.04），并且明确的和可能的支架内血栓的发生率较低（0.6% vs 2.2%；P=0.04）[48]。

最近，OCT 由于与血管内超声相比高出 10 倍轴向分辨率，在评定和治疗复杂的 PCI 患者中脱颖而出，它在检测贴壁不良和支架边缘夹层中已被证明更敏感，这对无保护左冠状动脉主干很重要[49]。这种方法在未来可能在检测个人是否有易患支架内血栓的因素（如延迟或不完全支架内皮化或支架贴壁不良）方面发挥越来越重要的作用。

作为解剖评估的一种替代方法，通过使用 FFR，有可能获得对无保护左冠状动脉主干“血管造影显示为中等病变”是否为重要病变的侵入性功能性评估。远端最大充血后的 FFR ≤ 0.75 是显著的狭窄的一个指标。事实上，对于在冠状动脉造影中出现模棱两可的无保护左冠状动脉主干狭窄的患者，基于 FFR 测量的血管重建策略与随访 3 年后的最佳生存率和低事件发生率有关[50]。另一项研究中 213 位血管造影显示模棱两可的无保护左冠状动脉主干病变患者接受了 FFR 评估，如果 FFR ＜ 0.80 则接受 CABG（外科组），如果 FFR ≥ 0.80，则进行药物治疗或接受 PCI（非外科组）。5 年生存率无差异（手术组 85.4% 与非手术组 89.8%；P=0.48）[51]。这些数据支持了这样一种观点，即只有当无保护左冠状动脉主干疾病在功能检查上是严重病变时才考虑血管重建，而不能单单由血管造影评估就下决定。

五、介入方法

无保护左冠状动脉主干在冠状动脉中非常独特，由三个不同的部分组成：开口、中间段和远端分叉。分叉更可能形成动脉粥样硬化斑块，这与剪切应力和随后的血流紊乱有关，隆突则不易患病[52]。然而，当涉及远端分叉时，这不仅增加了操作者的技术难度，也导致了不太理想的临床结果和增加了重复血运重建的需要，而开口或中间段病变则预后较好[10, 12]。事实上，一项大型的注册研究比较了 1612 名患者左主干口部或中间段与远端分叉病变 PCI 的结果，结果表明后者具有更高的主要事件发生率（调整后的倾向评分 HR 1.48，95%CI 1.16 ～ 1.89；P=0.001），中位随访期为 1250d（四分位数范围 987 ～ 1564d）。这在很大程度上是由于这组中靶病变血运重建率的发生率较高[53]。此外，最近的一项研究表明，真正的分叉病变是再狭窄的重要预测因子（23.0% vs 14.0%；P=0.008）[54]。

单独治疗无保护左冠状动脉主干开口病变的各种血管重建策略的临床结果都是理想的，一项注册研究表明类似的结果[55]。在这个病变亚群中，一些研究表明 PCI 术后的事件发生率较低[5-7, 55, 56]，这样的手术在技术上不那么具有挑战性。图 15-1 展示了一个成功的开口病灶的 PCI 病例。

理想情况下，所有的无保护左冠状动脉主干 PCI 都应该使用药物洗脱支架，除非有充分的理由不使用这种支架。一项多中心研究有 147 名左主干病变不涉及分叉的患者接受药物洗脱支架的 PCI，它的靶病变血运重建率只有 0.7%，心脏死亡率 2.7%，在长期临床随访（886 ± 308d）中主要事件发生率为 7.4%[10]。无保护左冠状动脉主干开口通常直径较大，理想情况下，支架应向主动脉内凸出 1 ～ 2mm，并不影响远端分叉。为了确保支架的准确定位，应该使用几个影像学投影，使用左前斜加头位，在清晰地观察开口时具有特殊价值。同样的，无保护左冠状动脉主干中段病变处理如果可能应避免影响远端分叉。

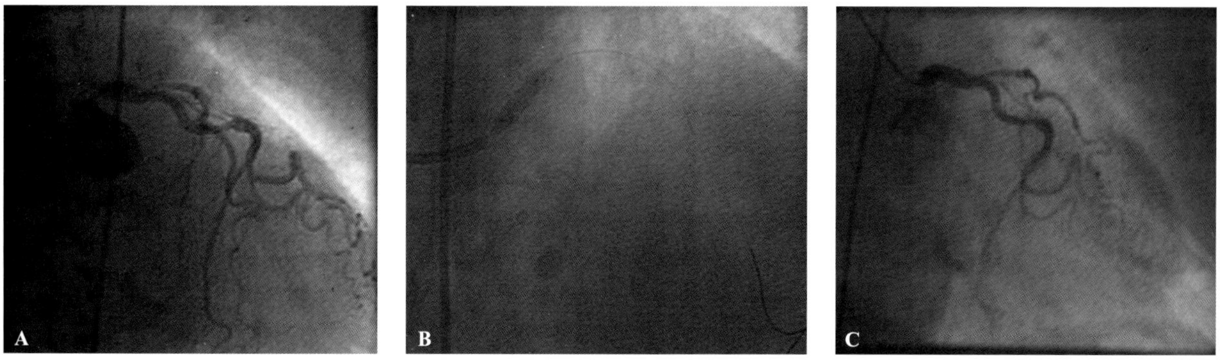

▲ **图 15-1　一例 84 岁女性左主干开口病变患者的处理（SYNTAX 评分 11）**

A. 治疗前的病变情况；B. 植入 3.5mm × 8mm 药物洗脱支架；C. 最终造影结果

然而，远端分叉涉及 60% ～ 90% 的无保护左冠状动脉主干 [57]，这并不奇怪。因为在解剖学上有明显的变异，没有固定的 PCI 策略可以应用。决定最佳干预方式时需要考虑的因素包括分叉角度、斑块分布、边支大小和临床疾病的存在。传统上，主干为左冠状动脉前降支，边支为回旋支或中间支。但是，必须记住，边支的大小和分布范围也同样重要。

重要的是尽可能保持简单，如果疾病只影响主要分支（Medina 分类 1, 1, 0 或 1, 0, 0），一个可变的单支架策略——支架从无保护左冠状动脉主干植入到主要分支将是首选。在后扩张和最后一次对吻扩张的优化操作后，只有当有明显的导致 TIMI 血流减少的夹层或有明显的残余狭窄（可通过 FFR 评估功能显著性）时，才应考虑使用第二个支架。众所周知，单支架用于无保护左冠状动脉主干远端分叉的 PCI 方法已被证明具有更好的效果 [58, 59]，包括靶病变血运重建率几乎与使用药物洗脱支架用于口部或中间段的 PCI 的靶病变血运重建率相当 [5, 60]。

在一定的情况下，应该从一开始就采取两支支架的策略：如果两分支均有明显的病变，且病变大小适宜，分布面积较大，边支病灶长度大于 3 ～ 5mm。再狭窄通常局限于边支开口 [59, 61]；然而，靶病变血运重建率可以高达 26%。一项研究随机选择了 419 名远端分叉无保护左冠状动脉主干疾病患者，让他们选择 crush 然后对吻或 culotte 技术。后一组患者的主要不良事件发生率更高（16.3% vs 6.2%；$P < 0.05$）主要是因为靶血管再血管化较高（11.0% vs 4.3%；$P < 0.05$）[62]。图 15-2 展示了用 mini-crush 技术处理远端分叉后的结果。然而，必须强调的是，无论使用何种技术手段，操作者都应充满信心，而最终的对吻扩张对于获得最佳效果至关重要。

最近，专门的分叉支架已经成为介入心脏病学家考虑的一个新话题。Tryton®（Tryton Medical inc，Durham，NC，USA）可以与常规药物洗脱支架一起用于“反向裤裙”技术，方便支架植入和可能改善血管造影结果和临床结果。在一项前瞻性单臂研究中证实了这种支架配合伊维莫司洗脱支架的可行性，其中包括 52 例稳定的无保护左冠状动脉主干疾病患者。血管造影证实的成功率为 100%，随访 6 个月的靶病变血运重建发生率为 12%，心肌梗死发生率为 10%，主要不良事件发生率为 22%，重要的是没有支架内血栓 [63]。在未来，随着技术的进步，如果操作的简化和结果变得更有利，可能会有更多的类似支架的使用。

六、无保护左冠状动脉主干介入的药物治疗

目前有许多不同的辅助药物可用于 PCI，包括普通肝素和糖蛋白 Ⅱb/ Ⅲa 拮抗药，其选择通常取决于操作者。然而，最近从三个比较比伐芦定和肝素的大型随机试验中汇集的数据表明，在无保护左冠状动脉主干组（177 例患者）中，比伐芦定显著降低非 CABG 相关出血（4.5% vs 14.6%；RR 0.27，95%CI 0.09 ～ 0.83，P=0.013），尽管在 30d 的复合终点包括死亡、心肌梗死和靶血管再血管化相似（11.4% vs 12.4%；P=0.513）[64]。

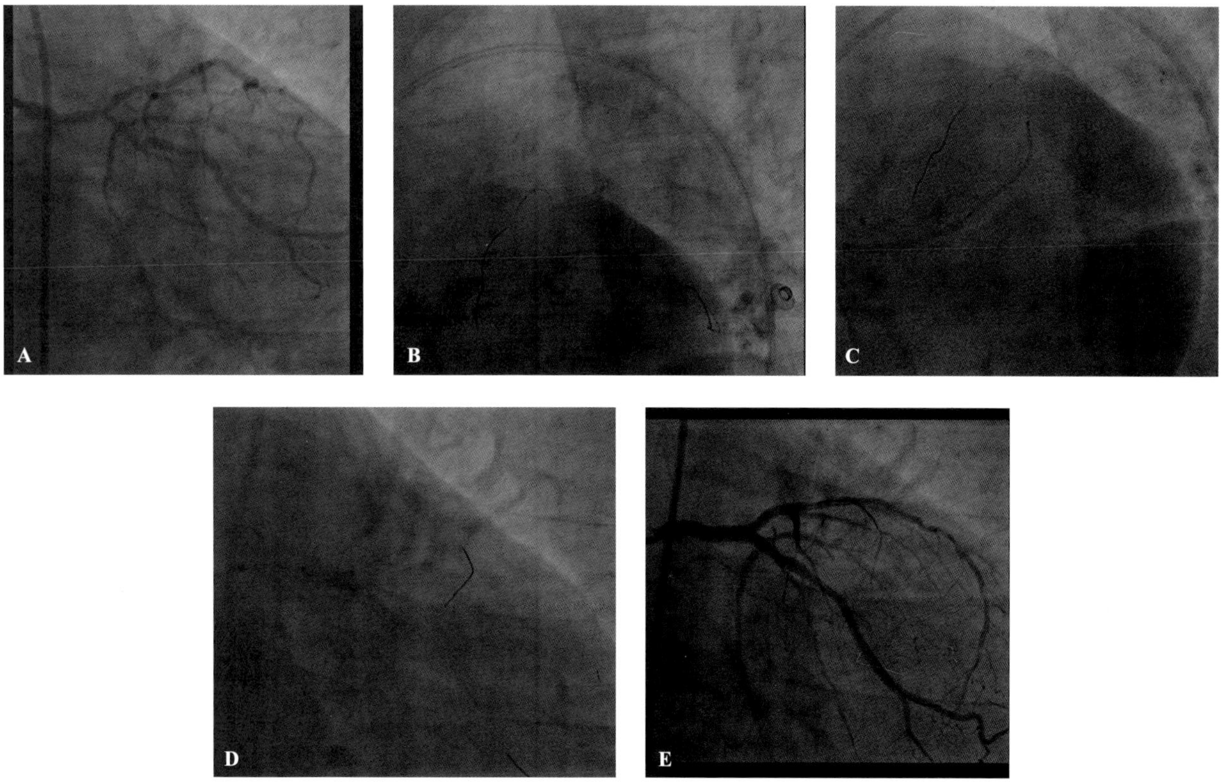

▲ 图 15-2 使用双支架 mini-crush 策略治疗一例 69 岁男性的左主干病变（SYNTAX 评分 24）

A. 病变累及左主干远端分叉；B、C. 显示回旋支 3.0mm × 18mm 支架和前降支 3.5mm × 23mm 支架的定位；D. 最后对吻扩张；E. 最后造影结果

支架类型的选择是药物洗脱支架，在选择性植入药物洗脱支架后，典型的可接受的药物治疗时间是至少 12 个月的双联抗血小板治疗（DAPT），此后阿司匹林治疗将无限期持续[41, 65]。然而，尽管一些目前的药物洗脱支架只要求 3 个月的双联抗血小板治疗，许多介入医生实际上可能建议延长双联抗血小板治疗时间，因为无保护左冠状动脉主干出现支架内血栓可能发生灾难性后果。事实上，最近的双联抗血小板治疗研究将 9961 名患者随机分为 12 个月和 30 个月的双联抗血小板治疗。双联抗血小板治疗延长治疗可降低支架内血栓的发生率（0.4% vs 1.4%；HR 0.29，95%CI 0.17 ～ 0.48；$P < 0.001$）和 MACCE（4.3% vs 5.9%；HR 0.71，95%CI 0.59 ～ 0.85；$P < 0.001$），而延长治疗组的出血率相对较高（2.5% vs 1.6%；P=0.001）[66]。需要进一步的研究来阐明在使用药物洗脱支架治疗无保护左冠状动脉主干后双联抗血小板治疗的最佳方案和持续时间。

七、血流动力学支持

通常如果左心室功能良好，患者对无保护左冠状动脉主干 PCI 的耐受性就较好，对血流动力学支持无选择性要求。事实上，突然不稳定的需要主动脉内球囊反搏泵支持的风险只有 8%[67]。然而，如果有严重的左心室功能不全，收缩压＜ 90mmHg，或急性冠状动脉综合征，预防性主动脉内球囊反搏泵可以在手术前考虑。此外，某些解剖亚群，如右冠状动脉闭塞、优势回旋支，或严重钙化需要旋磨术的，可能会需要这样的支持。

Impella 2.5 系统（Abiomed Inc.，Danvers，MA，USA）是一种微创左心室辅助装置，可作为血流动力学支持的替代手段[68]。该装置与主动脉内球囊反搏泵在一项随机研究中进行了比较，研究对象是 452 名需要非急诊 PCI 的复杂三支冠状动脉疾病患者或伴有严重左心室功能低下的无保护左冠状动脉主干患者。各组间 30d 主要不良事件比较差异无统计学意义（40.1% vs 35.1%；*P*=0.227）；然而，有一种趋势是在 90d 内 Impella 2.5 的主要不良事件较少（49.3% vs 40.6%；*P*=0.066），这表明，如果血流动力学支持被认为是必要的，这种新型装置在这种情况下可能有好处[69]。

八、结论

无保护左冠状动脉主干的治疗对于介入心脏科医师来说仍然是一个挑战，不仅在程序的复杂性上，而且同时发生的疾病影响着许多接受这种手术的患者。近年来，由于支架技术、辅助成像和药物治疗等领域的一些改进，人们的热情越来越高，从而出现了令人鼓舞的结果。

必须记住的是，每个患者都是个体，应该根据心脏小组的参与情况进行风险分层，并应仔细考虑手术策略和药物治疗方案。随机试验的结果是迫切等待的，这可能会导致无保护左冠状动脉主干 PCI 指南的进一步改变。

第16章　分叉病变支架术

Bifurcation Lesion Stenting

Yves Louvard　Thierry Lefevre　Bernard Chevalier　Philippe Garot　著

李　晟　译

冠状动脉分叉病变的治疗历史可追溯到20世纪80年代早期冠状动脉血管成形术时代所描述球囊对吻技术[1]。支架问世后，更是出现了多个名称的各种处理策略，但这些策略并没有都得到充分的评估。

应用金属裸支架治疗冠状动脉分叉病变的效果显然远不如治疗非分叉病变，特别是在再狭窄和重复干预方面。这些不良结果推动了支架进一步发展，药物洗脱支架为技术革新铺平了道路，以期获得最佳的血管造影结果[2]。

为了比较各种技术，进行了大量的随机临床试验，其中大部分结果支持必要时分支（SB）支架策略（2013年ACC/AHA及2014年ESC建议）。对于非常复杂病变的处理策略仍是辩论的热点。左主干远端病变处理同于分叉PCI，技术上没有任何特殊困难，但操作风险高。事实上，当两个远端分支之间的角度较宽以及血管直径较大时，许多支架不适合用于治疗这类病例。虽然基于注册研究以及亚组分析结果，必要时支架植入术被认为较为优越，但并没有进行过随机对照研究。

一、冠状动脉分叉的解剖和功能

冠状动脉分支越来越小与自然界的树木或人体其他部位一样，冠状动脉树具有由自身构成的拟分形几何类似重复模块，这些模块不对称且冠状动脉分叉越来越小（图16–1）。每个分叉是单一的解剖和功能实体，其直径由Murray定律定义如下：D^3近端 = D^3主支远端 + D^3侧支。Huo和Kassab提出的指数为2.3。Finet的公式更简单：D近端 =（D主远端 + D侧分支）× 0.678[3]。当分叉的两个直径已知时，第三个可以通过计算获得[4]。

冠状动脉分叉不仅是一个解剖学实体，它也是一个功能实体。在血管的直径、长度、流量和供血心肌量方面确实存在线性关系[3]。分叉嵴或分流处在分配心肌所需血流分布上起着重要作用。

冠状动脉分叉的解剖学构型对制定治疗策略和定量血管造影有着多重意义。从血管的起源到其末端，每个分叉处直径减小并不均匀，并不像标准定量血管造影软件那样遵循线性模式[5]。用这种类型软件分析主血管段近端（PM）至分支血管，参考直径被低估而狭窄程度被高估。在距分支血管远端（DM），狭窄的程度与血管实际尺寸相比较，参数被高估。通过常规定量血管造影，可以使用两种方法测量分支血管。基于开口的测量低估了开口病变的程度以及参考直径。最常用的基于近端主支的分析方法高估了血管直径，狭窄程度和口部病变的频率。目前有多种专用软件产品，已成为冠状动脉分叉定量血管造影不可缺少部分[6]。

二、冠状动脉分叉：促动脉粥样硬化解剖学

在线性冠状血管中，心脏舒张期间（具对称性）的血流速度高，产生高的血管壁面切应力（WSS）。在血管环中，性质变得不对称，环外的壁面切应力高而环内的壁面切应力低。

在分叉处，在分叉嵴水平的流速很高，在嵴的两侧产生高壁面切应力，其流动是湍流甚至在相对的管壁上再循环导致低壁面切应力[7]。高速度持续

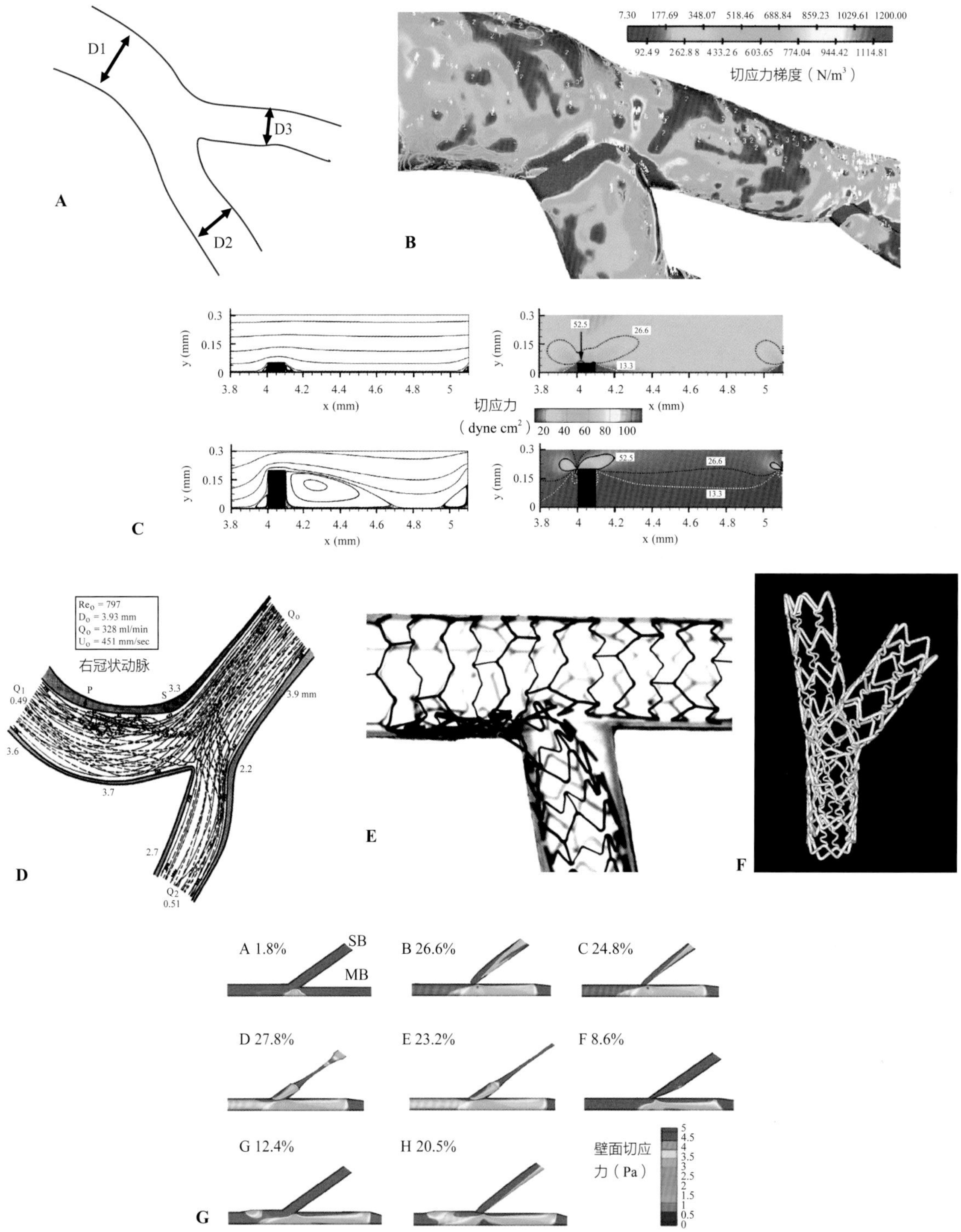

▲ **图 16-1　冠状动脉分叉的基本情况**

A. 不对称分支，冠状动脉树伪分形参数；B. 患者冠状动脉血管壁面切应力图，深蓝色代表低管壁面切应力［引自 Soulis J, et al. Hippokratia, 2014, 18(1): 12-16］；C. 支架小梁产生的湍流，在厚支架中更重要，因为较厚的支架小梁顶端管壁面切应力较高，其远端管壁面切应力则降低（引自 Chestnutt and Han，2015 [18]）；D. 冠状动脉分叉处的血流，与曲线外侧及嵴两侧高流速一致，嵴对侧（低管壁面切应力）则形成湍流（引自 Asakura and Karino，1990 [7], 图 13。已获得 Wolters Kluwer 同意）；E. 开角模拟分叉病变的经典 crush 术式，分支支架在嵴部贴壁不良，使分支近端有多余的金属结构，若使用球囊对吻，球囊可能会到分支支架以外［引自 Ormiston JA, et al. Catheter Cardiovasc Interv, 2004, 63(3): 332-336］；F. 模拟支架释放后的 CT 微扫描影像［引自 Ormiston JA, et al. Catheter Cardiovasc Interv, 2004, 63(3): 332-336］；G. 分叉病变经不同术式处理后模拟的各部位壁面切应力。分支血管严重狭窄时（B ～ E），低壁面切应力区域位于分支血管和主支侧面，球囊对吻（G 和 H）或嵴移位（F）模型中，主支侧面低壁面切应力区域会更加放大，各种情况下低壁面切应力区域的比例已标出。A 是原始正常模型，低壁面切应力区域面积最小（引自 Na and Koo. Korean Circ J，2011，41: 91-96. 经 Creative Commons License 3.0 印刷）

存在于冠状动脉树之外心外膜段，血管区域没有变化。

低壁面切应力已被证实是致动脉粥样硬化因子，而高壁面切应力具有保护作用。在高壁面切应力区域，内皮细胞沿着血流方向排列而没有细胞间隙，而低壁面切应力区存在细胞定向障碍，有着细胞间隙和各种其他修饰[8]。

真实患者冠状血管壁面切应力图证实低壁面切应力和动脉粥样硬化之间的关系。在分叉处，如解剖学、病理学检查所示，动脉粥样硬化最早在分叉嵴对侧起始进展。动脉粥样硬化的发展影响冠状动脉内血流的模式，这可能反过来导致冠状动脉斑块的进展朝向脊部[9]。

三、分叉病变支架

实验室模型中支架术或多或少能精确地再现了“真实”冠状动脉分叉，这极大地帮助了操作者识别困难并实施成功的策略。这些模型的设计都是为尽可能接近“真实”干预的技术条件。

在具有锐角的分叉处朝向分支的支架梁可引起分支开口处支架梁突出以及与分支相对的一侧的支架变形。这种双重现象在打开分叉嵴远端支架梁时更加明显，可以通过球囊对吻进行纠正。这是必要时支架置入策略的基础[10]。

通过系统评估分叉和非分叉的基本模型中的技术和专用支架，Ormiston 等[11]证实了 Crush 和 Culotte 技术在开放 B 角分叉处的不足，这一结论在临床实践中也得到进一步证实。类似地，SKS 技术没有最初想象的那么吸引人，因为它产生一个新的支架嵴，两个半圆柱形通道相互缠绕，以及贴壁不良区域。

使用微型 CT 扫描的实验室测试图像已成为非常有用的研究和教学工具。电子显微镜的使用使得在某些环境中聚合物损坏的分析成为可能。最精心设计的实验研究可分析 37° 时生物可吸收支架形态[12]。它们甚至有时来自真实患者的解剖结构，通过脉冲灌注或循环角度修改来测试支架对断裂的抵抗力。现代药物洗脱支架几乎全是开环设计。支柱尺寸（厚度，但更重要的是宽度）和支柱形状（矩形、圆形、椭圆形等）将对分支开口和重新穿网眼产生影响。设计之间的主要区别与连接部位的数量（两个或三个）及其类型有关，因为它们可以以直线或倾斜的方式连接到高端和低端；一些设计还包括支柱连接部位宽度的变化。直径范围通常取决于两个或三个连接，不同品牌有不同上限值，因为它们具有不同的冠数，还会影响过膨胀的能力和最大单元格开口尺寸[11]。选择支架时要充分了解这些数据，这是治疗分叉病变成功的关键所在。实验室研究已经对不同类型支架在分叉治疗不同步骤中的影响，特别是对分支开口残余狭窄和贴壁不良进行了评估[11]。然而，这些差异通常有限，最重要的变异因素不是支架设计而是冠和连接器与分支口的关系，这是因为体内植入时缺乏难以有效控制，当使用非专用支架时。其结果可能是支架梁呈 V 形、W 形、T 形或 H 形影响分支血管，这也解释了分支扩张和（或）球囊对吻后在分支开口处的支架梁位置最终结果的差异。

数字仿真实验室研究测试最近已经投入使用，应用了或多或少的真实分叉模型和具有与市售支架相同特征的虚拟支架。最复杂的模型建立在源于患者血管造影，CT 扫描或腔内影像（血管内超声或 OCT）数据上的数字重建[13, 14]。这些模拟模型允许评估临床结果不确定的技术策略：必要时支架中跨越支架直径的选择和近端优化技术（POT）的效果。数字模拟提供了在真实患者中无法获得的数据，例如支架植入前后的流动几何形状，支架置入产生的周向应力（过度扩张）以及记录的临床影响[15]，低壁面切应力区域在分叉处支架嵴对侧的新生内膜增生（NIH）[16]。

根据支架梁厚度可以分析流量的变化，因为支架梁后会出现再循环（已知的再狭窄因素）[17]。对支架梁后面的血流分析能够识别血栓形成的触发因素[18]。这些数据可用于改进技术以及用于教学甚至未来的预处理。

四、冠状动脉分叉狭窄

冠状动脉分叉病变的定义通常是根据分支开口直径以及相应的分支闭塞导致的心肌并发症可能。直径通常取决于最小可用支架（2.25mm）的直径，即用于植入 2mm 的动脉（1.1：1）。

为了涵盖诸如分支区域内心肌存活率及其侧支循环作用，成立于 2004 年的冠状动脉分叉治疗智囊团欧洲分叉俱乐部（EBC）提出了以下定义："冠状动脉狭窄发生在一个重要分支的起源附近，和（或）涉及一个重要分支的起源。"一个重要的分支是指手术者不想丢失的分支 [19]。

基于血管造影术对分叉病变的分类很多，很多难以记忆的。其中一些分类方法与分叉治疗策略相关 [20]。Medina 是最简单的分类方法（图 16–2）[21]，但不能提供完整的病变特征，必须与专门的定量血管造影和其他成像方法相结合，这些成像方法现在被索引为新的 Medina 血管内超声或 FFR 分类。

在进行冠状动脉成形术之前要考虑的重要因素是钙化的存在、分支口狭窄的长度和程度、近端段

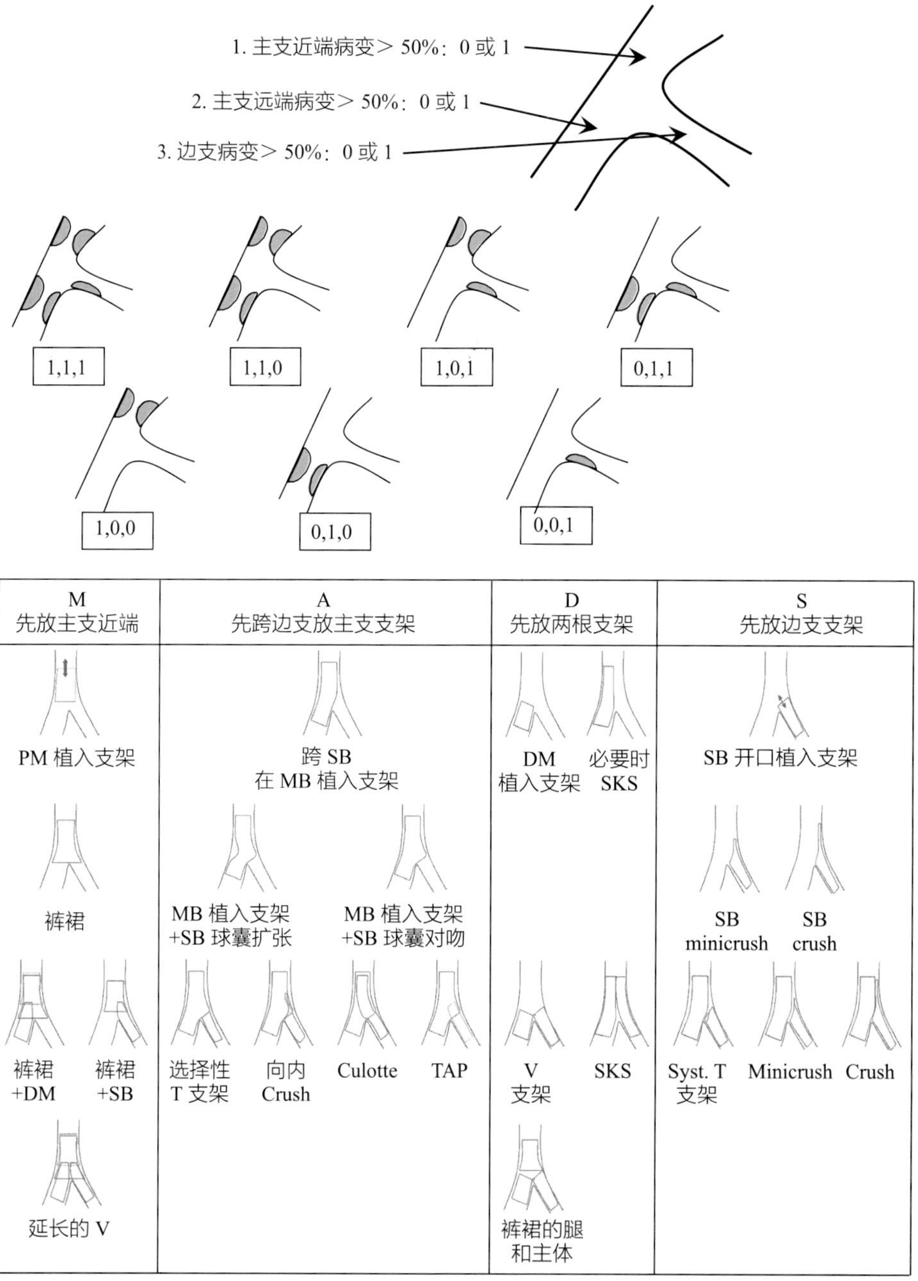

▲ **图 16–2　上图：Medina 分型：根据分叉各个节段（远端、近端、分支）是否受累赋值（1, 0）（引自 Medina 等 . 2006 [21]）；下图：分支支架技术 MADS 分型。支架策略根据最后一根支架如何放置进行索引，而根据第一根支架如何放置进行分类**

M. 近端主支；A. 跨；D. 双；S. 分支

和分支段之间的角度（A 角用于进入端）或两个远端段之间的角度（B 角用于分支之间）[19]。Medina 的分类应与分支精确一致（在对比研究进行治疗前），最好基于远端动脉的直径和长度。其描述可以参照 Medina 的分类并表示为 LAD1、LAD2、DG2[19]。

五、支架技术

由于介入心脏病学家的创造性，描述冠状动脉分叉支架置入技术已成为一项困难的任务。某些非常相似的技术策略是以不同的名称而闻名，而非常不同的技术可以有相同的名称。对于支架技术分类的文献很少。EBC 试图找到一种既简单又开放的分类方法。MADS 分类完全基于支架的最终位置和植入的顺序（图 16-2）[19]，因此，根据所实施的策略，即第一支架的位置，可得以简化描述。所有治疗策略都有共同的技术问题。

MADS 分类中所有各种支架置入策略均已在患者中实施，并已发表或报道。然而，大多数的新技术并没有在分类中具体列出，因为它们与标准技术的主要变化仅涉及球囊或导丝的操控。反向策略已被纳入分类，用以描述从主支到最小远端分支的支架植入技术（即，首先由 Chevalier 描述的“直接”Culotte[22]，A 为“Across”策略和从近端到分支的反向 Culotte 支架植入），都有自身的技术问题。

对患者实施的各种技术策略进行完美描述和分类的唯一方法是电子报告系统，包括所有准备技术、导丝和球囊操作。

六、非左主干和左主干狭窄临床试验

（一）单支架还是双支架

许多临床试验，包括金属裸支架时代的非随机试验、药物洗脱支架时代的随机或非不随机试验，比较了在非左主分叉中使用一个或两个支架。

在药物洗脱支架时代，Zamani 和 Kinlay[23] 的 Meta 分析清楚地强调了单一支架置入对临床事件发生的益处。在欧洲进行了六项比较单支架与双支架置入术的随机试验，并将其纳入几项 Meta 分析，证实在死亡率或重复干预方面没有任何差异[24-29]。单支架策略有降低心肌梗死发生率和支架血栓形成发生率趋势。一项比较定量血管造影结果的涵盖随机和非随机研究的 Meta 分析表明，与双支架技术相关的分支口急性增益更好，但晚期损耗更高，而最小管腔直径在中期没有差异[30]。

在药物洗脱支架时代的亚洲试验报告中，欧洲研究比较了单支架或双支架策略。DK-Crush Ⅱ试验[31]特别将具有真正分叉病变（Medina 1,1,1 或 0,1,1）的患者必要时支架置入策略与双对吻挤压技术进行了比较，后者进行两次球囊对吻扩张，即在第一枚支架放置在分支中之后进行第一次扩张，对近端进行挤压，其后在手术结束时进行第二次扩张。

这项随机试验包括每个研究组的 185 名患者，在 6 个月时没有观察到显著的临床差异，但在血管造影后 8 个月的系统性随访其死亡率，心肌梗死和 12 个月时靶血管再血管化有着显著差异。该研究纳入了一项 Meta 分析，该分析强调了在大直径分支中进行双支架置入策略的潜在益处的趋势（亚组分析）。

在韩国随机试验 PERFECT 中，Crush 和必要时支架策略在分支狭窄的分叉处没有观察到差异：Crush 和单支架 12 个月的主要心脏不良事件分别为 17.8 和 18.5[32]。

对 Nordic Ⅰ和 BBC 1 试验的 Meta 分析产生了特别有意思的发现[33]。事实上在 9 个月时出现了死亡率、心肌梗死发生率和靶血管再血管化率的差异，支持单支架策略。这种差异在所有亚组中都是一致的，特别是在具有大分支和长病变的患者中。在单支架组，手术时间，X 线暴露和使用的造影剂剂量也较低。单支架策略组的 5 年总体死亡率较低（3.8% vs 7.0%，P=0.04）（Behan，个人通讯，EBC 2014 年会议）。

（二）最终球囊对吻与否

当分叉两个分支都植入支架时，最终球囊对吻（FKB）的潜在益处目前认为是无可辩驳的[34]。必要时支架置入术中最终对吻的好处仍有争议。Nordic Ⅲ随机研究[35]在 6 个月时没有显示任何临床差异，但在 8 个月时显示对吻对防止分支再狭窄有益。COBIS Ⅰ研究[36]指出与 COBIS 相关的靶病变血运重建和主要心脏不良事件风险较高，与

COBIS Ⅱ相反[37]，显示主血管或两个分支中的靶血管血运重建减少。

最近的两项韩国随机研究证实，在无病变的分支分叉处系统性最终对吻并不优于单纯交叉策略。在 CROSS 研究中，在主血管中观察到更高的再狭窄率（3.8% vs 7.0%，P=0.018）[32]。在该研究中，在临床终点分析（主要心脏不良事件：死亡、心肌梗死、靶血管再血管化）之前 8 个月进行了系统性血管造影随访检查。SMART-STRATEGY 试验[38]对分叉支架置入术后的传统策略和激进策略进行了比较。在“激进”策略组中，对分支在＜ TIMI 3 流量或＞ 75% 狭窄，非左主干分叉处，以及左主干分叉处＞ 50% 分支狭窄进行治疗。保守策略组手术相关心肌坏死发生率较低（5.5% vs 17.7%，P=0.002），12 个月时两组的靶血管衰竭发生率相似（9.2% vs 9.4%）。

对吻的效率和预防其潜在的负面影响取决于它的操作方式[35]，至少在无支架的分支中使用非顺应球囊以防止发生夹层，应用短气球以避免近端段中椭圆形变形，选择合适于分叉远端的支架直径，对吻前分支扩张，扩张时间充分，以及首先在分支中充气扩张。

（三）哪种双支架技术

像临时支架策略一样，双支架技术也在发展。挤压技术现在已经变成了迷你挤压，在每次支架植入后，支架支柱朝向分支打开，在大多数情况下对吻扩张（Mini-DK-Crush）[39]，都提高了最终对吻成功率。关于 Culotte 技术，近端重叠面积已经减小到最小（Mini-Culotte），并且在过程的每个阶段执行近端优化技术。

两个随机试验比较两个分叉支架技术：NORDIC Ⅱ 研究发现，在 6 个月时 Crush 和 Culotte 技术没有显著差异。然而，在挤压组中最终球囊对吻使用较少（失败），并且趋向于更频繁的生物标志物升高[40, 41]。在 DK-Crush Ⅲ研究中左主干却有相反的结果[42]。

Sharma 等描述了同步对吻支架（SKS）技术[43]。由两个支架同时从近端段向两个分支中的每一个分支展开。这种技术还没有与其他策略进行比较。它具有不易克服的固有技术难题。例如，在近端解剖的病例中，会产生长度可变的新支架嵴，使得任何重复的干预都很困难。这种技术的倡导者建议患者终身双联抗血小板治疗。

（四）双支架术：血栓形成倾向

Zimarino 等的 Meta 分析[44]清楚地证明了双支架置入术与心肌梗死增加（OR 为 1.86）相关的支架内血栓形成率（OR 为 2.31）过高。它还显示了梗死和血栓形成之间的关系。与双支架技术相关的围术期生物标志物升高对患者预后没有影响。

（五）结果是否适用于左主远端支架

目前还没有随机研究比较左主干远端病变的单一和双支架策略。许多研究发现，在大多数病例中，必要时分支支架置入策略也应当推荐在左主干远端段。

几个重要的记录点指出了临时策略的优越性：Palmerini 等报道的意大利多中心[45]研究表明，在 773 例左主干病变进行单支架植入的患者中，无靶病变血运重建的生存率提高，双支架、T 形、V 形或 Crush 技术之间没有差异，Toyofuku 等的研究中 3 年心源性死亡率较低[46]，Syntax 试验亚组的 1 年主要心脏不良事件率较低。

（六）常用支架与专用支架对比

很少有随机研究将必要时支架策略与使用专用支架进行比较。最近，将 Tryton 专用支架与具有大分支的分叉处的临时策略进行了比较。由于围术期心肌梗死的发生率增加，TRYTON 试验未达到其非劣效性主要终点[47]。然而，研究中包含的分叉的分支直径通常低于纳入标准中规定的值。直径＞ 2.25mm 的分支的亚组分析证明了 TRYTON 支架的非劣效性[48]。

七、分叉支架置入术的一般原则

根据有关非左主干和左主干分叉支架的基本临床数据，可以提出三项建议：

1. 应限制植入支架的数量，这是实施必要时分支血管支架置入策略的基础。换言之，可以使用分支血管支架预测评分[49]或分支血管阻塞预测评分，以便首先权衡支架分支血管的优点。相同人群中两种策略的比较表明，使用 DEFINITON 研究中使用的分数，30% 的双支架置入术从分支血管开始，70% 使用必要时分支血管支架置入策略。如果使用必要时支架策略，即使在左主干病灶中，最终接吻球囊后双支架置入术的百分比可能低于 30%。

2. 需要完全展开和并置单个支架层。

3. 应遵守分叉分支规律。

八、必要时侧支支架策略

图 16–3 和图 16–4 逐步描述了必要时分支血管支架置入术的方法。如果支架未位于导丝不透射线段上，则分支血管中置入拘禁导丝（亲水或非亲水）是一种安全的技术。

分支血管闭塞的预测因子已有很多报道。涉及分支血管的口部病变，病变长度，狭窄或在近端段的分支血管处的同侧斑块，与分支血管相对的钙化斑块、急性冠状动脉综合征、左主干外的病变。当植入大于远端节段直径的支架时，急性 B 角被认为是由于支架嵴移位引起闭塞的预测因素 [50]。然而，Zhang 等 [51] 指出开角是闭塞的预测因子，而 Hahn 等 [52] 认为角度没有影响。

这项最近的研究还质疑了拘禁导丝在保持分支血管通畅方面的功效。然而，被拘禁导丝技术可以被视为通畅恢复的预测因子，因为它被用作“路标”，显示分支血管接入角度或者用于补救措施（以小球囊在支架外扩张重新开启分支血管）。支架的尺寸选择应基于远端区段直径。近端优化技术的目的是给交叉支架两个不同的直径，这两个直径对应于两个被覆盖的段的直径。该技术允许重建分叉的初始解剖结构，并且促进导丝交换，并避免导丝由主支（MB）支架外通过 [53]。

“交叉”支架应该足够接近分支血管植入，以容纳短的大直径球囊。导丝交换通常通过拉回主血管导丝（在没有任何未经处理的解剖的情况下）进行，以便通过最远端的网孔将其插入分支血管中，从而允许在分支血管的开口部分中突出支架嵴。随后将导丝从分支血管中取出并插入远端段。虽然相对安全，但这种操作可能导致引导导管穿透的风险，导

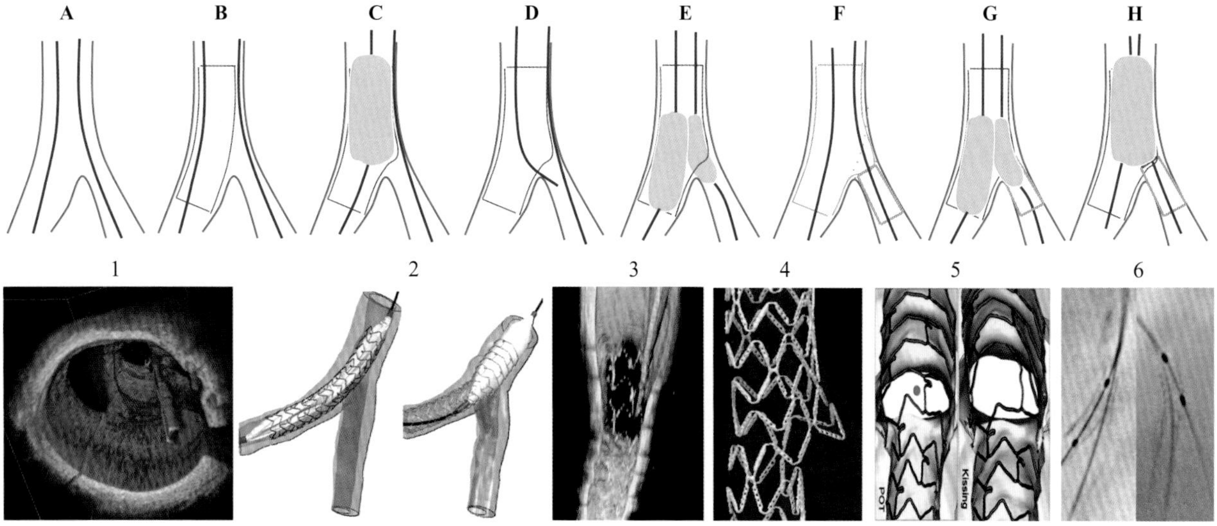

▲ 图 16–3　必要时支架策略

A. 两支血管分别送入导丝，先送比较难进的那支。1. 嵴（血流分叉）部 OCT 横切面观；B. 跨分支在主支植入支架，分支以拘禁导丝保护，支架直径与远端一致；C.Darremont 提出的近端优化技术，修饰支架近端段直径（使其与近端段直径匹配）。2. 特殊情况下支架 Crossover 植入，近端贴壁不良。近端优化技术后支架贴壁良好。近端优化技术使用的短而较大的球囊远段标记在嵴近端打开时，支架分支近端部分的网眼将会扩得更开；D. 将主支导丝塑一个大弯，缓慢回撤至分支以近，穿主支支架远端网眼进入分支，使近端优化技术更容易完成。3. 在线 3D OCT 重建穿支架最远端网眼的导丝；E. 撤出拘禁在分支的导丝并送至主支远端，用短球囊进行对吻，其中分支使用非顺应性球囊，球囊直径分别与两根分支血管一致。先扩张分支球囊。4. 如果扩张的是支架最远端网眼，分支开口会有突出的金属结构。5. 仅仅近端优化技术后（左）及球囊对吻后（右）的分支开口形态；F. 分支必要时支架植入，T 支架或 TAP 技术。6. 支架强化技术，左图显示分支血管开口有金属结构，适合 T 支架技术，右图显示穿近端网眼后分支开口没有技术结构，适合 TAP 技术；G. 双支架后必须行最终的球囊对吻；H. 为防止对吻后支架变为椭圆形，最后行近端优化技术

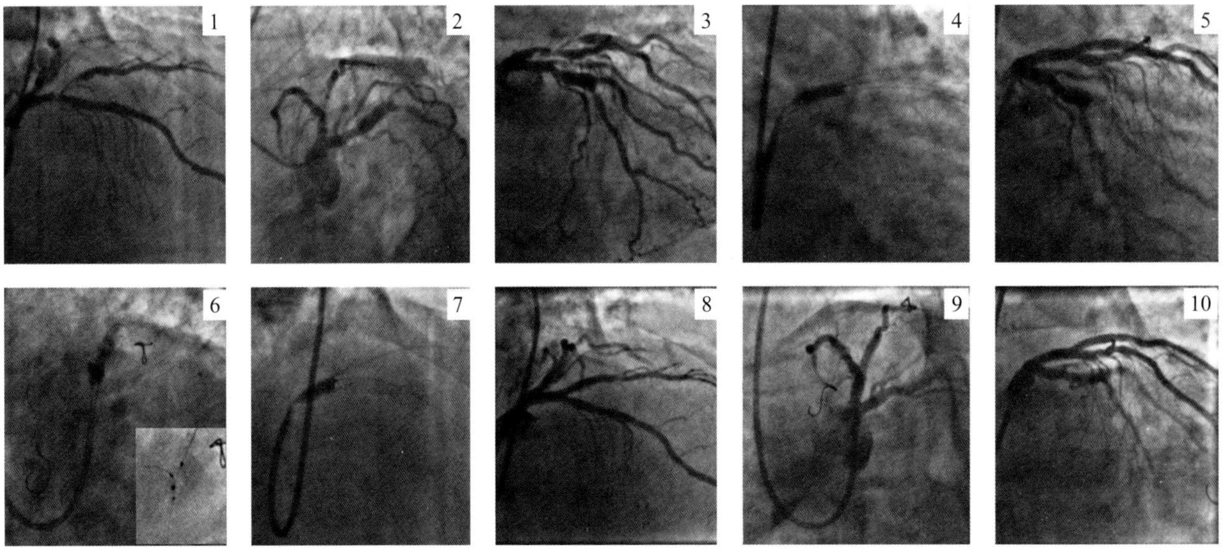

▲ 图 16-4　反向必要时支架术式

1 ～ 3. 分支狭窄 1,0,1；LAD1，LAD1，Dg1。4. 根据对角支直径从对角支至前降支植入一枚支架，用一个与前降支直径一致的短球囊行近端优化技术。5. 近端优化技术后的影像。6. 用两个与远端血管直径一致的短球囊行对吻，前降支内使用非顺应性球囊。7. 使用同一根球囊进行第二次近端优化技术，纠正支架对吻后的变形。8 ～ 10. 之前三个体位上显示的最后结果

致切口或纵向支架扭曲，特别是在左主干 PCI 的情况下。

导丝交换通常旨在治疗分支血管的开口，其通常由于嵴移位而产生狭窄。血管造影所示的严重病变应用 FFR 评估，在大多数情况下显示所导致的狭窄并不显著[54]。这可以通过使用最佳血管造影视图可视化的分支血管口的椭圆形改变来解释，即使血管面积的实际减少是很小的。

球囊对吻扩张是应用于分叉的首要特定技术，仍然是争议的主题。已经基于需要临床验证的体外试验提出了对吻球囊的替代方案。这些包括侧面和主要分支（Side，Main，Side：SMS）以及最重要的 POT-side-POT 的顺序扩张。有建议在存在解剖或残余狭窄的情况下将第二个支架植入分支血管口，或者系统地植入位于大血管中的长病灶中。在这种情况下，可以根据交叉支架对开口的覆盖范围进行 T 或 TAP（T 和突出）[55] 放置，使用支架增强技术可视化（当分支血管线插入最远端的网眼）。虽然是一种更复杂的技术，但直接的 Culotte 支架技术也可用于治疗分支血管。在所有情况下，双支架术后使用短的非顺应球囊的最终对吻是必不可少的，并且最终近端优化技术可用于校正椭圆形畸变。

必要时分支血管支架术的主要优点在于，可以根据前一步骤的结果调整手术的每个步骤。在小直径分支血管中，在跨越支架植入期间的简单保护（使用保护导丝）就足够了。在大直径分支血管中，当分支血管中的流量＜ TIMI 3 时，与胸痛和（或）ST 段改变相关，需要重新打开分支（SMS，POT-side-POT 或对吻球囊扩张）。如果近端和远端直径之间存在显著差异，则应执行近端优化技术，并通过对吻球囊或 POT-side-POT 向分支血管打开网眼，以确保进入分支血管以防需要进一步处理或将支架嵴恰当定位。

九、从分支血管支架开始

从分支血管开始的最初支架技术是常规 T 支架置入术，其常见的缺点是在 Y 形分叉处的 SB 口有间隙（图 16-5）[2]。这促成了改良 T 支架术，其中分支血管支架突出到球囊已经扩张的主支中[2]。在传统的 Crush 技术策略中，将分支血管支架植入远端段，然后用主支中的跨越支架挤压。但随后导丝进入分支血管以执行不可少的最终球囊对吻扩张，操作上是比较困难的。

最精巧的 Crush 技术版本目前是 Chen 等描述的 mini-DK-Crush（图 16-3）[39]。该特定策略不使用近端优化技术，因此，所选支架的尺寸必须与近

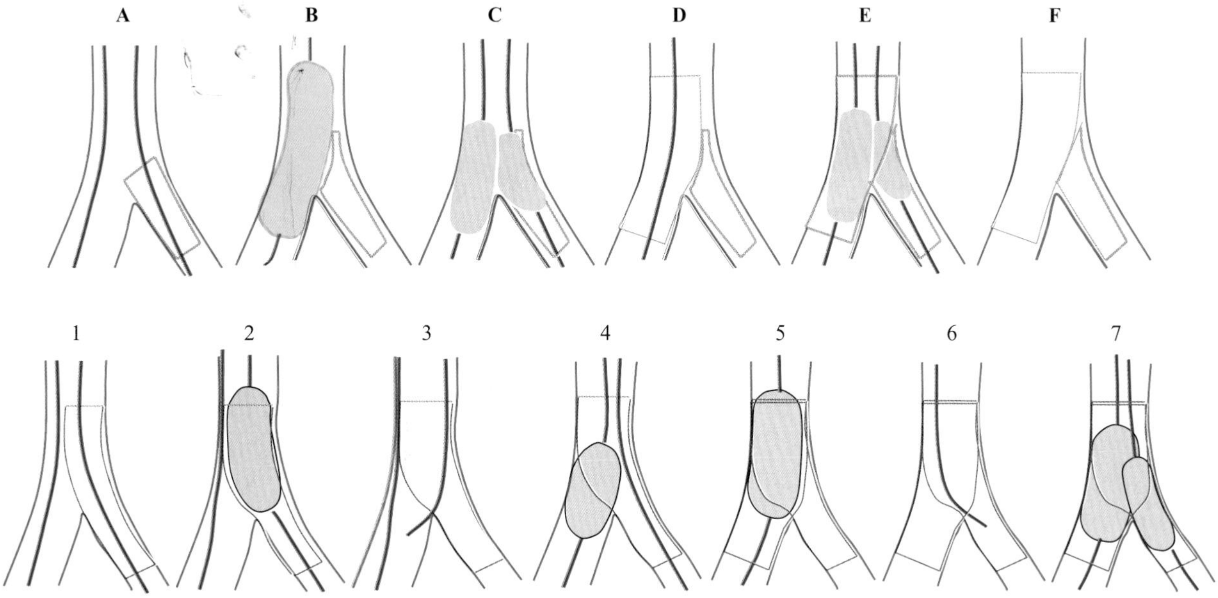

▲ 图 16-5 Mini-DK-Crush 技术

A. 分别置入导丝，边支植入支架并稍微突出主支内；B. 分支血管导丝撤出后，主支内球囊挤压边支支架突出主支内的部分；C. 导丝穿网眼进入分支血管后行第一次球囊对吻；D. 撤出分支血管内导丝，跨分支血管在主支内植入支架；E. 再次穿网眼进入分支血管后行第二次球囊对吻；F. 最终结果。1. 送入两根导丝，根据分支血管直径从近端至分支血管植入支架。2. 根据近端直径选择球囊行近端优化技术，避免扩张支架网眼时挤压了支架。3. 用原分支血管内导丝穿支架最远端靠近嵴的网眼。4. 撤出主支导丝，分支血管内送入球囊至远端预扩张。5. 从近端至远端植入支架，支架突出近端少许，分支血管导丝撤出后行近端优化技术。6. 导丝在支架远端靠近嵴的部位重新穿分支血管网眼。7. 最终球囊对吻

端直径匹配。在分支血管支架挤压之后行球囊对吻扩张有助于导丝穿过支架网眼，其随后植入主支中并最终对吻扩张。

有两种不同的 Culotte 技术。第一个最初被描述为必要时支架策略的一部分。第二步开始于近端段向分支血管的支架植入，以避免失去分支血管。由于近端和分支血管直径之间的差异有时很大，第二种技术（图 16-3）在植入第一个支架后立即需要在分支血管导丝上的近端中进行近端优化技术，以防止导丝交换时朝向远端导丝位于支架外部而导致计划外的挤压术。

十、专用支架植入术

分叉专用支架是介入心脏病专家的梦想。尽管在过去 10 年中已对许多专用支架进行了评估，但其优于临时策略的优势尚未得到证实。目前全球有四种专用支架。

BIOSS 支架是最新的专用设备。有关该支架的数据已在小型注册研究中收集。它是一个球囊膨胀式药物洗脱支架，在分叉处有大的支架梁，便于进入分支血管。目前为一种西罗莫司洗脱型支架。

Stentys 装置也在注册研究中进行了评估。它是一种球囊扩张支架，最初洗脱 TAXUS。新一代是西罗莫司洗脱支架，允许精确放置（球囊膨胀导致覆盖支架的鞘破裂）。该支架的设计使得能够容易地进入分叉分支，并且可以在分支血管扩张期间“打开”支架梁，以便在远端进入的情况下实现最佳的分支血管覆盖。

对 Axxess 支架进行了广泛的评估，并与非随机研究中的临时策略进行了比较。它是一种球囊可扩张的 Biolimus A9 洗脱支架。支架设计使得能够处理分叉附近的主支区段，其中分支口和远端主支区段的部分覆盖。通常需要植入一个或甚至两个额外的支架以充分覆盖病变。该支架的一种形式专门设计用于左主干病变。

Tryton 支架是一种球囊可扩张的裸支架，旨在利用 Culotte 技术促进分叉治疗。该支架用于需要双支架技术的“真正”分叉病变。支架设计允许分支

的最佳覆盖以及近端主支的松散覆盖，从而便于访问主支并在主支中放置药物洗脱支架。这是唯一一项评估的专用支架，与具有“真正”分叉病变的患者的随机试验中的临时策略进行了比较。与临时策略相比，该研究未能证明专用支架的非劣效性。然而，纳入标准，特别是分支血管直径＞ 2.5mm，在本研究中未充分满足。

考虑到符合纳入标准的患者，Tryton 支架似乎不低于必要时支架策略。评估 Tryton 支架专门设计用于左侧主要病变的研究目前正在进行中。新的支架迭代将是药物洗脱支架。

十一、生物可吸收的分叉支架

生物可吸收的分叉支架在分叉治疗中的潜在优势是支架的适应性，当植入两个支架时在分叉嵴水平没有断裂，以及在分支中恢复通畅的可能性。然而，考虑到长的再吸收时间，特别是对于生物可吸收的血管支架，不能消除 1 ～ 4 年血栓形成的风险。

有关生物可吸收支架的基准测试数据 [11] 证明了分叉治疗的一些局限性。尽管生物可吸收支架与具有适当尺寸的传统必要时支架策略兼容，但不应执行常规接吻，因为它可导致生物可吸收支架断裂。根据 EBC 发布的建议，如果分支需要处理，应该进行 POT–side–POT，或者使用短的非顺应性球囊进行 POT–side–POT，在低压扩张时（≤ 5 个标准大气压），这种球囊不会延伸到汇合处的多边形。

考虑到生物可吸收支架（150μm）的厚度，双支架技术可能会增加血栓形成的风险。我们目前推荐的唯一技术是 T 支架，其中主支中有两个生物可吸收支架或一个生物可吸收支架，分支中有药物洗脱支架。关于其他生物可吸收的分叉支架的数据很少，但有些似乎具有更广泛的扩展潜力，这可能允许置入 2 个生物可吸收的分叉支架。具有 100μm 厚度的新一代生物可吸收支架提供了令人感兴趣的治疗可能性。

十二、影像学在分叉支架置入中的作用

影像学（血管内超声或 OCT）在分叉治疗中的作用仍然是争论的主题。虽然血管内超声和 OCT 提供了可能改善最终结果的有趣信息（同位、支架定位、远端支柱的入口、技术错误），但只有少数回顾性研究显示对左主干支架的潜在益处。

在常规实践中，我们建议在有疑问时或在学习阶段使用成像技术，特别是左主干治疗或使用生物可吸收的分叉支架时。

十三、结论

冠状动脉分叉病变安全和有效治疗需要恰当了解该特定病变的解剖结构和功能。从实验室研究测试中吸取的经验教训可以帮助术者克服固有的困难。模拟模型更加与策略相关，并且可以有助于实现所使用的支架数量的减少，避免支架重叠，以及实现恢复最佳的解剖学功能的最合适支架定位。

对几种常用策略做了精确描述。mini–DK–Crush 和 mini–Culotte 技术被推荐用于复杂病变，而必要时支架策略可以在几乎所有病变中实施。

人们可能有理由认为生物可吸收的分叉支架的出现将解决与分叉支架相关的问题。然而，早期经验表明，这些支架会产生新的技术和临床问题，如血栓形成。

致谢：感谢 Catherine Dupic 对本章编写的帮助。

第 17 章　多支冠状动脉病变危险分层

Risk Stratification Approach to Multivessel Coronary Artery Disease

Davide Capodanno　Corrado Tamburino　著
李　晟　译

多支冠状动脉疾病（MVD）患者的心肌血管重建可通过 PCI 或 CABG 完成。大约 2/3 需要再血管化的患者有多支冠状动脉疾病，2/3 的患者具有适于 PCI 或手术治疗的解剖结构。如今，更为复杂的病变和更为危重的患者都比过去应用了更多的多血管 PCI 治疗。这是由于越来越多的操作经验、技术进步如药物洗脱支架的应用，以及用糖蛋白Ⅱb/Ⅲa 受体拮抗药和氯吡格雷进行更有效的抗血小板治疗。其他的当代程序改进，例如对于急性冠状动脉综合征患者使用新一代药物洗脱支架和更有效的抗血小板药物（即普拉格雷或替卡格雷），比氯吡格雷更有效，预期将进一步改善多支冠状动脉疾病和冠状动脉粥样硬化性心脏病患者的预后。因此，多血管 PCI 的应用的概率有望在未来进一步增加。

在处理患有多支冠状动脉疾病的患者时必须考虑许多因素。首先，这些患者的长期预后不太好。他们更可能具有不良临床特征，包括糖尿病、既往心肌梗死和左心室功能降低。其次，需要评估每个病变的功能意义和复杂性，以确定适当的经皮策略。当存在不利的解剖结构，例如慢性完全闭塞、钙化分叉病变和弥漫性病变的小血管时，程序复杂性和多血管介入的风险增加（框 17–1）。最后，需要考虑再狭窄的影响。选择 PCI 作为血运重建策略的决定不仅应该基于是否可以安全和成功地进行，而且还应该基于其与医疗或手术治疗的替代方案相比的短期和长期益处。目前，临床实践指南认可了多支冠状动脉疾病血运重建决策中的风险分层方法。

框 17–1　高危冠状动脉多支病变患者亚组

糖尿病
肾衰竭
左心室功能受损
通过 PCI 无法完全血运重建
多个慢性完全闭塞病变
左主干病变
三支血管病变
弥漫性病变

一、血运重建策略

血运重建的程度，即是针对所有病灶还是有选择地仅针对某些冠状动脉病变节段，是制定治疗策略的主要决定因素。

（一）完全血运重建

完全血运重建的概念是从早期的 CABG 研究开始的，这些研究表明完全血运重建的患者比不完全血运重建的患者具有改善症状和生存方面的益处。糖尿病、广泛冠状动脉疾病、大量缺血性负荷和左心室功能障碍的患者需要完全血运重建才能实现长期无不良事件生存。

不同研究采用的心肌完全血运重建的定义存在很大差异。我们提出了一个简单的定义，其中考虑了血管的大小，病变的严重程度以及心肌区域的存活率（表 17–1）。当所有具有临床显著狭窄的血管（血管狭窄≥ 50%，血管直径＞ 1.5mm），无论潜在的心肌功能如何，都可以完成解剖学上完全血运重建。功能完全血运重建是指仅治疗提供存活心肌的病变。因此，血运重建可能在解剖学上不完整但功

表 17-1　冠状动脉多支病变患者血运重建策略

数字性完全行血运重建	狭窄血管数与远端吻合口数完全一致
解剖性完全血运重建	无选择性：无论血管供血面积大小，所有狭窄的血管均血运重建 选择性：对直径> 1.5mm，狭窄程度> 50% 的血管进行血运重建
功能性完全血运重建	再灌注所有缺血心肌，而对陈旧性心梗无存活心肌部位的血管无须血运重建
根据预先设定评分的截点值确定是否完全血运重建	对不同部位不同血管的狭窄进行评分（可能用到加权值）。病变的总体严重程度是一个连续的变量，治疗是另一个变量，治疗后的得分可以评估血运重建是否完整 解剖性：无论是否有存活心肌 功能性：根据剩余多少有缺血风险的心肌（危险积分）计算血运重建后积分

能上足够。

虽然完成血运重建是大多数接受多支血管介入治疗患者的目标，但不完全血运重建在临床实践中很常见。实现完全血运重建取决于患者的选择。不试图治疗所有患病血管的原因包括慢性完全闭塞的存在，严重病情（如严重的左心室功能障碍）的存在，或决定只治疗被认为是导致患者症状的“罪犯病变”。功能上足够的血运重建旨在治疗提供存活心肌血管中的所有显著狭窄，可以安全地保留小的或弥漫性病变的血管和提供梗死区域的病变。最近，一些证据表明，当不完全血运重建的量不超过通过解剖 SYNTAX 评分的适应性测量的特定阈值（即残留的 SYNTAX 评分）时，多支冠状动脉疾病患者的预后仍然可接受[1]。

（二）罪犯病变策略

罪犯病变是指导致急性冠状动脉综合征或最可能导致患者症状的狭窄的病变。是否进行罪犯血管或完全血运重建的决定需要个性化。在多支冠状动脉疾病的大多数情况下，可以通过病史、心电图检查、血管造影补充放射性核素研究或血管内成像来识别目标或罪犯病变。与不稳定或罪犯病变相关的形态学特征包括扇形边缘、不规则边界和血栓的存在。在可以确定罪犯病变或病变的患者中，可以指导 PCI 单独治疗该病变，而不因处理其他非罪犯病变而增加风险。如果患者持续有心绞痛症状或随后的压力测试显示该区域的局部缺血，则可以进行第二次手术，以使先前未尝试过的血管再血管化。

（三）分次经皮冠状动脉介入治疗术

决定是在同一次手术还是分次手术对多支血管进行 PCI 治疗的因素包括尽量降低手术风险，避免过多造影剂使用，减轻患者不适并减少医生疲劳。尽管在同一手术期间尝试两个简单的病变是合理的，但是存在复杂病变时应该避免一次尝试多于一个的病变。在急性闭合的情况下，分期治疗可降低急性闭塞的风险。然而，随着支架和双联抗血小板治疗的出现，急性闭合的发生率很少。在分次治疗时，根据术者的判断，第二次手术的时间间隔可以从几天到几个月不等。一种方法是间隔 4 ～ 8 周的时间，以保证第一次处理的病变稳定。

另一方面，单次手术中多血管 PCI 也有其内在的优势。它加速了患者恢复，避免了第二次侵入性手术及其相关的并发症，并减少了总辐射暴露和潜在的成本。然而，多血管介入治疗使用的造影剂较多，在造影剂引起的肾病风险较高的情况下应予以避免。

无论采用何种策略（分阶段或多血管 PCI），都需要计划治疗病变血管的顺序。在急性冠状动脉综合征中，首先治疗罪犯病变。在稳定性心绞痛择期 PCI 中，通常首先处理供应最大量心肌或涉及技术上最困难的病变血管。慢性完全闭塞通常是治疗技术要求最高的病变，通常在多支血管 PCI 中首先进行处理。如果慢性完全闭塞失败，可以将患者转诊到 CABG。在尝试打开慢性完全闭塞之前，确定闭塞动脉供应的心肌的活力非常重要。无症状闭塞梗死相关动脉患者的晚期机械再灌注能改善长期临床结果的假设仍有待证实。

二、评估非罪犯或中间病变

评估中度严重程度的冠状动脉病变仍然是一个挑战。在评价中等严重程度，即 40% <管腔狭窄< 70% 冠状动脉病变时，存在显著的观察者变异性。与血管造影相比，血管内超声或 OCT 的血管内成像已成为定义动脉粥样硬化和管腔面积更准确

指标。在心导管室中，由冠状动脉压力导丝测定的FFR 可用于确定冠状动脉狭窄的生理意义，其不同于血管内超声或 OCT 提供的解剖学改变。该方法依赖于由功能上显著的狭窄引起的动脉内压力的降低，以确定中等程度病变是否引起缺血。

三、高危患者和危险分层

必须仔细评估每位多支冠状动脉疾病患者的风险 / 收益比。PCI 并发症的风险取决于几个因素，包括动脉和病变的特定解剖学特征，患者的整体心脏和非心脏状况以及临床环境。

风险模型可用于预测手术并发症发生的可能。例如，使用七个变量（年龄，心肌梗死时间≤ 24h，术前休克，血清肌酐水平，LVEF，充血性心力衰竭和外周动脉疾病）的 Mayo Clinic 风险评分已经过验证，可以较好地辨别预测主要不良事件和手术死亡率 [2]。该模型在许多亚组中都很稳定，包括那些接受选择性 PCI，糖尿病患者和老年患者的亚组。

最近，已经开发了新的评分来评估 PCI 的长期影响。其中许多来源于关键的 SYNTAX 评分，这是一种通过合并不同的现有血管造影分类而创建的解剖学风险模型（表 17–2）。SYNTAX 评分最初被设想为一种工具，可以在心脏团队会议期间促进介入心脏病专家和外科医生讨论，确定左主干或多支冠状动脉疾病患者的血运重建方案 [3]。然而，随着时间的推移，这一分数的局限性已经凸显出来，其中包括分数算法中缺乏临床变量 [4]。最近推出的 SYNTAX 评分 Ⅱ 试图解决这一局限性（表 17–2），但目前尚未对多支冠状动脉疾病患者进行此评分验证。

（一）急性冠状动脉综合征

急性冠状动脉综合征患者经常出现多个复杂的冠状动脉斑块。40% ～ 60% 的急性心肌梗死患者有四个相关动脉以外的溃疡斑块或血栓的证据。基于临床，生物标志物和血管造影评估的中度至高度非 ST 段抬高急性冠状动脉综合征患者应进行早期血运重建。在这种情况下，通常优选使用 PCI 的罪犯病变进行初始不完全血运重建，如果需要，随后分阶段 PCI 至非罪犯病变。应在初始血管造影时确定患者是否最终需要手术旁路或分期 PCI。如果患者是手术候选者，应单独使用球囊血管成形术或具有早期覆盖模式的支架（即金属裸支架或某些第二代药物洗脱支架），以避免由于需要延长双联抗血小板治疗而导致手术推迟。

对于多支冠状动脉疾病合并 ST 段抬高型心肌梗死的患者，直接 PCI 的常规策略是梗死相关动脉再通，并在随后的随访中通过残余缺血的客观证据决定非罪犯病变 PCI 的处理方式。延迟非罪犯病变 PCI 的决定有一定证据，即由于血管张力增强，可能高估了心肌梗死患者的非罪犯病变严重程度，且通常对硝酸盐有抗药性。然而，随着 PCI 结果的改进，最近的研究表明，与仅治疗梗死相关的动脉相比，ST 段抬高型心肌梗死期间多支血管 PCI 在特

表 17–2　多支冠状动脉疾病患者 SYNTAX 评分及基于 SYNTAX 系统的风险评估模型

积　分	组　成	目　的
SYNTAX 评分	解剖学（造影）	评估冠状动脉病变的部位、程度以及复杂程度
功能性 SYNTAX 评分	解剖学 +FFR	与 SYNTAX 评分相似，但仅对有血流动力学影响的病变进行评分
残余 SYNTAX 评分	PCI 术后 SYNTAX 积分	PCI 对冠状动脉血运重建完成度的量化评估
CABG SYNTAX 评分	CABG 术后 SYNTAX 积分	CABG 对冠状动脉血运重建完成度的量化评估
SYNTAX 血运重建指数	[1–(rss/bss)] × 100	评估 PCI 治疗后冠状动脉负荷的百分比参数
整体风险评分	SYNTAX 积分 +EuroSCORE 积分	SYNTAX 评分基础上纳入临床指标，提高了风险预测能力
临床 SYNTAX 评分	SYNTAX 评分 ×ACEF 评分	SYNTAX 评分基础上纳入临床指标，提高了风险预测能力
逻辑临床 SYNTAX 评分	SYNTAX 评分 +ACEF 评分	SYNTAX 评分基础上纳入临床指标，提高了风险预测能力
SYNTAX 评分Ⅱ	SYNTAX 评分 + 临床参数	决定选择 PCI 还是 CABG

PCI. 经皮冠状动脉介入治疗术；CABG. 冠状动脉旁路移植术

定的患者中是安全的[5]。当梗死相关动脉 PCI 处理后患者血流动力学不稳定时，应考虑 ST 段抬高型心肌梗死期间的多支血管 PCI。这可能会发生在有多个罪犯血管或供应大量未被梗死心肌的非罪犯血管有着严重狭窄时。ST 段抬高型心肌梗死期间多支血管 PCI 的潜在优势包括缺血负荷减少和左心室功能改善。

（二）糖尿病

与非糖尿病患者相比，患有多支冠状动脉疾病的糖尿病患者通常具有更小的血管尺寸，更长的病变长度和更大的斑块负荷。与非糖尿病患者相比，这些不良特征与 PCI 后加速的动脉粥样硬化，高再狭窄率和不太有利的长期存活相关。大多数在糖尿病患者中比较 CABG 与 PCI 的试验显示 CABG 的长期存活率增加。根据最近的大型 Meta 分析，CABG 仍然是多支冠状动脉疾病糖尿病患者的首选治疗方法[6]。在重复血运重建的需要方面，第二代药物洗脱支架的出现能否缩小多支冠状动脉疾病中 PCI 和 CABG 之间的差距仍有待证明。

（三）老年人

老年患者的风险状况高于年轻患者，需要在接受 PCI 或 CABG 之前进行全面的临床评估。PCI 在老年人中的长期益处仍然存在争议。尽管比年轻患者更广泛的冠状动脉疾病，但大多数患者中 PCI 处理罪犯血管可能即足以缓解症状，而不是为了完全血运重建。

（四）左心室功能不全

左心室功能不全是围术期风险的主要决定因素。多支冠状动脉疾病和左心室功能不全患者存活心肌的完全血运重建与生存率提高有关，尽管在随机试验的事后分析中调整其他基线变量后，这种关系并不显著[7]。目前可用的评估心肌活力的非侵入性技术包括铊单光子发射计算机断层扫描，多巴酚丁胺超声心动图，^{18}F- 氟 – 脱氧葡萄糖的正电子发射断层扫描和对比增强 MRI。

（五）肾功能不全

肾功能不全患者发生造影剂肾病（CIN）和 PCI 后长期死亡的风险增加。预防造影剂肾病的基石是足够的预水化。对于造影剂肾病风险增加的患者，应禁止肾毒性药物，考虑采用肾保护策略进行预防，并应使用低渗或等渗造影剂。最初针对罪犯病变的 PCI 分期策略优于最小化造影剂的使用。

（六）三支血管疾病

与 CABG 相比，三支血管 PCI 更可能导致不完全的血运重建和不太有利的结果。然而，三支血管疾病可以是高度异质的。多发的离散狭窄的患者通常可以进行 PCI 治疗，而 CABG 优选用于患有弥漫性疾病和多发慢性完全闭塞的患者。SYNTAX 评分有助于确定 PCI 风险较低的三支病变患者（即 SYNTAX 评分＜ 22）。

四、药物洗脱支架时代的血运重建

三项随机试验（CARDIA、SYNTAX 和 FREEDOM）比较了多支冠状动脉疾病患者药物洗脱支架与 CABG 的结果。CARDIA（糖尿病冠状动脉血运重建术）试验旨在证明糖尿病患者接受多支冠状动脉疾病治疗时 CABG 的非劣效性。该试验没有达到计划招募的范围，只招募了预期的 600 名患者中的 510 名患者，这意味着由于效能不足，未达到试验设定的非劣效性参数[8]。12 个月的结果显示 CABG 和 PCI 在死亡率、非致命性心肌梗死和非致命性卒中的复合终点方面没有明显差异（10.5% vs 13.0%，P=0.39）。比较 CABG 与接受药物洗脱支架而不是金属裸支架的 PCI 患者的亚组，死亡、非致命性心肌梗死和非致命性卒中的复合终点为 12.4% 和 11.6%（P=0.82）在此复合端点中再次显示无差异。

PCI 与 TAXus 和心脏手术（SYNTAX）试验之间的 SYNergy 是第一个比较 PCI 使用第一代药物洗脱支架与 CABG 治疗左主干病变和三支血管病变的随机对照试验。总共 1800 名患者以 1 ∶ 1 的方式随机分配至 PCI 或 CABG。随访 5 年时，主要不良心血管事件在 CABG 组中为 26.9%，在 PCI 组中为 37.3%（P ＜ 0.0001），这是由于 PCI 组的心肌梗死和重复血运重建显著增加[9]。在对三支血管病变患者队列的分析中，PCI 患者 5 年时的主要不良心血管事件显著高于 CABG（37.5% vs 24.2%，P ＜ 0.001）[10]。PCI 也与全因死亡、重复血运重建以及死亡、卒中或心肌梗死的复合率较高有关。两组卒中发生率相似。具有中等和高 SYNTAX 评分的患者中主要不良心血管事件与 PCI 的风险显著升高，但在 SYNTAX 评分较低的患者中则不然。糖尿病患者 PCI 和 CABG 的主要不良心血管事件差异较大。总体而言，SYNTAX 试验表明，与第一代药物洗脱支架相比，CABG 应该仍然是多支冠状动脉疾病患者的标准治疗，除了那些解剖结构较不复杂（即 SYNTAX 评分低）的患者，其中 PCI 可能是可接受的血运重建策略。

糖尿病患者的未来血运重建评估：FREEDOM（多支血管病的最佳治疗）研究比较了 1900 名患有多支冠状动脉疾病的糖尿病患者的 PCI 和 CABG。其主要结论是任何原因，非致命性心肌梗死或非致命性卒中死亡的综合发生率 PCI 组的 5 年率为 26.6%，CABG 组 为 18.7%（P=0.005）[11]。CABG 的益处是由任何原因引起的心肌梗死和死亡率的差异所致，然而 CABG 组的卒中率更高。

五、药物治疗

多支冠状动脉疾病患者具有弥漫性病变和可不断进展的未治疗斑块。多个支架仅处理最显著狭窄的病灶区域。随着时间的推移，未经治疗的易损斑块可能会发展为罪犯病变。风险因子处理和积极降脂等药物治疗至关重要。

六、结论

多支冠状动脉疾病患者占目前接受 PCI 手术的大多数，并且可能以后仍然如此。随着技术、支架和辅助药物的改进，PCI 后的短期和中期效果可得到显著改善。然而，根据目前试验的结果，CABG 仍然是大多数多支冠状动脉疾病患者和特别是糖尿病患者的标准治疗方法。

如果第二代药物洗脱支架后的长期效果证明与 CABG 相当，PCI 可能成为许多患者首选的血运重建策略。PCI 在多支血管病变患者中的作用将取决于患者的解剖结构和计划血运重建的临床环境。对于每位患者，应评估风险—收益比，风险评分可有助于决策。只有在考虑了所有治疗方案及其短期和长期预后以后，才应实行 PCI 手术。

第 18 章 慢性完全闭塞
Chronic Total Coronary Occlusion

Gerald S. Werner Emmanouil S. Brilakis 著
李 晟 译

根据最近在一项来自加拿大三个中心的 14 400 例血管造影队列研究统计，冠状动脉慢性完全闭塞占诊断性血管造影中观察到的所有有意义的冠状动脉病变的 18% [1]。考虑到闭塞的持续时间、闭塞是否完全（TIMI 血流 0 级）或是否为功能性（TIMI 血流 Ⅰ 级），近年来对“慢性冠状动脉闭塞”的定义并没有完全通用。

为了建立未来发展和技术讨论和评价疗效的基础，欧洲专家组所达成的共识现已成为慢性完全冠状动脉闭塞的统一定义，即具有记录的闭塞持续时间至少 3 个月，并绝对没有血流通过该病变（TIMI 血流 0 级）[2]。1 ～ 3 个月内的闭塞应作为近期闭塞，急性心肌梗死后 4 周内的为亚急性闭塞（即在 Occluded Artery Trial 中所包含的一些的病变 [3]。

一、闭塞病变形态学

慢性完全闭塞的另一个重要特征是实际闭塞段的长度。这只能通过同时观察近端（同侧）节段和通过侧支来源的远端节段来评估。由于大多数侧支来自对侧动脉，这需要双重注射，造影剂注射首先在对侧供体动脉中开始，然后再注射闭塞动脉。

对于进入、通过和离开闭塞段的介入策略，必须牢记慢性完全闭塞的基本病理解剖学特征（图 18-1）。闭塞近端帽通常为纤维化或钙化组织，会对导丝推进产生相当大的阻力。其后为一段松散的纤维组织或机化的血栓。当长期闭塞时，可能包括钙化小结，会阻碍导丝通过该部分闭塞到达远端帽。远端帽的阻力通常低于近端帽，可能是因为闭塞动脉的侧支存在 30 ～ 40mmHg 的较低压力 [4]。闭塞远端段通常是锥形的并且收缩，可为远端导丝进入提供一定的目标。

15 年前在多存在功能性闭塞的小样本患者中的一些病理学研究表明，存在有相当多的残留通道以及闭塞内所谓的微通道（直径＜ 200μm）[5, 6]。然而，最近在大样本患者中进行的病理组织学研究提供了

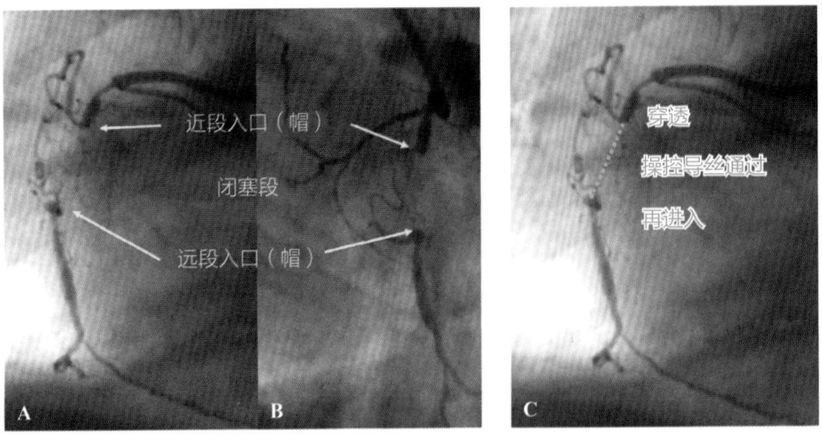

◀ **图 18-1** 慢性完全闭塞病变（**A** 和 **B**）的基本形态以及血管再通（**C**）的步骤

证据表明，微通道不是慢性完全闭塞的典型特征，反而经常观察到负性重构[7]。

二、适应证治疗

慢性完全闭塞是一组独特的病变，涉及所需介入技术的复杂性，但也涉及治疗这些病变适应证的不一致观点。后者通过PCI治疗的病变中慢性完全闭塞的低表现来反映[1]，而另一方面，如果不进行治疗，慢性完全闭塞的存在似乎具有特定的额外预后风险[8-10]。慢性完全闭塞患者有时会出现稳定型心绞痛，尤其是运动受限和呼吸困难比非闭塞性病变更为普遍[11]。

有时，当其他冠状动脉病变进展并导致不稳定的心绞痛时，会发现慢性完全闭塞存在。如果侧支供血动脉参与急性心肌梗死，因为风险区域大于单一急性闭塞，急性冠状动脉综合征和ST段抬高梗死的患者风险特别高[12]。

PCI治疗慢性完全闭塞未被广泛接受的原因是缺乏一项随机研究来回答其疗效。然而，来自前瞻性登记和Meta分析的大量数据已经为治疗慢性完全闭塞提供了大量证据[13, 14]。该适应证基于三个基本目标：

1.减轻心绞痛或呼吸困难导致的活动受限症状，特别是对于左心室功能保留的患者，或解决由慢性完全闭塞引起的局部缺血，类似于由非闭塞性病变引起的稳定性心绞痛的适应证。

2.改善闭塞动脉局部区域的左心室功能，其前提是有残余的存活心肌；目前可以通过晚期对比增强MRI来对其进行评估[15, 16]。

3.实现多支冠状动脉疾病患者的完全血运重建，如SYNTAX试验和其他亚组分析的事后分析所证明[10]，未经治疗的慢性完全闭塞会影响这些患者的预后。

开通慢性完全闭塞的一个必不可少的先决条件是存在提供远端闭塞段的侧支循环。若没有侧支循环，则没有存活的心肌。另一方面，对侧支功能的生理学评估表明，即使是血管造影所见良好的侧支也不足以防止心肌缺血，也不能成为不进行慢性完全闭塞血运重建的借口[17, 18]。在开通闭塞之前在闭塞远端测量的FFR约为0.4，远低于在非闭塞病变中作为介入治疗阈值统一接受的0.8（见第6章）。

对合并有慢性完全闭塞而由非闭塞性病变引起的急性冠状动脉综合征患者，在开通慢性完全闭塞之前应先开通急性病变。然而在稳定患者中，完全血运重建应该是最终目标。因此，分期PCI应该首先从慢性完全闭塞开始，当慢性完全闭塞未开通时，治疗侧支供血动脉病变风险较高[19]。如果慢性完全闭塞手术失败，可以转行CABG，以达到完全血运重建[10]。

三、基本处理原则

为了通过慢性完全闭塞病变，需要可见的远端节段以指导导丝走向，并且经常需要采用比处理非闭塞病变更硬的导丝。硬导丝有损伤动脉壁的潜在风险，可进入血管内膜下空间，甚至穿孔进入心包，需要特别强调在导线推进的每个步骤中控制导线位置（图18-2）。

慢性完全闭塞病变的首要处理原则是降低风险并避免并发症发生。慢性完全闭塞处理的指征仅仅是症状上的改善，对预后的影响并不被随机临床试验的结果支持。因此，处理慢性完全闭塞病变不能对患者造成任何方式的伤害，并且首要原则是始终绝对明确导丝头端的位置。因此，除了有同侧侧支循环外，必须应用对侧造影来观察来自对侧动脉的侧支以明确闭塞远端血管走行。常见的右冠状动脉和左前降支动脉闭塞病变，通常需要进行这样的双重造影。对于常规的顺向再通方法，通常可使用较小的导管（4Fr或5Fr）进行对侧以节省造影剂，但如果可视化较差，则应选择较大的导管尺寸。

第二个处理原则是要为手术操作提供最佳的支撑。即使导丝可以毫不费力地通过病变，仍然可因缺乏支撑，球囊和支架的通过也会失败。特别是对于右冠状动脉，常规JR指引导管可能无法提供足够的支撑，通常优选AL1。在手术开始时需要仔细规划，在导管尺寸和形状之间取得平衡。大直径如8Fr（日本术者的首选）即使在形状较小的情况下也能提供强有力的支撑，并且能为使用双导丝与微导管、双球囊等复杂技术提供了充足的工作空间。当使用特殊装置（Stingray球囊和导丝）可能需要内膜下重入方法时，也建议使用大直径导管。具有较小弯曲形状的大直径指引导管对于近端或开口闭塞

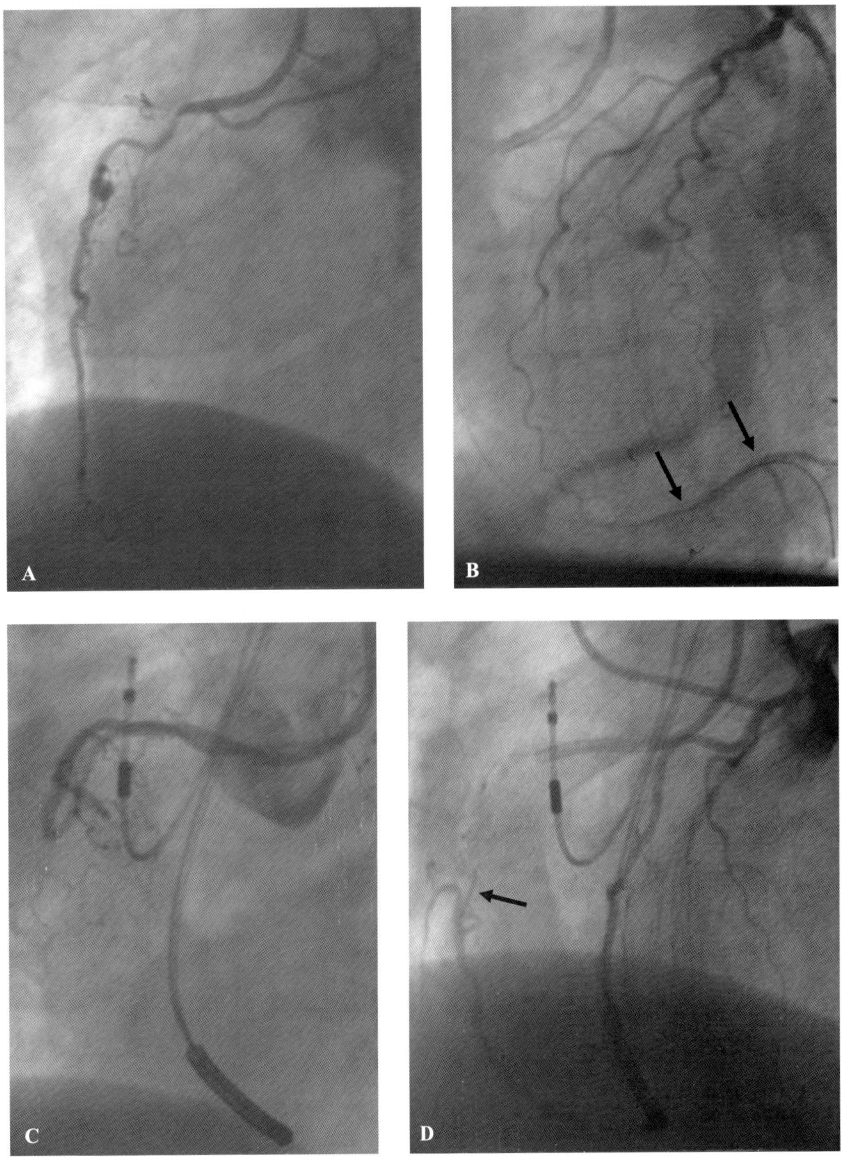

◀ **图 18-2 双侧同时造影对导丝位置的判断，推进和方向调整非常重要**

A. 右冠状动脉近端闭塞；B. 导丝通过后外侧的侧支血管通过闭塞段（箭）；C. 右冠状动脉近端闭塞；D. 导丝在远端血管腔以外（箭）

尤其重要，因深插导管困难或适得其反。在非开口病变中，较小的 6Fr 指引导管需要深插以获得足够的支撑。欧洲主要使用的导管尺寸为 7Fr，可提供适当的支撑和工作空间。重要的是始终使用具有侧孔的导管，特别是对于右冠状动脉，以避免造影剂注射到闭塞的近端动脉时发生局部夹层，并且避免近端侧分支的低灌注。

对于左冠状动脉，必须根据左主干的长度以及和闭塞动脉的夹角来选择引导导管。对于左前降支闭塞，额外的支持形状可提供理想的支撑，经典的 AL2 或 AL3 可能是旋支近端闭塞的理想选择。

第三个处理原则是在微导管的支撑下推送导丝，应从柔软的导丝开始，以尽量避免硬导线对近端动脉段带来的可能损伤。例如，左冠状动脉发出的锐角血管可能先需要柔软的亲水导丝来导入，但导丝角度和硬度都不合适用以通过闭塞段。近端血管大的成角一般也不会妨碍微导管的推进，一旦微导管到达慢性完全闭塞的近端，软导丝可以换成专用的通过导丝（图 18-3）。

四、导丝选择和操作

导丝选择取决于个人的偏好和术者的经验[20, 21]。然而，一般而言应区分和建议使用两种基本导丝——亲水的 PTFE 导丝和具有不同程度的亲水涂层金属导丝。

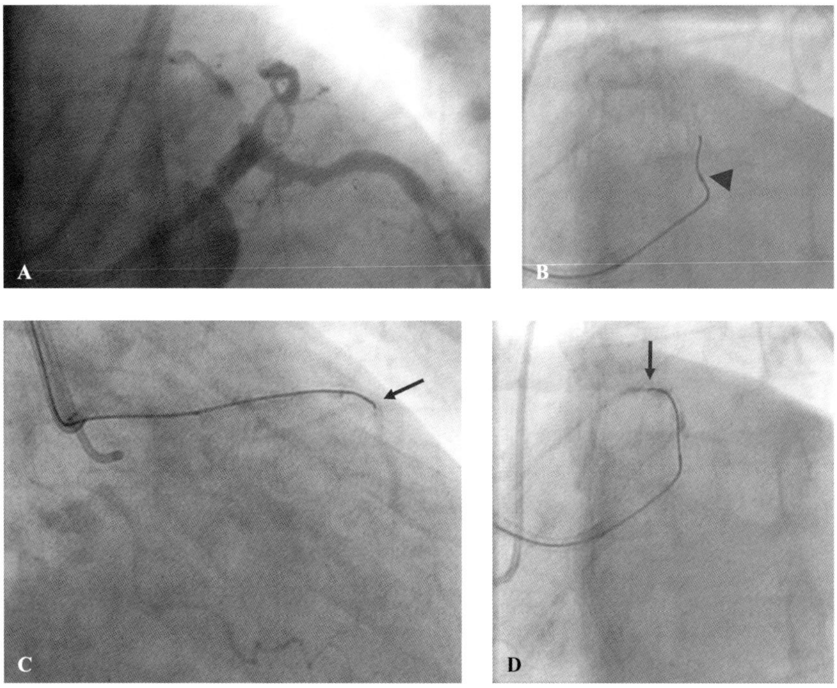

◀ **图 18-3 在微导管的支撑下推送导丝**

A. 前降支近端闭塞，渐变的锥形入口；B. 根据前降支闭塞段的走行对导丝尖端进行塑形。软导丝进入前降支后送入微导管（箭头顶端）；C、D. 将另一根尖端塑形的导丝送入。接着在两个体位的双侧造影指导下操纵导丝将其推送至远端

没有一款导丝能够满足所有病变和所有情况，术者必须熟悉每个家族的数款导丝。对于慢性完全闭塞病变，导丝的两个特征是最重要的：尖端硬度和扭矩控制。当第一个导丝遇到阻力时，导线可以升级，增加尖端硬度。扭矩控制是专用慢性完全闭塞导线的主要特征，用于在长阻力病变中操纵导丝。

虽然多年来导丝的研发是一个渐进和缓慢的过程，但现在已经有了更广泛和更多种类的导丝，并在过去 5 年中使导丝选择和偏好出现改变。导线选择取决于计划的开通闭塞方法，而这一方法取决于病变血管造影特征。三种基本导丝操作技术为：钻孔、穿透和滑动。有些导丝最适合这些技术中的一种，但基本上每根导线都可以采用这些基本技术之一进行操作。可以选择导丝来“测试”近端帽，但是经常需要被更换。在整个手术过程中需要灵活选择导丝。

尖端塑形是导丝操作的第一步和基本步骤，并且通常需要在手术过程中进行修改。在非闭塞性病变中，基本的经验法则是使尖端角度的半径适应于导线前进动脉的大小。慢性完全闭塞中尖端形状的主要差异在于，因为血管是闭塞的，病变部位的血管直径几乎为 0。因此，近端尖端角度的长度应尽可能短，并具有适度的 30° ～ 45° 角。在闭塞段不增加辅助角度。最近的导丝甚至有预制的小于 1mm 长的微小预成型头端。

有关如何选择导丝的详细介绍超出本章的范围，更重要的是，考虑到导丝开发的速度，在本书出版之前这一介绍将会过时，但以下的几点可界定导丝选择的标准和顺序。

（一）有明确入口的闭塞病变

根据闭塞时间或可见钙化情况，推断近端帽阻力，并以之选择相应的导丝（图 18-3）。对于可能的软斑块（慢性完全闭塞＜ 1 年），可以选择 Fielder XT，或者选择 Gaia 1。对于更具抵抗力的病变，Gaia 2 可以作为首选，进一步的可选 Ultimate 3。Fielder XT（最近的 XT-A）是锥形低头端硬度导丝，Gaia 导丝也是锥形，具有更高的头端硬度和扭矩操控性，Ultimate 具有与 0.014in 的常用工作导丝一样的尖端直径。通过将微导管推进靠近导线头端约 1cm 来处，以方便导丝操作。主要通过观察透视图像小心地旋转和推进导线，少部分情况下根据触觉反馈来调节。

（二）没有明显入口的闭塞病变

没有明显入口的闭塞病变通常发生在有侧支的部位（图 18-4）。需要应用锥形尖端导丝进行穿透，例如 Confianza Pro 9 和尖端直径为 0.009in 的 12G 线，或者 Progress 140T 或 200T。最近可用的 Gaia

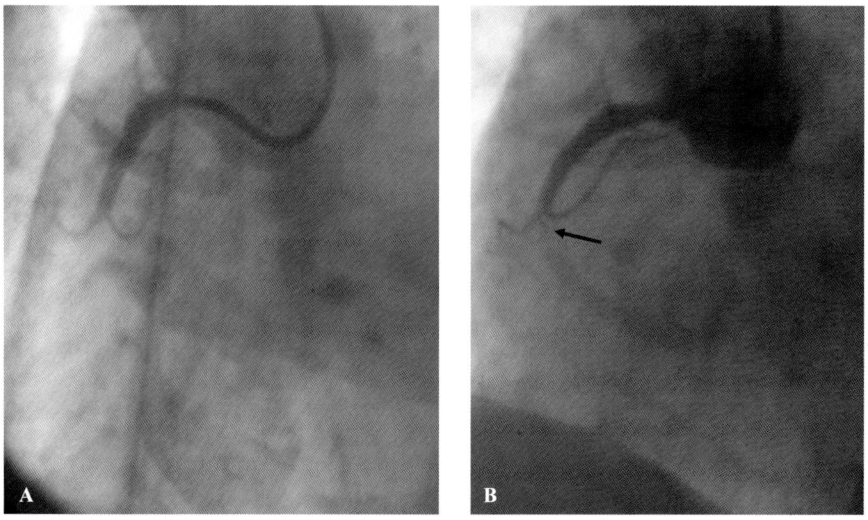

◀ **图 18-4　没有明显入口的闭塞病变的处理**

A. 右冠状动脉近端闭塞伴有两个分支；B. 穿透近端帽需要使用 Confianza 导丝（箭）

2 和 3 也是穿透近端帽的理想导丝；然而对于钙化帽，优选 Confianza 导丝。因可穿入血管内膜下空间，故需要仔细监测和控制导丝方向。

（三）疑似有残腔的闭塞病变

滑动技术依赖于 PTFE 线的低摩擦推进，对于具有可疑残余腔的闭塞病变是最为理想的（图 18-5）。因为低摩擦力而可快速推进，这些导丝被广泛（过度）应用，但应注意它们很难操纵并且容易离开血管腔。这种类型导丝的典型代表是 Pilot 系列导丝。最近出现的像 Fielder XTR 一样的低头端硬度导丝，很适合有残余通道的无创性试探。轻柔并且小心地使用 Pilot 导丝，也可以成功穿过看起来很困难的闭塞病变（图 18-6）。高头端硬度导丝也可用于支架内慢性完全闭塞的开通。

没有一种技术可用于所有病变，应根据需要使用和组合所有方法。

五、高级顺向再通技术

基本方法是用刚好足够的力量轻轻推进单根导线缓慢前进。有经验的术者可感受到导线头端在血管内位置的触觉反馈，但是感觉并不总是可靠。导丝推进需要通过至少两个正交体位的投射造影和偶尔的对侧造影进行确认。导丝通过闭塞段后却发现进入远段造影剂填充的腔外部分，说明导丝进入血管内膜下，这一情况并非不常见。这时需要决定是继续进行导丝操控或更换为内膜下重回真腔法。这一决定取决于术者对该技术的熟悉程度以及远端帽

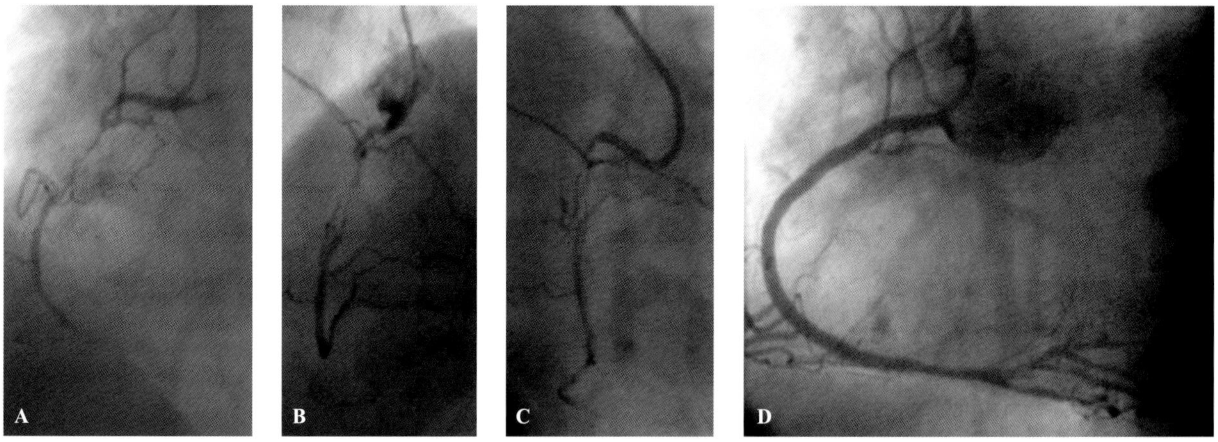

▲ **图 18-5**　右冠状动脉近端闭塞伴有长节段的冠状动脉内通道（自发的继发性再通），将 **Whisper LS** 导丝轻柔地推送到血管远端（**B** 和 **C**），最终证实整个操作是成功的（**D**）

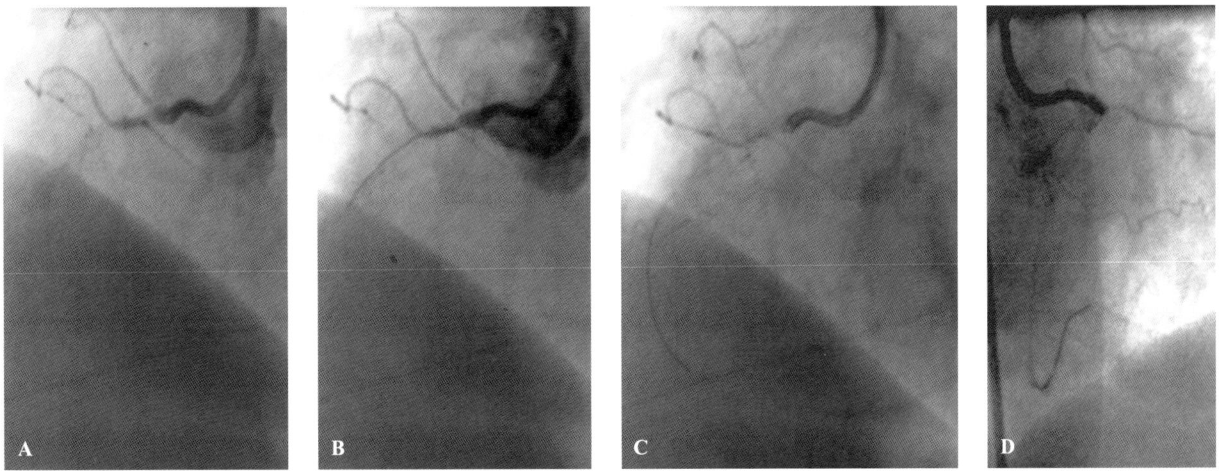

▲ 图 18-6 右冠状动脉近端闭塞，有分支血管但看不到闭塞段入口（A），Pilot50 导丝还是轻柔地通过闭塞段（B）并成功送至远端（C 和 D），导丝周围有造影剂证实其在真腔

的解剖学特征。

如果使用基于导丝的方法，那么第一根导丝可以用作对血管大致走行方向的指导，并且可以据此操纵第二根导丝，稍微偏离第一次的行程以成功进入远端真腔。这就是平行导丝技术（图 18-7）。通常，第一根导丝为中等硬度，第二根导丝硬度增加，且为锥形头端（如 Gaia 2 或 Confianza Pro）。现代 6Fr 指引导管可用于这种技术。但是如果两根导线都由微导管或以球囊支撑（跷跷板技术），则需要更大 7Fr 或 8Fr 的直径[22]导管。如果需要，甚至可以引入第三根导丝。

多导丝方法的主要要点是不要使假腔内的首根导丝超出远端进入点太远，以避免内膜下血肿过大，使第二根导丝的操纵变得困难，甚至因为远端血管压迫造影剂填充损失而无法重回真腔。

导丝与血管真腔的偏差可以在推进期间的任何点发生，但是经常发生在进入近端帽的入口处。控制并修改这一入口的精细方法是使用血管内超声。在错误通道有目的地扩张之后，血管内超声探头进入该假腔，并且在血管内超声成像以及导丝和血管内超声导管相对位置的定向下，重新将导丝定向送入真腔[23]。

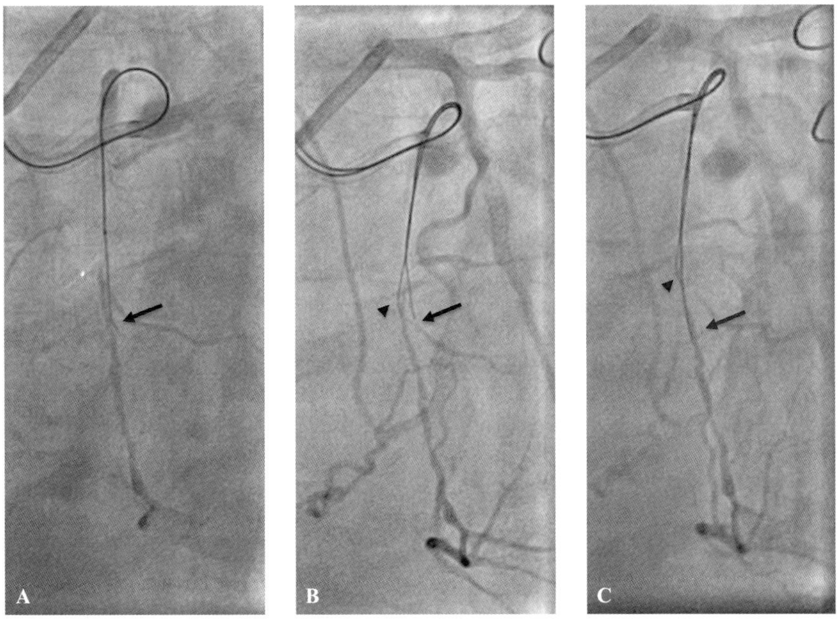

◀ 图 18-7 平行导丝优点的典型病例

A. 第一根 Gaia 2 导丝无法到达靶目标偏向右侧（箭）；B. 第二根平行的 Gaia 2 导丝也无法到达靶目标，一开始就指向了左侧（箭头）；C. 最后调整第一根导丝进入远端血管（箭）并通过其他体位证实

有时当闭塞病变包括多个侧分支时，导丝常常仅进入分支中。如果在经过一些努力后无法控制这种情况，那么用小尺寸的球囊将这个侧支阻塞可能有帮助。这种操作常常能使导丝较为轻松地通过闭塞血管，称为芝麻开花方法。当血管角度很大时，使用双腔微导管（TwinPass，Crusade）可能有帮助，后者管腔远端有一侧端开口[24]。

在导丝前进方向明确，但是未能穿透闭塞段时，应增加支撑力。这可以通过扩张闭塞近端的线上球囊，或者通过使用诸如锚定球囊技术或Guideliner或Guidezilla等延伸导管来实现。

六、顺向假腔及重回真腔

在顺行导丝操纵过程中的常见情况是导丝进入内膜下。顺向假腔及重回真腔技术旨在由顺应性更好的内膜下空间通过闭塞的血管段，然后重新进入远端真腔。使用“knuckled”导丝技术（通常是聚合物套导丝）（STAR[25]、mini-STAR[26]）可以实现顺行夹层，但导线重新进入的可靠性是不可控制的。随着专用BridgePoint重回设备（Boston Scientific; Natick，MA，USA）的出现，可以实现更可靠的重新进入。它由CrossBoss导管组成，金属导管远端具有1mm无创性头端，通过快速旋转推进，以提供通过闭塞的通道或通向内膜下空间的通道。在后一种情况下，可以使用Stingray系统实现重新进入真腔。Stingray球囊具有扁平形状，具有两个侧出口，通过定向使一个侧出口面向真腔，而另一个侧出口在低压膨胀（2～4atm）时面向外膜[27]。Stingray导丝是一根坚硬的（12G）导丝，带有一个0.009in的锥形头端，在透视引导下通过Stingray球囊的侧向端口朝向远端真腔，直到重新进入真腔（图18-8）[28, 29]。假腔的长度应尽量减少[30]，因为过长的假腔与高再狭窄率和再闭塞率相关[31, 32]。

七、逆向技术

导丝扭矩操控性的改进增加了常规和高级导丝技术的成功率。然而，对于长期和钙化的闭塞病变以及导管支撑不足时仍存在不足。常见的是难以进入闭塞段，因此需要替代方法。逆向技术通过采取从远端到近端的反向路径通过闭塞段，增加了成功率。由于远端帽通常比近端帽更软，因此导丝的推进比顺向技术更容易。这可以通过较为少见的桥血管来实现，而Osamu Katoh博士提出的经侧支循环的逆行方法[33-35]是最常用的通路。原则上多种途径都可以使用，但通过间隔支是最好的选择，对患者造成的危险最小。理想情况下，应使用小的间隔支连接（CC1侧支连接[36]）来处理右冠状动脉或左前降支的闭塞。只有在对顺向技术有丰富经验后才能使用逆向技术，因此这里仅简要提及和描述（图18-9）。

侧支导丝和支撑方式（微导管）的快速发展，使逆向技术比5年前更容易应用。一般来说，要么逆向导丝用作顺向导丝前行的标记，要么逆向导丝通过闭塞进入近端动脉并进入顺向指引导管。第一种方法仍然有效，特别是为了节省造影剂，但后一种逆行通道是最常用的技术。根据导丝是否是进入血管腔（穿过真腔）或偏离到斑块壁，可选择应用通过顺向导丝上膨胀球囊来促进导丝进入真腔（反向CART技术）[37]。

逆向技术有标准化的步骤，除了开口闭塞外，一般需要将顺向导丝定位到闭塞段内。这一步可以首先完成，也可以在逆向通过后完成。步骤如下：

1. 选择和通过侧支，目前大多数情况下都选择柔软无创性的Sion导丝，甚至经心外膜侧支连接现在可以成功通过。主要困难仍然是侧支血管路径的扭曲。

2. 在到达闭塞段远端的血管后，微导管（Corsair）通过侧支前行，使侧支扩张并用作指引导管的延伸部分。在心外膜曲折连接中，优选Finecross或类似的微导管。

3. 微导管与导丝交换，通过闭塞。这里通常可以使用比顺向方法更软的导丝，但是一般按需选择。目标是通过闭塞病变进入近端真腔，或者至少与顺向导丝之间重叠一段较长区域。如果没有进入近端真腔，则应用CART技术进行顺向球囊扩张建立空间从而使逆行导丝进入近端真腔。

4. 将导线推进指引导管或指引导管的延伸部分（GuideLiner，Guidezilla[38]），然后进入微导管。然

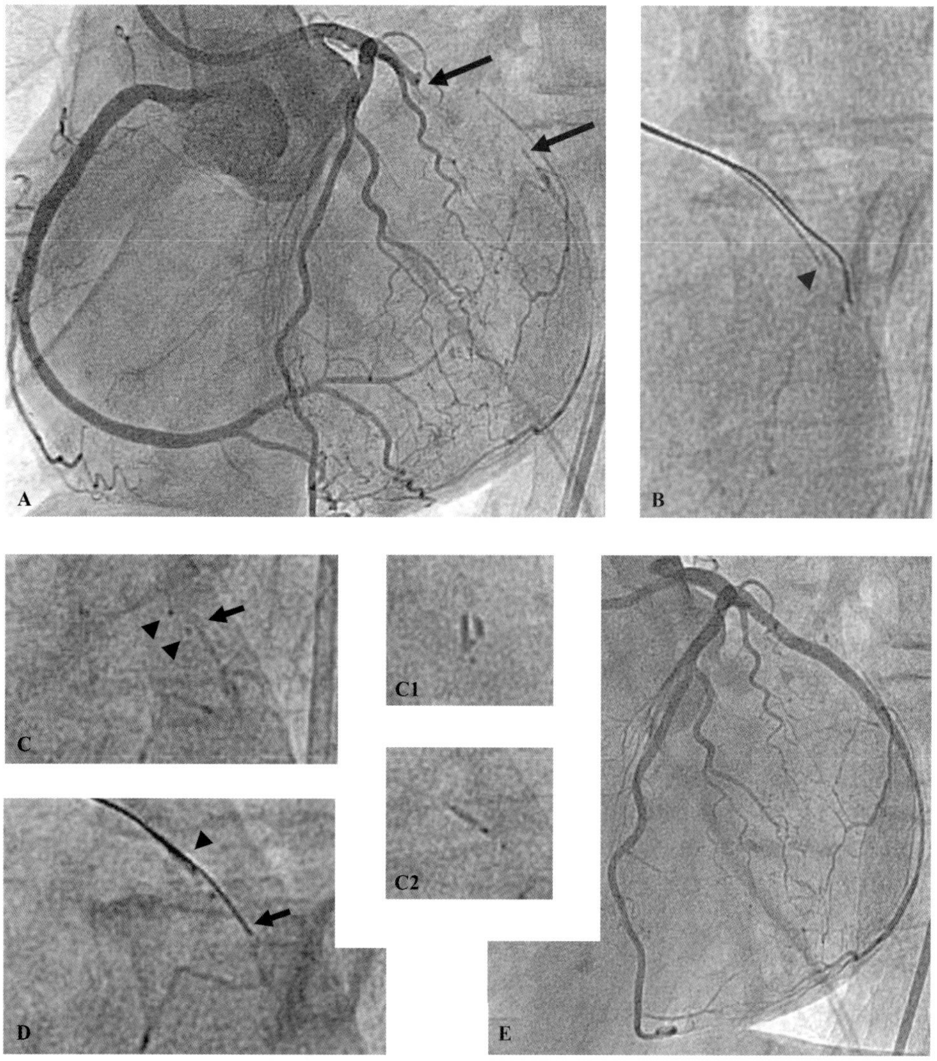

◀ 图 18-8　顺行导丝操纵过程

A. 左回旋支长节段闭塞（箭之间），侧支循环来源于对侧右冠状动脉及心外膜上的对角支；B. 一开始使用双导丝技术，但左前斜位体位上显示导丝分别送到了远端靶血管以下或以上（箭头）；C. 将带有两个不透光标记（箭头）的 StingRay 导管送到靶血管的内膜下（箭），对侧造影证实。打开 StingRay 球囊，在右前斜位体位上显示为两条平行线（C1），而在左前斜位体位上显示为一条线（C2），显示为一条线提示我们看到的是导管侧面，它的一个侧口在上面，另一个侧口在下面；D.StingRay 导丝送入正对靶血管的侧口（箭）并送出，在这一个病例中是两个标记近端的那个侧口（箭）。然后将 StingRay 换为微导管，沿着导丝送入远端真腔，再用软导丝交换处 StingRay 导丝；E. 局限性内膜下再进入技术支架植入术后的最终结果

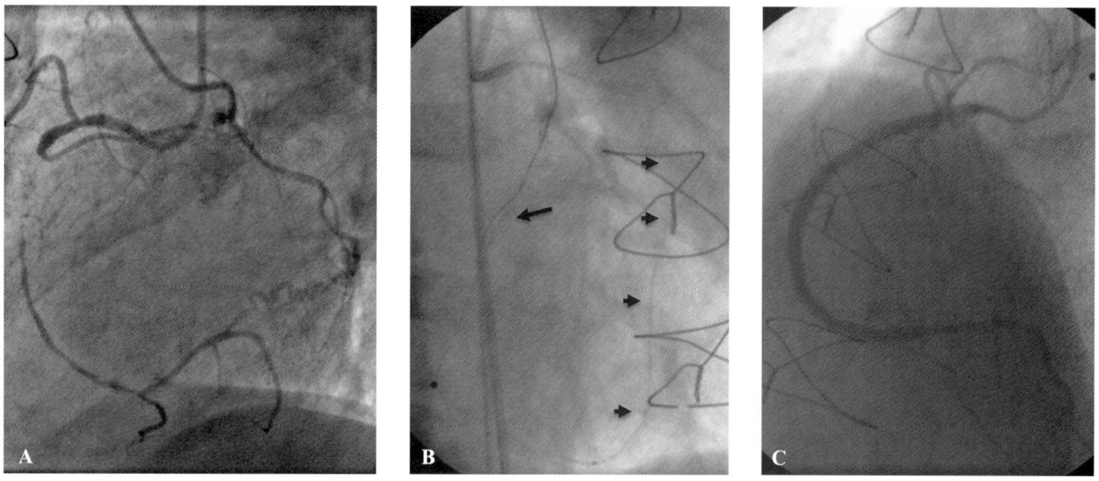

▲ 图 18-9　冠状动脉搭桥手术（CABG）后患者 RCA 近端闭塞处理

A. 尝试两次正向技术后，但无法到达远端；B. 尝试逆向技术，导丝通过穿隔支进入后降支（箭头），继续送至闭塞段远端帽；在两根导丝重叠处（B，箭）使用逆向 CART 技术完成血管再通，紧接着植入支架（C）

后将逆行导丝更换为＞300cm的长导丝，以使该导丝从顺向的Y阀外部化。

因此，这一经侧支循环而通过闭塞段的导丝，提供了理想的支撑以完成后续的球囊扩张和支架放置。微导管应退回到闭塞段远端，保护侧支免受导丝影响。在最终移除这个侧支“耦合器”之前，应注射造影剂确保侧支血管的完整性。

八、混合方法治疗慢性完全闭塞

使用双侧照影时，根据慢性完全闭塞病变下述四个特征，在美国目前将“混合”方法作为介入慢性完全闭塞的手段：①近端帽模糊度；②病变长度；③远端血管的质量；④存在适合逆向介入的侧支[39]。当近端帽不明确或靶血管远端弥漫性病变时，主要应用逆向方法是有利的。否则，最初应采用顺向技术，对短病变（长度＜20mm）进行导丝升级，对较长（≥20mm）病变的进行顺向内膜下策略。如果最初选择的技术未能取得进展，建议尽早改换策略。

九、球囊扩张

经对侧造影在至少两个正交视野的观察下，确定导丝成功地通过闭塞病变位于远端血管真腔后，接着需要推进气囊。先用直径低至1～1.25mm的小球囊，然后再用足够大的球囊[21]。

当小球囊也无法推进时，有一些技术可以增加支持[40, 41]。这些技术旨在改善和稳定血管开口处指引导管的位置。在某些情况下，严重钙化的病变需要使用进行旋磨；然而对于精密的0.010in旋磨指引导丝，其更换可能非常困难。这可以借助于支撑导管来实现，该支撑导管尽可能地推进到闭塞病变中。如果可以实现这一点，则可使用小的旋转磨头。处理这种情况另一种有用办法是激光导管，但由于硬件成本高且应用受限，在导管介入室很少见[42]。Tornus支持导管（ASAHI Intec Inc.）可以帮助实现通过闭塞，一旦导丝处于适当位置，可以将其拧过闭塞病变[43]。

确定合适的球囊大小用于扩张病变可能具有难度。要在冠状动脉内给予硝酸甘油以扩张血管，因为一般血管在再通后总是处于收缩状态[44, 45]。

十、支架放置

药物洗脱支架的出现大大降低了目标血管介入的失败率，目前与非闭塞性病变结果相当[46, 47]。长支架和多支架似乎不再对血管通畅性有太大的影响，尽管在这个特定情况下晚期支架血栓形成的问题尚未完全确定。在比较慢性完全闭塞支架以前和目前的状况时，需要注意的是目前随着技术改进，复杂慢性完全闭塞成功再通率是增加的。

当计划慢性完全闭塞球囊扩张后植入支架时，充分覆盖和支架扩张有利于在支架植入严重动脉粥样硬化区段时避免支架边缘处的局灶性再狭窄，并减少血液紊流以避免支架血栓形成。然而，过度扩张可导致支架断裂，这不仅在第一代药物洗脱支架中可见到，在最新的药物洗脱支架中仍可见到[48]。数据显示金属裸支架常为弥漫性和闭塞性再狭窄，而药物洗脱支架主要为在支架边缘或支架内局灶性的再狭窄，后者可以通过局限性支架治疗。

生物可吸收支架有一定应用前景，初步的经验似乎有希望，但在复杂的再通手术后（尤其是右冠状动脉），是否可以并且应该应用可吸收支架替换金属支架仍有待确定。

十一、慢性完全闭塞术中血管内超声

血管内超声可以在手术过程中的几个阶段使用。作为需要相当专业知识和经验的先进辅助技术，血管内超声可以用于闭塞起始点的定位，特别是近端帽处有侧支发出，并且血管内超声可以定位在该侧支的起始处。如果导丝进入内膜下空间，则进入该假腔的血管内超声导管可以帮助导丝重新进入真腔[20]。

随着逆向技术使用越来越多，血管内超声被用于识别顺向和逆向导丝相对于管腔和内膜下空间导丝的位置，有助于决策最合适的技术[20, 49]。即使在上述领域缺乏经验，血管内超声在评估支架置入和最佳支架扩张状态具有优势[50, 51]。弥漫性动脉粥样硬化使得难以将近端和远端支架边界放置在较少患病的节段内以避免边缘狭窄，并且由于低估了血管直径而未将支架完全扩张开。完整的病变覆盖和充分扩张是获得这些病变长期成功的关键因素。

十二、何时终止手术

如果手术没有取得成功，最重要的问题是何时终止手术，其后要么选择第二次尝试，有时也是一种可行的选择；要么选择其他方法，如外科手术血运重建。有时可能因技术原因终止手术，有时可能出于安全方面的考虑。从一开始就必须明确，再通血管可能需要相当长的时间，常为 90 ～ 120min，但可以远远超出这个时间限制。因此，必须保留足够的时间以避免由于后备原因而导致可能成功的手术被中止。

终止止手术有三个主要原因。

1. 避免辐射损伤 [52, 53]。射线检查时间通常为 40 ～ 60min，有时甚至更长。为避免对患者皮肤的辐射损伤，应采用低辐射剂量方案，降低射线脉冲率，并尽可能优先采用射线图像存储。从手术开始，辐射应该保持最小化。必须经常改变和调整角度，以避免单点高辐射负荷 [54]。

2. 避免造影剂引起的肾病 [55, 56]。应根据患者的年龄和肾功能，在手术开始前设定每个患者的最大造影剂应用剂量。通过使用逆向导丝标记可以避免在导丝操作期间重复注射造影剂以减少造影剂的使用，另外可通过使用血管内超声而不是造影剂对血管进行评估。其他技术设备还可用于重症患者（见第 27 章）。

3. 如果出现难以处理的并发症或计划策略失败且无须替代方案，则应停止手术。一般而言，如果有可行的替代方案，可以在 4 ～ 6 周后进行第二次尝试 [21]。

十三、并发症

已发表的数据显示，闭塞性和非闭塞性病变的并发症发生率并无差异，但这些数据尚在先进技术的采用和新型专用导丝的应用之前 [57, 58]。最近的一项 Meta 分析评估了典型的慢性完全闭塞并发症，如穿孔和心脏压塞，但其他并发症似乎被低估了，因为辐射损伤和造影剂肾病尤其在以前的研究中没有固定地报道 [59]。最近的数据显示，逆行方法似乎是安全的，仅有中等程度的穿孔风险 [60, 61]。鉴于慢性完全闭塞 PCI 的指征经常存在争议，以及还有外科手术血运重建的可行选择，介入手术必须安全地进行。

为了避免血管穿孔这一并发症，必须注意识别和纠正错误导丝的位置，在没有绝对确定导丝在血管真腔之前，不要用球囊随导丝跟进。夹层和穿孔可导致心肌的造影剂显影，但这不一定是终止手术的理由，只要它不损害侧支血管供应。

一旦导丝通过闭塞段并且到达远段，导丝也可以离开血管内腔。在球囊和支架操作过程中，硬导丝容易损坏远端血管腔。因此，导丝头端应始终保持在视野中，并且应尽可能快地将硬导丝更换为具有软头的常规工作导丝，如在第一次球囊扩张之后。

然而，由于血管损伤和心包积液是一种内在风险，基本原则是在手术过程中避免使用除肝素之外的任何其他抗凝血药，因为肝素可以容易地通过鱼精蛋白逆转。没有数据支持在慢性完全闭塞中使用糖蛋白Ⅱb / Ⅲa 拮抗药。

术者应当熟练掌握心包引流管的放置，需要时进行放置；通常还可以通过若干次球囊充气（超过 10min）来快速阻止泄漏并封闭破损。如果这不起作用，远段微导管的负压抽吸可能有帮助，或通过微导管注射血栓。如果泄漏不仅通过顺向血流且来源于侧支循环，问题将难以控制。如果破口不能通过弹簧圈等封闭，去除冠状动脉介入设备，然后用鱼精蛋白逆转肝素作用，并进行心包引流一段时间是唯一的选择，若心包积液持续增加则应进行外科手术修复。

其他并发症是在接近闭塞段时对邻近血管造成的。此处需要特别小心，导致部分血管闭塞的损伤会使患者处于严重风险，因为一支血管已经长期闭塞。不应该使用硬导丝穿过左主干以避免这种损伤，而应该通过 OTW 导管推进，后者应在常规软头导丝的帮助下放置到位。

采用逆向技术后出现新的并发症，特别需要小心并要求不要使用单一的主要供血侧支，因为任何损伤都会立即导致严重缺血。此外，心外膜特别是顶端侧支连接容易损伤甚至可能破裂，导致危及生命的急性填塞。另一方面，经穿隔支造成的损伤很少很严重，并且多没有后遗症。这些高级技术应该由经验最丰富的术者在安全应用传统和顺向导丝技术积累经验后实施。

第 19 章　动脉和静脉桥血管的经皮冠状动脉介入治疗

Percutaneous Coronary Intervention of Arterial and Vein Grafts

Bimmer E.P.M. Claessen　José P.S. Henriques　George D. Dangas　著
徐西振　译

CABG 始于 20 世纪 60 年代，是治疗冠状动脉疾病的一种有效方法 [1]。CABG 是使用动脉（最常见的是左乳内动脉，也叫左乳内动脉桥血管）或静脉血管（最常见的是大隐静脉）连接主动脉和冠状动脉狭窄或闭塞远端的一种术式。近年来，PCI 是最常用的冠状动脉血运重建技术，由于该技术的不断发展，应用CABG进行治疗的病例数逐年下降 [2]。然而，即使在药物洗脱支架和双联抗血小板治疗时代,CABG在糖尿病和复杂冠状动脉疾病患者中的疗效非常明显，能显著改善患者的 5 年临床结局 [3–5]。然而，冠状动脉粥样硬化性心脏病患者自身血管病变的进展及桥血管的病变也影响了 CABG 的远期效果 [6]，因此，接受 CABG 的患者可能需要接受二次血运重建术。本章概述了动脉或静脉旁路移植失败的病人进行 PCI 时面临的挑战。

一、面临的问题

CABG 后进行二次血运重建比较常见。例如，在 SYNTAX 试验（Synergy Between Percutaneous Coronary Intervention with Taxus and Cardiac Surgery trial）CABG 患者 5 年的随访中发现，13.7% 的患者接受了再次血运重建术 [5]。SYNTAX 试验中，将 1800 例多支病变的患者随机分到 CABG 组和 PCI 组，其中 CABG 组根据中心自身条件尽量选择动脉桥血管，而 PCI 组选用紫杉醇涂层支架（Boston Scientific，Natick，MA，USA）[7]。美国国家心血管数据登记处（the US National Cardiovascular Data Registry，NCDR）的一项分析报告称，在 2004—2009 年间，在所有接受 PCI 治疗的患者中（1 721 046 例），先前接受过 CABG 手术的患者比例高达 17.5%（300 902 例）[8]。

CABG 术后桥血管失败的病因与其移植的时机不同而有所不同。近期临床试验及注册研究显示，3% ～ 10% 的静脉桥血管在 CABG 术后 1 年内闭塞，而服用阿司匹林能降低这一比例 [7, 9, 10]。静脉桥血管闭塞主要是由相关外科问题所致，比如桥血管过长出现了扭曲，使用了有病变的静脉桥血管，吻合口远端血流不畅发生了桥血管术后急性闭塞或诱发了类似于 PCI 术后的血管损伤。桥血管的晚期闭塞是由于大隐静脉桥血管（saphenous vein grafts，SVG）的磨损和（或）自身冠状动脉中动脉粥样硬化疾病的进展造成的。

在桥血管长期通畅性方面，动脉桥血管要优于静脉桥血管。对 1254 例接受 CABG 手术的患者进行的 10 年随访显示，大隐静脉桥血管的通畅率为 61%，而乳内动脉桥血管的通畅率为 85%。最近一项平均随访 9 年的比较双侧和单侧乳内动脉移植的 Meta 分析显示，双侧乳内动脉移植患者较单侧的生存率高 [11]。在 SYNTAX 试验和注册研究中，对 1419 例使用动脉桥血管移植到左前降支的 CABG 患者进行的再次分析显示，接受静脉或动脉作为第二桥血管患者的 5 年临床结局相当 [12]。但是，SYNTAX 试验亚组分析中的随访时间可能太短，无法评估动脉桥血管的优势，因为这种优势可能在随访的 5 ～ 20 年出现。

二、冠状动脉搭桥术后二次血运重建：经皮冠状动脉介入治疗术或再次外科手术

截至 2015 年，只有一个随机试验比较了冠状动脉搭桥术后患者接受 PCI 或者 CABG 的效果。AWESOME（The Angina with Extremely Serious Operative Mortality Evaluation）研究纳入了 142 例患者，该研究为随机对照试验，比较 CABG 和 PCI 在冠状动脉旁路移植术后患者中的应用[13]。另外，719 例患者被纳入医生指导的注册研究中，在这个较小的随机试验中，3 年随访时接受 CABG 和 PCI 患者的生存率差异无统计学意义（分别为 73% 和 76%）。

目前美国和欧洲指南建议，对 CABG 术后药物治疗仍有顽固性心肌缺血的患者，计划再次接受血运重建治疗时，由心脏治疗团队决定最佳的血运重建技术[14, 15]。依据 2011 年 ACC/AHA 指南对冠状动脉旁路移植术的建议，适合再次 CABG 的因素包括有不适合 PCI 的血管、病变桥血管的数量、左乳内动脉作为桥血管的可用性、慢性闭塞病变和良好的远端桥血管吻合点。适合再次 PCI 的因素包括引起症状的缺血区域较局限、适合 PCI 的病变、左前降支桥血管通畅、较差的 CABG 吻合点和合并其他疾病等[16]。

三、急性术后桥血管失败的经皮冠状动脉介入治疗术

研究显示 CABG 术后 30d 内大隐静脉桥血管的闭塞发生率大约为 10%[10]。出现术后心电图（ECG）改变（如 ST 段抬高或新 Q 波的产生）、生物标志物升高、超声心动图上新发的心室壁运动异常、血流动力学不稳定性时，要怀疑 CABG 术后急性桥血管失败。急诊血管造影之后行 PCI 是治疗急性术后桥血管失败的首选策略[17]。然而，如果多个桥血管闭塞或者解剖结构不适合行 PCI 术，仍需要再次行 CABG 术。尽管能及时进行急诊血管造影和 PCI，急性桥血管失败仍导致院内死亡率升高，与 PCI 后急性支架血栓形成后的死亡率类似[18]。例如，最近发表的一项观察性研究报道了 2004—2008 年期间，CABG 术后 30d 内接受急诊冠状动脉造影术的 54 例患者，其 30d 死亡率为 26%[17]。在 CABG 术后数小时至数天内进行 PCI 时，新鲜吻合口部位穿孔的风险增加[17]。目前的指南建议 PCI 治疗靶点应该是自身的冠状动脉或乳内动脉桥血管。由于较高的栓塞和（或）穿孔的风险，急性闭塞的大隐静脉桥血管应避免行 PCI 术[15]。

四、退行性大隐静脉桥血管病变的经皮冠状动脉介入治疗术

NCDR 试验中纳入的患者主要是以前接受 CABG 的患者，该研究分析了其中 300 902 例手术，大多数 PCI 是针对自身冠状动脉[15]。在该项研究中，62.5% 的患者在自身冠状动脉中接受了 PCI 术，37.5% 的患者在至少一个桥血管中进行了 PCI 术，这些桥血管大多数为静脉桥血管，其中大隐静脉桥血管占 34.9%，动脉桥血管占 2.5%，既有动脉桥血管也有静脉桥血管占 0.2%。

在大隐静脉桥血管中进行 PCI 术与主要不良心脏事件发生率偏高显著相关。一项对包括 5 个随机对照试验和一个纳入 3958 名患者的在大隐静脉桥血管中植入栓塞保护装置的注册研究的 Meta 分析报道，在治疗的患者中 30d 的主要不良心脏事件（定义为死亡、心肌梗死或靶血管再血管化治疗）率在应用常规指引导丝的患者中为 13.8%，在应用栓塞保护装置的患者中为 9.6%[19]。30d 主要不良心脏事件最强的预测因子是估计的较大的斑块体积和大隐静脉桥血管高度病变。从约 1000 名大隐静脉桥血管中应用金属裸支架行 PCI 术主要不良心脏事件的登记资料分析显示，女性和糖尿病都与大隐静脉桥血管 PCI 术后不良事件的风险增加有关[20, 21]。

接受大隐静脉或动脉桥血管 PCI 的患者的另一个不利的预后特征是，特别是在自身冠状动脉循环中存在广泛闭塞的情况下，他们通常具有低的左心室射血分数。在这些主要不良心脏事件中，使用血流动力学支持装置可以优化完全血管化的程度，减少围术期的并发症[22, 23]。

（一）指引导管选择

指引导管的选择取决于主动脉 – 桥血管在主动脉的吻合位置。通常情况下，右冠状动脉远端或左

回旋支远端的桥血管位于右冠状动脉开口的上方；这些桥血管可由多功能管、Judkins 右或 Amplatz 右或左指引导管到达[24]。左冠状动脉桥血管通常在左冠状动脉的开口的上方，这些桥血管可通过 Judkins 右、Hockeystick、左冠状动脉桥血管或 Amplatz 左指引导管到达。

（二）大隐静脉桥血管中经皮冠状动脉介入治疗术支架的选择：金属裸支架或者药物洗脱支架

在冠状动脉原发病变中，就安全性（死亡、心肌梗死、支架血栓形成）、疗效（目标病变和目标血管再血管化）方面而言，新一代药物洗脱支架较第一代药物洗脱支架和金属裸支架相比，可以显著改善临床结局[25, 26]。研究表明，与在大隐静脉桥血管中应用金属裸支架行 PCI 术相比，药物洗脱支架植入降低了再次进行血运重建的风险[27]。而且，SCAAR（the Swedish Coronary Angiography and Angioplasty Registry）分析发现 3063 例接受大隐静脉桥血管 PCI 的患者，接受药物洗脱支架比接受金属裸支架死亡率更低[28]。目前的指南推荐在大隐静脉桥血管中使用药物洗脱支架（Ⅰ类推荐，A 级证据）[15]。在远侧吻合水平容易发生血管错配（尤其在大隐静脉桥血管至对角支或远侧钝缘支处），导致在这些位置无法使用任何支架。特别具有挑战性的情况是由于大隐静脉与自身冠状动脉远端吻合口狭窄相关的大隐静脉病变：这些远端血管典型特征是管径细小并且病变弥漫和钙化。针对上述患者采用细胞或基因治疗方案，或者不再进行血管重建的病例并不罕见。有趣的是，这种不利的解剖因素不一定与心肌局部区域收缩功能减低有关。

（三）栓塞保护装置在大隐静脉桥血管中的应用

由于病变静脉桥血管的动脉粥样硬化较重，大隐静脉桥血管的 PCI 与远端栓塞增加了围术期心肌梗死的风险[19]。许多单独的临床试验及 Meta 分析支持在大隐静脉桥血管介入治疗中使用栓塞保护装置来减少远端栓塞的发生[19, 29–31]。

目前存在三种不同类型的栓塞保护装置。第一类为远端阻塞抽吸装置，这些装置包含的球囊被送到病变远端并充气以阻断顺行血流。安装有球囊海波管可以被用作行支架或球囊成形术的指引导丝。行 PCI 操作时大隐静脉中的血液处于停滞状态，产生的碎片则被抽吸导管吸除。这种类型的栓塞保护装置包括 PercuSurge GuardWire（Medtronic，Minneapolis，MN，USA）和 TriActiv 系统（Kensey Nash Corp，Exton，PA，USA）。

第二类栓塞保护装置是远端栓塞过滤器，也是最常用的类型。这些装置有一个安装在导丝远端的孔径为 100 ～ 110μm 收缩过滤器，被输送到病变的远端并随后展开，允许顺行血流，同时捕获与上述远端闭塞系统相似大小的碎片[32]。支架置入术或球囊血管成形术后，用回收导管获取收集的斑块碎片。这种类型的栓塞保护装置包括：Spider（Abbott Vascular，Abbott Park，IL）、FilterWire（Boston Scientific，Natick，MA，USA）和 Interceptor Plus（Medtronic Vascular，Santa Rosa，CA，USA）。

最后一类是近端阻塞抽吸装置（Proxis，St. Jude Medical，Minneapolis，MN，USA），虽然被证实在大隐静脉 PCI 中有效，但是厂家不再生产和销售该类装置[33]。

目前，栓塞保护装置的使用被 ESC 和 ACC/AHA 指南列为Ⅰ级推荐，B 级证据[15, 34]。

（四）糖蛋白Ⅱb/Ⅲa 抑制药在静脉桥血管经皮冠状动脉介入治疗中的应用

由于病变静脉桥血管血栓负荷重，已有临床试验研究了抗血小板聚集的糖蛋白Ⅱb/Ⅲa 抑制药在大隐静脉桥血管中的应用，然而仍没有研究表明糖蛋白Ⅱb/Ⅲa 抑制药在大隐静脉桥血管 PCI 中的应用可减少不良缺血性事件的发生。对研究大隐静脉桥血管 PCI 中糖蛋白Ⅱb/Ⅲa 抑制药应用的 5 个随机对照试验的汇总分析（n=627）显示，当使用糖蛋白Ⅱb/Ⅲa 抑制药时，大隐静脉桥血管 PCI 中 6 个月以内不良事件（死亡、心肌梗死或再血管化）的发生率显著高于安慰剂组（39.4% vs 32.7%，P=0.07）[35]。

（五）桡动脉入路在静脉桥血管经皮冠状动脉介入治疗术中的应用

最近的一项随机对照试验调查了 128 名接受 CABG 术并拟从桡动脉或股动脉入路接受心导管检查的患者[36]。在这个小型研究中，桡动脉入路组手术时间［（34.2 ± 14.7）min vs（21.9 ± 6.8）min，$P < 0.01$）］及透视时间［（12.7 ± 6.6）min vs（8.5 ± 4.7）min，$P < 0.01$］更长，造影剂用量更多［（171 ± 72）ml vs（142 ± 39）ml，$P < 0.01$］。而且，桡动脉入路组更改入路的发生率为 17.2%。然而，PCI 患者的预后相

似。本研究建议，在静脉桥血管 PCI 中采用桡动脉入路最好由具有经桡动脉入路进行 PCI 和血管造影经验丰富的术者操作。照我们的经验，桥血管的准确位置，近端吻合口与无名动脉的距离，它在大血管上的位置以及主动脉弓的扭曲情况，是决定桡动脉入路可行性和部位（左 / 右桡动脉）的重要因素。

五、经皮冠状动脉介入治疗在动脉桥血管中的应用

对动脉桥血管的干预最常见于 CABG 手术后的第 1 年，因为动脉桥血管对损伤的反应是狭窄最常见的机制（类似于 PCI 术后再狭窄）[8]。使用桡动脉作为桥血管易于发生冠状动脉痉挛，使桥血管的 PCI 过程更加复杂 [37]。许多外科医生经验性地使用钙通道阻滞药预防动脉桥血管痉挛（尤其是桡动脉桥血管）。动脉桥血管，尤其是体部动脉粥样硬化不容易进展，因此病变常发生在吻合口。动脉桥血管行 PCI 的临床证据有限。吻合口病变和体部病变特征不同，分别使用金属裸支架及球囊扩张作为一线治疗，但是药物洗脱支架的出现改变了这一方案。一项小型回顾性研究表明，与金属裸支架相比，动脉桥血管中植入药物洗脱支架可以降低靶病变的血管重建率 [38]。

左乳内动脉和右乳内动脉桥血管指引导管的选择

左乳内动脉桥血管可使用左桡动脉或股动脉入路，最常用的导管为 JR4 或 IMA。对于一个扭曲的左乳内动脉桥血管来说，可能需要一个软的亲水导丝，以 1.5mm 球囊作支撑才能将导丝送至远端。左乳内动脉从左锁骨下动脉近端上升部分发出时，将带有 0.035in 导丝的指引导管“冒烟”寻找 IMA 开口，并送入 0.014in 的导引导丝进入 IMA，撤出 0.035in 导丝，导管在 0.014in 导引导丝的指引下朝向 IMA。

右乳内动脉可以由 IMA 或 JR4 导管经由右桡动脉或股动脉入路到位。当使用股动脉入路时，进入右乳内动脉可能具有一定难度，用上述描述的使用超滑导丝的技巧可能有帮助。

六、结论

CABG 术后的患者接受 PCI 是一个常见的临床问题。这些患者除了许多心脏以外的并发症，还具有较多的冠状动脉硬化危险因素。对于 CABG 手术后发生难治性心绞痛的患者，心脏团队应该根据患者的具体情况制定再次血管重建的方法。如果选择 PCI，指南建议处理自身冠状动脉。如果自身冠状动脉介入治疗有禁忌，可对病变静脉桥血管行 PCI，建议使用栓塞保护装置和植入药物洗脱支架而不是金属裸支架。我们还需注意，达到最佳血管腔径可能会伴随着较重的术后心肌损伤，术者应考虑这种利弊 [39]。

第 20 章　小血管、弥漫性病变和扭曲性冠状动脉疾病的介入治疗方法

Interventional Approach in Small Vessel, Diffuse, and Tortuous Coronary Artery Disease

Robert Pyo　著
徐西振　译

PCI 的不利因素包括冠状动脉细小、弥漫性血管病变和冠状动脉扭曲。冠状动脉细小增加再狭窄的发生率，弥漫性或长节段病变可影响手术成功率，并增加再狭窄的发生率。扭曲病变也会降低 PCI 的成功率，而操作成功率的下降主要是由于器械输送困难。器械输送困难不仅使 PCI 具有挑战性，而且使对血管病变解剖学和生理学的评估变得困难。然而，通过周密的技术应用和相关设备的支持，这些针对难治性病变的 PCI 可以获得较高的成功率和安全性。

一、小血管疾病

（一）定义与发病率

小冠状动脉被定义为直径小于 2.5 ～ 2.75mm 的冠状动脉 [1, 2]。通常情况下，血管的直径是通过血管造影来估算的。然而，如果存在弥漫性冠状动脉疾病，血管造影可能不容易正确评估血管大小，其真实直径容易被低估。在这些情况下，有时需要血管内超声或 OCT 成像以确认血管的真实大小。

对小血管病变进行 PCI 比较常见，占冠状动脉介入手术的 25% ～ 30%[3, 4]。小直径冠状动脉的患者年龄多较大，女性更多见。其伴随疾病较多，例如心力衰竭和糖尿病 [5]。

（二）解剖结构与生理功能的评估

小血管病变的生理评估很重要。由于其 PCI 后结局相对较差，应仅对有临床意义的病变进行干预。血管造影提示直径狭窄大于 70% 的病变通常被认为可能引起缺血 [6, 7]。然而，如果参考血管直径小，单独通过血管造影评估狭窄程度比较困难。血管内超声、OCT 和 FFR 可用于评价小血管疾病的临床意义。

1. 血管内超声

血管内超声可以有效地对冠状动脉小血管进行评估。较小的 5F 血管内超声导管较易输送。图像评估的方法与大动脉相似，主要是测量最小管腔横截面积。核素扫描成像证实，管腔直径＞ 3.0mm、横截面积＜ 4.0mm^2 的病变通常与缺血相关 [8]。较小的血管被认为发生缺血的 CSA 阈值较小。FIRST（Fractional Flow Reserve and Intravascular Ultrasound Relationship）研究中，使用 FFR 评估不同直径血管冠状动脉病变的情况。管腔直径小于 3mm 的血管病变的最佳 CSA 阈值为 2.4mm^2，阈值以下的病变可能具有小于 0.8 的“缺血”FFR 值 [9]。

2. FFR

FFR 的测量可用于评估小冠状动脉病变的生理意义。FFR 已被证实是一种评估 PCI 治疗效果的重要工具。虽然大多数支持 FFR 的数据来自于评估较大冠状动脉的研究，但证据支持这种方法也可应用在较小冠状动脉中 [10]。在 FAME 研究中，20% ～ 30% 的冠状动脉直径小于 3.0mm，平均血管直径为 2.5mm[11]。Phantom 研究发现应用 FFR 可以

识别患者小冠状动脉病变，这类患者推迟 PCI 术是安全的[12]。小冠状动脉 FFR 阈值范围在 0.75 ～ 0.80 之间，小于该区间则提示与缺血有关。

3. OCT

与血管内超声相比，OCT 是一种相对较新的成像方式。它不是利用超声波而是使用红外光扫描获得冠状动脉的横截面图像。与血管内超声相比，它具有分辨率高的显著优点。为了使图像最优化，必须用造影剂冲洗冠状动脉内的血液。由于小血管通常位于血管的远端，这种冲洗效果可能不好。缺血和 OCT 所测量的横截面积之间的相关性尚未被严格证实。

（三）技术方面

针对小血管病变的 PCI 处理是具有挑战性的。由于小血管位于远端，器械输送比较困难。小血管也可能处于分叉处，分叉病变的 PCI 操作也因血管内径尺寸变小而变得更加复杂。也很难选择与小血管尺寸匹配的支架。然而，一个良好可行的预案可以使 PCI 过程变得更容易。

1. 器械输送

将器械输送到冠状动脉的远端是困难的，但是仍然可以通过合适的技术和设备安全地完成。“并行导丝”是常用的技术[13, 14]。在该技术中，两条导丝被输送到目标血管中。其中一根较硬的导丝起到支撑作用，增强输送性。这个类别中经常使用的较硬的导丝是 Mailman™（Boston Scientific，Marlborough，MA，USA）和 Grand Slam（Abbott，Abbott Park，IL，USA），这些导丝通过“拉直”病变附近的弯曲来提高输送性，并建立一个“轨道”，通过轨道，便于器械输送。此外，在指引导管支撑不够时，使用较硬的导丝有助于将指引导管调整到同轴位置，以实现最佳输送。第二条导丝是输送导丝，可通过它输送球囊或支架，这种导丝是一种柔软的导丝，它允许通过器械甚至通过曲折的血管段，没有显著的偏置效应（想了解更多内容，参见下文“弥漫性血管疾病”部分）。

在器械输送特别困难的情况下，可使用伴行导丝技术，“子母延长导管”来便于输送。两个常用的品种是 Guideliner（Vascular Solutions，Minneapolis，MN，USA）和 Guidezilla（Boston Science，Marlborough，MA，USA）。这些器械通过冠状动脉深插提供额外的支撑。此外，在冠状动脉开口异常时，这些器械可以提供同轴支撑。在特别具有挑战性的情况下，可以将这些器械推进到已充气球囊的输送杆上，以便“超”深地将器械进入到冠状动脉血管中（关于这种技术的详细信息，请参阅下文“扭曲性血管疾病”部分），然后回抽并撤回球囊，支架可以通过深插的延长导管输送。当使用这些器械进行深插时必须小心，因为当这些器械进入冠状动脉时，可能发生冠状动脉夹层。

2. 分叉病变

小血管分叉病变的治疗应采用单支架策略。先将小分支球囊扩张以防止突然闭塞，再将支架置于较大的分支血管中。哪怕造影显示侧支受累，不建议常规穿网眼至侧支行球囊扩张，以避免主支支架变形[15]。如果有缺血症状出现或血管造影显示无支架的侧支中血流偏慢，则应该用导丝重新穿网眼进入较小的无支架侧支内，并用小的非顺应球囊以较高的压力扩张支架网眼。分叉前的血管段较小，因此可能难以行球囊对吻扩张。在大多数情况下，最终应该用非顺应性球囊高压扩张主支支架，可以优化支架的形态，而不会使未置入支架的侧支再次闭塞。使用序贯球囊扩张与同时球囊对吻扩张在临床结果上似乎没有差别[16]。事实上，序贯球囊扩张较球囊对吻扩张对保持主支血管的解剖完整性更有利[17]。小血管病变不建议采用双支架策略，即使采用这种策略，支架再狭窄率也很高。一般来说，应该使用单支架策略来治疗小冠状动脉分叉病变。

3. 器械大小

应用较小的球囊和支架使小血管病变的 PCI 变得更容易和安全。1.2mm 的球囊可以通过小血管的远端病变并进行扩张[18]。这些较小球囊被安装在较硬的输送杆上，后者提供足够的前向输送力。单纯球囊血管成形术（plain old balloon angioplasty，POBA）已经可以获得可接受的效果[3]。然而，如果血管大小允许，药物洗脱支架的治疗与单纯球囊血管成形术相比是更好的选择。目前药物洗脱支架最小的直径是 2.25mm。

（四）临床结果

与较大血管相比，在相同手术方式下，经皮介入治疗小血管的临床结果更差[19]。不良结局主要由支架内再狭窄和靶血管重建的发生率增加所致。

支架内再狭窄常被用于治疗小血管，至少与金属裸支架效果类似。随访6个月时靶血管重建率约为20%[3]，远高于在大血管中植入金属裸支架后的靶血管重建率，后者约10%[20]。药物洗脱支架的出现显著降低了小血管支架植入术后的支架内再狭窄和靶血管重建率。随访9个月时血运重建率约为4%[21, 22]。随着第二代药物洗脱支架的出现，支架植入后冠状动脉的通畅率进一步提高[23]。

（五）要点与摘要

• 小血管的介入治疗比较常见，占所有介入治疗的20%～30%。

• 血管造影是最常用的评估小血管疾病严重程度的方法。然而，包括血管内超声和FFR在内的方法已经在研究中得到证实，是评估小血管病变意义合理的辅助方式。

• 小血管病变的PCI是具有挑战性的。造成困难的因素包括位置处于血管远端、血管近端扭曲以及包含较多分叉。然而，在使用适当的器械和技术后，仍可以安全地进行PCI。

• 较小的血管直径使器械尺寸的选择具有潜在的挑战性。然而，较小球囊和药物洗脱支架的应用使PCI更有效。第二代药物洗脱支架直径小至2.25mm，这些支架的使用与良好的临床结果相关，优于单纯的球囊血管成形术和金属裸支架的使用。

二、弥漫性血管疾病

（一）定义与发生率

弥漫性冠状动脉病变的特征是动脉粥样硬化斑块长度大于20 mm[24]。某些患者更容易出现弥漫性冠状动脉疾病。糖尿病患者往往有弥漫性、多支动脉病变，更有可能接受外科血管重建治疗。总体上，南亚患者更容易罹患严重的弥漫性冠状动脉疾病，这种疾病可能不适合外科手术或经皮血管重建术[25]。心脏移植的患者有时会出现弥漫性闭塞性冠状动脉疾病，这种疾病通常是由移植物血管病引起的，而后者是平滑肌细胞广泛增殖的结果[26]。少数情况下，移植心脏的冠状动脉可以发生粥样硬化病变，但这些病变表现更为局限[27]。血管炎患者全身炎症过程中也会发生弥漫性冠状动脉疾病，但更罕见[28]。

（二）解剖结构与生理功能的评估

冠状动脉造影最常用于明确弥漫性冠状动脉疾病。然而，由于冠状动脉的弥漫性受累，通常很难确定血管的正常参考直径，因此很难估计狭窄的百分比。实际上，在一些情况下不可能估计参考血管大小，而将整个血管描述为“中度弥漫”或“严重弥漫”病变。因此，需要血管造影以外的方式来量化弥漫性冠状动脉疾病的病变程度。

1. 血管内超声与OCT

血管内超声可用于评估弥漫性冠状动脉疾病。在缺乏明确的参考血管直径而难以估测狭窄程度时，血管内超声测量是评估疾病严重程度和临床意义的替代方法。在血管参考直径≥3.0mm的血管中，血管内超声测量的横截面积小于4.0mm^{2}的斑块通常被认为可以引起缺血[8]，而在参考直径＜3.0mm的血管中也确定了横截面积阈值[9]。另外，血管内超声成像可识别弥漫性病变中更严重的节段，以指导支架植入。血管内超声引导下病情最严重部位进行点状支架植入可以获得更好的疗效，避免长支架的植入[29]。

OCT可提供类似血管内超声的数据。此外，它具有分辨率高的优点，并能提供关于病变重要的定性数据，如钙化程度[30]。而且，其较高的分辨率有助于识别弥漫性病变支架植入时容易出现的支架贴壁不良。OCT可用于指导球囊高压扩张时选择正确的方法。

2. FFR

由于很难确定弥漫性病变狭窄的准确百分比，FFR成为评估其生理意义的有效工具。尤其在弥漫病变中存在严重节段性病变时，FFR导丝的回撤可识别出血流动力学受影响显著的病变节段。在该技术中，将FFR导丝置于弥漫性病变上，并在最大充血状态下对整个病变进行血流动力学评估。如果最大充血时FFR值显著下降（≤0.8），则将导丝从弥漫性病变的最远端向近侧回撤。如果通过某个病变时，有明显的压力下降（约10mmHg），该病变需行PCI治疗。支架植入术后再次对整个弥漫性病变进行FFR测量是很重要的，因为除了弥漫串联病变的累加效应引起的单纯血流动力学下降，还存在弥漫串联病变之间的生理相互作用[31]。例如，远端病变植入支架后，FFR可显示最初血流动力学影响不显著的近端病变。要改善整个弥漫性病变血流动力学，必须治疗近端病变（图 20-1）。弥漫性病变中没有明显压力下降的特定节段，要么必须对整个病变进行支架植入以获得血流动力学益处，要么患者不适合行 PCI 治疗，而应当考虑进行外科血管重建。

（三）技术方面

弥漫性冠状动脉疾病的介入治疗具有挑战性。决定哪些血管需植入支架并不简单，因此要考虑使用血管内超声或 FFR 等冠状动脉造影的辅助方式帮助确定支架植入的部位。即使在确定靶病变之后，在弥漫性病变内输送器械也很困难，特别是血管钙化或扭曲更具有挑战性。

1. 器械输送

支架通过弥漫性病变可能很困难，因为机械阻力增加，血管弯曲处存在病变，以及在某些如慢性肾脏疾病患者中存在钙化病变。因此，试图尝试输送一个支架之前，要充分预处理这些病变。对于弥漫性钙化病变，旋磨术指征要放宽（关于这种技术的详细信息见第 22 章）。旋磨术将使弥漫性病变更易于均匀和充分扩张。旋磨术后，应用直径小于参考血管直径 0.5mm 的高压球囊在支架植入区域高压扩张。使用比血管稍小的球囊高压扩张，可以确保病变充分扩大，同时避免压力过高造成损伤。

即使在充分的球囊扩张后，支架的输送也可能会很困难，这时可以使用在小血管病变中提到的用来增强支架输送性能的技术。使用较硬的支撑导丝可提供更稳定的平台来输送诸如球囊或支架之类的器械，从而提高输送效率。如果使用“并行导丝”技术，而且病变发生在血管中的弯曲处，可使用较软的非支撑导丝输送支架，因为这样对血管壁的损伤较小（图 20-2）。在较直的病变中，如果支架不能沿较软的导丝输送，则可以通过支撑导丝输送支架，延长导管可以提供进一步的支撑。当这些器械

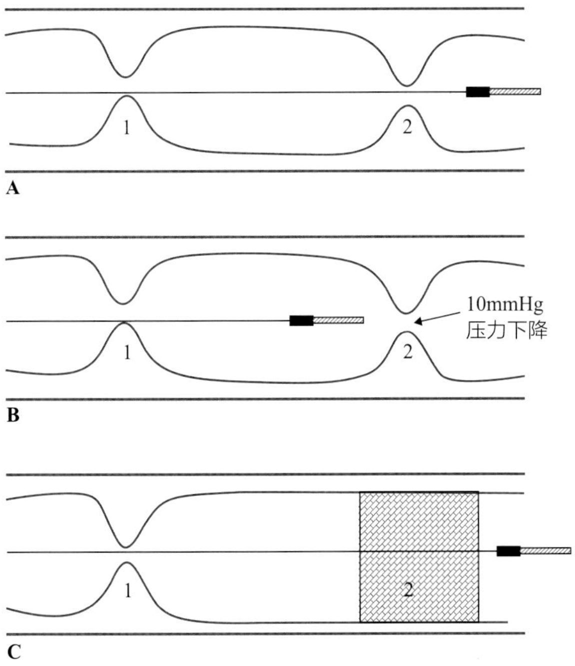

▲ 图 20-1 FFR 导丝识别出血流动力学受影响的过程

A. 血流储备分数导丝通过两个连续性病变（1 和 2）记录有临床意义的数值；B. 在导丝回撤期间，在远端病变（2）上记录 10mmHg 的压力下降，但是在近端病变（1）上没有记录到显著的压力下降；C. 一旦远端病变用支架（2）治疗，FFR 导丝被放置在支架的远端并再次回撤。在支架节段（2）上没有记录到压力下降，但是在近端病变（1）上记录到显著的压力下降——近端病变应该植入支架

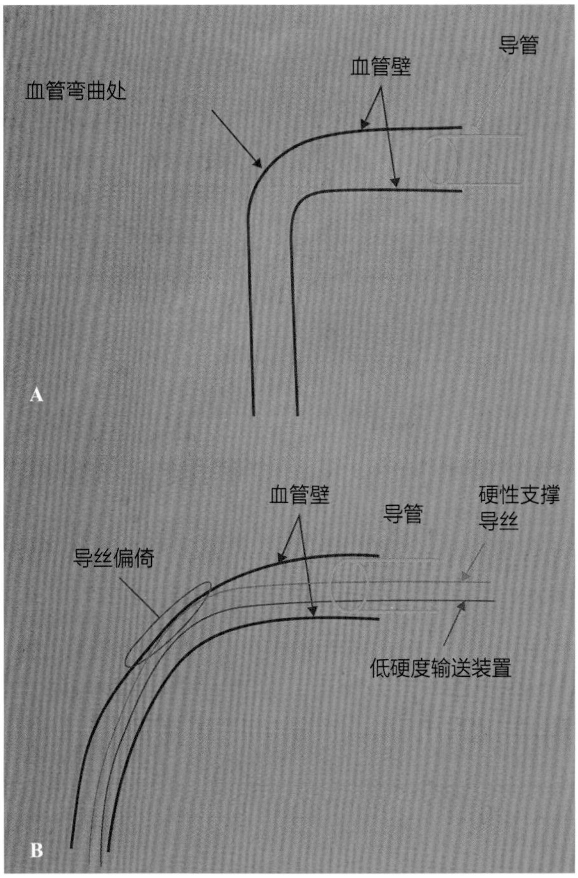

▲ 图 20-2 使用较软的非支撑导丝输送支架示意图

A. 血管上 90° 角为导丝偏倚设置了条件；B. 硬性支撑导丝“拉直”了血管，其结果是对血管造成偏倚。在这个导丝上输送装置可能有问题，因为它可能对血管壁有“偏倚”。在较软的输送导丝上输送装置与较少的偏倚有关

被“深插”到弥漫性病变的冠状动脉中时应该非常小心，因为发生夹层的风险比进入相对无病变的冠状动脉段时更高。一般来说，这些器械不应该进入到未植入支架的动脉节段。

2. 普通球囊血管成形术

在某些病例中，由于支架不能输送到位或血管直径太小，弥漫性冠状动脉疾病不适合用支架治疗。如果不能进行外科手术血运重建，单纯球囊血管成形术可能是唯一的治疗选择。当仅用血管成形术或单纯球囊血管成形术治疗病变时，应使用直径比 1∶1 的长的非顺应性球囊对扩张病变血管充气至标准压力。目前非顺应性球囊的长度可达 30mm。在充分扩张病变后，应再次用一半的标准压扩张病变，持续约 1min。这种小于标准压的延时扩张将“贴合”潜在的夹层内膜，而避免血管过度损伤。应用非顺应性球囊充分扩张弥漫性病变需要较高的压力，而过高的压力可导致严重的局部损伤和影响血流的夹层，因此，使用非顺应性球囊很重要。与支架治疗相比，单纯球囊扩张治疗冠状动脉弥漫性病变的效果较差，再狭窄率和靶病变血运重建率分别高达 42% 和 21%[32]。此外，弥漫性病变的球囊血管成形术可导致影响血流的夹层，这种夹层一般需要紧急支架治疗，这与围术期心肌梗死的发生率较高有关 [32, 33]。单纯球囊血管成形术应作为治疗弥漫性冠状动脉疾病的最后选择。

3. 支架

在弥漫性冠状动脉疾病治疗中，与单纯球囊血管成形术相比，应用金属裸支架提高了手术成功率，但靶血管重建率仍然很高 [32, 33]。与金属裸支架相比，药物洗脱支架显著提高了血管的通畅率，并将血运重建率降低至个位数 [21, 22]。应用 38mm 的依维莫司和佐他莫司洗脱支架治疗 30mm 以上病变，9 ～ 12 个月后靶病变血运重建率低于 10%[34–36]。如果病变长度＞ 38mm 需要串联放置并重叠一部分支架。对于重叠部分的支架，第一代药物洗脱支架与支架内再狭窄率增加有关 [37]，而第二代药物洗脱支架则具有较好的结果 [38, 39]。当使用两个以上支架时，应尽量减少重叠长度。新一代支架支架梁纤细，因此很难用透视法观察。使用增强的支架可视化成像技术（“支架增强”）可最大限度地减少重叠的长度 [40]。

（四）临床结局

与多处节段性病变的经皮治疗相比，弥漫性冠状动脉疾病的治疗预后较差。由于单独的球囊血管成形术与不良预后相关，应避免应用该术式。与节段病变支架植入术相比，弥漫性冠状动脉病变支架植入预后较差。事实上，支架长度是支架内再狭窄的独立预测因子 [41]。弥漫性疾病在糖尿病患者中普遍存在，并带来治疗上的困难。由于患者远端血管条件差，不适合做血管吻合，因此不推荐行外科搭桥手术 [25]。在弥漫性冠状动脉疾病患者中，第二代药物洗脱支架的使用获得了较好的疗效，建议尽可能地使用。

（五）要点与摘要

在某些人群，如糖尿病患者中，弥漫性冠状动脉疾病的发生率较高，可能并不适合外科搭桥手术，某些患者可考虑经皮介入治疗。

血管造影是评估弥漫性冠状动脉病变严重程度的最常用方法。然而，在某些患者中，识别血管的正常节段以测量参考直径是困难的，因此，须考虑使用其他成像方式，如血管内超声或 OCT。此外，在评估弥漫性冠状动脉疾病的严重连续性病变中 FFR 尤其有用。

在弥漫性冠状动脉疾病中，特别是钙化或扭曲病变，输送器械可能有难度。在支架输送之前充分的血管预处理是必不可少的。如果存在钙化，在支架输送之前，应该使用旋磨术和高压球囊血管成形术。使用并行导丝技术和延长导管可以帮助克服由偏置效应和长病变引起的阻力。

三、扭曲性血管疾病

（一）定义与发生率

冠状动脉扭曲是冠状动脉血管存在明显的弯曲。在 PCI 术中，通常会评估病变之前的部分血管扭曲度。目前存在多种量化冠状动脉扭曲程度的方案 [24, 42]。极度扭曲是指至少一个弯曲＞ 90° 或 2 个弯曲＞ 60°。因此，一般来说，病变前角度越尖锐，弯曲越多，冠状动脉的扭曲特征性就越明显。过度的扭曲会减少 PCI 成功率，并且引起不良结果的可能性也更大。

冠状动脉扭曲并不少见，在某些情况下，患病率高达 39%[43]。虽然冠状动脉扭曲可以发生在任何血管中，由于左回旋支从左主干分出的第一个弯曲角度比较陡峭，因此动脉扭曲发生率更高。此外，左回旋支的钝缘支常以接近 90° 的角度分出，较易造成血管扭曲。左前降支是血管扭曲发生率第二高的冠状动脉，其次是右冠状动脉[43]。幸运的是，冠状动脉扭曲与冠状动脉粥样硬化病变的发生呈负相关。在某些情况下，由于扭曲段血流改变进而导致缺血[42, 44]。

（二）解剖结构与生理功能的评估

冠状动脉造影是评价冠状动脉扭曲病变的主要手段，需要对病变进行多视角分析。如果多条冠状动脉存在明显的扭曲，由于 Mach 效应，血管重叠会产生狭窄的错觉[45]。这种效果容易导致误判，所以应该尽一切努力“展开”分叉病变。由于可能出现“假性病变”，冠状动脉扭曲病变处理前应进行评估[46]。其他成像方式可作为冠状动脉造影的补充，但是血管扭曲使得任何方法都易于产生误差。

1. 血管内超声

血管内超声难以在扭曲的冠状动脉中输送，导致其使用困难，推荐使用较小的 5F 成像系统。在特殊情况下，血管内超声导管也可以使用并行导丝技术输送。即使在成功输送血管内超声导管之后，也必须小心地解读数据。导丝偏置效应使得同轴图像的采集变得困难，因此，很难分析从冠状动脉扭曲段获得的图像。在没有相应增加斑块负荷的情况下横截面积突然减少，血管从圆形突然变成椭圆形，或者血管结构的相对区域发生不可解释的变化，这些现象提示血管扭曲可能导致误差。

2. FFR

由于导丝与扭曲血管的缠绕，可能难以获得 FFR 数据。为了克服很难操纵 FFR 导丝这一问题，一种方法是在推送 FFR 导丝之前，使用更具操作性的导丝“拉直”冠状动脉。当使用这种技术时，在获得血流动力学数据之前退出非 FFR 导丝非常重要，反之，就会导致误差。另外一种方法是应用 Acist Rxi™（Eden Prairie，MN，USA）系统，该系统允许介入专家选择的任何导丝输送 FFR 设备。因为 FFR 装置在扭曲血管中的手风琴效应可能产生假阳性结果，所以在分析数据时必须小心[47]。

（三）技术方面

1. 器械输送

在扭曲的冠状动脉病变中输送器械可能是困难的。使用并行导丝系统是克服血管扭曲的常用技术。通常，一根硬的“支撑导丝”与较软的导丝搭配。支撑导丝包括 Mailman™（Boston Scientific，Marlborough，MA，USA） 与 Grand Slam（Abbott，Abbott Park，IL，USA）。先输送非支撑导丝，接下来再输送不易操作的支撑导丝通过扭曲病变部位。最初，器械应该在软的非支撑导丝上前进。通常情况下，支撑导丝将被偏压于弯曲部位，导致器械在该导丝上的输送困难（图 20–2）。如果在较软的导丝上输送不成功，则可以尝试通过支撑导丝输送装置。

为了成功地完成扭曲病变的经皮介入治疗，使用延长导管是非常重要的。这些设备提供了额外的帮助，并使导管导丝系统更好地同轴，以提高输送性能。延长导管可以沿导丝“输送”或深插到冠状动脉内。通过将延长导管推进到两条导丝上或通过支撑导丝来加强“深插”。在特别困难的病例中，球囊可以前进到目标冠状动脉的远端部分，并且可以将延长导管通过未扩张的球囊送到远端。如果延长导管不能通过未扩张的球囊送到远端，则可以通过扩张球囊锚定来获得进一步的支撑，然后延长导管可以沿着已扩张的球囊推送杆送到远端。锚定球囊的尺寸应小于参考血管直径 0.5mm，以便最大限度地减少对血管的损伤（图 20–3）。在某些情况下，延长导管可以沿已扩张的球囊推送杆通过冠状动脉病变。如果能做到这一点，则支架可以通过延长导管前进到病变部位并释放。使用这种技术，可以在非常扭曲的血管中输送长支架。

当使用延长导管的深插技术时，人们应该意识到相关的风险。由于延长导管的物理存在以及血管变直，冠状动脉灌注显著减少，导致来自指引导管的动脉压力可能被阻断，因此，必须经常行无创血压监测以评估真实的体循环压力。应进行频繁和反复的缺血检查，如果发现，应立即撤回延长导管。应尽量避免通过深插的延长导管进行造影剂注射，当绝对必要时，应谨慎使用少量造影剂。因为通过嵌顿的指引导管系统注射大容量造影剂可导致心室颤动。此外，粗暴地注射造影剂也会导致夹层。当

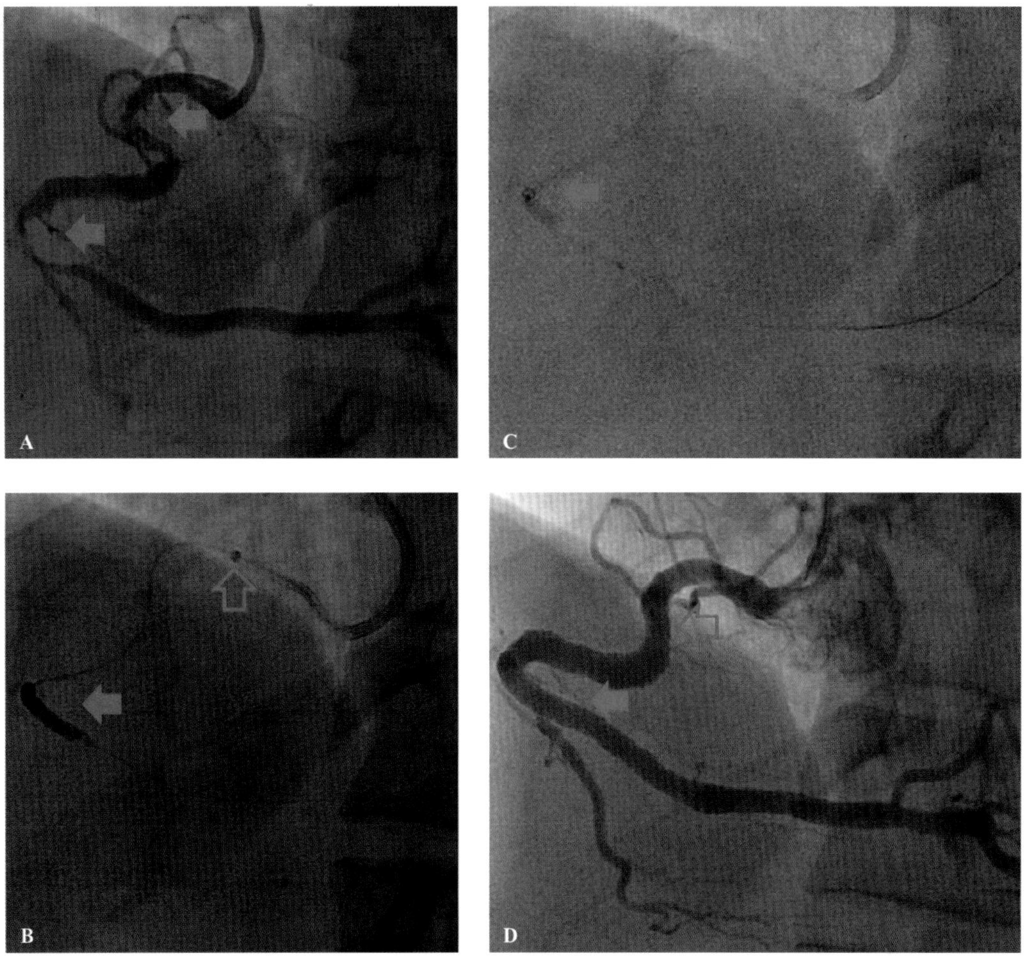

▲ 图 20-3 器械输送过程

A. 严重扭曲的右冠状动脉，在近端和远端部分有严重的病变（红箭）；B. 2.5mm 的非顺应球囊在右冠状动脉远端充气用来锚定（红箭）。延长导管（Vascular Solutions，Minneapolis，MN，USA）通过充气球囊（空心箭）的轴被送入右冠状动脉近端；C. 在充气的球囊锚上向右冠状动脉远端（红箭）推送延长导管；D. 一个支架通过延长导管被输送并成功地释放在远端病变（红箭）中，类似的方法被用来成功治疗右冠状动脉近端病变（空心箭）

延长导管推进时也会发生明显的夹层，将延长导管通过球囊的轴推进到远端，可以减少这种并发症。

2. *旋磨术*

经皮介入治疗扭曲冠状动脉的钙化病变尤其具有挑战性。关键的挑战是将支架输送通过一个钙化的扭曲病变。在这种病变的患者中，使用旋磨术可以更容易地输送设备，但是必须小心，因为导致严重影响血流的夹层和威胁生命的冠状动脉穿孔的风险要高得多。为了减少支撑导丝引起的偏移，通常使用软的 Floppy RotaWire™（BostonScience，Marlborough，MA，USA）。在特别具有挑战性的血管中，可使用诸如 Finecross™（Terumo Cardio.Sy.，Ann Arbor，MI，USA）的交换导管来帮助导丝通过病变部位。顶端没有弹簧圈的导丝，例如 Fielder™（Abott Laboratories, Abbott Park，IL，USA）或者 the Kinetix™（Boston Scientific，Natik，MA，USA）可以有效和高效地通过弯曲的冠状动脉。一旦导丝通过病变部位，推进交换导管通过病变，初始导丝被撤回，经交换导管输送 RotaWire 通过病变部位，然后将交换导管在 RotaWire 上撤回。特别是病变扭曲，建议使用 1.25mm 磨头处理扭曲血管。由于导丝引起的偏移，1.25mm 磨头将与血管壁接触，可对病变进行充分的旋磨。使用较大的磨头则极大地增加了并发症的概率。

在扭曲的血管中，并发症的治疗是困难的。例如，在穿孔的情况下，不可能应用覆膜支架。在出现影响血流的夹层的情况下，将计划外支架快速输送到未充分预处理的病变处是困难的。如果夹层位于主要血管的近端，长时间的慢血流或无血流可导致灾难性的血流动力学或心律失常的后果。因此，慎重仔细地应用较小磨头的旋磨术是必要的。在这类病变中，“更少”损伤可能带来“更多”的获益。

（四）临床结局

因为有很多潜在的并发症，经皮介入治疗扭曲的冠状动脉疾病是比较困难的。AHA 分类指定为 B 型和 C 型有明显扭曲的冠状动脉，与 PCI 的成功率较低相关。发生潜在的危及生命的并发症可能性很大，也很难治疗，因此，钙化扭曲的冠状动脉特别难以应用介入治疗。

（五）要点与摘要

• 冠状动脉扭曲并不罕见。冠状动脉扭曲伴钙化是进行经皮介入治疗最具挑战性的血管病变之一。

• 冠状动脉疾病的评估主要是通过血管造影术。使用辅助成像方式需慎重，如血管内超声可能因为血管扭曲难以形成同轴视图。因为显著的手风琴效应产生假阳性结果，FFR 也应谨慎使用。

• 在尝试支架输送之前充分做好血管准备至关重要。旋磨术对钙化血管非常有用，但可能出现严重的难以迅速解决的并发症，应谨慎使用。因此，必须使用小号旋磨钻头（1.25mm），旋磨时应谨慎缓慢和细心。

• 可以通过使用并行导丝技术和使用延长导管来增强器械输送。但延长导管可能会引起诸如血管夹层等严重并发症，所以延长导管应避免跨越不适宜支架植入的血管节段。

第21章　新一代药物洗脱支架时代的支架内再狭窄

In-Stent Restenosis in New Generation DES Era

Marco G. Mennuni　Patrizia Presbitero　著
徐西振　译

支架内再狭窄是金属裸支架的主要缺点，其原因是支架内新生内膜增生，药物洗脱支架改进了这一局限性[1]。药物洗脱支架使用的初期，支架内再狭窄率约为0[2]。之后，介入医生开始更多地使用药物洗脱支架来治疗复杂病变，导致药物洗脱支架的再狭窄率逐步上升[3]。在过去的10年中，新一代莫司类似物的涂层支架使用了生物相容性更好的多聚物涂层技术及更薄的支架平台，逐渐取代了第一代的药物洗脱支架。这种生物相容性更好的新一代药物洗脱支架效果及安全性更好，使得这些器械成为当前临床实践中PCI的常规选择。尽管如此，使用新一代药物洗脱支架治疗的患者中，出现需要再次血运重建的支架内再狭窄仍高达10%[4]。

一、定义

造影再狭窄或PCI术后再狭窄被定义为在随访的血管造影中出现超过50%的管腔狭窄。目前公认的临床再狭窄则是指缺血症状驱使的再次血运重建，这个概念是由学术研究联合会（Academic Research Consortium）提出，它是对管腔狭窄和患者临床情况的综合评估[5]。

二、发生率

在金属裸支架的几项重要研究中，支架内再狭窄发生率为20%～30%。早期药物洗脱支架的抗增殖作用使支架内再狭窄的发生率降低了约70%[3]。新一代药物洗脱支架的抗增殖能力进一步提高。值得一提的是，药物洗脱支架的抗增殖作用被证实在所有的人群中都是有效的，包括诸如高支架内狭窄风险的急性心肌梗死和糖尿病患者（表21-1）。临床注册研究纳入了更复杂的冠状动脉病变患者，应该能更准确地反映现实实践中支架内狭窄的发生率，但是，由于临床事件的报道率和随访血管造影率比较低，又使注册研究报道的再狭窄率偏低。金属裸支架、第一代和新一代药物洗脱支架在随访6～8个月时的再狭窄率分别为30%、15%和12%[4]。

药物洗脱支架的最新进展是生物可吸收支架，该支架表面涂有依维莫司，而支架本身也是可降解的多聚乳酸。在生物可吸收支架使用初期，它们存在与金属裸支架相似的问题，这主要是由于病变预处理不足和支架释放相关的问题，例如膨胀不良、贴壁不良、厚的支架小梁重叠过多，这些导致较高的再狭窄发生率。目前，有限的数据表明，生物可吸收支架制造工艺和释放技术的改进使再狭窄率降至3%～5%[6]。

三、临床表现

虽然有些支架内再狭窄的患者没有症状，但大多数有缺血症状。数据显示，不稳定型心绞痛是金属裸支架和药物洗脱支架再狭窄患者最常见的表现（20%～60%）。此外，根据目前的定义，在金属裸支架和药物洗脱支架再狭窄的患者中，表现为心肌

表 21-1　随机试验中第一代和新一代药物洗脱支架植入后再狭窄的发生率

	支架类型	患者数	随访时冠状动脉造影比例（%）	随访期（个月）	支架内再狭窄（%）	节段内再狭窄（%）	靶病变再次血运重建（%）	长期随访（个月）	长期靶病变再次血运重建（%）
选定人群［参考文献］									
TAXUS Ⅱ SR [80]	PES	131	98	6	2.3	5.5	–	60	10.3
TAXUS Ⅵ [81]	PES	219	96	9	9.1	12.4	–	60	14.6
TAXUS Ⅳ [51]	PES	662	44	6	5.5	7.9	–	60	9.1
REALITY [82]	PES	669	91	8	8.3	11.1	–		
ISAR–SMART 3 [83]	PES	100	92	6～8	18.5	21.7	–		
ISAR–DESIRE 2 [84]	PES	225	85	6～8	–	20.6	–		
ISAR–DESIRE [85]	PES	125	82	6～8	13.6	16.5	–		
ENDEAVOR Ⅳ [86]	PES	772	17.5	8	6.7	10.4	–	60	8.6
SPIRIT Ⅱ [87]	PES	77	92	6	3.5	5.8	–	4	12.7
SPIRIT Ⅲ [88]	PES	332	50	8	5.7	8.9	–	36	8.9
SPIRIT Ⅳ [89]	PES	1229	没有常规的执行	12	–	–	4.6	24	9.9
Nobori [90]	PES	90	78	9	6.2	6.2	–		
RAVEL [91]	SES	120	89	6	0	0	–	60	10.3
SIRIUS [92]	SES	533	66	8	3.2	8.9	–	60	9.4
C–SIRIUS [39]	SES	50	88	8	0	2.3	–		
E–SIRIUS [40]	SES	175	92	8	3.9	5.9	–		
SES SMART 71 [93]	SES	129	95	8	4.9	9.8	–	24	7.9
REALITY [82]	SES	648	93	8	7.0	9.6	–		
ISAR–SMART 3 [83]	SES	100	91	6～8	11.0	14.3	–		
ISAR–DESIRE 2 [84]	SES	225	84.9	6～8	–	19.0	–		
ISAR–DESIRE [85]	SES	125	82	6～8	4.9	6.9	–		
ENDEAVOR Ⅲ [94]	SES	113	83.2	8	2.1	4.3	–	60	6.5
EXCELLENT [95]	SES	364	65	9	1.4	2.8	–		
ENDEAVOR Ⅱ [96]	ZES	598	88.5	8	9.4	13.2	–	60	7.5
ENDEAVOR Ⅲ [94]	ZES	323	87.3	8	9.2	11.7	–	60	8.1

（续表）

	支架类型	患者数	随访时冠状动脉造影比例（%）	随访期（个月）	支架内再狭窄（%）	节段内再狭窄（%）	靶病变再次血运重建（%）	长期随访（个月）	长期靶病变再次血运重建（%）
ENDEAVOR Ⅳ [86]	ZES	770	18.7	8	13.3	15.3	–	60	7.7
SPIRIT Ⅱ [87]	EES	223	92	6	1.3	3.4	–	48	5.9
SPIRIT Ⅲ [88]	EES	669	51	8	2.3	4.7	–	36	5.4
SPIRIT Ⅳ [89]	EES	2458	没有常规的执行	12	–	–	2.5	24	6.9
EXCELLENT [95]	EES	1079	67	9	2.0	3.4	–		
EVOLVE [97]	EES	98	97	6	3.2	5.3	–	24	10.2
EVOLVE Ⅱ [98]	EES	838	没有常规的执行	12	–	–	1.7		
NOBORI 180	Bp–BES	153	93	9	0.7	0.7	–		
EVOLVE [97]	Bp–EES	94	96	6	0.0	2.3	–	24	3.3
EVOLVE [97]	Bp–EES	89	89	6	0.0	1.1	–	24	4.2
EVOLVE Ⅱ [98]	Bp–EES	846	没有常规的执行	12	–	–	2.6		
ABSORB [85]	BVS	30	86	6	7.7	7.7	–		
所有入选者									
COMPARE [99]	PES	903	70	12	–	–	5.3	24	6.4
SIRTAX [100]	PES	569	54	8	7.5	11.7		60	17.9
LEADERS [101]	PES	850	没有常规的执行	12	–	–	5.7	48	13
SIRTAX [100]	SES	503	53	8	3.2	6.6		60	14.9
NEXT [102]	EES	1618	14	9	–	–	7.5		
EVERBIO Ⅱ [103]	EES	80	90	9	3.8	8.7	–		
COMPARE 77	EES	897	70	12	–	–	2.0	24	2.9
COMPARE Ⅱ [104]	EES	912	没有常规的执行	12	–	–	3.7		
EVERBIO Ⅱ [103]	BES	80	94	9	4.7	9.4	–		
LEADERS [101]	Bp–BES	857	没有常规的执行	12	–	–	5.1	48	11
COMPARE Ⅱ [104]	Bp–BES	1795	没有常规的执行	12	–	–	4.2		
NEXT [102]	Bp–BES	1617	14	9	–	–	7.1		
EVERBIO Ⅱ [103]	BVS	78	88	9	5.3	10.6	–		

（续表）

	支架类型	患者数	随访时冠状动脉造影比例（%）	随访期（个月）	支架内再狭窄（%）	节段内再狭窄（%）	靶病变再次血运重建（%）	长期随访（个月）	长期靶病变再次血运重建（%）
糖尿病患者									
DES–DIABETES [105]	PES	200	77	6	18.2	20.8	–	48	12.0
TAXUS Ⅳ diabetes [106]	PES	78	72	9	5.1	6.4	–		
ISAR–DIABETIC [107]	PES	180	88	6～8	14.9	19.0	–		
ENDEAVOR Ⅳ diabetes [108]	PES	236	18	8	23.8	16.7	–		
SPIRIT IV diabetes [109]	PES	399	没有常规的执行	12	–	–	4.7		
ISAR–DIABETIC [107]	SES	180	86	6～8	8.0	11.4	–		
DECODE [110]	SES	54	96	6	9.0	12.8	–		
DES–DIABETES [105]	SES	200	88	6	3.4	4.0	–	48	7.5
DIABETES [111]	SES	80	93	9	3.9	7.8	–	24	7.7
ENDEAVOR Ⅳ diabetes [108]	ZES	241	18	8	25.0	27.3	–		
SPIRIT Ⅳ diabetes [109]	EES	786	没有常规的执行	12	–	–	4.2		
ST 段抬高型心肌梗死患者									
HORIZONS–AMI [112]	PES	2257	40	13	8.2	9.6	–	36	10.2
TYPHOON [113]	SES	335	82	8	3.5	7.1	–	48	7.6
DEDICATION [114]	SES/ PES/ ZES	313	没有常规的执行	8	–	–	13.1	36	16.3
EXAMINATION [115]	EES	751	没有常规的执行	12	–	–	2.1	24	2.9
COMFORTABLE [116]	Bp–BES	575	没有常规的执行	12	–	–	1.6		

按选定人群、所有入选者、糖尿病患者和急性心肌梗死患者分组。Bp. 生物可吸收聚合物涂层；BES. 佐他莫司洗脱支架；BVS. 生物可吸收血管支架；EES. 依维莫司洗脱支架；PES. 紫杉醇洗脱支架；SES. 西罗莫司洗脱支架；TLR. 靶病变血管重建；ZES. 佐拉利莫司洗脱支架

梗死的占 1% ～ 20%[3]。在过去 10 年中，不同代药物洗脱支架发生支架内再狭窄患者的临床表现是相似的 [7]。

四、病理生理机制

过去 10 年，科学家对药物洗脱支架后支架内再狭窄的可能机制进行了深入研究。现有的证据表明，支架内再狭窄发生的机制与其出现的时间相关。对药物洗脱支架植入后的 12 个月内大量病例研究显示，新生内膜增生似乎是药物洗脱支架发生的主要机制 [8, 9]。相反，在药物洗脱支架植入 12 个月之后出现的晚期支架内再狭窄似乎是由不同的生物学机制导致的。

（一）早期再狭窄

1. 生物学因素

(1) 药物抵抗：支架植入后局部损伤导致过度的新生内膜增生，表现为血管平滑肌细胞的增殖和迁移，以及细胞外基质的形成。药物洗脱支架释放的抗增殖药物通过阻断细胞周期来抑制这一过程。紫杉醇和西罗莫司类似物（即"莫司"类似物）已被应用于药物洗脱支架。

紫杉醇与微管中的微管蛋白亚基结合，在有丝分裂过程中干扰微管动力学 [10]。已有文献报道紫杉醇抵抗，其机制似乎与 mdr 1 基因过度表达使其产物 P- 糖蛋白的增加、β- 微管蛋白突变、凋亡调节和有丝分裂检查点蛋白的改变以及 IL-6 的过表达有关 [11, 12]。目前，紫杉醇耐药性在支架内再狭窄中的作用尚不清楚。

莫司类药物可抑制 mTOR 的功能，阻断蛋白质合成、细胞周期以及细胞迁移 [13]。mTOR 或 mTOR 相关蛋白（FKB12P、p27、Kip1 等）的遗传突变和缺陷可影响对莫司类药物的敏感性，引起耐药性 [14]。此外，有研究表明糖尿病合并高胰岛素血症可导致 mTOR 抑制药对血管平滑肌细胞增殖的抑制作用减弱 [15-17]。这一研究表明胰岛素抵抗与支架内再狭窄密切相关 [18, 19]。然而，这一假说尚未被临床前瞻性研究所证实。

(2) 高敏性：在金属裸支架时代，对不锈钢支架包含的镍和钼的过敏反应是支架内再狭窄的潜在触发机制。许多新型药物洗脱支架中使用的平台材料是合金（例如钴铬），其镍含量低于不锈钢，并且似乎不触发增殖反应和超敏反应 [3]。

2. 机械因素

药物洗脱支架通过将治疗浓度的药传输到支架下面的组织达到治疗效果。动脉壁上药物的分布模式是由支架周围的血流动力学环境调节的。体外和体内研究表明，药物释放似乎对血管形态改变和支架贴壁不良引起的血流改变敏感 [20, 21]。因此，一些机械因素可以决定支架内再狭窄的发生。

(1) 支架贴壁不良：支架贴壁不良是指至少一个支架小梁与血管内膜接触不良，从而增加了支架内再狭窄的风险。支架贴壁不良的常见原因如下：①支架与血管尺寸不匹配，导致支架贴壁不良，或者尽管支架大小合适，但释放压力低或斑块复杂导致支架膨胀不全；②急性或慢性支架弹性回缩；③支架小梁与血管壁之间的血栓逐渐消退；④正性血管重构。

根据支架贴壁不良诊断的时机进行分类：急性（即支架植入后诊断）或获得性（即手术后不存在，而是在随后的评估中确定的）。早期发现支架贴壁不良也非常重要，因为急性支架贴壁不良影响整个血管反应，导致支架小梁覆盖延迟 [22]。

(2) 支架断裂：支架断裂与支架内再狭窄相关，因为在断裂点和（或）机械损伤处药物释放可能减少。据报道，第一代药物洗脱支架断裂的发生率为 2% ～ 3%[23, 24]，再狭窄率为 15% ～ 65%[25-28]。支架断裂的预测因素：①长支架的应用；②应用高压球囊后扩张；③西罗莫司洗脱支架的应用；④支架弯曲 75°；⑤右冠状动脉或大隐静脉移植物的支架植入 [29-32]。

第一代和新一代支架断裂的发生率以及与主要不良病例事件的关联性是相当的，表明即使应用了依维莫司洗脱支架，仔细的长期随访仍然重要 [33]。

3. 技术因素

支架间隙和斑块不完全覆盖是支架再狭窄的机制之一。支架间隙与支架内再狭窄密切相关 [34]。理论上，在支架间隙部位血管壁的药物浓度减少。考虑到重叠药物洗脱支架的安全性和有效性，应避免出现支架间隙 [35]。当治疗开口、分叉和（或）长病变时，有时很难避免支架覆盖不完全 [36]。操作失误（损伤或病变节段未被支架覆盖或球囊与血管直径比< 0.9 或> 1.3）与 1 年时血管完全再闭塞（total vascular reocclusion，TVR）和心肌梗死的风险增加有关[37]。如今，新一代药物洗脱支架机械性能更好、长度更长，能够覆盖长病变，避免了植入多个支架[38]。推荐的技术包括用较短的球囊预扩张，使用较长的单个支架覆盖球囊损伤的整个区域，以及使用短的高压球囊在支架区域内进行后扩张。使用这些技术使支架近端边缘再狭窄率有所下降[39, 40]。然而，使用血管造影随访的最新数据表明，在单个病灶中边缘再狭窄的发生率仍然较高[7]。

（二）晚期再狭窄

除了早期再狭窄因素外，晚期再狭窄可能继发于超敏反应或新生的动脉粥样硬化斑块。老一代药物洗脱支架与动脉愈合延迟和导致慢性炎症的过敏反应有关。对聚合物、药物或支架过敏与再狭窄相关[41]。第二代药物洗脱支架克服了这些问题。一项病理研究发现，新一代钴铬依维莫司洗脱支架（cobalt chromium EES，CoCr-EES）比西罗莫司洗脱支架或紫杉醇洗脱支架（paclitaxel-eluting stent，PES）具有更高的支架小梁覆盖率，炎症反应更轻[33]。尽管如此，在第二代药物洗脱支架中，钴铬依维莫司洗脱支架和佐他莫司洗脱支架仍有超敏反应的报道[42]。

慢性过敏现象的存在也可以触发新生动脉粥样硬化斑块。药物洗脱支架植入后内皮细胞愈合延迟和受损促进内膜的脂质沉积[43]。在这种情况下，新生内膜更容易发展成新生动脉粥样硬化和不稳定的斑块，病变可能在支架下面，也可能在血管腔的新生内膜内[44-46]。由于晚期药物洗脱支架失败更可能发展为急性心肌梗死，甚至带来更糟的结局[47]，早期检测到的支架内亚临界新生动脉粥样硬化斑块作为高危病变和高危患者的标志物。

五、药物洗脱支架再狭窄的形态学类型

支架内再狭窄血管造影类型具有重要的预后意义[48-50]。金属裸支架、药物洗脱支架和不同类型药物洗脱支架的再狭窄发生率和类型不同，特别是金属裸支架导致的再狭窄病例中有 60% 属于弥漫型。使用第一代紫杉醇洗脱支架[51]可使弥漫性再狭窄率降至 40% ～ 50%，在随机试验和注册研究中，西罗莫司洗脱支架（约 20%）可进一步降低弥漫性再狭窄率（图 21-1）[52, 53]。研究发现，与西罗莫司洗脱支架相比，紫杉醇洗脱支架具有更高的弥漫性和闭塞性再狭窄发生率[54]，表现为完全闭塞的再狭窄比较罕见，但预后较差[55]。最近，一项回顾性研究显示新一代药物洗脱支架（依维莫司和佐他莫司）弥漫性再狭窄发生率占支架内再狭窄的 15% ～ 20%，与西罗莫司洗脱支架类似[56]。

支架内再狭窄形态学类型对预后的影响

Mehran 等[57]报道由于支架内再狭窄再次血运重建 1 年后，靶病变再血管化的发生率随着支架内再狭窄分型不同（局灶性狭窄为 19%，支架内狭

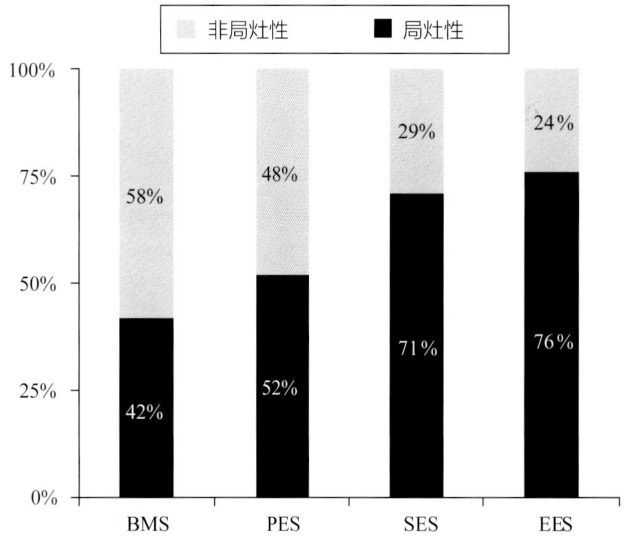

◀ **图 21-1　不同支架代数的支架内再狭窄的形态学表现**

BMS. 金属裸支架；EES. 依维莫司洗脱支架；PES. 紫杉醇洗脱支架；SES. 西罗莫司洗脱支架（引自 Mehran 等[48], Cosgrave 等[57], Lee 等[8]）

窄为35%，增殖性狭窄为50%，完全闭塞狭窄为83%，$P < 0.001$）而逐渐增加。与金属裸支架相似，第一代药物洗脱支架再狭窄弥漫性病变临床预后更差[3, 49, 57]。理论上，新一代药物洗脱支架中弥漫性病变也与不良事件相关，但证据不足。

六、药物洗脱支架再狭窄的预测因素

易感人群以及特殊的临床和血管造影特征导致药物洗脱支架植入后支架内再狭窄风险增加。这些数据主要来自于第一代药物洗脱支架（表21–2）。现实实践数据也表明第一代药物洗脱支架再狭窄的预测因素与金属裸支架的相似，如小血管、长支架和支架膨胀不全[58–61]。目前，新一代药物洗脱支架有更好的愈合特性、更细的支架小梁以及更大的支架尺寸（理论上减少了支架重叠），病变长度可能不再是再狭窄的危险因素。另一方面，较薄的支架有可能增加支架断裂的概率，而这与再狭窄密切相关[61]。最近的研究证实，老年、多支血管植入支架、小血管、植入长支架、复杂病变、糖尿病病史和既往的搭桥手术是新一代药物洗脱支架植入术后再狭窄的预测因子[4, 62, 63]。由于术后最小管腔直径是再狭窄的主要因素，即使置入新一代药物洗脱支架，最佳的即刻血管造影结果仍然至关重要。

七、血管内影像的作用

血管内超声和OCT能更精确地显示支架的横断面成像。通过血管内超声和OCT提供的信息可以寻找药物洗脱支架再狭窄的危险因素。血管内超声和OCT对支架贴壁不良的评估和诊断具有互补性。血管内超声（4～8mm）较OCT（1～3mm）具有更高的组织穿透能力，但其轴向分辨率较低（150μm vs 15μm）。这些特点使血管内超声能够清晰显示外弹力膜、测量血管大小和判断是否有正性重塑[64]，而OCT能够更清晰地显示支架–管腔界面[65]。血管内超声在评估以下几个机械因素导致支架内再狭窄方面非常重要：

1. 支架膨胀不全；
2. 多个支架的边缘问题与支架间隙；
3. 支架断裂；
4. 新发的动脉粥样硬化与新生内膜增生。

此外，使用血管内成像可以选择合适的球囊和支架，这对优化处理血管内再狭窄非常重要。

八、药物洗脱支架再狭窄的治疗方法

尽管许多研究分析了支架再狭窄的最佳治疗方法，但是药物洗脱支架再狭窄的最佳治疗方案仍无定论。Meta分析提示药物洗脱球囊（DEB）和药物洗脱支架似乎功效相似[66]。

（一）药物洗脱球囊

现有处理支架内再狭窄的技术仍存在很多局限：单纯球囊扩张或使用去斑块技术再狭窄率非常高；再植入一层支架也带来一些问题，特别是在小血管和分叉病变中。因此，涂有抗增殖药物的球囊应运而生。现有的药物洗脱球囊涂有紫杉醇，涂层浓度为3μg/mm^2。药物洗脱球囊由紫杉醇和亲水性基质载体包被。这种涂层方法使得紫杉醇充分溶解并最大限度地转移到血管壁[67]。基质载体的亲水性和紫杉醇的亲脂性支持药物从球囊释放到血管壁，

表21–2 再狭窄的预测因素

人口统计学特点	临床特征	病变特征	手术操作特征
年龄 女性	糖尿病 多支冠状动脉疾病	多支冠状动脉疾病 支架内再狭窄 移植桥血管 左前降支 开口病变 慢性完全闭塞 小血管 长病变 严重钙化	多个靶病变治疗 药物洗脱支架类型 最后最小内腔直径

药物释放持续1周。然而，基质的存在使药物洗脱球囊硬度和厚度增加，难以通过曲折和狭窄的血管，成为药物洗脱球囊临床应用的主要缺点。理论上，药物洗脱球囊与药物洗脱支架相比具有一定的优势：

1. 避免支架－聚合物触发炎症；
2. 在球囊引起损伤的部位释放了抗增殖药物；
3. 避免多层支架重叠。

药物洗脱球囊与单纯球囊血管成形术（BA）、药物洗脱支架或与两者对比的一些研究显示，与单纯球囊血管成形术相比，药物洗脱球囊效果更好；而与紫杉醇洗脱支架相比，不论在临床还是血管造影结果方面，药物洗脱球囊效果相当或仅略差[68-75]。事实上，尽管药物洗脱球囊的二次再狭窄率和晚期管腔丢失与紫杉醇洗脱支架相似，但在靶血管重建率方面，药物洗脱球囊仅略高于紫杉醇洗脱支架。这些发现表明，在大血管中，使用新一代药物洗脱支架治疗再狭窄在降低再次血运重建方面效果更好[72]。理论上，再狭窄时斑块负荷过重，例如弥漫性支架内再狭窄或完全闭塞，可能是药物洗脱球囊效果不好的原因。通过血管造影，可以观察到球囊扩张后大量增生内膜或未被适当挤压的新生动脉粥样硬化斑块，在决定是否选择药物洗脱球囊还是转为药物洗脱支架植入之前，仔细评估球囊预扩张后的血管造影结果非常重要。

（二）药物洗脱支架

在几项金属裸支架再狭窄的临床随机试验中，临床和血管造影结果显示药物洗脱支架优于常规治疗，因此药物洗脱支架也可被用作药物洗脱支架再狭窄的治疗。几乎所有药物洗脱支架再狭窄的对比研究都显示，不论临床还是血管造影结果，药物洗脱支架也都优于常规治疗。因此，指南建议不论初始支架的类型（金属裸支架或药物洗脱支架），药物洗脱支架均可用于治疗支架内再狭窄病变[76]。西罗莫司洗脱支架治疗金属裸支架再狭窄4年后发生二次再狭窄的概率大约为25%[77]。不同研究中新一代药物洗脱支架治疗再狭窄后1年内出现二次再狭窄的概率波动在4%～20%之间；因此，药物洗脱支架治疗再狭窄的长期疗效仍然不明确。耐药性可能是药物洗脱支架再狭窄的机制之一，因此认为植入涂有不同药物的药物洗脱支架能更有效地治疗药物洗脱支架再狭窄。然而，目前几乎所有的研究都是比较西罗莫司洗脱支架和紫杉醇洗脱支架，不同莫司类支架之间的比较数据有限，而且不同研究得出相反的结果[78]。最近，RIBS－Ⅴ试验中使用了新一代药物洗脱支架治疗金属裸支架再狭窄[74]，临床和血管造影结果显示依维莫司洗脱支架和紫杉醇洗脱球囊（PEB）组出现二次再狭窄率均较低，但依维莫司洗脱支架组血管造影结果更好。同样，RIBS－Ⅳ试验也比较了药物洗脱支架再狭窄的治疗方式，结论与RIBS－Ⅴ类似[79]。这些研究表明，新一代药物洗脱支架是治疗药物洗脱支架再狭窄的良好方法，即使在局灶病变的患者中也是如此。

有个案报道生物可吸收血管支架治疗支架内再狭窄也是可行的，它的优势在于，理论上它避免了在血管壁上铺设多个金属层。然而，支架过厚，顺应性较差，支撑力不足以及容易回弹限制了生物可吸收血管支架在再狭窄治疗中的应用。

（三）药物洗脱支架再狭窄的治疗策略

由于药物洗脱支架再狭窄的病因复杂，建议使用血管内超声或OCT了解再狭窄发生的机制，再决定治疗策略。图21-2提出了一种治疗新一代药物洗脱支架再狭窄的流程。如果再狭窄位于支架内呈局限性或继发于支架膨胀不全，则建议使用药物

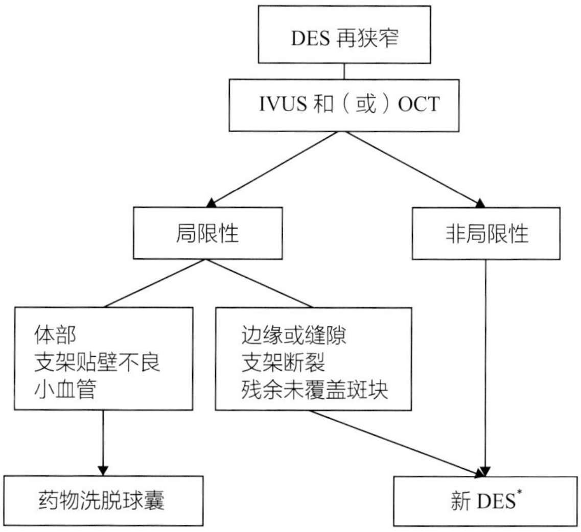

▲ 图 21-2　药物洗脱支架再狭窄的治疗方法

*. 考虑CABG是否可行或放射治疗作为姑息性选择。DES. 药物洗脱支架；IVUS. 血管内超声；OCT. 光学相干断层扫描

洗脱球囊；而如果累及支架边缘，可能意味着支架未完全覆盖动脉粥样硬化斑块或斑块移位，则推荐新一代药物洗脱支架，可以考虑使用不同的药物洗脱支架。在小血管（直径小于2.5mm）中，优选药物洗脱球囊，以避免增加金属负荷。弥漫性病变比较少见，由于缺乏使用第二代药物洗脱支架长期随访的数据，药物洗脱球囊可能是一个不错的选择。然而，在高压球囊扩张后造影仍显示有大量斑块持续存在时，在药物洗脱支架中再次植入药物洗脱支架是最佳选择。

第五篇　特殊技术及并发症处理
Special Techniques and Complications

第22章　冠状动脉内激光、旋磨及斑块旋切术
Laser, Rotational, and Orbital Coronary Atherectomy

Kaleab N. Asrress　Peter O'Kane　Robert Pyo　Simon R. Redwood　著
段嘉霖　译

近年来，尽管PCI发展迅速，但器械如何通过及扩张冠状动脉钙化病变依然是最具挑战性的难题。考虑到冠状动脉钙化的危险因素，如人口老龄化、肾功能不全、糖尿病的发病率不断增加，冠状动脉钙化将成为一个日益严重的问题。与非钙化病变相比，冠状动脉内钙沉积使心血管不良事件的发生率明显增加，尤其是心肌梗死[1]。同时，钙化病变也与支架内再狭窄、靶病变血运重建、PCI术中血管夹层、支架不能通过、球囊破裂及不能充分扩张病变等的发生密切相关[2–7]。此外，约50%的钙化病变植入支架存在不对称扩张的情况，而这种情况会增加支架内再狭窄及血栓形成的概率[8, 9]。

但如果充分预处理钙化病变，上述情况的发生率将会显著降低。本章将系统介绍三种针对冠状动脉钙化病变的预处理方法，分别是：

1. 冠状动脉旋磨术（RA）：最经典，可能是临床应用最广泛的技术。

2. 冠状动脉内斑块旋切术（OA）：一种较新的技术。

3. 准分子激光冠状动脉斑块销蚀术（ELCA）。

一、背景

（一）冠状动脉旋磨术

单纯球囊血管成形术可引起动脉夹层、早期血管壁弹性回缩以及由于内皮细胞增生引起的血管内再狭窄等并发症。长节段钙化病变往往顺应性不好，需要球囊高压扩张。剪切力、不稳定粥样斑块（含有大量可增殖细胞）以及球囊损伤后刺激性增生，是单纯球囊血管成形术失败的主要原因。选择性的消除粥样斑块，恢复管壁弹性而尽可能减少对正常血管内皮损伤的技术，可能会克服单纯球囊扩张术的这些缺点。冠状动脉旋磨术作为一种替代性的经皮血管扩张技术，兴起于20世纪80年代[10, 11]。随机研究表明，在手术成功率方面，旋磨术较球囊扩张具有一定的优势，但并不减少再狭窄发生的概率[12, 13]。此外，常规支架植入术的不断发展在很大程度上解决了球囊扩张后的血管夹层及弹性回缩，限制了旋磨术在临床上的进一步应用。

然而，1/3的支架植入部位会出现内皮细胞增生和支架内再狭窄，而后者是导致靶病变血运重建的主要决定因素。球囊扩张治疗支架内再狭窄的主要问题是容易发生二次再狭窄，支架内弥漫性再狭窄时更为明显。细胞基质的持续增生和弹性回缩被

认为是球囊扩张失败及二次再狭窄的主要原因。因此有学者推测，使用旋磨术处理再狭窄处病变可能使患者获益。然而，由于两项随机化研究得出了不同的结论[12, 14, 15]，旋磨技术在这种情况下是否合适仍存在争论。随着支架技术的不断发展，特别是药物涂层支架的出现大大减少了再狭窄的发生率。然而，目前 PCI 治疗中最主要的挑战是在某些特殊病变，特别是钙化病变，球囊或支架是否能通过，以及球囊能否充分扩张。对于复杂病变，超过一半的病例即便使用很高压力扩张，支架依然不能充分膨胀。这时，支架内再狭窄和急性血栓形成的发生率的明显增加。

旋磨术可以改变阻塞病变的自然特性，减小斑块的体积和硬度，从而增加球囊及支架的通过性。因此，旋磨术可增加病变血管的最小管腔直径，提高病变的可通过性，从而简化 / 优化支架的植入。此外，旋磨术还可以避免球囊高压扩张后血管穿孔的风险。

（二）准分子激光冠状动脉斑块销蚀术

准分子激光是一种脉冲气体激光，使用稀有气体的混合物和卤素作为活性介质产生短波长，高能量的紫外线脉冲。一次放电后，每个原子吸收能量并使它们处在一个较高的能量状态。被电活动激发的原子（卤素）结合其他原子（氩、氪、氙）产生具有电活动的“活性二聚体”或“准分子”。当分子回到基态时，短波长（和相应的高光子能量）的紫外线就被释放出来。20 世纪 80 年代的研究表明，紫外线辐射的准分子激光可以用来精密地“清除”心血管组织，包括产生动脉粥样硬化的冠状动脉[16]、静脉移植物[17]及原位的冠状动脉病变[18–20]。单纯球囊扩张时代早期的研究结果很杂[21, 22]。随机化研究表明，与ELCA和单纯球囊血管成形术相比，冠状动脉旋磨术手术成功率更高，但 6 个月时三组再次血管重建率都很高[23]。

随着冠状动脉旋磨术后支架植入术的不断发展，ELCA 的常规应用逐渐减少。但在下列情况下，ELCA 仍然具有重要的辅助作用：器械无法通过或球囊无法充分扩张的病变；支架膨胀不全[24, 25]；钙化或血栓性病变的主动脉 – 冠状动脉大隐静脉血管桥[26–28]。ELCA 在急性心肌梗死和血栓负荷严重的情况下也有应用[29, 30]。

（三）冠状动脉内斑块旋切术

冠状动脉内斑块旋切术系统（Diamondback 360° OAS，Cardiovascular Systems，CSI，St. Paul，MN，USA）是近年来新兴的用于冠状动脉斑块病变预处理的辅助治疗手段。其最早用于外周钙化血管的治疗，最近才在冠状动脉钙化病变内使用。尽管目前只有 2014 年的一项研究展示了该技术的安全性及有效性[31]，但冠状动脉内斑块旋切术也可作为一种治疗严重冠状动脉钙化病变的方法。

二、冠状动脉旋磨术

（一）技术要点

旋磨术的导管末端（Rotablator，Boston Scientific，MA，USA）是镀镍黄铜椭圆形旋磨头，在旋磨头的头端表面涂有钻石微颗粒，旋磨头的后半部分没有钻石微颗粒，因此没有旋磨作用（图 22–1）。其转速可高达 190 000r/min，通过一个柔性驱动轴传输，该驱动轴封闭在连接到气体驱动涡轮机的特氟龙鞘管（4.3Fr）内。1.25mm、1.5mm 和 1.75mm 三种规格的旋磨头都可以通过 6Fr 导管。值得注意的是，在应用 6Fr 鞘管进 1.75mm 的旋磨头时，会使压力下降。2.0mm 的旋磨头最小应使用 7Fr 鞘管。相应的，2.15mm 和 2.25mm 的旋磨头应使用 8Fr 和 9Fr 鞘管。2.38mm 和 2.50mm 的导管，应分别使用 9Fr 和 10Fr 的鞘管。使用特殊的弹簧尖端钢导丝（Boston Scientific，RotaWire，0.009in）进入目标病变远端后，就可沿导丝将旋磨头放置在接近目标病变处。

在早期关于旋磨术的研究中，RotaWire 无法通过病变到达血管远端是旋磨术失败的主要原因。现在，有多种类型的具有不同特性的 RotaWire 用于临床。很多术者认为，与普通导丝相比，RotaWire 的操控性较差，因此往往难以通过复杂病变。在这种情况下，可以使用普通的 0.014in 导丝穿过病变，再通过 OTW 球囊或微导管将普通导丝交换成 RotaWire。这种技术可用于穿过复杂病变，如慢性闭塞型病变。

使用盐水配制的鸡尾酒冲洗液冲洗特氟龙涂层鞘管能够增加驱动轴的润滑性，而这种鸡尾酒冲洗液的配制方法是常规加用肝素（通常在 500ml 生理

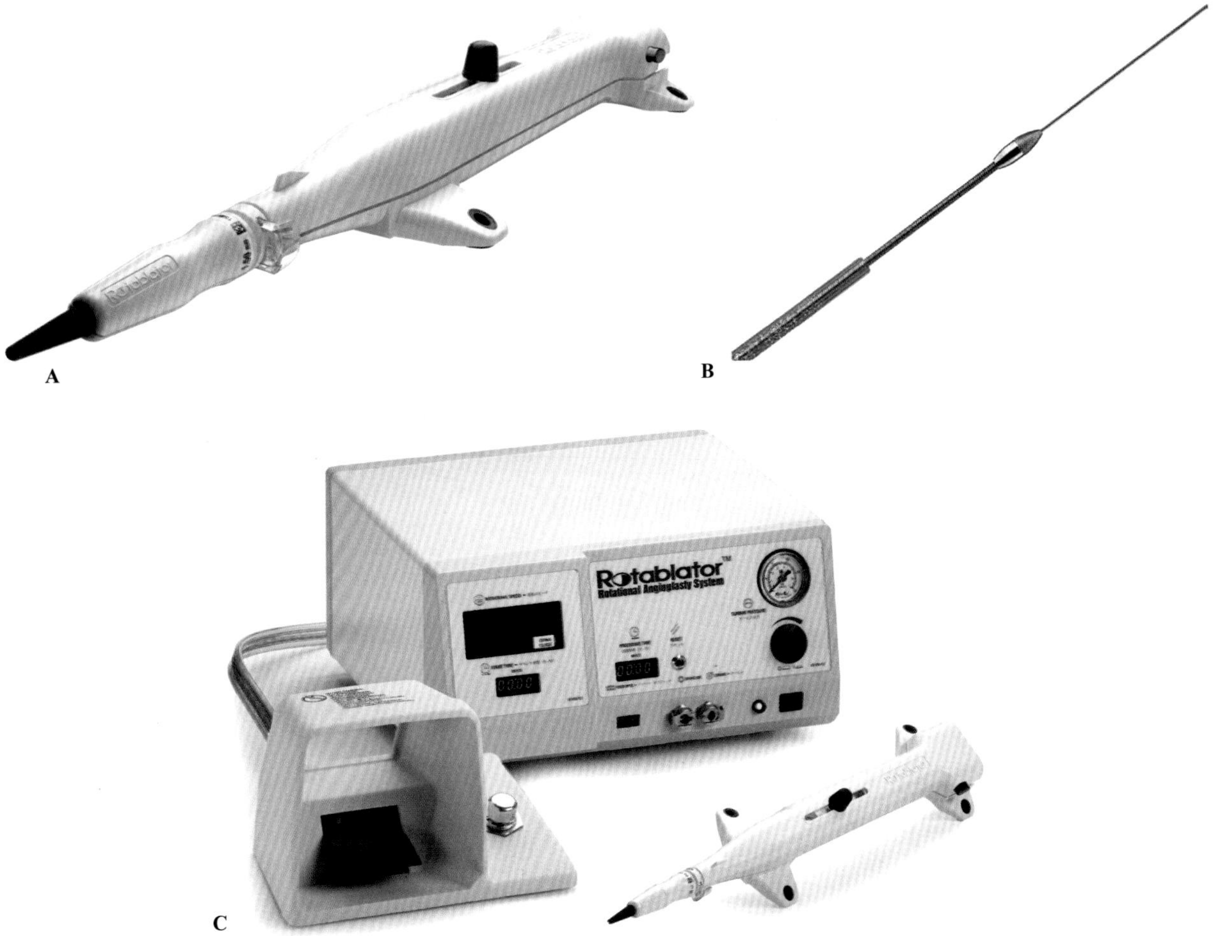

▲ **图 22-1　带旋磨头、控制台、Rotalink 推进器的 Rotablator 系统**

A. 单个推进器可用于多个旋磨头交换；B. 钻石涂层旋磨头在导丝上前进，扭矩通过特氟龙涂层的 4.3Fr 鞘管传递；C. 控制台和脚踏板。（由 Boston Scientific 提供）

盐水中加 5000U，约 70U/kg）和血管扩张药（维拉帕米 5mg 和硝酸异山梨酯 5mg），并直接输注到冠状动脉内。全身肝素抗凝使活化部分凝血活酶时间（activated partial thromboplastin time，APTT）在 300s 左右。以往在旋磨术治疗右冠状动脉或左冠状动脉优势型的回旋支病变时，需植入临时起搏器预防经常会发生的一过性房室传导阻滞。然而，目前使用的更小的旋磨头，采用短时多次旋磨方式，以及使用阿托品预处理，缓慢性心律失常的发生率已经明显降低，无须置入临时起搏器。

当适当尺寸的旋磨头靠近目标病变，肝素盐水混合物充分输注后，可开启驱动器，旋转速度通常调至 130 000 ～ 150 000r/min[7, 13]。更快的旋转速度会产生过多的热量，并导致更多的血小板活化[32]。转速过慢时，旋磨头的对粥样斑块的选择性旋磨效应下降，但总体来说速度越慢并发症越少。旋磨头缓慢地进入并到达目标病变远端，当旋磨头遇到摩擦阻力时，应小心地保持旋转速度；如果转速下降，则可能需要从目标病变回撤。必须避免转速的显著下降（＞ 5000r/min），这样会因摩擦产生过多热量，对即时效果和远期预后均不利[33, 34]。转速骤降也可能使旋磨头“陷入”斑块，因此应该小心前进并高度注意旋磨速度。

旋磨头的推进最好使用逐步“啄食”的方式，而不是直接地稳定推进。推荐的推进方法包括短时间缓慢、轻柔地将旋磨头通过病变后适度撤回。旋磨头不应强行通过病变。由于旋磨头的后部没有研磨面，系统可能无法回拉而被困在病变的远端。术者应该在每次旋磨之间将旋磨头从病灶中退出，以便保持旋转速度，并使冠状动脉血流能够冲洗旋磨产生的碎片。

当旋磨头通过病变后，应在病变处来回旋磨，直到术者感觉旋磨头通过病变部位时不再有明显阻力。这时可选择直径更大的旋磨头再次旋磨。一般来说，磨头最大直径为目标血管内径的60%～80%。研究表明，更适度的旋磨能降低短期和长期并发症发生率[34, 35]。而且，旋磨术的主要作用是并不是完全消除病变，而只是缩小斑块体积，使支架或球囊更容易通过病变，达到这个目的都可被认为旋磨效果满意。使用单个1.5mm或1.75mm的磨头可满足大多数病例的要求。

旋磨头可去除动脉粥样硬化物质，选择性地消除血管壁内较硬的成分，改善血管的顺应性。旋磨术后的血管在血管内超声下可见管腔为光滑的圆形，与血管壁界限清晰，这与球囊高压扩张后的影像完全不同[36]。旋磨后的管腔直径通常大于所使用的最大旋磨头的直径，这可能是因为旋磨头围绕其长轴的非轴向运动，或者由于旋磨时血管痉挛，旋磨停止后痉挛消失[11, 36]。

体外研究表明，正常的血管组织（柔软、顺应性好）不易损伤，也不容易被磨头损伤，而硬化，钙化的组织更适合被旋磨处理[11, 36]。旋磨产生的微小颗粒（5～10μm）可随血流进入冠状微循环。这些动脉粥样硬化微粒引起的远端微栓塞和旋磨头对血小板的激活，被认为是旋磨期间血管痉挛和无复流的主要原因。在临床实践中，良好的旋磨技术，选择适当尺寸的旋磨头能使无复流的发生率显著降低，而体外研究也表明，糖蛋白Ⅱb/Ⅲa抑制药也能够降低旋磨激活血小板相关的并发症。一项小型随机研究显示，使用糖蛋白Ⅱb/Ⅲa抑制药可以降低旋磨术期间血清心肌酶谱增加的幅度[37]，但是仍需要更大型的研究为其临床常规使用提供数据支持。

（二）旋磨术的适应证

1. 钙化病变

旋磨术的主要适应证是治疗钙化病变，这类病变如果不经过充分预处理，会增加手术失败的风险，也会导致支架膨胀不全、再狭窄和其他严重并发症[38]。旋磨术能易化支架通过并优化支架植入，便于提高复杂病变，慢性闭塞病变，开口病变，斑块负荷过重，解剖学特点不适合支架手术的分叉病变的手术成功率[8, 23, 39–44]。

2. 支架内再狭窄

以前认为旋磨术能有效治疗支架内再狭窄，改善患者的预后，但在药物洗脱支架时代，旋磨术似乎已经被球囊血管成形术、药物洗脱球囊、切割或棘突球囊、冠状动脉旁路移植术等取代[45]。关于这个问题，两项随机化研究得出了截然相反的结果。ROSTER研究[15]表明，旋磨术与单纯球囊扩张相比，重复支架置入率明显下降（10% vs 31%，$P<0.001$），靶病变血运重建发生率也更低（32% vs 45%，$P=0.042$）。需要说明的是，如果入组之前的血管内超声证实支架扩张不充分，那么该患者将不会入组，这类患者大概占到了总研究的1/3。

而ARTIST研究[16]在入组前未使用血管内超声进行支架是否扩张充分的筛查，该研究表明，球囊扩张组有更好的临床疗效：球囊扩张组的半年无事件生存率明显高于旋磨术组（91% vs 80%；$P<0.01$）。随后的血管内超声检查证实，球囊扩张术使扩张不充分的支架充分扩张是其临床获益的一个原因。注册研究显示多达50%的患者存在支架扩张不充分的情况[8]，而ROSTER研究也显示有1/3的患者支架内再狭窄患者存在支架膨胀不全。因此，ARTIST研究可能因为球囊扩张术处理支架膨胀不全而使结果产生严重的偏倚。因此ARTIST研究的结果不能用于评估旋磨术在扩张良好的金属裸支架植入后的支架内再狭窄的效果。因此有学者认为，旋磨术的主要优势在于去除增生的血管内膜，但是对于扩张不充分的支架，旋磨术的临床获益不如球囊扩张术。因此如果对于一个药物涂层支架后的再狭窄，在选择旋磨术前应使用血管内超声或OCT评估再狭窄的机制。

（三）禁忌证

旋磨术的禁忌证包括大隐静脉桥血管病变、血栓、冠状动脉夹层和导丝未通过的闭塞病变，但也有在合并禁忌证的情况下成功使用旋磨术的案例报道。

（四）避免并发症

旋磨术的并发症与PCI类似，包括血管通路并发症、卒中、心肌梗死、紧急CABG、死亡、夹层、穿孔、急性血管闭塞、边支丢失，以及慢血流和（或）无复流。旋磨术的其他并发症包括旋磨头嵌顿，发生率为0.5%～1%。选择较小的磨头（磨头/动脉比< 0.7）可减少相关并发症，降低围术期的心肌酶水平，但并不影响手术成功率[34, 35]。使用较小的磨头允许选择更小的指引导管和鞘管，在大多数情况下可通过桡动脉安全有效地进行旋磨，减少了血管入路的并发症。同时，使用较小的指引导管还可以降低冠状动脉旋磨术相关卒中的发生率[46]。

旋磨围术期的慢血流和无复流可能与动脉粥样硬化碎片导致微循环栓塞及血栓有关。预防的方法包括加强抗血小板治疗，使用血管扩张药和术中谨慎操作。腺苷、钙拮抗药、硝酸甘油和尼可地尔都可用于预防旋磨术后慢血流或无复流的发生。

避免旋磨头嵌顿的技术要点已如前述。如果确实发生这种情况，则需要及时采取措施取出旋磨头。文献中最常见的解决方案是用CABG手术切除。此外，介入处理技巧包括：球囊扩张病变部位，或深插导管在撤出磨头。这些技术将在其他地方详细介绍[47]。

三、准分子激光冠状动脉斑块销蚀术

（一）技术要点

关于ECLA的背景介绍如前所述。CVX-300心血管激光准分子系统（Spectranetics，Colorado Springs，CO，USA）使用氯化氙（XeCl）作为活性介质。因此，发射的光是脉冲的并且位于光谱的紫外线B区域中，波长为308nm，组织穿透深度为30～50μm。这种窄的吸收深度有效降低了标准PCI对血管中膜及外膜组织的损伤。发放高能脉冲的时间仅持续不到1s，这样避免了显著的发热效应。在1s周期期间发射的脉冲数称为脉冲的频率。每个脉冲的持续时间称为脉冲的脉宽，可以根据治疗病变的性质对这些参数进行调整。

在准分子激光销蚀中，组织的分解分为以下三个步骤：首先，发生快速紫外光吸收，导致碳—碳键断开，随后产生能量的消耗。这种能量耗散导致细胞内水蒸发，在激光导管头端产生蒸汽泡。这些气泡的快速膨胀和收缩使周围组织破坏。将紫外光穿透到周围组织中并随后产生蒸汽泡所需的阈值能量称为能量密度（范围30～80mJ/mm^2）。高能脉冲在治疗钙化病变方面更有效，产生的斑块碎片颗粒直径< 10μm，远端栓塞风险更小[48]。

ELCA导管可以与标准的0.014in导丝兼容。有四种直径的ECLA导管可用于冠状动脉（0.9mm、1.4mm、1.7mm和2.0mm）。最常用的导管头端是向心性的，但有偏心性激光导管，这种可能更好地用于支架内再狭窄病变的处理（图22-2A）。较大直径的装置（1.7mm和2.0mm导管）主要用于大直径血管走行较直的部分，例如大隐静脉桥血管。1.7mm和2.0mm的导管分别需要7Fr或8Fr的鞘管，而0.9mm和1.4mm的导管可使用6Fr鞘管，由于0.9mm X-80 ELCA导管出色的输送能力、较高的功率以及灵活的设置，目前只有它常规用于球囊治疗失败病例和慢性完全闭塞病例。0.9mm导管包含65根直径50m的纤维，该导管上的不透射线标记从尖端向后设置，使得该装置极易输送。

球囊未能穿过病变时，将快速交换的ELCA导管推送到病灶附近，在连续盐水灌注下将导管缓慢地向前移动，同时释放激光。由于发射的脉冲紫外光具有低穿透性，因此血管夹层和穿孔的风险较低。然而，在遇到有阻力的病变时，必须缓慢且谨慎地推进导管。这时，指引导管可能被“顶出”冠状动脉开口，而使冲洗的盐水无法到达激光与斑块的作用点，增加相关并发症的风险。

盐水冲洗技术

需要特殊注意的是，与水或盐水相比，血液和含碘造影剂几乎能完全吸收准分子激光的能量。这导致在能量输送部位形成腔隙性微气泡（图22-2C、D），后者可增强压力波的作用，增加血管夹层可能性[49]。因此，必须去除激光导管头端或能量输送部位的造影剂和血液，使用盐水冲洗可以达到这一目的[50]。盐水灌注可使能量直接传递到动脉粥样斑块，减少血管夹层的发生[51]。

将1L 0.9%盐水袋通过三通管连接到系统上，需要时可以通过20ml螺口注射器将盐水注入。激光激活之前，要在X线透视下确保准备使用激光治疗的病变部位处的造影剂已经被盐水冲洗干净，而且盐水里也没有混入造影剂。在激光激活之前应注入约5ml盐水，然后在整个激光治疗过程中以2～3ml/s的速率继续缓慢注射（通常为5～10s，图22-2B）。重要的是，指引导管一定要插入冠状动脉中，以确保盐水能冲洗到激光导管头端。

在处理慢性完全闭塞病变时，不建议使用盐水灌注。当用导丝穿过慢性完全闭塞病变时，导丝通道的一部分可能不在血管真腔内。任何顺行注射都可导致夹层范围扩大，要么立刻出现无复流现象，要么需要植入更长的支架。此外，由于慢性完全闭塞病变处没有血流，输注盐水也不可能达到病变部位，因此盐水灌注是无效的。由于没有使用盐水，ELCA 可能在闭塞病变的近端或远端获得更大的能量，最终使 ELCA 成功。

需要提醒的是，当术者意识到导丝可能穿行在血管内膜下时，不应使用 ELCA 技术。ELCA 导管的组织选择性较差，对所有组织均有破坏作用。因此，在内膜下操作时，导管将更靠近血管外膜且可能导致穿孔。对于难以通过和不可扩张的病变，无论是否为慢性完全闭塞病变，都可以选择 0.9mm X–80 导管，将最大能量设置为 80mJ/mm^2，频率设置为 80Hz。激活 10s 之后，在每个激光周期之间强制停止 5s，如此循环往复，直到导管穿过病变或者斑块负荷缩小至球囊可以通过。

ECLA 的主要优势是，可以直接使用 0.014in 的标准导丝。与旋磨术不同，ECLA 无须更换导丝。这在慢性完全闭塞病变处理时特别重要，因为一旦导丝穿过慢性完全闭塞病变，它可以预防因为交换导丝产生的导丝远端的损伤。一旦 ELCA 成功地完全穿过病变，就可以成功进行球囊扩张和支架植入了。

我们之前曾报道将 ELCA 和旋磨术联合使用的 RASER 技术，该技术在多台手术中成功应用过[52]。病变太重无法通过 RotaWire 导丝时，可以先使用 ELCA，尽管 ELCA 处理后的病变还不能直接植入支架，它开通的“通道”可以用于通过 RotaWire 并完成冠状动脉旋磨术，之后也可以再通过微导管交换导丝完成后续的球囊扩张和支架植入术。

（三）准分子激光冠状动脉斑块销蚀术的适应证

1. 慢性闭塞病变

除了能够穿过或充分地去除钙化病变外，ELCA 还具有其他的获益。激光的销蚀作用可以穿透动脉粥样硬化斑块，机化血栓、纤维化或钙化的组织，而这些成分是构成慢性完全闭塞病变的主要结构。在开通慢性完全闭塞病变的尝试中，碎片化血栓可诱导血小板聚集并促进血管收缩物质的释放，这导致冠状动脉内促血栓环境的形成，这使本来就需要技术挑战的操作过程难上加难。而 ELCA 技术对血小板具有抑制作用，可抑制血小板聚集，并且可以切断纤维蛋白网内的链接，导致血栓的溶解[52, 53]。ELCA 不太可能对病变内的钙化成分有显著影响，但对病变内的其他成分具有销蚀效应，可以软化病变，减小斑块的体积，有助于后续球囊的通过和扩张。

2. 难以扩张的病变

ELCA 1992 年首次被美国食品和药物管理局批准用于 PCI 期间球囊扩张失败的病例。但是相关数据很少，在当代临床实践中尤为如此。有几篇关于其在球囊血管成形术时期用于球囊扩张失败的报道[54–56]。当时可用的技术仅限于 1.4mm、1.7mm 和 2.0mm 的激光导管，并且所提供的激光能量远低于目前的实践，最大能量为 60mJ/mm^2，最大频率 25Hz。当时也没有盐水冲洗技术，因此并发症较高[51]。这些患者的并发症发生率很高（8% 的明显夹层，3% 穿孔，3% 急性支架内血栓形成和 3% 急诊搭桥手术），激光成功率仅为 37%，尽管临床成功率为 89%。随着 PCI 技术地不断进步（改良的导丝和球囊技术，几乎普遍使用冠状动脉支架和引入各种药物洗脱支架）扩大了 PCI 适应证的范围，并且从 20 世纪 90 年代以来，其临床预后不断改善。

3. 支架膨胀不全

ELCA 的作用机制在于动脉粥样硬化斑块中的能量吸收，导致光机械和光热过程。使用高功率能量，0.9 X–80 导管甚至已被证明可以穿过严重钙化的病变。即使目标病变不直接位于激光束的焦点中，ELCA 能量在血管中的某些相互作用也会产生声波并影响周围结构。治疗支架膨胀不全时效果令人满意。膨胀不全的支架与支架血栓形成及临床预后不良密切相关。而目前关于成功使用 ELCA 治疗膨胀不全支架的报道很少[57, 58]。根据我们的经验，在合并钙化病变的支架膨胀不全时使用 ELCA 可能是一种非常好的适应证。激光导管销蚀支架管腔内表面上的组织，有助于原支架的充分扩张。

（四）避免并发症

ELCA 并发症总体上与常规 PCI 相似，如前面旋磨术所述。一些特异性的并发症主要是，连续盐水冲洗中断或混有造影剂时，可产生过多的热量和气泡。在处理慢性完全闭塞病变时，如果激光导管

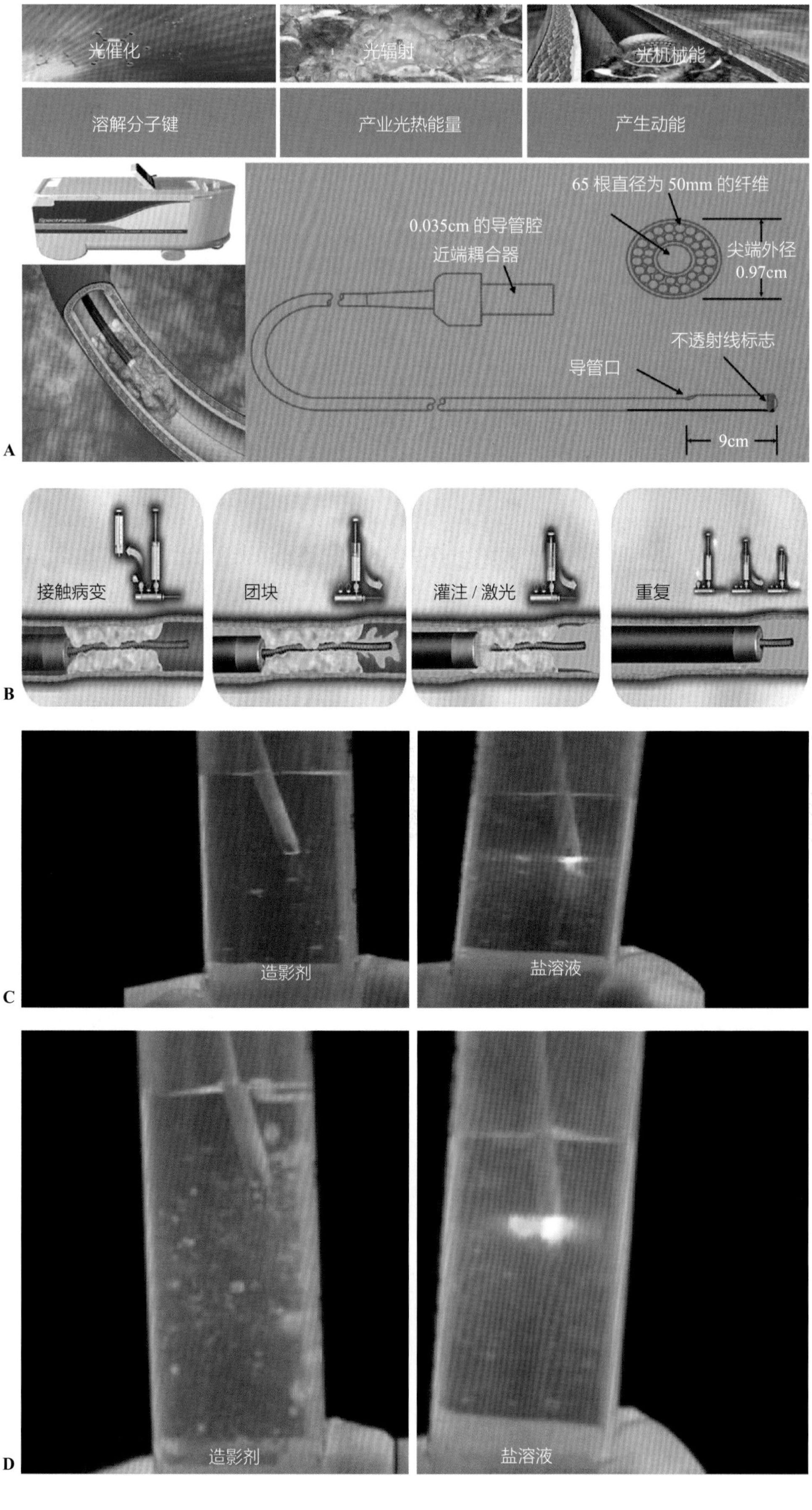

◀ **图 22-2 准分子激光冠状动脉斑块切除术**

A. ECLA 的运行机制；B. 在 ECLA 操作前，预先进行盐水推注和灌注的过程；C、D. 证明盐水输注对于防止在造影剂中激活激光时明显的微泡形成的重要性。（图片由 Cardiovascular Systems，Inc. 提供）

在内膜下，夹层再寻径技术需要小心应用。谨慎的技术操作和术者具备相当的熟练度对于安全地应用此项技术非常重要。

四、冠状动脉内斑块旋切术

尽管旋磨术自20世纪80年代以来一直在临床使用并逐渐成熟，但其临床并发症仍然偏高，提示该技术及临床应用技巧仍需进一步发展。冠状动脉内斑块旋切术是一项新近应用的进行冠状动脉介入的技术（Diamondback 360° OAS，Cardiovascular Systems，CSI，St. Paul，MN，USA）。与旋磨术不同，冠状动脉内斑块旋切术系统的磨头是椭圆形的，且根据调节转速而不是仅仅根据改变磨头尺寸来改变有效的销蚀直径。冠状动脉内斑块旋切术系统是一种经皮血管内系统，结合使用离心力和打磨技术来处理钙化病变。冠状动脉内斑块旋切术系统采用偏心安装的金刚石涂层1.25mm头端（图22-3），环绕导丝高速运转以切除斑块[59]。使用手柄控制头端在血管内的位置。随着斑块清除术的进行，磨头每次通过时都会去除一层薄薄的斑块。在操作过程中，磨头去除部分钙化斑块，而挤开更有弹性的正常组织产生微通道。冠状动脉内斑块旋切术形成的通道一般是磨头直径的1.25～1.75倍，具体取决于旋转速度（通过操作设备上的按钮可获得两个选项）。目前可选用磨头直径为1.25mm、1.5mm、1.75mm和2.0mm。1.25mm和1.5mm的磨头可以使用6 Fr鞘管。需要说明的是，只有1.25mm的磨头可用于冠状动脉（这个磨头可以在两个速度设置下操作，由设备上的按钮控制）。较大直径的磨头用于周围血管的介入。冠状动脉内斑块旋切术需要专用导丝（ViperWire®，心血管系统）和冲洗/润滑系统（ViperSlide®，心血管系统）。

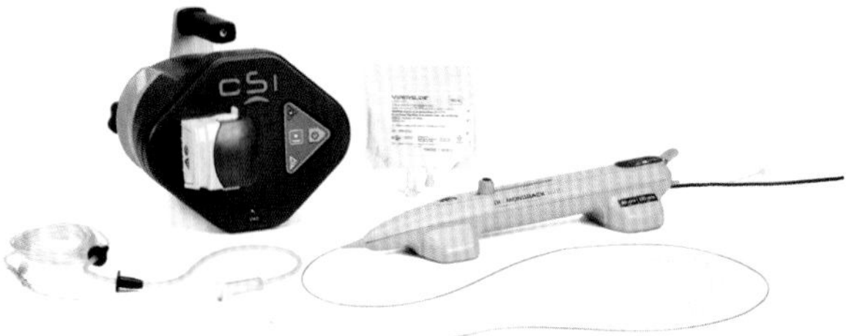

A

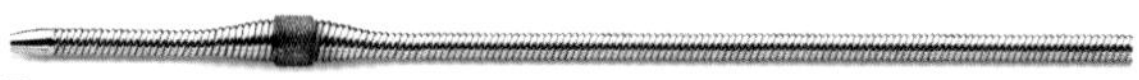
B

▲ **图22-3 Diamondback 360° 冠状动脉内斑块旋切术系统**

A. 冠状动脉内斑块旋切术系统由手持式Diamondback 360°冠状动脉斑块清除术装置，盐水输注泵（冠状动脉内斑块旋切术系统泵），ViperWire®导丝和ViperSlide®润滑剂组成；B. 金刚石涂层表冠。（由Boston Scientific提供）

冠状动脉内斑块旋切和旋磨术相比，两者在技术和机制上的有很大的差异，因此临床操作和适应证也显然不一样。首先，旋磨术具有方向性，因为只有旋磨头的前部是金刚石涂层的，所以旋磨只能在导管前进时发生。相反，在冠状动脉内斑块旋切术时，在向前和向后移动均可发生作用。因此，旋磨术更像是一种"啄食"技术，而冠状动脉内斑块旋切术更像是一种缓慢地来回运动。其次，由于旋磨头的前缘具有金刚石涂层，因此冠状动脉旋磨术可用于非常坚硬的斑块，例如慢性完全闭塞病变。相比之下，冠状动脉内斑块旋切术磨头的前6.5mm无金刚石涂层，因此，在使用冠状动脉内斑块旋切术时，必须有足够的空间，确保冠状动脉内斑块旋切术磨头远端到达目标病变远端至少6.5mm。最后，旋转模式而言，冠状动脉内斑块旋切术是环绕式，而冠状动脉旋磨术是向心型。这种差异对病变选择具有重要意义。通常，冠状动脉内斑块旋切术不能用于从大管腔到小管腔突然转变的部位。一个典型的例子是左主干/右冠开口病变。冠状动脉旋磨术可用于这些病变，而冠状动脉内斑块旋切术则禁用于该类病变。主动脉的大的血管腔使得冠状动脉内斑块旋切术导管可以获得充分的环绕速度。但当该装置被引入到开口病变中时，环绕直径突然变小，这种突然的改变可能导致血管夹层的发生。

冠状动脉内斑块旋切术相对于冠状动脉旋磨术（RA）具有以下几个潜在的优势。RA使用向心性的磨头，无血液通过，因此在旋磨期间产热增加。而冠状动脉内斑块旋切术的椭圆形磨头有血液流过操作部位，能不断分散碎屑，降低局部稳定，降低热损伤的风险。此外，冠状动脉内斑块旋切术产生的颗粒也较小，大约为2μm，而冠状动脉旋磨术产生的颗粒为5～10μm[60, 61]，理论上更容易从微循环中清除。另外，由于可以通过调节旋转速度调整磨头的作用区域，因此减少了术中更换大头的可能性。

目前已有两项研究来评估冠状动脉内斑块旋切术的安全性和有效性。在ORBIT Ⅰ[59]研究中，50例钙化病变的患者接受冠状动脉内斑块旋切术治疗，手术成功率高，30d时无主要心脏不良事件。ORBIT Ⅱ[31]研究是一项非随机研究，在美国的49个中心入组了443名患有严重钙化病变的患者，结果显示在30d内，88.6%的患者无主要心脏不良事件发生，且手术成功率高达88.9%。有趣的是，慢血流或无复流的发生率非常低，仅为1%，而冠状动脉夹层的发生率约为5.9%，急性血管闭塞率为0.9%，这些均优于冠状动脉旋磨术的相关研究。院内靶病变血运重建和死亡率似乎也低于已发表的冠状动脉旋磨术研究。尽管早期的结果令人鼓舞，但我们仍然需要一项冠状动脉内斑块旋切术与冠状动脉旋磨术直接头对头比对的随机化研究，以评估冠状动脉内斑块旋切术治疗严重钙化冠状动脉疾病的效果。这项技术为介入医生治疗严重钙化病变提供了更多的选择。

五、结论

随着人口老龄化，糖尿病及肾功能不全的发病率不断增加，以及当代药物洗脱支架的广泛应用改善了长期预后，复杂冠状动脉病变的治疗越来越多。其中包括严重钙化病变、静脉桥血管病变、支架内再狭窄、复杂的分叉病变和慢性完全闭塞病变。冠状动脉旋磨术、ELCA和冠状动脉内斑块旋切术作为治疗这些复杂病变的辅助工具，这对于支架顺利输送、充分扩张及贴壁是必不可少的，也是手术成功的基石。

第23章 血栓性病变

Thrombus-Containing Lesions

Giovanni Luigi De Maria Adrian P. Banning 著

段嘉霖 译

动脉粥样硬化斑块破裂是急性冠状动脉综合征发病的重要病理生理机制。斑块侵蚀和破裂被认为是动脉粥样硬化斑块不稳定的主要因素[1]，斑块破裂导致斑块成分和促凝血分子暴露于血流中，随后激活凝血级联反应导致血小板活化并形成血凝块和血栓[2]。

急性冠状动脉综合征包括非ST段抬高型急性冠状动脉综合征和ST段抬高型急性冠状动脉综合征，而冠状动脉内血栓形成是急性冠状动脉综合征的显著特点。然而，冠状动脉造影术中发现的血栓性病变，与临床上急性冠状动脉综合征的诊断并非完全一致。5%～17%的稳定型心绞痛患者[3-5]、75%～90%的不稳定心绞痛患者和非ST段抬高型心肌梗死患者[3-5]和几乎100%的ST段抬高型心肌梗死患者存在含血栓病变[5, 6]。

对于介入心脏病专家，了解治疗血栓性病变时可能遇到的潜在风险及常用的处理策略是至关重要的。基本的要求包括：

1. 识别血栓及其大小。

2. 了解血栓性病变是不可预测的并且容易突发。在手术过程中，具有TIMI血流3级，看起来是A型病变可以迅速变为TIMI血流0级的阻塞病变，并且导致血流动力学的迅速恶化。

3. 了解破裂的不稳定斑块引起的血栓和碎片可以在冠状动脉微循环下游形成栓塞，降低血运重建的获益。

4. 意识到血栓性病变通常合并血管痉挛，与血栓碎片一起，增加了选择支架大小的难度，以及支架膨胀不全和（或）贴壁不良的风险。

因此，对于患有血栓性病变的处理，应充分“认识并尽量避免远端栓塞并优化血流”。本章将介绍针对血栓性病变的介入处理方法，对于血栓性病变的辅助药物治疗见第41和42章。

一、如何处理含血栓性病变

（一）血管入路

在处理血栓性病变时，选择血管入路至关重要，特别是在ST段抬高型心肌梗死的情况下。毫无疑问，桡动脉入路是所有冠状动脉介入手术的首选，最近的研究表明，与股动脉入路相比，桡动脉途径显著减少相关出血风险[7-9]。这种获益在急性情况下尤其明显，这可能是因为在急诊情况下，强效的抗血小板药物（例如，GP Ⅱb/Ⅲa抑制药）应用更易增加出血风险。

当桡动脉入路受阻时，如体型较小的女性、动脉痉挛或复杂扭曲的解剖结构如桡动脉环或残端[10]等，可采用一些措施，如出现桡动脉痉挛时采用无鞘指引导管[11]，或球囊辅助通过。这些措施能够确保随后的操作使用6Fr的指引导管，而不需要换成5Fr的器械[12]。而5Fr的鞘管在大多数情况下无法在左冠状动脉系统中完成吸栓操作（5Fr指引导管偶尔可用来在右冠状动脉中吸栓）。因此，在桡动脉途径困难时，应权衡利弊，考虑是否采用股动脉途径。

（二）识别血栓

血栓的识别和定量是调整药物治疗方案和术中辅助器械的重要依据，因此具有十分重要的临床意义，合理的评估和处理的最终目的是尽可能地减少远端栓塞的发生率。根据临床表现和血管造影，一般来说，我们可以直接判断是否为血栓性病变。然而，有时仅通过血管造影术上区分血栓和钙化可能有些困难。肌钙蛋白升高，提示持续的心肌损伤，被认为是可能的血栓性病变的标志。而对于肌钙蛋白阴性的患者，有些情况时也需要考虑血栓性病变，如静脉桥血管病变。

血管造影术中识别血栓被认为是常规操作，但术者应注意，血管造影在预测血栓的存在方面只有 26% 的敏感性[5, 13]。血管造影时，血栓性病变的主要特点是：造影剂注射期间血管充盈缺损或病变区域出现造影剂雾状分布。血栓可引起不同程度的血管狭窄和血流障碍，可能是 TIMI 血流 0 级的血管闭塞，也可能是血流正常，没有病变的血管中的一段云雾状的区域，可能就是附着血栓的部位。当这种类型的血管造影现象在没有动脉粥样硬化的情况下发生时，应考虑与心房颤动或反常栓塞导致的血栓形成。

Sianos 等提出了一种在造影术中量化血栓负荷的评分方法[14]，根据血栓负荷的轻重分为五个等级：0 级指造影术中无血栓性病变的证据；1 级指可能的血栓性病变，表现为雾状凸起，轮廓不规则；2 级是指确定的血栓性病变，且血栓＜ 1/2 管径；3 级是指确定的血栓性病变，且血栓＞ 1/2 管径但＜ 2 倍的管径；4 级是指确定的血栓性病变，且血栓＞ 2 倍管径；5 级是指持续的 TIMI 血流 0 级，即使导引导丝通过血栓病变，仍无法评估血栓负荷。

冠状动脉内血管内超声和 OCT 比血管造影具有更高的灵敏度和特异性，能够更好进行血栓的识别和量化。以往认为，当使用冠状动脉内成像评估血栓性病变时需要小心，但现在通常认为还是比较安全的。然而，在大量血栓的情况下，应首先保障冠状动脉血流的通畅，否则不可能获得高质量的图像。

高分辨率 OCT 对于血栓性病变的显像效果最佳（图 23-1），表现为附着于管壁表面或浮在管腔内的团块，甚至可以区分红色和白色血栓[15]。红色血栓具有高反向散射和高衰减，而白色（富含血小板）血栓具有较少的反向散射，均匀且具有低衰减。除定性评估外，OCT 还可以对血栓负荷进行准确定量评估；目前已有多种分类标准用于临床[16-19]。此外，对于支架内血栓，OCT 同时可以检测到支架相关的机械问题[20]。已有多项病例报道和研究表明，OCT 在评价支架贴壁不良、支架膨胀不全、支架覆盖不足、新发冠状动脉硬化等方面具有很高的灵敏性和特异性。而上述信息在区别早发或迟发支架内血栓形成的病理生理机制方面具有重要的意义，可帮助判断药物相关因素如抗血小板药物无效或早期停药[21, 22]。因此，对于支架内血栓形成，目前应将 OCT 视为首选的冠状动脉内影像检查。

OCT 具有最佳的分辨率，而血管内超声的优点是能够帮助了解血管壁的情况。然而，应用血管内超声识别新鲜血栓可能具有一定的困难，尤其是当血流速度较慢时，建议仔细检查图像。与红外线相比，超声波可以穿透血栓，血栓表现为非均质低回声（暗）腔内区域，覆盖在血管壁内表面，可以完全评估[23]。必须注意的是，机化血栓通常看起来回声更强（灰白色），并且难以与内膜增生或纤维斑块区分开。根据其胶原蛋白含量，它可以产生声影，使血栓难以同纤维斑块相鉴别。对于血栓性病变，一般不推荐常规进行冠状动脉内影像学检查，但在下列情况下，应考虑冠状动脉内影像学检查：

1. 临床表现与血管造影结果不匹配，不能明确是血栓还是钙化。

2. 不确定的非阻塞性或部分阻塞性斑块。

3. 有科研目的地评价血栓负荷。

4. 选择最佳支架尺寸困难时。

（三）导丝

对于大多数血栓性病变，一般首选传统的工作导丝，特别是在血管闭塞后罪犯病变下游的冠状动脉解剖结构未知的情况下。

首先通过导丝判断病变的性质是十分必要的，可以初步区分新鲜血栓和陈旧性血栓以及慢性完全闭塞病变。导丝接近和通过血栓性病变时应高度小心，可能发生以下情况：①阻断残余的血流；②进一步破坏不稳定斑块导致夹层；③血栓脱落导致远端血管栓塞。总的原则是“一旦导丝通过病变到达远端安全部位后，要确保导丝不能退出”，这在处理血栓性病变时特别重要。

如果首次使用普通导丝操作失败的话，一般情况下会更换为亲水性导丝。亲水涂层可减少摩擦力，使得导丝的通过性大大增加，能够通过血栓性病变残余的血管腔，且在可疑夹层的病变中更容易

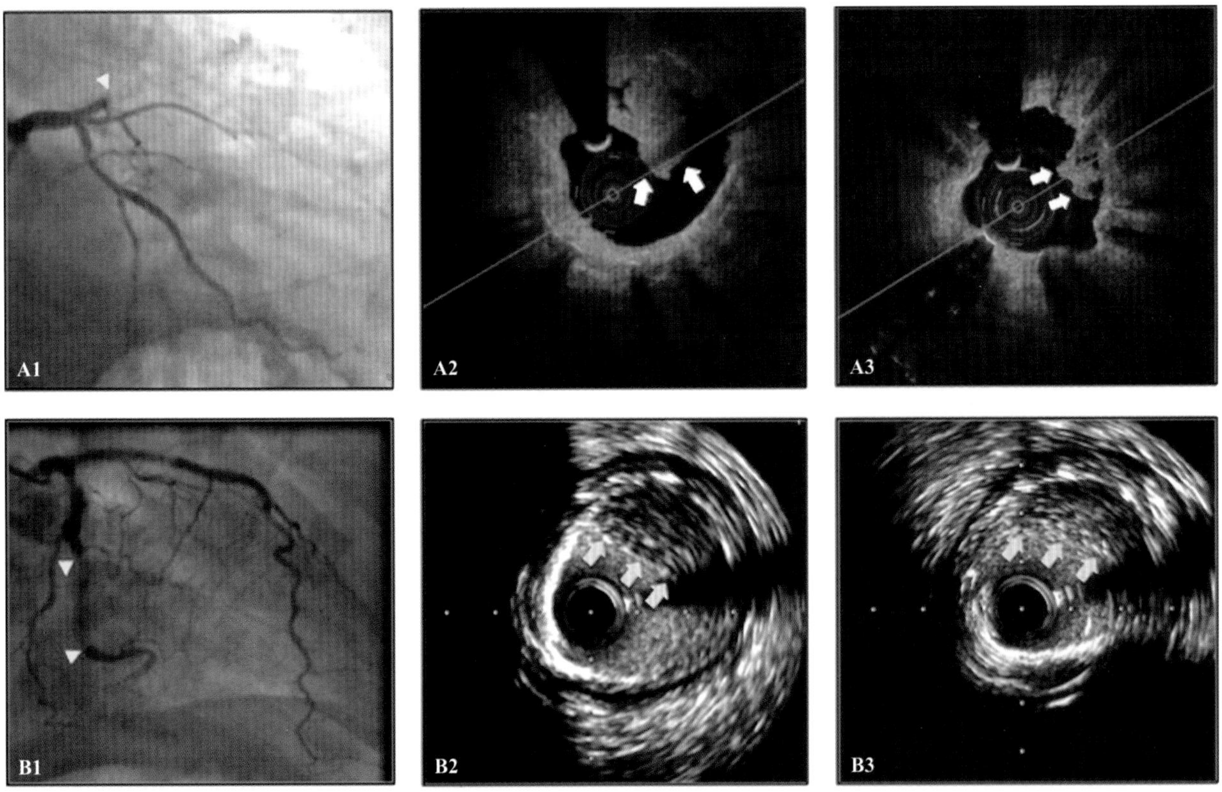

▲ 图 23-1 2 例支架内血栓形成

A1、B1. 显示了冠状动脉造影时血栓的可变外观。在图 A1 中，原有支架部位血管完全闭塞（黄箭头），TIMI 血流 0 级。在图 B1 中，血流仍通畅，但在支架部位有明显的雾状区域（黄箭头）；A2、A3. 提供血栓形成病变的 OCT 影像，向腔内突出的血栓清晰可见（白箭）。阴影的缺乏说明血栓比较“新鲜”，看起来像白色血栓；图 B2、B3. 提供血栓形成病变的血管内超声影像。血管内超声的分辨率较低，对血栓的显示的清晰度不如 OCT，表现为低回声（黑）区域（浅黄箭）。但与 OCT 相比，超声波的高穿透性可以更好地显示血栓后面的整个血管壁

进入真腔。亲水性导丝的操作要点与处理非血栓性病变时相似。当出现导丝操作感觉异常时，往往提示血管内膜下，血管夹层或穿孔可能。由于上述原因，所以在操作时：①应由经验丰富的术者操作导丝；②在进行下一步操作之前，必须注入造影剂确定导丝头端位置；③理论上说，只要有可能或安全，在进行下一步操作前，亲水性导丝都应先交换为普通导丝。

当导丝通过后 TIMI 血流仍为 0 级或变为 0 级时，应立即确认导丝位置，一种简单的方法是沿导丝轻轻推进一个未扩张的小球囊并重新评估血流。如果仍不能确定，则可以使用微导管（FinecrossMG，Terumo，Japan；或 Corasir，Asahi Intecc Co.，Japan）显示冠状动脉血管树的远端部分，从而确认指引导丝的位置，然后可以将指引导丝交换为普通工作导丝。

（四）病变预处理

处理血栓性病变最严重的并发症是动脉粥样硬化血栓流向远端血管，从而导致微血管阻塞和无复流现象。因此，尽管近年来介入技术不断进步，但血栓性病变仍然有较高的风险，如较差的手术结果、较高的死亡率、心肌梗死、心律失常并发症以及急诊血运重建[24]。

已有研究表明，在血栓性病变中，球囊扩张和支架植入过程中对血栓的影响会产生“奶酪刨丝器”（cheese grater）效应，可能引起血栓的脱落和远端血管的栓塞[25]。

减少血栓负荷主要有两种方法：药物治疗和器械治疗。两种方法并不是相互排斥的，而是具有协同作用，尤其在大面积心肌梗死的治疗中[26, 27]。药物治疗主要依赖 GP Ⅱb/Ⅲa 抑制药，详见第 42 章。器械治疗主要有以下两种方式预防远端栓塞：①球

囊和（或）过滤器保护装置，旨在捕获预扩张 / 支架植入过程中释放的血栓碎片；②血栓清除术，旨在直接从病变部位移除血栓。

（五）近端和远端保护装置

目前主要有三种类型的球囊和过滤器保护装置[28]：

1. 远端阻塞装置（Percusurge，Medtronic，Santa Rosa，CA，USA；TriActiv system，Kensey Nash，Exton，PA，USA）。

2. 远端滤器（FilterWire EX，Boston Scientific，Natick，MA，USA；SpiderRX 和 SpiderFX，ev3 Inc.，Plymouth，MN，USA）。

3. 近端阻塞装置（Proxis（St.Jude Medical，St.Paul，MN，USA）。

远端阻塞装置主要是一个充气球囊，通过导丝送达病变远端。在进行球囊扩张或支架植入之前预先将远端阻塞装置充气，以避免操作过程中产生的血栓碎片进入冠状动脉微循环。然后在远端球囊放气前将碎片吸出。此装置最大的优势是相对较小的内径（通常为 0.026 ～ 0.033in）以及理论上可捕捉大多数碎片（包括小颗粒甚至可溶性物质）的能力。而主要的缺点有：①球囊释放后导致的远端长时间缺血；②近端侧支栓塞的风险；③无法观测球囊远端的病变；④可能无法吸出位于扩张球囊穹顶的碎片[28]。

远端滤器为一个放置在病变远端的网篮，主要的作用是在球囊预扩张和支架植入术时，收集脱落的碎片。操作结束后，通过“滤器回收器”回收装有动脉粥样硬化血栓碎片的滤器。该装置的主要优势是易于使用，同时保障远端血管的血供，在术中也可以同时观测到滤器远端血管的情况。滤器的主要局限性是需要使用较大的鞘管(0.040 ～ 0.050in)，而且滤器通过病变时增加了操作过程中血栓脱落的风险。滤器外径较大，释放前往往需要球囊预扩张，这增加了远端栓塞的风险，因此在进行操作时应十分轻柔，避免血栓脱落。此外，与远端阻塞装置相比，滤器容易透过一些小的血栓碎片（尤其是＜ 100μm 的碎片），尤其当滤器与血管壁贴靠不良时[28]。

近端阻塞装置由充气的球囊组成，置于在病变的近端，从而阻止血流通过，以阻止血液将血栓形成碎屑冲向冠状微循环。理论上，与远端保护装置相比，近端保护装置具有如下优势：第一，近端保护装置不会首先通过病变部位，因此减少了操作相关的血栓脱落的风险；第二，对于一些远端血管床结构复杂的病变，如血管迂曲、斑块负荷等，可能没有“空间”放置远端保护装置，这种情况下，近端保护装置就体现出一定的优势。

对于上述的保护装置，目前仅有远端滤器用于临床实践。在针对大隐静脉血管桥病变进行 PCI 术时，远端保护装置具有一定的临床价值[29, 30]。而对于冠状动脉本身的病变，随机化研究结果提示，远端保护装置并无临床获益[31, 32]。装置植入时引起的血栓脱落、植入装置延误 PCI 时机以及“滤器相关的无复流”，可能是目前远端滤器处理自身冠状动脉病变无临床获益的主要原因[28, 33]。

（六）吸栓术

理论上，通过吸栓术减少血栓负荷可获得以下好处：①预防远端栓塞的风险；②更好地显示冠状动脉病变；③更好地评估血管内径；④支持直接支架植入；⑤在最初位于支架梁和血管壁之间的血栓消失后，预防支架贴壁不良[34]。

目前有两种吸栓装置用于临床：手动吸栓装置和机械吸栓装置。在手动吸栓装置中，由操作者施加的抽吸力来抽吸血栓。而在机械吸栓装置中，吸气力由特定的装置产生。

1. 手动吸栓术

手动吸栓装置由 6Fr 鞘管兼容的双腔导管组成。其中较小的管腔用于通过短的单轨快速交换系统，通过传统的 0.014in 导丝上输送设备。较大的腔具有一个或多个钻孔，并连接到注射器。通过在螺纹注射器中产生真空及负压，在装置通过病变部位时吸出血栓。图 23-2 总结了手动吸栓术的主要步骤。

手动吸栓术的操作要点有：①在穿过血栓时进行抽吸；②在目标血栓上进行多次通过；③在抽吸的同时将吸栓导管撤入指引导管中。穿过血栓时吸栓会降低远端栓塞的风险，而在回撤时吸栓能够防止已经被吸起的血栓脱落至冠状动脉下游，或更糟糕的脱落至主动脉（图 23-3），因此可以降低患者的风险。基于这个原因，在抽吸导管回撤时可以适当深插指引导管，应确保指引导管内无血栓 [通过血液回抽和（或）通过 Y 连接器的打开的阀有血液

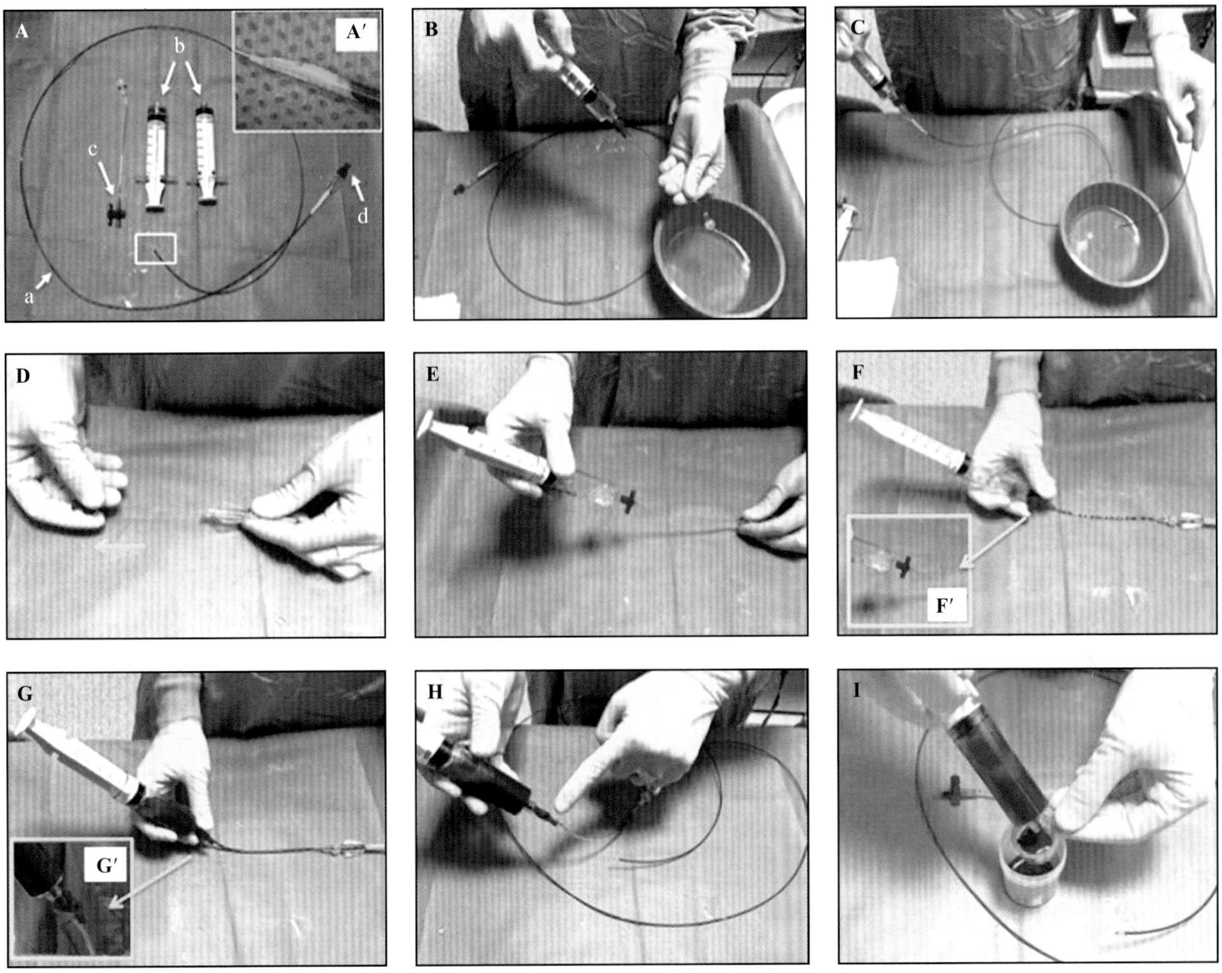

▲ 图 23-2　血栓抽吸导管的操作（Export Advance，Medtronic in the example）

A. 手动血栓抽吸系统的元件，a. 血栓抽吸导管；b. 螺纹注射器；c. 带单向抽头的延长管；d. 管芯针（特别是 Export Advance 系统），A′. 抽吸导管头端的细节；B、C. 冲洗延长管和抽吸导管；D. 一旦将抽吸导管放置在目标病变部位，就将管芯针移除（该步骤仅用于带有管芯针的抽吸导管）；E、F. 连接注射器并抽真空，F′. 单向抽吸的一些细节；G. 通过打开单向抽头开始抽吸，G′. 抽吸期间单向抽头方向的细节；H. 在抽吸结束时，取出导管，保持单向龙头打开，以便在抽出期间保持抽吸；I. 将注射器内容物注入过滤器中并评估血栓情况

溢出] 后才能注射造影剂。目前关于最佳抽吸次数尚有争议，但理论上说，应至少 3 次通过血栓部位进行抽吸。此外，可以通过血管内成像技术检测到的残余血栓量指导抽吸次数 [35]。

手动吸栓术的吸栓效果主要取决于两个参数：可通过性和抽吸能力。图 23-4 总结了市场上可用的手动血栓抽吸导管的主要技术特点。导管的输送能力取决于导管的推动性和可跟踪性以及冠状动脉解剖结构（曲折度、钙化和血管大小）。亲水涂层、金属编织轴或金属探针已应用于最新一代的血栓抽吸导管，以改善其可跟踪性和可推动性。

抽吸能力可用这个方程表示：$\Delta P\pi r4/8\mu l$[36, 37]。因此，通过螺纹注射器产生负压（ΔP）和抽吸导管的最小半径（r）与抽吸能力正相关；相反，血栓黏度（μ）和抽吸导管长度（L）与抽吸能力负相关。因此很清楚，较大管腔的抽吸导管吸引力更强，但难以应用于小血管中的血栓性病变。类似地，对于陈旧血栓、机化血栓和高黏性血栓，导管抽吸能力下降。可通过改变血栓黏度以改善导管抽吸功能，如通过专用设备（Clearway RX，Atrium Medical，Hudson，NH，USA；Amicath，IHT）或抽吸导管局部注射 GP Ⅱb/Ⅲa 抑制药 [17]。

抽吸导管的一个主要缺点是，只能抽吸靠近其头端的血栓。因此可以想象，其抽吸的效果实际上

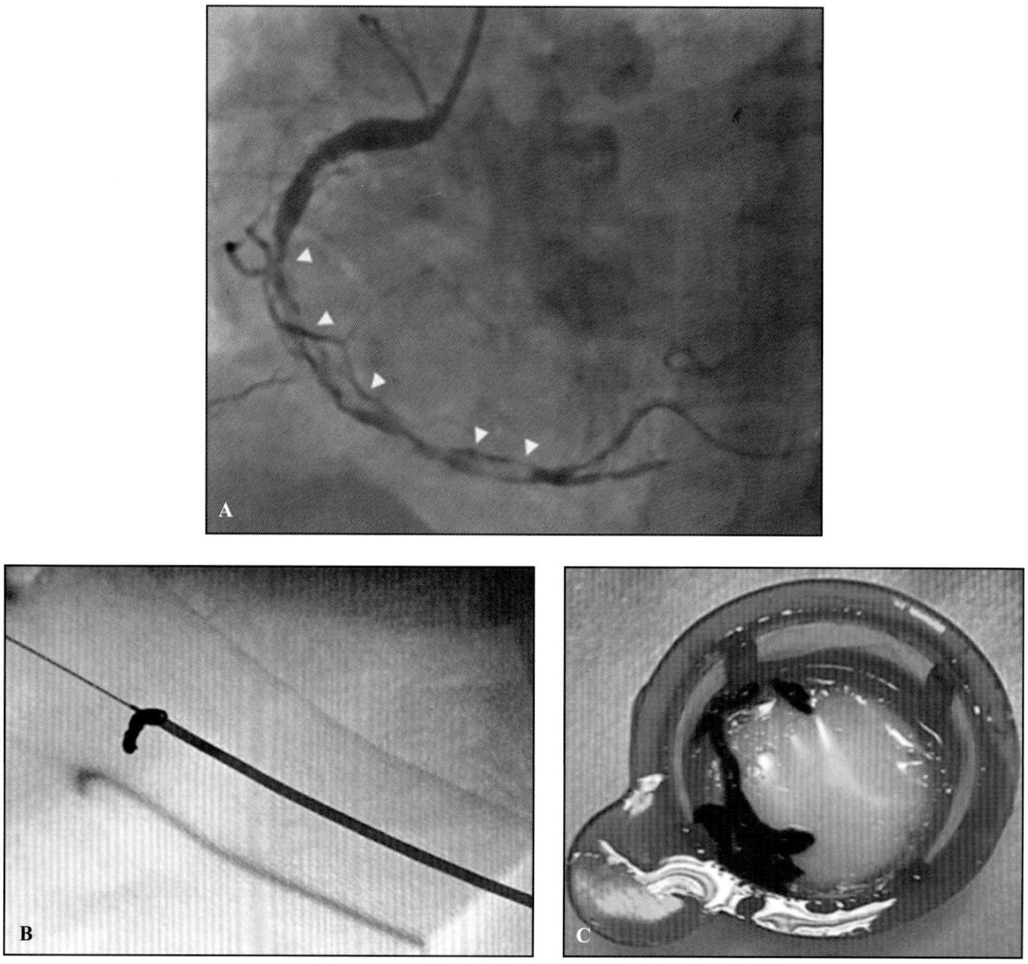

▲ 图 23-3　在抽吸导管回撤期间，保持螺纹注射器中的负压是必要的。本例中，在右冠状动脉的高血栓负荷病变中进行手动吸栓（A）在使用血栓抽吸导管的第一次通过期间，注射器中的血液反向溢出很快就停止了，提示导管堵塞。血栓抽吸导管退出时观察到附着在抽吸导管尖端的大量血栓碎片（B）在这种情况下，撤回抽吸导管维持抽吸是至关重要的，可防止血栓碎片的栓塞。出于安全原因，换用了新的指引导管和抽吸导管再次抽吸。（C）吸出的大量血栓

受导管头端至血栓病变之间的距离的影响。而导管在管腔内的位置肯定受到导丝位置的影响，因此“偏倚导丝”（bias wire）策略可以帮助改善抽吸能力。该技术包括使导丝朝向侧支 [38] 的位置，从而改变血栓抽吸导管自身的位置，最终促进其头端更接近血栓性病变。腔内影像技术有助于提示释放需要使用这一技术，第一次血栓抽吸后残余血栓负荷仍然很重时建议在更换导丝位置后再次抽吸。

尽管手动吸栓装置便于操作，但仍有下列相关的并发症：①冠状动脉痉挛；②导管穿过时引起远端栓塞；③血管夹层；④穿孔；⑤血栓向近端移位，可能栓塞其他血管 [39]。

多项研究证实了手动吸栓术在血栓性病变心肌再灌注中的获益［通过评估 ST 段回落，心肌灌注呈色分级（MBG）[40–45]，造影剂增强超声心电图 [46, 47] 和 CMR[48]］，而 TAPAS 研究证实了手动吸栓术能够改善患者的远期预后，因此改写了相关指南。最近公布的 TASTE 研究则表明，在入组的 7244 名 ST 段抬高型心肌梗死患者中，常规手动吸栓术无明显的临床获益 [49]。值得注意的是，约 40% 的潜在患者被排除，约 2/3 的患者为低血栓负荷，而研究的主要终点是全因死亡率。近期发表的纳入 10 063 名患者的 TOTAL 研究表明，常规手动吸栓术无临床获益。与之前的一些小样本量研究一致，TOTAL 研究中，与常规 PCI 术相比，手动吸栓术在一些软终点，如 ST 段回落、远端栓塞发生率等方面有一定的获益，但对于 180 天内的主要心脏不良事件率无影响 [50]。尽管需要更长时间的随访才能

图 23-4 目前已上市的手动血栓抽吸导管的主要技术特征

			抽吸率		可追踪性 / 可推送性			
		导管兼容性	远端抽吸面积（mm^2）	近端抽吸面积（mm^2）	亲水涂层	编织盘绕轴	管芯针	双导丝兼容性
Export AP Medtronic	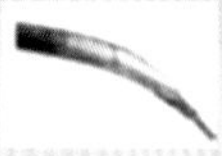	6F	0.87	0.85	是	是	否	否
Export advanced Medtronic	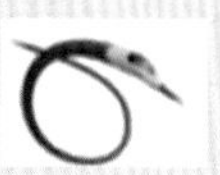	6F	0.93	0.98	是	是	是	是
Hunter IHT Cordynamic	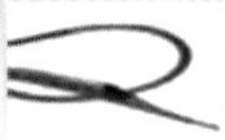	6F	0.95	1.04	是	是	否	否
Vmax Stron Medical	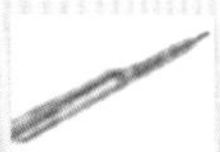	6F （可用 5F 兼容）	0.95	0.95	是	否	是	否
Drive CE Invatec Medtronic	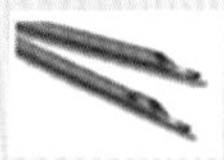	6F	1.12	0.77	是	否	否	否
Eliminate Terumo	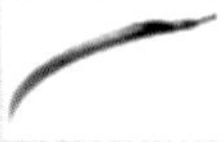	6F	0.79	0.95	是	是	是	是
ProntoV3 Vascular Solutions	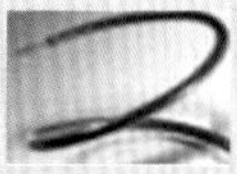	6F	0.90	0.90	是	是	否	否
Quick cat Spectranetics	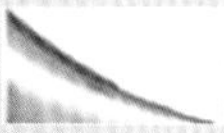	6F	0.87	0.75	是	否	否	否
Thrombuster Ⅱ Kaneka Medics	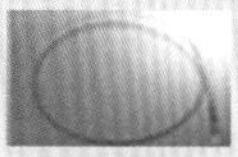	6F	0.78	0.95	是	否	是	否
Fetch2 Boston Scientific	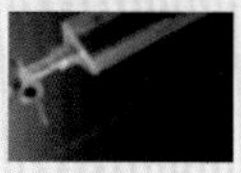	6F	—	—	是	是	否	否

根据其抽吸率和可追踪性 / 可推动性的影响进行分组，这是决定手动血栓抽吸装置性能的两个主要参数

得出明确的结论，但 TASTE 和 TOTAL 研究都强调了更准确地使用手动吸栓术的必要性。因此，最近的欧洲指南建议仅在特定的患者中进行手动血栓抽吸术，如具有明确高血栓负荷和冠状动脉结构适合操作的患者[51]。

2. 机械吸栓术

在机械吸栓时，血栓在被吸出前首先被裂解。而不同的机械装置，血栓裂解的机制也不同。

X-Sizer 系统（ev3 Inc.，Plymouth，MN，USA）是一种经导丝的双腔导管，其中一个腔具有旋转的螺旋尖端，可裂解血栓。同时，第二个腔中的小型抽吸系统可以吸出裂解过程中产生的碎屑。

AngioJet 系统（Possis Medical，Inc.Minneapolis，MN，USA）利用文丘里效应去除血栓。盐水通过外部泵在高压下通过小钢管注入，在射流周围形成低压区域，将周围的血液（包括血栓）吸入导管。

ThromCat XT 系统（Kensey Nash，Exton，PA，USA）通过导管头端的 3 个孔进行冲洗，从另 5 个孔进行强力抽吸，通过旋转速度为 95000r/min 的螺旋转子，可以吸除血栓。

Rinspiration 系统（Kerberos Proximal Solutions Inc.，Sunnyvale，CA，USA）可以同时灌注和抽吸以消除血栓。其由 3 个腔构成：第一个 25cm 长的腔可通过标准的 0.014in 冠状动脉导丝；第二个腔用

来抽吸血栓；第三个腔与第二个腔相邻，可用来进行盐水灌注。

理论上说，机械吸栓术具有更好的血栓清除作用，但较低的柔软性和更陡峭的学习曲线是它们的主要缺点。此外，在X-sizer系统应用过程中，有较高的支架嵌顿风险，这也是该系统最终退市的主要原因。随机化研究对比手工吸栓术和机械吸栓术，结果表明，二者在主要心脏不良事件率上无明显差异，但手动吸栓术的成功率更高[52, 53]。

因此，机械吸栓术在一些特定的血栓性病变的临床应用中具有应用前景，比如对于血栓负荷重但冠状动脉解剖的几何结构不适合传统的手工吸栓术时（图23-5）。

（七）准分子激光

ELCA可用于减少血栓负荷。该系统由准分子激光发生器（CVX-300，Spectranetics，CO，USA）和脉冲氯化氙激光导管（直径0.9mm、1.4mm、1.7mm和2.0mm）组成。激光导管提供准分子能量（波长308nm，脉宽185ms），注量（每表面单位能量）为30～80mJ/mm^2，脉冲频率为25～80Hz。术者可根据目标病变的特点调节注量和频率等参数。

安全有效的ELCA操作策略需要注意三个“S”：尺寸（size）、缓慢（slow）和盐水（saline）。换言之，第一，选择正确尺寸的激光导管至关重要；第二，导管必须缓慢前进；第三，在推进过程中需要在导管尖端持续进行盐水冲洗。盐水输注可确保从导管头端清除血液和造影剂。而血液和造影剂可以吸收导管输送的能量，导致微泡的形成，增加血管夹层的风险。

准分子激光通过三种机制导致血栓消除：光化学、光热和光机械[54]。光化学作用是紫外线以高达每秒1250亿次的速度撞击组织，渗透率为50μm，导致每秒数十亿分子键断裂的结果。光热效应源于血栓对能量的吸收，随之而来的是分子振动和细胞内水的加热和蒸发，最终导致细胞破裂和由蒸汽泡破坏血栓。最后，光机械效应来源于蒸汽泡的振动和破裂机械地破坏血栓。准分子激光采用紫外线范围内的光线，对血栓进行光谱分析，揭示准分子波长度非常适合针对新鲜血栓进行处理[55]，有学者提出了“血小板打击”理论，认为ELCA治疗对血小板聚集有直接和间接地抑制作用[56]。

CARMEL研究中，在151例心梗患者中应用准分子激光后发现，残余狭窄和血流速度都有改善。有趣的是，血栓负荷越重的患者获益越大[57]。而在TIMI血流和心肌灌注呈色分级评估心梗患者再灌注疗效的研究中，也获得了令人鼓舞的结果[58]。

（八）支架植入术

支架植入术，无论是否后扩张，往往是冠状动脉血管重建的最后一步。对于非ST段抬高型急性冠状动脉综合征和ST段抬高型心肌梗死的患者（即涵盖了血栓性病变），在目前的相关指南中，支架植入术都是ⅠA类推荐[51]。

支架植入术的注意事项包括：①支架尺寸，在急性血管痉挛时，可能出现所选支架尺寸过小，贴壁不良的情况；②支架扩张的过程中可能导致远端血管栓塞。为了最小化与支架植入相关的远端栓塞的风险，目前主要有两种处理方案。第一种是在急性期推迟支架植入术，特别是在ST段抬高型心肌梗死的患者中；第二种是使用特殊的网状支架。

一些研究报道了推迟支架策略的可行性和安全性，首先通过球囊扩张或只进行吸栓术恢复TIMI血流[59]，可以使一些ST段抬高型心肌梗死患者的最终梗死面积缩小[60]。这种方案需要在大型随机临床研究中进行测试，但是对于血栓负荷明显的慢性或严重钙化的病变，应考虑这种策略。在这些情况下，首先使用旋磨术或ECLA，然后再进行PCI术是需要考虑的。

除延迟支架方法外，还有证据表明，特殊的网状支架也可以减少远端血管栓塞的可能。MGuard支架（InspireMD，Tel Aviv，Israel）是一种新开发的金属支架，附着在支架外表面的聚对苯二甲酸乙二醇酯网状物可捕捉脂质血栓碎片。到目前为止，与常规裸金属支架相比，MGuard支架在软终点（如最终TIMI血流和心肌灌注呈色分级等）方面已显示出一定的优势，而在死亡率或主要心脏不良事件率方面没有观察到差异[61]。

二、结论

在治疗含有血栓性病变时，从入路选择到支架置入术的每个步骤都至关重要，需要有明确规划，

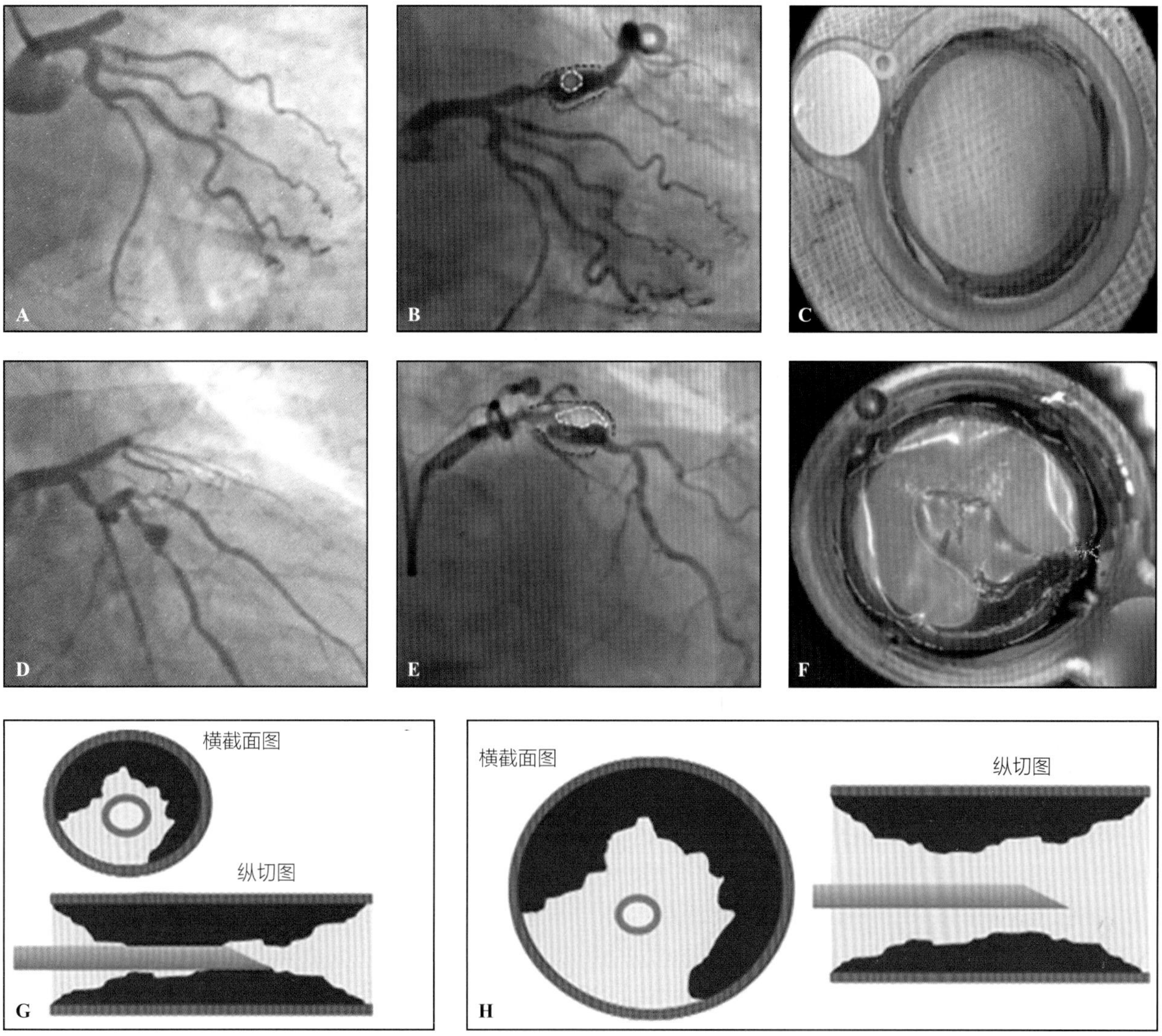

▲ 图 23-5　由于“几何学”的原因，对于冠状动脉扩张型或血管瘤样病变时，手动吸栓术是不合适的

A、B 和 D、E 分别展示了两例前壁 ST 段抬高型心肌梗死的病例，其中罪犯病变位于包含大量血栓的血管瘤样扩张区域。虚线红线标记出瘤样病变的轮廓，而虚线黄线则表示血栓的轮廓。在两种情况下均进行手动血栓抽吸，在过滤器中未发现血栓（C、F）。在正常血管（G）中，手动抽吸导管能够与血栓接触，能更好地吸除管腔内和顶壁上黏附的血栓。在动脉瘤区段中，由于血管的扩张导致手动抽吸导管到达血栓碎片的能力较低，尤其是黏附在管壁上的血栓（H）。因此，对于扩张 / 动脉瘤部位的血栓性病变，可考虑应用机械吸栓装置，其理论上吸栓效能更好

充分理解冠状动脉解剖结构和病变的特征。目前已有多种设备和药物可用于血栓性病变的治疗，然而，正如 TASTE 试验表明的那样，不建议每个患者不加区分地采用每种技术。因此，如何鉴别最终疗效欠佳的患者并采用各种技术和策略以争取最大获益，这代表了目前治疗血栓性病变的新挑战。

三、病例分析

一名 50 岁的男性，既往没有心脏病史，本次确诊为前壁 ST 段抬高型心肌梗死。冠状动脉造影确认了大的左前降支的急性闭塞（图 23-6A）。导丝通过后，首先进行血栓抽吸，恢复 TIMI 血流 3 级（图 23-6B）。然后先后用 2.0mm × 15mm（图 23-6C）、2.5mm × 15mm（图 23-6D）半顺应球囊进行预扩张，甚至采用 3.0mm × 15mm（图 23-6E）和 3.5mm × 15mm 非顺应球囊（最多 20 个大气压）进行高压扩张。然而，可能是由于病变钙化严重，上述球囊扩张均未能完全扩张。在尝试用切割球囊穿过病灶失败后，考虑到检查患者的临床状况较稳

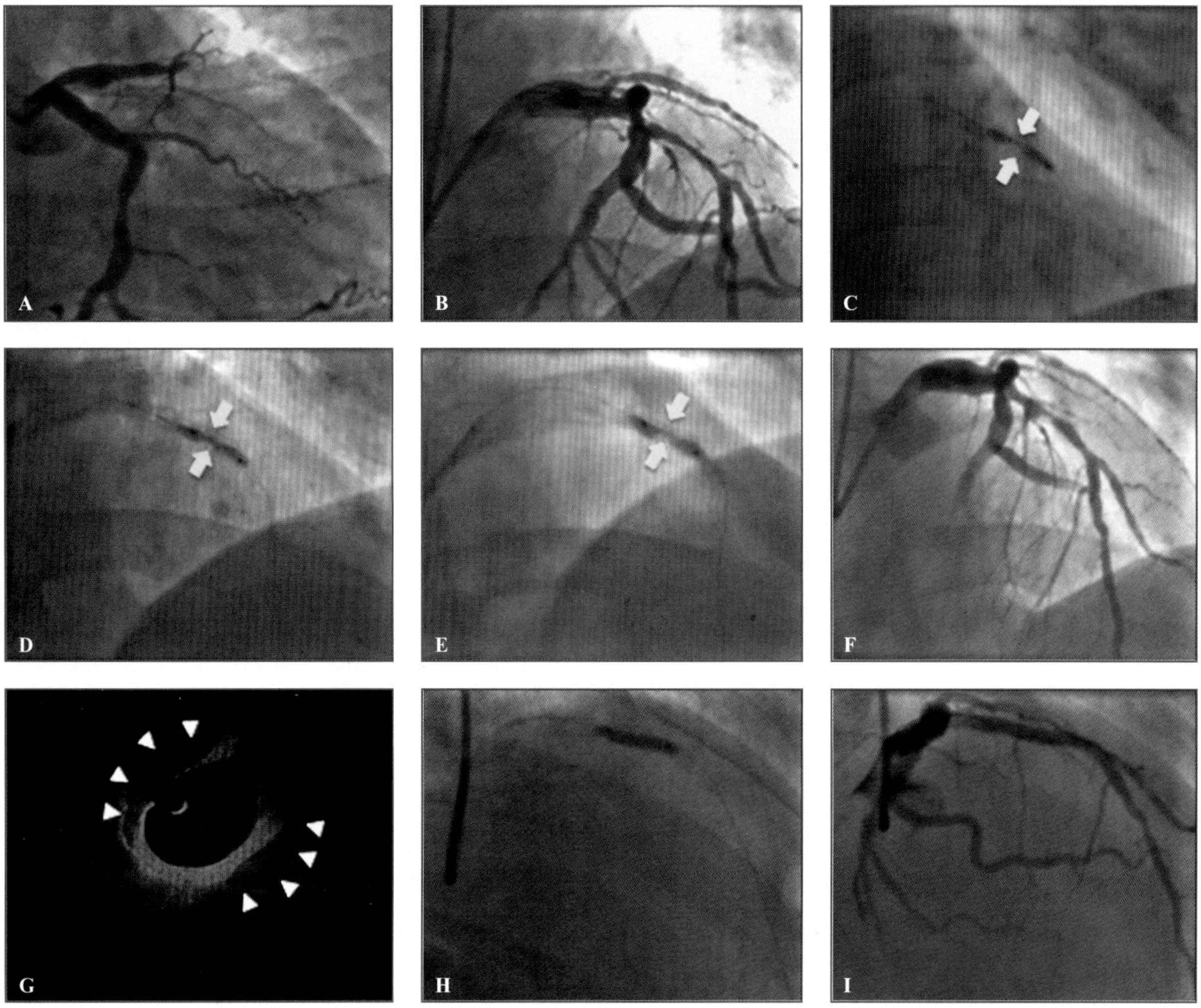

▲ 图 23-6　案例分析图

定（患者无症状且血流 TIMI 3 级），遂停止手术。将患者转移至冠状动脉粥样硬化性心脏病监护室，使用比伐芦定静脉推注，同时给予阿司匹林（每天两次，每次 75mg）和替格瑞洛（每天两次，每次 90mg）进行双联抗血小板治疗，并安排在 48h 内进行旋磨术辅助的 PCI 治疗。

48h 后，患者如期进行了第二次血管造影。在进行旋磨术之前，首先进行 OCT 检查。OCT 检查是十分有意义的，排除了病变处仍有大量残余血栓负荷，同时证实该病变为严重钙化病变（图 23-6G，白色箭头所示）。选择 1.75mm 的旋磨头进行旋磨术，但球囊扩张仍然有限，因此选择 2.00mm 的旋磨头再次进行旋磨，随后应用 3.0mm × 15mm 非顺应性球囊成功预扩张（图 23-6H）。然后植入 3.5mm × 38mm 药物洗脱支架，用 4.0mm × 15mm 非顺应性球囊进行后扩张，最终血管造影结果（图 23-6I）十分理想。

该病例展示了对于血栓性病变，延迟 PCI 策略是安全的，而且在本例中，多次球囊预扩张失败的情况下，应考虑延迟 PCI 治疗。在这种情况下，对于 TIMI 血流 3 级且整体血流动力学稳定的患者，在 24 ～ 48h 内进行旋磨术辅助下的 PCI 治疗是一种十分合理的选择。在本例中，血管内影像检查不仅可以确认病变为严重钙化病变，而且排除了大的残余血栓，因此在进行旋磨术时，远端血管栓塞的风险较低。

第 24 章　经皮冠状动脉介入治疗术中特殊球囊：切割球囊、棘突球囊、穿通球囊及药物洗脱球囊

Specialized Balloons in Percutaneous Coronary Intervention: Cutting, Scoring, Gliding, and Drug-Eluting Balloons

Bimmer E.P.M. Claessen　José P.S. Henriques　George D. Dangas　著
肖志超　译

球囊成形术是早期 PCI 唯一有效的治疗方法。单纯球囊成形术的主要缺点是血管弹性回缩、急性闭塞和再狭窄[1]。冠状动脉支架的应用几乎避免了血管回缩和急性闭塞的发生[1, 2]，是心脏介入治疗领域的一大重要进步，但它也带来了新的问题，比如支架内血栓形成，而且较高的支架内再狭窄率也限制了它的临床应用[3, 4]。目前，药物洗脱支架已取代金属裸支架成为临床上大多数冠状动脉病变的常规治疗方案[5]。然而，球囊成形术仍是目前心脏介入治疗的一部分。对于严重狭窄或钙化病变，球囊预扩张对于之后支架能否成功输送到病变部位至关重要。生物可吸收支架植入前也需要对病变进行充分预处理，因此球囊预处理在当前生物可吸收支架应用逐渐增多的背景下显得更为重要[6]。为了更好地对病变进行预处理，临床上出现了很多特殊球囊，比如切割球囊、棘突球囊等。甚至有些球囊就是为处理某些特殊用途而设计的，比如处理分支开口病变的短的穿通球囊，为了方便冠状动脉局部给药的清道夫导管[7–11]。最后，新型的药物洗脱球囊在处理支架内再狭窄甚至原位病变上也显示出了很好的效果[12]。本章将把目前在心脏介入治疗领域中应用较多的特殊球囊做一概述。

一、切割球囊和棘突球囊

切割球囊发明于 20 世纪 90 年代，其目的是减少血管损伤及弹性回缩[13]。切割球囊表面有几个金属刀片沿着球囊长轴排列。与普通球囊不同，切割球囊的刀片能在血管中膜形成一个切口，减轻球囊扩张时因中膜平滑肌细胞过度拉伸而出现的血管内膜增生。虽然切割球囊短期临床效果不错[14]，但冠状动脉支架能更有效地降低再狭窄及急性血管闭塞的发生率[1, 2]，因此切割球囊在临床上的适应证也逐渐减少。目前 ESC 指南指出，切割球囊主要用于严重钙化、硬的或开口病变的预处理和扩张[15]。ACC/AHA 指南将 PCI 术中切割球囊的应用列为Ⅲ类推荐（A 级证据），不建议常规使用[16]。同时，对于支架内再狭窄或边支开口的病变，为避免扩张过程中球囊滑动造成血管损伤，将切割球囊使用列为Ⅱb 类推荐（C 级证据）。

棘突球囊是一种顺应性很低的球囊，球囊表面有棘突成分（通常是导丝）缠绕，能将球囊扩张产生的压力集中在局部小范围，防止球囊滑动，更好地扩张病变部位。球囊外面缠绕的导丝在球囊扩张时能突入病变中，同时起到防滑作用，这样的设计能让球囊规律地膨胀。最早的棘突球囊是 FX–

minirail（Abbott Vascular，已停产），目前市面上有售的是其他几种类型的棘突球囊，最常见的是 AngioSculpt 棘突球囊导管（AngioScore，Fremont，CA，USA），球囊是由普通尼龙混合物制成的，表面螺旋状缠绕着镍钛合金导丝；另一种是 Scoreflex 棘突导管（OrbusNeich，Hong Kong，China），球囊表面只有一个突出的棘突成分；其快速交换的头端很短，因此导引导丝沿球囊长轴平行地附在球囊外面，成为第二个棘突成分。棘突球囊的适应证与切割球囊相似。一项小规模的临床研究验证了 AngioScore 球囊的效果，93 名行 PCI 的患者采用主支植入药物洗脱支架，必要时分支植入支架的术式[17]，9 个月随访时发现，对复杂的真分叉病变使用必要时分支支架术使靶病变血运重建率更低（3.3%）。

二、穿通球囊在分叉病变中的应用

穿通球囊（TriReme Medical，Pleasanton，CA，USA）是一种专门用于分叉病变的短球囊（约 4mm）。目前 PCI 术中对分叉病变最常采用的术式是主支植入支架后必要时分支植入支架，为了避免主支支架植入后分叉部位嵴的移位，多数情况下还需要对两根血管行对吻扩张。然而，由于球囊穿主支支架网眼有一定难度，最后球囊对吻扩张成功率并不高。穿通球囊顶端设计有一个斜行切片，使球囊更容易通过分支开口：如果顶端仍不能完全通过开口，可以尝试将球囊旋转后再推送，通过后扩张球囊开放支架网眼。由于球囊很短，理论上不会造成分支的夹层[18]。一项纳入 236 例分叉病变的观察性研究显示，使用普通球囊穿过支架网眼并成功完成最终对吻扩张的有 221 例（93.5%）[11]，而失败的 15 例病变在使用穿通球囊后有 12 例成功穿过了网眼（80%）。另一项纳入了 125 名患者，131 例分叉病变的注册研究也得到了类似的结果[19]。

三、Clearway 导管在冠状动脉内给药中的应用

Clearway 导管（Atrium Medical，Hudson，NH，USA）是 2.7F 快速交换导管，远端有带微孔的 PTFE 球囊，其效果在 ST 段抬高型心肌梗死患者的直接 PCI 术中得到证实，球囊可以阻断冠状动脉血流，限制血栓移动，还可以通过它在冠状动脉内注射药物[20]。随机入选了 452 例前降支近中段闭塞患者的 INFUSE-AMI 试验（前壁 ST 段抬高型心肌梗死患者 PCI 术中阿昔单抗冠状动脉内注射及血栓抽吸）研究证实了 Clearway 导管的作用[10]。所有使用比伐芦定后行急诊 PCI 的患者按 2×2 随机分为 4 组。

1. Clearway 导管冠状动脉内注射血小板糖蛋白Ⅱb/Ⅲa 受体拮抗药阿昔单抗及使用手动吸栓装置冠状动脉内抽吸血栓。

2. 导管冠状动脉内注射阿昔单抗但不抽吸血栓。

3. 冠状动脉内抽吸血栓但不使用阿昔单抗。

4. 不使用阿昔单抗，也不抽吸血栓。

这项小规模研究显示，30d 后冠状动脉内局部注射阿昔单抗的患者的心肌梗死面积明显小于冠状动脉内未注射阿昔单抗的患者，但手动抽吸血栓组患者的心肌梗死面积并未缩小。

四、FLASH 开口双球囊扩张导管

这种特殊球囊导管（Cardinal Health，CA，USA）主要用于处理突出于主动脉内的部分支架。通常在球囊扩张 / 支架释放的最后一步使用。它由两个球囊组成，其中一个套在另一个里面，通过 0.014in 导丝输送。首先扩张内球囊（命名直径与支架直径相同），将其锚定在冠状动脉开口，然后扩张外球囊（软球囊），它位于主动脉内，可以扩张至 20mm，将突出在主动脉内的支架小梁压到主动脉壁上。理想状态下，它能使支架小梁贴壁更好，便于以后介入操作导管到位。

五、药物洗脱球囊

药物洗脱球囊，通常也称为药物涂层球囊，可以把抗再狭窄药物输送到冠状动脉局部。使用高脂溶性药物，通过几分钟的接触就能把药物充分输送到冠状动脉壁上。现在临床应用的药物洗脱球囊上使用最多的是细胞毒药物紫杉醇，虽然有时候它也用于药物洗脱支架，但目前药物洗脱支架上使用的

最多的药物还是具有抗炎和抑制细胞增殖作用的西罗莫司。由于紫杉醇在冠状动脉血管壁上吸收快，局部作用时间长，因此特别适合应用于药物洗脱球囊[21]。尽管在各种药物洗脱支架中，莫司类支架优于紫杉醇类支架，但在药物洗脱球囊方面，大多数学者仍然认为紫杉醇洗脱球囊能发挥药物球囊的最大作用。最近西罗莫司（或类似物）洗脱球囊通过使用纳米囊技术在药物输送环节进行了改进。纳米囊的脂溶性能增强了囊袋中药物的吸收，囊袋－药物复合体也能延长药物在体内的释放时间。使用了这种纳米技术的西罗莫司洗脱球囊的临床研究正在进行中，有望于2018年结束。在后面的章节中，药物洗脱球囊指的都是紫杉醇洗脱球囊。

（一）药物洗脱球囊在支架内再狭窄病变中的应用

BMS最常见的问题是支架内再狭窄，而第二代药物洗脱支架的出现显著降低了再狭窄的发生率[22]。尽管如此，根据病变特点及支架类型不同，植入药物洗脱支架后支架内再狭窄的发生率仍高达2%～10%，而且治疗上很棘手[4]。药物洗脱支架发生支架内再狭窄时可以再植入一枚药物洗脱支架，但病变部位多层支架仍会带来一系列不良后果[23]。药物洗脱球囊能即时扩大管腔面积，还能将抗增生药物输送到局部血管，成为支架内再狭窄治疗的最佳选择。

PEPCARD Ⅱ研究探讨了药物洗脱球囊在金属裸支架再狭窄的作用与安全性，该研究入选了131名植入金属裸支架后发生支架内再狭窄的患者，随机分为TAXUS紫杉醇洗脱支架组或药物洗脱球囊组[24]。6个月后造影随访发现，药物洗脱球囊组患者治疗区域管腔丢失显著低于药物支架组[（0.17 ± 0.42）mm vs（0.38 ± 0.61）mm，P=0.03]，再狭窄率（定义为＞50%的再狭窄）在TEXUS组为20%，在药物洗脱球囊组为9%（P=0.08）。3年临床随访结果显示，靶病变再血管化治疗发生率在药物洗脱球囊组为9.1%，而TAXUS组为18.5%（P=0.14）[25]。

随机对照的ISAR-DESIRE-3、PEPCAD China ISR以及RIBS Ⅳ研究评价了药物洗脱球囊在药物洗脱支架再狭窄中的效果[26-28]。这些研究显示，对于药物洗脱支架的再狭窄，紫杉醇洗脱球囊与紫杉醇洗脱支架效果相当，甚至更好。然而，RIBS Ⅳ研究对比了紫杉醇洗脱球囊与二代依维莫司洗脱支架，结果显示依维莫司洗脱支架在造影随访（晚期管腔丢失）及临床结果上优于紫杉醇洗脱球囊[27]。近期一项观察性研究对药物洗脱球囊效果能持续多久提出质疑，该研究中468名患者有550处支架内再狭窄病变（其中436处为药物洗脱支架内再狭窄，占79.3%）[29]，术后第6个月和第18个月对患者冠状动脉造影结果进行定量分析，结果显示，第18个月时，药物洗脱支架内再狭窄组晚期管腔丢失明显高于金属裸支架内再狭窄组。而且，药物洗脱支架内再狭窄组接近25%的患者在18个月后进行了靶病变血运重建。这些结果证实，药物洗脱支架内发生再狭窄时病变非常复杂，为了使患者更多获益，建议在使用药物洗脱球囊前，使用棘突球囊或切割球囊等对病变进行充分预处理。

（二）药物洗脱球囊在原位病变中的应用

药物洗脱球囊也用于冠状动脉原位病变的治疗，可以单独使用，也可以联合金属裸支架。一项小规模研究入选了30名冠状动脉单个原位病变的患者，随机分为金属裸支架治疗组，药物洗脱球囊预扩张后植入金属裸支架组，以及金属裸支架植入后使用药物洗脱球囊后扩张组。研究显示使用了药物洗脱球囊的两组患者造影随访效果更好，而药物洗脱球囊在金属裸支架之前或之后使用效果并无显著差异[30]。

药物洗脱球囊的这种作用使其将来可以安全地取代一代药物支架，后者由于较高的很晚期血栓发生率在临床上的应用逐渐减少[31]。而第二代支架使用了高生物相容性或生物可吸收的多聚物，将西罗莫司或类似物作为洗脱药物，临床研究显示，在原位病变的治疗上效果更好，安全性更高，较药物洗脱球囊更适合取代一代支架[5, 32]。

然而，对于小血管病变，药物洗脱球囊仍是一个不错的治疗方案，其优势在小型临床随机的BELLO研究中得到证实[33]。将目测病变血管参考直径＜2.8mm，且拟行PCI的患者随机分为药物洗脱球囊及必要时金属裸支架植入治疗组（20%的患者最终使用金属裸支架）或TAXUS紫杉醇洗脱支架植入组，2年临床随访结果显示，药物洗脱球囊治疗组靶病变血运重建发生率略低于药物涂层支架组（6.8% vs 12.1%，P=0.25）。这项研究最大的缺点在于使用了紫杉醇洗脱支架，后来的研究证实二代依维莫司洗脱支架在靶病变血运重建及死亡 / 心梗复合终点发生率上较紫杉醇洗脱支架效果更好[34]。

研究显示使用药物洗脱球囊能减少边支再狭窄的发生，因此对于分叉病变也是不错的选择。BABILON 研究入选了 108 名原位分叉病变采用必要时 T 支架术式的患者，分支支架随机选择金属裸支架或依维莫司洗脱支架，该研究中，所有患者都依次使用药物洗脱球囊扩张主支及分支血管[35]。2 年后造影结果显示两组患者分支血管效果相似，只是与分支血管使用 BMS 组相比，分支使用依维莫司洗脱支架植入后主支血管再次血运重建发生率明显下降（3.6% vs 15.4%，P=0.045）。因此，药物球囊对原位病变的作用仅限于处理分叉病变的分支血管以及血管直径太小，不适合支架植入的小血管病变。

（三）药物洗脱球囊在急性心肌梗死中的应用

由于使用药物洗脱球囊理论上能避免直接 PCI 术后支架内血栓形成的风险，因此对急性心肌梗死的患者也进行了药物洗脱球囊的研究。目前一共有两项非随机的观察性研究报道了急性心肌梗死患者使用药物洗脱球囊。荷兰一家大型三级转诊中心纳入了 100 名急性心肌梗死患者，发现有 41 例患者适合行单纯药物洗脱球囊治疗，而另外 59 例患者则需要植入支架[36]。一年后随访发现 2 例死亡，还有 3 名患者接受了靶病变血运重建。另一项入选了 40 名 ST 段抬高型心肌梗死患者的非随机研究则发现直接 PCI 使用药物涂层球囊效果并不理想[37]。6 个月后的随访有 7 例严重不良心血管事件发生（17.5%）；1 例非心脏死亡，5 例靶病变血运重建，1 例靶血管血运重建。由于两项研究结果并不一致，直接 PCI 术中药物洗脱球囊的地位目前仍有争议，需要更多的临床研究来验证药物洗脱球囊在这类患者中的有效性和安全性。

六、结论

目前临床上有几种特殊球囊，各有其适应证。“常规”的顺应性和非顺应性球囊基本能满足日常 PCI 手术的需要。然而，个别情况下，特殊球囊作用却非常重要，它们可以优化预处理病变（切割球囊、棘突球囊），治疗支架内再狭窄（切割球囊、棘突球囊以及药物洗脱球囊），冠状动脉内局部给药（Clearway 导管），处理分支病变中的分支血管（穿通球囊、药物洗脱球囊）。接下来，仍需要一系列临床研究来验证新型西罗莫司（或其类似药物）洗脱球囊在临床上的作用，以及药物洗脱球囊在冠状动脉原位病变或急性心肌梗死中的效果。

第 25 章 冠状动脉夹层、穿孔及无复流现象

Coronary Artery Dissections, Perforations, and the No-Reflow Phenomenon

Adriano Caixeta　Luiz Fernando Ybarra　Azeem Latib　Flavio Airoldi
Roxana Mehran　George D. Dangas　著
肖志超　译

冠状动脉夹层、穿孔及无复流现象是导管室里几种最致命的并发症，导致严重不良事件的比例很高[1-14]。尽管术者经验、导管室的装备、药物以及器械在不断升级，严重冠状动脉夹层、血管突然闭塞、动脉穿孔以及无复流仍是 PCI 失败最重要的原因。有时候这些并发症很轻，但有些严重的可以出现血管急性闭塞、心肌梗死，需要立刻冠状动脉搭桥的紧急情况，或心包压塞、心力衰竭、心源性休克，甚至死亡。因此，介入医生对这类并发症要提高警惕，及时处理。随着 PCI 技术的进步和器械的升级，特别是支架在临床的广泛使用，冠状动脉急性闭塞以及需要紧急冠状动脉搭桥的情况已经明显减少。另外，经皮处理冠状动脉穿孔的手段也在进步，包括覆膜支架和微弹簧圈的使用。本章节将介绍 PCI 围术期并发症的危险因素，如何识别以及急诊处理方法。

一、冠状动脉夹层

（一）经皮冠状动脉介入治疗术后夹层

冠状动脉夹层是指血肿撕裂到血管中膜层，内膜上可能有破口，也可能找不到破口。PCI 是依靠机械力扩张冠状动脉或销蚀斑块，肯定会导致斑块破坏、内膜撕裂和中膜局限性夹层；夹层可以在中膜内延伸，也可以向外膜撕裂，严重时甚至突破血管外膜，造成冠状动脉穿孔。支架出现之前，血管急性闭塞是冠状动脉夹层引起最严重的后果，发生率可达 2% ～ 14%[15-19]。随着介入技术及器械的进步，特别是支架在临床上广泛使用之后，尽管现在的病变越来越复杂，但与单纯球囊扩张时代相比，血管急性闭塞以及需要急诊 CABG 的比率却明显下降。目前的介入手术，哪怕将中高危的急性冠状动脉综合征包括在内，术中血管急性闭塞的发生率小于 1%[20]，在绝大多数导管室，需要急诊 CABG 的比率小于 0.5%[21]。

美国国立心肺血液研究所（the National Heart, Lung, and Blood Institute，NHLBI）根据造影形态，将冠状动脉夹层进行了分型[22, 23]。修订的 NHLBI 分型将冠状动脉夹层定义为冠状动脉介入治疗后造影可见的内膜或中膜的损伤，可表现为血管内的透光区域或造影剂外渗。根据造影所见将冠状动脉夹层分为 A ～ F，共五型（表 25-1）。A 型夹层表现为注射造影剂后冠状动脉管腔内出现很小的透光带，随着管腔内造影剂的消散而迅速消失，或仅持续很短时间。B 型夹层表现为双轨征，或注射造影剂后冠状动脉内出现透光带，将冠状动脉分成两个腔，这种征象也是在管腔内造影剂消散后迅速消失，或仅持续很短时间（图 25-1）。C 型夹层表现为造影剂出现在冠状动脉管腔以外（呈“腔外帽”），管腔内造影剂消散后还持续存在（图 25-2）。D 型夹层表现为管腔呈螺旋状充盈缺损（“理发店杆征”），假腔内通常还填充了造影剂（图 25-3）。E

型夹层表现为冠状动脉管腔内新出现的，持续存在的充盈缺损（图 25–4）。F 型夹层表现为冠状动脉完全闭塞，远端没有前向血流（图 25–5）[24]。

在单纯球囊扩张时代，有学者将冠状动脉夹层分为小夹层和预后不好的大夹层。总体来说，A 型及 B 型夹层临床预后较好，不会带来严重后果。相反，C ～ F 型夹层属于冠状动脉大夹层，会明显增加并发症的发生率及死亡率。大夹层有一系列影像学特点：①管腔内线型充盈缺损或造影剂滞留，并在两个体位上得到证实；②线型充盈缺损长度超过 20mm；③ NHLBI 分型 C ～ F 型 [25]。冠状动脉大夹层导致的管腔充盈缺损占管腔直径的 50% 以上，足以引起冠状动脉远端血流减少。Huber 等发现，B 型夹层发生血管急性闭塞，心肌梗死或需要搭桥的比率小于 3%，而 C ～ F 型夹层并发症的发生率高达 12% ～ 37%[25]。管腔外造影剂持续滞留，新出现的充盈缺损或冠状动脉螺旋状撕裂都提示预后不好。

冠状动脉支架广泛应用之前，通过很多临床研究就已经总结出了冠状动脉夹层的危险因素。影像学上的特点包括钙化病变、偏心病变、长节段病变、复杂病变（ACC/AHA 定义的 B 型或 C 型病变）、血管扭曲。球囊 / 血管直径比＞ 1.2 时也容易导致冠状动脉夹层 [26, 27]。

表 25–1　NHLBI 冠状动脉夹层分型系统

A 型	冠状动脉管腔内出现很局限的透光带，不影响冠状动脉血流
B 型	注射造影剂后管腔被透光带分割成两个腔或呈双轨征，造影剂无滞留或轻微滞留
C 型	注射造影剂后管腔外造影剂持续显影
D 型	螺旋状撕裂
E 型	夹层造成新的充盈缺损
F 型	不符合 A ～ E 任何一种形态，冠状动脉血流受损甚至完全闭塞

A 型和 B 型通常预后良好，C ～ F 型并发症发生率和死亡率明显则升高

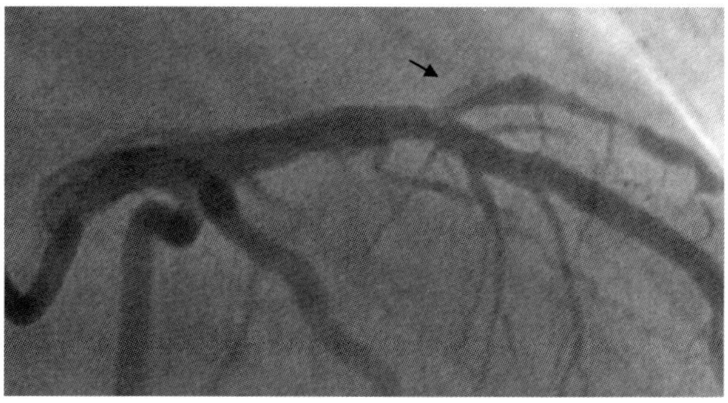

▲ **图 25–2　对角支球囊扩张后出现 C 型夹层**
箭所指为管腔外持续存在的局限性造影剂显影

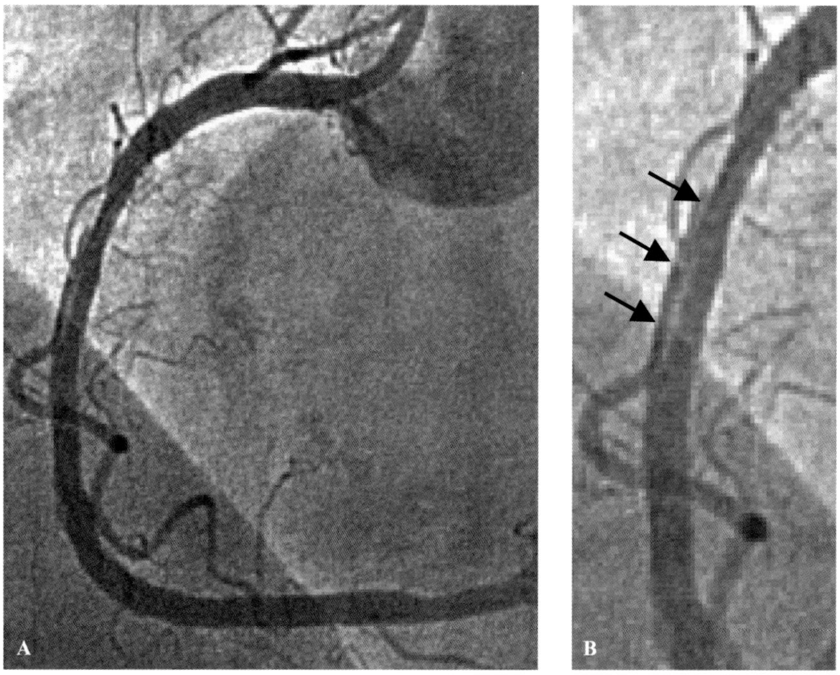

◀ **图 25–1　右冠球囊扩张后出现 B 型夹层**
右冠状囊扩张后出现 B 型夹层（图 A）。注意血管近中段透光带形成的双轨征象（箭）（图 B）

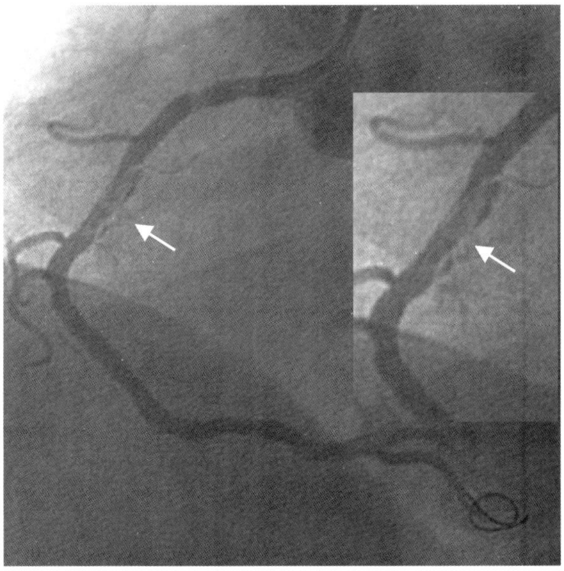

▲ 图 25-3　右冠状动脉支架植入之前用球囊扩张后形成的 D 型夹层

图示夹层尽管呈螺旋样撕裂，远端血流并未受影响

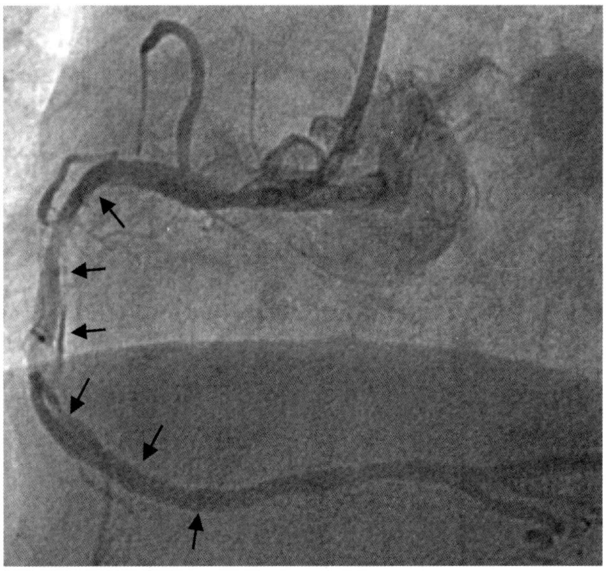

▲ 图 25-4　E 型夹层

右冠状动脉植入支架之前，球囊扩张后出现螺旋样撕裂。注意冠状动脉中段长节段的充盈缺损（箭），伴管腔狭窄

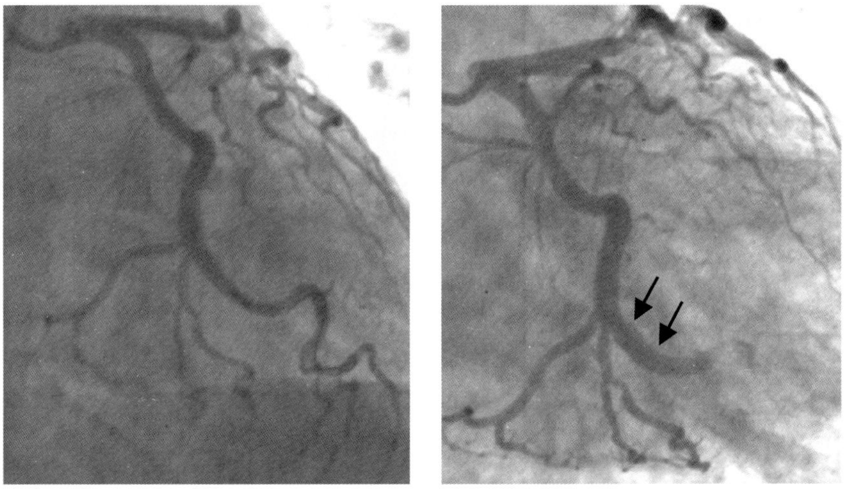

◀ 图 25-5　造影显示回旋支中度狭窄

血管内超声检查了解病变狭窄程度的过程中出现 F 型夹层。注意观察螺旋样撕裂（箭）伴远端血管完全闭塞

夹层可能发生于导丝多次试图通过某一病变时，或球囊预扩张之后，甚至在支架植入之后。支架边缘夹层比较常见，因为那里是支架金属小梁或新一代的生物可吸收支架支撑杆的小梁与正常血管交界处，两者顺应性不一致容易导致夹层发生（图 25-6）。使用冠状动脉内超声或 OCT 术前评估病变形态或斑块构成对预测术后是否会发生夹层的价值不大 [28]。最近一项研究对 230 名患者支架边缘夹层的发病率、预测因子及 OCT 结果进行了分析。OCT 探测到的支架边缘夹层总体发病率为 37.8%，绝大多数（84%）在造影下不明显。1/4 的夹层撕裂很深，范围比较广，对血管的损伤比较大，需要再植入支架。值得注意的是，撕裂比较表浅，不影响冠状动脉血流的小夹层，哪怕不处理，长时间随访也不会出现严重后果 [29]。

目前缺血并发症都是由于金属支架或生物可吸收支架植入后出现边缘夹层并继发血栓所致。如何处理支架植入后支架边缘夹层需要结合造影结果，冠状动脉血流情况以及有无缺血的症状和表现而定。除非引起管腔狭窄，一般小夹层不用处理，一段时间后造影随访发现绝大多数已经消失。而大的夹层通常会使血管逐渐闭塞（或突然闭塞）的风

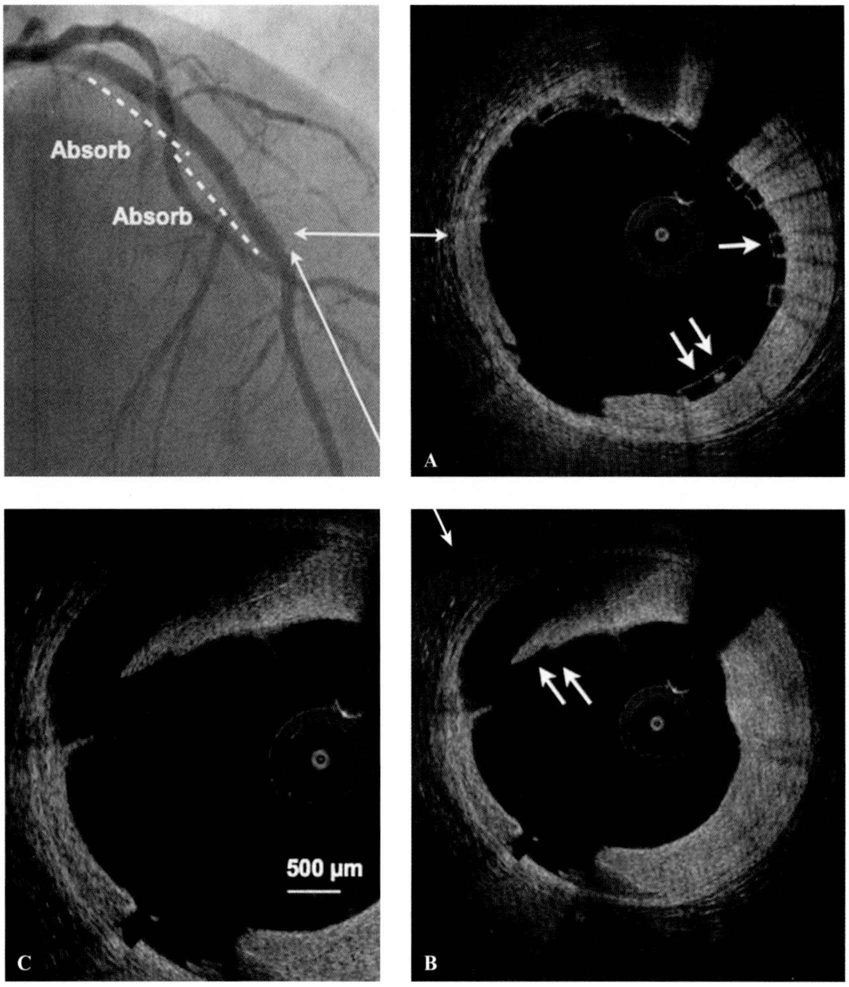

◀图 25-6 造影和光学相干断层成像下的支架远端边缘夹层

前降支植入两枚 Absorb 生物可降解支架后的正头位影像。注意观察造影显示的支架远端边缘小夹层（箭）。A.OCT 显示 BRS 小梁贴壁和膨胀良好（箭）；B. 可见生物可降解支架小梁远端一个累及内膜和中膜的很深的边缘夹层和内膜片（箭）；C. 放大图

险明显增加[16, 25]。治疗策略包括：①再植入支架；②搭桥手术；③单纯药物治疗。植入支架还是药物保守治疗或外科手术要视具体情况而定。总体来说，植入支架是绝大多数需要治疗的夹层的第一选择[29]。

冠状动脉壁间血肿是冠状动脉夹层的另一种表现。血管内超声或 OCT 的影像显示壁间血肿通常呈椭圆形，内弹力膜被拉直（图 25-7）。总体来说，由于壁间血肿容易继续进展而导致管腔丢失，因此除非血肿很局限，小而表浅，否则都需要积极处理。

（二）导管所致夹层

心导管检查或 PCI 过程中出现的医源性夹层的发病率目前仍不清楚。导管所致的夹层会逆向撕裂至主动脉根部，但比较罕见，在诊断性心导管检查中的发生率为 0.008% ～ 0.02%，而在 PCI 过程中发生率为 0.06% ～ 0.07%（图 25-8）[30, 31]。导管所致冠状动脉夹层的结局并不确定。有时候会导致冠状动脉急性闭塞而引起心肌梗死[32]，有时候夹层会逆向撕裂至主动脉[33, 34]，但也有时候哪怕出现夹层，冠状动脉内血流仍然保持 TIMI 3 级，患者不出现任何缺血症状，而夹层不经过处理也能自然愈合[35]。合并以下危险因素时容易出现导管所致夹层：

1. 左主干病变。
2. 使用 Amplatz 形态的导管。
3. 急性心肌梗死患者。
4. 导管操作不当。
5. 注射造影剂用力过大。
6. 导管进入冠状动脉太深。
7. 冠状动脉开口变异。
8. 血栓抽吸导管插入过深[36]，反复尝试开通慢性完全闭塞病变[37]。

导管所致夹层的处理原则取决于夹层撕裂范围及远端血流情况。总的来说，如果有缺血表现或出

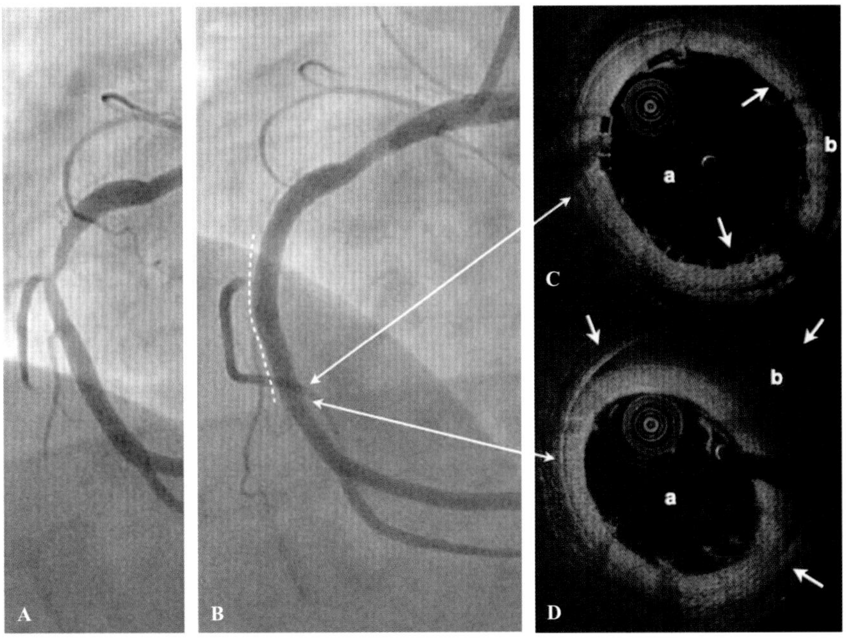

◀ **图 25-7　冠状动脉支架边缘血肿真腔（a）和假腔（b）在光学相干断层成像上的影像**

A、B. 分别为右冠状动脉植入 Absorb 生物可降解支架之前和之后在左前斜位上的影像。造影上看不出夹层征象。C.OCT 显示支架贴壁及膨胀良好（箭头）；支架小梁远端一个小血肿 / 夹层（图 Ca）；注意 11—5 点钟区域一个椭圆形的边缘血肿（图 Da）显示为假腔，管腔并未受累

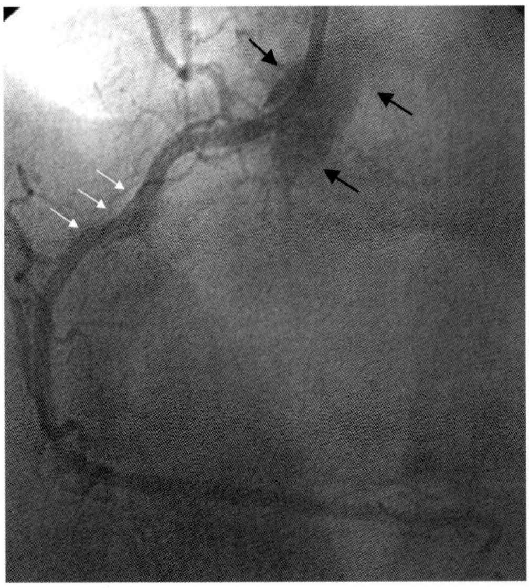

▲ **图 25-8　指引导管所致夹层**

图示逆向撕裂至主动脉根部（黑箭），可见右冠螺旋样撕裂伴管腔狭窄（白箭）

现冠状动脉急性闭塞，必须行 PCI 或 CABG 防止患者发生心肌梗死或死亡。有很多冠状动脉植入支架 [38] 或 CABG[32, 39] 成功治疗导管所致夹层的报道。对于没有缺血症状的患者，治疗方案目前并不明确。对于有些特定的导管所致夹层的患者，也有保守治疗成功的报道 [32, 35]。因此，植入支架还是保守治疗取决于具体情况。

二、冠状动脉穿孔

发病率

冠状动脉穿孔是指血管内膜、中膜直至外膜全程的破坏。冠状动脉穿孔可导致局限性假性动脉瘤、冠状动脉周围血肿、冠状动脉 – 心室瘘，或心包积血。冠状动脉穿孔在造影时表现为 PCI 术中或术后造影剂或血液溢出血管外。由于缺少相关数据，单纯球囊扩张引起冠状动脉穿孔的发病率目前不清楚。收集各种病例报道显示，如果将斑块旋切技术包括在内，球囊扩张发生冠状动脉穿孔的发病率波动在 0.1% ～ 0.9%[2, 25, 40–43]。各种斑块消融技术（定向斑块旋切、准分子激光、旋磨、经皮血管内抽吸导管）报道的冠状动脉穿孔发病率是常规球囊扩张（无论是否植入支架）的 2 ～ 10 倍 [44, 45]。Ellis 等报道了 1990—1991 年冠状动脉手术的大样本数据 [1]。在 12 900 次手术中，冠状动脉穿孔发生率为 0.5%。冠状动脉穿孔在单纯球囊扩张时发病率为 0.1%，在斑块旋磨术中的发病率为 1.3%，而在准分子激光术中则为 1.9%。总体来说，准分子激光引起冠状动脉穿孔的风险可能最高（可高达 3%）[1, 46]。学习一种新器械需要一段比较长的时间，这就可以解释为什么使用它们时并发症较高。比如，一项对 3000 例患者实施准分子激光治疗的研究显示，冠状

动脉穿孔的总体发生率为1.2%，但在最后1000例患者中，冠状动脉穿孔的发生率仅为0.3%[46]。Ellis等的报道还传递了一些重要信息。首先，球囊过大是导致冠状动脉穿孔最重要的因素；其次，冠状动脉穿孔导致的心脏压塞死亡率很高（20%）。

导引导丝所致冠状动脉穿孔，由于对其认识不足，而且很多情况下是自限性的，其真实发病率可能比报道的要高。Dippel等统计导引导丝引起冠状动脉穿孔的发生率是0.21%[41]，而Fukutomi等报道的则是0.36%[42]。在Fukutomi的病例中，冠状动脉穿孔位于介入治疗部位的有12例，位于血管远端的有10例，无法定位的有5例[42]。Witzke等[47]报道39例冠状动脉穿孔患者有20例（51%）是由导引导丝引起的。其中，有11例（55%）是导引导丝试图通过病变部位时出现的。基于这些数据，作者提出导引导丝在血管内走行太远是冠状动脉穿孔的一个危险因素，术中要尽量避免，特别是对接受了血小板糖蛋白Ⅱb/Ⅲa拮抗药治疗的患者。对复杂病变，相对于非亲水涂层导引导丝，操作亲水涂层导引导丝使血管远端发生冠状动脉穿孔的风险明显增高。

为了评估冠状动脉穿孔最新的发病率及其对患者预后的影响，我们对纳入了12 921名PCI患者的3项随机临床试验——REPLACE-2、ACUITY及HORIZONS-AMI进行了分析[48]。研究显示冠状动脉穿孔的发生率为0.27%。值得注意的是，与不发生冠状动脉穿孔的患者相比，合并冠状动脉穿孔的患者30d各种事件发生率均明显升高（*P*值均＜0.001），包括死亡率（11.4% vs 1.0%），心肌梗死（Q波心肌梗死，22.9% vs 5.7%；非Q波心肌梗死，17.1% vs 4.9%），靶血管血运重建（20.1% vs 1.8%），以及死亡、心肌梗死、靶血管血运重建的复合终点事件（31.4% vs 7.8%）。冠状动脉穿孔进展为心脏压塞的比例为10%～50%。Fejka等报道[44]，进展为心包压塞的患者死亡率为50%。需要警惕的是，31例发生心包压塞的患者，有14例是在手术4h后才出现症状。与在导管室发病的患者相比，虽然症状出现较晚者死亡率更低一些（21% vs 59%），但绝对值仍偏高。此外，14例较晚出现心包压塞的患者中，有10例在造影上找不到出血点，提示可能是导引导丝导致远端分支血管的穿孔。在我们自己的研究中[48]，冠状动脉穿孔后出现心包积血或心包压塞的患者死亡率高达80%。

对于慢性完全闭塞病变，冠状动脉穿孔最常见的原因是使用了硬导丝，可能是由于硬导丝：①进入假腔导致假腔穿孔；②穿透了慢性完全闭塞病变后导致小分支穿孔。因此在处理慢性完全闭塞病变时，若不能确定导引导丝的位置，就不要轻易通过任何器械，这一点非常重要。总的来说，假腔穿孔时一般不需特殊处理，出现另一个假腔时第一个穿孔就会消失。然而，如果有器械通过导引导丝穿透血管的部位，这种原本自限性的并发症就可能产生致命的后果。对于远端小分支穿孔，仔细阅读造影影像并发现异常最为关键。这种穿孔由于很容易被术者忽略而导致迟发的心包压塞。因此哪怕对于PCI成功的病例，术后多体位造影并仔细研读也是非常必要的。

三、分类

根据造影术中造影剂外渗的影像学特点，结合美国11个中心12 900位PCI患者2年随访的前瞻性数据，学者们建立了一个分类系统[1]。12 900位患者中有62例（0.5%）发生了冠状动脉穿孔。其中Ⅱ型穿孔最为常见（50%），其次是Ⅲ型（25.8%）和Ⅰ型（21%）；极少数情况表现为腔隙性外渗（3.2%）[1]。需要注意的是，NHLBI冠状动脉夹层分型与Ellis分型模式有重叠，NHLBI C型造影特点与Ellis冠状动脉穿孔分型Ⅰ型一致（图25-9、图25-10和图25-11）。

另外，研究也评估了现有分型系统对预后的预测效果，并将其作为指导下一步治疗的基础[1, 49–51]。分析显示：

- Ⅰ型穿孔几乎不引起心包压塞或心肌缺血。
- Ⅱ型穿孔在使用扩张球囊封堵一段时间后大都能成功封闭破口，很少有持续的造影剂外渗，预后相对也较好。
- Ⅲ型穿孔通常迅速导致患者出现血流动力学障碍，引起致命性并发症，如急性心包压塞或需要紧急外科搭桥，死亡率很高。然而，破入左右心室或冠状动脉窦的Ⅲ型穿孔一般不会引起灾难性后果，预后通常较好[50, 51]。

表 25-2　冠状动脉穿孔分型

Ⅰ型	火山口样突出管腔外，无造影剂外渗
Ⅱ型	心包或心肌染色，但造影剂不呈喷射样外渗
Ⅲ型	造影剂通过穿孔（直径≥ 1mm）外渗
瘘入腔室	穿孔破入解剖学的腔室、冠状动脉窦等

（一）冠状动脉穿孔的危险因素

常规 PCI 手术出现冠状动脉穿孔的危险因素可分为：①患者相关；②操作相关；③器械相关（表 25-3）。

1. 患者相关危险因素

患者相关危险因素包括年龄、女性患者、肾功能不全以及 CABG 病史 [1, 40, 48, 52, 53]。Ellis 等报道的一项多中心研究显示 [1]，发生穿孔的患者较未发生穿孔的患者年龄大 10 岁。另外，女性患者占穿孔患者比例为 46%，而仅占没有穿孔患者的 16%。钙化病变对于介入医生来说是一个挑战。为了达到理想效果，不论预扩张还是后扩张都需要使用更高的扩张压力 [40]。研究发现，发生冠状动脉穿孔的患者 93% 为 ACC/AHA 定义的 B_2 或 C 型复杂病变，58% 为严重钙化病变。最近，Généraux 等 [54] 对入选 ACUITY 和 HORIZONS-AMI 两项大规模随机对照临床研究中表现为急性冠状动脉综合征且进行 PCI 治疗的 6855 名患者进行了评估，通过多变量分

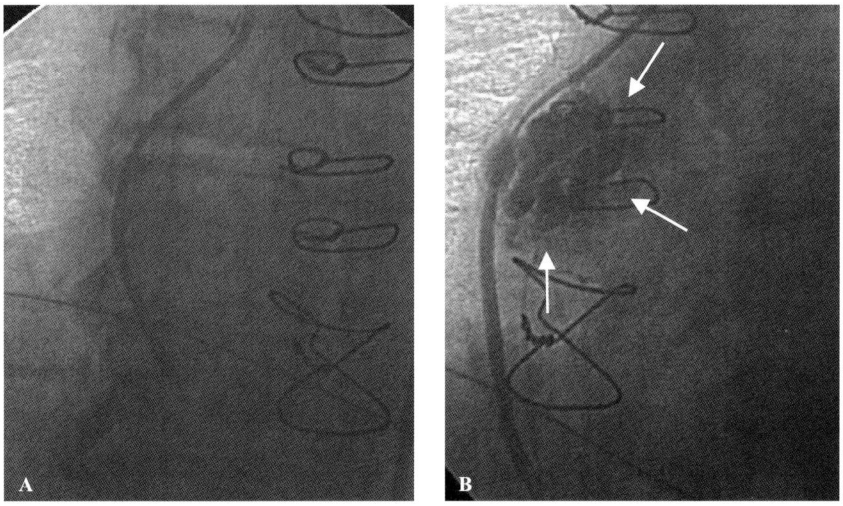

◀ 图 25-9　A. Ⅲ型穿孔示例；B. 箭显示旁路移植到右冠状动脉的大隐静脉在球囊扩张后形成的穿孔

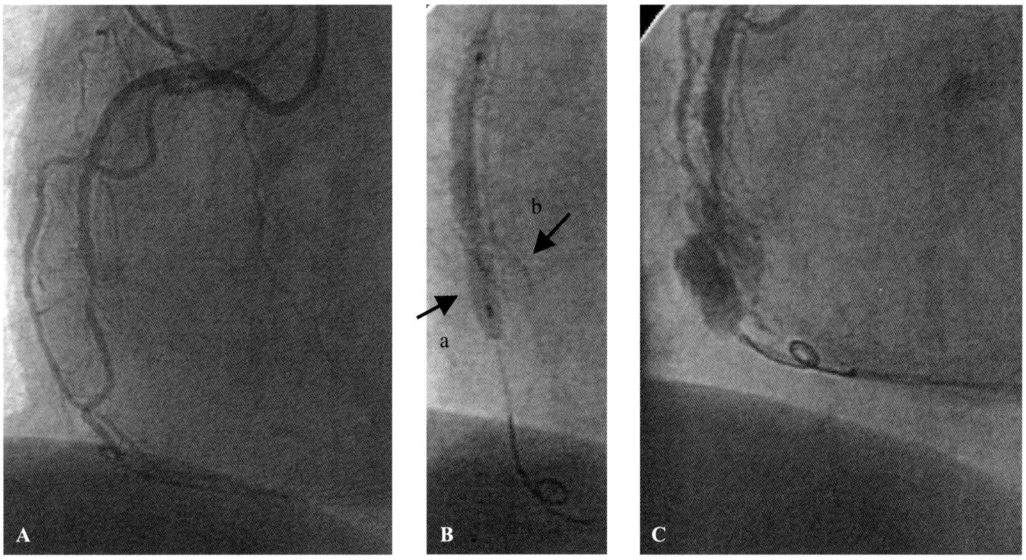

▲ 图 25-10　Ⅲ型穿孔

该患者既往在右冠状动脉中段植入支架。A. 随访时造影显示支架内再狭窄形成的慢性完全闭塞病变；B. 显示导引导丝通过锐缘支开口并用球囊扩张（箭 a），可见支架的远端（箭 b）；C. 可见破口及造影剂外渗

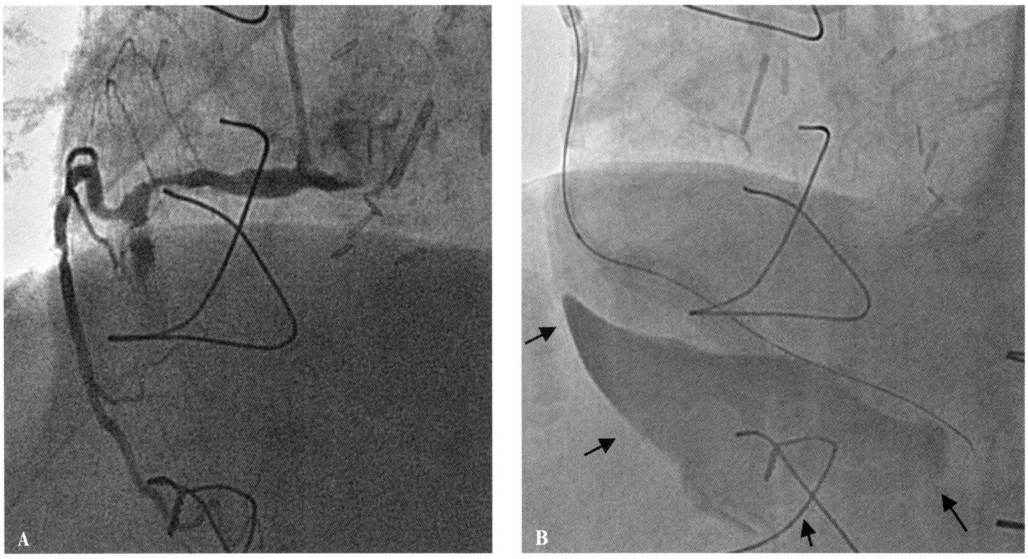

▲ **图 25-11 A.** 右冠中段慢性完全闭塞病变；**B.** 显示尝试开通失败导致冠状动脉夹层和Ⅲ型穿孔合并心包积液

析发现，靶病变中重度钙化是1年内发生绝对支架内血栓和缺血性靶病变血运重建的独立预测因素。

2. 操作相关危险因素

为了使支架充分膨胀或减少支架植入后的残余狭窄，选择稍大的顺应性球囊，用较高的压力释放支架或后扩张，都可能引起冠状动脉穿孔 [1, 40, 55]。冠状动脉顺应性最强节段的过度拉伸，球囊破裂时对血管壁的高压冲击，以及支架小梁对血管壁向外的推挤，是发生冠状动脉穿孔的几种可能机制。很多文献都报道了球囊-血管直径比及高扩张压力对手术成功率和并发症发生率的影响。Colombo 等 [55] 对60例冠状动脉狭窄患者手术的研究显示，较高的球囊-血管直径比（1.2∶1）联合12atm的平均扩张压使冠状动脉最终平均残余狭窄下降8%，仅1例发生冠状动脉破裂。相反，对另外300名患者应用相同的球囊-血管直径比联合较高的扩张压力(平均15atm)，残余狭窄情况稍有所改善（平均下降10%），但发生冠状动脉破裂和大夹层的风险明显升高（3.4%）。最后，对另一个亚组中的162名患者应用较小的球囊-血管比（1.0）联合较高的平均扩张压（16atm），残余狭窄率下降为1%，而冠状动脉破裂发生率降为0.7%。同样，在Ellis等的系列研究中 [1]，发生冠状动脉穿孔患者较未发生穿孔患者球囊-血管直径比更小（1.19 ± 0.17 vs 0.92 ± 0.16，P=0.03）。Stankovic 等 [56] 的研究得到了相似的结论，球囊-血管直径比偏高使冠状动脉穿孔风险增加了7.6倍。

使冠状动脉破裂风险增加的血管方面的危险因素包括ACC/AHA定义的B型或C型病变，严重钙化病变也增加冠状动脉破裂风险 [52, 57, 58]。值得注意的是，慢性完全闭塞病变PCI也是冠状动脉破裂的危险因素 [40]。

3. 器械相关危险因素

指引导管、球囊破裂、导引导丝、血管内超声/OCT导管、血栓保护装置、斑块消融或慢性完全闭塞专用器械都可能引起冠状动脉穿孔 [56, 59, 60]。Dippel 等报道，冠状动脉斑块消融技术使冠状动脉穿孔风险增加6.8倍，而且，这种穿孔通常是Ellis Ⅲ型。现在，硬导丝的广泛应用使导引导丝通过慢性完全闭塞病变的概率明显升高。但使用硬导丝穿透慢性完全闭塞病变近端或远端纤维帽时很容易引起冠状动脉穿孔。而且，扩张内膜下隧道不仅可能导致血管闭塞或穿孔，也给随后的冠状动脉搭桥手术带来很大的难度。使用亲水涂层导丝时也要特别小心，它们很容易进入内膜下，或穿透远端毛细血管。也容易进入薄壁的滋养血管，直接引起血管穿孔，或在球囊扩张后发生血管破裂。最近，Stathopoulos 对23 399名PCI后发生冠状动脉穿孔的73例患者进行了分析，发现有31例穿孔是由导丝引起的 [61]。导丝引起的穿孔与非导丝引起的穿孔，院内死亡率相当。发生过心包压塞使患者长期死亡风险增加3倍，择期PCI术中导丝所致冠状动脉穿孔生存率最高。心脏压塞和需要紧急外科手术都是导致冠状动脉穿孔总死亡率升高的危险因子[1, 57]。

表 25–3　冠状动脉穿孔危险因素

患者相关	操作相关	器械相关
女性	球囊 / 支架 – 血管直径比过大	硬导丝
高龄	扩张压力或后扩压力过高	亲水涂层导丝
肾功能不全	导引导丝送入血管太远端	切割球囊
	治疗慢性完全闭塞病变	斑块消融技术
		IVUS/OCT 进入假腔

IVUS. 血管内超声；OCT. 光学相干断层成像

（二）冠状动脉穿孔的处理

冠状动脉穿孔死亡风险明显增高。因此，尽早、快速处理和治疗至关重要。处理冠状动脉穿孔的策略取决于造影特点及患者临床情况。Dippel 等根据冠状动脉造影分型总结了一套冠状动脉穿孔处理流程[41]。总的来说，Ⅰ型穿孔保守治疗有效。在穿孔部位植入支架通常可以解决问题。很多时候，在穿孔部位近心端用球囊长时间封堵也有效。Ⅰ型或Ⅱ型穿孔出现少量心包积液时，动态观察心脏超声，积液量的多少可以反映是否仍有血渗入心包。舒张早期右心室塌陷或舒张晚期右心房塌陷是心包压塞的早期表现，比低血压出现更早。

对于导丝引起的小穿孔（Ⅰ型或Ⅱ型），不轻易调整导丝，把它继续留在原来穿透血管的部位至关重要，然后用球囊小心地贴在穿孔部位，防止血液继续外渗。使用了肝素的患者，要考虑中和抗凝的治疗。在梅奥诊所的 PCI 数据库中，使用鱼精蛋白和扩张球囊封堵是处理冠状动脉穿孔最常用的方案[52]。对于使用普通肝素的患者，可以静脉注射鱼精蛋白，能迅速中和肝素的抗凝作用，然后根据凝血情况调整剂量[42, 62]。逆转肝素的抗凝作用需要使活化凝血时间达到 150s。鱼精蛋白能部分中和普通肝素的抗Ⅱa 活性，但对低分子肝素的抗Ⅹa 因子活性无效[63, 64]。重要的是，冠状动脉植入支架后使用鱼精蛋白止血非常安全，没有出现任何缺血事件[65]。但是药物涂层支架植入后使用鱼精蛋白的安全性尚未得到证实[66]。不管是哪一型，只要出现了冠状动脉穿孔就必须停用糖蛋白Ⅱb/Ⅲa 拮抗药。输注血小板可以逆转阿昔单抗的抗血小板作用；依替巴肽和替罗非班没有特效拮抗药，但它们半衰期比较短，只有几个小时。使用了直接抗凝血酶药物（如比伐芦定）就比较麻烦，这类药物没有拮抗药。然而，我们发现，单用比伐芦定发生冠状动脉穿孔的患者经过处理后，其预后并不比联合使用普通肝素和糖蛋白Ⅱb/Ⅲa 拮抗药的患者差[48]。

只有出现了心包压塞，导致血流动力学障碍或心脏超声提示心脏受损时才需要进行心包穿刺[41]。

对于Ⅰ型穿孔，在采取上述措施的同时严密观察 15 ～ 30min，期间可以推注造影剂了解情况，一般来说穿孔不会继续进展。对于Ⅱ型穿孔，首先要将球囊放到穿孔处扩张（2 ～ 3atm）封闭破口[41, 67]。然后，尽快使用鱼精蛋白中和肝素，并停用糖蛋白Ⅱb/Ⅲa 拮抗药。立即行心脏超声评估心脏情况。经保守治疗仍未止血的患者需考虑紧急外科手术。对Ⅲ型冠状动脉穿孔需要立即积极处理，包括充分补液，使用儿茶酚胺类血管活性药物，大部分患者需要心包穿刺。立即静脉输注鱼精蛋白，而使用阿昔单抗的患者需要输注新鲜血小板，这点非常重要。根据 Dippel 等设计的处理流程[41]，Ⅲ型穿孔时要用球囊封堵穿孔部位至少 5 ～ 10min，并利用这个时间行心包穿刺。之后可以将扩张的球囊继续封堵在穿孔处以封闭破口，或为进一步使用其他止血器械争取时间。冠状动脉穿孔部位必须完全封闭，并在处理结束 10min 后造影证实。心包腔持续或间断引流应至少保留一个晚上。此外，作者建议患者在院内至少多观察 24h，并在观察期间或拔出心包引流管当天复查心脏超声[41]。

（三）治疗冠状动脉穿孔的器械和材料

有些器械和材料可以用来封闭冠状动脉穿孔，如血管塞、弹簧圈、血管胶、栓塞珠子以及覆膜支架。血管塞、弹簧圈、血管胶、栓塞珠子主要用于小的穿孔（Ⅰ型或Ⅱ型）或血管远端由导引导丝引起的穿孔。这些穿孔不能使用覆膜支架封堵，覆膜支架主要用于针孔样穿孔。弹簧圈栓塞是冠状动脉远端穿孔时一个有效的经皮急救措施[68, 69]。总体来说，大多数研究是使用直径为 0.014 ～ 0.025 英尺的铂或不锈钢微弹簧圈进行栓塞的[70, 71]。这些微弹簧圈通过专用微导管送到位，而这一套器械就是为封堵穿孔设计的（图 25–12）。大一点的弹簧圈用

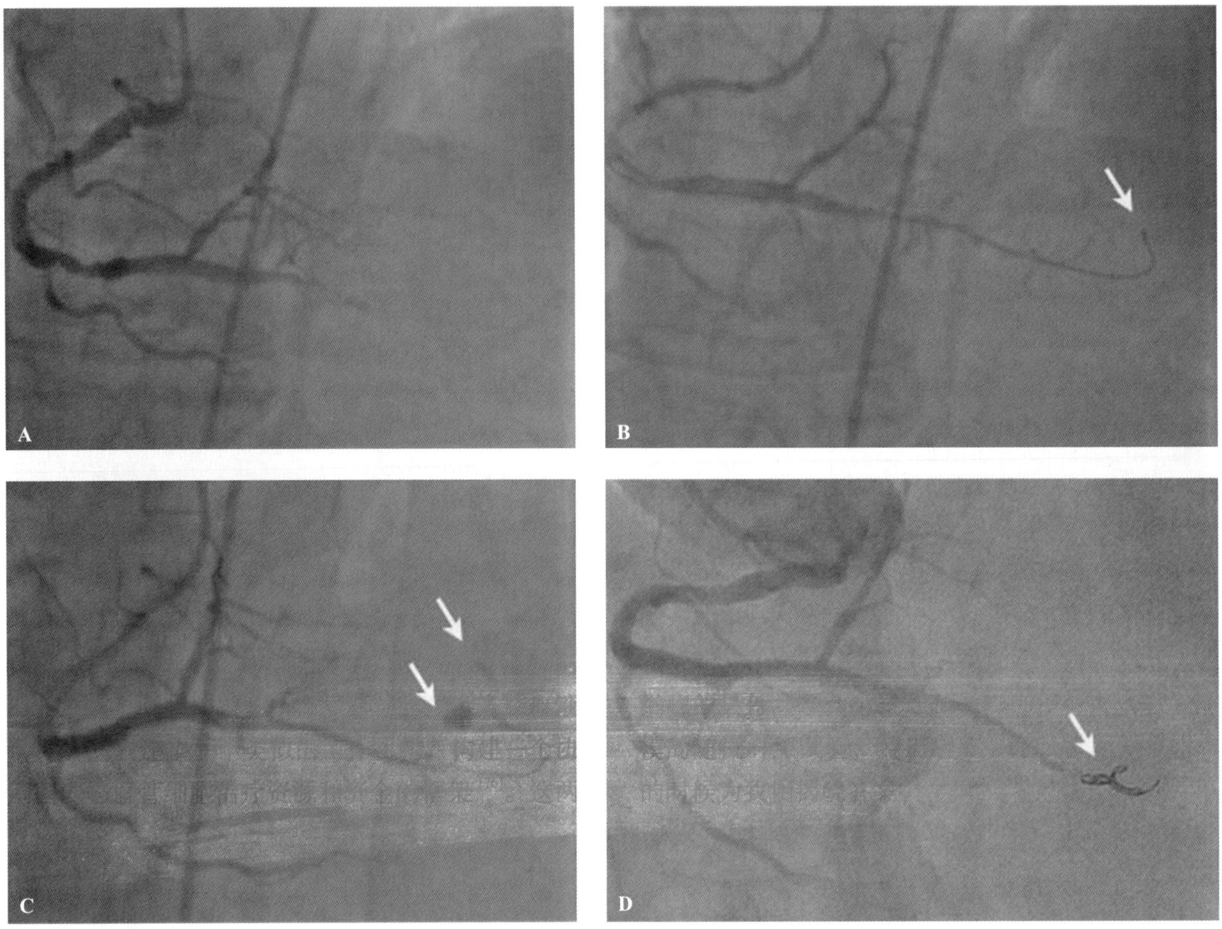

▲ 图 25-12 1 例非 ST 段抬高型心肌梗死患者 PCI 前右肩位造影

A. 靶血管是闭塞的后降支；B. 使用 Whisper 亲水涂层导丝（Abbott Vascular，USA）通过闭塞部位，导丝顶端不小心到达血管很远端引起冠状动脉穿孔；C. 造影剂喷射状进入左心室；D. 使用含可膨胀水凝胶多聚物的 Azur 铂弹簧圈（Terumo，Japan）成功封堵了破口

来封堵冠状动脉破裂或大穿孔[72, 73]。其他一些封堵远端穿孔更创新的方法也屡有报道：如注射凝血酶[70, 74]、自体凝血块[75]、三丙烯基明胶微球[76]、纤维蛋白胶[77]、皮下脂肪组织[78]、聚乙烯醇泡沫[79]，以及乙烯－乙烯基－乙醇复合物（Onix）[80]。能够栓塞或堵住小穿孔的任何材料都有效。也有报道称使用自体静脉制作的覆膜支架是经皮封堵冠状动脉穿孔一个行之有效的方法[81, 82]。然而，分离静脉（通常为头部静脉），将静脉套上金属支架并缝合，这一系列过程非常耗时，不可能成为穿孔部位仍有活动性出血及心包压塞患者的急救手段[83]。

对出现心包压塞、血压降低的患者必须行心包穿刺，并使用猪尾导管引流。值得注意的是，对于穿孔比较严重的患者可以考虑使用两根指引导管，一根通过球囊封堵穿孔，必要时通过另一根指引导管同时送入覆膜支架。对于经过球囊长时间封堵，造影发现穿孔部位仍有活动性出血的患者需要使用覆膜支架封堵。如果在术中出现致命性穿孔，而使用的指引导管太小不能输送覆膜支架时，应立即在冠状动脉穿孔部位打开球囊（或支架自身的球囊）暂时封闭破口。然后通过对侧股动脉送入另一根较大的指引导管，慢慢移开第一根指引导管后将第二根指引导管送到冠状动脉开口。通过第二根指引导管将导引导丝送到封堵球囊近端时使球囊负压并回撤，导引导丝能通过后将覆膜支架送到位释放，使穿孔处完全封闭[84]。

MGuard 支架（InspireMD，Tel Aviv，Israel）是在金属裸支架外表面覆盖一层很薄的，带网眼的聚乙烯对苯二甲酸多聚物，可以用来封堵冠状动脉穿孔（图 25-13）[85, 86]。其保护性的网状结构是由微

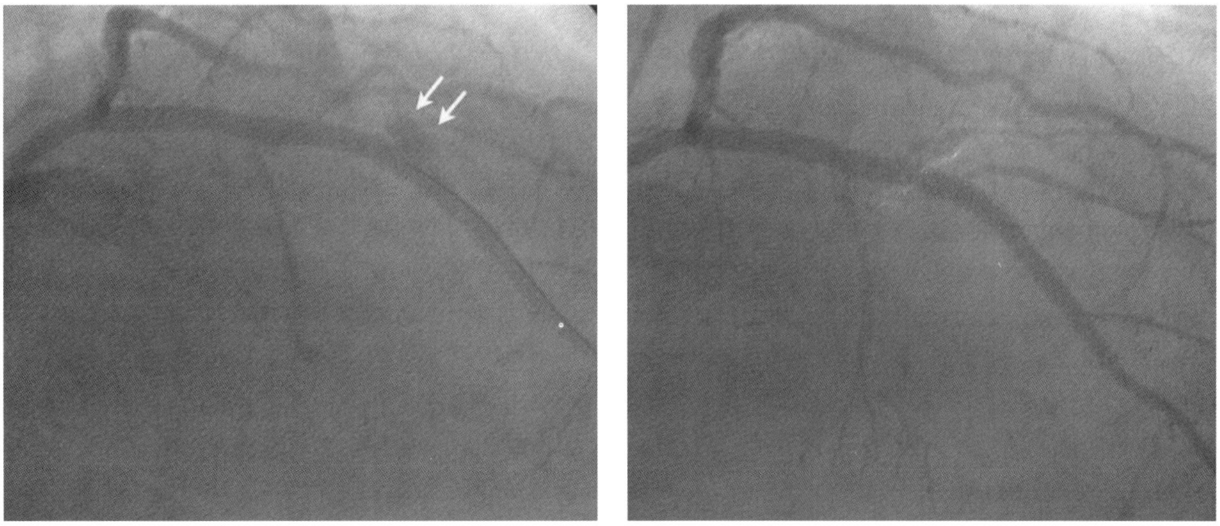

▲ **图 25-13** 左前降支植入多枚药物洗脱支架后右肩位上造影（左）。使用非顺应性球囊后扩张后出现Ⅰ型穿孔，造影剂像火山口样突出冠状动脉管腔外，但没有外渗（箭）。使用鱼精蛋白中和肝素，再植入 **Mguard** 覆膜支架。支架植入后破口完全封堵（右）

米纤维物质制成的，网眼≤ 200μm。这种设计是为了防止 PCI 术中或术后冠状动脉血管壁上的斑块和血栓脱落。MGuard® 支架结合了金属裸支架和血栓保护装置，是 ST 段抬高型心肌梗死和大隐静脉血管桥病变的介入治疗中一个方便且安全的选择。

（四）覆膜支架系统

聚四氟乙烯（PTFE）覆膜支架是最常见的覆膜支架系统，能将冠状动脉穿孔相关死亡率降低至 10%[56]。目前市面上的冠状动脉支架是需要用球囊扩张释放带沟槽的管状支架。Jostent/GraftmasterRX 冠状动脉支架系统（AbbottVascular Devices，AbbottPark，IL，USA）的骨架是同轴的两层带沟槽，可扩张的管状 316L 不锈钢金属，中间夹一层超薄（75μm），具有生物相容性，可扩张的聚四氟乙烯膜。长度有 16mm、19mm、26mm，直径 2.8 ～ 4.8mm。这种支架最大的问题是容易形成血栓，长时间高压扩张释放（为达到最好的膨胀效果，建议 15 ～ 16atm 压力维持至少 30s），血管内超声 /OCT 指导下释放，适当延长阿司匹林 + 噻氯吡啶类药物双联抗血小板治疗的时间等可以减少血栓发生的风险。几项研究都证实了聚四氟乙烯覆膜支架在冠状动脉穿孔治疗中的良好效果[1, 81, 84, 87-89]。

一项多中心、回顾性国际注册研究中，Lansky 报道了 Jostent 冠状动脉覆膜支架在 41 例冠状动脉穿孔中的应用。这个研究中收集的冠状动脉穿孔病例都比较严重：Ellis Ⅰ型仅占 16.7%，而Ⅱ型和Ⅲ型分别占 54.2% 和 29.1%。41 例患者中，1/3 以上的患者（n=14）在植入覆膜支架之前出现了致命性并发症，包括心包压塞（12.2%）、心源性休克（9.8%）以及心脏骤停（2.4%）。41 例穿孔一共使用了 52 根覆膜支架（平均每个病变 1.3 根）。每个覆膜支架都成功释放，92.9% 的穿孔被完全封堵，而剩余 7.1% 的穿孔只是部分封堵。只有一个患者在覆膜支架植入后血管突然闭塞，总体成功率达 96.4%。

通过对 1998 年前后米兰两家中心冠状动脉穿孔患者预后的对比，Stankovic 等[56]发现使用覆膜支架后Ⅲ型冠状动脉穿孔患者的住院主要不良心脏事件（死亡、任何一种心肌梗死、靶血管再血管化）有显著下降（91% vs 33%），但是对Ⅱ型冠状动脉穿孔的临床经过并无影响。一项包含欧洲两个中心的研究显示，10 945 例 PCI 中出现 49 例冠状动脉穿孔（0.45%）[87]。常规处理措施后（包括使用灌注球囊、中和抗凝治疗、输注血小板、必要时心包穿刺）49 例患者中的 29 例穿孔未完全封闭（59%）。29 例患者中的前 17 例尝试使用 Palmaz-Schatz™ 支架（5 例患者中仅 2 例成功植入），必要时紧急外科手术（15 例）。29 例患者中的后 12 例使用 PTFE 覆膜支架处理，在这 12 例患者中，91% 患者的在保守治疗失败后使用 PTFE 覆膜支架成功封闭了穿孔。

这些患者在植入了覆膜支架或紧急心脏手术后出现影响血流动力学障碍的比例也明显减少。尽管植入PTFE覆膜支架被认为是冠状动脉穿孔时的首选方案，但由于它比较硬且通过性较差，很多情况下，特别是弥漫性病变时，很难，甚至不可能将覆膜支架推送到病变部位。而且，原位血管病变植入覆膜支架也要小心，它会覆盖分支血管导致心肌坏死。最近另一种覆膜支架——Direct-Stent 支架植入物在美国以外的市场上有售，它是由带微孔专利技术的单层 ePTFE 聚合物组成，长度 10mm 和 38mm，直径 2.25 ～ 6.0mm。

（五）早期及远期预后

大穿孔的住院患者在术后要严密监测血流动力学参数，第二天要复查造影，证实没有严重并发症后才能出院。

冠状动脉穿孔患者预后从严重程度上来说，轻的可以没有任何不良影响，严重的可能带来灾难性后果；可能早期出现（甚至即刻），也可能很晚才出现。Ellis 等认为[1]冠状动脉穿孔造影分型与早期并发症关系密切。他们的研究发现，只有Ⅲ型穿孔才会导致患者死亡或出现 Q 波型心肌梗死。绝大多数紧急 CABG 和心包压塞病例也出现在Ⅲ型穿孔（63%患者两者都出现），而Ⅰ型和Ⅱ型穿孔者很少需要紧急 CABG 或引起心包压塞。有趣的是，Shimon 等[90, 91]的 Meta 分析发现，尽管目前复杂病变越来越多，但冠状动脉穿孔的发生率并没有上升。

Dippel 等的研究发现，Ⅱ型穿孔患者预后良好，没有患者死亡，也没有患者需要紧急 CABG，仅 1 名患者（5.3%）进行了心包穿刺。值得一提的是，尽管这些患者中很多人（73.7%）在 PCI 术中都接受了阿昔单抗治疗，但术中使用中和抗凝治疗（21.1%）、输注血小板（15.8%）、延时灌注球囊封堵（26.3%）等治疗的比例并不高。相比之下，尽管使用了更多更积极的处理，包括使用鱼精蛋白（64.3%）、输注血小板（50.0%）、延时灌注球囊封堵（87.7%）等，Ⅲ型穿孔患者死亡率（21.4%），发生心包压塞的比例（42.9%）及紧急 CABG 率（50.0%）均明显升高。同样，Stankovic 等[56]的研究也发现，住院期间死亡 / 紧急 CABG 也仅发生在Ⅲ型穿孔患者。Al-Lamee 等[92]进一步证实了这一观点，他们的研究发现Ⅲ型穿孔患者有较高的急性期死亡率（术中 3.6%，住院期间 14.8%），远期死亡率和主要心脏不良事件发生率（分别为 15.2%、41.3%）。

很多研究都强调心脏压塞可能在冠状动脉穿孔数小时后才发生。Ellis 等发现迟发性心脏压塞（PCI 术后 24h 甚至更长）的发生率为 5% ～ 10%，因此建议在术后这一时间段仍需严密监测。迟发性心脏压塞通常是由导引导丝相关穿孔引起的，这种情况在处理慢性完全闭塞病变导引导丝通过闭塞部分时会经常出现。Fukutomi 等[42]报道 25 名患者中出现了 5 例心脏压塞，12 名患者在冠状动脉穿孔即刻就出现心脏压塞征象，而其他 13 名慢性完全闭塞病变患者则延迟出现心脏压塞征象［平均发病时间为（4.9 ± 3.4）h］，这 13 名患者中有 8 例（61.5%）是由导丝引起的穿孔。最后，Fejka 等[44]分析了 7 年 25 697 例 PCI 手术中出现心脏压塞的 31 例患者（发病率 0.12%），17 名患者（55%）在术中即已诊断，发病距 PCI 开始平均时间为 18min；14 名患者（45%）心脏压塞症状出现较晚（PCI 术后平均 4.4h，介于 2 ～ 15h 之间）。这项研究明确显示冠状动脉穿孔所致的心脏压塞死亡率很高；31 名患者中 13 例死亡（42%）。术中发生心脏压塞的患者死亡率较迟发生心脏压塞者高（59% vs 21%）。

四、无复流现象

无复流（或慢血流、慢复流）是指 PCI 术中冠状动脉前向血流减慢或消失，而造影未发现机械性阻塞[93, 94]。从定义上看，只有排除了引起前向血流减少的其他原因，如冠状动脉夹层、痉挛、血栓或残余高度狭窄后，才能诊断无复流。无复流在急性心肌梗死时经常发生，而在择期手术中很少见。持续的无复流通常提示患者预后不良[8-10, 95]。PCI 术中发生无复流的患者住院期间及远期发生心肌梗死、支架内血栓、心力衰竭、心室负向重构、室性心动过速及死亡等事件的风险明显增加[8-10, 96]。

（一）发病率

PCI 术中造影诊断无复流的发生率为 0.2% ～ 2%。在急诊（5% ～ 23%）、大隐静脉桥血管（9%）及斑块旋磨（12%）术中发病率较高[8, 13, 96-98]。研究发现在糖尿病，血栓负荷较重及心肌梗死前无心绞痛症状的患者发生率也较高，提示这是一种对抗缺血预适应的现象[6, 7, 12, 14, 93]。同时，在闭塞时间比较长的病变也容易发生无复流[94]。需要注意的是，除了含血栓的长节段病变，或者大隐静脉桥血管病变，单从冠状动脉造影很难预测哪些病变容易发生无复流。而且很多其他原因，如冠状动脉内夹层、血栓、冠状动脉内注入了气泡，冠状动脉痉挛或残余高度狭窄都可能影响冠状动脉内血流速度，与慢血流表现很相似。

（二）病理生理

无复流的病理生理机制很复杂，目前还不是特别清楚，可能是多因素造成的。发病机制根据患者情况及 PCI 病变类型而各不相同。在人体内，无复流可能是血管远端栓塞，炎症反应及微循环痉挛共同作用的结果[12, 14, 93, 99–101]。内皮细胞水肿、毛细血管堵塞以及微栓子都可能引起弥漫性微循环阻塞。有研究观察到斑块大小及坏死核心与 PCI 术后冠状动脉远端的血流灌注有关联，提示斑块破裂后释放的物质与远端微循环栓塞之间哪怕不是因果关系，起码也是密切相关的。其实，对大多数含血栓性病变或无复流的血管进行抽吸都可以看到血栓残渣（包含血栓和脂质成分）[100]。在任何情况下，血管痉挛在无复流的发生中似乎都起到了至关重要的作用。试验数据显示，5- 羟色胺、血管紧张素Ⅱ、血栓素及肾上腺素激动药的释放导致微血管痉挛[8, 102–104]。局部释放的缩血管物质破坏了毛细血管自身调节能力，增强了反射性的交感活性。

其他的发病机制还包括氧自由基介导的损害及再灌注损害破坏了微血管完整性[100, 101]，内皮功能受损，中性粒细胞浸润，血小板聚集，纤溶酶原激活药抑制物 -1，组织因子，炎症因子（sCD40L，可溶性选择素 -E）[93, 100, 101, 105]。而 PCI 术中无复流的触发因素可能是斑块和（或）栓子阻塞远端血管引起的微循环痉挛。因此，无复流现象是急性心肌梗死、血栓性病变、大斑块病变、斑块旋磨术及大隐静脉桥血管手术中可能遇到的一个很棘手的问题（图 25–14）[106]。

（三）预防

可能预防无复流的方法包括机械吸栓、远端血栓保护、直接支架植入、静脉使用糖蛋白Ⅱb/Ⅲa 拮抗药，以及冠状动脉内注射血管扩张药或抗栓 / 溶栓剂。除了抗血小板药物外，所用药物都要超选择地应用到靶血管，这样才能有效作用于特定区域的心肌。

1. 取栓及血栓抽吸术

不稳定斑块上出现血栓导致血管闭塞是大多数急性心肌梗死的主要发病机制。因此，心肌梗死患者 PCI 过程中出现的大血管及小血管栓塞会导致微循环障碍，引起心脏灌注不足，给挽救心肌细胞增加了难度[107]。急诊 PCI 术时，结合取栓治疗不仅能显著改善支架植入前的冠状动脉血流，也能改善术后心外膜冠状动脉血流及心肌的灌注，远端血栓也明显减少。然而，冠状动脉取栓能否改善患者长期生存率仍有争议[108–110]。如在 INFUSE–AMI 研究中[109]，30d 后患者心肌梗死范围、梗死绝对面积及室壁运动异常积分在冠状动脉吸栓组和不吸栓组并没有差异。多中心、前瞻性随机的 TASTE 研究，入选了瑞典冠状动脉造影和血管成形术注册中心（SCAAR）的 7244 名患者。行急诊 PCI 的 ST 段抬高型心肌梗死患者随机分为手动吸栓后 PCI 或仅行 PCI 组，令人失望的是，与仅对病变行 PCI 组相比，PCI 前常规吸栓并不能降低患者 30d 死亡率（2.8% vs 3.0%）。最后，关于器械吸栓的临床试验也并没得到阳性结果[111, 112]。

2. 远端保护装置

在几项对大隐静脉桥血管行 PCI 的研究中，远端保护装置降低了无复流的发生率，证实了这种装置在预防无复流方面的作用。鉴于它们能有效降低远端血管栓塞，无复流及主要心脏不良事件的发生，AHA/ACC/SCAI 推荐，如果不存在技术上的困难，在对大隐静脉桥血管行 PCI 时可使用远端保护装置[113, 114]。SAFER 研究中，对病变的大隐静脉桥血管常规使用远端保护装置能减少无复流的发生[115]。

多中心的 EMERALD 研究评估了远端血栓保护装置在 ST 段抬高型心肌梗死患者中的作用。尽管远端血栓保护装置滤过了一部分粥样残渣，但两组患者 30min 后 ST 段回落幅度（63% vs 62%）及左室梗死范围（12.0% vs 9.5%）并没有差异。另外，两组 6 个月后主要心脏不良事件发生率相似（10% vs 11%）。除了血栓较多及血流较慢的患者，其他患者不会获益[116]。其他亚组分析也没有发现远端保护措施让患者获益[116, 117]。

对于这种阴性结果也有很多解释。首先，虽然

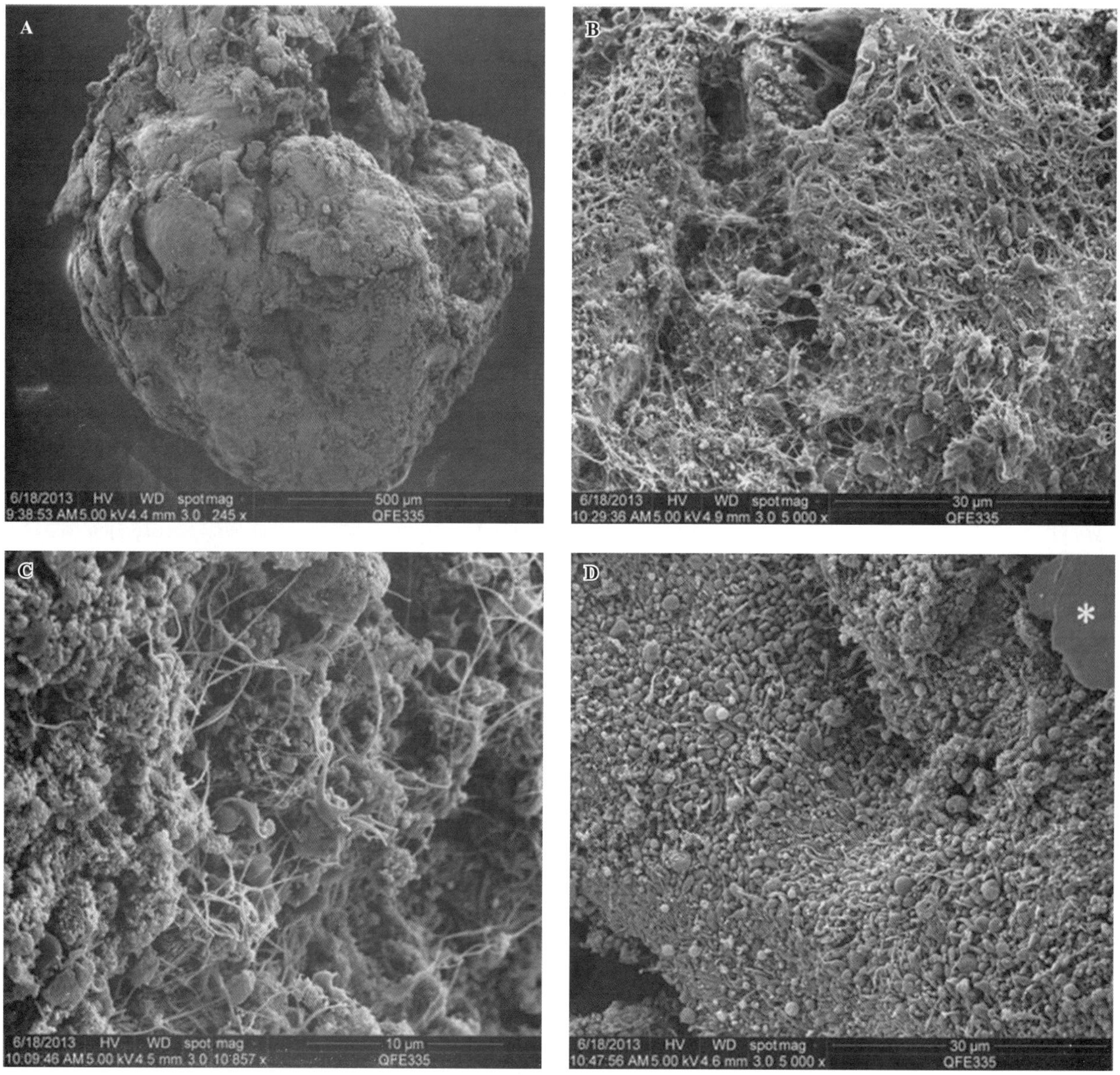

▲ 图 25-14　有冠状动脉搭桥术病史的 80 岁患者，大隐静脉移植物内抽吸出来的物质在扫描电镜下所见

A. 冠状动脉造影显示通往钝缘支的大隐静脉严重狭窄；B. 尽管进行了血栓抽吸，也使用了远端保护装置，术中仍出现慢血流；C、D. 扫描电镜显示纤维网格，里面包含有红细胞、活化的血小板以及胆固醇结晶（*）

我们认识到了远端血管栓塞在急性心肌梗死时会造成心肌坏死，但相对于心肌梗死本身及再灌注所引起的心肌坏死，远端栓塞所导致的心肌坏死范围是相当有限的。这种情况与大隐静脉桥血管的栓塞不一样，后者病变血管远端心肌是存活的。而且，所使用的器械本身、它的通过性、术者经验以及使用的技巧对研究结果也有很大的影响。不论这种装置作用如何，都不应该不加选择地用于所用患者。这种装置只可能使某些特定的患者及病变获益，问题是如何选择患者，哪些患者会从这种装置中获益。不加选择地使用不仅增加了手术费用，更延长了手术和心肌再灌注时间。

3. 直接支架植入

急性 ST 段抬高型心肌梗死患者急诊 PCI 时直接支架植入能减少斑块内成分引起的栓塞，减少无复流的发生，增加心肌的血流，挽救更多心肌。哪怕与溶栓后行 PCI 相比，直接植入支架也能改善心肌灌注，减少死亡、心肌梗死及心衰的发生[118-121]。

4. 静脉使用糖蛋白Ⅱb/Ⅲa 拮抗药

由于外周静脉使用糖蛋白Ⅱ b/ Ⅲ a 拮抗药的相关数据有限，且结论不一致，目前仍不能确定它是否能减少无复流的发生。

大隐静脉桥血管介入治疗时使用糖蛋白Ⅱb/Ⅲa 拮抗药的效果令人失望[122]。Roffi 等[123]对 5 项静脉使用糖蛋白 b/Ⅲa 拮抗药的随机临床研究（EPIC、EPILOG、EPISTENT、IMPACT Ⅱ以及 PERSUIT）进行分析，结果显示预防性使用糖蛋白Ⅱb/Ⅲa 拮抗药不能改善 SVG 行 PCI 患者的预后。

5. 冠状动脉内注射

一系列研究评估了急诊 PCI 时冠状动脉内注射腺苷、维拉帕米、链激酶或阿昔单抗对改善心肌灌注，预防再灌注损伤及挽救缺血心肌的作用。INFUSE-AMI 研究中[109]，使用比伐芦定抗凝的大面积前壁 ST 段抬高型心肌梗死患者早期行急诊 PCI 治疗时，冠状动脉内注射阿昔单抗能显著减少 30d 心肌梗死面积（6.8% vs 17.9%），而冠状动脉内手动吸栓没有这种效果。随机至冠状动脉内使用阿昔单抗组的患者心肌梗死绝对质量也明显减少（18.7g vs 24.0g）。但在更大型的临床研究结果出来之前，暂不推荐在急诊 PCI 术中常规使用阿昔单抗。

一个小样本（n=32）随机研究证实[124]，大隐静脉桥血管行 PCI 前使用维拉帕米能有效减少无复流的发生。但移植血管内注射维拉帕米并不能降低发生无复流患者的死亡率及心肌梗死发生率，因此没有被列为常规方法。

6. 长期他汀治疗

研究显示他汀治疗能减少 PCI 术后的心肌损伤。稳定斑块及多种其他机制能降低无复流的发生，改善室壁运动及 LVEF[125]。

（四）治疗

一旦发生无复流，要尝试所有办法尽快恢复冠状动脉血流，尽量降低发生不良事件的风险[126]。PCI 术中，无复流可导致急性缺血，患者出现胸痛、心电图改变、心动过缓、传导阻滞、低血压，进而发展为严重血流动力学障碍及心源性休克。然而，有的无复流没有出现任何不良后果。无复流发生时首先要评估和治疗是确保患者血流动力学和心电学的稳定。框 25-1 介绍了发生无复流时评估和处理的办法。

由于微血管的收缩可能是发生无复流时最主要的原因，治疗无复流时尝试了很多血管活性药物，效果取决于药物是否能够引起冠状动脉血管，特别是微血管水平的扩张及充血[7, 93, 99, 122]。

1. 硝酸甘油

实际上，硝酸甘油（NTG）对无复流没有效果，在无复流刚出现时使用是为了排除心外膜冠状动脉痉挛。研究显示硝酸甘油能扩张冠状动脉最小管腔，而且经硝酸甘油处理后再使用硝普钠也不能使冠状动脉最小管腔直径进一步增大[127]。与基线相比（支架植入后），硝酸甘油无法改善冠状动脉造影的任何参数（包括血流 TIMI 分级、校正后的 TIMI 帧数以及 TIMI 心肌染色）。很多研究都已证实它在无复流的治疗中无效[8, 11]。

框 25-1　无复流评估和处理策略

①排除夹层、心外膜冠状动脉痉挛、病变部位血栓、远端血管栓塞及空气栓塞
②查活化凝血时间（维持 250 ～ 300s）
③维持氧饱和度，血流动力学稳定，保证足够的冠状动脉灌注压力
④冠状动脉内注射硝酸甘油排除心外膜冠状动脉血管痉挛
⑤通过注射导管 / 微导管或 OTW 球囊将药物超选择性地注射到远端血管床
　a. 硝普钠 80 ～ 200μg 弹丸式注射（总剂量不超过 1000μg），可以考虑与 50 ～ 200μg 肾上腺素交替弹丸式注射
　b. 腺苷 10 ～ 20μg 弹丸式快速注射，必要时可以重复（10 ～ 30 次）
　c. 维拉帕米 50 ～ 200μg 弹丸式注射（总剂量不超过 1000μg，备用临时起搏器）
　d. 证据较少的二线用药：肾上腺素 50 ～ 200μg，尼可地尔 2μg，罂粟碱 10 ～ 20μg，尼卡地平 200μg，地尔硫䓬 0.5 ～ 2.5mg，1min 以上时间注射完毕，总量不超过 5mg
⑥可以考虑冠状动脉内 / 移植物内，或静脉注射糖蛋白Ⅱb/Ⅲa 拮抗药

2. 硝普钠

硝酸甘油和硝普钠（NTP）都能分解出一氧化氮，后者来源于内皮细胞，有多种血管活性，包括扩张血管、抑制血小板黏附以及抗炎作用[128]。由于一氧化氮能强有力地扩张小的阻力动脉系统[129]，因此成为控制冠状动脉微循环血流的重要成分[130]。然而，尽管阻力血管是控制冠状动脉微循环的主要部分，但它本身将硝普钠酶解并转化为一氧化氮的

能力却非常有限。而硝普钠与硝酸甘油不同，它不需要经过细胞内代谢就能直接转化为一氧化氮，因此能为微循环提供足够的一氧化氮，有效扩张远端血管，这是硝酸甘油与硝普钠之间一个很重要的区别。

由于硝普钠能快速有效地扩张血管而不造成明显的低血压，很多术者都倾向于将其作为首选。然而，有关硝普钠的数据都只是来源于对不同临床情况下造影结果进行的回顾性分析，而给药剂量、途径及效果评价方法各不相同[99, 127, 128]，因此在不同患者身上它的使用剂量及效果并不十分明确。硝普钠标准化的使用建议[127]如下：

(1) 送入多功能导管或 OTW 球囊至病变血管。

(2) 通过多功能管将首剂 80μg 硝普钠选择性注射到支架植入处或球囊扩张处的远端。

(3) 如果没有反应，每隔 2min 再次注射硝普钠，每次的剂量都在上次注射的基础上递增 40μg。

(4) 反复注射硝普钠直至恢复 TIMI 3 级血流，或收缩压下降至＜ 80mmHg。

观察发现首剂 80μg 硝普钠能使 58% 急性心肌梗死患者（12 位患者中的 7 位）和 44% 大隐静脉桥血管狭窄的患者（9 位患者中的 4 位）恢复正常血流。最大剂量（120 ～ 160μg）能使所有急性心肌梗死患者恢复血流，而对于大隐静脉桥血管狭窄的患者也只有 1 例未恢复。

这个冠状动脉内使用硝普钠的标准化流程能使所有急性心肌梗死慢血流患者的血流得到恢复，但只能使 55% 的大隐静脉桥血管狭窄患者的血流得到恢复。

关于之前显示硝普钠无效的研究，需要考虑一下两个重要的因素：

(1) 局部给药：我们认为通过微导管将药物选择性注射到远端的血管床很重要，比通过指引导管或静脉给药效果好。这种给药方式能够让药物在局部发挥最大效果，必要时还可以增加剂量而对血压不产生影响。通过导引导管注射药物则会更多分布到血流正常的部位。

(2) 剂量递增：对大多数患者，大剂量硝普钠才有效。由于其半衰期较短（50 ～ 70s），只能通过单次大剂量给药达到更好效果，小剂量重复给药无法起到预期的作用。

3. 维拉帕米

研究显示急性心肌梗死患者急诊 PCI 出现无复流时，冠状动脉内使用钙离子拮抗药如维拉帕米能改善微循环，挽救心肌细胞[104]。尽管大血管和小血管痉挛都由钙离子介导[131]，以前认为它们直接作用于血管平滑肌而不是一氧化氮，但其真正作用机制可能比这更复杂。PTCA 过程中球囊扩张诱发急性缺血时，维拉帕米能显著提高心肌对缺血的耐受性，其心脏保护机制是它减少了缺血心肌细胞的钙离子内流，使细胞内钙离子重新达到稳态，缓解了微血管痉挛，进而改善心肌血流[132, 133]。急性心肌梗死时，维拉帕米还能通过弱化儿茶酚胺的功能抑制血小板聚集[132–134]。

维拉帕米是无复流治疗中研究的最多的药物。数据显示维拉帕米仅能使 67% ～ 89% 患者的 TIMI 血流得到改善，而联合使用硝酸甘油后能达到 88%[6, 8, 11, 104, 135]。

使用维拉帕米最大的问题，也是介入医生不愿意使用它的原因就是它会引起低血压、心动过缓，及其负性肌力作用。对由于无复流已经出现低血压或传导阻滞的患者，我们不建议使用维拉帕米。同样，对于左心室功能严重受损的患者，鉴于其负性肌力作用，最好也不要使用。

4. 腺苷

腺苷半衰期很短（通常只有几秒钟），没有明显不良反应，耐受性良好。它能扩张阻力血管，而且缓解微血管痉挛作用似乎比维拉帕米更强。其血管扩张作用主要是由腺苷特异的 A2A 和 A2B 受体介导，通过开放 ATP 敏感的钾通道实现的。另外，腺苷在保持内皮细胞的完整性方面也发挥了重要的作用[136–138]。实验室研究发现，腺苷能抑制中性粒细胞的聚集、超氧化物的产生、冠状动脉内皮细胞的黏附，以及心脏释放内皮素[136]。尽管腺苷治疗无复流的机制可能包括血管扩张和抗炎作用，但它在无复流后对心脏的保护功能可能更多来自其血管扩张作用。与维拉帕米不同，腺苷不会长时间抑制心脏的传导和收缩功能。

之前的研究显示腺苷对大隐静脉桥血管介入治疗中的无复流有效[138, 139]。Fischell 等[139]报道了使用腺苷的一种新方法，使用小注射器（3ml）快速推注腺苷后用盐水冲洗，如此重复。在体外模拟无复流的模型中，盐水冲洗时产生的高压力和速度可能使腺苷的作用更加明显。可能小注射器能够通过机械力将血管扩张药更有效地输送到靶血管床，而不需要使用微导管。也可能是用力注射产生的机械力将血栓残渣或聚集的血小板推到冠状动脉微循环，冠状动脉窦甚至体静脉内。有两项研究对比了腺苷联合使用 50 ～ 200μg 硝普钠和单独使用腺苷的效果。两种药物都能扩张冠状动脉微循环，作用机制不同但可能相辅相成，结果是联合治疗较单独使用腺苷效果更好 [136, 140]。

5. 其他药物

目前已报道过的治疗无复流的其他方法包括冠状动脉内或移植血管内注射阿昔单抗、尼可地尔、肾上腺素、尼卡地平、地尔硫䓬、尿激酶、静脉使用阿昔单抗、使用主动脉内球囊反搏泵、罂粟碱等 [6, 141–144]。

当冠状动脉远端血栓形成是无复流发生的主要原因时，可以静脉内使用血小板糖蛋白Ⅱb/Ⅲa 拮抗药。它能溶解富含血小板的血栓，防止发生血小板栓塞。然而，只有 1 例个案报道支持在这个情况下使用 [142]。也有一些在冠状动脉自体血管发生无复流，使用维拉帕米无效后使用抗血小板药物（阿昔单抗）的个别报道。另外，Heitzer 等 [145] 还发现糖蛋白Ⅱb/Ⅲa 拮抗药（替罗非班和依替巴肽）能通过阻断血小板 - 内皮细胞的相互作用，改善冠状动脉粥样硬化性心脏病患者血管对一氧化氮的生物利用度，增强一氧化氮扩张血管的作用。

尼可地尔是 ATP 钾通道的直接开放剂，而腺苷扩张血管的作用也是通过钾通道介导的，因此尼可地尔可以单用或者联合腺苷一起治疗无复流。然而，临床证据有限 [146]。最后，冠状动脉内注射肾上腺素可以使 69% 的 PCI 术中出现的难治性无复流得到改善 [147]。然而，上述各种药物的作用仅在一些小样本研究或个别案例中得到证实，目前仍没有列入常规操作中。

（五）无复流患者的预后

无复流能使心肌梗死发生率升高到 32%，使死亡风险增加 5% ～ 15%[6–8]。能否逆转无复流是影响预后的一个关键因素，恢复冠状动脉血流能降低患者 30d 死亡率 [126]。尽管心外膜血流恢复并不意味着充分的心肌灌注，但 TIMI 血流达到 3 级对改善患者心功能和预后仍至关重要 [6, 9]。无复流也会影响患者的远期预后，增加心脏性死亡、充血性心衰、恶性心律失常发生的风险，降低患者的射血分数。无复流患者死亡的危险因素包括心源性休克、大面积心肌受损、既往心衰病史或射血分数＜ 30%、年龄≥ 65—70 岁、冠状动脉多支病变（特别是受累血管提供侧支到另一根血管）、女性，以及恢复正常血流时间较长 [6–8]。我们最近对 HORIZONS–AMI 研究的一些数据进行分析，发现 12.9% 的 ST 段抬高型心肌梗死患者在 PCI 后未恢复正常 TIMI 血流，而他们 3 年内的死亡率升高了 2 倍 [96]。

五、结论

冠状动脉夹层导致血管闭塞，冠状动脉造影或 PCI 后发生冠状动脉穿孔，以及无复流现象是导管室里发生的可怕的并发症。这些并发症可能导致急性心肌梗死，需要急诊行冠状动脉搭桥手术，或心脏压塞、心力衰竭，甚至死亡。

冠状动脉夹层的处理方法取决于远端血管是否通畅以及夹层撕裂范围。总的来说，对于出现心肌梗死或血管急性闭塞的病例必须植入支架。

冠状动脉穿孔的处理方法取决于穿孔类型及部位。原则是早期发现穿孔，立即用球囊封堵穿孔部位，尽快中和抗凝和抗血小板治疗，保持血流动力学稳定，必要时外科手术，或使用冠状动脉穿孔和破裂专用急救器械，如弹簧圈或覆膜支架等。

冠状动脉无复流是一个排他性诊断，治疗要迅速，需要用 OTW 球囊或冠状动脉注射微导管将硝普钠（单用或联合腺苷）超选择地注射到冠状动脉远端。对大隐静脉桥血管行介入治疗时，只要技术上允许，建议常规使用血栓保护装置预防无复流发生。

第 26 章　穿刺部位并发症

Access Site Complications

Jose M. Wiley　Fernando Pastor　Cristina Sanina　著
段全炉　译

导管和器械的不断改进使得 PCI 有了突飞猛进的发展，但这也导致了手术量和复杂程度的增加。结果，非心脏性并发症的发生率也相应增加了。经皮介入治疗后最常见的并发症往往与血管通路有关，也与冠状动脉介入的复杂程度相关。Muller[1] 报道常规 PCI 术后血管通路并发症发生率为 2.6%，而复杂介入治疗术后则增加到 6%（$P < 0.0001$）。本章目的是介绍 PCI 术后最常见的非心脏并发症的发生率、易感因素和治疗选择。

一、股动脉穿刺并发症

（一）出血

穿刺部位出血是股动脉穿刺术后最常见的并发症。有 1.8% ～ 6.5% 的 PCI 病例术后需输注红细胞 [2-4]。出血并发症的危险因素如框 26-1 所示。

框 26-1　股动脉入路出血的危险因素

女性
高血压
血管鞘留置时间过长
鞘管过粗
高龄
低体重
肥胖
肝素剂量过大
溶栓药物

使用 6Fr 指引导管行选择性 PCI 的患者较使用 7Fr 或 8Fr 的患者股动脉并发症减少（13.8% vs 23.5%，$P < 0.01$）[5, 6]。然而，并没有研究提示鞘管大小是一个与出血相关的重要危险因素 [7, 8]。术后停止使用肝素，会减少出血并发症，而对心脏预后并没有任何不利影响 [9, 10]。同样，术后尽可能早地拔除鞘管也可以减少出血 [7, 11, 12]。使用血小板糖蛋白 Ⅱb/Ⅲa 受体抑制药后，减少肝素剂量（70U/kg）也可减少出血相关的并发症 [4, 12]。

穿刺局部肿块提示有血肿，然而在没有明显症状的肥胖患者中，却可能难以被发现。如何处置穿刺部位的出血取决于出血的严重程度和血流动力学状态。

一般来说，穿刺部位出血后，可通过手动或机械压迫和拮抗抗凝药物来达到止血目的。如果用了这些方法仍继续出血，那术者应该采取更积极的治疗，包括经皮介入或外科治疗。

如果有出血并发症的患者使用过阿昔单抗（Reopro，Eli Lilly，apolis，IN，USA），则可以输注正常功能的血小板，后者不受已结合的阿昔单抗的干扰。但这种方法不适用于小分子血小板糖蛋白 Ⅱb/Ⅲa 受体抑制药（CA，USA），如依替巴肽（Integrilin，Cor Therapeutics，South San Francisco，CA，USA）和替罗非班（Ag.tat，Merck，West Point，PA，USA）。这些小分子是竞争性抑制药，与受体结合并不紧密，剩下过量的游离药物可抑制所输注的血小板。然而，它们较短的半衰期使得抗血小板作用维持数小时便消失。

（二）腹膜后出血

据报道，0.12% ～ 0.44% 的患者在介入治疗后发生腹膜后血肿 [13-15]。高位股动脉穿刺（在腹股沟韧带之上）和穿透血管后壁会增加出血进入腹膜后间隙的风险 [15]。了解腹股沟区血管和解剖结构可以减少这种风险。我们的穿刺点是位于股骨头中 1/3

的股总动脉。

腹膜后出血的症状和体征包括低血压、腹胀和疼痛[15, 16]。腹膜后出血通过CT或腹部/盆腔超声[17, 18]来诊断。如果怀疑腹膜后出血，应停止抗凝治疗并予以拮抗处理。如果临床上已出现血容量不足，则应使用晶体溶液和（或）血液制品进行容量复苏。或者，如果出血导致血流动力学不稳定，则可以考虑穿刺对侧股动脉进行紧急血管造影以明确出血部位。一旦确定出血部位，则应用血管成形球囊填塞出血部位，从而稳定病情。如果长时间的球囊扩张对止血无效，应考虑放置覆膜支架（Wall., BSC, Watert., MA, USA）来封堵出血点或开放性手术修复[19]。

（三）假性动脉瘤

当血肿与动脉管腔相通就会形成假性动脉瘤。常规超声筛查可发现假性动脉瘤在PCI术后患者中的发生率高达6%，症状导向的超声检查，假性动脉瘤的检出率为3%[20]。假性动脉瘤的形成与穿刺位点偏低（股浅动脉或股深动脉近端）相关[21]。其他危险因素包括女性、年龄＞70岁、糖尿病和肥胖[8]。

假性动脉瘤患者常常在介入治疗后的几天内出现疼痛。在体格检查中，可发现伴有收缩期杂音的搏动性血肿。股动脉假性动脉瘤的大小、症状严重程度以及是否在行抗凝治疗决定其治疗方案。≤2cm假性动脉瘤通常会自愈。较大的假性动脉瘤应行超声引导下压迫、经皮凝血酶/胶原注射、弹簧圈置入或覆膜支架治疗。当微创治疗失败时，需考虑外科修复治疗假性动脉瘤。

（四）超声引导下压迫

1991年，Felmeth等[22]描述了超声引导下压迫修复股动脉假性动脉瘤的（UGCR）方法。该方法是压迫超声探头所定位的假性动脉瘤颈部，造成假性动脉瘤内血栓形成，最后机化。据报道，该方法成功率为55%～90%不等[22–26]。

虽然许多假性动脉瘤可以通过这种技术成功治疗，但超声引导下压迫修复也有局限性。压迫时间10～300min不等，平均30min[27]，该技术耗时、耗力，而且压迫过程可能会让患者感到疼痛不适，因此通常需要静脉注射镇静药和镇痛药。如果患者在成功压迫后必须继续抗凝治疗，假性动脉瘤的复发或破裂的风险也会增加，因此需要密切随访[25]。超声引导下压迫修复治疗假性动脉瘤失败的预测因素包括肥胖、假性动脉瘤过大、同步进行抗凝治疗和腹股沟部不适等[25–27]。超声引导下压迫对于有感染、张力性血肿或肢体有缺血风险的患者并不合适，且可能有禁忌证。

（五）超声引导下注射凝血酶

超声引导下经皮凝血酶注射治疗假性动脉瘤是另一种治疗假性动脉瘤的方法[28–34]。尽管该方法于1986年引入临床，但最近才得到广泛认可。应用超声引导下注射牛凝血酶（500～10 000U）治疗股动脉假性动脉瘤的成功率为86%～97%[29, 30, 32, 34]。

凝血酶通过假性动脉瘤进入血液循环是该方法主要的风险，可导致远端肢体血栓形成。Pezzullo等[34]报道23例患者中有1例发生远端血栓栓塞。Cope和Zeit[35]报道4例患者中有2例（50%）发生远端血栓栓塞。注射凝血酶时引导针头远离假性动脉瘤颈部，尽可能避免凝血酶注入动脉循环系统，可以使得远端栓塞的风险最小化。

另一种防止凝血酶引发肢体远端栓塞的方法，是在注射凝血酶时使用血管成形球囊封堵在假性动脉瘤颈部的股动脉。我们报道了4例使用该方法成功封堵假性动脉瘤的病例（图26–1）[36]。简而言之，该方法需要穿刺对侧股动脉、外周血管成形球囊横跨假性动脉瘤的颈部并充气，其大小与对应血管直径的比例为1∶1，不仅阻断了股动脉腔内的血流，并完全阻断了流入或流出假性动脉瘤的任何血流，然后在假性动脉瘤瘤腔中注射凝血酶，从而避免了远端栓塞。球囊封堵引起的血流淤滞有助于假性动脉瘤的血栓形成，也大大减少凝血酶的使用剂量。

以前接触过凝血酶或牛蛋白的患者存在交叉免疫反应的风险。报道的不良反应包括低血压、心动过缓和凝血因子抑制物的形成，推测这些反应都是继发于牛凝血酶的交叉免疫反应[37–39]。个案报道有患者反复注射牛凝血酶后出现过敏反应[33]。对于以前注射过牛凝血酶的患者应提前进行皮试以避免发生过敏反应。

（六）生物降解胶原注射

注射生物降解胶原治疗股动脉假性动脉瘤是一种创新的方法。Hamraoui等描述通过对侧的血

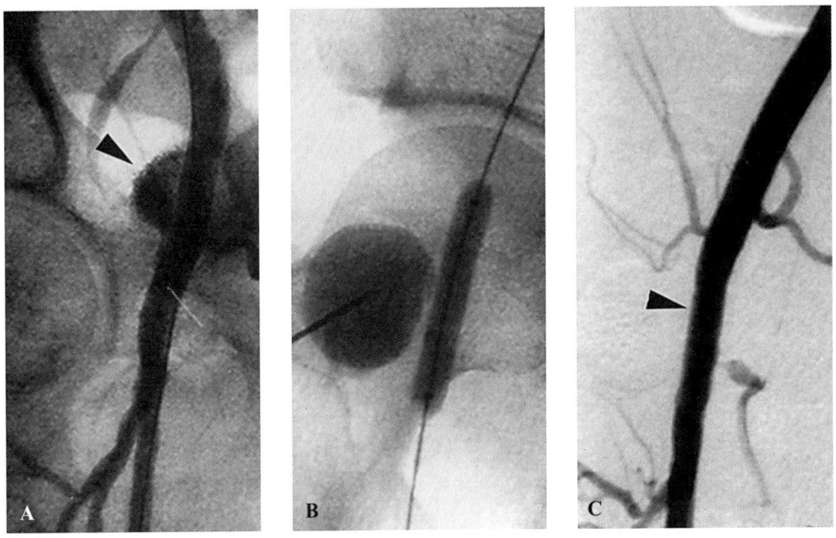

◀ 图 26-1　注射凝血酶时使用血管成形球囊封堵假性动脉瘤

A. 箭头指示处为股总动脉的假性动脉瘤；B. 用充气的外周球囊导管隔离假性动脉瘤，直接注射造影剂填充假性动脉瘤；C. 箭头指示的是封闭后的假性动脉瘤

管造影引导注射牛胶原，其手术成功率为 108/110（98%）[40]。

这种治疗的优点包括避免胶原栓通过假性动脉瘤颈部向远处转移的风险，并且不存在与人类因子 V [40] 的交叉反应。然而，其缺点包括需要穿刺对侧股动脉以及需要应用大型号导管鞘 [41]。

（七）覆膜支架

覆膜支架已成功地应用于封闭股动脉假性动脉瘤 [41, 42]。Wigand 等 [41] 和 Thalhammer 等 [42] 分别报道了32例和16例覆膜支架治疗假性动脉瘤的成功经验。如果假性动脉瘤累及股总动脉与股浅动脉或股深动脉的分叉处，不宜使用覆膜支架，因为它会导致分支血管闭塞。将自膨胀的覆膜支架植入股总动脉可能会妨碍将来在该部位建立血管通路。覆膜支架可能增加亚急性支架内血栓形成和晚期支架闭塞的风险，特别是放置于血流不畅的股总动脉中时 [41, 42]。

（八）弹簧圈栓塞

使用弹簧圈成功封闭假性动脉瘤的案例已有报道 [41, 43]。Waigand 等 [41] 在 12 例患者中使用弹簧圈封闭股动脉与假性动脉瘤之间的通道。较小的通道可选用 0.014in 的弹簧圈（3mm × 40mm）通过 3Fr 导管输送，而较大的弹簧圈（0.35in，6mm × 30mm）则需通过 5Fr 血管造影导管输送。

股动脉弹簧圈栓塞治疗股动脉假性动脉瘤似乎有效，但耗时较长 [41]。其缺点包括弹簧圈松散后可能导致二者间血流交通恢复，如果弹簧圈放置过紧，会发生局部不适和上覆皮肤的压力性坏死 [43]。

（九）外科修复

股动脉假性动脉瘤的传统治疗方法是手术修复，但目前逐渐被非手术方法所取代。虽然手术效果较好，仍然存在一些并发症包括术后不适、伤口感染、费用增加和住院时间延长。目前大多数中心的策略是对于那些经皮介入治疗失败的病例可考虑外科修复股动脉假性动脉瘤。

（十）动静脉内瘘

动静脉瘘（AVF）发生于血管穿刺时，经皮穿刺针穿过股动脉和上覆静脉，拔除鞘管后形成相通的瘘管。介入术后动静脉瘘的发生率约为 0.4%[14]。股动脉穿刺位置过高或过低、多次尝试穿刺以及凝血时间延长，会增加动静脉瘘的发生风险 [8]。在手术后几天内动静脉瘘的临床症状可能并不明显。临床上，动静脉瘘的特征是在穿刺部位有连续的血管杂音。在某些情况下，静脉扩张可能导致肢体肿胀和压痛，在严重情况下可发生动脉供血不足（盗血综合征）[41]。彩色多普勒超声可确诊疑似的动静脉瘘。

大部分 PCI 术后的动静脉瘘较小，没有血流动力学意义，可自发闭合 [42]。有症状的动静脉瘘需要将其封闭以防止分流和远端肿胀、压痛。超声引导下压迫股动脉和放置覆膜支架已在少数患者中获得成功 [44]。1994 年，Uhlich 等成功地用覆膜支架封闭了大动静脉瘘 [44]。Waigand 等 [42] 报道了 21 例成功使用覆膜支架封闭动静脉瘘的病例。Thalhammer 等 [42] 报道 9 例应用覆膜支架治疗动静脉瘘中的病例。该方法的一个显著缺点是支架血栓形成的发生率增加（12% ～ 17%）[44]。

经皮弹簧圈栓塞也已被用于少数动静脉瘘患者的治疗。然而，这种方法的经验仍然有限[45]。对于导管相关的动静脉瘘治疗，外科修复术已被经皮介入方法所取代。此外，那些尝试了非侵入性方法但失败的患者可选择外科手术。

（十一）下肢缺血

下肢缺血与穿刺部位相关股动脉或下肢血管的局部血栓形成比较少见，据报道少于1%[46, 47]。其危险因素包括在相对较小的动脉中使用较大的导管或鞘管（导管－动脉不匹配）、周围血管疾病、高龄、心肌病和高凝状态（例如，蛋白C或蛋白S缺乏、狼疮抗凝物）。在没有诱发因素的情况下，血管夹层或痉挛可能更易于形成动脉血栓。

其症状和体征是典型的急性肢体缺血（5P征）：疼痛、苍白、感觉异常、无脉和皮温低（冷）。通过体格检查发现缺血相关体征，并可通过多普勒超声来诊断。血管穿刺后有症状的急性肢体缺血的患者应该接受血管造影，以明确缺血的解剖学基础。治疗方案包括球囊血管成形术，有无选择性溶栓治疗，支架或导管血栓切除术，以恢复血流。如果经皮穿刺失败，需要手术切除血栓和修复[47]。

（十二）分离

PCI术所致医源性股动脉夹层或髂动脉夹层发生概率为0.01% ～ 0.4%[48, 49]。动脉夹层会造成远端肢体缺血、假性动脉瘤或血栓形成。应通过血管造影来判断动脉夹层的严重程度，治疗包括球囊血管成形术、血管内支架植入或手术修复。

（十三）感染

冠状动脉介入治疗后，不到1%的患者在动脉入路部位发生局部感染[50]。分离出的最常见的病原菌是金黄色葡萄球菌和表皮葡萄球菌[33]。心脏介入术后的发热反应通常发生在手术后1h内，表现为发热、寒战和昏睡。

二、上肢血管入路并发症

（一）桡动脉入路

局部压迫桡动脉很容易止血，因此越来越多的术者选择经桡动脉穿刺行冠状动脉导管介入术。患者术后即可走动。在桡动脉穿刺之前常规行Allen试验以确保桡动脉闭塞不会危及手的活动能力。

Kiemeneij等[51]报道了经桡动脉、肱动脉和股动脉途径行PTCA的成功率分别为93%、95.7%和99.7%。使用桡动脉、肱动脉和股动脉途径进行PTCA的随机对照研究显示肱动脉（2.3%）和股动脉入路（2%）的主要并发症相似，但桡动脉入路无重大并发症出现[51, 52]。在563例接受6Fr指引导管的经桡动脉血管成形术的患者中，仅2.8%的患者出现无症状性桡动脉闭塞。

虽然桡动脉直径较小，但是小外径导管和器械的使用使得通过桡动脉使用6Fr或7Fr鞘管进行PCI成为可能。在一项使用经桡动脉或经股动脉途径将PTCA与阿昔单抗进行比较的研究中，桡动脉组没有发生穿刺部位出血等主要并发症，而股动脉组为7.4%（P=0.04）[53]。经桡动脉入路术后即可行走，增加患者的舒适度。经桡动脉入路的缺点包括比股动脉途径更频繁的穿刺失败，以及不能应用更大直径的鞘管进行手术。

（二）肱动脉穿刺术

经皮肱动脉穿刺术已大大取代了手术切开术（Sones技术）。心脏血管造影和介入学会登记资料表明，与股动脉穿刺相比，肱动脉穿刺相关的血栓形成风险增加了4倍（0.96% vs 0.22%，$P < 0.001$）。与肱动脉穿刺相关的最常见的并发症是出血、血栓形成、假性动脉瘤形成和臂神经压迫。血栓性并发症比出血并发症更常见[54]。如果脉搏微弱或其他缺血性症状提示肱动脉穿刺后血栓形成，则进行局部溶栓或导管血栓切除术。如果问题是内膜片或夹层，可能需要行血管成形术或支架植入恢复前向血流。如果这些微创措施不成功，则需要手术修复。

三、血管闭合器相关并发症

血管通路闭合器是为了便于经皮介入治疗后的止血，可以缩短制动时间和住院时间。在这些方面，美国目前所有可用的闭合器都显示出良好的效果[55-60]。然而，这些装置容易出现特定的并发症，并没有被证明可以减少穿刺部位的其他并发症。

一项纳入425例应用胶原塞闭合器（Angioseal，St. Paul，MN，USA）患者的单中心回顾性研究报道有设备故障（8%）、出血（0.2%）、假性动脉瘤形成（0.5%）、股动脉狭窄（1.4%）（图26–2），感染（0.2%）和其他需要外科修复的并发症为1.6%[56]。

在另一项对1001名患者的试验中，将两种胶原塞闭合器，Vasoseal（Data.，Montvale，NJ，USA）和Angioseal以及血管缝合器（Techstar，Perclose，Redwood City,CA,USA）与人工压迫止血进行比较，结果发现，两种胶原塞闭合器均比手动压迫（0.5%）具有更高的并发症发生率（分别为1.5%、*P*=0.02和2.6%、*P*=0.0002），而血管缝合器Techstar相关的并发症与人工压迫相比并无差异[56]。在一组包括1200名连续使用血管缝合器（Techstar）的患者中，报道的并发症包括血肿形成（2.1%）、需要血管外科手术（0.6%）、腹膜后出血（0.3%）、输血（0.7%）、局部感染（0.5%）和假性动脉瘤形成（0.1%）[57]。

在美国初步可行性试验中使用了Duett血管闭合器（Vascular Solutions，Minneapolis，MN，USA），该血管闭合器由球囊输送导管和含有由凝血酶和胶原组成的可流动促凝药组成。Mooney等报道4.7%的患者出现直径大于6cm的血肿，2.3%的患者出现假性动脉瘤。

某些中心已经提出了关于股动脉入路血管闭合器所致股动脉急性闭塞的腔内救治流程，特别是Angioseal（Daig，St.Paul，MN，USA）（图26–2）和Perclose（Redwood City，CA，USA）（图26–3），其结果令人鼓舞。此流程包括：穿刺对侧股动脉，从对侧股动脉进入患侧肢体，送入0.035in的亲水涂层导丝，导丝穿过血管闭合器所致病变处，经导丝交换0.035in的交换导管，然后将一个0.014in的滤网送入股浅动脉，0.014～0.035in的球囊送至病变部位并扩张，可使用更大的球囊直至病变处被扩张开，闭合器被释放。然后回撤滤网和闭合器的残端，通常可以重新建立前向血流。在导丝通过和远段放置滤网之后，定向斑块旋切术可用于处理腔内

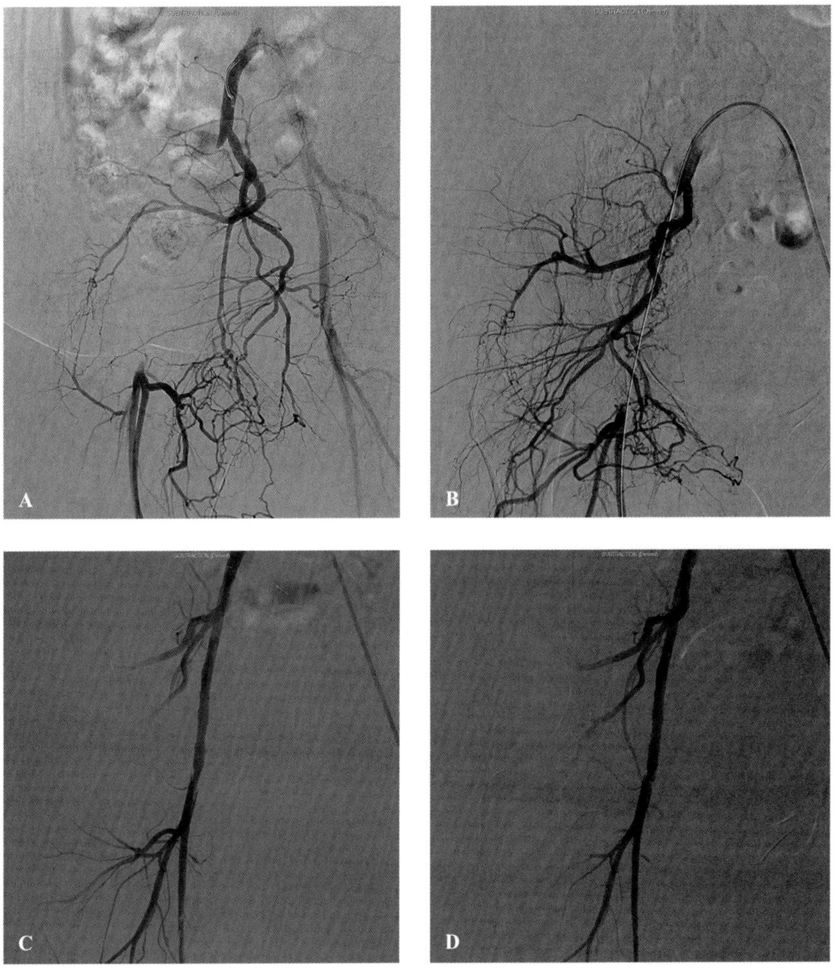

◀ **图26–2 Angioseal血管闭合器导致的股总动脉损伤**

A. 显示Angioseal血管闭合器致股总动脉血栓形成；B. 显示0.014in的导丝通过病变处，进行远端保护，同时植入球囊用于扩张；C. 显示球囊扩张后的病变和滤网内的血栓碎片；D. 显示导丝和远端保护装置撤出后的最终效果

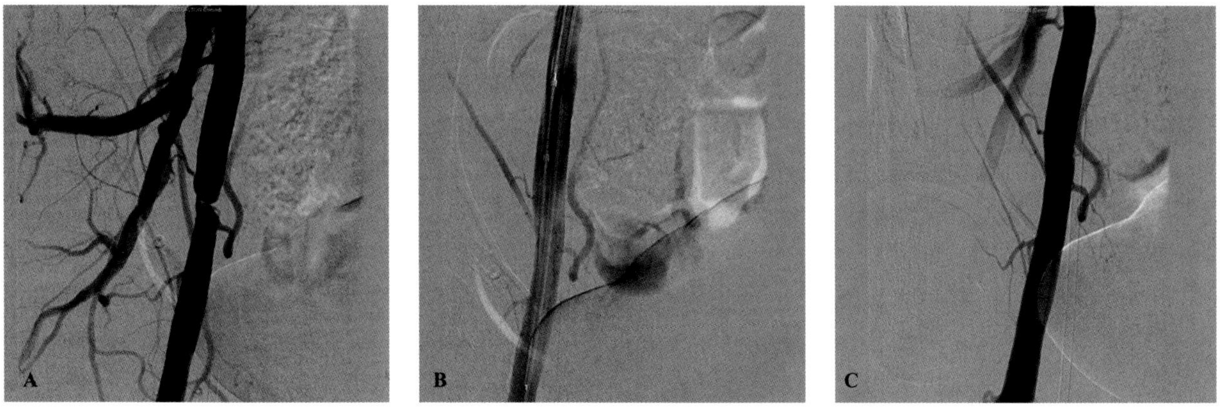

▲ 图 26-3　Perclose 血管闭合器致股总动脉损伤

A. 显示 Perclose 血管闭合器使用损伤股总动脉；B. 显示损伤部位的球囊扩张；C. 显示导丝和球囊撤出后的最终结果

置入以"栓"为基础的器械（例如，Angioseal 胶原栓）。通常不建议在股总动脉区域置入支架，应考虑外科手术修复股动脉通路，因为手术暴露是相当表浅的，常常在局部麻醉和镇静下就可以进行。

四、压迫装置相关的并发症

一项对 400 名患者进行了股动脉人工压迫与用 C 形夹（C-clamp）或气动压迫装置（Femostop，RADIMedical Systems，Uppsala，Sweden）压迫股动脉的疗效比较[59]，结果显示，气动压迫装置需要较长的压迫时间，并且增加患者的出血风险，增加转变为其他替代压迫方法的频率，也增加了患者的不适感（表 26-1）[59]。在另一项研究中，Chamberlain 等[60]对给予阿昔单抗治疗的 185 例 PCI 患者，比较三种不同的股动脉闭合方法［Vasoseal（胶原塞）、Perclose（缝合器）和 Femostop（气动压迫）］的疗效，结果显示，Vasoseal 和 Perclose 的止血成功率显著低于 Femostop（分别为 78.8%、85.7%、100%，$P < 0.001$）。Vasoseal 是唯一被报告有感染并发症的装置（1.9%，P=ns）[59]。

表 26-1　股动脉止血技术的比较

	气动压迫装置（%）	手动压迫（%）	C 形夹（%）	*P*
延长时间	35	13	20	＜ 0.0001
出血	16	3	4	＜ 0.0001
交叉止血	27	1	1	＜ 0.001
不适	3.1	2.2	1.9	＜ 0.001

延长时间 . ＞ 13min，出血 . 在实验室出血。交叉指发生不适时需要另一种方法来实现止血。在 1（min）～ 10（max）范围内评估不适（引自 Lehmann KG 等，1999[59]）

第 27 章 肾功能不全与造影剂的影响

Renal Insufficiency and the Impact of Contrast Agents

Michael Donahue　Carlo Briguori　著
段全炉　译

成人慢性肾病（CKD）是一个国际性公共卫生问题，影响了世界范围内 8% ～ 16% 的人群[1]。肾脏疾病：KDIGO（The Kidneg Disease:Improving Global Outcomes）研究将慢性肾病定义为肾脏结构或功能异常持续 3 个月或更长时间，并对健康造成影响。GFR 通常是评估肾功能的最佳综合指标，而蛋白尿是肾脏损害最重要的标志物。计算 GFR 首选慢性肾病流行病学协会（通常称为 CKD-EPI）所推荐的公式[2]。慢性肾病根据 eGFR 分为六个阶段（1、2、3a、3b、4 和 5 级）以及三个蛋白尿阶段（1、2、3）。1 级表示正常，级别越高肾病越严重[3]。GFR ＜ 60ml/（min · 1.73m^2）被称为 GFR 降低，而 GFR ＜ 15ml/（min·1.73m^2）表示肾功能衰竭[3]。慢性肾病患者冠状动脉粥样硬化性心脏病的患病率很高，是肾脏病患者疾病发展和死亡的主要原因[4]。慢性肾病预后联盟的一项 Meta 分析显示，GFR ＜ 60ml/（min · 1.73m^2）患者全因及心血管死亡、肾功能衰竭、急性肾损伤（AKI）风险增加，而且普通人群以及心血管疾病高风险人群慢性肾病进展的风险也增高[4, 5]。

无论经皮介入或外科手术治疗进行心肌血运重建，慢性肾病患者的并发症发生率均高于不合并慢性肾病的患者[6-12]。造影剂诱导的急性肾损伤（CIAKI）是这类人群最常见的一种并发症。

一、造影剂诱导的急性肾损伤

造影剂诱导的急性肾损伤是指在排除了其他原因的前提下，使用碘化对比试剂（CM）后发生的急性肾损伤。

造影剂诱导的急性肾损伤是继肾脏灌注受损和肾毒性药物损害之后，最常见的院内获得性急性肾损伤，占医院获得性肾功能衰竭的 10%[13-15]。造影剂诱导的急性肾损伤可导致卫生资源浪费、住院时间延长、长期死亡率增加以及慢性肾病进展加速，也是早期和晚期预后不佳的有力预测因子[16]。

（一）危险因素与评分

使用造影剂后肾功能指标上升多少提示肾功能恶化，目前仍没有一个明确的标准。通常使用造影剂后 48h 内血清肌酐（scr）上升超过 25% 和（或）超过 0.5mg/dl（44mmol/L）是公认的造影剂诱导的急性肾损伤的诊断标准[17, 18]。

目前已有数个风险评分系统被用于造影剂诱导的急性肾损伤的风险评估，以明确合并哪些高风险的患者将受益于预防性治疗。造影剂诱导的急性肾损伤的危险因素是：年龄≥ 75 岁、慢性肾病、糖尿病、大剂量使用碘化对比试剂、多发性骨髓瘤、心力衰竭、血流动力学不稳定，或其他原因导致的肾脏灌注减少。其中，慢性肾病[定义为 eGFR ＜ 60ml/（min · 1.73m^2）]是最重要的风险预测因子，因此建议在每个使用碘化对比试剂的患者中，使用 CKD-EPI 或肾脏疾病饮食修正（MDRD）评估其 eGFR 和肾功能状态。MDRD 强调 GFR(eGFR）比肌酐值更加重要。Mehran 等提出的风险评分[19]计算方法简单，得分的增加与发生造影剂诱导的急性肾损伤的风险密切相关，从 7.5%（低风险分数）到 57.3%(高风险分数)，对患者风险评估非常有用。与先前的评分方法不同，Gurm 等[20]提出了一个基于计算机运算的新评分方法，其优点在于仅需参考术前相关指标。该预测模型根据造影剂诱导的急性肾损伤风险得分将患者分为 3 组：低风险（< 1%）、中风险（1% ~ 7%）和高风险（> 7%），比之前报道的模型有更高的区分度。这些评分预测模型在临床实践中非常有用，原因有两个：①它们可在造影剂使用之前更好地评估患者的风险；②帮助临床医生为每个患者制定最合适的预防策略。

（二）病理生理学

造影剂诱导的急性肾损伤的发生机制很复杂，并且不十分明了。目前普遍认为多种机制包括血流动力学、毒性和渗透性等协同作用导致造影剂诱导的急性肾损伤的发生（图 27-1）[21]。

1. 髓质缺氧

肾髓质深部是肾脏最容易发生造影剂损伤的部位，尤其是暴露于缺氧环境下。缺氧的主要原因是肾髓质灌注减少。当造影剂渗透压很高（> 1000mOsm/kg H_2O）时，碘化对比试剂会增加肾小管内的流体黏度和流动阻力，从而增加肾间质压力，后者又降低了肾髓质流速和肾小球滤过率，进而导致肾灌注减少（肾小管 – 肾小球反馈）。

2. 肾小管损伤

碘化对比试剂会刺激活性氧生成。高反应性的氧自由基可以直接损伤肾内皮细胞 – 上皮细胞或导致肾微血管收缩（例如通过内皮素 A 受体激活）。除了造成肾小管的缺血性损伤外，碘化对比试剂还通过三种机制对肾小管上皮细胞产生毒性作用：活性氧、JNK 和 p38 激酶，和凋亡相关内在（或线粒体）途径，促进细胞凋亡[22, 23]。这种效应似乎都呈时间和剂量依赖性。

（三）诊断与新型生物标志物

造影剂诱导的急性肾损伤的分类取决于两个参数的变化：血清肌酐（或 GFR）和尿量。肾损伤的诊断标准见表 27-1[24, 25]。血清肌酐水平通常在接触碘化对比试剂 24 ~ 48h 内开始升高，在 2 ~ 3d 达到高峰，并在 2 周内恢复到基线。但是以血清肌酐进行分类有两个明显的局限性，首先，尿中排出的肌酐既有由肾小球滤过出来的，也有由肾小管分泌

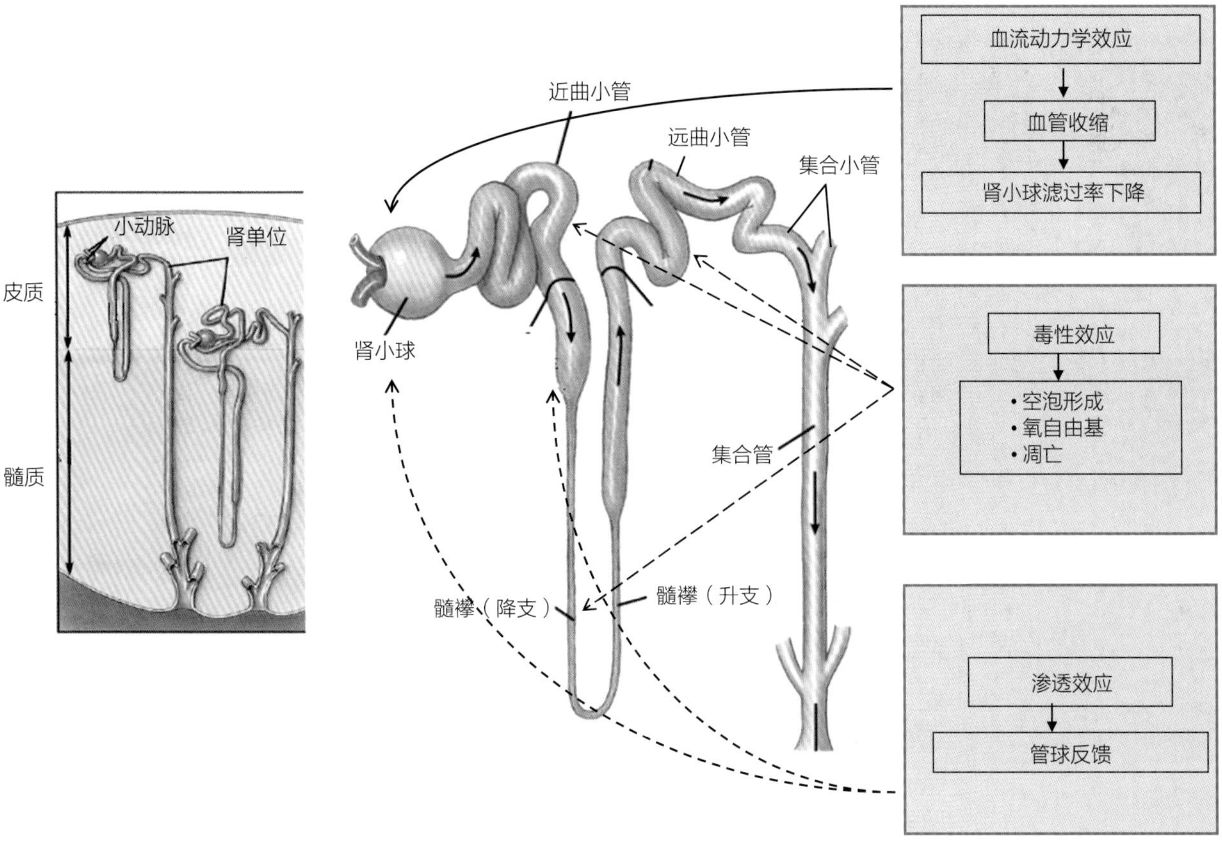

▲ 图 27-1　造影剂致急性肾损伤的病理学机制示意图

图示各种机制协同作用导致造影剂致急性肾损伤的发生

的，这意味着血清肌酐的变化其实低估了GFR下降的真实水平。其次，在GFR急性下降后，肾脏排出的肌酐会减少。尽管碘化对比试剂引起的损伤会很快影响到GFR，但需要24～48h才能通过血清肌酐反映出来。这意味着会延误造影剂诱导的急性肾损伤患者的治疗，或者，使不会发展为造影剂诱导的急性肾损伤的患者住院时间延长。虽然血肌酐仍被认为是造影剂诱导的急性肾损伤的主要标志物，但鉴于上述这些局限性，人们不得不寻找其他可作为急性肾损伤早期诊断的生物标志物[26]。

胱抑素C（CyC）由有核细胞以相对恒定的速率产生，不受肾小管分泌或药物干预的影响[27]。在一项纳入410例接受PCI术的慢性肾病患者的研究中，术后24h血清CyC升高≥10%，诊断造影剂诱导的急性肾损伤的敏感性为100%，特异性为86%。此外，CyC也是随访时预测不良事件的独立危险因素[28, 29]。

中性粒细胞明胶酶相关载脂蛋白（NGAL）是一种肾小管上皮急性损伤时产生的蛋白。NGAL最有希望成为预测急性肾损伤的标志物之一。在接触碘化对比试剂后2～4h内血清和尿中NGAL增加是造影剂诱导的急性肾损伤的一个强预测因子[30-32]。最近的Meta分析发现，NGAL水平在100～270ng/ml之间对诊断急性肾损伤具有很高的敏感性和特异性[33]。

肾损伤分子1（KIM-1）是1型跨膜黏附蛋白，缺血损伤时在近端肾小管细胞中表达增加。可溶性的KIM-1可在动物模型尿液中检测到，也可在造影剂诱导的急性肾损伤引起的急性肾衰竭患者尿液中检测到[34]。

（四）造影剂诱导的急性肾损伤的预防

预防造影剂诱导的急性肾损伤的最佳策略仍不明确。目前最佳方法就是通过风险评分来识别高危患者，尽量减少造影剂的用量（低渗或等渗造影剂），并在围术期充分水化[35]。抗氧化化合物如N-乙酰半胱氨酸（NAC）或他汀类药物，尽管未被认可，但似乎也有预防作用[36-39]。此外至少应在碘化对比试剂使用前2天暂停使用肾毒性药物。诸如血液透析等的预防性肾脏替代疗法（RRT）的作用仍然存在争议，仅局限于高危患者。

水化

水化是预防造影剂诱导的急性肾损伤最主要的措施之一[35]。水化主要通过两种机制阻止造影剂诱导的急性肾损伤的发生：①精氨酸加压素的抑制作用（通过迷走神经对位于心房-静脉交界处的机械受体和渗透压对主动脉上核的直接影响）；②通过尿量的增加提高髓质灌注和局部的pO_2，降低肾小管中碘化对比试剂的浓度并加速碘化对比试剂的排泄[21, 40]。等渗盐水（0.9%氯化钠）水化应在手术前12h以1ml/（kg·h）的速率开始静脉注射，并在术后维持12h。对于血流动力学不稳定的患者，要特

表27-1 RIFLE和AKIN标准[24, 25]

RIFLE标准（7d）		
分级	标准：GFR	标准：尿量
R—风险	sCr增加1.5倍或GFR下降大于25%	＜0.5ml/（kg·h）达6h
I—损伤	sCr增加2倍或GFR下降大于25%	＜0.5ml/（kg·h）达12h
F—衰竭	sCr增加3倍或GFR下降大于75%或sCr大于4mg/dl	＜0.3ml/（kg·h）达24h或无尿达12h
L—功能不全	持续肾衰竭超过4周	
E—终末期肾脏病	终末肾损伤超过3个月	
AKIN标准（48h）		
阶段	标准：sCr	标准：尿量
1	sCr增加1.5倍或＞0.3mg/dl	＜0.5ml/（kg·h）达6h
2	sCr增加2倍	＜0.5ml/（kg·h）达6h
3	sCr增加3倍或＞4mg/dl	＜0.3ml/（kg·h）达24h或无尿达12h

GFR. 肾小球滤过率；sCr. 血清肌酐

别预防容量超负荷的发生，在使用造影剂前水化的静脉注射速度不应超过 0.5ml/（kg・h）。术后水化速度可根据尿量进行调整，尿量应保持在 150ml/h 以上。最佳水化方法应取决于临床指标，以尿量[41]和左心室舒张末期压（LVEDP）[42]最为重要。

(1) 尿流率：尿流率增加通过多种机制降低造影剂诱导的急性肾损伤的发生率。PRINCE 研究表明，尿流率的增加（≥ 150ml/h）可降低碘化对比试剂的毒性作用[43]。通过 RenalGuard 系统（PLC Medical System，Inc. Franklin，MA，USA）可制定出最佳水化治疗方案[44]。该系统在保障尿量增加的同时，使尿量和静脉输液量保持平衡，预防低血容量的发生。随机试验已经证明，在高危患者中使用该系统较标准水化方案能更显著降低造影剂诱导的急性肾损伤的发生[45, 46]。

(2) LVEDP：POSEIDON 试验拟通过 LVEDP 值来指导静脉输液量。该单中心研究纳入了 396 名接受心导管检查的患者[GFR ≤ 60ml/（min・1.73m²），以及合并糖尿病、充血性心力衰竭、高血压病史或年龄＞ 75 岁等危险因素]。他们被随机分配到基于 LVEDP 指导水化组或标准水化组（对照组）。两组均在心脏导管介入检查前 3ml/kg 静脉注射 0.9% 氯化钠维持 1h。LVEDP 指导组根据 LVEDP 值调整输液速度：LVEDP ＜ 13mmHg：5ml/（kg・h）；LVEDP ＞ 13 ～ 18mmHg：3ml/（kg・h）；LVEDP ＞ 18mmHg：1.5ml/（kg・h）。对照组水化速率为 1.5ml/（kg・h）。两组患者在操作开始时设定输液速度，并持续到操作结束后 4h。结果显示 LVEDP 指导组患者的造影剂诱导的急性肾损伤发生率低于对照组（6.7% vs 16.3%，P=0.005）。

哪种水化方案更好目前仍然存在争议。有证据表明，与等渗盐水相比，碳酸氢钠水化也是预防造影剂诱导的急性肾损伤的有效策略之一[47-51]。然而，最近预防慢性肾脏病患者造影剂肾病的随机试验，即 BOSS（碳酸氢盐或生理盐水研究）试验，纳入了 376 名接受冠状动脉或外周血管造影患者，结果显示，与生理盐水组相比，碳酸氢钠水化尽管可降低死亡率，但未能减少造影剂诱导的急性肾损伤的发生[52]。使用碳酸氢钠输液不仅可以在较短时间内补足容量，还可以进一步减少有害氧自由基的产生。近曲小管中碳酸氢盐含量越高，细胞缺氧时 H^+ 的缓冲作用越强，而产电的共转位子对 Na^+ 的再吸收作用也就越强[53]。肾小管所生成尿液的酸性环境促进自由基的形成，但是正常细胞外液的碱性环境则抑制自由基的形成[54]。据推测，通过碳酸氢盐碱化肾小管尿液可减轻肾脏损伤[47]。接受上述水化方案治疗的患者应接受 154mEq/L 碳酸氢钠静脉注射，术前 1h 以 3ml/（kg・h）维持，而术后以 1ml/（kg・h）的滴速再维持 6h。

（五）造影剂

1. 造影剂的种类

渗透压在造影剂诱导的急性肾损伤发生的病理生理机制中起到重要作用[21]。低渗透压造影剂（LOCM）和等渗透压造影剂（IOCM）的肾毒性比高渗透压造影剂（HOCM）更小[55]。HOCM 具有高电荷和高渗透性（≈1500mOsm/kg H_2O）。IOCM（≈290mOsm/kg H_2O）是否比 LOCM（≈700 ～ 800mOsm/kg H_2O）具有更小的肾毒性目前仍不确定。早期研究表明渗透压在高渗透压（＞ 1000mOsm/kg H_2O）造影剂诱导的急性肾损伤中起到了重要作用。但渗透压在 290 ～ 800mOsm/kg H_2O 之间的碘化对比试剂其他的物理化学特性例如黏度，给肾脏带来更大的损伤，抵消了低渗透压所带来肾保护作用[56]。目前渗透压和黏度对肾脏毒性谁更大尚不明确，但目前的指南仍建议接受血管造影的慢性肾病患者使用 IOCM 或 LOCM（碘海醇和碘克酸除外）[57]。

在纳入 126 例慢性肾病合并糖尿病患者的 NEPHRIC 试验中，IOCM 组的造影剂诱导的急性肾损伤发生率为 3%，LOCM 组的造影剂诱导的急性肾损伤发生率为 25%（P=0.003）[58]。然而，这一结果在其他观察性研究[59]和随机试验[60]中却没有得到证实。CARE 试验将 414 例 eGFR 为 20 ～ 59ml/min 接受经皮介入治疗的患者随机分成 LOCM 碘帕米醇（796mOsm/kg H_2O）或 IOCM 碘氧醇（290mOsm/kg H_2O）两组[60]。在造影剂诱导的急性肾损伤主要终点（术后血清肌酐增加≥ 0.5mg/dl）或造影剂诱导的急性肾损伤次要终点（术后血清肌酐增加超过基线≥ 25%，术后 eGFR 减少≥ 25%，血清肌酐平均峰值为 0.50mg/dl），两组在总体人群和糖尿病亚组人群中均无显著差异。最近有 Meta 分析比较了等渗碘克沙醇与 LOCM，RR

为 0.68（95%CI 0.46 ～ 1.01，P=0.06），而对于造影后肾功能下降的患者，RR 仅为 0.59（95%CI 0.33 ～ 1.07，P=0.08）。然而，低渗造影剂碘克沙醇诱发造影剂诱导的急性肾损伤的风险显著低于碘海醇（RR 0.38；95%CI 0.21 ～ 0.68，P ＜ 0.01）[61]。

2. 造影剂剂量

尽量减少和避免短时间内反复使用造影剂是预防造影剂诱导的急性肾损伤的最重要措施之一[18]。低剂量被定义为总绝对容积＜ 100ml、＜ 125ml、＜ 140ml，或＜ 5ml/（kg・血浆肌酐浓度）（最大 300ml）[62]。有人提出，使用碘剂量 / 肾小球滤过率的比值（I/GFR）[63]，比目前最常用的仅从体重估计碘化对比试剂剂量的方法更有利于改善造影剂诱导的急性肾损伤风险评估方法。第 4、7 章和第 18 章说明了造影剂最小使用剂量的一些原则。一般建议对于那些不稳定危重患者，PCI 术前仅采用必要的体位进行造影，仅处理罪犯血管，仅在器械定位或了解最后结果时注射最小剂量。球囊扩张时显影或仅采用透视技术释放支架（StentBoost 模式），或使用自动注射器，使用没有侧孔的导管。

（六）药物治疗

碘化对比试剂会促进肾脏直小血管和肾小管细胞活性氧的生成并激活凋亡，这是造影剂诱导的急性肾损伤产生的重要病理生理学基础[21]。近年来，为了预防造影剂诱导的急性肾损伤，已经进行了许多抗氧化药物的临床试验。最常用的是 N- 乙酰半胱氨酸、抗坏血酸和他汀类药物。

1. N- 乙酰半胱氨酸

N- 乙酰半胱氨酸是一种巯基化合物，是经典的黏液溶解剂，多用于稀释呼吸道疾病患者痰液。N- 乙酰半胱氨酸也是一种有效的抗氧化剂，能清除多种氧自由基，可以通过阻止组织直接氧化损伤以及改善肾脏血流动力学来预防造影剂诱导的急性肾损伤[64-66]。N- 乙酰半胱氨酸的抗氧化作用呈剂量依赖性[67, 68]。在体外实验中，N- 乙酰半胱氨酸对造影剂诱导的急性肾损伤预防的分子机制已被清楚地阐明。最近的研究表明，N- 乙酰半胱氨酸通过抑制碘化对比试剂使用后氧自由基的产生，减轻细胞应激，预防肾脏细胞凋亡[69, 70]。但是 N- 乙酰半胱氨酸的疗效仍存有争议。TePEL 等的初步研究显示，对于接受增强 CT 的慢性肾病患者，N- 乙酰半胱氨酸（600mg 口服，每天两次）结合水化治疗比单独水化治疗能更有效地预防造影剂诱导的急性肾损伤的发生。但最近的大型随机试验未能证明 N- 乙酰半胱氨酸较安慰剂更能降低造影剂诱导的急性肾损伤的发生，尤其是接受冠状动脉造影的患者[71]。尽管最近包含 30 项试验的 Meta 分析显示 N- 乙酰半胱氨酸具有肾脏保护作用[72]，但是最近的指南并没有推荐 N- 乙酰半胱氨酸用于造影剂诱导的急性肾损伤的预防[35]。

2. 抗坏血酸

Spargias 等研究了抗坏血酸在预防造影剂诱导的急性肾损伤中的作用[73]。离体和在体研究均证明了抗坏血酸在预防造影剂诱导的急性肾损伤中保护性作用[74, 75]。Briguori 等报道了不同的抗氧化化合物的组合，即将慢性肾病患者随机分为 0.9% 生理盐水 +N- 乙酰半胱氨酸、碳酸氢钠 +N- 乙酰半胱氨酸或 0.9% 生理盐水 + 抗坏血酸加 N- 乙酰半胱氨酸三组预防性给药[76]，碳酸氢钠 +N- 乙酰半胱氨酸联合预防策略对使用造影剂的急性肾损伤中、高危患者预防的效果较好。与单独 N- 乙酰半胱氨酸相比，抗坏血酸 +N- 乙酰半胱氨酸组合并不具有保护作用，这表明其附加和（或）替代机制（除抗氧化作用外）需要进一步研究。我们推断 N- 乙酰半胱氨酸和抗坏血酸的保护机制类似，而与碳酸氢盐的保护作用是不同的。

3. 他汀类药物

3- 羟基 -3- 甲基戊二酰辅酶 A（3-hydroxy-3-methylglutaryl coenzyme A，HMG-CoA）还原酶抑制药除了公认的降低胆固醇作用外，还通过非脂类相关机制对炎症反应、内皮细胞功能、斑块稳定性、血栓形成和凋亡等途径产生多种“多效性”作用[77]。体外模型显示，阿托伐他汀预处理通过降低应激激酶的激活来阻止碘化对比试剂诱导的肾脏细胞凋亡，并激活 Akt 和 Erks 信号转导途径介导的细胞存活信号[78]。许多研究已经证实了他汀类药物预处理降低造影剂诱导的急性肾损伤发病率，并证明在冠状动脉造影和（或）介入治疗的患者中术前大剂量他汀类药物治疗可降低造影剂诱导的急性肾损伤的风险和减少连续肾脏替代疗法（CRRT）的使用[78-83]。此外，最近的研究证实，在以前未用过他汀类药物治疗的稳定型冠状动脉粥样硬化性心脏病和急性冠状动脉综合征患者中，在拟行早期侵入性治疗前使用瑞舒伐他汀能够预防造影剂诱导的急性肾损伤[82, 83]。最新指南推荐大剂量他汀类药物预防造影剂诱导的急性肾损伤[35]。

4. 其他药物

造影剂可引起肾脏局灶性血管收缩而导致肾损害，所以目前有些血管扩张药已被用于预防造影剂诱导的急性肾损伤。但茶碱[84]、硝苯地平[85]、腺苷[86]、内皮素受体拮抗药[87]、心房利钠肽[88]、多巴胺和芬诺多巴[89–91]却显示结果无效。随机双盲安慰剂对照试验显示，预防性给予伊洛前列素可以避免接受冠状动脉造影和（或）介入治疗的慢性肾病患者发生造影剂诱导的急性肾损伤[92]。

但研究表明在糖尿病患者或非糖尿病患者[93, 94]中单独用盐水水化比甘露醇和呋塞米更能有效防止造影剂引起的肾毒性。

5. 远端缺血预适应

远端缺血处理除了引起局部缺血之外，还可以在再次缺血时保护远处器官或组织[95]。这被称为远端缺血预适应（RIPC）[96]。远端缺血预适应是指诱导器官短暂且非致死性缺血，从而保护另一器官免受随后缺血损伤的方法。远端缺血预适应对于心肌保护作用已被广泛研究。有初步数据表明，在心脏手术和接触碘化对比试剂之前，远端缺血预适应可以预防急性肾损伤[97]。在选择性冠状动脉造影之前 100 名慢性肾病患者被随机分成接受远端缺血预适应组或假手术组[98]。远端缺血预适应组是在血管造影前 45min 内将血压计袖带充气到高于个体收缩压 50mmHg 以上，4 次循环产生间歇性臂部缺血；假手术组将血压计袖带充气至舒张压，随后降至 10mmHg。所有患者均接受乙酰半胱氨酸和持续盐水输注。结果显示远端缺血预适应组造影剂诱导的急性肾损伤的发生率为 6%，假手术组为 20%（OR 0.21，95%CI 0.07 ～ 0.57）。在第二组试验中，225 例非 ST 段抬高型心肌梗死患者在冠状动脉介入治疗前随机分为远端缺血预适应组或假手术组[99]：远端缺血预适应包括四个循环，30s 充气，然后在 PCI 过程中 30s 放气；假手术也包括四个循环，30s 充气到只有 3 个大气压，然后放气。在该研究中，远端缺血预适应组发生造影剂诱导的急性肾损伤的概率低于假手术组（分别为 12.4% 和 29.5%，OR 为 0.34，95%CI 为 0.16 ～ 0.71）。这些结果虽然可靠（特别是在造影剂接触之前不同时间点不同方式给予远端缺血预适应），但在远端缺血预适应被广泛推广用于有效预防造影剂诱导的急性肾损伤之前，仍需要更大规模的随机试验来证实其保护机制[100]。此外，冠状动脉支架置入术后重复扩张球囊的安全性尚不明了。

6. 肾脏替代疗法

血液透析是一种昂贵、耗时、程序复杂的治疗方案，也具有一定的风险。与其他较便宜的策略相比，其有效性尚不明确，因此这种治疗方式仅适用于较晚期的肾功能不全患者[101]。Marenzi 等研究发现，与静脉注射生理盐水相比，高危患者采用血液透析作为预防性治疗主要因为以下因素：①避免血清肌酐升高超过 25%（5% vs 50%）；②避免维持性透析（3% vs 25%）和③降低住院率（2% vs 14%）和 1 年内死亡率（10% vs 30%）[102]。通过血液透析清除肌酐，也可减慢血清肌酐升高速度。对照组的急性肾功能衰竭的发生率异常高，可能是由于使用了过多的造影剂，也可能是由于缺乏合适的药物预防。而血液透析组的患者是在重症监护病房接受治疗的，因此他们得到了比对照组更好的护理，这或许可以解释为什么血液透析可以提高短期和长期存活率。相反，该作者发现造影之前行血液透析是无效的[103]。最近，Spini 等[104]的研究证实在 PCI 前后均行连续肾脏替代疗法与仅在 PCI 后行连续肾脏替代疗法相比，能更有效预防严重慢性肾病患者发生造影剂诱导的急性肾损伤，显著降低血清肌酐水平，增加 eGFR 值，降低随访期间病死率。由于这些结果的局限性，这些方法在临床上的效果尚不清楚。表 27–2 描述了根据当前证据提出的预防造影剂诱导的急性肾损伤的方法。

二、结论

预防造影剂诱导的急性肾损伤的最佳策略仍不确定。最新的指南[35, 105]建议：①围术期使用等渗氯化钠进行静脉水化；②使用低渗或等渗造影剂；③减少造影剂使用剂量。应根据 LVEDP 和（或）尿量来选择适当的水化方案。RenalGuard 系统能通

表 27-2 估算造影剂诱导的急性肾损伤风险和接受经皮介入治疗患者的预防策略的清单

风险评估		
1. eGFR 计算		
2. 风险得分评估（Mehran，Gurm）		
3. 肾科会诊［eGFR＜15ml/（min·1.73m²）］；选择肾脏替代治疗的指标		
预防		
1. 静脉补液	普通生理盐水	0.5～1ml/（kg·h）术前12h和术后12h
2. 药物		维持尿流量＞150ml/h或者LVEDP指导下： ＜13mmHg=5ml/（kg·h） 13～18mmHg=3ml/（kg·h） ＞18mmHg=1.5ml/（kg·h）
	碳酸氢钠	154mEq/L术前3ml/（kg·h）≥1h，术后6h 1ml/（kg·h）
	肾保护系统［eGFR＜30ml/（min·1.73m²）和（或）Mehran风险得分＞11］	维持尿流量＞300ml/h
	他汀	阿伐他汀80mg 瑞舒伐他汀40mg
	N-乙酰半胱氨酸	1200mg术前和术后每天两次
含碘造影剂	等渗和低渗透压（碘海醇和碘克酸除外） 有限的容量（ml）	• 在CM强化研究之间延长间隔时间 • 对于复杂多血管疾病分阶段操作 • 替代CM（CO_2用于外周操作） • 自动造影剂注射器
血清肌酐的连续监控	术后48～72h：如果有临床指征，继续监控	

CM. 造影剂；eGFR. 估算肾小球滤过率；LVEDP. 左心室舒张末期压

过增加尿量，达到最佳的体液平衡来预防造影剂诱导的急性肾损伤。他汀类药物可以有效地减少氧化应激，从而防止肾脏细胞凋亡。目前仍需要更多的临床证据来规范远端缺血预适应在常规临床实践中的应用。

第 28 章 心血管介入的放射防护
Radiation Management in Interventional Cardiology

Stephen Balter　Charles E. Chambers　著
段全炉　译

评估心导管室成功与否的关键因素包括：最佳的临床结果，最少的临床并发症，最小的介入人员损伤。达到这些条件，需要医疗机构、所有介入医师和导管室工作人员的齐心协力和共同努力。由于篇幅有限，仅介绍已选的话题，更多的综述可以参考引文[1-4]。

只有经验丰富的介入术者采取了适当的预防措施，才会减少 X 线透视下的介入手术对患者产生不必要的放射损害[5]。需要考虑如下重要因素：

• 患者受到的放射总“剂量”受设备配置、患者个体因素和术者技能的影响。警示：放射敏感剂量在通常的药理学意义之外有一些不同的内涵，这将在之后的章节进行讨论。术者应注意在每次手术中的透视使用，并根据当前的风险—效益平衡进行评估。

• 不同 DSA 设备只能设定剂量率。一次介入手术中产生的总剂量依赖于剂量率和曝光时间。

• X 线透视仪是通用设备。根据当前临床任务选择合适的配置，是使手术不断优化的重要组成部分。若设备配置不合适，会导致患者不可接受的放射剂量以及较差的成像质量。

一、放射测量

每个 X 线粒子都有足够电离原子的能量去打断分子键，因此 X 线被归类为电离放射。电离放射对组织的生物学效应与非电离放射（如微波）产生的热效应有本质上的区别，因而 X 线损伤的监测和防护与常规的烧伤防护也大相径庭。

药理学上的剂量，以阿司匹林为例，通常是指患者服用整片阿司匹林后，在患者血液中所检测到的阿司匹林浓度（例如 ng/100ml）。放射剂量是放射场与物质接触时产生的局部能量浓度。在一次 X 线透视中，患者身上的能量场分布不均，所以患者身体不同部位受到放射剂量是不同的（图 28–1）。

没有单独的指标能评估患者在一次介入手术中所受到的放射剂量的总体物理分布或者该次放射的总体生物学危险。尽管如此，仍有多个“剂量”指标被研发出来并运用到患者放射防护和风险评估当中。

介入心脏病学中常用的 5 个 X 线透视“剂量”指标见表 28–1。皮肤峰值剂量（PSD）和参考点空气比释动能（$K_{a,r}$）提供了患者个体组织反应风险指数。比释动能面积乘积（KAP）与患者和工作人员受到的总放射量相关。有效剂量（E）用于评估癌变风险（针对群体而非个体）。尽管经常报道 X 线照射时间，但其对评估患者风险的作用有限。

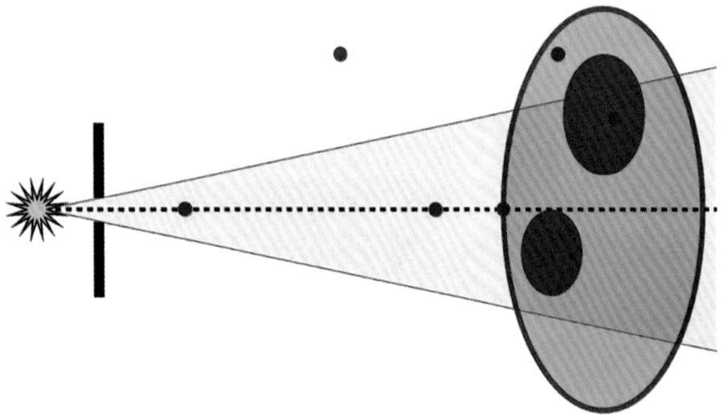

▲ **图 28–1　放射剂量是小体积物质在特定点处接收到的能量浓度（1Gy=1joule/kg）**

图中的任一（红色）点受到的放射剂量均不相同。影响因素包括距离发射源的距离，组织的衰减和散射

表 28-1 放射剂量指标

指标	单位	定义	注释
皮肤峰值剂量（PSD）	Gy	患者任一部分皮肤在一次手术中受到的最大剂量（包括患者组织反向散射的剂量）	损伤的严重性与 PSD 相关 在一些最新的透视检查仪器中有实时的 PSD 显示仪 如果术中使用了直接的测量胶片，或通过最新系统计算，可以术后评估 PSD
参考点空气比释动能（$K_{a,r}$）	Gy	术中相对于 X 线架台的一个确定的点受到的总的空气比释动能（不包括散射）	用于估算皮肤反应的风险 现有的所有介入透视仪中几乎均具备 $K_{a,r}$ 显示仪 PSD 和 $K_{a,r}$ 的关联性是依赖于光束移动和几何结构的
比释动能面积乘积（KAP）	$Gycm^2$	术中 X 线管释放的放射总量（不包括散射）	用于估算工作人员受到的放射和患者的剂量效应，现有的所有介入透视仪中几乎均具备 KAP 显示仪 KAP 可用 $K_{a,r}$ 乘以参考点的面积计算得到
有效剂量（E）	mSv	计算得到的风险加权的全身放射量	用于估算某个人的癌变风险，E 可以通过 KAP 和其他因子估算 E 不能通过测量得到，通常只是计算来定量
透视时间（FT） 不应作为评判介入手术放射量的唯一指标	min	X 线光束在透视模式下开启的时间（既往用于估算放射风险的定量数值）	FT 不能代表由于患者体型和成像模式造成的剂量率的差异

X 线透视仪可以根据不同病例的情况灵活地调整配置，以满足不同手术的要求。图 28-2 是一台 X 线透视仪的关键组成部分示意图。系统由术者选择的参数和反馈元件的组合决定，这些参数和反馈元件设计能稳定系统性能和成像质量。

二、放射生物学

尽管单次放射暴露对人体造成的影响有限，但所有的放射暴露累积起来还是有一定风险的。放射对人体健康的影响是剂量依赖性的，并存在阈值。X 线透视检查带来的影响如皮肤损伤，通常会在放射暴露数周内出现。在遭受过高剂量暴露的术者和工作人员中，有部分人员在一段时间后会出现与 X 线透视检查相关的特发性后囊下白内障 [6-8]。

患者皮肤损伤相关因素包括吸烟、营养匮乏、皮肤破损、肥胖、皮肤褶皱和皮肤位置 [9]。放射相关皮肤损伤存在种族差异，具有淡色毛发或皮肤的个体更易受到影响。大约人群中的 1% 含常染色体隐性遗传 ATM 基因，这类人群具有更高的放射敏感性。患有一些特定的疾病如甲状腺功能亢进、糖尿病、自身免疫结缔组织病，以及接受化疗药物的个体，发生组织损伤的风险增高。既往有过高剂量放射或者最近受过放射暴露的个体更容易继发组织损伤。

随机效应（stochastic effects）是放射暴露人群中可能出现的生物学效应，不存在明显的阈值，但可能与放射剂量成正比。随机效应一般在 DNA 受到不可逆的损伤时出现。这并不会导致细胞死亡而是产生基因突变，引起癌症或遗传异常。单个 X 线粒子即可引起这种改变，尽管这种风险具有剂量依赖性，但不是直接和剂量相关。只有突变的细胞发生增殖，才出现随机效应，因此其潜伏期较长，在放射暴露后数年至数十年才出现。

三、患者放射防护

患者放射的防护措施通常分为术前、术中和术后三部分 [4, 10, 11]。妊娠或儿科患者更需要注意。框 28-1 涵盖了关键检查事项。其中一部分对工作人员安全也十分重要。每个机构都应该开发自己的检查清单。

（一）术前放射剂量的防护

评估手术风险—收益比。尤其是危重患者、经历过多次手术的患者和在手术前几个月内接受过大型介入手术的患者需评估放射风险。

知情同意应包括放射风险。对于大多数患者来说，都应警惕潜在的皮肤损害，尤其是复杂手术和因体型或放射史而风险增加的患者。妊娠患者必须商讨胎儿风险与防护。所有患者都应考虑癌症风

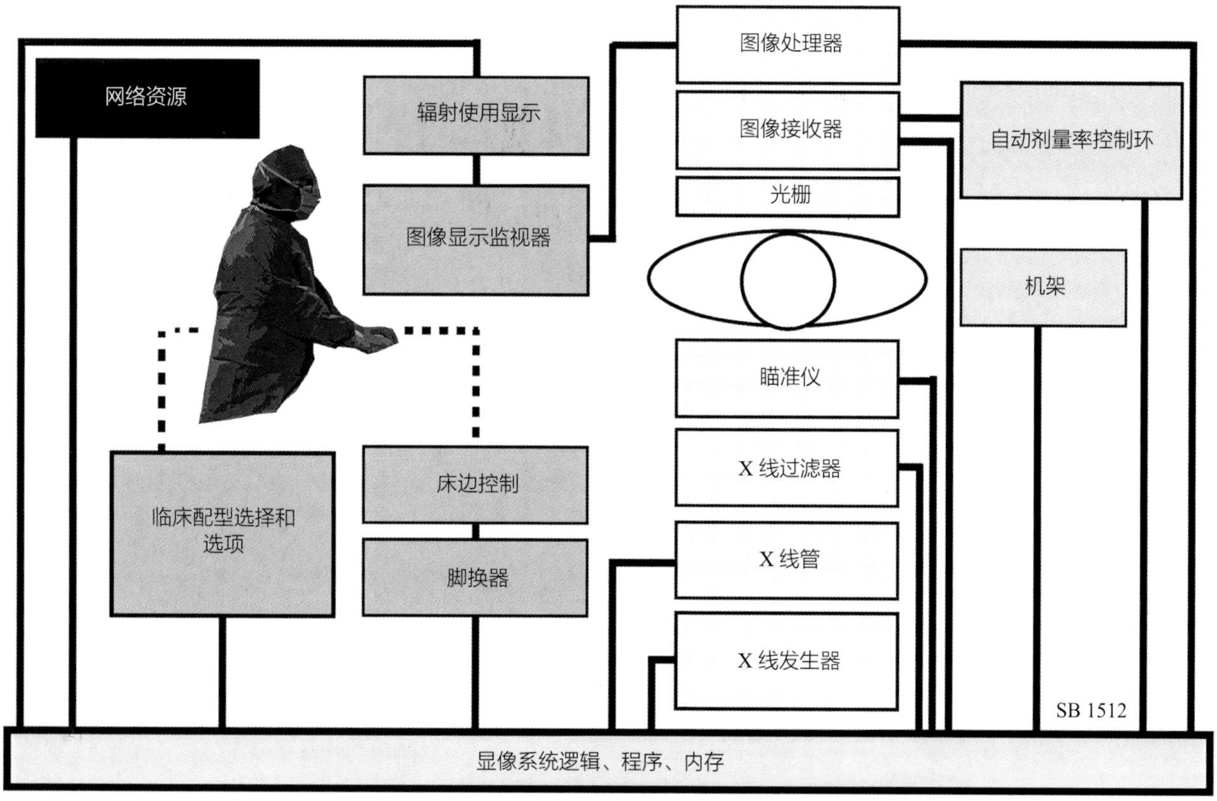

▲ 图 28-2 介入 X 线透视仪的重要组成部件及控制环的示意图

注意操作者在选择技术条件、视场角、几何学上是控制环中的重要部分

框 28-1 放射学检查清单示例

术前：
- 询问患者的放射暴露历史，检查患者皮肤是否有异常
- 对于高危病例需要更充分的沟通
- 必要时准备替代的透视体位

手术间歇：
- 确认 X 线检查系统设定与计划的手术相符
- 所有工作人员都要穿戴各自的放射监视器（工作人员安全物品）
- 所有工作人员都要穿戴个人的放射和非放射防护装备（工作人员安全物品）
- 导管室内需要有辅助的放射屏蔽设施（工作人员安全物品）

术中（间歇时间中需要再次回忆的事项）：
- 使用符合即时临床目标的最小放射剂量率设定
- 术者（和工作人员）要注意手术中的放射使用
- 术者要注意手术中的透视体位
- 术者每次放射手术前需评估风险—收益

术后：
- 在病历报告和医疗记录中记录患者放射量
- 适时确认医疗记录中较大的放射剂量
- 如果使用了较大的放射剂量，需要告知患者并进行初步的随访
- 需要随访受到大剂量放射的患者

险，尤其年龄低于 60 岁的患者。

（二）手术间歇

医师应确认是否已录入患者的身份信息，核查 X 线透视室及其配置与计划安排是否一致。可在机器上张贴一份标准行为准则，同时可调整准则以满足特定的临床要求。间歇时间需确认所有工作人员是否已穿戴合适的放射防护装备和放射监视器。应适当部署可用的放射防护屏障（桌子、面罩和移动设备）

（三）手术时放射防护

医师必须从手术开始到完成都有放射防护。从概念上讲，放射防护管理与造影剂或其他药物管理类似。每个时间点及整个手术所需要的放射剂量都要保障患者的最大化利益。

表 28-2 总结了术中医师的放射防护。有些条目侧重于尽量减少工作人员的放射暴露，而大多数用于避免患者遭受不必要的放射。采取措施避免患者遭受的放射暴露同时也能减少工作人员的放射暴露。

在介入过程中结合其他成像方式（经食管和心

表 28-2 术中医师的放射防护

	防护	效果
普通		
A	系统应配置为与即时临床操作一致的最低剂量率模式。当图像在临床上不合适时或当较低的剂量率模式能满足当下的操作要重新配置。（手术间歇时检查）	技术选择不正确可能会增加10倍于患者剂量而无助于操作的需要
B	除非术者看着主图像监视器，否则切勿使用放射	这可能会节省10%或更多放射剂量
C	使用回顾性储存的透视代替成像文件将减少放射，也可以节省造影剂	透视保存替代成像可以减少数个10%放射量，例如记录球囊扩张等
特定		
1	低剂量率模式（对于透视和成像）在每个病例最开始时都应该尝试一下。仅在图像不足以满足操作要求时提升剂量率。目标是保证图像质量，而不浪费放射和其他资源在不必要的高品质影像上	通常，每个更高要求的操作会使该模式剂量加倍
2	透视和成像的帧速率应设置为暂时足够所需的最小分辨率和图像噪声	剂量率随着帧率的降低而降低。不同制造商的%有差异
3	术者应控制曝光。只有术者需要观察移动时才曝光	在不观察监视器时透视患者是完全浪费的
4	如果可能，在长时间操作时应改变投射角度。这将有助于减少皮肤峰值剂量	剂量总是局部的。充分地移动光束来透视不同的组织并使反应最小化
5	最大限度地减少投射角度以避免患者和图像接收器之间有很厚的组织	在透射光束中组织厚度每增加4～5cm，皮肤剂量率加倍
6	X线管应尽可能远离患者。通过增加放射源到图像接收器的距离来减少皮肤剂量	加大间距，从38cm（定矩器设定的最小值）增加到45cm减少约2倍皮肤剂量率（其余所有设定值不变）
7	检查台高度应以术者的舒适度为宜。这通常有助于更快地操纵设备，从而减少曝光开启时间	总剂量 = 剂量率 × 时间。减少时间可能比最大化定矩更有利
8	在可操作时，图像接收器应始终尽可能贴近患者。这样可尽可能减少剂量率	尽可能减小间距可以减少 皮厚患者25%的剂量率
9	成像只应在必要时使用。多数透视检查仪器可储存最近10～30s透视图像用于回放。应用这种回放模式可以避免成像所需的更高剂量率并减少总的造影剂体积	通常同样的视野下，成像的剂量率是透视的10倍
10	更高的放大倍数通常需要更高水平的放射强度。这些应尽可能避免	放大倍数每增加1倍，图像增强器的剂量率会随之增加4倍，而平面探测器的剂量率会增加2倍

内超声心动图）也可以减少放射暴露。CT三维重建可在复杂导管介入操作过程中实时覆盖，例如瓣膜旁漏的修补。此外也可以应用旋转血管造影术[12]。通过3D重建获得的信息弥补二维图像的不足，可使术者能够准确定位需要介入治疗的单个病变，尤其对于复杂肺动脉康复病例更重要。

工作人员应定期提醒术者放射使用剂量[4]。表28-3总结了特定透视仪的剂量指标。

（四）术后放射防护

每次手术过程中的放射实际情况应记录在患者的病历和手术报告中[13]。透视时间对于评估潜在的皮肤损伤或癌症风险是不全面的。X线透视记录必须包括表28-3中所有可用的剂量指标。

超过提前设定的实际放射剂量水平（SRDL）时需要补充临床记录并和患者沟通。低于放射剂量水平的手术导致有临床意义的严重组织反应可能性比较小。低于2倍放射剂量水平产生的损伤很少见，但在更高的剂量下发生损伤的频率很高（图28-3）。介入心脏病学默认的放射剂量水平是参考点的 $K_{a,r}$ 为5Gy。

为了便于病历回顾，术者有必要在手术报告中用足够的细节清楚地说明每一步使用的放射剂量。这些与实验室放射安全核查管理类似，应该作为导管室质量改进计划的常规组成部分。

超出放射剂量水平时应在放射照射前与患者（和家属）充分沟通。（当且仅当特定手术表28-3中

表 28–3 报告和实质的放射剂量水平 [4]

剂量指标	第一次报告	随后的报告（增量）	放射剂量水平
$D_{skin,\,max}$ [a]	2Gy	0.5Gy	3Gy
$K_{a,r}$ [b]	3Gy	1Gy	5Gy[b]
KAP（P_{KA}[c]）	300Gy cm^2 [d]	100Gy cm^2 [d]	500Gy cm^2 [d]
透视时间	30min	15min	60min

a. $D_{skin,max}$ 是皮肤剂量，需要医师计算；b. $K_{a,r}$ 参考点空气比释动能的总量；c. P_{KA} 是比释动能面积产物。警示：不同的透视操作用不同的显示器单位；d. 假设患者皮肤上有 100cm^2 的区域。对于其他大小的操作场，P_{KA} 值应根据实际操作场的大小成比例调整（例如，对于 50cm^2 的场大小，放射剂量水平相应于 P_{KA} 的值为 250Gycm^2）（引自 NCRP 2010 [4]，图 4.7。经国家放射防护和测量委员会许可转载，http://NCRPpublications.org.）

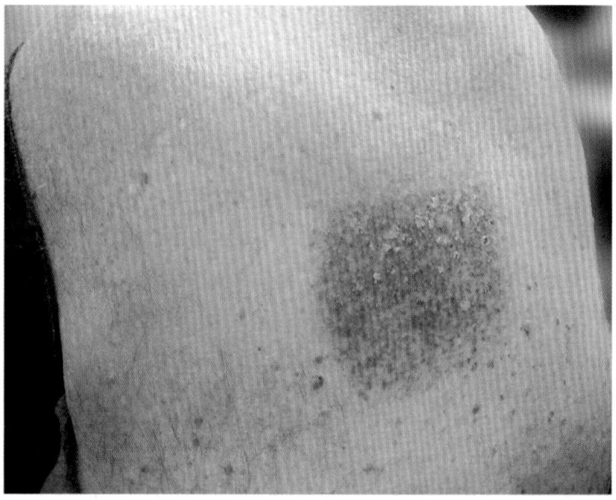

▲ 图 28–3 患者受到计算的约 11Gy 峰值皮肤剂量 1 个月时的干燥脱屑（皮肤异色病）

引自 Chambers CE 等，2011 [1]

其他指标不可得时使用透视时间）。与此过程相关的要点如表 28–4 所示。

四、工作人员放射安全

X 线对于诊断和治疗都是必不可少的。尽管临床获益可通过发病率和死亡率的降低来量化，但放射风险评估尚不明了。在介入术中，需要具有较强的放射防护意识，保护患者同时也是保护工作人员，反之亦然。监测患者、工作人员放射剂量，进行适当的培训以及全程监控放射剂量，是导管室放射安全防护的重要组成部分。

（一）个人剂量监测

工作人员的放射剂量是可监测的 [4, 14]，只要遵

表 28–4 术后患者的通知和随访

以患者为中心：出院前	
这应该始终以个人通信方式来完成，并由书面提醒补充	
1	您的手术需要大量的放射才能完成
1a	（少于实际放射剂量水平的 2 倍）：因此，您的局部皮肤可能会因此而变红。在多数情况下，它会慢慢褪去而不再出现。在某些情况下，你会需要美肤处理。
1b	（实际放射剂量水平的 2 倍以上）：您因手术而出现临床上显著的皮肤反应的风险也将增加。（更高的值需要升级警告）
2	避免损伤皮肤。不要搔抓或擦洗我们透视过的区域
3	对于术后 1 年，请告诉您的所有医疗服务提供者您有过放射手术，并可能会有皮肤反应
4	在 1 个月内，让一位家庭成员检查背部是否有手掌大小的红色区域。如果有任何问题请联系导管实验室进一步说明。（图 28–3 说明了一例 X 线透视放射损伤）
医生和实验室工作人员	
A	若行 1.5 倍实际放射剂量水平透视，应提前通知患者 如果不能直接联系患者，考虑通知相关医师
B	实验室必须准备好此类通知。讨论应该由医生或受过放射训练的中等水平透视操作人员参加
C	如果负责通知的人不能完全排除放射病因，应安排患者由术者进行检查。如果需要就诊，应提醒患者避免进一步的皮肤损伤
D	根据医生对患者皮肤的检查，安排的随访，转诊或提供治疗

循最佳防护要求，一般远远低于规定的安全剂量。只有导管室工作人员能坚持佩戴指定的放射监视器，并按期返还给监督机构的放射安全员（radiation safety officer，RSO）（不同的机构使用不同的协议），才有可能检测到放射风险。当放射水平超过警戒时（通常在监管限制的 10% ～ 30% 之间）放射安全员会和个人联系。尽管如此，使用者应定期和放射安全员查看其记录。

（二）防护

当开始 X 线透视时，导管室内所有人员都必须穿着防护服。这些防护服旨在保护性腺和 80% 的活跃骨髓。0.25 ～ 0.5mm 的标准铅裙，阻挡约 90% 的散射放射剂量[15]。年轻工作者以及所有佩戴放射监视器并提示 1 个月内超过 4mSv 的工作人员，推荐使用单独的甲状腺防护装置（可阻挡约 90% 的放射剂量）[16]。有报道显示即使穿戴防护服，长期放射暴露仍有害，多专业职业健康小组目前正在寻求潜在的改善方法[17]。适当的防护服维护是放射安全的重要组成部分，包括将铅裙悬挂在有合适挂钩的特定衣架上，并定期检查损坏。

最近的流行病学研究指出需警惕潜在的眼部损伤，其表现为后囊下白内障[6, 7, 18–20]。如果选择并使用特定的眼部保护装置，具有一定的防放射作用[21, 22]。防放射眼镜必须同时有防放射功能和良好的舒适度，提供等效 0.25mm 的铅保护，并有额外的侧面防护。精心设计的眼睛防护装置可减少晶状体约 2/3 的放射剂量。

当术者手部暴露在透视区域内时，额外的手部防护装置通常会导致系统产生更大的放射输出，从而增加患者及工作人员的放射剂量。手部防护装置一般贴有警示标签，提醒术者不要佩戴手套在透视区域或附近进行操作（图 28–4）。导管室应规定术者或助手的手不能出现在监视器上。

目前所用的防护装置可显著降低术者的放射剂量，所以应该常规使用[23–25]。透明屏障可最大限度地保护术者的上半身，可阻止来自患者的散射 X 线传向术者的头和手臂。术者只需通过屏障看到正在成像的区域。导管室内可移动屏障给手术室工作人员提供保护，而其他无关人员应该待在控制室。吸收放射的一次性非铅无菌铺巾也有助于减少工作人员的放射剂量，但效果有限[26]。

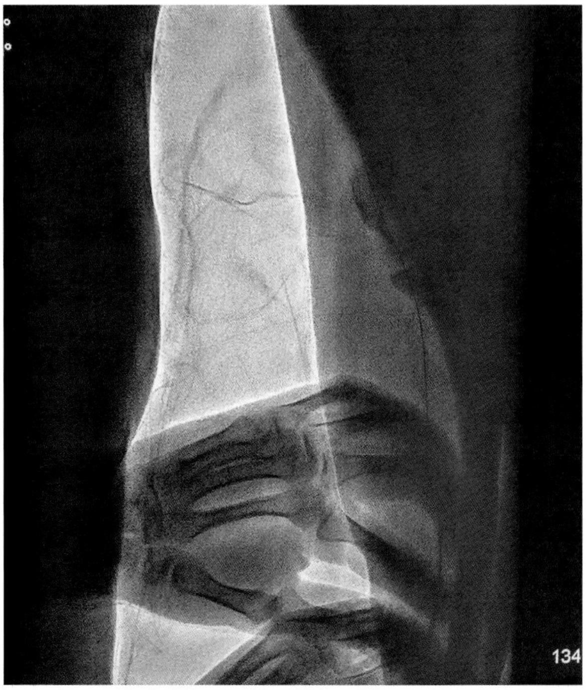

▲ 图 28–4 最糟糕的做法：术者在置入桡动脉器械期间手受到不必要照射的示例

左侧可看到放射保护屏，患者手臂在其右侧。在放射保护屏和患者之间，术者手的大部分被无衰减的射线照射穿过。安全原则：术者不应在显示器上看到手

五、特定放射安全考虑因素

女性和透视引导操作

胎儿受到放射后有潜在的随机损伤风险，尤其在高剂量时可对胎儿产生明确的不良效应[27, 28]。低于 50mGy 的放射剂量很少引起胚胎—胎儿的不良效应，而超过 100mGy 放射剂量可导致发育风险，具有时间和剂量依赖性。最安全的策略是避免在怀孕期间进行介入操作。计划进行介入术前，对母亲和胎儿的收益和风险必须与患者及家属充分沟通后再做决定。即使没有已知的危险因素，大约 5% 的活产婴儿也会有某种形式的先天畸形。所以需要通过适当的操作避免腹部或骨盆暴露（考虑改变穿刺部位）。如果有暴露风险的话，应咨询有资质的医学物理学家，将胎儿暴露限制在可接受的低剂量散射放射范围内。

导管室必须采取最佳的放射保障措施，使怀孕的工作人员或术者得到最好的保护。每家医院都应

为孕妇制定放射安全政策，包括职业接触、放射监测器的使用和读数、职责（包括呼叫）以及额外风险获益的防护。禁止怀孕人员从事可能暴露于放射的职业是违法的。所有怀孕的工作人员都应该有一个特定的放射监测器，佩戴在腰间的防护服下，每月发放和读数。职业相关胚胎—胎儿放射暴露的限制最高剂量为 0.5mSv/ 月。一旦确定妊娠，按照国际放射防护委员会（ICRP）标准，准妈妈在剩下的孕期里不应该接受超过 1mSv，或者根据国家放射防护委员会（INCRP）标准不应超过 5mSv[28, 29]。应注意，一年的放射累计剂量一般很少超过 1mSv 的参考值[30]。

六、儿童患者

常规用于儿科手术的任何类型的设备应适当设计、改进装备和配置。应进行适当的修改程序以适应各种操作要求以及这些患儿不同的年龄和体重要求[31, 32]。对幼小患者（＜ 40kg）使用未经修改的成人所用设置可导致患儿遭受不必要的放射和图像质量不合格。

患有先天性心脏病的儿童经常接受各种介入的诊断和治疗，长期放射暴露累积后有潜在风险[33, 34]。存活下来的儿童可能表现出这些放射暴露的后期效应，这引起了人们的极大关注。温柔影像运动组织强调了降低患儿放射剂量的重要性[31, 32]。

七、培训和教育

无论技术水平（熟练或初学）如何，接受系统全面并定期更新的放射安全培训对所有术者都至关重要。梅奥诊所的工作人员通过 3 年时间对导管室放射安全防护的培训和完善，成功减少了 40% 的放射剂量的暴露[1, 35, 36]。介入心脏病专家的目标是为患者做到最好，同时也可以保护好员工和自己。在导管室的多任务环境中，年度性的强制性放射安全培训，可使所有新的和有经验的工作人员在其职业生涯中实现上述目标。放射防护质控

ACC/AHA/SCAI2011 年的 PCI 指南[37]再次确认要求所有导管室开展介入项目必须提供导管室所特有的质量改进计划。这不仅需要进行放射剂量审查，还需要实施适当的流程，保障患者得到最好的治疗。放射安全必须包括对患者放射剂量审查等措施[38]。遵守监管要求只是保证了导管室内的基本安全，但导管室是一个要求更加严格的地方[35, 39, 40]，所以应该担负相应的财务和行政责任去维护患者和工作人员的安全[41]。

主要包括下列议题：导管室和相邻区域的设计；设备型号、配置的选购；质量控制和服务；医护人员和患者放射防护。医学和健康物理学家等专家可以为这些议题提供不同程度的帮助。导管室医疗主任应该有责任让这些专家定期指导导管室工作，而不是仅在发生紧急情况时才依赖这些人的帮助。

医生和辅助人员都需要更新知识来识别问题并在必要时寻求协助。最后，术者培训和经验对于维持放射防护安全至关重要。

八、结论

放射安全是心导管室必须遵守的几个优先准则之一。介入心脏病专家应肩负领导角色。建立导管室的放射防护安全计划，包括组织医师放射培训、监督设备采购和安全维护等；要求员工定期接受年度放射安全培训；购买和正确操作具有剂量限制和预警告知功能的成像设备；操作时尽可能利用所有可用的防护措施，包括个人防护服和眼部防护装置；将佩戴放射监测器作为操作前必要程序；在整个手术过程中都需要做好放射防护，而不仅仅是在高剂量放射时；为接受高剂量放射的患者按规章制定随访时间表。当放射防护意识深入人心时，导管室中的患者、工作人员和医生都将受益。

第 29 章 细胞治疗和心肌再生的概念
Concepts of Cell Therapy and Myocardial Regeneration

Kevin O'Gallagher Zoë Astroulakis Alex Sirker Jonathan M. Hill 著
彭丽媛 译

过去的 15 年里，干细胞治疗引起了基础科学家和心脏病专家的关注，已成为缺血性心脏病潜在的治疗措施。尽管近年来冠状动脉粥样硬化性心脏病的药物和介入治疗有了长足的进步，但对缺血心肌的治疗仍不满意，常导致左心室重构，进而发生症状性心力衰竭。本章将讨论细胞治疗与介入心脏病学的相关性，对近 10 年临床试验的进展作一概述，并展望未来临床研究的方向。

一、概念的来源

30 多年前，在确定了骨髓细胞能在受辐射的小鼠体内重建造血功能后，成人干细胞的概念就出现了 [1]。然而，直到最近 15 年，从 Jeffrey Isner 的实验室证实，骨髓来源的干 / 祖细胞可以分化成心血管系统的细胞后 [2]，干细胞研究才真正进入心脏病学领域。这个概念挑战了先前的观点，认为成人缺血组织的血管化仅局限于成熟内皮细胞的增殖和迁移。而 Jeffrey Isner 的研究小组进一步证实，这些分化的细胞能够向缺血部位聚集，并参与新生血管的形成，而在此之前，这一过程被认为仅出现在胚胎发育过程中。此外，缺血动物模型的研究表明，骨髓单个核细胞（BMNCs）和内皮祖细胞（EPC）能够参与心肌新生血管形成，并改善心肌功能 [3–7]。

Piero Anversa 小组的 Orlic 等的研究更进一步发现，一只小鼠骨髓来源的细胞群可以被移植到另一只心肌梗死的受体小鼠体内，这些细胞甚至能迁移至梗死心肌区域，免疫组化的方法证实了这种细胞分化转移，而且临床也发现左心室功能明显好转，这一重大突破被认为是心血管细胞治疗领域的里程碑 [8]。进一步的研究表明，干细胞能够转分化为多种不同类型的心血管细胞，包括内皮细胞、血管平滑肌细胞和心肌细胞 [9–12]。

尽管存在不同的声音，但 Isner 和 Anversa 团队的文章预示着干细胞研究在心血管治疗领域的迅猛发展，而且也确实一直持续到现在。但是，关于其假定的作用机制仍存在很多问题。

二、心肌再生

干细胞治疗挑战了之前固有的生物进化理论，即心脏是终末分化的器官，无法修复，从而在心脏病治疗领域引发了大家极大的兴趣。以前认为，心肌坏死的程度与冠状动脉闭塞的持续时间密切相关 [13, 14]。这种观点对于推动心肌再灌注治疗非常重要，但同时也引导临床医生和科学家将心肌损伤视为不可逆转的事件。实际上，以前认为心肌梗死后左心室功能任何程度的改善，都是由心肌肥厚和纤维化共同引起的。但是，当人们在成人心脏组织中观察到大量有丝分裂相细胞后，这些观点受到了质疑 [15–17]。然而，有丝分裂心肌细胞的比例非常少，这表明它们不能作为单独的有效修复系统。通过在性别不匹配的心脏移植患者中进行的研究推断，这些分裂细胞可能是来源于心脏以外的组织，例如骨髓。在接受女性心脏的男性患者中，心脏活检显示含有携带 Y 染色体的心肌细胞 [17–19]，这一现象表明，非心脏来源的细胞可能具有植入并分化成心脏组织的潜能。这标志着人们首次认识到心脏可以接受非心脏来源的细胞。为了解释这种现象，有人提出这些细胞可能是骨髓来源的，作为一种低水平的心肌细胞持续更新过程，或者是对心肌损伤的间接应答从骨髓释放并迁徙至心脏[8, 11]。其他可能的机制包括原位心脏干细胞具有自我更新、多向分化和克隆的能力[20]。

三、干/祖细胞的动员

人体内的研究已经证实，发生心肌梗死时，BMNCs 和 EPCs 确实能够从骨髓动员并迁移到缺血部位[21]。这种干细胞和祖细胞向损伤区域的迁移是对局部释放的细胞因子的趋化性反应。这些细胞因子包括血管内皮生长因子（VEGF）和基质源性因子-1（SDF-1）[22]。缺血组织局部缺氧，上调内皮细胞中缺氧诱导因子-1（HIF-1）的表达，从而导致 SDF-1 水平升高[23, 24]。这种缺氧梯度指导细胞的迁移和归巢，并增加 CXCR4 表达的祖细胞在缺血组织的黏附性[25]。之前的研究已经证实，冠状动脉粥样硬化性心脏病患者的血管新生能力降低部分是由于 CXCR4 介导的细胞信号通路受损所致[26]，而修复 CXCR4 信号通路能增加细胞归巢能力并保留细胞。此外，研究表明，缺血部位整合素和细胞间黏附分子的表达上调[27-30]，以及血小板的介导作用[31]使缺血部位具有捕获细胞的能力。

四、作用机制

然而，移植细胞改善心脏功能的确切机制尚不清楚。可能的机制包括：内皮细胞分化（有助于血管再生并改善梗死周边区域的血液供应，从而改善左心室局部或整个左心室的收缩功能）、细胞融合、分化为心肌细胞和（或）通过旁分泌对局部细胞环境产生影响，这些观点仍然存在争议。

有研究表明，BMNCs 可以与非心肌细胞共存，如成纤维细胞[32]。然而，这些观察结果迄今为止都是零星的报道，而出现这些结果也可能是检测方法的问题，如纤维化区域中凋亡细胞可能释放相同的染料引起干扰，或由于使用了含有其他前体细胞群引起的污染。尽管如此，这些结果与基本假设是一致的，即干细胞的分化有环境依赖性。损伤的成年心肌缺乏关键的胚胎生长因子，因此心肌细胞无法重建必要的环境来刺激心肌细胞生长或再生。这个理论提供了新的思路，而我们也需要制定新的治疗方案，如果不是心肌细胞原位移植，就必须使移植的细胞在移植到受体之前就分化成心肌细胞。

五、心脏细胞治疗的细胞类型选择

虽然之前大部分工作是使用 BMNCs（分选或未分选）进行的，但也可以使用其他类型细胞，包括间充质干细胞、骨骼肌成肌细胞和心脏干细胞。间充质干细胞（MSC）是位于骨髓和脂肪组织中的基质细胞。MSC 的“免疫赦免”属性使其既能自体移植，也能同种异体移植[33]，且移植可通过静脉注射方式实现，这两个优势使 MSC 在细胞治疗上表现为“即需即用”的特质，因此被广泛使用。骨骼肌成肌细胞（SM）可通过肌肉活检获得，获取方法简单、便捷。然而，由于 SM 移植具有潜在的致心律失常的作用，这项技术的安全性也备受争议[34-36]。心脏干细胞（CSC），无论是 $ckit^+$ 细胞还是球样心肌细胞团来源的细胞，都是原位的未分化细胞，具有分化成工作心肌细胞的能力。

六、急性心肌梗死后的细胞治疗

急性心肌梗死时使用非选择性的自体骨髓细胞治疗进行的第一组系列研究显示，细胞治疗确实既安全又可行，并且左心室功能有显著改善，于是进行了更大规模的临床试验，但临床试验的结果并不一致。这主要是由于使用的细胞品系不同、移植的时间窗和方式不同，以及用于评估左心室功能的方法不同而造成。对于许多临床医生而言，只有安全性证明，不足以开展更大规模的临床研究。实际上，许多人认为左心室功能统计学上显著的变化在临床上并不显著，这一方面仍需进一步的研究证实。

（一）细胞类型

自体 BMNC 移植是比较受欢迎的治疗方式，因为它相对容易获取，不需要体外扩增，也没有受体排斥的风险。采用 BMNC 治疗时要注意不能忽视任何类型的细胞，心脏功能的恢复取决于单核细胞中各种亚群之间的平衡。因此，到目前为止，大多数临床试验都选用了未分选的 BMNCs[37-40]。

然而，使用未分选的 BMNCs 的问题在于，任何功能上较优越的细胞亚群都必须与所有其他“非干细胞”细胞竞争植入。研究证明，$CD34^+$ 细胞在心肌梗死模型中能通过诱导血管新生、抑制细胞凋亡和促进心肌细胞恢复来介导心脏修复[41]。实际上，有数据显示富含 $CD34^+$ 的 BM 细胞在缺血性心肌中的移植效率可以增加 7 倍[42]。干 / 祖细胞除了表达 $CD34^+$ 标记外，很多具有潜在新生血管能力的造血细胞会同时表达 CD133（一种 prominin 5 跨膜糖蛋白 1 标志物）[43-45]。小规模的试验已经证实冠状动脉内注射富含 $CD133^+$ 的 BM 细胞的可行性，而且能促进心脏康复，但会轻度增加支架内再狭窄和血管再闭塞的风险[46]。研究显示 $CD133^+$ 细胞增强了患者急性心肌梗死后的功能反应[47]。

（二）细胞移植的时间窗

不同实验对于设计的细胞移植时机明显存在差异。心肌梗死后心肌正常愈合过程似乎与我们推断的细胞归巢信号表达时间刚好一致，使再灌注后早期移植细胞更容易通过内皮通道进入心肌内，提高细胞植入的成功率。然而，最佳再灌注治疗 24h 内进行细胞移植，LVEF 并没有明显的改善[39]。因为初始的心肌缺血和再灌注损伤使局部活性氧自由基和细胞因子明显增加，提示心肌梗死的愈合早期所需的炎症环境对干 / 祖细胞的存活或功能或两方面都是不利的，这也就解释了为何在心肌梗死最初 24h 内进行细胞治疗不能明显获益。这个理论与 REPAIR-AMI 试验的子研究结果一致，该研究显示再灌注 4d 后进行移植获益最大[40]。然而，在心肌梗死时间评估试验中，这一结论并未得到证实。该研究发现，在急性心肌梗死后，细胞治疗时机（3d vs 7d）对全心或局部左心室功能参数并没有显著影响[48]。此外，SWISS-AMI 研究也报道，与对照组相比，早期（5 ～ 7d 后）或晚期（3 ～ 4 周后）给予 BMNC，左心功能改善并没有显著差异[49]，而 LateTIME 研究（急性心肌梗死后 2 ～ 3 周给予 BMNC）也是阴性结果[50]。此外，协同 Meta 分析表明细胞移植的时机对左心室重构的参数没有显著影响[51]。

（三）归巢和定植

哪怕在使用自体 BMNC 移植，试验结果为阳性的随机临床试验中，左心室功能最多增加 6% ～ 9%，很难想象，LVEF 的这种小幅增加如何能使患者临床状况显著改善。为了反驳干细胞能分化为功能性心肌细胞的观点，Hofmann 等使用 2-[^{18}F]- 氟 -2- 脱氧 -D- 葡萄糖（^{18}F-FDG）对急性心肌梗死后冠状动脉内注射的未分选的和富含 $CD34^+$ 的自体 BMNCs 进行标记并追踪[42]。结果显示，通过冠状动脉内注射，在心肌中只能检测到 1.3% ～ 2.6% 的未分选的 BMNCs，大部分细胞停留在肝脏和脾脏。然而，如果冠状动脉内注射富含 $CD34^+$ 的 BMNCs 时，梗死周边区域可以检测到占总量 14% ～ 39% 的移植细胞。此外，一项检测移植细胞 1d 动力学的研究表明，定植是一种暂时现象，冠状动脉内注射移植细胞后 2 ～ 20h，移植细胞活性会从 5% 下降至 1%[52-54]。此外，对于心肌梗死病史超过 6 个月的患者，心肌活动完全消失。这表明，除非通过直接地组织植入，任何其他方法都不可能对心功能产生任何积极的效果。细胞在心脏仅短时间定植可能与心肌微循环的黏附水平降低和（或）移植细胞的功能有关。这一点仍需要进一步的研究，而且在细胞输注当时或之前对微循环进行药理干预是否会对试验结果产生影响也需要探索。各研究之间其他重要的差异还包括：它们是随机 / 盲法和（或）安慰剂对照、用于评估左心室功能的方法和随访时间。

（四）非骨髓单个核细胞细胞治疗

尽管大多数试验是使用 BMNC 进行的，也有些研究使用了其他来源的细胞。CADUCEUS（CArdiosphere-Derived aUtologous stem CElls to reverse ventricUlar dySfunction）研究，是一个前瞻性、随机对照研究，观察心肌梗死后冠状动脉内给予心肌球样细胞来源的干细胞的效果。6 个月和 1 年随访数据均显示心脏瘢痕大小、心脏重量和存活心肌重量均有显著改善，但与对照组相比，LVEF 没有改善[55, 56]。

（五）临床研究和 Meta 分析

大多数使用细胞治疗治疗急性心肌梗死的临床研究都选用 BMNC。REPAIR-AMI、REGENT 和 SWISS-AMI 是迄今为止规模最大的几项研究。REPAIR-AMI 是一项多中心双盲随机安慰剂对照试验，纳入 ST 段抬高型心肌梗死和左心室功能受损患者，治疗组使用未分级的 BMNC。与安慰剂组相比，治疗组中左心室功能显著改善（通过定量左心室造影测量）[40]，1年随访结束后，治疗组复合观察终点（死亡、心肌梗死再发或血管重建）较对照组显著降低[57]。REGENT是一项随机安慰剂对照试验，在接受血运重建后的急性心肌梗死伴LVEF降低患者中比较选择性（$CD34^+$、$CXCR4^+$）未分级的BMNC细胞治疗[58]。通过MRI定量检测，治疗组和对照组ΔLVEF没有显著差异，但治疗组中基线LVEF较低的患者有获益的趋势。

近年来，几项Meta分析总结了发表的数据。然而，Meta分析的结果如同各个试验本身一样，无法给出确切的结论。

Delewi等[51]的一项合作性Meta分析表明，与安慰剂组相比，急性心肌梗死患者冠状动脉内注射BMNC后LVEF的明显改善［升高2.55%，伴左心室收缩末期容积指数（LVESI）和左心室舒张末期容积指数（LVEDI）降低］。亚组分析表明，年龄＜55岁和基线LVEF＜40%的患者获益最大。但是，de Jong等[59]发现，细胞治疗后LVEF的改善仅能通过MRI观察到。Francis工作组也观察到细胞治疗在不同临床试验中效果并不一致[60]。该组的一项Meta分析发现，在少数几项研究结果一致的试验中，细胞治疗带来的LVEF平均变化水平为-0.4%[61]。最新的ACCRUE研究中，Gyöngyösi等[62]对12项使用冠状动脉内细胞治疗的近期心肌梗死的1252名患者进行前瞻性个体患者数据Meta分析，结果显示，无论是在减少主要不良心脑血管事件发生率，还是左心室功能的改善方面，细胞治疗并未带来获益。

（六）目前的研究

目前正在招募患者的冠状动脉内输注骨髓来源单核细胞对急性心肌梗死全因死亡率的研究（BAMI），有望成为研究急性心肌梗死后细胞治疗效果最大的随机对照试验（n=3000）[63]。由于比以前的研究（无论单个临床试验还是Meta分析）入选的患者更多，并且将死亡率作为主要终点，使得该研究非常值得期待。

七、慢性缺血性心脏病的细胞治疗

大多数试验仅研究细胞治疗在急性心肌梗死中的效果，只有少数试验关注其在慢性缺血性心脏病中的作用。其中最早一项试验对小样本量接受择期CABG的患者进行了研究，发现在将$CD133^+$细胞注入梗死心肌周边区域后，心肌的灌注和代谢得到了改善[64]。另一项开放标签的随机研究也得到了相似的结论，左心室功能不全患者行CABG手术时，在心肌内注射BMNCs组患者较单纯行CABG组患者心功能改善更好[65]。

Perin等[66]进一步在电机械图的指导下，对难治性心绞痛和心肌缺血患者直接经心内膜注射BMNCs。研究显示，该治疗方法安全，3个月后即可观察到患者症状改善，且一直持续到术后12个月。然而，Perin团队进行的FOCUS-CCTRN研究是一项2期随机双盲、安慰剂对照试验，使用心内膜注射BMNC治疗有症状的缺血性心肌病患者（BMNC组人数为61，对照组人数为31），结果发现治疗组患者左心室收缩末期容积（LVESV）、最大耗氧量或心肌灌注的可逆性（通过SPECT评估）均没有显著改善[67]。

一项纳入了26例冠状动脉慢性完全闭塞患者的随机、盲法、安慰剂对照试验，自体粒细胞集落刺激因子（G-CSF）动员的循环祖细胞被注射到经皮血运重建的冠状动脉中。通过MRI评估左心室功能，研究表明，治疗组患者的LVEF增加了14%，而梗死面积减少了16%。值得注意的是，治疗区域室壁运动有明显的改善[68]。

祖细胞交叉移植和再生强化治疗－慢性心脏病（TOPCARE-CHD）研究，招募了75名既往患有心肌梗死的稳定的慢性缺血性心脏病患者[69]。随机向患者没有闭塞的冠状动脉内输注BMNCs、循环祖细胞或安慰剂。BMNC组中的平均LVEF轻度升高（2.9%），但其升高幅度仍显著高于循环祖细胞组和对照组。该研究的交叉阶段表明BMNC治疗确实能改善左心室整体和局部的功能。

Poglajen等[70]公布了一项前瞻性交叉试验的结果，该试验纳入33名缺血性心肌病患者，研究分选的$CD34^+$细胞心内膜心肌植入对心功能的影响。6个月随访显示患者LVEF、NT-proBNP和6min步行距离均有显著改善。

CAuSMIC研究是一项Ⅰ期随机、开放标签、对照试验，将骨骼肌成肌细胞移植到缺血性心肌病患者的心肌内膜，结果显示患者NYHA心功能分级得到改善，左心室内径也有缩小的趋势[71]。

Scipio 试验是一项随机 1 期试验，评估接受 CABG 手术的慢性缺血性心肌病患者的使用心脏干细胞的效果，早期研究指出，除了 LVEF 显著改善和梗死面积减少外，该治疗也有较高的可行性和安全性[72]。然而，应该注意的是，有学者对已发表的研究中提出了“关于某些数据完整性的问题”，该研究在撰写时就正在被调查[73]。

POSEIDON 试验（比较同种异体与自体 MSC 在慢性缺血性心肌病中的作用），尽管没设对照组，但在证明同种异体 MSC 的安全性方面达到了主要终点[74]。

八、国家和世界的研究人员

欧洲心脏病学会已经为心脏病学干细胞治疗的未来发展建立了一个工作组[75]。美国国家心肺血液研究所也创建了一个类似的工作机构，构建一个协调国内心血管细胞治疗资源和资金的框架[76]。这两个机构明确建议，没有得到国际认可的临床试验都会被叫停，这样可以避免进行一些小规模的，价值不大的研究。

九、结论

尽管最近介入心脏病学技术和药物的进步，降低了冠状动脉疾病的死亡率，但它的发生率仍然很高，学者们已经开始致力于开发改善患者内皮和心脏功能的方法，以防止冠状动脉事件的发生。在过去的 20 年中，人们对使用自体干细胞治疗改善冠状动脉粥样硬化性心脏病患者的预后表现出极大的兴趣。不幸的是，已发表的随机对照试验和 Meta 分析的结果有矛盾，特别是在急性心肌梗死后的患者中。虽然自体干细胞的心脏移植似乎是安全的，但仍存在很多尚待解决的问题，如作用机制、移植细胞的最佳类型、方法和时机等。预计未来更大规模的随机对照试验，特别是 BAMI 试验，将在适当的时候为我们揭晓答案。

第六篇 冠状动脉粥样硬化性心脏病临床研究
Clinical Trials in Coronary Heart Disease

第30章 临床研究设计和分析的统计学要点
Statistical Essentials in the Design and Analysis of Clinical Trials

Usman Baber Stuart J. Pocock 著
彭丽媛 译

科学文献中越来越多的临床数据推动着心脏病学领域的快速发展。临床决策也因此受到循证医学的影响，这就要求临床医生了解临床试验设计和常用的生物统计学分析方法。本章首先简要介绍基本统计原则，在讨论高级的分析方法（例如事件发生时间的分析）之前，我们首先介绍显著性检验、效果量级的评估以及对 *P* 值的解释。随后将简要介绍临床试验设计和组织的基本原则，重点介绍偏倚、样本量、试验结果的可信度以及常用试验设计等方面。每个方面都与已发表的临床试验的例子相结合进行阐述。

一、基本原则

（一）显著性检验和 *P* 值

在一项严格按设计进行的临床试验，尤其是双盲随机试验中，出现偏倚的可能性很小，因此观察到的治疗组之间的差异，要么是真实的效应，要么是偶然变异。显著性检验能告诉我们差异来源于真实效果而不是偶然的可信度。在当代研究中，结果的数据有三种主要类型，通过不同的检验值和关联性分析方法获得，如表 30-1 所示。

虽然计算方法不同，但所有显著性检验的基本原理是相同的。例如，在糖尿病患者多支血管血运重建策略（FREEDOM）试验中，1900 名糖尿病患者被随机分配到 PCI（*n*=953）或 CABG（*n*=947）组中，至少随访 2 年，主要复合终点包括死亡、非致死性心肌梗死或非致死性卒中。在第 5 年随访结束时，PCI 和 CABG 组中具有主要终点事件的患者数量分别为 205 例（26.6%）和 147 例（18.7%），对数秩检验 *P* 值为 0.005。

P 值的解释取决于零假设的公式，在 FREEDOM 试验中，假设对合并糖尿病的多支冠状动脉疾病患者，PCI 和 CABG 是同样有效的血运重建方法。然后，在假设不存在真实差异（即零假设为真）的情况下，将 *P* 值定义为检测 26.6% vs 18.7% 或更大的差异的概率 *P*。

对数秩检验的答案是 *P*=0.005。

概率 *P* 越小，证据就越能否定零假设。在 FREEDOM 试验中，我们有强有力的证据表明与 PCI 相比，CABG 降低了主要临床终点的风险。

（二）效果幅度的评估

量化治疗效果大小的常规指标（即相关性分析）包括风险比或相对危险度、相对风险降低、比值比和需要治疗的人数。表 30–2 中提供了每个指标的计算方法，并附上 FREEDOM 试验中相应的示例。

没有“正确的”单一度量标准来量化治疗效果。通常，建议将其中的几个结合起来以了解相对和绝对效果。

（三）95% 置信区间表示不确定性

在临床试验中，对治疗效果的任何评估都会包含一些随机误差、置信区间（CI）的计算，使得人们能够看到真实效果所在的区间范围。例如，在 TYPHOON 试验中，观察到的相对危险度是 0.51，而 95%CI 为 0.33 ～ 0.80。这意味着真实的相对危险度 95% 都在这个区间内。确切地说，真实 RR 有 2.5% 的概率低于 0.33，2.5% 的概率大于 0.80。临床实验规模越大，CI 越严格。具体来说，要将 CI 宽度减半，需要尝试 4 倍于目前规模的试验。

（四）*P* 值的解释

显著性检验的使用中，通常会过分强调 *P* 是高于还是低于 0.05，这其实是一种误读。$P < 0.05$ 表示结果在 5% 水平上具有统计学意义，但这是一个人为的分界线，并不是干预有效性的强有力证据。根据定义，即使两种治疗方法完全相同，也有 20% 的机会 $P < 0.05$。此外，$P > 0.05$ 表明没有统计学意义（或 n.s.），并不一定意味着不存在真正的差异。

这个概念在图 30–1 中以图形方式展示。在该图的左侧，比较两种治疗效果的两个不同的研究得到了相同的结果，但一个研究显示有显著差异而另一个显示没有。仅仅缺乏统计学意义不应该是解释研究结果的唯一指标，特别是差异很大但并不肯定时。相反，在该图的右侧，使用两种截然不同的效果方式，均获得 0.05 的 *P* 值，其中一个的治疗效果较另一个明显得多。同样，仅关注 *P* 值，将其作为治疗效果中唯一的重要鉴别因素，将忽略治疗之间非常明显且可能临床相关的效应梯度。

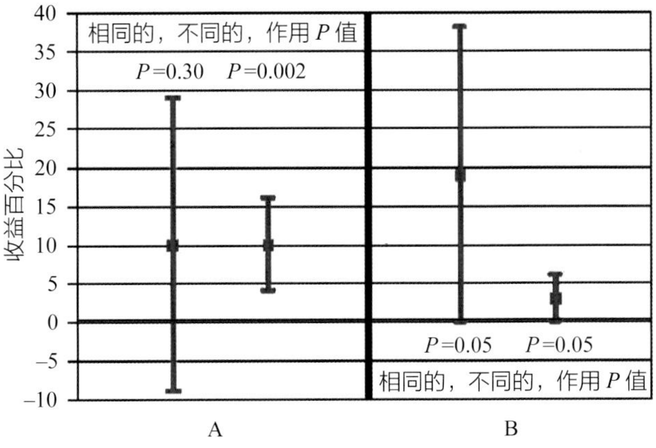

▲ 图 30–1　*P* 值的诠释

表 30–1　目前临床研究对于结局事件的三种主要检验值和分析方法

数据类型	示例	检验值	分析方法
二分类	支架内再狭窄	比值比（odds ratio）	卡方检验
事件 – 时间	死亡时间	风险比（hazard ratio）	对数秩检验
数值型	晚期管腔丢失	平均值（mean）	t 检验

表 30–2　常用的相关性分析

相关性分析检验值	分析方法	FREEDOM 试验示例
相对危险度（RR）	组 1 时间发生 组 2 事件发生率	0.187/0.266 = 0.70
相对风险降低（RRR）	1–RR	1–0.70 = 0.3
比值比（OR）	（组 1 发生事件可能 / 组 1 不发生事件可能）/（组 2 发生事件可能 / 组 2 不发生事件可能）	（0.187/0.813）/（0.266/0.734）= 0.63
需要治疗的人数（NNT）	1/ 绝对风险降低	1/（0.266–0.187）≈ 13

（五）P 值和置信区间的关系

如果 $P < 0.05$，那么风险比（或比值比）的 95%CI 将排除 1。而如果 $P > 0.05$，则其 95%CI 将包括 1。因此，可通过 CI 推断治疗差异是否在 5% 的显著水平。

（六）发生事件时间的数据

许多主要试验研究了发生主要事件的时间。例如，ACUITY 试验研究了 1 年随访期间的复合性缺血事件，包括死亡、心肌梗死或计划外的血运重建。

Kaplan-Meier 生存曲线是显示此类数据的主要方法（图 30-2），它显示了每组患者在一段时间内经历事件的累积百分比。该计算方法还将不同患者可能不同的随访时间也考虑在内（例如在为期 1 年的随访过程中可能有失访患者）。

该曲线确实是一个实用的描述工具，但我们也需要对数秩检验来确定不同治疗在事件发生率上是否存在差异。例如，使用肝素 + 糖蛋白Ⅱb/Ⅲa 受体拮抗药（n=4603）和单独使用比伐芦定（n=4612）组患者总缺血事件发生率分别为 15.4% 和 16.0%。使用对数秩检验显示组间差异 P=0.29（即与零假设一致，治疗效果组间无差异）。对数秩检验实际上是简单卡方检验的一个升级，因为它将患者随机分组后的随访时间和死亡发生时间不同的事实也考虑在内了。

对于时间—事件数据，风险比被用于评估任何相对治疗风险差异。它与之前提到的简单相对风险类似，但计算方法更为复杂。使用通常所说的 Cox 比例风险模型，风险比有效地平均了不同随访时间发生的瞬时相对风险。使用这种方法计算的比伐芦定相对于肝素 + 糖蛋白Ⅱb/Ⅲa 受体拮抗药的风险比为 1.06，95%CI 为 0.95 ～ 1.17。因此，比伐芦定导致总缺血事件发生的风险增加 6%，但 95%CI 包括 1 说明差异缺乏统计学意义。

（七）定量数据

对于患者定量检测的结果，通常比较各参数在不同治疗组之间平均水平的差异。例如，在 SYMPLICITY HTN-3 研究中，535 名顽固性高血压患者以盲法的方式被随机分配至肾脏去交感神经术组或假手术对照组，其主要疗效终点为 6 个月时诊室收缩压的变化。手术组和假手术组收缩压较基线平均变化值分别为（-14.1 ± 23.9）mmHg 和（-11.7 ± 25.9）mmHg。组间收缩压平均变化为 -2.39mmHg（95%CI -6.89 ～ 2.12，P=0.26）。

标准差（SD）表示患者个体数据在平均值周围波动的范围。如果数据是正常分布的，那么 95% 的数据将落在平均值两个标准偏差的范围内，这一范围有时也被称为参考范围。然而，对于临床试验的结果，计算平均值的标准误（SEM）更有用，计算方法为 $SD/\sqrt{N}$。也就是说，估计平均值的精确度与患者数量的平方根成正比。平均值的 95%CI 是平均值 $\pm 1.96 \times SEM$。

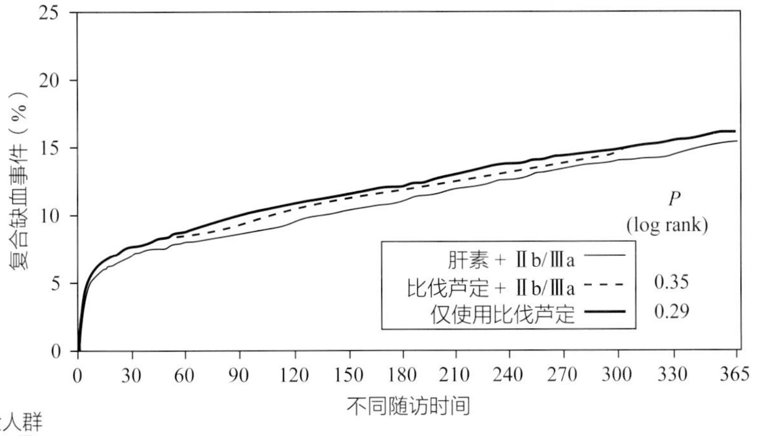

危险人群												
肝素 + Ⅱb/Ⅲa	4603	4240	4137	4100	4060	4021	3988	3946	3916	3878	3850	3809	2463
比伐芦定 + Ⅱb/Ⅲa	4604	4199	4107	4067	4003	3968	3943	3912	3877	3849	3811	3750	2480
仅使用比伐芦定	4612	4202	4104	4046	4006	3970	3941	3904	3868	3838	3809	3757	2443

◀ **图 30-2　Kaplan-Meier 寿命表显示，在随访过程中不同治疗方案间效果的差异（例如 ACUITY 1 年随访）**

二、临床实验设计：基本原则

在计划临床试验时，需要投入大量精力来确定什么是新治疗方法、患者纳入标准，以及主要和次要观察终点的定义。然后需要考虑后续统计分析方法应用的问题。

（一）对照组

临床实验的一个重要前提，该试验是进行比较的（即需要接受标准治疗的患者作为对照组，其将与接受新疗法的患者进行比较）。这种标准治疗可以是公认有效的治疗方式，也可以不予任何治疗（也可能是安慰剂）。当然，两组患者在其他方面都保证有良好的治疗。

（二）随机

想对新的治疗和对照组之间进行公平（无偏倚）的比较，随机至关重要。也就是说，每个患者被分配到新治疗组或标准化治疗组的机会是相同的。此外，处理随机分配的方法使得没有人能够预先知道每个患者的分配情况。因此，随机化确保在决定哪些患者获得新的或标准治疗时没有选择偏倚。在比较治疗效果观察性（非随机）研究中，这种选择偏倚是一个比较严重的问题，使得它们的结论可信度不高。

因此，随机化使治疗组和对照组在基线特征上存在显著不同的可能性最小化。然而，即使在随机研究中，也不可能完全消除偶然变异的可能性。在多中心研究中，为了进一步保证关键基线特征不会影响治疗效果，常使用分层随机化。

此外，随机化有助于确保患者所有其他方面的治疗，临床结果的评估在两个治疗组中都是完全相同的。在这方面，双盲研究是非常重要的，患者及研究者均不知晓每个患者具体接受哪种治疗。

如果不能进行双盲试验，则可能需要对不知道每位患者接受哪种治疗的研究者进行盲法评价。

（三）试验规模和统计效力的计算

为了使随机治疗的临床试验能提供相对可信、精确的结论，必须由足够数量患者入组。统计效力计算就是确定所需受试者数量最常用的统计方法。

统计效力计算经历以下5步，在表30-3中逐条列出：

1. 选择临床试验的初步结果。

2. 确定“阳性”试验所需的统计学意义水平。通常选择5%的显著性。

3. 明确对照组的预期结果。

4. 明确最小真实治疗差异，这对检测非常重要。如果存在明显的治疗效果，可以在样本量相对较小的试验中检测到，因此需要关注合理的、适度的治疗效果。

5. 明确差异具有统计显著性的可信度（统计效力）。根据这些信息，有统计公式可提供所需患者的数量。

值得注意的是，研究的样本量是在研究的设计阶段，通过先前的假设估计的，而这些假设最后也可能不正确。错误假设的后果并非微不足道。设计不佳可导致研究可信度不高，无法证明实际上有效的治疗方案能减少事件发生，从而使患者失去有效治疗的希望。或者，纳入标准的不完善或事件的假设不切实际，可能导致人力和财力资源的大量支出而最终徒劳无功。了解样本量计算的细微差别对于临床试验结果的解释至关重要，无论结果是阳性还是阴性的。表30-4列举了几个初始假设不足或过度的试验示例。

在VA CARDS试验中，研究人员设计了一项多中心随机试验，比较合并糖尿病的冠状动脉疾病患者接受CABG或PCI治疗的效果。需要790名患者

表30-3 样本量/统计效力计算的关键点

要点	解释
结局类型	比例、时间—事件、平均值
Ⅰ类错误（alpha）	“阳性”试验所需的统计学意义水平。通常选择5%的显著性
对照组比例	非实验组发生事件的风险
有意义的差异	临床影响最小的真实差异
Ⅱ类错误（beta）	事实上存在差异时声明无差异的可能性。通常为0.1或0.2。统计效力=1－beta

表 30-4　不正确的样本量假设对研究效能的影响

统计效力计算要点	假设与实际比较	统计效力的作用	示例
样本量	较预期减低	减小	VA CARDS
检测到的区别	较预期增高	增加	FAME 2
事件概率	较预期减低	减小	GRAVITAS

在主要终点检测中获得 40% 的差距并产生 90% 的统计效力。然而，由于入组缓慢，在仅招募了 198 名患者后，试验提前终止。治疗效果的 CI 非常宽，为 0.47 ～ 1.71，尽管这一范围包括研究可检测差异（RR 0.6），但样本量太小使得结果不准确且不显著。相比之下，在 FAME 2 中，De Bruyne 等在稳定型冠状动脉粥样硬化性心脏病且 FFR 值≤ 0.8 的患者中，比较了血运重建与药物治疗效果的差异。该研究假设对照组的事件发生率为 18.0%，相对风险降低 30%，每组 816 名患者能达到 84% 的统计效力。虽然对照组的假设事件发生率接近实际（19.5%），但在纳入 54% 人群时，事件发生率远高于预期的相对风险降低率（61%），因此叫停了该研究。最后，Price 等设计了 GRAVITAS 试验，比较在血小板高反应性患者中，标准剂量与高剂量氯吡格雷对降低治疗中 6 个月结果的影响。研究人员假设 6 个月的事件发生率为 5.0%，风险降低 50%，样本量为 2200 才能达到 80% 的统计效力。尽管试验纳入了所需的样本量，但每组的事件发生率仅为 2.3%，治疗效果为 1.01（0.58 ～ 1.76），结果不精准，也不显著。

通常，单个临床试验样本量也不够大，也不能完全代表某种特定治疗。而 Meta 分析可以结合几个相关试验的证据得到总体结论。

三、临床研究设计和分析中的其他注意事项

（一）优效性和非劣效性设计

到目前为止，本章已经讨论了试验设计和统计分析的基本原则。显然，在临床试验的设计、实施、分析和解释中，还会遇到很多其他重要的问题。这里我们只是简要提醒读者注意这些问题，并鼓励你们通过其他课程、教科书等出版物等进一步学习。

在试验设计中，我们讨论了只比较两种治疗方式的平行研究。这种情况下，优效性和非劣效性设计是最常见的试验类型。这些试验类型之间的关键差异在于试验中各个方面对零假设和替代假设的定义。在经典的优效性试验中，零假设通常定义为实验组和对照组的治疗效果没有差异，而在非劣效性试验中，零假设被定义为实验组治疗效果比对照组差的幅度落在预设的范围内。类似地，在优效性研究中，替代假设定义为实验组和对照组的治疗效果是不同的（即实验组是“优越的”），而在非劣效性

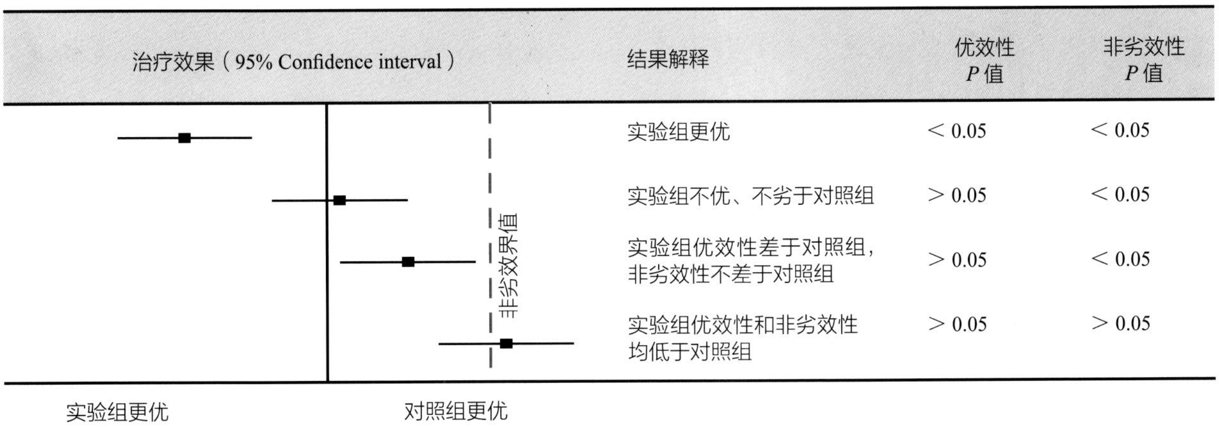

▲ 图 30-3　最常见的试验类型的例子

图示包括优效性和非劣效性设计，试验结果的可能解释取决于研究设计

设计中，在预先设定的范围内，替代假设表明实验组并不比对照组更差。试验结果的可能解释取决于研究设计，如图 30–3 所示。选择优效性或非劣效性受很多因素的影响，包括成本、现有疗法和不同治疗的不良反应等。例如，相比于口服维生素 K 拮抗药，新型口服抗凝药对凝血功能的检测更少。因此，比较利伐沙班与华法林的大型随机 ROCKET–AF 试验选择新型口服抗凝药使用非劣效性实验就可以得到充分证据。此外，某些治疗方法的巨大功效可能需要非常大且昂贵的试验才能显示出优越性。

（二）治疗目的和具体分析方法

大多数主要试验使用意向治疗的结果进行分析，即使纳入患者并非完全符合预期的治疗方法，所有患者也都会被包括在随机组中。这种分析对实践中的治疗方式能够比较公正地进行比较，即也被称为实用性试验。遵循协议分析，排除任何在随访时不接受随机治疗的患者，可能存在偏倚，因为可能是病情严重的患者选择退出。

在医学期刊、会议报告和监管机构中报道的试验结果，需要达到最高标准，提供所有相关的无偏倚结果的详细报告。

需要在报告中清楚地呈现目标、方法、讨论和结论。特别是对疗效，还有任何安全事项（不良事件）的结果和解读需要重点突出。对于医学期刊上的出版物，CONSORT 指南有助于作者、编辑、推荐人和读者加强对任何试验报告的质量评估。

第31章 西罗莫司和紫杉醇洗脱支架的临床研究历程

Historical Perspective of Sirolimus and Paclitaxel-Eluting Stent Clinical Studies

Adriano Caixeta　Leonardo Guimarães　Philippe Généreux　George D. Dangas　著

彭丽媛　译

自从1977年第一次球囊血管成形术以来，经皮冠状动脉介入治疗（PCI）治疗在过去的几十年中迅速发展。与单纯球囊成形术相比，金属裸支架显著提高了血管即时开通率及PCI的可重复性[1, 2]。然而，支架介导的动脉损伤会引起新生内膜增生，导致血管再狭窄，使1/3的患者需要再次进行血运重建[3-6]。药物洗脱支架将抗增殖药物通过聚合物附着在支架表面，是PCI下一步发展的方向。这种设计使药物洗脱支架既保留了金属裸支架相对于单纯球囊扩张术的机械支撑优势，又能将抗增殖药物释放到血管壁，对抗金属裸支架释放后引起的血管内膜增生作用。包括西罗莫司和紫杉醇在内的第一代药物洗脱支架，由于药物剂量和释放动力学准确，现有证据明确显示它们已能成功应用于临床。本章介绍了西罗莫司和紫杉醇洗脱支架在一些关键试验和多支血管病变应用中的数据，重点介绍它们对介入心脏病学的历史贡献。

一、第一代药物洗脱支架的早期研究

2003年，美国食品药品管理局批准使用两种第一代药物洗脱支架：CYPHER 西罗莫司洗脱支架（Cordis Corporation，Johnson & Johnson，Miami Lakes，FL）和TAXUS 紫杉醇洗脱支架（Boston Scientific Corporation，Maple Grove，MN）。美国食品和药物管理局的决定来源于一些关键的随机临床试验结果，这些试验比较了某种药物洗脱支架及与之相对应的金属裸支架在某些非复杂病变中的治疗效果，而这些病变后来也就成了药物洗脱支架使用说明书上标明的适应证。这些早期研究显示，在不同的病变类型和亚组人群中，与金属裸支架使用相比，药物洗脱支架可以减少再狭窄和靶病变血运重建的发生达50%～90%[7]。

此外，在急性心肌梗死、慢性完全闭塞、支架内再狭窄、弥漫性疾病、大隐静脉桥血管和分叉病变等更复杂的病变中，药物洗脱支架已被证明能减少靶病变血运重建及与再狭窄相关终点事件的发生[8-13]。事实上，研究已显示使用药物洗脱支架能使再狭窄相关事件减少，那么如果患者再狭窄风险增高，比如更复杂病变，药物洗脱支架相对于金属裸支架的优势将更加明显。因此，药物洗脱支架获得越来越多的信任，而后来的试验证实了在各种超适应证中使用药物洗脱支架仍能获得阳性结果，临床医生们便迅速扩大了药物洗脱支架治疗的适应证。在药物洗脱支架获准后的几年中，其超适应证使用比率高达65%[14, 15]。

二、紫杉醇洗脱支架

1992年美国食品和药物管理局批准紫杉醇可用作抗肿瘤药物，治疗转移性卵巢恶性肿瘤。紫杉醇是一种提取的天然二萜类化合物，来源于几种紫衫品种的树皮、根和叶中，包括短叶红豆杉（taxus brevifolia）和曼地亚红豆杉（taxus media）。它的作用主要是能够稳定细胞微管，从而抑制 G_0/G_1 期和 G_2/M 期的细胞分裂[16]。一些研究表明，在不同的体外和动物再狭窄模型中，紫杉醇抑制新生内膜的增生[17-20]。

紫杉醇洗脱 TAXUS 支架临床试验概述

基于聚合物的紫杉醇洗脱 TAXUS 支架系统的安全性和有效性，已在六项研究中进行了研究，将紫杉醇洗脱的 Taxus™ 支架与金属裸支架进行比较。包括：TAXUS Ⅰ[21]、TAXUS Ⅱ[22]、TAXUS Ⅲ[23]、TAXUS Ⅳ[24, 25]、TAXUS Ⅴ de novo[8] 和 TAXUS Ⅵ[26]。除 TAXUS Ⅲ是一项开放式研究外，其余研究均为随机、双盲、多中心的。主要终点因研究不同而异，包括以下一项或多项：30d 主要不良心血管事件（TAXUS Ⅰ和 TAXUS Ⅲ）、新生内膜增生引起的 6 个月支架内容积阻塞（TAXUS Ⅱ）和 9 个月缺血导致的靶血管血运重建（TAXUS Ⅳ、TAXUS Ⅴ de novo 和 TAXUS Ⅵ）。

TAXUS Ⅰ是一项可行性设计的研究，共录入 61 名患者，旨在评估 Taxus™ 缓慢释放对比金属裸支架的安全性。对照组和 Taxus™ 组在 12 个月时的主要心血管不良事件率分别为 10% 和 3%，表现出良好的长期安全性。这些结果在 4 年随访结束时仍然保持，4 年与 1 年随访相比，任何 TAXUS 患者均无新的主要心血管不良事件发生。

TAXUS Ⅱ在 NIRx 支架平台上，在 38 个中心的 536 名患者中，对 TAXUS 支架系统的安全性和有效性进行了随机、双盲、对照研究。在这项研究中，招募了具有标准风险的新发冠状动脉病变的患者，进行了两个连续的队列的研究（测试缓慢和中度释放的 TAXUS 制剂）。与接受金属裸支架的患者相比，随访至 6 个月时，TAXUS 组患者的主要心血管不良事件和再次血运重建率均显著降低，表现出明显的临床优势。6 个月的主要心血管不良事件率从对照组的 19.8%，降至缓释制剂组的 8.5%（P=0.0035）和中度释放制剂组的 7.8%（P=0.0019）。在随访至 12 个月时，缓慢释放组的主要心血管不良事件率仍低至 10.9%，而对照组为 21.7%（P=0.0082），而靶病变血运重建两组的发生率为 4.7% vs 14.4%（P=0.0035）。在 12 个月时，中度释放制剂组报道了 9.9% 的主要心血管不良事件率（与对照比较 P=0.0048）、3.8% 的靶病变血运重建率（与对照比较 P=0.0010）。对 TAXUS Ⅱ结果进行为期 3 年的随访，TAXUS 组没有发生新的靶病变血运重建或支架内血栓形成。

TAXUS Ⅲ是一个单组注册研究，评估了植入 TAXUS 支架治疗支架内再狭窄的可行性。该试验招募了 29 名患者，其中 28 名患者接受 Taxus NIRx 支架平台治疗。该试验证实了该支架治疗的安全性，在 6 个月时没有支架内血栓形成及患者死亡，6 个月再狭窄率为 16%。从支架术后 6 个月到 3 年，只有 1 名患者发生心源性死亡，所有患者均未发生支架血栓形成事件。

同样，在大型随机 TAXUS Ⅳ试验中，将 1314 例单个、新发、非复杂冠状动脉病变的患者随机分配，随访至 9 个月时，缺血导致的 TVR 率在 PES 组中为 4.7%，而在金属裸支架组为 12.0%。在各组具有相似的相对效应时，在所有亚组中观察到的差异非常显著[25]。

TAXUS Ⅴ是一项随机双盲试验，是对 TAXUS Ⅳ关键试验的进一步扩展，使用缓释制剂（Express 2 支架平台），纳入了美国 66 个地点的 1156 名患者。TAXUS Ⅴ通过研究风险较高的患者群体（包括小血管和需要多个支架串联的长病灶患者），在美国，曾在最具挑战性的病变和风险最高的患者中，进行随机对照药物洗脱支架研究。该试验的主要事件终点是随访 9 个月时的靶血管再血管化，TAXUS 组（12.1%）显著低于对照组（17.3%，P=0.0184）。在 9 个月时，TAXUS 组的总体主要心血管不良事件率为 15.0%，而对照组为 21.2%（P=0.0084）。该研究还报道了 Taxus™ 组的靶病变血运重建率为 8.6%，而对照组为 15.7%（P=0.0003）。此外，Taxus™ 和对照组支架之间的支架内血栓形成率相同（均为 0.7%）。这些临床获益维持至支架术后 1 年，TAXUS 组的总主要心血管不良事件率为 18.9%，而对照组为 25.9%（P=0.0052），TAXUS 组的靶病变血运重建率为 11.2%，而对照组是 19.6%（P=0.0003）。

TAXUS Ⅵ是一项国际试验，研究了 44 个地区的 446 例复杂冠状动脉病变患者，旨在确定中度释放制剂（在 Express 2 支架平台上）治疗较长节段病变的安全性和有效性。该试验的主要临床终点是 9 个月的靶血管再血管化。支架术后 9 个月时，TAXUS 组的靶血管再血管化率为 9.1%，而对照组为 19.4%（P=0.0027）。此外，Taxus™ 组的靶病变血运重建率为 6.8%（对照组为 18.9%，P=0.0001），支架内再狭窄率为 12.4%（与对照组的 35.7% 相比，$P < 0.0001$）。以上结果支持中度释放制剂洗脱支架的安全性和低主要心血管不良事件率（TAXUS 组 9 个月时主要心血管不良事件率为 16.4%，而对照组为 22.5%，P=0.1208）。TAXUS Ⅵ的 2 年随访数据表明，与 Taxus™ 中度释放配方相关的安全性和有效性优势保持至术后 2 年，而在此之后，靶病变血运重建率仍持续显著降低（TAXUS 组为 9.7%，而对照组为 21.0%，P=0.0013）。支架内血栓形成率仍然很低，并且与对照组相当（Taxus™ 组和对照组均为 0.9%）。TAXUS Ⅵ的 2 年随访数据支持其长期安全性，与缓释制剂释放的水平相比，从中等释放制剂释放的血管对紫杉醇的局部暴露增加。即使体外给药速率比商业化应用的缓释制剂高 8 ～ 10 倍，也没有观察到任何对于安全性的损害。

五项关键性紫杉醇洗脱支架试验的长期研究，包括 3513 名患者，指出在 Taxus™ 与金属裸支架的总体安全性相似的前提下，临床再狭窄终点事件持续减少（图 31–1）[24]。Taxus™ 和金属裸支架之间支架内血栓形成的累计发生率相似（2.1% vs 1.7%，P=0.46）。亚组分析还证明，对于糖尿病患者和所有血管大小，Taxus™ 与金属裸支架相比具有相似的相对获益（图 31–2）。简而言之，来自五项主要 TAXUS 试验的患者水平 Meta 分析得出结论，在 3 ～ 5 年的随访中，基于聚合物的紫杉醇洗脱支架与金属裸支架相比导致：

1. 死亡率或心肌梗死发生率无显著差异。
2. 支架内血栓形成无明显增加。
3. ARC 定义，基于聚合物的紫杉醇洗脱支架与金属裸支架相比，没有显著增加晚期支架内血栓形成。
4. 目标病变和靶血管再血管化持续减少。

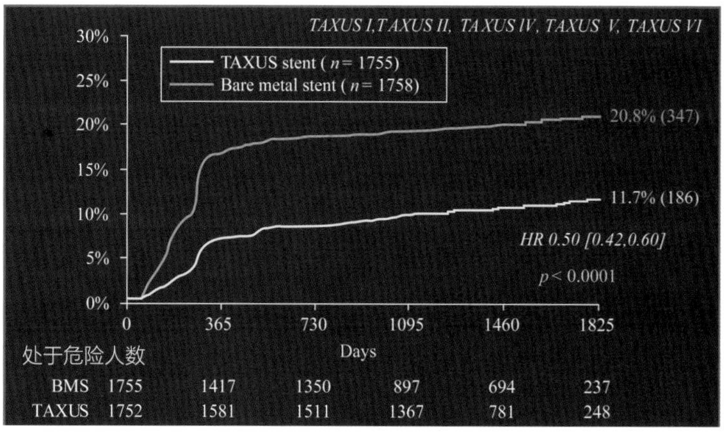

◀ **图 31–1 来自 5 个 TAXUS 随机临床试验的汇总分析**

图中比较 Taxus™ 支架与金属裸支架的靶血管血运重建累计率的 Kaplan–Meier 曲线

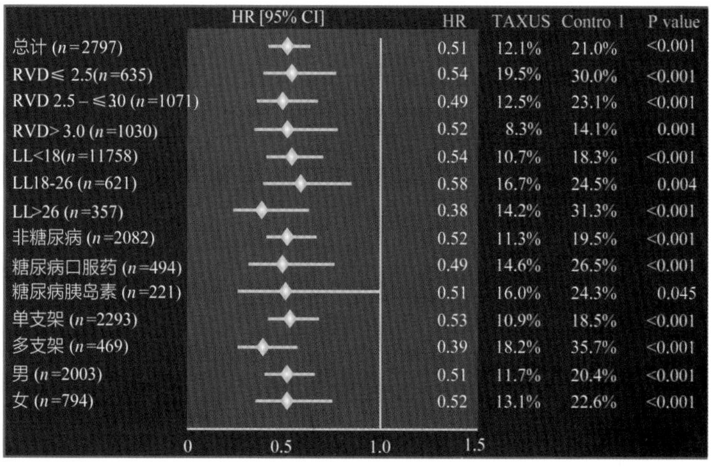

◀ **图 31–2 靶病变血运重建的 5 年随访**

5 个 TAXUS 关键随机临床试验的亚组分析总结。与金属裸支架相比，亚组分析显示 Taxus™ 对糖尿病患者、所有血管大小和所有病变长度治疗的相对益处

三、西罗莫司洗脱支架

1999年美国食品和药品管理局首次通过批准将西罗莫司用于肾移植排斥反应的预防，它是由吸水链霉菌（streptomyces hygroscopicus）产生的一种溶解性内酯。西罗莫司抑制新内膜增生的主要作用机制，可能是其能够结合细胞中FK结合蛋白-12（FK binding protein-12，FKBP-12），该复合物结合并抑制哺乳动物雷帕霉素靶蛋白（mTOR）的激活，阻止细胞周期从G_1期进展至S期[27]。它的抗炎和抗增殖特性，可减少支架损伤引起的动脉壁的平滑肌细胞增殖[28, 29]。使用Cypher™的低释放制剂，50%的药物在术后2周内释放，大部分西罗莫司在植入支架后4周内释放。

Cypher® 临床试验概述

继第一项西罗莫司洗脱支架试验（共纳入45名患者），成功证明其抑制内膜增生的作用后[30, 31]，基于聚合物的西罗莫司洗脱Cypher®支架系统的安全性和有效性已在四项主要研究中得到进一步证实：RAVEL[32]、SIRIUS[33]、E-SIRIUS[34]和C-SIRIUS[35]。

RAVEL试验是一项纳入238名冠状动脉粥样硬化性心脏病心绞痛患者的随机试验，将西罗莫司洗脱支架与标准金属裸支架进行了比较。在6个月的血管造影随访中，西罗莫司洗脱支架组（-0.01 ± 0.33mm）的支架内晚期管腔丢失明显低于标准支架组（0.80 ± 0.53mm，$P < 0.001$），并且显著降低了再狭窄率（0% vs 26.6%，$P < 0.001$）。1年时的复合终点事件（主要心血管不良事件、死亡、心肌梗死、CABG或靶血管再血管化）在西罗莫司洗脱支架治疗的患者中发生率为5.8%，而金属裸支架治疗患者中为28.8%（$P < 0.001$），标准金属裸支架组中靶血管的血运重建率较高。在3年的随访中，这些结果得以保持，这表明与金属裸支架相比，西罗莫司洗脱支架持续降低主要心血管不良事件（15.5% vs 33.1%，P=0.002）[36]。

SIRIUS试验是一项纳入1058名患者的随机试验，进行了Cypher®药物洗脱支架与未涂层金属裸支架的比较，该试验结果使得美国食品和药品管理局在2003年批准了西罗莫司洗脱支架的使用。该试验比RAVEL试验更复杂，病灶长度为15～30mm，血管直径为2.5～3.5mm。在西罗莫司洗脱支架治疗的患者中，主要终点——靶血管失败率（心源性死亡、心肌梗死或靶病变血运重建）和9个月主要心血管不良事件发生率相比较于BMS组均显著降低（8.6% vs 21.0%，$P < 0.001$；7.1% vs 18.9%，$P < 0.001$）。在试验的所有测试亚组中，均能观察到西罗莫司洗脱支架的益处，其中包括糖尿病患者，并且与血管大小无关。此外，SIRIUS试验的长期随访也表明西罗莫司洗脱支架优于金属裸支架，5年靶血管失败率为22.5%，而在西罗莫司洗脱支架组为34.7%（$P < 0.0001$），5年主要心血管不良反应发生率为20.3%，而在金属裸支架组为33.5%（$P < 0.0001$）[37]。

在加拿大和欧洲分别进行的C-SIRIUS和E-SIRIUS研究，已经显示出与SIRIUS研究相似的结果。在这些试验中，西罗莫司洗脱支架的血管造影再狭窄的总体发生率明显低于金属裸支架（支架内：3.1% vs 42.7%，$P < 0.001$；节段内：5.1% vs 44.2%，$P < 0.001$），还观察到西罗莫司洗脱支架组主要心血管不良反应发生率比金属裸支架组低。三项SIRIUS研究2年随访的汇总分析显示，与金属裸支架相比，西罗莫司洗脱支架显著降低主要心血管不良反应发生率（10.6% vs 26.3%，$P < 0.001$）[38]。

来自四项关键性SES试验（共计1748名患者）的长期数据证明，Cypher®相较于金属裸支架，总体安全性相似，但临床再狭窄率持续性降低（图31-3）[39]，两者支架内血栓形成的累计发生率相似（2.1% vs 2.0%，P=0.99）。SIRIUS研究5年随访的亚组分析也证明，Cypher®与金属裸支架对糖尿病患者和所有血管大小，具有相似的相对益处（图31-4）。根据来自四项独立的主要Cypher®试验的患者水平的Meta分析，可以得出结论：对于单个新发冠状动脉病变（冠状动脉直径2.5～3.5mm、病变长度≤30mm）患者的5年随访，基于聚合物的西罗莫司洗脱支架与其他等效金属裸支架相比导致：

1. 死亡率或心肌梗死发生率无显著差异。

2. 支架内血栓形成无明显增加。

3. ARC定义的晚期支架内血栓形成无明显增加。

4. 靶病变和靶血管再血管化持续减少。

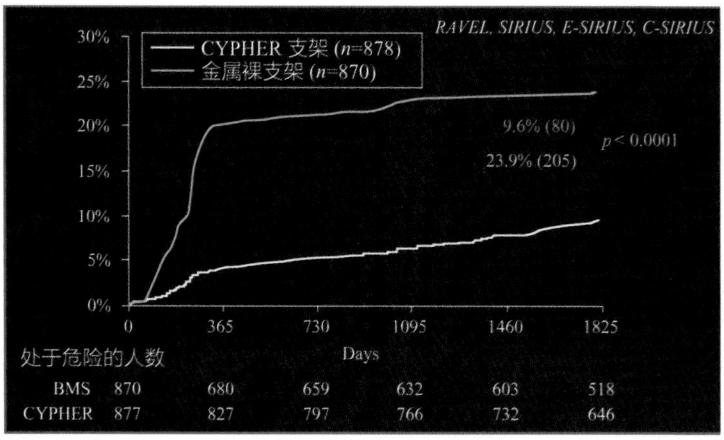

◀ 图 31-3　四个 **Cypher®** 随机临床试验的汇总分析

图示比较 Cypher® 支架与 BMS 的靶血管血运重建累积率的 Kaplan-Meier 曲线

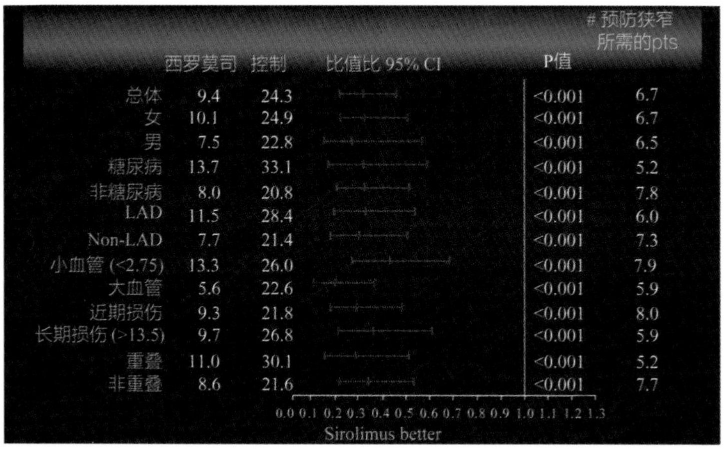

◀ 图 31-4　**5 年随访靶病变血运重建**

四项 Cypher® 随机临床试验的亚组分析。亚组分析显示，与金属裸支架相比，Cypher® 使糖尿病患者、不同冠状动脉直径、所有病变长度的患者相对获益

四、急性心肌梗死

药物洗脱支架在急性心肌梗死中的应用，已经在注册的观察性研究和随机临床试验中进行了探讨。在最近的一项 Meta 分析中，关注了 8 项随机试验的 2786 名患者进行的随访时间长达 24 个月的研究，与金属裸支架相比，使用第一代药物洗脱支架显著降低了再次介入的风险，而且死亡率、复发性心肌梗死和支架内血栓形成没有任何差异 [40]。第一代药物洗脱支架显著降低 2 年时靶病变血运重建和重复血运重建，也显著降低 2 年风险调整后的死亡率 [41]。这些数据使得人们在急性冠状动脉综合征中，对使用药物洗脱支架的安全性很受鼓舞。

TYPHOON 试验是一项针对 712 名患者的随机试验，在接受 PCI 的患者中，将西罗莫司洗脱支架与金属裸支架进行了比较。该研究显示，主要心血管不良事件在西罗莫司洗脱支架组患者中显著降低（5.6% vs 13.4%，$P < 0.001$），主要是由于靶血管再血管化率较低 [10]。在 8 个月时，血管造影随访显示，西罗莫司洗脱支架治疗患者的晚期管腔丢失和再狭窄减少，而死亡率、复发性心肌梗死和支架内血栓形成方面，两组之间的差异没有统计学意义。

在对 320 名患者进行的 SESAMI 试验中，与对照组相比，SES 治疗患者的再狭窄率较低（9.3% vs 21.3%，P=0.032），靶病变血运重建（TLR）和 MACE 发生率减少 [42]。在 MISSION 试验中，比较 SES 与 BMS 在 310 例接受 PCI 患者疗效差异的随机试验，SES 治疗组患者 9 个月时节段内晚期管腔丢失减少 [（0.68 ± 0.57）mm vs（0.12 ± 0.43）mm]、TLR 率更低（3.2% vs 11.3%，P=0.006）[43]。死亡率、心肌梗死和支架内血栓形成率两组没有差异。然而，血管内超声研究显示，12.5% 的金属裸支架治疗患者和 37.5% 的西罗莫司洗脱支架治疗患者 9 个月后存在晚期支架贴壁不良现象（$P < 0.001$），从

而增加了ST段抬高型心肌梗死患者接受西罗莫司洗脱支架治疗长期安全性的担忧。然而，PASSION试验是一项随机试验，对619名接受PCI的患者进行紫杉醇洗脱支架与金属裸支架治疗，与金属裸支架组患者相比，紫杉醇洗脱支架治疗与心源性猝死或复发性心肌梗死死亡率（5.5% vs 7.2%，P=0.40）、TLR发生率（5.3% vs 7.8%，P=0.23）无显著相关[9]。紫杉醇洗脱支架组的严重不良事件发生率低于未涂层支架组（8.8% vs 12.8%，P=0.09）。

急性心肌梗死血运重建和支架的协调结果试验[44]，随机纳入了来自11个国家123个中心的3602名患者。所有患者均为ST段抬高型心肌梗死，症状发作时间小于12h。患者首先以1∶1的方式，被随机分配到普通肝素加糖蛋白Ⅱb/Ⅲa受体抑制药（阿昔单抗或依替巴肽）组或比伐芦定单一疗法+临时糖蛋白Ⅱb/Ⅲa受体抑制药组。与BMS Express™支架相比，紫杉醇洗脱的Taxus™支架的植入，导致初步疗效终点：1年时缺血介导的靶病变血运重建显著减少41%（4.5% vs 7.5%，HR 0.59，95%CI 0.43～0.83）；主要的次要疗效终点：再狭窄率显著降低56%（10.0% vs 22.9%，HR 0.44，95%CI 0.33～0.57）。主要心脏不良事件是全因死亡率、再梗死、卒中和支架内血栓形成的复合终点，其在两种支架治疗组之间发生率相当（8.1% vs 8.0%，HR 1.02，95%CI 0.76～1.36）。在3年时，与接受肝素加糖蛋白Ⅱb/Ⅲa受体抑制药的1802名患者相比，比伐芦定单药治疗的1800名患者的全因死亡率（5.9% vs 7.7%，P=0.03）、心源性死亡率（2.9% vs 5.1%，P=0.001）、再梗死率（6.2% vs 8.2%，P=0.04）、与旁路移植手术无关的大出血（6.9% vs 10.5%，P=0.0001）更低，缺血导致的靶血管再血管化、支架内血栓形成或复合不良事件无明显差异。与接受金属裸支架治疗的749例患者相比，接受紫杉醇洗脱支架治疗的2257例患者，3年后缺血性靶病变血运重建发生率更低（9.4% vs 15.1%，P＜0.0001），死亡率、再梗死率、卒中或支架内血栓形成无明显差异。两组的支架内血栓形成率都很高（≥4.5%）[45, 46]。将HORIZONS研究与其他注册的临床研究和随机试验相结合，增加了接受药物洗脱支架治疗的心肌梗死患者数量，并为这一临床环境下提供药物洗脱支架的疗效和安全性提供了保证[47]。目前，新一代药物洗脱支架植入是ST段抬高型心肌梗死患者的默认治疗方法[48]。

五、多支血管病变

患有复杂多支冠状动脉疾病的患者，代表PCI患者的高风险亚组。3项随机试验将第一代药物洗脱支架与CABG进行比较，该研究结果成为近期心肌血运重建指南中的主要数据[49, 50]。

糖尿病患者冠状动脉血运重建研究（CARDia）[51]，在来自英国和爱尔兰的24个中心，随机招募了510名冠状动脉多支血管病变的糖尿病患者，以比较PCI支架植入和CABG治疗的安全性和疗效。该试验最初使用金属裸支架，但当药物洗脱支架可用时，患者接受了Cypher™支架治疗。在接受PCI的患者中，69%的使用Cypher™支架，31%使用BMS。共有254名患者被随机分配接受CABG治疗，256名接受PCI治疗，随访1年时，CABG组死亡、心肌梗死和卒中的综合发生率为10.5%，而PCI组为13%（HR 1.25，95%CI 0.75～2.09），重复血运重建率分别为2.0%和11.8%。全因死亡率在组间没有差异。CARDia研究，是首个对糖尿病患者进行冠状动脉血运重建的试验，但在长达5年的随访时间内，并未显示PCI优于CABG。

糖尿病患者的未来血运重建评估：多支血管病变的最佳治疗（FREEDOM）研究[52]，纳入了1900例多支冠状动脉病变的糖尿病患者（平均SYNTAX评分：26.2±8.6）。这些患者按1∶1被随机分配至CABG或PCI组，随访至少2年。在PCI组中，Cypher和Taxus支架分别被用于51%和43%患者的治疗。在30d时，与CABG组相比，主要终点事件（包括全因死亡、非致命性心肌梗死或非致命性卒中）在PCI组发生较少。然而，PCI组的5年事件发生率为26.6%，而CABG组为18.7%（95%CI 3.3～12.5）。PCI组的5年全因死亡率为16.3%，而CABG组为10.9%（P=0.049），心肌梗死在CABG组发生率较高（13.9%），而PCI组为6.0%。PCI组发生卒中的患者较少（2.4% vs 5.2%，P=0.03）。总之，FREEDOM试验表明，在患有晚期冠状动脉疾病的糖尿病患者中，CABG优于PCI。在5年的研究中，CABG与死亡和心肌梗死风险显著降低相关，但与更高的卒中风险相关（图 31-5）。在所有预先指定的亚组中，与 CABG 相关的结果是一致的，包括通过 SYNTAX 评分评估的疾病严重性（图 31-6）。

PCI Taxus 支架植入与心脏手术的协同作用（SYNTAX）研究是一项前瞻性多中心研究，选择 1800 名患有三支血管或左主干冠状动脉病变的患者，随机接受 CABG（897 例患者）或使用 Taxus 支架的 PCI 术（903 例患者）。1 年时，PCI 组的主要终点事件发生率高于 CABG 组（17.8% vs 12.4%，P=0.002），主要原因是支架组的重复血运重建率较高（13.5% vs 5.9%）。患者被分为三组：低 SYNTAX 评分组（0 ～ 22），中间评分组（23 ～ 32）和高评分组（≥ 32）。在疾病复杂性低的患者中，支架组的主要终点事件发生率与手术组相似（SYNTAX 评分 ≤ 22，分别为 32.1% 和 28.6%，P=0.43）。CABG 的益处出现在中间评分组（SYNTAX 评分 23 ～ 32，36% vs 25.8%，P=0.008）或高评分复杂性病变组（SYNTAX ≥ 33，44% vs 26.8%，P=0.001）[53]。基于这些发现，CABG 仍然是多支血管病变患者的标准治疗方法[54]。经过 5 年的随访，Kaplan-Meier 评估得到的主要心脑血管不良事件发生率，在 CABG 组为 26.9%，而在 PCI 组为 37.3%（P < 0.0001）。与 CABG 相比，PCI 组心肌梗死（CABG 组为 3.8%，PCI 组为 9.7%，P < 0.0001）和重复血运重建（13.7% vs 25.9%，P < 0.0001）显

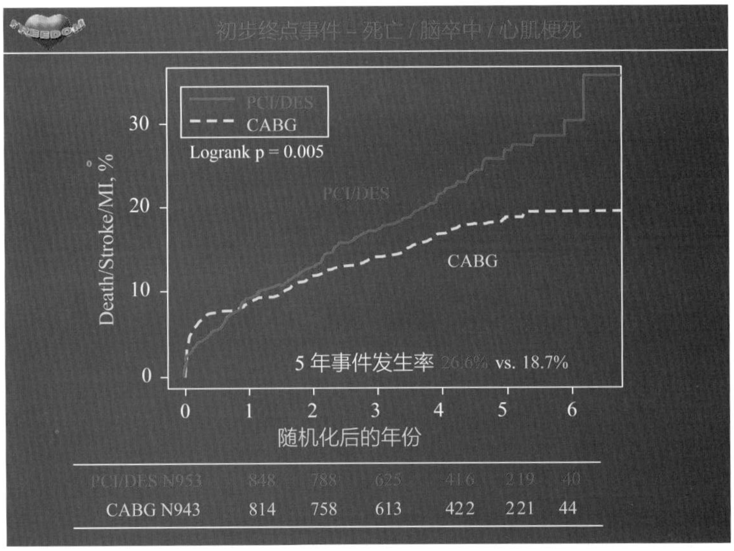

◀图 31-5 **FREEDOM 研究，Kaplan-Meier 估计随机化后 5 年时的死亡、心肌梗死或卒中的复合终点事件**

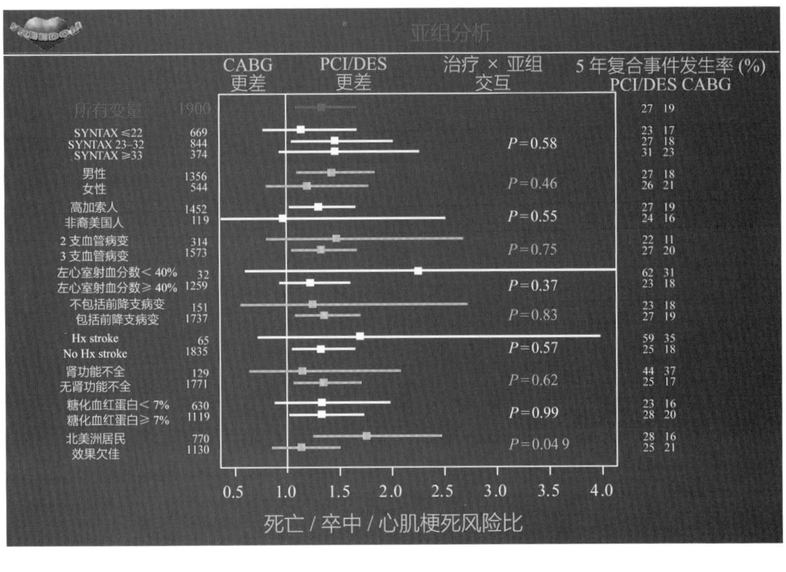

◀图 31-6 **FREEDOM 研究，主要复合结果的亚组分析，5 年复合事件发生率，包括死亡、心肌梗死或卒中**

著增加。全因死亡（CABG 组为 11.4%，PCI 组为 13.9%，P=0.10）和卒中（3.7% vs 2.4%，P=0.09）在两组间无显著差异。在 CABG 组中，28.6% 的低 SYNTAX 评分患者发生主要心脑血管不良事件，而在 PCI 组中为 32.1%（P=0.43）。然而，在中等或高 SYNTAX 评分的患者中，PCI 组中主要心脑血管不良事件显著增加（中间评分，CABG 组为 25.8%，而 PCI 组为 36.0%，P=0.008；高评分，26.8% vs 44.0%，P < 0.0001）（图 31-7 ～图 31-10）。

从这项独立的大规模试验中可以得出结论，在对多支血管病变患者的 5 年随访中，CABG 仍然是复杂病变患者（高或中间 SYNTAX 评分）的标准治疗方法。对于复杂程度相对较低的病变（SYNTAX 评分低）或左主干病变（低或中间 SYNTAX 评分）的患者，PCI 是可接受的替代方案。尽管如此，所有患有复杂多支冠状动脉疾病的患者，都应该由心脏外科医生和介入心脏病专家进行评估，以便达成最佳的治疗方案[55]。

六、冠状动脉左主干病变

CABG 被认为是无保护左主干冠状动脉狭窄的首选治疗方法，尽管 PCI 可能是左主干狭窄患者的可接受替代方案。

在左主干冠状动脉疾病患者中，随机化比较旁路手术与使用西罗莫司洗脱支架行血管成形术（PRECOMBAT）研究是一项前瞻性开放性试验，将 600 名患者随机分入使用西罗莫司洗脱支架的 PCI 患者（300 名）或 CABG（300 名）。1 年后以主要心脑血管不良事件为主要终点，发生在 PCI 组的是 26 例患者，而在 CABG 组则是 20 例患者。在 PRECOMBAT 试验中，对于左主干冠状动脉疾病患者，使用 Cypher 支架行 PCI 的患者，在死亡、心肌梗死、卒中或靶血管再血管化的复合终点方面，1 年时显示不低于 CABG[56]。在 5 年时，PCI 组中有 52 名患者发生主要心脑血管不良事件，而在 CABG 组中有 42 名患者（累计事件发生率分别为 17.5% 和 14.3%，P=0.26）。在全因死亡、心肌梗

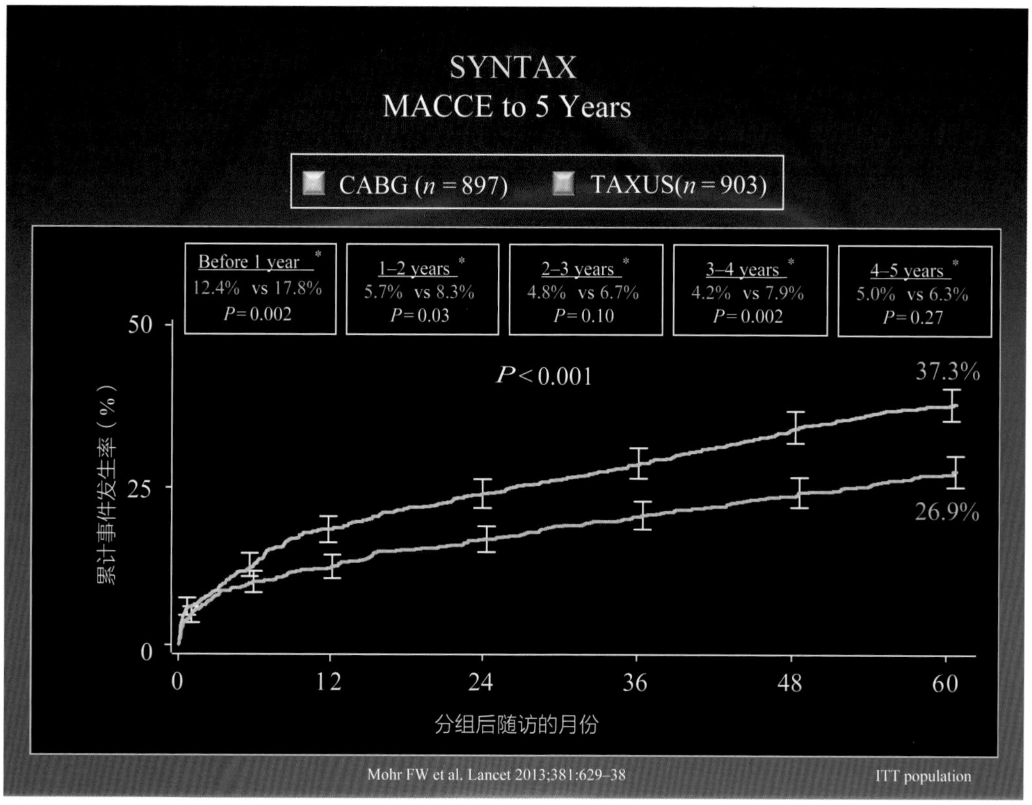

▲ 图 31-7　**SYNTAX 研究，Kaplan-Meier 评估总体人群中 5 年随访的主要心脑血管不良事件**

MACCE to 5 Years by SYNTAX

得分情况　得分低 (0–22)

CABG (n=275)
TAXUS (n=299)

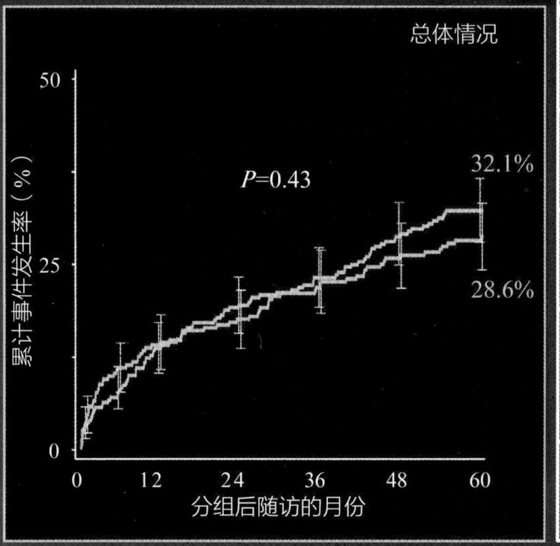

	CABG	PCI	P 值
死亡	10.1%	8.9%	0.64
外周血管事件	4.0%	1.8%	0.11
心肌梗死	4.2%	7.8%	0.11
死亡，外周血管事件或心肌梗死	14.9%	16.1%	0.81
血运重建	16.9%	23.0%	0.06

Mohr FW et al. Lancet 2013;381:629–38

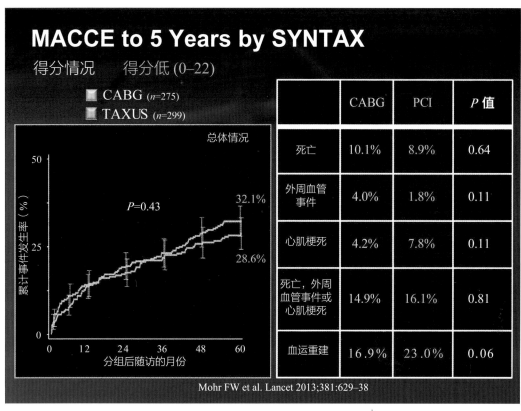

▲ 图 31-8　**SYNTAX 研究，Kaplan-Meier 评估在 SYNTAX 评分更低的患者中进行 5 年随访的主要心脑血管不良事件**

MACCE to 5 Years by SYNTAX

得分情况　中等得分（23–32）

CABG (n=300)
TAXUS (n=310)

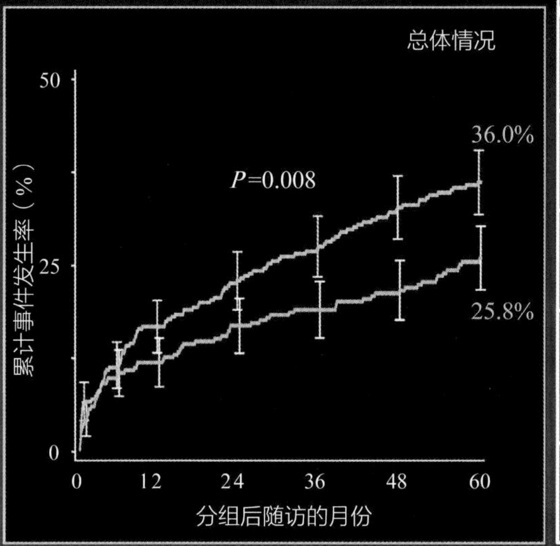

	CABG	PCI	P 值
死亡	12.7%	13.8%	0.68
外周血管事件	3.6%	2.0%	0.25
心肌梗死	3.6%	11.2%	<0.001
死亡，外周血管事件或心肌梗死	18.0%	20.7%	0.42
血运重建	12.7%	24.1%	<0.001

Mohr FW et al. Lancet 2013;381:629–38

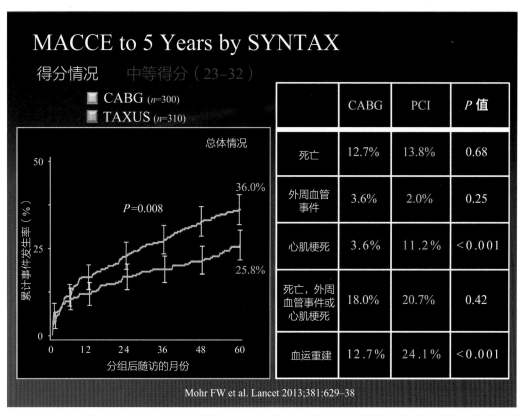

▲ 图 31-9　**SYNTAX 研究，Kaplan-Meier 评估在 SYNTAX 评分中等的患者中进行 5 年随访的主要心脑血管不良事件**

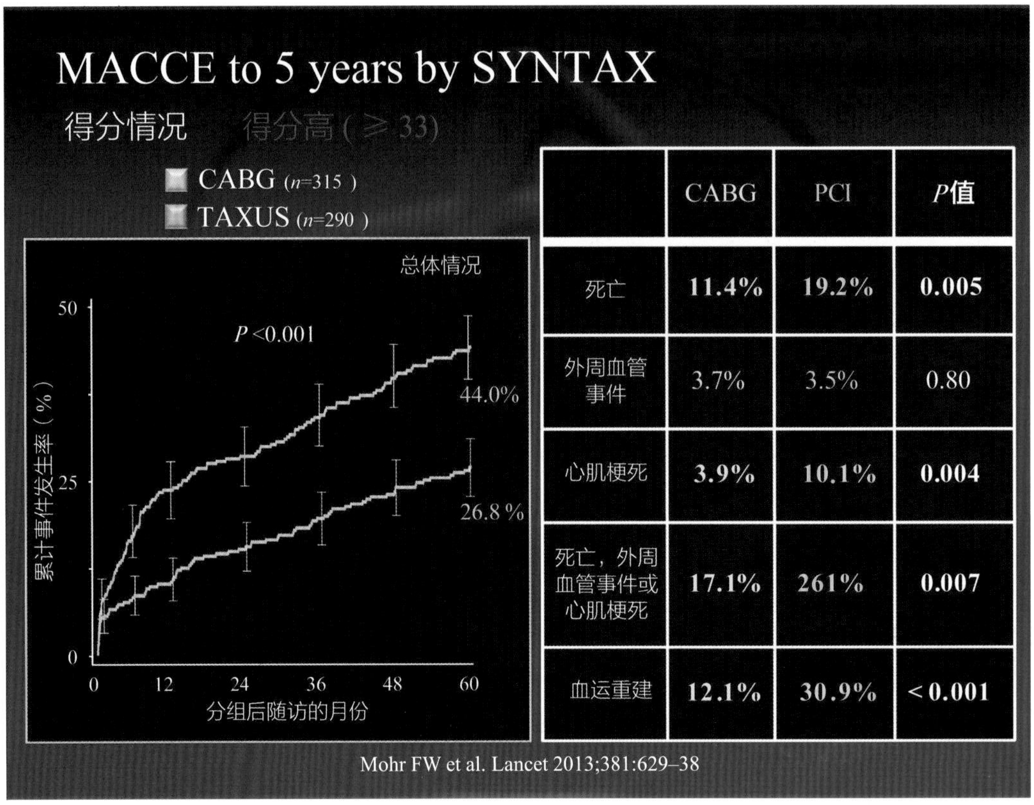

▲ 图 31-10 **SYNTAX 研究，Kaplan-Meier 评估在 SYNTAX 评分较高的患者中进行 5 年随访的主要心脑血管不良事件**

死或卒中及其复合事件方面，两组之间没有显著差异（8.4% 和 9.6%，*P*=0.66）。缺血导致的靶血管再血管化发生率，在 PCI 组中高于 CABG 组（11.4% 和 5.5%，*P*=0.012）。

在 SYNTAX 研究中，无保护的左主干病变队列组（*n*=705）是预先确定的和具有一定效能的。PCI 患者的 5 年主要心脑血管不良事件率为 36.9%，CABG 患者的为 31.0%（*P*=0.12）。PCI 和 CABG 患者的死亡率分别为 12.8% 和 14.6%（*P*=0.53）。CABG 组卒中显著增加（PCI 1.5% vs CABG 4.3%，*P*=0.03），PCI 组重复血运重建增加（26.7% vs 15.5%，*P* < 0.01）。在低至中间 SYNTAX 评分的患者中，主要心脑血管不良事件在组间发生率相似，但在高 SYNTAX 评分患者中（≥ 33），PCI 组患者的主要心脑血管不良事件发生率显著增加 [57]。

七、随机试验、Meta 分析和临床研究注册

关键随机试验的 5 年随访数据表明，与金属裸支架相比，第一代药物洗脱支架使用患者中靶病变血运重建和靶血管再血管化持续降低，但在死亡、心肌梗死或支架内血栓形成等终点事件方面无显著差异 [39]。这些研究结果与随机试验的 Meta 分析相似，比较药物洗脱支架与金属裸支架，不仅包括关键试验，还包括各种其他适应证的试验，如急性心肌梗死 [40, 58]。

迄今为止比较金属裸支架与药物洗脱支架的最广泛的 Meta 分析包括 38 项研究，共计 18 023 例患者，随访时间长达 4 年 [59]。在金属裸支架、西罗莫司洗脱支架或紫杉醇洗脱支架之间的分析中，总体或心源性死亡率没有显著差异。此外，西罗莫司洗脱支架和紫杉醇洗脱支架的重复靶病变血运重建率均显著低于金属裸支架。与金属裸支架和紫杉醇洗脱支架相比，西罗莫司洗脱支架组心肌梗死发生率较低，但需要治疗以预防一次心肌梗死事件的概率约为 1/100，这并未影响总体或心源性死亡率。金属裸支架、西罗莫司洗脱支架或紫杉醇洗脱支架在整体支架内血栓形成方面没有差异。有趣的是，金属裸支架存在时间分离的趋势，表明其在 4 年时

具有较低的明确的支架内血栓风险。尽管报道指出，紫杉醇洗脱支架晚期支架内血栓形成率高于金属裸支架和西罗莫司洗脱支架，但广泛的置信区间排除了在这方面任何明确的结论（图 31-11）。尽管这一大型协作 Meta 分析清楚地证明，与金属裸支架相比，第一代药物洗脱支架（西罗莫司洗脱支架和紫杉醇洗脱支架）的安全性没有更差，同时减少血运重建终点的发生率。西罗莫司洗脱支架与紫杉醇洗脱支架在比较数据过程中也是混合的。在比较紫杉醇洗脱支架与西罗莫司洗脱支架的 Meta 分析中，纳入 16 项随机试验，包括 8695 名患者，与紫杉醇洗脱支架相比，西罗莫司洗脱支架降低了靶病变和支架内血栓形成的风险，但死亡或心肌梗死的风险没有显著差异[60]。然而，最近的一项比较西罗莫司洗脱支架和紫杉醇洗脱支架的随机试验中纳入 2098 名患者，结果显示，西罗莫司洗脱支架和紫杉醇洗脱支架在主要心血管不良事件发生率方面没有差异，主要心血管不良事件被定义为心源性死亡、心肌梗死、靶病变血运重建或靶血管再血管化。

除了来自随机试验和这些试验的 Meta 分析的数据之外，最近还有大量数据来自第一代药物洗脱支架的临床应用。虽然这些数据的详细摘要超出了本次检索的范围，但对当前可用的注册数据类型的简要概述具有指导意义，并说明了这些类型分析的优缺点。

金属裸支架和第一代药物洗脱支架比较的大多数观察、非随机试验分为两种类型。第一种类型是在两个不同的时间段内发生的金属裸支架和药物洗脱支架使用之间的比较，主要使用金属裸支架的时期（在药物洗脱支架采用之前或早期）和主要使用药物洗脱支架的时期。第二种类型的分析是在金属裸支架和药物洗脱支架同时被使用时两者之间的比较。与随机试验不同，这些类型的分析评估临床患者中金属裸支架和药物洗脱支架的使用，不受相对严格的患者、病变包含和排除标准的限制。然而，两种类型的分析当然都是观察性的，并且受到用金属裸支架或药物洗脱支架治疗患者之间的差异限制。虽然顺序类型的比较试图限制选择偏倚（或决策摇摆选择一种类型的支架而不是另一种类型），但该分析受到与病例选择、辅助药理学和两个时期

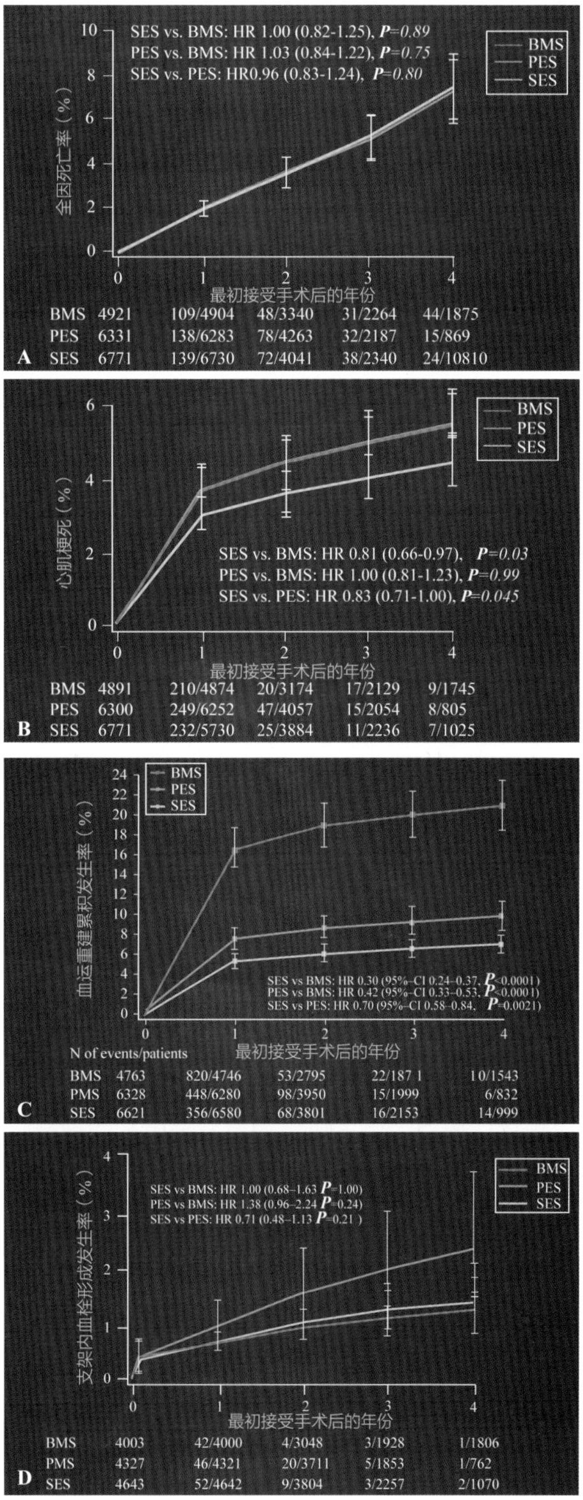

▲ 图 31-11　比较金属裸支架和药物洗脱支架的网络 Meta 分析

图示分析包括 38 项研究，共计 18 023 例患者，随访时间长达 4 年。A. Kaplan-Meier 死亡曲线；B. 心肌梗死；C. 靶病变血运重建（c）；D. ARC 明确的支架内血栓形成

程序因素差异有关的偏倚的影响。同样，虽然同一时期类型的研究可能较少受到后一种偏倚的影响，但选择偏差可能在解释治疗组之间的差异方面发挥主要作用。因此，治疗组之间的观察性、非随机化比较非常有价值，但必须谨慎解释，努力调整对照组之间的基线的统计学差异。

从历史上看，大多数将第一代药物洗脱支架与金属裸支架进行比较的已注册临床研究，包括长达 4 年的随访数据。与随机试验数据一致，这些临床研究显示，TLR 和与其他与再狭窄相关的临床终点显著减少。此外，除瑞典 SCAAR 注册的临床研究的原始报告显示，药物洗脱支架治疗患者的死亡率增加外，没有其他已注册临床研究（包括 SCAAR 数据的重新分析）证明，与金属裸支架相比，药物洗脱支架的死亡率或心肌梗死有统计学上可检测的增加 [13, 61–65]。事实上，即使在校正后的分析中，与金属裸支架相比，大部分已注册临床研究已经证明，药物洗脱支架的全因死亡率降低了 20%。

此外，一些已注册临床研究已经评估了第一代药物洗脱支架使用的风险和益处，特别是在“超适应证”的患者，或那些被排除在关键药物洗脱支架与金属裸支架试验之外的患者。在一项单中心的注册临床研究中，接受金属裸支架的 1164 名患者和接受药物洗脱支架的 1285 名患者，在“超适应证”支架植入的情况下，与金属裸支架相比，药物洗脱支架的使用与全因死亡率降低（HR 0.72，95%CI 0.54 ～ 0.94）和非致死性心肌梗死或死亡（HR 为 0.78，95%CI 0.62 ～ 0.98）相关。这项研究表明，与“超适应证”使用相关而与支架类型无关的风险升高，但同时证明，当“超适应证”支架置入时，药物洗脱支架与金属裸支架相比具有更大的相对益处 [13]。虽然晚期支架内血栓形成发生在第一代药物洗脱支架的“超适应证”环境中，但在金属裸支架组中没有发生，而且 TLR、非致死性心肌梗死或死亡以及全因致死减少的相对益处，似乎超过“超适应证”使用的风险。同样，在 NHLBI 动态注册试验中，尽管药物洗脱支架治疗中并发症的患病率较高，但与“超适应证”第一代药物洗脱支架使用相比，1 年时死亡或心肌梗死的调整风险与金属裸支架使用没有差异。与其他随机试验和注册临床试验一致，无论试验设计如何，第一代药物洗脱支架的重复血运重建风险显著降低（图 31–12）[63]。

总之，随机和注册临床试验研究数据的优势，包括数千名病例，其中一些病例长达 5 年随访，支持使用第一代药物洗脱支架减少再狭窄相关事件，而没有与死亡或心肌梗死相关的不良影响，实际上可能降低一系列临床研究中的死亡率。

最后，在最近的 Cypher 与 Taxus 的比较研究中，Zhang 等 [66] 评估了 76 项研究，包括随机对照试验中超过 15 000 名患者和经过调整的观察性研究的超过 70 000 名患者。在整体随访中，与紫杉醇洗脱支架相比，随机对照试验中，西罗莫司洗脱支架显著降低靶病变血运重建率（RR 0.61，95%CI 0.49 ～ 0.76）、靶血管再血管化（RR 0.67，95%CI 0.54 ～ 0.83）、主要心脏不良事件（RR 0.79，95%CI 0.72 ～ 0.87）、心肌梗死（RR 0.85，95%CI 0.73 ～ 0.99）、节段内再狭窄（RR 0.50，95%CI 0.38 ～ 0.65）。此外，在经过调整的观察性研究中，接受西罗莫司洗脱支架的患者具有较低的死亡率（RR 0.91，95%CI 0.83 ～ 1.00）、任何支

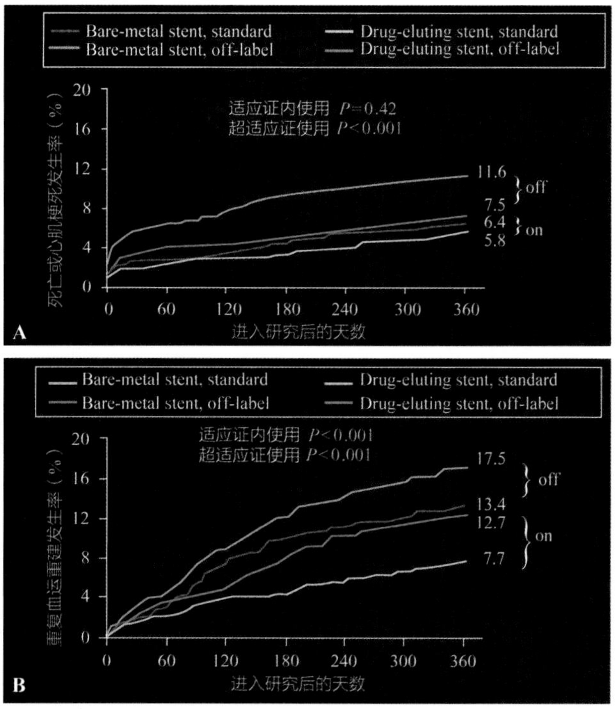

▲ **图 31–12 NHLBI 注册试验**

在“适应证内”与“超适应证”使用之间，A. 死亡或心肌梗死的 Kaplan–Meier 曲线；B. 靶血管血运重建的 Kaplan–Meier 曲线

架内血栓形成率（RR 0.62，95%CI 0.45 ～ 0.86）、已明确的支架内血栓形成率（RR 0.59，95%CI 0.45 ～ 0.77）（图 31-13 和图 31-14）。在短期和长期随访以及糖尿病、急性心肌梗死或长期病变的患者中，发现了大致相似的结果。通过这项独立的 Meta 分析，作者得出结论，与紫杉醇洗脱支架相比，西罗莫司洗脱支架显著降低了随机对照试验中靶病变血运重建率 / 靶血管再血管化、主要心脏不良事件和再狭窄的短期、长期和总体风险，以及降低了心肌梗死的总体风险。在西罗莫司洗脱支架治疗的患者的观察性研究中，也观察到较低的死亡率和支架内血栓形成率。

然而，在第一代药物洗脱支架中，诸如不完全延迟的再内皮化和内膜增生、增强的血小板聚集和炎症，晚期获得性不完全支架贴壁不良和局部超敏反应等问题已被观察到。新的药物洗脱支架系统的引入，旨在改善结果，同时减少不良事件。

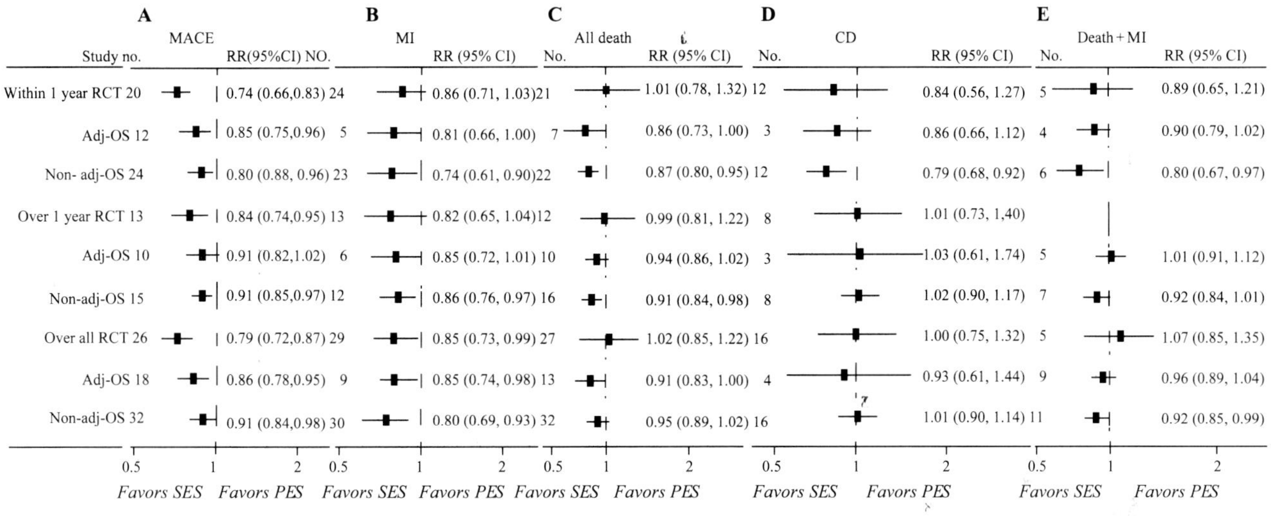

▲ **图 31-13　和紫杉醇洗脱支架相比，与西罗莫司洗脱支架相关的其他临床终点的相对风险和 95% CI**

A. 主要心脏不良事件；B. 心肌梗死；C. 全因死亡；D. 心脏死亡；E. 死亡 / 心肌梗死，在短期（≤ 1 年）、长期（> 1 年）和整体随访中进行评估（引自 Zhang X 等，2014. Copyright PLoS One）

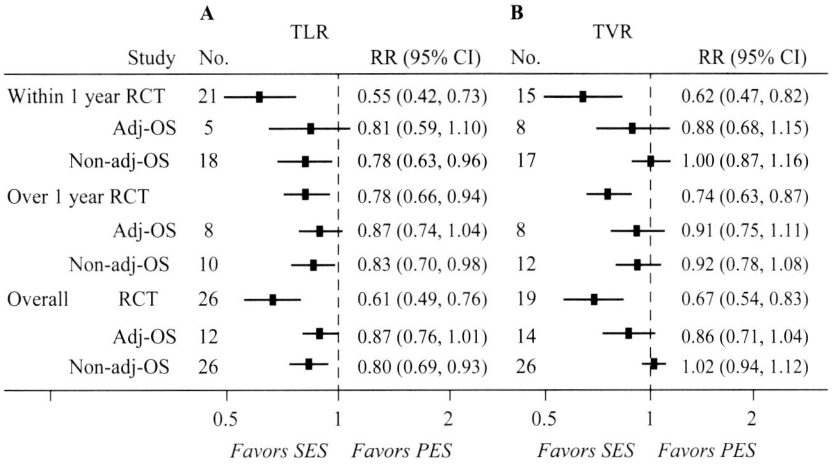

▲ **图 31-14　与紫杉醇洗脱支架相比，和西罗莫司洗脱支架相关的靶病变血运重建率和靶血管再血管化的相对危险度和 95% CI**

A. 靶病变血运重建率；B. 靶血管再血管化。评估 SES 与 PES 治疗相比，患者的短期（≤ 1 年）、长期（> 1 年）和总体随访时间靶病变血运重建率和靶血管再血管化（引自：Zhang X, et al. 2014. Copyright PLoS One）

八、药物洗脱支架的安全问题和新一代药物洗脱支架的引入

2006 年底，针对第一代药物洗脱支架提出了安全问题。两项 Meta 分析和一项大型观察性注册试验分别表明，在支架植入第一年后药物洗脱支架的不良临床终点增加 [67–69]。这些初步数据与其他数据相结合，表明第一代药物洗脱支架与晚期支架内血栓形成的虽然小但是可测量的风险相关（超过 30d 的支架血栓形成发生）[70, 71]，在媒体和广告中被广泛报道，带来了压力，并引起了患者、医生、设备公司和监管机构的相当大的争议和关注。

来自众多试验和注册研究的数据显示，在药物洗脱支架或金属裸支架之间，急性和亚急性支架内血栓形成的总体发生率似乎无差异 [25, 33]。然而，在纳入长期随访的分析中，与药物洗脱支架使用相关的晚期支架内血栓形成的风险很小但有限 [70, 72]。从理论上讲，这种晚期支架内血栓形成的发生，预计会增加药物洗脱支架治疗患者的死亡率和非致死性心肌梗死率，但大多数研究，包括早期预警数据的 Meta 分析，在长期随访研究中，均未发现死亡和心肌梗死的差异 [58, 72]。此外，随后对来自瑞典的大型注册研究进行了重新分析，该研究随后进行了 4 年的随访，引起了最初对药物洗脱支架安全性的关注，并增加了更多患者，证明药物洗脱支架和金属裸支架之间的临床终点没有差异。

作为介入心脏病学史的一部分，似乎有一些共识认为，与金属裸支架相比，第一代药物洗脱支架可能与晚期支架内血栓形成率略有增加相关，至少在“适应证内”药物洗脱支架使用时，这些风险与再狭窄相关结果的减少相抵消，因此与金属裸支架相比，使用第一代药物洗脱支架没有观察到死亡或心肌梗死等硬性安全终点的增加。最后，近年来在介入心脏病学的武器库中引入了新一代药物洗脱支架和生物可吸收支架，新一代药物洗脱支架（包括依维莫司、佐他莫司和生物可吸收洗脱支架）已被证明比第一代药物洗脱支架更安全、更有效，并在其他章节中讨论过。

九、总结

本章从历史角度，回顾了西罗莫司洗脱支架和紫杉醇洗脱支架的发展和临床数据。与金属裸支架相比，第一代药物洗脱支架已经克服了再狭窄和重复血运重建的障碍。但是，出现了长期安全的问题。尽管第一代药物洗脱支架可能存在更大的晚期支架内血栓形成风险，但数据优势表明，与金属裸支架相比，它们与死亡、心肌梗死或其他“硬临床终点”的增加无关，并且与再狭窄有关终点的减少持久关联，在“超适应证”使用中可能带来更大的绝对获益（和风险）。

随着 PCI 的不断适应和发展，目前药物洗脱支架技术的新发展正在被使用。除了新一代支架外，目前正在积极研究一大批新的药物洗脱支架技术。分叉药物洗脱支架系统、具有生物可吸收聚合物的药物洗脱支架、具有表面可修饰性以避免使用聚合物的非聚合物药物洗脱支架方法，甚至完全生物可回收的血管支架，目前都在临床实践中使用或正在临床试验中进行测试。

第 32 章 钴 – 铬依维莫司洗脱支架

Cobalt-Chromium-Everolimus -Eluting Stents

Vikas Thondapu Yoshinobu Onuma Bimmer E.P.M. Claessen Patrick W. Serruys Peter Barlis 著

苗 琨 译

与上一代的金属裸支架相比，药物洗脱支架在预防支架内再狭窄方面具有无可争议的疗效。第一代药物洗脱支架扩大了 PCI 的范围，把微创技术应用到过去严格意义上属于外科的范围。然而，尽管药物洗脱支架非常有效，但是药物洗脱支架的长期安全问题却很快浮出水面。有证据表明，第一代药物洗脱支架增加了晚期支架内血栓形成和再狭窄风险，使得人们对药物洗脱支架进行了全面的重新认识。

为重新评估药物洗脱支架而进行的无数研究让人们对支架和血管壁之间复杂的关系有了新的认识，并重新关注于支架平台、聚合物和药物。众所周知，支架小梁厚度、聚合物生物相容性和药物释放动力学等因素会影响血管内皮的修复，而血管内皮修复是决定支架远期预后的主要因素。这些认识为随后设计第二代药物洗脱支架提供了依据，从而产生了生物相容性更好的药物洗脱聚合物、更有效的药物剂型和更具弹性的平台材料。

钴 – 铬（CoCr）支架的产生主要是因为需要新一代的冠状动脉支架来改善上一代支架的安全性、有效性和输送性。这种合金的具有优越的生物力学和生物相容性，为支架的设计提供了多样化和创新的平台。总体而言，第二代药物洗脱支架保留了第一代药物洗脱支架的抗支架内再狭窄的特性，同时减少了晚期支架内血栓形成 [1–4]。目前有几种二代药物洗脱支架正在临床使用，本章着重介绍了市场领先、已成为新支架对比标准的钴 – 铬依维莫司洗脱支架（CoCr–EES）。

本章首先简要讨论了使这些支架具有优越的生物力学和生物相容性的钴铬合金的材料性能和化学特性，为随后展开的对 CoCr–EES 技术特点的阐述以及评估其安全性和有效性的临床试验提供了知识背景。需要指出的是，这里所讨论的化学和材料特性并非详尽无遗，也不意味着钴 – 铬合金是冠状动脉支架的最佳材料，仍然有其他优秀材料存在，而且还有更多的材料正在开发中。虽然 CoCr 合金的确有其局限性，但仍比不锈钢等材料有着更好平衡性。这些概念不仅有助于解释 CoCr–DES 在临床上的成功，而且可以更好地了解其他重要和常用的支架材料（如钛和铂合金）的性能。

一、钴 – 铬合金的材料和化学特性

传统药物洗脱支架设计中的三个要素是平台、聚合物和药物。目前支架之间的差异大部分都是由这些特征改变所导致的（图 32–1）。尽管每个要素都很关键，但是平台的生物力学和生物相容性在支架的整体性能中扮演着关键角色。与不锈钢和其他许多用于冠状动脉支架的材料相比，钴 – 铬合金具有可以改善其性能的关键材料和化学性能。

（一）平台的生物力学

1. 支架小梁厚度

十多年来，大量的研究表明，支架小梁越薄其对临床预后改善越显著 [5, 6]。支架小梁越厚其径向和纵向强度越强，但在不引起血管畸形和损伤的情况下这种支架缺乏灵活性和均一性。较薄的小梁能更好地贴合血管壁，并且减少对局部血流动力学的干扰 [7–11]。支架梁越薄，越不容易导致血管炎症 [12, 13] 和血栓 [7]。这些发现可能可以部分地解释为什么使用小梁更薄的支架可以看到更快、更完整的

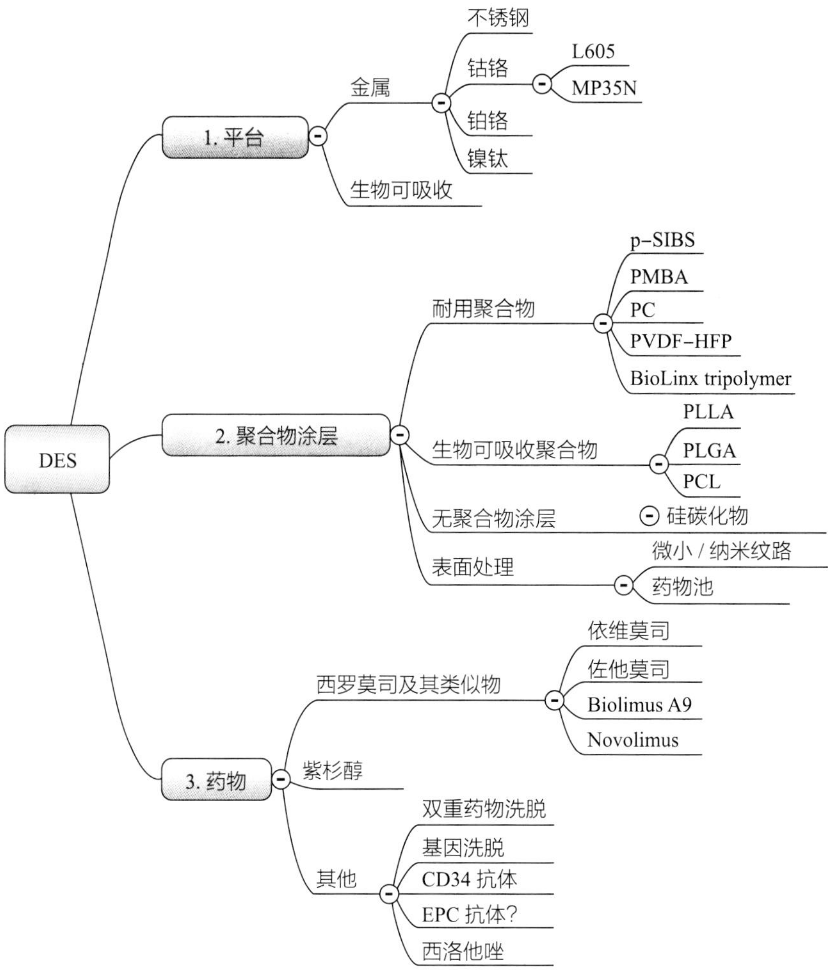

▲ 图 32-1　药物洗脱支架的成分

内皮修复[14]。

支架厚度也会影响支架的输送性、可视性、跟踪性和支架释放的难易程度。较薄的支架增加了灵活性，可以更好地与解剖复杂的血管贴合，降低通过病变的难度，并且减少对侧支血管的阻塞。但是，薄支架不透射线性更弱，降低了术者为保证安全和有效释放时支架的可视性。

虽然这些结果推动了小梁更薄的支架的发展，但不锈钢不够坚固致密，不足以在生产更薄支架的同时保持冠状动脉支架必不可少的特性。而且事实上，更薄的小梁引起了人们对支架回弹、支架变形和支架断裂的担忧[15, 16]。虽然总体上这些机械并发症很少发生，但与支架内再狭窄和支架内血栓形成密切相关[17]。例如，有报道称纵向变形更多发生于铂制支架[18]，但其他研究并没有发现两者之间的相关性[19]。正在进行的研究表明，除了某些临床因素外（如支架长度和血管直径），支架环之间的纵向连接器数目和排列方式是比支架小梁厚度或材料更为重要的决定因素[15, 16, 20–22]。

支架平台材料的特点决定了其设计和输送性。支架平台材料的拉伸强度、屈服强度、弹性和密度决定了支架在尽可能薄的基础上同时保持支撑强度、灵活性和不透射线性。虽然长期以来不锈钢一直用于医疗设备，但在制造更薄冠状动脉支架的时候，这种材料仍有一定局限性。相对于不锈钢，钴 – 铬合金具有更好的平衡特性。虽然最常用的钴 – 铬合金中 L605 和 MP35N 组成比例不同，但其生物力学性质相似（表 32–1）[23]。由于化学成分的差异，L605 和 MP35N 比 316L 不锈钢拉伸强度、屈服强度和弹性更高。

2. 金属的晶体结构

合金的机械性能取决于其化学组成和晶体结构

（表 32-2）。大多数金属具有晶体结构，其原子形成重复的单元格可以进行各种排列，如面心立方、体心立方和密排六方结构。简单地说，这些排列决定了原子的紧密程度，从而决定了其强度、密度和磁性等性质。此外，单元格排列的方式还可以在不同条件下（如不同的温度和杂质）进行转换。

由于原子缺失、原子插入或者连接键轻微错位，导致许多纯金属在常规晶体排列中存在缺陷。这些缺陷导致晶体材料出现无数的晶粒和平面（图 32-2A ～ C），晶体缺陷可以部分解释金属的脆性和变形性。人们可以通过各种冶金技术改变金属的机械性能从而消除或减少各种缺陷。

合金化或固溶强化是一种使晶体缺陷稳定和纯金属强化的技术。加入其他元素可以有效减少由于金属间黏结强度和原子大小的差异而造成的缺陷变形（图 32-2D）。另一项技术是晶界强化，其中包括对金属或合金施加外力，以减小晶粒尺寸并重新定位缺陷从而与新形成的晶界相结合*。因为某些合金元素也会影响晶粒的大小，而降低晶粒尺寸的元素可以有效地增加合金的总强度。合金加工的温度可以引起单元格排列的转变（如由体心立方向面心立方变换），最终又会影响材料的电磁和机械特性。

这些概念的引入是为了证明钴-铬合金的强度、弹性和密度的改变可以与钴、铬、钨和钼对合金晶体结构的影响密切联系起来。在钴-铬合金中钴的原子结构（更具体地说是电子的数量和排列）有利于单元格从面心立方向密排六方结构的部分变换，由此产生的紧密排列又独特的单元格结构显著增加了合金的强度和耐磨性[24]。而不锈钢材料的单元格则不会发生这种类型的重新排列和强化。

在许多合金中，铬与碳结合形成极强的铬-碳化物可以稳定结构缺陷和晶界。虽然钴-铬合金中的碳化物通常以铬为基础，但钴、钨和钼可以替代铬，并发挥其自身的强化作用。此外，钨可以促进碳化物在合金中的均匀分布，钼可以减小晶粒尺寸，从而降低晶体缺陷导致的不稳定[24, 25]。

因此，钴-铬合金的特殊化学成分使其具有能够制造薄小梁（＜ 100μm）支架的特性，使其既能保持强度、柔韧性和不透射线性，还具有长期抗磨损、抗疲劳和抗侵蚀性[25-28]。从临床的角度来看，与小梁较厚的支架相比，这些生物力学特征有助于减少内皮损伤、血栓形成和支架内再狭窄[29, 30]。这些概念有助于解释不锈钢的某些局限性，以及钴、铂和钛合金在冠状动脉支架中表现优异的原因。

（二）平台生物相容性

显然，生物相容性是对所有植入器械的要求。

表 32-1 不锈钢和钴-铬合金的组成

合金	组成要素（%）							
	碳	铁	钴	铬	镍	钨	钼	锰
316L	0.03	64	–	18	14	–	2.6	2.0
MP35N	0.025	1.0	35	20	35	–	10	0.15
L605	0.1	3.0	52	20	10	15	–	1.5

表 32-2 不锈钢和钴-铬合金的机械特性

材料	密度（g/cm³）	UTS（MPa）	屈服强度（MPa）	弹性系数（GPa）
316L	7.9	670	340	193
MP35N	8.4	930	414	233
L605	9.1	1000	500	243

UTS. 极限抗拉强度

* 由于晶粒表面通常由平面形成，因此平面边界限定了两个晶粒相遇的界面。假设多晶金属体积恒定，减小晶粒尺寸会增加晶粒数量和平面边界，类似于增加表面积。晶界强化有效地将原子晶体缺陷引入平面边界，这是一种固有的不稳定排列，而不是随机分散的缺陷。简而言之，尽管这种机制随着晶粒尺寸的极大减小而破裂，但是点和线缺陷仍然不如平面缺陷稳定

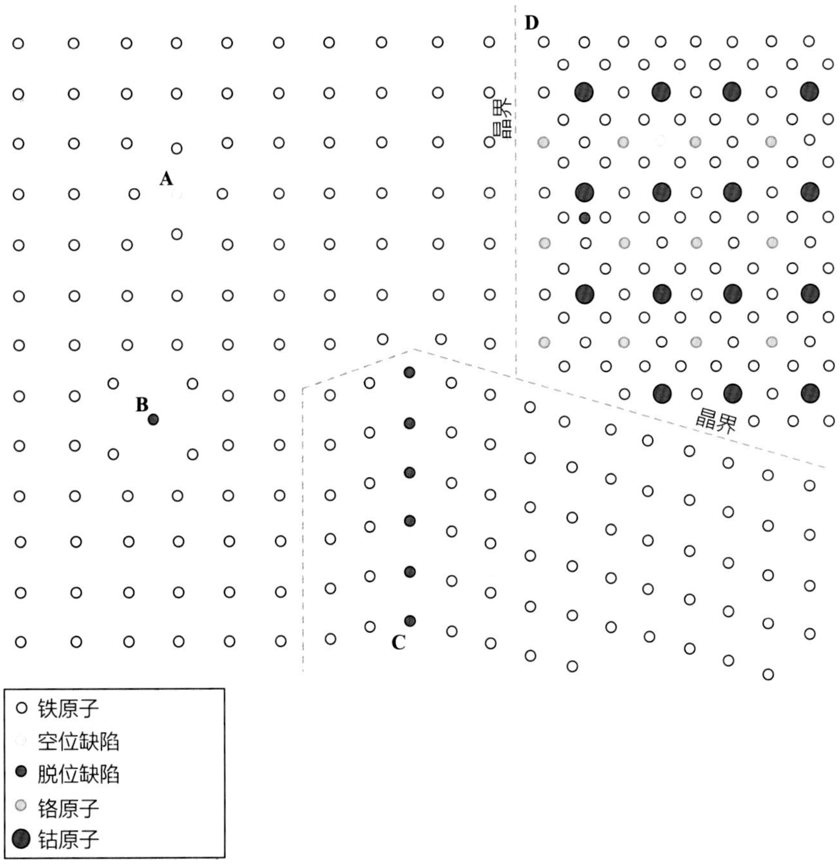

▲ 图 32-2 金属晶体结构，缺陷和强化的示意图

A. 晶体中的空位缺陷导致键的错误连接和易于变形的点；B. 脱位缺陷导致键的错误连接和变形的易感性；C. 线性或平面位错缺陷导致形成新的晶粒和边界；D. 钴和铬原子可稳定结构缺陷并允许更紧密的原子堆积，以增强合金强度并增加其耐磨性

但其定义随时间、设定和预期的结果而不断变化[31]。对于冠状动脉金属支架而言，生物相容性需要具有抗血栓和低炎症反应的特性。即使是金和涡轮层碳，这些特点也不是与生俱来的。虽然这些材料成功地应用于其他与血液接触的设备，但在冠状动脉支架中效果不佳[32-35]。而与不锈钢金属裸支架相比，钴－铬合金生物相容性体现在更低的再狭窄、更低的血栓形成发生率[29, 30]和更少的靶病变血运重建[36]。虽然这可能与较薄的支架和改进的生物力学有关，但材料和化学特性也有助于提高其抗血栓和抗炎症的能力。

1. *表面特征和抗血栓形成*

因为金属是导致纤维蛋白沉积和血小板黏附的重要触发因素，所以抗血栓形成是冠状动脉支架应具有的重要特性。虽然支架血栓形成的具体热力学和电化学机制超出了这一讨论的范围，但这一过程也受到支架材料特性和表面特性的影响[12, 37, 38]。

简而言之，血液和金属支架表面之间的能量差异不仅使蛋白容易沉积在支架上，而且影响已经沉积在支架上的蛋白（纤维蛋白、纤维连接蛋白、白蛋白等），还影响了这些蛋白与金属表面接触的程度[38]。事实上，黏附性纤维连接蛋白的不同构象对血小板、单核细胞和内皮细胞的黏附亲和力不同，其取决于黏附在金属上所暴露的分子间结合域[39]。而这会影响血栓形成、再狭窄和内皮覆盖的进程。

支架表面和血液之间的能量差异取决于材料表面能量，材料表面能量是指材料表面上分子键相对于内部分子的稳定性的量度、表面电位、电导率的量度和表面结构[38, 40]。表面的经验特性极其复杂，表面特性和血栓形成之间的关系仍不确定[41, 42]。简单来说，与其他用来制作支架的材料相比，钴 – 铬合金的表面能量和表面电位低，而且其表面更容易被电抛光。所有这些原因都有助于减少血栓形成[37,43]。

通过体外实验测定纤维蛋白和血小板黏附，可以模拟各种材料的抗凝血性和抗炎性。例如，金、锰、涡轮层碳等材料的体外纤维蛋白、血小板和单核细胞黏附率都很高，也就是说含有这些物质的支架再狭窄发生的概率更高[33,34]。相比之下，L605 钴 – 铬合金的纤维蛋白沉积率、单核细胞黏附率更低，并且具有良好的内皮细胞迁移性[44]。在临床试验中也证明了其血栓和再狭窄事件发生率更低[29,30]。

2. 耐侵蚀和减轻炎症

除了厚支架小梁和早期耐用聚合物外，侵蚀支架平台的金属释放被认为是血管毒性和慢性炎症的另一个来源[45]。侵蚀可以解释镀金支架失败的原因：镀锌涂层技术使其表面不规则可能导致金层裂缝，毒性和炎性金属离子侵蚀周围组织[33,42,46]。对金涂层技术的改进使得支架表面结构和完整性得到改善，彻底解决了严重的支架内再狭窄问题[46]。

显然，耐侵蚀性取决于平台的机械完整性。从镀金支架可以看出，缺口和裂缝可能是侵蚀进展的源头（图 32–3）。钴 – 铬合金具有较高的弹性、耐磨损性和抗疲劳性能，从而部分解释了其优越的耐侵蚀性能。然而，与不锈钢和其他常用的材料相比，钴 – 铬合金具有优良的耐蚀性能主要由于金属支架表面在体内的氧化作用[25,47]。表面氧化可以产生一种被动膜，其作用有点像天然的密封剂，从而减少金属释放到周围组织中[48]。考虑到作为单独要素，钴、铬和镍具有高度毒性，形成表面氧化物的重要性不能被夸大。但一旦其被合成、氧化，就可以形成一种具有高度生物相容性的无毒材料。

有趣的是，在防止金属释放方面，氧化物的稳定性比金属含量本身更重要。虽然 L605 和 MP35N 合金中的镍含量相对较高（分别为 10% 和 35%），但其优异的氧化物稳定性可防止在更易侵蚀的合金（如不锈钢）中出现镍的释放。尽管镍和钼也扮演了重要角色，但其稳定性主要是因为钴 – 铬合金中的铬含量高。在钴基质中，高铬含量尤其会诱发自发表面氧化以形成高度稳定的 Cr_2O_3 氧化物[24]。因此，钴 – 铬合金的耐蚀性要比不锈钢强得多[47]。

最后，应该注意的是，相同的要素可能对机械强度和耐侵蚀性具有相反的影响，因此，要实现性

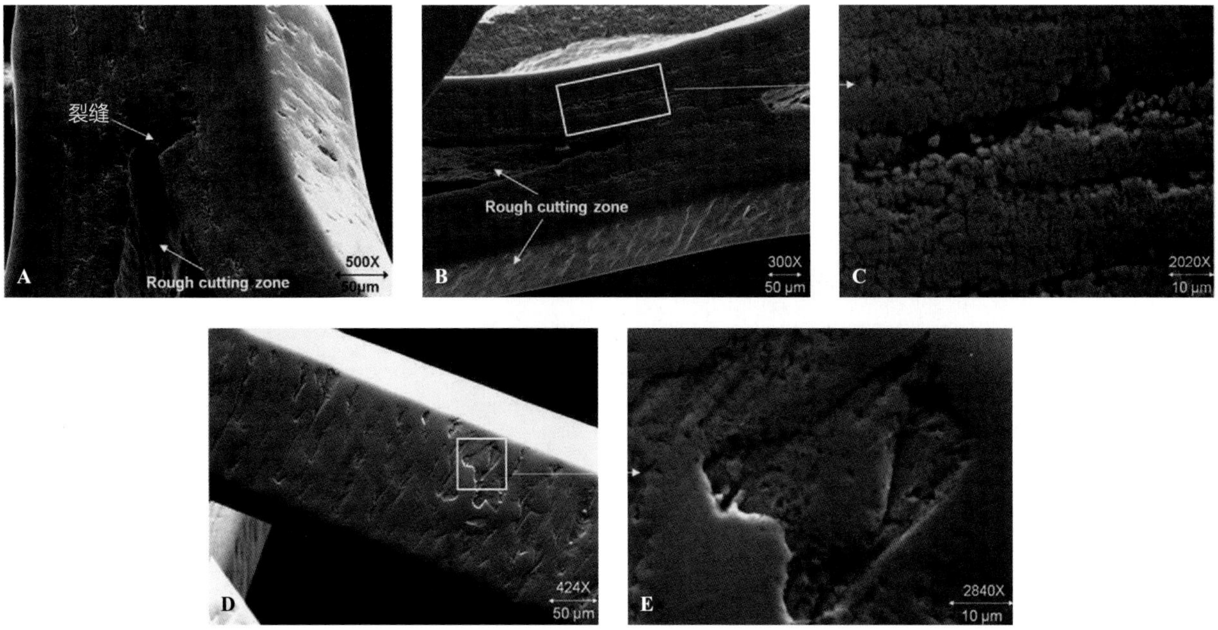

▲ 图 32–3 支架侵蚀

A、B、D. 扫描电子显微照片显示镍钛支架表面的裂缝；C、E. 近距离检查发现的侵蚀（引自：Halwani DO, et al.J Biomed Mater Res B，2010，95B: 225–238. 经允许可转载 . 版权归 2010 Wiley Periodicals 公司）

能的平衡是十分困难和重要的。例如，钨可以提高 L605 的强度和耐磨性，但也可能导致 L605 的耐蚀性略低于 MP35N。另一方面，MP35N 不含钨，因此可以减少一定的机械强度而稍微提高其耐侵蚀性。当然，这些都是对高度复杂现象的简化解释，但仍然可以说明化学和材料特性及其与临床实践中临床表现之间的关系。

二、钴铬 - 依维莫司洗脱支架：技术概述

（一）平台

COCR-EES 包括 Xience Ⅴ、Prime、Xpedition 和 Alpine（Abbott Vascular，Santa Clara，CA，USA）。自从 2006 年 Xience Ⅴ面世以来，这些支架只是经过了平台设计和输送系统的轻微变化。

Xience Ⅴ是基于 L605-CoCr 的 Multi-Link Vision 平台，该平台具有 81μm 小梁和开放式设计。其特点是同相正弦环，每个环由三个纵向连接器连接。每个纵向连接器都有一个小的 C 形环，以增强其灵活性（图 32-4）。后来 Xience Prime 取代了 Xience Ⅴ，直到最近又被 Xpedition 和 Alpine 取代。

Xience Prime、Xpedition 和 Alpine EES 是基于 L605-CoCr 的 Multi-Link 8 平台。其特征是单元格稍长、近端环形修饰较小，但其他方面几乎与 Multi-Link Vision 平台相同。这两种平台支架小梁都很薄，同时又保持良好的径向强度、纵向强度、灵活性和不透射线性 [15, 20, 26]。

（二）聚合物

所有 Xience 支架均采用一种耐用的生物相容性聚合物涂层，其包括底层和一个总厚度为 7.8μm 的聚合物药物层。这种聚合物（聚丁基甲基丙烯酸酯）由甲基丙烯酸酯单体合成，可以将洗脱药物聚合物吸附到平台上。药物洗脱层是以 83∶17% 的比例将聚偏二氟乙烯 - 六氟丙烯（PVDF-HFP）和依维莫司进行混合的混合物，然后将其应用于整个聚丁基丙烯酸甲酯（PMBA）聚合物支架表面上。

因为药物洗脱的聚合物是永久性的，所以内皮的快速修复、长期抗血栓形成和抗慢性炎症特性对于长期安全性是非常重要的。与钴 - 铬合金一样，PVDF-HFP 聚合物的化学和材料特性显著提高了其临床表现。

1. 聚合物化学结构

PVDF-HFP 是一种半晶体聚合物，其具有可以增加对水解、氧化和酶解的阻力的完全饱和碳—碳平台。这种氧化的稳定性可以减少炎症降解产物的形成。此外，将近 50% 碳骨架被氟所饱和，形成高度惰性、疏水的支架表面，从而具有抗血栓形成特点（图 32-5）[39]。虽然理论上疏水性表面更容易形成血栓，但是将亲水性聚合物与疏水性氟化聚合物进行比较后并没有证实这一点。相反，高能 C—F 键的热力学稳定性和相对非极性降低了钴 - 铬平台的表面能量和电位。这些特征解释了氟钝化，也就是观察到内皮修复的改善、抗血栓形成和降低氟化聚合物的炎症潜在风险 [3, 39, 49–52]。

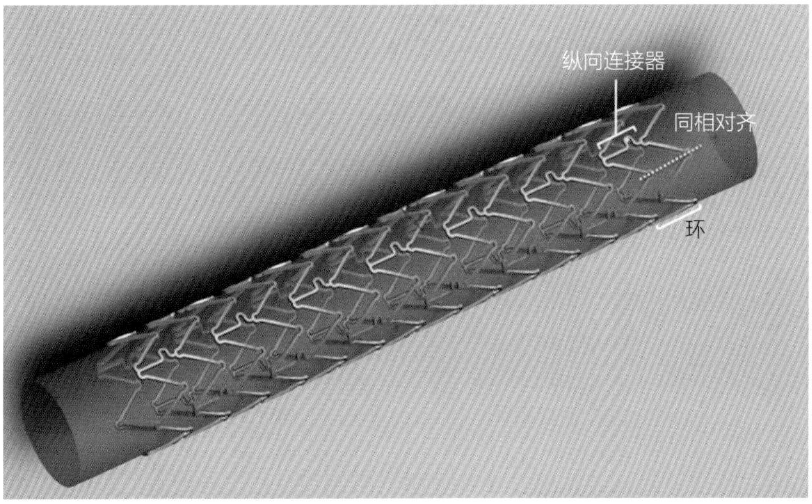

◀图 32-4　Xience 支架

Xience V/Multi-Link Vision 具有开放式同相正弦结构，相邻环之间有三个纵向连接器。纵向连接器采用 C 形环，以增加灵活性。Xience Prime、Xpedition 和 Alpine 基于 Multi-Link 8 平台，该平台的连接器稍长，从而使单元更长，但在其他方面与 Multi-Link 8 相同

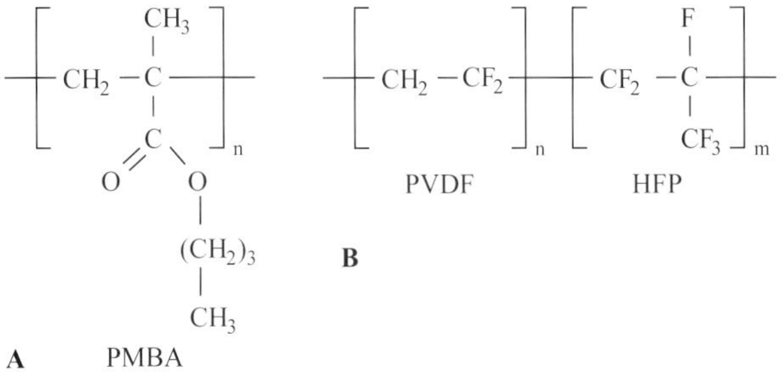

▲ **图 32-5 聚丁基丙烯酸甲酯和聚偏二氟乙烯-六氟丙烯的化学结构**

A. 聚丁基丙烯酸甲酯的化学结构；B. 完全饱和、部分氟化的碳—碳主链聚偏二氟乙烯-六氟丙烯增加其氧化稳定性和抗血栓形成性

2. 聚合物的玻璃化转变温度

简要说明一下聚合物的玻璃化转变温度（Tg），低于该温度时聚合物脆性增加且容易裂开，高于该温度时聚合物变得柔韧且具有弹性；它是克服聚合物链流体运动的分子间阻力所需的能量。PVDF-HFP 的 Tg 为 -29℃，所以在体温下具有较高的弹性和抗疲劳性能。这在短期和长期都特别重要，因为在球囊扩张时或心脏持续运动和动脉搏动时脆性更大的聚合物会发生开裂。

综上所述，PVDF-HFP 的半晶氟化结构和低 Tg 有助于提高氧化稳定性、抗疲劳、抗开裂、低血栓性和良好的药物释放动力学。

（三）药物

依维莫司是西罗莫司的部分合成类似物，西罗莫司是由吸水链霉菌（streptomyces hygroscopicus）天然形成的化合物。西罗莫司及其类似物结合细胞质 FKBP-12 以形成抑制 mTOR 的复合物，从而导致 G_1 期细胞周期停止。依维莫司还可以选择性地清除动脉粥样硬化的巨噬细胞，理论上可以稳定易损斑块，但临床意义仍有待阐明[53]。

利用不同的碳侧链原子可以合成各种西罗莫司类似物。西罗莫司的衍生物在冠状动脉药物洗脱支架中具有相似的活性和效果，但具有亲脂性却是明显不同的。依维莫司比西罗莫司亲脂性更高，可以增加局部（特别是在脂质丰富的动脉粥样硬化斑块）血管吸收，而在全身分布较低。这使得伊维莫司洗脱支架的药物浓度可以更低（100μg/cm^2）。

与金属裸支架相似，CoCr-EES 在短期和长期对内皮的修复表现优异，均优于第一代药物洗脱支架（图 32-6）[54]。其中部分原因是由药物释放的动力学导致的，而药物动力学也是内皮修复和临床结果的重要促进因素。CoCr-EES 的聚合物-药物复合物在支架置入后的第一个 24h 内释放约 30%，30 天内释放 80%，直到 120d 时完全洗脱。聚合物药物洗脱的机制是复杂的，但 PVDF-HFP 的低 Tg、聚合物与药物的混合性（两者均为疏水性）都是控制药物释放的因素。

三、Xience 支架：临床试验

与第一代药物洗脱支架相比，大量的试验已经证明了 CoCr-EES 的短期和长期安全性和有效性。目前二代 DES 已经作为新支架和设备的标准对照。因此，这里列出了几项 Xience 伊维莫司洗脱支架的具有里程碑意义的研究报告（表 32-3）。

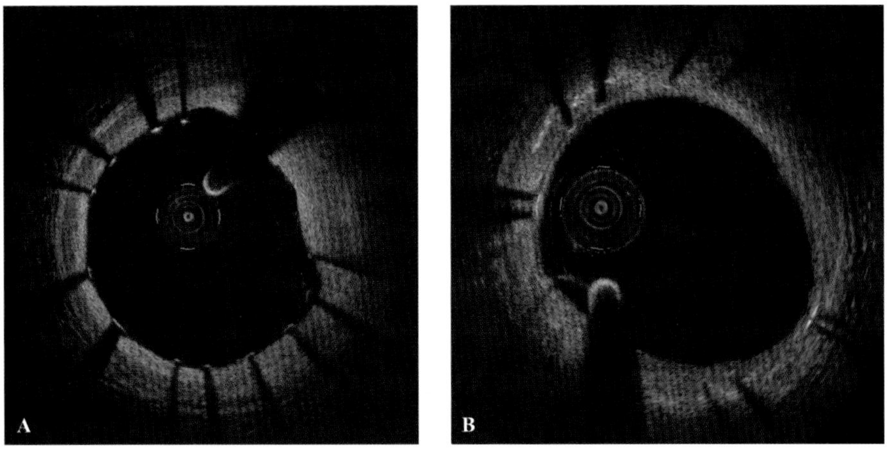

◀ **图 32-6 通过光学相干断层扫描评价钴-铬依维莫司洗脱支架及其组织覆盖情况**

冠状动脉内 OCT 可以提供内膜-中膜血管结构和支架小梁的高分辨率体内影像。A. 介入后 OCT 成像显示支架与血管贴壁良好；B. 同一段冠状动脉 6 个月后由 OCT 成像显示没有增生反应的组织覆盖

表 32-3 入选试验

试验	XV-EES 对比	试验设计	入选和排除标准	例数	主要终点	结果*	结论
SPIRIT FIRST	MLV - BMS	前瞻性 随机 单盲	**入选:** 使用单个 3.0mm×18mm 支架治疗一个新发病变；无症状、稳定或不稳定缺血 **排除:** AMI，无保护左主干病变，CTO，分叉病变，严重钙化，支架内再狭窄，血栓，LVEF < 30%	60	6 个月支架内 LLL	0.1 vs 0.87mm，$P < 0.001$	与 BMS 相比，XV-EES 显著降低了再狭窄；EES 的临床事件发生率显著降低
SPIRIT Ⅱ	Taxus PES	前瞻性 随机 单盲	**入选:** 在不同冠状动脉最多 2 个新发病变；血管直径 2.5 ～ 4.25mm，长度 ≤ 28mm **排除:** 3d 内 AMI，LVEF < 30%，开口病变，左主干病变，分叉病变；严重钙化，血栓	300	6 个月支架内 LLL	0.11 vs 0.36 mm，$P < 0.0001$ 优效性	在减少支架内 LLL 方面 XV-EES 优于 PES；两组临床事件发生率均较低
SPIRIT Ⅲ	Taxus PES	前瞻性 随机 单盲	**入选:** 在不同冠状动脉最多 2 个新发病变；血管直径 2.5 ～ 3.75mm，长度 ≤ 28mm；稳定或不稳定型心绞痛或可诱发缺血 **排除:** 急性或近期 MI，靶血管已经进行过 PCI 或者计划在 9 个月内进行，在 90d 内或 9 个月后对非目标血管进行干预	1002	8 个月节段内 LLL	0.14 vs 0.26 mm，$P=0.003$	与 PES 相比，XV-EES 显著降低了 LLL；12 个月 TVF 和 MACE 率更低
SPIRIT Ⅳ	Taxus Express 2 PES	前瞻性 随机 单盲	**入选:** 在 1 ～ 2 个冠状动脉最多 3 个新发病变；直径 2.5 ～ 3.75 mm，长度 ≤ 28mm **排除:** 左主干病变；近期 MI、CTO、血栓或复杂分叉病变	3687	缺血驱动的 TLF（心源性死亡、TV-MI、ID-TLR）	4.2% vs 6.8%，$P=0.001$	TL 方面 XV-EES 优于 PES；显著降低 ID-TLR MI 和 ST 的发生率
XIENCE V USA	无	前瞻性 观察性 单臂	**入选:** 仅用 EES 治疗 **排除:** 有限排除标准	5054	明确或很有可能的支架内血栓；12 个月心源性死亡和心肌梗死的复合	ST-0.84% CD/MI-6.5%	XV-EES 在未经选择的人群中表现出极佳的安全性和有效性
COMPARE Ⅰ	TaxusLiberte PES	前瞻性 随机 单盲	**入选:** 择期或急诊 PCI；复杂的病变（B2/C 型病变） **排除:** 有限排除标准；不能遵守 12 个月 DAPT 或有禁忌者；计划在 30d 内进行大外科手术	1800	12 个月所有死亡、非致命 MI、TVR 的复合	6.2% vs 9.2%，$P=0.02$	XV-EES 在全人群中安全且有效

（续表）

试验	XV-EES 对比	试验设计	入选和排除标准	例数	主要终点	结果*	结论
EXAMINATION	MLV - BMS	前瞻性随机	**入选**：48h 内的 STEMI； **排除**：有限排除标准；由于支架内血栓导致的 STEMI	1498	所有死亡、任何再发 MI、任何靶病变血运重建的复合	11.9% vs 14.2%，P=0.19	XV-EES 没有降低主要复合终点，但降低了 TLR 和 ST
EXCELLENT	Cypher SES	前瞻性随机公开	**入选**：任何病变；无症状性心肌缺血，稳定和不稳定型心绞痛；血管直径 2.25～4.25mm； **排除**：72h 内 STEMI，LVEF < 25%，左主干狭窄 > 50%，CTO，支架内再狭窄，需要 2 个支架的分叉病变	1443	9 个月 LLL	0.11mm vs 0.06mm，P=0.09（P 非劣效 = 0.0382）	在抑制 LLL 方面 XV-EES 不劣于 SES；两组的临床事件发生率相似且均较低
EXECUTIVE: Prospective arm	Taxus PES	前瞻性随机	**入选**：多支病变；血管直径 2.5～4.0mm，长度 < 28mm；准备接受 CABG 患者 **排除**：72h 内 AMI，左主干病变，动脉或静脉桥血管病变；严重钙化	200	9 个月 LLL	–0.03mm vs 0.23mm，P=0.001	与 PES 相比，XV-EES 显著降低多支病变和低-中 SYNTAX 评分患者的 LLL
EXECUTIVE: Retrospective arm	无	单臂	**入选**：多支病变；血管直径 2.5～4.0mm，长度 < 28mm；准备接受 CABG 患者 **排除**：72h 内 AMI，左主干病变，动脉或静脉桥血管病变；严重钙化	400	12 个月全因死亡、MI 或缺血驱动的 TVR 的复合	9.2%	XV-EES 在多支病变患者的 MACE 发生率较低
TWENTE	Resolute ZES	前瞻性随机单盲	**入选**：稳定或不稳定型缺血，对病变长度和直径无限制； **排除**：STEMI；有限排除标准	1391	12 个月心源性死亡、MI、临床驱动的 TVR 的复合	8.1% vs 8.2%，P=0.94	XV-EES 和 R-ZES 在未经选择的复杂人群中具有相似的低临床事件发生率

AMI. 急性心肌梗死；CABG. 冠状动脉旁路移植术；CD. 心源性死亡；C-SES.Cypher 西罗莫司洗脱支架；CTO. 慢性完全闭塞；DAPT. 双重抗血小板治疗；ISR. 支架内再狭窄；LLL. 晚期管腔丢失；LM. 左主干病变；MLV-BMS.Multi-Link Vision 金属裸支架；RVD. 参考血管直径；R-ZES.Resolute 佐他莫司洗脱支架；ST. 支架内血栓形成；STEMI.ST 段抬高心肌梗死；TLF. 靶病变病变失败；T-PES.Taxus 紫杉醇洗脱支架；TVR. 靶血管血运重建；XV-EES.Xience V 依维莫司洗脱支架

*. 所有数值均以 XV-EES 与比较支架呈现

（一）SPIRIT Ⅰ～Ⅳ

SPIRIT Ⅰ将56名患者随机分为XienceⅤ–EES组或Multi–Link Vision L605 CoCr金属裸支架组[55]。早期血管造影结果显示，XienceⅤ–EES与Multi–Link Vision CoCr金属裸支架组相比表现优异（6个月支架内晚期管腔丢失分别为0.1mm和0.87mm，$P<0.001$），虽然没有明显统计学意义，但临床事件发生率更低（7.7% vs 21.4%，P=NS），最后因为样本量小而无法评估临床结果。长期数据证实，早期发现比Multi–Link Vision更优秀的XienceⅤ–EES的安全性和有效性在5年内一直得到保持[56]。

SPIRIT Ⅱ～Ⅳ试验比较了XienceⅤ–EES与紫杉醇洗脱支架（Boston Scientific Natick, MA,USA）。SPIRIT Ⅱ早期血管造影结果显示：XienceⅤ–EES比TAXUS紫杉醇洗脱支架具有更优越的性能，6个月的支架内晚期管腔丢失分别为0.11mm和0.36mm（P=0.0001）[57]。虽然2年的血管造影和血管内超声结果表明，XienceⅤ–EES晚期管腔丢失呈现"晚期追赶"现象，但临床不良事件并没有随之增加[58]。5年后，心源性死亡率、临床驱动的靶病变血运重建和缺血驱动的主要不良心脏时间等方面的证据表明，XienceⅤ–EES仍然优于TAXUS紫杉醇洗脱支架[59]。有趣的是，尽管双联抗血小板治疗依从性在5年内明显降低，但在伊维莫司洗脱支架组中明确或很可能的支架血栓形成发生率更低。

SPIRIT Ⅲ试验结果显示，在8个月的支架内晚期管腔丢失方面，XienceⅤ–EES相对于TAXUS紫杉醇洗脱支架有早期血管造影优势（0.16 vs 0.30mm，P=0.002），同时显著降低1年主要心脏不良事件（6.0% vs 10.3%，P=0.02）[60]。在5年时XienceⅤ–EES仍然保持优势，在靶血管失败（target vessel failure，TVF）、靶病变失败（target lesion failure，TLF）、主要心脏不良事件和全因死亡率等方面明显低于TAXUS紫杉醇洗脱支架[2]。

SPIRIT Ⅳ将具有广泛入选标准的3690名患者随机分配到XienceⅤ–EES或TAXUS Express 2紫杉醇洗脱支架组。1年后，伊维莫司洗脱支架在缺血驱动靶病变血运重建、靶病变失败、靶血管血运重建、靶血管失败、主要心脏不良事件、明确的支架血栓形成和心肌梗死方面较紫杉醇洗脱支架显著减少[61]。在3年时间里，XienceⅤ–EES在死亡率、靶血管心肌梗死、靶病变失败以及明确或很有可能的支架内血栓形成等方面保持优势。只有缺血驱动的靶病变血运重建没有显著差异，但在伊维莫司洗脱支架组仍有降低的趋势。这些结果表明，与TAXUS紫杉醇洗脱支架相比，XienceⅤ–EES优点是持久且优越的安全性而非有效性更好[1]。

在SPIRIT Ⅱ～Ⅳ随机试验中，对4989名患者（伊维莫司洗脱支架3350例，紫杉醇洗脱支架1639例）长达3年的随访（因为SPIRIT Ⅳ的最终随访数据是在3年时收集的）进行汇总Meta分析，再次证实了与伊维莫司洗脱支架相比TAXUS紫杉醇洗脱支架的优异结果[1]。这项Meta分析显示，伊维莫司洗脱支架导致全因死亡率比TAXUS紫杉醇洗脱支架更低（3.2% vs 5.1%，P=0.003）。据推测，使用了伊维莫司洗脱支架使重复血运重建、心肌梗死和支架内血栓形成减少，从而显著减少了硬终点的发生。

（二）COMPARE Ⅰ

COMPARE Ⅰ试验入选了1800名接受择期或急诊PCI患者，将其随机分为XienceⅤ EES或Taxus LibertePES组。值得注意的是，74%为复杂病变（B2/C型）且研究人群的病情严重（27%的患者为ST段抬高型心肌梗死）。在1年时，XienceⅤ–EES组临床事件发生率明显减少[62]。2年后，由于减少了TVR、心肌梗死、明确或很有可能的支架内血栓形成XienceⅤ–EES组的优势进一步扩大[63]。

（三）EXAMINATION

EXAMINATION试验将1498例ST段抬高型心肌梗死患者随机分为XienceⅤ–EES和Multi–Link Vision CoCr BMS两组，主要终点是全因死亡、心机梗死、1年血运重建的复合事件，并且特别选择了包含可能导致ST段抬高型心肌梗死后预后的各种变量。

虽然最终主要复合终点在各组间没有显著差异，但XienceⅤ–EES组显著降低了靶病变血运重建、靶血管血运重建和明确的急性支架内血栓形成[64]。这种差异在第二年仍然存在：XienceⅤ–EES显著降低了靶血管血运重建（2.9% vs 5.6%，P=0.009）和靶血管血运重建（4.8% vs 7.9%，P=0.014），以及明确或很有可能的支架内血栓形成（1.3% vs 2.8%，P=0.04）事件。但是，两组总体全因死亡、心源性死亡和心肌梗死发生率仍然相似[65]。

值得注意的是，尽管两组患者的双联抗血小板治疗依从性接近100%，但 Xience Ⅴ在明确或很有可能的支架内血栓形成的减少主要是由于急性支架内血栓形成减少所致。目前尚不清楚这是否可以归因于聚合物介导的抗血栓形成的保护作用，但对于ST段抬高型心肌梗死患者来说尤其重要。因为在ST段抬高型心肌梗死患者中，血栓溶解可以导致晚期获得性不完全支架贴壁、未覆盖小梁和支架内血栓形成。

（四）EXCELLENT

EXCELLENT试验将1443名患者随机分为Xience Ⅴ /Promus伊维莫司洗脱支架和CYPHER西罗莫司洗脱支架组，对其5年临床和血管造影结果进行了比较。所有其他血管造影和临床结果检测一样，两种支架的主要终点（在9个月时的节段性晚期管腔丢失）结果是相似的（0.11 vs 0.06mm，P=0.09）[66]。长期数据对于证明 Xience Ⅴ对标准CYPHER西罗莫司洗脱支架在迟发晚期支架内血栓形成和其他临床安全性和有效性是否存在任何差异至关重要。

（五）EXECUTIVE

虽然具有里程碑意义的SYNTAX研究证实，血管造影在决定多支病变患者是进行外科手术还是经皮介入操作有着重要作用[67]，但这些研究主要基于第一代药物洗脱支架的数据。EXECUTIVE试验评价了多支血管病变和中 – 低级SYNTAX评分患者的前瞻性和回顾性结果[68]。前瞻性研究组随机检查200例患者，随机接受伊维莫司洗脱支架或紫杉醇洗脱支架。其主要终点为9个月的支架晚期管腔丢失和次要终点为12个月复合全因死亡、心肌梗死或缺血驱动的靶血管血运重建。回顾性研究组评估了400名接受伊维莫司洗脱支架置入的患者结果，其主要终点为复合全因死亡、心肌梗死或临床驱动的靶病变血运重建。

对于前瞻性研究组，9个月的支架晚期管腔丢失结果显示伊维莫司洗脱支架比紫杉醇洗脱支架更有优势（–0.03mm vs 0.23mm，P=0.001）。前瞻性和回顾性研究组在12个月临床结果比较表明：9.2%的登记患者达到了复合终点，其中伊维莫司洗脱支架为11.1%，紫杉醇洗脱支架为16.5%（P < 0.30）。EXECUTIVE研究表明，在多支血管病变和中 – 低级SYNTAX评分进行了PCI的患者中，伊维莫司洗脱支架组在9个月血管造影结果明显比紫杉醇洗脱支架组更好，但1年的临床结果是相似的。

（六）TWENTE

TWENTE试验将1391名患者随机分为Xience Ⅴ–EES 和 Resolute–ZES（Medtronic，SantaRosa，CA，USA）两组。值得注意的是，研究方案的排除标准有限，规定在12个月时要求强制停止使用双联抗血小板治疗，并鼓励支架后扩张。在1年的靶血管失败主要终点在两组中的结果相似（8.2% vs 8.1%，P=0.94）[69]。

TWENTE试验随访2年显示，具有复杂病变和标签外指征的患者临床结果相似[70]。尽管 Xience Ⅴ–EES组临床驱动的靶病变血运重建有所下降，但与Resolute–ZES组相比，在靶病变失败（ZES 10.8% vs 11.6%，P=0.65）和心源性死亡（ZES 1.6% vs 2.7%，P=0.14）的方面没有统计学差异。晚期支架内血栓和在停用噻吩吡啶后的迟发晚期支架内血栓形成的发生率也是相似（ZES 1.2% vs 1.4%；P=0.65；VLST ZES 0.3% vs 0.3%；P=1.00）。在4例迟发晚期支架内血栓患者中，停用双联抗血小板治疗与血栓形成之间没有明显的时间相关性。

有趣的是，根据研究方案要求虽然2年双联抗血小板治疗依从性非常低（远远低于其他类似的试验，如Leaders，Resolute AC，Compare，Spirit Ⅳ），迟发晚期支架内血栓发生率却与这些研究结果相似。从而提出了关于双联抗血小板治疗持续使用最佳时间的重大问题。

（七）第二代药物洗脱支架和双抗血小板治疗

钴 – 铬支架具有出色的血液相容性，初步观察到12个月标准的双联抗血小板治疗早期停用可能不会增加低风险患者晚期支架内血栓形成的发生率[71–74]。一些Meta分析进一步表明，长期使用双联抗血小板治疗并不能降低不良心血管事件发生率，反而显著增加出血的风险[75, 76]。

EXCELLENT试验的亚组研究对1443名使用依维莫司洗脱支架或西罗莫司洗脱支架的患者进行了评估，进一步将这些患者随机分为使用双联抗血小板治疗6个月或12个月。12个月时，6个月组与12个月组靶血管失败的主要终点分别为4.8%和

4.3%（P=0.001，非劣效性）。使用西罗莫司洗脱支架患者6个月组靶血管失败风险没有明显高于12个月组，而使用依维莫司洗脱支架患者两组没有显著性差异。此外，虽然6个月组的支架内血栓发生率没有明显增加，但6个事件中有5起发生在双联抗血小板治疗治疗期间。有趣的是，亚组分析显示，糖尿病患者靶血管失败在6个月组的发生高于12个月组，这表明延长靶血管失败持续时间可能有利于糖尿病和其他高危患者。

来自Xience Ⅴ美国登记注册的超过8000名患者的1年结果表明，PCI术后30d内停用双联抗血小板治疗是支架内血栓形成的一个强有力的独立预测指标（HR 8.63，P=0.008），30d后停药并不是1年后晚期支架内血栓形成的危险因素[77]。RESOLUTE试验汇总分析结果与Resolute ZES的结果相似，显示在30d之前中断双联抗血小板治疗的患者的1年支架内血栓形成发生率为3.61%，而30d后中断双联抗血小板治疗的患者支架内血栓发生率为0.11%[78]。这两项研究都表明，不论双联抗血小板治疗的状况如何大多数支架血栓形成发生在30d内，这表明其他因素可能是导致早期支架内血栓形成的原因。

虽然这些结果仍不确定，并且在正在进行的研究也尚未提出确凿的建议，但它们强调了支架各种成分的血液相容性与临床相关性的重要性。

（八）特殊病变中的钴-铬依维莫司洗脱支架

1. 分叉性病变

对真性分叉病变进行PCI是技术上的挑战，许多研究比较了在此类病变中是选择单支架还是双支架策略。一项针对CoCr-EES进行真性分叉PCI的319例患者的单中心观察研究报告显示，与单支架策略相比，双支架策略具有更好的血管造影结果和临床结果[79]。采用双支架策略的即刻获得［（0.65±0.41）mm vs（1.11±0.47）mm；P＜0.0001］和1年临床随访的靶血管血运重建率（双支架5.8%，单支架7.4%，P=0.31）均得到明显改善，但是双支架组的心肌梗死（双支架7.8%，单支架12.2%，P=0.31）和主要心血管不良事件（双支架16.6%，单支架21.8%，P=0.21）没有明显降低。同组研究人员进行的另一项类似的只有糖尿病患者的研究结果是相似的[80]。这些研究表明，CoCr-EES可能非常适合在真性分叉病变中采用双支架方法。

2. 支架内再狭窄

在Xience Ⅴ USA前瞻性多中心注册研究中评价了CoCr-EES在支架内再狭窄病变中的表现[81]。该研究入选了5215例进行PCI后出现支架内再狭窄病变的383例患者（7.4%）。1年时，10.9%的患者发生靶病变失败，2.2%发生心肌梗死，10.3%发生靶病变血运重建，1.4%发生心脏病死亡。1年的随访结果表明，使用CoCr-EES的处理支架内再狭窄是明智和有效的。但不良事件发生率明显高于支架内再狭窄病变PCI患者。对7项随机试验进行Meta分析，将使用CoCr-EES、紫杉醇洗脱球囊、球囊血管成形术、紫杉醇洗脱支架和西罗莫司洗脱支架用于支架内再狭窄病变进行了比较[82]。结果表明，紫杉醇洗脱球囊和Co-Cr EES成为最佳治疗选择的概率最高。

3. 小血管和长病变

对包括SPIRIT Ⅱ～Ⅳ和COMPARE随机对照研究的6283名患者数据进行的Meta分析显示，小血管（＜2.65mm）长病变（＞13.4mm）患者的不良事件发生率最低[83]。这项研究表明，CoCr-EES与PES相比，CoCr-EES显著改善长病变和（或）小血管患者的结果，而在大血管、短病变的患者中治疗效果没有明显改善。

4. 多支血管病变

最近发表了冠状动脉搭桥术和依维莫司洗脱支架置入术用于治疗多支血管冠状动脉疾病（BEST）试验结果。该试验将880名多支病变患者随机分配到使用伊维莫司洗脱支架的PCI组或CABG组，不包括左主干病变患者[84]。平均随访4.6年，两组之间的死亡或心肌梗死发生并没有显著差异。然而，由于PCI组中非靶病变血运重建率明显较高，所以靶病变血运重建率增加。这项研究表明，在解剖学上复杂得多血管疾病中，PCI可能是CABG外科手术的一种替代方法。

（九）结论

与早期的不锈钢金属裸支架和第一代药物洗脱支架相比，CoCr-EES反复证明了其安全性、有效性和输送性。他们的临床成功可以归功于药物洗脱支架的平台、聚合物和药物三种设计要素的改进。对这些改进的详细探索，使我们能够深入了解支架设计和优化仍然是影响临床结果的重要因素。尤其要指出的是维持血管内皮的完整性和功能性是非常紧迫和重要的。

CoCr-EES 现在是新支架的标准参照物，但是不管它们的安全性和有效性如何，这些装置的永久性仍然是持续内皮损伤的来源。可预期支架设计的持续进步必将从传统材料转向生物可吸收材料，以更好地保持内皮的完整性和血管天然的舒缩功能。

第 33 章 铂 – 铬依维莫司洗脱支架
Platinum –Chromium Everolimus –Eluting Stents

Vikas Thondapu Bimmer E.P.M. Claessen George D. Dangas Patrick W. Serruys Peter Barlis 著
苗 琨 译

一个多世纪以来，人们逐渐认识到了血管内损伤在血栓形成中的关键作用[1]。冠状动脉介入治疗进一步凸显了血管损伤后的严重后果，即支架内血栓形成和再狭窄。在这些临床压力的影响下，介入治疗也在不断发展。因此，支架内血栓形成和再狭窄变得越来越少。随着双联抗血小板治疗、支架精准释放技术和支架设计的进步，使缺血性心脏病的治疗方法发生了变革。

为了减少血管损伤，传统的支架设计已经优先考虑了其与血管壁之间的顺应性和相容性。根据这种策略全球已经设计了几种非常成功的支架，其中就包括铂 – 铬依维莫司洗脱支架（PtCr–EES）。从合金成分到聚合物和药物生物相容性，铂铬支架都进行了深入的设计。这些支架充分利用了铂铬合金的强度，同时也利用了依维莫司 – 氟聚合物复合物的安全性和有效性。最近的一种支架使用了完全可生物降解的药物洗脱聚合物，在临床治疗中展现了令人激动的疗效[2]。

第二代药物洗脱支架明显减轻了血管损伤并取得了良好的临床效果[3, 4]。然而，这种设计带来了高度顺应性的同时也增加了机械变形的风险[5, 6]。虽然临床意义仍不明确，但在实践中观察到的新型骨架的支架纵向变形再次表明，支架的设计和性能间的平衡需要进一步的研究。

本章首先对铂铬合金进行了简要的讨论，然后探讨了支架结构在纵向变形风险中的作用。本文介绍了铂铬洗脱支架的参数，并列举了评估其临床表现的几次里程碑式的试验。

一、铂铬合金的材料性能和生物力学

与钴铬合金一样，由于临床上需要比不锈钢更强、更致密的材料，使得铂铬（PtCr）合金得到了发展。这些材料可以制造更薄的支架小梁，而轻薄的支架小梁已被反复证实能够改善再狭窄的预后[7]。

由于铂在奥氏体相中易溶于不锈钢，所以在寻找新的支架合金时人们认为铂是一种理想的材料。也就是说，与许多其他材料不同，铂能够以一种能够添加铂而不增加脆性或磁性的方式稳定铁 – 铬基质[8]。对铂铬合金的进一步测试表明，33% 的铂含量能够在更易于制造的前提下提供良好的支架生物力学[9, 10]。

铂铬合金的成功部分源于铂在很大程度上取代了铁和镍，同时保持了足够的铬和钼含量（表 33–1）。某些元素（如铬和钼）通过固溶强化、晶粒细化和极强金属碳化物的形成等机制稳定了合金晶体结构中的自然缺陷。进一步分析显示，铂铬合金具有面心立方排列的原子、细晶体和碳化铬[8, 10]，这些特性有助于提高支架的机械强度和抗疲劳能力。

铂铬合金的密度明显大于不锈钢和钴铬合金，但其弹性系数和拉伸强度介于两者之间。这些特性使得其在维持必要的强度和不透射线的同时，能够制造出小于 100μm 的薄小梁。此外，与钴铬合金相比，更低的弹性系数有助于减少支架回弹[11, 12]。本质上来说，具有高弹性系数的材料需要更强的变形力来克服弹性极限，从而使其产生永久变形。由于钴铬合金具有较高的弹性系数，所以从理论上讲，

表 33-1 铂铬合金、不锈钢和钴镍合金组成对比

合金	元素组成(%)							
	铂	铁	钴	铬	镍	钨	钼	锰
铂铬	33	37	–	18	9	–	2.6	0.05
不锈钢(316L)	–	64	–	18	14	–	2.6	2
钴铬(MP35N)	–	1	35	20	35	–	10	0.15
钴铬(L605)	–	3	52	20	10	15	–	1.5

在施加一样的扩张力的情况下，钴铬支架比铂铬和不锈钢支架具有更高的回弹风险（表 33-2）。然而，尽管这一观点在实验中得到了证实，但是这种差异的临床意义仍不明确 [12]。

二、生物相容性：表面特性及耐侵蚀性

人们逐渐认识到支架侵蚀以及金属离子向血管组织中的释放是血管炎症甚至血栓形成的因素 [1, 13, 14]。除了骨架平台的机械完整性，支架的抗侵蚀性主要依赖于支架表面金属氧化物的形成。某些表面氧化物可以起到减缓侵蚀和金属离子释放的作用；其中氧化铬具有较强的抗侵蚀性 [15]。实验数据表明，铂铬合金更易形成氧化铬而非效能更低的铁氧化物和镍氧化物，这可能是因为铂在合金中取代了这些元素 [10, 15]。

除了耐侵蚀性之外，表面能量、电势和纹理等生物材料特性也是导致血栓形成和炎症发生的因素。血栓形成和炎症的具体分子机制不在我们讨论的范围之内，但这一过程主要是由热力学、动力学和电化学因素之间的平衡导致的。这些因素有利于蛋白质和细胞沉积，从而最终导致血栓和炎症 [16-26]。这种平衡受到支架、血管和血液成分的综合影响 [18, 19]。

简单地说，几乎是在支架接触到血液的瞬间，一层薄薄的蛋白质和水就会被吸附到支架表面。根据支架表面特性沉积的蛋白质会出现不同程度的构象和变性。诱导的蛋白质构象变化可以暴露出不同的分子结合域，而不同的结合域与其他血液蛋白有不同的亲和力。蛋白质的吸附和构象变化可以导致内皮细胞黏附从而防止血栓形成和改善血管修复。相反，蛋白质的吸附和构象变化也可以导致血小板活化和白细胞黏附而最终导致血栓和炎症 [27]。

一般来说，与血液接触的材料表面越稳定，血栓和炎症的发生也就越少 [24, 28]。作为一种惰性金属，铂的特性有助于维持铂铬支架表面的稳定性和生物相容性 [8, 10]。实验表明，在铂铬支架表面铂的含量较高 [8, 10]。进一步的生物相容性研究表明，铂铬支架的内皮细胞覆盖率高，而纤维蛋白和血小板黏附率较低 [10, 28-30]。最近，针对铂铬金属裸支架的 OMEGA 试验显示，其在临床上发生再狭窄和支架内血栓形成的概率较低（在 9 个月时靶病变失败率为 11.5%，在 12 个月时支架内血栓形成为 0.6%）[31]，这说明铂铬金属裸支架体内生物相容性优于以前的不锈钢和钴铬金属裸支架 [32, 33]。

表 33-2 铂铬合金、不锈钢和钴铬合金的机械特性

材料	密度(g/cm^3)	UTS(MPa)	变形强度(MPa)	弹性系数(GPa)
铂铬	9.9	834	480	203
不锈钢(316L)	7.9	670	340	193
钴铬(MP35N)	8.4	930	414	233
钴铬(L605)	9.1	1000	500	243

UTS. 极限抗拉伸强度

三、支架纵向变形与支架结构的作用

支架纵向变形（longitudinal stent deformation，LSD）是指支架释放后支架的伸长或缩短。目前已经提出了形成支架纵向变形的几种机制，大多数情况下是由于导丝和其他器械的影响或由支架球囊夹在支架小梁而引起的[34, 35]。换句话说，支架纵向变形通常由外力导致的机械变形而不是自发的支架变形。大多数支架纵向变形发生在支架的近端[34]。其他与支架纵向变形相关的危险因素包括：冠状动脉钙化和扭曲、左主干支架、分叉支架、小血管、长病变和多个支架，这是因为这些因素可能增加了导丝对支架的影响或球囊拉扯的概率[36, 37]。

支架纵向变形极为罕见，在已释放的支架中发生率不到1%[35, 37–41]。考虑到支架纵向变形的罕见性，其真实的发病率和临床意义仍不清楚。虽然一些研究表明支架纵向变形有较高的不良事件风险，如支架内再狭窄和支架内血栓形成[34, 42]，但是其他研究却没有发现其相关性[35, 40]。其中部分研究表明，铂铬支架最容易受到这种影响[35, 38, 40, 41]，而另外一些研究则没有发现相关性[39, 43, 44]。人们已经提出了几种导致这种现象的混杂偏倚，其中术者对支架纵向变形高敏感的观察者偏差，以及由于铂的不投射线性导致的检测偏倚是最主要的原因[34, 38]。

尽管如此，一系列小规模研究已经阐明了支架设计中的重要因素，铂铬支架利用这些因素在纵向变形方面得到改善[5, 6, 38, 45]。

美国Boston Scientific公司早期生产的Promus Element铂铬支架为减少支架纵向变形发生提供了重要的参考。这种支架具有81μm小梁和峰–谷锯齿形环设计。加宽的峰可以重新分配支架内力以改善径向强度和纵向柔韧性[11]。相邻的环由两个与纵向成约45°角的纵向连接器连接。这些连接器使支架在长轴上形成二级双螺旋结构的同时也增加其柔韧性（图33–1）。

环与环之间连接器数量和环的排列是影响支架纵向变形的主要因素。有小型研究表明，因为连接器有助于保持相邻环之间的距离恒定，所以有3个或3个以上的纵向连接器的支架比只有两个连接器的支架更不容易发生变形[5, 6, 45]。此外，排列整齐的

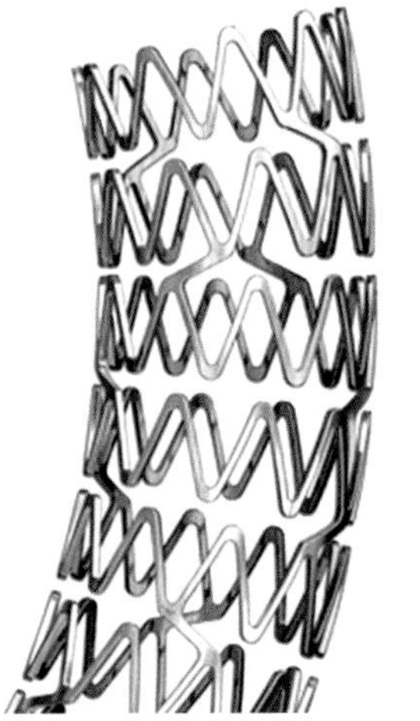

◀ 图33–1 Promus Element铂铬支架

（图片由Boston Scientific公司提供，版权归Boston Scientific公司所有）

Element连接器使支架更容易受到导丝所施加的扭矩的影响。由于连接器与纵轴呈45°角，所以施加的力被重定向到连接器和环之间的连接处，从而使其更容易被压缩[5, 37]。

环的排列也有助于保持纵向完整性。同位相或偏移环形（闭合环）结构在弯曲或压缩时容易嵌套在一起，这样可以增加其柔韧性，但同时也增加了变形的风险[45]。在异位相环（开环）的支架中，支架小梁是通过纵向连接器或焊接点进行峰–峰排列，也就是说，当出现纵向压缩时环与环不会相互聚集，并且减少了扩散和点压缩发生的概率。

虽然研究阐明了支架设计的重要因素和发生支架纵向变形的潜在机制，但这些结果在临床上的适用性仍然存在争议。此外，铂铬早期支架平台是否确实容易发生纵向变形，目前还不清楚。无论如何，机械变形性的观察强调了支架结构在生物机械性能中的作用。Promus Element的设计微调似乎改善了铂铬支架的纵向完整性，大规模试验表明，这些支架的性能至少不亚于钴铬支架[3, 4, 35, 40]。

四、Promus Element支架和Premier EES

（一）平台

如前所述，Promus Element支架（Boston Scientific，Natick，MA，USA）是基于Omega金属裸PtCr平台进行研发的。其特征是直径为81～86μm的支架小梁（直径2.25～3.5mm的支架，支架小梁为81μm；直径4.0mm的支架，小梁为86μm）和环与

环之间有两个短的纵向连接器。这些连接器与支架纵轴大约呈 45° 角。Element Plus 支架除了最新的球囊输送系统外其他方面与 Promus Element 没有明显区别。

为了减少人们对支架纵向变形的担忧，Boston Scientific 公司对 OMEGA 平台进行了升级并重新命名为 Rebel。该平台在第一个和最后两个环之间使用了 4 个连接器（图 33–2），为后来的研发 Promus Premier 支架（Boston Scientific）奠定了基础。

（二）聚合物

Promus Element 和 Premier 支架使用的是由聚丁基丙烯酸甲酯和 PVDF–HFP 所组成的生物相容性高、耐用的双重聚合物，依维莫司药物洗脱层则与 Xience V CoCr–EES 支架（Abbott）相同。聚合物层的总厚度约为 7μm。大量研究已经证实了这种药物聚合物组合物具有良好的生物相容性和优秀临床表现 [46–50]。

简而言之，该聚合物的优异性在于其具有完全饱和、部分含氟的碳碳骨架结构，而这种结构能够生成高度稳定的抗氧化分解和抗炎症反应的药物洗脱聚合物。PVDF–HFP 化学结构也具有高度表面稳定性，从而有助于减少血栓的形成 [24, 51–53]。在体温（聚合物的玻璃化转变温度）下聚合物（PVDF–HFP）高度的灵活性可以避免其长期使用后的剥脱和开裂，从而进一步提高其耐用性和生物相容性。

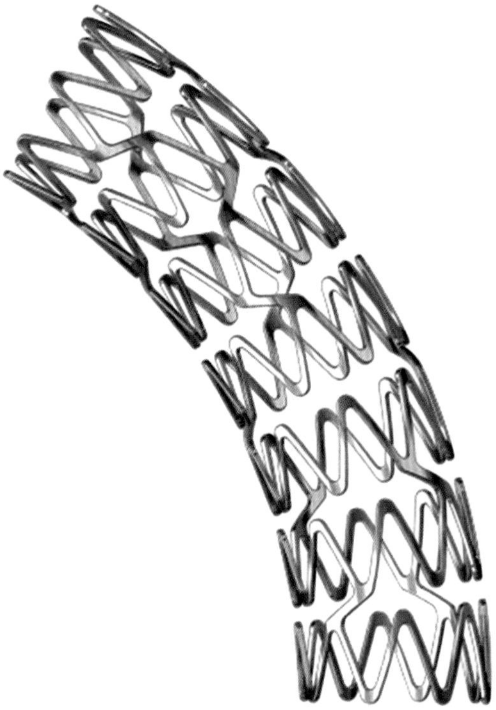

▲ **图 33–2 Promus Premier 支架**
（图片由 Boston Scientific 公司提供。版权归 Boston Scientific 公司所有）

（三）药物

依维莫司是一种西罗莫司的衍生物。这种药物通过结合 FKBP12 抑制 mTOR，使细胞在细胞周期的 G_1 期中止而抑制细胞生长。有证据表明，依维莫司也可以在动脉粥样硬化中选择性清除巨噬细胞使斑块更稳定 [54]。

依维莫司比西罗莫司亲脂性更强从而增加局部血管对其吸收，特别是在脂质丰富的动脉粥样硬化部位。这使得支架上伊维莫司药物浓度可以更低（100μg/cm^2）。PtCr–EES 的聚合物药物在支架置入后的 24h 内可以释放约 30%，30d 内释放 80%，120d 时完全洗脱。

（四）临床试验

1. PLATINUM QCA 试验

PLATINUM QCA 试验入选了 100 例使用单个 PtCr–EES 支架治疗单个新发病变的患者，对临床事件进行 30d 随访，在第 9 个月复查血管造影和血管内超声，以评估支架迟发管腔丢失情况（表 33–3）[55]。主要终点是 30d 的复合终点，包括心源性死亡、心肌梗死、靶病变血运重建，或者 ARC 定义的明确或很有可能的支架内血栓形成。因为其中一个病例在围术期出现支架内血栓形成，所以其主要终点发生率为 1%。9 个月的冠状动脉造影证实迟发管腔丢失为（0.20 ± 0.28）mm，与 SPIRIT Ⅰ、Ⅱ 和 Ⅲ [50, 56, 57] 的数据相当。术后血管内超声影像证实急性获得性贴壁不良更低（PtCr–EES 为 5.7%，SPIRIT Ⅲ 中 CoCr–EES 为 34.4%），在 9 个月时没有持续或晚期获得性贴壁不良（SPIRIT Ⅲ 中 CoCr–EES 在 8 个月时为 25.6%）[55, 57]。

2. PLATINUM 试验

PLATINUM 试验将 1530 名患者随机分为 PtCr–EES 组或 CoCr–EES 组 [58]。主要终点为 12 个月时发生的靶病变失败。两组之间无明显差异（PtCr–EES 3.4% vs CoCr–EES 2.9%；非劣效性 P=0.001，效性 P=0.60）。进一步结果分析证实，两组在 12 个月靶病变失败（3.5% vs 3.2%，P=0.72）、心源性死亡或心肌梗死（2.0% vs 2.5%，P=0.56）、TLR（1.9%

vs 1.9%，P=0.96），以及 ARC 定义的明确或很有可能的支架内血栓形成的发生率方面（0.4% vs 0.4%，P=1.00）无显著差异[58]。

PLATINUM 试验 3 年的研究结果表明，PtCr-EES 和 CoCr-EES 的临床结果相当，在全因死亡（PtCr-EES 3.7% vs CoCr-EES 4.3%，P=0.62），心源性死亡（1.2% vs 1.9%，P=0.27）、心肌梗死（2.3% vs 2.5%，P=0.81）、缺血性 TLR（3.5% vs 4.9%，P=0.21），ARC 定义的确定或可能的支架内血栓形成（0.7% vs 0.5%，P=0.76）发生率等方面基本相似[59]。

作为一个早期的关键试验，PLATINUM 研究排除了复杂病变的患者，这也许可以解释为什么临床事件的总体发病率与早期 CoCr-EES 的研究相比较低[60-62]。尽管如此，这项试验已经证实了 PtCr-EES 在至少 3 年的临床安全性和有效性。

3. PLATINUM 小血管及长病变试验

在 PLATINUM 小血管和长病变试验中评估了在更复杂病变中的临床表现[63]。小血管组包括血管直径为 2.25 ～ 2.5mm，并接受直径为 2.25mm 单个 Promus Element 支架置入的 94 例患者。1 年靶病变血运重建比率为 2.4%，明显低于小尺寸的 Taxus Element（7.3%）、BioMatrix Flex（9.6%）和 Xience V（5.1%）支架[64-66]。2 年靶病变血运重建发生率仍维持在低水平（2.5%），4 年初步的数据显示靶病变血运重建发生率为 3.6%[63, 67]。

同样，PLATINUM 长病变组入选了在病变长度为 24 ～ 34mm 并接受 38mm 支架置入的 102 例患者[63]。其 1 年靶病变血运重建的发生率为 3.1%，与 Cypher 西罗莫司洗脱支架（2.4%）的数据相似，比 Taxus Express（7.2%）和 BioMatrix Flex（12.4%）更低[68, 69]。2 年时靶病变血运重建发生率为 5.2%，3 年的初步结果显示靶病变血运重建发生率为 6.2%[63, 67]。总的来说，这些数据证实了 PtCr-EES 在长病变和小血管病中的长期临床安全性和有效性。

4. DUTCH PEERS 试验

DUTCH PEERS 试验将 1811 名患者按 1 : 1 比例随机分配到 Resolute Integrity（Medtronic）CoCr 佐他莫司洗脱支架组或 Promus Element 支架组[40]。特别值得注意的是，该研究中采用了最低的排除标准并纳入了复杂的患者人群，包括 20% 的受试者为 ST 段抬高型心肌梗死，25% 为非 ST 段抬高型心肌梗死，66% 为复杂病变（B2/C 型）。两组间在 1 年的主要终点（靶血管失败）没有显著差异（ZES 6% vs EES 5%，非劣效性 P=0.006）。明确的支架内血栓发生率也没有显著差异（ZES 0.3% vs EES 0.7%，P=0.34），3 个月后也没有支架内血栓事件发生[40]。在 DUTCH PEERS 试验中，术者通过血管造影观察了可疑的支架纵向变形。在 Resolute Integrity 支架组中没有支架纵向变形发生，在 Promus Element 支架组支架纵向变形发生率为 0.6%（9/1591）（P=0.002），但这些支架纵向变形的病例均与临床不良事件无关[40]。一些偏倚如铂金支架更高的不透射线性排除了使用 Promus Element 造成支架纵向变形风险的结论，故在 DUTCH PEERS 中没有对支架纵向变形进行系统分析。

5. HOST-ASSURE 试验

HOST-ASSURE 试验以最低排除标准随机将 3755 名韩国患者按 2 : 1 比例分别分为 Promus Element PtCr-EES 和 Resolute（Medtronic）CoCr-ZES 组[35]。主要终点（1 年的 TLF 发生率）在 PtCr-EES 组和 CoCr-ZES 组均为 2.9%（非劣效 P=0.0247）。1 年明确的或很有可能的支架内血栓发生率较低并且在两组之间无明显差异（PtCr-EES 0.36% vs CoCr-ZES 0.67%，P=0.229）。血管造影的结果表明，PtCr-EES 组支架纵向变形发生率为 0.21%（7/2491），而 CoCr-ZES 未观察到支架纵向变形。与其他研究相似，这些支架纵向变形病例与 1 年的不良事件之间无关[35]。

6. SCAAR 试验

对 SCAAR 的临床结果分析证明了 Promus Element 支架在大量未筛选人群中的临床安全性和有效性[70]。本研究将 13 577 例第一代和第二代药物洗脱支架的再狭窄和明确的支架内血栓形成的发生率进行比较。Promus Element 与其他药物洗脱支架在 1 年时再狭窄和明确的支架内血栓形成的发生率没有明显差异（再狭窄，PtCr-EES 2.8% vs 2.7%；支架内血栓，PtCr-EES 0.2% vs 0.5%）。然而，在进行单类别支架对比时，研究发现 Promus Element 比 Endeavor ZES 再狭窄和支架内血栓形成的发生率更低。虽然该研究没有对支架纵向变形进行评估，

表 33-3　**Promus Element** 临床试验汇总

试验	PtCr-EES 对比对象	试验设计	入选和排除标准	例数	主要终点	结果*	结论
PLATINUM QCA	无	前瞻性单臂	**入选：**单个新发病变；稳定、不稳定缺血；血管直径 2.25 ~ 4.0 mm **排除：**72h 内发生的心肌梗死；PCI 过程中出现心肌酶升高；无保护左主干病变、CTO、分叉病变、严重钙化、支架内再狭窄；血栓，LVEF < 30%	100	心源性死亡、心肌梗死、TLR、30d 内明确或很有可能的支架血栓	主要终点事件：1%；次要终点事件：9 个月迟发管腔丢失：（0.17±0.25）mm	PtCr-EES 在 12 个月时是安全和有效的
PLATINUM	CoCr-EES（XV）	前瞻性随机单盲	**入选：**1 ~ 2 个新发病变；血管直径：2.5 ~ 4.25mm，长度≤ 24mm **排除：**72h 内发生的心肌梗死；LVEF < 30%；开口病变；左主干病变，真性分叉病变，严重钙化，血栓，扭曲病变，成角病变	1530	12 个月 TLF	主要终点事件：3.4% vs 2.9%，优越性 P=0.6，非劣效 P=0.001	PtCr-EES 在 12 个月 TLF 方面不劣于 CoCr-EES，两者均是安全和有效的
PLATINUM SV	无	前瞻性单臂	**入选：**单个新发病变；血管直径 2.25 ~ 2.5mm，长度≤ 28mm **排除：**急性或近期发生心肌梗死；LVEF < 30%；CTO，左主干病变，分叉病变，血栓	94	12 个月 TLF	主要终点事件：2.4%；次要终点事件：2 年 TLF 为 4.7%	PtCr-EES 在小血管 TLF 发生率较低，证明其在小血管中的安全性和有效性
PLATINUM LL	无	前瞻性单臂	**入选：**单个新发病变；血管直径 2.5 ~ 4.25mm，长度 24 ~ 34mm **排除：**急性或近期发生心肌梗死；LVEF < 30%；CTO，左主干病变，分叉病变，血栓	102	12 个月 TLF	主要终点事件：3.2%；次要终点事件：2 年 TLF 为 8.8%	PtCr-EES 在长病变 TLF 发生率较低，证明其在长病变中的安全性和有效性
DUTCH PEERS	CoCr-ZES（RI）	前瞻性随机单盲	**入选：**只使用 EES 治疗； **排除：**有限的排除标准	1811	12 个月 TVF	主要终点事件：5% vs 6%，P=0.42	在所有入选人群中两种支架均是安全和有效的
HOST-ASSURE	CoCr-ZES（R）	前瞻性随机单盲	**入选：**广泛入选； **排除：**LVEF < 25%	3755	12 个月 TLF	主要终点事件：2.9% vs 2.9%，优越性 P=0.98，非劣效 P=0.0247	PtCr-EES 在 12 个月 TLF 方面不劣于 CoCr-ZES；LSD 仅见于 PtCr-EES 但是与临床不良事件无关
SCAAR	CoCr-EES（XP,XV），CoCr-ZES（E, R），SS-SES（C），SS-PES（TE，TL）	观察性	**入选：**使用 DES 治疗； **排除：**无	13 577 支架	12 个月支架内再狭窄和支架内血栓	再狭窄：2.8% vs 2.7%（所有其他 DES）支架内血栓：0.2% vs 0.5%（所有其他 DES）	PtCr-EES 与所有其他 DES 有相似的再狭窄和支架内血栓的发生率

*. 所有数值均以 PE-EES 与对比支架表示。

BMS. 金属裸支架；C.Cypher；CoCr. 钴铬；PCI. 经皮冠状动脉介入治疗术；CTO. 慢性完全闭塞；LVEF. 左心室射血分数；EES. 依维莫司洗脱支架；PES. 紫杉醇洗脱支架；PtCr，铂铬；SES. 西罗莫司洗脱支架；SS. 不锈钢；TLF. 靶病变失败；TVF. 靶血管失败；TLR. 靶病变血运重建；ZES. 佐他莫司洗脱支架即便有支架纵向变形发生，似乎也不会对1年的临床事件有显著影响[70]。

五、Synergy EES

（一）平台

Synergy PtCr-EES平台具有74～81μm支架小梁（2.25～3.5mm直径为74μm，4.0mm直径为81μm）。该支架的总体结构与Rebel BMS类似，即：具有峰-谷环形排列结构，在支架体部有两个短的成角度的纵向连接器，在支架两端的有四个连接器。除了更薄的支架小梁外，该支架主要改变包括减小了峰的半径和连接器的角度，从而改善了其纵向强度。

（二）聚合物

Synergy支架在其近腔表面使用了完全可生物降解的PLGA聚合物，最大厚度为4μm。与Element和Premier支架相比，该聚合物的总重量减少了50%以上。PLGA酯键可以自发水解，从而使聚合物在支架植入后4个月内完全降解为二氧化碳和水，而仅剩下金属裸支架。

（三）药物

依维莫司已经被证明在对冠状动脉支架进行覆盖时具有极好的安全性和有效性。然而，与PLGA聚合物的组合使其药物释放曲线与先前的伊维莫司略有不同。在Synergy支架中使用的PLGA-依维莫司可使药物在前7d内大量释放，30d内释放约50%，60d释放80%，90d内几乎完全释放。由于其亲脂性，所以依维莫司常在局部血管组织优先被吸收，并在支架置入后120d内持续释放。猪的在体研究表明，Synergy-EES可以出现类似于Xience V和Promus Element的血管组织反应，并在30d内完全内皮化[30, 71]。

（四）临床试验

1. EVOLVE Ⅰ试验

EVOLVE Ⅰ首次在人体试验中检测了全剂量和半剂量Synergy EES与标准聚合物Promus Element支架相比的早期安全性和有效性（表33-4）。在此试验中，291名患者按1∶1∶1比例随机分为Promus Element组、Synergy组和Synergy减量组，然后进行30d临床事件随访和6个月血管造影[2]。主要临床终点为30d靶病变失败发生率，在Promus Element、Synergy和Synergy半量组分别为0、1.1%和3.1%，6个月靶病变失败发生率分别为3.1%、2.2%和4.1%。6个月主要终点表明，Synergy两组在血管造影证实的支架内迟发管腔丢失均不劣于Promus Element组［Promus Element：（0.15 ± 0.34）mm，Synergy：（0.10 ± 0.25）mm（非劣效性 $P < 0.001$），Synergy半剂量：（0.13 ± 0.26）mm（非劣效性 $P < 0.001$）］。即使校正了血管直径导致的差异后，这些结果仍保持一致。

虽然该研究的效能不足以评估临床结果的显著差异，但3种支架临床事件的总体发生率都很低且没有差异，而且在6个月内没有发生支架内血栓事件发生[2]。

2. EVOLVE Ⅱ试验

EVOLVE Ⅱ试验将1684例稳定型冠状动脉粥样硬化性心脏病或非ST段抬高型心肌梗死患者按照1∶1比例随机分配到Synergy或Promus Plus支架组。其他入选标准包括：在≤2个血管中有≤3病灶、病变≤34mm以及参考血管直径为2.25～4mm。主要排除标准包括ST段抬高型心肌梗死、左主干病变、慢性完全闭塞病变、桥血管闭塞和支架内再狭窄。主要终点为12个月靶病变失败发生率，Synergy组中发生率为6.7%，Promus Element Plus组中发生率为6.5%（$P < 0.83$，非劣效性 P=0.0005）。两组在靶病变失败发生率（2.6% vs 1.7%，P=0.21）、明确或很有可能的支架内血栓的发生率（0.4% vs 0.6%，P=0.50）等临床数据也没有发现显著的差异[72]。

总的来说，这项研究表明Synergy支架在1年靶病变失败发生率不劣于Promus Plus支架；其他临床数据表明在相对简单的疾病中，两种支架具有相似的安全性和有效性。EVOLVE Ⅱ的药物动力学和糖尿病亚组分析正在进行中。

3. BIO-RESORT TWENTE试验

BIO-RESORT TWENTE以最低排除标准入组了3540名患者，将患者按照1∶1∶1比例随机分为Synergy组，Orsiro组（Biotronik，可降解的西罗莫司洗脱PLLA聚合物Orsiro薄小梁CoCr平台）和Resolute Integrity组（Medtronic，持久的佐他莫司洗脱聚合物CoCr平台的临床试验），该试验正在进行中[73]。

表 33-4 Synergy 支架临床试验总结

试验	Synergy 对比对象	试验设计	入选和排除标准	例数	主要终点	结果*	结论
EVOLVE I	Promus Element，半剂量 Synergy	前瞻性 随机 单盲	**入选：**新发单个病变；血管直径 2.25～3.5mm，长度＜28mm **排除：**急性或近期心肌梗死；左主干病变或分叉病变；血栓	291	临床：30dTLF 血管造影：6 个月迟发管腔丢失	30dTLF：PE 0% vs Sy 1.1% vs Sy½ 3.1% 6 个月 LLL： PE：（0.15 ± 0.34）mm Sy：（0.10 ± 0.25）mm，*P* 非劣效＜ 0.001 Sy½：（0.13 ± 0.26）mm，非劣效 *P* ＜ 0.001	证明了6个月血管造影效果上 Synergy 不劣于 Promus Element 支架；临床不良事件发生率很低
EVOLVE Ⅱ	Promus Element Plus	前瞻性 随机 单盲	**入选：**≤ 2 个血管中≤ 3 个病变；血管直径 2.5～4.0mm，长度＜ 34mm **排除：**STEMI；左主干或桥血管；CTO；支架内再狭窄；	1684	12 个月 TLF	6.7% vs 6.5%；*P* = 0.83，*P* 非劣效 = 0.0005	1 年的 TLF 方面 Synergy 支架不劣于 Promus Element Plus；两种支架在 1 年时均表现出较低的临床不良事件发生率
BIO-RESORT TWENTE	Orsiro，Resolute Integrity	前瞻性 随机 单盲	**入选：**广泛标准； **排除：**有限排除标准	3540	12 个月 TVF	仍在进行	仍在进行

*. 除非另有说明，所有结果数据均显示为 Synergy 支架与对照。
LLL. 晚期管腔丢失；PE. Promus Element 支架；STEMI.ST 段抬高型心肌梗死；Sy.Synergy 支架；Sy.Synergy 半剂量支架；TLF. 靶病变失效；TVF. 靶血管失败

六、结论

经过深思熟虑的设计，PtCr-EES自推出以来其整体安全性和有效性一直很好。虽然早期人们对Promus Element纵向变形的担忧使其使用受阻，但更大的研究表明，这种并发症仍然极为罕见，并且似乎与重大不良临床事件没有关联。后来重新设计的Promus Premier很大程度上减少了纵向变形的风险，长期临床结果也证明了这些支架的安全性和有效性。这些支架与CoCr-EES一起，已经成为其他支架对比的标准。最近的生物可降解聚合物Synergy-EES在早期的关键研究中显示了与药物洗脱支架相当的临床结果。目前正在对更复杂的患者进行更大、更长期的研究。考虑到完全生物可降解药物洗脱聚合物的新颖性和前景，这些研究的结果也非常值得期待。

第34章 生物可吸收支架
Bioresorbable Stents

Gianluca Caiazzo Alessio Mattesini Ciro Indolfi Carlo Di Mario 著
苗 琨 译

金属支架是冠状动脉疾病治疗最重要的进展之一，也是 Gruntzig [1-3] 引入单纯球囊血管成形术后的第二次革命。尽管长期以来研发理想支架的道路曲折，但仍在不断取得进展。只是，理想支架是否存在至今仍然是个谜。

生物可吸收血管支架技术是近年来介入心脏病学领域中最重要的进展之一。在生物可吸收血管支架完全吸收之前其获得的效果理论上与金属支架相同，值得一提的是生物可吸收血管支架在此基础上同时还有望实现血管在解剖学和功能学的完全重建。这种现象是一个连续的过程，主要分为三个阶段：血管重建、装置重吸收、血管形态和功能完整性的恢复 [4]。在生物可吸收支架技术革命中，关键阶段包括：镁 [5, 6] 和多聚丙交酯（PLLA）支架 [7, 8] 的首次人体临床试验结果的发表，以及未来的临床试验检测在 PCI 术后"血管修复治疗"是否能够提供更好的耐久性。越来越多的此类研究正在发表，同时大量的支架也正在进行临床试验。

美国 Abbott 公司生产的 ABSORB 生物可吸收血管支架置入数目超过了 10 万个，是市场上使用最多的生物可吸收支架。然而，目前只有 ABSORB Ⅱ一项随机对照试验，旨在对比 ABSORB 生物可吸收血管支架与 Xience 药物洗脱支架一年临床效果的试验 [9]。

一、ABSORB 生物可吸收支架

（一）设备

ABSORB 生物可吸收血管支架是在多聚丙交酯骨架上包被以 1∶1 比例混合的由非晶体基质聚 D,L- 丙交酯（poly-D，L-lactide，PDLLA）和抗增殖药物依维莫司（100μl/cm^2）。多聚丙交酯是一种由晶体层（具有高聚合物结晶结构的区域）组成的一种半晶体聚合物，其内层与随机聚合物链形成非晶段 [10]。在 ABSORB Cohort A 研究中使用该支架的第一代产品，其具有 1.4mm 的通过外径，支撑厚度为 150μm，外部由反相锯齿形环通过薄且直的小梁连接在一起。这种支架必须保持在 -20℃的冷藏状态，以确保支架的完整性。第二代生物可吸收支架（1.1）在 ABSORB Cohort A 研究中使用，可在室温条件下储存，具有相同的支撑厚度，但由同相锯齿环相连而成（图 34-1）[11]。此外，该聚合物具有较低的水解率（在体内降解），从而改善了支架的径向支撑力。

有研究报告显示，ABSORB 1.1 和依维莫司洗脱金属支架在即刻获得和晚期管腔丢失方面具有相似的临床表现 [12]。同时，最近研究发现 ABSORB 生物可吸收血管支架与 Xience 相比，两者在即刻回弹方面无显著差异［分别为（0.20 ± 0.21）mm 和（0.13 ± 0.21）mm，P=0.32］，从而说明两种支架均具有相似的径向强度 [13]。重要的是，ABSORB 生物可吸收血管支架表现出较高的顺应性和柔韧性，

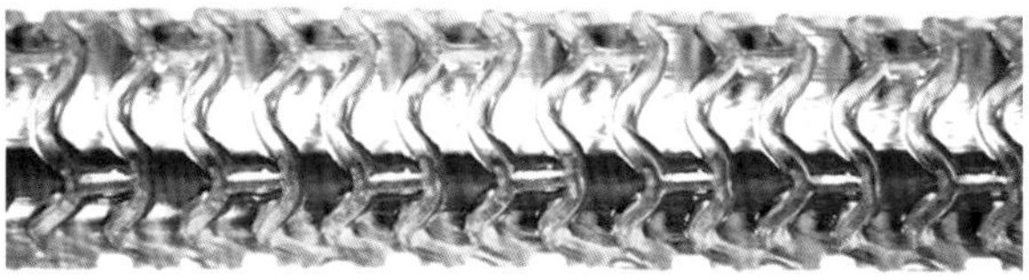

▲ 图 34-1 Absorb 生物可吸收血管支架的结构和设计（高分辨率显微镜图像）

有助于减少血管对其几何结构和曲率的影响，这些特性最终可以使剪切力和循环应变之间的相互作用恢复平衡，从而恢复血管张力，维持晚期管腔的扩张，恢复血管顺应性[14-16]。

（二）再吸收过程

生物可吸收血管支架分子在体内降解的主要化学过程是水解。因为结晶的无定形区域较少被包裹，所以水可以更容易渗透至生物可吸收血管支架并使其水解。水解的整个过程分为五个阶段：水化、水解解聚（分子量的减少）、质量损失（带有非晶结构链的断开和随后的径向强度损失）、单体的溶解，以及通过柠檬酸循环形成二氧化碳和水并通过肾脏或肺排出[17]。整个过程的时机对于降解来说至关重要。支架的机械完整性和无回弹应该持续 6 个月，因为在此期间再狭窄的概率会逐渐减少（正因如此，在此之后永久性的支架可能是不必要的）[18]。随着时间的推移，这种聚合物被由蛋白聚糖制成的临时矩阵所取代，继而由新的结缔组织替代（图 34–2）[19]。

OCT 也证实了整个再吸收过程，随着时间的推移，生物可吸收血管支架小梁反射率也逐渐下降。由此，OCT 对生物可吸收血管支架小梁的定性评估过程包括：保持框架、打开框架、溶解亮框架和溶解黑框架。在 ABSORB Cohort A 研究中进行的 OCT 分析表明，支架置入后完全吸收过程可达 3 年之久。在重吸收过程后，组织适应可能导致的细胞重组在“血管恢复”的关键步骤中产生了积极影响[20]。

（三）生物可吸收血管支架置入技术

生物可吸收血管支架的力学性能与金属支架有很大的不同，因此生物可吸收血管支架置入技术与金属支架的标准操作略有不同。为了安全有效地安装支架，Abbott 公司拟订了详细的建议流程。根据这些建议，其中一些至关重要的步骤包括：在所有情况下对病变进行预扩张；缓慢的释放支架（每 5 秒增加 2 个大气压）；除非在血管造影结果不满意情况下，否则不建议进行后扩张和处理分叉病变。

如果需要进行后扩张，球囊的直径不能超过支架的额定最大直径 0.25mm 以上，扩张压力应与球囊压力特性保持一致以避免支架受到过度扩张（支架过度扩张是指：超过额定直径 0.5mm 以上）。也不建议进行旋磨、球囊切割或者局部放射治疗。即使有了这些建议，生物可吸收血管支架的释放仍然是一个精巧的过程，支架的精准尺寸、预扩张、释放后的优化等每一步都至关重要。

（四）ABSORB 项目

ABSORB 生物可吸收血管支架是由研究者赞助的（Abbott 公司）国际化项目，旨在促进 ABSORB 生物可吸收血管支架在治疗动脉粥样硬化性血管病变方面的临床应用（表 34–1）。ABSORB Cohort A 研究是使用生物可吸收血管支架的首次人体试验，该研究使用第一代支架（ABSORB 生物可吸收血管支架 1.0）对 30 名单支、简单病变患者进行治疗[9]。5 年的临床结果非常出色，其中主要心血管不良事件（主要为心肌梗死）发生率为 3.4%[21]。随后，为

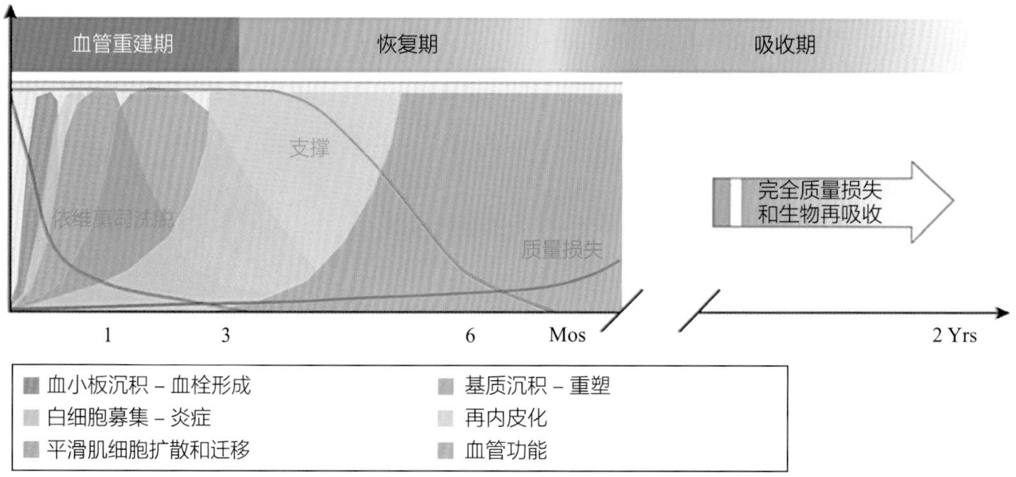

▲ 图 34–2　生物可吸收支架功能三个阶段的概念示意图及其置入后对生理学影响

引自 Oberhauser 等，2009[66]，p. F.18

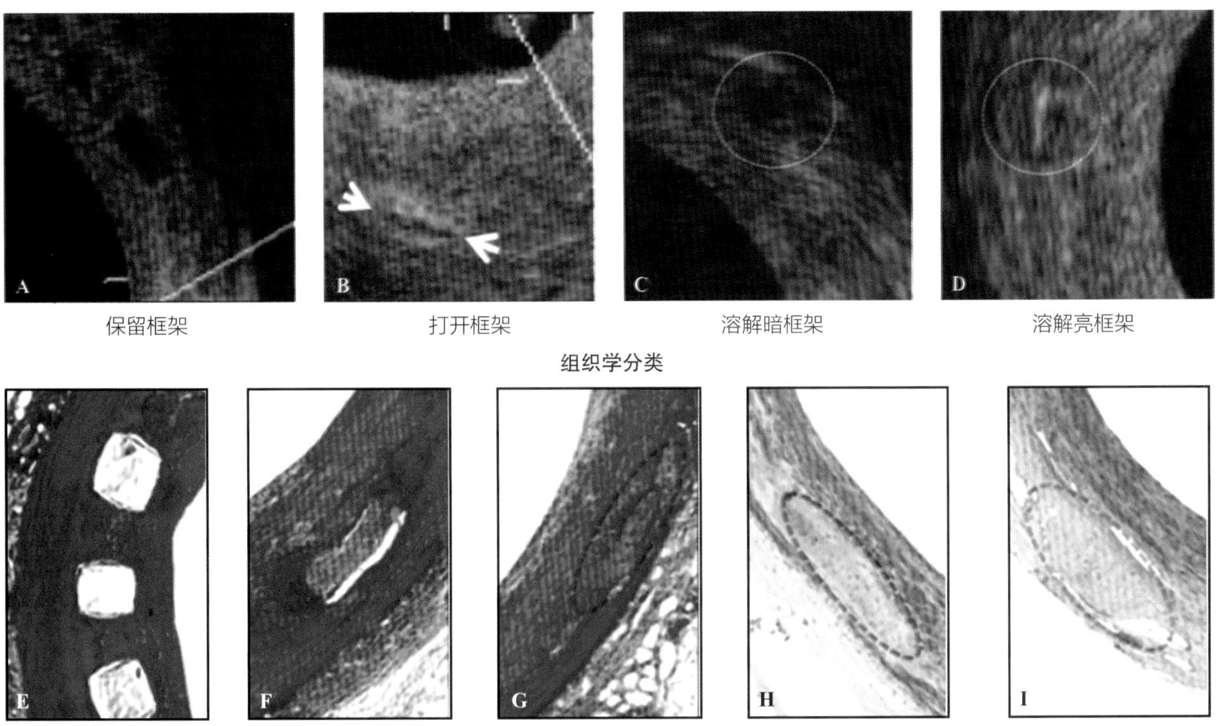

▲ 图 34-3　**Absorb 生物可吸收血管支架小梁随时间变化通过 OCT 和组织学的分类（猪的冠状动脉）**

支架小梁逐渐降解动态进展过程：A、E. 以反射率降低的顺序排列为保持框架；B、F、G. 打开框架；C、H. 溶解框架；D. I. 溶解黑框架（引自 Onuma 等，2010 [20]. 经 Wolters Kluwer Health 许可转载）

了加强支架的机械强度、减少即刻和晚期回弹，在 ABSORB Cohort B 研究中使用并测试了改良版生物可吸收血管支架 1.1[11]。该研究计划对更多的患者（n=101）进行 3 年随访，其中 6 个月随访有良好的临床和影像学结果（主要心脏不良事件发生率为 10.1%）[22]。为了有更广泛使用 ABSORB 生物可吸收血管支架的证据，设计了一个前瞻性、单臂、开放标签的临床研究（ABSORB EXTEND）[23]。1 年的随访结果显示，主要心脏不良事件、心肌梗死和支架内血栓发生比例分别为 4.3%、2.9% 和 0.8%。

到目前为止，ABSORB EXTEND 研究对使用生物可吸收血管支架的 250 例患者进行了 3 年的随访。结果显示，主要心脏不良事件发生率为 9.3%，其中靶病变血运重建发生率为 6.0%，明确或很可能的支架内血栓发生率为 1.2%[24]。重要的是，在 ABSORB EXTEND 研究中（与 Cohort A 和 B 相同），包括左主干、大隐静脉桥血管病变、支架内再狭窄、完全闭塞病变、近距离放射治疗、需旋磨治疗的病变、分叉病变、开口病变、严重扭曲、严重钙化、可见的血栓等在内的病变均不能使用 ABSORB 生物可吸收血管支架进行治疗。金属支架和生物可吸收支架在这些类型病变中的对比已经在第一个随机研究中进行了比较 [9]。Absorb Ⅱ随机对照试验抽样 501 人采用 2∶1 的单盲设计，使用成熟的定量冠状动脉造影对使用硝酸酯后血管反应和支架内损失的作为主要终点进行了 3 年随访。1 年时详细分析了包括定量冠状动脉造影和血管内超声在内的详细数据。在这项试验中，ABSORB 支架与 Xience 支架在第 1 年的主要终点没有显著差异；不良事件报告显示，在 ABSORB 组中再发或恶化性心绞痛累计率低于 Xience 组。然而，ABSORB 组的最终支架内最小腔径和 IVUS 最小管腔面积明显小于 Xience 组。Absorb 组中的心肌梗死和支架内血栓的事件较 Xience 组也有增高的趋势（心肌梗死

表 34-1 ABSORB 项目（制造商赞助的研究）

研究	研究设计	阶段	患者人数	随访
ABSORB cohort A	观察性 前瞻性	完成	30	5 年
ABSORB cohort B	非随机 公开标签	完成	101	5 年
ABSORB EXTEND	观察性 前瞻性	仍在进行 未招募	=1000	3 年
ABSORB Ⅱ	随机 单盲	仍在进行 未招募	330	3 年
ABSORB PHYSIOLOGY*	随机 单盲	中止	35	2 年
ABSORB FIRST	观察性 前瞻性	招募中	1800	2 年
ABSORB Ⅲ	随机 单盲	招募中	1502	3 年
ABSORB Ⅳ	随机 单盲	招募中	3000	3 年
ABSORB Japan	随机 单盲	仍在进行 未招募	265	3 年
ABSORB China	随机 公开标签	仍在进行 未招募	200	2 年
ABSORB UK	观察性 前瞻性	招募中	100	3 年

*. 入组 1 名患者

4.5% vs 1.2%，P=0.06；支架内血栓 0.9% vs 0.0%，P=0.55）[9, 25]。这里必须要提及 Simsek 等 [26] 主持的 B-SEARCH 注册研究，其从 ABSORB Cohort A、Cohort Cohort B 和 ABSORB EXTEND 研究中分析了 88 名患者的数据（其病变复杂性的特征相同），在 1 个月的随访中只记录了一个不良事件（非靶血管血运重建）。值得注意的是，为了检测 ABSORB 生物可吸收血管支架在更复杂的环境中的表现，在 ABSORB EXTEND 研究中进行了亚组分析并且获得了一些有趣的结果 [27-29]。Muramatsu 等 [27] 分析了 436 例患者的 1209 个生物可吸收血管支架治疗的分支血管，发现与依维莫司洗脱金属支架相比生物可吸收血管支架置入后，边支闭塞发生率更高。另一项来自 Muramatsu 等的研究 [28] 评估了使用生物可吸收血管支架治疗糖尿病患者随访 1 年的器械相关的复合终点（device-oriented composite endpoint，DoCE），包括心脏病死亡、靶血管心肌梗死和靶病变血运重建。他们应用倾向评分在 ABSORB Cohort B 和 ABSORB EXTEND 研究中，对糖尿病患者与来自 SPIRIT 研究中使用依维莫司洗脱金属支架的糖尿病患者数据进行对比。使用生物可吸收血管支架的糖尿病患者与使用依维莫司洗脱金属支架的糖尿病患者有相似的 DoCE 发生率（BVS 组为 3.9%，对照组为 6.4%；P=0.38），两者在明确或很可能的支架内血栓发生率方面没有区别，使用生物可吸收血管支架的糖尿病和非糖尿病患者发病率为 0.7%；使用生物可吸收血管支架的糖尿病患者发病率为 1.0%，使用伊维莫司洗脱支架的糖尿病患者发病率为 1.7%。

Diletti 等进行的一项旨在评估在 Cohort B 患者中植入 ABSORB 生物可吸收血管支架后血管大小对长期预后影响的研究 [29]。在 2 年的随访中，小血管组和大血管组显示出相似的临床和血管造影结果。值得注意的是，在小血管组中观察到了显著的晚期管腔扩大和明确的血管重塑情况。

总之，ABSORB 项目说明在简单的病变中，与金属 Xience 支架相比，ABSORB 生物可吸收血管支架表现出良好的安全性和有效性。一些研究也正在进行中，并将在不同终点的不同人群中进一步评估该装置。

（五）注册研究

到目前为止，全世界有30多个使用ABSORB生物可吸收血管支架已完成发表的和正在进行的临床实践研究或注册研究。而且越来越多的研究正在进行，这也说明介入心脏病领域对此浓厚的兴趣。最近发表的GHOST–EU注册研究是第一个大型多中心国际注册研究，其主要为了评估使用ABSORB生物可吸收血管支架进行PCI患者的早期和中期临床结果[30]。这项研究涉及10个欧洲中心，入选的1189名患者共置入了1731枚ABSORB生物可吸收血管支架。处理B2或C型病变的比例（51%，根据ACC/AHA分类）大致体现了临床实践的情况。结果显示，在30d和6个月靶病变失败（定义为心源性死亡、靶血管心肌梗死或临床驱动的靶病变血运重建的组合）发生率分别为2.2%和4.4%。有趣的是，GHOST–EU注册中记录到6个月的支架内血栓比例为1.5%，年支架内血栓比例为2.1%（表34–1）。在临床实践的AMC注册研究中发现支架内血栓发生率更高[31]。在这项研究中，Kraak等[31]用ABSORB生物可吸收血管支架和Xience药物洗脱支架治疗的患者（B2或C型病变的比例为62%），其中心肌梗死发生率均为3.0%，而心源性死亡率（0.8% vs 0%）、靶病变血运重建（6.3% vs 3%）和支架内血栓（3.3% vs 0%）提示ABSORB生物可吸收血管支架组结果更差，当前生物可吸收支架6个月的支架内血栓发生率高达3%。来自两个单中心研究数据评估了生物可吸收血管支架在最复杂病变（根据ACC/AHA分类，B2+C两种病变比例均超过80%）中的表现[32, 33]。由Costopoulos等进行的第一项研究入选了92对患者并进行倾向评分匹配（92例患者用生物可吸收血管支架治疗137个病变，92例患者用伊维莫司洗脱支架治疗124个病变）。两组在6个月时靶病变血运重建（3.3% vs 5.4%，P=0.41）和主要心脏不良事件（3.3% vs 7.6%，P=0.19）临床结果是相似的。重要的是，两组的支架内血栓发生率都是0%。同样，Mattesini等[33]对100例全部为复杂病变的患者进行研究（均为B2或C型，其中50例用生物可吸收血管支架治疗，50例用第二代药物洗脱治疗治疗），结果显示，两组中支架小梁贴壁不良的比例均较低（生物可吸收血管支架组为2.1%，药物洗脱治疗组为2.4%），主要心脏不良事件发生率为4%，并且均没有支架内血栓事件发生。

到目前为止，只有少量的仅入选急性冠状动脉综合征患者的临床实践研究报告发表。Kočka等进行的Prague 19研究[34]连续入选ST段抬高型心肌梗死患者，其中41例使用ABSORB生物可吸收血管支架，57例使用金属支架的进行手术。有趣的是，在生物可吸收血管支架组中糖尿病患者的比例较低（2.5% vs 24.1%，P=0.003），但手动吸栓术的比例较高（37.5% vs 12.3%，P=0.011）。后者引起了人们的兴趣，因为更厚的支架小梁更容易使血栓物质滞留在支架和血管壁之间，类似"雪球拍效应"[35, 36]。在Prague 19研究报告中生物可吸收血管支架组只有两例不良事件，包括通过OCT检查（对21个患者进行）证实的1例支架内血栓（亚急性）。Diletti等最近发表了生物可吸收血管支架治疗ST段抬高型心肌梗死前瞻性单臂研究，入选了49例急性ST段抬高型心肌梗死患者，并对其进行生物可吸收血管支架置入。其中的31例患者进行了OCT影像学检查，发现小梁贴壁不良比例较低（7个支架发现了＞5%范围的支架贴壁不良）。1个月随访的临床结果显示，主要心脏不良事件发生率仅有2.6%（1例非Q波心肌梗死），没有支架内血栓事件发生。Gori等[37]进行了迄今为止包括急性冠状动脉综合征患者的最大规模研究，入选了150例置入生物可吸收血管支架患者和103例同期置入伊维莫司洗脱支架患者。两组间6个月主要心脏不良事件发生率相似（$P>0.5$），但生物可吸收血管支架组明确的和很有可能的支架内血栓发生率较高（2.7%），主要为急性和亚急性。在3个支架内血栓病例中的两个案例中，作者通过OCT检查发现了生物可吸收血管支架膨胀不全，而这可能是支架内血栓发生的原因。

最近，EVERBIO Ⅱ研究设计已经发表[38]。这是一个单中心的随机研究，比较了三种药物洗脱支架在更复杂病变中应用的情况。主要终点是通过定量冠状动脉造影评估在9个月时支架晚期管腔丢失，次要终点分为血管造影结果和5年后的临床随访结果。所有支架均采用标准技术置入，36%的

ABSORB 组患者在支架置入后进行后扩张。9 个月随访的结果发现，在支架晚期管腔丢失中各组间并没有任何显著差异，但在 ABSORB 生物可吸收血管支架组中，可吸收支架节段内晚期管腔丢失明显高于伊维莫司洗脱支架和 BES 组（NCT01711931）。Gogas 等[39]发现的支架回弹效应和支架近端边缘的新生内膜可以解释该现象[40]。最近发表的一项针对急性冠状动脉综合征患者的 RAI 注册研究，报道了 74 例 ST 段抬高型心肌梗死患者 6 个月随访结果，其中手术成功率高达 97.3%，靶病变血运重建和支架内血栓发生率均较低（分别为 4.1% 和 1.3%）。值得注意的是，急诊 PCI 时置入多个重叠的生物可吸收血管支架与置入单一的生物可吸收血管支架相比，两者在临床结果上没有显示出任何显著的差异[41]。

二、腔内影像学指导

（一）血管内超声

已发表的若干大型研究表明，在复杂 PCIs 中［多支病变和（或）左主干病变支架置入术］[42]，血管内超声对良好的支架扩张和减少支架小梁贴壁不良率都有着重要作用，而且在改善 PCI 术后的临床效果方面也有其价值[43-47]。最近对超过 24 000 名患者将血管内超声与血管造影指导的 PCI 结果进行 Meta 分析，结果显示，全因死亡率、心肌梗死率、靶血管血运重建和支架内血栓发生率在血管内超声指导组中更低[48]。有趣的是，虽然 OCT 在大部分 ABSORB 研究中都得到了广泛的应用，但由于血管内超声指导的 PCI 临床应用非常广泛，而且已经有了优化支架置入的标准，因此血管内超声仍然是使用最广泛的腔内影像学工具[49]。

（二）光学相干断层扫描

OCT 是用于诊断和治疗冠状动脉病变的一种工具，它在改善 PCI 患者的临床疗效方面的作用已得到证实[50]。通过 OCT 可以更好地观察支架小梁和血管壁。OCT 轴向分辨率比血管内超声高 10 倍（14μm），因此可以更好地识别支架置入失败（如支架贴壁不良、夹层、组织突出和血栓）。然而，因为 OCT 的穿透深度较浅（1 ～ 2mm），所以 OCT 无法测量斑块负荷[51]。

Allahwalla 等[52]最近的一项研究报告称，尽管在血管造影影像中所有的生物可吸收血管支架都成功地置入，但是根据 OCT 的研究结果，超过 1/4 的患者需要进一步优化。虽然在血管内光学相干性的获取、测量和报告方面已经形成了全面的共识，但是血管内超声指导的最佳支架置入标准是否可以转化为 OCT 指导的支架置入尚不清楚[53]。尽管存在这些限制，OCT 目前仍被认为是评估生物可吸收支架的影像学“金标准”技术；事实上，OCT 可以对生物可吸收血管支架小梁后面的血管壁进行评估，而不会像 OCT 分析金属支架时出现血管壁受到支架小梁的遮挡情况。因此，OCT 在生物可吸收血管支架释放中的使用已经被广泛接受，并且对了解 ABSORB 生物可吸收血管支架的特性及其与冠状动脉壁之间的关系有着重要的作用[8, 54]。OCT 在优化生物可吸收血管支架复杂病变时（如分叉病变）是必不可少的工具[55, 56]。从最新数据来看，使用冠状动脉影像还可以对生物可吸收血管支架的研究结果进行可能的解释。

综上所述，包括血管内超声和 OCT 在内的冠状动脉内影像学检查指导生物可吸收血管支架置入都是有用的工具，而且这两种检查技术也可是互补的。血管内超声更有助于在准备阶段评价斑块形态，而 OCT 可以更好地进行支架质量分析和随访评估。总的来说，这两种技术都可以保证准确测量管腔和支架结构。

三、临床测试的生物可吸收支架

在长期寻找理想的生物可吸收支架的过程中，人们做了很多尝试。只有少数在人体进行过临床测试，在临床上已经被证实具有足够安全性和有效性，从而能够实现商业化生产的支架更是少之又少。这一部分，我们总结了在人体进行临床测试的生物可吸收支架概况（图 34-4）。

（一）Igaki-Tamai 支架

Igaki-Tamai 多聚丙交酯冠状动脉支架是第一个可以在人体内完全被吸收的支架，它在体内 18 ～ 24 个月内可以完全降解。不同于之前的编织结构，这种支架有螺旋形的设计。这种设计可以减少支架置入时对血管壁的损伤，从而减少血栓形成和内膜增生[57]。该支架安装在一个标准的血管成形

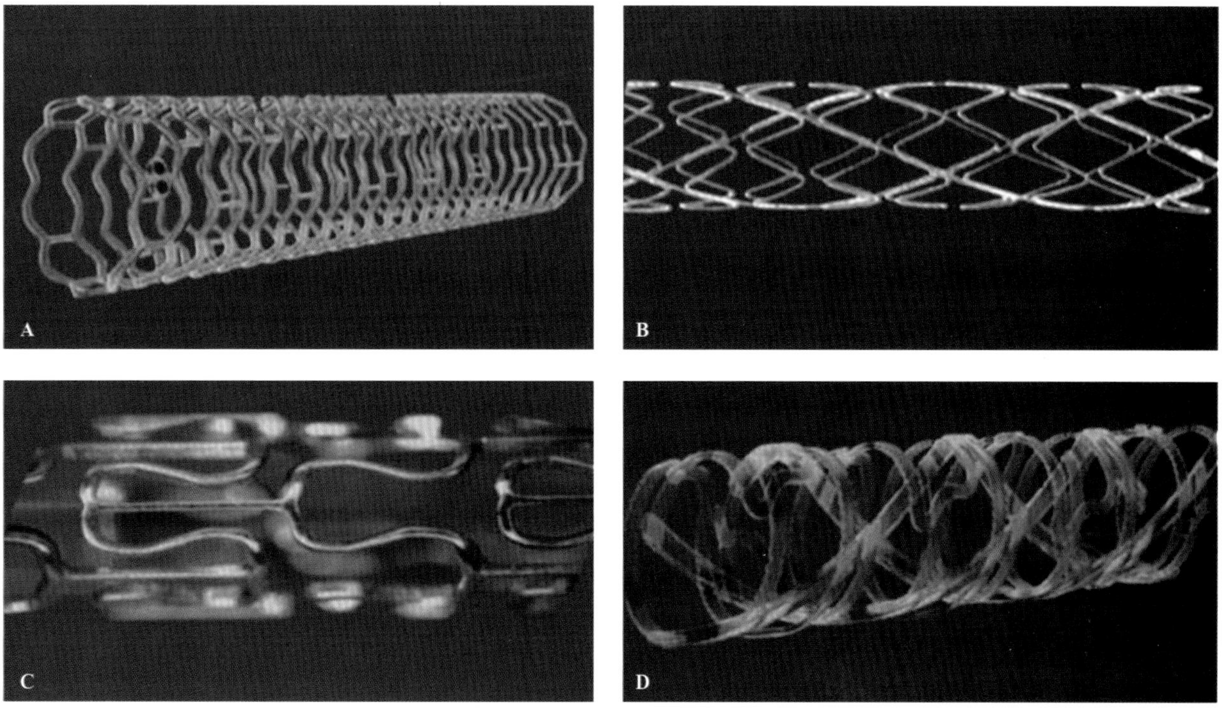

▲ 图 34-4　临床测试过的生物可吸收支架的结构和设计

A. DESolve；B. Igaki Tamay；C. AMS；D. Rezolve

球囊上，既可以受热后自膨胀，也可以通过球囊扩张。输送球囊只有使用加热的造影剂（高达 70℃），从而实现多聚丙交酯自膨胀。可以通过在输送球囊内给予 6 ～ 14atm 持续 30s 来实现支架膨胀的进一步优化。而在 37℃释放支架后的 20 ～ 30min，支架可以持续自膨胀以达到支架的标称尺寸。支架的标准长度为 12mm，直径为 3、3.5 和 4mm，厚度为 0.17mm。因为支架限制在保护鞘内，到达病变部位退出保护鞘以释放支架，所以必须要使用 8F 指引导管。支架的两端有两个不透射线的圆柱形金制标记以便进行观察。

Igaki-Tamai 支架进行的首次人体研究（15 例患者，19 个病变，25 枚支架）结果显示，在 30d 内未发现主要心脏不良事件或支架内血栓，6 个月随访时有 1 例进行再次 PCI。令人鼓舞的是，损失指数（晚期丢失 / 即刻获得）为 0.48mm，可与金属裸支架媲美；并且首次证明生物可吸收支架没有引起内膜过度增生。此外，在第 1 天通过血管内超声影像证实没有显著的支架回弹，前 3 个月随访结果显示支架膨胀良好[58]。

对 50 例入选的患者（63 个病变，84 枚支架）进行的第二次更大规模的研究也显示出可喜的结果。在 3 年随访时血管内超声证实完全没有任何支架小梁残留，血管造影分析显示血管直径平均狭窄为 25%，在 6、12 和 24 个月时分别为 38%、29% 和 26%。4 年临床随访结果显示，总体生存率和无主要心脏不良事件生存率分别为 97.7% 和 82.0%[59]。

尽管取得了令人振奋的结果，但是支架的失败主要与热量诱导自膨胀有关。有人担心这会导致动脉壁坏死、内膜过度增生或血小板黏附增强而引起支架内血栓[60]。因为在初步研究中只有低风险的患者才会被入组，所以这些担忧都没有得到证实。在完成了生物可吸收 Igaki-Tamai 外周支架的 PERSEUS 研究后[61]，这种支架可以在欧洲的外周血管疾病中使用，但到目前为止还没有在冠状动脉内使用。

（二）酪氨酸聚碳酸酯：REVA 支架

REVA 支架（Boston Scientific，Natick，MA，USA）是一种酪氨酸聚碳酸盐支架，在酪氨酸化学变性合成碘分子之后，这种支架既可被吸收同时又具有不透射线性。支架中的聚合物可吸收成水、二氧化碳和乙醇；而酪氨酸则通过柠檬酸循环被代谢。支架的吸收时间取决于聚合物的质量，高分子量和低分子量聚合物吸收的时间分别为 18 个月或 12 个月。除了不透射线外，REVA 支架还具有独特的滑动锁定设计，既保证了其灵活性，也保证了其强度。在支架释放的过程中，重要的应变部位集中在铰链点；如果将聚合物拉伸到屈伸点以外，机械强度则会明显下降。滑锁设计消除了铰链点，因此在不同的直径释放时可将聚合物张力减少 75%，从而防止支架在释放过程中聚合物发生变形和弱化。锁定机制保持了支架释放后的即刻管腔获得，并在血管重塑过程中为支架提供额外支撑。其公司数据显示支架回弹和径向力可以忽略，这一点优于 Abbott 公司的 Multi-Link Vision 金属裸支架 [62]。

2007 年 6 月开始对 30 例患者进行了 REVA 支架的多中心首次人体临床试验（RESORB 研究）。本研究为了评估在长度＜ 12mm、直径为 3.0 ～ 3.5mm 的新发病变中使用支架的安全性。主要的终点是 30d 时的主要心脏不良事件；次要终点为 6 个月的随访时血管内超声和定量冠状动脉造影衍生参数。6 个月后的随访显示外部弹性层从（15.5 ± 4.0）mm^2 减少至（15.3 ± 3.1）mm^2，几乎没有任何明显的血管回弹。遗憾的是，在 4 ～ 6 个月的随访时聚合物脆化引起的机械故障导致靶病变血运重建（66.7%）高于预期 [63]。

随后对支架进行了重新设计而研发了第二代 ReZolve（Rezolve 2）支架。该支架有更强的聚合物，具有螺旋的滑动锁定机制和西罗莫司涂层，从而可以改善临床表现。Rezolve 2 相比第一代 ReZolve 支架没有鞘、通过外径更小，从而提高了支架的输送性、增加了 30% 支架强度。可以在支架被吸收之前为冠状动脉提供更多的支撑。从 2013 年 3 月开始，开始在 REVA 临床试验中使用 ReZolve 2 支架。到目前为止，还没有相关文献报道。

（三）聚（酸酐）水杨酸：IDEAL 支架

IDEAL 生物可吸收支架（Bioabsorbable Therapeutics Inc，Menlo Park，CA，USA）是一种由水杨酸和己二酸酐的多酐骨架以及 8.3μg/mm 的西罗莫司涂层组成，具有抗炎和抗增殖特性的支架。这种生物可吸收的水杨酸基聚合物的血管相容性和有效性已经在猪模型中得到证实。值得注意的是，与标准的金属裸支架和 CYPHER 药物洗脱支架相比，这种聚合物支架可以降低炎症反应 [64]。这很有可能是因为水杨酸在其释放被血管壁吸收后而具有抗炎特性所导致的。该支架在 30d 后完成药物洗脱，并且在 9 ～ 12 个月可以完全降解。其具有兼容 8F、可球囊扩张、不透射线、不需要任何特殊存放条件的特性。

2009 年 7 月，参加多中心、人类首次 Whisper 试验的 11 名患者，完成了为期 12 个月的随访。初步结果显示了支架的安全性和结构完整性，而且没有急性或慢性支架回弹的证据。但是却发现了其对新生内膜抑制不足的缺陷 [65]。考虑到该支架表面上西罗莫司的剂量只是 Cypher 支架上的 1/4，所以这很可能是药物剂量不足的结果。西罗莫司的快速洗脱也可能是其中一种影响因素。

目前已经开发出了更高剂量西罗莫司和较慢的药物释放模式的第二代支架。支架设计也得到优化，从而进一步减少通过外径（兼容 6F）和较薄的小梁（175μm）。虽然该项目在 2009 年初暂停，但是文献中还没有相关结果报道。

（四）DESolve 支架

DESolve 是 Myolimus 洗脱的生物可吸收支架系统（Elixir Medical Corporation，Sunnyvale，CA，USA）。其安装在快速交换球囊导管输送系统上，以多聚丙交酯的聚合物为骨架，表面涂有 Myolimus 抗增殖药物。DESolve 支架使用具有生物可吸收性的聚乳酸基聚合物制成的，支架小梁厚度为 150mm，两端有铂制不透射线标记以帮助定位和释放。支架上涂有聚乳酸基聚合物和 3mg/mm 的 Myolimus，可以在 4 周内释放 85% 以上的药物。该系统通过外径为 1.47mm，可以与 6F 导管兼容，并且可以在 1 年内被吸收。基于多聚丙交酯的聚合物的降解过程主要通过水解作用发生，并通过柠檬酸循环在体内进行代谢生成二氧化碳和水 [66]。DESolve 支架的重要特征包括：

1. 在扩大到额定直径后仍有贴壁不良时其能够自动膨胀到血管壁，这是利用专有加工技术完成的.

2. 在血管愈合期关键的 3 ～ 4 个月支架可以维持径向强度和血管支撑力 [67]，而在 1 年左右支架可以被完全吸收。

3. 直径为 3.0mm 的支架可以安全地扩大到 4.5mm，而且没有小梁断裂。

在临床前试验用凝胶渗透色谱测定分子量方法评估了其生物可吸收特性。结果显示 1 年左右时分子量减少超过 95%。

最近发表了评估 DESolve 支架首次人体试验安全性的结果 [68, 69]。这项研究招募了 16 名简单病变（< 12mm）患者。接受该支架置入的 15 例患者，均获得了即刻操作成功。12 个月时，没有支架内血栓形成，也没有因为支架引起的主要心脏不良事件。术后 6 个月，支架晚期管腔丢失（通过定量冠状动脉造影测定）为（0.19 ± 0.19）mm，新生内膜体积（用血管内超声测定）为 7.19% ± 3.56%，无支架回弹或晚期贴壁不良的证据。OCT 证实有均匀、薄的新生内膜覆盖［（0.12 ± 0.04）mm］。12 个月 CT 成像也显示出其可以保持血管良好的通畅性。

自 2014 年初以来，DESolve 支架已经在欧洲临床使用。据我们所知，迄今为止还没有从上述的第一次人体试验中获得的数据。

第35章 百奥莫司支架家族

The Biolimus Stent Family

Anna Franzone Raffaele Piccolo Stephan Windecker 著

王 红 译

一、百奥莫司

百奥莫司(Biolimus)特有的化学结构($C_{55}H_{87}NO_{14}$，分子量986.29Da)由含31-三烯大环内酯组成，它保留了西罗莫司核心的环结构，同时在西罗莫司分子的C(40)位置的羟基加入2-乙氧基。在西罗莫司环C40处的修饰使其亲脂性高于西罗莫司(约10倍以上)(图35-1)。因此，它能更迅速地进入冠状血管平滑肌细胞并抑制其增殖。在人体进行的STEALTHPK研究中，27名中高危患者植入BioMatrix支架28d和6个月后，通过液相色谱—串联质谱法测定了百奥莫司在血液中的浓度。任意时间点的最高血浓度为394pg/ml。支架置入后28d，51.8%的患者百奥莫司浓度低于检测下限(LLOQ，10pg/ml)。3个月和6个月后血样中检测不到百奥莫司。在9个月的随访中，没有报道任何可能或确定的与百奥莫司相关的不良事件[1]。

这种药物通过结合细胞内免疫亲和蛋白(FKBP12)发挥作用，该蛋白在人体新生血管内膜平滑肌细胞中是上调的[2]。FKBP12-雷帕霉素复合物反过来与一种特定的细胞周期调节蛋白结合，即mTOR，并抑制其活化。mTOR参与了细胞增殖的关键步骤，即调节了细胞周期从G_1期到S期的转变[2]。它可以使包括与蛋白质合成有关(p70s6kinase)和翻译起始有关(phas-1)在内的多种关键蛋白磷酸化。mTOR抑制导致细胞周期停止于G_1晚期并最终导致细胞静止(图35-2)。

二、Biosensor系列支架

Biosensor International公司率先在生物可降解聚合物涂层支架中使用了百奥莫司，即BioMatrix支架。与第一代BioMatrix支架相比，金属平台和(或)输送系统的革新产生了三种新支架：BioMatrix Flex、BioMatrix NeoFlex和Axxess(分叉病变专用支架)。此外，一种无聚合物百奥莫司洗脱支架(BES，BioFreedom)也开始生产(图35-3)。

BioMatrix、BioMatrix Flex和BioMatrix NeoFlex支架中，将百奥莫司按照15.6μg/mm的剂量加入到生物可降解L-多聚乳酸(polylactic acid，PLA)聚合物中。该聚合物可以通过处理和聚合乳酸单体可以获得(脂肪族聚酯)，在6～9个月内通过水解并经两阶段完成降解：①酯基团的非酶链切产生小分子量低聚物；②小分子量低聚物经微生物与柠檬酸循环作用代谢成二氧化碳和水[3]。L-多聚乳酸能够避免药物与体内物质接触，从而防止其化学性质在到达靶区域之前发生改变，并可以控制药物活性成分的释放浓度。与第一代药物洗脱支架的耐用涂层相比，L-多聚乳酸的高载药量显著减少了载体聚合物的用量(225μg vs 紫杉醇洗脱Taxus支架，1227μg以及西罗莫司洗脱Cypher支架，301μg)。

L-多聚乳酸和百奥莫司以1∶1的比例混合成10μm厚基质，覆盖在支架的近管腔面。这种不对称的涂层可以使药物靶向释放到周围的冠状动脉壁，从而减少了在循环系统中的暴露。这些支架均

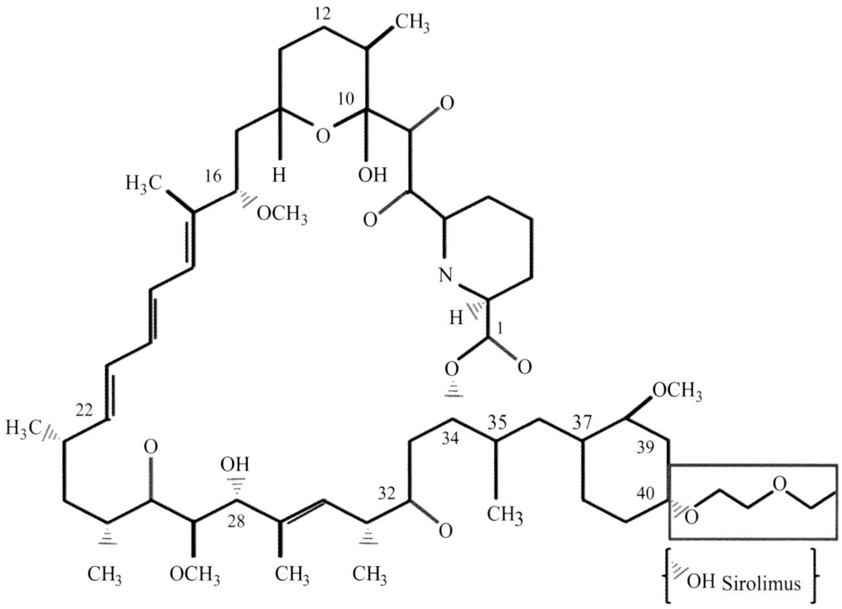

▲ 图 35-1　百奥莫司的化学结构

在西罗莫司结构的 C（40）位置，烷基取代氢提供了更高的亲脂性和独特的药代动力学特性

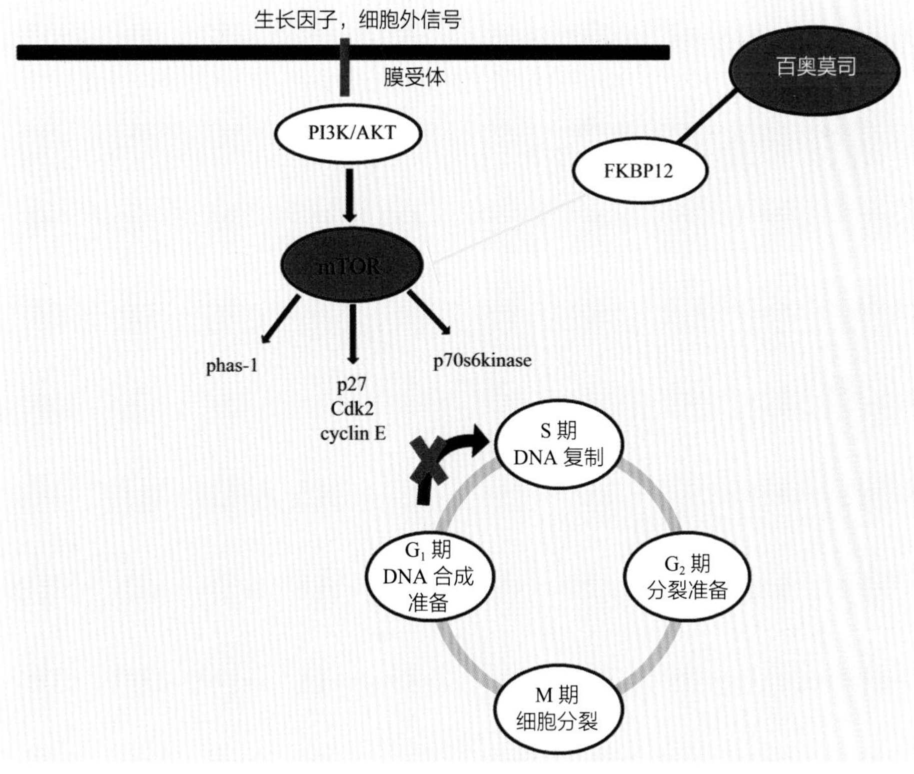

▲ 图 35-2　百奥莫司的作用机制

通过 FKBP12 介导对 mTOR 的抑制，达到细胞静止效应（细胞周期 G_1 期向 S 期转化停止）

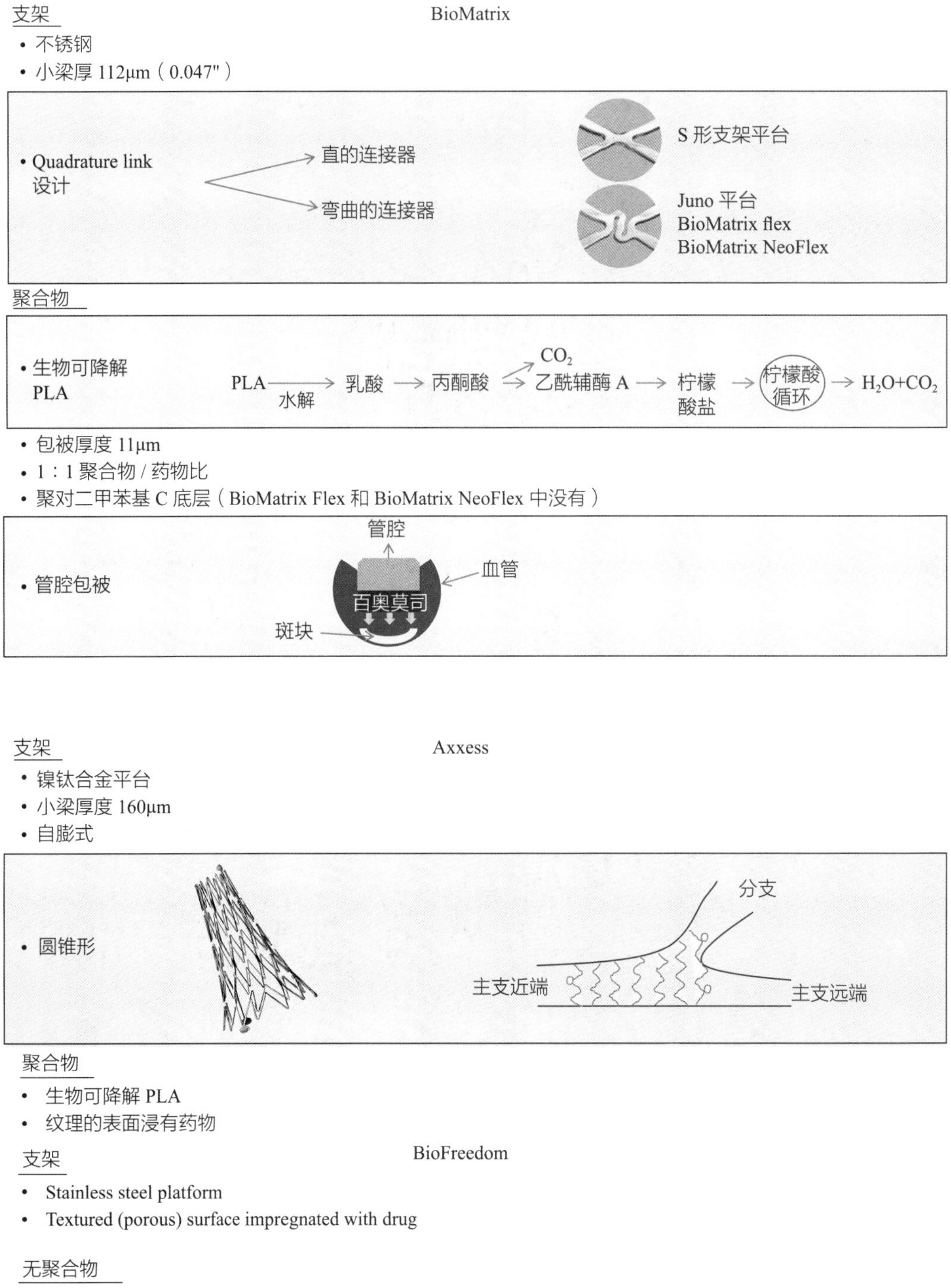

▲ 图 35-3　**Biosensor International 公司百奥莫司洗脱支架的主要组成部分**

有其特定的金属平台和输送导管。

BioMatrix 支架采用 S-Stent™ 支架平台，该平台以 316 低碳真空熔体（low carbon vacuum melt，LVM）不锈钢为材料，经过激光切割形成含有 16.3% ~ 18.4% 金属表面管状支架，其支架小梁厚度为 112μm，并涂有一层聚对二甲苯 C，从而使支架基质黏附到支架表面。在支架上通过自动微镀膜工艺进行涂层。该支架预先安装在一个高压、半顺应性快速交换球囊输送系统上。输送导管有两个不透射线的标记，以便于在 X 线下准确定位支架。支架平台采用传统波纹环和 Quadrature Link™ 设计，具有高度的可塑形、可输送性和足够的支撑力。

BioMatrix Flex［Conformité Européenne（CE）2010年上市］使用了设计改良的支架平台，即Juno™支架平台。该平台采用弯曲的小梁连接器（放射状）以代替现有的垂直连接器。此外，它的其他特性包括：比原来更大的网眼（改善边支血管的通过性），增加了支架小梁之间的间距（1.47～1.56mm），去除了促进聚合物和药物黏附到支架上的涂层底物（聚对二甲苯C）。

BioMatrix NeoFlex于2013年推出，由于进一步改进了输送系统（较小的通过外径），该支架表现出良好的跟踪能力、通过性和推送性。它还采用新型S形连接器，进一步改进了平台Quadrature link设计。

AXXESS支架是CE公司于2010年7月推出的一种自膨胀、分叉病变专用支架。它具有镍钛诺（镍钛合金）平台，0.16mm厚度支架小梁，以及符合分叉病变解剖结构（分叉角度可高达70°）的特殊设计。该支架适合直径为3.0～4.25mm血管，并有三种不同长度（9mm、11mm和14mm）可供选择。该支架的百奥莫司洗脱浓度为22μg/mm。

该支架需要使用7Fr指引导管，并具有4个高清晰不透射线标记使其更容易植入，其中3个位于支架的尖端，第4个在支架近端边缘。未释放的支架置于保护鞘内，只要一半以上支架仍在保护鞘内，在最终释放前还可以进一步调整支架的位置，不透射线标记可用于回收支架。对于高硬度和钙化血管段，强烈建议对主支和分支进行预扩张（使用任意标准分叉技术），这样比较容易通过病变并到达远端分叉点后的最佳释放位置。在AXXESS支架植入后，可以通过它继续在远端主支血管和（或）远端分支血管植入其他支架，最终达到满意的血管造影结果。最后，建议在支架重叠区域进行高压和对吻球囊扩张，同时注意避免损伤支架边缘以外血管。

用于处理左主干分叉病变的AXXESS系统的特殊型号已经设计出来，可以用于更大的直径（高达4.75mm）和更大的分叉角度（末端直径8mm、10mm和12mm）。

BioFreedom药物涂层支架（CE公司2013年获得批准）使用表面具有微腔体结构的不锈钢平台，因此不需要使用聚合物就可以控制百奥莫司释放。药物储藏在管腔外表面的缝隙中，28天内几乎可以完全（98%）转移到血管壁。

（一）临床证据

表35-1概述了Biosensor International百奥莫司洗脱支架相关的研究。

1. BioMatrix

注册和非随机研究STEALTH PK研究是专门为了评估百奥莫司从BioMatrix支架洗脱的药代动力学而设计的。

BEACON Ⅰ是一个在亚洲进行前瞻性多中心注册研究。该研究纳入了使用BioMatrix支架治疗的443例（602个病变）新生或再狭窄的自体冠状动脉病变患者。主要终点为6个月的靶血管血运重建，次要终点是主要心血管不良事件（定义为30d、6个月和12个月时死亡、CABG、Q波和非Q波心肌梗死和靶血管血运重建的复合终点）。30d主要心血管不良事件发生率为3.5%，没有血管再次血运重建事件。在7.2个月的中位随访中，主要心血管不良事件发生率为5.2%，包括0.9%靶血管血运重建和0.2%的靶病变血运重建[4]。

BEACON Ⅱ是一个前瞻性观察注册研究，旨在评估临床结局。该研究在亚太国家纳入了在自体冠状动脉或大隐静脉移植血管（除了保护或无保护左主干病变）植入BioMatrix支架的497例患者。主要终点是12个月主要心血管不良事件发生率（定义为心源性死亡、心肌梗死和缺血驱动的靶病变血运重建复合终点）。关键次要终点包括缺血驱动的靶病变失败和12个月靶病变血运重建；长达5年的主要心血管不良事件和明确的支架内血栓形成的发生率。在742个靶病变（平均靶病变数为每人1.49±0.74）中，31%的病变长度＞20mm，24%为中－重度钙化病变，14%为分叉病变（分支＞2mm）。支架植入成功率（定义为最终残余支架直径狭窄＜30%）为98.5%；病变处理成功率（定义为任意方法测定目标病变支架内残余狭窄＜30%）为98.7%；手术成功率（定义为支架成功植入同时没有住院MACE事件发生）为97.8%。在4年随访中，主要心血管不良事件发生率9.4%，极晚期支架内血栓形成（VLST）事件非常罕见（0.4%），特别是在患者自体冠状动脉内植入的BioMatrix支架中没有发生这些事件[5,6]。

▲ 表 35-1 Biosensor International Biolimus-eluting 支架相关临床研究汇总

研究名称［参考文献］，年代（研究结果发布）	设计方法	国家	病例数	病种	计划随访时间	主要终点	研究目前状态
BioMatrix							
STEALTH PK[1]，2011	单臂注册	欧洲	27	稳定 CAD	1 年	28d 和 6 个月时体循环百奥莫司浓度	完成
BEACON Ⅰ[4]，2006	单臂多中心注册	亚洲	292	稳定 CAD 和 UA	1 年	6 个月 TVR	完成
BEACON Ⅱ[5, 6]，20012	单臂多中心注册	亚太	497	稳定 CAD 和 UA	5 年	12 个月 MACE*	4 年 FU 完成
e-BioMatrix[7, 8]，2015	单臂多中心注册	欧洲	5000	稳定 CAD 和 ACS		12 个月 MACE†	2 年 FU 完成
STEALTH Ⅰ[12, 13]，2005	随机多中心 BioMatrix vs Gazelle BMS	欧洲、南美	120	稳定 CAD	5 年	6 个月病变内 LLL	完成
LEADERS[16, 17]，2008	随机多中心 BioMatrix vs Cypher Select SES	欧洲	1707	稳定 CAD 和 ACS	5 年	9 个月时 CV 死亡，MI, 临床诊断 TVR	完成
COMFORTABLE AMI[14, 15]，2012	随机多中心 BioMatrix vs Gazelle BMS	欧洲、亚洲	1161	STEMI	2 年	1 年时心源性死亡，靶病变相关再发心肌梗死和缺血驱动的 TLR	完成
EVERBIO Ⅱ[23]，2015	随机多中心 BioMatrix vs Promus Element EES 和 vs Absorb BVS	欧洲	240	稳定 CAD	5 年	9 个月时血管造影证实的 LLL	9 个月 FU 完成
SORT OUT Ⅵ[21]，2015	随机多中心 BioMatrix vs Resolute Integrity ZES	欧洲	1502	稳定 CAD 和 ACS	5 年	12 个月复合安全性（心源性死亡和 MI）和有效性（TLR）终点	1 年 FU 完成
Separham 等[22]，2011	随机单中心 BioMatrix vs Xience EES	亚洲	200	稳定 CAD 和 ACS	1 年	1 年心源性死亡，MI 和临床事件驱动的 TVR 复合终点	完成
STACCATO[24]，2014	随机单中心 BioMatrix vs Xience EES	欧洲	64	稳定 CAD 和 ACS	1 年	9 个月时经 OCT 证实支架小梁未覆盖百分率	完成
AXXESS							
AXXESS Plus[25]，2007	单臂多中心注册	欧洲 南美洲 大洋洲	139	稳定 CAD 和 UA	5 年	主血管和分支血管支架 LLL	完成

（续表）

研究名称[参考文献]，年代（研究结果发布）	设计方法	国家	病例数	病种	计划随访时间	主要终点	研究目前状态
DIVERGE [26, 27]，2009	单臂多中心注册	欧洲 澳大利亚 大洋洲	302	稳定 CAD 和 UA	5 年	9 月个 MACE 发生率‡	完成
AXXENT [28]，2009	单臂多中心注册	欧洲	33	稳定 CAD	6 个月	6 月个新生内膜容积（IVUS）	完成
COBRA [29]，2015	随机多中心 AXXESS vs Xience	欧洲	40	稳定 CAD 和 UA	9 个月	9 月个 OCT 评估支架小梁覆盖率	进行中（有 20 个病例初期结果）
BioFreedom							
BioFreedom FIM [31, 32]，2008	随机单中心 BioFreedom vs Taxus Liberte	欧洲	180	稳定 CAD 和 UA	5 年	12 个月支架 LLL	4 年 FU 完成
EGO-BIOFREEDOM [33]，2015	单中心前瞻性研究	欧洲	100	稳定 CAD 和 UA	2 年	9 个月 OCT 评估支架小梁覆盖率	完成

ACS. 急性冠状动脉综合征；BMS. 金属裸支架；BVS. 生物可吸收支架；CAD. 冠心病；CV. 心血管；EES. 依维莫司洗脱支架；FU. 随访；IVUS. 血管内超声；LLL. 晚期管腔丢失；MACE. 主要心脏不良事件；MI. 心肌梗死；OCT. 光学相干成像；SES. 西罗莫司洗脱支架；TLR. 靶病变血运重建；TVR. 靶血管血运重建；UA. 不稳定型心绞痛；ZES. 佐他莫司洗脱支架

*. 心源性死亡，临床诊断心肌梗死（Q 波和非 Q 波心肌梗死）和临床诊断靶病变血运重建

†. 心源性死亡，心肌梗死（Q 波和非 Q 波心肌梗死），或临床诊断靶血管血运重建

‡. 全因死亡，心肌梗死和缺血事件驱动的靶病变血运重建

e-BioMatrix 是一个前瞻性、多中心、观察性注册研究，该研究从 2008 年 4 月持续到 2011 年 8 月，覆盖 57 家欧洲中心，评估了 5472 例患者使用 BioMatrix 或者 BioMatrix Flex 支架治疗的结局。纳入标准为年龄＞ 18 岁并植入任一 BioMatrix 家族药物洗脱支架（任何大小、任何血管），不受治疗病变数量、血管情况或病变长度的限制。大约 50% 的患者为急性冠状动脉综合征。排除了使用其他支架（不同于研究支架）或者其他技术治疗（如单独球囊成形术、斑块旋切术）的患者。主要终点是 12 个月的主要心血管不良事件发生率，定义为心源性死亡、心肌梗死和临床事件驱动的靶血管再血管化的复合终点。预先定义的次要终点包括：主要终点的各个组成部分、支架内血栓形成、大出血和 24 个月的主要心血管不良事件发生率。注册中心有两个部分组成：e-BioMatrix PMS（上市后监测）和 e-BioMatrix PMR（上市后注册），二者仅在源数据验证级别上有所不同。PMS 通过监测系统收集所有基线数据、所有主要心血管不良事件、支架内血栓形成和出血事件；PMR 只监控心脏相关事件。12 个月时的主要心血管不良事件的总发生率为 4.5%（心源性死亡 0.9%，心肌梗死 1.7%，临床确诊的靶血管再血管化 2.8%），24 个月时为 6.8%（心源性死亡 1.5%，心肌梗死 2.4%，临床确诊的靶血管再血管化 4.3%）。在 12 个月时明确或很有可能的支架内血栓形成发生率为 0.6%，12 ～ 24 个月为 0.2%；此类事件大部分发生前 30d 内（58.5%），且患者仍在进行双联抗血小板治疗。尽管支架内血栓形成的发病率很低，但其 24 个月相关死亡率非常高(27.5%)。12 个月时主要出血发生率为 1.7%，12 ～ 24 个月时为 0.4%，死亡率为 9.1%。通过多变量分析发现：与 12 个月时的观察结果相反，并发症（用 Charlson 指数表示）是 21 个月时主要心血管不良事件的独立预测因子 [7, 8]。

e-BioMatrix 注册研究还包括在非欧洲国家接受 BioMatrix 治疗的患者。e-BioMatrix India 旨在评估在 2008 年 12 月至 2012 年 2 月间登记的 1189 名患者(1418 个病变)随访 2 年的临床安全性和有效性。涉及 987 名患者的中期分析显示，12 个月的主要心血管不良事件发生率分别为 0.45/100 人年和 0.2/100 人年。37% 的患者完成了 2 年的随访 [9]，其中没有病例发生支架内血栓形成。亚组分析提示，糖尿病患者（n=485）也有相似的临床结果，主要心血管不良事件发生率为 0.62%，仅有 1 例发生了很有可能的支架内血栓形成 [10]。

亚太注册还包括从泰国和印度尼西亚的单中心数据，在 400 多例患者中同样确认了 BioMatrix 支架令人满意的早期造影结果和中 – 长期临床结果 [5]。

2. 随机研究（图 35-4）

(1) BioMatrix vs 金属裸支架：STEALTH Ⅰ试验是一项首次在人体进行的多中心、前瞻性旨在评估 BioMatrix 支架的安全性和有效性的研究。120 例新发单支病变并接受 PCI 的患者按 2∶1 比例随机分组，分别接收 BioMatrix 支架（n=80，82 个病变）或对照 Gazelle S-Stent（n=40，40 个病变）——一种具有相同的设计的金属裸支架。血管造影主要终点，即 6 月随访时病变晚期管腔丢失（late lumen loss，LLL），BioMatrix 组较对照组［(0.14 ± 0.45) mm vs (0.40 ± 0.41) mm，P=0.004］明显减少。支架内晚期管腔丢失也显著降低［(0.26 ± 0.43) mm vs (0.74 ± 0.45) mm，P ＜ 0.001)］。两组（尤其是在对照组）50% 以上再狭窄发生率都很低（3.9% vs 7.7%，P=NS），均低于预期 [11]。随访血管造影检查时，血管内超声分析发现两组均有相近比例的晚期贴壁不良（3%），接受 BioMatrix 支架组血管新生内膜容积（血管内膜体积和支架体积之间的比率）显著降低（2.6% vs 23.5%；P ＜ 0.001）。两组临床安全性和 6 个月无事件生存率（96.3% vs 97.5%，P=0.72）是类似的，靶病变血运重建发生率也无显著差异 [12]。这种安全性特征一直持续到随访第 5 年，BioMatrix 组主要心血管不良时间（死亡、心肌梗死或靶病变血运重建）的发生率为 18.1%，对照组为 10.5%[13]。

COMFORTABLE AMI 研究是一个随机、优效性试验，该研究纳入了 2009 年 9 月至 2011 年 1 月期间在欧洲和以色列的 11 个中心进行了急诊 PCI 术的 1161 例 ST 段抬高型心肌梗死患者，旨在比较 BioMatrix 支架和 Gazelle BMS 支架的安全性和有效性。排除标准包括：急性心肌梗死合并机械并发症，对任何研究使用的药物过敏，使用维生素 K 拮抗药，计划行围术期需要停用双抗的外科手术，出血病史或已知的凝血相关疾病、怀孕，参与另一项

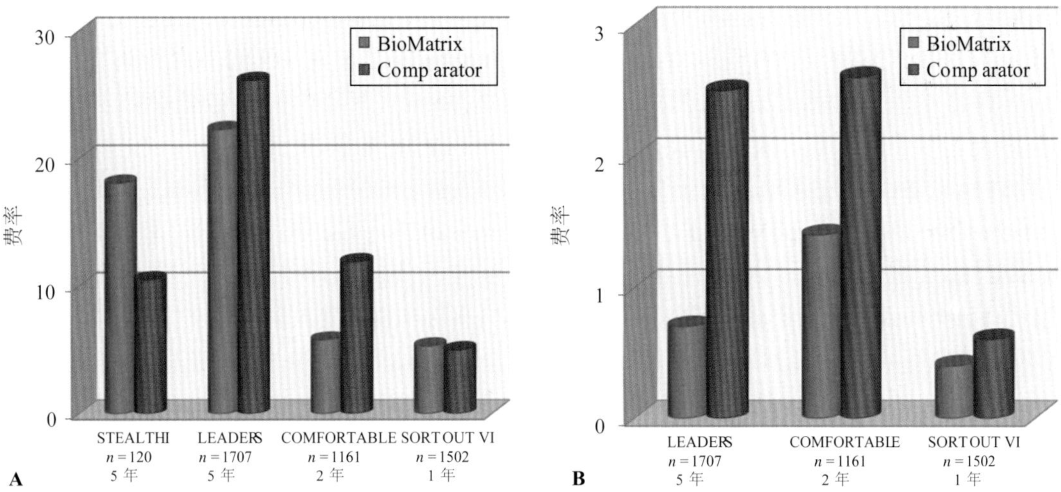

	STEALTHI (*n* = 120)		LEADERS (*n* = 335)		COMFORTABLE AMI (*n* = 103)		EVERBIOII (*n* = 238)			STACCATO (*n* = 58)	
	Biomatrix	Gazelle	Biomatrix	Cypher	Biomatrix	Gazelle	Biomatrix	Promus	Absorb	Biomatrix	Xience
随访	6 个月		9 个月		13 个月		9 个月			9 个月	
晚期丢失（mm）	0.14 ± 0.45	0.40 ± 0.41	0.13 ± 0.46	0.19 ± 0.50	0.11 ± 0.24	0.97 ± 0.75	0.25 ± 0.41	0.24 ± 0.32	0.28 ± 0.39	0.10 ± 0.31	0.15 ± 0.25
狭窄直径（mm）	22.0 ±12.1	30.9 ± 11.9	20.9 ±17.5	23.3 ± 19.6	12.02 ± 7.23	39.6 ±25.2	12.6 ± 14.9	11.3 ± 9.8	16.9 ± 11.6	14.9 ± 9.5	10.8 ± 7. 9
再狭窄率（%）	3.9	7.7	5.5	8.7	0	25.93	5	4	5	0	0
晚期管腔丢失（%）	1.3	0	6.5	7.4	3.5	9.5	5	14	10	-	-

C

▲ **图 35-4　评价 BioMatrix 支架性能的主要临床随机试验**

A. 主要不良心脏事件发生率；B. 支架内血栓形成；C. 关键血管造影结果

试验，未签署知情同意，或预期寿命不到 1 年。研究预设的主要研究终点是支架相关的心源性死亡、靶血管相关再梗死和缺血驱动的靶病变血运重建的复合终点。次要终点为与患者相关的死亡、再发心肌梗死、再次血运重建及靶血管相关的再梗死、任何血管再重建治疗（经皮和外科手术）、心源性死亡、全因死亡、Q 波和非 Q 波再梗死、卒中和支架内血栓。1 年主要终点事件发生率在百奥莫司洗脱支架（BES）治疗组为 4.3%，在金属裸支架治疗组为 8.7%（HR 0.49，95%CI 0.30 ～ 0.80，*P*=0.004）。这种差异是由更低的靶血管相关再梗死的风险（0.5% vs 2.7%，HR 0.20，95%CI 0.06 ～ 0.69，*P*=0.01）和缺血驱动的靶病变血运重建（1.6% vs 5.7%，HR 0.28，95%CI 0.13 ～ 0.59，$P < 0.01$）所导致的。心源性死亡在两组间的发生率差异并不显著（2.9% vs 20 3.5%，*P*=0.53）。明确的支架内血栓形成在使用百奥莫司洗脱支架治疗和金属裸支架治疗组中发生率分别为 0.9% 和 2.1%（HR 0.42，95%CI 0.15 ～ 1.19，*P*=0.10）[14]。这些差异在 2 年随访中保持不变。使用 BioMatrix 支架治疗患者的主要终点事件发生率为 5.8%，对照组为 11.9%（HR 0.48，95%CI 0.31 ～ 0.72，$P < 0.001$）。103 例患者在 13 个月时进行血管造影显示，百奥莫司洗脱支架组支架直径狭窄百分比显著低于 BMS 组（12.0 ± 7.2 vs 39.6 ± 25；$P < 0.001$）。两组患者在任何时间点双联抗血小板治疗依从性均无差异，直

到术后两年仍有约18%的患者持续服用噻吩吡啶类药物[15]。

(2) BioMatrix vs 第一代药物洗脱支架：LEADERS研究是一个前瞻性、多中心、非劣效性试验，该研究纳入了1707例患者，在冠状动脉造影后随机使用BioMatrix Flex或SES Cypher SELECT支架（Cordis,Miami Lakes, FL, USA）。入选标准包括：稳定性冠状动脉疾病或急性冠状动脉综合征患者，一支或多支自体血管或大隐静脉桥血管重度狭窄（＞50%）的患者。排除标准包括：怀孕，已知对阿司匹林、氯吡格雷、肝素、不锈钢、西罗莫司、比奥莫司或造影剂不耐受，未签署知情同意，参与另一项实验，PCI手术6个月内计划行围术期需要停用双抗的外科手术。试验的主要终点是主要心血管不良事件发生率（9个月内心源性死亡、心肌梗死或临床确诊的靶血管再血管化作为复合终点）。次要终点包括主要心血管不良复合事件及其单个事件发生率，30d、6个月、9个月和1～5年血管造影及临床诊断的支架内血栓。在9个月的主要终点，百奥莫司洗脱支架不劣于西罗莫司洗脱支架（9% vs 11%，RR 0.88, 95%CI 0.64～1.19；非劣效 P=0.003，优效 P=0.39）[16]。9个月随访血管造影时行OCT检查显示：BioMatrix支架组完全小梁覆盖（20例患者、29例病变、4592个支架小梁）比西罗莫司洗脱支架组（26例患者、35个血管病变、6476个支架小梁）更高。其中，支架小梁未覆盖≥5%的病变数在百奥莫司洗脱支架组中有3个，西罗莫司洗脱支架组中有15个（差异233.1%，CI 261.7～210.3，P＜0.01）[17]。

长达5年的随访证实了上述研究的早期发现，主要心血管不良事件发生率分别为22.3%、26.1%，RR=0.83（95%CI 0.68～1.02；非劣效性 P＜0.0001，优效性 P=0.069）。此外，长期随访发现，BioMatrix组从患者角度考虑的复合终点事件（包括全因死亡、任何心肌梗死和全因血管重建率）发生率更低（35.1% vs 40.4%，RR 0.84，95%CI 0.71～0.98；优效性 P=0.023）。BioMatrix支架置入后1～5年确定的极晚期支架内血栓形成显著降低（0.7% vs 2.5%，RR 0.26, 95%CI 0.10～0.68，P=0.003）[18]。一些事后分析探讨了这种新型支架在特定的临床和（或）血管造影情况下的性能。与434例植入永久聚合物西罗莫司洗脱支架的患者相比，BioMatrix支架在429例小血管病变（参考直径＜2.75mm）患者中的非劣效性被证实，两组有近似的晚期管腔丢失［（0.17±0.47）mm vs（0.22±0.51）mm；P=NS）］、管腔直径狭窄百分比（24.9%±20.7% vs 23.8%±20.7%）和50%以上再狭窄发生率（12.8% vs 9.7%）。此外，1年主要心血管不良事件和靶病变血运重建发生率相似（分别是12.1% vs 11.8%，P=0.89；9.6% vs 7.4%，P=0.26）[19]。急性ST段抬高性心肌梗死和非ST段抬高心肌梗死接受BioMatrix支架治疗的患者（n=280），5年随访期间复合终点发生率低于西罗莫司洗脱支架患者（28.9% vs 42.3%，RR 0.61, 95%CI 0.47～0.82；P=0.001）。特别是在ST段抬高型心肌梗死患者中，BioMatrix支架植入明显降低了主要终点事件的发生率（24.4% vs 39.3%，RR 0.55, 95%CI 0.36～0.85；P=0.006）、MACE发生率（12.6% vs 25.0%，RR 0.47, 95%CI 0.26～0.83；P=0.008）、心源性死亡率（3.0% vs 11.4%，RR 0.25，95%CI 0.08～0.75；P=0.007）。此外，明确的支架内血栓也有减少趋势（3.7% vs 8.6%，RR 0.41，95%CI 0.15～1.18，P=0.088）[20]。

(3) BioMatrix vs 第二代药物洗脱支架：SORT OUT Ⅵ研究是一个在丹麦的三个中心进行的开放标签、随机、多中心、非劣效性研究，该研究纳入了1502名（1883个病变）接受永久聚合佐他莫司洗脱支架（Resolute Integrity，MedtronicCardioVascular，Santa Rosa，CA，USA）的患者，和1497名（1791病变）接受BioMatrix Flex支架的患者。纳入标准包括：患者为稳定冠状动脉疾病或急性冠状动脉综合征，且至少在直径2.25～4.00mm的血管有1支冠状动脉有狭窄超过50%的病变。主要终点是1年时安全性（不能清楚归因于非靶病变的心源性死亡或心肌梗死）和有效性（临床确诊的靶病变血运重建）的复合终点。分别有79例（5.3%）和75例（5.0%）患者发生终点事件，证明了与百奥莫司洗脱支架相比佐他莫司洗脱支架具有非劣效性（绝对风险差0.0025，单侧95%CI的上限为0.016%；P=0.004）[21]。

Separham等[22]将200例冠状动脉新发病变接受PCI的患者随机分配接受BioMatrix或Xience依维莫司洗脱支架（Abbott Vascular）。1年后，两组患者的心源性死亡（两组均是 0%）、心肌梗死（2% vs 0%；P=0.49）和临床确诊的靶血管再血管化（两组均 0%）都无差异，且两组均未发现支架内血栓形成。

EVERBIO Ⅱ研究对 BioMatrix Flex 支架、永久聚合物 EES 支架（Promus Element，Boston Scientific）和依维莫司洗脱生物可吸收支架（ABSORB BVS，Abbott Vascular）的性能进行了比较。该研究共纳入了 240 名患者，按 1∶1∶1 比例随机分配至接受上述任一支架组的单中心试验。因为大于直径＞ 4.0mm 的血管不能植入可吸收支架，所以病变直径＞ 4.0mm 是该研究唯一的排除标准。9 个月时血管造影随访显示，各组间晚期管腔丢失（主要终点）相似。临床结果也相同：患者主要心血管不良事件发生率（死亡、心肌梗死和再血管化）在生物可降解支架组为 27%，在依维莫司 / 百奥莫司洗脱支架组为 26%（P=0.83）；支架相关主要心血管不良事件发生率（心源性死亡、心肌梗死和靶病变血运重建）在生物可降解支架组为 12%，在依维莫司 / 百奥莫司洗脱支架组为 9%（P=0.6）[23]。

STACCATO 研究是在接受依维莫司 vs 百奥莫司 A9 支架的 ST 段抬高型心肌梗死、非 ST 段抬高型心肌梗死和稳定 / 不稳定心绞痛患者中进行的，该研究是一个单中心前瞻性随机试验，旨在比较植入永久性氟聚合物涂层 EES 支架（Xience Ⅴ / Xience PRIMER）或 BioMatrix 支架后冠状动脉病变组织覆盖情况。它纳入了 64 名（64 个病变）稳定冠状动脉疾病或急性冠状动脉综合征新发冠状动脉病变的患者。主要终点（即 PCI 植入 9 个月后 OCT 评估的未覆盖支架小梁的百分比）在依维莫司支架组显著降低 [（4.3% ± 4.8%）vs（8.7% ± 7.8%）；P=0.019）]。平均支架贴壁不良百分比在基线水平 [（分别为（6.8% ± 6.9%）vs（6.9% ± 7.0%），P=0.974）] 和随访时 [（0.1% ± 0.3%）vs（0.6% ± 1.3%）；P=0.143] 都没有区别。9 个月时血管新生内膜厚度在依维莫司组 vs 百奥莫司组为（109 ± 43）μm vs（64 ± 18）μm（P ＜ 0.001），和血管造影显示 LLL 在依维莫司组 vs 百奥莫司组为 0.15mm vs 0.10mm（P=0.581）。两组主要心血管不良事件发生率和支架内血栓形成发生率相当 [24]。

3. 正在进行的研究

表 35-2 列出了正在进行的评估 BioMatrix 支架性能的研究。其中，GLOBAL LEADERS（NCT01813435）研究是一个由研究者牵头的、计划在约 132 中心（欧洲、北美、南美和亚太地区）招收大约 16 000 例患者的试验，旨在评估新的抗血小板治疗方案的潜在益处。随机分组在 PCI 前完成。受试者根据研究中心和患者临床表现（稳定的冠状动脉疾病或急性冠状动脉综合征）进行危险分层。所有患者随机接受 Bioatrix Flex 或 Bioatrix NeoFlex 支架，并且在围术期使用比伐芦定。在 PCI 术后，他们将接受替格瑞洛联合阿司匹林（1∶1）1 个月，并继以 23 个月的替格瑞洛单药治疗，或者 12 个月的标准双联抗血小板治疗，继以 12 ～ 24 个月的阿司匹林单药治疗。主要的研究终点是 2 年的全因死亡或非致命的新发 Q 波心肌梗死的复合终点。

（二）AXXESS

AXXESS Plus 是一项前瞻性、单臂、多中心、非随机的研究，旨在评估 AXXESS 百奥莫司洗脱支架用于治疗新生分叉病变患者的安全性和有效性。共有 139 名来自欧洲、巴西和新西兰的患者参加该研究，这些患者有稳定或不稳定心绞痛病史，并满足以下标准：靶病变位于分叉 5mm 以内、主支血管参考直径 2.5 ～ 4.0mm、分支血管直径＞ 2.25mm、病变长度＜ 15mm、主支病变总长度＜ 34mm。主要终点是通过计算机血管造影定量分析软件进行测量的主支血管和分支血管在 6 个月随访时的支架内晚期管腔丢失。安全终点为手术 6 个月后的主要心脏不良事件复合终点，定义为全因死亡、Q 波或非 Q 波型心肌梗死或缺血驱动的靶病变血运重建。手术满意度和血管造影成功的水平分别为 94.9% 和 100%。所有患者都接受 Axxess Plus 支架植入，其中 80.9% 的患者在远端放置其他支架（42% 的患者在远端主血管和分支都放置支架，29.4% 的患者仅在远端主血管放置支架，9.6% 的患者仅在分支放置支架）。在 AXXESS 组支架晚期丢失为（0.09 ± 0.56）mm。3 例患者发生支架内血栓形成，其中两例确认与提前中止使用双抗有关。主支血管支架内再狭窄发生率为 7.1%，分支为 13.7%（植入药物洗脱支架时为 7.9%）。6 个月的靶病变

表 35-2 正在进行的 BioMatrix 支架研究

研究名称和（或）临床研究编号	国家	设计方法	病种	主要终点
NCT01947439	亚洲	随机 BES vs ZES	多支血管 PCI	全因死亡，非致死性 MI，2 年时任何血运再重建事件
SORT-OUT Ⅷ NCT02093845	欧洲	随机 BES vs EES（Synery 支架）	非选择性缺血性心脏病患者	1 年时装置相关 TLF
OCT SORT-OUT Ⅷ NCT02253108	欧洲	随机 BES vs EES（Synery 支架）	非选择性缺血性心脏病患者	3 个月时经 OCT 评估有关血管愈合各种参数的复合终点
PONTINA NCT01060306	欧洲	观察性 BES vs BMS	稳定型 CAD 和进行 LM PCI 的 ACS 患者	6 个月经 OCT 评估新生内膜覆盖情况
CHOICE NCT01397175	亚洲	随机 BES vs EES vs ZES	所有患者	2 年时装置相关的复合终点
DETECT-OCT NCT01752894	亚洲	随机 BES vs EES（单纯造影 vs OCT 指导的 PCI）	稳定型 CAD 和不稳定心绞痛	3 个月时经 OCT 评估新生内膜覆盖率
DESTINY TRIAL NCT01856088	南美洲	随机 BES vs SES（Inspiron 支架）	稳定型和不稳定型心绞痛	9 个月时 LLL
ROBUST NCT00888758	欧洲	随机 BES vs EES	STEMI	9 个月时 MACE

ACS. 急性冠状动脉综合征；BES. 百奥莫司洗脱支架；CAD. 冠心病；EES. 洗脱支架；LLL. 晚期管腔丢失；LM. 左主干；MACE. 主要不良心脏事件；MI. 心肌梗死；OCT. 光学相干断层扫描；PCI. 经皮冠状动脉介入治疗；SES. 西罗莫司洗脱支架；TLF. 靶病变失败；ZES. 佐他莫司洗脱支架

血运重建率为 7.5%。6 个月时 49 例患者接受了血管内超声分析（35.2%），结果显示病变处内皮明显覆盖并且血管内膜增生得到有效抑制：新生内膜容积阻塞百分比为（2.28% ± 2.17%），最小管腔面积（7.86 ± 2.63）mm^2 [25]。

DIVERGE 研究是一项前瞻性、多中心注册试验，旨在将 AXXESS Plus 研究的结果应用到更广泛的人群同时保持严格手术指征，例如：如果残余狭窄超过 30%，则在主支和边支血管使用西罗莫司洗脱支架。病变入选标准为：存在分支血管直径≥ 2.25mm 分叉病变，并且分支与主支成角小于 70°。主要终点是：9 个月时的主要心脏不良事件发生率、死亡、心肌梗死和靶病变血运重建的复合终点。次要终点包括节段再狭窄、晚期血管损失和新生内膜阻塞体积百分比。总计有来自欧洲、澳大利亚和新西兰 14 个中心的 302 名患者入选。手术过程中，12.3% 只植入 AXXESS 支架；边支额外支架置入比例占 21.7%（远端主血管 17.7%，边支血管 4.0%）；64.7% 在两支血管中都植入了支架。9 个月的主要心脏不良事件发生率为 7.7%（0.7% 死亡，3.3% 非 Q 波心肌梗死，1.0% Q 波心肌梗死，4.3% 靶病变血运重建）和 5 年为 21.3%（6.5% 死亡，8.6% 心肌梗死，12.4% 靶病变血运重建）。在最初参与研究的患者中，有 96.3%（291）的患者进入长期随访。仅有 5 例（1.7%）明确的极晚期支架内血栓形成病例被报道，且没有 1 例死亡 [26, 27]。

AXXENT 研究是一项纳入 33 例患者的前瞻性、单臂、多中心研究，旨在评估 AXXESS BES 治疗左主干分叉病变的安全性和有效性。6 个月后对其中的 26 例患者进行血管内超声检查显示：管腔体积增加 12.4%，并且明显抑制了新生内膜增生，血管内膜增生阻塞体积百分比是 3.0% ± 4.1%，最小管腔面积（10.3 ± 2.6）mm^2。有趣的是，左回旋支开口面积明显小于左前降支开口，可能与前者有更多的新生内膜形成以及支架扩张不足有关 [28]。

COBRA 复杂冠状动脉分叉病变研究旨在对比专用的 AXXESS 支架与传统的 Culotte 策略对血管愈合（通过 9 个月 OCT 和定量冠状动脉造影分析）和临床结局的影响。该研究将真性分叉病变的患者随机分为使用 AXXESS 支架 + 2 个 BioMatrix 支架组或采用Culotte技术植入2个XienceESS支架组（包括最小化重叠和最后的球囊对吻）。主要终点是9个月随访时支架小梁覆盖情况。次要终点包括9个月时OCT和定量冠状动脉造影参数以及长达5年的临床结果。对前40名入组的患者（每组20例）进行的初步分析显示，9个月时未覆盖支架小梁的百分比没有显著差异。进一步分析，研究者观察到在Culotte术组，主支血管近端较远端新生内膜覆盖延迟，而在AXXESS组的分叉病变所有节段都有更高比例的未内膜化的支架小梁。这些发现与支架小梁厚度、使用的聚合物和抗增殖药物方面的差异有关[29]。

（三）BioFreedom

临床前期研究证实，与西罗莫司洗脱支架相比，BioFreedom支架在减少晚期再狭窄（减少新生内膜增殖）和持续性炎症（降低纤维蛋白、肉芽肿和巨细胞）方面有长期疗效[30]。

BioFreedom FIM试验纳入了182名被诊断为缺血性心脏病并且冠状动脉病变适合采用药物洗脱支架经皮介入治疗的患者。入选标准为自体血管直径≥2.25mm且≤3mm，以及病变长度≤14mm。患者根据随访血管造影和血管内超声检查时间不同分为两组（组1和组2，分别4个月或9个月），随机分为使用BioFreedom标准剂量组（15.6μg/mm）或BioFreedom低剂量组（7.8μg/mm）或PESTaxus Liberté组（Boston Scientific）。试验建议在支架植入后至少使用6个月双联抗血小板治疗。主要终点是12个月支架晚期管腔丢失（组2）。次要终点包括：在4个月时支架内晚期管腔丢失（组1），30d、4个月、12个月和5年的主要心脏不良事件（全因死亡、心肌梗死、急诊CABG和靶病变血运重建复合终点）事件率和支架内血栓发生率；4个月、12个月和最多5年时临床驱动的靶病变血运重建、靶血管再血管化、靶血管失败；4个月时支架内/节段内50%以上再狭窄率；4个月时支架内/节段内最小管腔直径；4个月和12个月时使用血管内超声测量新生内膜增生体积；在支架释放前后和30d时检测百奥莫司浓度。与Taxus（0.37mm）组相比，BioFreedom标准剂量组（0.08mm）和低剂量组（0.12mm）4个月晚期管腔损失均显著降低（$P < 0.0001$和$P < 0.002$）。与低剂量BioFreedom组和Taxus Libert组相比，BioFreedom标准剂量组新生内膜体积阻塞的比例明显降低。在第二组研究队列（包括107例患者）中，使用BioFreedom标准剂量支架的患者支架内晚期管腔丢失为0.17mm，Taxus Liberté支架组支架内晚期管腔丢失为0.35mm。总体分析，BioFreedom标准剂量组安全性持续至12个月，其中没有发生支架内血栓事件[31]。4年后，在BioFreedom标准剂量组和Taxus Liberte组报告了相似的MACE发生率（13.6% vs 13.3%），同时也没有发生支架内血栓事件[32]。

EGO-BioFreedom的试验目的是通过OCT评估使用BioFreedom支架治疗的患者支架内皮化的时间窗、内皮化程度以及随后的新生内膜增生情况。这个单中心研究包括了100名临床实践的患者（排除ST段抬高型心肌梗死患者），在入选到9个月时接受OCT检查，根据随访OCT时间随机分为六组。主要终点结果包括1～9个月OCT检查显示的支架覆盖情况（内皮化程度/覆盖范围）。次要终点是OCT终点（新生内膜面积和新生内膜厚度）、QCA终点（9个月晚期管腔丢失）和临床终点（主要心脏不良事件发生率和9个月、12个月支架血栓）。早期支架小梁覆盖分为六类（A、B、C：无覆盖;D、E、F：有覆盖）；早期的覆盖率从1个月最低的48.16%逐渐增加到5个月的97.14%（中位数）。在每组20名患者中，早期（1～2个月）的支架小梁覆盖率的变异度更大，在随后的几个月观察到了完整和更成熟的新生内膜组织覆盖（新生内膜强度更明亮和更均匀）。9个月的支架小梁覆盖率中位数达到99.55%（IQR 98.17%～99.93%；最低85.41%，最高100%）。有55例患者9个月时新生内膜厚度仍非常低，为0.10mm（0.05～0.16mm）。支架内新生内膜体积百分比从前5个月的4.3%（IQR 2.1%～7.5%）增加到9个月的13%（9.4%～5.9%）。4例患者出现了支架内再狭窄需要进行治疗（靶病变血运重建发生率为4%）；没有记录到其他与靶血管相关的梗死、心源性死亡、明确或很有可能的晚期支架血栓。

Leaders Free试验（NCT01623180）是一个正在进行的多中心、随机、双盲试验，旨在比较BioFreedom支架与Gazelle支架在约2500名高出血风险患者使用短期（1个月）使用双联抗血小板治疗后1年时主要安全终点（复合心源性死亡、心肌梗死和支架内血栓形成）的非劣效性和主要有效性终点（临床驱动靶病变血运重建）的优效性[33]。

BioFreedom US IDE 可行性试验（NCT02131142）是一个开始于2014年8月的多中心、前瞻性研究，目的是在有新发自身冠状动脉病变并使用BioFreedom支架的患者中收集额外的安全性（主要心脏不良事件发生事件，定义为心源性死亡、心肌梗死、TLR和明确的支架内血栓的复合终点事件）和有效性（9个月晚期管腔丢失）数据。

三、Nobori 支架

Nobori支架（Terumo，东京，日本）的设计模仿了BioMatrix支架的两个主要组件：①裸金属（不锈钢）平台，具有开放结构、Quadrature link、支架小梁厚度为120μm；②外层（面向管壁）以可生物降解的聚乳酸作为药物载体，聚对二甲苯C作为涂层底物，其中百奥莫司剂量为15.6μg/mm。二者的主要区别是涂层工艺不同：Nobori支架采用化学蒸汽沉积方法进行涂层而BioMatrix支架采用自动加样的方法进行涂层。

（一）临床前和药物代谢动力学研究

与金属裸支架相比，猪冠状动脉Nobori支架经扫描电子显微镜检查发现支架植入后14d完成内皮覆盖，而且直到15个月时都没有明显血管反应[34]。其他研究也显示与第一代西罗莫司洗脱支架或者永久聚合物EES支架相比，Nobori支架的炎症反应更低[35]。

Nobori PK研究在20例新发冠状动脉病变患者中，评估了百奥莫司从Nobori支架洗脱的药代动力学、耐受性和安全性：在不同时间点（支架植入前和植入后48h，7d和28d，3个月、6个月和9个月）采集的血样中百奥莫司的最高血药浓度是32.2pg/ml，没有不良事件发生。最高血药浓度的中位时间为2小时（0.05h至3个月）。6个月后，仅在1例患者体内检测到了百奥莫司，9个月时均未检测到[36]。

（二）临床证据（表35-3）

1. 注册研究

Nobori CORE研究在107例冠状动脉新生病变（142个病变，直径2.5～3.5mm）的患者中，对Nobori支架和第一代Cypher SES支架进行了比较。9个月后血管造影结果显示出相似的支架内晚期管腔丢失［（0.10±0.26）vs（0.12±0.43），P=0.66）］和50%以上再狭窄率（1.7 vs 6.3%，P=0.32），但Nobori组支架直径狭窄程度明显低于Cypher SES支架组［（13±10%）vs（20±12%），P=0.002）］[37]。在亚组患者（n=43）中，采用快速心房起搏通过血管舒缩评估内皮功能：Nobori支架的使用与保持良好的内皮功能和血管舒缩相关[38]。有几个因素（聚合物、不对称涂层、药物）与这种结果相关；然而，这种效应的临床相关性还需要进一步的研究。

Nobori Ⅱ是一个前瞻性、多中心、单臂注册研究，在广泛的临床环境中评估Nobori支架的性能。该研究从2008年4月至2009年3月，纳入了欧洲和亚洲的3067名患者；大约73%的患者的治疗超出了说明书（Nobori支架）适应证范围。1年时，支架相关的终点事件或靶病变失败（心源性死亡、心肌梗死和靶病变血运重建的复合终点）的总发生率为3.9%（2年后为5.1%）。超适应证适用的患者在1年和2年之后，主要终点事件的发生率均显著增高(靶病变失败:1年为4.5% vs 2.2%，2年为5.9% vs 2.8%）。1年和2年的支架内血栓形成发生率分别为0.68%和0.80%[39]。

2008年2月至2012年7月期间，INSPIRE 1研究在意大利的7个中心纳入了1066例使用Nobori支架的患者（1589个病变）。在1年时，主要终点事件（心源性死亡、心肌梗死和临床驱动的靶血管再血管化复合终点）发生率为4.0%。靶病变失败（次要终点）发生率为4.6%。在复杂病变患者中，主要和次要终点事件的发生率均有增高。明确的和很有可能的支架内血栓形成发生率为0.6%，且在复杂病变组（0.9%）没有明显升高[40]。

2. 随机对照研究（图35-5）

(1) Nobori vs 第一代药物洗脱支架：Nobori Ⅰ试验比较了Nobori支架和TAXUS支架。该研究是一项随机（2∶1）、前瞻性、对照的非劣效性双臂试验：Nobori Ⅰ一期试验中，对照组患者使用了TAXUS Express PES 支架（Boston Scientific，Natick，MA，USA），而在Nobori Ⅰ二期试验中

表 35-3　Nobori 百奥莫司洗脱支架临床研究汇总

研究名称 [参考文献]，年代（研究结果发布时间）	设计方法	国家	病例数	病种	计划随访时间	主要终点	状态
Nobori PK [36], 2008	单臂注册	欧洲	20	稳定 CAD	1 年	28 天和 6 个月时百奥莫司 A9 的血液浓度	完成
Nobori CORE [37, 38], 2008	前瞻性 多中心对比	欧洲	107	稳定 CAD	1 年	9 个月支架内 LLL	完成
Nobori Ⅱ [39], 2012	前瞻性 多中心 单臂注册	欧洲 亚洲	3067	所有病例	2 年	12 个月 TLF*	完成
INSPIRE-1[40], 2014	多中心注册	欧洲	1066	所有病例	NA	12 个月安全性†和有效性‡复合终点	1 年随访完成
Nobori Ⅰ [41], 2014	随机多中心 Nobori vs Taxus Express PES (Phase Ⅰ or Taxus Liberté (Phase Ⅱ)	欧洲	362	稳定 CAD 和不稳定型心绞痛	5 年	9 个月支架内 LLL	完成
COMPARE Ⅱ [43], 2013	随机多中心 Nobori vs Xience	欧洲	2707	稳定 CAD 和 ACS	5 年	12 个月安全性†和有效性‡复合终点	1 年随访完成
NEXT [44, 45], 2013	随机多中心 Nobori vs XIENCE/Promus	亚洲	3235	稳定 CAD	10 年	1 年 TLR	3 年随访完成
SORT OUT Ⅴ [42], 2013	随机多中心 Nobori vs Cypher	欧洲	2468	稳定 CAD 和 ACS	1 年	9 个月心源性死亡，MI，明确的 ST 和 TVR 复合终点	完成
SORT OUT Ⅶ [46], 2015	随机多中心 Nobori vs Orsiro	欧洲	2525	稳定 CAD 和 ACS	1 年	12 个月心源性死亡，MI,TLR 复合终点	完成
LONG DES Ⅴ [47], 2014	随机多中心 Nobori vs Promus Element	亚洲	500	稳定 CAD 和不稳定型心绞痛	1 年	9 个月支架内 LLL	完成
BASKET-PROVE Ⅱ [48], 2015	随机多中心 Nobori vs Xience vs PRO-kinetic	欧洲	2291	稳定 CAD 和 ACS	2 年	9 个月心源性死亡、MI，和 TVR 复合终点	完成

ACS. 急性冠状动脉综合征；CAD. 冠心病；LLL. 晚期管腔丢失；MI. 心肌梗死；ST. 支架内血栓；TLF. 靶病变失败；TLR. 靶病变血运重建；TVR. 靶血管血运重建

*. 心源性死亡，心肌梗死和临床诊断靶病变血运重建

†. 心源性死亡和非致命性心肌梗死

‡. 临床诊断的靶血管血运重建

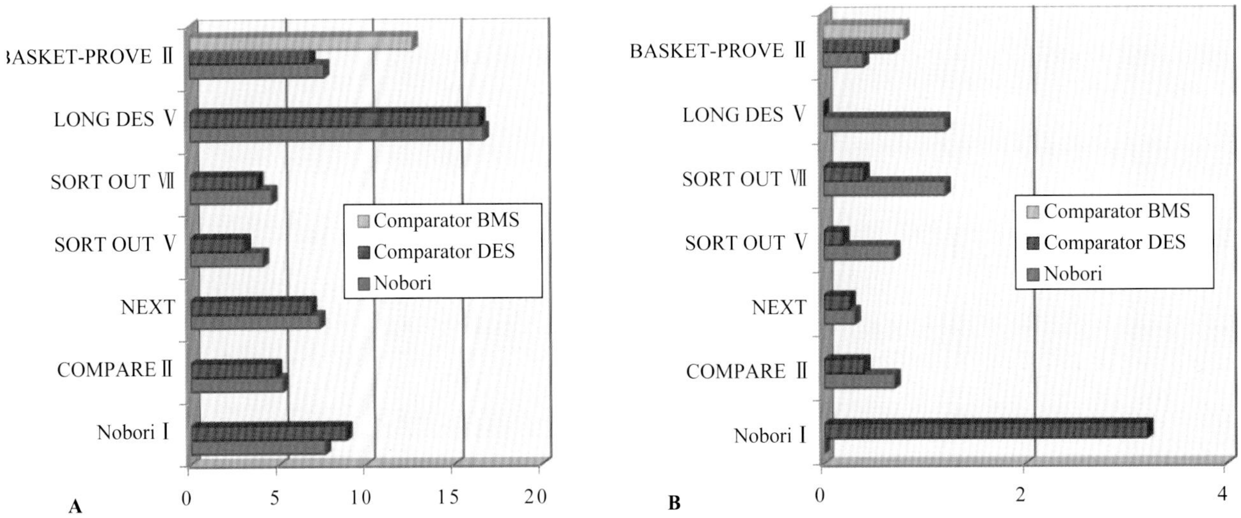

	Nobori Ⅰ Phase 1 (*n*=120)		Nobori Ⅰ Phase 2 (*n*=243)		NEXT (*n*=457)		LONG DES Ⅴ (*n*=500)	
	Nobori	Taxus Express	Nobori	Taxus Liberté	Nobori	Xience	Nobori	Promus
随访	9 个月		9 个月		8 个月		8 个月	
晚期丢失（mm）	0.15 ± 0.27	0.33 ± 0.34	0.11 ± 0.30	0.32 ± 0.50	0.17 ± 0.35	0.14 ± 0.36	0.20 ± 0.41	0.24 ± 0.38
狭窄直径（mm）	14.0 ± 8	19 ± 10	14 ± 8	21 ± 15	14.8 ± 13.8	14.1 ± 12	17.3 ± 15.6	20.5 ± 13.9
再狭窄率（%）	0	0	0.7	6.2	7.1	7.5	3.7	4.9
靶病变血运重建（%）	0	2.9	0	1.1	4.2	4.2	0.8	0.4

C

▲ 图 35-5　评估 Nobori 支架性能的随机试验

A. 主要心脏不良事件率；B. 支架内血栓形成发生率；C. 主要的血管造影结果

使用了 TAXUS Liberté PES 支架。研究共纳入了最多有两个新生病变 362 例患者。主要终点是 9 个月时血管造影显示的支架内晚期管腔丢失，而次要终点是 30d、4 个月、9 个月和 12 个月以及达 5 年主要心脏不良事件发生率。Nobori Ⅰ一期试验，Nobori 组晚期管腔丢失显著降低［（0.15 ± 0.27）mm vs（0.32 ± 0.33）mm，*P*=0.006］。Nobori Ⅰ二期试验证明，相比 TAXUS 支架，Nobori 支架在晚期管腔丢失方面显示出非劣效和优效性［（0.11 ± 0.30mm）vs（0.32 ± 0.50）mm，*P* < 0.001）］。Nobori 组再狭窄超过 50% 的比例和新生内膜阻塞的比例也显著降低。从 5 年后总体临床结局来看，两组在死亡和心肌梗死的复合终点没有差别（10.9% vs 11.2%），而 Nobori 组靶病变血运重建比例更低（6.3% vs 16%）。Nobori 组和 TAXUS 组支架内血栓形成的发生率分别为 0.0% 和 3.2%（*P*=0.014）[41]。

在 3 个丹麦中心完成 SORT-OUT Ⅴ试验中，2468 名患者被随机分配（1∶1）至 Nobori 或 CYPHER 支架组。试验为非劣效性检验，主要终点是 9 个月时死亡、心肌梗死、明确支架内血栓形成和靶血管再血管化的复合终点。患者临床基线特征为中度风险人群，两组中均有相当比例的糖尿病患者、有PCI手术史或为急性冠状动脉综合征患者。主要终点在Nobori组为4.1%，西罗莫司洗脱支架组为3.1%（非劣效P=0.06，优效P=0.22）。然而，这种新型支架的非劣效性受到质疑，因为在12个月时，Nobor支架组的患者中出现明确支架内血栓形成的比例明显高于西罗莫司洗脱支架组（0.7% vs 0.2%，风险差异0.6%，95%CI 0.0～1.1；P=0.034）[42]。

(2) Nobori vs 第二代药物洗脱支架：COMPARE Ⅱ是一项开放标签、前瞻性、随机（2：1）、对照、非劣效性试验，该研究从2009年1月至2011年2月在12个欧洲中心共入选了2707例患者（4025个病变）。患者被随机分为Nobori支架组（n=1795）或薄层小梁Xience支架组（n=912）。研究人群大部分为高危患者：其中58%为急性冠状动脉综合征，22%患有糖尿病，63.5%的病变为B2/C类病变（AHA/ ACC分类标准）。主要终点［在12个月时安全性（心源性死亡和非致命性心肌梗死）和有效性（临床指示的靶血管再血管化）的复合终点］在Nobori支架组和Xience支架组分别为5.2%和4.8%，从而证明了Nobori支架的非劣效性。Nobori I组和Xience组明确的支架内血栓形成发生率分别为0.7%、0.4%[43]。

NEXT研究是一个前瞻性、多中心、随机、开放标签的试验。该试验在3235例主要为稳定冠状动脉疾病（83%的患者）的患者中，对比了Nobori支架和永久聚合物EES支架（XIENCE或PROMUS）在1年时靶病变血运重建的非劣效性。两组靶病变血运重建率均为4.2%（非劣效P＜0.0001，优效P= 0.93），从而证明了Nobori支架的非劣效。明确的ST累计发生率在两组间也相似（0.25% vs. 0.06%；P=0.18）。包含528名患者的血管造影亚组研究证实了节段内LLL的非劣效，两组分别为0.03 ± 0.39mm和0.06 ± 0.45mm（非劣效P＜0.0001；优效P= 0.52）[44]。在支架植入术后1～3年，两组安全性和有效性仍然相当，Nobori组和依维莫司洗脱支架组：靶病变血运重建发生率为7.4% vs 7.1%，P=0.8；心源性死亡率为2.7% vs 2.4%，P=0.57；心肌梗死发生率为4.0% vs 3.7%，P=0.72；再血管化发生率为11.3% vs 9.9%，P=0.21；支架内血栓形成发生率为0.31% vs 0.26%，P=0.74[45]。

SORT OUT Ⅶ试验比较了薄小梁、钴铬生物降解聚合物西罗莫司洗脱ORSIRO支架（Biotronik, Switzerland）和Nobori支架在2525例患者中的有效性和安全性。1年时主要终点（靶病变失败定义为心源性死亡、与处理病变以外血管无关的心肌梗死和靶病变血运重建的复合终点）的发生率在ORSIRO支架组和Nobori支架组分别为3.8%和4.6%（非劣效性P＜0.0001）。此外，使用ORSIRO支架治疗的患者明确的支架内血栓形成发生率明显降低（0.4% vs 1.2%, RR 0.33, 95%CI 0.12～0.92; P=0.03）[46]。

随机、多中心、前瞻性LONG DES Ⅴ试验在500例长节段（≥25mm）冠状动脉病变患者中对Nobori支架与Promus Element EES支架（Boston Scientific, USA）进行了对比。9个月时两组节段内晚期管腔丢失（主要终点）发生率相当［（0.14 ± 0.38）mm vs（0.11 ± 0.37）mm；95%CI -0.053～0.091, 非劣效P=0.03, 优效P=0.45］，两组支架内晚期管腔丢失也相当［（0.20 ± 0.41）mm vs（0.24 ± 0.38）mm；P=0.29］。死亡、心肌梗死和靶血管再血管化的复合终点发生没有显著差异（Nobori组：41，16.7% vs Promus组：42，16.5%；P=0.94）[47]。

BASKET-PROVE Ⅱ试验评估了Nobori支架在大血管中（直径≥3.0mm）的性能，该研究是在欧洲进行的随机、多中心试验，纳入的2291名患者以1：1：1的比例分配Nobori支架组、Xience支架组和采用薄壁碳化硅涂层的BMS支架组（即PRO-Kinetic支架）。主要终点（心源性死亡、心肌梗死和靶血管再血管化复合终点）的累计发生率在Nobori组为7.6%，在Xience组为6.8%，在PRO-Kinetic组为12.7%。Nobori支架不劣于Xience支架（绝对风险差异0.78%；非劣效P=0.042），并优于金属裸支架（绝对风险差异，-5.16；-8.32～-2.01；P=0.0011）。然而，因为没有极晚期支架内血栓形成发生率下降的报道，所以Nobori支架的使用与安全终点的改善并无关联[48]。

正在进行的评估Nobri支架性能的研究报告见表35-4。

四、Xtent

XTENT Custom NX 支架（Xtent, Menlo Park, CA, USA）是一种定制的百奥莫司洗脱支架，该支架采用了由多个 6mm 节段排列组成的模块化设计，支架长度可以根据治疗病变的长度而定，从而在治疗长病变时避免了支架重叠。三项研究证实了该支架（CUSTOM Ⅰ、Ⅱ、Ⅲ）在 220 例患者中的安全性和有效性。然而，由于制造方面的经费困难，自 2009 年 8 月以来一直无法生产使用。

五、来自 Meta 分析的证据

大量的研究将生物可降解聚合物百奥莫司洗脱支架与永久聚合物药物洗脱支架进行比较，并收集了大量可用的数据进行了多个 Meta 分析。生物降解聚合物百奥莫司洗脱支架没有显著主要心脏不良事件的风险，但在一项包括 8 个随机试验的 Meta 分析中显示，与聚合物药物洗脱支架相比，百奥莫司洗脱支架显著降低了晚期支架内血栓形成的风险 [49]。在大数据网络 Meta 分析中，与百奥莫司洗脱支架和第一代药物洗脱支架相比，生物可降解聚合物百奥莫司洗脱支架有着更好的临床获益；与第二代永久聚合物药物洗脱支架相比，两者心源性死亡、心肌梗死和靶血管再血管化发生率类似；与钴铬依维莫司洗脱支架相比，其支架血栓发生率较高 [50]。

另外两个评估耐用聚合物药物洗脱支架和生物可降解聚合物百奥莫司洗脱支架安全性和有效性的网络 Meta 分析也提出了对安全性的担忧：与使用新一代钴铬百奥莫司洗脱支架的患者相比，使用百奥莫司洗脱支架治疗的患者 1 年时支架内血栓形成和心肌梗死的发生率更高 [51, 52]。

表 35-4　正在进行的 Nobori 支架相关的研究

研究名称和（或）临床研究编号	国家	设计方法	病种	主要终点
e-Nobori 注册 NCT01261273	欧洲、亚洲、美洲中部和南部	观察	所有病例	1 年无 TLF 事件（心源性死亡、靶血管 MI 和 TLR）发生率
IRIS Nobori NCT01348360	亚洲	观察 对照 vs 第一代 DES	非选择性缺血性心脏病患者	1 年心源性死亡，MI 和 TVR
NAUSICA NCT01401036	亚洲	随机 BES vs 非涂层支架	所有 MI	1 年 MACE
BEGIN NCT01574586	亚洲	随机 Nobori vs Xience	稳定性 CAD 和进行分叉病变 PCI 的患者	8 个月分叉病变分支开口最小管腔直径
ISAR-TEST 6 NCT01068106	欧洲	随机 Nobori vs Xience	所有患者	1 年心源性死亡，MI 和 TVR 的复合终点

CAD. 冠心病；DES. 药物洗脱支架；MACE. 主要不良心脏事件；MI. 心肌梗死；PCI. 经皮冠状动脉介入治疗；TLF. 靶病变失败；TLR. 靶病变病变血管重建；TVR. 靶血管重建

第36章　百多力支架家族

The Biotronik Stent Family

Anna Franzone　Raffaele Piccolo　Stephan Windecker　著
王　红　译

Pro-Kinetic Energy 和 Orsiro 支架有两个共同特点：钴铬平台和独特的被动涂层技术（PROBIO）。

一、钴铬平台

引入钴铬合金代替不锈钢作为制造冠状动脉支架的金属平台，其目的在于提高支架的质量和最终性能。钴铬合金 L605 是由钴（52%）、铬（20%）、镍（10%）、钨（15%）、锰（1.5%）和铁（3%）组成的。它的密度要高于不锈钢（$9.1g/cm^3$ vs $8g/cm^3$），因此具有更佳的不透射线性。此外，由于其更高的抗拉强度（1000MPa vs 595 MPa）和弹性系数（243GPa vs 193GPa），这种平台具备更优良的径向强度；更薄的支架小梁构造（厚度在 80 ～ 90μm，而早期的 316L 支架的支架小梁厚 130 ～ 140μm）；它还具有高韧性、耐腐蚀和耐磨的优点[1, 2]。

二、被动涂层

PROBIO 是具有高度生物相容性、薄层（80nm）、非晶形的碳化硅涂层，它有两个主要功能：①减少金属支架诱导血栓形成；②促进内皮再生。它通过等离子体增强化学气相沉积技术沉积在支架表面。

涂层的作用主要是通过抑制支架与周围组织之间不必要的相互作用，避免引起血小板聚集、白细胞和补体激活、平滑肌细胞增殖以及其他有利于血栓形成和新生内膜增生的反应。

PROBIO 是一种“非激活和被动的”生物材料，它可以阻止支架表面的电子传递过程。后者是由于金属平台与血细胞之间的接触所产生的，并最终导致纤维蛋白原形成纤维蛋白。PROBIO 独特的电子结构抑制细胞和 p 蛋白质在支架表面的沉积和激活。此外，这种涂层形成一个防扩散屏障，减少金属离子（钴、钨、镍和铬）从支架平台上扩散出去，从而封闭裸露金属表面，防止腐蚀及相关免疫血管反应发生[3]。

PROBIO 也被证明能够促进内皮覆盖：研究显示内皮细胞（处于血液和血管之间的最佳界面）在 PROBIO 涂层支架表面形成连续表层的能力优于在 316L 支架表面[4]。

Carrie 等[5]对 241 例植入 a-SiC:H 涂层不锈钢 Tenax 支架的中度风险患者进行了评估。95.4% 的患者在没有手术相关事件或临床事件的情况下成功植入支架，1 年靶病变血管重建率为 7.1%，1 年主要心脏不良事件发生率为 15.8%。TRUST 研究将 485 名不稳定型心绞痛患者随机分配到使用 Tenax 支架或非涂层支架的 PCI 组。在有 Braunwald Ⅲ B 症状的亚组，与非涂层支架相比，接受 Tenax 支架的患者在 6 个月时的死亡、心肌梗死或者缺血驱动的靶血管血运重建的发生率更低（4.7% vs 15.3%，P=0.02），在 9 个月和 18 个月的随访中也有事件发生减少的趋势[6]。

三、Pro-Kinetic Energy

Pro-Kinetic 冠状动脉支架系统是一种由激光从 L-605 钴铬合金单根管柱上切割而成钴铬合金管状支架，预装在半顺应性、小外径的球囊上。支架两端是环形区段，经过渡区连接到中间螺旋状排列的支架小梁。每个螺旋环通过三个纵向支柱连接下一个环。支架的这三个主要部件有独特的作用：①螺旋状蜿蜒构造给支架提供灵活性，并形成平滑卷曲的轮廓；②支架末端的楔形过渡区保证整个支架的一致性；③纵向连接支柱提供支架的稳定性和支撑力。支柱厚度为：2.0～3.0mm 支架：60μm/0.0024in，3.5～4.0mm 支架：80μm/0.0031in，4.5～5.0mm 支架：120μm/0.0047in。输送系统由快速交换导管（5Fr 兼容）和 PANTERA 球囊（由半晶体共聚合物材料制成）组成；强力传动轴通过由轴近端到远端的逐渐过渡改善了扭结阻力和可推送性。支架压缩是通过先进的热技术实现的，确保安全的支架支撑力的同时保证平滑性和小的通过外径（0.95mm/0.037in）。

临床证据

由一家德国中心完成的 PRO-Heal 注册研究，纳入了 2006 年 2 月到 2007 年 6 月间 145 例有症状的冠状动脉疾病患者，其均使用 Pro-Kinetic 支架（共 161 处血管病变，59% 为 AHA/ACC 分类中 B2 和 C 类病变）。几乎所有患者成功植入支架（141/145,97.2%）。6 个月后，支架晚期管腔丢失是（0.75 ± 0.71）mm（支架内）和（0.79 ± 0.72）mm（血管内）；靶病变血运重建发生率 4.9%，主要心脏不良事件发生率 5.6%。这些鼓舞人心的结果被认为与被动涂层对内皮覆盖的有益影响有关[7]。

Kornowski 等[4]进行了一个单中心、非随机、连续注册研究，用以评估 Pro-Kinetic 支架的短期和中期临床疗效。该研究入选 515 例（540 处病变）临床和血管造影中 - 高危风险的患者。在 6 个月时，主要心脏不良事件发生率为 8.7%（死亡率 3.5%，心源性死亡率 1.9%，心肌梗死发生率 1.4%，靶血管血运重建发生率 6.4%）。

更大规模的 MULTIBENE 研究是一项前瞻性、非随机的研究，在 10 个欧洲中心完成。纳入了 202 例在使用 Pro-Kinetic 支架治疗单一新发病变的患者。6 个月时主要终点事件（即靶血管失败，定义为心源性死亡、心肌梗死和靶血管血运重建）发生率为 10.9%；而主要心脏不良事件（包括心源性死亡、心肌梗死、靶病变血运重建和 CABG）发生率 11.4%。没有发生心源性死亡或支架内血栓形成事件发生。72 例血管造影亚组中，最大血管晚期管腔损失为（0.66 ± 0.61）mm，再狭窄 50% 以上发生率是 20.8%[8]。

ENERGY 注册研究是一个前瞻性、非随机、多中心观察性研究，其目的是评价 Pro-Kinetic 支架的安全性和有效性。研究共入选 1016 例各种患者（1074 个病变，61%A / B1 类病变）。主要心脏不良事件（包括心源性死亡、心肌梗死和临床驱动靶病变血运重建）发生率在 6 个月、12 个月和 24 个月分别为 4.9%、8.1% 和 9.4%；靶病变血运重建发生率分别为 2.8%、4.9% 和 5.4%，明确的支架内血栓发生率分别为 0.5%、0.6% 和 0.6%[9]。

PROMETHEUS 研究是一个前瞻性、开放、单臂队列设计研究，涉及多个韩国医学中心。共纳入 64 例急诊 PCI 患者。全部病例手术均成功。有 1 例因心脏压塞导致院内死亡。在 6 个月的临床随访中，主要心脏不良事件率（定义为全因死亡、新发心肌梗死和靶病变血运重建）为 7.8%，4 例患者发生靶病变血运重建（6.3%）。42 例（65.6%）患者随访复查血管造影，显示支架晚期管腔丢失为（1.02 ± 0.62）mm，血管晚期管腔丢失为（0.99 ± 0.64）mm。再狭窄 50% 以上发生率在参考血管直径（RVDs）≤ 3.0mm 时是 53%，RVDs 在 3.0～3.5mm 之间时是 25%，和 RVDs ＞ 3.5mm（P=0.006）时是 0%，表明这种支架在较大直径血管的性能更好[10]。

另一项回顾性研究报道了类似的结果，该研究有 117 例急性冠状动脉综合征患者（32% 为不稳定性心绞痛，36% 为非 ST 段抬高心肌梗死，33% 为 ST 段抬高心肌梗死）。在 6 个月和 12 个月的随访中主要心脏不良事件率分别为 8.5% 和 11.1%。心源性死亡、心肌梗死和靶病变血运重建在 6 个月分别为 2.6%、3.4% 和 2.6%，在 12 个月时分别为 4.3%、4.3% 和 2.6%[11]。

PRO-Vision 研究中将 Pro-Kinetic 支架与同一合金材料制成的无涂层支架（MULTI-LINK VISION，Abbott Vascular，Santa Clara，CA，USA）进行了比较，观察 1 年靶病变血运重建发生率（定义为支架的再次介入处理，范围包括支架近端和远端边缘 5mm 内，或因再狭窄进行冠状动脉搭桥）。在 Pro-Kinetic 支架组（n=1353），靶病变血运重建显著高于（9.0%

vs 5.6%；未调整 OR 值 1.61，95%CI 1.24 ～ 2.08，$P < 0.001$）对照 VISION 组（n=1378）。甚至在进行多因素校正后（介入后最小管腔直径、植入支架总长度，起病时非 ST 段抬高心肌梗死或不稳定型心绞痛，三支血管支架），使用 Pro-Kinetic 支架仍然是血运重建的一个独立预测因子(校正 OR 值 1.57，95%CI1.18 ～ 2.10；P=0.002）[12]。

BIOHELIX- Ⅰ（NCT01612767）是一项前瞻性、非随机、多中心的研究，用以支持美国食品和药物管理局批准上市的 Pro-Kinetic 支架。它最近在美国、欧洲和南美洲完成了 329 名患者的入选。研究的主要终点是支架置入术 9 个月后的靶血管失败发生率，包括心源性死亡、心肌梗死和缺血驱动的靶血管再血管化。

四、Orsiro 支架

Orsiro 支架由超薄（60μm）钴铬合金平台结合被动和主动混合涂层组成：PROBIO（碳化硅）和高分子多聚 L- 乳酸聚合物。这种多聚化合物作为供应和释放西罗莫司的载体，在 12 ～ 24 个月内完全降解（图 36-1）。多聚 L- 乳酸和药物混合在完全

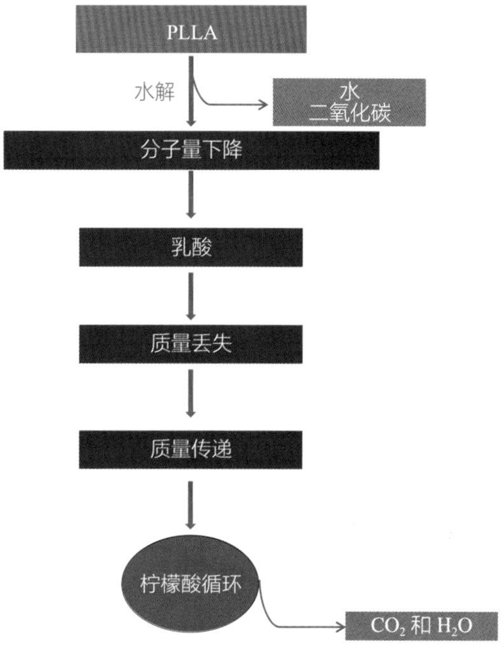

▲ 图 36-1 多聚 L- 乳酸的代谢示意图

多聚 L- 乳酸水解导致分子量减少，强度和质量降低；最终多聚 L- 乳酸被代谢成乳酸、二氧化碳和水

覆盖支架表面的基质中（BIOlute）；基质厚度非对称性结构（远腔面 7.5μm，近腔面 3.5μm）使远腔面一侧药物剂量更大。药物负载量是 1.4μg/mm^2 支架表层。涂层支架的厚度在直径 2.25 ～ 3.0mm 的支架是 60μm，更大尺寸（3.50 ～ 4.00mm）的支架是 80μm。

临床证据

表 36-1 总结了目前已经完成和正在进行的评价 Orsiro 支架性能的临床研究。

BIOFLOW- Ⅰ是首次在人体进行的前瞻性临床研究，入选了 30 例新发单支（参照血管直径在 2.5 ～ 3.5mm，病变长度≤ 22mm）血管病变（血管狭窄 50% ～ 90%）患者。使用 Orsiro 支架进行血管介入治疗是在罗马尼亚的 2 家中心完成的。患者在术后 4 个月和 9 个月随访进行血管造影检查，其中部分患者（15 例）进行血管内超声评估。造影提示的晚期管腔丢失在 4 个月和 9 个月分别是（0.12 ± 0.19）mm 和（0.05 ± 0.22）mm。1 年复合主要心脏不良事件（心源性死亡、缺血驱动的靶病变血运重建和靶血管心肌梗死）发生率是 10%。没有支架内血栓事件发生。血管内超声检查显示大部分患者没有出现新生内膜增生，4 个月和 9 个月随访时管腔阻塞分别为 0% 和 0.07% [13]。

多中心、随机对照的 BIOFLOW- Ⅱ研究提供了 Orsiro 支架不劣于持久性多聚依维莫司洗脱 Xience 支架（X-EES）的证据，研究共入选 452 例稳定和不稳定冠状动脉粥样硬化性心脏病患者。主要终点（9 个月时晚期管腔丢失）：Orsiro 支架组（0.10 ± 0.32）mm vs X-EES 支架组（0.11 ± 0.29）mm，95%CI 为 0.06 ～ 0.07，非劣效性比较 $P < 0.0001$。1 年的靶病变失败发生率相似（6.5% vs 8.0%，HR 0.82，95%CI 0.40 ～ 1.68，时序检验 P=0.58），没有支架内血栓事件发生。术后 2 年这种趋势在全体人群（10.0% vs 8.4%；P=0.5648）、糖尿病人群亚组（n=128，9.7% vs 9.1%；P=0.8975）和小血管病变人群（n=259，9.4% vs. 13.3%；P=0.3153）中都得到证实。

9 个月随访时 2 组患者分别进行 OCT 和血管内超声检查（分别为 55 例和 56 例），虽然 OCT 检查提示 Orsiro 支架和 Xience 支架组病变新生内膜厚度相似 [（0.10 ± 0.04）mm^2 和（0.11 ± 0.04）mm^2，

表 36-1　已经完成和正在进行的评价 Orsiro 支架性能的临床研究

研究名称(临床研究编号)，[参考文献]	设计方法	国家	病例数	病种	主要终点	状态
BIOFLOW- Ⅰ（NCT01214148）[13]	前瞻性 多中心 FIM	欧洲	30	稳定 CAD	9 个月 LLL	完成
BIOFLOW- Ⅱ（NCT01356888）[14, 15]	多中心 随机 Orsiro vs.Xience	欧洲	452	稳定 CAD 或不稳定型心绞痛	9 个月支架内 LLL	完成
BIOFLOW- Ⅲ（NCT01553526）	前瞻性 多中心 注册	欧洲	1356	稳定 CAD 和 ACS	12 个月 TLF*	完成
BIOFLOW- Ⅳ（NCT01939249）	多中心 随机 Orsiro vs.Xience	亚洲	~500	稳定 CAD 和 ACS	12 个月 TVF	入选完成
BIOFLOW-INDIA（NCT01426139）	前瞻性 多中心 观察	印度	120	稳定 CAD	9 个月支架内 LLL	完成
BIOSCIENCE（NCT01443104）[16]	随机多中心 Orsiro vs.Xience	欧洲	2119	稳定 CAD 和 ACS	12 个月 TLF†	完成
HATTRICK-OCT（NCT01391871）[19]	随机多中心 Orsiro vs.Resolute Integrity	欧洲	44	稳定 CAD	3 个月支架小梁覆盖率	完成
PRISON Ⅳ（NCT01516723）	随机多中心 Orsiro vs.Xience	欧洲	330	稳定 CAD 和 ACS	9 个月支架内 LLL	正在进行
ORSIRO OCT（NCT01594736）	随机多中心 Orsiro vs.Xience	欧洲	30	稳定 CAD	6 个月支架小梁覆盖率	正在进行
ORIENT（NCT01826552）	随机多中心 Orsiro vs.Resolute Integrity	亚洲	375	稳定 CAD 和 ACS	9 个月血管内 LLL	正在进行
BIO-RESORT（NCT01674803）	随机多中心 Orsiro vs.Sinergy vs.Resolute Integrity	欧洲	3540	稳定 CAD 和 ACS	9 个月 TVF‡	正在进行
SORT OUT Ⅶ（NCT01826552）[20]	随机多中心 Orsiro vs.Nobori	欧洲	2525	稳定 CAD 和 ACS	12 个月心源性死亡，MI，TLR	完成
BIODEGRADE（NCT02299011）	随机多中心 Orsiro vs.BioMatrix	亚洲	3850	稳定 CAD 和 ACS	18 个月 TLF§	正在进行
IRIS ORSIRO（NCT02039739）	随机 多中心 观察	亚洲	1000	所有病例	12 个月复合事件率	正在进行

ACS. 急性冠状动脉综合征；CABG. 冠状动脉搭桥；CAD. 冠状动脉粥样硬化性心脏病；LLL. 晚期管腔丢失；MI. 心肌梗死；TLF. 靶病变失败；TLR. 靶病变血运重建；TVR. 靶血管血运重建。

*. 心源性死亡，临床诊断心肌梗死（Q 波和非 Q 波），紧急 CABG, 和临床诊断靶病变血运重建

†. 心源性死亡，心肌梗死（Q 波和非 Q 波），或临床诊断靶病变血运重建

‡. 全因死亡，心肌梗死（Q- 波和非 Q- 波），或临床诊断靶血管血运重建

§. 心源性死亡，心肌梗死（Q- 波和非 Q- 波），或临床 诊断靶病变血运重建

P=0.37]，但血管内超声检查发现 2 组间存在明显差异 [Orsiro 组（0.16 ±0.33）mm^2 vs X-EES 组（0.43 ±0.56）mm^2；P=0.04][14, 15]。

BIOSCIENCE 多中心随机对照研究证实 Orsiro 支架不劣于 X-EES 支架，入选的大规模人群包括 2119 例稳定性冠状动脉粥样硬化性心脏病或急性冠状动脉综合征患者。主要终点事件（12 个月时靶病变失败的发生率：心源性死亡、靶血管心肌梗死和临床驱动的靶病变血运重建的复合终点）无显著差异：Orsiro 支架组 6.5%（n=1063）和 X-EES 支架组 6.6%（n=1056）（非劣效性 P ＜ 0.004）（图 36-2）。同样，2 组间支架内血栓的发生率也无显著差异（0.9% vs 0.4%，P=0.16）。这种趋势一直保持至 2 年随访时（靶病变失败 10.5% vs 10.4%，RR 1.00，95%CI 0.77 ～ 1.31；P=0.979）。对预设的 2 个亚组包括 ST 段抬高型心肌梗死（n=407）组和糖尿病组（n=486）进行结局分析显示：ST 段抬高型心肌梗死患者使用 Orsiro 支架临床结局要好于 X-EES 支架组（TLF3.3% vs 8.7%，RR 0.38，95%CI 0.16 ～ 0.91，P=0.014），在高风险糖尿病患者 Orsiro 支架则不劣于 X-EES 支架组（TLF 10.9% vs 9.3%，RR 1.19，95%CI 0.67 ～ 2.10，P=0.56）[16, 17]。

国际性、前瞻性、多中心、开放标签的 BIOFLOW- Ⅲ研究启动是为了观察 Orsiro 在临床实践中的表现。在 2011 年 8 月至 2012 年 3 月期间，共有 1356 名患者接受了治疗。1 年后，5.1% 的患者出现了主要终点事件（靶病变失败定义为：心源性死亡、靶血管 Q 波或非 Q 波心肌梗死、急诊冠状动脉搭桥术、临床驱动的靶病变血运重建的复合终点）。多支血管病变和急性心肌梗死亚组患者也具有类似的结果 [18]。

在前瞻性多中心 HATTRICK-OCT 研究中，44

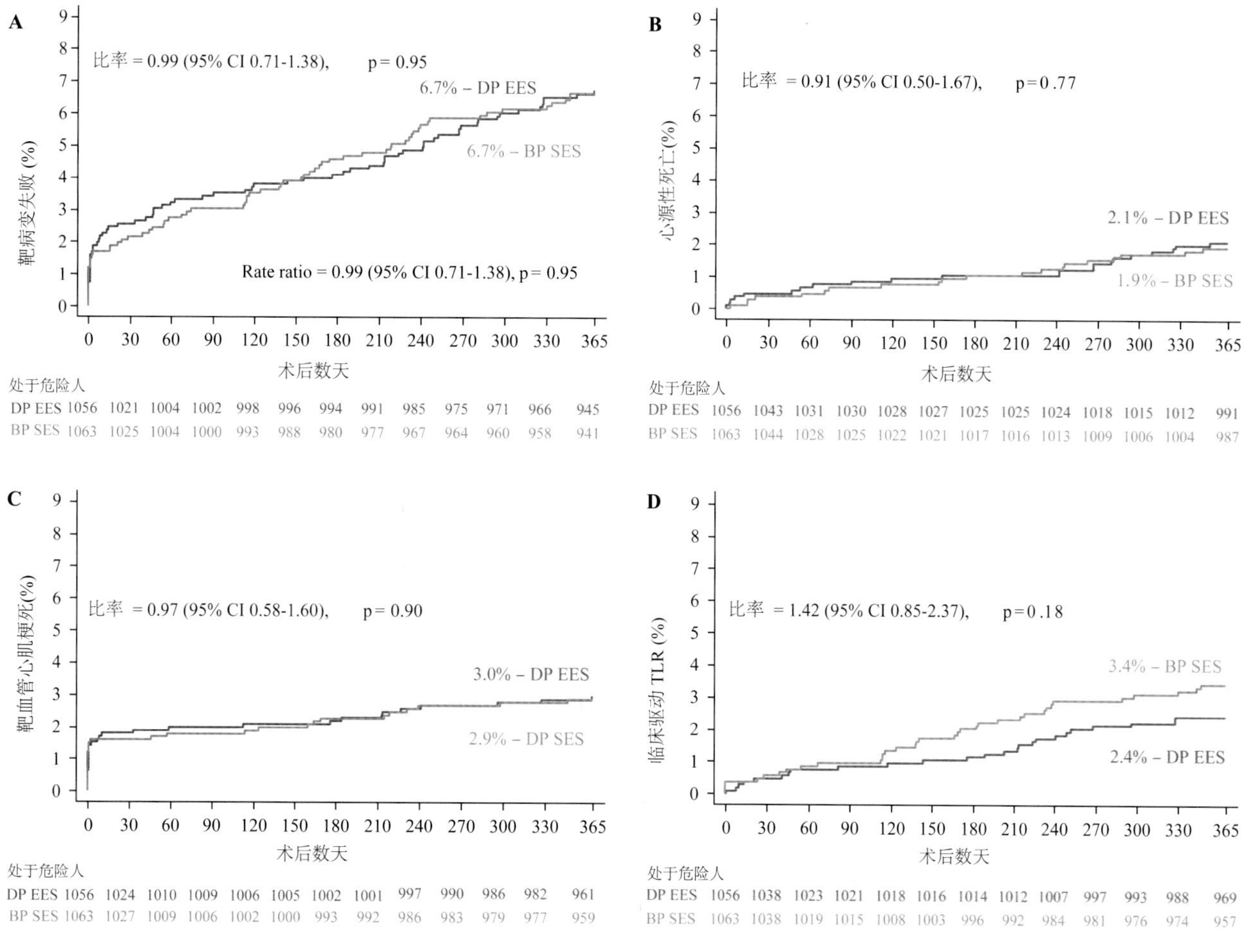

▲ 图 36-2 **BIOSCIENCE 研究结果**

随访达 12 个月的主要终点（靶病变失败）和单个主要终点事件的时间 - 事件曲线。A. 靶病变失败；B. 心源性死亡；C. 靶血管心肌梗死；D. 临床驱动的靶病变血运重建名急诊冠状动脉综合征患者被随机分配（1 ∶ 1）至植入 Orsiro 支架组或 Resolute 的佐他莫司洗脱支架（R–ZES）组。该研究旨在了解术后 3 个月后通过 OCT 检查比较组织覆盖情况和支架位置。组织未覆盖和支架移位情况在 Orsiro 支架组显著减低（分别是 3.9% 和 2.6% vs 8.9% 和 5.3%）。为观察支架植入对冠状动脉血管舒张功能的影响，术中进行了 CFR 检测，未发现显著差异 [19]。

对 2525 例患者进行的 SORT OUT Ⅶ研究评估 Orsiro 支架相比 Nobori 支架的有效性和安全性。1 年后，3.8% 接受 Orsiro 支架和 4.6% 接受 Nobori 支架的患者出现了主要终点事件（靶病变失败定义为心源性死亡、与处理靶病变相关的心肌梗死和靶病变血运重建复合终点）（非劣效 $P < 0.0001$）。此外，植入 Orsiro 支架患者支架内血栓发生率明显减少（0.4% vs 1.2%，RR 0.33，95%CI 0.12 ～ 0.92，P=0.03）[20]。

五、可降解金属支架

Biotronik 可降解镁支架的研究进展情况见表 36–2。

（一）生物可降解支架中的镁

镁对人体生理功能有着至关重要的作用：它参与骨代谢，维持免疫功能和正常的神经、肌肉功能及心脏正常节律。它也是一种具有良好生物相容性的金属，但镁有两个主要限制：较低的抗侵蚀能力和机械强度。因此，镁与其他金属如钙、锌、锰和稀土金属混合的合金被开发出来以满足植入材料的生物相容性和可降解性。这些合金的强度与重量之比与铝合金和合金钢相当 [21]。镁具有独特的电化学性能，与其他植入材料中的金属相比，其具有更多的负电负荷，因此在体内具有更强的抗栓特性 [22, 23]。Heublein 等 [24] 首次对镁合金的材料心脏血管支架进行了研究。他们在实验动物中植入 AE21 合金冠状动脉支架，而后持续观察至 56d 都没有发现明显的炎症反应。据此结果，Biotronik 公司生产了 Lekton Magic 冠状动脉支架（由 WE43 镁合金制成）并在猪的冠状动脉中进行了测试。在 28d 和 3 个月时，在镁合金支架血管段内新生内膜面积较不锈钢支架明显降低，且与植入血管管腔直径大小无关 [25]。

Zartner 等首次成功地在人体，即 1 例患先天性心脏病早产婴儿的左肺动脉中植入了生物可降解金属支架 [26]。

（二）第一代镁可降解支架

球囊扩张式 AMS–1 由 93% 的镁和 7% 的稀土金属构成。其从一个 WE–43 镁合金管经激光切割形成正弦波状小环，小环间由垂直小梁连接而成。小梁厚度 165μm；横断面为 1.2mm。其具有可透射线性，并且没有不透射线的标志。与传统的不锈钢支架相似，该支架弹性回缩力小（小于 5%），具有良好的初始径向强度和较高的抗塌陷压力（0.8 bar）；但是它只提供 1 ～ 2 周的径向支持。该支架内皮化迅速，主要部分在 60d 内降解为无机离子，并且这个过程并不会诱导持续的血管炎性反应 [25]。

PROGRESS AMS 是一项首次在人体进行的单臂研究，纳入了 63 例单支冠状动脉新生病变的患者，旨在评估 AMS–1 支架的可行性和安全性。虽然长达 1 年没有报告死亡事件、心肌梗死或支架内血栓形成事件，但支架的长期通畅性是令人失望，4 个月的靶病变血运重建率为 23.8%，12 个月为 45%。由于其比预期更快的支架降解速度导致径向支撑强度不足和血管回缩，所以其晚期管腔丢失是（1.08 ± 0.49）mm。腔内影像显示在 4 个月时支架完全降解，同时有显著的管腔内径减小，其中 45% 是由于新生内膜形成、42% 是负向重构、13% 是支架外斑块面积增加 [27, 28]。

（三）新型镁可降解血管支架

PROGRESS AMS 的研究结果促进了改良版支架的开发，通过延长降解时间来解决血管回缩的问题。6Fr 兼容、预先安装的 AMS–2 由不同于 AMS–1 的合金（＞ 90% 镁、锆、钇和稀土金属）构成，设计成正方形横截面（不再是长方形）并减少小梁厚度（120μm）。这种新合金的可降解速度较慢，而且比 AMS–1（1.5 ∶ 0.8bar）有更高的抗塌陷压力。在动物实验中，该装置显示出了持续的机械完整性，更高的径向强度，更少的新生内膜增殖，但目前还未在人体中进行试验 [29]。

AMS–3（药物洗脱 AMS，DREAMS）涂层采用聚合物丙交酯 –co– 乙醇酸交酯（PLGA），这是一种生物可降解基质（1μm），用以控制紫杉醇（0.07μg/mm^2）的释放。通过实验研究确定了 PLGA

聚合物配方中丙交酯和乙醇酸交酯的最佳比例，以确保最佳的降解时间和药物的控释：实验将 73 种含不同丙交酯乙交酯组合的镁支架与 36 种对照支架(18 TAXUS Liberté，18 eucaTAX ）植入猪冠状动脉。

85：15 的高分子量配方在晚期管腔丢失、内膜面积、纤维蛋白评分和内皮化等方面等同于 TAXUS Liberté 并优于 euca TAX。研究发现镁的降解过程有两个阶段：①急性期，水可以导致其形成氢氧化镁、氧气和碳酸镁的混合物；②后期，来自周围组织的离子形成一种非晶态磷酸钙复合物，填补了小梁溶解后形成的空隙（图 36–3）。

该支架是可膨胀（半顺应性）的，位于两个不透射线的标记之间，用以引导在透视下的准确定位。有以下尺寸可供选择：直径 3.25mm 或 3.5mm，长度 16mm。

首次在人体进行的 BIOSOLVE– Ⅰ研究，在欧洲 5 个中心入选了 46 名患者（47 个病变），评估了该支架的安全性和性能。支架植入成功率是 100%。主要终点（靶病变处理失败，定义为心源性死亡、靶血管心肌梗死和临床驱动的靶病变血运重建的复合终点）在 6 个月时发生 2 例（4%），12 个月时发生 3 例（7%），其中 2 例临床驱动的靶病变血运重建和 1 例围术期心肌梗死。无心源性死亡或支架血栓形成的报道。

6 个月、12 个月的支架晚期管腔丢失分别是（0.65 ± 0.5）mm、（0.52 ± 0.39）mm。对 7 例患者进行的连续 OCT 检查了 5791 个支架小梁，6 个月时 92.7% 的支架贴壁良好，12 个月时为 99.8%，持续性支架贴壁不良仅为 0.1%，晚期获得性支架贴壁不良仅为 0.1%。6 个月时血管形态恢复，治疗血管节段的扭曲角度从术后即刻（14.9 ± 12.0）增加到后期随访时（26.1 ± 15.9）[30]。

第二代 DREAMS 支架（DREAMS 2G）对支架平台进行了改进(WE43 合金，6 支架冠 2 连接设计，支架壁厚 150μm ），并在支架两端加上不透射线的标记（钽）。支架涂有生物可降解多聚乳酸聚合物（7μm）和西罗莫司（剂量 1.4μg/mm^2）。该支架目前正在进行 BIOSOLVE– Ⅱ（NCT01960504）研究，这是一项前瞻性多中心试验，计划纳入 121 名最多涉及 2 支冠状动脉新生病变的患者。主要终点是 6 个月的血管晚期管腔丢失，并进行 3 年跟踪随访评估临床事件。

六、PK Papyrus 支架

PK Papyrus(Conformite Europeenne，CE，2013 年上市）支架是一种用于冠状动脉急性穿孔的冠状动脉覆膜支架系统。它与 PRO–dynamics 支架和 Orsiro 支架具有同样的带有非晶碳化硅涂层的普通钴铬 L605 支架平台。此外，它有一层独特的由静电缠绕工艺制成的 90μm 厚聚氨酯膜。与其他涂层物相比，这种涂层降低了 24% 的通过外径，可以兼容 5Fr 指引导管，并有多种尺寸可选（直径 2.5 ～ 5.0mm 和长度 15 ～ 26mm）。

表 36–2 可降解镁支架

	AMS 1	AMS 2	AMS 3（DREAMS 1G）	DREAMS 2G
合金	WE43	Refined WE43*	Refined WE43*	Refined WE43*
药物（剂量）	无	无	Paclitaxel（0.07μg/mm^2）	Sirolimus（1.4μg/mm^2）
多聚物	无	无	PLGA	PLLA
支架设计	4 支架冠 /4 连接杆	4 支架冠 /4 连接杆	6 支架冠 /3 连接杆	6 支架冠 /2 连接杆 2 个标记
支架梁厚度（μm）	165	120	120	150
镁降解时间（个月）	1	2	3	12
研究	PROGRESS AMS	无	BIOSOLVE– Ⅰ	BIOSOLVE– Ⅱ（进行中）
晚期管腔丢失（mm）	0.83 ± 0.51（4 个月时）	–	0.64 ± 0.50（6 个月时） 0.52 ± 0.39（12 个月时）	–

PLGA. 聚丙交酯 –co– 乙醇酸交酯；PLLA. 多聚 L– 乳酸
*. ＞ 90% 的镁、锆、钇和稀土金属

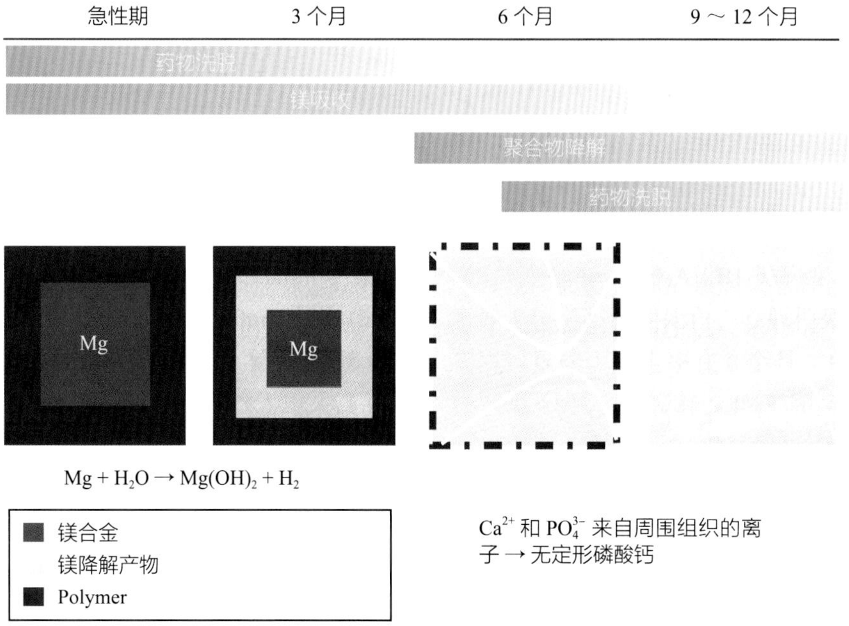

▲ 图 36-3　金属支架的吸附速率

药物释放发生在支架植入后的前 3 个月内。镁（Mg）的吸收在早期开始通过水解发生，而聚合物生物降解发生在植入后 6 ～ 12 个月

第 37 章　新的药物洗脱支架系统
Novel Drug-Eluting Stent Systems

J. Ribamar Costa　Jr.　Adriano Caixeta　Alexandre A. C. Abizaid　著
秦　瑾　译

药物洗脱支架有助于抑制支架内新生内膜形成，可以降低传统的冠状动脉球囊扩张术和金属裸支架介入术后所致的再狭窄的发生[1-4]。随着对再狭窄生物学认识的不断深入（包括选择使用作用于再狭窄过程中的一条或多条信号通路的药物、控释给药策略和使用支架作为药物平台等），药物洗脱支架也逐渐发展起来。因此，药物洗脱支架的临床效应很大程度上依赖于平台—药物—聚合物复合体的各个组分，以及它们之间的相互作用。

虽然第一代药物洗脱支架 Cypher（西罗莫司涂层支架）和 Taxus（紫杉醇涂层支架）有效地达到了减少几乎所有类型病变和患者亚群中出现再狭窄的主要目的[5-11]，但出现了聚合物生物相容性欠佳、延迟的支架内皮化导致迟发和极度迟发的血栓以及局部药物毒性，所以其安全性受到了限制[12-17]。最终促使了生物可降解和无聚合物的药物洗脱支架系统研发。

其他的发展包括构建更多现代化支架平台（如更好输送性、不透射线性、弹性和径向强度）以及使用新型抗增殖药物或减少现有的抗增殖药物的剂量。

需要着重指出的是，现有的永久的和可降解的聚合物药物洗脱支架系统的有效性和长期安全性是很难被超越的。现在金属药物洗脱支架研究聚焦在如何更快地促进血管愈合，以缩短双重抗血小板治疗时间，从而减少与这些药物相关的出血风险方面[18, 19]。

本章主要描述了近来药物洗脱支架系统的优化，包括金属平台的改造、新型抗增殖药物的研发和其在冠状动脉内装载的方式与控制释放，重点在于新的永久的生物可降解聚合物涂层以及非聚合物药物洗脱支架系统。

一、金属平台

（一）金属合金

不同的药物洗脱支架平台在金属构成、支撑设计和厚度上有差异。所有这些参数均有重要作用。用于支架平台的主要金属合金包括：316L 不锈钢、钴铬、铂铬、镍钛合金和钽。

第一代药物洗脱支架包括 Cypher 和 Taxus，主要的材料是 316L 不锈钢，这种合金具有低回弹性（＜ 5%）、良好的径向强度和出色的工艺性能。同时也存在一些不足，如相对较低的不透射线性和弹性，镍成分较高可能触发局部炎症反应和再狭窄等，这也是这类合金的共同缺点[20]。

因为钴铬类似物（L605）支架小梁较薄，并显示出更优的径向强度和更好的透射线性，所以现有的绝大多数药物洗脱支架系统使用钴铬类似物（L605）作为平台。钴铬似乎减少了因与其他合金（如金、镍、钼和铬）合用所致的增殖反应带来的不良反应，而同时改善了可视性和弹性。虽然有证据认为金属裸支架小梁厚度可影响再狭窄和靶病变血运重建的发生率[21-23]。但迄今为止，对于药物洗脱支架小梁的厚度是否存在类似效应仍不明确。近来试验数据显示，支架小梁厚度与更少的支架表面血栓形成呈正相关[24]。

近来，铂合金已被纳入临床研究，其潜在优势在于这种金属密度是铁和钴的两倍，具有更好的延展性、抗侵蚀性和抗断裂性。因此即使支架小梁薄，仍可获得同等或更好的不透射线性。同时，平台合金中镍含量减少，可以使镍金属相关的潜在不良反应更小。

镍钛合金因其独特的形状记忆、生物相容性、抗疲劳强度和超弹性能，已被用作新型自膨胀支架（如 Cardiomind、Axxess、STENTYS）的首选材料。

（二）支架和支架小梁设计

有两种基本支架设计：缠绕型支架和镂空管状支架。根据金属覆盖率、支架小梁数量、支架小梁厚度和形态，支架平台各不相同。目前使用的绝大多数药物洗脱支架具有镂空管状和开环设计。开环设计支架可以更容易通过复杂冠状动脉解剖部位，也更容易到达分支血管，其还具有较小的径向强度和更少的内膜覆盖，会影响扭曲病变的药物分布。此外，现有支架采用圆形支架小梁，从而减小边缘气压性创伤，避免血管撕裂。

美敦力公司最近研发了一种新的非镂空管设计支架小梁，将单一、连续的线圈做成正弦曲线。这种支架被包裹成螺旋形，以确保最大弹性和顺应性。这种理念将在他们所有新的非聚合型无药物充填支架（DFS）中得到验证。

（三）输送系统

虽然第一个在人体 PCI 中使用的金属支架是自膨胀式支架 [25]，但是现有的大多数药物洗脱支架使用球囊膨胀输送技术。

没有任何一种自膨胀式支架能适用于临床普遍情况，这主要与它的技术相关的缺陷有关，如支架尺寸难以与血管尺寸精确匹配，在技术层面上有时会出现支架释放困难，在支架释放过程中出现的支架缩短等。然而，目前，有几种精心设计、可以用于特定情形的自膨胀装置，如分支病变（Axxess™，Stentys™，Capella™）[26-28]、ST 段抬高型心肌梗死（Stentys™）[29] 和小血管（Cardiomind™）[30]。

二、抗增殖药物

理想的抗增殖药物应能抑制新生内膜过度生长，在保持内皮细胞增殖和功能的同时，选择性抑制血管平滑肌细胞增殖。此外，也应具有较宽的治疗窗和较低的炎症反应。

药物的抗增殖效应与局部的药代动力学和生化成分（如脂溶性更好，可以不溶于水，在局部组织停留较长时间，并与血管壁更多、更好的同质性）相关，并且也与支架小梁结构（如开环或闭环设计、动脉内支架覆盖率）相关。

现有的大多数药物洗脱支架使用莫司相关药物，如西罗莫司、依维莫司、百奥莫司 A9、左他莫司和诺沃莫司。这些药物与细胞内受体 FKBP-12 相结合并抑制 mTOR，阻止平滑肌细胞从细胞循环的 G1 期到 S 期 [31, 32]。

西罗莫司是第一个成功用于防止 PCI 术后再狭窄的莫司家族药物。现有的其他药物通常是合成的或半合成的西罗莫司类似物，主要修饰 C40 位点的羟基团（依维莫司和左他莫司）或 42-O 位点（百奥莫司 A9）或从 C16 碳位点移除一个甲基团（诺沃莫司）。虽然这些修饰影响它们的药物代谢动力学，但是这些莫司药物被证实在临床应用中可以非常有效地抑制增殖效应。

另一可供选择的西罗莫司替代物是紫杉醇，它可以稳定微管，抑制细胞 G_0/G_1 和 G_2/M 期的分裂。这些特征对局部药物释放具有有益的作用，如在相对低浓度时呈现出高亲脂性和长效抗增殖效应。然而，这些有益的抗再狭窄效应与局部细胞毒性和细胞坏死相关 [33, 34]。也正是因为这个原因，西罗莫司类抗增殖药物还是作为首选。

三、多聚体包被和可选择的药物释放技术

多聚体是位于支架和血管组织之间的一层，它是抗增殖药物的载体，也控制其释放。在很多药物洗脱支架中可发现这种额外的包被层，或者在最外层使得药物释放延迟，或者在基底层以增加多聚体和支架小梁之间的黏附。

第一代药物洗脱支架（Cypher 和 Taxus）都使用耐用的厚多聚体装载并控制抗增殖药物的释放。在临床前研究中发现，这些长期存在的多聚体与炎症反应和局部毒性相关 [35-38]。而且，第一代药物洗脱支架所使用的这种不可降解的多聚体与机械性并发症（如多聚体分层和“网状”多聚体表面导致支架膨胀问题）相关，并且包被不均一导致药物分布不稳定。

因此，近年来，临床研究聚焦于新型药物平台系统的研发上（包括生物相容性多聚体、生物可降解多聚体和非多聚体支架）。

不可降解多聚体使用颗粒溶解方式释放药物，生物可降解多聚体通过基质降解和药物扩散进行药物洗脱。而非多聚体药物洗脱支架系统则采用其他技术（如储液器、表面修饰和纳米颗粒）用于药物装载和控制抗增殖药物释放。

（一）现有的不可降解多聚体药物洗脱支架

虽然现有的药物洗脱支架的发展趋势已转向生物可降解和无多聚体系统，但三个被全球广泛使用的药物洗脱支架，Xience/Promus依维莫司涂层支架和左他莫司涂层支架，仍使用不可降解的多聚体涂层。这两种支架有强大的科学依据作为支持，包括有效性和安全性，因此也成为新兴技术参照的“金标准”。

与具有不可降解多聚体的第一代药物洗脱支架相比，这些新的装置不仅集合了更多的生物相容性材料（如丙烯酸和氟代多聚体），也改变了平台的金属合金（从不锈钢到钴铬或铂铬），使得支架小梁更薄，剖面更小以适应复杂的血管。在多个针对不同的和复杂冠状动脉患者的对照试验中，其有效性和安全性得到了验证，获益显著。为了总结其临床依据，两个最近的Meta分析显示出它们相对于其他临床装置的优越性。

Bangalore等[39]分析了126个随机试验中258 544名患者的随访结果，显示在所有的支架类型中，与金属裸支架相比，最新一代的不可降解多聚体药物洗脱支架（左他莫司涂层Resolute支架、钴铬依维莫司涂层支架和铂铬依维莫司涂层支架）是最有效的支架（较低的靶血管血运重建率），并且钴铬依维莫司涂层支架是最安全的，能有效减少支架血栓（发生率0.35，0.21～0.53）、心肌梗死（0.65，0.55～0.75），以及死亡（0.72，0.58～0.90）[39]。

Windecker等[40]研究了稳定型冠状动脉疾病的患者，相对于药物治疗，血运重建是否能改善预后。为了达到这个目的，作者构建了一个Bayesian网状Meta分析系统，整合试验内治疗间比较的直接证据和其他随机试验的间接证据。从100项随机临床试验中纳入了93 553名患者，总计随访262 090人/年。所有的PCI策略［包括单纯球囊血管成形术、金属裸支架和不可降解多聚物药物洗脱支架（第一代和最新一代）］与CABG以及药物治疗进行了比较。结果显示在稳定型冠状动脉疾病的患者，相比药物治疗，CABG减少死亡、心肌梗死和随后血运重建的风险。所有支架为基础的冠状动脉血运重建技术不同程度减少了靶病变血运重建率。然而，与药物治疗相比，仅新一代的依维莫司和左他莫司涂层支架提高了患者生存率[40]。

表37–1对现有的不可降解多聚体药物洗脱支架的类型和血管造影特性做了简要总结[41–45]。

（二）生物可降解多聚体药物洗脱支架

因为具有不可降解、多聚体厚涂层的第一代药物洗脱支架，在局部持续性炎症反应和潜在的诱导晚期和极晚期支架内血栓过程中起重要作用，随后提出了多聚体在合适时间装载和控制药物释放，之后能从血管表面分解并消失这一概念，引起了广泛关注。

本章提到的大多数系统使用多聚L–乳酸（PLLA）和多聚–D,L–乳酸（PDLLA），可逐步分解成短的酯键，最后降解成乳酸。表37–2对本章提到的药物洗脱支架系统特点和主要成分做了总结[46–57]。有关这些装置的临床试验超出了本章的范畴，因此我们主要聚焦于有长期临床随访数据的大规模的临床研究。

LEADERS试验评估了心源性死亡、心肌梗死和缺血导致的12个月随访中靶血管血运重建组成的复合终点，结果显示BioMatrix支架不劣于第一代不可降解多聚体Cypher西罗莫司涂层支架（BioMatrix 10.6% vs Cypher 12.0%，*P*=0.37）[46, 58]。这种非劣效性在随后的5年随访过程中也得到了证实。重要的是，BioMatrix支架在5年随访过程中显示出更低、明确的极晚期支架内血栓事件（RR 0.26，95%CI 0.10～0.68）。LEADERS试验不仅提供了与第一代药物洗脱支架相比，其临床获益增加的第一手证据，同时也为生物可降解多聚体药物洗脱支架概念可行性提供了佐证。

汇总ISAR–TEST 3、ISAR–TEST 4和LEADERS试验结果显示，相比Cypher西罗莫司洗脱支架，生物可降解多聚体药物洗脱支架与极晚期支架内血栓和心肌梗死风险的降低相关[59]。

基于与这些装置相关的安全性结果，全球

表 37–1　现有的主要不可降解多聚体药物洗脱冠状动脉支架系统

支架	制造商	抗增殖药物剂量和释放时间	平台合金和厚度	多聚体类型、厚度、部位	晚期管腔丢失	临床试验
Endeavor™	美敦力	左他莫司（100μg/mm），2周内100%释放	钴铬，91μm	PC，3μm，腔外型	0.61mm（12个月）	ENDEAVOR Ⅱ[41]
DESyne™	Elixir医疗	诺维莫司（5μg/mm），3个月内释放80%，至6个月时完全释放	钴铬，80μm	甲基丙烯酸正丁酯，< 3μm，腔外型	0.11mm（9个月）	Exeslla Ⅱ[42]
Promus Element™	波士顿科技	依维莫司（1μg/mm^2），3个月内释放87%	铂铬，81μm	高分子聚偏二氟乙烯共六氟丙烯和甲基丙烯酸正丁酯，6μm，四周型	0.17mm（9个月）	PLATINUM QCA[43]
Resulute Integrity™	美敦力	左他莫司（10μg/mm），12个月内释放85%	钴铬，91μm	聚合物（碳19亲水聚合体/聚乙烯吡咯烷酮/碳10亲水聚合物），4.1μm，腔外型	0.22mm（9个月）	RESOLUTE FIM[44]
Xience V/Prime/Expedition	雅培	依维莫司（1μg/mm^2），1个月内释放80%，至3个月时完全释放	钴铬，81μm	高分子聚偏二氟乙烯共六氟丙烯和甲基丙烯酸正丁酯，7.6μm，四周型	0.10mm	SPIRIT Ⅰ[45]

表 37-2 现有的主要可降解多聚体药物洗脱冠状动脉支架系统

支架	制造商	抗增殖药物剂量和释放时间	平台合金和厚度	多聚体类型、厚度、部位和生物吸收时间	晚期管腔丢失	临床试验
BioMatrix/Nobori™	柏盛 / 泰尔茂	百奥莫司 A9（15.6μg/mm），1 个月内 45% 释放，至 3 个月完全释放	不锈钢，112μm	聚乳酸，10μm，腔外型，9 个月内吸收	0.11 ～ 0.13mm（9 个月）	LEADERS[46]/Nobori Ⅰ[47]
Biomime™	梅林生物科技	西罗莫司（1.25μg/mm²），1 个月内完全释放	钴铬，65μm	聚左旋乳酸 / 聚乳酸乙交酯，2μm，腔外型，吸收率不详	0.15mm（8 个月）	MERIT Ⅰ[48]
Combo™	业聚医疗	EPC+ 西罗莫司（5μg/mm），3 个月内释放 95%	不锈钢，100μm	聚左旋乳酸 / 聚乳酸乙交酯 / CAP，3 ～ 5μm，腔外型，3 个月内吸收	0.39mm（9 个月）	REMEDEE[49]
DESyne BD™	Elixir 医疗	诺维莫司（5μg/mm），3 个月内释放 90%	钴铬，81μm	聚乳酸，< 3μm，6 ～ 9 个月内吸收	0.16mm（6 个月）	EXCELLA BD*
Excel™	柏盛	西罗莫司（195 ～ 376μg），未提供释放参数	不锈钢，119μm	聚乳酸，10 ～ 15μm，6 ～ 9 个月内吸收	0.21mm（9 个月）	CREATE[50]
FIREHAWK™	微创	西罗莫司（3.0μg/mm），1 个月内释放 75%，至 3 个月释放 90%	钴铬，86μm	聚右旋、左旋乳酸，腔外型（未填满），9 个月内吸收	0.13mm（9 个月）	TARGET Ⅰ[51]
INSPIRON™	赛特	西罗莫司（1.4μg/mm²），1 个月内释放 80%	钴铬，75μm	聚乳酸 / 聚乳酸乙交酯，5μm，腔外型，6 ～ 9 个月内吸收	0.19mm（6 个月）	INSPIRON Ⅰ[52]
MiStent™	Micell	西罗莫司（9 ～ 11μg/mm），2 月内释放 100%	钴铬，64μm	聚乳酸乙交酯，腔外型，厚度不详，3 个月内吸收	0.08mm（8 个月）	DESSOLVE Ⅰ[53]
ORSIRO™	百多力	西罗莫司（1.4μg/mm²），1 个月内释放 50%	钴铬，60μm	带有碳化硅的聚左旋乳酸，7μm，周围型，12 ～ 24 个月内吸收	0.10mm（9 个月）	BIOFLOW Ⅱ[54]
SYNERGY™	波士顿科技	依维莫司（5.6μg/mm），2 个月内释放 50%	铂铬，71μm	聚乳酸乙交酯，4μm，腔外型，4 个月内吸收	0.10mm（6 个月）	EVOLVE Ⅰ[55]
Supralimus™	Sahajanand 医疗	西罗莫司（6.6μg/mm）	不锈钢，80μm	混合材质（聚左旋乳酸 – 聚乳酸乙交酯 – 多聚左旋乳酸共己内酯 – 聚乙烯吡咯烷酮），4 ～ 5μm，腔外型，7 个月内吸收	0.09mm（6 个月）	SERIES Ⅰ[56]
Ultimaster™	泰尔茂	西罗莫司（3.9μg/mm），3 ～ 4 个月内释放 100%	钴铬，80μm	聚右旋左旋乳酸 / 多聚左旋乳酸共己内酯，腔外型，3 ～ 4 个月吸收，未提供多聚体厚度	0.04mm（6 个月）	CENTURY Ⅰ[57]

*. 数据未公布（仅在国际会议上公布）

LEADERS 试验现已招募患者，与安慰剂相比，植入 BioMatrix 后，使用双联抗血小板治疗（阿司匹林 + 替格瑞洛）1 个月，再单独使用替格瑞洛 23 个月的疗效。这项研究拟入选 16 000 名患者，比较随机后 2 年内全因死亡和非致死性新发 Q 波心肌梗死的复合终点。

然而，在新一代不可降解多聚体支架已显示出优越的临床结果的背景下，生物可降解多聚体支架的应用价值仍需进一步被证实。最近一项 Meta 分析入选了 126 个随机试验和 25 8544 名患者，使用金属裸支架、第一代和第二代不可降解的多聚药物洗脱支架和生物可降解多聚体药物洗脱支架。生物可降解药物洗脱支架与新一代的不可降解多聚体药物洗脱支架相比，并未显示出优越性。事实上，在这项 Meta 分析中显示新一代不可降解多聚体支架，特别是钴铬依维莫司涂层支架，有效性和安全性最高 [39]。

需要着重指出的是，并非所有的生物可降解多聚体药物洗脱支架都是一样的。在这类支架中，BioMatrix/Nobori 是被广泛评估的一种装置，他们仍构建在厚的（> 120μm）不锈钢平台上，其多聚体经 6 ～ 9 个月分解，这与新近研发的生物可降解多聚体系统（如 Synergy 或 Orsiro）相比时间明显太长。

然而，未来我们期望获得这些装置更多的数据，因为大多数新的药物洗脱支架是建立在生物可降解多聚体技术基础上的。

（三）非多聚体药物洗脱支架

非多聚体药物洗脱支架具有促进血管愈合的能力，同时避免多聚体带来的长期不良反应。然而，药物洗脱支架多聚体系统不仅装载抗增殖药物，也控制药物的释放 [60]。

大多数情况下，平台表面的必须进行修饰从而装载抗增殖药物（图 37–1 和图 37–2）。药物可通过共价键或结晶 / 化学沉淀或溶解于非多聚体生物可降解平台（如纳米颗粒），直接与支架表面结合。我们将不赘述这些装置所有临床操作细节。表 37–3 涵盖了现有的（临床使用或正在研究中的）非多聚体药物洗脱支架系统的特征、主要组成成分和它们首次人类试验中的血管造影结果（如晚期丢失）[61–63]。

需要重点指出的是，这方面研究在介入心脏病学中仍是相对新兴的领域，更大规模的对照试验和长期随访数据应该很快就会出炉。在不同的有前途的非聚合体技术中，有必要特别提到 BioFreedom 支架。临床前研究已报道，在 180d 随访过程中，相对 Cypher SES，BioFreedom 支架显示出更低的损伤评分、更少支架小梁被覆纤维蛋白、肉芽肿和巨细胞、极低的直径狭窄率和更大的内皮化。首次人体试验招募了 182 名患者，随机分至 BioFreedom 百奥莫司 A9（15.6mg/mm）标准剂量组（standard dose，SD），或 BioFreedom 百奥莫司 A9（7.8mg/mm）低剂量组，或 TAXUS Liberte PES 组。12 个月时，百奥莫司 A9 标准剂量组支架内晚期管腔丢失是 0.17mm，因此可以商业化应用。

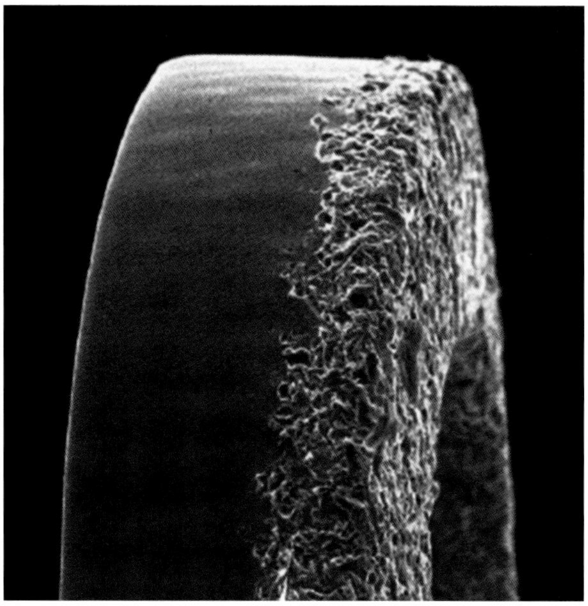

▲ 图 37-1 **BioFreedom™ DCS 系统**

不锈钢 BioFlex Ⅱ 支架微观，选择性地在腔外表面微结构负载百奥莫司 A9™ 药物（由 Biosensors International 授权转载）

基于令人鼓舞的初始研究结果，Biosensors 开始了大胆的临床研究，LEADERS FREE 试验通过两个独立的主要终点来评估两个主要目标：①论证高出血风险的 PCI 志愿者仅用 DAPT 治疗 1 个月，评估在由心源性死亡、心肌梗死或 1 年内支架内血栓组成的安全复合主要终点方面，BioFreedom 非劣效于裸金属支架；②论证 BioFreedom 在 1 年内通过临床驱动的靶病变血运重建的优效性 [64]。这项试验最近已完成招募，主要终点将在近期呈现。

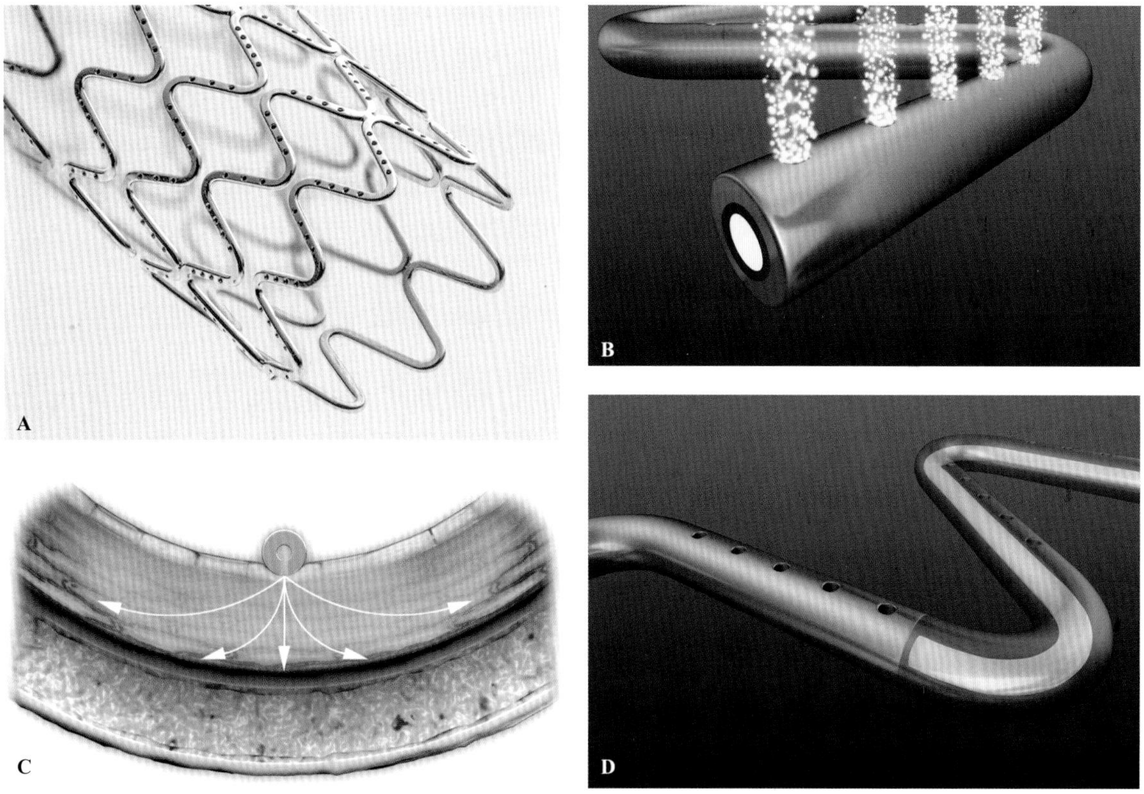

▲ 图 37-2 药物充填支架

基于连续正弦技术，这种支架以新型三层线圈设计为特点，外层为高强度的钴铬层，中间钽层可增加透射线性，最内的核心层被移除，做成由支架小梁包围的连续的中心腔，用于包被药物。西罗莫司可以通过支架腔外表面的孔洞从核心层洗脱，用以控制非多聚体药物洗脱（引自：©Medtronic 2016. 经许可转载）

表 37-3 现有的主要非多聚体药物洗脱冠状动脉支架系统

支架	制造商	抗增殖药物剂量和释放时间	平台合金和厚度	表面修饰	晚期管腔丢失	临床试验
Amazonia Pax™	米纳斯	紫杉醇，2.5μg/mm²，1 周内 98% 释放	钴铬，73μm	腔外微滴喷雾结晶过程）	0.77mm	PAX A*
BioFreedom™	柏盛	百奥莫司 A9，15.6μg/mm，50h 内释放 90%	不锈钢，119μm	腔外表面多微孔	0.17mm（12 个月）	BIOFREEDOM-FIM*
Cre8™	C.I.D	西罗莫司，0.9μg/mm²，3 个月内释放 100%	铂铬，80μm	腔外储藏	0.14mm（6 个月）	NEXT[61]
药物充填支架 ™	美敦力	西罗莫司，剂量不详，3 个月内释放	钴铬，81μm	洗脱孔	不详	不详
FOCUS np™	Envision 科技	西罗莫司，6.75μg/mm，1 个月内完全释放	钴铬，73μm	腔外包被胶囊化的颗粒	不详	不详
Nano™	乐普	西罗莫司，2.2mg/mm²，1 个月内释放 80%	不锈钢，100μm	腔外纳米多孔表面	0.34mm（9 个月）	NANO-FIM[62]
Yukon Choice™	Translumina	西罗莫司，11.7 ～ 21.9μg（根据支架长度），至 25d 完全释放	不锈钢，87μm	腔外多微孔表面	0.48mm（6 个月）	ISAR test Ⅰ[63]

*. 数据未公布（仅在国际会议上公布）

四、未来展望

使用生物可吸收血管支架进行PCI引起了人们的兴趣，它满足了对修复动脉的暂时性机械支撑，并且避免了几个月之后仍持续存在金属残留物的潜在缺陷。这项新技术有几个潜在的优势：

1. 减少晚期和极晚期支架内血栓的发生。一旦抗增殖药物和支架完全降解，PCI部位血栓形成事件的可能性就会大大降低。

2. 恢复内皮功能。一旦"刚性"支架结构被移除，剪切应力就会恢复，也有利于晚期管腔增加。此外，被"拘禁"分支可能会完全恢复通畅。

3. 因为这种支架可以使血管继续生长并且不需要最终的手术切除，所以使得其在儿科使用成为可能。

4. 使用非侵入性影像学（如冠状动脉CT或MRI）进行血管评估的可能性。目前的金属支架技术导致血管CT上的伪影过多，这很难对支架段进行明确的非侵入性评估。可吸收支架从术后第一天开始就可以清晰地显示整个冠状动脉树。

5. 生物可吸收血管支架使在被治疗的节段内进行靶病变血运重建治疗的可能性。目前的问题是，在PCI后再出现病变的情况下，很难在"全金属化"治疗的弥漫性冠状动脉病变进行CABG（甚至再次PCI）。由于BVS会被吸收，因此即使冠状动脉病变有进展，外科医生仍可以有可用冠状动脉段以进行移植物吻合术。

五、结论

本章回顾了药物洗脱支架发展过程中的情况。虽然第一代药物洗脱支架将重点放在有效性上，但是长期安全问题使其在临床实践中逐渐被替代。

新一代具有耐用性和（或）降解多聚体的金属药物洗脱支架显示可以降低血运重建和血栓形成事件风险。然而，最佳的支架设计、理想的聚合体、抗增殖药物和它们的降解和释放动力学仍有待探讨。虽然如此，药物洗脱支架在冠状动脉疾病治疗中仍占有重要地位，但是未来支架的设计需要综合这些特性，减少血栓，并促进内皮化。通过整合这些机械性、药理学和制造业的进展，完美药物洗脱支架指日可待。

第二部分
介入药理学
Interventional Pharmacology

第一篇　介入药理学基本原理
Fundamentals of Interventional Pharmacology

第38章　心血管疾病抗血小板和抗凝治疗的基本理论
Basics of Antiplatelet and Anticoagulant Therapy for Cardiovascular Disease

Piera Capranzano　Dominick J. Angiolillo　著
秦　瑾　译

动脉粥样硬化性心血管疾病包括冠状动脉疾病、脑血管疾病和外周动脉疾病（PAD）。冠状动脉疾病包括稳定型冠状动脉疾病和急性冠状动脉综合征，其中急性冠状动脉综合征可出现不稳定型心绞痛、非ST段抬高型心肌梗死和ST段抬高型心肌梗死等一系列临床表现。这些心血管疾病常见的病理生理过程和它们的临床表现与动脉粥样斑块的进展、血栓形成或栓塞相一致。附壁血栓形成是由急性冠状动脉综合征进展中动脉粥样斑块自发破裂或PCI造成的医源性内皮损伤所致的[1]。事实上，自发的或医源性的内皮表面损伤或动脉粥样斑块破裂可以触发血小板和凝血系统激活，引起动脉血栓形成，导致相应动脉血流受阻和氧供不足（缺血）[1, 2]。动脉血栓形成机制依赖于血小板、内皮细胞、凝血因子和血管壁细胞外基质间的密切相互作用。动脉血栓形成包括三个基本过程：①血小板黏附、激活和聚集；②血液凝固、纤维蛋白形成；③纤维蛋白溶解。本章节就动脉血栓级联反应的病理生理学作一综述，并简要地回顾现有和新型的抗血小板和抗凝药物。

一、血小板和凝血因子在血栓形成中的作用

血小板活化血栓形成过程包括三个阶段：

1. 起始阶段，包括血小板黏附。

2. 延伸阶段，包括活化、再募集和血小板聚集。

3. 持续激活阶段，以持续性血小板激活和血凝块稳固为特征[1, 3]。

在生理状态下，内皮细胞维持抗血栓状态。内皮屏障的不连续会暴露内皮下层，这一层包含促血栓形成成分，如胶原、血管性血友病因子（vWF）和其他分子（如纤连蛋白），它们可与血小板受体结合，诱导血小板聚集[3, 4]。在高剪切率条件下，血小板黏附的初始过程主要是由血小板表面糖蛋白Ⅰb/Ⅴ/Ⅸ受体复合物和vWF间的相互作用所介导的，糖蛋白Ⅵ和Ⅰa在血管损伤部位与胶原蛋白结合[4]。这些相互作用可以捕获和活化黏附的血小板（图38–1）[5]。

血小板在延展阶段的活化和聚集能被多种途径诱导（图38–2）[5–7]。当活化的血小板黏附于血管损伤部位时，局部的血小板活化因子可以帮助其募集更多循环中的血小板，使其延展和稳固[4]。

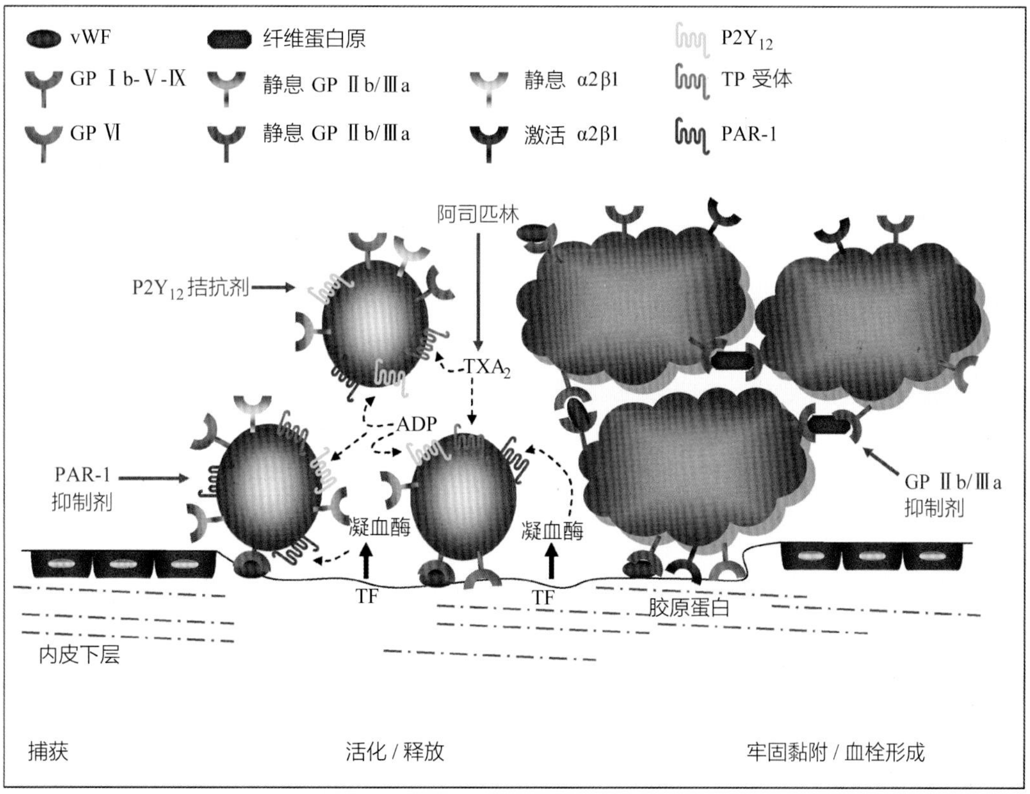

▲ 图 38-1　血小板黏附、活化和聚集

糖蛋白Ⅰb 和血管性血友病因子相互作用介导血小板网络，促使后续糖蛋白Ⅵ和胶原间反应。这促使整合素转变为高亲和力状态和二磷酸腺苷和血栓素 A_2 的释放，并与相应的 $P2Y_{12}$ 和 TP 受体结合。组织因子局部触发血栓形成，通过与血小板蛋白酶活化受体结合有助于血小板活化（引自 Angiolillo DJ 等，2010[5] 经 Japarese. Circulation Society 许可转载）

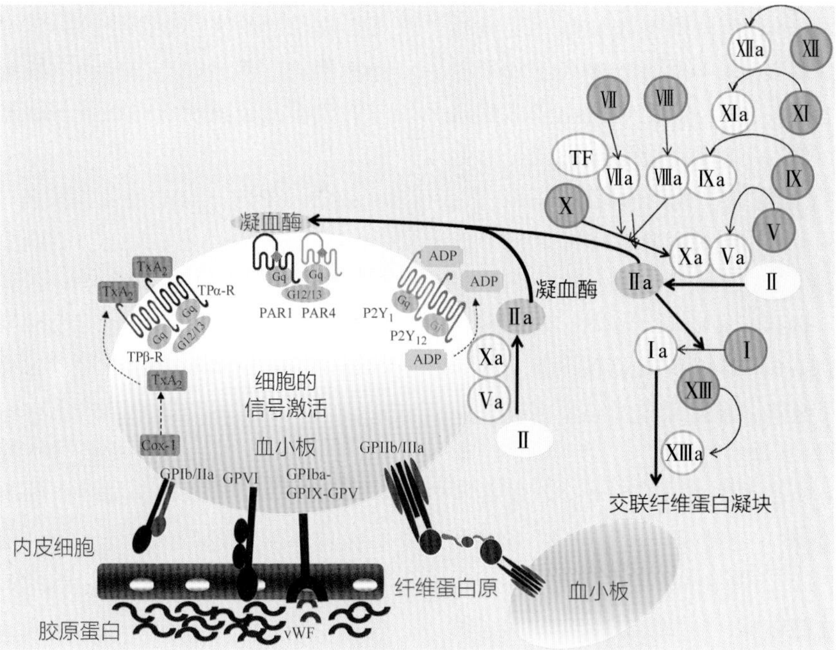

▲ 图 38-2　血小板活化途径和凝血级联反应

主要的血小板活化途径由 TXA_2、ADP 和凝血酶激活。这些激动药结合并活化它们各自受体，反过来刺激相关 G 蛋白活化，最后激活糖蛋白Ⅱb/Ⅲa 并促进毗邻血小板与凝血块间的相互作用。除了在血小板活化过程中的作用外，由凝血级联反应或通过活化血小板表面前凝血酶原激酶复合物（Xa-Ⅴa 因子）产生的凝血酶使纤维蛋白原向纤维蛋白转变，这将使不断增大的血栓趋向稳定（引自 Angiollillo 等，2013[7]）

TP. 血栓素受体；vWF. 血管性血友病因子

这些血小板活化因子包括二磷酸腺苷（ADP）、血栓素 A_2（TXA_2）、5-羟色胺、胶原和凝血酶。ADP是血栓形成中最重要的媒介之一[6]。血小板表达两种ADP特异性嘌呤受体：$P2Y_1$ 和 $P2Y_{12}$[8]。$P2Y_1$ 受体活化引起的信号传导，可以触发微弱且短暂的血小板聚集[8]。相反的，$P2Y_{12}$ 受体活化可以导致糖蛋白Ⅱb/Ⅲa受体激活、颗粒释放、血小板聚集效应放大，从而使血小板聚集趋向稳固[8]。TXA_2 由花生四烯酸经环氧酶-1（COX-1）和血栓素合成酶代谢产生的，其是血小板活化的关键[9]。这些活化产物与它们的相应受体结合并最终激活糖蛋白Ⅱb/Ⅲa受体，触发血小板与纤维蛋白原相互作用（图38-2）[7]。血栓形成的持续激活阶段主要由vWF在高剪切力状态下介导，通过细胞-细胞间接触依赖机制，引起血小板形态的改变、促凝因子表达、炎症活性增加以及血小板聚集[6]。

凝血级联反应过程中释放的纤维蛋白使血小板凝块变得稳固（图38-2）[7]。凝血过程初始主要通过组织因子（TF）（一种膜糖蛋白）触发，其在血管壁受损后暴露于血液循环并与Ⅶa酶原因子形成复合物[10]。组织因子-Ⅶa复合物激活Ⅹ因子成为Ⅹa因子，Ⅸ因子成为Ⅸa因子（外源性途径）[10]。最初，产生的Ⅹa因子将有限的凝血酶原转变成凝血酶（Ⅱa因子），足以活化Ⅷ因子、Ⅴ因子和Ⅺ因子，从而使凝血过程被放大。此外，凝血酶活化血小板通过Ⅸa因子和它的协同因子Ⅷa形成复合物（内源性酶复合物）触发血小板表面凝固，其中Ⅸa因子是Ⅸ因子经Ⅺa因子通过内源性途径活化形成的[11]。因此，Ⅸa和Ⅹa因子代表了内源性和外源性途径的汇聚点。最后，复合物中的Ⅹa因子和它们的协同因子Ⅴa因子（凝血酶原酶复合物）激活凝血酶原，形成凝血酶，最终导致纤维蛋白凝块形成（图38-2）。

凝血酶是强效的血小板激动药，即使在极低浓度下（比它的抗凝效应还要低的浓度；图38-2），也能活化血小板[12,13]。凝血酶介导的血小板活化有助于病理性血栓的形成，但临床前研究显示它可能并不是保护性止血所必需的[12-16]。凝血酶介导的纤维蛋白原裂解成纤维蛋白比凝血酶介导的血小板活化在止血过程中更为重要[17]。凝血酶通过与血小板表面的蛋白酶活化受体-1（PAR-1）结合激活血小板，从而引起强化血栓形成的一系列过程（图38-2）[17,18]。

二、动脉粥样硬化疾病抗血小板药物概述

（一）阿司匹林

阿司匹林可以持续激活血小板COX-1，阻止 TXA_2 生成[19]，其在胃和小肠上段被快速吸收。血浆峰值水平出现在服用阿司匹林后30～40min，且在服用后1h出现血小板抑制。而服用阿司匹林肠溶片，血浆峰水平达峰的时间为3～4h。阿司匹林是预防动脉血栓性事件口服抗血小板治疗的基石[19]。事实上，几个大规模临床试验和Meta分析结果一致证实了阿司匹林在显著减少动脉粥样硬化疾病患者致死或非致死性缺血事件复发中的益处[20]。虽然阿司匹林被推荐用于所有缺血性脑血管事件，或用于急性冠状动脉综合征和（或）PCI患者的二级预防，但它仍存在局限性[21,22]，包括：在不同的临床情况下，作为单一抗血小板药物使用时，阿司匹林较新型抗血小板药物有剂量依赖的出血风险及较高心脑血管事件和死亡率[23]。除了临床观察外，在给予既定剂量阿司匹林情况下，通过测定血小板聚集、活化和出血时间，发现患者间个体差异较大，而且药物反应性下降与动脉栓塞事件风险高相关[24]。

（二）$P2Y_{12}$ ADP受体拮抗药

目前可以使用的这类药物包括：噻吩吡啶类（噻氯吡啶、氯吡格雷和普拉格雷）和环戊基三唑嘧啶类（替格瑞洛）以及代谢过程中的相关产物（坎格瑞洛）（表38-1）[5,25]。这些药物通过选择性抑制ADP诱导的血小板聚集体现出它们的临床获益。

氯吡格雷是第二代噻吩吡啶类药物。因为氯吡格雷的安全性和口服负荷量后能更快地发挥抗血小板效应，所以它几乎取代了第一代的噻氯吡啶类药物[26,27]。涉及不同动脉血栓性疾病（包括冠状动脉疾病、脑血管疾病和外周动脉疾病）的相关临床研究已经评估了氯吡格雷的安全性和有效性[28-35]。氯吡格雷联合阿司匹林治疗可以减少急性冠状动脉综合征和（或）PCI术患者的缺血事件，从而使双联抗血小板治疗在这些人群中成为标准方案[21,22]。然

表 38-1 现有的和新型的 $P2Y_{12}$ ADP 受体拮抗药特性表

成分	种类	作用机制	使用途径	维持剂量使用频次	批准 / 进展状态
噻氯吡啶	噻吩并吡啶（第一代）	前体药，不可逆	口服	每天 1 次	1991 年被批准
氯吡格雷	噻吩并吡啶（第二代）	前体药，不可逆	口服	每天 1 次	1997 年被批准
普拉格雷	噻吩并吡啶（第三代）	前体药，不可逆	口服	每天 1 次	2009 年被批准
替格瑞洛	环戊基三唑嘧啶类	直接作用，可逆	口服	每天 2 次	2011 年被批准
坎格瑞洛	ATP 类似物	直接作用，可逆	静脉	N/a	2009 年 3 期 CHAMPION-PLATFORM 和 CHAMPION-PCI 试验已完成，2013 年 CHAMPION-PHOENIX 试验终止
伊诺格雷	亚苯甲酰基脲	直接作用，可逆	静脉或口服	每天两次	2 期试验已完成

引自 Angiollo DJ 等，2010[5]. 经日本流通协会许可转载

而，双联抗血小板治疗与出血风险增加相关。大量证据表明不同人群对氯吡格雷反应有较大的变异性[36]。关键是，血小板 ADP 活化途径抑制不充分会增加血栓事件的风险[36]。

普拉格雷是第三代噻吩吡啶类药物，和氯吡格雷一样是口服的前体药，需要转换成活性代谢产物抑制 $P2Y_{12}$ 受体[37]。然而，与氯吡格雷［无论在负荷量（600mg）或维持剂量（150mg）］相比，普拉格雷可以更有效地代谢，更迅速达到高浓度的活化状态，从而更快地反应，强化对血小板抑制，且个体差异性较小[37-39]。TRITON-TIMI 38 试验，在进行 PCI 的急性冠状动脉综合征患者中发现：普拉格雷较氯吡格雷显示出更低的缺血事件（主要是因为减少心肌梗死发生）和更高的出血并发症，但临床净获益增加[40]。在 TRILOGY-ACS 试验中，也发现了普拉格雷较氯吡格雷在药物治疗 ACS 患者中的差异，但未显示出其优越性[41]。普拉格雷（60mg 负荷量，10mg/d 维持剂量）目前已被批准用于预防行 PCI 的急性冠状动脉综合征患者动脉血栓事件。非 ST 段抬高型心肌梗死患者应在冠状动脉造影明确需要行 PCI 后再给予普拉格雷，因为提前给予普拉格雷并未减少 30d 主要缺血事件发生率，反而增加了大出血的发生率[42]。普拉格雷使用的禁忌证包括：既往脑血管事件、出血高风险和高敏患者。在老年和低体重人群中，建议调整剂量（普拉格雷 5mg）。

替格瑞洛是直接作用于血小板的口服药，与氯吡格雷相比，其呈现出更高和更一致的血小板抑制效应，并可更迅速达到最大的血小板抑制[43]。多项研究均显示，替格瑞洛除了抑制 $P2Y_{12}$ 受体外还可以抑制细胞对腺苷的摄取。替格瑞洛的一些特异性效应是由腺苷介导的，这些效应包括增加冠状动脉血流，稳定内皮功能，减少急性冠状动脉综合征患者死亡率，但是增加了心室停顿和呼吸困难事件以及升高肌酐水平[44]。PLATO 试验从有创治疗和药物治疗方面比较了替格瑞洛和氯吡格雷在急性冠状动脉综合征患者中的应用，结果显示替格瑞洛效果更好（包括更低心血管死亡率）。虽然大出血事件并未增加，但替格瑞洛与自发性出血风险增加和更高的致死性颅内出血相关[45]。替格瑞洛（180mg 负荷量，90mg，每日 2 次维持量）现在已经被批准用于在急性冠状动脉综合征的患者（既往无出血性卒中的拟接受侵入性或药物治疗）中预防动脉血栓事件发生。其他禁忌证包括：高出血风险患者、严重肝功能不良和高敏患者。几个用于验证替格瑞洛在多个领域的治疗作用（例如二级预防、外周动脉疾病、脑血管事件、糖尿病等）的临床试验正在进行。

坎格瑞洛是直接作用、半衰期短（约 2.6min）、静脉使用的高选择性 $P2Y_{12}$ 抑制药[46]。它以剂量依赖方式几乎完全抑制 ADP 诱导的血小板聚集，具有快速起效和迅速失活的特性，血小板功能可在停药 30 ～ 60min 后完全恢复。在 3 个大规模随机研究中，比较了在行 PCI 的急性冠状动脉综合征患者中使用坎格瑞洛和氯吡格雷的差异。早期两个治疗起始时间不同的研究（CHAMPION-PCI 和 PLATFORM）可能部分因围术期心肌梗死定义不同，从而无法显示出两种药物在缺血事件中的差异[47, 48]。最近的 CHAMPION-PHOENIX 试验，对围术期心肌梗死

进行了更严格的定义，结果显示在约11 000名行PCI的稳定型冠状动脉疾病和急性冠状动脉综合征患者中，坎格瑞洛较氯吡格雷显著降低了48h内的缺血事件[49]。将这三个试验中患者数据汇总分析显示，坎格瑞洛较对照组（氯吡格雷或安慰剂）虽增加了出血，但可减少PCI围术期血栓并发症[50]。坎格瑞洛药理学特点使其成为计划行外科手术患者双联抗血小板治疗的桥接治疗策略。BRIDGE试验在服用噻吩吡啶类药物的择期行心脏外科手术的急性冠状动脉综合征患者（*n*=210）中，术前1～6h停用坎格瑞洛［0.75μg/（kg·min）］或安慰剂，观察至少48h的差异。结果显示，坎格瑞洛组较安慰剂组能持续抑制血小板降低血栓事件，但可增加小出血的发生[51]。

（三）糖蛋白Ⅱb/Ⅲa拮抗药

糖蛋白Ⅱb/Ⅲa抑制药通过与纤维蛋白原和vWF竞争结合糖蛋白Ⅱb/Ⅲa位点，干扰血小板交联和血凝块形成[4]。糖蛋白抑制药仅可作为行PCI的急性冠状动脉综合征患者院内期间的静脉用药，并不能用于动脉血栓性疾病的长期治疗。几个大型试验得到的阴性结果否定了口服糖蛋白抑制药的应用。临床上常用的3个糖蛋白抑制药有阿西单抗、依替巴肽和替罗非斑。

阿西单抗是一种单克隆抗体，起效快且血浆半衰期短（＜10min）[52]。然而，因其与受体的高结合率，生物半衰期为12～24h。输注阿昔单抗后8d，估计仍有30%糖蛋白Ⅱb/Ⅲa受体被占据[52]。几个试验评估了阿西单抗在PCI患者（包括ST段抬高型心肌梗死行急诊PCI术）中的安全性和有效性[53-56]。这些试验显示阿昔单抗显著增加了PCI患者的获益[53-56]。在提前使用（＞2h）600mg负荷量氯吡格雷的PCI患者中，阿昔单抗较安慰剂组仅在高危且肌钙蛋白升高的非ST段抬高型急性冠状动脉综合征患者有额外获益，对于低中危患者并无额外获益[57, 58]。这些研究表明，当ADP诱导的血小板聚集被充分抑制时，糖蛋白抑制药应严格应用于心肌标志物阳性的高风险急性冠状动脉综合征患者。在BRAVE3试验中，评估了对于ST段抬高型心肌梗死患者在给予充分负荷量氯吡格雷之后，使用阿西单抗是否仍然获益。结果显示，以出院前心肌梗死的面积而言阿西单抗组没有获益[59]。然而，在INFUSE-MI试验中，前壁ST段抬高型心肌梗死患者给予冠状动脉内输注阿昔单抗，可使急诊PCI术后30d梗死面积缩小[60]。

依替巴肽是一种小分子、可逆、高选择性的合成七肽，起效迅速，血浆半衰期短（平均1h），并且肾脏清除率占全身总清除率40%[52]。血小板聚集能力在停止输注后2～4h恢复。一些随机临床研究评估了在非ST段抬高型急性冠状动脉综合征或PCI术后使用依替巴肽的有效性和安全性[61-63]。EARLY-ACS试验证实了在行PCI的非ST段抬高型急性冠状动脉综合征患者中，术前提前使用依替巴肽和冠状动脉造影后临时使用依替巴肽两组在30d内缺血并发症方面无显著差异[64]。术前提前使用依替巴肽组较临时使用依替巴肽组，大出血和小出血事件发生率均较高[64]。综上所述，在行PCI的急性冠状动脉综合征患者中，不支持术前使用糖蛋白抑制药，而可以选择性地在术后使用。

替罗非斑是非肽类、酪氨酸来源、高选择性糖蛋白抑制药，起效迅速、半衰期短（约2h），且肾脏清除率为25%～50%[52]。一些临床试验已验证了在急性冠状动脉综合征或行PCI的患者中使用替罗非斑的有效性和安全性[65, 66]。

三、磷酸二酯酶抑制药

西洛他唑被证实可缓解外周动脉疾病患者间歇性跛行的症状，但并未在冠状动脉疾病患者中被验证。西洛他唑是Ⅲ型磷酸二酯酶抑制药，具有抗血小板和舒张血管的效应[67]，当与阿司匹林和氯吡格雷联用时（“三联治疗”），可更强效地抑制血小板[68]。在PCI患者中，特别是糖尿病患者中，这种三联治疗较阿司匹林和氯吡格雷联用方案可显著减少支架内血栓风险、血管造影发现的再狭窄和临床缺血事件风险，并不增加出血风险[69]。美国食品和药品管理局的警告提示，因为其可增加死亡风险，所以任何级别的充血性心脏病患者应避免使用此药。另外，西洛他唑与头痛、心悸和腹泻相关。

双嘧达莫可以选择性抑制环磷酸鸟苷（cGMP）磷脂酶V，因此可通过NO-cGMP信号通路放大抗血小板效应[70]。在大规模ESPS Ⅱ试验中，单用双嘧达莫或与阿司匹林联用可以有效预防中风复发[71]。ESPRIT 试验证实双嘧达莫联用阿司匹林较单用阿司匹林可能不仅可以预防卒中复发，也可以避免因血管原因导致的心肌梗死或死亡[72]。PRoFESS 试验结果表明单用氯吡格雷和双嘧达莫联合阿司匹林相比，两者在降低患者致死性或致残性卒中方面无差异[73]。

四、PAR-1 拮抗药

PAR-1 拮抗药阻止凝血酶与 PAR-1 的结合，从而抑制凝血酶诱导的血小板活化和聚集。凝血酶介导的纤维蛋白生成是止血的必要环节，临床前研究显示 PAR-1 拮抗药与这一环节无关。目前 vorapaxar 和 atopaxar 是被开发用于预防动脉血栓两种 PAR-1 拮抗药[74]。

vorapaxar 是一种高选择性、口服有效、强效竞争性的 PAR-1 拮抗药。1 期和 2 期临床研究显示 vorapaxar 联合阿司匹林以及氯吡格雷并不显著增加出血，但在减少缺血事件方面有潜在作用。这些结果为两个大规模 3 期试验（TRACER 和 TRA 2°P-TIMI 50）奠定了理论基础[75, 76]。TRACER 试验纳入了 12 944 名高风险的非 ST 段抬高型急性冠状动脉综合征患者，其中绝大多数患者已行双联抗血小板治疗，随机分成使用 vorapaxar 或使用安慰剂两组。因为试验组总缺血事件并未减少，但显著增加大出血（包括颅内出血）风险，所以该项研究被提前终止[75]。TRA 2°P-TIMI 50 试验纳入 26 449 名既往有心肌梗死、缺血性卒中或外周动脉疾病的患者，vorapaxar（2.5mg/d）组较安慰剂组显著减少缺血事件，但以增加中度或严重出血（包括颅内出血）为代价[76]。值得注意的是，该试验中期分析数据和安全监测结果显示，因为存在难以接受的颅内出血风险，所以对于既往有卒中病史的患者不推荐使用 vorapaxar，且对包括缺血型卒中在内的主要血管事件无获益。在后续的亚组分析中也得到同样的结论[77]。另外一个关于 TRA 2°P-TIMI 50 预先确定的亚组分析显示：在既往有心肌梗死病史的患者中，使用 vorapaxar 可以减少缺血性事件，但增加了中或重度出血风险[78]。同时，尽管存在高出血风险，但是 vorapaxar 可减少外周动脉疾病患者急性肢体缺血和外周动脉再次血管重建[79]。

atopaxar 临床应用仍在早期阶段。两个 2 期临床研究，LANCELOT-ACS 和 LANCELOT-CAD，提示在急性冠状动脉综合征和冠状动脉疾病患者中 Atopaxar 的安全性良好[80, 81]。然而，与安慰剂相比，最大剂量 atopaxar 常与 QT 间期延长和肝酶短暂升高相关。目前有关 atopaxar 的 3 期临床试验尚未进行。

一项综合了 8 个有关 PAR-1 拮抗药的 2 期和 3 期研究的 Meta 分析，共纳入了 41 647 名冠状动脉疾病患者。结果发现，与对照组相比，新型药物有更高的大出血风险（包括颅内出血），同时显著降低了心肌梗死的风险。这一结果与 vorapaxar 和 atopaxar 的研究结果一致[82]。有趣的是，出血与 PAR-1 拮抗药和 $P2Y_{12}$ 抑制药联用相关，提示后续的研究可以用阿司匹林而非 $P2Y_{12}$ 抑制药作为基础用药，从而进一步研究这些新型药物。

五、其他新型抗血小板药物

其他药物靶向抑制由 TP 受体介导的 TXA_2 诱导的血小板活化[83]。研发组织因子受体拮抗药（如 terutroban）原因在于即使应用阿司匹林完全阻断 COX-1，但血小板仍持续暴露于 TXA_2。目前关于这类血小板抑制药和其他靶点（包括血清素和胶原受体）的临床前研究和临床研究正在进行。

六、动脉粥样硬化疾病抗凝药物概述

抗凝药物根据抗凝靶点进行分类，如抗Ⅱa 因子、抗Ⅹa 因子、抗Ⅸa 因子（图 38-3）[84]。也可依据抗凝效应是直接或间接（被证实是协同因子）来进行分类。

七、凝血酶抑制药

（一）间接凝血酶抑制药

间接凝血酶抑制药包括普通肝素和低分子肝素。凝血酶有一个活化位点和两个外部位点，外部位点 1 与纤维蛋白底物结合，指引其到达活化位点。普通肝素与凝血酶外部位点 2 结合，同时与抗凝血酶结合，组成三联复合体，这是抗凝血酶抑制凝血

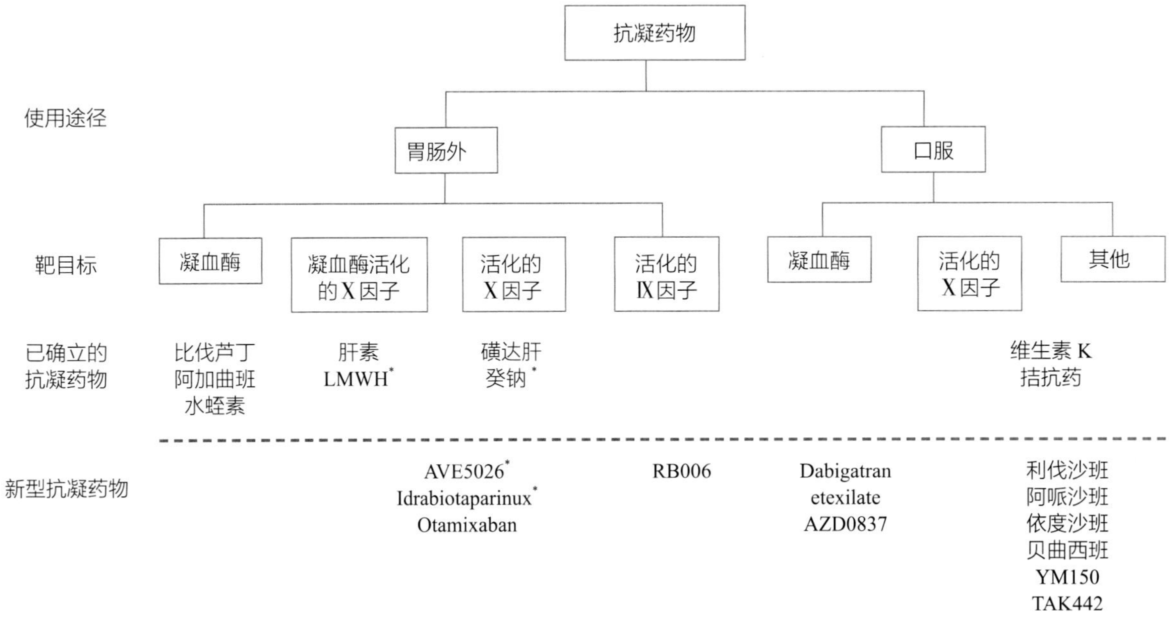

▲ **图 38-3 新型口服抗凝药物根据靶向凝血酶发挥抑制效应的不同分类**

*. 皮下注射（引自 Eikelboom，Weitz，2010 [84]，获 Wolters Kluwer Health 授权转载改编）

酶所必需的[85]。与凝血酶抑制药相比，Xa因子失活并不需要形成三联复合体。普通肝素的抗Xa因子与抗Ⅱa因子活性相当。低分子肝素是由肝素通过化学或酶促过程的片段化或解聚产生的。因绝大多数的低分子肝素链长度有限，所以无法形成灭活凝血酶所必需的三联复合体。低分子肝素的主要功效是直接抑制Xa因子，因此抗Ⅱa因子与抗Xa因子活性比值从1.9～3.8（伊诺肝素）不等[86]。

普通肝素和低分子肝素的药理学特征在表38–2中进行了比较。普通肝素存在以下限制：药代动力学和药效学多样性，蛋白酶结合的非特异性，无法抑制纤维蛋白连接的凝血酶，可影响血小板活化、聚集的促凝效应，以及引发危及生命的肝素诱导的血小板减少症（HIT）的风险。普通肝素的上述这些缺陷在低分子肝素也同时存在，但程度有所减轻。

介入治疗过程中，普通肝素和低分子肝素作为标准的抗凝治疗被常规用于急性冠状动脉综合征和PCI患者[20, 21]。在这些人群中，与普通肝素相比，低分子肝素效果更佳且安全性相似。与普通肝素不同，由于低分子肝素不需要进行抗凝监测和剂量调整，所以更加实用。

（二）直接凝血酶抑制药

直接凝血酶抑制药（DTI）直接抑制可溶的和

表 38–2 现有的抗凝药物药理学特性比较

属性	普通肝素	低分子肝素	磺达肝癸钠	比伐芦定
药理学属性可预测性	–	++	+++	+++
需要协同因子	+++	+++	+++	–
肾清除	–	++	+++	++
非特异性蛋白结合	+++	+	–	–
血小板活化	+++	+	–	–
停药后凝血酶生成反跳	+++	+	–	–
对结合态凝血酶的抑制	–	–	–	+++
血小板4因子中和	+++	+	+	+
凝血酶生成抑制	+	++	++	+++

血凝块结合的凝血酶，其抗凝活性不依赖于抗凝血酶。实际上，它们是与外部位点2不发生相互作用，但它直接与凝血酶活化部位结合的小分子，并且不需要抗凝血酶作为中介，从而全面抑制凝血酶的蛋白水解活性。直接凝血酶抑制药对凝血酶抑制具有高特异性和强效性，并且不促进血小板聚集。鉴于它们相对肝素的潜在获益，静脉给药直接凝血酶抑制药在急性冠状动脉综合征或血小板减少症并且行PCI的患者进行了进一步评估。目前有3个胃肠外药物被临床应用于这类患者：重组水蛭素、阿加曲班和比伐芦定[87]。口服药物达比加群酯已在临床上代替华法林用于心房颤动患者的治疗。因为在急性冠状动脉综合征患者中使用达比加群酯与双联抗血小板联合治疗的方案极大增加了出血风险，所以2期RE-DEEM试验中已经被终止了[88]。

重组水蛭素是一种与凝血酶的催化位点和外部位点1紧密结合的肽类物质。它的半衰期为80min，并主要通过肾脏清除。目前已经被批准用于血小板减少症患者的治疗。当前没有研究评估重组水蛭素在PCI中的作用。

阿加曲班是一种与催化位点邻近部位结合，竞争性抑制凝血酶的合成肽类。它的半衰期短（45min），主要经肝脏代谢，因此肝功能不良时需要调整剂量。已经被批准用于血小板减少症患者的治疗。少数几个研究评估了PCI患者使用阿加曲班的效应，并且已被批准在血小板减少症患者作为可供选择的抗凝方案。

比伐芦定（水蛭素-1）是一种可与凝血酶催化位点和外部位点1相结合的、人工合成20氨基酸多肽的水蛭素。这种结合是可逆的，并且与凝血酶自身剪切比伐芦定氨基末端相关[89]。当比伐芦定被剪切时，它的外部位点1和氨基末端链接部分变弱，导致二者分离并恢复凝血酶活性[89]。比伐芦定半衰期为25min，肾功能不全可使其半衰期延长。其主要通过蛋白水解清除，＜20%的代谢产物经肾脏排泄。比伐芦定与肝素的药理学比较详见表38-2。

比伐芦定是现有的唯一被多项大规模临床试验评估的直接凝血酶抑制药，目前被用于需进行冠状动脉介入的稳定型冠状动脉疾病和急性冠状动脉综合征（包括非ST段抬高型心肌梗死和ST段抬高型心肌梗死）患者[90-95]。多中心试验一致显示：与肝素联合糖蛋白抑制药，比伐芦定具有相似的缺血事件，但大出血减少。比伐芦定现被批准在PCI期间可作为普通肝素和血小板减少症患者的替代治疗。

八、Xa因子抑制药

（一）间接Xa因子抑制药

磺达肝癸钠是Xa因子间接抑制药的原型。其他药物是磺达肝癸钠的变异体，包括依达肝素、idrabiotaparinux和SR123781A。所有这些药物都是皮下注射使用的。仅有磺达肝癸钠在急性冠状动脉综合征/PCI患者中进行了研究。

磺达肝癸钠，是一种人工合成的与肝素上抗凝血酶结合的戊糖序列的类似物。其与抗凝血酶高效结合，增强抗凝血酶和Xa因子结合的能力，从而形成凝血酶。磺达肝癸钠经皮下注射后，生物利用度几乎达100%，吸收迅速，在3～4d后达到稳态。血浆半衰期大约17h，可以每日1次以固定剂量使用。因其可预测的高效抗凝效应，所以它不需要进行实验室监测。磺达肝癸钠和这些肝素的药理学比较详见表38-2。

磺达肝癸钠（2.5mg/d，皮下注射）较肝素的有效性和安全性已在急性冠状动脉综合征患者中进行了研究[96-98]。在非ST段抬高型急性冠状动脉综合征患者中，磺达肝癸钠较依诺肝素显现出更多的临床获益[96-98]。在ST段抬高型心肌梗死患者中，磺达肝癸钠较普通肝素减少溶栓治疗的死亡/心肌梗死复合终点，但对于行急诊PCI的患者并没有显著获益[98]。有意义的是，与普通肝素相比，使用磺达肝癸钠的急诊PCI患者可发生更多的导管相关的血栓、更多的冠状动脉并发症和更高死亡/心肌梗死趋势。磺达肝癸钠被推荐用于选择早期保守非ST段抬高型急性冠状动脉综合征患者或延迟介入策略的和选择接受溶栓治疗的ST段抬高型心肌梗死患者。磺达肝癸钠不能应用于行急诊PCI的ST段抬高型心肌梗死患者。尽管指南推荐急性冠状动脉综合征患者使用磺达肝癸钠，但在美国并未获食品和药品管理局批准。

（二）直接Xa因子抑制药

直接Xa因子抑制药包括胃肠外药物（如

DX9065a 和奥米沙班）以及口服药物（如利伐沙班、阿哌沙班、依度沙班、darexaban、LY517717 和贝曲沙班）。在急性冠状动脉综合征 /PCI 患者中，只有奥米沙班、利伐沙班和阿哌沙班进行了 3 期临床研究。

奥米沙班是一种静脉使用、直接、可逆的选择性Ⅹa 因子抑制药。初始半衰期是 30min，抗凝活性迅速起效和失效。其主要通过胆汁而非肾脏（＜25%）排泄，因此肾功能不全的患者无须调整剂量。因其可预测的药物代谢动力学，所以无须进行抗凝监测。SEPIA-ACS1 TIMI42 试验显示与普通肝素联合依替八肽相比，中剂量的奥米沙班可显著减少死亡 / 心肌梗死，并不增加出血风险[99]。这些阳性结果为奥米沙班的 3 期 TAO 随机双盲三重模拟试验提供了理论依据，与 UFH 联合依替八肽相比，在非 ST 段抬高型急性冠状动脉综合征选择使用双联口服抗血小板治疗和介入策略的患者中，奥米沙班并不减少缺血性事件，但增加出血[100]。

利伐沙班是一种口服的活化噁唑烷酮产物，可直接选择性抑制游离Ⅹa 因子和Ⅹa 与促凝血酶原形成的复合物。利伐沙班起效迅速，且可预测抗凝效应，不需要剂量调整或进行常规实验室监测。其半衰期是 9～13h，肾脏清除率为 33%。它被批准用于心房颤动患者的卒中预防。最近的 3 期研究（ATLAS ACS2-TIMI 51）在 15 526 名急性冠状动脉综合征患者中，在低剂量阿司匹林（75～100mg/d，联合或不联合噻吩吡啶类药物）基础上对比了利伐沙班与安慰剂的作用[101]。利伐沙班减少缺血性事件的发生，但增加出血风险。因为高剂量组（5mg，一天两次）出血风险较高，所以低剂量组（2.5mg，一天两次）在风险—获益平衡中表现更优，同时也可以显著降低死亡率[101]。

阿哌沙班是一种直接抑制游离的和促凝血酶原结合的Ⅹa 因子强效抑制药，与Ⅱa 因子有极低结合力，半衰期为 8～15h，主要经粪便排泄（约 75%）。被批准用心房颤动患者的卒中预防。最近的 3 期试验（APPRAISE-2）评估了在高风险急性冠状动脉综合征患者中阿哌沙班（5mg，一天两次）联合标准双联抗血小板药物治疗的情况[102]。试验拟招募 10 800 名患者，因为中期分析显示阿哌沙班增加大出血（包括增加致死性和颅内出血），并不能从希望的减少缺血性事件复发中获益，所以当招募 7392 名患者时，试验被提前终止。重要的是，与单用阿司匹林和双抗治疗组相比，阿哌沙班组减少缺血性事件的获益被增加的出血风险所抵消。

九、其他尚在进行临床研发的抗凝药物

目前以重组蛋白技术研发新型口服药物，这类药物以组织因子或Ⅶ因子为靶点，作用于凝血的起始阶段。其他新型抗凝方法包括应用以凝血因子（如Ⅸa 因子）为靶点的 RNA 适配子技术。其优势在于能够快速启动抗凝，并可立即被互补的 RNA 链所逆转。REG1 包含 RB006（药物）——可注射的合成 RNA 适配子，可特异性地结合和抑制Ⅸa 因子，以及 RB007（解毒剂）——互补的寡核苷酸链，可以中和 RB006 的效应。其临床安全性和药代动力学特点已在稳定型冠状动脉疾病或行 PCI 并接受标准抗血小板治疗的急性冠状动脉综合征患者中进行了 1b 和 2b 的研究。RADAR 2b 期试验纳入了 640 名行心脏导管的急性冠状动脉综合征患者，REG1 较普通肝素或低分子肝素减少了 50% 至 100% 的主要出血和缺血事件[103]。一项旨在比较 REG1 和比伐芦定的大规模 3 期临床研究，但因其与变态反应相关的严重不良反应而被终止。

十、结论

动脉血栓形成是不同心血管疾病常见的病理生理过程。血小板和凝血因子是这一过程的关键点。识别血小板和抗凝级联反应的关键靶点，对致力于减少缺血复发的临床决策的发展尤为重要。虽然这一领域最近的研究显示，可通过更强效地阻断血栓过程而减少缺血事件，但同时也带来了出血并发症风险的增加。事实上，将来的抗栓治疗有赖于寻找到能够更好地平衡缺血和出血风险的治疗策略。新兴的治疗手段意味着我们向这些目标又迈进了一步。

关键点

- 动脉血栓形成是不同心血管疾病常见的病理生理过程。血小板和凝血因子是这一过程的关键点。
- 识别血小板和抗凝级联反应的关键靶点，用以研发以减少缺血事件为目标的药物治疗策略。
- 近来新型抗血小板药物可以更进一步减少缺血事件发生，但同时增加出血风险，特别是在特殊亚组人群中。
- 近来开发的抗凝药物有更好的药理学特性，且更安全更有效。
- 旨在平衡缺血和出血风险的新的抗血栓策略正在研发中。

第 39 章　抗栓治疗中的缺血与出血平衡
Balance of Ischemia and Bleeding in Selecting Antithrombotic Regimens

Bimmer E.P.M. Claessen　José P.S. Henriques　著
赖金胜　译

在美国，每年开展 PCI 实现冠状动脉血运重建数超过 100 万次 [1]。然而，PCI 仅被认为可改善急性冠状动脉综合征的临床预后 [2, 3]，在稳定性冠状动脉疾病的患者中，PCI 的临床意义一直存在争议。尽管 PCI 与缓解心绞痛症状和减少药物治疗需求密切相关 [4]，但迄今为止尚无证据显示 PCI 对患者的临床终点（如心源性或全因死亡率）有所改善。因此，使 PCI 术后患者缺血及出血风险最小化是介入心脏病学家的研究重点。

PCI 术后不良事件的发生率差异很大。总的来说，与择期 PCI 相比，急诊 PCI 的不良事件更为多发。此外，与观察性研究中非选择性的人群相比，随机临床试验的特定患者人群中缺血性和出血性并发症的发生率更低。在本章节中，我们旨在探讨具有最低缺血和出血风险的药物治疗策略，以提高 PCI 的安全性和有效性。

一、缺血性和出血性并发症的定义

为了充分评价 PCI 的安全性和有效性，我们需要对其缺血性和出血性并发症进行统一定义。在 2007 年之前，相关定义存在着很大的争议。2007 年，ARC 对一系列缺血事件提出了定义。这些定义随后被全世界所采用，并正被用于临床研究和实践 [5]。由 ARC 提出的心肌梗死、再狭窄以及支架内血栓的定义如表 39–1 所示。ARC 没有提供关于卒中的定义，但在 HORIZONS AMI 研究中使用了以下的定义："通过包括头颅影像和神经内科 / 神经外科评估的辅助信息，由临床医师诊断的导致死亡或持续时间超过 24h 的急性神经功能缺失。" [6]

在 2011 年由出血学术联合会（BARC）提出的标准化出血事件定义之前，世界上使用了多种的出血定义，例如 TIMI[7]、GUSTO[8]，GRACE[9]，CRUSADE[10] 等。如框 39–1 所示，BARC 提出了一个客观、分级递阶的出血评分。目前越来越多的随机临床试验和观察研究采用了这种出血评分，大多数研究将 BARC ≥ 3 级定义为出血事件。

二、缺血性或出血性并发症后的临床结局

缺血性和出血性并发症都可增加 PCI 术后的死亡风险。基于三项比较 PCI 中使用比伐芦定和普通肝素的随机试验（n=17 034）的综合分析结果显示，发生 TIMI 评分定义的主要出血事件和心肌梗死患者人群的死亡率风险比分别为 4.2 和 2.9[11]。该研究还表明，并非所有类型的出血对死亡率都有类似的影响，比如：在动脉入口处合并≥ 5cm 的血肿患者中，出血事件发生后死亡率并没有增加。这一研究结果也被许多其他研究所证实 [12–14]。有趣的是，死亡率不仅在出血事件后的 30d 内增加，而且在 30d 之后也呈现出类似的趋势。与之相反，有研究表明，心肌梗死只增加缺血事件发生后 30d 之内的死亡率 [13]。BARC 出血标准已经在基于六个 PCI 相关随机试验的综合分析中得到验证 [15]。这些患者中，

表 39-1 心肌梗死、再狭窄和支架内血栓的定义

分类	标志物标准	附加标准
心肌梗死		
PCI 围术期心肌梗死	肌钙蛋白＞3 倍正常值上限或 CKMB＞3 倍正常值上限	基线值＜正常值上限
CABG 围术期心肌梗死	肌钙蛋白＞5 倍正常值上限或 CKMB＞5 倍正常值上限	基线值＜正常值上限并合并以下任一情况：新出现的病理性 Q 波或 LBBB；新出现的自身血管或移植血管闭塞；心肌坏死的影像学证据
自发性	肌钙蛋白＞正常值上限或 CKMB＞正常值上限	
猝死	标志物升高或预期升高之前发生死亡	心肌缺血相关症状，同时合并以下任一情况：新发 ST 段抬高或 LBBB，血管造影或尸检证实的血栓形成
再梗死	标志物在通过连续两次测定趋于稳定或降低后 3～6h 再次升高 20% 以上	如果标志物增加未达到相应水平或峰值，那么则不足以诊断再发心肌梗死
血管造影再狭窄		
血管狭窄≥ 50%		
临床再狭窄		
血管狭窄≥ 50%，合并以下任一情况：		
1. 疑似与靶血管有关的再发心绞痛病史		
2. 疑似与靶血管有关的客观征象：静息时心电图改变或运动负荷试验（或等效检查）提示心肌缺血		
3. 侵袭性功能诊断检查结果异常［例如，冠状动脉血流储备分数＜ 0.80；IVUS 提示血管最小横截面积＜ $4mm^2$（左主干＜ $6mm^2$）］		
4. 在血管狭窄程度≥ 70% 行靶病变血管重建，即使没有上述症状或者体征		
支架内血栓		
明确的支架内血栓		
由血管造影确定的支架内血栓		
在 48h 内，在支架内或在支架近端或远端 5mm 内出现血栓，并至少出现以下一种情况：		
• 静息状态下急性缺血症状		
• 新发的提示急性缺血的心电图表现		
• 心肌标志物的典型改变		
病理学明确的支架内血栓		
• 经尸检证实或血栓切除术后组织检查证实的支架内血栓		
很可能的支架内血栓		
在支架植入的 30d 内出现不明原因死亡		
术后无论何时发生的支架植入血管所支配心肌区域的心肌梗死，同时没有其他明显原因		
可能的支架内血栓		
在支架植入的 30d 后出现不明原因死亡		

PCI. 经皮冠状动脉介入治疗；CABG. 冠状动脉旁路移植术；CKMB. 肌酸激酶 MB；LBBB. 左束支传导阻滞；IVUS. 血管内超声

BARC ≥ 2 级出血的发生率为 9.9%，与 1 年死亡率增加成正相关，校正后的风险比为 2.72。在欧洲一家大型三级医院进行的一项观察性研究中，通过对 2 000 多名患者的回顾性分析表明：BARC 出血标准可用于鉴别 1 年内有死亡风险的 ST 段抬高型心肌梗死患者 [16]。

目前尚不清楚出血事件如何导致事件发生 30d 之后的死亡率增加。许多研究对合并出血事件的患者次优选药物治疗进行了报道，如 β 受体阻滞药和他汀类药物治疗或抗血小板药物减量，这与 PREMIER 注册研究中所报告的一致 [17, 18]。而且，患者的虚弱体质和并发症也被认为是导致出血后死亡率增加的因素。

支架内血栓是冠状动脉内支架置入术后的一种可怕并发症，呈现出高发病率和死亡率 [19–21]。最近的研究表明，支架内血栓事件发生的时间（例如，在住院期间与出院后相比，或早期与晚期 / 极晚期相比）与死亡率密切相关。早期的支架内血栓或发生在住院期间的支架内血栓比晚期 / 极晚期支架内血栓往往伴随着更糟糕的临床结局 [19, 22, 23]。

框 39-1　出血学术联合会出血标准

0 型：无出血

1 型：非活动性出血，患者无须因此就医或住院，包括患者在未经咨询医生前提下，因出血而自行停药

2 型：任何明显活动性出血（例如，出血量大于临床预估，包括仅有影像学发现的出血），尚未达到以下 3 ～ 5 型标准，但符合以下至少 1 项条件：①需要内科干预；②需要住院或提升治疗级别；③需被快速评估

3a 型：明显出血致血红蛋白水平降低 3 ～＜ 5g/dl（30 ～＜ 50g/L）；

需要输血的明显出血

3b 型：明显出血致血红蛋白水平降低≥ 5g/dl（≥ 50g/L）；

明显出血致血红蛋白水平降低 5g/dl（50g/L）；

心脏压塞

需要外科手术干预或控制的出血（除外牙齿、鼻部、皮肤和痔疮）

须予以静脉血管活性药物

3c 型：颅内出血（不包括脑微量出血或出血性转化，包括椎管内出血）

经尸检、影像学检查或腰椎穿刺证实的亚型

损害视力的眼内出血

4 型：CABG 相关出血

围术期 48h 内的颅内出血

胸骨切开术结束后为控制出血需再次手术

48h 内需输注 5U 以上的全血或浓缩红细胞

24h 内胸导管引流≥ 2L

5 型：致死性出血

5a 型：可能的致死性出血；未经尸检或影像学检查证实但临床怀疑

5b 型：确切的致死性出血；大量出血或经尸检、影像学检查证实

CABG. 冠状动脉旁路移植术

三、评估缺血性和出血性并发症风险的方法

缺血性和出血性并发症的危险因素是相互重叠的。为了对接受 PCI 的患者进行危险分层，研究者们建立了一系列的风险评分。Pocock 等在 13 819 例急性冠状动脉综合征患者中对出血和心肌梗死的预测因子进行了研究 [24]。这些患者接受了早期侵入性治疗，并被随机分为糖蛋白Ⅱb/Ⅲa 抑制药组、比伐芦定加 GPI 组或比伐芦定单药治疗组。结果显示，对心肌梗死和出血都有预测价值的因素包括高龄、ST 段较基线上抬≥ 1mm。另外，研究报道了 3 个针对心肌梗死的预测因子：基础心肌标志物的升高、冠状动脉粥样硬化性心脏病家族史和既往心肌梗死病史。而预测出血性并发症的因素包括：女性、贫血、肝素联合糖蛋白Ⅱb/Ⅲa 抑制药的应用（与比伐芦定单药治疗相比）、血清肌酐升高、外周血白细胞计数升高、既往无 PCI 术史、无脑卒中病史以及肝素联合常规应用糖蛋白Ⅱb/Ⅲa 抑制药（与选择性延迟应用糖蛋白Ⅱb/Ⅲa 抑制药相比）。因此，对每一位患者进行缺血性和出血性并发症的危险因素评估，有利于制定个体化的医疗决策。

目前，有大量的风险评分系统可用于评估患者在心肌梗死、死亡率、支架内血栓和出血方面的风险。GRACE 评分 [25] 和 TIMI 评分可以很容易从互联网中获取，用于非 ST 段抬高的急性冠状动脉综合征 [26] 和 ST 段抬高型心肌梗死的评估 [27]，并在临床实践中被广泛用于缺血事件的评估。此外，表 39-2 所示的风险评分可用于在行急诊 PCI 并接受支架植入的 STEMI 患者中预测支架内血栓的风险 [28]。

在实际临床工作中，有两种出血评分系统被广泛应用，它们分别是 REPLACE2/ACUITY/HORIZONS-AMI PCI 出血风险评分以及 HAS-BLED 风险评分 [11]。它们也可用于评价接受华法林治疗的房颤患者出血风险 [29]。表 39-3 对这两种评分系统进行了比较并对其中的差异进行了展示。

四、减少缺血性和出血性并发症的药物治疗策略

（一）抗栓治疗

PCI 中的抗栓治疗目的是在尽可能减少血栓事件的基础上降低出血事件的发生。图 39-1 列出了目前可用的抗栓药物。现如今，普通肝素和比伐芦定（凝血酶直接抑制药）是 PCI 中使用最多的抗栓药物。大量研究表明，与普通肝素（联合或不联合糖蛋白Ⅱb/Ⅲa 抑制药）相比，比伐芦定可以减少出血并发症的发生[11, 30–32]。而且，有研究报道，与肝素（联合或不联合糖蛋白Ⅱb/Ⅲa 抑制药）相比，比伐芦定单药治疗可以提高患者生存率[33–35]。近来，Cavender 和 Sabatine 对 16 个比较比伐芦定和肝素（联合或不联合糖蛋白Ⅱb/Ⅲa 抑制药）的随机对照研究进行了 Meta 分析，研究共计纳入了 33 958 例接受了 PCI 治疗的患者[36]。结果表明，基于比伐芦定的抗凝策略增加了心肌梗死（RR 1.09，95%CI 1.01 ～ 1.17，P=0.02）和支架内血栓（RR 1.38，95%CI 1.09 ～ 1.74，P=0.007）的风险。总体来看，比伐芦定显著地降低了出血事件的发生率（RR 0.62，95%CI 0.49 ～ 0.78，$P < 0.0001$）。然而，这一风险的降低仅仅在比较比伐芦定联合临时糖蛋白Ⅱb/Ⅲa 抑制应用与肝素联合常规糖蛋白Ⅱb/Ⅲa 抑制应用的研究中被观察到（RR 0.53，95%CI 0.47 ～ 0.61，$P < 0.0001$），而在比伐芦定联合临时糖蛋白Ⅱb/Ⅲa 抑制应用对比肝素联合临时糖蛋白Ⅱb/Ⅲa 抑制应用的研究（RR 0.78，95%CI 0.51 ～ 1.19，P=0.25）及比伐芦定对比肝素常规联合糖蛋白Ⅱb/Ⅲa 抑制应用的研究（RR 1.07，95%CI 0.87 ～ 1.31，P=0.53）中则没有观察到如上所述的改变。

在一项纳入了 12 092 例 ST 段抬高型心肌梗死患者、名为 OASIS-6 的随机试验中，研究者对磺达肝癸钠（戊多糖因子Ⅹa 的抑制药）和普通肝素进行了比较[37]。研究结果表明，经过 3 ～ 6 个月的

肠外抗凝药	**肠内抗凝药**
Ⅹa/Ⅱa 抑制药	**直接凝血酶抑制药**
普通肝素	达比加群酯
依诺肝素	
Ⅹa 抑制药	**Ⅹa 抑制药**
磺达肝癸钠	利伐沙班
奥米沙班	阿哌沙班
	依度沙班
直接凝血酶抑制药	
阿加曲班	
比伐芦定	
水蛭素	
肠外抗血小板药	**肠内抗血小板药**
COX-1 抑制药	**COX-1 抑制药**
静脉阿司匹林（赖氨匹林）	阿司匹林
糖蛋白Ⅱb/Ⅱa 抑制药	**$P2Y_{12}$ 拮抗药**
依替巴肽	氯吡格雷
替罗非班	普拉格雷
阿昔单抗	替格瑞洛
$P2Y_{12}$ 拮抗药：	**PAR-1 拮抗药**
坎格瑞洛	沃拉帕沙

▲ 图 39-1　目前上市的抗凝药物一览表

表 39-2　急性冠状动脉综合征患者中基于整体的一年内明确 / 可能支架内血栓形成的风险评分

变量	支架内血栓整体评估	风险分值	总分
ACS 类型	NSTE-ASC 有或无 ST 段改变：+1	NSTE-ASC 合并 ST 段抬高：+2	STEMI：+4
吸烟	是：+1		否：+0
需胰岛素治疗的糖尿病	是：+2		否：+0
PCI 史	是：+1		否：+0
基线血小板值	＜ 250×10^9/L：+0	250×10^9 ～ 400×10^9/L：+1	＞ 400×10^9/L：+2
早期或 PCI 之前未应用肝素	是：+1		否：+0
动脉瘤或溃疡	是：+2		否：+0
术前 TIMI 血流 0/1 级	是：+1		否：+0
术后 TIMI 血流小于 3 级	是：+1		否：+0
治疗的靶血管数目	1 支：+0	2 支：+1	3 支：+2

ACS. 急性冠状动脉综合征；NSTE-ASC. ST 段抬高型急性冠状动脉综合征；STEMI. ST 段抬高型心肌梗死；PCI. 经皮冠状动脉介入治疗术；TIMI. 心肌梗死溶栓治疗

表 39–3　心房颤动患者 REPLACE–2/ACUITY/HORIZONS–AMI PCI 出血评分和 HAS–BLED 出血评分

（a）REPLACE–2/ACUITY/HORIZONS–AMI PCI 出血评分							
血清肌酐（mg/dl）	< 1.0 [0]	1.0 ～< 1.2 [+2]	1.2 ～< 1.4 [+4]	1.4 ～< 1.6 [+6]	1.6 ～< 1.8 [+8]	1.8 ～< 2.0 [+10]	≥ 2.0 [+12]
年龄（岁）	< 50 [0]		50 ～ 59 [+3]	60 ～ 69 [+6]		70 ～ 79 [+9]	≥ 80 [+13]
性别				女性 [+5]			
白细胞计数（$\times 10^9$）	< 10 [0]	10 ～< 12 [+1]	12 ～< 14 [+2]	14 ～< 16 [+4]	16 ～< 18 [+5]	18 ～< 20 [+6]	≥ 20 [+8]
表现	心肌标志物正常（择期支架以及 NSTEMI）[0]		NSTEMI 相关的心肌标志物升高 [+3]			STEMI [+6]	
吸烟				是 [+4]			
抗凝药物	肝素 + 糖蛋白抑制药 [0]				单用比伐芦定 [-6]		
（b）HAS–BLED 评分							
高血压（H）					+1		
肝肾功能不全（A）					各 1 分		
卒中（S）					+1		
出血（B）					+1		
异常 INR 值（L）					+1		
年龄> 65 岁（E）					+1		
药物或饮酒（D）					各 1 分		

INR. 国际标准化比值；NSTEMI. 非 ST 段抬高型心肌梗死；PCI. 经皮冠状动脉介入治疗；STEMI. ST 段抬高性心肌梗死

随访，磺达肝癸钠可降低患者的死亡率和心肌再梗死的发生率。然而，这一临床获益仅限于没有行急诊 PCI 的患者。在接受急诊 PCI 的患者中，磺达肝癸钠增加了指引导管血栓形成风险以及冠状动脉并发症的发生，比如冠状动脉急性闭塞、无复流、夹层或者穿孔。因此，目前的指南均不建议在 PCI 术中将磺达肝癸钠作为单一使用的抗凝药物，而推荐联合抗Ⅱa 因子活性的抗凝药物 [38]。

（二）抗血小板治疗

1. 阿司匹林和 $P2Y_{12}$ 抑制药

在 PCI 术前，阿司匹林的负荷剂量为口服 325mg 或者静脉应用 500mg。而在 PCI 之后，阿司匹林的最佳服用剂量仍有争议。部分研究表明，小剂量阿司匹林（＜100mg/d）的维持治疗能降低大出血事件的发生 [39-41]。事实表明，50mg 的阿司匹林便可完全抑制 COX-1 的活性进而抑制血小板聚集 [42]，而大剂量阿司匹林则可以通过抑制胃黏膜细胞的 COX-1 活性，抑制其产生保护性的前列环素，从而导致消化道出血 [43]。

氯吡格雷、普拉格雷和替格瑞洛可以通过拮抗腺苷二磷酸受体 $P2Y_{12}$ 抑制血小板活化。氯吡格雷和普拉格雷抑制 $P2Y_{12}$ 的作用是不可逆的，而替格瑞洛是可逆的。目前的指南建议 PCI 术前的负荷剂量分别是 600mg 氯吡格雷、60mg 普拉格雷或者 180mg 替格瑞洛 [38]。在球囊扩张术或者金属裸支架植入后，$P2Y_{12}$ 抑制药建议连续应用 1 个月。在药物涂层支架植入后，$P2Y_{12}$ 抑制药至少应使用 12 个月（美国指南）或者 6 个月（欧洲指南）[38, 44]。因此，金属裸支架植入可能是高危出血患者或药物依从性差的患者之首选。

与氯吡格雷相比，普拉格雷和替格瑞洛均可改善临床结局 [45, 46]。氯吡格雷是一种前体药物，需要通过细胞色素 P_{450} 酶转化以实现其抗血小板作用。由常见的基因多态性所导致的细胞色素 P 活性不稳定以及功能降低，与循环中氯吡格雷的活性代谢产物的浓度降低、血小板抑制作用减弱以及较高的 ST 发生率有关 [47]。同样，普拉格雷也需要转化为活性代谢产物从而发挥抗血小板作用。然而，在接受 PCI 治疗的患者中，普拉格雷比氯吡格雷作用更快、更持久，并且能更强效的抑制血小板聚集 [48]。在大型、随机化的 TRITON TIMI 38 试验中，研究人员将普拉格雷与氯吡格雷进行了对比 [48]。在中高危急性冠状动脉综合征患者人群中，普拉格雷可以减少心肌梗死、急性血运重建和支架内血栓形成的发生。然而，普拉格雷有更高的致命性出血发生率。TRITON TIMI 38 试验的亚组分析表明，普拉格雷对糖尿病患者和接受 PCI 的 ST 段抬高型心肌梗死患者有更大的获益 [49, 50]。普拉格雷禁用于有卒中病史或短暂性脑缺血发作史的患者，并且仅推荐在 75 岁以上合并糖尿病或在 75 岁以上合并心肌梗死病史的患者中应用。

替格瑞洛不是前体药物，而是一种直接作用的可逆性 $P2Y_{12}$ 抑制药。替格瑞洛需要每天用药两次，而氯吡格雷和普拉格雷每天用药一次。纳入了 18 624 例患者的 PLATO 试验，比较了替格瑞洛与氯吡格雷在急性冠状动脉综合征患者中的作用。结果表明，替格瑞洛降低了血管源性死亡率（替格瑞洛组 4.0% vs 氯吡格雷组 5.1%；$P < 0.001$）以及全因死亡率（替格瑞洛组 4.5% vs 氯吡格雷组 5.9%；$P < 0.001$）。此外，在随机纳入替格瑞洛组的患者中，明确 / 很有可能的支架内血栓形成（2.2% vs 2.9%）和心肌梗死（5.8% vs 6.9%；P=0.005）的发生率更低 [45]。两组间总的大出血发生率无明显差异。然而，替格瑞洛组中，CABG 相关的大出血发生率更高（4.5% vs 3.8%）。在接受 PCI 的患者中，替格瑞洛的获益与 PLATO 试验的总体结果一致 [51, 52]。PLATO 试验的事后分析表明，在慢性肾脏病患者中，与氯吡格雷相比，替格瑞洛可显著降低缺血终点发生率和死亡率，且大出血发生率没有差异 [53]。

2. 糖蛋白Ⅱb/Ⅲa 受体抑制药

在当前双联抗血小板治疗的时代，糖蛋白Ⅱb/Ⅲa 受体抑制药的作用尚不清楚。因为大多数在 PCI 中应用糖蛋白Ⅱb/Ⅲa 受体抑制药的试验是在引入双联抗血小板治疗之前进行的。糖蛋白Ⅱb/Ⅲa 受体抑制药，如依替巴肽、替罗非班和阿昔单抗，都是静脉应用的抗血小板药物。糖蛋白Ⅱb/Ⅲa 受体抑制药通过抑制糖蛋白Ⅱb/Ⅲa 受体从而抑制血小板聚集。糖蛋白Ⅱb/Ⅲa 受体抑制药已被报道可增加出血风险，因此其最好应用于非高出血风险的患者 [31, 54]。临床试验显示，在应用 $P2Y_{12}$ 抑制药预处理的择期 PCI 患者中，糖蛋白Ⅱb/Ⅲa 受体抑制药没有任何益处[55, 56]。在不稳定型心绞痛或非 ST 段抬高的急性冠状动脉综合征患者中，糖蛋白Ⅱb/Ⅲa 受体抑制药可能减少缺血性事件的发生[57]。最后，对于 ST 段抬高型心肌梗死患者，糖蛋白Ⅱb/Ⅲa 受体抑制药仅应用于具有高缺血性风险以及低出血性风险的面积较大的前壁心肌梗死或血栓负荷重的患者。此外，糖蛋白Ⅱb/Ⅲa 受体抑制药的推注给药可作为具有高缺血性风险但同时具有高出血性风险患者的紧急治疗策略。

（三）PCI 术后新型口服抗凝药

新型口服抗凝药在 PCI 术后的作用也正在被研究。ATLAS ACS–TIMI 51 试验表明，在近期急性冠状动脉综合征的患者中，联用新型口服Xa 因子抑制药利伐沙班（2.5mg，每天 2 次）可减少心源性死亡、心肌梗死或卒中的发生[58]。其他评估新型口服抗凝药作用的随机临床试验的结果也很值得期待。

五、结论及临床实践中的建议

总的来说，更积极的抗凝方案可减少缺血事件的发生，但代价是更高的出血风险。因此，在所有接受 PCI 的患者中进行出血风险的评估尤为重要。出血风险低的患者将从更积极的抗凝治疗中获益。然而，出血风险高的患者则受益于抗凝药物的选择性应用。与此同时，还应评估发生缺血性并发症的风险，因为接受 PCI 治疗的急性冠状动脉综合征（尤其是 ST 段抬高型心肌梗死）患者可能从更强效的抗栓治疗中获益[38]。

图 39–2 所展示的是基于 PCI 患者出血性和缺血性风险的抗凝治疗策略。有许多新的抗凝药物仍在被研究中，目前已有大量可用的抗凝药物，我们可以根据不同的药理学特性进行个性化治疗（图 39–2）。

低出血风险、低缺血风险 预负荷： 阿司匹林联合氯吡格雷； 抗凝药物： 比伐芦定或普通肝素； 出院后抗栓药物： 阿司匹林，氯吡格雷	**低出血风险、高缺血风险** 预负荷： 阿司匹林联合普拉格雷或替格瑞洛 * 抗凝药物： 肝素联合糖蛋白Ⅱb/Ⅲa 抑制药； 比伐芦定； 出院后抗栓药物： 阿司匹林、普拉格雷或替格瑞洛，可考虑小剂量利伐沙班；
高出血风险、低缺血风险 预负荷： 阿司匹林联合氯吡格雷； 抗凝药物： 比伐芦定； 出院后抗栓药物： 阿司匹林，普拉格雷或替格瑞洛 *	**高出血风险、高缺血风险** 预负荷： 阿司匹林联合氯吡格雷、替格瑞洛或普拉格雷 *； 抗凝药物： 比伐芦定； 出院后抗栓药物： 阿司匹林、普拉格雷或替格瑞洛 *； 可考虑：小剂量普拉格雷（5mg）或混合策略（即出院 30d 内予以普拉格雷或替格瑞洛，30d 后切换至氯吡格雷）
*. 选择普拉格雷或替格瑞洛的总体原则： ST 段抬高型心肌梗死：普拉格雷； 非 ST 段抬高型急性冠状动脉综合征：替格瑞洛 合并既往卒中史、低体重（＜ 60kg）、高龄（≥ 75 岁）或肌酐清除率＜ 60ml/min：将普拉格雷替换为替格瑞洛	

▲ 图 39–2　基于出血性和缺血性风险的抗凝治疗策略

第二篇　药物的药理学
Pharmacological Agents

第 40 章　口服抗血小板药物在经皮冠状动脉介入治疗术中的应用
Oral Antiplatelet Agents in PCI

Jonathan A. Batty　Joseph R. Dunford　George D. Dangas　Vijay Kunadian　著
赖金胜　译

在冠状动脉疾病中，当发生冠状动脉斑块破裂时，血小板除了发挥直接止血的即时效应外，还是动脉粥样硬化血栓形成的关键介质。口服抗血小板治疗（APT）是预防和治疗急性冠状动脉综合征（包括非 ST 段抬高型急性冠状动脉综合征和 ST 段抬高型心肌梗死）的关键治疗策略，并且是 PCI 的辅助治疗[1, 2]。在 PCI 中，抗血小板药物治疗有以下两个作用：①减轻血管成形术或支架置入中医源性斑块破裂的危害；②降低血管内和支架内血栓形成的风险[3]。

在急性冠状动脉综合征和 PCI 中推荐的口服抗血小板药物的作用机制主要集中在以下两个方面：①通过抑制 COX-1（例如阿司匹林）抑制前列腺素的合成；②通过拮抗 ADP $P2Y_{12}$ 受体（例如噻氯匹定、氯吡格雷、普拉格雷和替格瑞洛）抑制血小板聚集。尽管临床试验中也研究了其他类型的药物，但阿司匹林和 $P2Y_{12}$ 受体抑制药的双联抗血小板治疗仍然是 PCI 中口服抗血小板治疗的主要药物。然而，尽管双重抗血小板治疗带来了获益，但仍有相当多的患者出现了药物不良反应、疾病复发、围术期和术后缺血以及动脉粥样硬化血栓性并发症（例如再梗死和支架内血栓形成）[4-8]。因此，抗血小板治疗仍存在着很大的优化空间。

一般来说，血小板抑制越强，动脉粥样硬化血栓和缺血性事件的风险就越低，但出血的风险就越大。实际上，即使是轻微的出血也会导致患者治疗的依从性下降。因此，关于选择 APT 的所有决定都必须与患者密切协作，努力在安全性和有效性之间达到最佳平衡，最大限度预防缺血事件，同时最大限度降低出血风险。

本章旨在汇总相关的临床证据以优化 PCI 患者的口服抗血小板治疗方案。我们将把作为 PCI 辅助手段的抗血小板治疗的演变历程进行综合考虑，并从目前正在进行的临床研究中探索新型抗血小板药物。围术期静脉抗血小板治疗，以及抗血小板和抗凝药物的联合应用不在本章讨论范围内，将在本文其他章节予以介绍。

一、方法

2014 年 10 月 20 日，我们对主要的生物医学数据库（PubMed、Medline、Embase 和 Web of science）进行了一系列结构化搜索，使用的关键词是 antiplatelet（抗血小板）、percutaneous coronary intervention（经皮冠状动脉介入）、acute coronary syndrome（急性冠状动脉综合征）、platelet function（血小板功能）、platelet reactivity（血小板反应性），以及 pharmacogenetics（遗传药理学），纳入的文章

仅限于在 1950—2014 年间发表的英文文章。本章综合了目前可用的在 PCI 期间口服抗血小板治疗的所有临床数据。

二、背景

（一）血小板活化：病理生理学和药物治疗靶点

在动脉内血栓形成期间，血小板的活化继发于易损性动脉粥样硬化斑块的破裂、开裂或侵蚀。血小板向破裂部位的募集是由特定的血小板细胞表面受体（如血小板糖蛋白Ⅵ）以及外源性底物（如胶原、vWF）之间复杂的相互作用所导致的，并进一步引起血小板细胞膜表面的酸性磷脂暴露及构象改变。在血小板黏附到血管壁后，经 ADP（$P2Y_1$ 和 $P2Y_{12}$）和糖蛋白Ⅱb/Ⅲa 受体协同介导，血小板间相互结合并发生聚集。含促炎介质的混合物脱颗粒，以及 TXA_2 和 ADP 的分泌，进一步触发血小板的活化和聚集。酸性磷脂暴露同时可激活凝血级联反应；在凝血酶介导下，纤维蛋白原裂解成不溶性纤维蛋白，并最终形成阻塞性血栓。凝血酶还通过蛋白酶激活受体（如 PAR1）与血小板相互作用，增强脱颗粒，并维持血小板进一步的活化。因此，血小板是一种具有多种药物抗栓靶点的复杂成分（图 40-1）。

（二）口服抗血小板药物：药理学

抗血小板药物通过抑制血小板募集、黏附、聚集或激活而起作用。阿司匹林是一种常见、不可逆、非特异性 COX 抑制药。它可以通过选择性的乙酰化花生四烯酸的第 529 位丝氨酸残基，抑制 TXA_2 的合成。TXA_2 通过与血栓素和前列腺素过氧化物（TP）受体结合，诱导血小板形态改变并增强其募集和聚集的作用。噻吩吡啶类药物（第一代噻氯匹定、第二代氯吡格雷和第三代普拉格雷）则通过不可逆地拮抗血小板 ADP $P2Y_{12}$ 受体发挥作用。虽然 $P2Y_1$ 和 $P2Y_{12}$ 都参与了聚集过程，其中 $P2Y_{12}$ 介导的活化更为关键。噻吩吡啶类药物是一类前体药物。氯吡格雷通过肝脏细胞色素 P450 系统（主要是 CYP2C19）介导的双重氧化过程在肝脏进行激活，成为活性代谢产物，在血小板的存活期间（7 ～ 10d）抑制 ADP $P2Y_{12}$ 受体。与氯吡格雷相比，普拉格雷具有明显的药代动力学优势：它能更高效地经肝脏生物转化成活性形式（单一氧化阶

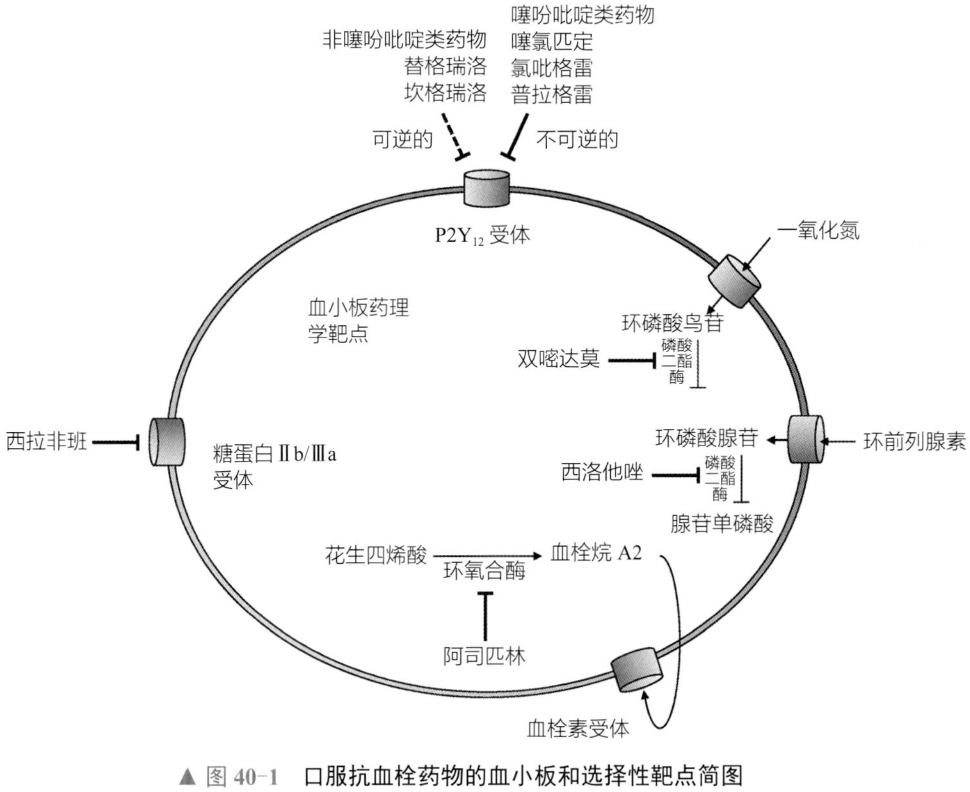

▲ 图 40-1 口服抗血栓药物的血小板和选择性靶点简图

段）；甚至与大剂量氯吡格雷相比，它能更快起效，且作用变异性更低[9]。非噻吩吡啶，环戊基三唑嘧啶类药物替格瑞洛，是可逆的 ADP $P2Y_{12}$ 受体抑制药，作用于变构调节位点。与噻吩吡啶类药物不同，替格瑞洛以活性形式用药，因此起效迅速，且能发挥强效持久的血小板抑制作用。然而，由于替格瑞洛的血浆半衰期为 8 ～ 12h，因此需要每天用药两次（之前的抗血小板药物仅需每天用药一次）。其他口服抗血小板药物包括西拉非班（血小板糖蛋白Ⅱb/Ⅲa 抑制药）和西洛他唑［一种增加环磷酸腺苷活性，导致蛋白激酶 A（PKA）激活，并抑制血小板聚集的选择性磷酸二酯酶 3（PDE3）抑制药］。目前正在研发的新型口服抗血小板药物包括 TXA_2 和 PAR 1 通路的抑制药。

三、口服抗血小板治疗和经皮冠状动脉介入治疗术

自从 1978 年人类首次发明冠状动脉成形术以来[10]，介入心脏病学的技术、设备，围术期和术后护理已经有了飞速的发展，因此治疗效果也得到了明显改善。在本章节中展现了历经多代、不断更新的 PCI 推荐药物。在稳定型冠状动脉疾病和急性冠状动脉综合征的治疗中，抗血小板治疗已经成为 PCI 后疗效的关键决定因素。然而，口服抗血小板治疗中的最佳药物、组合和用药方案仍是一个难题。

（一）阿司匹林

阿司匹林在所有（或高危）心血管疾病患者中的作用是明确的。循证指南普遍主张罹患急性冠状动脉综合征的患者，在初始负荷剂量 300 ～ 325mg 后，应常规且无限期地接受低剂量（75 ～ 100mg）阿司匹林[1, 2]。一项纳入 287 项针对阿司匹林治疗心血管疾病高危患者的抗血栓研究（包括 135 000 多名患者）的 Meta 分析，最终确证了这种治疗的益处：阿司匹林治疗降低了 25% 的死亡、心肌梗死以及卒中的发生率[11]。然而，研究同时观察到阿司匹林具有与疗效无关、呈剂量依赖性的出血风险（尤其是上消化道）。因此，阿司匹林被常规用于所有冠状动脉疾病患者，并且被认为对那些接受和未接受侵入性治疗策略的患者的效果是等同的。

关于阿司匹林在冠状动脉再血管化中获益的初期证据来自 ISIS-2。这是一项随机、双盲、2×2 析因的安慰剂对照试验。该试验在急性心肌梗死治疗中评估了阿司匹林作为溶栓剂（链激酶）辅助治疗的作用。该研究对随机纳入的 17 187 名患者进行了 1 个月的观察，结果表明，无论是单独使用还是联合再血管化治疗，阿司匹林均可以显著改善预后[12, 13]。同期的 CURRENT/OASIS 7 研究揭示了阿司匹林的最佳剂量。该研究将 25 087 名接受血管造影并应用大剂量或标准剂量氯吡格雷的急性冠状动脉综合征患者随机分成大剂量阿司匹林（300 ～ 325mg/d）和低剂量阿司匹林（在初始 300mg 剂量后，75 ～ 100mg/d）两组[14]，为期 1 个月。大剂量阿司匹林组和低剂量阿司匹林组在总体疗效（4.2% vs 4.4%，HR0.97，95%CI 0.86 ～ 1.09；P=0.61）或出血（2.3% vs 2%，HR 0.99，95%CI 0.84 ～ 1.17；P=0.90）方面没有差别，且大剂量阿司匹林治疗与 30d 消化道出血也无明显相关性（0.38% vs 0.24%；P=0.051）。此外，HORIZONS-AMI 研究的亚组研究随访了 2851 例接受了急诊 PCI 术的 ST 段抬高型心肌梗死患者[15]。其中 2289 例患者在出院后接受小剂量阿司匹林（≤ 200mg/d），而 562 例患者接受大剂量阿司匹林（＞ 200mg/d）。接受大剂量阿司匹林的患者可能存在多种心血管危险因素，因此，3 年的主要心血管不良事件和大出血的发生率更高。然而，多变量分析结果显示大剂量阿司匹林与大出血显著相关（HR 2.80，95%CI 1.31 ～ 5.99；P=0.008），而不是主要心血管不良事件。这些数据表明，在 PCI 之前适当的阿司匹林负荷剂量（300mg），可有效地改善围术期的预后，而低剂量方案（75mg/d）则更适用于长期的心血管事件二级预防。

随后，研究表明，对阿司匹林抵抗（阿司匹林的血小板高反应性）和 PCI 围术期及术后的不良预后相关[16]。利用健全的 COX-1 特异性检测（例如血清 TXA_2 定量）的研究表明，在阿司匹林治疗的患者中，耐药表型的发生率低于 5%[16]。对 7090 例 PCI 治疗的患者阿司匹林血小板反应性的定量研究（ISAR-ASPI）表明，与正常血小板反应性相比，高阿司匹林血小板反应性与 30d（2.5% vs 1.1%，OR 2.24，95%CI 1.50 ～ 3.36）和 1 年（6.2% vs 3.7%，

OR 1.78，95%CI 1.39 ～ 2.27；$P < 0.0001$）全因死亡率或支架内血栓形成的风险显著增加相关[17]。然而，患者的依从性差是显著“阿司匹林抵抗”的主要原因，也是一个主要的混杂因素。其他因素包括基因（如 COX-1）遗传多态性和药物相互作用（如与布洛芬之间）。这些耐药表型可能需要在 PCI 术后随访期间进行评估，以确保治疗依从性和优化终生阿司匹林剂量。

（二）噻吩吡啶类 $P2Y_{12}$ 受体抑制药

1. 噻氯匹定

20 世纪 90 年代中期，采用噻氯匹定和阿司匹林的双联抗血小板治疗迅速成为 PCI 术后的标准疗法。因为大量研究表明这种联合治疗优于阿司匹林单一治疗[18, 19]及其他可用的抗血栓药物治疗[19-22]。联合应用噻氯匹定（250mg，每日 2 次）与血栓性和出血性并发症减少有关。由于噻氯匹定发挥作用较慢，需要几天时间才能达到完全的抗血小板作用，从而限制了其在急性冠状动脉综合征的即刻效果[23]。

2. 氯吡格雷

氯吡格雷在负荷剂量后可快速起效[24]，因此在获得监管批准后，氯吡格雷迅速取代噻氯匹定成为 PCI 中的第二种抗血小板药物。CLASSICS 研究最先证实了氯吡格雷的安全性。研究将 1020 名接受 325mg/d 阿司匹林的患者随机分为 3 组：① 300mg 氯吡格雷负荷量，75mg/d 维持量；② 75mg/d 的氯吡格雷；③噻氯匹定 250mg，每日 2 次[25]。研究的主要终点包括：大出血并发症、其他显著不良反应或停用研究药物的复合终点。在 28d 的随访中，4.6% 的氯吡格雷治疗患者及 9.1% 的噻氯匹定治疗患者达到了该终点的标准（RR0.50，95%CI 0.31 ～ 0.81；P=0.005）。主要心血管不良事件（心源性死亡、心肌梗死、靶病变血运重建）的总发生率在各组之间有可比性［①、②和③组分别是 1.2 vs 0.9vs 1.5；P 值无差异］。然而，CLASSICS 研究对 PCI 术后患者也进行了随机分组，需要进一步研究以确定氯吡格雷预处理的效果。

随后的研究明确地证实了氯吡格雷预处理在减少 PCI 期间的主要心血管不良事件、急性冠状动脉综合征和稳定型心绞痛中的增量效应[4-8]。首先，CURE 研究通过随机、双盲的方法将 12 562 名患者分为接受氯吡格雷（300mg 负荷剂量预处理；75mg 维持剂量）和安慰剂两组[4]。其中，有 2658 人罹患了非 ST 段抬高型急性冠状动脉综合征，并接受 PCI 治疗，这一部分患者成为 PCI-CURE 亚组的一部分[26]。主要终点是 PCI 术后 30d 内心源性死亡、心肌梗死和靶血管血运重建的复合终点。氯吡格雷组和安慰剂组的主要终点的发生率分别达到 4.5% 和 6.4%（RR 0.70，95%CI 0.50 ～ 0.97；P=0.03）。主要心血管不良事件的减少一直维持到了 9 个月的随访（P=0.002），其中大出血事件没有差异（P=0.64）。这也表明，氯吡格雷预处理可改善接受有创治疗的非 ST 段抬高型急性冠状动脉综合征患者的预后，并且无明显出血风险。

为优化氯吡格雷用药方案，研究者们开展了进一步的研究。ARMYDA-2 试验随机纳入了 255 名接受 PCI 的患者，在术前 4 ～ 8h 给予 600mg 或 300mg 负荷剂量的氯吡格雷[27]。30d 后，大剂量组和低剂量组的主要终点（死亡、心肌梗死或靶血管血运重建）发生率分别是 4% 和 12%（P=0.041）。多变量分析表明，大剂量负荷可使心肌梗死风险降低 50%（OR 0.48，95%CI 0.15 ～ 0.97；P=0.044）。所有安全终点（包括出血）在两组之间是相似的。因此，这个小样本研究表明，600mg 的负荷剂量是安全的，并且在接受 PCI 的患者中，与传统的 300mg 的负荷剂量相比，拥有更佳的疗效。之前提到过的 CURRENT/OASIS-7 研究也评估了接受保守及有创治疗的急性冠状动脉综合征患者中大剂量氯吡格雷方案（600mg 负荷剂量；PCI 后 2 ～ 7d 150mg/ 天维持剂量；75mg 维持剂量）与标准剂量方案（n=25 087）之间的疗效[14, 28]。总体而言，大剂量方案和常规方案的疗效相当，其中 30d 的主要心血管不良事件发生率（4.2% vs 4.4%，HR 0.94，95%CI 0.83 ～ 1.06；P=0.30）相似，但大出血的风险增加（1.7% vs 1.3%，HR 1.26，95%CI 1.03 ～ 1.54；P=0.03）。在有创治疗的患者（n=17 263）进行预先确定的亚组分析，结果表明，大剂量方案组呈现较低的主要心血管不良事件发生率（3.9 vs 4.5，HR 0.86，95%CI 0.74 ～ 0.99；P=0.039），但有更高的出血风险（1.6% vs 1.1%；HR 1.41，95%CI 1.09 ～ 1.83；P=0.009）。

另外有研究对氯吡格雷预处理的最佳时机提供

了依据。CREDO研究随机在2116名患者（计划进行择期PCI）PCI前3～24h分别予以300mg氯吡格雷负荷剂量或安慰剂，然后接受75mg维持剂量[5,29]。1年后，氯吡格雷与主要终点（死亡、心肌梗死、卒中和靶血管血运重建的复合终点）的显著降低有关（RR 0.73，95%CI 0.66～0.96；P=0.02）。氯吡格雷术前6h以上用药（而不是之后）具有显著的获益。氯吡格雷与大出血的危险性无关（8.8% vs 6.7%；P=0.07）。此外，ARMYDA-5PRELOAD在409名患者（39%的急性冠状动脉综合征患者）中，比较了导管检查室内的600mg预处理与常规6h预处理的安全性和有效性[30]，主要终点是30d的主要心血管不良事件发生率。ARMYDA-5 PRELOAD显示预处理组和导管室组之间的主要终点无明显劣势（8.8% vs 10.3%；P=0.72），出血风险无增加（5.4 vs 7.8；P=0.42）。然而，导管室组显示在PCI时及术后2h更高的血小板反应性（P=0.043）。因此，导管室内治疗策略不亚于常规预处理，在常规预处理中，不可避免、大剂量的导管室处理是安全的选择。在针对ST段抬高型心肌梗死的急诊PCI的背景下，随机的CIPAMI试验评估了氯吡格雷在医院前护理阶段的应用[31]。尽管由于患者纳入缓慢而提前终止，但CIPAMI报道了院前干预改善预后的趋势。

一项针对随机和观察性数据的Meta分析，评估了37814名接受PCI的患者在使用氯吡格雷（与安慰剂相比，除了阿司匹林）预处理对PCI后的死亡率和出血的影响[32]。氯吡格雷预处理与主要心血管不良事件风险的改善相关（OR 0.77，95%CI 0.66～0.89；P＜0.001），但对死亡率没有影响（OR 0.80，95%CI 0.57～1.11）。两组间大出血无统计学差异（OR 1.18，95%CI 0.57～1.11）。虽然这种分析受限于大量研究间的异质性（PCI的适应证包括稳定和不稳定型心绞痛、非ST段抬高型急性冠状动脉综合征和ST段抬高型心肌梗死），但结果表明在冠状动脉疾病中存在不一致的治疗效果。冠状动脉疾病病情越重（ST段抬高型心肌梗死＞非ST段抬高型心肌梗死＞不稳定型心绞痛＞稳定型心绞痛），氯吡格雷预处理的益处就越大。事实上，研究者报道了氯吡格雷预处理并不能改善稳定型心绞痛的预后，但与更大的出血风险相关。本组进一步的Meta分析评估了32 383例非ST段抬高型急性冠状动脉综合征患者（55%接受PCI）接受噻吩吡啶类预处理的风险和益处[33]。包括CURE和CREDO在内的研究结果提示：预处理可以降低主要心血管不良事件发生率（OR 0.84，95%CI 0.72～0.98；P=0.02），对死亡率没有改善（OR 0.90，95%CI 0.75～1.07；P=0.24），而在接受PCI的亚组人群中没有观察到主要心血管不良事件或死亡率的差异，但在总人群中的严重出血有差异（30%～45%）（OR 1.32，95%CI 1.16～1.49；P＜0.0001）。虽然这些分析都包括氯吡格雷和普拉格雷，但是通过药物分组分析，或者仅分析随机试验证据，都与上述结果相似。

3. 氯吡格雷治疗的优化

尽管氯吡格雷在PCI方面有优势，但是很多的患者由于血小板的高反应性而出现了复发、不良反应、围术期和术后的动脉粥样硬化血栓形成等并发症[4-8]。这在一定程度上是由于不同个体对氯吡格雷反应的差异造成的：相当部分患者对氯吡格雷治疗的反应性欠佳。根据抵抗定义、血小板功能测定、氯吡格雷用药方案以及研究人群，该抵抗表型的发生率在5%～40%之间。导致氯吡格雷反应性不足的一个发病机制是CYP2C19位点等位基因功能缺失、CYP2C19酶缺乏，并导致氯吡格雷活化水平的降低[34]。同时，联合应用抑制CYP2C19活性的药物（例如奥美拉唑）也增加了氯吡格雷的耐药性[35]。实际上，这些现象已经促使一些管理机构发布警告，警告这类患者应谨慎使用氯吡格雷。然而，高血小板反应性是否可作为了高风险因子存有争议。

已经有几项研究专门探讨了这个问题，其中包括GRAVITAS研究。该研究在2214例患有稳定性冠状动脉疾病或非ST段抬高型急性冠状动脉综合征并接受了PCI治疗，同时合并有血小板高反应性的患者中评估了大剂量氯吡格雷的作用[36]。这些患者被随机分为大剂量组（600mg负荷剂量，150mg/d剂量）或标准剂量氯吡格雷组（300mg负荷剂量，75mg/d剂量）。经过6个月的随访，两组间的疗效和安全终点均无差异。根据血小板反应性所指导的不同氯吡格雷剂量对临床结果无影响。在进一步的研究中，429名接受PCI并对600mg氯吡格雷负荷剂量反应差的急性冠状动脉综合征患者，在PCI之前被随机分为标准治疗组或在血小板反应性指导下接受多达3次600mg氯吡格雷负荷剂量治疗组[37]。研究者观察到，血小板反应性指导组的主要心血管不良事件发生率明显低于对照组（0.5% vs 8.9%，$P<0.001$），但两组间出血率无明显差异（2.8% vs 3.7%，$P=0.80$），提示血小板反应性指导的氯吡格雷负荷治疗对氯吡格雷抵抗表型有利。TRIGGER-PCI研究专门针对氯吡格雷抵抗的患者进行更高效的噻吩吡啶药物治疗[38]。尽管替代剂拥有药效的优势，但TRIGGER-PCI研究由于无效而提前终止。两组患者的事件发生率均低于预期值。这种策略的临床效用尚无法确定。

此外，研究还评估了基于基因型的用药方案。最值得注意的是，ELEVATE-TIMI-56研究将333例稳定型冠心病患者随机分成由CYP2C19基因型指导的不同剂量氯吡格雷用药组。虽然这种策略成功地使功能等位基因缺失的患者达到与野生型患者相当的血小板反应性水平，但该研究并没有得到有价值的临床结果。因此，在PCI领域，仍需要开展一些更有价值的研究。

因此，至今虽然做过多种尝试，如基于血小板反应性或药物基因的检测，在那些设计良好，随机、双盲的对照研究中，不同用药剂量策略并没有得到有利的硬性临床终点。然而，开发更具潜力但个体差异更小的$P2Y_{12}$受体抑制药已经被证实更为有利。

4. 普拉格雷

与氯吡格雷相比，第三代噻吩吡啶普拉格雷具有明显的药代动力学优势：它起效更快，反应差异性更低。TRITON-TIMI-38研究随机抽取接受PCI治疗的13608例高危急性冠状动脉综合征患者（未接受过氯吡格雷治疗），分别接受普拉格雷（60mg负荷剂量，10mg/d维持剂量）和氯吡格雷（300mg负荷剂量，70mg维持剂量）治疗[39]。该研究的随机分组是在确定冠状动脉解剖结构后进行的，同时排除了接受急诊PCI的ST段抬高型心肌梗死患者。经过15个月的随访，主要终点事件（包括心血管死亡、非致命性心肌梗死或卒中）的发生率在普拉格雷治疗组为9.9%，而氯吡格雷治疗组为12.1%（HR 0.81，95%CI 0.73～0.90；$P<0.001$），主要由非致命性心肌梗死（40%为围术期）和支架血栓形成（HR 0.48，95%CI 0.36～0.84；$P<0.0001$）所导致[39, 40]。在30d时也观察到这种益处，并且与支架类型无关。然而，在普拉格雷治疗组和氯吡格雷治疗组中，这种获益则分别被大出血风险（2.4% vs 1.8%，HR 1.32，95%CI 1.03～1.68；$P=0.03$）和致命出血风险（0.4% vs 0.1%，HR 4.19，95%CI 1.58～11.11；$P=0.002$）所抵消[39, 41]。分析表明，不管其出血风险如何，普拉格雷仍有获益（$P=0.004$）。但是，包括ST段抬高型心肌梗死患者和糖尿病患者在内的某些亚组，其获益远远超过出血的风险[42, 43]。相反，年龄≥75岁、体重小于60kg、有卒中或短暂性脑缺血发作史的患者没有观察到净益处。

ACCOAST研究是普拉格雷预处理相关的唯一的安慰剂对照试验。该研究随机将4033例非ST段抬高型急性冠状动脉综合征患者（其中69%接受PCI）分为接受30mg普拉格雷组或安慰剂组[44]。预处理组在诊断性血管造影后，PCI前给予额外的30mg普拉格雷，而安慰剂组则给予60mg普拉格雷。预处理与降低主要心血管不良事件风险无关（HR 1.02，95%CI 0.84～1.25；$P=0.81$），而且还观察到较高的大出血发生率（HR 1.90，95%CI 1.19～3.02；$P=0.006$）。事实上，这种出血率超过了先前设定的阈值，因此该研究在登记注册前即被停止。

有些观察性研究也用于评估真实世界中普拉格雷的效果。Koshy等[45]最近报道了对1688例接受急诊PCI治疗的ST段抬高型心肌梗死患者进行回顾性分析的病例研究，这些患者接受阿司匹林加氯吡格雷（$n=866$）或普拉格雷（$n=822$）的预处理[45]。其中年龄≥75岁、体重<60kg或有活动性出血、脑血管疾病或肝功能损害的患者排除在外。在普拉格雷组和氯吡格雷治疗组间，住院期间出血发生率，在院期间、30d或1年的死亡率无差异。经协变量调整的分析显示，普拉格雷可降低1年死亡率（HR 0.47，95%CI 0.25～0.88；$P=0.018$）。然而，本研究建议在解释这些发现时要注意几个局限性，其中包括高度选择的回顾性人群。

最近，比注册数据方法学更优越的研究已经出现，其前瞻性地随访了23 994名氯吡格雷治疗和 2142 名普拉格雷治疗的接受 PCI 的患者 [46]。普拉格雷主要用于 ST 段抬高型心肌梗死且无出血危险因素的患者。在急性冠状动脉综合征患者中，普拉格雷组死亡率低于氯吡格雷组，但对择期血管造影和 PCI 患者的死亡率的影响仍不明确。普拉格雷治疗组住院期间的出血并发症发生率低于氯吡格雷治疗组。这些数据表明，当普拉格雷用于特定患者（即急性冠状动脉综合征患者）并且避免用于具有高出血风险特征的患者时，两种药物的死亡率和出血率都相当低。这些研究表明，尽管普拉格雷在特定的高危急性冠状动脉综合征患者中有获益，但对于风险大于益处的患者应谨慎使用。

（三）非噻吩吡啶类 $P2Y_{12}$ 受体抑制药

替格瑞洛

噻吩吡啶类药物的限制包括：氯吡格雷起效慢，常见的个体差异性以及普拉格雷的不良安全性，这促使了替格瑞洛的发展。临床前和早期临床研究表明，替格瑞洛具有起效快速、广泛和均一的抗血小板活性，以及较低出血风险的特点。

里程碑式的 PLATO 研究随机将 18 624 例急性冠状动脉综合征患者分为接受替格瑞洛（180mg 负荷剂量，90mg 每日两次维持剂量）或氯吡格雷组（300 ～ 600mg 负荷剂量，75mg/d 维持剂量）[47]。中高危急性冠状动脉综合征患者接受额外、双盲的负荷剂量氯吡格雷（总负荷剂量 600mg）或安慰剂。与 TRITON–TIMI–38 不同，随机化分组是在血管造影之前进行的，而且前期未接受氯吡格雷治疗的患者仍符合条件。在 12 个月时，由于心血管源性死亡（4.0% vs 5.1%，HR 0.79，95%CI 0.69 ～ 0.91；*P*=0.001）、非致死性心肌梗死（5.8% vs 6.9%，HR 0.84，95%CI 0.75 ～ 0.95；*P*=0.005）以及支架内血栓（2.2% vs 3.0%，HR 0.73，95%CI 0.57 ～ 0.94；*P*=0.014）的发生率降低，替格瑞洛显著降低了主要终点的发生率（心血管源性死亡、非致命性心肌梗死或卒中；9.8% vs 11.7%，HR 0.84，95%CI 0.77 ～ 0.92；$P < 0.0001$）。总的来说，替格瑞洛治疗组和氯吡格雷治疗组患者的出血风险差异无统计学意义（11.6% vs 11.2%，HR 1.04；*P*=0.43）。然而，在替格瑞洛治疗的患者中，大出血明显升高（2.8% vs 2.2%，*P*=0.03；TIMI 标准），包括致命性颅内出血（0.1% vs 0.01%；*P*=0.02），但不包括全因致命出血（0.3% vs 0.3%；*P*=0.66）。大出血的绝对发生率与 TRITON–TIMI–38 相近。

PLATO 研究的亚组分析表明，替格瑞洛治疗对于接受以下治疗的患者也同样有益：CABG[48]、择期 PCI[49] 和无创的药物治疗 [50]。与 TRITON–TIMI–38 中的普拉格雷不同，没有亚组出现高出血频率，包括患有脑血管疾病或年龄≥ 75 岁的患者。然而，研究观察到一些非血液系统，非靶效应的不良反应，而导致停用研究药物，包括：心室停搏、呼吸困难、血清肌酐和尿酸升高。虽然确切的机制仍然有待阐明，但这些反应尚未被证明具有明确的临床影响。此外，亚组分析显示，在北美使用替格瑞洛治疗的患者预后更差，这可能与每天使用大剂量阿司匹林（＞ 100mg）有关 [51]。因此，阿司匹林的使用剂量建议低于 100mg。

PLATO 研究没有评估预处理策略和延迟用药之间的差异。无论预期进行何种（即有创或无创）治疗，所有患者都接受了预处理。因此，最近报告的 ATLANTIC 研究提供了关于最佳用药时间的进一步见解。该研究将 1862 例 ST 段抬高型心肌梗死患者以双盲方式随机将患者分为在住院前或试验期间接受替格瑞洛治疗 [52]。ATLANTIC 招募了 ST 段抬高型心肌梗死发病时间小于 6h 的患者；两个治疗组间（院前或院内）的中位时间差为 31min。PCI 前抬高的 ST 段回落≥ 70% 的患者比例或在血管造影中梗死相关动脉 TIMI 血流 3 级的比例两组间无明显差异。30d 的主要心血管不良事件发生率在治疗组之间没有显著差异，但住院前用药组支架内血栓形成率较院内用药组低（24h：0 vs 0.8%；30d：0.2% vs 1.2%）。两组的主要出血发生率均较低而无法比较。因此，在住院前应用替格瑞洛不能改善 ST 段抬高型心肌梗死患者的预后（或增加风险）。

直到最近，关于心肌梗死后和 PCI 术后应用替格瑞洛的长期疗效的证据还很少。多中心随机、双盲的 PEGASUS–TIMI 54 研究将心肌梗死后 1 ～ 3 年的 21 162 名患者［其中 17 568 人（83.0%）曾经接受过 PCI］在应用阿司匹林的基础上分为接受替格瑞洛 90mg，每日两次（大剂量组）；替格瑞洛 60mg，每日两次（小剂量组）；安慰剂组 [53]。与安慰剂组相比，90mg 和 60mg 替格瑞洛组的主要终点事件（包括心血管性死亡、心肌梗死或卒中）的发生率均有降低（90mg每日两次：HR 0.85，95%CI 0.75～0.96，P=0.008；60mg每日两次：HR 0.84，95%CI 0.74～0.95；P=0.004）。然而，在比较小剂量组和大剂量组时，主要终点事件发生率没有差异（P=ns）。与安慰剂相比，接受小剂量和大剂量替格瑞洛的患者临床大出血的风险分别高出2.3倍和2.7倍，输血需求分别高出3.0倍和3.7倍（所有的P＜0.001）。因此，研究者得出结论，在心肌梗死后，长期服用60mg每日两次的替格瑞洛联合小剂量阿司匹林可以提供最佳的风险—效益曲线。因此，在特定患者中，PCI术后长期应用替格瑞洛可以显著改善患者的预后。

（四）其他口服抗血小板药物

作为PCI治疗的辅助用药，尽管口服抗血小板药物已取得了长足发展，但仍未成功。尤其是糖蛋白Ⅱb/Ⅲa抑制药口服药物的开发一直困难重重：珍米洛非班、奥波非班和西布曲班在冠状动脉疾病的治疗中都进行了广泛的安慰剂对照3期临床研究[54-56]。这些研究都没有证实患者可以从中获益，并会增加与此类治疗相关的预期外死亡率。

其他已获得批准用于各种临床情况的口服抗血小板药物，包括西洛他唑、达吡咪唑和己酮可可碱，但由于没有充分的获益证据，因此在PCI中没有应用指征。几种针对血栓形成过程中的不同靶点的新药物目前正在开发中。这些药物是针对现有抗血小板药物以下缺点而研发的，包括：①除了阿司匹林外，没有可用的TXA_2通路抑制药，其中相当一部分患者对阿司匹林过敏，不能耐受，或表现出不良反应；②$P2Y_{12}$受体抑制药的清除缓慢，是出血性并发症患者面临的问题。直接抑制TXA_2途径比抑制上游COX-1有更多优点，如更有效的血小板抑制（通过拮抗其受体从而抑制过氧化或TXA_2合成酶）以及较少的预期外效应（如胃黏膜糜烂）。正在开发的TXA_2抑制药包括吡考他胺、利多瑞尔、terutroban、雷马曲班、EV077和NCX4016。虽然TXA_2抑制药仍然是有前景的治疗策略，但是通过目前已经开展的以阿司匹林为参照的临床研究（相关药物如吡考他胺、利多瑞尔、terutroban）来看，结果基本上令人失望[57-59]。依诺格雷，一种直接起作用且可逆的ADP $P2Y_{12}$受体抑制药，可通过静脉和口服两种形式用药，具有血小板抑制作用强、起效迅速、清除快的优点[60]。

虽然依诺格雷在临床前和早期临床研究中有前景，但与氯吡格雷相比，作为PCI辅助用药的2期临床研究阶段显示其会出现难以承受的出血风险（INNOVATE PCI；HR 1.98，95%CI 1.10～3.57）[61]。因此，在2012年的3期试验之前，依诺格雷的开发宣告终止。

抗血小板治疗的另一个潜在策略是抑制与凝血酶相互作用的血小板PAR 1。两个候选化合物目前正在开发中：沃拉帕沙（已经经历了3期研究阶段）和阿托帕沙（已经经历了2期研究阶段）。两个沃拉帕沙相关的大规模3期临床研究（TRACER和TRA 2°P-TIMI-50）均报道了该药在预防主要心血管不良事件方面的有效性，但大出血风险较高[62, 63]。事实上，这两项研究均由于不可接受的出血风险而被提前终止。2期研究（LANCELOT-ACS、LANCELOT-CAD和J-LANCELOT）表明，在急性冠状动脉综合征和稳定型冠状动脉基本患者中，阿托帕沙在出血风险方面具有良好的安全性[64-66]。但研究中观察到了其他的不良反应（剂量相关QTc延长、肝脏转氨酶升高）。虽然需要3期研究来提供明确的答案，但目前没有计划。

目前正在临床前期研究中的其他潜在口服药物，包括一氧化氮供体（LA419，LA846）、前列腺素E受体3抑制药（DG 041）和5-羟色胺受体抑制药（APD791）。这些药物在广泛应用之前需要进行进一步的临床前测试。

四、临床指南：经皮冠状动脉介入治疗术中的口服抗血小板治疗

循证临床指南建议临床医生在接受PCI治疗的患者中选择最佳的抗血小板药物治疗。最新的ESC和EACTS指南根据PCI的适应证将最佳抗血小板药物分层：稳定型冠状动脉疾病、非ST段抬高型急性冠状动脉综合征和ST段抬高型心肌梗死（表40-1）[1]。在所有PCI的适应证中，均推荐使用150～300mg负荷剂量的阿司匹林，随后每日使用75～100mg终身维持剂量。

接受PCI治疗的冠心病患者，予以300～600mg氯吡格雷负荷剂量，随后给予75mg/d的维持剂量。

表 40-1　目前经皮冠状动脉介入治疗术中口服抗血小板药物欧洲（ESC/EACTS）指南意见汇总

PCI 指征	口服抗血小板药物	建议	证据等级	证据水平
稳定型冠状动脉疾病	阿司匹林	择期支架植入术前给予	Ⅰ	B
		若此之前未进行预处理，则推荐给予口服负荷剂量 150 ～ 300mg	Ⅰ	C
		推荐终身应用阿司匹林	Ⅰ	A
	氯吡格雷	解剖结构已知的稳定型冠心病患者择期 PCI，推荐在 PCI 前≥ 2h 600mg 进行预处理	Ⅰ	A
		发生严重冠状动脉疾病概率高的患者可考虑使用氯吡格雷预处理	Ⅱb	C
		氯吡格雷维持剂量为 75mg/d 的患者，一旦确定性 PCI，应考虑另行给予负荷剂量氯吡格雷≥ 600mg	Ⅱb	C
		择期支架植入术推荐 600mg 负荷剂量，75mg/d 维持剂量	Ⅰ	A
		BMS 植入后至少治疗 1 个月	Ⅰ	A
		DES 植入后至少治疗 6 个月	Ⅰ	B
		对于高出血风险的患者应考虑在 DES 置入后缩短应用时间（＜ 6 个月）	Ⅱb	A
		对于高缺血风险且低出血风险的患者应考虑在 DES 置入后延长应用时间（＞ 6 个月）	Ⅱb	C
非 ST 段抬高型急性冠状动脉综合征	阿司匹林	若无禁忌，则推荐给予所有患者初始口服负荷剂量阿司匹林 150 ～ 300mg，长期维持 75 ～ 100mg/d。终身应用	Ⅰ	A
	普拉格雷	对于冠状动脉解剖结构明确，计划行 PCI 的患者给予 60mg 负荷剂量，10mg/d 的维持剂量。在有 TIA/ 卒中的患者中禁忌。不推荐在年龄＞ 75 岁的患者中应用。体重＜ 60kg 的患者应考虑减量。除非有禁忌证出现（如出血风险），治疗应持续 12 个月	Ⅰ	B
	替格瑞洛	无论初始治疗策略如何，中度至高度风险缺血时间患者包括接受氯吡格雷预处理（在没有禁忌证的前提下）的患者，可以接受替格瑞洛治疗 180mg 负荷剂量，90mg 每天两次维持剂量。除非有禁忌证出现（如出血风险），治疗应持续 12 个月	Ⅰ	B
	氯吡格雷	仅当普拉格雷或替格瑞洛无效或存在禁忌证时，使用氯吡格雷 600mg 负荷剂量，75mg/d 维持剂量。除非有禁忌证出现（如出血风险），治疗应持续 12 个月	Ⅰ	B
ST 段抬高性心肌梗死	阿司匹林	若无禁忌，则推荐给予所有患者初始口服负荷剂量阿司匹林 150 ～ 300mg，长期维持 75 ～ 100mg/d。终身应用	Ⅰ	A
	普拉格雷	首次医疗接触时，给予 60mg 负荷剂量，10mg/d 的维持剂量。在有 TIA/ 卒中的患者中禁忌。不推荐在年龄＞ 75 岁的患者中应用。体重＜ 60kg 的患者应考虑减量。除非有禁忌证出现（如出血风险），治疗应持续 12 个月	Ⅰ	B
	替格瑞洛	首次医疗接触时，给予 180mg 负荷剂量，90mg 每天两次维持剂量。除非有禁忌证出现（如出血风险），治疗应持续 12 个月	Ⅰ	B
	氯吡格雷	首次医疗接触时，600mg 负荷剂量，75mg/d 维持剂量。除非有禁忌证出现（如出血风险），治疗应持续 12 个月	Ⅰ	B

BMS. 金属裸支架；DES. 药物涂层支架；TIA. 短暂性脑缺血；PCI. 经皮冠状动脉介入治疗
改编自：Kohl 等 . 2014 [1]

在稳定型冠状动脉疾病患者中，虽然没有证据表明在诊断性冠状动脉造影之前预负荷使用氯吡格雷有益 [32]，但如果冠状动脉解剖学诊断已经明确，则对于计划进行择期 PCI 的患者推荐 600mg 负荷剂量。在接受 PCI 治疗的非 ST 段抬高型急性冠状动脉综合征患者中，推荐使用双联抗血小板治疗，应用包括强效的 $P2Y_{12}$ 受体抑制药：普拉格雷（60mg 负荷量和 10mg/d 维持剂量）、替格瑞洛（180mg 负荷量和 90mg 每日两次维持剂量），或以上两种药物均不适合或无法取得的情况下可选择氯吡格雷（600mg 负荷量和 150mg/d 维持剂量）。在接受 PCI 治疗的 ST 段抬高型心肌梗死患者中，也推荐应用含一种强

效 $P2Y_{12}$ 受体抑制药的双联抗血小板治疗：普拉格雷（60mg 负荷量和 10mg/d 维持剂量），或者替格瑞洛（180mg 负荷量和 90mg 每日两次维持剂量）。但是，对于脑血管疾病或中度至重度肝功能损害的患者，建议谨慎使用这些药物，应替代性选择氯吡格雷（600mg 负荷量和 150mg/d 维持剂量）。此外，由于可增加再发心肌梗死和支架内血栓的风险，所有患者均应遵照医嘱服用抗血小板药物，不能过早停止用药[67]。

最新的 ACC 和 AHA 的指南（表 40–2）推荐的方案普遍相似[2]。未应用阿司匹林的患者阿司匹林负荷量为 325mg，而每日服用阿司匹林的患者负荷剂量为 81 ～ 325mg，推荐终身服用小剂量阿司匹林。患者还应接受负荷剂量的 $P2Y_{12}$ 受体抑制药，推荐的药物选择有：①氯吡格雷（600mg；急性冠状动脉综合征和非急性冠状动脉综合征患者）；②普拉格雷（60mg；急性冠状动脉综合征患者）或替格瑞洛（180mg；急性冠状动脉综合征患者）。指南推荐在支架植入前应充分告知双联抗血小板治疗的必要性和风险，并且如果患者不愿意或不能遵从

表 40–2　目前 PCI 中口服抗血小板药物北美（ACC/AHA/SCAI）指南意见汇总

PCI 指征	口服抗血小板药物	建议	证据等级	证据水平
急性冠状动脉综合征	阿司匹林	对于 PCI 术前已经每日口服阿司匹林的患者，给予 81 ～ 325mg	Ⅰ	B
		对于 PCI 术前未接受阿司匹林治疗你的患者，给予 325mg	Ⅰ	B
		PCI 术后，阿司匹林推荐终身服用	Ⅰ	A
		PCI 术后，推荐阿司匹林剂量为 81 mg	Ⅱ a	B
	氯吡格雷	推荐予以 600mg 负荷剂量	Ⅰ	B
		对于溶栓治疗后拟行 PCI 的患者，也应给予负荷剂量：①溶栓治疗 24h 内，给予 300mg；②溶栓治疗 24h 以上，给予 600mg	Ⅰ	C
		对于接受了支架置入（BMS 或 DES）的患者，应给予至少 12 个月以上的 75mg/d 的氯吡格雷维持治疗	Ⅰ	B
		如果出血的发病风险超过支架植入后氯吡格雷治疗推荐持续时间的预期益处，早期停止（例如，＜ 12 个月）氯吡格雷抑制药治疗是合理的	Ⅱ a	C
	普拉格雷	推荐予以 60mg 负荷剂量	Ⅰ	B
		对于接受了支架置入（BMS 或 DES）的患者，应给予至少 12 个月以上 10mg/d 的普拉格雷维持治疗	Ⅰ	B
		如果出血的发病风险超过支架植入后普拉格雷治疗推荐持续时间的预期益处，早期停止（例如，＜ 12 个月）普拉格雷抑制药治疗是合理的	Ⅱ a	C
		既往有卒中或者 TIA 病史的患者不应使用普拉格雷治疗	Ⅲ	B
	替格瑞洛	推荐予以 180mg 负荷剂量	Ⅰ	B
		对于接受了支架置入（BMS 或 DES）的患者，应给予至少 12 个月以上 90mg 每天 2 次的替格瑞洛维持治疗	Ⅰ	B
		如果出血的发病风险超过支架植入后替格瑞洛治疗推荐持续时间的预期益处，早期停止（例如，＜ 12 个月）替格瑞洛抑制药治疗是合理的	Ⅱ a	C
非急性冠状动脉综合征	阿司匹林	对于 PCI 术前已经每日口服阿司匹林的患者，给予 81 ～ 325mg	Ⅰ	B
		对于 PCI 术前未接受阿司匹林治疗你的患者，给予 325mg	Ⅰ	B
		PCI 术后，阿司匹林推荐终身服用	Ⅰ	A
	氯吡格雷	推荐予以 600mg 负荷剂量	Ⅰ	B
		对于接受了支架置入（BMS 或 DES）的患者，应给予氯吡格雷至少 1 个月以上；理论上应至少 12 个月（除非出血风险增加，此时至少应给予 2 周）	Ⅰ	B
	普拉格雷	如果出血的发病风险超过支架植入后普拉格雷治疗推荐持续时间的预期益处，早期停止（例如，＜ 12 个月）普拉格雷抑制药治疗是合理的	Ⅱ a	C
		既往有卒中或者 TIA 病史的患者不应使用普拉格雷治疗	Ⅲ	B
	替格瑞洛	如果出血的发病风险超过支架植入后替格瑞洛治疗推荐持续时间的预期益处，早期停止（例如，＜ 12 个月）替格瑞洛抑制药治疗是合理的	Ⅱ a	C

BMS. 金属裸支架；DES. 药物涂层支架；TIA. 短暂性脑缺血；PCI. 经皮冠状动脉介入治疗
改编自：Levine GN 等，2011[2]

推荐的用药持续时间，则应考虑替代治疗（如球囊血管成形术）。该指南主张对潜在的获益和风险（血栓与出血风险）进行整体评估，并根据具体情况对 PCI 后的抗血小板方案进行调整。

五、未来展望

尽管已取得了极大进展，但在 PCI 期间优化口服抗血小板治疗方面仍有许多问题没有得到解决。也许其中最重要的问题是：鉴于 PCI 中口服抗血小板治疗的现状，以及静脉注射抗血小板药物（例如糖蛋白Ⅱb/Ⅲa 抑制药、直接凝血酶抑制药）的最新改进，口服抗血小板治疗的进一步改进还有多少余地。PARIS 注册中心前瞻性地研究了 5018 名接受 PCI 的患者，结果表明双联抗血小板治疗停止后的主要心血管不良事件发生率取决于停止时的临床情况，并且随时间而减少[67]。在 PCI 术后 2 年内提前停药的患者中，大约有一半是医生所建议的，且没有导致不良结果。抗血小板治疗的突然中断或依从性差与主要心血管不良事件风险的增加显著相关，而主要心血管不良事件发生率在 30d 后逐渐减少。令人意外的是，停止双联抗血小板治疗的总体贡献很小，实际上，大多数主要心血管不良事件发生在患者接受最佳双联抗血小板治疗期间（74%，占整个研究人群的 8.5%）。尽管患者主要接受阿司匹林和氯吡格雷的双联抗血小板治疗，但是抗血小板治疗方案的改进仍然可能改善大量现有治疗无效的患者的临床预后。

虽然有许多安慰剂和氯吡格雷的对照研究，但普拉格雷和替格瑞洛的相对疗效和安全性仍然不确定：在前瞻性随机研究中需要进行头对头的比较，但成本是一个更令人担忧的问题。在此期间，亚组分析和 Meta 分析成为在不同环境下可以间接比较这些策略的方法。更新、更有效的 $P2Y_{12}$ 抑制药仍在专利期间内，因此它们比氯吡格雷贵得多。在大多数国家中，氯吡格雷是不受专利保护且价格实惠的药物。随着普拉格雷和替格瑞洛的专利分别在 2017 年和 2018 年到期，它们的仿制剂型可能会很快出现。

六、结论

随着抗血小板策略的发展，PCI 的围术期和术后结局逐渐改善，这是由证明其安全性和有效性的大量随机临床研究和前瞻性注册研究所得到的结果。然而，尽管有显著的进展和最好的抗血小板方案，但是仍有一定比例的患者出现糟糕的结局，包括缺血性和出血性风险。因此，有关抗血小板治疗的决策必须以患者为中心，全面评估治疗固有的潜在获益和风险。进一步优化现有的抗血小板药物治疗方案，以及开发血栓形成过程中的新型靶向口服抗血小板药物，必将继续改善患者 PCI 治疗后的预后。

第 41 章　注射用抗凝药物在经皮冠状动脉介入治疗术中的应用

Parenteral Anticoagulant Agents in PCI

Piera Capranzano　Corrado Tamburino　George D. Dangas　著

李　瑞　译

20 多年来，普通肝素是冠状动脉缺血性疾病抗凝治疗的主要药物。然而，在过去的 10 年中，随着低分子肝素、直接凝血酶抑制药和Ⅹa 因子抑制药的出现，药物治疗的选择范围迅速扩大。一系列独立证据的出现支持这些药物在急诊或选择性 PCI 中使用。本章就不同临床表现的冠状动脉疾病的 PCI 术中常用抗凝药的研究进行了汇总，并对最佳临床实践提出了总结性建议。

一、肝素

（一）结构和功能

1916 年，肝素从狗的肝脏中偶然被分离出来。20 年后，也就是在其结构被阐明的时候，肝素开始用于临床实践。肝素是一种由葡萄糖胺和糖醛酸交替连接组成的黏多糖硫酸酯，含有长度极为多变的黏多糖直链结构。这种复杂混合物的分子量在 3 ～ 30kDa，平均为 15kDa。

肝素作为一种间接凝血酶抑制药，主要依赖于内源性丝氨酸蛋白酶抑制药——抗凝血酶 AT）Ⅲ发挥作用（表 41-1）。肝素与 AT- Ⅲ结合后可使 AT- Ⅲ - 凝血酶复合物构型发生改变，从而增强酶的活性（从 1000× 到 4000×）。进而快速地抑制了因子ⅡA(凝血酶)、因子Ⅹa，及对因子Ⅸa 和Ⅺa(相对较弱)（图 41-1）。肝素与 AT 和凝血酶形成三联复合物时，需要一种特殊的戊多糖结构与 AT- Ⅲ相结合，以及至少 18 单位长度的多糖链才能灭活凝血酶。

（二）指南推荐

尽管新的药物和冠状动脉内干预措施已经出

表 41-1　抗血栓药物的比较

肝素	伊诺肝素	直接凝血酶抑制药
• 间接凝血酶抑制药	• 间接凝血酶抑制药	• 不需要辅助因子
• 非特异性结合： ◦ 丝氨酸蛋白酶 ◦ 内皮细胞	• 非特异性结合比普通肝素少	• 不被 PF-4 或抗肝素蛋白抑制
• ACS 中效应减弱 ◦ 被 PF-4 抑制 ◦ 凝血酶结合凝血酶	• ACS 中效应减弱 ◦ 与普通肝素相比，PF-4 的抑制作用明显减弱 ◦ 凝血酶结合凝血酶	• 有效对抗凝血酶
• 促血小板聚集	• 促血小板聚集显著低于普通肝素	• 没有血小板聚集
• 非线性药代动力学	• 可预测的抗凝	• 可预测的抗凝
• 有致血小板减少症的风险	• 显著降低致血小板减少症的风险	• 没有血小板减少症

ACS. 急性冠状动脉综合征

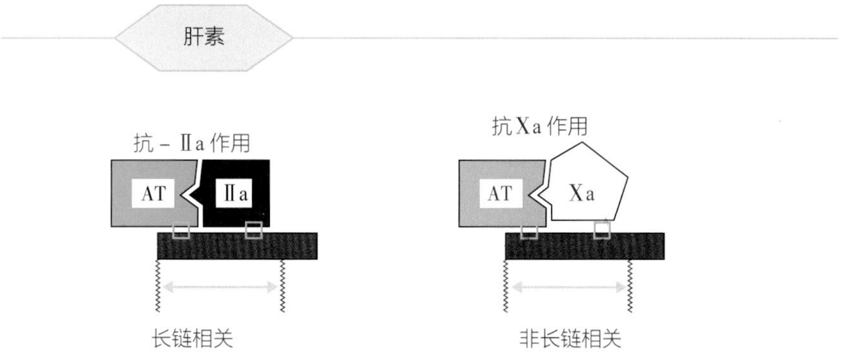

▲ 图 41-1 普通肝素抗 –Ⅱa 和抗Ⅹa 活性的示意图

现，肝素仍然是 PCI 术中预防血栓形成和进展的标准治疗药物。事实上，肝素作为Ⅰ类推荐药物，可用于行 PCI 治疗的所有类型冠状动脉疾病，包括稳定型冠状动脉疾病、非 ST 段抬高型急性冠状动脉综合征以及 ST 段抬高型心肌梗死 [1-3]。

（三）推荐剂量

因为肝素生物活性具有易变性，所以有必要监测其抗凝作用。PCI 前若没有计划使用糖蛋白Ⅱb/Ⅲa 抑制药，应根据体重选择肝素负荷剂量给药（70 ～ 100U/kg），以达到目标的活化凝血酶原时间：250 ～ 300s（HemoTec 监测）或 300 ～ 350s（Hemochron 监测）。若 PCI 前使用了糖蛋白Ⅱb/Ⅲa 抑制药，肝素推荐剂量为 50 ～ 70U/kg 负荷，使活化凝血酶原时间达到 200 ～ 250s。在急性冠状动脉综合征患者中，肝素的推荐剂量为首剂 60 ～ 70U/kg，最大量为 5000U，然后以 12 ～ 15U/（kg · h）的速度维持静脉滴注，最大剂量 1000U/h，使 APTT 控制在 50 ～ 75s，即正常值上限的 1.5 ～ 2.5 倍。这种狭窄的治疗窗是因为更高的 APTT 值并不能带来更多的抗血栓的临床获益，反而会增加出血并发症的风险。提前接受肝素治疗的患者在 PCI 术中，根据需要可额外给予负荷剂量肝素（例如 2000 ～ 5000U），以达到活化凝血酶原时间目标水平。

肝素应在 PCI 结束时停用，以下少数情况除外：左心室室壁瘤和（或）血栓形成、心房颤动、长时间卧床休息和延迟拔除鞘管。

（四）中和

在发生出血并发症时，肝素的抗Ⅱa 因子作用可以被鱼精蛋白逆转。鱼精蛋白应缓慢静脉输注，1mg 鱼精蛋白可中和 100U 肝素。患者每次用量不超过 25 ～ 50mg。事实上，鱼精蛋白过量会导致反常抗凝。之前接触过鱼精蛋白的患者（包括使用含鱼精蛋白的胰岛素治疗的糖尿病患者）有 1% 的概率出现超敏或过敏反应。

（五）局限性

肝素的使用有一些局限性（表 41-1）。事实上，肝素不能与血凝块中的凝血酶以及凝血酶原复合物中与血小板结合的Ⅹa 因子相结合。它可以与血小板、巨噬细胞和内皮细胞非特异性结合，并能激活血小板功能。这些现象理论上降低了肝素在缺血性疾病中功效。肝素也可以与细胞和血浆蛋白结合使剂量—反应关系出现多变性，从而导致狭窄的治疗窗和严重不良反应。事实上，它与血小板因子 4（PF-4）的相互作用产生某些抗体，进而导致肝素诱导的血小板减少症。XLM 碎片（含有＞ 8kDa 肝素成分的“超大”物质）也会增加出血并发症的风险。

（六）肝素诱导的血小板减少症

首次使用肝素 48h 后，多达 20% 的患者会发生血小板减少和（或）血小板计数下降超过的 50%。这种血小板减少症通常是良性的，一般即使继续肝素治疗也可以恢复，即 1 型血小板减少症。

肝素使用 4 ～ 10d 后，0.2% ～ 0.3% 的患者血小板计数将迅速下降（中位数为 60 000/μl，较基线血小板计数下降＞ 50%），并且不会恢复。这种血小板减少症常常合并血栓性疾病，且很少伴有出血并发症。这种严重的情况被称为 2 型血小板减少症。速发型 2 型血小板减少症常发生在肝素使用后 24h 内，和之前 3 ～ 4 个月内有肝素使用史的患者。血小板减少症偶尔可以在肝素停用后的几天或几周内发生（迟发型血小板减少症）。

肝素-PF4复合物可以产生新的抗原表位，刺激机体产生免疫球蛋白G和M（IgG和IgM），从而导致2型血小板减少症。抗体的形成导致血小板消耗和血栓形成；也可以介导肝素诱导的皮肤坏死。肝素-PF4抗体复合物可通过与血小板表面的Fc-γ-RⅡa受体结合而激活血小板、释放PF-4，从而进一步活化血小板活化。该复合物可以结合在微血管内皮细胞上，导致血小板分泌物和黏附分子的释放。此外，该复合物可与单核细胞相互作用导致组织因子的释放。

2型血小板减少症患者中血栓发生率高达75%～90%，相对于动脉系统而言（如心肌梗死、卒中、急性肢体缺血、肠系膜缺血等），静脉系统血栓形成（如深静脉血栓形成/肺栓塞、坏疽、脑窦血栓形成等）更常见。

2型血小板减少症是一种临床诊断，但可通过实验室检测进行辅助诊断。许多医院采用ELISA检测肝素-PF4复合物的抗体，该检测对2型血小板减少症的敏感度高（＞90%～95%灵敏度），但特异性低（75%～85%特异性）。5-羟色胺释放和肝素诱导的血小板聚集也被用于2型血小板减少症的辅助诊断。

治疗2型血小板减少症首先需要立即停用肝素，包括皮下注射和静脉输注的肝素。直接凝血酶抑制药用于预防原发性或继发性血栓形成。如果患者有血小板减少但没有血栓形成，直接凝血酶抑制药需一直持续使用到血小板计数恢复正常。如果患者有出血的高风险，则需定期观察，但要警惕患者仍有血栓形成的风险。如果患者存在血栓或合并血栓形成高危因素（心房颤动、机械瓣膜等）需要持续抗凝治疗，则需持续使用直接凝血酶抑制药，并与华法林重叠治疗至少5d。华法林在无血栓和有血栓时应分别持续使用2～3个月或3～6个月，对于有2型血小板减少症病史（＞4个月）且没有抗体的患者，可以短时间内（比如在心脏手术期间）重新使用肝素，因为一般认为机体大约需要3d才能对反复暴露产生记忆应答反应。

二、低分子肝素

（一）结构与功能

低分子肝素通过普通肝素的酶化或化学降解（亚硝酸、碱性）产生，这些过程导致含有较短多糖链的小分子物质产生（表41-2）。低分子肝素的分子量介于2～9kDa之间，平均为4～5kDa（表41-2）。理论上，低分子肝素比普通肝素具有一些优势（表41-1）。低分子肝素仍然通过AT起作用，但因为链长度＜18个单糖，所以不能与AT和凝血酶形成三联复合物。因此低分子肝素相对其抗凝血酶活性而言具有优先抗Ⅹa作用。低分子肝素在皮下给药后具有完全的生物利用度，半衰期比普通肝素（依诺肝素，4.5～7h）长1倍以上，并且具有可预测的剂量-反应关系，不需要进行抗凝监测（表41-1）。与普通肝素相比，低分子肝素具有更少的非特异性结合，因此发生2型血小板减少症的风险更低，导致血小板活化较普通肝素更少。低分子肝素主要由肾脏清除，也可由网状内皮系统清除。这对于肾功能衰竭患者是非常重要的。依诺肝素是预防冠状动脉疾病患者缺血事件研究最深入的低分子肝素。

（二）依诺肝素在稳定冠状动脉病变经皮冠状动脉介入治疗术中的应用

一项STEEPLE开放性研究评估了依诺肝素在择期PCI治疗稳定冠状动脉病变中的作用，该研究将3528例患者随机分为3组：静脉注射依诺肝素

表41-2　低分子肝素的比较

低分子肝素	中位分子量	抗Ⅹa（U/mg）	抗Ⅱa（U/mg）	Ⅹa/Ⅱa
依诺肝素	4800	104	32	3.3
替地肝素	5000	122	60	2.0
那屈肝素	4500	94	31	3.0
替扎肝素	4500	90	50	1.8
克里瓦林	3900	130	40	3.3

0.5mg/kg 组，静脉注射依诺肝素 0.75mg/kg 组，静脉注射普通肝素组[4]，主要终点事件是 48h 后非冠状动脉搭桥术相关的出血事件，结果显示低剂量（0.5mg/kg）组终点事件发生率显著降低，而高剂量（0.75mg/kg）组则无明显减少。两种依诺肝素组大出血事件明显减少，疗效与普通肝素组相似。依诺肝素提供了更可预测的抗凝作用。因为低剂量依诺肝素导致不显著的死亡率增加（虽然这一效应与缺血事件无关，且在随访 1 年后未被证实），所以伊诺肝素低剂量组被提前终止。

基于本研究，欧洲（Ⅱa，B）和美国（Ⅱb，B）指南推荐依诺肝素可作为稳定性冠状动脉疾病患者择期 PCI 中普通肝素的替代选择[1, 5]。

（三）依诺肝素在非 ST 段抬高型急性冠状动脉综合征患者经皮冠状动脉介入治疗术中的应用

SYNERGY 研究评估了依诺肝素在 10 027 例高危急性冠状动脉综合征患者早期侵入性策略中的安全性和有效性。患者接受开放标签的依诺肝素（1mg/kg）或 UFH 治疗，直至该患者的主治医生判定不再需要抗凝治疗[6]。

大部分患者接受了包括阿司匹林（95%）、噻吩吡啶类（66%）和糖蛋白Ⅱb/Ⅲa 抑制药类（57%）在内的现代药物治疗。多数患者（92%）接受冠状动脉造影检查，其中 47% 行 PCI 术治疗，19% 接受冠状动脉搭桥手术治疗。对于那些给予依诺肝素治疗的 PCI 患者，如果最后一次依诺肝素在手术前 8h 内使用，则不需给予额外剂量。如果最后一次依诺肝素使用早于 PCI 术前 8h，则在 PCI 术前需额外给予负荷剂量（0.3mg/kg）的依诺肝素。75% 的试验患者在随机分组前接受了抗凝血酶治疗。依诺肝素组主要复合终点（30d 全因死亡的或非致命性心肌梗死）均达到非劣效性检验标准。PCI 术中缺血事件包括急性闭塞、致命性急性闭塞、PCI 不成功或紧急搭桥手术无显著差异。依诺肝素组的出血并发症有一定程度的增加。然而，当交叉治疗时，依诺肝素的相对优势就体现了出来。基于这个试验，欧洲指南（Ⅱa，B）和美国指南（Ⅱb，B）推荐对已预先皮下注射依诺肝素的非 ST 段抬高型急性冠状动脉综合征患者行 PCI 术时，将继续使用依诺肝素（表 41-3）。不建议普通肝素和低分子肝素的交叉使用。

（四）依诺肝素在 ST 段抬高型心肌梗死急诊经皮冠状动脉介入治疗术中的应用

招募了 910 例患者的 ATOLL 随机、开放性试验比较了依诺肝素（0.5mg/kg 静脉注射）和普通肝素在急诊 PCI 患者中的疗效[7]。30d 的主要复合终点事件（包括死亡、心肌梗死并发症、手术失败或大出血事件）在依诺肝素组没有明显减少。依诺肝素组也没有出现更高的出血发生率。按 ATOLL 研究的方案分析数据显示：超过 87% 的研究人群中依诺肝素在降低主要终点事件、死亡率和大出血事件方面优于普通肝素，有助于改善净临床获益[8]。

基于此试验，欧洲指南推荐在急诊 PCI 患者中依诺肝素联合或不联合糖蛋白Ⅱb/Ⅲa 抑制药作为替代选择（Ⅱa，B）（表 41-3）[1]。在美国指南中，没有关于 ST 段抬高型心肌梗死患者行急诊 PCI 时使用依诺肝素的具体建议。美国指南推荐把依诺肝素作为 ST 段抬高型心肌梗死患者溶栓治疗后辅助抗栓治疗（Ⅰ，A）[3]。

（五）推荐剂量

未提前接受抗凝治疗的患者，在 PCI 术前应静脉推注 0.5 ～ 0.75mg/kg 的依诺肝素。对于已使用过依诺肝素治疗的患者，如果最后一次皮下注射早于术前 8h 或使用剂量少于 2 次治疗剂量，则在 PCI

表 41-3　欧洲和美国指南关于抗凝药物在急性冠状动脉综合征患者 PCI 时的应用适应证

	依诺肝素		普通肝素		比伐芦定	
NSTE-ACS（2014 欧盟）[1]	Ⅱa*	B	Ⅰ	C	Ⅰ	A
NSTE-ACS（2011 美国）[2]	Ⅱb*	B	Ⅰ	C	Ⅰ	B
STEMI（2014 欧盟）[1]	Ⅱa	B	Ⅰ	C	Ⅱa	A
STEMI（2013 美国）[3]	–	–	Ⅰ	C	Ⅰ	B

*. 预先皮下注射依诺肝素的患者 PCI 时应考虑使用依诺肝素治疗。不推荐交叉使用普通肝素和低分子肝素。NSTE-ACS. 非 ST 段抬高的急性冠状动脉综合征；STEMI.ST 段抬高型心肌梗死

术前应额外静脉注射 0.3mg/kg 的依诺肝素。

对于肌酐清除率＜ 30L/min 的患者，依诺肝素用量应减少到 1mg/kg 每日 1 次，透析时禁用。此外，因为担心药物剂量反应不可靠，会增加出血风险，所以老年人和体重过轻、过重的患者要谨慎使用。

鱼精蛋白可以逆转肝素的较高分子量组成部分的抗Ⅱa 因子作用，但不能完全逆转药物的抗Ⅹa 因子的活性。1mg 鱼精蛋白可中和游离的 100U 低分子量肝素从而减少出血。如果在出血事件发生前 8h 之前给予低分子肝素，则应减少鱼精蛋白的剂量。

（六）低分子肝素的局限性

尽管与普通肝素相比发病率明显降低，低分子肝素仍可导致 2 型血小板减少症。低分子肝素也与出血并发症有关，尽管鱼精蛋白可以抑制其抗Ⅱa 因子作用，但没有最理想的拮抗方法。

三、直接凝血酶抑制药

直接凝血酶抑制药是可以结合游离凝血酶和结合凝血酶并使之失活的小分子复合物（表 41-1）。直接凝血酶抑制药不与血浆蛋白或细胞相互作用，因此直接凝血酶抑制药不会激活血小板，也不会造成血小板减少症。事实上，它们是用来治疗血小板减少症的。直接凝血酶抑制药比普通肝素有更易预测的剂量 - 反应关系。三种可用的直接凝血酶抑制药是 L- 水蛭素（左旋吡啶）、阿加曲班和比伐芦定。

水蛭素最初是从药用水蛭中分离出来的，1884 年被认定为抗血栓药物。水蛭素是一种与凝血酶不可逆结合的二价蛋白质，由肾脏清除，故肾功能不全为相对禁忌证。抗水蛭素抗体的产生比较常见，可影响服药剂量，但 L- 水蛭素接触引起的过敏反应发生率仅为 0.015%，再次接触引起的过敏反应发生率为 0.016%。

阿加曲班是一种可与凝血酶可逆结合、小、单价的直接凝血酶抑制药。它的半衰期为 50min，由肝脏清除，肝功能不全是阿加曲班的相对禁忌证。它不具有免疫原性。

比伐芦定是一种可与凝血酶可逆结合的，由 20 个氨基酸组成的二价多肽。它的半衰期为 25min，主要通过蛋白水解裂解清除，其中不到 20% 由肾脏代谢。比伐芦不具有免疫原性。

目前没有关于 L- 水蛭素在现代 PCI 术中作用的研究。一些小型的研究已经评估了阿加曲班在 PCI 中的作用，并且它被批准仅在血小板减少症患者作为一种可选的抗凝血药物使用。L- 水蛭素和阿加曲班只被批准用于治疗血小板减少症。比伐芦定也可用于血小板减少症患者。比伐芦定是目前唯一被认可的直接凝血酶抑制药，其在多种类型冠状动脉疾病患者 PCI 中的疗效在多个大型临床研究中得到广泛认可[9]。

（一）比伐芦定在稳定型冠状动脉疾病经皮冠状动脉介入治疗术中的应用

ISAR-REACT-3 是目前唯一在 PCI 术前应用氯吡格雷的患者中，比较比伐芦定和普通肝素疗效的研究。研究纳入了 4570 名患者，并分为比伐芦定组［比伐芦定 0.75mg/kg 快速注射，然后术中 1.75mg/（kg·h）输注］和普通肝素组（普通肝素 140U/kg）[10]。结果显示，比伐芦定组和普通肝素组有类似的净临床终点（主要终点）。然而普通肝素组有更多的大出血事件，这可能是由于使用剂量超过了推荐剂量的普通肝素所导致的。在减少了普通肝素（100U/kg）用量的 ISAR-REACT 3A 试验中（n=2505）结果显示，比伐芦定组和普通肝素组在大出血方面没有差异，且普通肝素组缺血事件发生率呈现降低趋势[11]。考虑到 ISAR-REACT 3 和 3A 的实验结果提示肝素有降低心肌梗死风险的趋势，使用普通肝素仍然是择期 PCI 的标准抗凝治疗。欧洲指南推荐：在高危出血风险患者的择期 PCI 中，应考虑用比伐芦定替代普通肝素（Ⅱa，B）[3]。

（二）比伐芦定在非 ST 段抬高型急性冠状动脉综合征经皮冠状动脉介入治疗术中的应用

ACUITY 研究是第一个评估比伐芦定在当今非 ST 段抬高型急性冠状动脉综合征治疗中抗凝作用的大型双盲研究[12]。研究纳入了 13 819 例采用药物治疗并接受早期侵入性治疗的中高危非 ST 段抬高型急性冠状动脉综合征患者，并随机将其分成普通肝素组、依诺肝素联用糖蛋白Ⅱb/Ⅲa 抑制药组、比伐芦定联用糖蛋白Ⅱb/Ⅲa 抑制药组和比伐芦定单药治疗组。糖蛋白Ⅱb/Ⅲa 抑制药被随机分配到下游（在导管室内）或上游给药。比伐芦定于血管造影前静脉推注 0.1mg/kg，并继续静脉滴注 0.25mg/（kg·h），PCI 前追加比伐芦定 0.5mg/kg 静脉推注并继以

1.75mg/（kg・h）静脉滴注，直至PCI结束。99%的患者在入院后19.6h内接受了血管造影检查。入组患者是否接受氯吡格雷的预处理由主治医师决定。只有56%的患者进行了PCI治疗(股动脉入路)，11%的患者进行了冠状动脉搭桥手术，33%的患者接受药物治疗。比伐芦定单药治疗在30d内主要缺血终点事件（包括死亡、心肌梗死或缺血须行计划外血运重建术）符合非劣效性标准，且大出血事件明显减少。因此，单独使用比伐芦定比肝素联合糖蛋白Ⅱb/Ⅲa抑制药治疗显著地提高了30d的净临床获益。值得注意的是，比伐芦定的这种优势在随后的1年随访中被证实，并且与糖蛋白Ⅱb/Ⅲa抑制药使用的时机（上游或下游）无关。

在ACUITY试验中，大出血事件是30d和1年死亡的独立预测因子[13, 14]。亚组分析表明，虽然未进行氯吡格雷预处理对接受糖蛋白Ⅱb/Ⅲa抑制药治疗的两组患者的缺血事件没有影响，但明显增加了比伐芦定单药治疗组的缺血终点事件。

ACUITY研究PCI亚组分析对PCI亚组中7789例患者的结果进行了汇总。结果显示，各组在主要缺血终点事件或支架内血栓形成方面没有差异，但比伐定单药治疗显著减少了大出血事件、小出血事件和输血需求[15]。

近期开展的ISAR-REACT 4研究比较了比伐芦定单药治疗与普通肝素+糖蛋白Ⅱb/Ⅲa抑制药治疗，在氯吡格雷预处理的非ST段抬高型急性冠状动脉综合征并进行PCI治疗（股动脉入路）的患者中的安全性和有效性[16]。PCI时，比伐芦定单药组患者以0.75mg/kg首剂静推，随后以1.75mg/(kg・h)的剂量持续静滴。与ACUITY研究相比，ISAR-REACT 4研究具有以下特点：

1. 此研究仅包括接受PCI治疗的生物标志物阳性的高危患者，而ACUITY研究还包括不稳定型心绞痛患者。

2. 普通肝素是ISAR-REACT 4研究对照组中唯一使用的肝素，而在ACUITY研究中，肝素+糖蛋白Ⅱb/Ⅲa抑制药组使用了依诺肝素。

3. ISAR-REACT 4研究只有在导丝通过病变后才给予糖蛋白Ⅱb/Ⅲa抑制药，而在ACUITY研究中，肝素联合糖蛋白Ⅱb/Ⅲa抑制药组或比伐芦定联合糖蛋白Ⅱb/Ⅲa抑制药组，其给药方式是以2×2析因设计随机在上游或下游给予糖蛋白Ⅱb/Ⅲa抑制药。

4. ISAR-REACT 4研究中阿昔单抗是对照组中唯一使用的糖蛋白Ⅱb/Ⅲa抑制药类药物，而在ACUITY研究中，对照组允许使用替罗非班或依巴肽。

5. ISAR-REACT 4研究在给予任何研究药物前均提前给予600mg氯吡格雷，而在ACUITY研究，氯吡格雷的初始剂量和给药时间由研究者自行决定。

6. 大出血定义不明确。

在ISAR-REACT 4试验中，30d内主要终点事件（包括死亡、再发心肌梗死、紧急靶血管重建或大出血事件）的发生率是相似的，但比伐芦定组大出血事件明显减少，其中两组间最大的差异在于入路部位的出血。

基于此试验，最近的2014年欧洲心肌血管重建指南推荐：在非ST段抬高型急性冠状动脉综合征患者PCI中，比伐芦定［0.75mg/kg静脉推注，随后1.75mg/（kg・h）静滴维持至最多术后4h］可作为普通肝素+糖蛋白Ⅱb/Ⅲa抑制药治疗的替代药物（Ⅰ，A）[1]。如果患者不能应用比伐芦定，推荐普通肝素作为非ST段抬高型急性冠状动脉综合征患者PCI术中的抗凝药（Ⅰ，C，表41-3）[1]。不同的是，在最新的2014年美国非ST段抬高型急性冠状动脉综合征指南中，没有特别偏好任何一种抗凝药物，比伐芦定（ⅠB类）和普通肝素（ⅠC类）被分别推荐用于非ST段抬高型急性冠状动脉综合征患者PCI时抗凝药物的选择，这反映了比伐芦定具有更多的临床证据（表41-3）[2]。根据美国指南，对于有高危出血风险的非ST段抬高型急性冠状动脉综合征患者行PCI术时，使用比伐芦定单药治疗比普通肝素和非ST段抬高型急性冠状动脉综合征联合治疗更合理（Ⅱa，B）[2]。

（三）比伐芦定在ST段抬高型心肌梗死急诊经皮冠状动脉介入治疗术术中的应用

HORIZONS-AMI是一个大型、多中心、开放性的研究。该研究纳入了3602名ST段抬高型心肌梗死患者，并将其随机分为比伐芦定组或普通肝素+常规糖蛋白Ⅱb/Ⅲa抑制药组，其中93%的患者进行了急诊PCI治疗（经股动脉入路）[17]。比伐芦定在PCI结束时停用。这项具有里程碑意义的试验表明，与普通肝素+常规糖蛋白Ⅱb/Ⅲa抑制药相比，比伐芦定+临时给予糖蛋白Ⅱb/Ⅲa抑制药减少了大出血事件的发生，并减少了30d和1年的大出血事件和复合终点事件（包括全因死亡、再梗死、计划外靶病变血运重建、明确的支架内血栓形成、卒中）。此外，比伐芦定改善 30d 至 3 年的整体和心脏生存率[18]。然而，在 24h 内，比伐芦定组有更高的急性内支架血栓发生率（1.3% vs 0.3%，P=0.001），30d 时支架内血栓形成无组间差异。预先随机使用普通肝素静脉推注和 600mg 氯吡格雷负荷剂量是降低急性和亚急性支架内血栓风险的独立预测因子。

多中心、开放性的 EUROMAX 研究比较了比伐芦定和普通肝素在 STEMI 患者（n=2218）中的疗效。该研究应用了更新的治疗办法，所有患者在院前即开始接受该研究治疗方案、应用普拉格雷和替格瑞洛（59%）并采用桡动脉入路（47%）[19]。两组均可选择使用糖蛋白Ⅱb/Ⅲa 抑制药：在比伐芦定组仅当存在大量血栓时建议上游使用糖蛋白Ⅱb/Ⅲa 抑制药（3.9%），而普通肝素组则由术者决定如何使用（58.5%）。在比伐芦定和普通肝素组中，糖蛋白Ⅱb/Ⅲa 抑制药的紧急补救使用率分别为 7.9% 和 25.4%。与 HORIZONS-AMI 试验不同的是，无论 PCI 期间使用高维持剂量［1.75mg/（kg·h）］或低维持剂量［0.25mg/（kg·h）］的比伐芦定，均需至少继续使用至 PCI 术后 4h。因为比伐芦定组大出血事件发生率显著降低，所以其主要终点事件（死亡或大出血事件的复合终点）也显著减少。然而，比伐芦定组急性支架内血栓形成的风险高于普通肝素组（1.1% vs 0.2%；P=0.007）。在 EUROMAX 亚组分析中，肝素组根据糖蛋白Ⅱb/Ⅲa 抑制药给药方式不同［常规给予（n=649）和紧急治疗（n=460）］，分为肝素 + 常规糖蛋白Ⅱb/Ⅲa 抑制药组和肝素 + 紧急糖蛋白Ⅱb/Ⅲa 抑制药组，然后比较比伐芦定和普通肝素的效果[20]。与所有肝素组相比，比伐芦定在减少大出血的作用方面都有明显益处。与主要研究相似，无论如何使用糖蛋白Ⅱb/Ⅲa 抑制药，比伐芦定组支架内血栓形成发生率更高[20]。尽管是预先设定的，但其亚组分析结论仍应被视为基于假设得到的。另一项亚组分析评估了 PCI 术后比伐芦定剂量对预后的影响。在 PCI 术中持续注射高剂量比伐芦定［1.75mg/（kg·h）］，其急性支架内血栓形成率（0.4%）与肝素组（有或无糖蛋白Ⅱb/Ⅲa 抑制药）类似，而持续注射低剂量比伐芦定组［0.25mg/（kg·h）］急性支架内血栓发生率更高（1.6%）[21]。与普通肝素组相比，无论 PCI 术后输注剂量的高低，比伐芦定组大出血事件发生率均较低[21]。

单中心的 HEAT-PPCI 研究对比伐芦定减少出血和改善净临床结局的作用发起了挑战[22]。与之前比伐芦定相关的试验不同，HEAT-PPCI 研究在进行急诊 PCI 治疗的 ST 段抬高型心肌梗死患者中比较了比伐芦定单药（n=905）和普通肝素单药（n=907）效果（未常规使用糖蛋白Ⅱb/Ⅲa 抑制药药物）。糖蛋白Ⅱb/Ⅲa 抑制药仅被允许在两组急救中使用。PCI 结束时即停止输注比伐芦定。90% 的患者服用了普拉格雷和替格瑞洛；80% 的患者采用桡动脉入路，比伐芦定组 13% 患者使用糖蛋白Ⅱb/Ⅲa 抑制药类药物，普通肝素组 15% 的患者使用了糖蛋白Ⅱb/Ⅲa 抑制药类药物。比伐芦定组中，30d 主要复合终点事件（包括全因死亡、脑血管意外、再发梗死、紧急靶血管重建）发生率显著升高，主要是由早期心肌梗死引起。比伐芦定组确定的或很有可能的支架内血栓形成（大部分是急性的）发生率明显升高（3.4% vs 0.9%，P=0.001）。与其他试验不同的是，比伐芦定组和普通肝素组在大出血事件和小出血事件方面没有明显差异。HEAT-PPCI 研究的主要局限性在于其开放性、单中心设计和比伐芦定剂量可能不足。

多中心、开放性的 BRIGHT 研究对比伐芦定和肝素单药或联合使用糖蛋白Ⅱb/Ⅲa 抑制药，给在急诊 PCI 中的作用提出了新的建议。该研究将来自中国的急性心肌梗死患者（90% 为 ST 段抬高型心肌梗死）随机分为比伐芦定单药组（n=735）、普通肝素单药组（n=729）和普通肝素加替罗非班组（n=730）[23]。比伐芦定组中，在 PCI 结束后，比伐芦定仍以 1.75mg/（kg·h）的剂量继续给药，给药的中位时间为 180min（IQR 148 ～ 240min）。大约 79% 的患者采用的是桡动脉入路。在 30d 时，比伐芦定组的净临床不良事件低于其他两组组，主要原因是减少了大出血事件的发生且各组间主要心脏或大脑不良事件发生率没有明显差异。此外，30d 时支架内血栓形成（比伐芦定 0.6%，肝素 0.9%，肝素加替罗非班组 0.7%；P=0.77）或急性（＜ 24h）支架内血栓形成（每组 0.3%）在各组间无差异。在 30d 以及 1 年随访时，在普通肝素单药组与普通肝素加替罗非班组间缺血事件发生率无明显差异。

因为 EUROMAX 和 HEAT-PCI 研究对比伐芦定相对于肝素 + 糖蛋白Ⅱb/Ⅲa 抑制药联用明显优越的安全性和有效性提出了质疑，所以最新的 2014 年欧洲心肌血管重建指南中将 ST 段抬高型心肌梗死急诊 PCI 中使用比伐芦定的推荐从（Ⅰ，A 类）降为（Ⅱa，A 类），而普通肝素仍是（ⅠC 类）推荐（表 41-3）[1]。比伐芦定推荐用法为首剂 0.75mg/kg 剂量静脉推注，随后以 1.75mg/（kg・h）剂量静脉输注，维持 4h 以上。该剂量方案似乎是安全有效的，与肝素是否联用糖蛋白Ⅱb/Ⅲa 抑制药相比，其在支架内血栓形成发生率没有增多，出血事件也相对减少。以上结果由 BRIGHT 研究揭示，在欧洲指南发布后该研究成果予以发表。在 2013 年美国最新的 ST 段抬高型心肌梗死指南中，因为比伐芦定拥有大量证据，所以比伐芦定和普通肝素分别作为ⅠB 类和ⅠC 类推荐用于急诊 PCI 的抗凝药物选择（表 41-3）[3]。这些基于 HORIZONS-AMI 研究结果的指南在 EUROMAX、HEAT-PCI 和 BRIGHT 研究之前就已经发布。

四、Xa 因子抑制药

Xa 因子抑制药是最精细、分子量最低的肝素。它们含有一个特异性结合因子Xa 的戊多糖序列。磺达肝癸钠是研究最充分、应用最广泛的戊多糖类化合物，其是一种 1.7kDa 的合成戊多糖，能快速且可逆地结合 AT，使其发生构象变化，从而使 AT-Xa 相互作用加速 300 倍以上。磺达肝癸钠可以以固定剂量（2.5mg 用于肌酐清除＞ 30L/min）给药，不需要进行体重调整或常规监测。该药物不会与任何细胞或其他血浆蛋白发生明显的相互作用，因此不会影响血小板功能或导致血小板减少症。

在非 ST 段抬高型急性冠状动脉综合征患者中，与依诺肝素相比磺达肝癸钠具有较低的出血率和 30d 死亡率，因此磺达肝癸钠是非 ST 段抬高型急性冠状动脉综合征患者首选的抗凝药物[24]。由于导管相关性血栓发生率较高，所以不推荐 PCI 期间使用磺达肝癸钠，建议非 ST 段抬高型急性冠状动脉综合征患者 PCI 时辅助使用普通肝素。PCI 时辅以低剂量或标准剂量普通肝素治疗不会增加出血风险；低剂量普通肝素结果并不优于标准 ACT 指导的普通肝素剂量[25]。

磺达肝癸钠可以降低接受溶栓治疗的 ST 段抬高型心肌梗死患者的死亡率和心肌梗死发生率，但与普通肝素相比，其增加了急诊 PCI 中缺血事件，因此急诊 PCI 时不推荐使用磺达肝癸钠[26]。

第42章 注射用抗血小板药物在经皮冠状动脉介入治疗中的应用

Parenteral Antiplatelet Agents in PCI

Piera Capranzano Giuseppe Gargiulo Corrado Tamburino 著
李 瑞 译

PCI在稳定或不稳定的冠状动脉疾病患者的治疗中至关重要。为了维持PCI立竿见影的效果，防止并发症和血栓事件的复发，抑制血小板活性必不可少。肠外抗血小板药物包括：糖蛋白Ⅱb/Ⅲa受体抑制药和血小板ADP受体（$P2Y_{12}$）的可逆抑制药——坎格瑞洛。这些药物能够快速达到抗血小板作用，并克服口服抗血小板药物的局限性。

本章研究了在PCI中使用肠外抗血小板药物的证据，提出目前最佳的临床实践建议[1-3]。

一、糖蛋白Ⅱb/Ⅲa受体抑制药

血小板表面的Ⅱb/Ⅲa整合素受体优先结合胶原蛋白和纤维蛋白原以及纤维连接蛋白、玻连蛋白和von Willebrand因子。Ⅱb/Ⅲa的活化可以触发血小板聚集的最终共同途径：血小板纤维蛋白原交联。受体的激活同时促进血小板黏附到血管内皮表面。糖蛋白Ⅱb/Ⅲa受体抑制药（通过可逆或不可逆抑制）消除Ⅱb/Ⅲa受体对血小板聚集和黏附的影响（图42-1）。目前有三种商品化糖蛋白Ⅱb/Ⅲa受体抑制药：阿昔单抗、依替巴肽和替罗非班（表42-1）。

（一）阿昔单抗

阿昔单抗是一种嵌合型小鼠-人单克隆抗体，由融合了人类IgG恒定区域和小鼠糖蛋白Ⅱb/Ⅲa抗体的Fab片段组成。阿昔单抗与血小板的结合具有不可逆的高亲和性，它是一种长效药物（＞48h），但其效果很容易在输注血小板后被逆转。阿昔单抗起效快，半衰期为30min，给药后2h内可完全抑制血小板，阿昔单抗通过蛋白酶降解清除。患者有时会产生抗嵌合抗体，然而，对阿昔单抗的高敏或过敏反应很罕见。阿昔单抗应该先以0.25mg/kg静脉推注，继续以0.125μg/（kg·min）静脉输注（最大量为10μg/min），PCI后可以持续12h。肾功能不全者无须调整剂量。

（二）依替巴肽

依替巴肽是一种非免疫原性环状七肽，可以作为纤维蛋白原结合位点的竞争性抑制药，可逆性抑制纤维蛋白原与血小板Ⅱb/Ⅲa受体结合。依替巴肽含有一种来自巴布林的活性药效基团，巴布林是东南猪响尾蛇毒素的主要成分。这种药剂的作用

表42-1 糖蛋白Ⅱb/Ⅲa受体抑制药的基本药理学特征

	阿昔单抗	依替巴肽	替罗非班
类型	嵌合型人鼠单克隆抗体的Fab片段	合成的环状七肽	合成的非肽类
分子量	大分子（47 515 Da）	小分子（832 Da）	小分子（496 Da）
血浆半衰期	10～30min	2.5～2.8h	1.2～2h
受体结合	分钟	秒	秒
清除途径	脾脏	肾脏75%	肾脏65%；胆道25%

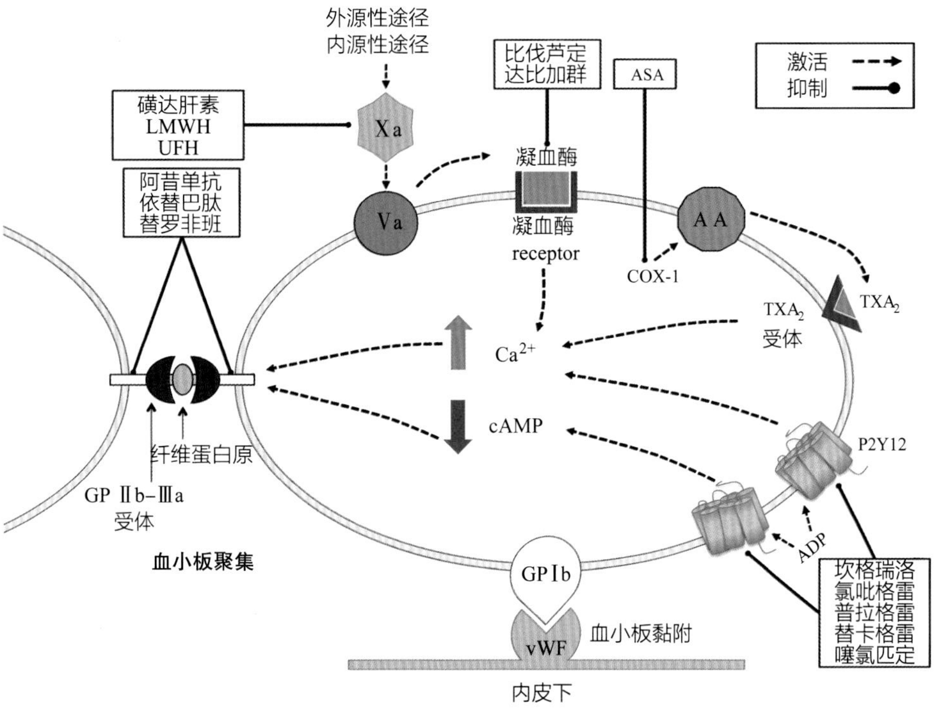

▲ 图 42-1　血小板激活途径及抗血小板药物的作用部位

AA. 花生四烯酸；ADP. 二磷酸腺苷；cAMP. 环磷酸腺苷；ASA. 阿司匹林；COX-1. 环氧化酶 -1；GP. 糖蛋白；LMWH. 低分子量肝素；TXA_2. 血栓素 A_2；UFH. 普通肝素；vWF. 血管性血友病因子

时间短（2 ～ 4h），其效果在血小板输注时不可逆转。依替巴肽起效迅速，半衰期为 2.5h，给药后 2h 内可引起高水平血小板抑制。依替巴肽主要由肾脏清除，对于肾功能不全的患者应慎用（如果肌酐清除率＜ 50ml/min，输注量应减半；血液透析患者禁止使用）。依替巴肽给药时首先在 1 ～ 2min 内以 180μg/kg 静脉推注，10min 再以 180μg/kg 推注，随后以 2μg/（kg · min）静脉输注。

在行 PCI 术的低危患者中进行的 BRIEF-PCI 试验，使用单次负荷剂量 + 短时输注（＜ 2h）的依替巴肽，发现其死亡率、心肌梗死和靶血管重建的发生率相似，但大出血事件的发生率较低 [4]。因此，最近的一项回顾性研究表明，与 PCI 术后延长输注相比，仅在术中使用依替巴肽的患者出血并发症减少，而组间死亡和心肌梗死发生率无差异 [5]。

（三）替罗非班

替罗非班是一种可逆、非肽类糖蛋白 Ⅱb/Ⅲa 受体抑制药，其为纤维蛋白原结合位点竞争性抑制药。它作用时间短（2 ～ 4h），其效果在血小板输注时不可逆转。使用替罗非班和依替巴肽时大约需要 4h 才能使效果消退。替罗非班的起效速度比其他两种糖蛋白 Ⅱb/Ⅲa 受体抑制药慢，半衰期为 2h，在给药后 2h 内会导致高水平血小板抑制。ST 段抬高型心肌梗死患者使用替罗非班时建议先以 25μg/kg 的高剂量快速静脉推注，然后以 0.15μg/（kg · min）静脉输注。当肌酐清除率＜ 30ml/min 时，推注量及输注量均应减半。

（四）稳定的冠状动脉疾病

大型临床试验的证据显示，在 600mg 负荷剂量氯吡格雷后再使用糖蛋白 Ⅱb/Ⅲa 受体抑制药并没有额外获益 [6-8]。因此，在择期 PCI 时不推荐使用糖蛋白 Ⅱb/Ⅲa 受体抑制药，有以下“紧急”情况时（如动脉内血栓形成、慢血流、致命性血管闭塞）可以考虑使用糖蛋白 Ⅱb/Ⅲa 受体抑制药（Ⅱa，C 级推荐），因为经验表明在这些情况下使用糖蛋白 Ⅱb/Ⅲa 受体抑制药具有潜在获益 [1]。

（五）非 ST 段抬高型急性冠状动脉综合征

在双联抗血小板治疗出现之前的一些较早的试验表明，PCI 患者发生缺血事件的概率较低，主要是由于患者接受足够剂量的糖蛋白 Ⅱb/Ⅲa 受体抑制药联合普通肝素治疗代替普通肝素单药治疗，使心肌梗死的发生率降低[1, 9]。有趣的是，ISAR-REACT 2 试验表明，即使在用 600mg 负荷剂量氯吡格雷预处理的非 ST 段抬高型心肌梗死患者中，PCI 术中使用糖蛋白Ⅱb/Ⅲa 受体抑制药对于主要复合终点事件（如 30d 内死亡、心肌梗死或紧急靶血管重建事件）的获益仍然存在，但对于那些不稳定心绞痛患者却并非如此[10]。

ACUITY 试验中，普通肝素和糖蛋白Ⅱb/Ⅲa 受体抑制药联合使用组与比伐芦定单药组（紧急使用糖蛋白Ⅱb/Ⅲa 受体抑制药占 7.4%）相比，因为大出血减少（5.7% vs 3.0%；$P < 0.001$），所以在缺血和出血并发症方面获益显著（30d 时 11.7% vs 10.1%；P=0.02）[11]。值得注意的是，比伐芦定的优势在随后的 1 年随访中得到确认，而与糖蛋白Ⅱb/Ⅲa 受体抑制药给药的时间无关（上游或下游）[12]。在 ACUITY 试验中，大约 40% 的患者没有心脏生物标志物升高，超过 40% 的患者没有行 PCI 治疗。ISAR-REACT 4 试验中[13]，将拟进行 PCI 治疗的非 ST 段抬高型心肌梗死患者分为普通肝素和阿昔单抗联合用药组与单独使用比伐芦定组进行比较。发现糖蛋白Ⅱb/Ⅲa 受体抑制药组主要复合终点（30d 内死亡、复发性心肌梗死、紧急靶血管重建或大出血）没有表现出任何优势，但大出血事件明显多于比伐芦定组（4.6% vs 2.6%；P=0.02）。

在 EARLY-ACS 试验中，与下游临时使用依替巴肽相比，上游使用依替巴肽（无论是否使用氯吡格雷预处理）会增加非 ST 段抬高型急性冠状动脉综合征患者的出血事件，但并不能改善缺血事件[14]。

最后，在 TRITON-TIMI 38 试验中，普拉格雷和氯吡格雷缺血和出血事件并不受糖蛋白Ⅱb/Ⅲa 受体抑制药的影响：①与氯吡格雷组相比，普拉格雷组心血管死亡、心肌梗死、卒中事件显著减少，这一现象在糖蛋白Ⅱb/Ⅲa 受体抑制药组（n=7414，整体研究样本数的 54.5%）和未使用糖蛋白Ⅱb/Ⅲa 受体抑制药组中均能见到（组间比较 P=0.83）；②普拉格雷和氯吡格雷组间 TIMI 大出血和小出血的差异不显著，且与糖蛋白Ⅱb/Ⅲa 受体抑制药使用无关（组间比较 P=0.19）[15]。基于这些数据，指南进行了以下推荐[1, 2]。

• 欧洲指南（2014 年关于心肌血运重建指南）：

1. 目前的证据并不支持接受冠状动脉造影的非 ST 段抬高型急性冠状动脉综合征患者常规上游使用糖蛋白Ⅱb/Ⅲa 受体抑制药有额外获益（Ⅲ，A）。

2. 糖蛋白Ⅱb/Ⅲa 受体抑制药在补救情况或血栓并发症中应考虑使用（Ⅱa，C）。

• 美国指南（2014 年非 ST 段抬高型急性冠状动脉综合征管理指南）：

1. 对于没有使用氯吡格雷或替格瑞洛进行充分预处理、具有高风险特征的非 ST 段抬高型急性冠状动脉综合征（如肌钙蛋白升高）的患者，在 PCI 术中的使用糖蛋白Ⅱb/Ⅲa 受体抑制药（阿昔单抗、双倍剂量依替巴肽或高剂量替罗非班推注）是有用的（Ⅰ，A）。

2. 可在早期介入性策略和具有中/高风险特征的双联抗血小板治疗（如肌钙蛋白阳性）的患者中在上游应用糖蛋白Ⅱb/Ⅲa 受体抑制药（Ⅱb，B）。

3.PCI 术中使用糖蛋白Ⅱb/Ⅲa 受体抑制药适用于以下患者：使用普通肝素和氯吡格雷充分预处理的高风险（如肌钙蛋白升高）非 ST 段抬高型急性冠状动脉综合征患者（Ⅱa，B）。该推荐保留用于没有高危出血并发症的患者，但不适用于使用普拉格雷或替格瑞洛患者，因为目前没有足够的数据支持。

（六）ST 段抬高型心肌梗死

在给予负荷剂量噻吩吡啶类药物的时代之前，一些研究表明，在急诊 PCI 治疗的 ST 段抬高型心肌梗死患者中，普通肝素联用糖蛋白Ⅱb/Ⅲa 受体抑制药（主要是阿昔单抗）与临床疗效的改善有关[16-19]。为了验证早期上游使用阿昔单抗是否比下游导管室中使用更有益于改善临床结果，在 FINESSE 试验中[20]，把 2452 名接受急诊 PCI 的 ST 段抬高型心肌梗死患者随机分为以下三组：①早期上游使用阿昔单抗（第一次医疗接触时）+ 半剂量瑞替普酶（联合用药辅助 PCI）；②早期单独上游使用阿昔单抗（阿昔单抗辅助 PCI）；③直接在急诊 PCI 之前使用阿昔单抗。三组患者在主要终点事件（全因死亡、随机分组 48h 以后发生室性颤动、心源性休克、在随机化分组后 90d 内发生充血性心力衰竭等；P=0.55）和 90d 死亡率（P=0.49）方面无显著差异。重要的是，亚组分析显示，首诊于无 PCI 条件的医院并转移到上级医院行急诊 PCI 的患者，在出现症状后 4h 内使用阿昔单抗有获益[21]。

On-IME 2 试验入组从症状出现到诊断明确的中位时间为 76min 的 936 名 ST 段抬高型心肌梗死患者。与安慰剂组相比（只在导管室中临时使用替罗非班），院前开始使用高剂量替罗非班（并在术后持续使用至少 18h），可以显著改善心肌缺血再灌注损伤（ST 段回落）[22]。上游使用替罗非班后，次要复合终点事件（死亡、复发性心肌梗死、紧急靶血管重建和补救性抗血栓治疗）也减少了，尽管差异主要是因为补救性抗血栓治疗的减少。这些数据与 On-TIME 2 试验中开放标签导入期招募的 414 名患者的数据进行了汇总分析，用于比较使用替罗非班与否对临床结果有无影响[23]。对这两个研究阶段的联合分析表明，高剂量替罗非班组与无替罗非班或安慰剂组相比，可显著降低 30d 内主要不良心脏事件发生率和死亡率，也没有明显增加大出血事件。不幸的是，目前还不清楚以上优势是与上下游给药时间有关，还是与系统给药和临时给药有关。需要注意的是，FINESSE 和 On -TIME 2 研究之间的差异在于：在 On-TIME 2 试验中从症状出现到糖蛋白Ⅱb/Ⅲa 受体抑制药治疗的时间要短得多[24]；在 FINESSE 试验中，只有少数患者被救护车及时送医，且只有 40% 的患者从没有导管室的医院转诊到上级医院行 PCI。BRAVE 3 试验在 ST 段抬高型心肌梗死患者（n=800）中验证了在给予负荷剂量氯吡格雷后，阿昔单抗是否仍有获益。结果表明，在出院前对梗死面积评估提示阿昔单抗没有获益[25]。然而，在 INFUSE-MI 试验中，前壁 ST 段抬高型心肌梗死患者在急诊 PCI 时冠状动脉内注射阿昔单抗，能够减少 PCI 术后 30d 的梗死面积[26]。因此，对于目前急诊 PCI 中常规使用糖蛋白Ⅱb/Ⅲa 受体抑制药的作用，特别是在使用普拉格雷或替格瑞洛时，还没有明确的答案，PCI 上游使用的价值也不确定。

最后，有几项研究评估了冠状动脉内注射阿昔单抗而非静脉注射的作用。尽管有一些小型研究表明冠状动脉内使用有潜在获益，但这些观察结果并没有在大型随机试验和最近的 Meta 分析（包括 5 个随机试验）结果中得到证实[27, 28]。

在此背景下，提出以下指导建议[1, 3]：

• 欧洲指南（关于心肌血运重建 2014）[1]

1. 仅在转移至上级医院行急诊 PCI 的高危患者中可以考虑上游使用糖蛋白Ⅱb/Ⅲa 受体抑制药（相对于术中使用）（Ⅱb，B）。

2. 尽管这还没有在随机试验中得到证实，但是术中血管造影发现大血栓、慢血流或无复流以及其他血栓并发症需要紧急治疗时，用糖蛋白Ⅱb/Ⅲa 受体抑制药是合理的（Ⅱa，C）。

• 美国指南（ST 段抬高型心肌梗死管理 2013）[3]

1. 在使用肝素治疗的 ST 段抬高型心肌梗死患者中行急诊 PCI 时（无论是否置入支架或进行氯吡格雷预处理），开始使用糖蛋白Ⅱb/Ⅲa 受体抑制药治疗［如阿昔单抗（证据级别 A），高剂量推注替罗非班（证据级别 B），或者双倍剂量依替巴肽（证据级别 B）］是合理的（Ⅱa）。

2. 在进入导管室前（如救护车、急诊科）给准备行急诊 PCI 的 ST 段抬高型心肌梗死患者静脉注射糖蛋白Ⅱb/Ⅲa 受体抑制药可能是合理的（Ⅱb，B）。

3. 在接受急诊 PCI 术的 ST 段抬高型心肌梗死患者冠状动脉内使用阿昔单抗可能是合理的（Ⅱb，B）。

二、坎格瑞洛

坎格瑞洛是一种静脉注射、可逆的 $P2Y_{12}$ 抑制药。化学名称为 N-2- 甲硫基 - 乙基 2-（3,3,3- 三氟罗哌嗪）5'- 腺苷酸，它是 ATP 的类似物，$P2Y_{12}$ 受体的天然抑制药。它能够被去磷酸化成为核苷，主要代谢物基本上是不活跃的，特点是能对 ADP 诱导的血小板聚集进行有效、可预测的抑制，这种抑制效果立竿见影（当静脉推注使用时），并且可以迅速被逆转。坎格瑞洛以 30μg/kg 剂量推注时几乎完全并立即抑制 ADP 诱导的血小板聚集，持续输注可维持其高度的抑制作用。血浆半衰期为 3 ～ 5min，停药后 1h 内血小板功能恢复。值得注意的是，坎格瑞洛主要不通过肾脏或肝脏代谢（与口服 $P2Y_{12}$ 抑制药不同），可以作为紧急情况下的选择。

一些试验显示出其较低的大出血发生率，同时强效的坎格瑞洛对不良心脏事件无显著影响。在Ⅱ期临床试验中良好的初步结果为坎格瑞洛Ⅲ期临床试验奠定了基础（CHAMPION 试验）。这个项目最初由两个随机、1∶1、双盲、双模拟试验组成：

CHAMPION PCI 和 CHAMPION PLATFORM（表42-2）[29, 30]。这些试验检测了一种假设，即分别与PCI术开始或结束时使用氯吡格雷相比，在PCI术中使用坎格瑞洛可以减少血栓事件的发生，同时安全性可接受。Ⅲ期CHAMPION PCI和CHAMPION PLATFORM试验比较了坎格瑞洛和氯吡格雷600mg用于拟行PCI的急性冠状动脉综合征患者，而氯吡格雷的给药时间是两项试验的主要区别。虽然支架内血栓形成和全因死亡事件都有所减少，但坎格瑞洛的临床有效性证据不充分，这两项试验都提前终止了。此外，坎格瑞洛缺乏全面、可证实的临床疗效可能与研究中使用的心肌梗死定义有关，该定义难以准确判定早期缺血事件。在CHAMPION PCI和CHAMPION PLATFORM试验中使用的心肌梗死的定义依赖于生物标志物的升高，但肌钙蛋白升高可能与事件相关，也可能与PCI相关；该心肌梗死定义是在最新版全球通用心肌梗死定义之前使用的。根据之前的定义，PCI围术期生物标志物稳定或下降对于定义PCI相关心肌梗死是不需要的。对CHAMPION试验数据的两项事后独立分析使用了通用的心肌梗死定义，结果仍然提示坎格瑞洛组能够降低PCI相关的心肌梗死事件的发生，具有更好的治疗效果。

在此背景下，CHAMPION-PHOENIX的研究设计仔细评估了心肌梗死的定义[31]。与之前的两项研究不同，CHAMPION-PHOENIX试验具有以下特征：①以心肌梗死的定义作为终点；②由研究者自行决定比较组为氯吡格雷300mg还是600mg；③主要复合终点事件为死亡、心肌梗死、缺血驱动的血运重建或48h内支架血栓形成（包括术中）；④仅限于服用氯吡格雷的患者。PHOENIX中使用的心肌梗死的定义是基于第二版通用的心肌梗死定义，除了PCI相关心肌梗死（4a型），这个定义扩展到包括一些特殊情况（比如血管造影并发症），后来被第三版通用的心肌梗死所采用。在PHOENIX试验中PCI相关的心肌梗死是指只有在PCI前的肌钙蛋白在正常或升高，但PCI后已稳定或下降时才能使用心脏生物标志物进行评估，评估应根据两次间隔至少超过6h的样本进行。从CHAMPION PCI和PLATFORM试验中得到的经验教训让研究者非常重视对基线状态的准确评估，在PHOENIX试验中，98%的入组患者在PCI之前至少检测了两次肌钙蛋白。在PCI之前只评估了1次或没有评估生物标志物或生物标志物进行性升高的非ST段抬高型急性冠状动脉综合征患者，需要更多的证据证明其为心肌梗死。根据定义，PCI相关的心肌梗死在ST段抬高型心肌梗死患者中不作为诊断标准。

CHAMPION-PHOENIX（表42-2）是一项随机、双盲、双模拟研究，对11 145名此前未服用过P2Y$_{12}$抑制药并需要行PCI治疗的患者（包括稳定型心绞痛和有或无ST段抬高的急性冠状动脉综合征患者）进行坎格瑞洛和氯吡格雷药物疗效的比较。主要疗效终点是复合死亡、心肌梗死、缺血驱动的血运重建术或48h后支架血栓形成。主要疗效终点的发生率坎格瑞洛组低于氯吡格雷组（4.7% vs 5.9%，P=0.005），这是由急性围术期心肌梗死发生率降低和支架血栓形成率降低（0.8% vs 1.4%；P=0.01）所导致。除了糖尿病亚组（占总研究人群的27.8%）无明显获益（P=0.26），坎格瑞洛的获益在几个预先设定的亚组中是一致的。坎格瑞洛组的主要安全终点率为0.16%，而氯吡格雷组为0.11%（P=0.44）。总的来说，这些数据显示了坎格瑞洛是一种未来有前景的药物，特别是对于急性冠状动脉综合征患者，他们可以受益于其在药理学上的快速开关效应。然而，仍需要进一步的研究来确定急性冠状动脉综合征PCI患者从坎格瑞洛转为普拉格雷或替格瑞洛治疗的最佳方法，这样的患者仅占CHAMPIONPHOENIX试验招募的患者的43%。对3个坎格瑞洛试验的患者数据进行预先指定的汇总分析，证实了坎格瑞洛组在PCI围术期血栓并发症发生率（对照组为4.7%，坎格瑞洛组为3.8%；P=0.0007）和支架血栓形成率（0.5% vs 0.8%；P=0.0008）较低，两组间大出血事件无差异[32]。

由于其快速的开关效应，坎格瑞洛通过其充分预防缺血事件，以及发生出血事件后停止治疗后血小板功能快速恢复的特点，也使其有成为需要手术的患者的桥接剂的潜力。BRIDGE研究在服用了氯吡格雷拟手术的患者中评估了这种策略是否有效（表42-2）[33]。在210名服用噻吩吡啶的急性冠状动脉综合征或支架置入后等待CABG的患者停药，然后将其随机分为坎格瑞洛组［0.75μg/（kg·min）］或安慰剂组至少48h。研究药物在CABG手术前

表 42–2 坎格瑞洛Ⅲ期临床试验

	CHAMPION PLATFORM	CHAMPION PCI	CHAMPION PHOENIX	BRIDGE
患者例数	5295（修正 ITT）	8877（ITT）	10942（修正 ITT）	210
患者要求	需要择期 PCI（使用支架或不使用支架）或 ACS（不含 STEMI）和未使用过 $P2Y_{12}$ 抑制药	ACS 患者需要 PCI（使用支架或不使用支架）。允许以前每天使用氯吡格雷 75mg	要求紧急或择期 PCI 且未使用过 $P2Y_{12}$ 抑制药	ACS 或冠状动脉支架治疗，并使用噻吩吡啶等待搭桥
坎格瑞洛使用	30μg/kg 静脉推注，之后 4μg/（kg·min）静脉滴注	30μg/kg 静脉推注，之后 4 μg/（kg·min）静脉滴注	30μg/kg 静脉推注，之后 4μg/（kg·min）静脉滴注	0.75μg/（kg·min）静脉滴注基于Ⅰ期剂量研究的 10 例患者用药方案
治疗持续时间	最少输注 2h，最大 4h，随后给予氯吡格雷 600 mg	输注至少 2h 或维持 PCI 期间，最大 4h，随后给予氯吡格雷 600mg	输注至少 2h 或维持 PCI 期间，最大 4h，随后给予氯吡格雷 600mg	停用噻吩吡啶类（冠状动脉搭桥术前 5 天停氯吡格雷，前 7 天停普拉格雷）给予坎格瑞洛或安慰剂至少 48h，在 CABG 术前 1 ～ 6h 停药
对比药物	氯吡格雷 600mg 负荷剂量（PCI 终点）	氯吡格雷 600mg 负荷剂量（PCI 前）	氯吡格雷 300 或 600mg 负荷剂量（PCI 前）	安慰剂
主要终点	48h 内死亡、心肌梗死或缺血导致的血管重建	48h 内任何原因导致的死亡、心肌梗死或缺血导致的血管重建	48h 内死亡、心肌梗死、缺血导致的血管重建或支架血栓形成	每日评估血小板反应性
安全终点	48h 出血事件（单次事件和分类事件）（ACUITY、GUSTO、TIMI 标准）	48h 出血事件（单次事件和分类事件）（ACUITY、GUSTO、TIMI 标准）	根据临床相关标准（TIMI、GUSTO 等）判断 48h 非冠状动脉搭桥相关的大 / 小出血事件；48h 内输血事件率，根据与冠状动脉搭桥的关系进行分类	搭桥手术相关的严重出血
备注	当 70% 的中期分析得出结论，试验不太可能显示主要终点的优效性时，终止了入组	当 70% 的中期分析得出结论，试验不太可能显示主要终点的优效性时，终止了入组		

ACS. 急性冠状动脉综合征；CABG. 冠状动脉旁路移植术；ITT. 意向治疗；PCI. 经皮冠状动脉介入治疗术；STEMI.ST 段抬高型心肌梗死

1 ～ 6h 停止使用。在整个治疗期间，随机分配到坎格瑞洛组的患者血小板反应性比安慰剂组低。两组间在 CABG 术前大出血事件方面无显著性差异，而坎格瑞洛组小出血事件发生率较高。使用替代终点（血小板反应性作为主要终点）时，必须谨慎解释这项试验的结果。然而，它显示了坎格瑞洛在这种并不罕见的临床情况下的潜在作用。

目前还没有关于坎格瑞洛使用的具体建议。在欧洲，坎格瑞洛已被批准用于在 PCI 术前未使用口服 $P2Y_{12}$ 抑制药和口服 $P2Y_{12}$ 抑制药不可行时，以减少成年冠状动脉疾病患者 PCI 术血栓事件。最近，美国食品和药品管理局建议批准坎格瑞洛在美国人群中使用。

第 43 章　稳定型冠心病患者经皮冠状动脉介入治疗术中的注射用药

Role of Parenteral Agents in PCI for Stable Patients

Joanna Ghobrial　David A. Burke　Duane S. Pinto　著
陈　鹏　译

选择最佳的抗凝方案是患者 PCI 治疗中的重要环节。对于 PCI 患者来说，抗凝治疗的应用是球囊成形术之后的又一重大治疗进展。多种方式的药物治疗可以通过抑制血栓形成、抑制血小板激活和聚集来减少并发症的发生。不同的药物能够靶向作用于血小板聚集的不同环节。目前，新近开发的药物都致力于特异性靶向作用于凝血因子Ⅹa 或凝血酶，以便在降低心肌缺血程度的同时尽量减少出血并发症，从而平衡缺血和出血之间的矛盾。

PCI 术中药物治疗的主要目的是避免因球囊扩张或支架置入导致医源性斑块破裂所引起的不良后果，并降低 PCI 术中支架内血栓形成的风险。越来越多的证据表明，在稳定期缺血性心脏病、不稳定型心绞痛、非 ST 段抬高型心肌梗死和 ST 段抬高型心肌梗死的患者中使用多种药物治疗是十分必要的。

大多数涉及新型抗血栓药物的数据主要聚焦于它们在急性冠状动脉综合征中的应用。然而，本综述的主要目的是总结 PCI 术中使用的抗血小板药物，并概述其使用方式及其证据。

一、使用糖蛋白Ⅱb/ Ⅲa 抑制药进行抗血小板治疗

血小板的黏附和聚集是由表面膜糖蛋白受体介导的，糖蛋白受体在血小板活化过程中表达增多，可以作为抗血小板治疗的潜在靶点。由于血小板糖蛋白Ⅱb/Ⅲa受体在血小板聚集过程中起到关键作用，所以它是一个重要的治疗靶点。

目前已经应用于临床的此类药物主要有阿昔单抗、替罗非班和依替巴肽。阿昔单抗是一种针对糖蛋白受体的单克隆抗体，而替罗非班和依替巴肽是具有高亲和力的非抗体型受体抑制药。研究表明，静脉注射糖蛋白Ⅱb/Ⅲa 抑制药能够改善急性冠状动脉综合征患者和接受冠状动脉内支架植入的患者的预后（图 43–1）。

PCI 患者是否使用糖蛋白Ⅱb/Ⅲa 抑制药取决于 PCI 的临床情况以及患者发生缺血性并发症的风险。表 43–2 中列举了在择期 PCI 的患者中使用糖蛋白Ⅱb/Ⅲa 抑制药的效应评估，其中 EPIC、EPILOG 和 EPISTENT 试验使用了阿昔单抗 [1–5]，IMPACT– Ⅱ和 ESPRIT 试验使用了依替巴肽 [6, 7]，ADVANCE 和 TOPSTAR 试验使用了替罗非班 [8, 9]。这些试验均是在 PCI 术中常规使用支架之前，PCI 术前使用大剂量氯吡格雷之前以及开发出更有效的口服抗血小板药物之前完成的。在随机双盲、以安慰剂为对照的 ISAR–REACT 系列试验中，预先服用阿司匹林和氯吡格雷患者的研究结果证实了使用糖蛋白Ⅱb/Ⅲa 抑制药的益处。ISAR–REACT 试验还发现，在有低至中度缺血性并发症风险的择期 PCI 并已术前至少 2h 预先服用了氯吡格雷（600mg）的患者中，应用糖蛋白Ⅱb/Ⅲa 抑制药并不能使患者在 30d 或 1 年后明显获益 [10]。在 ESPRIT 试验 [11] 中对低风险患者进行亚组分析也发现糖蛋白Ⅱb/Ⅲa 抑制药不能使患者获益。然而，有证据表明，术前预先服用了氯吡格雷的急性冠状动脉综合征患者以及高危的

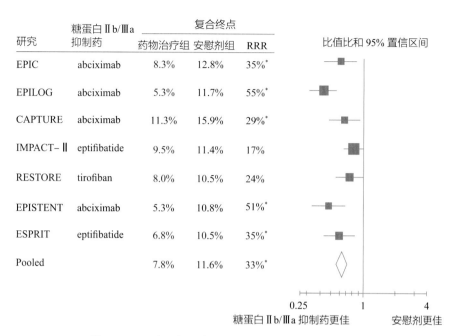

研究	糖蛋白 Ⅱb/Ⅲa 抑制药	复合终点 药物治疗组	安慰剂组	RRR
EPIC	abciximab	8.3%	12.8%	35%*
EPILOG	abciximab	5.3%	11.7%	55%*
CAPTURE	abciximab	11.3%	15.9%	29%*
IMPACT-Ⅱ	eptifibatide	9.5%	11.4%	17%
RESTORE	tirofiban	8.0%	10.5%	24%
EPISTENT	abciximab	5.3%	10.8%	51%*
ESPRIT	eptifibatide	6.8%	10.5%	35%*
Pooled		7.8%	11.6%	33%*

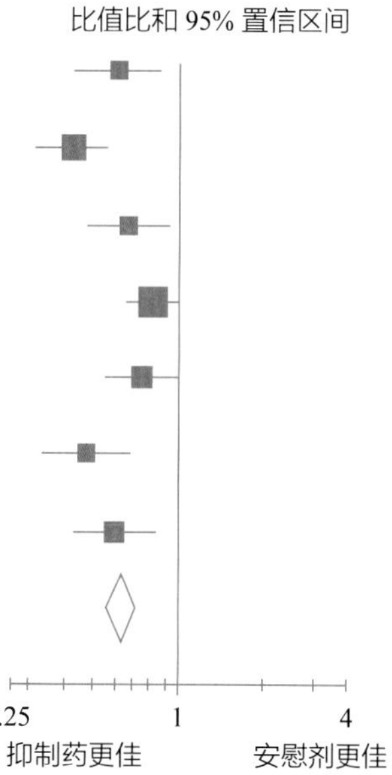

▲ **图 43-1　经皮冠状动脉介入治疗中的糖蛋白 Ⅱb/Ⅲa 抑制药**

复合终点是发生死亡、非致命心肌梗死或 30d 内紧急血管重建的风险。*. $P < 0.05$ 有统计学差异。在 EPIC 试验中，口服加静脉注射阿昔单抗组与安慰剂组进行比较。在 EPILOG 试验中，联合阿昔单抗加低剂量肝素组与阿昔单抗加标准剂量肝素组进行比较。在 IMPACT-Ⅱ试验中，合并了低剂量和大剂量依替巴肽组。在 EPISTENT 试验中，支架联合阿昔单抗组与支架联合安慰剂组进行比较。RRR. 相对风险降低（引自 Sabatine MS，Jang I. The use of glycoprotein Ⅱb/Ⅲa inhibitors in patients with coronary artery disease. Am J Med，2000，109(3): 224-237. Copyright 2000 Elsevier）

择期 PCI 患者可以从糖蛋白 Ⅱb/Ⅲa 抑制药治疗中获益 [10, 12, 13]。

根据现有数据，许多术者将择期 PCI 中使用糖蛋白 Ⅱb/Ⅲa 抑制药限制在高危患者或未接受适当的抗血小板治疗的患者，血管造影结果不理想或术中有并发症的患者，即所谓的补救应用。同时，PCI 术后糖蛋白 Ⅱb/Ⅲa 抑制药使用的最佳时间也存在争议。

（一）阿昔单抗

阿昔单抗是嵌合的人 Fab 片段的鼠源单克隆抗体 7E3。静脉注射阿昔单抗时，其血浆浓度会迅速下降，阿昔单抗的初始半衰期不足 10min，第二相的半衰期为 30min，这可能与阿昔单抗能与血小板糖蛋白受体快速结合有关。在最大剂量时，80% 的血小板糖蛋白受体在 2h 内被阻断，血小板聚集被完全抑制。停止用药后，在最初的 6h 内，游离血浆浓度迅速下降，然后以较慢的速度继续下降。

最初在急性冠状动脉综合征中进行研究时，患者接受的是血管成形术而非支架植入，并且没有使用噻吩吡啶类药物辅助治疗。

大量的随机试验和随后的包括 EPIC[1-3]、EPILOG[4, 14]、RAPPORT[15]、EPISTENT[5] 和 CAPTURE[16-20] 研究的 5400 名接受 PTCA 患者的 Meta 分析提示：阿昔单抗能显著降低患者的 30d 死亡率并减少再发梗死（HR 0.52，95%CI 0.41 ～ 0.65）[21]。一项 Meta 分析研究了进行支架置入的 ST 段抬高型心肌梗死患者使用阿昔单抗或安慰剂的差异，这项研究包括了 RAPPORT[15]、ADMIRAL[22, 23]、ISAR REACT-2[24]、CADILLAC[25] 和 ACE 研究 [26]。阿昔单抗能显著降低 30d（2.4% vs 3.4%）和 6 ～ 12 个月（4.4% vs 6.2%）的死亡率，同时，这些患者的出血事件没有增加 [27]。

对于接受 PCI 治疗的稳定型冠状动脉疾病患者，以下试验评估了其服用阿昔单抗与安慰剂的比较结果，并得出了不同的结论。

EPILOG 研究检测了一组风险较低的患者，包括约 30% 为稳定性缺血的患者，这一研究排除了不稳定心绞痛、心电图改变或急性心肌梗死 24h 内的患者。该试验随机安排 2792 名患者进行急诊或择期 PCI，并联用阿昔单抗及标准剂量或低剂量肝素。

因为在第一次中期分析时发现阿昔单抗治疗组，无论是联用标准剂量还是低剂量肝素组，其在 30d 时的事件率［复合事件率（死亡、心肌梗死或紧急血管再生）5.4%、5.2%］比安慰剂组（复合事件率 11.7%）减少超过 50%，且这几组间大出血事件无统计学差异[4]，所以这项试验最终提前结束。随后，EPISTENT 试验招募了 2399 例患者，随机分成择期（约 40%）或急诊 PCI 支架置入组、支架置入联合阿昔单抗组或接受 PTCA 联合阿昔单抗组[28, 29]。试验中所有接受支架治疗的患者均服用阿司匹林和噻氯匹定。阿昔单抗组的不良事件（死亡、心肌梗死和紧急血运重建）在 30d（10.8%、5.3% 和 6.9%）和 6 个月（11.4%、5.6% 和 7.8%）时显著降低，其中主要体现在死亡率和非 ST 段抬高型心肌梗死的减少。

与之相反，ISAR-REACT 研究包含了 2159 名稳定型冠状动脉疾病患者，他们接受支架置入治疗并服用阿司匹林和噻氯匹定，该研究将这些患者随机分为阿昔单抗组或安慰剂组。阿昔单抗组与安慰剂组之间在 30d 的主要心脏不良事件发生率相同（均为 4%），主要出血并发症发生率也相似[10]。在 ISAR-REACT 2 试验中，在接受 600mg 负荷量氯吡格雷的非 ST 段抬高型心肌梗死高危患者中给予阿昔单抗能够降低死亡、心肌梗死和紧急血运重建的发生率（8.9% vs 11.9%，RR 0.75，95%CI 0.58 ～ 0.97，P=0.03），但与肌钙蛋白水平正常的患者相比（4.6% vs 4.6%，RR 0.99，95%CI 0.56 ～ 1.76，P=0.98），这种获益仅限于肌钙蛋白升高的患者（13.1% vs 18.3%，RR 0.71，95%CI 0.54 ～ 0.95，P=0.02）[13]。

（二）替罗非班

ADVANCE 试验在接受 PCI 的稳定期患者而非急性冠状动脉综合征患者中（RESTORE、PRISM 和 PRISM PLUS 试验）评估了使用更大剂量的替罗非班的潜在益处[30–32]。202 名使用噻氯匹定的患者被随机分配至大剂量替罗非班组［25μg /（kg·3min），并静脉用 0.15μg /（kg · min）持续 24 ～ 48h］或安慰剂组[8]。6 个月时，替罗非班组的不良事件（死亡、心肌梗死、靶血管重建或补救应用糖蛋白Ⅱb/Ⅲa 抑制药）的发生率显著降低（20% vs 35%, HR 0.51, 95%CI 0.29 ～ 0.88，P=0.01），这主要是由于安慰剂组的心肌梗死和补救应用糖蛋白Ⅱb/Ⅲa 抑制药比例的差异导致的。在亚组分析中，使用替罗非班在急性冠状动脉综合征患者中显著获益，而在稳定型心绞痛患者中没有明显获益。

TOPSTAR 研究是一项包含 96 名患者的随机双盲并以安慰剂为对照组的小型研究，并首次观察到在服用阿司匹林和氯吡格雷的基础上，额外使用替罗非班抑制血小板聚集能够降低围术期肌钙蛋白的释放并降低 9 个月后复合终点（死亡、心肌梗死和靶血管重建）的发生率（替罗非班组 2.3% vs 安慰剂组 13.0%；$P < 0.05$）[9]。

（三）依替巴肽

依替巴肽是一种能够抑制血小板聚集的糖蛋白Ⅱb/Ⅲa 受体的七肽。它的血浆半衰期为 10 ～ 15min，主要通过肾脏排出（75%），其余通过肝脏途径排出（25%）（表 43-1）。

IMPACT- Ⅱ研究招募了超过 4000 名患者（其中 59% 为稳定型冠状动脉疾病患者），该研究将患者随机分为安慰剂组和两种不同剂量的依替巴肽组[7]。各组间在 30d 时的主要心脏不良事件发生率没有显著差异，同时，依替巴肽也没有增加大出血或输血的发生率。通过分析治疗方案，低剂量方案能够使复合终点显著降低（11.6% vs 9.1%，P=0.035），30d 内急性栓塞和缺血事件发生率降低，但大剂量方案复合终点发生率的降低幅度较小（11.6% vs 10.0%；P=0.18）。研究人员认为，目前所研究的剂量似乎处于效应反应曲线的底部，还有待进一步研究。

ESPRIT 研究将 2064 名患者随机分配为两组，分别在择期 PCI 之前服用安慰剂或依替巴肽[6]。由于依替巴肽能够将主要终点（48h 内死亡、心肌梗死、急诊血管重建或补救应用糖蛋白Ⅱb/Ⅲa 抑制药）降低 37%（6.6% vs 10.5%，P=0.0015），所以该研究最终提前结束。

在接受复杂 PCI 的稳定期患者中，INSTANT 研究试图检测使用肝素联合依替巴肽与单独使用肝素时患者的获益差别；然而，由于招募缓慢和缺乏统计能力，该研究提前停止，但试验结果发现 PCI 术后肌酸激酶同工酶（CK-MB）异常这一主要终点方面有良好的趋势（依替巴肽联用肝素组 41%，单独肝素组 55%，RR 0.74，P=0.169），这些结果表明进一步扩大该研究的规模是有意义的 [33]。

二、药物间比较

TARGET 研究旨在比较替罗非班和阿昔单抗对择期 PCI 患者的效果，但研究证明替罗非班对重大缺血事件的保护不及阿昔单抗（30d 主要心脏不良事件发生率：替罗非班 7.6% vs 阿昔单抗 6.0%，HR 1.26，95%CI 1.01 ～ 1.57，*P*=0.038）[34]。替罗非班疗效不好可能是由于在该研究中没有适当应用。

TENACITY 试验旨在研究大剂量替罗非班的治疗方案。该研究中所有择期 PCI 患者均服用阿司匹林和氯吡格雷，并随机选择联用阿昔单抗或替罗非班。患者随机分为普通肝素组和比伐芦定组。由于经费原因，原计划招募 8000 名患者最终仅招募了 383 名患者。该小型研究的结果表明，阿昔单抗组 30d 主要心脏不良事件的发生率为 8.8%，而替罗非班组为 6.9%。这一结果有待进一步研究进行证实 [35]。

一项纳入了 8 项前瞻性试验的 Meta 分析，在 14 644 名接受 PCI 治疗的患者中，比较了阿昔单抗、替罗非班和依替巴肽的治疗效果。各种药物之间效果存在一定差异，但这些试验分别将每种药物与安慰剂进行了比较，特别是这些试验纳入了大量只接受了 PTCA 治疗的患者或未接受噻吩吡啶治疗的患者，因此关于这些药物的相互比较没有直接的结论 [36]。

三、普通肝素

曾经 PCI 术中最常用的抗凝血酶药物是普通肝素。由于普通肝素具有易于使用、起效迅速、易于监测疗效（通过凝血酶原活化时间监测）和可逆性的特点，所以多年来它一直是 PCI 患者治疗的金标准。普通肝素是由不同长度的糖胺聚糖组成的多相混合物，对抗凝血酶有很高的亲和力。普通肝素的抗凝血酶活性依赖于抗凝血酶的活化，从而使凝血酶失活，因此普通肝素被认为是一种间接的抗凝血酶药物。

普通肝素的清除首先是通过内皮细胞和巨噬细胞内的快速代谢（零级动力学），然后通过肾脏较慢的清除（一级动力学）。血浆半衰期取决于给药的剂量，在 100U/kg 的剂量下半衰期约为 1h。必要时，可以使用鱼精蛋白来逆转其抗凝效果。

目前，普通肝素仍然是世界范围内 PCI 患者的主要抗凝药物。尽管普通肝素目前依然常用，但是目前仍缺少前瞻性随机对照试验对比其与安慰剂相比的疗效。目前的普通肝素剂量方案仍是经验性的，因为临床经验和其他证据均清楚地表明：需要一定程度的抗凝去对抗球囊扩张和支架置入引起的血管壁损伤。对仅使用普通肝素的随机临床试验数据进行汇总分析发现，随着抗凝程度的增加患者的获益程度逐渐下降。在凝血酶原活化时间＞ 350s 时，虽然出血率有所增加，但缺血事件的发生较少 [37]；STEEPLE 研究指出当凝血酶原活化时间＞ 325s 时出血事件明显增加 [38]，但当凝血酶原活化时间＜ 325s 时缺血事件也显著增加 [38]。根据目前的数据，不建议在 PCI 术后延长静脉使用肝素的时间，因为这种疗法中会导致过多的出血事件，同时增加住院时间，而缺血事件却没有减少。

使用普通肝素单药抗凝也许不是减少急性冠状动脉综合征患者的局部心肌梗死等缺血性事件的最佳方法。积极的抗血小板治疗被认为可以防止由于普通肝素诱导的血小板激活聚集而形成的栓塞。在择期 PCI 中使用大剂量氯吡格雷或糖蛋白Ⅱb/Ⅲa 抑制药，或在接受 PCI 的急性冠状动脉综合征患者中同时使用这两种药物，可减少普通肝素导致的围术期缺血性并发症的发生 [6, 8, 28]。

由于支架的使用和抗血小板药物的大量应用几乎消除了血管闭塞的并发症，所以早期研究中参考高凝血酶原活化时间水平不再被认为是必需的 [39]。虽然目前还没有公认最优的给药方案，但是大多数医生在联用糖蛋白Ⅱb/Ⅲa 抑制药时会使用 40 ～ 60U/kg 的普通肝素以便达到凝血酶原活化时间＞ 225s 的标准，单独使用普通肝素时凝血酶原活化时间＞ 300s 为达标（表 43–1）。一项针对经股动脉择期 PCI 患者的单中心前瞻性研究显示：300 名预先服用 300mg 阿司匹林和 600mg 氯吡格雷的患者使用 40U/kg 低剂量肝素后能降低缺血和出血的并发症 [40]，但目前尚无随机对照试验。新型口服抗血小板药物普拉格雷和替格瑞洛的最佳给药方案、

表 43-1 抗凝血酶药物的概况及用量

	剂量	半衰期	临床情况	注释	试验
肝素					
普通肝素	静脉输注 60U/kg，调整 12U/kg 的静脉输注量维持 PTT 为 50 ～ 70s，在 PCI 期间间断静脉输注肝素维持 ACT ＞ 200 ～ 250（联合 GPI）和＞ 250 ～ 300s（HemoTec 法），或 300 ～ 350s（监测下不加 GPI）		稳定型 IHD UA 保守治疗或介入治疗的 NSTEMI STEMI	HIT 时禁用 避免切换至 LMWH 如果打算进行 CABG 则继续使用 尽管低分子肝素和磺达肝癸钠更好，但是可以使用纤溶治疗	6 项小型随机研究 vs 安慰剂
低分子肝素	1mg/kg 皮下注射，一天两次，最多 100mg/ 剂 对于 PCI 患者，如果上一次皮下注射＞ 8h 或＜ 2 剂，应在治疗前额外静脉输注 0.3mg/kg 若处在纤溶状态且年龄＞ 75 岁，静脉使用 30mg，并在 15min 后开始每 12h 皮下注射 1mg/kg 直至出院或用满 8d。对于年龄＞ 75 岁患者，应减少静脉输注量并将皮下注射量维持在 0.75mg，一天两次。如果 CrCl ＜ 30ml/min，不管年龄如何均将皮下注射频次降低至一天一次	4.5h	稳定型 IHD UA NSTEMI STEMI 纤溶状态	肾衰患者（CrCl ＜ 30ml/min）减少剂量 [1mg/（kg·24h）] 避免换为 UFH 24h 内避免进行 CABG CABG 或使用 UFH 前停药 12 ～ 24h	ESSENCE/ TIMI-11B SYNERGY ACUTE- Ⅱ INTERACT A to Z ExTRACT-TIMI 25
达肝素	120U/（kg·12h）皮下注射（最多 10 000U 一天两次）	2 ～ 5h	静脉使用 GPI 时：使用 UFH 时目标 ACT 为 200s 未静脉使用 GPI 时：HemoTec 法时目标 ACT 为 250 ～ 300s；监测下使用 UFH 时 300 ～ 350s		FRISC FRIC
糖蛋白Ⅱ b/ Ⅲ a 抑制药					
阿昔单抗	对于 PCI 患者，PCI 术前 10 ～ 60min 静脉输注 0.25mg/kg，然后泵入 0.125μg /（kg·min）（最多 10μg / min）持续 12h	大约 30min	UA NSTEMI STEMI	肾脏或肝脏损害时不作剂量调整	EPIC EPILOG RAPPORT EPISTENT CAPTURE RAPPORT ADMIRAL ISAR-REACT ISAR-2 CADILLAC
替罗非班	（临床未证实）对于 PCI 患者：术中负荷剂量为静脉输注 25μg /kg 注射时间超过 3min。UA/NSTEMI 患者泵入 0.15μg /（kg·min）持续 18 ～ 24h：初始静脉输注速度 0.4μg /（k.g/min）持续 30min，然后继续维持 0.1μg /（kg·min）。术中直至术后 12 ～ 24h 全程维持此剂量	大约 2h	使用肝素的 UA/NSTEMI 患者 STEMI（临床未证实） 择期 PCI（临床未证实）	肾衰患者（CrCl ＜ 30ml/min）减量 50%	ADVANCE TOPSTAR
依替巴肽	PCI 患者：术前以 2μg /（kg·min）静脉推注 180μg /kg，10min 后第二次推注 180μg /kg，持续输注 18 ～ 24h。预先正确服用了氯吡格雷的非急诊 PCI 患者可以适当减少输注时间	大约 2.5h	稳定型 IHD UA NSTEMI 使用 UFH 的 STEMI	不鼓励 PCI 术后静脉输注肝素 CABG 术前停用＞ 2 ～ 4h 肾损伤患者慎用。透析患者禁用	ESPRIT IMPACT- Ⅱ

（续表）

	剂量	半衰期	临床情况	注释	试验
直接凝血酶抑制药					
比伐芦定	静脉输注 0.1mg/kg，然后静脉泵入 0.25mg /（kg·h） 若 PCI 患者没有预先接受抗凝治疗，那么静脉输注 0.75mg/kg，然后静脉泵入 1.75mg /（kg·h）	大约 25min	稳定型 IHD UA 介入治疗的 NSTEMI STEMI	肾衰患者应减量［血液透析患者静脉用量 0.25mg /（kg·h）］ GFR<30ml/h 慎用 CABG 术前或使用 UFH 前停用比伐芦定 3h	HAS ACUITY REPLACE–2 ISAR–REACT–3 ISAR–REACT–4 HORIZONS–AMI EUROMAX NAPLES– Ⅲ BRIGHT HEAT–PPCI
阿加曲班	PCI 患者静脉输注 350μg /kg 注射时间超过 3 ～ 5min，然后静脉泵入 25μg /（kg·min）	大约 50min	应用于有 HIT 的 PCI 患者	肝损伤患者慎用	
Xa 因子抑制药					
磺达肝癸钠	2.5mg/d 皮下注射 溶栓患者，先静脉输注 2.5mg，然后使用 2.5mg/d 的剂量直至出院或用满 8d	17 ～ 21h	医用 保守治疗的 UA/NSTEMI 进行溶栓的 STEMI	肾衰患者（CrCl ＜ 30ml/min）禁用 与肝素相比，HIT 的发生率明显降低 CABG 术前或使用 UFH 前停用低分子肝素 12 ～ 24h	OASIS–5 OASIS–6 PENTUA
利伐沙班	在 ATLAS ACS–TIMI 51 研究中使用剂量为 2.5mg 或 5mg 一天两次	5 ～ 9h	ACS 或 PCI 患者在美国未获批	肝损伤者慎用	ATLAS ACS–TIMI 51

ACS. 急性冠状动脉综合征；ACT. 凝血酶原活化时间；CABG. 冠状动脉旁路移植术；CrCl. 肌酐清除率；GFR. 肾小球滤过率；GPI. 糖蛋白Ⅱb/Ⅲa 抑制药；HIT. 肝素诱导的血小板减少症；IHD. 缺血性心脏病；LMWH. 低分子量肝素；NSTEMI. 非 ST 段抬高型心肌梗死；PCI. 经皮冠状动脉介入治疗；PTT. 部分凝血酶原活化时间；STEMI.ST 段抬高型心肌梗死；UA. 不稳定性心绞痛；UFH. 普通肝素

预服用次数也存在争议，且目前仍缺乏相应结局研究的支持。

在PCI术中，普通肝素的主要局限性包括治疗窗口狭窄，根据患者群体和疾病状态不同而产生的不可预测的个体抗凝血酶反应，血小板激活以及无法与已结合血凝块的凝血酶结合。即使在使用肝素的同时，肝素抗凝血酶复合物也可以保护凝血酶不受抑制，并且在肝素停止使用时，它可以作为进一步激活凝血酶的源头。同时，还存在肝素诱发血小板减少(HIT)和血栓综合征（HITTS）[41]的风险。后者在择期PCI中是十分罕见的，但重复暴露时可能发生[42]。为了解决这些问题，其他药物逐渐被研发。

四、低分子肝素

低分子肝素是由化学和酶解聚普通肝素产生的片段，平均分子量为3000～5000Da。值得一提的是，这些药物的抗Ⅹa因子的活性要高于抗凝血酶的活性，这使其能够产生均匀、可预测的抗凝作用，同时降低了血小板减少症的发生率，解决了普通肝素的一些局限性。低分子肝素比普通肝素具有更长的半衰期，并通过肾脏排泄进行清除。对于严重肾功能障碍的患者（肌酐清除率＜30ml/min），通常剂量应减半。因为它具有更强大的抗Ⅹa因子活性，所以低分子肝素剂量不能依赖于凝血酶原活化时间的水平进行调整（表43-1）。

低分子肝素中研究最多的是依诺肝素。一项针对803名急性冠状动脉综合征患者的观察性研究表明，每天两次皮下注射1mg/kg的依诺肝素，患者30d的死亡率与抗Ⅹa水平密切相关[43]。本研究为后续的PCI研究中依诺肝素的剂量奠定了基础，其中抗Ⅹa水平＞0.5U/ml被认为是依诺肝素治疗有效[44]。虽然有时抗Ⅹa水平在患者的治疗过程中会进行检测，但是在PCI术中不会进行常规检测。

依诺肝素可以通过肠外或皮下注射的方式给药。急性冠状动脉综合征患者的初始给药采用皮下注射的方式[45]，PCI术中采用肠外给药[44, 46]。

一系列由NICE组织进行的研究提供了在PCI术中使用依诺肝素的经验。NICE-1研究注册了828名患者，他们在进行择期或急诊PCI术前静脉注射了依诺肝素，同时所有患者均接受阿司匹林的预治疗，而是否进行氯吡格雷的预治疗由手术者自行决定。在30d时的死亡、心肌梗死和急诊血运重建的复合终点为7.7%，心肌梗死发生率为5.4%[47]。

NICE-4研究评估了使用依诺肝素的PCI患者，并将这些患者的数据与使用普通肝素和糖蛋白Ⅱb/Ⅲa抑制药（阿昔单抗）的EPILOG和EPISTENT研究的历史数据进行比较。NICE-4研究中，818名患者静脉输注0.75mg/kg依诺肝素和0.25mg/kg阿昔单抗，并继续泵入0.125μg/（kg・min）阿昔单抗。30d时的死亡、心肌梗死或急诊血运重建的复合终点为6.8%，表明当依诺肝素与阿昔单抗联合使用时，依诺肝素可产生与普通肝素相似的疗效和安全性[47]。

SYNERGY试验招募了10 027例急性冠状动脉综合征患者并随机进行皮下注射依诺肝素或静脉注射普通肝素。30d时的主要终点（死亡和心肌梗死）证明依诺肝素的疗效不低于普通肝素。对于PCI患者，PCI失败率、血管急性闭塞或急诊CABG的发生率没有组间差异。依诺肝素组的心肌梗死溶栓治疗（TIMI）大出血率明显更高，而依诺肝素组和普通肝素组的严重出血、心肌梗死溶栓治疗小出血以及输血发生率无显著差异[46]。SYNERGY研究的数据是非盲的，所以普通肝素组及依诺肝素组数据之间存在显著的交叉；在无交叉的情况下，可能产生更严重的出血结局。

虽然不是研究的主要目的，但EXTRACT-TIMI-25研究报道了ST段抬高型心肌梗死后依诺肝素在择期PCI中的作用。溶栓后行PCI的中位时间为109～122h[48]。2272例接受PCI治疗的使用依诺肝素的患者在30d时死亡或心肌梗死发生率显著下降（10.7% vs 13.8%，P=0.001），且心肌梗死溶栓治疗大出血事件并未增加，这间接证明对于ST段抬高型心肌梗死和溶栓后择期PCI患者，依诺肝素能够比普通肝素更有效地降低缺血并发症的发生。

CRUISE研究招募了261名接受择期或急诊PCI治疗的患者随机静脉注射1 mg/kg依诺肝素或普通肝素，同时所有患者都使用了依替巴肽。结果发现两组间出血并发症和血管造影并发症没有差异

（6.3% vs 6.2%；P=ns），48h 或 30d 时的缺血终点事件也无差异。

STEEPLE 试验研究了 3528 名 PCI 患者，他们被随机分配到依诺肝素组（0.5mg/kg 或 0.75mg/kg）或普通肝素组根据凝血酶原活化时间进行调整，并根据使用或未使用糖蛋白Ⅱb/Ⅲa 抑制药进行分层 [44]。糖蛋白Ⅱb/Ⅲa 抑制药和噻吩吡啶分别用于 40% 和 95% 的患者，16% 的病例需要多血管干预。48h 内非 CABG 相关出血发生率最低的是 0.5mg/kg 的依诺肝素组（5.9% vs 8.5%，P=0.01），但 0.75mg/kg 依诺肝素组无显著差异（6.5% vs 8.5%，P=0.051）。0.5mg/kg 组患者抗凝治疗达标时间占 78.8%，0.75mg/kg 组为 91.8%。普通肝素组中只有 19.7% 的患者达到了抗凝效果（两种剂量的依诺肝素与普通肝素相比，P 均＜ 0.001）[22]。该试验规模较小，仍不足以提供缺血事件预防效果比较的确定结果。

一项包含 13 个研究的 Meta 分析表明，静脉用低分子肝素与普通肝素的比较表明，静脉输注低分子肝素与大出血事件的减少显著相关（OR 0.57，95%CI 0.40 ～ 0.82），在死亡、心肌梗死或靶血管重建事件发生中无差异 [49]。总的来说，在择期 PCI 术中使用静脉注射依诺肝素比根据体重调整后的普通肝素具有更好的安全性，且没有额外的缺血性事件发生风险。与普通肝素相比，在择期 PCI 治疗的患者中，积极的静脉或口服抗血小板治疗是否有可能改善预后仍未得到证实。再加上在 PCI 术中缺少简单的监测治疗效果的方法、给药方案复杂以及肾功能受损患者需要调整剂量，所以依诺肝素在择期 PCI 术中并没有经常使用。

五、达肝素

目前低分子量达肝素的支持性数据仍十分有限。虽然达肝素在 2457 例进行 PCI 的急性冠状动脉综合征患者中有所应用，但该研究的目的是比较早期侵入性与保守性 PCI 治疗方法在急性冠状动脉综合征患者中的应用，而不是比较抗凝策略 [50]。而在择期 PCI 中使用达肝素的研究还不够充分。一项针对 107 名患者的剂量范围研究发现，所有患者均服用阿司匹林和阿昔单抗导致该研究的早期非盲，所以最终决定终止该 40U/kg 的低剂量给药。15.5% 的患者观察到死亡、心肌梗死和急诊血运重建的复合终点，2.8% 的患者发生严重出血和输血事件。尽管在这种情况下该研究无法有效地充分评估该药物，但高临床事件发生率依然导致了该药物的使用受限。

六、磺达肝癸钠

为了克服肝素的局限性，专门抑制Ⅹa 因子的新药物被研发出来。磺达肝癸钠是一种戊聚糖，是一种合成的Ⅹa 因子间接抑制药，通过与抗凝血酶的相互作用模拟肝素的作用。它的半衰期约为 20h，每天可以使用一次。凝血级联反应中凝血酶的上游启动是 PCI 过程中一个重要的特征，而血小板减少症是非常罕见的 [51]。由于该药以肾排泄为主，肾功能不全是其用药禁忌证（表 43-1）。

ASPIRE 研究第 2 阶段的经验证明磺达肝癸钠治疗是有前景的。该研究将 350 名接受择期或急诊 PCI 治疗的患者随机分为静脉注射磺达肝癸钠组（2.5mg 和 5.0mg）或根据体重调整的普通肝素组。总出血事件（普通肝素组 7.7% vs 磺达肝癸钠组 6.4%，P=0.61）及主要心脏不良事件发生率（死亡、心肌梗死、紧急靶血管重建或紧急应用糖蛋白Ⅱb/Ⅲa 抑制药）（普通肝素组 6.0% vs 磺达肝癸钠组 6.0%，P=0.97）与普通肝素组无显著差异 [51]。

OASIS-5 试验是唯一评估 PCI 患者的研究。超过 20 000 名急性冠状动脉综合征患者被随机分为依诺肝素组或磺达肝癸钠组。两组在缺血并发症发生率尚无差异，但与低分子肝素相比，磺达肝癸钠组出血事件发生率更低（依诺肝素组 8.8% vs 磺达肝癸钠组 3.3%，P ＜ 0.001）。两组患者在试验中均接受普通肝素治疗，但在研究过程中由于磺达肝癸钠组导管相关血栓形成率显著增高（依诺肝素组 0.5% vs 磺达肝癸钠组 1.3%，P=0.001），所以该方案实际上进行了修改以确保普通肝素与磺达肝癸钠联合使用。随后针对 ST 段抬高型心肌梗死患者的 OASIS-6 试验也证实了这项研究的观点。与普通肝素患者相比，使用磺达肝癸钠的 PCI 患者的 30d 死亡率和再梗死率显著提高 [52]。因此，指南建议在使用磺达肝癸钠的 PCI 患者中加用具有抗Ⅱa 因子活性的药物。因此，该药建议在急性冠状动脉综合征患者中进行使用，而在择期PCI患者中应用有限（表43-2）。

七、直接抗凝血酶药物

比伐芦定是PCI中研究最多的直接凝血酶抑制药，它是一个由20个氨基酸组成的小分子，是一种二价的合成的直接凝血酶抑制药。与肝素类药物不同，不管是流体相还是结合于血凝块上的固体相，该药均能与凝血酶直接结合，而肝素类药物只与游离的（未结合）凝血酶结合。比伐芦定能够直接使凝血酶失活，不需要通过实验室检测来评估效果。该药半衰期约为25min，不会造成血小板减少症。凝血酶诱导的血小板聚集基本上都能被比伐芦定消除（表43-1）。

大量证据支持比伐芦应用于急性冠状动脉综合征患者，包括不稳定心绞痛、非ST段抬高型心肌梗死和ST段抬高型心肌梗死的患者[53-59]。ACUITY试验中[56]，比伐芦定单药治疗在早期侵入性PCI治疗不稳定性心绞痛和非ST段抬高型心肌梗死的患者时，其30d临床结局与肝素和糖蛋白Ⅱb/Ⅲa抑制药方案相比要更优，ACUITY试验中30d时比伐芦定组大出血降低47%（3.0% vs 5.7%，RR 0.53，95%CI 0.43～0.65，$P<0.001$）[56]。HORIZONS-AMI试验是在ST段抬高型心肌梗死患者中评估比伐芦定的最大试验之一，该研究报道了比伐芦定单药治疗组与肝素加糖蛋白Ⅱb/Ⅲa抑制药组相比的30d死亡率（心脏死亡：1.8% vs 2.9%，P=0.03；全因死亡：2.1% vs 3.1%，P=0.047）。比伐芦定单药组的30d净不良临床事件发生率较低（4.9% vs 8.3%，RR 0.60，$P<0.001$），大出血事件也较低[56]。

由于HEAR-PPCI试验，在急性冠状动脉综合征患者中使用比伐芦定最近成为一个有争议的话题。该研究是一项随机对照试验，1812名急诊PCI患者随机接受比伐芦定或肝素治疗，两组使用糖蛋白Ⅱb/Ⅲa抑制药的比例相似（分别为13%和15%）。主要疗效终点（全因死亡率、脑血管意外、再梗死、靶病变血运重建）在比伐芦定组为8.7%，肝素组为5.7%（绝对风险差3.0%，P=0.01），主要安全结局（大出血）发生在比伐芦定组3.5%，肝素组为3.1%，以上结果表明肝素单药治疗相对于比伐芦定单药治疗能减少缺血事件，而大出血事件无差异[60]。

目前，包括HORIZONS-AMI，HEAT-PPCI和EUROMAX在内的多项试验中发现了与比伐芦定治疗与支架内血栓形成相关[55]；在BRIGHT试验中，由于在PCI术后延长了大约4h的比伐芦定输注时间，从而减轻了这种影响。在BRIGHT试验中，2194例急性心肌梗死患者被随机分为比伐芦定组、肝素单药治疗组和肝素联合替罗非班治疗组，主要终点（30d内死亡、心肌梗死、靶血管重建、卒中、出血）在比伐芦定组的发生率为8.8%，而肝素单药组为13.2%，肝素组联用替罗非班组为17%（$P<0.001$）；这种差异完全是由于出血并发症的减少造成的，而主要心脏不良事件发生率则没有差异[61]。

在接受择期PCI治疗的稳定型冠状动脉疾病患者中，已有两项随机试验支持使用比伐芦定。REPLACE-2研究是一项多中心、双盲、三模拟的随机试验，研究的是PCI术后低至中等缺血性并发症风险的患者（56%为择期病例）。患者被随机分为肝素联合定期应用糖蛋白Ⅱb/Ⅲa抑制药（阿昔单抗或依替巴肽）组或比伐芦定联用临时应用糖蛋白Ⅱb/Ⅲa抑制药组。在30d时，两组患者的主要心脏不良事件（死亡、心肌梗死、急诊血运重建或大出血）发生率无显著差异（比伐芦定组9.2%，肝素加糖蛋白Ⅱb/Ⅲa抑制药组10.0%）。服用比伐芦定显著降低院内大出血发生率（2.4% vs 4.1%，$P<0.001$）。

ISAR-REACT-3试验评估了4570例肌钙蛋白阴性患者，这些患者在PCI术前至少2h服用阿司匹林和氯吡格雷（600mg负荷剂量）。在安慰剂对照的试验中，患者被随机分成140U/kg普通肝素组或比伐芦定组。30d的主要终点的不良事件（死亡、心肌梗死、紧急靶血管重建或大出血）发生率没有差异（UFH组8.7% vs 比伐芦定8.3%，RR 0.94，95%CI 0.77～1.15，P=0.57）。比伐芦定组的大出血（4.6% vs 3.1%，P=0.008）和小出血（9.9% vs 6.8%，P=0.001）明显减少，但有评论认为该试验普通肝素的剂量高于同期其他试验[58, 62]。因此，普通肝素组的患者可能有更高的出血率，导致比伐芦

表 43-2　抗凝血酶应用的推荐

	推荐	推荐等级	证据等级	指南
普通肝素	已经接受皮下注射依诺肝素的患者不推荐再使用 UFH	Ⅲ（危害）	B	PCI
	对于初始选择保守治疗策略的 UA/NSTEMI 患者，依诺肝素或磺达肝癸钠是比 UFH 更好的抗凝治疗选择，除非计划在 24h 内进行 CABG 术	Ⅱa	B	UA/NSTEMI
	对于采取保守治疗并不打算进行 PCI 或 CABG 的 UA/NSTEMI 患者应继续使用 UFH 持续 48h，否则应停用	Ⅰ	A	UA/NSTEMI
依诺肝素	对于 PCI 患者，如果最后一次皮下注射＞8～12h 或＜2 剂，额外静脉使用 0.3mg/kg	Ⅰ	B	PCI
	UA/NSTEMI 患者预先使用皮下注射依诺肝素或未使用抗血栓治疗者可以在 PCI 时使用静脉注射依诺肝素	Ⅱa	B	PCI
	除非计划 24h 内使用 CABG，否则选择保守策略的 NSTEMI，依诺肝素或磺达肝癸钠优于 UFH 作为抗凝治疗	Ⅰ	A	UA/NSTEMI
	如果尚未进行诊断造影前且不进行 PCI 或 CABG，在住院期间应继续使用依诺肝素，最多可用 8d	Ⅰ	A	UA/NSTEMI
比伐芦定	进行 PCI 的患者，不管是否预先使用 UFH，比伐芦定均可以作为有效的抗凝药使用	Ⅰ	B	PCI
	如果尚未进行诊断造影前且不进行 PCI 或 CABG，可停用或继续按照 0.25mg/（kg·h）的速度使用比伐芦定，最多使用 72h，具体策略由医师灵活掌握	Ⅰ	B	UA/NSTEMI
	发生 HIT 时，建议用比伐芦定或阿加曲班替代 UFH	Ⅰ	B	PCI
磺达肝癸钠	磺达肝癸钠不应作为支持 PCI 的核心抗凝剂	Ⅲ（危害）	C	PCI
	对于初始选择保守治疗策略的 UA/NSTEMI 患者，依诺肝素或磺达肝癸钠是比 UFH 更好的抗凝治疗选择，除非计划在 24h 内进行 CABG 术	Ⅰ	A	UA/NSTEMI
	如果尚未进行诊断造影前且不进行 PCI 或 CABG，在住院期间应继续使用磺达肝癸钠，最多可用 8d	Ⅰ	A	UA/NSTEMI
	对于采用保守治疗策略的患者，若其出血风险增加，此时选择磺达肝癸钠更好	Ⅰ	B	UA/NSTEMI
阿加曲班	发生 HIT 时，建议用比伐芦定或阿加曲班替代 UFH	Ⅰ	B	PCI
糖蛋白Ⅱb/Ⅲa 受体抑制药	未经过氯吡格雷预处理的使用 UFH 的择期 PCI 患者，可以使用 GPI（阿昔单抗、双倍剂量依替巴肽或大剂量替罗非班）	Ⅱa	B	PCI
	经过氯吡格雷预处理的使用 UFH 的择期 PCI 患者，证据等级相对较低	Ⅱb	B	PCI

UFH. 普通肝素；PCI. 经皮冠状动脉介入治疗术；UA. 稳定型心绞痛；NSTEMI. 非 ST 段抬高型心肌梗死；CABG. 冠状动脉旁路移植术；HIT. 血小板减少症；GPI. 糖蛋白Ⅱb/Ⅲa 受体抑制药

定组具有更明显优势。

NAPLES-Ⅲ试验表明在高出血风险的择期 PCI 患者中，比伐芦定和普通肝素没有区别。该研究招募了 837 例稳定型和不稳定型心绞痛患者，这些患者在择期 PCI 治疗中使用比伐芦定或肝素治疗（不联用 GPI）均有高危的出血风险。比伐芦定组和肝素组的院内出血事件的主要终点发生率相似（3.3% vs 2.6%，P=0.54）。对于 30d 的两组间的临床终点比较：主要心脏不良事件发生率相似（6.5% vs 4.3%，P=0.17）、死亡率（2.4% vs 1.4%）、心肌梗死（0.2% vs 0%）、支架内血栓形成（0.5% vs 0.5%）和 1 年的结局均相似。双联抗血小板治疗的使用在本试验中并未阐明[63]。值得注意的是，NAPLES-Ⅲ试验的肝素剂量为 70 U/kg，与目前临床实践相似，而不是在 ISAR-3 试验中使用的更大剂量 140U/kg。

一项 2014 年的 Meta 分析包含了来自 16 个临床试验的 33 958 例患者的数据，该研究指出在择期 PCI 患者中，以比伐芦定为基础的治疗方案与以肝素为基础的治疗方案相比，主要心脏不良事件的风险增加（RR 1.09，P=0.02），这在很大程度上是由于心肌梗死和血运重建发生率增高引起的。同时，比伐芦定增加支架内血栓形成的风险（RR 1.38，P=0.0074）。此外，虽然比伐芦定降低了大出血的风险，但这在很大程度上取决于是否将 GPI 与肝素联用（RR 0.53，$P < 0.0001$）或临时使用两种药物（RR 0.78，P=0.25；RR 1.07，P=0.53）[64]。显而易见，在这项 Meta 分析中包含了大量不同的治疗方案和患者，这些差异限制了其适用性。

综上所述，这些试验表明，在进行择期 PCI 的患者中，尤其是在出血风险较高的患者中，比伐芦定是普通肝素单药或与糖蛋白Ⅱb/Ⅲa 受体抑制药联合使用的一种合理的替代药物。然而，在急性冠状动脉综合征试验中有一点是一致的，即比伐芦定与急性支架内血栓形成相关，此时可以通过延长输注或采用更强的血小板抑制方案来进行缓解，这些问题值得进一步研究。

八、其他药物

阿加曲班是一种直接的凝血酶抑制药，它在 2000 年被美国食品和药物管理局批准用于血小板减少症患者的血栓预防或治疗。在 2002 年，它被批准用于 PCI 期间已经发生或有风险进展为血小板减少症的患者。它主要通过静脉注射给药，半衰期为 50min，在肝脏中代谢。它可用于肾衰竭的患者，但不适用于严重肝功能障碍患者（表 43-1）。另一种直接凝血酶抑制药是来匹卢定，过去已经可以用于血小板减少症患者。但该药的制造商在 2012 年 5 月决定停止生产该药。目前还需要更多的证据来阐明新型口服抗凝药物如利伐沙班、达比加群和阿哌沙班在择期 PCI 中的作用。

九、静脉用抗血小板治疗

直到最近，糖蛋白Ⅱb/Ⅲa 受体抑制药一直是唯一批准在美国使用的静脉注射抗血小板药物，直到 2015 年 6 月坎格瑞洛获得批准。坎格瑞洛是一种静脉注射的 $P2Y_{12}$ 受体抑制药，具有几乎立竿见影的效果。它的半衰期为 2.6 ～ 3.3min，在停用 1h 内血小板即可恢复正常功能。已有一系列试验均对该药进行了评估。坎格瑞洛对比标准治疗以达到最佳血小板抑制（CHAMPION）– PCI 研究和 CHAMPION–PLATFORM 研究的结果令人失望。这两项研究的中期分析表明，该药不能有效减少主要终点事件的发生，因此这两项试验均提前终止[65, 66]。CHAMPION–PLATFORM 试验的次要终点数据显示：与延迟使用氯吡格相比，使用坎格瑞洛的 PCI 患者的支架内血栓形成更少。因此，CHAMPION–PHOENIX 试验被设计出来比较 PCI 时使用坎格瑞洛和 PCI 后使用氯吡格雷的差异[67]。在大约 11 000 名接受 PCI 治疗的患者中，坎格瑞洛组的 48h 全因死亡率、心肌梗死、缺血引起的血运重建或支架内血栓形成的主要终点均低于氯吡格雷组（4.7% vs 5.9%，OR 0.78，95%CI 0.66 ～ 0.93，P=0.005）。这种差异在很大程度上是由于 48h 内支架内血栓形成率的差异（0.8% vs 1.4%，OR 0.62，95%CI 0.43 ～ 0.90，P=0.01），其中大部分为术中支架内血栓形成（0.6% vs 1.0%，OR 0.65，95%CI 0.42 ～ 0.99，P=0.04）。直至 30d 时，这些差异仍然存在。ACUITY 大出血发生率在坎格瑞洛组更常见（4.3% vs 2.5%，OR 1.72，95%CI 1.39 ～ 2.13，$P < 0.001$）。坎格瑞洛被批准用于未使用糖蛋白Ⅱb/Ⅲa 受体抑制药或口服抗血小板药物进行充分预治疗的 PCI 患者。

十、结论

近几十年来，抗凝治疗方案飞速发展，目前已有多种抗凝药可供选择。随着对凝血级联反应和凝血酶与血小板活化之间相互作用的理解不断加深，使得特异性靶向凝血级联反应关键成分的药物不断出现。随着 PCI 技术的进步，这些药物的广泛使用已使得缺血结局和出血事件均显著减少。虽然根据临床试验的结果，与急性冠状动脉综合征的 PCI 患者相比，在择期 PCI 的患者中这些药物相对于普通肝素并无优势，但确有一些存在高出血风险或对普通肝素有禁忌证的患者，能够从这些药物中获益。

处于疾病稳定期的 PCI 患者的主要抗凝药物仍是普通肝素，可选择性使用额外的静脉或口服抗血小板药物，但低分子肝素和直接凝血酶抑制药无论单独使用或联合肝素使用均对患者有多种益处。效果更强的双联抗血小板治疗，尤其是普拉格雷、替格瑞洛或坎格瑞洛，是否能在不增加出血并发症的情况下改善服用普通肝素、低分子肝素或比伐芦定患者的缺血性结局目前仍不清楚，并且这些药物在急性冠状动脉综合征患者中的获益能否推广到稳定期的患者中仍存在争议。最后，根据个人的血液学、遗传学、血管造影和共病因素等特质，将最优抗凝血酶药物与最优抗血小板药物结合，使其个性化，有可能显著改善患者预后，但这仍是未来研究的巨大挑战。

关键点

- 尽管目前已有显著改善，但在冠状动脉疾病的经皮介入治疗中，谨慎选择抗凝药仍然很重要，其双重目标是减少缺血事件的同时减少出血并发症。
- 在择期手术的人群中，糖蛋白Ⅱb/Ⅲa受体抑制药倾向于应用于高风险患者、未充分使用噻吩吡啶预治疗的患者或程序性治疗预后不佳的患者。
- 由于普通肝素的易用性、易于监测和可逆性，其目前仍是择期PCI人群的主要选择。
- 依诺肝素能够减少出血事件的发生，同时在PCI患者中该药与普通肝素对于缺血事件的发生具有相似的疗效，但该药不易监测其抗凝水平限制了它的使用。
- 比伐芦定是普通肝素的一种合适的替代药物，尤其在高出血风险的患者中更是如此。

第 44 章 经皮冠状动脉介入治疗术术中血管活性药和抗心律失常药的使用

Vasoactive and Antiarrhythmic Drugs During PCI

Bimmer E.P.M. Claessen José P. S. Henriques 著

陈 鹏 译

接受 PCI 的患者在手术过程中会接受各种各样的药物治疗。为尽量减少 PCI 手术期间由机械干预带来的血栓并发症风险，除了使用抗血栓药物，患者有时还会服用镇静药、止痛药、血管扩张药、抗心律失常药、血管升压药和强心药。镇静镇痛药物用于增加患者在手术过程中的舒适度（降低患者在手术过程中的不适感）。血管扩张药适应证较为广泛，例如可以用以提高血管尺寸测量的标准化和精确化，治疗 PCI 术后无复流现象，治疗 PCI 术中的动脉痉挛，或诱发最大充血以方便测量 FFR。抗心律失常药物可用于复发性心室颤动、室性心动过速，或用于心室造影期间以预防室性期前收缩。此外，在冠状动脉造影或 PCI 之前，应停止使用某些药物，例如二甲双胍、利尿药和血管紧张素转换酶（angiotensin converting enzyme，ACE）抑制药。

一、经皮冠状动脉介入治疗术术中血管扩张药的使用

在 PCI 术中使用血管扩张药，既可以治疗动脉或冠状动脉的痉挛或无复流，也可以在支架植入前精确评估冠状动脉直径，或可诱发充血以便于操作侵入性冠状动脉生理测量。另外，硝酸甘油、维拉帕米、腺苷的使用也较常见，这些药物可以发挥舒张血管的作用。硝酸甘油由 Asciano Sobrero 于 1847 年发现，他第一次留意到在舌头上给予少量硝酸甘油可引起剧烈头痛 [1]。同时，他还发现硝酸甘油具有爆炸性，这种爆炸导致他脸部严重受伤。硝酸甘油是一种经酶促反应可释放一氧化氮的有机硝酸盐 [2]。当使用剂量达到 200μg，硝酸甘油可引起血管舒张的同时不引起血压降低。然而，当使用剂量超过 250μg，其并未进一步增加冠状动脉的舒张，同时可以引起低血压 [3]。包括硝普钠和莫西多明在内的直接一氧化氮供体则不需要通过分子代谢激活便可直接释放一氧化氮 [4, 5]。

钙离子通道阻滞药维拉帕米，依据 Vaughan Williams 分类，可作为Ⅳ类抗心律失常药。房室结中含有大量钙离子通道，维拉帕米可以通过降低房室结中的电脉冲传导以发挥负向时性效应 [6]。维拉帕米通过阻断冠状动脉平滑肌中的钙离子通道使血管舒张 [7]。由于引起冠状动脉血管扩张的机制不同，维拉帕米和硝酸甘油常一起联合使用，称之为冠状动脉的“鸡尾酒”疗法。因其具有负性变时性，维拉帕米禁用于严重心动过缓患者。此外，因维拉帕米具有负性肌力作用，它也禁用于在左心室功能不全的患者。另一种钙通道阻滞药地尔硫䓬比维拉帕米血管舒张效应更强，而负性变时作用则相对较弱 [8]。

腺苷是一种嘌呤核苷，可以结合不同类型的嘌呤能受体。可与血管平滑肌细胞中的腺苷 2A 型（A2a）受体结合发挥血管扩张效应。此外，腺苷通过 L 型钙通道抑制钙进入细胞以产生负向变时效应和负性传导效应，而 L 型钙通道广泛存在于血管平滑肌细胞、窦房结和房室结 [9]。腺苷可诱导充血来测量 FFR 以评估冠状动脉狭窄的严重程度 [10]。可经冠状动脉或静脉输入的方式使用腺苷。

（一）无复流治疗中血管扩张药的使用

在 PCI 过程中，血管痉挛和下游微血栓均可造成无复流现象。不仅如此，血管内皮的损伤引起梗死动脉无法达到最优状况的再灌注，同样可导致无复流[11]。大多数有关血管活性药物治疗或预防无复流效应的研究都选择了急性冠状动脉综合征 PCI 的模型。最近，一项对 10 个随机对照试验中共 3821 例接受 PCI 治疗急性冠状动脉综合征患者的 Meta 分析，探究了是否接受腺苷辅助治疗与无复流减少及相应的临床结局之间的相关性[12]。与安慰剂组相比，腺苷与操作后无复流的减少呈显著性相关，其优势比为 0.25（95%CI 0.08 ～ 0.73；P=0.01）。然而，腺苷的使用并未降低死亡率、再梗死、心衰症状和 ST 段回落的发生。尼可地尔和硝普钠的使用与冠状动脉血流的改善也密切相关，但对于严重的临床终点而言也无明显获益[13, 14]。因此这些药物在日常临床应用中并不常见。在目前的介入指南中，PCI 相关无复流中在冠状动脉内使用血管扩张药，为 B 级证据下的Ⅱ a 类推荐[11]。

（二）动脉痉挛治疗中血管扩张药的使用

与股动脉入路相比，（桡动脉）血管通路方法的出血并发症发生率更低，这也迅速成为冠状动脉造影和 PCI 的标准入路[15]。但是，大约 10% 的患者在经桡动脉入径的心导管插入过程中会发生桡动脉痉挛（RAS），这会导致导管插入的成功率下降，也会增加患者不适感[16]。桡动脉痉挛发生的风险因素包括桡动脉直径偏小，性别为女性，较大的鞘管尺寸，操作者经验不足等[17]。动脉内使用硝酸甘油或“鸡尾酒”疗法（例如 100μg 硝化甘油加 1.25mg 维拉帕米）可以预防和治疗桡动脉痉挛[18]。

二、经皮冠状动脉介入治疗术术中抗心律失常药的使用

PCI 过程中发生缺血或引起疼痛，会引起交感肾上腺系统亢进，从而诱发心率加快、血压上升、心肌收缩增强，进而导致氧需求量增加。β 受体阻滞药可通过降低心率和血压来降低心肌细胞的氧需求[19]。大量动物研究表明，在心梗模型中使用 β 受体阻滞药可以减少心肌损伤[20, 21]。此外临床研究证实，PCI 过程中冠状动脉内 β 受体阻滞药的使用可以降低术后不良临床事件和心肌损伤的发生[22-24]。例如，在 METOCARD-CNIC 这项试验中，将患有 ST 段抬高型前壁心肌梗死的 270 名连续招募的患者随机分为在再灌注前是否接受静脉注射美托洛尔两组[25]。在心肌梗死后的 5 ～ 7d，通过使用磁共振显像技术，研究人员发现使用美托洛尔的试验组心肌梗死面积明显缩小。目前，针对临床终点的更大的临床试验正在进行，以研究在 ST 段抬高型心肌梗死患者再灌注前早期使用美托洛尔是否能够得到更好的效果。

在 PCI 术中会偶尔使用其他抗心律失常药物。利多卡因不仅可用作局部麻醉药，它作为一种Ⅰb 类抗心律失常药物，可以在心肌细胞去极化过程中阻断钠离子的快速流入。Ⅰb 类抗心律失常药主要影响浦肯野心肌纤维系统，通常用于治疗室性心动过速。室性期前收缩常发生于左心室造影过程中。持续性室性心动过速偶尔随之发生，静脉注射利多卡因便可终止室性心动过速。

三、围术期镇静药的使用

在 PCI 术中，围术期偶尔使用镇静药以最低程度抑制意识，同时既不损伤气道，也可允许患者在术中对口头交流做出反应[26]。比较常用的有苯二氮䓬类药物。苯二氮䓬类药物（如奥沙西泮、咪达唑仑和地西泮）具有镇静、催眠、肌肉松弛和抗焦虑作用，通过结合到中枢神经系统中 GABAa 受体的苯二氮䓬部位，选择性地增强 γ- 氨基丁酸（GABA）的抑制活性[27]。苯二氮䓬类药物常见不良反应包括顺行性遗忘，这种不良反应有时反倒会受欢迎，因为它会使患者忘记手术过程中的任何不愉快。

常规使用镇静药时具有潜在并发症，使用这类药物后可能出现比预期更深的镇静水平。因此，目前的指南建议使用时应该监测意识状态、呼吸频率、血压和血氧饱和度[11]。此外，实验室应配备氧气、吸入装置和复苏车。其他用于镇静的药物较少，包括阿片类药物，如芬太尼和安眠药异丙酚[11]。表 44-1 列举了在围术期镇静方面常用短效药物的应用概况。

表 44-1 围术期镇静药短效类药物概述

分类	代表药	作用	起效时间（min）	持续时间（min）	逆转药物
苯二氮䓬类药物	咪达唑仑	镇静，抗焦虑	2 ～ 3	45 ～ 60	氟马西尼
阿片类药物	芬太尼	止痛	3 ～ 5	30 ～ 60	安易醒
其他	丙泊酚	镇静，抗焦虑	＜ 1	5 ～ 15	-

四、哪些药物在经皮冠状动脉介入治疗术前应该停止使用？

造影剂致急性肾损伤（CI-AKI）是 PCI 中使用造影剂所造成的一种不良反应，也因此可延长住院时间。造影剂致急性肾损伤并发症在肾功能正常的非糖尿病患者比较罕见（约 2%）[28]。然而，据报道高达 50% 的糖尿病肾病患者发生了造影剂致急性肾损伤，其平均血清肌酐水平为 5.9mg/dl[29]。也有报道指出，造影剂致急性肾损伤与 PCI 术后心肌梗死、靶血管血运重建及死亡的发生率的增加有关[30, 31]。虽然引起造影剂致急性肾损伤的机制目前尚不完全清楚，但碘化造影剂的直接细胞毒性和肾脏血流动力学紊乱已被确定为致病因素（表 44-2）[32]。

接受 PCI 的患者经常使用的一些药物与造影剂致急性肾损伤风险增加相关，这些药物如利尿药、非甾体抗炎药（NSAIDs）、血管紧张素转换酶抑制药（ACEI）、血管紧张素Ⅱ受体阻滞药和直接性肾素抑制药。这些药物可导致肾前性肾功能不全，常规在 PCI 前 24 ～ 48h 停用，于 PCI 后 24 ～ 48h 再使用。

然而，没有临床试验研究 ACEI 或利尿药的停用是否与造影剂致急性肾损伤及相关性临床结局的发生降低有关。有趣的是，曾有人认为在 PCI 术中用利尿药进行预防性治疗可以通过诱导和维持利尿、阻断 Henle 环路中需氧活性离子转运过程来预防造影剂致急性肾损伤。Solomon 等[33]将 78 例慢性肾功能不全患者随机分为三组，不同组的患者在造影前 12h 和造影后 12h 的时间段中分别接受生理盐水、生理盐水加甘露醇或生理盐水加速尿。血管造影后 48h 内血清肌酐升高 0.5mg/dl 的造影剂致急性肾损伤发生率，在生理盐水组、甘露醇组和利尿药组分别为 11%、28% 和 40%（P=0.05）。在该标志性试验的实施后，用生理盐水水化成为治疗标准。

二甲双胍，一种双胍类抗糖尿病药物，与潜在致死性乳酸酸中毒的发生率有关[34]。急性肾功能不全患者乳酸酸中毒的风险增加，因此二甲双胍通常在 PCI 术前 24 ～ 38h 停用，术后 48h 评估肾功能后可重新开始使用。

五、高剂量他汀类药物降低围术期心肌梗死的风险

围术期心肌损伤的发生主要通过检测相关心肌

表 44-2 经皮冠状动脉介入治疗术前应停止使用的药物

分类	代表药	停药原因
利尿药	呋塞米、丁美尼特、氢氯噻嗪、氯噻酮	可引起肾前性肾损伤
血管紧张素转换酶抑制药	卡托普利、依那普利、雷米普利、赖诺普利	可引起肾前性肾损伤
血管紧张素Ⅱ受体阻滞药	缬沙坦、坎地沙坦、伊贝沙坦	可引起肾前性肾损伤
肾素抑制药	阿利吉仑	可引起肾前性肾损伤
非甾体类抗炎药	布洛芬、双氯芬酸、萘普生	可引起肾前性肾损伤
氨基糖苷类抗生素	庆大霉素、阿米卡星、妥布霉素	抑制肾细胞蛋白质合成的肾毒性，导致肝衰竭患者肾毒性增加
双胍类	二甲双胍	乳酸酸中毒风险增加

标志物是否升高来判断，它是一种PCI术后的常见并发症。高剂量羟甲基戊二酰辅酶A还原酶抑制药（通常称为他汀类药物）的预处理可降低围术期心肌损伤的发生率。Pasceri等[35]对行择期PCI的153例慢性稳定型心绞痛患者进行随机处理。该研究使用阿托伐他汀40mg预处理，每日1次，再与安慰剂组相比较。结果显示，与安慰剂相比，他汀预处理组中心肌标志物水平高于正常上限的检出率显著性下降（肌钙蛋白I 20% vs 48%，P=0.0004）。单次负荷剂量80mg阿托伐他汀或40mg瑞舒伐他汀也可减少围术期心肌损伤[36, 37]。其他少量的研究和Meta分析证实了他汀类药物在PCI前预处理的保护作用[38, 39]。他汀类药物减少围术期心肌损伤的确切机制尚不清楚，但其开始发挥保护效应发生在脂质显著降低之前，因此有猜测认为他汀类药物的多效性作用可能包括抗炎、减少氧化应激或改善内皮功能。

六、经皮冠状动脉介入治疗术术中升压药和正性肌力药的使用

升压药和正性肌力药有时用于在PCI术中血流动力学不稳定的患者，这些患者预期在短期或中期内能够恢复。许多升压药和正性肌力药是儿茶酚胺家族的成员。这些儿茶酚胺，如肾上腺素、去甲肾上腺素、多巴胺、多巴酚丁胺、异丙肾上腺素和去氧肾上腺素，通过刺激α或β肾上腺素能受体发挥作用。简单来说，β受体刺激导致正性变时、正性肌力和血管舒张作用。α肾上腺素能刺激可导致血管收缩。由于主要具有β肾上腺素能受体刺激性的药物可引起血管舒张进而导致血压下降，因此正性肌力药如去甲肾上腺素（具有显著α肾上腺素能活性）和去氧肾上腺素（选择性α肾上腺素能活性）常与血管升压类药物联合使用。儿茶酚胺的重要并发症有心动过速，包括室上性和室性[40]。最后，负荷剂量糖皮质激素(氢化可的松100mg/8h静脉注射)应被考虑用于患顽固性低血压，以及应激状态下考虑有肾上腺功能不全风险的患者（例如使用口服类固醇高维持剂量的患者）。

七、结论

PCI术中，针对各种适应证使用了大量辅助药物：包括多种镇静药、血管活性药、抗心律失常药、血管收缩药、正性肌力药和针对危险因素的药物。此外，某些类型的药物在行PCI时必须暂时停止使用。在PCI术中使用何种辅助药物及停止使用何种药物应谨慎决策，并且应该根据个别患者的特定情况而具体制定。

第 45 章　经皮冠状动脉介入治疗术后双联抗血小板治疗的最佳时程

The Optimal Duration of Dual Antiplatelet Therapy After PCI

Mikkel Malby Schoos　Roxana Mehran　George D. Dangas　著

陈　鹏　译

一、支架植入后双联抗血小板治疗的理论基础及进展

1977 年，人类进行了第 1 例冠状动脉成形术。人们很快意识到，闭塞和再狭窄是经血管球囊成形术不能提供长期疗效的最常见原因，因此，血管内机械支持的发展旨在防止再狭窄和急性闭塞。大约 10 年后的 1986 年，在第一次植入冠状动脉支架之后，1987 年的《新英格兰医学杂志》上发表了一系列案例来报道它的有效性 [1]。然而，这些报道中也描述了支架内血栓形成的风险。大约在 1990 年，早期临床试验中报道支架内血栓形成率接近 20%[2]，于是人们开始采用抗凝药（肝素和口服华法林）和抗血小板（口服阿司匹林和双嘧达莫）治疗。随后在 20 世纪 90 年代中期的随机临床试验中验证了这种抗血栓治疗策略的有效性，并将支架植入与球囊血管成形术进行比较，结果表明急性和亚急性支架内血栓形成的风险降低了约 3.5%[3, 4]。1998 年，Leon 等发表了具有里程碑意义的试验，该试验比较了阿司匹林单药治疗和阿司匹林联用噻氯匹定治疗，尽管在后期 30d 的随访中发现阿司匹林联用噻氯匹定治疗的出血并发症发生率比阿司匹林单药治疗高，但该疗法可使支架内血栓形成率降低 [5]。从此以后，在阿司匹林中加入噻吩吡啶衍生物一直是冠状动脉支架植入术后抗血小板治疗的主要方法，并在 PCI 患者中引入了双联抗血小板治疗的概念。2001 年，CURE 试验在阿司匹林的基础上测试了另一种噻吩吡啶衍生物氯吡格雷，不久后又引入了新的 $P2Y_{12}$ 抑制药——2007 年时的普拉格雷 [6] 和 2009 年的替格瑞洛 [7]——它们进一步改善了双联抗血小板治疗方案在支架患者中的疗效。

随着双联抗血小板治疗方案的发展，支架技术从金属裸支架第一代药物涂层支架，发展到现在的第二代药物涂层支架，支架技术的改进直接影响了双联抗血小板治疗的临床选择策略。

第一代药物洗脱支架与金属裸支架相比，虽然支架处的内皮新生延迟预防了再狭窄但却促进了支架暴露处的血栓形成，同时停用双联抗血小板治疗的患者中长期（超出 30d）和超长期（超过 1 年）的支架内血栓形成事件发生率令人担忧 [8-11]，4 年内患者的支架内血栓形成事件发生率逐年增长，这使得第一代药物洗脱支架的安全性饱受争论 [12]。

与以往的支架不同，第二代支架采用了钴铬合金或铂铬合金的支架平台，这使得支架的支撑结构更薄，更易于输送。新一代的药物洗脱支架还改进了聚合物技术，增强了药物的供应能力，这可以减少支架处的血管炎症反应，并使支架处更快地被内皮覆盖从而促进血管愈合，同时减少了血管重塑、纤维蛋白和血小板的沉积，并抑制过早的新生动脉粥样硬化 [13]。因此，第二代药物洗脱支架的研究始终表明，与第一代相比，靶病变血运重建、心肌梗死和支架内血栓形成的发生率均较低 [14, 15]。

人们已经知道早期停用双联抗血小板治疗能够增加第一代药物洗脱支架的 PCI 患者术后的血栓事件发生风险 [16]；然而，随机临床研究表明，支架置

入后缩短使用抗血小板治疗的时间是安全的。这能够使支架置入后血管更快愈合，减少了抗血栓保护的需要。最近，研究表明仅使用 3 个月的双联抗血小板治疗策略是成功的 [17]。

新一代药物洗脱支架的使用已经迅速增加，目前大约 85% 的 PCI 患者植入了该支架。在瑞典的一项全国性队列研究中，新一代药物洗脱支架的使用率从 2009 年的 10% 增加到 2012 年的 85%。与此同时，金属裸支架的使用从 2007 年的 50% 下降到 2012 年的 15%，而上一代药物洗脱支架的使用从 2007 年的 50% 下降到 2012 年的 0.1%[18]。

不断发展的支架技术影响了国际上关于心肌血运重建的指南，第二代支架置入后的相关抗血小板治疗最近已经发生了改变。

二、关于双联抗血小板治疗时间的国际指南

对于稳定型冠状动脉疾病的患者，ESC/EACTS 发布的最新欧洲心肌血运重建指南建议，金属裸支架植入后至少 1 个月内和药物洗脱支架植入后至少 6 个月内使用双联抗血小板治疗。较短的双联抗血小板治疗时间（＜ 6 个月）可用于高出血风险的患者。此外，终身单一抗血小板治疗（通常是阿司匹林）是必要的。最后，双联抗血小板治疗可以在缺血风险高、出血风险低的患者中使用超过 6 个月。

在进行 PCI 的急性冠状动脉综合征患者中，ESC/EACTS 指南建议：除阿司匹林外，除非存在出血风险过高等禁忌证，$P2Y_{12}$ 抑制药应维持 12 个月以上。治疗方案为：普拉格雷（60mg 负荷剂量，每天 10mg）和替格瑞洛（180mg 负荷剂量，90mg 每天 2 次），氯吡格雷（仅在普拉格雷或替格瑞洛不可用或禁用时使用，600mg 负荷剂量，每天 75mg）[19]。

美国指南的不同之处在于，它们没有根据支架置入的急性冠状动脉综合征患者的症状来区分双联抗血小板治疗的持续时间，而是普遍建议双联抗血小板治疗的持续时间比 ECS/EACTS 指南建议的更长。最新的 ACCF/AHA/SCAI 指南建议在非侵入性治疗的非 ST 段抬高型急性冠状动脉综合征患者中双联抗血小板治疗最多可持续 12 个月，而在所有接受过药物洗脱支架的 PCI 术的急性冠状动脉综合征和非急性冠状动脉综合征患者中至少持续 12 个月 [20, 21]。

尽可能短的双联抗血小板治疗方案目的是在预防 PCI 术后缺血事件和避免抗血小板治疗所引起的出血并发症之间达到最佳平衡。两项具有里程碑意义的试验证明 PCI 术后发生大出血会增加死亡率。HORIZONS-AMI 试验 [22] 和 OASIS-5 试验 [23] 均表明：治疗组之间的缺血事件发生率相似，但大出血事件发生率显著不同，使得出血事件减少能改善死亡率。从那以后，其他随机临床试验也证实了大出血是短期和长期死亡率的一个强有力的独立预测因子 [24, 25]。短期使用双联抗血小板治疗既不影响减少缺血事件，同时又可以大量节省医疗费用。

三、指南背后的试验——基于最强证据的临床实践

数个重要试验已经描述了目前关于有或无急性冠状动脉综合征患者的双联抗血小板治疗使用建议 [26-30]。CREDO 研究评估了择期 PCI 术后患者（65% 的人近期有心肌梗死或不稳定性心绞痛）在服用阿司匹林基础上长期（12 个月）加用氯吡格雷的收益，研究表明氯吡格雷组的死亡、心肌梗死和卒中风险显著降低 27% [30]。

CURE 试验招募了无 ST 段抬高的急性冠状动脉综合征患者，在使用阿司匹林的基础上加用氯吡格雷 3 ～ 12 个月；平均治疗时间为 9 个月。该研究的主要终点（心血管死亡、非致命性心肌梗死或卒中）相对减少了 20%。这种受益是由于氯吡格雷组心肌梗死的发生率降低，而对心血管死亡没有单独的影响，但这一结果是以严重出血风险增加 1.3 倍为代价的 [26]。

CURE-PCI 试验研究了接受 PCI 治疗并服用阿司匹林的急性冠状动脉综合征患者，与安慰剂组相比，加用氯吡格雷预处理并继续服用 8 个月能够使心血管死亡或心肌梗死减少 31%，而对死亡率没有单独的影响 [28]。

CLARITY-TIMI 28 试验表明：加用氯吡格雷改善了梗死相关动脉的开放率，并减少了使用阿司匹林和标准纤溶方案的 ST 段抬高型心肌梗死患者 30 天随访时的缺血性并发症发生率 [29]。

COMMIT 试验表明：在急性心肌梗死患者中，入院时至梗死发生后 4 周内使用阿司匹林联用氯吡格雷可降低住院期间的死亡率和主要血管事件。两项试验的出血事件均未增加[27]。

根据指南引用的试验，美国建议在接受 PCI 治疗的急性冠状动脉综合征患者中至少使用 12 个月的双联抗血小板治疗，这似乎是十分武断的，因为这些试验中没有一项是针对专一的急性冠状动脉综合征人群提出推荐使用 12 个月的双联抗血小板治疗。与此同时，由于反复报道早期停止双联抗血小板治疗使用与预测急性冠状动脉综合征患者晚期冠状动脉支架内血栓形成的关系，这一用药建议持续了 10 多年[8, 9, 31]。

与此相反，最新的欧洲指南建议在植入第二代支架后的稳定型冠状动脉疾病患者中使用双联抗血小板治疗的持续时间为 6 个月，这提示了目前对于急性冠状动脉综合征患者和非急性冠状动脉综合征患者抗血小板治疗需求不同的争论。

四、支架技术发展与更短的双联抗血小板治疗方案

随机对照试验表明，在新支架平台下，双联抗血小板治疗使用时间越短越安全。最近的 Meta 分析提示：在以第二代药物洗脱支架为主的所有 PCI 患者中，双联抗血小板治疗持续时间延长至大于 12 个月与较短的双联抗血小板治疗持续时间（6 个月）相比并不能减少缺血事件的发生，反而增加了大出血的发生率[32]，这为先前使用第一代 DES 患者的研究结果提供了支持[33, 34]。

最近，Vahrenhorst 等在一项前瞻性队列研究中对这一争议不断的领域进行了研究[35]。该研究对象是来自瑞典德哈特注册中心的 56 440 名未经选择的未在使用氯吡格雷的新发急性冠状动脉综合征（40% ST 段抬高型心肌梗死）患者，他们主要接受了金属裸支架治疗。经过分析，与 6 个月的治疗相比，双联抗血小板治疗＞6个月可以降低25%的全因死亡、卒中或再灌注的风险，但 1 年内的出血发生率更高。只有在前 6 个月内无事件发生的患者被考虑纳入。人口统计数据说明了当代的治疗决策是由患者并发症（如既往 PCI 史、需胰岛素治疗的糖尿病、支架类型、数量和长度，以及心房颤动、抗凝治疗和出血风险）决定的。本研究表明，在不考虑患者特征的情况下，急性冠状动脉综合征患者使用双联抗血小板治疗＞ 6 个月可降低缺血终点的发生，这一结果支持目前急性冠状动脉综合征的治疗策略[35]。

这些结果必须由两项关键的研究进行解释，这两项研究主要针对使用第一代支架进行治疗的非急性冠状动脉综合征患者，研究表明绝大多数（80%）明确的或很有可能的支架内血栓形成事件发生在药物洗脱支架植入后 6 个月内，另外，6 个月后，从噻吩吡啶治疗停药到支架内血栓形成事件增加的中位时间间隔从几天到几个月不等，这一结果削弱了双联抗血小板治疗停药与 PCI 术后 6 个月后支架内血栓形成发生直接相关的观点[33, 36]。

双联抗血小板治疗停药的传统分类方法是一种简单是非分类的方法，它忽略了停止抗血小板治疗的临床原因和潜在背景。最近 PARIS 试验提出的一个替代方案，该分类考虑了双联抗血小板治疗停药的实际临床情况，这直接影响支架置入后心脏不良结果并与病人停止治疗的原因相关（如医生建议、由于手术而停药、依从性差或出血）[37]。

双联抗血小板治疗的最佳持续时间很可能取决于患者的风险状况。到目前为止，国际指南中还没有根据风险类别对双联抗血小板治疗的持续时间提出具体建议；然而，当代的临床实践无疑是通过患者人口统计学和程序化特征的风险概况评估来调整 PCI 术后双联抗血小板治疗的使用时间。

五、高危患者

在高风险患者中延长双联抗血小板治疗使用时间的临床实践是基于多个里程碑式的研究的，如 CHARISMA 研究和 CAPRIE 研究，其中，根据先前记录的冠状动脉或周围动脉粥样硬化疾病登记的患者中，只有一部分患者从延长氯吡格雷服用时间中获益，主要体现在减少心肌梗死、卒中或心血管死亡[38, 39]。此外，Eisenstein 等的一项大型观察性研究提示：在长达 2 年的随访中，延长氯吡格雷服用时间可以使 PCI 术后 6 个月和 12 个月无事件的患者受益[40]。

在更近的试验中，PEGASUS–TIMI 54 研究调

查了心肌梗死后服用替格瑞洛超过 1 年的有效性和安全性。在一个双盲的 1∶1∶1 分组的试验中，21 162 名患心肌梗死后 1 ～ 3 年的患者，被随机分配到替格瑞洛组 90mg，每日 2 次，替格瑞洛组 60mg，每日 2 次，或安慰剂组。所有患者均接受低剂量阿司匹林，随访时间为 33 个月。两种剂量的替格瑞洛治疗显著降低了心血管死亡、心肌梗死或卒中的风险，但增加了大出血的风险 [41]。

这一信息最近被扩展到非高危患者中：DAPT（双联抗血小板治疗）研究招募了所有接受冠状动脉支架治疗后的患者，在这些患者中，放置第一代药物洗脱支架的患者超过 30%。在使用噻吩吡啶药物（氯吡格雷或普拉格雷）和阿司匹林治疗 12 个月后，患者被随机分配继续接受噻吩吡啶治疗或再接受安慰剂治疗 18 个月。在近 1 万名患者中，双联抗血小板治疗在 1 年后显著降低了支架内血栓形成和主要心脑血管事件的风险，但与出血风险增加有关 [42]。

一项由 Lee 等进行的随机对照试验引起了争议 [43]。该研究报道了主要置入了第一代药物洗脱支架（65%）的 PCI 术后 12 个月未发生事件的患者，与阿司匹林单药相比，额外接受 24 个月的双联抗血小板治疗的患者不能降低心脏死亡、心肌梗死或卒中等复合终点的发生率。

RESET 试验 [44] 随机分配研究参与者接受佐他莫司洗脱支架外加 3 个月的双联抗血小板治疗或另一个目前可用的药物洗脱支架外加 12 个月的双联抗血小板治疗。佐他莫司洗脱支架 + 3 个月的双联抗血小板治疗方案在心血管死亡、心肌梗死、支架内血栓形成、靶血管重建或 1 年出血方面均不低于标准治疗方案。重要的是，预先确定的亚组对治疗效果没有产生影响，包括＞ 65 岁的糖尿病、性别、急性冠状动脉综合征、充血性心力衰竭、支架长度、多支病变、血管直径，以上所有因素都被认为是高危患者的特征。尽管缺血和出血结局的联合终点以及亚组分析的局限性都不能忽视，但以上结果表明，在接受第二代药物洗脱支架治疗的患者中，双联抗血小板治疗的持续时间不受风险状况的影响。

然而，PRODIGY 研究证实了 RESET 试验的结果。对于接受了药物洗脱支架和金属裸支架平衡后混合治疗的患者，24 个月的氯吡格雷治疗方案在减少全因死亡、心肌梗死或卒中的复合终点方面并不比 6 个月的氯吡格雷方案更有效 [45]。同样，这些结果在年龄（＞ 65 岁）、急性冠状动脉综合征和糖尿病的风险亚组中是一致的。

Baber 等 [46] 最近发现，慢性肾脏病或糖尿病单病与高残余血小板反应活性之间的关联在调整协变量后被减弱，而血小板反应活性与慢性肾脏病和糖尿病叠加的相关风险性仍然显著增加了大约 2.5 倍。因此，当仅与慢性肾脏病或糖尿病进行比较时，慢性肾脏病和糖尿病的共同存在似乎对残余血小板反应性有协同作用。

更有效的血小板抑制药是否能改善有危险因素的患者的预后尚存争议，且值得研究。

对 PCI-CURE 试验的一个预设的亚组进行分析发现，在接受 PCI 的非 ST 段抬高型急性冠状动脉综合征患者中，在阿司匹林基础上加用氯吡格雷可显著降低非糖尿病患者的心血管死亡或心肌梗死发生率，但对糖尿病患者不能获益 [21]。这一发现使我们猜测，氯吡格雷不能提供足够对糖尿病患者的缺血情况的保护。TRITON-TIMI 38 试验的一个预设的亚组进行分析发现，在接受普拉格雷与氯吡格雷比较的试验中没有观察到大出血事件增加，但糖尿病患者复发心肌梗死的概率与非糖尿病患者相比大大降低 [6]。这意味着糖尿病患者可以从普拉格雷提供的更强的抗血小板作用中获益 [47]。Angiolillo 等证实了这些在 2 型糖尿病和冠状动脉疾病患者中的发现 [48]。与双倍剂量氯吡格雷相比，标准剂量普拉格雷在负荷量和维持期间均与更强的血小板抑制有关 [22]。与之相反，在 PLATO 试验中，与氯吡格雷相比，替格瑞洛降低了急性冠状动脉综合征患者缺血事件的发生，且与糖尿病状态、血糖控制和胰岛素治疗均无关 [15]。最近，一项小型、单中心、开放性的研究招募了 100 名进行了 PCI 治疗的患有糖尿病的急性冠状动脉综合征患者，并让他们随机服用普拉格雷或替格瑞洛。在服用负荷量后 6 ～ 18h 后评估血小板反应性，替格瑞洛组明显低于普拉格雷组。目前，替格瑞洛更强效力是否能转化为临床获益尚不清楚。

因此，在糖尿病患者中加强血小板抑制的临床必要性尚不清楚，其有益作用可能仅针对多种

$P2Y_{12}$ 化合物。另外，普拉格雷和替格瑞洛在糖尿病人群中的不同发现可能与患者基线的变化有关。事实上，最近的一份临床报告表明，治疗期间较高血小板反应性在肥胖患者中普遍存在，但该资料仅限于那些也患有代谢综合征的患者。BMI 的增加本身是否与血小板反应性有关还存在争议。

最近的一项 Meta 分析的结论中总结了双联抗血小板治疗服药时间延长的问题。该研究发现，双联抗血小板治疗短期服用比长期服用的总体出血风险降低，但支架内血栓形成发生率增高，使用第二代药物洗脱支架能够明显降低后者的风险。更长时间服用双联抗血小板治疗有导致更高的全因死亡率的趋势，但该结果并无统计学意义。因此，延长双联抗血小板治疗服用时间需要仔细权衡缺血和出血并发症之间的风险 [49]。最近的双联抗血小板治疗研究提供了一些关于延长双联抗血小板治疗服用时间会增加全因死亡率的机制的见解 [42]。而随机试验的治疗（置入药物洗脱支架后服用阿司匹林与氯吡格雷或普拉格雷 1 年后再服用噻吩吡啶或安慰剂治疗 18 个月）表明，严重出血（GUSTO 标准）或致命出血并未增加，延长双联抗血小板治疗能够增加非心血管死亡，在一定程度上有可能是因为创伤造成的出血增加了非心血管死亡 [42]。

六、需要手术的患者的双联抗血小板治疗服用时间

PCI 术后计划的双联抗血小板治疗疗程可能会影响甚至在某些情况下推迟或停止患者所需的其他治疗。

在 PCI 术后患者中，手术是双联抗血小板治疗停药的常见原因，大约 5% 的支架患者会在 PCI 术后 1 年内接受心脏或非心脏手术 [50–52]。血小板活化与手术相关 [53]，冠状动脉血栓可能是造成围术期心肌梗死的机制 [54]，而心肌梗死又是手术后最常见的主要血管并发症 [54]，并且与 30d 死亡率具有独立的相关性 [55–57]。

尽管如此，在接受心脏和非心脏手术的患者中，口服抗血小板治疗的最佳时机和围术期策略仍存在争议。目前，ACCF/AHA/SCAI 的指南认为，非心脏手术前的血运重建为Ⅱ a 级获益大于血管球囊扩张或金属裸支架植入后 4 ～ 6 周的双联抗血小板治疗使用风险（证据等级 B 级）[20]。金属裸支架植入后的这段宽限期与术后凝血活性增加有关，这与手术所带来的血栓前期效应有关。早期使用金属裸支架进行冠状动脉血管成形术时，当患者术后 2 ～ 5 周内，高概率的死亡、心肌梗死和支架内血栓形成的发生率解释了大多数的致命事件 [58, 59]，这一时间段准确对应了金属裸支架置入后血管愈合需要 4 周这一时间 [60]。此后，对第一代药物洗脱支架患者进行的研究表明，PCI 术后 1 年内的非心脏手术是不良缺血事件的独立预测因素。与金属裸支架相比，在 PCI 术后 6 个月内进行手术的患者缺血事件发生率更高，但术后病情较稳定 [61, 62]，这很可能是由于第一代药物洗脱支架植入物中的抗增殖药物洗脱和聚合物涂层导致血管延迟愈合所导致的 [8, 9, 13]。

最近几项相互独立的试验结果表明：对于置入第二代药物洗脱支架的 PCI 术后患者，因手术而停用双联抗血小板治疗前建议保留 3 个月的宽限期 [17, 63]。

指南中Ⅱa 类推荐术中停用双联抗血小板治疗，如果可能，建议继续服用阿司匹林，并在术后立即重启 $P2Y_{12}$ 抑制药治疗。然而，支持这项建议的证据不足（C 级），只有依赖于专家共识的有限数据支持这一建议 [20]。近期的大规模随机对照试验 POISE-2 的结果质疑了这一临床实践，在非心脏手术前服用阿司匹林并在术后早期继续服用（200mg 负荷剂量后继续使用每天 100mg），并不能显著影响死亡的或者非致命的心肌梗死的发生率，但增加了大出血的风险 [64]。美国区域麻醉协会对接受抗血小板治疗的患者的围术期管理指南甚至建议，在药物洗脱支架植入后的所有择期手术应推迟 12 个月 [65]。因此，如果计划手术，倾向于植入金属裸支架。如果择期手术可以推迟 3 个月，这些指南中的预防措施可能是不必要的，甚至可能是不利的，因为患者无法从将第二代药物洗脱支架换为金属裸支架所导致的更低的血运重建率中获益 [15]。

七、心房颤动

据估计，5% ～ 7% 的 PCI 患者患有心房颤动

（AF）[6]。华法林几十年来一直是其标准治疗，并被认为在不进行 PCI 的心房颤动患者预防卒中和血栓栓塞方面优于双联抗血小板治疗 [7]。相反，在需要 PCI 的患者中，使用阿司匹林和噻吩吡啶的双联抗血小板治疗在预防支架内血栓形成方面比单独口服抗凝药更为有效 [66]。

目前的 AHA 指南对进行 PCI 的心房颤动患者的建议是非特异性的，因为他们建议"金属裸支架可以最小化双联抗血小板治疗所需的持续时间"，"与抗凝药同时使用氯吡格雷而不使用阿司匹林可能是合理的" [67]。欧洲和北美最近的一份共识报道指出，对于 PCI 术放置支架的房颤患者，若 CHADS2 ＞ 1 时，应采用华法林、阿司匹林和噻吩吡啶的三重疗法（TT）[68, 69]。这些患者的三联治疗时间取决于支架类型、缺血和出血风险的评估。三重疗法的治疗时间在金属裸支架置入后应限制在 1 个月，Limus 支架置入后应限制在 3 个月，紫杉醇支架置入后 6 个月。对于药物洗脱支架，华法林加氯吡格雷或阿司匹林（100mg）联合质子泵抑制药治疗应在 PCI 术后持续 12 个月。此后，华法林应继续终身使用。众所周知，三重疗法的获益伴随着明显的出血风险（与单纯华法林相比增加了 3 倍；与双联抗血小板治疗相比增加了 5 倍），并随着三重疗法时间的延长而进一步增加 [70, 71]。对于出血风险高的患者，建议完全避免使用药物洗脱支架。然而，根据最近 RESULTE 计划关于佐他莫司支架的合并分析结果，避免在心房颤动患者中植入药物洗脱支架的建议可能会随着最新一代支架和聚合物涂层的出现而过时 [63]。

这些共识最近受到了 WORST 试验的挑战，该研究发现在服用抗凝药的 PCI 患者（69% 患有心房颤动，88% CHADS2 ＞ 1），与三重疗法相比，不使用阿司匹林而单用氯吡格雷能够显著减少出血并发症，并不会增加血栓事件的发生 [72]。这些结果被最近的一项丹麦的全国性回顾性研究所证实，该研究根据因心肌梗死住院和（或）接受 PCI 治疗的心房颤动患者的配药处方进行统计，结果发现口服抗凝药和氯吡格雷在疗效和安全性方面均与三重疗法相同或更好 [73]。

八、未来展望

一些研究 PCI 术后双联抗血小板治疗持续时间的大型临床随机对照试验目前正在注册。TWILIGHT 试验的主要目标是在 9000 名接受 PCI 的患者中，替格瑞洛单药抗血小板治疗与替格瑞洛联用阿司匹林双联抗血小板治疗进行对比，服用 12 个月后，在接受 PCI 的高危患者中减少临床相关的出血（疗效）的评估，目前该研究已经完成了 3 个月的阿司匹林 + 替格瑞洛部分的研究（NCT02270242）。未来即将进行的 SENIOR 研究将招募患有稳定型心绞痛、无症状心肌缺血（服用 1 个月双联抗血小板治疗）或急性冠状动脉综合征（服用 6 个月双联抗血小板治疗）的患者（NCT02099617）。

如何在接受 PCI 治疗的心房颤动这一独特的患者群体中找到合适的治疗平衡，即将出血风险降到最低并保持抗缺血的疗效，仍然是一个复杂且有争议的临床难题。新型的抗血小板药物和抗凝药物的出现导致了临床医生在现实生活中使用的联合药物疗法的概率上升。目前，对于心房颤动的治疗，目前已有 4 种抗凝药被批准使用（维生素 K 拮抗药、达比加群、利伐沙班和阿哌沙班），依度沙班即将获得批准，同时，目前已经有 4 种可供选择的常用的口服抗血小板药物（阿司匹林、氯吡格雷、替格瑞洛、普拉格雷）。在这个问题上几乎没有相应的证据，目前 PIONEER-AF 试验正在招募接受 PCI 的心房颤动患者，随机让参与者服用利伐沙班 2.5mg 每天 2 次 + 一种 $P2Y_{12}$ 抑制药，利伐沙班 15mg，每天 1 次 + 一种 $P2Y_{12}$ 抑制药，或维生素 K 拮抗药 + 一种 $P2Y_{12}$ 抑制药和阿司匹林（PIONEER-AF；NCT01830543），预计纳入患者阶段截止到 2015 年 7 月。一项关于达比加群（RE – DUAL PCI）的试验正在进行中，计划使参与者随机接受达比加群 110mg，每日 2 次 + 抗血小板治疗，达比加群 150mg，每日 2 次 + 抗血小板治疗或维生素 K 拮抗药 + 双联抗血小板治疗。大量的组合方式意味着基于可靠的随机数据的最佳抗血小板治疗和抗凝药组合和持续时间在许多年内都不会为人所知。

第 46 章 经皮冠状动脉介入治疗术后三联抗血小板治疗及联合口服抗凝药物治疗

Triple Antiplatelet Therapy and Combinations with Oral Anticoagulants After PCI

Jonathan A. Batty Joseph R. Dunford Roxana Mehran Vijay Kunadian 著

戴梅艳 译

在 PCI 期间支架置入术后，由阿司匹林和 $P2Y_{12}$ 受体抑制药组成的双联抗血小板药物治疗方案是欧洲 [1,2] 和北美 [3,4] 指南推荐的。虽然双联抗血小板药物治疗有效地改善了围术期和术后的预后，但仍有相当一部分患者出现了支架内血栓形成、再梗死和心脏相关死亡 [5]。为了进一步改善患者预后，已有部分研究对进一步的抗血栓药物（如抗凝血药或额外的抗血小板药物）的有效性和安全性进行了评估。然而，这种抗血栓治疗方案会增加出血的风险。各研究之间仍然存在大量的异质性，因此这种疗法的临床效用仍存在争议。

多达 10% 的 PCI 患者也有长期口服抗凝药物（OAC）的指征，例如合并心房颤动或者原位机械心脏瓣膜。由于并发症、心房颤动和瓣膜性心脏病的发病率越来越高以及人口老龄化使得这一比例将显著上升 [6-11]。虽然维生素 K 抑制药（例如华法林）仍然是口服抗凝药物的主要药物，但非维生素 K 抑制口服抗凝药（NOACs；例如阿哌沙班、利伐沙班和达比加群酯）已被开发出，它们具有潜在优势的药理特性和改进的安全性 [12]。传统观点认为，联合使用双联抗血小板药物治疗和口服抗凝药物（三联抗血小板治疗）可以显著减少血栓栓塞事件，而以增加大出血为代价。由于三联疗法的风险和益处之间的差距很小，因此必须以证据为基础，以患者为中心，平衡患者的血栓和出血性危险因素 [13]。最近的随机和观察性研究在 PCI 和急性冠状动脉综合征患者中评估了这一策略的净益处和风险，并为最佳实践指南的修改提供了依据 [14,15]。

本章回顾了 PCI 术后三联抗血小板和抗血栓治疗方案的安全性和有效性。本章还总结了新型口服抗凝药物的初步数据，以及最新的基于证据的临床指南，并解答了这种抗血栓治疗方案的最佳临床应用中存在的问题。

一、方法

对主要生物医学数据库（PubMed、Medline、Embase 和 Web of Science）使用下列关键词：triple therapy（三联治疗）、percutaneous coronary intervention（经皮冠状动脉介入）、stent implantation（植入支架）、antiplatelet（抗血小板）、anticoagulation（抗凝）和 novel anticoagulant agents（新型口服抗凝药）进行搜索。仅纳入 1950—2014 年间以英文出版的文章。这是关于 PCI 术后三联抗血栓治疗的所有可获得临床数据的汇总。

二、血小板活化与动脉血栓形成的病理生理

动脉内血栓形成的主要诱因是不稳定动脉粥样硬化斑块的破裂，该斑块是由动脉壁中富含脂质巨噬细胞逐渐积累而形成。破裂后，血小板通过细胞表面受体（如糖蛋白Ⅵ）与胶原和血管性血友病因子的相互作用而发生募集。血小板黏附血管壁后，

ADP（$P2Y_1$ 和 $P2Y_{12}$）和糖蛋白Ⅱb/Ⅲa受体介导的额外血小板结合导致血小板聚集。从血小板中脱颗粒的促炎症介质会释放 TXA_2 和 ADP，而 TXA_2 和 ADP 则会进一步促进血小板活化。同时，从脱落的斑块中暴露的组织因子通过外部途径激活凝血级联，激活因子Ⅶ。其依次激活因子Ⅹ、Ⅴ和最终的共同途径，凝血酶。凝血酶将可溶性纤维蛋白原切割成纤维蛋白单体。其聚合形成不溶性网状物，并将血小板和红细胞捕获，从而形成血栓。凝血酶通过蛋白酶激活受体（如 PAR1）与血小板相互作用，进一步增强脱颗粒作用，使血小板持续活化。因此，动脉血栓形成依赖于血小板的激活和凝血级联反应；针对这些途径的药物治疗策略对于预防 PCI 后的不良预后至关重要。

三、抗血栓药物治疗的机制

抗血栓药物分为两大类：①抗血小板药物，其通过抑制血小板募集、黏附、聚集或激活起作用；②抗凝药，其通过抑制凝血级联反应的关键成分起作用。阿司匹林是一种普遍存在、不可逆、非特异性的 COX 抑制药，阻止下游 TXA_2 的产生；氯吡格雷、普拉格雷和替格瑞洛通过拮抗 ADP $P2Y_{12}$ 受体发挥作用。传统的抗凝药，如华法林，通过抑制维生素 K 环氧化物还原酶亚基 C1，减少维生素 K 依赖性凝血因子（Ⅱ、Ⅶ、Ⅸ和Ⅹ）的合成。这抑制了内源性和外源性的凝血途径。而非维生素 K 抑制口服抗凝药直接作用于凝血级联的最终共同途径的关键因子：阿哌沙班、利伐沙班和依度沙班抑制游离 / 血小板结合因子Ⅹa（与低分子量肝素和磺达肝癸钠结合，后者通过抗凝血酶Ⅲ与Ⅹa结合）。达比加群酯直接抑制游离 / 血小板结合凝血酶，抑制纤维蛋白原向纤维蛋白的转化。

四、经皮冠状动脉介入治疗术后的三联抗血小板治疗

（一）磷酸二酯酶 3 抑制药

许多随机试验已经评估了双联抗血小板联合西洛他唑在 PCI 术后的获益和风险。最大的随机临床研究将纳入的 1212 名患者分为双联抗血小板组（阿司匹林和氯吡格雷）和双联抗血小板联合西洛他唑组[16]。双联抗血小板联合西洛他唑可降低主要心血管不良事件（心源性死亡、非致命性心肌梗死、脑卒中或靶血管重建术；0.3% vs 15.1%，P=0.01）的复合终点，但不增加发生大出血的风险（0.0% vs 0.2%，P=0.50）。到目前为止，另外 10 项随机对照研究在总共 5096 名接受了 PCI 术的患者中评估了西洛他唑的递增效益。这些患者被随机分为双联抗血小板组（阿司匹林和氯吡格雷）或三联抗血小板治疗组（阿司匹林、氯吡格雷和西洛他唑）[16–25]。虽然单一研究的样本量相对较低（n=84 ～ 1212 例），并有许多报道了模棱两可的结果，但 Meta 分析表明西洛他唑降低主要心血管不良事件发生率（OR 0.56，95%CI 0.47 ～ 0.68，P ＜ 0.00 001），且不增加出血风险（OR 1.42，95%CI 0.52 ～ 3.85，P=0.49）[26–29]。

西洛他唑治疗患者的注册研究提供了更多的证据。DECREASE 注册研究（n=3099）评估了双联抗血小板治疗（阿司匹林和氯吡格雷）和三联抗血小板（阿司匹林、氯吡格雷和西洛他唑）治疗。报告指出三联抗血小板治疗与降低随后的心肌梗死风险（HR 0.23，95%CI 0.08 ～ 0.70；P=0.01）和支架内血栓形成（HR 0.14，95%CI 0.04 ～ 0.52；P=0.004）有关，且大出血风险（HR 0.97，95%CI 0.44 ～ 2.12；P=0.94）在 12 个月时无显著差异[30]。然而死亡率亦无显著性差异（HR 0.76，95%CI 0.40 ～ 1.45；P=0.41）。COBIS-Ⅱ注册研究（n=2756）评估了给予冠状动脉分叉病变患者三联抗血小板治疗与双联抗血小板治疗[31]。虽然接受三联抗血小板治疗的患者有更多的心血管并发症，但双联抗血小板与三联抗血小板治疗治疗组在随后的急性心肌梗死、支架内血栓形成、死亡率或出血并发症方面无显著性差异。

尽管有这些鼓舞人心的结果，Yang 等的研究[32]表明含有第三代噻吩吡啶普拉格雷的三联抗血小板治疗方案，其诱导的血小板抑制作用优于阿司匹林、氯吡格雷和西洛他唑的三联抗血小板治疗方案（Verify-$P2Y_{12}$ 试验；分别为（72.1 ± 12.2）vs（57.5 ± 23.5）；P=0.020）[32]。虽然没有提供临床数据，但这凸显了在高阶方案中抗血小板药物的排列所带来的复杂性。随后的 Meta 分析间接比较了不

同双联抗血小板治疗方案与含西洛他唑的三联抗血小板治疗的疗效，与以普拉格雷和替格瑞洛为基础的双联抗血小板治疗相比，三联抗血小板治疗显著降低了主要心血管不良事件率（普拉格雷：OR 0.70，95%CI 0.56 ～ 0.87；P=0.0012；替格瑞洛：OR 0.67，95%CI 0.55 ～ 0.83；P=0.0003）[29]。此外，使用西洛他唑的 TAPT 方案不会增加大出血的发生率（OR 1.42，95%CI 0.52 ～ 3.85；P=0.49）或总出血的发生率（OR 1.16，95%CI 0.79 ～ 1.69；P=0.45）。

（二）糖蛋白Ⅱb/Ⅲa 抑制药

口服血小板糖蛋白Ⅱb/Ⅲa 抑制药珍米洛非班、奥波非班和西拉非班已经进行了大量的 3 期临床试验[33-35]。安慰剂对照的 EXCITE 试验在 7232 例 PCI 术后患者中评估了 10mg 和 20mg 珍米洛非班的作用。患者开始时每天服用 3 次，2 周后改为每天 2 次，持续至 6 个月[33]。所有患者均接受阿司匹林治疗，安慰剂组接受支架治疗的患者也接受第一代 $P2Y_{12}$ 受体抑制药噻氯匹定。研究结果显示 6 个月时 10mg（HR 1.03，95%CI 0.86 ～ 1.23；P=0.82）或 20mg（HR 0.94，95%CI 0.78 ～ 1.13；P=0.36）剂量的珍米洛非班治疗没有益处，表明珍米洛非班不能降低主要终点事件（包括死亡、复发性心肌梗死和血运重建）。在 OPUS-TIMI 16 试验中，10 302 名急性冠状动脉综合征患者被随机分成三组，一组每日 2 次，每次 50mg 奥波非班，服用 6 个月；一组每次 50mg 奥波非班，每日 2 次，服用 30d 后改为 30mg，每日 2 次，服用 5 个月，以及安慰剂组[34]。所有患者均接受阿司匹林治疗；安慰剂组接受支架治疗患者给予噻氯匹定治疗。OPUS-TIMI 试验因为奥波非班组的死亡率显著增加（5.1% vs 3.7% 在 50/30mg 奥波非班治疗组与安慰剂治疗组中；P=0.008）而被提前终止。口服奥波非班治疗组出血风险呈剂量依赖性增高，安慰剂组、50/30 组和 50/50 组分别为 2.0%、3.7% 和 4.5%（P < 0.0001）。SYMPHONY 试验在 9233 例急性冠状动脉综合征患者中进行了体重 - 肌酐个体化西拉非班治疗与阿司匹林的对比研究[35]。主要终点（死亡、再梗死或严重缺血）在阿司匹林组、低剂量或大剂量西拉非班治疗的患者之间没有显著性差异，但大出血在西拉非班治疗的患者中更为常见（OR 1.34，95%CI 1.05 ～ 1.71）。第二次注册 SYMPHONY 研究，比较了低剂量西拉非班联合阿司匹林，大剂量西拉非班未联合阿司匹林或单独使用阿司匹林的疗效。该试验在 SYMPHONY 结果分析之后被提前终止[36]。在这些随机试验中也观察到西拉非班治疗的患者（计划的 9000 例患者中的 6671 例）的大出血风险。

所有关于口服糖蛋白Ⅱb/Ⅲa 抑制药的 3 期临床试验均报道了该治疗策略的显著风险。随后的 Meta 分析证实了这一现象，无论阿司匹林联合用药或剂量如何，其死亡率都明显升高[37]。然而，静脉注射糖蛋白Ⅱb/Ⅲa 抑制药（阿昔单抗、依替巴肽和替罗非班）的试验表明，作为 PCI 的辅助治疗，其在急性冠状动脉综合征和稳定的冠状动脉疾病治疗中显示出显著的益处[38, 39]。口服药物的不良安全性限制了其在临床上的应用。

五、经皮冠状动脉介入治疗术后抗血小板联合口服抗凝治疗

维生素 K 抑制药

尽管在一些安慰剂对照的随机研究中，已经确定华法林在减少死亡率和预防心肌梗死后再发梗死方面的有益作用，但这些研究早于介入再灌注策略和双联抗血小板治疗的广泛应用，因此与现代临床实践的相关性不确定[40, 41]。在多药治疗方案中，大型 Meta 分析显示常规联合应用华法林和双联抗血小板治疗与单独应用双联抗血小板治疗相比，死亡风险无显著差异（OR 1.20，95%CI 0.63 ～ 2.27；P=0.56）；缺血性事件发生率降低的益处（OR 0.29，95%CI 0.15 ～ 0.58；P=0.0004）被双倍增加的出血风险所抵消（OR 2.00，95%CI 1.41 ～ 2.83；P < 0.0001）[42]。本章将进一步评估新型口服抗凝药联合双联抗血小板治疗用于特定的高危患者的作用，如合并心房颤动和原位机械性心脏瓣膜的患者。

六、非维生素 K 抑制的口服抗凝药

（一）直接凝血酶抑制药

由于非维生素 K 抑制口服抗凝药的出现，人们对 PCI 术后常规联合抗血栓治疗又产生了新的兴

趣[43]。然而，探索非维生素K抑制口服抗凝药在心房颤动中应用的3期临床试验均排除了近期支架置入术的患者，相对应的，最近的急性冠状动脉综合征临床试验排除了使用新型抗凝药物的患者。在安慰剂对照，剂量递增的RE-DEEM研究中随机选择了1861例急性冠状动脉综合征患者并在其接受PCI后给予标准双联抗血小板治疗（阿司匹林和氯吡格雷，或其他噻吩吡啶），或联合达比加群酯治疗[44]。患者随机接受安慰剂或达比加群酯50mg、75mg、110mg或150mg（每日2次）。虽然由于多组比较和每组内次要事件发生率（1.7%～3.8%），该研究不能充分地评估疗效，但其显示出了大出血的差异（初步研究结果）。与安慰机组相比，达比加群酯与出血风险呈剂量依赖关系（50mg：HR 1.77，95%CI 0.70～4.50；75mg：HR 2.17，95%CI 0.88～5.31；110mg：HR 3.92，95%CI 1.72～8.95；150mg：HR 4.27，95%CI 1.86～9.81），而且抗血栓获益不确定。

（二）凝血因子Ⅹa抑制药

APPRAISE研究随机纳入了1715例ST段抬高或非ST段抬高型心肌梗死患者，以评估阿哌沙班除DAPT外的增量效应[45]。患者分别接受安慰剂或阿哌沙班2.5mg（每日2次），10mg（每日1次），10mg（每日2次）或20mg（每日1次）。因为早期报道表明，该治疗方案的患者中临床上明显出血过多（每日2次10mg或每天1次20mg出血风险分别是7.8%和7.3%的患者），大剂量阿哌沙班治疗组（每天20mg）随后被停止。在接受小剂量治疗的患者中，临床出血的风险仍高于安慰剂对照组（2.5mg，每日2次：HR 1.78，95%CI 0.91～3.48；*P*=0.09；10mg，每日1次：HR 2.45，95%CI 1.31～4.61；*P*=0.005）。阿哌沙班治疗组后续的心血管事件的发生率低于对照组（2.5mg，每日2次：HR 0.73，95%CI 0.19～0.56；10mg，每日1次：HR 0.61，95%CI 0.04～0.65）。然而，与单独服用阿司匹林的患者相比，服用阿司匹林和氯吡格雷的患者出血风险的增加更为明显，而缺血事件的减少不明显。随后，APPRAISE-2试验在招募7392名（目标登记10 848名）患者后被提前终止，患者随机接受5mg每日2次阿哌沙班（基于APPRAISE研究中确定的最佳剂量曲线）或安慰剂，以及阿司匹林和$P2Y_{12}$受体抑制药[46]。与对照组相比，研究者观察到阿哌沙班治疗组大出血显著增加（HR 2.59，95%CI 1.50～4.46；*P*=0.001）。在阿哌沙班治疗期间，与安慰剂相比，这些事件更多的是颅内或致命的。在8个月的随访中，未观察到主要心脏不良事件率的差异（7.9% vs 7.5%，*P*=0.51）。这些数据表明，阿哌沙班的使用，即使在APPRAISE中确定的5mg剂量提供最大的风险—效益曲线，也可增加大出血风险，而不会减少心血管事件的发生。虽然作者认为将患有广泛并发症的患者（例如高龄、糖尿病、心力衰竭和肾功能损害）纳入可能会增加出血率，但这些因素在两组中均等分布，不应对结果产生不利影响。

ATLAS-ACS-TIMI 46研究旨在确定在接受或不接受噻吩吡啶的阿司匹林治疗的急性冠状动脉综合征患者中使用利伐沙班的最佳剂量方案[47]。该试验将3491名患者（双联抗血小板治疗组为2730名）随机分为接受安慰剂或利伐沙班组，每日剂量为5mg、10mg、15mg或20mg，以单次或分次剂量给药。本研究报道了与安慰剂相比，利伐沙班的临床出血风险呈每日剂量依赖性显著增加（5mg：HR 2.21，95%CI 1.25～3.91；10mg：HR 3.35，95%CI 2.31～4.87；15mg：HR 3.60，95%CI 2.32～5.58；和20mg：HR 5.06，95%CI 3.45～7.42；*P*＜0.0001）。然而，与安慰剂相比，利伐沙班治疗有效地降低了死亡率和主要心脏不良事件发生率（剂量合并：HR 0.69，95%CI 0.50～0.96；*P*=0.027）。每日2次利伐沙班2.5mg和5mg在出血风险最小化和益处最大化之间达到最佳平衡。随后的Ⅲ期ATLAS-ACS-2-TIMI-51研究将15 526名患者随机分配至安慰剂组，或者每日2次利伐沙班2.5mg或5mg治疗组（联合阿司匹林和噻吩吡啶）[48]。随访13个月时，利伐沙班治疗显著降低了心肌梗死发生率，卒中和死亡复合终点的风险（剂量合并：HR 0.84，95%CI 0.74～0.96；*P*=0.008），与每日2次2.5mg剂量相比，每日2次5mg利伐沙班治疗患者复合终点风险降低幅度更大（8.8% vs 9.1%）。虽然利伐沙班与大出血风险增加相关（剂量合并：HR 3.96，95%CI 2.46～6.38；*P*＜0.001），但致命性出血风险相同（HR 1.19，95%CI 0.54～2.59；*P*=0.66）。因此，利伐沙班可能可用于PCI后三联抗血小板治疗的辅助治疗。

虽然后来停止了开发，但在一项多中心、随机双盲试验 RUBY-1 [49] 中评估了 darexaban 的疗效。该试验随机纳入了 1279 名急性冠状动脉综合征患者。这些患者除了双联抗血小板治疗外，还接受了 6 种 darexaban 方案中的一种（每天 10 ～ 60mg，一次性或分次给药方案）或安慰剂。在 6 周的随访中，darexaban 有明显的剂量依赖性出血风险（总 HR 2.28，95% CI 1.13 ～ 4.60；P=0.022）。尽管缺乏足够的效力来确定其临床疗效，但在死亡率或不良心脏事件方面，darexaban 组与安慰剂治疗组之间并无差异。

一项纳入了 7 个处于 2 期和 3 期的关于急性冠状动脉综合征中非维生素 K 抑制口服抗凝药研究的 Meta 分析（n=30 866；双联抗血小板治疗患者为 26 731 名）表明，在标准治疗中加入非维生素 K 抑制口服抗凝药可降低主要心脏不良事件的发生率（HR 0.87，95%CI 0.80 ～ 0.95），但出血的风险加倍（HR 2.34，95%CI 2.06 ～ 2.66）[50]。该项分析很有力度：具有较低的研究间异质性，当仅限于第 3 阶段的研究时具有等效的结果。因此，这项 Meta 分析的结果与个体试验一致，表明尽管联用非维生素 K 抑制口服抗凝药可以增强抗栓作用，但相关的过多出血风险可能会抵消此效果。

七、经皮冠状动脉介入治疗术后取得更好的预后：第三种药物的角色

目前，尚无足够的证据表明存在可接受的风险—收益平衡推荐在 PCI 后常规使用第三种抗血栓药物 [1, 3, 4, 51]。在目前加入西洛他唑的三联抗血小板治疗方案可能与改善预后有关，特别是对于已知 PCI 术后复发不良事件的高风险的患者 [52, 53]。然而，与目前的双联抗血小板治疗方案相比，绝对终点益处和疗效不确定的有限证据限制了西洛他唑被纳入指南。尽管使用静脉注射糖蛋白Ⅱb/Ⅲa 抑制药已成为某些患者在血管重建过程中的标准治疗，但口服药物的不良安全性限制了它们作为双联抗血小板治疗的辅助剂的进一步发展。常规使用双联抗血小板治疗联合口服抗凝药治疗仍有争议；维生素 K 抑制药的任何抗血栓形成的益处都可以通过增加出血风险和与长期抗凝治疗相关的实际限制相抵消。尽管早期证据表明非维生素 K 抑制口服抗凝药可降低术后心血管不良事件的风险，但出血的风险大，成本高以及逆转困难限制了其常规给药。因此，双联抗血小板治疗仍然是急性冠状动脉综合征后的主要治疗方法。常规使用其他抗血栓药物会带来巨大的风险，且没有获益。应针对其中已证实具有临床益处的特定病例保留抗血栓方案。

八、经皮冠状动脉介入治疗术后三联抗栓治疗与口服抗凝药的早期适应证

（一）维生素 K 抑制药

随着人口老龄化，越来越多的 PCI 患者具有长期使用口服抗凝药的并存疾病的适应证，如心房颤动、机械心脏瓣膜或附壁血栓 [54]。然而，在心房颤动中，识别长期受益于口服抗凝药的患者仍然是具有挑战性的。CHADS2（充血性心力衰竭、高血压、年龄＞ 75 岁、糖尿病和短暂性脑缺血发作或卒中）和 CHA2DS2-VASc（CHADS2 因子、血管疾病、年龄＞ 65 岁、女性）评分帮助临床医生就口服抗凝药的适当性应用提出建议 [55, 56]。除了用下标字符表示的那些因素之外，每个因子得分为 1。CHADS2 ≥ 1 或 CHA2DS2-VASc 评分≥ 1（男性）/ ≥ 2（女性）应立即考虑口服抗凝药（抗血栓栓塞的益处超过出血风险）。HAS-BLED［高血压、肾功能 / 肝功能异常、卒中、出血倾向、不稳定国际标准化比值（INR）、老年和药物史］评分用于确定出血风险；得分≥ 3 表示出血风险高，并建议在考虑口服抗凝药时要谨慎 [57]。HAS-BLED 还具有与抗血栓治疗方案相结合的临床效用，在联合抗血栓药物治疗期间以中等准确度预测出血风险。进一步评分的开发和验证可以更好地指导 PCI 术后使用新型抗血栓形成方案的决策。

对于既往有口服抗凝药适应证并接受 PCI 治疗的患者，最常见的治疗方案包括华法林、阿司匹林和噻吩吡啶。但是，这种策略是否严格以证据为基础？一项回顾性的全国性研究（n=11 480）表明，与单用双联抗血小板治疗的患者相比，接受华法林、阿司匹林和氯吡格雷治疗的患者自发（和致命）出血的风险增加（10.2 vs 3.2；P=0.01）[58]。各

组患者的治疗如下：①所有药物（n=1495）；②华法林加阿司匹林（n=1310）或氯吡格雷（n=527）；③阿司匹林和氯吡格雷（n=3144）；④抗血小板或抗凝血单药治疗（n=5004）。接受口服抗凝药+双联抗血小板治疗的患者在最初 30 天有较高的临床出血率（每 100 例患者中有 22.6 例），超过 2 个月时有所减少（20.2），3 个月时减少到大约一半（10.7），表明没有安全的治疗窗口。在 3 个月（HR 1.47，95%CI 1.04 ～ 2.08）和 1 年（HR 1.36，95%CI 0.95 ～ 1.95）时，接受口服抗凝药+双联抗血小板治疗的患者出血风险仍大于单一抗血小板药物+口服抗凝药治疗组。值得注意的是，口服抗凝药+双联抗血小板治疗与单一抗血小板药物+口服抗凝药的血栓栓塞风险无显著性差异（HR 1.15，95%CI 0.95 ～ 1.40），使人们对使用多种抗血小板药物产生了质疑。关于出血风险的多项小型观察性研究的结果是一致的。Rogacka 等[59]还指出，在 PCI 后接受口服抗凝药+双联抗血小板治疗的患者中（n=127），大多数出血（67%）发生在第 1 个月内。AVIATOR 注册研究前瞻性地追踪了 425 例因急性冠状动脉综合征而接受 PCI 的心房颤动患者。出院时，患者接受口服抗凝药+双联抗血小板（n=185）或双联抗血小板治疗（n=240；阿司匹林和氯吡格雷）[60]。在 1 年时，两组的主要心血管不良事件风险相似（14% vs 16%，HR 0.90；P=0.78），尽管接受口服抗凝药+双联抗血小板治疗的患者出血风险更高（13% vs 6%；HR 2.05；P=0.03）。Yu 等[61]报道的一项纳入了 367 例接受药物洗脱支架植入术的心房颤动患者的队列研究，其中 154 人接受了口服抗凝药+双联抗血小板治疗，213 人仅接受了双联抗血小板治疗。2 年时，口服抗凝药+双联抗血小板治疗组出现了较高的大出血风险（16.7% vs 4.6%；$P < 0.001$），而主要心血管不良事件没有显著增加（22.1% vs 17.7%；P=0.31）。

然而，信息观察性研究受到选择偏倚的限制，并且缺乏对照组，无法对有血栓栓塞风险的患者的三联抗血栓治疗的安全性和有效性做出明确的结论，因此需要进一步的干预性研究。开创性的 WOEST 试验随机分配了 573 例接受口服抗凝药并进行 PCI 的患者，除了已有的维生素 K 抑制药外，还使用开放标签设计单独接受氯吡格雷或联合阿司匹林治疗[62]。PCI 主要是择期进行的，其中 65% 的患者使用了药物洗脱支架。心房颤动（CHADS 2 ≥ 1）是最常见的抗凝指标。1 年时，与接受口服抗凝药+双联抗血小板治疗的患者相比，接受口服抗凝药+氯吡格雷的患者出血风险明显减少（HR 0.36，95%CI 0.26 ～ 0.50；$P < 0.0001$）。虽然不足以证明非劣效性，但口服抗凝药+氯吡格雷比口服抗凝药+双联抗血小板治疗的绝对主要心血管不良事件率较低（11.1% vs 17.6%，HR 0.60，95%CI 0.38 ～ 0.94；P=0.025）。因此，去除阿司匹林显著地降低了出血风险（降幅超过 50%），而不增加主要心血管不良事件风险。作者推测，使用维生素 K 受体抑制药的口服抗凝药抑制凝血酶（Ⅱa 因子；一种强大的血小板激活剂）和氯吡格雷 $P2Y_{12}$ 受体（在放大 TXA_2 的作用方面起主要作用）降低 COX 抑制在保护血栓栓塞事件中的重要性。

WOEST 的研究结果得到丹麦注册研究的观察数据的支持，其纳入了 12 165 例接受 PCI 术后使用多种抗血栓治疗方案的房颤患者[63]。在 1 年时，与口服抗凝药+双联抗血小板治疗（HR 0.69，95%CI 0.48 ～ 1.00），OAC+阿司匹林（HR 0.96，95%CI 0.77 ～ 1.19）或阿司匹林+氯吡格雷（HR 1.17，95%CI 0.96 ～ 1.42）相比，口服抗凝药+氯吡格雷的主要心血管不良事件风险没有增加。这一结果支持了口服抗凝药+氯吡格雷方案将主要心血管不良事件降低至与口服抗凝药+双联抗血小板治疗相当的观点。口服抗凝药+氯吡格雷的出血风险低于口服抗凝药+双联抗血小板治疗，但无统计学差异（HR 0.78，95%CI 0.55 ～ 1.12）。口服抗凝药+氯吡格雷和口服抗凝药+双联抗血小板治疗的全因死亡率相似，但口服抗凝药+阿司匹林和单用双联抗血小板治疗的发生率更高。因此，丹麦注册研究是第二项证实阿司匹林在口服抗凝药+氯吡格雷的抗血栓治疗方案中缺乏有效性的大型研究。

进一步的观察性研究证实了口服抗凝药+氯吡格雷在心房颤动患者 PCI 术后的安全性和有效性。Seivani 等[64]报道了 221 例在药物洗脱支架植入术后接受口服抗凝药和不同抗血栓治疗方案的患者的注册研究。患者接受 6 ～ 12 个月氯吡格雷治疗，然后接受口服抗凝药单药治疗。口服抗凝药和氯吡格雷联合应用是安全有效的；然而值得注意的是，氯吡格雷停药后主要心血管不良事件急剧上升，特别是使用小剂量抗凝的患者。最近，非随机前瞻性 AFCAS 注册研究随访了 975 名接受双联抗血小板治疗、口服抗凝药 + 双联抗血小板治疗和口服抗凝药 + 氯吡格雷的患者，以评估临床安全性和有效性[65]。然而，在 1 年时，无论是原始分析还是倾向评分调整分析，在主要心血管不良事件的发生和出血率方面，均无明显的组间差异。

进一步评估纳入阿司匹林相关风险的 CORONOR 注册研究，前瞻性地招募了 4184 名患有稳定性冠状动脉疾病的患者。这些患者在入组前 1 年没有心肌梗死或血运重建史[66]。尽管大多数患者接受了抗血小板单药治疗（*n*=2798），但很大一部分患者接受了双联抗血小板治疗（阿司匹林和氯吡格雷；*n*=861）或口服抗凝药（*n*=461）。其中，342 名患者接受维生素 K 抑制药和抗血小板药（阿司匹林，*n*=308；氯吡格雷，*n*=34）治疗。在 2 年时，使用维生素 K 抑制药与出血风险增加无明显关联（HR 1.69，95%CI 0.39 ～ 7.30）；然而，这对同时接受阿司匹林的患者则有明显关联（HR 7.30，95%CI 3.91 ～ 13）。本研究将 WOEST 的见解扩展到与多种抗血栓治疗方案中纳入阿司匹林相关的过度风险。图 46-1 总结了接受 PCI 的心房颤动患者抗血栓药物组合的证据。

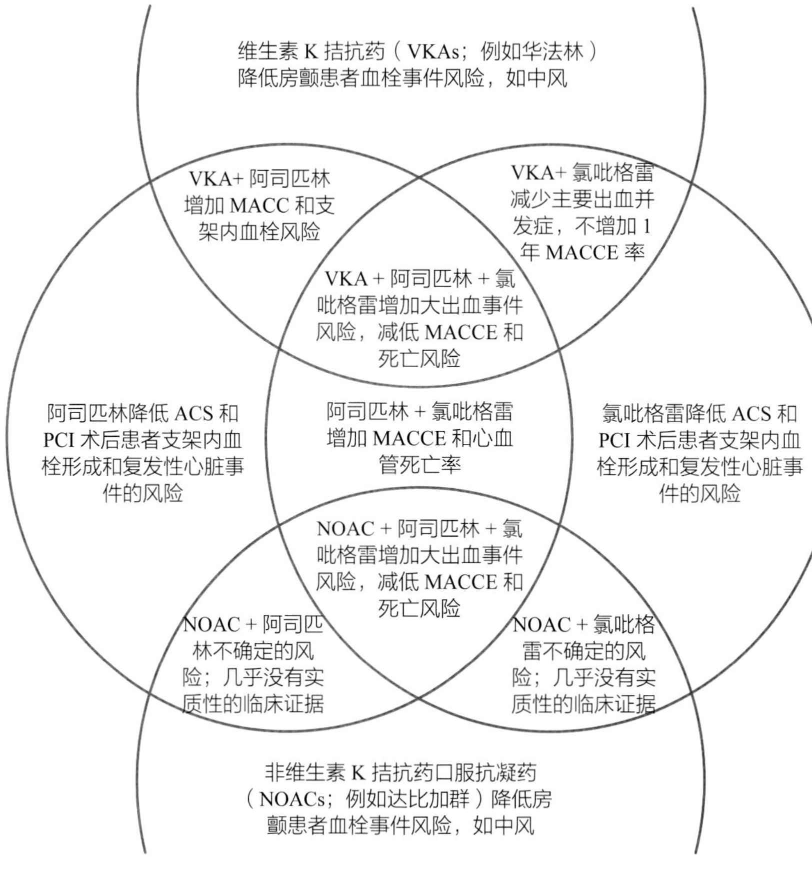

▲ **图 46-1 不同抗血栓药物组合对口服抗凝和双联抗血小板治疗适应证，风险和获益总结**

对于接受 PCI 的心房颤动患者，抗血小板药物的可能组合的数量是很多的。这个改进的维恩图简要总结了每种方案的临床证据。ESC/ACC 推荐的急性冠状动脉综合征术后抗凝治疗指征的抗血栓组合取决于出血和卒中风险，但包括口服抗凝药（维生素 K 抑制药或非维生素 K 抑制口服抗凝药）+ 阿司匹林 + 氯吡格雷的初始三联抗血栓治疗，其次是口服抗凝药（维生素 K 抑制药或非维生素 K 抑制口服抗凝药）+ 氯吡格雷（术后长达 12 个月）和终身口服抗凝药（维生素 K 抑制药或非维生素 K 抑制口服抗凝药）。MACCE. 主要心脑血管不良事件；NOAC. 非维生素 K 抑制药口服抗凝药；PCI. 经皮冠状动脉介入治疗；VKA. 维生素 K 抑制药直到最近，关于支架植入后口服抗凝药 + 双联抗血小板治疗的最佳时间存在明显的不确定性。最近的 ISAR-TRIPLE 试验将 614 名药物洗脱支架置入术后患者随机分为 6 周或 6 个月的口服抗凝药 + 双联抗血小板治疗方案[67]。阿司匹林和口服抗凝药长期服用，只有氯吡格雷治疗的持续时间发生了变化。随访 9 个月时，两组间的综合临床结果没有差异（9.8% vs 8.8%，HR 1.14，95%CI 0.68 ～ 1.91；*P*=0.63）。因此，缩短口服抗凝药 + 双联抗血小板治疗的持续时间既不能减少大出血（*P*=0.44），也不会增加缺血事件的发生率（*P*=0.87），而且是安全的。

（二）非维生素 K 抑制口服抗凝药

鉴于非维生素 K 抑制口服抗凝药的非劣效临床疗效，良好的安全性和众多的实用好处，在需要三联抗血栓治疗的患者中，与双联抗血小板治疗联合使用可能是其优于维生素 K 抑制药的一个优势。一些研究探讨了非维生素 K 抑制口服抗凝药在这方面的作用。RE-LY 试验对 18 113 例服用华法林（根据 INR）或达比加群酯（110 或 150mg，每日 2 次）的心房颤动患者进行了评估[68]。在基线（*n*=6952）时，对联合应用抗血小板治疗的患者进行了事后亚组分析（*n*=6952）。其中，5789 人服用阿司匹林单药治疗，351 人服用氯吡格雷单药治疗，812 人服用双联抗血小板治疗[69]。接受低剂量达比加群酯和抗血小板药物治疗的患者与服用华法林和抗血小板药物的患者相比，尽管脑血管和全身栓塞风险相似（HR 0.93，95%CI 0.70 ～ 1.25），其出血风险降低（HR 0.82，95%CI 0.67 ～ 1.00）。与华法林相比，接受大剂量达比加群酯的患者出血和栓塞的风险相似(分别为 HR 0.93，95%CI 0.76 ～ 1.12 和 HR 0.80，95%CI 0.59 ～ 1.08)。这表明低剂量达比加群酯是华法林的另一种治疗选择，具有明确的血栓栓塞益处，并降低出血风险。

在 ATLAS 研究和第一期 APPRAISE 临床试验中，持续抗凝指征是排除标准之一，因此阿哌沙班和利伐沙班的安全性没有在心房颤动患者中进行评估。然而，这些研究中使用的剂量曾被证明可以为心房颤动患者提供有效的抗血栓作用[70, 71]，表明在这种情况下，使用这些药物的三联抗血栓疗法方案可能起作用，但显然需要进一步研究。

九、临床指南：双联抗血小板治疗联合口服抗凝药治疗心房颤动

欧洲联合协会指南为接受 PCI 治疗的心房颤动患者提供了治疗建议[72, 73]。这些有循证基础的最佳管理策略的详细建议，是基于 PCI 中使用的支架性质，并实现与出血、再梗死、支架内血栓形成和不良心脏、脑血管和血栓栓塞事件相关的风险因素之间的平衡。更新于 2014 年（表 46-1）[73]以反映自 2010 年版本[72]以来出现的临床证据，这些指南强调出血风险（如使用 HAS-BLED 评分）和卒中风险（CHA2DS2-VASC）的正式评估，并根据植入 PCI 的状态（稳定的冠状动脉疾病或急性冠状动脉综合征）而有所不同。例如，对于基线出血风险较低的患者（HAS-BLED 0 ～ 2）和脑卒中风险显著的患者（CHA2DS2-VASC ≥ 2），行择期 PCI，给予至少 4 周（最长不超过 6 个月）口服抗凝药 + 双联抗血小板治疗，然后仅口服抗凝药 + 氯吡格雷治疗直到术后 12 个月，此后终身给予口服抗凝药单药治疗。这些指南推荐在药物洗脱和裸金属支架之间不再有所不同。此外，欧洲 ACS 指南[1, 2]不提倡常规术后口服抗凝治疗，除非存在特异性适应证（心房颤动、机械瓣膜或左心室血栓）。在这些患者中，指南主张应在尽可能短的时间内（降低出血风险）给予三联抗血栓治疗，直至支架内皮化完成。重要的是，虽然长期口服抗凝药将与双联抗血小板治疗一起使用，但目标 INR 应降至 2.0 ～ 2.5。对于胃肠道出血高风险的患者，应启动胃黏膜保护治疗（即质子泵抑制药）。

北美指南基本上与欧洲同行一致[74, 75]。2014 年更新的美国联合协会指南关于心房颤动的 PCI 术后患者主张考虑采用金属裸支架植入，以尽量减少口服抗凝药 + 双联抗血小板治疗的持续时间。对于高风险卒中患者（CHA2DS2-VASC ≥ 2），口服抗凝药 + 双联抗血小板治疗的使用时间为 1 个月或 3 ～ 6 个月，具体取决于支架的类型，随后是口服抗凝药和氯吡格雷（但不含阿司匹林）至术后 12 个月。在 12 个月的抗血小板治疗后，应停止抗血小板治疗，并根据需要继续给予口服抗凝药治疗。如果卒

表 46-1　2014 年 ESC 指南推荐的针对中度至高度卒中风险的心房颤动患者 PCI 术后抗血栓治疗策略

出血风险（HAS-BLED）	卒中风险(CHA2DS2-VASC）	临床设置	治疗建议	证据类别 / 级别
低 - 中等（0 ～ 2 分）	中等（男性 1 分）	稳定 CAD	≥ 4 周（≤ 6 个月）：OAC + 阿司匹林 + 氯吡格雷	Ⅱa/C
			长达 12 个月：OAC + 氯吡格雷（或阿司匹林）	Ⅱb/C
			终身：OAC	Ⅰ/B
	高（≥ 2 分）	稳定 CAD	≥ 4 周（≤ 6 个月）：OAC + 阿司匹林 + 氯吡格雷	Ⅱa/C
			长达 12 个月：OAC + 氯吡格雷（或阿司匹林）	Ⅱb/C
			终身：OAC	Ⅰ/B
	中等（男性 1 分）	ACS	6 个月：OAC+ 阿司匹林 + 氯吡格雷	Ⅱa/C
			长达 12 个月：OAC+ 氯吡格雷（或阿司匹林）	Ⅱb/C
			终身：OAC	Ⅰ/B
	高（≥ 2 分）	ACS	6 个月：OAC+ 阿司匹林 + 氯吡格雷	Ⅱa/C
			长达 12 个月：OAC+ 氯吡格雷（或阿司匹林）	Ⅱb/C
			终身：OAC	Ⅰ/B
高（≥ 3）	中等（男性 1 分）	稳定 CAD	12 个月：OAC+ 氯吡格雷	Ⅱa/C
			终身：OAC	Ⅰ/B
	高（≥ 2 分）	稳定 CAD	4 周：OAC + 阿司匹林 + 氯吡格雷	Ⅱa/C
			长达 12 个月：OAC + 氯吡格雷（或阿司匹林）	Ⅱb/C
			终身：OAC	Ⅰ/B
	中等（男性 1 分）	ACS	4 周：OAC + 阿司匹林 + 氯吡格雷	Ⅱa/C
			长达 12 个月：OAC + 氯吡格雷（或阿司匹林）	Ⅱb/C
			终身：OAC	Ⅰ/B
	高（≥ 2 分）	ACS	4 周：OAC + 阿司匹林 + 氯吡格雷	Ⅱa/C
			长达 12 个月：OAC + 氯吡格雷（或阿司匹林）	Ⅱb/C
			终身：OAC	Ⅰ/B

关于口服抗凝药是否优先选择维生素 K 抑制药或非维生素 K 抑制口服抗凝药指南上并无区别。如果口服抗凝药选择的是华法林，在联合双联抗血小板治疗时 INR 应保持在 2.0 ～ 2.5，否则应保持在 2.0 ～ 3.0。非维生素 K 抑制口服抗凝药在心房颤动患者应以低剂量给药(达比加群酯 110 mg，每日 2 次；利伐沙班 15mg，每日 1 次；或阿哌沙班 2.5mg，每日 2 次）。所有患者均应考虑给予质子泵抑制药治疗。在低出血风险患者中使用新一代药物洗脱支架优于金属裸支架。ACS. 急性冠状动脉综合征；CAD. 冠状动脉疾病；OAC. 口服抗凝药（引自 Task Force members，Lip GY 等 [73]）

中风险较低（CHA2DS2-VASC 0 ～ 1）建议双联抗血小板治疗 12 个月，然后再进行常规心房颤动治疗。目标 INR 应保持在 2.0 ～ 3.0（表 46-2）。

尽管欧洲和美国的指南在如何对患者进行抗血栓治疗（欧洲根据出血和卒中风险以及 PCI 的临床状态，美国根据卒中风险和植入支架的性质）进行分层方面存在差异，但两者均建议在 PCI 后的早期阶段对某些特定亚组患者采用三联疗法。尽管关于三联抗血栓治疗对其他适应证［如机械瓣膜假体、壁内血栓或深静脉血栓（deep vein thrombosis，DVT）］的作用尚无强有力的指南，但心房颤动指南应适用于此类病例，因为出血风险在临床上仍可确定。

十、未解答的问题和未来展望

考虑到三联抗血小板治疗的有效性和 PCI 术后口服抗凝药的使用，许多问题仍未得到回答。许多试验是在现代质子泵抑制药治疗作为双联抗血小板治疗的常规治疗标准之前开展的，它能有效地减少消化道大出血 [76]。尽管有研究报道联合应用质子泵抑制药奥美拉唑和氯吡格雷可能通过抑制氯吡格雷的活性代谢物的形成，导致抗血小板作用减弱，但尚未报道不良临床后果 [77, 78]。COGENT 试验随机

表 46-2　2012 年 ACCP 指南推荐对心房颤动患者 PCI 后的抗血栓治疗策略

卒中风险（CHADS2）	支架类型	治疗建议	证据类别 / 级别
高（≥ 2）	BMS	4 周：OAC+ 阿司匹林 + 氯吡格雷	Ⅱa/C
		长达 12 个月：OAT+ 氯吡格雷	Ⅱb/C
		终身：OAT	Ⅰ/B
	DES	3 至 6 个月：OAT+ 阿司匹林 + 氯吡格雷（取决于支架类型）	Ⅱa/C
		长达 12 个月：OAT+ 氯吡格雷	Ⅱb/C
		终身：OAT	Ⅰ/B
	无	长达 12 个月：OAT+ 氯吡格雷	Ⅱb/C
		终身：OAT	Ⅰ/B
低（0 ～ 1）	BMS 或者 DES	长达 12 个月：阿司匹林 + 氯吡格雷	Ⅱb/C
		终身：OAT 或阿司匹林 + 氯吡格雷，如前所述	Ⅰ/B
	无	长达 12 个月：阿司匹林 + 氯吡格雷	Ⅱb/ C
		终身：OAT 或阿司匹林 + 氯吡格雷，如前所述	Ⅰ/B

BMS. 裸金属支架 .DES. 药物洗脱支架；OAT. 口服抗凝药。OAT 可能是 VKA 或 NOAC，这取决于临床因素（引自 You 等 [74]）

将 3873 名给予 75mg 氯吡格雷治疗的急性冠状动脉综合征患者分为接受奥美拉唑 20mg 组或安慰剂组 [79]。奥美拉唑在降低消化道出血方面优于安慰剂（HR 0.13，95%CI 0.03 ～ 0.56；P=0.001），而不良心血管事件风险无显著差异（HR 0.99，95%CI 0.68 ～ 1.44；P=0.96）。随后的研究报道主张在多种抗血小板药物治疗期间应该鼓励使用质子泵抑制药 [78]。实际上，这种疗法可以消除迄今为止双联抗血小板治疗方案中加入其他抗血栓药物的出血风险，但需进行进一步的研究，无论是以新的试验形式还是对已完成的试验进行事后分析。

需要 PCI 治疗的心房颤动患者往往年龄较大，并发症发生率较高。许多是八九十多岁的人，这一组经常在抗血小板和三联疗法的随机试验中代表性不足（或被积极排除）。因此，目前的指南是否可以安全地应用于该组人员是不确定的。根据定义，这些患者将具有高 CHA2DS2-VASC 评分，以及当使用口服抗凝药时更大的出血风险。在这一组中，不应低估甚至轻微出血的重要性，即使轻微和非临床显著的出血也会导致对治疗的依从性不佳和治疗终止，可能导致灾难性的血栓和血栓栓塞并发症。因此，除了在将来的研究中常规纳入老年患者之外，还需要对这一具有挑战性的群体的管理方法进行具体评估。

目前正在进行许多进一步探讨 PCI 后三联抗血栓治疗的风险和益处的研究，其目标与本章相关，包括 PIONEER AF-PCI、RE-DUAL PCI、MUSICA-2 和 LASER 研究。PIONEER AF-PCI（NCT01830543）研究旨在评估两种不同剂量的利伐沙班与维生素 K 拮抗抗凝药治疗，以及联合抗血小板单药或各种双联抗血小板治疗组合治疗。该项研究纳入人数为 2169 人，并计划于 2016 年完成。同样，多中心 RE-DUAL PCI 研究（NCT02164864）拟在接受 PCI 的心房颤动患者中比较两种剂量水平的达比加群酯，加上单一的非阿司匹林口服抗血小板或者华法林加双联抗血小板治疗的疗效。该试验有一个预先确定的死亡、心肌梗死和卒中的主要终点，希望招募 8520 名患者，预计将于 2017 年完成。MUSICA-2 试验（NCT 01141153）是一项规模较小的研究，拟在 304 名患者评估维生素 K 抑制药醋硝香豆素联合阿司匹林和氯吡格雷的三联抗血栓方案的安全性和有效性，预计将于 2016 年报道。另一项正在进行的非随机、观察性研究，前瞻性、多中心 LASER（NCT 00865163）注册研究，采用嵌套病例对照设计，随访 PCI 术后的 2000 名患者；一半有使用维生素 K 抑制药指征，一半没有。希望 LASER 注册研究将为当前 PCI 术后抗凝有关的临床相关出血事件的发生率提供进一步数据。

十一、结论

尽管有许多强有力的随机对照试验和 Meta 分析，但三联抗血小板和抗血栓治疗的安全性仍然存在争议。虽然临床获益的证据不足以提倡 PCI 或急性冠状动脉综合征后常规使用此类治疗方案，但是进一步发生血栓或血栓栓塞事件的高风险患者可以从这些高强度治疗方案中获益。新型抗凝药物在预防再梗死和支架内血栓形成方面有显著的应用前景，其安全性不逊于传统的口服抗凝药物。尽管需要进一步的前瞻性评估，这些药物仍然可以为高风险患者提供最大的风险和利益平衡。当更高级的抗血栓药物被联合使用时，必须仔细阐明和考虑出血风险，权衡这种治疗的潜在益处。

第三篇　药理试验
Basic Knowledge

第 47 章　围术期血小板功能检测在风险分层和临床决策中的应用
Peri procedural Platelet Function Testing in Risk Stratification and Clinical Decision Making

Paul A. Gurbel　Fang Liu　Gailing Chen　Udaya S. Tantry　著
戴梅艳　译

心肌梗死和支架内血栓形成是冠状动脉疾病患者 PCI 中的灾难性事件。大量证据表明，血小板活化和在斑块破裂部位的聚集引起的血栓形成是后期临床事件发生的主要过程。尽管 TXA_2 和 ADP 在血小板聚集过程中起协同作用，但 ADP-$P2Y_{12}$ 受体相互作用通过增强对激动剂的反应而在维持糖蛋白Ⅱb/Ⅲa 受体的激活中起重要作用。$P2Y_{12}$ 激活还可调节血小板促凝血活性，P- 选择素表达和炎症反应（图 47-1）[1]。

阿司匹林和 $P2Y_{12}$ 受体抑制药的双重抗血小板治疗在预防心肌梗死和支架内血栓形成中的临床疗效已在多种高危冠状动脉疾病患者中得到证实[1]。然而，应用最广泛的 $P2Y_{12}$ 受体抑制药，氯吡格雷，其治疗效果受易变的药物动力学限制，大约 1/3 的氯吡格雷治疗患者具有血小板高反应性（HPR）。通过数千例患者的观察性研究发现，围术期血小板高反应性的测定与 PCI 缺血事件的发生密切相关。尽管知道未阻断的 $P2Y_{12}$ 受体在血栓形成中具有重要性、氯吡格雷无反应性的明显证据，以及它们与 PCI 后缺血风险增加有很强的联系，但心脏病学家大多并不在使用氯吡格雷治疗的高危患者中检测他们的血小板功能。与大多数其他心血管药物治疗期间经常进行的客观评估和调整相比，氯吡格雷是最广泛使用的 $P2Y_{12}$ 抑制药，用于预防灾难性血栓形成事件发生，但氯吡格雷这种“非选择性”或“一刀切”治疗方法是荒谬的[1-3]。

很长一段时间人们不愿评估血小板功能，因为实验室方法可能引入人工制品，不能完全反映体内实际血栓形成过程，以及未能明确建立试验结果与血栓事件发生之间的因果关系[4]。近 10 年来，人们对血小板受体生理学的认识有了明显的提高，开发出了更有效的 $P2Y_{12}$ 受体阻滞药，可以克服氯吡格雷的某些局限性，而且还可以获得更廉价的氯吡格雷。此外，更多的方便使用的血小板功能测定方法能够可靠地检测出 $P2Y_{12}$ 受体阻滞药的抗血小板作用，激发了人们对治疗监测和个性化治疗的极大兴趣[5, 6]。

一、血小板高反应性对于二磷酸腺苷作为危险因素的初步证据

2003 年，有研究首次使用常规血小板聚集测定和流式细胞术对接受 PCI 治疗的患者进行氯吡格雷的反应变异性和耐药性的检测。这些患者接受 300mg 负荷剂量，以及每天 75mg 维持剂量的氯吡格雷[7]。之后，在随后的几千名 PCI 患者的许多类

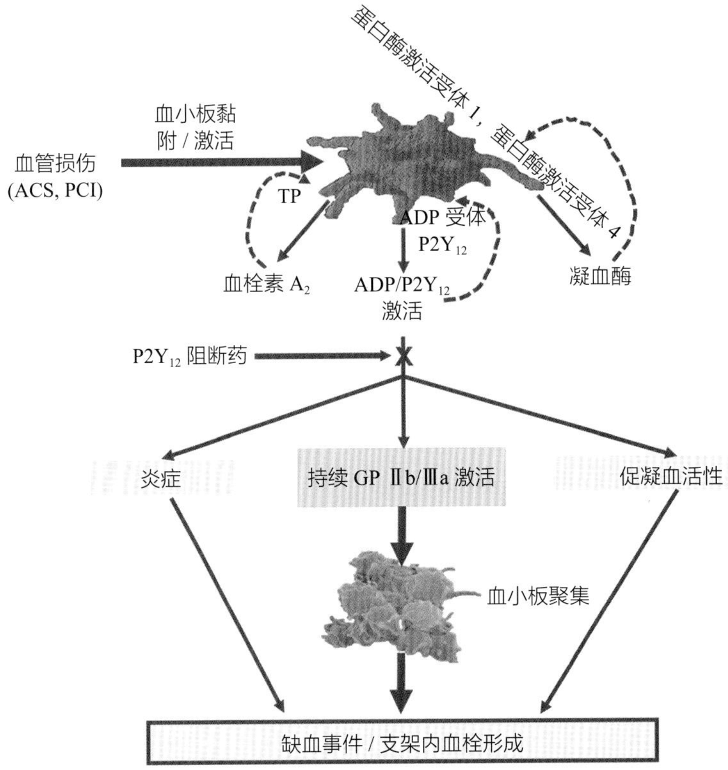

▲ 图 47-1 **ADP-P2Y12 相互作用在 PCI 治疗期间血小板聚集和缺血事件发生中的重要作用**

似的观察性研究中，使用各种测定方法测量 ADP-诱导的血小板反应性，其中相当大比例的患者（高达 35%）表现出可忽略不计或没有抗血小板作用，表明氯吡格雷的无反应性 [5, 6]。

大多数将氯吡格雷给药期间 ADP 诱导的血小板聚集与临床结果联系起来的转化研究是在接受 PCI 的患者中进行的。Barragan 等 [8] 报道了在 PCI 患者的病例对照研究中，通过血管扩张药刺激的磷蛋白磷酸化（VASP-P）测定法评估了治疗后 $P2Y_{12}$ 反应性与支架内血栓形成之间的关联。Matetzky 等 [9] 观察到接受急诊 PCI 治疗的 ST 段抬高型心肌梗死的患者，如果其氯吡格雷反应性越低（通过聚集测定法测定），那么其在随访期间缺血事件的发生率就越高。

鉴于基线 ADP 诱导的血小板聚集的个体间差异，氯吡格雷反应性的测定（血小板聚集相对于基线的绝对或相对变化）可能会高估治疗前反应性低的无反应者的缺血性风险，也可能低估治疗后仍保持血小板高反应性的应答者的风险 [10, 11]。因此，治疗期间血小板反应性的绝对水平（即治疗期间的血小板反应性），被认为是一种比对氯吡格雷的反应性更好地衡量血栓形成风险的指标。随后基于聚集率测定的研究表明，约 50% 的围术期最大聚集率（20μmol ADP）与 6 个月的缺血事件密切相关；约 40% 的最大聚集率（20μmol ADP）与支架内血栓形成相关；约 46% 的术前血小板聚集率（5μmol ADP）与术后 24 个月的缺血事件的发生有关 [12-14]。使用 VerifyNow $P2Y_{12}$ 检测结果显示，治疗后反应性≥ 235PRU（上四分位数）的患者具有较高的心血管死亡率（2.8% vs 0%；P=0.04）和支架内血栓形成率（4.6% vs 0%；P=0.004）[15]。使用 Multiplate 分析仪，上五分位数（约 416 AU*min）所指示的低反应者，与正常反应者相比，在 30 天内明显具有更高的支架内血栓形成的风险和死亡率 [16]。这些初步研究激发了人们对双联抗血小板治疗期间接受 PCI 患者进行血小板功能测定（PFT）的极大兴趣，以识别复发性缺血事件发生的高风险患者。

二、受试者工作特性曲线分析确定的血小板高反应性界限值

受试者工作特性（ROC）曲线分析用于确定治疗中血小板反应性的阈值或临界点，并与敏感性和特异性的最佳组合相结合，以确定血栓形成和（或）缺血性风险。基于各种血小板功能测定的 ROC 曲线分析，提出了血小板高反应性临界值的共识声明[5, 6]。

在 GRAVITAS 研究（*n*=2214）对血小板反应性的时间依赖性协变量 Cox 回归分析中（使用 VerifyNow 方法测量反应性对血栓形成和安全性的影响），定义为 $P2Y_{12}$ 反应单位（$P2Y_{12}$ reaction units，PRU）＜ 208 的血小板高反应性是 60d 无事件生存的独立预测因子（HR 0.23，*P*=0.047），而且也很可能是 6 个月时的独立预测因子（HR 0.54，*P*=0.06）[17]。一项多国前瞻性的注册研究 ADAPT-DES（药物洗脱支架双重抗血小板治疗评估），纳入了至少 8500 名患者（约 50% 的急性冠状动脉综合征患者），其中 43% 的患者符合血小板高反应性标准（＞ 208 PRU），而 PRU ＞ 208 增加了在 0 ～ 30d（HR 3.90，95%CI 1.90 ～ 8.00；*P* ＜ 0.0001），30d 至 1 年（HR 1.55，95%CI 0.76 ～ 3.18；*P*=0.23）和 2 年（HR 1.84；*P*=0.009）时发生明确的或很可能的支架内血栓的风险，分别是 4.0 倍、1.5 倍和 1.8 倍。在 35% 的患者中，PRU ＞ 208 是明确的或很可能的支架内血栓形成的危险因素[18, 19]。血小板高反应性和缺血事件发生之间的关系在急性冠状动脉综合征患者中比稳定型冠状动脉疾病的患者更明显（分别为调整 HR 2.60，*P* ＜ 0.005 和 HR 1.44，*P*=0.47）。最后，在最近对包含 9187 例 PCI 患者的 20 项观察性研究进行的 Meta 分析中，血小板高反应性（＞ 208 PRU）被证明是心肌梗死、支架内血栓形成和所报道的缺血事件的复合终点的强预测因子（OR 分别为 3.0，4.1 和 4.9；所有病例均 *P* ＜ 0.00 001）[20]。

三、血小板功能检测的随机试验

在 GRAVITAS 试验中，将血小板高反应性（≥ 230 PRU）患者（主要是稳定型和 PCI 低风险的患者）随机分为每天 75mg 标准剂量或每天 150mg 大剂量氯吡格雷。大剂量氯吡格雷治疗对 6 个月复合缺血事件的发生无明显效果，出乎意料的是两组患者的事件发生率均较低（2.3%）[21]。大剂量氯吡格雷的药效学效果相对较小（约 40% 的患者仍有血小板高反应性），并且不太可能影响整体低风险人群的临床结果[22]。为支持这一假设，ELEVATE-TIMI 51 试验结果显示，需高达每天 225mg 的氯吡格雷剂量来克服血小板高反应性[23]。

在 TRIGGER-PCI 试验中，研究了一种更有效的活性药（普拉格雷）与标准剂量氯吡格雷在血小板高反应性（＞ 208 PRU）接受非急诊 PCI 的低风险患者中的作用[24]。由于心血管事件的发生率非常低，该试验被提前终止。最后，在 ARCTIC 研究中，2440 名计划实施冠状动脉支架置入术的低风险患者（27% 的非 ST 段抬高型急性冠状动脉综合征患者和 73% 的稳定型冠状动脉疾病患者），被随机分配到根据血小板功能监测行药物调整策略组，或者在没有监测的情况下采用常规治疗策略组。在监测组中，1/3 的患者在支架植入前有血小板高反应性（＞ 235 PRU 或＜ 15% 抑制率），80% 的 PCI 患者接受了额外的氯吡格雷负荷剂量，而只有 2.3% 的患者接受了普拉格雷负荷剂量。与传统治疗组相比，监测组的主要终点没有差异（34.6% vs 31.1%，HR 1.13，*P*=0.10）[25]。综上所述，这些纳入低事件发生率的 PCI 低风险患者的研究表明，大剂量氯吡格雷并不是克服血小板高反应性的最佳策略，并建议未来的个性化抗血小板治疗试验集中纳入高危患者并使用普拉格雷或替格瑞洛治疗血小板高反应性。此外，即使在 PCI 之前，也应尽早施用有效的 $P2Y_{12}$ 受体阻断药以预防早期事件的发生。

尽管随后三个随机试验的结果为阴性，但较小的研究表明，通过适当的实施，血小板功能测试指导的方法可能是有效的。两项小型多中心研究结果表明，基于 VASP-P 定量递增氯吡格雷的负荷剂量以控制 PCI 前的血小板反应性低于血小板高反应性的策略，与不良事件发生率明显降低有关，包括早期支架内血栓形成且不增加心肌梗死溶栓治疗后大出血或小出血的风险（TIMI 分级）[26, 27]。同样，另外两项研究表明，对于被确定为对阿司匹林或氯吡格雷的反应不佳的患者，在接受择期 PCI 时选择性

给予糖蛋白Ⅱb/Ⅲa 受体抑制药，可有效减少 PCI 术后 30 天和 1 年缺血性事件的发生，但并不增加出血率[28, 29]。在最近的一项研究中，Aradi 等[30]证明在成功接受了 PCI 并且在氯吡格雷治疗期间使用多种检测方法确定患有血小板高反应性的急性冠状动脉综合征患者中，将氯吡格雷切换为普拉格雷，可减少血栓形成和出血事件，发生率与用氯吡格雷治疗的无血小板高反应性的患者相似。

一项纳入了 9 个随机试验的 Meta 分析显示，当使用强化抗血小板治疗时，血小板高反应性患者的心血管死亡率和支架内血栓形成显著降低[31]。有趣的是，这种益处主要在高风险患者中观察到，这表明还必须考虑其他因素，包括人口统计学、临床和血管造影因素，以确定风险最大的患者。为此，最近的研究表明，将临床变量和基因型加入血小板反应性测量（综合风险因子）可以提高风险预测[32, 33]。

四、治疗低血小板反应性与出血的关系：治疗窗概念

除了缺血性风险的上限（如血小板高反应性），一些小型转化研究发现了治疗血小板低反应性（low on–treatment platelet reactivity，LPR）与出血之间的关系（表 47–1）[34–40]。与主要以血小板为中心的动脉缺血事件不同，PCI 期间出血的潜在机制更复杂且异质性更大。血小板功能在不同类型出血中的作用可能不同，这可能与止血潜能受损的程度和血小板抑制程度较高有关。$P2Y_{12}$ 受体反应性与缺血事件的发生（较高阈值，血小板高反应性）和出血风险（较低阈值，血小板低反应性）有关的“治疗窗口”概念已经被提出[41]。根据观察性研究，血小板高反应性和血小板低反应性的各种界限值见表 47–2[35, 37, 38, 40]。这些界限值可用于未来的个性化抗血

表 47–1　PCI 患者血小板功能测定与出血的关系

研究	患者例数和 $P2Y_{12}$ 治疗	血小板功能测试	出血标准	结果
Cuisset 等[34]	NSTE–ACS（n=597），氯吡格雷	LTA 前肝素 ADP 诱导的聚集和 VASP–PRI	非 CABG，TIMI 大出血和小出血	＜ 40% 聚集与出院后 30d 的高风险相关
Sibbing 等[35]	PCI（n=2533）氯吡格雷	多板分析仪，ADP 诱导聚合	程序相关的非 CABG TIMI 大出血	＜ 19AU/min 与 3.5 倍出血相关
Mokhtar 等[36]	PCI（n=346）氯吡格雷，回顾性分析	VASP 分析	非 CABG，TIMI 大出血和小出血	低治疗 PRI 独立出血预测因子
Gurbel 等[37]	PCI（n=225）氯吡格雷	MA–ADP TEG 血小板标测试验		≤ 31MA–ADP 与 PCI 术后出血有关
Campo 等[38]	PCI（n=300），氯吡格雷	VerifyNow $P2Y_{12}$ 测定	TIMI 出血	＜ 85 PRU 与出血事件有关；＞ 238 PRU 与缺血事件有关
Parodi 等[39]	PCI（n=298）普拉格雷	LTA	入路部位出血	LPR 与出血有关
Bonello 等[40]	ACS 患者接受 PCI（n=301）普拉格雷	VASP 分析	大、小 TIMI 出血	VASP–PRI ＜ 16% 与大出血相关

ADP. 二磷酸腺苷；AU. 任意聚合单元；CABG. 冠状动脉旁路移植术；PRI. 血小板活性指数；LTA：透光率聚集法；MA：最大振幅；NSTE–ACS. 非 ST 段抬高型急性冠状动脉综合征；PCI. 经皮冠状动脉介入治疗；TIMI. 心肌梗死溶栓；ACS. 急性冠状动脉综合征

表 47–2　与缺血和出血事件（治疗窗口）相关的血小板反应性界限值

	与缺血事件发生相关的界限值	与出血事件发生相关的界限值［参考文献］
VerifyNow $P2Y_{12}$ 测定（PRU）	＞ 208	＜ 85 [18, 38]
多板分析仪 ADP 诱导聚集（AU）	＞ 46	＜ 19 [35]
血管扩张药刺激磷蛋白磷酸化 – 血小板反应性指数（%）	≥ 50	＜ 16[40]
血栓弹力图血小板标测法检测 ADP 诱导的血小板 – 纤维蛋白凝块强度（mm）	＞ 47	＜ 31 [37]

小板治疗研究。这种方法更有意义，因为在滴定更有效的 $P2Y_{12}$ 受体阻滞药剂量的同时，往往伴随着出血发生率的增加。

血小板反应性与术中出血的关系

在接受 CABG 的患者中，指南建议停用 $P2Y_{12}$ 受体阻滞药治疗 5 ～ 7d，以恢复血小板功能避免围术期出血过多[42, 43]。由于氯吡格雷治疗存在反应变异性和无反应性，因此有人提出，在手术前客观测定氯吡格雷的抗血小板作用可以避免相当大比例的患者对推荐的等待期的需要。为了支持这一假设，在 CABG 期间减少氯吡格雷相关出血的前瞻性时间策略（TARGET CABG）研究中，用血小板映射的血栓弹性图测量氯吡格雷反应，并且在 ADP 诱导的最大振幅（MAADP）＞ 50mm 的患者手术安排没有延迟，MAADP=35 ～ 50mm 的患者手术安排在 3 ～ 5d 内，MAADP ＜ 35mm 的患者手术安排在 5 天后。本研究表明，基于术前氯吡格雷反应性评估，并对接受氯吡格雷治疗的患者进行等待时间分层的治疗策略，与氯吡格雷初治患者首次接受选择性体外循环 CABG 相比，具有相似的手术期出血风险[44]。尽管没有来自大规模前瞻性试验的证据，但在 2012 年心血管外科医师协会指南中，有人指出“对于接受双联抗血小板治疗的患者，根据血小板抑制试验而不是任意使用特定的手术延迟时间来决定手术延迟是合理的。Ⅱa 类（B 级）”[45]。

五、普拉格雷和替格瑞洛治疗期间 ST 段抬高型心肌梗死患者的血小板高反应性

大量的数据表明，急性冠状动脉综合征患者，尤其是 ST 段抬高型心肌梗死患者的药物吸收受到损害。与健康对照组相比，ST 段抬高型心肌梗死患者氯吡格雷的生物利用度受损，导致血小板抑制效果不佳[46]。在最近的一项前瞻性单盲研究中，55 例接受 PCI 的 ST 段抬高型心肌梗死患者分别服用了替格瑞洛或普拉格雷。替格瑞洛或普拉格雷在治疗 1h 后通过 VerifyNow 测定的血小板反应性没有显著差异。然而，2h 的血小板高反应性持续率在两组很大比例患者中存在，并且与治疗高血小板反应性可忽略不计稳定的非 PCI 患者的结果不同[47]。另一项针对 50 例接受比伐芦定单药治疗的 ST 段抬高型心肌梗死患者接受急诊 PCI 治疗的研究中，患者随机接受 60mg 普拉格雷负荷剂量或 180mg 替格瑞洛负荷剂量治疗。普拉格雷和替格瑞洛治疗在 2h 时仅约在 50% 的患者中有效抑制血小板反应性。80% 的患者至少需要 4h 才能达到有效的血小板抑制。有趣的是，吗啡的使用与两种药物的延迟活性有关[48]。在随后的一项健康志愿者的研究中，吗啡的使用与氯吡格雷的吸收延迟和氯吡格雷活性代谢物水平的降低有关，并伴随着最大血小板抑制作用的延迟（长达 4h）[49]。目前，普拉格雷或替格瑞洛治疗期间 ST 段抬高型心肌梗死患者血小板高反应性的临床意义尚不清楚。

六、结论

目前，确凿的药效学证据表明氯吡格雷在相当大比例的患者中具有次优效果，并且血小板高反应性与接受 PCI 的高风险氯吡格雷治疗患者的较差临床结局密切相关。大多数将血小板高反应性与血栓事件发生联系起来的研究，都采用了围术期血小板反应性测定。血小板高反应性可能是高危患者事件发生的最主要预测指标。最近的数据表明，普拉格雷和替格瑞洛治疗也与无反应性相关，特别是在高危患者支架置入后不久（尽管＜ 10%）。血小板功能测定的首要目标是确定反应欠佳的患者，并相应地调整治疗以减少心肌梗死和支架内血栓形成的灾难性事件的风险。基因分型预测出反应欠佳者，但不会取代血小板功能测定。

最近的前瞻性随机试验未能证明，基于血小板功能的个性化抗血小板治疗可有效减少缺血事件的发生。应该承认，个性化抗血小板治疗的随机试验与主要局限性相关，例如低风险患者的纳入导致事件的发生率低和缺乏效力，以及使用大剂量氯吡格雷，但这不是克服血小板高反应性和改善临床结果的最佳策略。因此，这些随机试验的结果不应用来驳斥血小板功能测定或个性化抗血小板治疗策略的效用。

使用更有效的 $P2Y_{12}$ 受体阻滞药，如普拉格雷和替格瑞洛，与氯吡格雷治疗相比，血小板抑制更快更强，并且是克服氯吡格雷治疗期间血小板高反

应性的可靠替代策略。因此，一个合理的策略是评估高危氯吡格雷治疗的患者［例如，当前或既往急性冠状动脉综合征、支架内血栓形成和靶血管重建史、左心室功能差、多血管支架置入、复杂解剖（分叉、长而小的支架）、高 BMI、糖尿病和质子泵抑制药联合治疗的患者］，并选择性地在血小板高反应性患者中使用更有效的 $P2Y_{12}$ 受体抑制药治疗。使用新的 $P2Y_{12}$ 受体阻滞药进行的非选择性治疗与出血增加有关。同样重要的是，氯吡格雷在大约 2/3 的接受 PCI 的患者中会产生足够的 $P2Y_{12}$ 受体抑制。选择性地使用氯吡格雷治疗这些患者，而不是使用新的和强效的 $P2Y_{12}$ 抑制药治疗所有患者，可能有助于控制成本。

此外，应该将缺血和出血事件（净临床结果）视为主要的复合终点，而不仅仅是缺血性事件。这不仅会增加事件发生率，而且还会在存在更有效的 $P2Y_{12}$ 受体阻滞药治疗的情况下改善总体临床结果，这些治疗方法已知与出血事件增加有关。识别以血小板为中心且明显受改进治疗策略影响的早期事件是至关重要的。还有人建议连续血小板功能测定监测可以促进治疗策略随时间的调整，并改善净临床预后。目前，两个大规模的个性化抗血小板治疗研究［ANTARCTIC（NCT01538446）和 TROPICAL-ACS（NCT01959451）］正在进行中。

在没有来自优势试验的证据的情况下，此时我们必须依赖指南和现有的观察数据，同时充分考虑血小板生理学在支架患者中发生灾难性事件的作用。最后，忽视强有力的证据是不切实际和不明智的：

1. 血小板高反应性与 PCI 后缺血事件发生有关。

2. 方便且可靠的检测方法可用于评估血小板功能。

3. 更有效的 $P2Y_{12}$ 受体阻滞药可用于克服 35% 患者的血小板高反应性。

4. 无血小板高反应性的患者中，有近 65% 的患者可以使用价格较低的氯吡格雷进行治疗。

5. 通过在使用更有效的 $P2Y_{12}$ 受体阻滞药治疗的患者中使用连续血小板功能测定监测，可以避免过度出血并且可以改善净临床预后。

$P2Y_{12}$ 受体阻滞药治疗的治疗窗概念可促进减少缺血事件和避免出血事件之间的平衡，从而改善净临床预后。PFT 可以起到监测的作用：①氯吡格雷作为治疗方法的有效性；②长期使用新的更有效的药物的安全性，特别是在低风险患者和高出血风险患者中。最后，血小板反应性不应该被视为绝对和唯一的预后因素。相反，血小板反应性应结合与风险相关的人口统计学变量、相对于 PCI 和 ACS 发生时间的血小板反应性测试的时间进行评估。

第 48 章 介入心脏病学中的遗传学和药物遗传学

Genetics and Pharmacogenetics in Interventional Cardiology

Hillary Johnston-Cox Johan L.M. Björkegren Jason C. Kovacic 著
戴梅艳 译

遗传度是指由于人与人之间因遗传差异而引起的疾病特征中观察到的差异。虽然其他机制如脱氧核糖核酸（DNA）的表观遗传修饰也可能对遗传度有贡献，但大多数遗传差异被认为是由核苷酸 DNA 序列的变化（即 A、T、C 和 G；图 48-1）造成的。虽然最初认为环境和遗传影响是导致疾病的独立因素，但现在认识到遗传和环境因素的相互作用是导致最终临床疾病表型的主要因素，如冠状动脉疾病。正如我们稍后阐述的那样，现在看来，环境因素的存在与否，例如吸烟或缺乏锻炼，能够决定遗传因素是否导致疾病的发生。正如本章所显示的，我们的科学家将研究方向转向理解冠状动脉疾病的各个方面，例如利用系统遗传学研究遗传学 - 基因组学和环境影响的生物学交叉点，在提高我们对疾病的因果关系的理解方面具有非常高的潜力。本章重点回顾与介入心脏病学相关的冠状动脉疾病遗传学，讨论全基因组关联研究（genomewide association studies，GWAS）的局限性和迄今为止所获得的知识，最后提出识别冠状动脉疾病目前未知的遗传方面的进一步方法，以及这些知识如何在临床和导管室中发挥作用。

从根本上讲，全基因组关联研究首先对 DNA 进行分析，然后尝试明确致病分子机制。系统遗传学首先研究反映疾病相关分子过程（如 RNA 或蛋白质水平）的基因组活性度量，以了解生物疾病网络，最终揭示驱动这些过程的 DNA 水平变化。

一、最初关注人类遗传学：罕见单基因疾病

遗传特征主要是通过 DNA 携带方式进行世代传递，表现为 DNA 层面的变化，包括单核苷酸多态性（single nucleotide polymorphisms，SNP）、缺失、插入和拷贝数变异。另外，表观遗传学机制是独立于 DNA 之外的遗传度的另一组成部分 [1, 2]，通常涉及 DNA

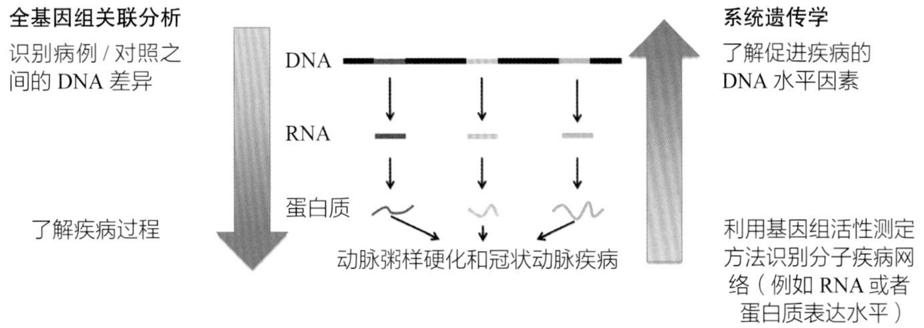

▲ 图 48-1 全基因组关联研究与系统遗传学的研究策略差异概述

甲基化状态的改变或组蛋白变化进而影响 DNA 转录[3]。然而，表观遗传机制不在本章讨论的范畴。

罕见的单基因遗传病通常是由 DNA 编码区的单个变异引起的，该变异在世代传递中通常遵循已知的遗传模式（孟德尔遗传模式）。单基因疾病的常见遗传模式包括常染色体显性遗传，常染色体隐性遗传和 X 染色体连锁遗传。然而，并不是所有与孟德尔病相关的单基因变异的携带者都会患上这种疾病，因此外显率（携带点突变或其他遗传变异的人发生临床疾病的比例）通常＜ 100%。外显率也是疾病发展的一个时间依赖的组成部分。例如，在囊性纤维化和 Huntington 病中，这两种疾病通常是 100% 外显的。囊性纤维化在婴儿期发病，Huntington 病一般在中老年发病。其他单基因疾病，如 BRCA1 基因，具有“不完全外显性”（＜ 100% 携带 BRCA1 基因的人发展为相关疾病）和终生外显风险，这表明存在包括环境和其他遗传因素在内的其他风险因素，这些因素可导致疾病的进展。这也表明，有一些保护性变异可以保护个体免受单基因疾病的影响[4]，这在风险分层患者进行管理和寻求疾病的预防措施时是相关的。进一步分析单基因疾病的特点，会发现其与冠状动脉疾病相反，尽管许多单基因疾病的外显率很高，但这些疾病在一般人群中的发生率往往不到 1%。此外，这些基因突变的频率和表型在不同的群体中因遗传祖先的差异而有所不同。

通过对单基因疾病引起的“经典”疾病表型及其遗传模式的研究，最初基于 DNA 的家系和连锁研究首次被用来探索孟德尔遗传罕见疾病的致病突变[5]。总之，这些技术涉及对家庭成员进行非常仔细的临床表型分析，然后在受影响的家庭成员和未受影响的家庭成员中寻找明显的 DNA 变化。使用这些技术广泛研究的第一个单基因心血管疾病是家族性肥厚型心肌病，借此发现了心脏 β 肌球蛋白重链编码基因中的错义突变。随后，发现了许多其他单基因心血管疾病的基因突变，包括长 QT 综合征、扩张型心肌病、预激综合征、Brugada 综合征和致心律失常性右心室发育不良。随后对其他罕见的单基因疾病的研究导致了突变基因的鉴定，包括那些与家族性高胆固醇血症有关的基因，如低密度脂蛋白受体（LDL-R）的突变。

虽然这些用于研究单基因疾病的方法非常成功，并为我们了解疾病的遗传基础打开了大门，但对于常见的复杂疾病如冠状动脉粥样硬化性心脏病和动脉粥样硬化，这种研究方法还不够全面，不足以涵盖相关的生物过程和多个致病基因在这些疾病的发病机制[6]。

二、全基因组关联研究领域：理解常见复杂疾病的遗传学

与上面讨论的单基因疾病不同，冠状动脉疾病的遗传学从根本上来说更复杂。冠状动脉疾病是许多“多基因”或“常见复杂疾病”中的一种。与家族史明确、遗传度高（它们通常由一种或仅有几种基因驱动）的罕见的单基因疾病不同，常见复杂疾病的病因通常包括遗传和环境风险因素及其相互作用。因此，复杂的疾病在社区中更为普遍（“常见”），并且不限于特定的家系。此外，在罕见单基因疾病中，每一个基因突变对疾病的影响通常相当大。与此不同，在常见多基因疾病中，每一个疾病相关的基因突变的影响力仅为微小到中度，而且在疾病的发病机制中也有许多基因参与。其他常见多基因疾病有糖尿病、肥胖、高血压和卒中。

常见复杂疾病的广泛流行和危险因素的多样性使得家系的连锁分析（适用于单基因疾病）不适合于冠状动脉疾病的研究。此外，从研究一开始就有一种观念认为，常见的复杂疾病是由许多遗传因素驱动的，每一种因素的影响都较弱。因此，为了更好地研究复杂疾病，提出了一种研究工具，允许在病例对照关联研究中分析一般人群中数千名个体的多种遗传标记。这开启了 GWAS 时代[7]。总之，GWAS 设计包括收集大量患有疾病的受试者（“病例”）和不患有疾病的对照，然后寻找病例中出现而对照没有的 DNA 变化。理想情况下，病例和对照组应匹配尽可能多的非疾病相关特征（年龄、性别、种族 / 民族和其他并发症）。

使用 GWAS 研究冠状动脉疾病首先在 Wellcome Trust Case Control Consortium 研究中应用，该研究确定了与冠状动脉疾病相关的著名的 9p21 基因座[7–9]。自从这个最初的研究以来，已经用 GWAS 鉴定了 153 个可能性 DNA 变异，其中 50 个变异在 GWAS 数据集的 Meta 分析中被重复出[10]。这些变

异在一般人群中普遍存在，但观察到的变异效果很弱，每个变异的相对风险从最小到中度平均增加幅度约为 18%[7]。这种方法识别众多遗传标记并分离许多以前未知的致病基因的能力令人印象深刻且值得注意。然而，GWAS 鉴定的 153 个冠状动脉疾病相关变异仅能解释普通人群中 10.6% 的冠状动脉疾病遗传变异[10]。事实上，尽管 GWAS 有非常大的样本量，然而对于冠状动脉疾病和大多数其他复杂疾病，它们的遗传度约有 90% 并不能由 GWAS 迄今确定的位点来解释[10]。

考虑到这一点，还必须评估传统风险因素相对于遗传学对冠状动脉疾病发展的总体贡献。几十年前进行的家族性研究确定冠状动脉疾病致病因素中的遗传因素占 40% ～ 60%[11]。换句话说，遗传因素被认为可以解释 50% 的冠状动脉疾病发病风险，其余的 50% 的风险被认为可归因于环境和生活方式相关的危险因素如吸烟、久坐不动的生活方式、肥胖、高盐摄入、饮食和其他因素。因此，遗传率为 50% 时，GWAS 确定的 153 个位点解释了冠状动脉疾病总发病风险约 5%（图 48-2）。因此，有必要进一步研究独立的遗传危险因素以及它们如何受到环境因素的影响，从而影响冠状动脉疾病的遗传度[12]。

开发更全面的 DNA 测序技术，以便能够像在 GWAS 中那样，将全外显子组 / 全基因组测序（whole exome/whole genome sequencing，WES/WGS）应用

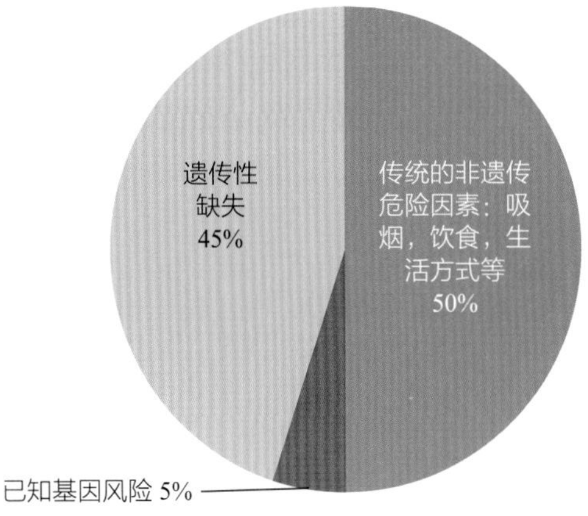

▲ 图 48-2 目前对冠状动脉疾病的理解

传统的危险因素可能占冠状动脉疾病发病可能性的 50% 左右，而 5% 左右的危险因素则归因于已知的冠状动脉疾病风险位点，大约 45% 的冠状动脉疾病发病可能性被认为是由目前未知的遗传因素引起的：冠状动脉疾病的“缺失遗传度”

于病例对照研究，以此作为鉴定可能对遗传度有更大影响的其他罕见风险变异的工具[13]。然而，来自 WES 的初步研究表明，编码区域（外显子组）中可以解释冠状动脉疾病缺失遗传度的 SNP 数量很少。正如稍后详细讨论的那样，与冠状动脉疾病致病相关的编码区 SNPs 的缺乏强调了由 ENCODE 等研究指出的概念，即 GWAS 识别的 SNPs 风险很大程度上位于基因组的调控区域，而不是蛋白质编码区域[14]。尽管如此，下一部分专门评估冠状动脉疾病和迄今为止在 GWAS 中鉴定的基因的作用，我们认为这些基因很可能属于一组基因，这些基因在冠状动脉疾病的长期发病过程中在特定的时间间隔内起着重要的作用。我们认为，那些由 GWAS 鉴定的基因可能不一定参与冠状动脉疾病最终发展而导致临床事件。因此，我们认为需要除了 GWAS 之外的互补方法来解释冠状动脉疾病的完全遗传度，特别是解释临床事件的发生。

三、冠状动脉疾病和心肌梗死遗传风险变异的鉴定与表征

自从 2007 年使用 GWAS 发现 9p21CAD 风险变异以来[9, 15]，最初的努力集中在增加样本量、定义新的变异，然后重复和确认这些发现[16]。最后，为了检测影响力较小的低频率风险变异，大型合作小组进行了组建以提供更大的样本量，其中一个是冠状动脉疾病全基因组复制和 Meta 分析（CARDIoGRAM）。这个 Meta 分析重复了 10 个原来描述的风险变异，并且识别了 13 个新的冠状动脉疾病风险变异[17-19]。这些遗传风险变异在冠状动脉疾病中很常见，但相对风险通常是微小到中等。目前已知的冠状动脉疾病遗传风险变异见表 48-1。

在已鉴定的冠状动脉疾病遗传风险变异中，50 个变异中的 35 个通过目前未知的机制起作用，并且其中许多在非编码 DNA 区域中，这表明有许多途径对冠状动脉疾病的发病机制有贡献，但尚未被描述。其他遗传变异与已确定的冠状动脉疾病风险因素有关，包括与脂质代谢有关的因素，如与 LDL-C、脂蛋白 -a、载脂蛋白 -B、LDL-R、载脂蛋白 -E 和 ABCG5 相关的变异。一个以前与 LDL-C 无关的新变异包括与 Sortilin1（SORT1）相

关的多态性位点，其被认为调节 LDL–C 分泌 [20]。此外，PCSK9 变异的发现导致开发出降低 LDL–C 水平的新药（PCSK9 抑制药），这些药物目前处于临床试验的后期阶段 [21, 22]。

在冠状动脉疾病中，心肌梗死通常是由动脉粥样硬化斑块上形成血栓导致血管闭塞引起的。斑块的急性破裂是促使血栓形成的原因。然而，冠状动脉疾病的发生是几十年疾病缓慢进展的结果。因此，需要强调的是，斑块进展和急性斑块破裂血栓形成的病理过程是不同的，由此导致急性血栓形成的基因变异与那些导致动脉粥样硬化慢性进展的基因变异是不同的。9p21 变异与这两个病理过程均相关，但在冠状动脉疾病的发生中可能占更多比例 [23, 24]。然而，特别值得注意的是，目前唯一与心肌梗死相关的遗传风险变异是 ABO 血型位点 [24]。多项研究表明并证实了 9q34.2 基因座的 ABO 血型与心肌梗死之间的联系，包括 CARDIoGRAM。该研究结果显示具有 A 和 B 血型的风险变异可增加 20% 的心肌梗死风险 [19]。A 和 B 血型编码蛋白质在血管性血友病因子（α–1–3–N– 乙酰半乳糖氨基转移酶）上转移碳水化合物，这导致 von Willebrand 因子的半衰期延长，导致冠状动脉血栓形成和随后的心肌梗死 [25]。在护士健康研究中，A 或 B 血型与心肌梗死频率增加 10% 相关，AB 型血患者的风险增加至 20%[26]。显然，关于这些风险基因位点促进冠状动脉疾病的分子机制仍有许多尚待理解。

四、从遗传角度探讨冠状动脉疾病的发病机制与临床表现的相关性

越来越清楚的是，动脉粥样硬化病变和冠状动脉疾病的进展受到遗传因素的深刻影响。虽然本书的其他章节全面涵盖了动脉粥样硬化生物学，但我们在此简要总结了我们认为与动脉粥样硬化和冠状动脉疾病相关的遗传因素的关键方面。冠状动脉内的动脉粥样硬化病变进展通常遵循 S 形模型，但需要注意的是动脉粥样硬化晚期伴有斑块进展可能是可变的，包括进一步的快速进展 [27, 28]。详细地说，人类和小鼠的研究都支持了动脉粥样硬化长期进展的观点，但是在普遍减缓进展的最后阶段之前有一个快速进展时期 [29–32]。斑块的形成是由循环中血浆脂蛋白，主要是 LDL 在作为湍流血流区域的血管部位的滞留而引起的。一些 LDL 颗粒停留在内皮下间隙，并被氧化还原过程所修饰。内皮通过黏附分子的表达被氧化的 LDL 激活，导致白细胞（主要是单核细胞）的跨内皮迁移。在内皮下间隙和内膜内，单核细胞分化为巨噬细胞。这些巨噬细胞摄取氧化的 LDL 颗粒，引发泡沫细胞形成，这是动脉粥样硬化的关键过程。在组织学检查中，内膜内泡沫细胞的聚集表现为脂肪条纹的出现。多个泡沫细胞的聚集导致形成具有明确边界的小动脉粥样硬化斑块 [32]。

动脉粥样硬化的第二阶段涉及小斑块快速扩大，突出动脉壁并进入血管腔，导致血流受损。通过使用 14C 显示人类斑块的这一快速阶段被认为发生在临床症状前的 10 年内 [30]。

第三个也是最后一个阶段是可变的。在大约 30% 的病例中，病变在 12 个月内快速进展为纤维粥样瘤，通过薄或厚的纤维帽包裹富含脂质的核心。薄纤维帽动脉粥样硬化是导致急性心肌梗死的最不稳定型病变。在 12 个月的时间里，75% 的薄纤维帽粥样瘤是稳定的，而 5% 的厚纤维帽动脉粥样硬化将发展为高危特征斑块 [28, 33]。复杂斑块的破裂受到多种因素的影响，包括在斑块区域内由增殖的巨噬细胞介导的沉积的脂质核心的坏死程度和范围；单核细胞的迁入 / 迁出；管腔狭窄的程度；斑块负荷；血管重构；纤维帽的厚度 [34]。闭塞性血栓导致心肌灌注减少，从而导致急性冠状动脉综合征或心脏猝死。

五、全基因组关联研究的独特局限性和目前鉴定的冠状动脉疾病风险位点

尽管到目前为止使用 GWAS 在冠状动脉疾病遗传学方面的成就不可否认，但是 GWAS 研究设计存在若干固有的局限性，我们认为这些局限性导致了所确定的遗传位点性质的偏差。这是研究复杂多基因遗传病发生发展的三个通病：变化的环境、时间和病例 – 对照重叠。

（一）变化的环境

每个个体的 DNA 密码都是在受孕时建立的。

因此，在 GWAS 中，功能独立于环境因素的 DNA 变异最有可能达到显著性，因为它们不依赖于任何特定的环境因素来显现其效果。另一方面，依赖于环境刺激或因子的 DNA 变异在 GWAS 中不太可能达到相同的重要性，因为所需的环境影响的附加元素是必需的，在给定个体中可能发生或可能不发生。冠状动脉疾病中遗传风险的环境依赖或环境影响风险修正因素包括吸烟、饮食、食盐摄入和久坐生活方式等生活因素，或肥胖、糖尿病、高血压和炎症驱动疾病等共存性疾病。其他危险因素包括环境污染和高压力事件[35, 36]，但这些因素在个体患者中更难解释。然而，决定遗传因素是否会影响冠状动脉疾病发展的环境因素也可以是特定组织中的局部因素。例如，脂肪肝可以诱导肝脏中许多影响冠状动脉疾病遗传风险的基因的表达，这些基因在正常肝脏中不表达在或表达不显著。这种环境依赖性或环境影响的遗传因素在 GWAS 数据库可以被识别，但目前的分析方法未能做到这一点[37]。综上所述，改变冠状动脉疾病中依赖于环境背景的基因表达的基因变异是一种已被实验证实的普遍和强烈现象[38–41]。重新分析 GWAS 数据库，试图识别这种与环境因素相关的变异，这有可能是一条非常有成效的研究路线，许多研究小组正在积极地进行这一研究。

（二）时间

与那些在短时间内调节疾病过程的基因变异相比，长期参与疾病过程调节的 DNA 变异（尽管环境和其他影响发生变化仍保持有效）在 GWAS 中更有可能在基因组范围内发挥重要作用。因此，在 GWAS 中发现的具有基因组显著性的 DNA 变异最有可能与疾病发生的早期阶段有关，其中与快速生长阶段或晚期阶段相比，初始生长阶段缓慢并且分布时间更长。与疾病的后期相比，早期冠状动脉疾病的发病机制可能更多地受到遗传易感性的驱动，并且不太可能受到可能驱动疾病晚期阶段因素的影响，包括糖尿病、肥胖和不同的炎症状态。该疾病的后期阶段也更复杂，因为通常会有更多的疾病过程在器官系统中起平行作用（例如，冠状动脉疾病包括糖尿病患者的肝脏和胰腺，肥胖患者的脂肪储备或全身免疫调节）。晚期疾病的调控因素是复杂的，涉及多个系统的辅助因素，这些因素与环境或依赖刺激的 DNA 变异有关，而这些变异在 GWAS 中不太可能具有全基因组显著性。

（三）病例 – 对照重叠

在常见复杂疾病，例如冠状动脉疾病的 GWAS 研究采集的对照人群中，对于没有临床表现为冠状动脉疾病或心肌梗死的对照中，许多人不可避免地患有亚临床动脉粥样硬化和冠状动脉疾病。因此，使用 GWAS 研究设计，检测与冠状动脉疾病发病相关贡献较小变异的能力几乎肯定会被削弱，因为在对照群体中包含亚临床冠状动脉疾病的人。由于在招募 GWAS 所需的数千个健康对照时全部使用严格的筛查方法（如血管造影术）显然是不切实际的，因此不可能排除这种混杂效应。

GWAS 设计的这些局限性，即病例 – 对照重叠，缺乏对环境因素的考虑，以及对具有长期影响的遗传变异的偏倚，对我们如何解释使用 GWAS 鉴定的冠状动脉疾病风险等位基因具有影响。例如，由于 GWAS 设计有利于识别在早期冠状动脉疾病发展过程中起作用的基因，所以这些早期基因可能最适合于为具有这些基因位点的患者制定预防措施，此外还可以开发旨在抑制早期疾病进展的疗法。识别早期参与疾病发病的基因的主要限制包括不能识别二级预防的危险因素，以及缺乏针对临床表现为心肌梗死和卒中的冠状动脉疾病晚期、快速进展阶段的靶向治疗。

分析明确与冠状动脉疾病发病相关的 GWAS 基因位点（表 48–1）进一步证实了这一观点[10]。在鉴定的 50 个基因中，10 个参与调节脂质水平，包括高密度脂蛋白和三酰甘油（表 48–1）[7]。循环脂质在动脉粥样硬化的早期发展过程中起主要作用；这支持了 GWAS 中确定位点的靶向性在一级预防中是最有用的概念，同时数据也支持了 LDL 降低导致动脉粥样硬化消退早期比晚期病变更显著[29]。目前发现的其他冠状动脉疾病风险基因包括与高血压相关的基因（表 48–1），该基因有助于早期内皮细胞的活化，高血压对动脉粥样硬化晚期的疾病进展影响不大。事实上，GWAS 所识别的大多数冠状动脉疾病相关基因都参与了早期冠状动脉疾病的发展，但 ABO 位点除外（表 48–1），强调了环境和环境相关的变异以及在疾病过程后期有效的变异可能代表不足。

表 48–1　通过全基因组关联研究证实了 50 个与冠状动脉疾病或心肌梗死相关的遗传变异

邻近基因（等位基因）	染色体定位	单核苷酸多态性	优势比
与 LDL 胆固醇有关			
LPA	6q25.3	rs3798220	1.92（1.48 ～ 2.49）
APOB	2p24.1	rs515135	1.03
SORT1	1p13.3	rs599839	1.29（1.18 ～ 1.40）
LDLR	19p13.2	rs1122608	1.14（1.09 ～ 1.19）
APOE	19q13.32	rs2075650	1.14（1.09 ～ 1.19）
ABCG5–ABCG8	2p21	rs6544713	1.07（1.04 ～ 1.11）
PCSK9	1p32.3	rs11206510	1.15（1.10 ～ 1.21）
与 HDL 胆固醇有关			
ANKS1A	6p21.31	rs12205331	1.04
与三酰甘油有关			
TRIB1	8q24.13	rs10808546	1.08（1.04 ～ 1.12）
ZNF259, APOA5–A4–C3–A1	11q23.3	rs964184	1.13（1.10 ～ 1.16）
与高血压有关			
SH2B3	12q24.12	rs3184504	1.13（1.08 ～ 1.18）
CYP127A1, CNNM2, NT5C2	10q24.32	rs12413409	1.12（1.08 ～ 1.16）
GUCYA3	4q31.1	rs7692387	1.13
FURIN–FES	15q26.1	rs17514846	1.04
与心肌梗死相关			
ABO*	9q34.2	rs579459	1.10（1.07 ～ 1.13）
风险机制未知			
CDKN2A, CDKN2B	9p21.3	rs4977574	1.25（1.18 ～ 1.31）to1.37（1.26 ～ 1.48）
MIA3	1q41	rs17465637	1.20（1.12 ～ 1.30）
CXCL12	10q11.21	rs1746048	1.33（1.20 ～ 1.48）
WDR12	2q33.1	rs6725887	1.16（1.10 ～ 1.22）
PHACTR1	6p24.1	rs12526453	1.13（1.09 ～ 1.17）
MRPS6	21q22.11	rs9982601	1.19（1.13 ～ 1.27）
MRAS	3q22.3	rs2306374	1.15（1.11 ～ 1.19）
KIAA1462	10p11.23	rs2505083	1.07（1.04 ～ 1.09）
PPAP2B	1p32.2	rs17114036	1.17（1.13 ～ 1.22）
IL5	5q31.1	rs2706399	1.02（1.01 ～ 1.03）
TCF21	6q23.2	rs12190287	1.08（1.06 ～ 1.10）
BCAP29	7q22.3	rs10953541	1.08（1.05 ～ 1.11）
ZC3HC1	7q32.2	rs11556924	1.09（1.07 ～ 1.12）
LIPA	10q23.31	rs1412444	1.09（1.07 ～ 1.12）
PDGF	11q22.3	rs974819	1.07（1.04 ～ 1.09）
COL4A1, COL4A2	13q34	rs4773144	1.07（1.05 ～ 1.09）
HHIPL1	14q32.2	rs2895811	1.07（1.05 ～ 1.10）
ADAMTS7	15q25.1	rs3825807	1.08（1.06 ～ 1.10）
SMG6, SRR	17p13.3	rs216172	1.07（1.05 ～ 1.09）
RASD1, SMCR3, PEMT	17p11.2	rs12936587	1.07（1.05 ～ 1.09）
UBE2Z, GIP, ATP5G1, SNF8	17q21.32	rs46522	1.06（1.04 ～ 1.08）
IRX1, ADAMTS16	5p13.3	rs11748327	1.25（1.18 ～ 1.33）
BTN2A1	6p22.1	rs6929846	1.51（1.28 ～ 1.77）
C6orf105	6p24.1	rs6903956	1.65（1.44 ～ 1.90）

（续表）

邻近基因（等位基因）	染色体定位	单核苷酸多态性	优势比
HCG27 and HLA-C	6p21.3	rs3869109	1.15
IL6R	1q21	rs4845625	1.09
EDNRA	Chr4	rs1878406	1.09
HDAC9	7p21.1	rs2023938	1.13
VAMP5-VAMP8	2p11.2	rs1561198	1.07
ZEB2-AC074093.1	Chr2	rs2252641	1
SLC22A4-SLC22A5	Chr5	rs273909	1.11
KCNK5	6p21	rs10947789	1.01
PLG	6q26	rs4252120	1.07
LPL	8p22	rs264	1.06
FLT1	13q12	rs9319428	1.1

HDL. 高密度脂蛋白；LDL. 低密度脂蛋白。*. 9q34.2 的危险变异仅与心肌梗死相关，而与冠状动脉疾病不相关
（引自 Roberts R. Genetics of coronary artery disease. Circ Res，2014，114: 1890-1903）

六、整合全基因组关联研究研究结果于未来疾病模型：鉴定疾病发病网络和关键调节通路的系统遗传学

鉴于冠状动脉疾病的复杂性，以及 GWAS 倾向于识别与疾病发展的早期阶段相关的基因和位点，接下来的问题是如何最好地识别依赖于环境并在较短时间内激活的晚期遗传位点。系统遗传学被饶有兴趣地作为解决这个问题的潜在解决方案而走到了最前沿[42-45]。系统遗传学通过将 DNA 和组学（例如 RNA、蛋白质）数据集的分析结合起来，利用相互作用的分子路径网络模型来识别疾病的主要驱动因素。系统遗传学数据可以通过与 GWAS 数据集的整合来丰富，然后最终用于识别和描述导致复杂疾病晚期致病的 DNA 变异体。人们的期望是，系统遗传学还将促进诊断工具的开发，并为这些复杂疾病确定新的治疗目标，目标是阻止当前疾病进一步的重塑和促进当前疾病的消退。

对于诸如冠状动脉疾病的常见复杂疾病，GWAS 鉴定的单个基因变体和（或）基因的孤立效应并不能解释分子疾病过程的内在复杂性。这些疾病具有多基因调节，涉及多个基因在一个复杂而动态的生物网络中的相互作用。这些类型的网络是稀疏的，大多数基因（表示为节点）与其他基因（边缘）的相互作用有限，少数高度相互连接的节点由于它们的多个相互作用而充当枢纽（图 48-3）[46]。通过研究基因活性的度量和疾病的网络模型，系统遗传学可以识别这些高度相互关联的节点[47]。特别重要的节点可以被认为是任何特定疾病过程的关键驱动因素。通过应用这些方法和开发新的技术来筛选基因组和研究基因组活动，以及不断增长的数据集的计算分析的进展，我们现在似乎准备大规模地将系统遗传学应用于生物学、医学和医疗保健领域。

其中一个例子包括 STAGE[6] 和 STARNET 研究（图 48-3）。以 STAGE 为先导研究，STARNET 是具有里程碑意义的 RNA 表达遗传学研究，包括 925 例 CABG 术后的冠状动脉疾病病例和 207 例非冠状动脉旁路移植术后的开胸手术对照。每个受试者都接受了 DNA 取样、临床特征、冠状动脉疾病负荷的血管造影评估，以及 9 个冠状动脉疾病相关组织的 RNA 分离：动脉粥样硬化（主动脉）和非动脉粥样硬化（内乳动脉）动脉壁、肝脏、腹部和皮下脂肪、骨骼肌、全血以及从原代单核细胞分化的巨噬细胞和泡沫细胞。然后对这些样品的 RNA 进行测序，生成广泛的表达数据集。这些数据集的用途包括：①通过对参与冠状动脉疾病发病的多种组织的研究，找出可能驱动疾病进程背后分子机制的因果调节因素；②识别参与控制这些网络中基因表达的 DNA 变异。此外，由于这些研究基于反映遗传和环境影响的 RNA 表达数据，这种方法应该允许

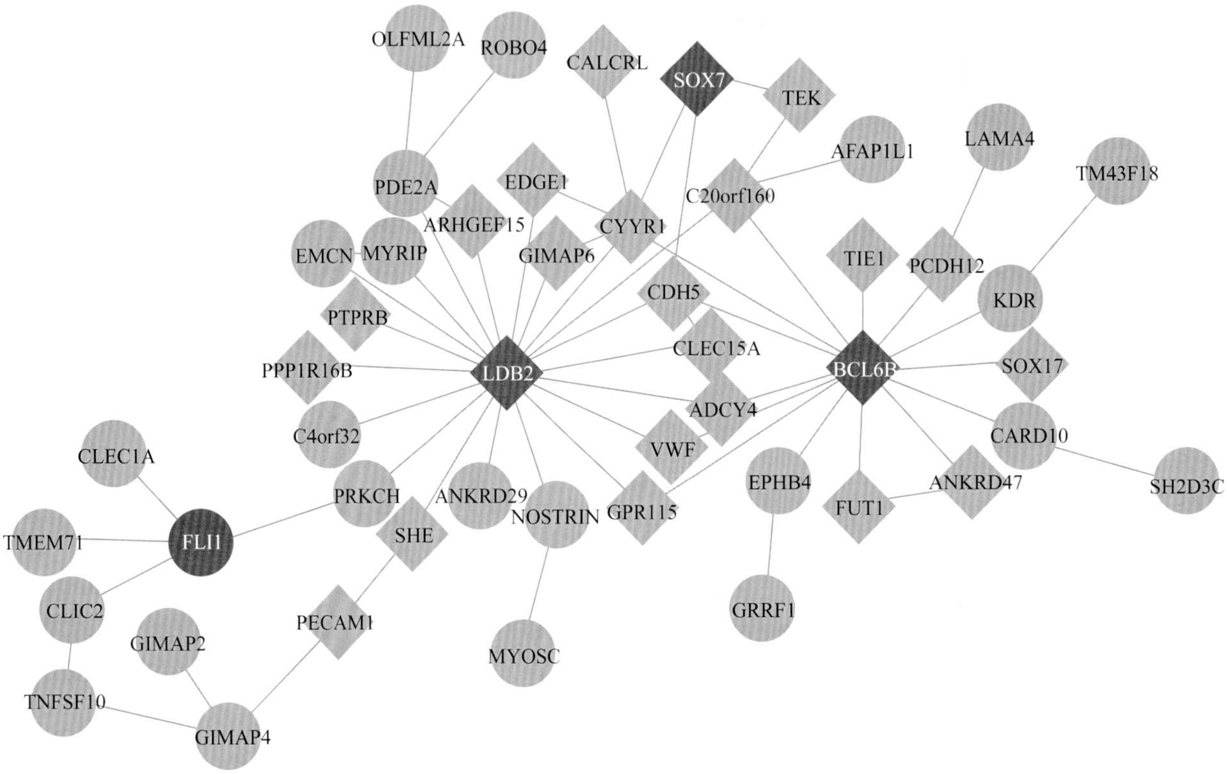

▲ 图 48-3　冠状动脉疾病调控网络

这个冠状动脉疾病调控网络是由 STAGE 研究小组确定的。调节基因以黑色显示。其中，LDB 2 是动脉粥样硬化形成过程中白细胞跨内皮迁移的高级调节因子，其功能 LDB2 变异（EQTL 10939673）与冠状动脉疾病的风险增加有关[6, 92]。[引自 Hagg 等，2009[6]. Reproduced under the Creative Commons Attribution（CC BY）license]

在疾病发病后期阶段研究复杂疾病，在这一阶段，调控因素更有可能依赖于环境，包括多器官交叉调控。STAGE/STARNET 数据集可以用来识别冠状动脉疾病[48-52]中的表达数量性状基因座（eQTLs），eQTLs 是调控基因表达水平的 DNA 变异（通常是 SNPs），eQTLs 是通过对患者 DNA 进行基因分型发现的 SNPs 的等位基因，与来自不同组织的基因表达水平相关联来确定的。因此，SNP 等位基因可以与组织的不同基因表达水平相关联，并且可以被鉴定为 eQTLs。预计这种方法将有助于阐明复杂疾病背后的大部分未知遗传性，并有助于开发新的分子诊断和保健中的个性化治疗。

七、药物基因组学与介入心脏病学

（一）氯吡格雷药物遗传学

在导管室中从冠状动脉疾病的遗传学转向其他相关情况，尤其是药物遗传学。最近出现了大量数据，以强调基因影响在个体对氯吡格雷的反应中的重要性。事实上，尽管氯吡格雷仍然是目前稳定型冠心病患者接受 PCI 术后抗血小板治疗的基石，但有 4%～30% 的患者对此药物没有充分的反应[53, 54]。这得到了药理学研究的支持，体外 ADP 诱导的血小板反应性（氯吡格雷反应的替代标志物）在使用氯吡格雷治疗的患者群体中有显著不同[53, 55]。近期接受支架植入且接受氯吡格雷治疗并表现出较高的治疗血小板反应性（HTPR）的患者更容易发生复发性不良临床事件[56]。虽然一些临床和人口统计学因素影响氯吡格雷疗效，但这些因素的贡献相对较小[57]。然而，遗传学研究已经揭示了几个对氯吡格雷反应有显著影响的 SNPs。具体而言，负责氯吡格雷转运和生物利用度的基因遗传变异［ATP 结合盒亚家族 B 成员 1（ABCB1）］[58-63]、肝脏代谢（CYP 酶）[64-66]、对氧磷酶 1（PON 1）[67-70]、羧酯酶 1（CES 1）[71, 72] 和受体相互作用 / 活化（$P2Y_{12}$）[73-75]］对氯吡格雷的药效学、药物代谢动力学和随后的心血管事件发生率有一定的影响。虽然有可能对这些遗传变异进行检测，但目前这种检测尚未显示出临床有效性，目前 AHA/ACC 给出Ⅱb 推荐（证据水平 C），并提出以下评论："如果检测结果会改变治疗方案，可以考虑在患有稳定型心绞痛 / 非 ST 抬高型心肌梗死（或在急性冠状动脉综合征和 PCI 后）且接受 $P2Y_{12}$ 受体抑制药治疗患者行 CYP2C19 功能缺失位点的基因分型"[76]。TAILOR–PCI 研究是一项多中心、前瞻性随机研究，目前正在招募患者，并试图对 *2 和 *3 CYP2C19 等位基因进行基因检测，以确定基于这些基因型数据选择氯吡格雷与替卡格雷是否会影响主要心血管不良事件。希望这项研究能够明确证明，对氯吡格雷可能的反应性进行基因检测是否对 PCI 后需要抗血小板治疗的患者有所帮助。

（二）华法林药物遗传学

华法林广泛用于血栓栓塞性疾病的治疗和预防，但其特点是治疗指数狭窄，效果因人而异，不良事件发生率高，需要谨慎选择患者和频繁调整治疗剂量[77-79]。华法林的标准剂量为每天 2 ～ 6mg；然而，在一般人群中，有效日剂量从 0.5 ～ 30mg 不等。亚治疗剂量导致无法控制血液凝固的风险，而超治疗剂量给药可导致过度和不受控制的出血。许多参与华法林作用机制和药物代谢动力学的酶的遗传多态性已被证明是决定华法林治疗的个体变异性的关键。这些研究包括 VKORC 1 和 CYP2C9 的多态性[80-84]，以及间接影响华法林抗凝血的基因：GGCX[85]、Calu[86] 和 proc[87]。其中，VKORC1 基因多态性约可解释华法林剂量变异的 25%，许多研究一致表明 VKORC1 基因型是华法林剂量的最大独立预测因子[88]。携带 VKORC1 1173 T/T 等位基因的患者比携带野生型 1173C/C 等位基因的患者每天需要至少 30% ～ 50% 的华法林剂量，而 VKORC1 编码区的多态性导致不同程度的耐药性。携带 CYP2C9 *2 和 –*3 等位基因的患者代谢（S）– 华法林的能力降低，导致患者需要较大药物剂量。然而，华法林疗效的变异性是一个复杂的问题，其不仅仅涉及 CYP2C9 和 VKORC1 的基因型。其他因素如年龄、性别、饮食、药物和 BMI 可解释华法林剂量变异的 20%（综述见[89, 90]）。除了这些因素之外，还存在进一步的不明因素，这些因素占华法林反应变异的近 50%。这种遗传学和影响华法林疗效的其他因素的复杂性导致了备受期待的 COAG 研究失败，该研究未能找到基因检测的益处，以帮助华法林初始剂量的选择[91]。在 COAG 研究中，超过 1000 名接受华法林治疗的患者被分配使用基于基因型加临床数据与仅临床数据来接受初始剂量。遗憾的是，基因型导向的华法林给药在治疗的前 4 周内没有改善抗凝血控制，并且目前没有这种测试的临床指征。然而，尽管新型口服抗凝药物已迅速取代华法林作为合适患者的首选药物。但特定患者亚组中对华法林的持续需求及其低得多的成本是开展进一步研究的动力，旨在明确导致药物变异性的重要网络。这些数据可能有助于改善治疗效果，减少不良反应，并有助于降低整体医疗成本。

八、结论

GWAS 在识别风险变异方面发挥了关键作用，这些风险变异部分解释了常见复杂疾病（如动脉粥样硬化和冠状动脉疾病）的遗传度。这些风险变异有助于鉴定涉及疾病发病机制的新分子途径。然而，GWAS 设计似乎具有局限性，特别是它可能忽略了与环境相关的风险变量（即只有在特定的环境刺激或因素也存在时才会产生风险的风险变量）。这些环境或环境相关的因素在常见复杂疾病发展的后期和复杂阶段可能最具影响力，因此被认为对冠状动脉疾病后期短期内活跃的分子过程产生重大影响，例如导致斑块破裂和心肌梗死的几周内发生的事件。随着我们进入遗传学研究的新时代，系统遗传学在我们的研究方法中扮演着重要角色，对疾病网络的进一步研究有望揭示包括冠状动脉疾病在内的常见复杂疾病的病理生物学中涉及的关键生物学途径。反过来，期望我们对这些因果疾病网络的进一步理解将促进开发改进的诊断工具、增强的风险分层和新的治疗应用。具体到导管室，当我们解开促进冠状动脉疾病和不良血管重塑的因果分子通路时，当然也可能开发利用这种改进的遗传和生物学知识的新型支架平台和辅助药物疗法。

第 49 章　抗凝和抗血小板药物的监测和拮抗
Monitoring and Reversal of Anticoagulation and Antiplatelet Agents

Gregory W. Yost　Steven R. Steinhubl　著
曹岩岩　陈　晨　周　强　译

自 PTCA 开始以来，冠状动脉血管闭塞一直是介入治疗中最受关注的问题。尽管 PCI 有了很大的发展，尤其是支架植入术，血栓形成仍然是一个突出的问题。新植入支架部位血栓形成的风险一直存在直至完全内皮化[1]，金属裸支架内皮化，大约需要 28 天，药物洗脱支架因为延迟的内膜增殖则需要更长的时间[2, 3]。大量的临床证据表明，抗栓治疗可以降低 PCI 术中和术后血管闭塞的风险。支架植入时抗凝和双联抗血小板治疗是目前临床实践指南中 I 类适应证的治疗标准[4]。抗凝治疗在支架时代之前就开始使用了，尽管在 PCI 抗凝研究不如抗血小板研究那么严格，但它仍然是治疗的常规。这主要有两个原因：防止动脉血栓的形成和减少术中导管和导丝所致血栓的风险[5]。

自 PTCA 首次被报道以来[6, 7]，以及支架植入术的突破性进展[8, 9]，PCI 的抗凝和抗血小板治疗进展减少了围术期缺血事件和支架血栓的形成[10]。当联合应用更多和更大剂量的抗凝和抗血小板药物来预防血栓形成和栓塞事件时，发生大出血和轻微出血的风险更高，这需要权衡取舍[11]。本章介绍了 PCI 时常用的抗血小板和抗凝药物，特别关注药物监测和可用的拮抗方案。

一、抗凝药物

在导管置入过程中，凝血因子暴露于受损的内皮细胞，导管和导丝容易导致血栓的形成。抗凝治疗可最大限度减少血栓在血管内膜表面的进展及 PCI 术中新的血栓的形成[5, 12]。理想的抗凝能有效预防血栓形成，出血风险低，监测手段安全，有效期（半衰期）短，必要时还可以被逆转。PCI 中使用的抗凝药物包括普通肝素、低分子肝素、直接凝血酶抑制药、凝血因子Ⅹa 间接抑制药（表 49–1）[12, 13]。

二、普通肝素

活化的血小板表面产生凝血酶，将纤维蛋白原转化为纤维蛋白，就会产生血栓。纤维蛋白与凝血因子ⅩⅢa 交联能够增强血小板聚集，最终形成血凝块。肝素与抗凝血酶结合可以间接灭活凝血酶、凝血因子Ⅹa 和内在凝血途径中的因子Ⅻa、Ⅺa、Ⅸa[14, 15]。普通肝素已被证实在治疗不稳定心绞痛或心肌梗死（未经溶栓治疗）是有效的[16–18]。虽然抗凝药可以灭活血管性血友病因子，但不同抗凝药在抑制其释放方面可能存在差异。依诺肝素比普通肝素更能减少其释放。对于不稳定型心绞痛患者来说，这是很重要的，因为血管性血友病因子可能会有早期的升高。血管性血友病因子的早期释放导致预后较差[19, 20]。

PCI 术前静脉注射普通肝素预防冠状动脉内血栓形成是在 Andreas Gruntzig 第一次行 PCI 时开始的，并且在目前常规支架植入和使用双联抗血小板

表 49-1 常用抗凝药物的类型和性质

	作用机制	起效时间（半衰期）	监测方法	推荐即时检测	出血逆转
普通肝素	灭活凝血酶因子Ⅸa，Ⅹa，Ⅺa，Ⅻa	立即，静脉注射（剂量依赖，30～90min）	APTT	ACT	鱼精蛋白（1mg可逆转100单位普通肝素）
低分子肝素	灭活凝血酶（低亲和力）和因子Ⅹa（高亲和力）	立即，静脉注射（3～5h），皮下注射（3～6h）	抗因子Ⅹa水平	无	鱼精蛋白（1mg逆转每100抗Ⅹa单位或1mg逆转1mg依诺肝素）
比伐芦定	瞬时抑制凝血酶	＜5min，静脉注射（25min，肾衰竭时间更长）	ACT	ACT	无*
阿加曲班	可逆性抑制凝血酶	立即，静脉注射（30～60min）	APTT	ACT	无*
磺达肝癸钠	灭活Ⅹa因子	2h，皮下注射（17～21h）	抗因子Ⅹa	无	无*

ACT. 活化凝血时间；APTT. 活化部分凝血活酶时间。*. 重组因子Ⅶa可用于减少出血

治疗时仍然是金标准[5]。在PTCA早期，扩张期间或扩张后的血管闭塞率为2%～11%[21]。使用普通肝素降低了血管闭塞率，但仍存在闭塞的风险，因为对普通肝素合适的剂量没有达成明确的共识。当优先使用普通肝素作为抗凝药时，肝素推荐剂量的改变和桡动脉通路的广泛使用降低了缺血和出血事件的发生率[12, 22]。尽管有新的药物可用，普通肝素仍然是最常用的抗凝药物。

尽管普通肝素是使用最广泛的抗凝药，但除了具有所有抗凝药都有的出血风险，它的使用有几个限制。普通肝素具有较难以预测的药理学特征。一些肝素结合蛋白是急性期的反应物，通常在不稳定的心绞痛或心肌梗死时升高。研究证实凝血酶与纤维蛋白结合可避免肝素所致的失活[23]。此外，当Ⅹa因子与凝血酶原复合物内的磷脂表面结合时，抗凝血酶Ⅲ的亲和力降低，这是影响普通肝素的变量[24, 25]。治疗浓度的普通肝素甚至可能有促凝风险（在肝素诱导的血小板减少之外），因为其对vW因子的控制较弱、停药后凝血酶生成反弹以及血小板激活和聚集增强。因为普通肝素的不可预测性，因此使用时需要严密监测，尤其是PCI期间。

（一）监测

普通肝素的监测通常采用APTT。不同的商业APTT试剂中，肝素的应答存在差异[27]。另一个问题是当肝素浓度超过1U/ml时，APTT会延长[25]。通常在CABG术和PCI时，使用非常大剂量的肝素。在这些情况下，通过使用激活活化凝血时间进行监测。在仅使用阿司匹林的早期研究发现，普通肝素的治疗窗口很窄，而且较低的活化凝血时间水平可能与较高的缺血发生率相关[28-30]。一项Meta分析明确指出接受PCI术的患者，活化凝血时间的最佳范围是350～375s，术后7d缺血事件（死亡、心肌梗死或紧急血运重建的复合终点定义）发生率是6.6%。在较高的活化凝血时间水平下，7d缺血事件的相对风险降低34%。活化凝血时间在325～350s范围内观察到最低出血水平（8.6%），在350～375s时出血发生率逐渐增加到12.4%。当活化凝血时间值超过400s时，出血事件大幅增加[31]。相比之下，近期STEEPLE试验的亚组分析表明，325s是平衡风险与收益的最佳目标。一项由Breneretet进行的Meta分析得出相似结论，活化凝血时间水平越高，不仅没有针对缺血事件的进一步保护，反而出血风险越大。在$P2Y_{12}$和糖蛋白Ⅱb/Ⅲa受体抑制药经常使用的PCI时代也是如此。基于上述结果，低于200s的低活化凝血时间水平并非意味低缺血发生率，而高活化凝血时间水平和根据体重指数给药UFH会导致更多出血[32, 33]。

重要的一点是测量活化凝血时间水平的环境不同可能有不同的结果[34]。2011年PCI指南建议在使用糖蛋白Ⅱb/Ⅲa受体抑制药时，初始普通肝素静推剂量50～70U/kg后，活化凝血时间目标为200～250s。在不使用糖蛋白Ⅱb/Ⅲa受体抑制药的情况下，初始普通肝素静推剂量70～100U/kg，活化凝血时间目标为250～300s（HemoTec设备）或

300～350s（Hemochron 设备）。

（二）拮抗

肝素的半衰期相对较短，然而，当使用治疗剂量时，它具有非线性反应。肝素的半衰期从静脉推注 25U/kg 后的 30min 增加到静脉推注 100U/kg 时的 60min，静脉注射 400U/kg 时的 150min[15]。当需要立即逆转肝素时，可以使用静脉注射鱼精蛋白。1mg 鱼精蛋白可以中和 100U 肝素（例如，50mg 的鱼精蛋白可以中和 5000U 肝素）。当患者连续输注肝素时，由于肝素半衰期短，仅需要考虑中和前 1～2h 的肝素所需鱼精蛋白（例如，25mg 的鱼精蛋白可以中和过去 2h 以 1200U/h 输注的肝素）。缓慢输注鱼精蛋白可减少心动过缓、低血压的发生（不超过 20mg/min 以及 10min 不超过 50mg）。在给予鱼精蛋白后，APTT 应该可以恢复正常。由于鱼精蛋白来自鱼类精子，对鱼有过敏反应的患者可以使用皮质类固醇和（或）抗组胺药物进行预处理[35-37]。

三、低分子肝素（依诺肝素）

低分子肝素（3000～5000 Daltons）是由普通肝素（大小为 3000～30 000Daltons）的化学分解或酶催化裂解产生的。分子重量和大小的这种变化在普通肝素和低分子肝素之间产生了几个重要的差别。低分子肝素有一种独特的五糖序列，能与抗凝血酶结合，引起构象变化和灭活因子Ⅹa。普通肝素必须与凝血酶和抗凝血酶相结合，形成三元复合物才能有效地灭活凝血酶。这种复合物由 18 个糖基组成的含五糖单元的肝素链组成。普通肝素由至少 18 个糖单位组成，而低分子肝素通常有较短的链单元。这就产生了一个重要的区别，即低分子肝素对因子Ⅹa 具有比普通肝素高得多的亲和力，而普通肝素对因子Ⅹa 和凝血酶具有相同的活性。甚至依诺肝素和其他低分子肝素（例如达肝素、亭扎肝素）的分子大小也不同，导致了不同的抗因子Ⅹa 与抗凝血酶比值效应：依诺肝素是 4∶1 和达肝素为 2∶6[12, 25, 37, 39-41]。依诺肝素是研究最多且目前唯一推荐用于 PCI 期间的低分子肝素。

低分子肝素具有可预测的抗凝血特性，可以按固定或根据体重调整的剂量静脉或皮下注射，无须常规监测（肾功能不全、肥胖和儿童例外）[35]。低分子肝素很少与血浆蛋白结合，因此，导致它有更好的生物利用率、更长的半衰期以及与剂量无关的清除[23, 37, 42]。与普通肝素相比，低分子肝素降低了出血的风险，因为它导致血管壁的渗透性降低、血小板的激活减少、对血小板因子 4 灭活的易感性降低，肝素诱导血小板减少的风险降低[43, 44]，但是临床数据尚未明确支持上述结论。

在 PCI 期间急性冠状动脉综合征患者使用低分子肝素而不是普通肝素，因为低分子肝素具有更好的潜在的可预测性和更少的不良反应。Gurfinkel 等[44]首次发现，当用于治疗不稳定型心绞痛时，接受低分子肝素和阿司匹林治疗组，与普通肝素和阿司匹林治疗组相比，无症状心肌缺血、复发性心绞痛、血运重建和轻微出血的发生率降低。而 FRIC 试验发现当用于治疗不稳定心绞痛或非 Q 波心肌梗死时，低分子肝素和普通肝素无显著差异[45]。比起普通肝素，其他几项研究也更支持低分子肝素。TIMI11B 和 ESSENCE 研究分别显示在治疗不稳定心绞痛和非 ST 段抬高型心肌梗死时，依诺肝素在减少死亡终点、非致死性心肌梗死和紧急血运重建方面优于普通肝素。对这两项研究的 Meta 分析显示较低终点事件率持续至 43d。轻微出血显著增加，但大出血率没有显著增加[46-48]。SYNERGY 试验表明依诺肝素不劣于普通肝素，但可能有轻微出血风险增加。然而，有相当数量的患者更换另一个抗血栓药物组，混淆了对结果的解释。研究认为，尽管出血增加，当依诺肝素作为初始一线治疗而未改用 UFH 时可能更有优势[49]。STACKENOX 试验认为在最初用依诺肝素治疗后，应避免交叉或给予额外的普通肝素[50]。

STEEPLE 试验比较了依诺肝素与普通肝素和糖蛋白Ⅱb/Ⅲa 受体抑制药在择期 PCI 患者中的应用。结果显示依诺肝素（与普通肝素相比）在达到目标抗凝水平方面有显著增加，而出血率与普通肝素相似或降低（取决于在择期 PCI 时使用的剂量）[51]。这进一步支持低分子肝素比普通肝素更好的生物利用度和可预测性，无须密切监测[19]。在 NICE 1 和 NICE 4 研究证实 PCI 期间静脉注射依诺肝素联合糖蛋白抑制药是普通肝素的安全替代品（剂量分别是 1mg/kg 和 0.75mg/kg）。NICE 3 研究显示该组合还可以安全地作为急性冠状动脉综合征的初始抗凝治疗，并在向PCI导管室过渡期间继续使用[43, 52]。Bhatt等[53]进行了一项随机研究，比较依诺肝素＋糖蛋白Ⅱb/Ⅲa受体抑制药与普通肝素＋糖蛋白Ⅱb/Ⅲa抑制药的差异。结果显示，在紧急或择期PCI期间使用，出血方面无明显差异，依诺肝素的效果不亚于普通肝素。Dumaine等[54]对13项研究进行的Meta分析表明，与普通肝素相比，低分子肝素的使用与较少的大出血相关，而在死亡和心肌梗死终点事件方面无差异。拔鞘相关的出血发生率也更低[53, 55]。

（一）监测

尽管在以前使用低分子肝素和糖蛋白Ⅱb/Ⅲa受体抑制药的试验中已经证实了安全性，但仍然需要对抗凝治疗水平进行监测，尤其是在特定人群（例如，老年、肥胖、肾衰竭患者）。由于低分子肝素对凝血酶的影响极小，所以它对APTT水平的影响不大。活化凝血时间是心导管术监测的标准，与普通肝素不同，低分子肝素并不能显著延长活化凝血时间水平，无法在PCI中可靠地使用[56, 57]。由于其主要的抗Xa因子活性，所以测量抗Xa因子水平能最准确地反映低分子肝素抗凝水平[58]。皮下注射低分子肝素3～5h后，抗Xa因子水平达到峰值，但肾功能不全的患者需要更长时间[37]。最佳抗Xa因子水平尚未明确定义；然而，根据多项研究，建议治疗范围为0.5～1.8U/ml[52, 59-62]。标准的抗Xa因子活性实验室检测并不是导管术中很容易使用的方法。在这种情况下，即时检测（a point of care test，POCT）可以用来确定患者是否在PCI时进行了治疗性抗凝[63]。目前已有多种POCT方法用于此目的，但尚未在临床上得到广泛应用。

以前，Rapidpoint ENOX测试用于确定特别针对依诺肝素的抗凝治疗范围，但该测试从未商业化[64, 65]。Heptest是一种凝血试验，既对独特具有抗因子Xa活性的低分子化合物敏感，又对影响抗因子Ⅱa活性的试剂敏感。它与两种检测方法的相关性使其在需要监测低分子肝素和普通肝素时非常有用[58]。HEMONOX凝血时间是用于监测低分子肝素的POCT。Rouby等[63]的观察研究表明，在PCI时，两组患者（分别为依诺肝素＋糖蛋白Ⅱb/Ⅲa受体抑制药组和单用依诺肝素组）的HEMONOX凝血时间与抗因子Xa活性水平之间存在良好的相关性。在给予依诺肝素之前，HEMONOX凝血时间＜100s的基线水平与检测不到的抗因子Xa水平相关。HEMONOX凝血时间和抗因子Xa水平在5min均有类似的升高，在10min时达到峰值。依诺肝素联用糖蛋白Ⅱb/Ⅲa组与单用依诺肝素组相比，HEMONOX凝血时间和抗因子Xa水平均增加较少。HEMONOX凝血时间在单用依诺肝素组与依诺肝素联用糖蛋白Ⅱb/Ⅲa组患者分别为（257±95）s（130～431s）与（207±74）s（104～386s）。这相当于单用伊诺肝素组抗因子X a水平峰值（0.86±0.11）U/ml（0.69～1.14），伊诺肝素联用糖蛋白Ⅱb/Ⅲa组抗因子X a水平峰值（0.78±0.12）U/ml（0.61～1.10）。尽管在使用糖蛋白Ⅱb/Ⅲa的情况下抗因子X a水平相应较低，但在PCI时，仍保持在0.6～1.8U/ml的推荐治疗范围。两组患者在给予依诺肝素后的30min和60min，HEMONOX凝血时间和抗因子Xa水平均有类似的降低。尽管这是一项小型观察性研究，但PCI期间HEMONOX凝血时间与抗Xa因子水平之间显著相关性支持其可作为依诺肝素应用时的即时检测方法[63]。

并不是所有情况下都需要进行监测，但某些出血风险较高的人群中可能需要进行监测（例如年老、胃肠道出血史、肾功能不全的患者）[58]。低分子肝素抗因子Xa效应的清除主要与肌酐清除率有关，其清除降低会导致大出血事件的风险增加[66]。不同低分子肝素在肥胖患者中的监测和剂量也有报道。根据体重给予低分子肝素可使抗因子Xa活性水平增加至适当水平，依诺肝素可依据的体重最高可达144kg，达肝素190kg，亭扎肝素165kg[37]。在有普遍接受的监测建议之前，指南建议在PCI术前额外给予低分子肝素，取决于最近一次剂量的时间。如果最后一剂依诺肝素在PCI术前8h以内使用，则不需要额外的抗凝治疗。如果最后一剂依诺肝素在PCI术前8～12h使用，则推荐在PCI时使用0.3mg/kg静脉推注依诺肝素。如果最后一剂依诺肝素在PCI术前12h以上使用，则建议常规抗凝治疗[67]。

（二）拮抗

低分子肝素经皮下注射后半衰期为3～6h，但在肾病患者中更长。大多数临床医生使用低分子肝素的一个主要问题是没有可靠的逆转药物。鱼精蛋白仅部分逆转低分子肝素的作用，因为在中和抗因子Ⅱa活性的同时，对抗Ⅹa活性几乎没有影响[68]。当需要立即逆转时，通常建议在过去的8h内，每100个低分子肝素的抗因子Ⅹa单位给予1mg鱼精蛋白（1mg依诺肝素等于100个抗因子Ⅹa单位）。如果继续出血，每100个抗因子Ⅹa单位（或每1mg依诺肝素）可给予第二剂量0.5mg鱼精蛋白。鱼精蛋白最大单剂为50mg[69]。

四、戊聚糖（磺达肝癸钠）

磺达肝癸钠是肝素中天然五糖序列的合成衍生物。它通过抗凝血酶起作用，与普通肝素和低分子肝素相比，更特异性地抑制因子Ⅹa。磺达肝癸钠是一个短分子，不能在抗凝血酶和凝血酶之间形成桥接复合物，因此它不能直接抑制凝血酶。磺达肝癸钠通过皮下注射，在2h内达到峰值，并从尿液中排出，在年轻人群中半衰期为17h，在老年人中为21h。与低分子肝素一样，磺达肝癸钠与普通肝素相比，和血浆蛋白结合较少。由于它的半衰期长、生物利用度高、抗凝血反应可预测，因此通常每天给药一次而不需要监测。在肾功能不全（肌酐清除率小于30ml/min）时禁用[13, 35, 37]。

多项研究支持磺达肝癸钠作为急性冠状动脉综合征和PCI治疗中抗凝的安全有效的替代方法。PENTALYSE研究表明，具有因子Ⅹa抑制作用的戊聚糖联合阿替普酶与普通肝素联合阿替普酶相比，在ST段抬高型心肌梗死患者中进行血运重建一样安全有效。90min后冠状动脉造影显示，冠状动脉通畅率相似，但5～7天后“罪犯”冠状动脉再闭塞率降低，血运重建减少[70]。PENTUA研究表明，当用于治疗无ST段抬高且未在48h内进行血运重建的急性冠状动脉综合征时，磺达肝癸钠与依诺肝素相比，具有相似的安全性和有效性。本研究表明，不同剂量的磺达肝癸钠（每日1次，每次2.5、4、8、12mg）之间没有显著的剂量反应。在主要终点事件组（即死亡、心肌梗死和复发性缺血）和没有主要终点事件组，磺达肝癸钠血浆浓度没有显著差异。同样，出血组与未出血组，磺达肝癸钠血浆浓度也无显著差异。在磺达肝癸钠2.5mg剂量组观察到最低主要事件发生率。此外，磺达肝癸钠2.5mg组和依诺肝素组均未发生大出血事件[71]。OASIS 5坚持认为，磺达肝癸钠在用于治疗高风险不稳定心绞痛或非ST段抬高型心肌梗死时，后续的9d终末结局（死亡、心肌梗死和难治性缺血）并不劣于依诺肝素。磺达肝癸钠优于依诺肝素，显著减少9d大出血、30d死亡和180d死亡[72]。ASPIRE的研究结果显示，不管是否使用了糖蛋白Ⅱb/Ⅲa受体抑制药，对于接受择期或紧急PCI治疗的患者，磺达肝癸钠的疗效和安全性与普通肝素相同。在这个试验中，磺达肝癸钠使用剂量为2.5mg或5mg。两种剂量的出血并发症没有显著差异，但在2.5mg剂量下，发生率有降低的趋势。所有组的手术成功率都很高，而高剂量磺达肝癸钠组的手术成功率略高：普通肝素组为96.3%；磺达肝癸钠2.5mg组为96.5%；磺达肝癸钠5mg组为98.4%[73]。OASIS 6证实对于ST段抬高型心肌梗死保守治疗且未进行PCI的患者，与普通肝素相比，使用磺达肝癸钠患者死亡和复发性梗死减少，且没有增加出血事件的风险[74]。

对OASIS 5和6试验的进一步汇总分析显示，净临床结果更倾向于磺达肝癸钠而不是肝素治疗，这主要是由于出血事件减少所致。尽管这是一个积极的发现，但若磺达肝癸钠不与普通肝素一起使用，如OASIS 5中导管相关血栓形成的发生率较高，OASIS 6也是如此。OASIS 6研究显示，与普通肝素组相比，当直接PCI期间单独使用磺达肝癸钠作为ST段抬高型心肌梗死治疗的一部分时，在30d的死亡率或再梗死率明显更高。直接PCI术前在导管室给予普通肝素（50～60U/kg），再次使用磺达肝癸钠，导管相关血栓风险最小化，而大出血风险没有增加[75]。基于这些发现，目前指南建议当磺达肝癸钠用于直接PCI时，需使用具有抗因子Ⅱa活性的其他药物[4]。

（一）监测

通常不建议对磺达肝癸钠进行监测。可以在需要时使用磺达肝癸钠特异性抗因子Ⅹa测定，但与低分子肝素不同，其没有明确的治疗范围。使用治疗剂量的磺达肝癸钠（例如7.5mg）时的峰值稳态应在给药3h后为1.20～1.26mg/L[37]。目前，在PCI期间没有实时的监测方法可用[13]。

（二）拮抗

尽管在以前的研究中发现大出血率有所降低，但由于磺达肝癸钠半衰期较长，仍然存在出血并发症的问题。与普通肝素和低分子肝素不同，磺达肝癸钠不与鱼精蛋白结合。重组因子Ⅶa 被推荐用于磺达肝癸钠引起的无法控制的出血。重组因子Ⅶa 能拮抗磺达肝癸钠对凝血酶的抑制作用，并已被证实能使延长的 aPTT 和凝血酶原时间恢复正常 [76]。

五、直接凝血酶抑制药（比芦伐定、阿加曲班）

直接凝血酶抑制药在预防 PCI 缺血性并发症方面是有益的 [77, 78]。与普通肝素、低分子肝素和磺达肝癸钠不同，直接凝血酶抑制药不需要抗凝血酶作为辅助因子。直接凝血酶抑制药能够直接抑制循环中的凝血酶和与血凝块结合的凝血酶。它们也比肝素更容易预测，因为它们不会激活血小板（因此当激活血小板时不会被血小板因子 4 中和），并且不会与血浆蛋白结合 [79]。由于与血小板因子 4 没有相互作用，故不激活血小板，从而避免了免疫介导的肝素诱导血小板减少症的可能性。这使得直接凝血酶抑制药成为血小板减少症患者 PCI 时肝素的安全替代品 [80]。目前在 PCI 期间可用的直接凝血酶抑制药是比伐芦定和阿加曲班。

（一）比伐芦定

比伐芦定是水蛭素的合成类似物，其被凝血酶缓慢地裂解并仅短暂地抑制凝血酶。其快速起效，在 5min 内迅速达到治疗活化凝血时间，半衰期约为 25min，有助于其安全性，降低出血风险，使其在 PCI 期间使用具有吸引力 [79, 81]。比伐芦定自发现以来得到了广泛的研究。研究表明，当使用溶栓剂治疗急性心肌梗死和不稳定心绞痛时，与肝素相比，比伐芦定可减少出血发生率。后证明在球囊血管成形术中，比伐芦定是肝素的安全替代品，除了能降低出血风险，并能降低缺血性并发症的发生 [77, 78, 82–84]。这些比伐芦定的初步研究是在使用糖蛋白Ⅱb/Ⅲa 受体抑制药之前进行的。REPLACE–2 试验对比了在 PCI 期间，计划使用糖蛋白Ⅱb/Ⅲa 受体抑制药的情况下，比伐芦定与肝素的安全性和有效性。结果表明，比伐芦定组不劣于肝素联用糖蛋白Ⅱb/Ⅲa 受体抑制药组，且出血明显减少。在肝素联用糖蛋白Ⅱb/Ⅲa 受体抑制药组中，死亡、心肌梗死或紧急血运重建的次要复合终点事件均未显著降低 [85]。ISAR–REACT 4 试验显示，在非 ST 段抬高型心肌梗死患者行 PCI 时，比伐芦定和肝素联用糖蛋白Ⅱb/Ⅲa 受体抑制药组对比的死亡率、心肌梗死发生率或血运重建率相似。然而，肝素联用糖蛋白Ⅱb/Ⅲa 受体抑制药组出血风险增加 [86]。ACUITY 研究了中高危急性冠状动脉综合征患者的疗效。分组如下：普通肝素或依诺肝素联用糖蛋白Ⅱb/Ⅲa 受体抑制药；比伐芦定联用糖蛋白Ⅱb/Ⅲa 受体抑制药；或单独比伐芦定。结果显示，无论是否与糖蛋白Ⅱb/Ⅲa 受体抑制药联合使用，比伐芦定具有相似的缺血率，但与肝素（或依诺肝素）联用糖蛋白Ⅱb/Ⅲa 受体抑制药组相比，单独使用比伐芦定的出血率明显较低 [87]。HORIZONS–AMI 试验研究人员进一步扩展了这项研究，他们比较了单独使用比伐芦定或肝素联用糖蛋白Ⅱb/Ⅲa 受体抑制药治疗 ST 段抬高型心肌梗死患者的预后。有趣的是，在比伐芦定组，24h 内支架血栓形成率更高（1.3% vs 0.3%；$P < 0.0001$），但 30 天死亡率显著降低（2.1% vs 3.1%，$P=0.047$）。30 天事件发生率降低的主要原因是与肝素联用 GP Ⅱb/ Ⅲa 受体抑制药相比，比伐芦定的大出血率明显降低（4.9% vs 8.3%；$P < 0.001$）[88]。这些研究大多是在使用股动脉入路的情况下进行的，而且几乎仅限于比较单独使用比伐芦定与肝素联用糖蛋白Ⅱb/Ⅲa 受体抑制药，而从未单独与普通肝素进行比较。最近的几项研究试图克服这一局限。桡动脉入路已被越来越多地使用，出血风险较小，而且口服双联抗血小板治疗已成为常规，弱化了糖蛋白Ⅱb/Ⅲa 受体抑制药的抗栓益处。最近一项针对直接 PCI ST 段抬高型心肌梗死人群的大型随机试验比较单用普通肝素与比伐芦定，发现单用肝素能更好地减少缺血事件，包括支架血栓形成，并且出血并发症无差异 [22]。

监测

比伐芦定通常可以在 PCI 之前立即给予 0.75mg/kg 静脉推注，然后 1.75mg /（kg · h）连续输注。它由肾脏排泄，在肌酐清除率（CrCl）小于 30ml/min 之前不需要做任何剂量调整。如果肌酐清除率为 10 ～ 29ml/min，则输注速率应降至 1mg /（kg · h）；

如果患者正在进行血液透析，则输注速率降至 0.25mg /（kg・h）。在医生的指导下，比伐芦定可在 PCI 术后持续应用到 4h[89]。比伐芦定可引起多种凝血检测指标升高：APTT、凝血酶原时间、INR 和活化凝血时间。使用比伐芦定不需要常规监测，但可以使用活化凝血时间进行监测。在 REPLACE-2 研究中，推注（0.75mg/kg）后连续输注［1.75mg /（kg・h）］5min 后的中位活化凝血时间为 358s。如果首次推注后活化凝血时间＜ 225s，则需要额外给予比伐芦定 0.3mg/kg 推注。如果活化凝血时间＞ 225s，则无须进一步监测，因为输注剂量可维持适当的活化凝血时间水平。因为比伐芦定的半衰期很短（约 25min），所以在拔除鞘之前也不需要监测活化凝血时间[85, 89, 90]。

（二）阿加曲班

阿加曲班是一种小的合成衍生的直接凝血酶抑制药，可逆地结合在凝血酶的活性位点。它通过肝脏代谢，半衰期约为 45min[81]。与联合溶栓治疗的肝素相比，阿加曲班联合溶栓治疗显示 90min 时血管造影中 TIMI 3 级血流率更高。虽然 TIMI 3 级血流更好，但两组总死亡率、复发性心肌梗死、血运重建或缺血性中风的发生并没有差异。阿加曲班组的出血发生率没有显著降低[91]。

前瞻性 ARG-E04 试验在 PCI 期间研究了三种不同剂量的阿加曲班与普通肝素的比较。在这项研究中，与接受普通肝素的患者（用于抗凝治疗的活化凝血时间目标参数为 250s）相比，阿加曲班可以迅速且持续地达到足够的活化凝血时间延长，从而缩短了启动PCI的时间。各组在血管造影成功率、复合终点(死亡、心肌梗死或血运重建)或出血发生率无显著差异。这项研究证明在采用双联抗血小板治疗（阿司匹林和氯吡格雷）的择期 PCI 患者中，阿加曲班比普通肝素更有效地实现活化凝血时间延长，为剂量依赖性。重要的是，这项研究提供了证据证明阿加曲班具有可预测的抗凝作用，可用于接受双联抗血小板治疗的 PCI 患者（仅用阿司匹林和氯吡格雷研究）。阿加曲班可能最具吸引力的特殊情况是行 PCI 治疗的血小板减少症或肾功能不全患者[80, 92]。

监测

与比伐芦定一样，阿加曲班可以引起多个监测指标的升高：APTT、凝血酶原时间、活化凝血时间和蛇静脉酶凝血时间（ECA-T），ECA-T 只对直接凝血酶抑制药敏感。无论使用何种分析方法，使用阿加曲班似乎都具有一致的剂量—效应关系。与普通肝素相比，阿加曲班在所有凝血参数中引起更快的反应—开始用药后升高更快和停止用药后正常化更快。活化凝血时间是监测接受 PCI 患者阿加曲班效果最合适的方法[93]。

阿加曲班静脉注射给药剂量为静推 350μg/kg 后，初始输注速度为 25μg /（kg・min）。应在 10min 内检查活化凝血时间，如果 ACT ＞ 300s，则可以进行 PCI。如果活化凝血时间＜ 300s，则需要再给予 150μg/kg 推注，并将输射速度提高到 30μg /（kg・min）。如果活化凝血时间＞ 450s，则将输液速度降至 15μg /（kg・min）。在改变阿加曲班输注速率 10min 内应获得活化凝血时间水平[94]。

（三）直接凝血酶抑制药的拮抗（比伐芦定、阿加曲班）

没有可用于直接凝血酶抑制药的特异性抑制药。在肾功能正常的健康受试者中，凝血时间将在中断输注后 1h 内恢复正常。重组因子Ⅶ a 可以减少这些药物的一些出血效应。血液透析能去除大约 25% 的比伐芦定和阿加曲班[37]。

六、抗血小板聚集

血小板在动脉血栓形成事件中起着关键作用。一旦正常内皮受损，血小板黏附、活化和聚集就会引起血栓形成。血小板通过血管性血友病因子和其他糖蛋白细胞受体（糖蛋白Ⅰb/Ⅸ/Ⅴ、糖蛋白Ⅳ、糖蛋白Ⅵ、糖蛋白Ⅰa/Ⅱa）黏附于血管壁损伤部位。血小板活化发生在黏附后，黏附的血小板通过激动剂（ADP、胶原蛋白、凝血酶）活化后分泌的血小板颗粒，合成的 TXA_2，血小板表面上活化的糖蛋白Ⅱb/Ⅲa 受体的表达增加进一步激活周围血小板。血小板活化也促进了Ⅴa 和Ⅷa 因子的结合。血小板聚集是通过纤维蛋白原作为桥接相邻的血小板糖蛋白Ⅱb/Ⅲa 受体而发生的。血小板聚集导致血小板血栓的形成，并被凝血级联反应形成的纤维蛋白网进一步锚定[14, 95]。这一系列重要事件导致了心肌梗死和卒中等严重并发症。级联步骤可以被不同类型的抗血小板药物阻断，以最小化动脉血栓形成的风险。阿司匹林通过乙酰化 COX-1 不可逆地抑制 TXA_2 的产生。这减少了血小板活化和聚集到损伤部位。噻吩吡啶（噻氯匹定、氯吡格雷、普拉格雷）和其他 ADP 受体抑制药（替格瑞洛、坎格瑞洛）可抑制 $P2Y_{12}$ 受体，它是血小板表面关键的 ADP 受体。噻氯匹定、氯吡格雷和普拉格雷不可逆抑制 $P2Y_{12}$ 受体，而替格瑞洛、坎格瑞洛是 $P2Y_{12}$ 受体可逆的抑制药。糖蛋白Ⅱb/Ⅲa 受体抑制药（阿昔单抗、依替巴肽、替罗非班）通过阻断纤维蛋白原和血管性 vW 因子与活化的糖蛋白Ⅱb/Ⅲa 结合来抑制血小板聚集 [35]。抗血小板治疗是标准治疗方法，不仅适用于接受 PCI 的患者，也适用于急性冠状动脉综合征的急性期和长期治疗（表 49-2）[95-97]。

七、阿司匹林

阿司匹林长期以来被认可具有血栓性闭塞事件的保护作用，抗栓治疗试验协作组进行的大型 Meta 分析显示其显著降低死亡、心肌梗死和卒中的发生 [98]。阿司匹林也被证明可以显著降低急性 ST 段抬高型心肌梗死的死亡率和 PCI 治疗患者的严重心血管并发症。由于阿司匹林的获益已被广泛确立，因此在研究急性冠状动脉综合征治疗或 PCI 期间其他药物的可能额外获益时，阿司匹林总是作为临床的标准治疗和常规背景治疗 [14]。

一些研究试图定义阿司匹林的“最佳”剂量。75mg 的剂量可使 COX-1 完全失活 [35]。比较阿司匹林每天 75mg 和高达每天 1500mg 的大剂量时，并没有证实有任何益处，但会增加出血的风险（尤其是胃肠道出血）。关于小于 75mg 剂量益处的确凿证据较少 [99-101]。在需要立即行抗栓治疗时（例如急性冠状动脉综合征、缺血性卒中），高剂量的阿司匹林（160 ～ 325mg）应通过咀嚼、溶液甚至静脉内给药。目前的 PCI 指南建议 PCI 术前至少 2h 使用阿司匹林 325mg，最好在 24h 前服用 [4, 98]。低剂量的阿司匹林（每天 75 ～ 150mg）被推荐用于长期预防出血风险较低的高危患者的血管事件 [102]。

（一）监测

虽然在临床上不常规使用，但随着时间的推移，已经开发出多种监测血小板功能的方法。这些监测方法已经在阿司匹林治疗和无抗血小板治疗时出血风险评估中得到了发展和研究。在理想的情况下，血小板监测检测可确定阿司匹林治疗期间发生血管闭塞事件（心肌梗死或缺血性卒中）的患者是否由治疗失败或治疗药物抵抗引起，或能前瞻性地识别患者是否存在严重出血的风险，尤其是在手术时。

出血时间是最早、并且仍然是唯一的血小板功能的体内检测方法。最初是作为评估出血体质和血小板计数的影响而发展起来的，但经过数十年的广泛临床应用后，发现它在手术或抗血小板治疗中并不能预测临床出血 [103]。在研究中已经开发了几种实时抗血小板检测方法；然而，与出血时间相似，没有临床证据显示这些检测方法的临床益处。光密度比浊法（LTA）是血小板功能测试的历史金标准，在阿司匹林治疗时血小板高聚集率的患者发生血栓事件的风险显著增加。然而，该测试工作量大并对技术要求高，限制了其在临床实践中的常规应用。简单的 POCT 设备已经被开发出来，例如阿司匹林 VerifyNow 检测，并显示与 LTA 有很好的相关性。使用阿司匹林 VerifyNow 检测的研究发现，服用阿司匹林时血小板聚集水平升高的患者在进行择期 PCI 时，心脏生物标志物（CK-MB、肌钙蛋白 I）升高。与 LTA 不同，阿司匹林 VerifyNow 检测的处理时间更短，更容易使用。但没有研究表明基于即时阿司匹林检测的治疗改变会对临床结果或成本效益产生益处 [95, 104, 105]。

（二）拮抗

阿司匹林的抗血小板作用持续 5 ～ 10d。除颅内出血外，阿司匹林的抗血小板作用很少需要逆转。然而，如果需要立即逆转阿司匹林导致的出血，可以使用浓缩血小板输注，尽管库存的血小板在功能上已减弱了。去氨加压素或去氨精氨酸加压素（DDAVP），也可用于纠正阿司匹林的抗血小板作用。与治疗血友病或血管性血友病时的剂量类似：配制 100ml 浓度为 0.3μg/kg 的液体至少输注 30min 以上 [69]。

八、$P2Y_{12}$ 受体抑制药（氯吡格雷、普拉格雷、替格瑞洛、坎格瑞洛）

除了阿司匹林，抑制 ADP 的 $P2Y_{12}$ 受体提供了

表 49-2　常用抗血小板药物的种类和性质

	作用机制	起效时间（半衰期）	推荐即时检验	可用的血小板功能检测	出血逆转
阿司匹林	不可逆地抑制 COX-1、2 和 TXA_2	1～2h（约 3h）	无	LTA	血小板，去氨加压素
氯吡格雷	噻吩吡啶 不可逆阻断 $P2Y_{12}$ 受体	20%～30% 血小板抑制在 6h，300～600mg（6h）；50%～60% 的血小板抑制在 5～7d，50～100mg	无	LTA，VerifyNow®，IMPACTR®，TEG®，VASP，Multiplate	血小板，去氨加压素
普拉格雷		＜30min，60mg（7h）	无	LTA，VerifyNow®，IMPACTR®，TEG®，VASP，Multiplate	血小板，去氨加压素
替格瑞洛	非噻吩吡啶 可逆性阻断 $P2Y_{12}$ 受体	41% 血小板抑制＜30min，180mg（6～12h）	无	LTA，VerifyNow®，IMPACTR®，TEG®，VASP，Multiplate	血小板，去氨加压素
坎格瑞洛		快速起效（3～6min）	无	LTA，VerifyNow®，IMPACTR®，TEG®，VASP，Multiplate	血小板，去氨加压素
阿昔单抗	近乎不可逆抑制 GP Ⅱb/Ⅲa	＜10min（15～30min）	无	LTA，VerifyNow®，PFA-100®	血小板，去氨加压素
依替巴肽	可逆抑制 GP Ⅱb/Ⅲa	＜60min（2～3h）	无	LTA，VerifyNow®，PFA-100®	血液透析，血小板，去氨加压素
替罗非班	可逆抑制 GP Ⅱb/Ⅲa	＜30min（1.5～2h）	无	LTA，VerifyNow®，PFA-100®	血液透析，血小板，去氨加压素

COX. 环氧化酶；GP. 糖蛋白；LTA. 光密度比浊法；PFA-100®. 血小板功能分析仪；VASP. 血管扩张刺激磷酸蛋白磷酸化；TXA_2. 血栓素 A_2

额外的抗血小板治疗。一些研究表明，协同抗血小板治疗能更好地避免PCI术中血栓形成。PCI以外情况的双联抗血小板治疗作用尚不明确，可能需要特定的药物[100]。

根据CAPRIE研究结果，氯吡格雷在1998年获得了美国食品和药品管理局的批准，该研究将单用阿司匹林和单用氯吡格雷进行比较。与阿司匹林组（10.7%）相比，氯吡格雷组心肌梗死、缺血性卒中或血管源性死亡的风险降低（9.8%），差异有显著统计学意义（P=0.043）。该研究表明氯吡格雷是阿司匹林的安全有效替代品[106]。CURE研究是第一个大规模的双联抗血小板治疗与单用阿司匹林对照的前瞻性研究。该研究发现，当用于不稳定心绞痛或非ST段抬高型心肌梗死患者时，氯吡格雷联用阿司匹林，无论是否进行侵入性治疗，相对于阿司匹林，均可减少缺血事件的发生。但大出血事件增多了，CABG相关的出血风险增加仅限于那些停用氯吡格雷不到5d进行手术的患者。对PCI患者进行亚组分析，PCI–CURE研究发现阿司匹林联用氯吡格雷预处理（平均6d）且PCI术后长期双联治疗的患者，与没有预处理和短期双联治疗（PCI术后4周）的患者相比，30d、9个月心血管死亡或MI减少31%（P=0.002）。组间大出血风险无差异[107]。CREDO研究探索了在非紧急PCI情况下氯吡格雷联用阿司匹林预处理和长期治疗（1年）的益处。结果显示，1年后，死亡、心肌梗死或卒中的联合发生率的相对风险降低26.9%（P=0.02），尽管预处理后30d仅有获益的趋势[96]。对结果的事后分析表明，负荷剂量的氯吡格雷与PCI之间的间隔时间延长可进一步减少围术期血栓形成事件。在PCI术前至少10～12h服用300mg氯吡格雷的患者，30d的复合终点事件发生显著减少[108]。给接受PCI治疗的患者服用600mg负荷剂量氯吡格雷，可提高氯吡格雷活性代谢物的血浆浓度，并引起对ADP诱导的血小板聚集更大抑制。而剂量高于600mg（即900mg）进一步抑制血小板聚集效应并不明显[109]。PCI术前使用600mg的负荷剂量与300mg相比，30d内死亡、心肌梗死和靶血管血运重建的主要终点事件明显减少（分别为4%和12%；P=0.041）。600mg的负荷剂量氯吡格雷与较低的围术期心肌梗死发生率相关（OR=0.48，95%CI 0.15～0.97；P=0.044）[110, 111]。

在CLARITY–TIMI 28和COMMIT研究结果公布后，氯吡格雷作为急性ST段抬高型心肌梗死的非侵入性初始治疗获得认可[112, 113]。ST段抬高型心肌梗死患者最初接受溶栓治疗，并在PCI术前接受氯吡格雷治疗，结果显示死亡、再发心肌梗死和卒中减少，而出血没有增加[114]。CURRENT–OASIS 7研究是一项大型多中心国际研究，该研究发现与标准剂量氯吡格雷（300mg负荷剂量，然后每天75mg相比，双倍剂量的氯吡格雷（开始负荷剂量600mg，然后每天150mg）治疗7d是获益的。使用双倍剂量氯吡格雷与标准剂量相比，心血管死亡、心肌梗死或卒中的主要事件发生率降低（分别为3.9%和4.5%；校正的HR 0.74～0.99；P=0.039）。这一差异的主要原因是心肌梗死的发生率降低，因为两组患者心血管死亡和卒中的发生率相似。双倍剂量组支架血栓发生率也低得多[115]。然而GRAVITAS研究显示，即使在血小板高反应性的患者中，延长双倍剂量每天150mg氯吡格雷治疗与每天75mg相比，并没有减少心血管死亡、心肌梗死或支架血栓形成事件[116]。

普拉格雷是一种新型的噻吩吡啶类药物，有益于行PCI治疗的急性冠状动脉综合征患者。与氯吡格雷相似，普拉格雷不可逆地与$P2Y_{12}$受体结合。普拉格雷能够迅速被吸收和几乎完全被激活。相比之下，氯吡格雷的吸收速度更慢，只有约15%能够被代谢激活[35]。普拉格雷的快速起效使得它在PCI时很有吸引力，特别是在急性冠状动脉综合征的情况下。普拉格雷60mg可以在30min内达到高水平的血小板抑制，而氯吡格雷300mg和600mg的剂量则需要4～6h。因为不可逆地与$P2Y_{12}$受体结合，氯吡格雷和普拉格雷的血小板抑制作用持续时间至少为5～7天[117–119]。对于计划接受PCI治疗的急性冠状动脉综合征患者中，TRITON–TIMI 38研究证实在预防死亡、心肌梗死、缺血性卒中、紧急血运重建和支架血栓形成方面，普拉格雷的负荷和维持剂量（60mg和10mg）优于氯吡格雷（300mg和75mg）（9.9% vs 12.1%，OR 0.81；$P < 0.001$）。但大出血的风险显著增加，尤其是年龄＞75岁、体重＜60kg、有卒中或短暂性脑缺血病史的患者。排除这些患者后，普拉格雷的总体获益是增加的（HR

0.74，95%CI 0.66 ～ 0.84；$P < 0.001$）[120-122]。

替格瑞洛是一种新型的非噻吩吡啶、可逆性的 $P2Y_{12}$ 受体抑制药，可在 30min 内迅速起效，2h 内达到峰值血小板抑制作用。由于其可逆的受体结合特性，替格瑞洛只有 6 ～ 12h 短半衰期，每天需要两次给药 [117]。PLATO 研究发现，无论是否 ST 段抬高型心肌梗死的急性冠状动脉综合征患者，在服用阿司匹林前提下，替格瑞洛疗效优于氯吡格雷。替格瑞洛组血管事件、心肌梗死或卒中的死亡率显著降低，而大出血率并没有增加。30d 时获益效果明显，1 年随访时持续存在 [123]。PCI 术前早期给药（院前与院内）已被证明是安全的，并能在 24h 和 30 天降低支架血栓形成的发生率 [124]。

坎格瑞洛是一种静脉内给药的非噻吩吡啶药物，其可逆地抑制 $P2Y_{12}$ 受体，在体外和离体时获得高水平的血小板抑制。值得注意的是它起效非常迅速，半衰期很短（3 ～ 6min）[125]。停药后 60min 内血小板功能可恢复正常。之前的大规模随机试验并未发现，急性冠状动脉综合征患者或稳定型心绞痛患者 PCI 术前给药，在减少复合终点事件（死亡、心肌梗死或血运重建）方面，坎格瑞洛优于安慰剂或氯吡格雷 600mg[126, 127]。最近，一项研究表明，在稳定型心绞痛、非 ST 段抬高型急性冠状动脉综合征或 ST 段抬高型心肌梗死患者进行 PCI 时，坎格瑞洛比氯吡格雷负荷剂量更有效。接受坎格瑞洛治疗的患者在 48h 因任何原因、心肌梗死、血运重建或支架血栓形成而死亡的复合终点事件发生率较低（4.7% vs 5.9%，OR 0.78，95%CI 0.66 ～ 0.93；$P=0.005$），其中围术期心肌梗死获益最多。根据某些定义，坎格瑞洛的出血风险没有显著增加 [128]。坎格瑞洛可能是不能口服或不能充分吸收肠内药物患者的一种替代药物；然而，目前它尚未商业化。

目前的指南建议急性冠状动脉综合征和非急性冠状动脉综合征患者 PCI 之前给予负荷剂量的 $P2Y_{12}$ 受体抑制药（即氯吡格雷 600mg，普拉格雷 60mg，替格瑞洛 180mg），然后维持双联抗血小板治疗，即阿司匹林和 $P2Y_{12}$ 受体抑制药（氯吡格雷每天75mg，普拉格雷每天 10mg，替格瑞洛 90mg，每天 2 次），裸金属支架植入后至少 1 个月，而药物洗脱支架植入后至少 1 年 [4, 129]。

（一）监测

基于血小板反应性来调整抗血小板治疗理论上有望改善预后。关于抗血小板抵抗的一种理论是，在急性血栓事件的情况下存在实际的血小板高反应性，尽管其是因还是果尚不清楚 [130]。使用 VerifyNow $P2Y_{12}$ 检测的几项研究证明，基于该检测的高血小板反应性与包括死亡在内的心血管不良预后之间存在相关性 [131]。GRAVITAS 研究旨在评估 PCI 术后基于即时血小板功能检测的结果，调整氯吡格雷治疗是否能改善预后，但结果发现高血小板反应者给予高剂量抗血小板治疗未能改善预后 [116]。类似地，ARCTIC 试验发现对支架植入前后进行抗血小板治疗时，基于使用 VerifyNow $P2Y_{12}$ 检测（Accumetrics Corporation，San Diego，CA，USA）的血小板功能调整抗血小板治疗，与不进行监测的标准治疗相比，主要心脏不良事件方面没有差异 [132]。血管扩张刺激 VASP 磷酸化分析对 $P2Y_{12}$ 受体抑制药具有高度特异性，在血小板反应性和临床结果之间显示出强相关性，但作为 PCI 的即时检测方法没有用处 [133, 134]。另一种监测方法是使用 Multiplate 分析（Roche, Basel, Switzerland）的电极阻抗聚集度测定法。一项使用 Multiplate 分析即时检测的研究显示，被认为对氯吡格雷反应较差的患者（高血小板反应性）与较高的支架血栓形成发生率相关 [135]。此外，另一项研究在行氯吡格雷预处理的 PCI 患者术后 12 ～ 36h，使用 Multiplate 分析法来调整其抗血小板治疗。基于 Multiplate 分析结果发现的高血小板反应性患者被随机分配到普拉格雷或高剂量氯吡格雷组。与高剂量氯吡格雷组相比，普拉格雷组不仅有更明显的血小板抑制，而且死亡、心肌梗死、支架血栓形成或卒中的发生率更低。普拉格雷组患者和无高血小板反应性患者有相似的较低风险。当更换为普拉格雷治疗出血事件也较少 [136]。尽管人们努力研发在 PCI 时对 $P2Y_{12}$ 受体抑制药进行精确和可靠的即时检测，并进行量身定制的抗血小板治疗，但没有足够的证据表明 $P2Y_{12}$ 受体抑制药的即时血小板功能检测是有益的 [137, 138]。正在进行的 TROPICAL-ACS 研究，使用 Multiplate 分析法对预计纳入的 2600 名患者进行血小板功能监测，这将是一个基于结果调整抗血小板治疗是否获益的最大规模的确定性研究 [139]。

（二）$P2Y_{12}$ 受体抑制药的拮抗

在进行双联抗血小板治疗时出血仍然是一个难以控制的情况。近期支架植入术的患者在完全内皮化之前仍有发生支架血栓的高风险。除了坎格瑞洛外，所有 $P2Y_{12}$ 受体抑制药均需停药数日血小板功能才能恢复正常。如果决定逆转 $P2Y_{12}$ 受体抑制药引起的出血，建议输注浓缩血小板。DDAVP 也可用于纠正药物对血小板聚集的作用[69]。

九、糖蛋白Ⅱb/Ⅲa 受体抑制药（阿昔单抗、依替巴肽、替罗非班）

PCI 导致的血管损伤可引起血小板黏附，继而活化和聚集。糖蛋白Ⅱb/Ⅲa 受体抑制药通过抑制血小板聚集和减少冠状动脉内血栓形成的风险，具有减少血栓形成的保护作用[140]。目前，有三种糖蛋白Ⅱb/Ⅲa 受体抑制药可用于 PCI：阿昔单抗、依替巴肽及替罗非班。这些药物可阻止纤维蛋白原与糖蛋白Ⅱb/Ⅲa 受体结合。Meta 分析显示，PCI 期间糖蛋白Ⅱb/Ⅲa 受体抑制药治疗除了降低非致命心肌梗死和紧急血运重建事件，30d 的死亡率也有所改善。支持使用糖蛋白Ⅱb/Ⅲa 抑制药的最强证据来自于阿昔单抗的研究[141]。EPILOG 和 EPISTENT 的试验表明，这些终点事件的持续获益可长达 1 年，而 EPIC 报道这些获益可达 3 年[10, 142–144]。在 PCI 期间应用糖蛋白Ⅱb/Ⅲa 受体抑制药尤其获益的人群包括：高危急性冠状动脉综合征患者、糖尿病患者和慢性肾病患者[145]。

第一个开发的糖蛋白Ⅱb/Ⅲa 受体抑制药阿昔单抗，是一种人鼠嵌合单克隆抗体，尽管其血浆半衰期较短，但对糖蛋白Ⅱb/Ⅲa 受体具有高亲和力，导致近乎不可逆地抑制。停用阿昔单抗 24h 后仍然存在大约 50% 的血小板抑制。EPIC 试验首次显示了其在 PCI 期间的临床益处，主要终点事件（任何原因的死亡、非致死性心肌梗死、CABG 或重复 PCI；植入主动脉内球囊反搏泵以缓解难治性缺血）发生率降低 35%；一次静脉注射阿昔单抗治疗即能下降 10% 终点事件[142, 146]。EPIC、EPILOG 和 EPISTENT 这些开创性研究证实阿昔单抗联用普通肝素（阿昔单抗持续至术后）在减少 PCI 术后主要不良心脏事件方面优于单用普通肝素治疗，而治疗组间出血并发症无显著差异[142–144]。

阿昔单抗治疗可以改善 ST 段抬高型心肌梗死患者 PCI 的预后。ADMIRAL 研究随机将 ST 段抬高型心肌梗死患者分组接受阿昔单抗加支架植入术或安慰剂加支架植入术治疗。阿昔单抗可改善冠状动脉通畅性和左心室功能，减少再梗死和复发性缺血的发生率。虽然没有统计学意义，但在接受阿昔单抗治疗的 ST 段抬高型心肌梗死患者，PCI 治疗后 30d 至 3 年仍然有生存获益。在 3 年的随访期间，死亡和心肌梗死的复合终点事件发生率相对风险降低了 30%[147]。CADILLAC 研究将 2082 例 ST 段抬高型心肌梗死的患者随机分配至单独球囊血管成形术组、球囊血管成形术加阿昔单抗组、单独支架植入术组、支架植入加阿昔单抗组。使用阿昔单抗在死亡、再梗死、卒中和缺血所致靶血管重建的主要复合终点事件方面有显著改善（$P < 0.001$）。终点事件发生率分别为：球囊血管成形术组 20%，球囊血管成形术加阿昔单抗组 16.5%，单独金属裸支架植入术组 11.5%，金属裸支架植入加阿昔单抗组 10.2%。因为接受支架治疗组间患者在死亡率、卒中或再梗死率方面没有显著差异[148]，这些终点事件的差异主要源于血管重建。Antoniucci 等[149]同样证明，金属裸支架加阿昔单抗与单独使用金属裸支架相比，1 个月死亡、再梗死、靶血管血运重建和卒中复合终点事件发生减少（分别为 4.5% 和 10.5%；P=0.023）。1 个月时 ^{99m}Tc– 甲氧基异丁基异腈显像提示梗死面积也较小。对于 ST 段抬高型心肌梗死和高危 PCI 患者，推荐使用阿昔单抗。对于低危患者或急性冠状动脉综合征的非侵入性治疗，不推荐使用阿昔单抗[150, 151]。

关于依替巴肽和替罗非班的研究很少有令人信服的证据。两者都是比阿昔单抗更小的分子。依替巴肽是一种合成的七肽（＜ 1000Da），可与糖蛋白Ⅱb/Ⅲa 受体的 β 亚基可逆结合，导致与药物血浆水平相关的血小板抑制。它由肾脏代谢，半衰期为 2 ～ 3h。替罗非班是一种酪氨酸衍生物非肽，由胆道系统代谢（30% ～ 40%），主要由肾脏排泄（60% ～ 70%）。替罗非班半衰期为 1.5 ～ 2h[152]。

IMPACT–Ⅱ试验将择期、紧急或急诊PCI患者随机分配至三个治疗组：安慰剂、依替巴肽 135μg/kg 推注，然后 0.5μg /（kg · min）输注；或依替巴肽

135μg/kg推注，然后0.75μg /（kg・min）输注。与安慰剂组相比，依替巴肽组在死亡、心肌梗死、计划外的手术或再次经皮血运重建、植入冠状动脉支架突然闭塞的复合终点事件无显著差异。此外，不同依替巴肽组之间的结果并没有差异[153]。据推测，该研究中使用的剂量可能不足以提供足够的血小板抑制[14]。PURSUIT试验研究人员在非ST段抬高型急性冠状动脉综合征患者中使用了更大剂量的依替巴肽。早期PCI（＜72h）患者给予依替巴肽180μg/kg推注，随后接受2.0μg /（kg・min）输注，与安慰剂组相比，其30天死亡或非致命心肌梗死的复合终点事件明显降低（11.6% vs 16.7%；P=0.01）[154]。ESPRIT研究将2064名PCI治疗的患者随机分配接受高剂量的依替巴肽或安慰剂治疗。依替巴肽组接受两次180μg/kg推注（间隔10min），然后以2.0μg /（kg・min）输注18～24h。两组患者均接受阿司匹林、肝素和噻吩吡啶作为标准治疗的一部分。主要终点为死亡、心肌梗死、紧急靶血管血运重建和随机分组后48h内紧急糖蛋白Ⅱb/Ⅲa受体抑制药抗栓治疗。由于疗效显著，试验提前终止，主要终点事件从安慰剂组的10.5%降低至依替巴肽组的6.6%（P=0.0015）。虽然不常见，但依替巴肽组大出血发生率更高（1.3% vs 0.4%；P=0.027）。该研究证明，依替巴肽作为糖蛋白Ⅱb/Ⅲa受体抑制药预处理可显著降低PCI期间的缺血性并发症[155]，并为接受普通肝素治疗的PCI患者提供了推荐的依替巴肽给药剂量[4]。

RESTORE研究显示在血管球囊成形术中，替罗非班非显著性地减少死亡、心肌梗死、血管重建终点事件；但是，大出血的发生率也高于安慰剂组[156]。后来，PRISM-PLUS研究者发现与单用普通肝素相比，普通肝素联用替罗非班治疗急性冠状动脉综合征患者的疗效更好。30d死亡、心肌梗死或难治性缺血终点事件从单用普通肝素组的17.9%降低至普通肝素联用替罗非班组的12.9%（P=0.004）。对PCI患者亚组分析进一步证明，替罗非班联用普通肝素与单用普通肝素相比，可将终点事件发生率从15.3%降低到8.8%（OR 0.55，95%CI 0.32～0.94）[157]。TARGET研究入选约5000名接受PCI治疗患者，替罗非班与阿昔单抗进行了头对头比较的非劣效性研究。令人惊讶的是，发现替罗非班不如阿昔单抗[158]。随后的研究表明，在TARGET研究中替罗非班的剂量过低。小型研究发现较高剂量替罗非班治疗结果令人鼓舞[159]。目前的PCI指南建议，在没有使用比伐芦定且未使用噻吩吡啶进行充分预处理的高危急性冠状动脉综合征患者，给予糖蛋白Ⅱb/Ⅲa受体抑制药联用普通肝素治疗[4]。

（一）监测

虽然糖蛋白Ⅱb/Ⅲa受体抑制药在PCI期间是有益的，但治疗窗口很窄。早期对糖蛋白Ⅱb/Ⅲa受体抑制药的研究表明，出血和血小板减少的风险较高（尤其是阿昔单抗）。由于药理学差异，糖蛋白Ⅱb/Ⅲa受体抑制药之间存在差异。例如，依替巴肽血浆水平与血小板抑制密切相关，而阿昔单抗由于与受体的高亲和力并且可迅速从血浆中清除，因此没有良好的相关性[160]。这就提出了一个重要的问题，在PCI期间以及在血小板功能恢复正常后，如何最好地调整糖蛋白Ⅱb/Ⅲa受体抑制药治疗？基于监测调整治疗的理论获益受到了现实的限制，如技术经验、昂贵的设备以及将体外研究结果应用到临床。是否有一种检测方法能提供最可靠的结果并转化为临床实践尚待证明[161]。

光比浊血小板聚集测定一直是血小板功能测试的金标准。虽然它是基于纤维蛋白原糖蛋白Ⅱb/Ⅲa受体结合，但它在实验室间的可重复性差，取样时间长以及劳动强度要求，使其在PCI期间不那么有吸引力。

迄今为止，GOLD多中心研究是研究糖蛋白Ⅱb/Ⅲa受体抑制药抗血小板效应与临床疗效相关的最佳研究。本研究采用即时Ultegra快速血小板功能分析（RPFA），称为VerifyNow测定。VerifyNow测定提供了一种快速、简单的糖蛋白Ⅱb/Ⅲa受体抑制药监测方法，其结果与聚集率测定和受体结合测定相吻合[162]。在这项研究中，485名患者评估了主要心脏不良事件主要终点事件：死亡、心肌梗死和院内或PCI术后7天内紧急靶血管血运重建。主要使用的糖蛋白Ⅱb/Ⅲa受体抑制药是阿昔单抗(84%)，其他接受替罗非班（9%）或依替巴肽（7%）。每种药物的给药方案基于先前的研究，这些研究显示它们在PCI中的潜在益处。血小板抑制达标的百分比很高，在治疗后最初的10min为（96±9）%，1h

为（95 ± 8）%，8h 为（91 ± 11）%。然而，24h 平均血小板抑制率降低至（73 ± 20）%，而且变异性大。在糖蛋白Ⅱb/Ⅲa 受体抑制药推注后，10min 血小板抑制率最低四分位数（＜ 95%）的患者主要心脏不良事件发病率（14.4%）明显高于血小板抑制率＞ 95% 的患者（6.4%；P=0.006）。这项研究证实，较高的主要心脏不良事件发生率与较低的血小板抑制水平相关，但这项研究并不是为了证明改变治疗方法以达到更高的抑制水平可改善预后。当使用即时检测时，这项研究并未发现血小板抑制水平与大出血并发症相关。然而，PCI 时活化凝血时间增加与大出血相关 [163, 164]。

（二）糖蛋白Ⅱb/Ⅲa 受体抑制药的拮抗

在非紧急情况下，血小板监测有利于血小板恢复至正常功能；然而，当出现大出血或需要紧急 CAGB 时，必须立即进行逆转。每种糖蛋白Ⅱb/Ⅲa 受体抑制药的药效学会影响它们在紧急情况下的逆转。对于 3 种可用的糖蛋白Ⅱb/Ⅲa 受体抑制药中的任何一种，都没有直接的解毒剂。

尽管阿昔单抗与糖蛋白Ⅱb/Ⅲa 受体具有较长的解离半衰期（最长可达 6 ～ 12h），但其血浆半衰期较短（15 ～ 30min），这意味着一旦停药，很少有药物留在血浆中。阿昔单抗停药后输注血小板能减少血小板受体占有率，这与血小板功能抑制有关。血小板输注导致阿昔单抗从药物饱和结合的血小板重新分布到输注的血小板。这导致结合阿昔单抗的糖蛋白Ⅱb/Ⅲa 受体被“稀释”，几乎不引起出血 [165, 166]。除血小板输注外，DDAVP 对使用糖蛋白Ⅱb/Ⅲa 受体抑制药后血小板功能的恢复具有一定作用 [99]。

由于血浆水平很高，血小板输注对小分子糖蛋白Ⅱb/Ⅲa 受体抑制药（例如依替巴肽和替罗非班）无效。药物代谢动力学效应是剂量依赖性的。根据内生肌酐清除率调整的剂量，这些药物的生物半衰期约 2.5h[146]。依替巴肽和替罗非班的抗血小板作用逆转发生在停药后 2 ～ 4h 内。通常认为在规定的时间后进行手术是安全的 [166]。对于严重肾功能不全的患者，其逆转时间可能较长，血液透析可加速逆转这些药物的抗血小板作用 [167, 168]。

十、总结

抗凝和抗血小板治疗很早开始进行广泛研究。虽然一些药物具有相对于其他药物的某些优势和劣势，但可能永远不会有“万灵”药物。治疗需要根据患者的特殊需要进行调整。在 PCI 时，特定的表现或预先存在的并发症使得一种抗凝药物或抗血小板药物比另一种更好是可能的。重要的是不仅要了解哪些治疗是可行的，还要了解哪种疗法更优、它们独特的局限性以及实现药物最佳使用所需的其他工具。了解如何监测（如果可能的话）、治疗以及如何处理紧急情况（大出血）与成功实施 PCI 手术一样重要。

第三部分
高血压和结构性心脏病
Hypertension and Structural Heart Disease

第一篇 高血压和肺高血压
Systemic and Pulmonary Hypertension

第50章 右心导管术及肺血流动力学
Right Heart Catheterization and Pulmonary Hemodynamics

P. Christian Schulze 著
丁 虎 周 强 译

采用漂浮导管进行右心导管术可以分析右心房、右心室、肺动脉和肺毛细血管楔形压力，使用Fick原理测定心输出量，热稀释法和血液含氧量检测。此外，可以对心脏分流和结构缺陷进行详细的筛选。漂浮导管的置入及后续侵入性血流动力学监测的风险非常低。最常见的是置管部位血肿。心脏并发症极为罕见。一过性心律失常在手术过程中很常见，通常会自行终止。如果进行长期监测，可能会出现感染和脓毒症。

一、球囊漂浮导管

球囊漂浮导管是用于评估右心功能血流动力学的血管内监测设备。球囊漂浮导管有多种类型，其特征都是柔软、灵活、透视可见的结构，远端有一个充气球囊（图50-1）。这个球囊可以让血液从右心房流入右心室，进而进入肺动脉。热敏电阻可以测量出心排血量。此外，通过压力传感器，可以监测心脏压力。内腔可采集血液用于Fick心排量测定和心脏分流分析。

二、技术要领

漂浮导管可以通过颈内静脉置入，最常见的部位是右侧，或其他中心部位，包括左颈和锁骨下静脉也都可置入。此外，在标准的右心导管术中，外周左、右股静脉通路，以及肱静脉通路都是常见的穿刺部位。然而，由于患者无法移动，股静脉通路受到限制，并与较高的感染率和出血等部位并发症相关。

标准置入技术遵循改进的Seldinger技术。21G导引针被用于探查和穿刺静脉。使用导引针时，较大的针头穿刺静脉成功后，送入短导丝交换出针头，再将带有内部扩张器的7Fr血管鞘置入静脉。然后用短导丝将扩张器取出，血流是否通畅通过侧端口冲洗鞘确认。鞘管到位后，球囊漂浮导管被推进到静脉中约20cm。此时，球囊被充气，使球囊顶端容易推送到右心房测量右心房压力。应注意导管的弯曲度，导管设计为从颈部向前伸出，尖端指向左侧，以便于从右心房跨过三尖瓣。随后，球囊跨过三尖瓣进入右心室进行压力分析。此时，导管必

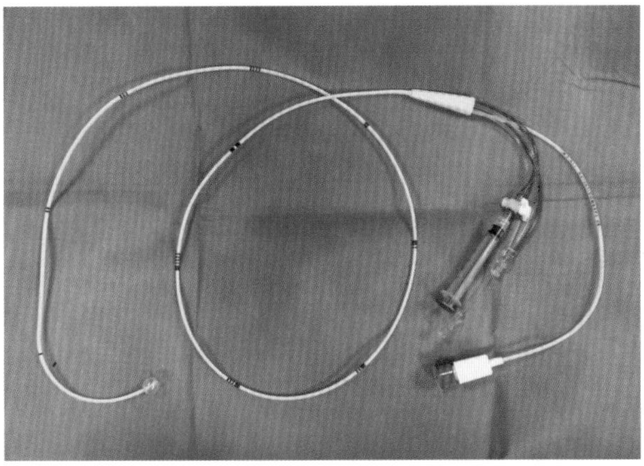

▲ 图 50-1 远端带充气球囊的 Swan- Ganz 导管

须以顺时针方向旋转向上指向右心室流出道，通过肺动脉瓣进入肺动脉主干。进入肺动脉后，导管可以进一步推送到远端肺动脉并进入楔形位置。最常见的情况是，导管浮入右肺动脉，远端进入右肺中下叶节段动脉。在导管的推进过程中，可以通过深吸气动作时回心血量和肺血流量的增加来促进球囊的运动。因为结构性弯曲，常见于股静脉途径时，球囊尖端常不能在右心室远端移动，这时可以使用传统的 0.035in（1in=2.54cm）导丝来稳定导管。推送漂浮导管的另一种方法是在右心房形成一个环，并将气囊尖端的侧向指向。随着进一步推送，尖端会向下指向，可以通过三尖瓣进入右心室。

在心脏腔内放置漂浮导管必须通过特定波形和压力的变化来确认（图 50-2）。一旦达到一个稳定的楔形位置测量完成，球囊应放气，导管应缩回几英寸，以稳定放置在较大的肺动脉分支，避免意外穿孔及在楔形部位长时间定位。回撤及取出导管前需要确认球囊已放气。

三、肺血流动力学

（一）正常心肺血流动力学

正常肺血流动力学如表 50-1 和图 50-2 所示。心、肺血流动力学与心静脉回流和前负荷直接相关。吸气是胸膜腔内压降低、静脉回流增加，呼气时胸膜腔内压增加、静脉回流减少，这在心腔压力、充盈和血流动力学中起着重要作用。值得注意的是，在置管患者中这些血流动力学是反向的，由

表 50-1　正常和病理的心脏血流动力学及充盈压力

	右心房	右心室	肺动脉	肺毛细管楔压	MVO_2
正常	＜ 5	＜ 30/5	＜ 30/10（＜ 25）	＜ 12	＞ 65
肺高压	正常或升高	正常或升高	＞ 25	正常或升高	正常或减少
左心衰	正常或升高	正常或升高	正常或升高	＞ 15	减少
右心衰	＞ 5 ～ 8	"正常"或升高	"正常"或升高	正常	正常或减少

所有压力单位均是 mmHg；MVO_2. 混合静脉血氧饱和度

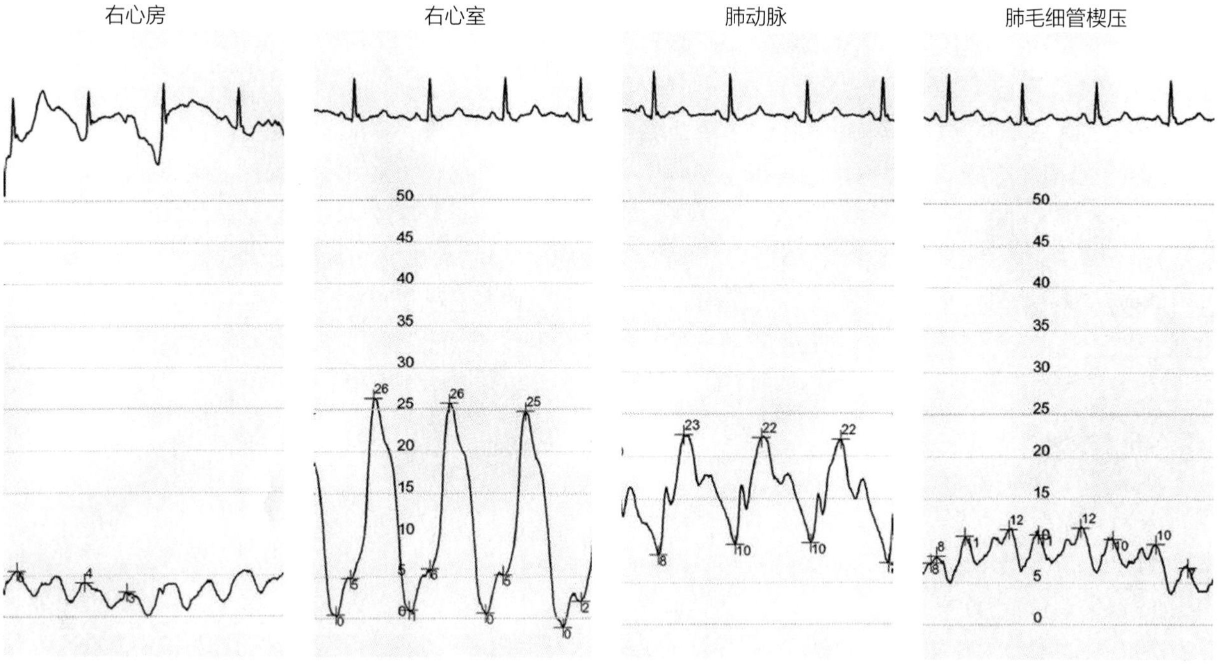

▲ 图 50-2　正常血流动力学

于呼气末正压与呼吸动力学和正压通气相关。心输出量正常的充盈压力和血流动力学与中心静脉混合血氧饱和度＞ 65% 相关。

心输出量（CO）可根据 Fick 公式计算：

心输出量 = 氧耗量 /Hg（g/dl）×1.34×（动脉氧饱和度 – 混合静脉氧饱和度）（Hg：血红蛋白）

心脏指数（CI）是心输出量通过体表面积进行校正：

心脏指数 = 心输出量 / 体表面积

心肺血流动力学的一个重要参数是全身和肺血管阻力。系统血管阻力（SVR）计算方法如下：

系统血管阻力 =（平均动脉血压 – 右心房压）/心输出量

系统血管阻力在血管张力增高的情况下升高，如高血压和失代偿性心力衰竭。

肺血管阻力（PVR）定义为：肺血管阻力 =（平均肺动脉压 – 肺毛细血管楔压）/ 心输出量。

肺血管阻力升高是肺部疾病的一种标志，在肺间质疾病、慢性阻塞性肺疾病（COPD）和多种形式的肺动脉高压中被发现是固定和不可逆转的。可逆转的肺血管阻力增加是典型的由左心衰竭引起的肺动脉高压或由容量过载引起的充盈压力升高。这些变化的药理学检测将在后面介绍。

（二）心力衰竭、低心排量

分析心脏充盈压力和血流动力学的主要指标是怀疑心力衰竭时心排血量低，伴有扩张或缺血性心肌病、瓣膜性心脏病，以及诊断心源性、肺源性气短和疲劳的原因。低排量状态为心输出量低于正常［心输出量＜ 4L/min 或心脏指数＜ 2L/（min · m^2 BSA）］。相关的充盈压力可以升高、正常或降低，取决于患者的液体容量状态。心肌氧耗量（MVO_2）的降低通常导致低心输出状态的诊断。计算心排血量的 Fick 公式比热稀释法更可靠，热稀释法可受严重三尖瓣反流的影响，在严重心力衰竭中并不少见。

（三）左心衰竭

孤立性左心衰竭患者的中心血流动力学特征主要是左侧充盈压力升高，伴有或不伴有肺动脉压升高的肺毛细血管楔压（PCWP）显著升高。心脏输出量的减少表现为 MVO_2 的减少。严重的左心衰竭会引起右心衰竭的所有变化，这些变化是由于右侧填充压力增加而引起的，它是由血流受损和右心室容量超载引起的。

（四）右心衰竭

右心衰竭是左心衰竭最常见的继发现象。孤立性右心衰竭可在右心室梗死后剧烈发生，很少由遗传性右心室心肌病引起。此外，由于右心室无法对手术后增加的预负荷做出反应，在植入左心室辅助装置后，有 30% ～ 35% 的患者会发生这种情况。血流动力学的特征是右心房压力（＞ 8mmHg）增加，伴有不适当的“正常”或肺动脉压力升高。

（五）肺高血压

肺高血压定义为平均肺动脉压为＞ 25mmHg。许多临床医生认为 21 ～ 24mmHg 的平均肺动脉压是边缘性肺高血压。肺高血压的类型（WHO 1 ～ 5）定义了相关的心脏充盈压力。一类肺动脉高压的特征是 PCWP 压正常（＜ 15mmHg），另一类肺动脉高压（肺动脉高压合并左心疾病）的特征是 PCWP 压升高（＞ 25mmHg）。

（六）分流诊断

心脏分流诊断的原理是基于肺循环后富氧血液与外周回心低氧血液混合引起的氧饱和度变化。在任何时候，血液样本可以通过导管收集。通常，在上腔静脉、下腔静脉、右心房和心室的不同位置取样，以确定可疑缺损的位置，必要时左、右肺动脉取样。

四、药理学药物测试

药理学药物测试是导管室的一个标准流程，可以记录升高的充盈压，定义右心衰竭或左心衰竭，并明确是原发性或继发性肺动脉高压。用正性肌力药物 PDE5 抑制药，如米力农或 β 肾上腺素能药物刺激如多巴酚丁胺来测试射血分数减少或心排血量减少患者的收缩反应。连续输注药物并持续测量心脏充盈压和中心氧饱和度（MVO_2）。许多中心定义阳性反应为心排血量增加 20% 或 PCWP 减少 20%。典型的流程允许每 3 ～ 5min 增加正性肌力药的剂量，来记录全套血流动力学和 MVO_2。值得注意的是，心脏血流动力学可能不会立即改变，特别是在双心室衰竭和容量过载的情况下，阳性反应可能不仅需要在导管室进行急性检测，而且需要在 24h 后重新检测。

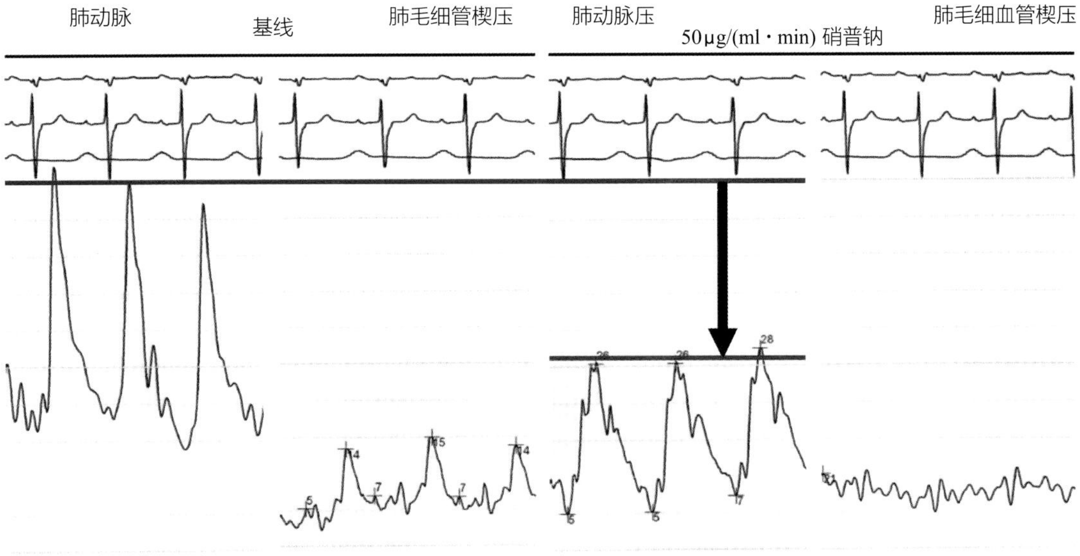

▲ 图 50-3 右心导管术及药理学药物试验评估肺动脉高压

随着连续注入硝普钠 [50μg / (ml · min)], 肺动脉压力从 50/18mmHg 下降到 26/7mmHg。肺毛细管楔压在 7 ～ 9mmHg 时保持稳定。注意基线的 v 波在血管扩张药输注反应中分解

药理学药物测试的另一个作用是测量异常肺动脉压、跨肺压差（TPG）和肺血管阻力升高。这对于心脏移植前患者的评估至关重要，因为跨肺压差和肺血管阻力的增加与右心室衰竭的发生和发病率的增加有关，还与心脏移植后的死亡率增加。标准的右心导管检查是第一步。在血压正常的患者中，PCWP 升高，肺动脉压升高，肺和全身血管扩张药可以安全检测。最常见的是短期输注硝普钠，随后由于一氧化氮对血管平滑肌细胞的直接血管扩张作用，系统血管阻力和肺血管阻力下降。基线测量后，硝普钠的用量逐步从 25μg /（L · min）增加至 25μg/（ml · min）的步骤如图 50-3 所示。阳性反应被定义为肺血管阻力减少大于 20%。有创血流动力学和心脏充盈压测量有助于明确肺动脉高压患者对肺血管扩张药和给氧的反应。一个标准的测试包括一个基线的右心导管术测定心脏充盈压与血流动力学。患者首先被给予高剂量鼻氧，再经直接肺血管舒张反应后 3 ～ 5min 后全面评估测量心脏血流动力学和全身血氧饱和度。对于正常 PCWP 患者，可以检测纯肺血管扩张药，如吸入一氧化氮、依前列醇或伊洛前列素。值得注意的是，这种检测在 PCWP 升高的患者中是禁忌证，因为左心功能差会诱发肺水肿，导致肺部充血加重。这种反应通过持续评估肺动脉压和重复测量心输出量来监测。阳性反应被定义为平均 PAP 降低 > 10mmHg，达到 40mmHg 或更低的绝对值。

第51章　肺栓塞的治疗：内科、外科和经皮介入治疗

Treatment of Pulmonary Embolism: Medical, Surgical, and Percutaneous

Ian del Conde　Barry T. Katzen　著
丁　虎　周　强　译

肺栓塞（PE）表现由轻到重，从偶然发现的亚段型肺栓塞到导致心源性休克和死亡的大面积肺栓塞。右心衰竭、心源性休克和难治性低氧血症是大面积肺栓塞患者的主要死亡原因。因此，无论药物（抗凝或全身性溶栓）、外科手术或导管治疗，肺动脉的快速再通是所有急性肺栓塞治疗的最终目标。

一、危险分层和患者选择

所有肺栓塞患者应根据目标危险分层：①识别死亡高危患者，如果他们不接受溶栓治疗或手术取栓；②确定可能发展为慢性血栓栓塞性肺动脉高压（CTEPH）的患者。虽然许多经过良好验证的危险分层工具有助于识别高死亡风险或临床恶化的肺栓塞患者，但识别更可能发展为CTEPH的患者则更具挑战性。急性肺栓塞后，2%～4%的患者出现CTEPH，多在40多岁的患者中诊断[1, 2]。复发肺栓塞，大面积的灌注缺陷和年轻患者强烈预示着发展成为CTEPH[3]。溶栓（全身性或导管为基础）或取栓术是否能降低CTEPH的风险尚不清楚，但有小型研究表明，与单纯使用[4]抗凝治疗的患者相比，在较大的肺栓塞中积极的肺动脉血管重建与较低的肺动脉压力有关。

肺栓塞患者主要有三种危险类型[5, 6]。每个类别都有特定的定义，对于预后和治疗都有重要的意义：

1. 大面积肺栓塞：持续性低血压（收缩压＜90mmHg，持续15min以上）需要升压药物或严重心动过缓（心率＜40/min）的肺栓塞。这些患者的短期死亡率高达50%～65%。

2. 次大面积肺栓塞：诊断急性肺栓塞患者，血压正常，心脏生物标志物，心电图、超声心动图或胸部CT发现右心功能不全的证据[6, 7]。患者多为心动过速，颈内静脉压升高。如果右心室明显扩张，可触诊右侧胸骨旁隆起。急性肺栓塞伴右心室负荷过重的心电图表现包括窦性心动过速、不完全或完全右束支阻滞、胸前导联V_1～V_4的T波倒置，伴随Ⅰ导联的S波，Ⅲ导联的Q波和T波倒置（S1Q3T3）。

血压正常的急性肺栓塞患者伴有如下危险因素将增加死亡和临床恶化风险：①右心室收缩功能障碍，通常由超声心动图检测；②右心室扩大，通常由超声心动图检测或肺部CT血管成像所显示；③脑钠肽（BNP）或N端脑钠前体（NT-ProBNP）水平升高；或者④心肌损伤的证据，通过肌钙蛋白T和I的升高来评估[8-11]。尽管亚面积肺栓塞患者住院死亡率在2%～3%，远低于大面积肺栓塞患者的死亡率[7, 12]，但仍然有死亡或治疗升级风险（如需要气管插管、心肺复苏、溶栓）。此时这些患者常被认为需要溶栓。

右心室扩张定义为右心室直径与左心室直径比大于0.9[13-15]。该比例可以通过超声心动图在心尖四腔观察，在舒张末期测量最大心室直径。然而，更常见是通过基于肺栓塞检查流程的胸部CT血管造影在瓣膜平面测量右心室/左心室短轴直径。最大

的心室直径通过测量游离壁垂直室间隔之间的距离获得。当测量右心室时，造影剂量在左心室应该可见。非门控横轴位图像足以准确测量心室最大径，不需要四腔心重组图像[16]。

3. 低风险肺栓塞：无高风险特征的患者（例如正常血压患者，没有右心室扩张或功能障碍的证据，伴有正常水平 proBNP 和肌钙蛋白 I、T）死亡率较低，一般仅需要抗凝就可以获得良好结果[17, 18]。

二、急性肺栓塞的治疗

低风险肺栓塞患者如没有抗凝禁忌应单独使用抗凝治疗[17, 18]。大面积肺栓塞患者死亡的风险很高，应该紧急启动静脉溶栓，可迅速在急诊室或医院病房完成。如果手术栓子切除术可以迅速进行也可以考虑。大多数以导管为基础的现代疗法至少需要几个小时才能实现有意义的肺动脉血运重建，因此对于血流动力学不稳定的大多数大面积肺栓塞患者来说，这通常不是首选策略。次大面积肺栓塞患者是否应该单独抗凝，静脉溶栓，或者经导管溶栓仍在热烈争论中。有较低出血风险的次大面积肺栓塞患者，若合并严重的右心室功能不全或心肌坏死证据，则可以从导管介入治疗甚至静脉溶栓中获益。在血流动力学稳定的患者中，几乎从未进行过手术栓子切除术。

三、药物治疗

（一）抗凝

抗凝治疗仍是急性肺栓塞患者治疗的基石。低风险肺栓塞患者起始治疗可考虑一种新型口服抗凝药，从而避免需要初始肠外肝素或低分子量肝素。抗凝治疗的首选肠外抗凝包括低分子肝素或磺达肝癸钠[17]。终末期肾病患者，普通肝素是一种选择。如果怀疑是肝素诱发的血小板减少症，可以使用阿曲加班或比伐芦定。如果考虑对患者进行全身性或导管溶栓，首选一种短效静脉抗凝药，如普通肝素，因为它可以迅速停止和逆转。短效静脉抗凝药还应考虑在出血高危急性肺栓塞患者中使用（例如在手术后早期）。

新的口服抗凝药物，包括Ⅹa 因子抑制药、利伐沙班、阿哌沙班和依度沙班，以及直接凝血酶抑制药达比加群，目前已经在大约 27 000 名静脉血栓栓塞（VTE）患者中进行了研究[19-24]。这些药剂与标准抗凝（初始肝素 / 低分子肝素桥接至维生素 K 抑制药）有类似的功效，但有较少出血并发症，包括降低 45% ～ 55% 致命出血或颅内出血风险[25, 26]。新口服抗凝血药的另一个显著优点是与香豆素相比，它们服用起来并不麻烦，所有这些药剂都使用固定剂量，不需要监测；没有明显的食物 – 药物相互作用，而且它们的药物 – 药物相互作用比维生素 K 抑制药要少。表 51–1 总结了这些药物基本药理属性和美国食品和药品管理局批准的剂量。

（二）静脉溶栓

美国食品和药品管理局批准的治疗急性肺栓塞的唯一纤溶药物是重组组织型纤溶酶原激活药（rt–PA）或阿替普酶。美国食品和药品管理局批准的 rt–PA 标准剂量包括超过 2h100mg 的静脉输注。如果这些患者没有溶栓禁忌，全身性溶栓是对大面积肺栓塞和心血管崩溃患者的一线治疗，因为它可以没有明显延误，这在介入性或外科治疗中难以保证。表 51–2 列出溶栓的绝对禁忌证和相对禁忌证。

表 51–1　新型口服抗凝药用于治疗深静脉血栓

药物	作用机制	批准剂量 *	半衰期	经肾清除	VTE 临床试验
达比加群	直接凝血酶抑制药	GrCl ＞ 30ml/min：5 ～ 10d 起始肠外抗凝后 150mg PO BID	12 ～ 17h	85%	RECOVE Ⅰ 和 Ⅱ[23, 24]
利伐沙班	直接Ⅹa 抑制药	15mg 随食物 PO BID，21d 后改为 20mg PO QD	5 ～ 13h	33%	EINSTEIN[21, 22]
阿哌沙班	直接Ⅹa 抑制药	10mg PO BID，7d 后改为 5mg PO Bid	9 ～ 14h	27%	AMPLYFY[19]
依度沙班	直接Ⅹa 抑制药	起始 5 ～ 10d 肠外抗凝后，60mg PO QD†	9 ～ 10h	50%	HOKUSAI-VTE[20]

注：Bid. 每天 2 次；QD. 每天 1 次；CrCl. 肌酐清除率；PO. 口服；VTE. 静脉血栓栓塞。*. 美国 FDA 批准的治疗急性静脉血栓栓塞的剂量；†. 依度沙班剂量酌情减少：肌酐清除率 15 ～ 50ml/ min, 体重≤ 60kg 患者，30mg 每天一次；或者如果服用某些伴随 P– 糖蛋白抑制药药物。

支持对大面积肺栓塞患者进行溶栓主要的证据来自一个随机对照试验，这个样本量较小临床试验中，急性肺栓塞、低血压和心力衰竭患者被随机分为药物溶栓组 150 万 U 链激酶在 1h 内注入，随后给予肝素，或单用肝素抗凝组 [27]。在前 8 名患者入组后，试验停止。单纯抗凝组所有患者均死于心力衰竭，而溶栓组的所有患者均存活。与这些发现一致的是，一项对五项试验的 Meta 分析表明，与肝素抗凝相比较，对大面积肺栓塞患者进行静脉溶栓治疗可使死亡或复发性肺栓塞风险降低 55%（9.4% vs 19.0%; OR 0.45）[28]。基于这些研究数据，一般认为大面积肺栓塞患者应考虑急诊溶栓或肺动脉血运重建，无论是通过外科手术还是通过导管介入 [6, 29, 30]。第九届美国胸科医师学会（ACCP）和 AHA/ACC 指南分别对大面积肺栓塞患者溶栓给予 2C 类（很弱推荐）和Ⅱa 级（基于证据 / 倾向）推荐 [6, 17]，反映了缺乏高质量数据（例如大型随机对照临床实验）来指导患者治疗而不是边缘证据临床受益。

次大面积肺栓塞患者静脉溶栓也被研究过。在 MAPPET 研究中，256 名次大面积肺栓塞患者随机分为阿替普酶 + 肝素，或肝素加安慰剂 [12]。接受溶栓患者，其主要终点事件，包括住院死亡或需要治疗升级的临床恶化（定义为需要肾上腺素输注，二次溶栓，气管插管、心肺复苏、外科或导管取栓术）明显减少，从 24.6%（肝素加安慰剂）降到 11%（阿替普酶 + 肝素）(P=0.006)。然而，大部分获益不是降低死亡率，而是治疗升级的比例减少。

表 51-2 静脉溶栓禁忌

绝对禁忌	相对禁忌
任何颅内出血 已知容易引起出血的颅脑损害（例如恶性肿瘤、动脉瘤、动静脉畸形） 3 个月前缺血性卒中 3 周前外伤或外科手术 活动性出血	6 个月前 TIA 发作，口服抗凝治疗 妊娠产后第一周 不能按压止血的血管穿刺 创伤性复苏后 未控制的高血压（SBP 大于 180mmHg） 进展性肝病 年龄大于 75 岁 感染性心内膜炎 活动性溃疡

SBP. 收缩压；TIA. 短暂性脑缺血发作

虽然大出血率在溶栓组较高（3.6% 与 0.8%），也仅 1 例致死性出血，但该研究中溶栓组没有一例出血性卒中。最近，在 PEITHO 试验中，1006 名次大面积肺栓塞患者随机分为纤溶性药物、替奈普酶或安慰剂 [31]。所有患者均接受肝素抗凝治疗。在替奈普酶组，死亡或血流动力学失代偿（主要结果）在 506 例患者中有 13 例（2.6%），相比安慰剂组 499 例患者中有 28 例(5.6%)，风险降低 66%(P=0.02)。与 MAPPET[12] 类似，溶栓对死亡率没有影响，主要终点的差异主要源于较低的血流动力学失代偿发生率。这些发现支持次大面积肺栓塞患者肺动脉快速再通导致血流动力学失代偿减少。然而，这些好处的成本却明显增加了大出血的风险，包括出血性卒中（接受替奈普酶治疗的患者大出血发生率为 11.5%，而安慰剂组仅 2.4%）。颅内出血发生率在接受替奈普酶治疗和安慰剂患者分别为 2% 和 0.2%。目前的 ACCP 和 AHA/ACC 指南分别给出了 2C 类和Ⅱ B 类（有用性 / 有效性不是很好）建议在次大面积肺栓塞患者中使用溶栓 [6, 17]。

（三）外科手术取栓

由经验丰富的心胸科医生进行外科取栓术是一种安全有效的治疗方法（图 51-1）。外科手术取栓术需要中位胸骨切开术和体外循环。虽然不同的手术技术已经介绍过，一个切口通常进入主要肺动脉来移除血栓，必要时可将切口伸入肺动脉远端。肺动脉血管重建的程度通常比导管治疗更有效。外科取栓术最有效的是大的中央型或骑跨型肺栓子。在过去 20 年里，接受外科取栓术患者的围术期死亡率有所下降。据报道，接受外科取栓术的大面积肺栓塞患者的生存率高达 75% ～ 86%[32, 33]。

（四）导管介入治疗

基于现代导管治疗急性肺栓塞患者的方法很多，可以采用量体裁衣化的个体治疗。其技术主要基于机械去除或碎裂血栓或杂交方法（药物机械疗法），它结合了机械方法和局部溶栓。机械方法让肺动脉快速再通，并增加血栓暴露于溶栓药物中。药物方法能稳定减少血栓负荷，通过一种较长的导管给予一定剂量溶栓药输注，通常只是静脉溶栓时剂量的小部分。一个重要的原则与其他血管导管介入血栓切除术（如冠状动脉，下肢，或血管移植物）治疗不同，肺栓塞应以改善血流动力学状态为目标，而不是获得最佳的血管造影结果。肺动脉血运重建的现代设备和技术有些缺乏或限制，通常需要几个小时。因此，导管介入治疗主要用于次大面积患者而不是在血流动力学不稳定的患者中。

1. 经导管直接溶栓

在导管引导下的溶栓常采用股静脉或右侧颈内静脉途径。一个多孔输注导管被置入肺动脉。导管头端定位在血栓近端。虽然没有标准化的溶栓输注方案，但常见的治疗方案包括阿替普酶 0.5 ～ 1.0mg/h，持续 12 ～ 24h。如果使用双（双侧导管）导管，每侧导管的剂量减半。典型的阿替普酶总剂量在 24h 内为 20 ～ 30mg。是否应该在溶纤剂输注过程中继续抗凝是一个有争议的问题。大多数介入医生在纤维蛋白溶解过程中保持全剂量抗凝，而不是通过进入鞘的侧臂注入减少剂量的肝素（如 300 ～ 500U/h）。而在年轻和健康的患者被认为具有非常低的出血风险，并且血栓负荷严重，在输注溶栓剂期间，可以继续使用短效药物（如普通肝素）进行全剂量抗凝。一些医生在输注纤溶药物时监测纤维蛋白原水平，因为有人建议（尽管没有证实）纤维蛋白原水平的显著下降会预测出血并发症。首先检测纤维蛋白原基线水平，然后每 4 ～ 6h 间隔检测 1 次。如果纤维蛋白原水平下降到基线水平的 30% ～ 40%（或绝对水平＜ 100 ～ 150mg /dl），那么纤溶药物输注速度应该减慢。

2. 超声波辅助溶栓

EkoSonic 血管腔内系统（EkoSonic Endovascular System，EKOS Bothwell，WA，USA）（图 51-2 和图 51-3）是目前食品和药品监督管理局批准用于治疗急性肺栓塞患者的唯一导管。该设备包括两种血管内装置：一种 5.2F 多腔输注的智能给药导管，另一种是微超声设备，它包含几个均匀分布在治疗区域的超声换能器。EkoSonic 设备能够自动向肺动脉注入溶栓药物，释放低功率，高频率（2.2MHz）超声波“松解”的血栓，增加纤溶药物的渗透血栓，（理论上）加速溶栓。这是目前研究最好的用于急性肺栓塞的治疗现代导管设备。SEATTLE- Ⅱ是前瞻性的单臂试验设计，用于评估 EkoSonic 导管，在 150 例经胸部 CT 血管造影证实存在右心室：左心室 ≥ 0.9 的急性肺栓塞患者中，逆转右心室扩张的有效性和安全性的临床试验[34]。在入组的患者中，分别有 79% 和 20.7% 的患者符合次大面积肺栓塞和大面积肺栓塞的诊断标准。阿替普酶剂量方案在使用单侧导管持续 24h 输注 1mg/h，使用双侧导管持续 12h 输注 1mg/h。装置植入成功率为 97.5%。阿替普酶的平均总剂量大约 24mg。48h 后，右心室：左心室下降了 30%，从 1.55 下降到 1.13（$P < 0.0001$）。同样，肺动脉收缩压也从术前的 51mmHg 术前至

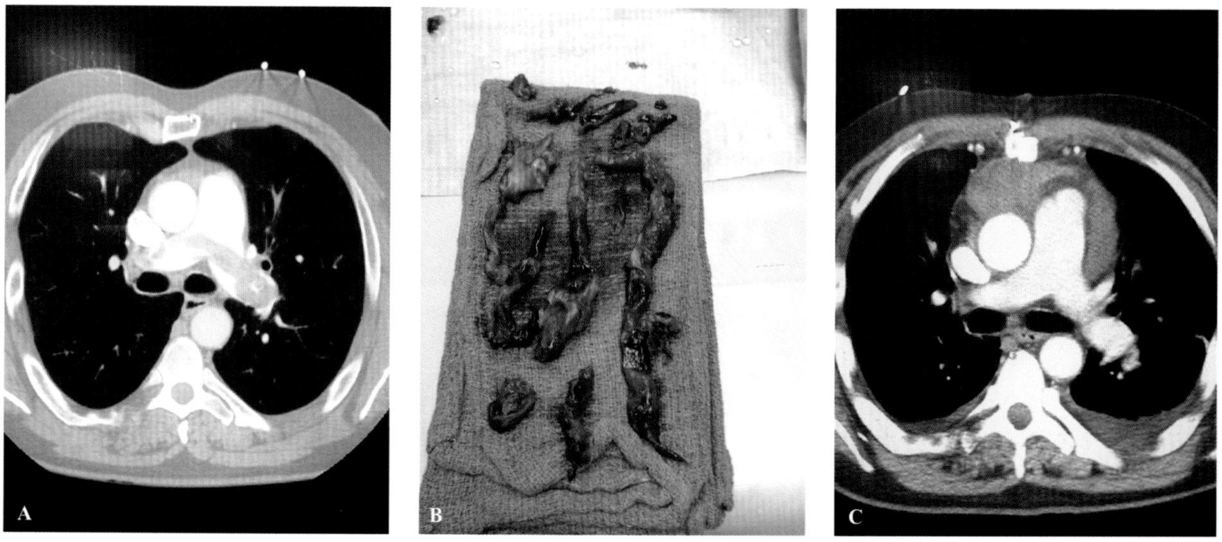

▲ 图 51-1 手术取栓

患者表现为大面积肺动脉栓塞，持续低血压。A. 胸部 CT 血管造影显示巨大、几乎闭塞的骑跨型大血栓，伴有右心室严重扩张。患者接受了外科手术取栓；B. 取出大的血栓（长度可达 10cm）；C. 术后 CT 血管造影显示最小残余血栓。（引自：Photographs courtesy of Dr. Marco Bologna, Miami Cardiac and Vascular Institute, Miami, FL, USA.）

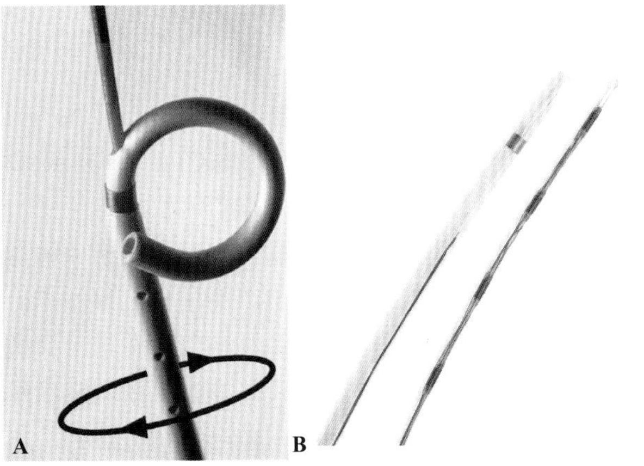

▲ **图 51-2 EkoSonic 血管腔内系统**

A. 可旋转猪尾导管；B.EkoSonic 血管腔内系统（正文可见细节）

术后 48h 的 37mmHg。30d 内主要出血事件发生率 11.4%，但无颅内出血病例。

3. 血栓抽吸术

AngioVac 系统（AngioVac，Vortex Medical，MA，USA）是一种抽吸装置，能吸取血管内物质（例如血栓、黏液瘤和赘生物），同时保持体外循环。这对大面积中心型肺栓塞或不适合溶栓的患者是很有吸引力的选择[35]。该系统由两部分组成：AngioVac 导管和 AngioVac 回路（图 51-4）。25F 导管在顶端有一个可膨胀的气球漏斗，可以作为一个套管。导管可经皮或通过手术切开进入，通常通过腹股沟进入，也有术者经右侧颈静脉进入。可调节的吸力量（高达 80mmHg）是应用于套管吸除不需要的物质；血液经过滤后通过另一个侧鞘回输到外周静脉。该系统具有心肺侧支循环功能，需要一个训练有素的循环师为其操作。25F 导管有限的灵活性和可操作性限制了其在肺栓塞患者治疗中的应用。

4. 右心室辅助装置

虽然右心室辅助装置治疗大面积肺栓塞经验极其有限，但有病例报告显示，对于选择合适的患者该系统能够拯救生命。相对于 ECMO 分流整个肺循环不同，右心室辅助装置只是分流右心室。右心室辅助装置可以通过手术或经皮放置。至少有 1 例近期的病例报道显示，一位 48 岁的患者患有急性大面积肺栓塞和持续性心源性休克，通过经皮植入右心室辅助装置分流急性衰竭的右心室，而不是整个肺循环，从而使患者稳定下来，并完全康复[36, 37]。

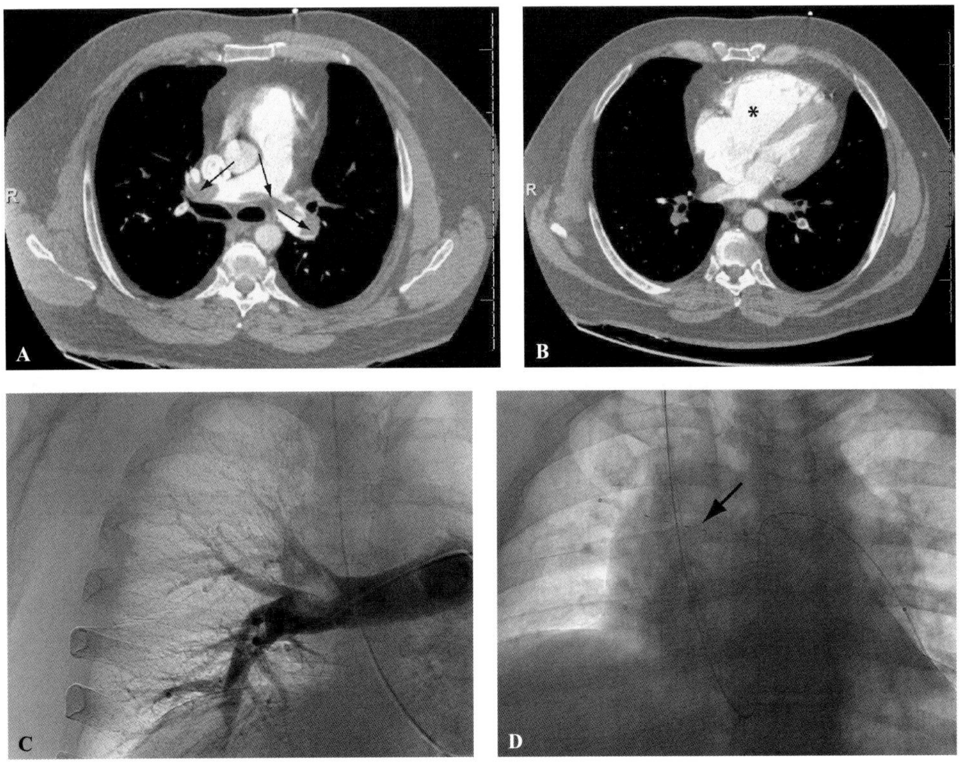

◀**图 51-3 导管介入治疗次大面积肺栓塞患者**

A. 骑跨血栓伸入双侧肺动脉（箭）；B. 标记右心室显著扩张，右心室：左心室为 1.7；C. 肺血管造影显示右肺动脉内一个大的充盈缺损；D. 双侧肺动脉置入 EkoSonic 导管。组织纤溶酶原激活剂经导管以 0.5mg/h 的速度输注 12h

5. 可旋转的猪尾导管

这是导管引导治疗肺栓塞的早期技术[4, 38, 39]。一根高扭矩5F猪尾导管沿导丝植入并插入血栓中。导管有一个不透光的尖端，10个侧孔，在环的外切平面上有一个椭圆形侧孔，允许导丝直线通过（图51–2）。一旦定位在血栓内，这个环就会迅速绕着导管和导丝形成的轴线旋转，使血栓破碎。这是一种完全机械的溶栓形式，可考虑用于大面积或次大面积有药物溶栓禁忌证且不适合其他手术或导管治疗的肺栓塞患者。

6. Aspirex

Aspirex设备（Straub Medical，Wangs，Switzerland）有3个部件：导管（通常为6、8或10F）、一个控制单元和一个电机（驱动器）。在导管顶端，导管内有一个螺旋状的驱动柄，产生负压，允许通过远端吸引口进行血栓抽吸。虽然该设备已经在动物身上进行了广泛的测试，并且有许多已发表的小规模病例系列表明其有效性和安全性，但它还没有得到美国食品和药品管理局的批准，在美国也没有上市。

7. 流变血栓吸引术（AngioJet）

AngioJet装置（Medrad Interventional，PA，USA）由一个双腔导管组成，在导管尖端产生高压盐水喷射，创造一个真空从而吸入血栓。在该系统启用几秒内，有大量严重缓慢性心律失常（包括高度房室传导阻滞、心搏停止）和死亡报道[40–42]。这些担忧促使美国食品和药品管理局发布了一个关于AngioJet系统用于肺血管内干预的黑框警告。

（五）下腔静脉滤器

下腔静脉（IVC）滤器得到广泛认同的唯一适应证是有抗凝禁忌证的急性肺栓塞患者（AHA/ACC Ⅰ类建议，证据等级B）。另外有争议的适应证包括被认为是肺储备差的急性肺栓塞患者，如果他们再发肺栓塞，被认为有较高死亡风险（Ⅱb类推荐，证据等级C）。大多数大面积及次大面积肺栓塞患者属于这一类。最近一项来自全国住院患者样本的分析，有超过200万的出院患者被诊断为肺栓塞，下腔静脉滤器的使用与大面积肺栓塞患者的低住院死亡率相关，在接受溶栓治疗的稳定肺栓塞患者也类似[43]。下腔静脉滤器的放置可以降低复发性肺栓塞的发生率，但不能降低长期死亡率。下腔静脉滤器不能阻止血栓的持续形成，并且会增加深静脉血栓形成的风险。植入可回收下腔静脉滤器的患者应定期进行评估，以便在认为安全的情况下尽快取回收滤器。

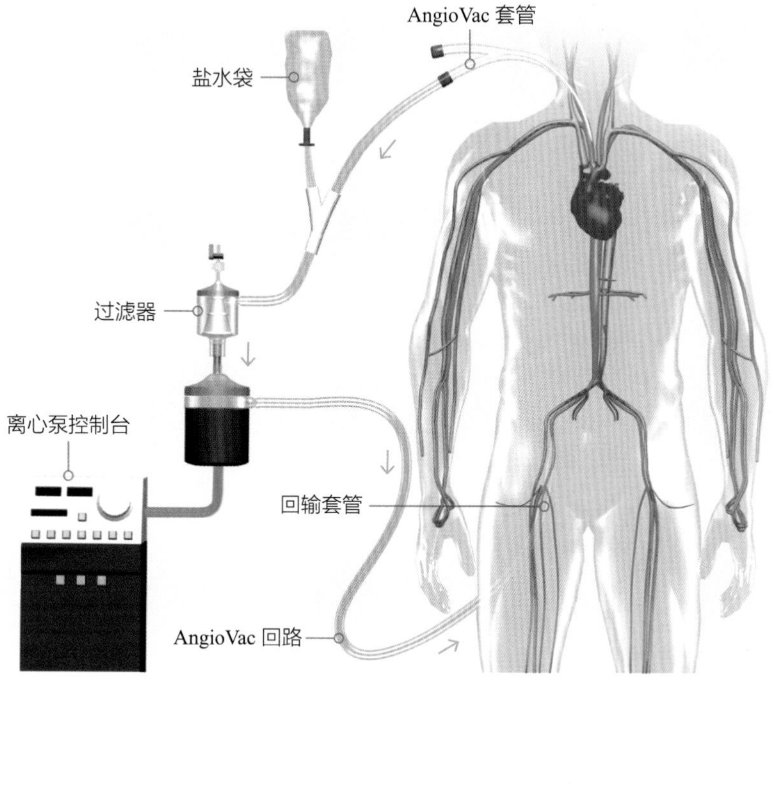

◀**图51–4　AngioVac系统**
有害的血管内物质经AngioVac套管吸出。血液被过滤后，重新输注入较大的外周静脉

四、结论

所有急性肺栓塞患者一旦诊断为肺栓塞应立即进行危险分层。符合大面积肺栓塞标准的患者应立即接受系统性溶栓治疗，除非有溶栓禁忌证。如果外科取栓术可以快速进行也是一种选择。由于以导管为基础的治疗通常需要至少几个小时来进行肺动脉血管重建，这些策略很少用于血流动力学不稳定的患者。然而，对于没有高出血风险的次大面积肺栓塞患者，尤其是有明显右心室扩张，功能障碍或心肌损伤的证据时，应考虑采用导管疗法。目前，对于以导管为基础的肺栓塞治疗，尚无标准的治疗流程，而针对这一策略的建议力度总体上不太强。导管或器械的使用通常由该中心经验和资源决定。下腔静脉滤器使用的最强适应证是不适合抗凝治疗的急性肺栓塞患者。然而，选择次大面积或大面积肺栓塞患者也可受益于植入可回收滤器，即使他们适合抗凝。

第 52 章 难治性高血压的肾脏去神经术
Renal Denervation for Resistant Hypertension

Hitesh C. Patel Carl Hayward Sebastian Ewen Felix Mahfoud 著
曹岩岩 丁 虎 译

高血压是一种常见疾病，据估计全世界有 10 亿人罹患此病[1]。2010 年，它是导致死亡的主要单一危险因素，在全球范围内造成 940 万人死亡。令人担忧的是，高血压的患病率正在上升，据估计，在未来 20 年里，大约一半的世界人口将受到其影响。

一项对近 100 万患者的 Meta 分析证实了血压与血管性死亡率之间呈线性关系[2]。这种线性剂量 – 反应关系提示我们，血压较高的患者心血管事件风险更大，血压降低有助于降低这种风险。事实上，收缩压每降低 2mmHg 可使卒中死亡率降低 10%[3]。

相关的文字记载，早在公元前 2600 年，中国人已经意识到了高血压及其危害，但直到 20 世纪初才首次报道有效的治疗方法[4]——低钠的 Kempner 饮食和外科交感神经切除术。这些方法有时候确实奏效，但经常很难实施，而且随着 20 世纪 50 年代第一种有效的抗高血压药物问世，两者都退出历史舞台[4]。

从那时起，高血压治疗方案有了进展。最近的高血压国际管理指南（来自欧洲心脏病学会）[5]建议，高血压患者应该调整生活方式，包括限制钠的摄入、适度饮酒、改变饮食、减轻体重、定期体育锻炼和戒烟。与此同时，还需要药物治疗，目前可用的抗高血压药物包括：ACEI、血管紧张素Ⅱ受体抑制药、钙通道阻滞药和利尿药。进一步的治疗策略包括醛固酮受体抑制药、肾上腺素受体阻滞药和中枢降压药。

一、难治性血压

在接受治疗的高血压患者中，只有 50% 的患者能得到良好的控制[4]。血压没有控制好的原因通常是因为患者依从性不够、用药不足，误诊和白大衣高血压[6]。高达 20% 的未控制的高血压患者发展成继发性高血压（从而有可能治愈）[7]。剩下的被归类为难治性高血压，其定义为在最大耐受剂量的情况下，尽管使用了 3 种及以上降压药（其中一种是利尿药）治疗，血压始终＞ 140/90mmHg[6]。

与非难治性高血压患者相比，难治性高血压患者的高血压持续时间更长，终末器官损伤更大，死亡率更高[7]。因此，这一高危患者群体将从强化治疗中获益。然而，对难治性高血压的循证指导治疗却很少；只有不足 10 项随机、对照和双盲研究涉及难治性高血压患者。由于新型非药物疗法的发展，人们对这种疾病的管理重新燃起了兴趣。在本章中，我们回顾了其中一种治疗方法，肾脏去神经术治疗，并总结了其从基础到临床的历程。

二、以肾脏交感神经系统为靶点的理论基础

高血压发生的一个重要因素是交感神经活动水平的升高。高血压患者在醒来时血压升高证实了血压的神经源性控制，这与早晨交感神经活动激增相一致[8]。在动物和人类研究中，交感神经系统在高血压中的作用进一步得到了证实[9, 10]。血压较高的患者也显示出更明显的交感神经激活，呈现剂量 – 反应关系[11]。肾脏的交感传出和传入神经对于高血压的发展特别重要[12]。

起源于脑干的交感神经纤维通过胸交感神经节（$T_{10～12}$）支配肾血管、肾小管和肾小球旁器[13]。这

些位点的神经激活与肾血流减少、钠水潴留以及肾素 – 血管紧张素 – 醛固酮系统激活有关，这些都促进了高血压[13]。此外，主要起源于肾盂壁的传入神经通过背根神经节进入大脑和对侧肾脏。这些神经在高血压中的作用尚不清楚。动物研究已经证明，电刺激这些传入神经可以产生交感神经激活和血压升高，尽管部分发表的数据相互矛盾[14]。但有证据表明，来自肾脏的感觉信号可以增强全身交感神经张力，从而不仅可以激活肾脏的传出神经，还能将纤维传递到心脏和周围血管[15]。在高血压动物模型中，肾脏交感神经（传入和传出）的外科去神经术可显著降低血压[16]。

然而，血压和交感神经系统之间的关系是复杂的，并不是控制血压的灵丹妙药。首先，既往研究已经表明，高血压患者交感神经系统在 20—39 岁的人群中最活跃，随着年龄的增长，这种效应会减弱[17]。这表明，在大多数高血压患者中（即 40 岁以上的患者），肾脏交感神经系统并不是一个重要的作用靶点。其次，高血压并不总是神经源性的（例如，患者有高血压的继发性原因）。最后，关于交感神经系统在难治性高血压患者中的作用知之甚少，有趣的是，有证据表明，难治性高血压患者的交感神经系统活动可能与处方药有关，尤其是利尿药和血管扩张药[8]。其他研究表明，难治性高血压患者的交感神经活动水平与健康非高血压老年人相似[8]。

三、外科肾脏去交感神经术

在有效降压药物问世之前，恶性高血压（伴有视盘水肿的高血压）患者 5 年死亡率为 100%[4]。在那个时代已经有数据表明交感神经对高血压很重要，在这种环境促使外科医生进行高血压的交感神经切除术。

该手术技术包括选择性肾交感神经切除术（肾切除术或肾交感神经灼烧 / 切断术）或非选择性神经节切除术。大量严重高血压患者，包括终末器官损伤患者，在内脏交感神经切除术后血压降低，死亡率下降[18-20]。有趣的是，在没有显著血压降低的患者中也观察到死亡率的下降[19, 20]。患者对该疗法的反应是不同的，经常存在一系列自主神经不良反应[18]。随着第一批降压药物的发展，去神经手术不再作为高血压的治疗方案。最近，外科去神经术的价值已经在肾移植医学的一组患者中实现。在肾移植术后仍有高血压的患者中，患病肾脏会增强神经体液激活，自身肾切除术（其涉及肾交感神经的中断）可通过减弱这种效应来改善血压控制和同种异体移植肾脏的灌注[21]。

四、经皮去神经术

随着经皮介入和射频消融治疗心律失常的成熟，设想一种消融肾交感神经的设备和技术并不是天方夜谭。为实现这一目标，需要了解肾动脉管腔与交感神经之间的解剖关系，以及射频能量对消融导管尖端周围组织的影响。

（一）人体肾脏交感神经的解剖

人体解剖表明可以经肾动脉腔消融肾神经，去神经支配。这些数据表明，90% 以上的肾神经（传入和传出）位于肾动脉管腔壁外膜周围 2mm 以内，易于消融破坏[22]。

Sakakura 和他的同事针对该研究进一步深入，他们对人体进行尸检研究，主要提升在于：他们检测了更多的个体和神经（20 名患者有 10 320 条神经 vs 5 名患者有 956 条神经）；他们在生理压力下使用灌注固定技术，并且对整个肾周围组织进行组织学分析，而不是最初的 2.5mm 的血管周围组织[23]。他们证明，虽然肾动脉近端和中段有更大的神经密度，但远端的神经更接近肾动脉腔，因此更容易消融。在一小部分个体中，他们还发现高血压和非高血压受试者在神经解剖结构没有差异。

副肾动脉也显示与交感神经有关。他们证实肾动脉周围有传入和传出神经，其中后者的数量更多。与早期的研究相反，他们发现 28% 的交感神经距离动脉管腔超过 4mm，这表明以当前的技术大量的神经无法消融（图 52–1）。此外，尚不清楚的是需要破坏多少神经才能产生生理变化和临床作用。

（二）消融导管技术及生物物理消融

市面上有六种 CE 标记的肾去神经术导管（表 52–1）。其中五种使用射频能量，另一种使用超声波。射频和超声波是电磁波谱中存在的能量形式。这两种技术都通过电阻加热过程导致组织损伤，因为能量集中于目的区域（消融不等于烧灼）。随着目标组织的加热，这会将热量传导到周围组织，导致消融灶扩大[24]。

消融损伤范围的大小取决于能量输送的功率和持续时间、导管的组织接触（这只对射频能量重要）和电极冷却 / 组织温度[24]。因此，每个可用的导管不可能产生相同的破坏效果。每根导管的能量传输持续时间在 10 ～ 120s 之间变化，但每次使用通常少于 2min。最新一代的多电极导管可以同时激活所有的电极，从而减少整个手术时间和辐射暴露。冷却腔壁是消融的一个重要特征，因为这可以实现更多能量沉积以及减少表面损伤。目前的导管系统依赖于肾动脉血流或冲洗来冷却动脉的内皮表面。作为应用推广过程的一部分，虽然每个系统都在大型哺乳动物身上进行测试，但这些研究的结果并没有全面公布，因此很难比较每种技术消融的深度。最近 1 例 36 岁女性经过肾脏去神经术后死亡的病例报告显示，消融术并未超过管腔 2mm[25]。

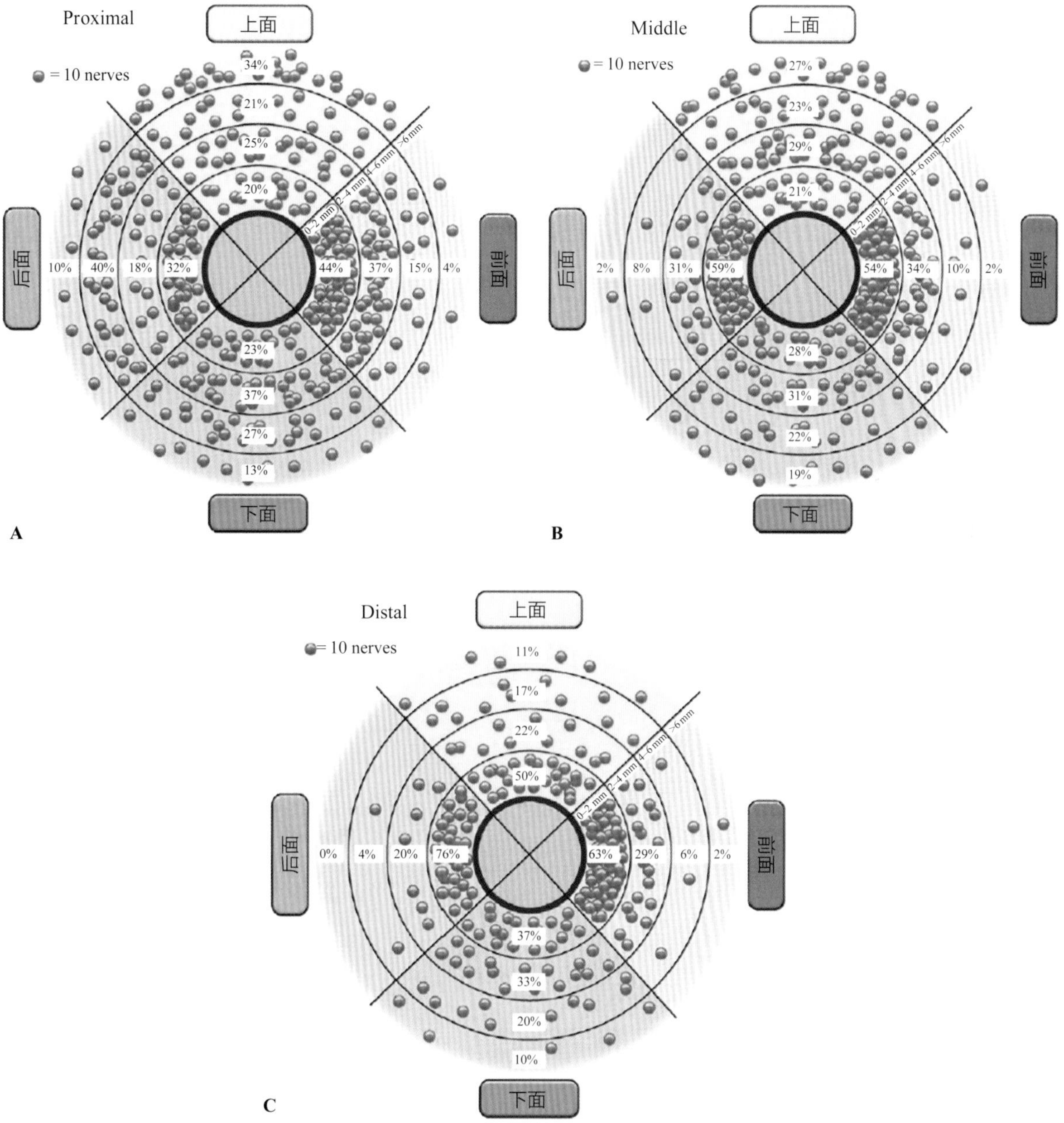

▲ 图 52-1　肾神经在肾动脉近端、中和远端部分的分布和密度

A. 近端；B. 中端；C. 远端。每个绿点代表 10 个神经（引自 Mahfoud 等，2014[44]。版权所有 2014 Elsevier）

表 52-1　目前使用的具有 CE 标记的肾去神经导管

导管	能量	电极	球囊（大小）	冷却	损伤	烧伤时间	最大能量(W)	大小（F）	OTW
Symplicity Flex（美敦力）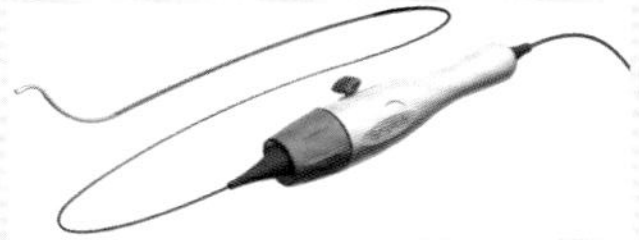	射频能量	单极，一个	无	血液	手术者决定	每条动脉 48s（每个位点 120s）	8	6	N
Symplicity Flex（美敦力）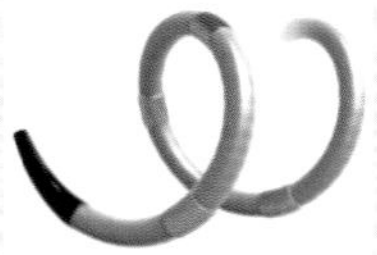	射频能量	单极，多个（4）	无	血液	螺旋形	每条动脉 60s	8	6	Y
Vessix（波士顿科学）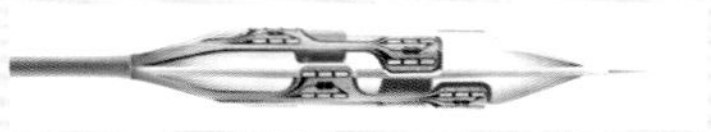	射频能量	双极，多个（4～8）	是（4、5、6、7mm）	无	螺旋形	每条动脉 30s	1	7	Y
EnligHTN（圣犹达）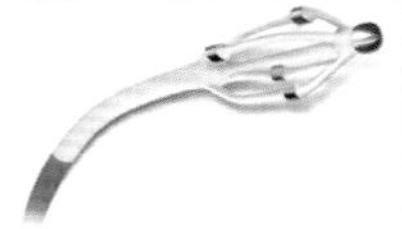	射频能量	单极，一个	无（16/18mm）	血液	螺旋形	每条动脉 60s	6	8	N
Iberis（泰尔茂）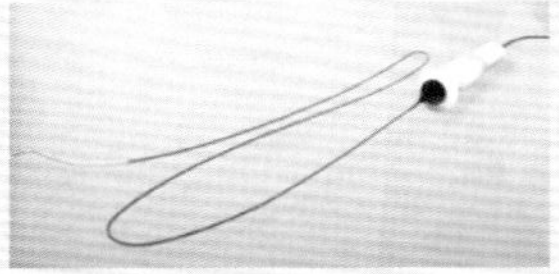	射频能量	无	无	血液	手术者决定	每条动脉> 480s	8	4	N
Paradise（Recor）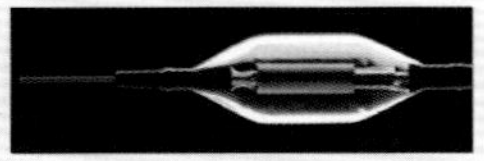	US	无	是（5、6、7、8mm）	闭式	环形	每条动脉 10s	30	6	N

OTW. 通过电线

（三）试验证据

SYMPLICITY HTN 1 初步研究报道了肾脏去神经术治疗的首次人体试验，该试验使用 Medtronic 单电极 Flex 导管[26]。这个试点研究中纳入了一系列的安全措施。首先，所有的参与者都是重度难治性高血压患者，其入组标准要求收缩压为 160mmHg 或更高。其次，前 10 例患者进行了分期手术，第一次手术治疗的是一条肾动脉，1 个月后进行第二次手术治疗另一个肾脏。在第二次手术后 2 周进行第三次血管造影。用磁共振血管造影术在 6 个月时再次评估肾动脉。该试验扩展了最初的研究结果（n=88），现在可以获得 111 名 3 年随访患者的数据[27]。

在这项初步研究中没有出现重大安全问题，1 个月的随访中，诊室血压降低 21/10mmHg。完成 3 年随访的患者血压进一步降低，低于基线 32/14mmHg。该试验的结果必须在首次人体研究设计的约束条件下进行解释：单中心、开放试验，最终应被视为没有过度伤害的证据和强有力的疗效。类似的首次人体研究报道了其他导管设计的有效性和安全性[28, 29]。

随后又用相同的导管系统进行了两次 SYMPLICITY 研究。SYMPLICITY HTN-2 是一个多中心、随机、开放标记试验[30]。52 例患者进行肾脏去神经术治疗，54 例为对照（常规药物治疗；没有假手术）。在 6 个月时，肾脏去神经术治疗组的诊室血压显著降低 32/12mmHg，而对照组血压略升高了 1/0mmHg。在 20 名接受动态血压监测的患者中，肾脏去神经术治疗组的血压平均降低了 11/7mmHg，而在对照组的血压变化更小，下降 3/1mmHg，无统计学意义。

这些结果吸引了介入医生和高血压专家的注意。在欧洲、亚洲和大洋洲，针对难治性高血压患者进行了肾脏去神经术治疗。随后发表的大多数临床试验的结果都与前两项 SYMPLICITY 试验中出现降低血压效应相一致。然而，对照组缺乏盲法假手术引起了对这些研究的偏倚和可靠性的理论担忧[31]。关于进行这些研究的另一个问题是缺乏动态血压监测以排除白大衣高血压。

欧洲的一项研究将 346 个无法控制血压的患者实施去肾神经支配手术，通过对于动态血压的监测，解决了上述对白大衣高血压的担忧，（诊室和动态血压均升高，n=303）和假性高血压（办公室测量升高，但动态血压监测正常，n=43）[32]。两组均进行肾脏去神经术治疗，尽管两组的诊室血压测量值都有相似的降低，但只有真正的难治性高血压才有动态血压下降。

美国食品和药品管理局要求，在批准将肾去神经术作为治疗顽固性高血压的疗法之前，还需要进行进一步的试验为此，开展了 SYMPLICITY HTN-3 试验，这是迄今为止唯一一项采用假对照和盲法设计的肾脏去神经术的试验[33]。它在美国的 88 个中心进行。动态血压监测不仅在筛查时排除白大衣高血压，而且还可以作为次要终点评估对治疗的反应。SYMPLICITY HTN-3 随机分配了 535 例患者，使其成为迄今为止该领域进行的最大的单一试验。肾脏去神经术组的诊室收缩压在 6 个月时显著下降 14mmHg，动态收缩压下降 7mmHg。然而，上述血压下降的程度与假性对照观察到的血压降低没有显著差异。在亚组分析中，有一个迹象表相比于非裔美国人，白种人去神经术疗效更佳。由于 SYMPLICITY HTN-3 的发现，肾脏去神经术在治疗难治性高血压的临床作用受到了挑战。行肾脏去神经术的术者和文章作者对手术的过程提出质疑，认为这三项试验的手术操作可能并不一致，因为 SYMPLICITY HTN-3 试验的操作者没有丰富的手术经验。事实上，SYMPLICITY HTN-3 的 111 位介入医生中只有 26 位进行了 5 次或更多的肾脏去神经术手术。

试验中血压反应的一项事后多元分析表明，医生消融的经验与血压下降幅度有关。大多数难治性高血压患者肾脏去神经术治疗的试验数据都是基于 Symplicity Flex 导管系统，该系统最早上市。较新的导管系统已经可以提供完整的环周消融，并且仍在进行研究以确定使用不同技术的肾脏去神经术治疗是否有效。

五、手术过程

（一）患者的选择

根据目前的欧洲高血压指南，如果药物治疗无法控制＜ 160/110mmHg 的血压值，肾脏去神经术治疗是难治性高血压患者的最后选择。那些希望进行肾脏去神经术治疗的中心（目前处于研究背景下）应该为每位患者采用多学科团队的治疗方法。专门的高血压专家应该参与他们的管理[5]。

肾脏去神经术试验将某些解剖学特征指定为排除标准，尽管有报道称即使在其中一些情况下也能安全地进行手术：①肾动脉直径应该大于 4mm，以容纳消融导管并尽量减少并发症。②必须找到任何副动脉或极性动脉。③在任何分支之前，必须有至少 20mm 的肾动脉长度进行消融。④明显的肾动脉狭窄或纤维肌发育不良是手术的禁忌证。

CT、磁共振血管造影或肾动脉和肾脏的超声是确定这种解剖结构的优选成像方式，因为他们能够使血管完全可视化，但对于超声并不总是可行的。特别是它们可以识别副动脉（这些动脉是沿着肾主动脉通过肾门进入肾脏的动脉）和极性动脉（这些动脉从远离肾门部位进入肾脏；图 52-2）。副动脉在一般人群中占 20%。此外，横断面成像可以识别主要肾动脉的分支，这些分支为其他重要的器官供血（肾上腺、睾丸、卵巢），所以应该得到相应的保护。

肾动脉支架植入患者被排除在肾脏去神经术试验之外。然而，有报道对支架远端的肾动脉壁进行消融[34]。对原位支架的节段消融可能是无效的，但对支架段远端进行消融似乎是安全有效的[35]。

（二）患者准备

当对肾动脉腔进行消融时，会刺激感受器，导致内脏痛。通常不需要全身麻醉，但必须镇痛［吗啡和（或）芬太尼］和镇静（咪达唑仑）。为降低

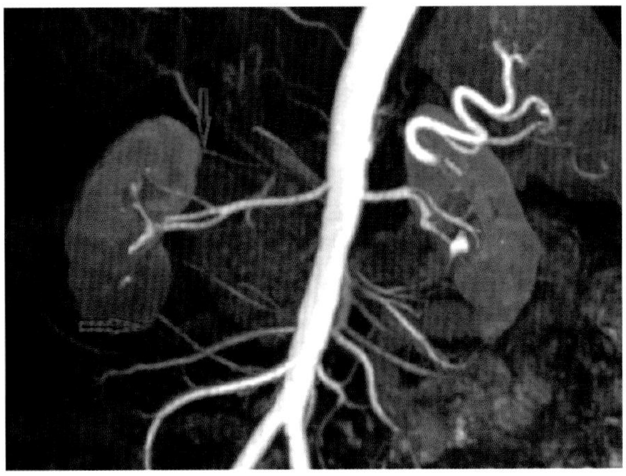

▲ 图 52-2 肾动脉磁共振血管造影

极右动脉以蓝色箭突出。进入脐部的副动脉用红色箭突出

误吸风险，患者应禁食。

如光学相干断层扫描所示，肾脏去神经术可诱导消融部位的血栓形成[36]。因此，在手术过程中应使用肝素，并用滴定法测定以维持活化凝血时间＞250s。也有人建议术后给予抗血小板药物（例如，阿司匹林每天 75 ～ 100mg）4 周，以进一步降低血栓风险（尽管没有确切的试验证据）。

对于使用造影剂的所有手术，建议不要使用一些可能增加造影剂肾病风险的药物。这些药物包括二甲双胍、非甾体抗炎药和肾素 – 血管紧张素 – 醛固酮系统的抑制药。还建议使用静脉输液进行预水化。在肾小球滤过率＜ 30ml/（min · 1.73m^2）的患者中进行肾脏去神经术治疗的中心，使用了二氧化碳血管造影技术来降低造影剂肾病的风险，尽管这种情况并不多见。

（三）血管通路和肾血管造影

在给予止痛和镇静药后，必须持续监测心率、血压和血氧饱和度。目前，Terumo 的 Iberis 系统和 Recor 的 Paradise 系统可以通过桡动脉通路操作，但所有其他系统都需要股动脉通路（表 52-1）。股鞘的大小取决于所使用的导管的类型，可以从 5 ～ 8F 之间变化。介入的第一步（对于肾功能保留的患者）是通过主动脉造影获得肾动脉血管造影图像（识别副动脉和每个动脉的起源）。通常，通过自动注射器以 20ml/s 的速度推注 30ml 的造影剂。猪尾鞘的尖端位于 L_1 椎体的水平处（以第 12 肋骨为标志），并且在前后平面获得图像。然后获得每个靶动脉的选择性血管造影图片，以确定是否适合消融并排除明显的肾动脉狭窄。动脉内使用硝酸酯类有助于充分扩张肾动脉。引导导管的常规选择是乳内动脉。对于股动脉入路病例，重要的是要记住使用较短的导管。对于桡动脉入路，长的多用途或可操纵的导向导管是理想的。在手术结束时，可以取出鞘，并手动压迫穿刺部位或使用合适的闭合装置。

（四）消融

消融优先采用螺旋模式（不同于横截面内沿圆周消融），以确保涉及更多的交感神经分支，与此同时，使肾动脉狭窄的风险降到最低。对于单电极导管（Medtronic Flex 和 Terumo Iberis）来说，这一点尤为重要，因为这种模式是由手术者创建的，而多电极系统通过单次消融自动创建该模式。利用超

声波能量的 Paradise 系统是唯一一个以圆形模式应用能量的系统。

每个导管系统的输出功率（W）通过内置于发生器中的专有算法自动调节，主要由感应阻抗（Ω）、电极温度（℃）和升温速率决定。细胞在 50℃时立即死亡[24]。为了有效和安全的消融，目标组织温度应为 60 ～ 80℃。阻抗逐渐下降（5% ～ 20%）提示良好的组织接触和位置。快速下降表明组织接触丧失，而迅速增加可能表明凝血形成。如果检测到这些参数，一些装置会提前终止消融。

某些实用电极对所有消融系统都很重要。首先，在射频能量下，适当的电极与血管壁的接触是非常重要的[24]。这可以通过透视和适当的阻抗读数来评估。其次，导管的位置应该是稳定的，这可以通过透视和稳定阻抗（变化＜ 20Ω）来确认。为了提高稳定性和血管定位，一些系统提供旋转和屈曲控制（Flex，Iberis），一些需要球囊膨胀（Vessix，Paradise），而另一些则具有预成型的弯曲设计（Spyral，EnligHTN）。最后，应首先在远端主动脉进行消融，然后随着导管被抽离并旋转到新的更近端节段时进行进一步消融。

单电极系统（Flex，Iberis，每个动脉至少四次消融）必须按照这种方式进行，对于其他多电极系统也推荐这种方法。

当这种手术首次在人体中使用时，有人建议最后一次消融应该在靠近肾动脉起点的上方进行。组织学数据并不完全支持这种说法，并表明神经密度在近端和腹侧更大，但神经在远端更靠近管腔[23]。理论上，人们会认为能够安全传递能量的部位越独特，交感神经中断的可能性就越大。肾脏去神经术的一个主要限制仍然是缺乏手术内有效的标记物，因此仍然是一个完全的解剖学指导下的手术。在去神经术前后，分别刺激肾交感神经，观察血压和心率的变化，通过这种变化可以间接检测手术的效果。有一些初步的人体[37]和动物数据[38]表明成功去神经术后，血压和心率对肾神经刺激反应会降低。

（五）并发症

该手术的早期并发症包括任何血管造影或消融手术并发症：血管通路部位损伤，感染，皮肤烧伤和造影剂肾病。在手术结束时行选择性肾动脉血管造影是很重要的。正常情况下，经治疗的肾动脉出现痉挛或水肿并且应在消融后数小时内消退。

肾脏去神经术导管、导丝或消融本身的创伤有可造成肾动脉夹层或破裂的危险。这将在手术过程中被识别，因此可以立即通过血管成形术和支架植入术（裸支架或药物涂层支架）治疗。有一些病例报告表明肾脏去神经术治疗可导致肾动脉狭窄，特别是如果手术是在现有的斑块附近进行[39]。然而，这是一种罕见的并发症，发病率估计＜ 1%。来自试验和注册数据的证据并未表明肾脏去神经术治疗会加速肾功能不全。但肾脏去神经术治疗的患者应长期随访，随访对象不包括肾功能恶化，反跳性高血压或急性心力衰竭，医源性肾动脉狭窄患者。除肾动脉狭窄外，反跳性高血压的另一个原因是肾交感神经的再生和重新连接，这在动物模型中已经被证实[40]。

外科交感神经切除术通常导致严重的直立性功能障碍或变时性功能不全，然而没有证据表明经皮去神经术与这些不良反应相关[41, 42]。

六、未来

肾脏去神经术仍然是一种相对安全的手术方法，但仍有待进一步完善，其功效只能通过精心设计和实施良好的试验来实现。需进一步完善的内容包括：

1. 需要消融多少比例的肾神经才能达到临床疗效？

2. 新型的多电极导管是否更有效地去神经而安全性相当？

3. 术中如何确认肾去交感神经术成功？

4. 是否应该根据血压升高伴有交感神经活性升高的证据来选择手术患者？

到目前为止，肾脏去神经术的研究主要集中在难治性高血压患者身上，这种疾病的特点是心血管发病率和死亡率很高。但是，肾去神经术治疗可能对于其他与高交感神经活动相关的疾病有明显的效果。已经有一些临床项目开始研究其在心力衰竭[43]和心房颤动[37]中的作用。尚需要更多的研究来了解这种治疗方法在不同疾病状态下的作用。

第二篇 结构性心脏病介入治疗
Structural Heart Interventions

第 53 章 瓣膜和结构性心脏病介入治疗的抗栓策略
Antithrombotic Strategies in Valvular and Structural Heart Disease Interventions

MikkelMalby Schoos Davide Capodanno George D. Dangas 著
曹岩岩 丁 虎 译

瓣膜和结构性心脏病的介入治疗是介入心脏病学中一个呈指数增长的领域。瓣膜病和先天性心脏病经导管治疗就意味着通过静脉或动脉系统将大的有潜在致血栓风险的器械置入到干预部位，以及植入需要一定时间才能完全内皮化的装置。此外，一部分患者更易出现血流动力学紊乱，增加了缺血性卒中的风险。因此，早期和中期使用抗栓药物以降低卒中、全身血栓或瓣膜 / 器械血栓形成的风险是获得手术成功和改善经导管手术整体预后的关键。然而，瓣膜和结构性心脏病介入的抗血小板和抗凝治疗药物和方案在日常实践中大多是经验性的，通常由手术者自行决定。本章内容包括：①回顾 TAVI、二尖瓣钳夹系统经皮二尖瓣修复术、卵圆孔未闭（PFO）、房间隔缺损（ASD）封堵和左心耳封堵术（LAAC）抗栓治疗的理论基础证据；②阐述经导管手术治疗的瓣膜和结构性心脏病患者抗血小板和抗凝治疗的常见策略；③提供有关该领域未来研究方向的见解。

一、瓣膜和结构性心脏病经导管介入治疗中栓塞和血栓形成

栓塞性卒中是介入性导管手术最令人恐惧的并发症之一，不仅与急性死亡率增加有关，而且与发病率和致残率增加有关。

（一）经导管主动脉瓣置入术

TAVI 后 68% ～ 84% 的患者 MRI 发现脑隐匿性栓塞（图 53–1）[1–5]。然而，有趣的是，绝大多数病灶在随访 MRI 中无残留信号，并且患者认知功能不受影响 [4]。在临床的层面上，随机对照试验（表 53–1）和大多数注册中心证实 30 天随访时，TAVR 后卒中发生率在 2% ～ 6% 之间。一项对 53 项研究的加权 Meta 分析，其中包括 10 037 名患者，评估了经股动脉、经心尖或经锁骨下 TAVI 治疗患者围术期卒中的发生率和预后。24h 和 30d 内卒中总发生率分别为（1.5 ± 1.4）% 和（3.3 ± 1.8）%，每 7 个卒中事件中有 6 个为大卒中。不足为奇的是，经历过卒中的患者在 30d 时死亡风险也增加了 3.5 倍［（25.5 ± 21.9）% vs（6.9 ± 4.2%）］[6]。同样，另一项使用瓣膜学术研究联盟（VARC）定义的加权 Meta 分析报道显示，30d 时发生大卒中的风险为 3.2%（95%CI 2.1% ～ 4.8%）[7]。值得注意的是，卒中的发生率在 2 天内达到峰值，之后略有下降，这反映了目前接受 TAVI 治疗的患者的高风险（图 53–2）[8]。瓣膜血栓形成的风险约为 1.2%（95% CI 0.3% ～ 2.2%）[7]。

（二）二尖瓣钳夹术

EVEREST Ⅱ研究是迄今为止唯一比较了二尖瓣成形与外科二尖瓣修复或置换的随机试验，在30天内介入组2人发生卒中（1.1% vs 2.1%发生于外科组；P=0.89）[9]。不同基线病例组合的观察系列报道了0～2.6%的病例发生了大卒中[10-15]，考虑到上述研究的患者人数较少，主要反映单个中心进行经皮二尖瓣修复的早期经验，使用加权Meta分析可以有效提高这种风险评估的准确性。在EVEREST Ⅱ试验中，血栓不常见，184例中有1例（0.5%）发生。然而，最近德国的一个大型国家登记处的报告显示院内卒中发生率为0.4%，但另有1%的短暂性脑缺血发作和0.3%的全身栓塞，导致近2%的潜在血栓栓塞事件[16]。

（三）卵圆孔未闭和房间隔缺损封堵术

卵圆孔未闭患者隐源性栓塞的二级预防选择是使用抗栓药物或经皮封堵卵圆孔未闭。封堵是否优于药物治疗尚无定论，最近一项多国研究探讨了卵圆孔未闭封堵以进行隐源性栓塞的二级预防，与药物治疗相比，复发性栓塞事件或死亡的风险并没有显著降低，尽管封堵器有一些数值优势以及这项研究可能效能不足[17]。

由于经皮封堵卵圆孔未闭或房间隔缺损导致的围术期卒中，不能轻易地与分流区域或来自其他来源的脑血管栓塞导致的复发性卒中相区别。此外，封堵装置在血栓形成和高栓塞风险（包括心房颤动）新发病条件的发生率方面存在差异[18-22]。来自RESPECT研究的Amplatzer卵圆孔未闭封堵装置组的499名患者，1例缺血性卒中（0.2%）发生

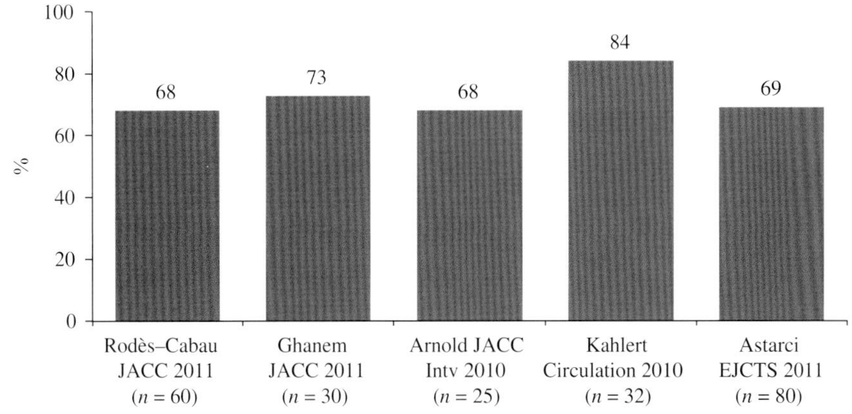

◀图53-1 经磁共振成像检测的经导管主动脉瓣植入术后新发脑缺血性病变

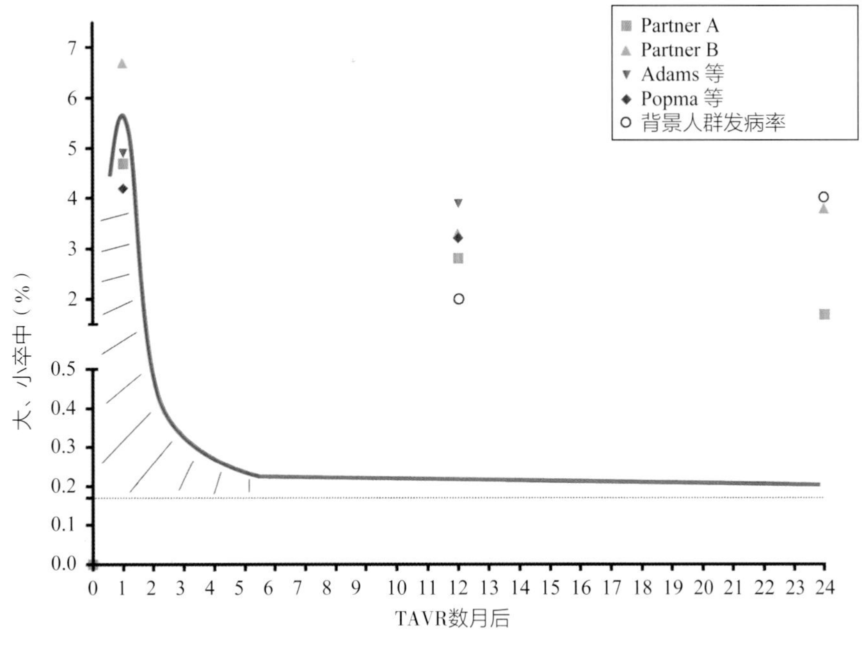

◀图53-2 根据**PARTNER**和**CoreValve**研究，在**30d**时卒中发生率估计**5.5%**，在**1**年时为**8%**～**9%**。**30d**内大约一半的卒中发生在前**24h**内，从第**2**～**30**天占**2.5%**～**3%**。此外，**1**年内大部分（＞**75%**）卒中发生在前**6**个月，在**1**～**6**个月内增加**3.5%**[80]。符号标记基于具有里程碑意义的试验在给定时间点的累积发生率。根据**Truelsen**等的欧洲流行病学研究[81]和**Russo**等卒中发病率**Meta**分析[82]，圆圈表示背景人群的累积发生率（**80**岁以上患者每年**2%**）和虚线表示背景人群的月卒中发病率（**0.17%**）

在置入后1周，另一例发生在置入后5个月，伴有先前未确诊的静脉窦缺陷相关的严重分流，需要手术闭合[22]。在任何置入装置均未检测到血栓。观察系列研究中，有1.6%～8.2%进行抗血小板治疗的患者在卵圆孔未闭封堵术后1年内发生血栓栓塞事件[23-29]。此外，许多装置血栓形成在房间隔缺损装置置入后的最初几个月内发生，其发生率高达7%，具体取决于封堵装置[30, 31]。

相反，Meier等[17]的试验，对研究组分配（药物治疗组 vs 封堵装置组）进行不知情的终点判定，卒中（0.5%）、短暂性脑缺血（2.5%）和系统性栓塞发生率（0%）低于药物治疗组患者，且发病率曲线仅在晚期出现差异（术后6个月后）。因此，与手术相关的血栓栓塞发生的可能性是存在争议的。

（四）左心耳封堵术

对于非瓣膜性心房颤动和抗凝治疗绝对禁忌证的患者而言，使用WATCHMAN或AMPLATZER装置的左心耳封堵术是一种新的介入治疗选择，可以降低心脏血栓栓塞的风险[32-34]。手术相关卒中率在PROTECT AF[33]和PREVAIL[34]试验中分别为1.1%和0.7%。一系列的初步研究结果表明装置血栓形成的风险非常低。Urena等[32]报道了患者置入AMPLATZER Cardiac Plug装置后再进行双联或单联抗板血小板治疗，平均随访20个月后栓塞和出血事件发生率低。

二、瓣膜和结构性心脏病经导管介入治疗导致卒中和全身栓塞的病理生理

血栓性物质的栓塞更常见于左心导管插入术，导管需要穿过主动脉，从而可能刮掉主动脉斑块，随后碎片直接栓塞大脑增加了栓塞的风险。事实

表53-1 接受经导管主动脉瓣植入术的患者卒中风险

		30d			1年			2年		
球囊可扩张瓣膜（Sapien）										
		手术（n=351）	TAVR（n=348）	P	手术（n=351）	TAVR（n=348）	P	手术（n=351）	TAVR（n=348）	P
Partner A[83]	TIA	1（0.3）	3（0.9）	0.33	4（1.5）	8（2.6）	0.32	5（0.2）	10（3.6）	0.26
	轻微卒中	1（0.3）	3（0.9）	0.34	2（0.7）	3（0.9）	0.84	14（4.9）	24（7.7）	0.17
	大卒中	7（2.1）	13（3.8）	0.2	8（2.4）	17（5.1）	0.07			
球囊可扩张瓣膜（Sapien）										
		标准Tx（n=179）	TAVR（n=179）	P	标准Tx（n=179）	TAVR（n=179）	P	标准Tx（n=179）	TAVR（n=179）	P
Partner B[84]	TIA	0	0	–	0	1（0.6）	0.37	N/A	N/A	N/A
	轻微卒中	1（0.6）	3（1.7）	0.62	1（0.6）	4（2.2）	0.37	8（5.5）	22（13.8）	0.01
	大卒中	2（1.1）	9（5.0）	0.06	7（3.9）	14（7.8）	0.18			
自动扩张瓣膜（CoreValve）										
		手术（n=357）	TAVR（n=390）	P	手术（n=357）	TAVR（n=390）	P	手术（n=357）	TAVR（n=390）	P
Adams等[85]	TIA	1（0.3）	3（0.8）	0.36	5（1.6）	6（1.6）	0.93	N/A	N/A	N/A
	轻微卒中	12（3.4）	4（1.0）	0.03	20（6.0）	11（3.0）	0.05	N/A	N/A	N/A
	大卒中	11（3.1）	15（3.9）	0.55	23（7.0）	22（5.8）	0.59	N/A	N/A	N/A
自动扩张瓣膜（CoreValve）										
		手术	TAVR（n=489）	P	手术	TAVR（n=489）	P	手术	TAVR	P
Popma等[86]	TIA	N/A	3（0.6）	N/A	N/A	5（1.1）	N/A	N/A	N/A	N/A
	轻微卒中	N/A	9（1.9）	N/A	N/A	14（3.2）	N/A	N/A	N/A	N/A
	大卒中	N/A	11（2.3）	N/A	N/A	19（4.3）	N/A	N/A	N/A	N/A

N/A. 不适用；TAVR. 经导管主动脉瓣置换术；TIA. 短暂性脑缺血发作；Tx. 治疗

上，主动脉斑块的刮擦更常见于大导管，例如用于TAVI的导管。理论上，栓塞性卒中也可发生在卵圆孔未闭或房间隔缺损患者右心置管时，或二尖瓣钳夹术中房间隔穿刺后。

（一）经导管主动脉瓣置入术

卒中发生的时间与病理生理学有内在联系。TAVR后急性期（＜24h）和亚急性期（＜30d）发生的卒中与手术因素密切相关，而晚期（1～12个月）主要与患者疾病因素相关[35]。

（二）TAVR后早期卒中的病理生理机制

Van Mieghem等[36]最近研究了TAVR后栓塞保护装置中的栓塞碎片的病理组织学。在30名（75%）患者中发现了肉眼可见的碎片，其中27%的患者可能源自退化的主动脉瓣叶的无定形钙或瓣膜组织，43%的患者有来自瓣膜或主动脉壁的胶原组织。重要的是，大约一半（55%）的患者有血栓组织碎片。

几种病理生理学机制可以解释这种肉眼可见的血栓碎片。首先，主动脉弓被认为是栓塞物质的来源。事实上，动脉粥样斑块从降主动脉到主动脉弓的逆行性进展与心血管危险因素的存在和高龄密切相关，并且在TAVI患者中经常遇到[37]。在诊断性导管插入术中逆行穿过狭窄的主动脉瓣导致22%的患者出现新的局灶性脑损伤[38]。

其次，初始主动脉瓣球囊成形术（BAV）不仅导致瓣膜组织撕裂，进而导致上覆钙沉积的栓塞，而且还增加了血栓并发症的风险。狭窄的瓣膜可以产生大量局部组织因子和由血管内皮覆盖的凝血酶。球囊主动脉瓣成形术通过内皮剥脱和瓣膜撕裂，将这些因素暴露于血液循环，进而引发凝血级联和血小板活化，导致炎症增加和复发的血栓形成[39]。因此，在内皮化完成之前，血栓栓塞可能来自生物瓣膜。已知血小板和纤维蛋白的聚集在置入后几小时内发生在瓣叶上[8]。有人提出，球囊可扩张瓣膜在瓣膜环定位时产生栓子，而自膨胀瓣膜在瓣膜展开期间产生栓子，如经头颅多普勒研究所示[40, 41]。

此外，新置入的支架瓣膜与置换的天然瓣膜上的主动脉瓣环相互作用可导致额外的栓塞碎片。其可能的机制是人工瓣膜表面暴露，血流形成湍流和支架暴露到循环中[42]。在过小或未充分扩张的金属瓣膜“外”的周围空间中血液淤滞，此处还存在不规则挤压的自身主动脉瓣叶，都可能导致血栓形成及继发栓塞。

鉴于与主动脉弓相关的病理解剖学因素，动脉通路的选择在确定栓塞风险方面具有关键作用，非经股动脉途径具有潜在优势。经心尖入路为患有高度主动脉粥样硬化的患者提供了一种选择，可以降低经主动脉操作和顺行瓣膜通路引起的风险。以前，经心尖入路与最低风险相关[6]。然而，经心尖入路受到空气栓塞风险的限制，因为使用了大导管，并且左心室与外部空气空间直接连通[43]，并且经心尖入路被认为是更具入侵性的手术。此外，来自意大利注册处的自膨胀的Medtronic CoreValve（Medtronic Inc.，Minneapolis，MN，USA），锁骨下和经股动脉入路之间的倾向匹配比较中未发现院内卒中发生率的差异（2.1% vs 2.1%；P=0.99）[44]。具有争议的结果显示，尽管存在倾向性匹配，但通过锁骨下入路治疗的意大利CoreValve登记患者，比经股动脉治疗患者合并更多的外周动脉疾病（动脉粥样硬化）（85% vs 21%；P＜0.0001），因此在这种比较中非经股动脉途径的优势可能被低估了。与TAVI手术更相关的变量包括主动脉弓处装置操作、穿过天然瓣膜时使斑块或钙化组织脱位的可能性，以及装置展开/扩张后的行为。TAVI期间经颅多普勒研究显示，大多数手术栓塞事件发生在球囊瓣膜成形术、导管穿过主动脉瓣的操作和瓣膜置入[45]。卒中风险的差异在理论上可归因于瓣膜展开的不同机制（自膨胀vs球囊扩张）和可用系统的特征。目前没有确凿的数据表明两种类型的瓣膜的卒中率存在差异。理想情况下，应该在大型头对头随机比较的背景下研究这一假设。来自PRAGMATIC Plus发起的，倾向匹配比较自膨胀的Medtronic CoreValve和球囊扩张的Edwards SAPIEN/SAPIEN XT（Edwards Lifesciences，Irvine，CA，USA）经导管心脏瓣膜，CoreValve系统的卒中发生率在数值上更高，但在30天时没有显著差异，可能是小样本量的反映（2.9% vs 1.0%，OR 3.06,95%CI 0.61～15.35，P=0.17）[46]。相比之下，最近的随机CHOICE试验显示球囊和自膨胀瓣膜之间30天卒中发生率的数值差异（5.8% vs 2.6%；P=0.33）[47]。虽然这些结果是基于小样本量和可能是偶然性因素结果，但它们可能指向TAVR期间缺血性损伤的另一种潜在但未经证实的机制。在球囊主动脉瓣成形术和球囊扩张瓣膜展开期间可能发生低灌注，因为重复的快速心室起搏是定位和展开所必需的，导致心输出量瞬时减少。因此，该技术可以引起大脑中两个主要动脉区域之间的边界区域的分水岭部位缺血，此部位由于移除的微血栓的清除减少，脑血流可能会受到额外的损害[48]。这些机制特别适用于接受 TAVI 的老年人群。

最后，手术者的经验起着重要作用。这包括高超的技术和适当的抗血小板和抗凝治疗管理。表 53-2 列出了接受 TAVI 的患者卒中风险的潜在因素。

表 53-2　经导管主动脉瓣植入术患者的卒中影响因素

患者相关	年龄 主动脉粥样硬化 较小的主动脉瓣区域 心房颤动 颈动脉疾病 脑动脉粥样硬化 分水岭现象 外周血管疾病 非股动脉入路
手术相关	设备操作 跨越自身瓣膜 自身瓣膜断裂 在瓣膜置入期间起搏 人工瓣置入 后扩张 生物瓣移位 / 栓塞 入路相关 手术者的经验 瓣膜血栓形成
器械相关	瓣膜 输送器械
术后相关	抗血小板治疗 抗凝治疗

TAVR 术后晚期卒中的病理生理机制

对 TAVI 患者围术期卒中有一系列其他解释。首先，老年患者存在较高的栓塞潜在并发症发病率，如高血压、心房颤动和颈动脉狭窄，这就是为什么 TAVR 后 6 个月的卒中风险被认为接近年龄匹配的背景人群的基础风险。新发心房颤动是心脏手术后常见的并发症，炎症因子起介导作用。接受 TAVR 的患者主要是 80 岁以上的老人，由于主动脉狭窄导致的舒张功能障碍和左心房扩大，代表了新发心房颤动基线风险更高的人群[49]。TAVR 过程中的设备是新发心房颤动的另一种可能机制。TAVR 后心房颤动发病率增加可能是 TAVR 后前 6 个月卒中风险升高的原因。

（三）二尖瓣钳夹术

在右心导管插入术中，栓塞性卒中并不常见。然而，在没有充分抗凝的患者中，血栓可以在静脉系统的导管内和周围形成。在手术期间经房间隔穿刺确定了静脉和动脉循环之间的瞬时直接联系，从而产生了矛盾性栓塞的前提。血栓形成的原因包括患者因素、导管特性、插管部位和有无预防性抗栓。在二尖瓣钳夹手术中，由于心内膜受损和植入装置形成的血栓导致右心系统和左心系统栓塞很少。

（四）卵圆孔未闭和房间隔缺损封堵术

前面描述的二尖瓣钳夹手术的血栓形成机制，卵圆孔未闭经导管封堵可诱导凝血系统的显著激活，其在装置展开后 7 天达到最大水平，到第 90 天逐渐恢复至基线[50]。然而，该装置的置入似乎与阿司匹林治疗的患者中血小板活化的增加无关。这些发现与经导管封堵房间隔缺损后获得的结果相似[51]。

三、瓣膜和结构性经皮介入治疗患者的抗栓策略

目前，在瓣膜和结构性经导管介入中针对瓣膜或装置相关的血栓栓塞并发症进行抗栓预防的方法是经验性的。抗栓治疗的缺点包括出血的风险，特别是接受瓣膜手术的老年患者[52]。

（一）经导管主动脉瓣置入术前和术中抗栓治疗

抗栓治疗被认为是预防 TAVR 期间和之后缺血性卒中的基石。尽管 TAVR 手术已经进行了十多年，但对最佳抗血小板和抗凝治疗知之甚少。关于 TAVI 后双联抗血小板治疗的最佳持续时间和对 TAVR 抗栓药物及策略（表 53-3）的当前建议还没有达成共识，并且不是基于大型对照随机研究。因此，鉴于大卒中的发生率并未随时间显著下降，对更好的抗栓治疗需求尚未得到满足。

尽管关于抗栓给药的临床决策尚未统一，在 TAVI 的所有主要公开注册处，使用体重校正的普通肝素进行术中抗凝已经成为一种治疗标准。PARTNER 试验中，肝素用于手术抗凝（5000U 静

脉推注负荷剂量），目标活化凝血时间为＞ 250 s，而指南建议目标时间为 300s。在手术结束时使用普通肝素和鱼精蛋白来逆转抗凝作用具有直观、相对经济并且在介入和手术中广泛熟悉的优点。不利的是，这种方法在肝素的药物代谢动力学和药效学方面存在充分的变异性，导致广泛的个体间反应。此外，已经提出了肝素（其与细胞和蛋白质解离）和鱼精蛋白（具有反弹性出血）的晚期抗凝血作用。最后，抗凝的快速逆转可导致血栓反弹，并产生不利的临床后果。

TAVR 后的双联抗血小板治疗（负荷剂量、维持剂量、持续时间）也尚未制定明确方案。例如，PARTNER 试验建议 TAVR 后服用阿司匹林 75 ～ 100mg/d，300mg 氯吡格雷负荷剂量和 75mg/d 直至 6 个月[53]。在大型注册研究 FRANCE–2[54] 中，患者术前服用阿司匹林（≤ 160mg/d）和氯吡格雷（300mg 负荷剂量，然后 75mg/d），术后双联抗血小板治疗 1 个月，然后单用阿司匹林。一般而言，似乎大多数中心采用低剂量阿司匹林和短期至中期噻吩吡啶的策略。ACCP 针对瓣膜性心脏病的抗栓和溶栓治疗实践指南支持这一策略，但推荐等级低，证据水平低[55]。表 53–3 总结了接受 TAVR 患者抗栓药物和策略的建议。

术后抗栓治疗

将氯吡格雷联用阿司匹林的基本理论来自最初的 TAVI 经验，当在手术期间使用体外循环用于血流动力学支持时。Grube 等[56] 观察到 2 例未接受氯吡格雷治疗的患者在术后长期严重血小板减少症，这可能反映了血小板活化过程和消耗。TAVI 现在主要在局部麻醉和（或）轻度镇静下进行，不需要体外循环支持，并且已经报道了非常罕见的轻度和短暂性血小板减少症病例[57]。置入的生物瓣膜结合到主动脉壁内新内膜组织生长和内皮化所需的时间延迟，理论上支持对双联抗血小板治疗的需要。这个过程始于早期纤维蛋白沉积，与炎症反应和异物反应有关。3 个月后，平滑肌细胞和内皮细胞取代纤维蛋白[58]。虽然这些发现来自 CoreValve 外植体的组织病理学研究，但 TAVI 后双联抗血小板治疗益处的临床证据仍然不明确。氯吡格雷负荷剂量或治疗持续时间在指南中没有明确规定，最近氯吡格雷在 TAVR 患者中阿司匹林治疗基础上的一般有用性受到质疑[59, 60]。两项比较双联抗血小板治疗与单联抗血小板治疗（阿司匹林或氯吡格雷）的研究中，双联抗血小板治疗并未降低新发卒中的发生率，但与危及生命的大出血并发症的发生率升高显著相关。

Ussia 等[59] 在一项小型单中心研究报告中，将 79 名患者随机接受双联抗血小板治疗（在阿司匹林 100mg 的背景下，TAVI 前一天给予 300mg 负荷剂量氯吡格雷，随后 3 个月每天 75mg/d 维持剂量）或单用阿司匹林。主要疗效终点，即主要心脏和脑血管复合事件，包括总体死亡率、心肌梗死、重大卒中、紧急或急诊手术或危及生命的出血，两组在 30 天（13% vs 15%；P=0.71）、6 个月（18% vs 15%；P=0.85）时发生频率相似。在两种策略之间，VARC 定义的大和小出血没有差异。虽然受到小样本量的限制，但这项研究似乎并不支持在 TAVI 后短期将氯吡格雷与阿司匹林联用的策略。这些发现基本上由 Durand 等[60] 在最近的一项前瞻性观察研究中证实。由于尚不清楚 TAVR 期间和之后产生的血栓是血小板还是凝血酶引起源，后者不支持氯吡格雷作为这些患者的有效药物，因此需要进行更多的研究。

对于既往存在心房颤动病史的患者也存在争议。虽然美国和加拿大的指南不鼓励使用三联抗栓疗法，但三联抗栓疗法、华法林与一种抗血小板联用或单用华法林治疗的试验尚无共识或证据（表 53–3）[61, 62]。

在最近的一份报道中，通过外科手术或 TAVR 手术植入的生物主动脉瓣的系列影像学检查发现 15% ～ 20% 的瓣叶血栓形成，这与瓣叶运动异常相关，并且较少发生不良神经系统事件并且随着口服抗凝药物而消失[63]。这一发现与先前有关抗凝药物成功治疗生物瓣膜血栓的报道一致[64]。这些观察结果提高了对这种现象的医学意识，并开始了对瓣叶血栓形成、瓣叶运动成像以及它们与明显或隐匿神经系统异常之间可能关系的临床研究。预计该领域将在接下来的几年中发展。

（二）二尖瓣钳夹术

由于缺乏针对经皮二尖瓣修复术后不同治疗策略比较的特定研究，制造商将二尖瓣钳夹的抗血栓治疗留给了手术者自行决定。在 EVEREST Ⅱ试验中，患者在手术期间指定接受肝素治疗，并联合使用阿司匹林（剂量为 325mg/d）6 个月和手术后氯吡格雷（剂量为 75mg/d）30d。虽然在 EVEREST 试验中未发现明确的置入装置血栓形成，但已报道在临床实践中二尖瓣钳夹手术后发生了几例大血栓形成。Bekeredjian 等 [65] 发表了在二尖瓣钳夹植入后第 5 天关于左心房后外侧壁和房间隔右心房侧血栓的病例报道，作者报道了经皮二尖瓣修复患者抗凝治疗过程中需要注意事项。Hamm 等 [66] 报道了尽管患者接受了双联抗血小板治疗，但二尖瓣钳夹上血栓形成引起术后 3 周心源性卒中。总体而言，关于围术期抗栓治疗方案的证据非常少，但 Alsidawi 和 Effat[67] 最近公布了一系列建议；但是这些不能被认为是共识或指南。他们指出，未接受抗血小板治疗的患者应在手术后立即服用 325mg 阿司匹林和 75mg 氯吡格雷，持续 6 个月至 1 年。抗凝治疗应在手术前至少 5d 停止。只有血栓形成高风险的患者（之前的二尖瓣瓣膜，翻转式主动脉瓣，6 个月内卒中，短暂性脑缺血或静脉血栓栓塞，CHADS2 ≥ 5，风湿性心脏瓣膜病或严重血栓形成）应继续抗栓，不考虑出血的风险。具有中度血栓形成风险的患者应根据其出血风险和知情决定进行个体化治疗。成功的经房间隔穿刺（活血凝血时间约 250s）后，肝素应立即进行静脉推注，不建议使用比伐芦定。在术前中断抗凝治疗的患者应重新开始抗凝治疗。如果需要，可在取出鞘后 6h 开始输注肝素。如果没有其他抗凝指征，目前不建议进行术后抗凝治疗；但是，上述病例报告提示需要更多的研究来解决这一问题，并需要谨慎行事。

（三）卵圆孔未闭和房间隔缺损封堵术

目前尚无关于卵圆孔未闭 / 房间隔缺损经导管封堵术后最合适的抗栓治疗方法的研究，并且根据经验确定这些术后抗栓药物的选择，其中阿司匹林是最常用的药物。在 CLOSURE 1［一项前瞻性、多中心、随机对照试验，以评估隔膜封堵系统 STARFlex® 与最佳医疗疗法在卵圆孔未闭所致矛盾性栓塞引起的卒中和（或）短暂性脑缺血发作患者］试验中，用 StarFlex 装置封堵卵圆孔未闭后，所有患者接受标准抗血小板方案，包括氯吡格雷（75mg/d）6 个月，阿司匹林（81 ～ 325mg/d）2 年。试验研究表明，Amplatzer 卵圆孔未闭封堵器置入后 1 个月局部内皮化，3 个月时完全被新生内皮细胞覆盖 [68]。因此，卵圆孔未闭封堵后的最初几周相对较易形成血栓，其中封堵系统潜在地更具血栓形成性 [69, 70]。值得注意的是，大多数发生装置血栓的患者正在接受抗血小板治疗，并且他们中的大多数成功地用肝素或华法林治疗。因此，一些手术者主张卵圆孔未闭 / 房间隔缺损封堵术后短期抗凝（1 ～ 3 个月）。一旦完成置入装置内皮化并且没有观察到残余分流，抗凝治疗就切换到抗血小板治疗或不进行抗栓治疗。

（四）左心耳封堵

为了防止内皮化过程中在置入装置上形成大的血栓形成，在 PROTECT AF 和 PREVAIL 试验中，患者在置入装置后用华法林和阿司匹林（81mg）治疗 45d[32, 34]。此外，这些研究设计规定，如果 45 天经食管超声心动图记录左心耳完全闭合，或者置入装置周围残余血流宽度＜ 5mm 且没有明确的可见大血栓，华法林可停药。停用华法林后，只服用 75mg/d 的氯吡格雷和 81 ～ 325mg/d 的阿司匹林，

表 53-3 经导管主动脉瓣置换术后抗血栓药物和策略的建议

	ACC/AHA/STS [77]	ESC [78]	CCS 说明 [62]	ACCP[55]
手术	普通肝素 目标 ACT 300s 推荐使用鱼精蛋白逆转			
术后	阿司匹林 81mg 无限期；氯吡格雷 75mg，持续 3 ～ 6 个月；如果使用 VKA，不用氯吡格雷	阿司匹林或氯吡格雷无限期；TAVI 后早期阿司匹林和氯吡格雷；如果使用 VKA，不用抗血小板治疗	无限低剂量阿司匹林 + $P2Y_{12}$ 1 ～ 3 个月；如果使用 OAC，除非存在明确适应证，否则应避免三联治疗	阿司匹林（50 ～ 100mg/天）+ 氯吡格雷（75mg/天）联用 VKA3 个月

ACC. 美国心脏病学会；ACCP. 美国胸科医师学会；ACT. 激活凝血时间；AHA. 美国心脏协会；CCS. 加拿大心血管学会；ESC. 欧洲心脏病学会；OAC. 口服抗凝药物；$P2Y_{12}$. 噻吩吡啶；TAVI. 经导管主动脉瓣植入术；VKA. 维生素 K 抑制药

直至6个月的随访，此时氯吡格雷可停用，单用阿司匹林长期治疗。

四、未来方向和总结

比伐芦定是活化凝血因子Ⅱ（凝血酶）的直接选择性抑制药。直接凝血酶抑制药与肝素相比具有一些优势，例如对血浆蛋白缺乏依赖性，从而产生更可预测的反应，并使其非常适合用于高出血风险的人群（表53-4）。比伐芦定在BRAVO试验中显示对球囊主动脉瓣成形术患者有效[71]。比伐芦定出血风险更小，但在危及生命的出血/血管并发症的情况下仍存在对其活性可逆性的担忧。此外，它是一个严格管理的手术药物（肠外给药），只能影响急性短期出凝血事件。

表53-4　肝素和比伐芦定的药理学性质

	普通肝素	比伐芦定
生物利用度（%）	35	100
抗凝血酶Ⅲ以外的作用	否	是
非特异性蛋白酶结合	是	否
可预测的PK-PD	否	是
抑制纤维蛋白结合的凝血酶	否	是
激活/聚集血小板	是	否
半衰期（min）	60～90	25

PK-PD.药代动力学-药效学

比伐芦定最近在BRAVO 2/3试验期间作为TAVR的手术肝素进行了评估，这是一项正在进行的国际、多中心、开放标签、随机对照试验，比伐芦定在经股动脉TAVI的患者中使用。共有802名患者被随机分配到比伐芦定标准剂量组（推注0.75mg/kg加输注）或普通肝素组（靶向活化凝血时间≥250s）作为对照（普通肝素可用鱼精蛋白逆转）。在手术前、手术中和手术后使用抗血小板药物，以及可能在手术后使用口服抗凝药物，将根据现场的标准操作。主要终点是大出血，定义为BARC类型48h或出院时≥3，以先发生者为准[72]。根据BRAVO3试验的最终结果[73]，在TAVI期间用直接凝血酶抑制药比伐芦定在48h时没有显著减少大出血，并且发现在TAVI后30d的净不良临床事件发生率不低于肝素。尽管没有立即解毒剂（早期这种方法的安全隐患），但比伐芦定的不良事件发生率实际上在数值上较低。这表明在危及生命的并发症的情况下抗凝血药逆转的百分比没有压倒性的临床影响。如果考虑到比伐芦定的成本，肝素（可被逆转）仍然是TAVI的主要抗凝药物。比伐芦定的抗凝治疗对于接受TAVI且不能接受肝素治疗的患者是安全可行的。抗凝血酶药物的进一步研究有望在该领域发展。

TAVI人群中血栓栓塞危险因素包括肾功能衰竭（10%）、心房颤动（40%）、慢性阻塞性肺疾病（15%）、冠状动脉疾病(70%)、外周血管疾病(30%)和中至重度二尖瓣关闭不全（30%），意味着TAVR后的长期抗凝治疗（超过12个月）是有价值的。这种策略是否会带来好处目前尚不清楚[74]。

然而，重要的是，＞50%的术后卒中可能具有血栓栓塞性质。为此，中期（长达6～12个月）抗凝治疗的方案可能在减少亚急性和晚期卒中发挥重要作用[75]。目前，TAVI后的抗凝治疗仅在存在其他抗凝指征的情况下推荐。

TAVI后三联疗法应避免在那些具有较高的固有出血风险的患者群体中使用。此外，数据显示单抗血小板与双联抗血小板治疗的卒中发生率没有差异，与心房颤动患者的三联疗法相比，一种口服抗凝药物与一种抗血小板药物的联用显示出更好的安全性结果，没有过多的缺血事件[76]。确切的治疗方案和持续时间仍有待确定。高血压、糖尿病、血脂异常和吸烟等晚期卒中可改变危险因素应进行积极的尝试治疗。预计TAVI领域的药理学指导方针将根据试验产生的证据随时间推移而更新[77,78]。

一些相对新颖的抗血小板药物（如普拉格雷、替卡格雷）和抗凝药物（达比加群、利伐沙班、阿片沙班）最近成为欧洲和美国的心脏病学家的医疗手段。目前，这些药物均未获得欧洲或美国监管机构的批准用于接受瓣膜或结构性心脏病经皮介入治疗的患者进行抗栓治疗。随机临床试验仍然是确定药物安全性和有效性的最合适的方法，以适应任何新的适应证。对正在接受TAVI的患者进行的一些研究正在进行中。目前将纳入的POPLAR-TAVI试验的1000名患者分为两组，一组有（A组）和一组未有（B组）口服抗凝指征（心房颤动、既往系统性栓塞、二尖瓣置入瓣膜）(NCT02247128)。A组中的患者被随机分成阿司匹林单药治疗与阿司匹林+氯吡格雷治疗，B组中的患者被随机分成口服抗凝药物治疗与口服抗凝药物+氯吡格雷治疗。另一个正在进行的试验是ARTE研究（n=300），它将TAVI患者随机分成阿司匹林单药治疗和双联治疗至少6个月（NCT01559298）。

目前用于TAVI、二尖瓣钳夹植入和卵圆孔未闭/房间隔缺损封堵的安全性和有效性，主要是在手术后使用阿司匹林和氯吡格雷的短期至中期联用，以及手术期间的普通肝素，从未在临床随机试验中进行前瞻性研究。因此，目前，任何抗栓方法相对于另一种方法的优势仍然是尚未明朗。研究方向包括在进行瓣膜和结构干预后使用哪种抗血小板抗凝血剂，何时给药，剂量和使用时间。对于接受瓣膜或结构性经导管介入治疗的患者，任何抗血栓方案组合都需要仔细进行量身评估的风险-获益比[79]。

第 54 章　酒精消融术治疗肥厚梗阻型心肌病
Alcohol Septal Ablation for Hypertrophic Obstructive Cardiomyopathy

Amir-Ali Fassa　George D. Dangas　Ulrich Sigwart　著
丁　虎　周　强　译

在静息状态下，大约 25% 的肥厚型心肌病患者出现左心室流出道梗阻，是预后不良的独立预测因子 [1, 2]。虽然负性肌力药物在许多情况下可以有效缓解症状，但 5% ～ 10% 的肥厚梗阻型心肌病（HOCM）患者药物治疗仍难以治愈 [3]。外科心肌切除术（也称为 Marrow 手术）自 20 世纪 60 年代开展以来，已经被证明可以有效减少流出道压力阶差。然而，一些患者由于高龄、健康状况不佳或有心脏手术史等原因并不适合该手术 [4, 5]。1994 年，报道了一个经导管使用无水乙醇诱发局部间隔心肌梗死（框 54-1 中列出各种缩写）的替代手术治疗案例 [6]。酒精诱导的室穿隔支消融术在治疗室性心动过速 [7] 中已有报道。这项技术应用于肥厚梗阻型心肌病，源于临床观察到 1 例室间隔肥厚患者发生前壁心肌梗死后压力阶差改善，同时观察到室间隔动脉被球囊暂时封堵时左心室流出道压力阶差短暂降低。自从这项技术问世以来，人们对它的热情越来越高，前 5 年实施超过 800 例 [8]，到目前为止可能超过 5000 例 [9, 10]。虽然这项技术最初在欧洲和北美逐步完善，但目前正在全球范围内开展 [11]。

一、患者的选择

选择适合酒精室间隔消融术（ASA）患者，应仔细个体化评估患者的临床症状、并发症、超声心动图和血管造影结果 [5, 9, 12]。酒精室间隔消融术的主要适应证是 NYHA 或加拿大心血管症状评分（CCS）Ⅲ或Ⅳ类症状，尽管充分药物治疗仍记录到在休息或运动之后左心室流出道（LVOT）阶差 ≥ 50mmHg 变化，或静息时 > 30mmHg 或有应激时 ≥ 60mmHg。此外，明显的 NYHA 或 CCS Ⅱ级症状的患者（例如晕厥和严重晕厥前兆）静息时压力阶差 > 50mmHg 或静息 > 30mmHg，应激时 ≥ 100mmHg 也可以考虑消融治疗（框 54-2）。然而，由于存在室间隔穿孔的风险，因此，对于室间隔壁厚度 < 18mm 的酒精室间隔消融术患者应作为禁忌证。

二、治疗有效的机制

在肥厚梗阻型心肌病中，梗阻是肥厚室间隔突出流出道以及 Venturi 现象，引起收缩期二尖瓣前叶牵拉致其前向运动所引起 [5, 13]。

酒精室间隔消融术导致主动脉下区域性坏死约占 10% 的总左心室质量（或 31% 的间隔心肌），可

框 54-1　酒精间隔消融术的常用缩写

ASA	酒精室间隔消融术
ASR	酒精室间隔消减术
NSMR	非手术心肌消减术
NSRT	非手术室间隔消融术
PTSMA	经皮腔内室间隔心肌消融术
TAA	经冠状动脉酒精消融术
TASH	经冠状动脉肥厚室间隔消融术

以通过各种成像技术评估（如 SPECT、PET、CE-MRI）[14–18]。现在乙醇剂量使用减少，室间隔坏死可能更少。

室间隔心肌梗死引起血流动力学反应通常分为三个阶段[5, 19]。在酒精室间隔消融术后即刻，左心室流出道梯度明显降低。其急性改善机制可能包括减少局部不同步，改善左心室舒张功能和顺应性，导致左心室被动充盈增加，左心房大小和左心室射血力减小[20–23]。最初缓解数天后左心室流出道压力阶差通常会上升到消融前水平的 50% 左右，这可能与梗死引起的心肌顿抑、水肿一定程度的恢复有关[19, 24]。最后，在随后的几周到几个月里，左心室流出道压力阶差又下降到消融后的水平。消融的长期益处来自于局部的室间隔心肌梗死和瘢痕，由于室间隔变薄而致左心室流出道内径增加带来"治疗性重塑"[14, 20, 25, 26]。消融总的效果是左心室大小增加，左心室重量和肥厚减轻[15, 25, 26]，改变间隔活动度，导致收缩不协调[27]。酒精室间隔消融术导致远离基底间隔部心肌肥厚的消退表明，肥厚梗阻型心肌病的心肌肥厚部分与后负荷相关，并不完全是由基因缺陷引起的[25, 26]。此外，酒精室间隔消融术引起的舒张功能改变似乎也有助于血流动力学的长期改善[28]。这个作用可能归功于更有利的心肌松弛和心肌肥厚消退引起的左心室僵硬度降低[22, 23, 25, 29, 30]，以及减少的间质胶原和肿瘤坏死因子表达[31]。

框 54–2　酒精室间隔消融术患者的选择标准

- 充分药物治疗仍不能改善症状者
- NYHA 或 CCS 心功能Ⅲ级或Ⅳ级患者，静息压力阶差＞30mmHg 或激发时压力阶差≥ 60mmHg 或≥ 50mmHg 在休息和（或）激发时
- NYHA 或 CCS 心功能Ⅱ级患者（例如晕厥或严重晕厥前兆）静息压力阶差＞ 50mmHg 或静息＞ 30mmHg 且激发≥ 100mmHg
- 室间隔厚度≥ 18mm
- 有适当大小的穿隔支供应收缩期二尖瓣前叶前向运动接触的间隔区
- 外科手术致残和死亡高危患者
- 未合并需要外科手术解决的合并心脏情况（如需要手术治疗的严重冠状动脉疾病、器质性瓣膜疾病、二尖瓣和乳头肌形态学异常）

CCS. 加拿大心血管协会；NYHA. 纽约心脏协会

三、操作技术

（一）左心室流出道压力阶差评估

尽管一些中心通过非侵入性超声心动图来测量压力阶差，但大多数术者通过血流动力学测量来确认流出道的压力阶差。5F 猪尾导管或头端带侧孔多功能导管被用于测量梗阻前端的压力。许多操作者更倾向于通过股动脉穿刺逆行放置导管，而不是像最初[6]的那样使用经房间隔穿刺置入导管。将导管放置在接近心尖部是非常重要的，尤其是在心室中部肥厚的患者。J 型导丝有时有助于将导管推送到心尖。应注意避免嵌顿在心肌，因为这可能夸大压力阶差。这时候可以通过导管注入少量造影剂，并检查造影剂的消散来判断。

在升主动脉放置 7F 或 8F 导管（短头的 Judkins，如有必要允许对血管进行深插），以测量梗阻后端的压力。6F 导管会导致过度的压力衰减，因为乙醇注射需要植入球囊导管，因此不建议使用。在排除了瓣膜压力阶差后，峰 – 峰的心室内压力阶差，应分别在静息、异丙肾上腺素输注时引发期前收缩后测量（图 54–1）。输注异丙肾上腺素对于静息型患者显示压力阶差特别有效。200μg 异丙肾上腺素用 50ml 生理盐水稀释，弹丸注射 1 ～ 3ml，必要时重复直到心率达到 100 ～ 120/min。

为了确保完全性房室传导阻滞时的起搏，应该在右心室放置临时起搏器。如果未能观察到自发性期前收缩，还可以通过程序性刺激测量期前收缩后的压力阶差（联律间期约为 370ms）。任何 β 受体阻滞药治疗都应该停用，因为其增加心脏传导阻滞的风险，而且影响潜在压力阶差的评估。

（二）球囊导管的放置和测试

进行左冠状动脉血管造影（图 54–2A）。经常观察到供应肥厚节段的室间隔穿隔支呈"挤奶"现象（译者注：收缩期血管腔被挤压，舒张期恢复正常），提示是比较合适的靶血管。将导丝送入穿隔支分支有时会比较困难，因为有陡峭角度。通过针将导丝预成型两个角度有助于成功，如图 54–3 所示（而不是曲线）。首先应尝试软导丝，尽量植入室间隔穿隔支远端，以确保稳定性。硬导丝（中等强度钢丝，或者在极少数情况下标准钢丝）有时

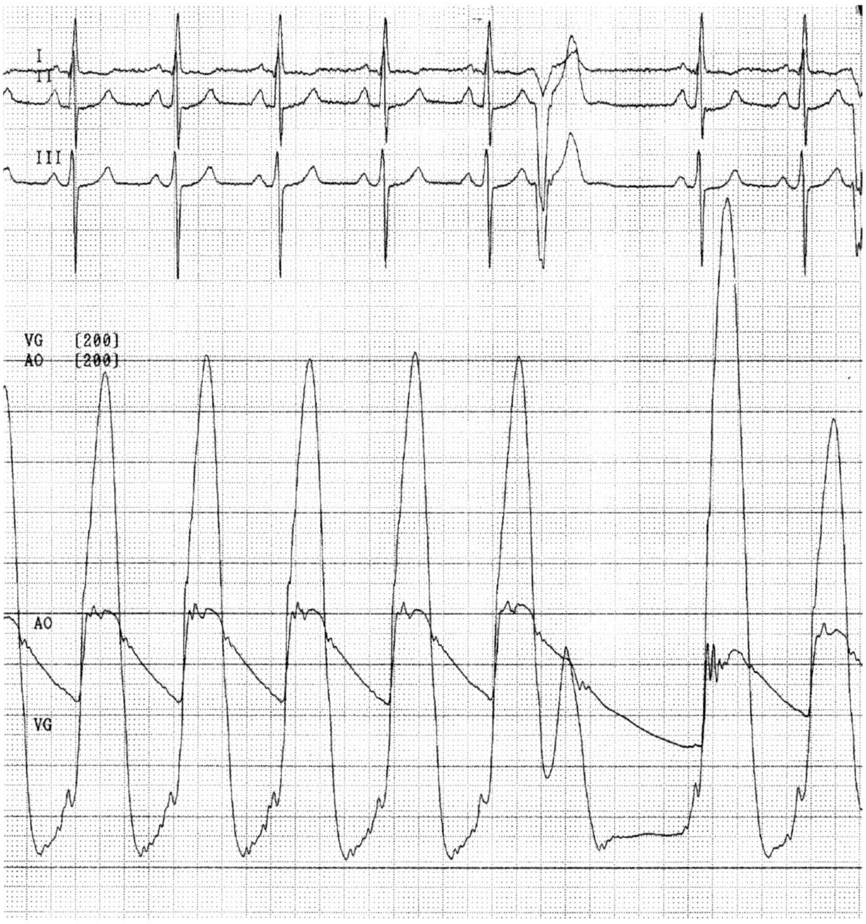

◀图 54-1　血流动力学监测

静息峰对峰压力阶差为 100mmHg，额外收缩后压力阶差为 170mmHg

有助于球囊通过陡峭的角度。在特殊情况下，一个具有锐利角度的 4F 导管（例如，乳内动脉导管）可以作为内导管用于间隔分支的预选择，有利于在非常陡峭角度送入 0.014in（1in=2.54cm）导丝。尽管如此，导管应该非常小心地操作来避免夹层。最后，另一根球囊导管也可以在穿隔支分支的远端短暂充气，让 0.014in 的导丝反弹入目标血管中。

目标穿隔支的直径应至少为 1.5mm。静脉注射肝素后，可将最短的球囊导管（2.0mm × 10mm 球囊适合大多数情况下）放置在尽可能近端稳定的位置。球囊应该尽可能匹配血管直径或略大（通常为 2 ～ 3mm）。尽管专用球囊已经被研发出来，可以使用标准血管成形术球囊。如果穿隔支近端很早有分支，可以使用非常短的球囊（5mm）。因此，指引导管应深插，为球囊导管提供更多的支撑，避免在注射造影剂时后退。球囊扩张压力为 4 ～ 6 个大气压，左冠状动脉注射造影剂确认其正确定位（图 54-2B），然后通过球囊导管腔远端使用约 1ml 造影剂（图 54-2C）。应仔细确认无逆行渗漏和球囊位置稳定性（特别是使用较短的球囊）。一个关

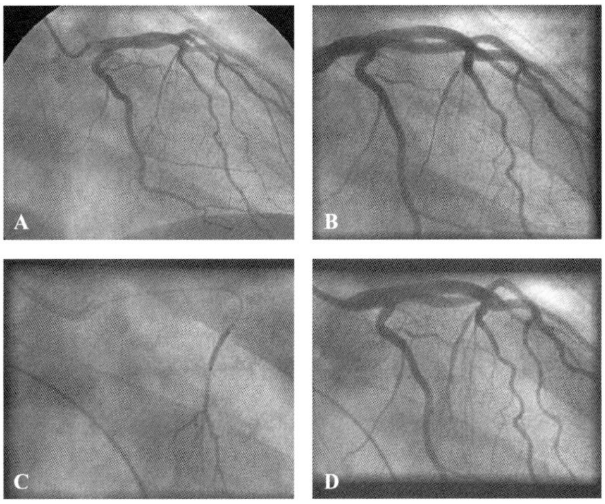

▲图 54-2　球囊导管的放置和测试

A. 左冠状动脉造影；B. 右前斜位；C. 充气球囊通过 0.014in 导丝放置于第一穿隔支；D. 通过球囊注入造影剂确认没有逆行泄漏，乙醇注射后的血管造影。注意第一穿隔支显影

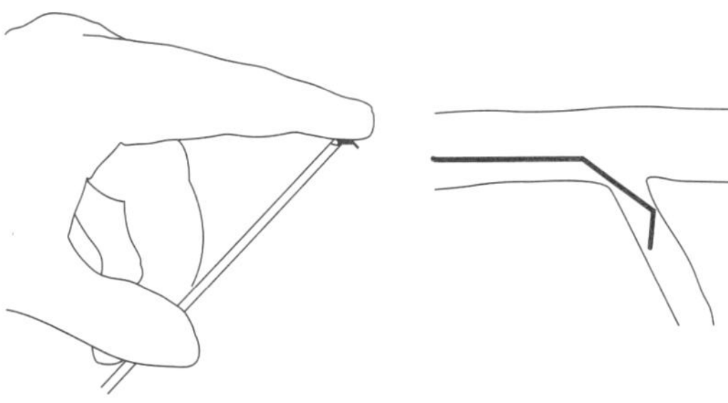

▲ 图 54-3　通过钝针（左）预成型 0.014in 导丝，并将导丝定位于间隔分支（右）

键点是通过向扩张的球囊导管管腔用力注入造影剂来测试稳定性。此外，穿隔支分支供应心肌范围和分流流向非目标区域也可以分析，最好使用两种不同的评估方法。注射造影剂也会增加穿隔支分支区域的缺血。应持续监测左室流出道压力阶差，球囊堵塞 5min 内，应观察到静息压力阶差下降＞ 30mmHg，或期前收缩后压力阶差＞ 50mmHg。很大比例的患者不能达到上述标准 [30]。目前大多术者更倾向于采用超声心动图标准，采用超声造影剂来界定靶区域。如有必要，球囊导管可以放置在另一穿隔支。目标血管偶尔来自于中间支或对角线支分支 [32]，或当显著右冠状动脉优势时来自于后降支 [12]。

心肌声学造影（MCE）的指导已被证明是特别有用的，它可以影响 15% ～ 20% 的病例干预策略，要么改变靶血管或中止手术。此外，心肌声学造影可以增加成功率，并减少梗死面积，因而可以减少并发症 [20, 32]。在注射乙醇之前，将 1 ～ 2ml 超声造影剂（如 Sonouve®、Levovist®、Optison®、Albunex®）是通过膨胀的球囊导管注入，在心尖四腔 – 五腔心切面完成心肌声学造影（图 54-4）。这将确定显影心肌是否邻近二尖瓣前叶接触的间隔区域，在灌注不理想时不能使用乙醇，比如右侧室间隔显影明显 [33]。这种方法还允许界定梗死区域，排除任何反流泄漏，或远离靶目标心肌，如心室游离壁或乳头肌 [16, 32, 34]。当超声造影剂多于 1ml 时，造影剂经毛细血管渗漏入心室，右心室较左心室多见（图 54-4B）。当超声造影剂不能获得，超声心动图也可以通过穿隔支中阻塞的球囊导管注入震动激活的常规造影剂完成。此外，通过膨胀球囊注射造影剂不应在超声检查之前进行（例如，在测试球囊的稳定性时），因为这可能使心肌显影，并使得随后的心肌声学显影的判断更加困难。

（三）乙醇注射

一旦穿隔支血管合适，且球囊位置稳定，没有任何反向溢出时，可以通过堵塞的球囊导管注射 0.7 ～ 3ml 浓度 96% 的乙醇。在这之前可以用镇痛药来缓解疼痛。注射量取决于血管的大小和目标心肌的体积。乙醇注射速度尚有争议，乙醇可以 1 ～ 5min 缓慢注射或者弹丸式注射。我们更喜欢后一种技术，因为这样可以使乙醇在更大体积的心肌上更有效地消散，并避免优先流到单个区域。然而，备受争议的是缓慢注入允许乙醇更长时间地与心肌接触（例如，通过早期诱导毛细管渗漏，随后更多的乙醇会外渗到间质组织）。但是，最近的动物研究表明，不是注射乙醇的速度，而是注射乙醇的量决定了最终梗死的大小 [35, 36]。因此，近年来，有一种趋势是将乙醇注射量减少到最多 2ml[14, 30, 37]，从而减少并发症。在注射过程中，应严密监测心电图，如有房室传导阻滞发生应该立即停止。球囊应保持膨胀至少 5min，以加强乙醇与组织的接触，并避免回流到左前降支。在球囊膨胀后，应重复血管造影，以确认左前降支的通畅（图 54-2D）。靶穿隔支血管不一定会闭塞，通常血流变得很缓慢。也不知晓这是否对治疗效果有影响。超声心动图显示，乙醇注射导致明显的密度强化效果，比目前的超声造影剂强化更明显（图 54-4C）。

血流动力学的目标是，当患者静息压力阶差＞ 30mmHg 患者，压力阶差下降至＜ 10mmHg，或者压力阶差显著下降大于 50%[12]。如果最后注射 5 ～ 10min 后，仍有显著的残余压力阶差，可考虑在相同穿隔支分支的更近端放置球囊重新给予乙醇注射，如果在第一次注射时由于球囊膨胀堵塞了室穿隔支的分支则使用更短的球囊。另外，第 2 穿隔支血管可以使用与第 1 分支相同的方法。大多数患者只需要一个靶向穿隔支，尤其是在心肌声学造影出现后。此外，残余压力阶差＜ 30mmHg 通常是可以接受的，因为已经证明压力阶差可以随着时间进一步降低 [19]。因此，一些术者更倾向于“每次一支血管”的方法，目前尚不清楚初始治疗是否应该针对多个穿隔支血管。

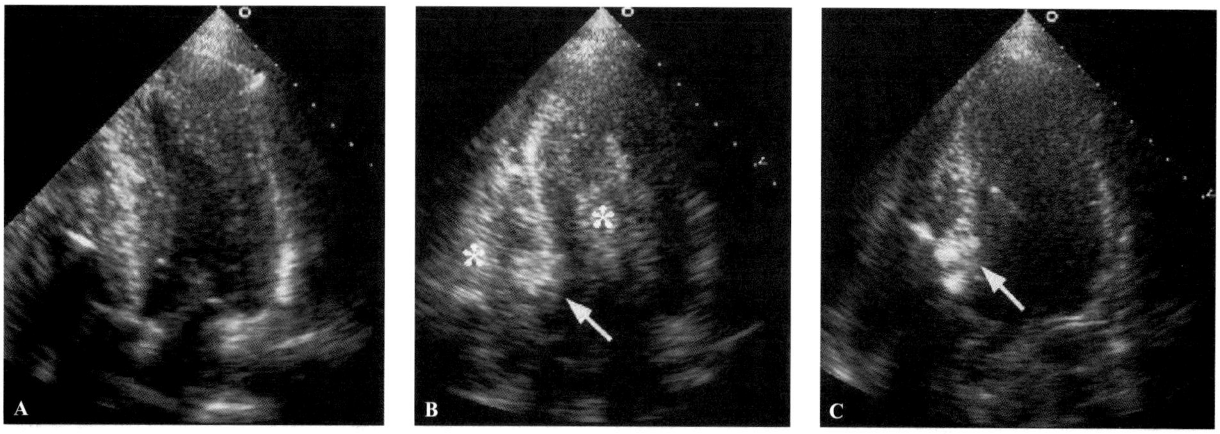

▲ 图 54-4 A. 心尖四腔超声心动图显示室间隔肥厚；B. 通过封堵的球囊向第一穿隔支注射超声造影剂后，可见室间隔基底部显像（箭）。值得注意的是，双侧心室可见超声造影剂（星号）乳头样弥散；C. 乙醇注射后，坏死区域变得回声增强（箭）

（四）术后管理

凝血功能正常后可以拔出鞘管。治疗水平的肝素不需要在手术后追加。此外，所有患者在手术前应服用阿司匹林（例如，100mg/d），持续 1 个月，以防止心肌梗死引起的附壁血栓形成。肌酸激酶水平每 4h 评估一次，以测量峰值。峰值一般在 750 ～ 1500U/L 之间。患者应在冠状动脉监护病房观察 48h，此期间结束时，在无房室传导阻滞的情况下拆除经静脉心脏起搏器。然后，患者可以被转移到监护单元，在医院停留观察（通常为 1d）。影响心肌收缩力和心率的药物，尤其是 β 受体阻滞药，如果没有明显心动过缓的话，通常以较低剂量继续使用[12]。

四、治疗的功效

虽然缺乏随机对照试验比较酒精室间隔消融术和外科心肌切除术，普遍的共识是，在有合适专家的中心，手术风险、血流动力学的改善，以及初始症状的改善，两者具有广泛可比性[38]。来自非随机试验的证据也显示，酒精室间隔消融术具有与外科心肌切除术类似的血流动力学和功能改善[39-41]。汇总已发表关于酒精室间隔消融术的结果显示，即刻平均静息左心室流出道压力阶差从 65mmHg 降至 17mmHg，平均期前收缩后压力阶差从 125mmHg 降至 53mmHg 和 12 个月持续性压力阶差的降低（分别为 16mmHg 和 32mmHg）[42]。此外，心功能分级（NYHA 2.9 ～ 1.2, CCS 1.9 ～ 0.4）、耗氧量峰值［17.8 ～ 23.6ml/（kg · min）］和运动能力（86.2 ～ 122.8 W）在 12 个月时均有显著改善。患者手术成功为 89%。首次手术成功而因再次出现压力阶差和症状，需要再次手术的患者比率是 7%。手术失败的预测因素是总 CK 峰值＜ 1300U/L 和即刻残余左心室流出道压力阶差≥ 25mmHg[43]。

五、不良反应

早期死亡率较低（发生在手术 30d 内或更长时间），报道的平均值为 1.5%[42]，这与外科心肌切除术相似。早期死亡的原因包括左前降支夹层、心室颤动、心包填塞、心源性休克和肺栓塞。据报道，晚期全因死亡率为 0.5%，最常见的原因是心源性猝死、肺栓塞、心力衰竭和其他非心脏原因。其他并发症包括冠状动脉夹层、痉挛（分别为 1.8% 和 1.4%）、卒中（1.1%）和心包积液（0.6%）。

围术期自发性室颤并不常见（2.2%），持续的室性心动过速极为罕见（目前文献中仅有 3 例报道）[42, 44]。

酒精室间隔消融术最常见的并发症是完全性房室传导阻滞，需要植入永久起搏器。急性房室传导阻滞发生在 21% ～ 70% 的患者[45-49]。然而，大多数病例（41% ～ 100%）在离开导管室前都有房室传导的恢复，2/3 的患者在 3 天内恢复[46, 47]。手术后 13 天还有完全性房室传导阻滞消失的报道[46]。

迟发的完全性房室传导阻滞发生在住院期间没有房室传导阻滞或急性期房室传导阻滞恢复的患者。根据不同的定义，迟发的完全性房室传导阻滞发生在1%～25%病例，发生在手术后平均36h，通常由于持续性完全性房室传导阻滞需要植入永久起搏器[47,49]。有时也发生在手术后96h[50]。现在认为短暂传导异常可能因乙醇对心肌和传导系统急性效应（缺血、水肿和炎症），而永久性异常可能是由于坏死、瘢痕、重塑[47]。最终，大约10%的患者需要在酒精室间隔消融术后植入永久起搏器[42]。

几项研究试图寻找预测迟发性房室传导阻滞的因素，但研究结果相互冲突[43,47,49,51]。总的来说，比较一致的预测术后需要置入永久起搏器的因素是，基线水平的左束支传导阻滞、基线一度房室传导阻滞、术中完全性房室传导阻滞[43,47–49,51]。有些作者建议选择基线左束支传导阻滞的患者在酒精室间隔消融术术前置入永久起搏器[48]。此外，早前的一项研究表明，心肌声学造影的使用减少了梗死面积，并将永久性起搏器植入的需求从17%降低到7%，从而导致在酒精室间隔消融术中广泛使用心肌声学造影技术[45]。其他能预测完全性房室传导阻滞发生的因素包括：新发的室内传导阻滞、术前或术后QRS波增宽、逆行房室传导阻滞（通过电生理学评估发现）、高龄、女性、弹丸式注入乙醇和多个穿隔支动脉注射。然而，这些预测因素并未能在不同研究中系统地得到证实[43,47–49,51]。基于这些预测因素，一些专家根据完全性房室传导阻滞的发生风险制定了具体的管理策略[48,49]。如果传导阻滞持续48～72h，我们和其他团队会植入一个起搏器，尽管许多患者在长时间观察过程中传导阻滞会恢复[43]。

新发的右束支阻滞（RBBB）在一半的患者中可见[42]。这一发现并不令人惊讶，因为右束支是一个离散结构，在90%的患者由前降支发出穿隔支供血，而左束支呈扇状分布，接受左前降支和后降动脉发出穿隔支的双重血供。但左传导系统仍然可以被累及，新发的左前分支阻滞发生率为6%[42]。此外，一项CMR研究报道称，与没有右束支阻滞的患者相比，新发右束支阻滞患者在酒精室间隔消融术后左心室质量下降幅度更大[52]。

尽管发生了室间隔梗死，但在酒精室间隔消融术术后很少见到室间隔引发新的Q波，基线Q波在手术后甚至消失[53]。

在接受酒精室间隔消融术后置入永久性心脏起搏器的患者中，如果心室电极放置在间隔附近，可发生失夺获[54]。因此，对于这些患者来说，在手术后的最初几天增加起搏最大输出可能是慎重的。

最后，尽管酒精室间隔消融术引发的致心律失常基质引起大家的关注[10,55]，但目前基于术前或术后系列电生理学研究，或植入式心脏复律除颤器干预分析[57]结果尚无证据表明，在随访过程中，其增加了室性心律失常或猝死的风险[30,56]。

六、未来的发展方向

自从1995年开始创立该手术方式，经几次修改和改进以最优化疗效并将并发症最小化，最重要的改进是乙醇有效剂量的减少和心肌声学造影的使用。最近，有报道在术中使用心腔内超声对待处理室间隔节段连续成像的方法[58,59]。通过磁导航指导间隔支动脉插管也被报道[60]。其他创新，包括使用聚乙烯醇泡沫粒子，可吸收明胶海绵，或间隔弹簧圈栓塞作为乙醇的替代，这可以进一步减少完全性房室传导阻滞的发生率[61-63]。最后，经射频导管消融术和冷冻消融术来消减室间隔目前正在研究中[64,65]。

临床研究和专家共识产生了越来越多的临床结果数据，并尝试用肥厚型心肌病治疗两种经典治疗方法（药物保守治疗和手术心肌切除术）的视角来评价。综合临床、影像、遗传学、介入和外科医生专家的评价已经成为被广泛接受的观点。所有这些患者需要电生理学额外评估心律失常的风险。回顾这些数据，我们推断不同类型的患者可使用不同的治疗方法，而没有一项研究采用前瞻性随机化的方法。因此，由于观察的性质不可能对三种治疗策略进行公平比较[66–70]。

七、结论

尽管手术心肌切除已经成为药物无效的肥厚梗阻型心肌病的标准治疗，但酒精室间隔消融术作为替代疗法仍被许多患者考虑。数据显示，其改善血流动力学的成功率很高，与手术相似，优点是可以在被认为不适合行外科手术的患者中进行。与心肌切除术相比，益处还包括更短的住院时间、最小的痛苦、避免手术和体外循环相关并发症。然而，酒精室间隔消融术有一个重要的学习曲线，包括潜在的严重并发症，最常见的是完全性房室传导阻滞，大约 10% 的患者需要植入永久起搏器。尽管随着经验的不断积累，这些发生率正在下降，如心肌声学造影成像技术的出现和使用更低的乙醇剂量，该手术还是应该由经验丰富的术者在精心挑选的患者中进行。

第55章 左心耳封堵术
Left Atrial Appendage Exclusion

Jorge G. Panizo Jacob S. Koruth 著
陈光志 译

血栓栓塞事件与心房颤动的关系在许多研究中被有力的证实[1, 2]。预防这些栓塞事件的传统方法是使用华法林或新型口服抗凝药进行长期口服抗凝[3]。左心耳已被证实为大多数患者血栓形成的部位[4]。因此，经皮和（或）手术切除左心耳已经被证明是一个有效减少心房颤动血栓栓塞风险的方法。

例如在二尖瓣置换手术中，切除左心耳作为心脏手术的一部分已经进行了几十年。然而，这种方法受到诸如围术期卒中和（或）出血、不完全的左心耳封闭、撕裂等并发症的限制。由于其有创性和与手术相关的并发症，非外科手术方法获得了相当大的发展势头。本章主要介绍目前可用的或正在进行研究的经导管左心耳封堵的设备。其中大多数设备是从心内膜方向机械地封闭左心耳（如Watchman和Amplatzer封堵器：心内膜装置）。然而，Lariat手术采用心内膜－心外膜联合入路，从心外膜方向（心外膜装置）缝合结扎左心耳的基底部。本章内容包括植入技术的操作过程、手术技巧和植入后的处理。

一、左心耳封堵的适应证

（一）经心内膜的装置

美国批准的经心内膜的唯一装置是Watchman封堵器，该装置用于被认为适合抗凝有栓塞风险（CHA2DS-VASC2 > 1）患者，但同时存在如下原因需要寻求非药物替代方案：

• 抗凝治疗大出血或复发出血史；

• 与生活方式、职业、频繁跌倒或跌倒风险有关的创伤继发大出血的高风险，其中抗凝的益处大于大出血的风险。

• 无法维持一个稳定的国际标准化比值或不遵守国际标准化比值监测（和无法使用新型口服抗凝药）。

读者应该注意到，这些被批准的适应证是得到随机研究数据[5]支持的。然而，经心内膜装置也可以被考虑作为某些其他患者的选择，但这些应用在美国没有得到批准，没有随机研究数据的支持，而是来自观察性研究，涉及使用的抗血小板药物本身具有明显的出血风险。

• 具有抗凝绝对禁忌证的患者，如有重大出血事件史，如颅内出血或危及生命的出血，其病因无法消除。

• 高出血风险：HAS-BLED评分≥3分；

• 需要长时间的三联治疗（阿司匹林、氯吡格雷和华法林/新型口服抗凝药），如近期植入冠状动脉支架的心房颤动患者[6]。

• 其他情况如慢性炎症性肠病、全身血细胞减少症，或癌症增加出血风险（HAS-BLED评分不能反映）。

（二）经心外膜的装置

这种方法目前只能适用于使用Lariat装置。使用此方法的典型患者有抗凝治疗的绝对禁忌证。在美国以外，如果患者行双联抗血小板治疗是安全的，经心内膜的装置仍然经常被使用；然而，如果抗血小板治疗也是禁忌的，那么经心外膜的装置仍然是唯一可行的选择方案。

二、经心内膜封堵装置：设计和技术细节

（一）Watchman 左心耳封堵器

Watchman 装置（Boston Scientific，Natick，MA，USA）（图 55-1A）是基于镍钛合金的装置，其周边框架周围有 10 个主动固定锚，用于啮合左心耳壁。镍钛合金框架呈放射状扩展，以保持其在左心耳中的位置。此外，它还有一个由聚对苯二甲酸乙二醇酯制成的膜帽，它的作用是作为一个过滤器来阻止血栓离开左心耳。目前它有五种不同的尺寸：21、24、27、30 和 33mm。Watchman 装置有将近 6000 患者年随访的证据支持，目前它是美国食品和药品管理局批准的唯一的左心耳封堵器装置 [5, 7-9]。

（二）ACP 封堵器

第一代 ACP 封堵器（ACP 1）装置（St. Jude Medical，Minneapolis，MN，USA）由一个可自我膨胀的圆柱形镍钛合金"瓣"组成，该瓣通过短而灵活的腰部连接到镍钛合金"圆盘"，该圆柱形镍钛合金"瓣"便于定位并结合各种形状的左心耳（图 55-1B）。该设计是为了分别封闭左心耳的体部和口部。与 Watchman 不同的是，它的长度比它的直径短，这对于某些特殊形状的左心耳具有优势 [10]。

新一代 ACP 封堵器（ACP 1）（ACP 2，Amulet 装置；图 55-1C）是为了适应高度可变的左心耳解剖结构和减少并发症设计而成 [11]。它有 8 种尺寸，从 16 ～ 34mm 不等，并且与上一代型号相比，具有更大的近侧叶、更长的腰部和更稳定的锚定。

（三）WaveCrest 左心耳封堵系统

WaveCrest 左心耳封堵器（Coherex Medical，Salt Lake City，UT，USA）是没有任何裸露金属的镍钛合金结构（图 55-1D），框架上缠绕伸缩自如的线圈和锚，以实现最佳的封堵定位而不脱落。当前一代的封堵器提供了三种尺寸：22、27 和 32mm。它被设计用于更浅左心耳的植入，为非常短的左心耳封堵提供了替代器械。

三、植入的手术步骤

在下面的部分我们主要介绍 Watchman 和 ACP 装置的植入技术。因为需要持续使用经食管超声心动图（TEE），以及在手术过程中由于患者的意外移动而造成填塞或装置栓塞的潜在风险，植入手术通

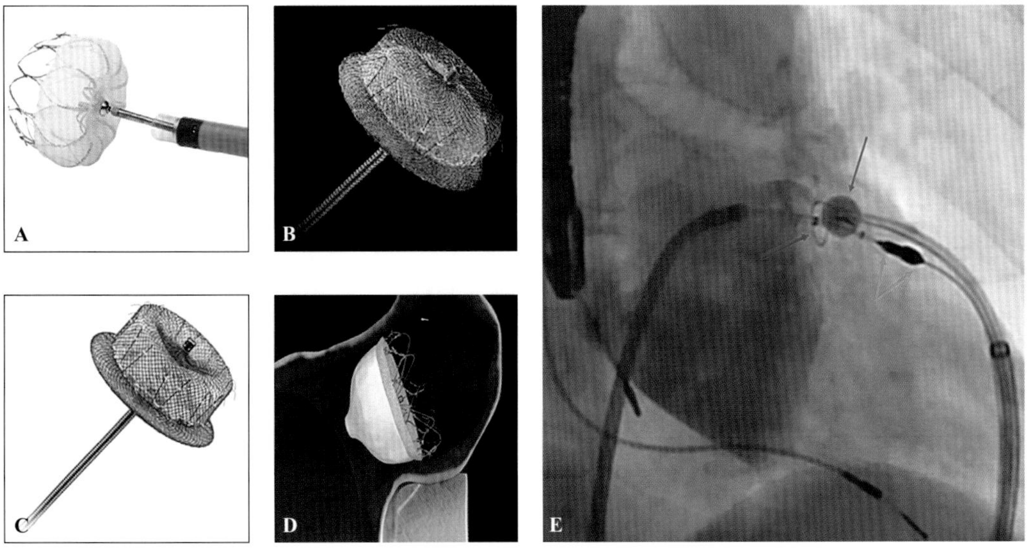

▲ 图 55-1 心内膜封堵装置

A. Watchman 装置；B. ACP 装置；C. Amulet 装置；D. WaveCrest 装置；E. 使用 Lariat 装置行左心耳封堵的透视图像：心内膜和心外膜的导引钢丝通过磁力在左心耳顶端两侧吸引到一起（绿箭）；心内膜球囊在左心耳开口处充气（蓝箭）；心外膜缝合线在左心耳开口周围收紧（红箭）。通过碘化造影剂可以看到左心房的轮廓（引自：A. Boston Scientific，经许可转载。B. St. Jude Medical, Cardiology Division，经许可转载。D. Coherex Medical，经许可转载）

常是在全身麻醉下进行的。术者应该能够识别和治疗并发症，如心脏压塞、空气和装置栓塞等。有必要制定管理这些疾病的方案，包括紧急心脏外科手术备用的可能性。透视和经验丰富的超声心动图医师进行持续的食管超声监测是必需的。有创动脉压监测是可选择的。

（一）成像

最初，超声心动图检查排除左心房和左心耳内的血栓。一旦决定进行植入手术，就可以获得单侧股静脉通路。虽然术前成像（CT/MRI）可能是有用的，但术中食管超声评估通常就足够了。一般来说，Watchman 和 ACP 封堵器的尺寸要比左心耳中的着陆区直径大 15% ～ 20%，以保证封堵器稳定定位于左心耳。评估左心耳解剖学最有用的食管超声视图是在 0°、45°、90°、135° 的中段食管视图（图 55-2）[12]。

通常得到以下测量值：

• 左心耳口径：这种测量取自左回旋支水平到左上肺静脉开口边缘以下 1cm 处（0° 视图），或从二尖瓣环到左上肺静脉缘以下 1cm 处（45°、90° 和 135° 视图）。如果左心耳开口最大直径在 17 ～ 31mm 之间，可以植入 Watchman 装置。ACP 1 装置仅限于开口最大直径小于 29mm 的左心耳。对于开口更大直径的左心耳，Amulet 装置是一个合理的选择。

• 深度：从开口线到左心耳顶点测量。如果深度小于口部的宽度，可能会导致某些装置不能稳定地定位在左心耳。在这种情况下，WaveCrest 装置是另一种选择。

（二）房间隔穿刺

使用肝素抗凝以达到 250 ～ 300s 的活化凝血时间。然后在透视和（或）食管超声指导下穿刺房间隔。在后间隔的下部穿刺房间隔是非常重要的，因为这样可以使输送鞘与左心耳开口直接对齐。不理想的穿刺部位通常会迫使术者在装置植入过程中进行不必要的操作，增加潜在并发症的风险。测量左心房压力，如果＜ 10mmHg 则需注射生理盐水，这样可避免低估左心耳的大小，然后装置专用鞘管被放置在左心房内用于装置输送。

（三）左心耳造影

左心耳造影对于精确显示置入区至关重要，这通常是通过放置 4 ～ 6F 猪尾导管在左心耳内进行造影后获得的。观察 Watchman 装置着陆区的最佳透视图是右前斜 30°，尾角 30°；对于 ACP 和 WaveCrest 装置，头角 30° 的右前斜透视图是最有用的。

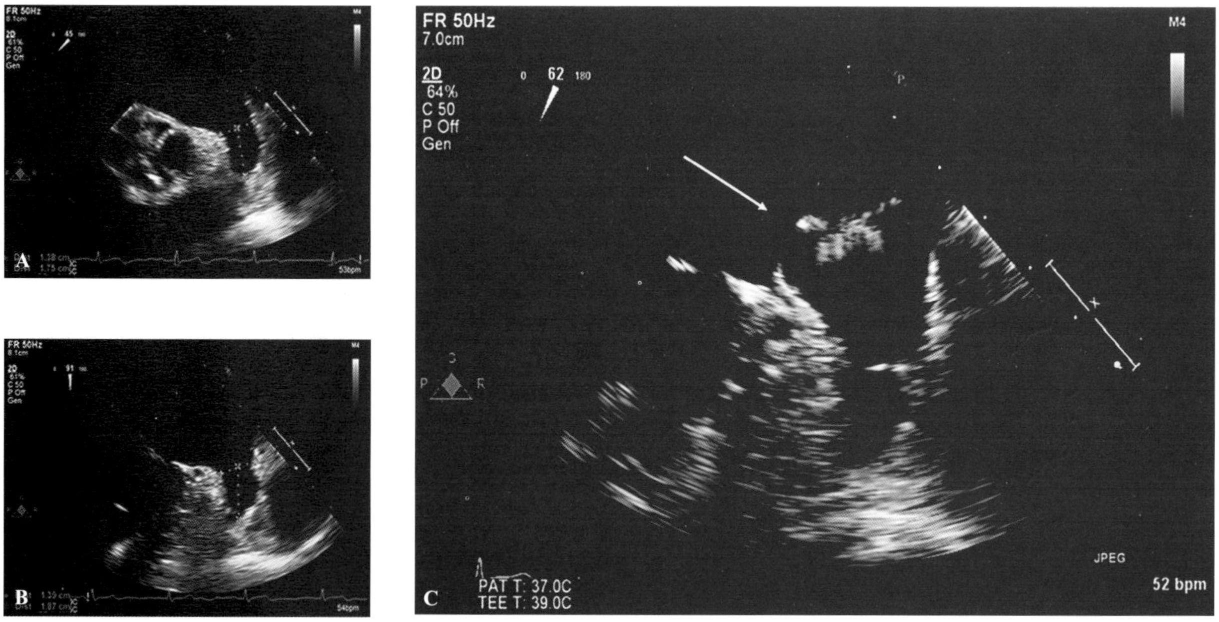

▲ **图 55-2 食管超声视图**

A、B. 标准视图在 45° 和 90° 下经食管超声心动图测量左心耳的尺寸；C. 经食管超声心动图显示 Watchman 装置已经植入左心耳（白箭）

（四）大小和定位

所选的 Watchman 装置的尺寸应比左心耳内着陆区的直径大 15%～20%，以防止移动。对于 Watchman 装置，在输送鞘管上有 3 个不透射线的标记带，它们可以作为评估左心耳深度的标识。如果左心耳深度小于装置直径和（或）左心耳开口直径小于 17mm 或大于 31mm，应避免使用 Watchman 装置。对于 ACP 装置，如果着陆区直径大于 29mm 和（或）左心耳深度小于 10mm，则必须避免使用 ACP 装置。如果着陆区直径大于 31mm 和（或）左心耳深度小于 7.5mm，则必须避免使用 Amulet 装置。该装置的典型尺寸为 ACP 装置增加 3～5mm，Amulet 增加 2～4mm（基于着陆区 / 左心耳颈部）。最后，WaveCrest 装置被设计用来封闭开口直径为 18～30mm 的左心耳。

（五）植入

一旦完成左心耳造影，在猪尾导管的保护下将输送鞘管送入左心耳。从这一刻开始，如果患者在全身麻醉下可以暂停呼吸，这样可以将鞘管系统损伤左心耳壁的风险降至最低。从鞘管中充分“回血”以及保持“流体－流体”连接，同时将器械装载到输送鞘管是减少空气栓塞风险的关键。

对于 Watchman 封堵器，一旦压缩装置被插入到进入鞘管的顶端，鞘管被回收，这样装置就暴露在左心耳中，从而完成植入。食管超声心动图的图像证实这一过程。对于 ACP 封堵器，输送鞘管系统送入左心耳内 1.5cm，通过后撤鞘管释放封堵器的“瓣”，然后进一步后撤鞘管释放封堵器的“盘”，植入完成后，可以恢复正常呼吸。

（六）确认与释放

Watchman 释放标准：

1. 位置：最大直径平面应位于或正好位于左心耳开口远端。如果在左心耳内太深，可能需要部分 / 全部回收封堵器以重新定位。

2. 锚定：通过透视下的“牵拉试验”来证明适当的锚定。

3. 尺寸：设备的最宽平面应被压缩到其原始尺寸的 80%～92%。这证实了尺寸的正确选择。

4. 密封：确保所有左心耳分叶位于封堵器远端，确认左心耳开口被完全封闭。彩色多普勒超声用于检测残余漏。可以部分或全部回收重新调整直到残余漏最小。

ACP 释放标准：

1. 适当的对齐和适当的封堵器瓣压缩。封堵器瓣无压缩提示位置过近或尺寸偏小。

2. 在食管超声心动图测定下，固定叶需要更多地超过（至少 2/3）左回旋支动脉。

3. 封堵器盘有轻微的凹形。

4. 盘与瓣的分离。

一旦满足所有的标准，并且在经食管超声心动图下没有发现残余漏，封堵器就可以释放。偶尔使用轻柔的牵拉试验来确认稳定性。

四、Lariat 系统：心内膜—心外膜联合入路

Lariat 系统（SentreHeart，Redwood City，CA，USA）包括通过经心外膜通路放置心外膜缝合线，然后缝合左心耳的底部，使其与左心房分离。这个系统联合经心内膜房间隔穿刺后将 0.025in（1in=2.54cm）的磁头导丝植入左心耳顶部。这种磁力导丝与另一根磁性心外膜导丝相连，该导线被引入到左心耳顶部的心外膜部分（图 55-1E）。心内膜导丝有一个兼容的 15mm 球囊，充气时可以识别左心耳的开口。预扎的缝线被释放后，经食管超声心动图证实左心耳被封堵。在后续的随访中，通过经食管超声心动图来证实左心耳与左心房隔离。

当左心耳直径相对于 Watchman 或 ACP 装置太大时（Lariat 的上限是 40mm），可以考虑使用 Lariat 封堵器作为替代。然而，由于心包粘连的存在，这种方法在患者心脏手术前是禁忌的。如果左心耳在很高的位置，或左心耳顶端位于肺动脉后方，则应避免使用该装置。现有文献对其作为减少卒中的方法或其相对于其他方法的安全性的报道不多[13]。

五、植入后的考虑和随访

（一）经心内膜的装置

在股静脉鞘管移除后，通过手动压迫或通过在鞘管周围放置皮下不可吸收的八字形缝合线可以获得足够的止血[14]。“缝合”方法通过将静脉穿刺部

位的皮下组织缝合在一起，以达到足够的止血。患者应在夜间进行观察，尤其重要的是，护理人员要熟悉识别与手术相关的并发症。经胸超声心动图（transthoracic echocardiogram，TTE）常用于排除出院前心包积液，尽管这在经验丰富的中心可能是不必要的。

1. 抗凝治疗

对于 Watchman 装置，术后华法林（调整国际标准化比值在 2 ～ 3 之间）和阿司匹林 80 ～ 100mg/d 继续口服。6 周后，应用经食管心脏彩超观察左心耳被封堵的状况。

(1) 完全阻塞或小于 5mm 宽的残余漏：华法林可以停服，替代方案为氯吡格雷 75mg/d 和阿司匹林剂量增加到 300 ～ 325mg/d。这种双联抗血小板治疗应该持续 6 个月。此后，建议长期服用阿司匹林 300 ～ 325mg。

(2) 残余漏宽度大于 5mm 或装置上存在血栓：患者应继续使用华法林，并在 4 ～ 6 周内返回医院进行重新成像。

Watchman 装置在美国被批准用于临床，在装置植入后继续使用华法林，并且在临床实践中遵循上述方案。然而，ASAP 试验[15]研究了华法林的替代方案，每天使用 1 ～ 6 个月的双联抗血小板治疗——阿司匹林和氯吡格雷，然后长期只口服阿司匹林。该研究表明，在没有进行围术期华法林治疗的情况下，Watchman 可以被安全地植入，可接受的缺血性卒中率为 1.7%（相比之下，PROTECT-AF 试验的卒中率为 2.2%）。这种策略虽然没有随机临床数据支持，但在某些特定的临床情况中起作用。

ACP 装置具有低的血栓形成特征，没有伴随口服抗凝治疗，6 个月的双重抗血小板治疗被认为是足够的[16, 17]。值得注意的是，尽管许多成功的装置植入手术已经在美国以外的地方使用这种策略，但是目前为止尚无可用的随机临床研究数据支持。

2. 其他因素

鉴于心内膜装置是放置在循环系统内的人工材料，因此必要时需要在术后 6 个月内预防感染性心内膜炎。此后，是否继续使用药物预防心内膜炎则由医生决定。

（二）经心外膜的装置（Lariat）

关于心外膜通路，在取出装置前在心包腔内放置猪尾管用于通宵引流。在出院前执行经食管超声心动图以排除心包积液是必需的。

抗凝考虑

左心耳封堵通常是在无法接受抗血小板或抗凝治疗的患者中进行的，但在临床实践中，这些药物的使用具有明显的异质性。在可能的情况下继续使用药物是预防术后急性血栓形成[18]的合理策略。

六、未来研究领域

除了 Watchman 装置之外，其他装置均未通过随机对照临床试验进行评估，需要进行装置的特定临床试验，以使这些装置在临床上有信心地使用。虽然已经与华法林进行了比较，但还需要进一步研究左心耳封堵与新型口服抗凝药在预防房颤栓塞事件的疗效差异。此外，在输送技术、装置设计和装置血栓形成方面的改进将最终导致这种预防卒中方法的有效性和安全性的提高。

第56章　隐源性卒中、卵圆孔未闭和房间隔缺损封堵

Cryptogenic Stroke, Patent Foramen Ovale, and ASD Closure

Barry Love　著

马　飞　周　强　译

除了二叶式主动脉瓣畸形，在首次确诊的成人先天性缺损中，房间隔缺损是最常见的。此外正常成人中 20% ～ 30% 是卵圆孔未闭。有显著的血流动力学改变的房间隔缺损应行封堵以改善症状和防止长期左向右分流引起的继发损害。大多数房间隔缺损属于继发孔型，其中 80% ～ 90% 的合适患者可以经皮封堵 [1]，且安全性和疗效与外科手术相当 [2, 3]。卵圆孔未闭封堵可作为卒中或短暂性脑缺血发作的二级预防的有效策略，但仍具有一定争议性。

一、房间隔缺损和卵圆孔未闭的类型

最常见的房间隔缺损类型是继发孔型。继发孔型房间隔缺损是在发育过程中原发隔的过度再吸收而导致的缺损，是在房间隔发育过程中出现的第二个孔。

原发孔型房间隔缺损不太常见。它是由于原发隔下缘与房室管心内膜垫未能融合所致，从而形成房间隔的第一个孔。原发孔型房间隔缺损总是合并房室瓣缺损，在唐氏综合征的患者中更常见。由于缺损与房室瓣相邻，这些缺损不能经皮封堵。其他类型的房间隔缺损包括不太常见静脉窦房间隔缺损（上腔静脉型房间隔缺损）和罕见的冠状静脉窦房间隔缺损（无顶冠状静脉窦综合征），这些缺损不适合经皮封堵。

卵圆孔是位于右侧继发隔和左侧原发隔之间孔瓣。通常情况下，两个隔膜在出生后数月和数年内融合；然而，在 20% ～ 30% 的成年人中，这个潜在的“阀门”仍然存在。而原发隔延伸越过继发隔下限与之重叠的距离形成隧道，可能会很长。原发摆动幅度＞ 1cm 冗长的原发隔称为房间隔膨出瘤。在老年人中，继发隔有时相当厚（脂肪性）。

二、隐源性卒中及其与卵圆孔未闭的关系

缺血性脑卒中很常见。在老年人中，常见的病因有颈动脉狭窄，高血压有关的颅内动脉狭窄和心房纤颤引起的心源性栓塞。典型的危险因素包括年龄、高血压、吸烟、高胆固醇血症和家族史。

而在没有这些危险因素的年轻患者中，卒中不太常见，通常的原因是隐源性。在隐源性卒中患者中，尤其是 55 岁以下的患者，有卵圆孔未闭的比例高于一般人群（约 40%，而一般人群中为 20% ～ 30%）[4, 5]。推测隐源性卒中和卵圆孔未闭有关的依据是，原本被肺部无害过滤的小静脉血栓没有被过滤从右心房到左心房到大脑，因而导致短暂性脑缺血发作或卒中。

既往无卒中或短暂性脑缺血病史的卵圆孔未闭患者，通常没有卵圆孔未闭封堵的指征。卵圆孔未闭首次发生神经系统事件的风险极低，没有高于基线风险 [6]。然而，对于既往卒中或短暂性脑缺血的卵圆孔未闭患者，数据显示每年复发性卒中风险为 1% ～ 5%[7]。对于卵圆孔未闭合并房间隔膨出瘤的

患者，复发的风险似乎更高（每年 3%～5%）[7]。对于这些患者中，需要进行封堵的二级预防。

迄今为止，已经进行了三项大型随机临床试验，与单独的药物治疗相比其中没有一项试验结果显示卵圆孔未闭封堵有统计学获益。尽管如此，这些试验却存在重大问题，这可能掩盖了在年轻的隐源性卒中伴卵圆孔未闭患者中卵圆孔未闭封堵治疗的真正益处。

第一项随机对照试验是 Closure Ⅰ试验，该试验将 900 例卒中或短暂性脑缺血患者随机分为卵圆孔未闭封堵组和药物治疗组，封堵组使用 Cardioseal 封堵器，治疗组是华法林或抗血小板药物 [8]。封堵组与其中一种药物治疗组相比结果无统计学差异，华法林和抗血小板治疗也无差异；然而，药物治疗组并未随机化。对这项试验的主要争议是患者选择不当，回顾性分析发现在入组时许多其他原因引起的卒中和短暂性脑缺血患者未能排除在外，导致两组都高于预期的卒中发生率和卵圆孔未闭封堵治疗有效性。

PC 试验于 2013 年 3 月发布，是一项多国家、多中心随机研究，414 例卵圆孔未闭合并卒中，短暂性脑缺血或外周栓塞的患者，随机分配到 Amplatzer 卵圆孔未闭封堵组或药物治疗组。长达超过 4 年随访，复发事件发生率分别是封堵组的 3.4% 和药物治疗组的 5.2%（HR0.62，P=0.34）[9]。该研究入选患者较困难，主要是因为除美国以外卵圆孔未闭封堵术广泛开展，该研究不足以发现差异。

与 PC 试验同时发布是迄今为止最严格的试验 RESPECT 试验，将卒中（非短暂性脑缺血）患者进行 Amplatzer 卵圆孔未闭封堵与药物治疗（华法林或抗血小板治疗）比较 [10]。RESPECT 试验招募了 980 名患者随机 1∶1 分组，在 25 次卒中事件后结束试验。入选标准比 Closure Ⅰ更严格，患者的平均年龄为 45.9 岁。在试验过程中的意向性治疗分析中，药物治疗组有 16 例、封堵组中有 9 例出现卒中复发，相当于封堵治疗卒中复发风险降低 51%，但这种差异的 P 值仅为 0.08，没有达到统计学意义。然而，进一步分析发现，封堵组中有 3 名患者在卒中复发时没有植入封堵器。排除这 3 名患者并“按治疗”的基础上分析数据时，风险降低增加至 73%（P=0.007）。亚组分析显示，对于卵圆孔未闭伴有房间隔膨出瘤或发泡试验有大量分流的患者，与抗血小板治疗和抗凝治疗相比，封堵获益更明显。卵圆孔未闭封堵的风险很低，手术相关事件发生率为 2.4%，与器械有关的事件发生率为 2%（非致命性）。

根据这些数据，试验赞助商（St. Jude Medical）向美国食品和药品管理局提交了 Amplatzer 卵圆孔未闭封堵器，用于卒中伴有卵圆孔未闭患者的二级预防的申请。然而，尽管数据发布超过 2 年，但美国食品和药品管理局还没有做出决定（译者注：2016 年 10 月 28 日美国食品和药品管理局批准了 Amplatzer 卵圆孔未闭封堵）。医学文献报道的研究结果仍有明显争议 [11, 12]。美国以外的其他地区使用多种类型的卵圆孔未闭封堵器，在美国则超说明书使用 Amplatzer™ 筛孔型房缺封堵器和 Gore® Helex®/Cardioform 房缺封堵器封堵卵圆孔未闭。正在进行第三项随机试验，将 Gore Helex/Cardioform 封堵器与药物治疗进行比较，但患者入选较困难。

我们的经验是在完全公开目前医学现状和商讨手术小风险后，为隐源性卒中的卵圆孔未闭患者提供卵圆孔未闭封堵。通常这些患者年龄在 18—60 岁之间，既往有不明原因的卒中或短暂性脑缺血病史，经食道超声心动图证实卵圆孔未闭，发泡试验阳性。最好与卒中神经科专家一起检查病情，以排除其他原因引起的卒中，因为对其他原因的卒中患者行卵圆孔未闭封堵是无效的。

在我们看来，有房间隔膨出瘤和发泡试验强阳性使得封堵更有说服力，对患者来说也是合理的选择。对于这些患者卵圆孔未闭的存在当然没有任何好处，因此反对封堵的理由就是手术的风险（低）和成本。在美国超适应证行卵圆孔未闭封堵的保险政策是多变的，一些保险公司完全拒绝承保手术，而其他保险公司则愿意根据现有证据支付手术费用。

既往没有卒中或短暂性脑缺血的患者行卵圆孔未闭封堵的罕见适应证是房间隔缺损处右向左分流导致的斜卧呼吸 – 直立性低氧血症患者。这种少见的情况可以在卵圆孔未闭伴有肺叶切除术的患者中见到。在这种情况下，直立体位使得下腔静脉血流直接引流经过卵圆孔未闭，导致在直立体位时大量的右向左分流和低氧饱和度（低氧）和呼吸短促。在超声心动图上这类患者斜卧时有大量的气泡分流而直立体位时则有更多。这类患者行卵圆孔未闭封堵是有疗效的[13]。

对卒中/短暂性脑缺血患者行卵圆孔未闭封堵的二级预防可以改善封堵前复发性偏头痛症状甚至治愈。偏头痛和卒中先兆患者中有卵圆孔未闭比例（40%～60%）比一般人群比例高（20%～30%）[14]。尽管最初的热情高涨，但仅有的一项前瞻性研究评估卵圆孔未闭封堵术治疗无卒中或短暂性脑缺血患者复发性偏头痛的疗效，结果令人失望[15]。

三、房间隔缺损

（一）生理

虽然房间隔缺损通常在儿童时期被诊断出来，但它也是成人最常诊断的先天性疾病（不包括二叶式主动脉瓣畸形）。仅用仔细体格检查即可辨别出明显的房间隔缺损患者，这种情况并不少见。此外，房间隔缺损的过隔血流取决于左右心室之间相对舒张顺应性。随着患者年龄的增长，左心室顺应性降低，房间隔缺损过隔血流也随之增加，而以前可能尚未被检测到。由于分流量的增加，中年以后可能才出现劳力性呼吸困难的症状。由左心房和右心房容量负荷引起的慢性心房扩张导致的心房颤动会在四五十岁开始出现。

（二）封堵的指征

分流指数≥1.5∶1的房间隔缺损患者应该封堵，因为这些患者的血流动力学负荷会增加右心衰竭、心律失常（主要是心房颤动）和随时间进展为肺动脉高压（PAH）的风险[16]。此外，封堵可以提高房间隔缺损患者受血流动力影响的运动耐力[17]。严重的肺动脉高压，尤其是年轻患者，是封堵的相对禁忌证，可能会加速其死亡。应考虑对这些患者进一步降肺动脉高压治疗，并与有丰富经验的肺动脉高压中心一起管理这些患者。对降肺动脉高压治疗有反应的部分患者，则可以从房间隔缺损封堵中获益[18]。在老年患者中轻度肺动脉高压（＜1/2体循环压）很常见，通常封堵可以改善肺动脉高压，因为压力＝流量/阻力。当进入肺血管床的血流量降低，压力也相应会随之下降。

成人患者中能引起明显分流的房间隔缺损通常大于6mm，更小的房间隔缺损由于在血流动力学上没有足够的左向右分流而不需要封堵。

（三）房间隔缺损经导管封堵术：患者的选择

经食管超声心动图提示是继发性房间隔缺损合并右室增大。术前经食管超声心动图进一步获得患者的解剖学信息，但是如果患者经胸超声心动图图像良好，也可以在封堵时进行这一操作。一个适合封堵的缺损是直径大到需要封堵，但不能大到不太可能封堵成功。通常“窗口”是直径为6～26mm的缺损。所需的封堵器尺寸比超声静态测量的尺寸大几毫米。小于6mm不太需要封堵，大于26mm的缺损封堵成功可能性小，此时封堵器很难封闭缺损而不引起栓塞。最大的房间隔缺损封堵器是40mm Amplatzer封堵器（美国为38mm）；但是，这种大封堵器很少使用，如果使用，最好在有丰富房间隔缺损封堵经验的中心进行。关于封堵时房间隔“残边”是否足够的争论总是存在（图56-1）。最小残边通常被认为是5mm；然而，在实际工作中，许多患者特别是前缘缺失的而其他残边足够是可以成功植入封堵器的，而且尺寸不会过大[19]。

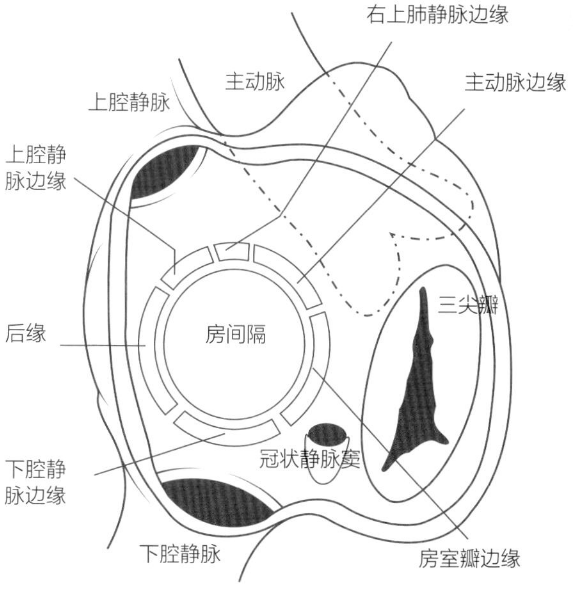

▲ **图56-1　房间隔缺损边缘**

从右心房面观察房间隔。通常在某种程度上缺乏的边缘是前上部或主动脉边缘。大的缺损通常下腔静脉边缘很有限，被称为与下腔静脉相延续

四、房间隔缺损和卵圆孔未闭的封堵

1995年，Amplatzer封堵器首次用于封堵房间隔缺损的人体研究，并于1998年获得CE标志，并于2001年获得美国食品和药品管理局批准。Gore Helex封堵器于2006年获得美国FDA批准，最近被更新的Gore Cardioform封堵器所取代，这种封堵器于2015年获得美国食品和药品管理局批准。自2015年中期以来，Gore已停止生产Helex封堵器。目前美国还没有批准卵圆孔未闭封堵的装置。

Amplatzer封堵器由镍钛合金线圈制成，形成两个圆盘和一个中央腰部，聚酯材料织入盘中形成网状覆盖表面。该装置是第一个获批准房间隔缺损封堵的装置，由于其设计简单，易用性和出色的封闭特性而广受欢迎。该封堵器直径大小是中央腰部的直径，尺寸有4～40mm（美国为38mm）（表56-1）。

Amplatzer封堵器的改良版Cribiform封堵器可用于封堵筛孔型房间隔缺损。该封堵器与Amplatzer封堵器的不同之处在于其中央腰部较窄，而封堵的成功依赖于封堵器的圆盘。Cribiform封堵器有四种尺寸：18、25、30和35mm，对应的是圆盘直径。该Cribiform封堵器与RESPECT研究中使用的卵圆孔未闭封堵器非常相似；然而，卵圆孔未闭封堵器左盘面是统一的18mm，而右盘面直径为18、25或35mm。由于该设计，该Cribiform封堵器最常用于美国的标签外卵圆孔未闭封堵。

Helex封堵器是由带有Goretex（聚四氟乙烯）补片的镍钛合金框制成，当从输送导管释放时，产生两个相同尺寸的圆盘。与Amplatzer不同，该封堵器大小是指盘面的尺寸。封堵器有15～35mm尺寸，每种尺寸相差5mm。Helex封堵器已被新批准的Gore Septal Occluder（更名为Gore Cardioform）取代。Cardioform是一款带有Goretex补片的多层镍钛合金框架。该封堵器优于Helex，因为它的多层设计会更加坚固而且不易形成血栓。简单的输送系统也是对Helex体积过大而显得笨重的推拉技术的改进。Cardioform的尺寸为15～30mm，每种尺寸相差5mm，推荐的尺寸封堵器直径和缺损大小比值为1.7∶1，这样的封堵器适合用于小于17mm中小型房间隔缺损封堵。

五、房间隔缺损和卵圆孔未闭封堵的禁忌证

未控制的感染或左房血栓的患者不能行封堵手术。除了卵圆孔未闭或继发孔型房间隔缺损以外目前无法使用当前的技术封堵的缺损。有时会给卵圆孔未闭封堵的患者装临时下腔静脉滤器。这些患者应该进行静脉造影，以确保滤器上没有大的血栓，以免拔出滤器时血栓脱落引起反常栓塞。先天性下腔静脉中断伴奇静脉延长很少见，而这样的患者就不能经股静脉路径进行封堵。然而，在无法使用下腔静脉路径的情况下经验丰富的术者可以尝试经肝或上腔静脉（superior vena cava，SVC）路径进行封堵。

六、技术

房间隔缺损和卵圆孔未闭封堵相类似。我们将开始讨论两者的共同点和异同点。

（一）术前用药

通常提前3～5/d开始服用阿司匹林81mg。对于阿司匹林过敏的患者，可以使用氯吡格雷75mg/d代替。

股静脉路径为房间隔缺损和卵圆孔未闭封堵提供了更佳手术角度。上腔静脉路径是锐角，需要使用相对较大的硬鞘穿刺房间隔，这样很难进行房间隔缺损和卵圆孔未闭封堵。除非同时需要进行冠状动脉造影，否则通常不会选择动脉路径。年龄＞50岁大房缺和封堵器栓塞风险的患者，我们会在尝试房间隔缺损封堵之前常规进行冠状动脉造影，以免需要外科手术。

对于房间隔缺损的患者，我们要用右心导管评估右心压力和分流指数。对于卵圆孔未闭患者，除非存在其他问题，否则我们通常不会评估血流动力学。

用100U/kg肝素化，最大用量5000U，确保患者的活化凝血时间目标值要≥250s。

（二）房间隔缺损和卵圆孔未闭封堵成像

单平面透视对于房间隔缺损和卵圆孔未闭封堵是足够的，并且两者都需要超声图像。

表 56-1　用于房间隔缺损和卵圆孔未闭封堵器对比

封堵器类型	封堵器图像	用途	标签尺寸（mm）	中间腰部（mm）	右盘面	左盘面	输送鞘
Amplatzer 间隔封堵器	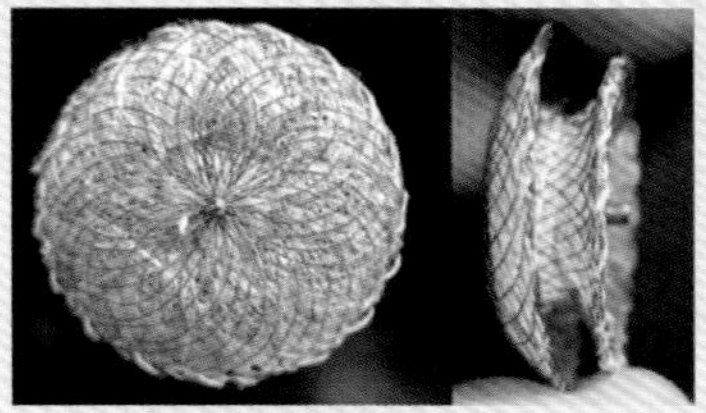	ASD 封堵	4～40（38 美国）	= 标签尺寸	中间腰部 +8mm（缺损＜ 10mm） 中间腰部 + 12mm（缺损≥ 11mm）	中间腰部 +10mm（缺损＜ 10mm） 中间腰部 +14mm（缺损≥ 11mm）（+16mm 缺损≥ 34mm）	7～12F
Amplatzer 锥状封堵器	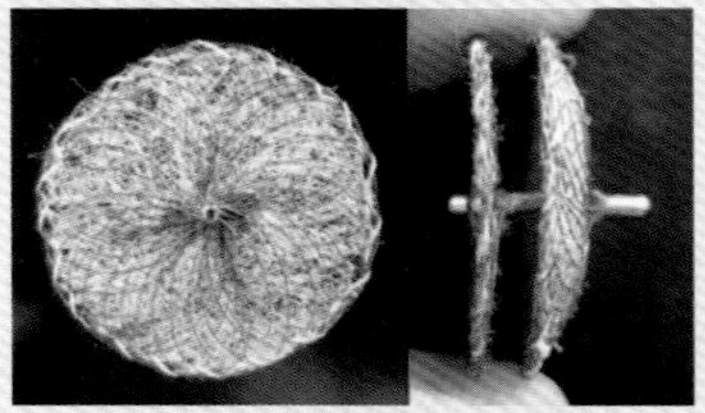	多孔 ASD PFO*	18 25 30 35	2	= 标签尺寸	= 标签尺寸	8F
Amplatzer 卵圆孔未闭封堵器	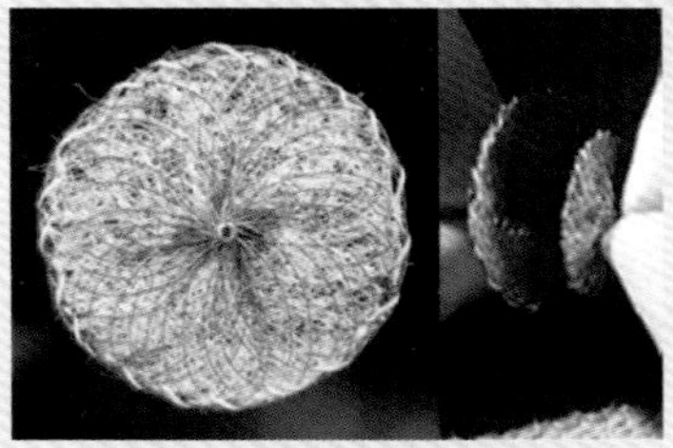	PFO 封堵（除美国外地区）	18 25 35	2	= 标签尺寸	18mm	8F
Gore Helex	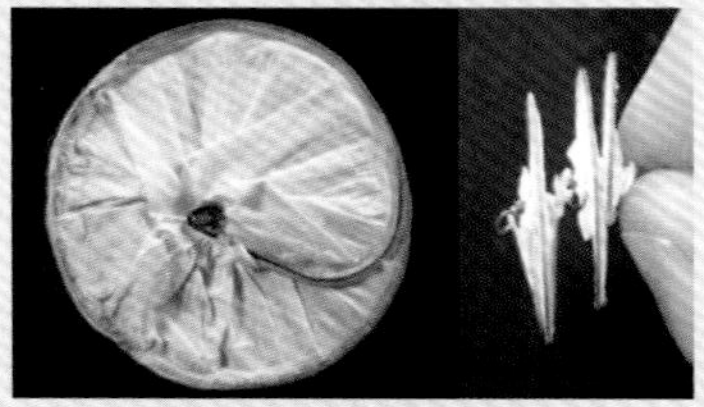	ASD 和 PFO* 停产	15 20 25 30 35	无	= 标签尺寸	= 标签尺寸	9F 无导丝 12F 有导丝
Gore Cardioform	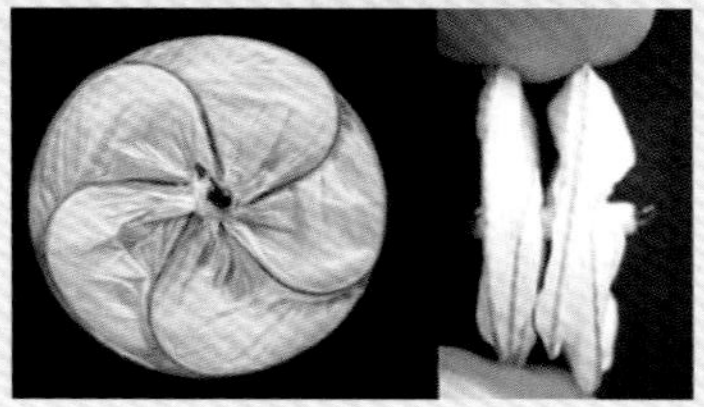	ASD 和 PFO*	15 20 25 30	无	= 标签尺寸	= 标签尺寸	9F 无导丝 12F 有导丝

*. 指示在美国为超说明书使用。ASD. 房间隔缺损；PFO. 卵圆孔未闭

经食管超声心动图最常用于房间隔缺损封堵，而心腔内超声心动图（intracardiac echocardiography，ICE）是 PFO 封堵和较小房间隔缺损封堵的良好替代方案。对于经食管超声心动图，在房间隔评估、封堵器选择和穿刺房间隔定位方面超声医师或麻醉师是介入医生不可或缺的盟友。在评估缺损大小和边缘方面，二维成像通常优于三维成像（图 56-2）。

对于心腔内超声心动图，介入医生通常也会解释分析图像。心腔内超声心动图的优点是可以在不使用麻醉的情况下用最小的镇静进行封堵，而且术后恢复更快。经食管超声心动图通常提供更好的视角观察房间隔，对于较大的房间隔缺损我们更喜欢在这种视角下操作。心腔内超声心动图探头是一次性的，每个成本在 2500 美元左右。有些公司会对使用过的探头进行重新消毒再售出（通常只需新探头成本的一半），最多可使用三次。

心腔内超声心动图

目前可提供两种心腔内超声心动图成像系统：SeimensAcuNav 和 St Jude Viewflex。西门子探头有 8 和 10Fr，St. Jude 导管需要 10F 导管。与血管内超声不同，心腔内超声心动图有“前视”阵列而不是圆周阵列，可以给出解剖结构的二维视图。两个心腔内超声心动图探头都有手柄，该手柄允许探头从侧面到侧面和向前向后两个方向的自由移动，同时也有彩色多普勒评估血流。通常在同一股静脉中插入另外一根导管，而入口位于第一穿刺入口下方几毫米处。

心腔内超声心动图导管要前行进入到右心房。通常这需要在透视下进行，因为导管易于在静脉分支处受阻碍，如果发生时患者会诉背部疼痛。通过后屈导管并顺时针转动导管跨过主动脉的“长轴”切面是最佳观察房间隔的位置［图 56-2A（a）］。在这个角度可以看到卵圆孔。彩色多普勒检测可以评估房间隔缺损，同时顺时针和逆时针旋转导管来“扫描”房间隔。然后进一步后屈导管并向右旋转可以观察到房间隔的“短轴”切面［图 56-2B（b）］。在这个切面是最利于观察评估缺损的主动脉边缘。应在长轴和短轴两个切面上测量房间隔缺损。对于卵圆孔未闭患者，此时可以进行发泡试验，评估从右到左微泡分流量。在静息状态没有观察到右向左分流，可以指导患者进行 Valsalva 动作观察分流。

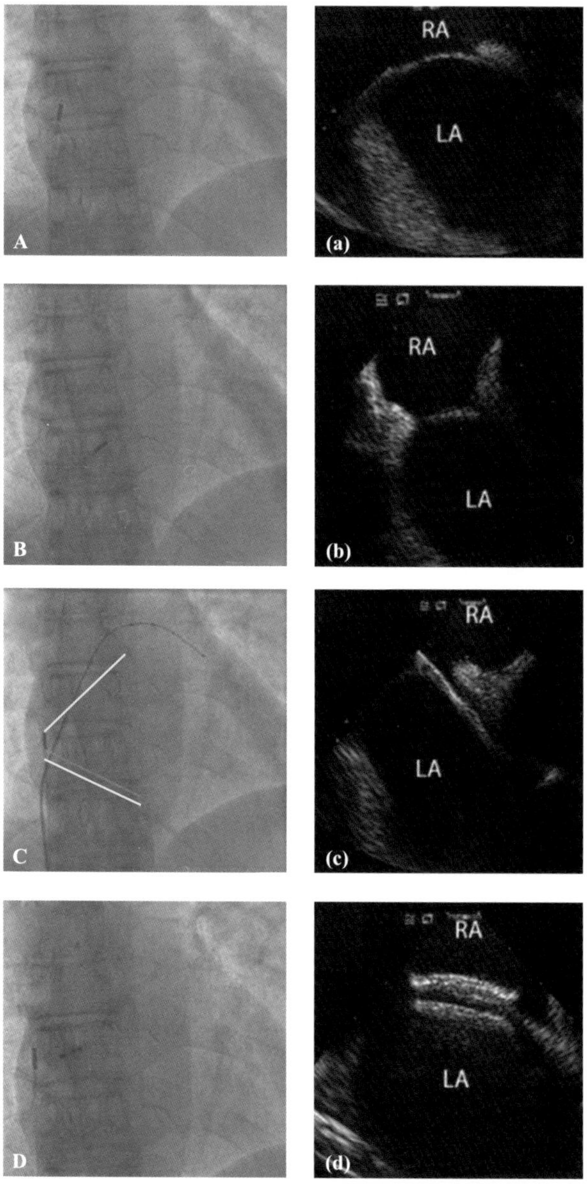

▲ 图 56-2　卵圆孔未闭封堵术中的心腔内超声和对应的透视图像

请注意，与经食管超声不同，右心房是距探头最近的腔室。A. 在右心房翻转的心腔内超声心动图导管可以观察房间隔长轴（a）。B. 心腔内超声心动图导管进一步后翻并顺时针转动观察房间隔短轴（b）。C. 使用多用途导管和 Magic Torque 导丝穿过卵圆孔未闭。注意在导管成像卵圆孔未闭的水平导丝穿过房间隔。穿过卵圆孔未闭的导线尖端位于左心耳（c）。D. 放置 25mm Amplatzer™Cribiform Occluder 后，使用心腔内超声心动图（d）在长轴上观察封堵器。RA. 右心房；LA. 左心房

一旦通过房间隔缺损，封堵就在进行中了，当左盘面接触房间隔时以及右盘面成形后都可以观察

间隔影像。最终的封堵器位置，房间隔缺损封堵或卵圆孔未闭封堵发泡试验术后彩色多普勒检测均可以通过心腔内超声检测完成（图 56-2Dd）。

七、房间隔缺损和卵圆孔未闭封堵操作

在通过心腔内超声心动图或经食管超声心动图评估房间隔后，准备封堵房间隔缺损 / 卵圆孔未闭。根据我们的经验，最简单的导管和导丝组合是 6F 多功能导管和 0.035in 260cm Magic Torque 导丝（Boston Scientific）。这种导丝的优点在于它易于操作，柔软的尖端可避免损伤心脏结构，并且相对硬的轴可以用于支撑，输送鞘通过卵圆孔未闭行封堵而不用更换导丝。多功能导管定位右心房的下 1/3 处，尖端指向患者的左侧，然后顺时针转动。顺时针旋转导管将尖端向后指向房间隔所在的位置。用导丝来探查房间隔，当导丝穿过脊柱左侧而没有室性期前收缩时，即确认进入了左心房。如果遇到室性期前收缩，说明导丝在右心室导丝需要后撤并且继续向更后方探查（再顺时针旋转导管）。卵圆孔未闭 / 房间隔缺损用心腔内超声心动图或经食管超声心动图协助穿房间隔的一个“技巧”是，房间隔缺损 / 卵圆孔未闭超声成像必须与透视成像处于相同的上 / 下定位。在透视下，超声前端是可视的探查即在此水平进行（图 56-2Cc）。根据我们的经验，超声图像本身在探查缺损方面并不是特别有用，因为在缺损附近看到的导丝部分可能是轴而不是尖端。

导丝穿过房间隔缺损 / 卵圆孔未闭房间隔后，导丝的尖端通常位于左心耳（图 56-2C）。导丝位于心脏左上边界，通常会卷曲在左心房里。这不是导丝最佳位置，因为这个位置导丝或装置输送鞘可导致薄的左心耳穿孔。最好将导线送入左肺静脉。将 MP 导管沿导丝推进到脊柱中部，回撤导丝，顺时针（向后）转动来探查肺静脉。当它处于左肺静脉时，导丝将越过心影边缘。

一些人主张用房间隔穿刺来封堵长隧道型卵圆孔未闭。为了完成房间隔穿刺，原发隔穿刺点需要比正常情况更低的位置，否则房间隔穿刺针将在间隔上滑并越过卵圆孔未闭。封堵器放置在房间隔较低的部位可能不足以完全地封堵卵圆孔未闭。根据我们的经验，我们很少需要考虑用房间隔穿刺来完全封堵卵圆孔未闭。对于长隧道，Amplatzer Cribiform 封堵器比 Gore 封堵器更优。

八、房间隔缺损尺寸测量

首先通过经食管超声心动图或心腔内超声心动图在正交平面行房间隔缺损静态尺寸测量，并评估残边。主动脉后缘是最重要的但经常不足（即小于 5mm）。如果残边仅缺少一点点，那么封堵器植入可能是安全的。然而，没有边缘的大尺度“裸露”的主动脉，术者应小心选择封堵器，并考虑避免使用 Amplatzer 房间隔缺损封堵器，因为存在封堵器磨蚀的风险。除了最小的房间隔缺损外，在封堵器尺寸选择上，用球囊测量缺损大小很重要。为此使用 24 或 34mm 顺应性测量球囊（St. Jude Medical）。穿过房间隔缺损的初始导丝交换为短的（2cm）软头 Amplatz 加硬导丝（Boston Scientific），尖端置于左肺静脉中。在透视情况下，穿过房间隔缺损的球囊使用稀释造影剂（20% 造影剂，80% 盐水）充盈，直到超声不再看到穿过缺损的分流（所谓的“分流停止”直径）。此时，透视下可观察到球囊上一个小的压痕或“腰部”切迹（图 56-3D）。采集一个短的电影成像，并精确记录充盈测量球囊的注射器中剩余容量。然后将球囊回缩并移除。在体外将球囊再充盈到分流停止时相同的体积。然后对比在透视下观察到的球囊压痕与不同尺寸定径板（St. Jude Medical）卡在球囊上形成的类似压痕。当出现相同的压痕时，即是“分流停止”直径。也可以使用电影图像中的测量标记带来计算该尺寸，还可以通过超声测量该尺寸；然而，我们发现后两种方法不如定径板方法可靠。

九、房间隔缺损器械选择

如果分流停止直径达到 17mm，可以考虑 Gore Cardioform 或 Amplatzer 房间隔缺损封堵器。较大的缺损仅适用于 Amplatzer 房间隔缺损封堵器。实际上，如果直径大于 15mm，即使是最大的 Cardioform，也不太可能达到令人满意封堵效果。

如果主动脉残边很短，使用 Cardioform 可能会

降低器械磨蚀的风险（图 56-3A）。然而，从实际情况看，已报道的器械磨蚀主要是尺寸＞ 18mm 的 Amplatzer 封堵器，因此 Gore 封堵器降低磨蚀的风险可能被夸大了。

对于 Amplatzer 封堵器尺寸，应选择比分流停止直径大 1 ～ 2mm，记住 Amplatzer 封堵器的标记直径是中央腰部直径。对于 Gore Cardioform 封堵器，选择至少 1.7 倍、优选 2 倍分流停止直径的封堵器。根据我们的经验，几乎所有适合 Cardioform 封堵器的成人房间隔缺损都使用了 30mm 封堵器。

十、卵圆孔未闭器械选择

虽然有些人提倡球囊测量用于卵圆孔未闭封堵，但根据我们的经验，这并无帮助或有必要。绝大多数卵圆孔未闭采用 25mm Amplatzer Cribiform Occluder， 或 20 或 25mm Helex 或 Cardioform 封堵器封堵。对于房间隔膨出瘤，我们发现 30mm Amplatzer Cribiform Occluder 可以更好地固定住更多的房间隔。

十一、输送装置

（一）Amplatzer 筛孔型缺损封堵器和 Amplatzer 房间隔缺损封堵器

Amplatzer 装置使用长鞘作为输送系统的一部分。对于所有尺寸的筛孔型缺损封堵器，可以使用 8F 输送系统。根据不同尺寸的房间隔缺损封堵器，使用 7 ～ 12F 的输送系统。将封堵器拧到装载器中的输送钢缆上。注意不要将封堵器拧得过紧，否则释放可能会带来困难。然后将封堵器回收至浸泡在生理盐水碗中的封堵器中。封堵器刚好前送到装载器的顶端。通过装载器的侧孔冲洗约 20ml 生理盐水，同时轻敲装载器以清除装载器中残存空气。

然后移除短鞘钢缆沿导丝送入输送长鞘中。沿导丝输送长鞘进入左房，扩张鞘芯接近但不进入左肺静脉。然后将输送鞘管前送至扩张鞘芯的顶端部位，移除导丝和扩张鞘芯。下一步至关重要，特别是在自主呼吸的患者中（例如当使用心腔内超声心动图而不是经食管超声心动图时），没有左心系统疾病的年轻患者左心房压力通常阶段性降低至 0mmHg 以下，尤其是如果患者打鼾。如果不小心，可能会通过长鞘管带入大的空气栓子进入左房，带来灾难性后果。较小的空气栓子栓塞到右冠状动脉通常导致下壁导联的 ST 段抬高。如果发生这种情况，可以给予 100% 氧气吸入和血管收缩剂升高动脉压通常可在几分钟内得以解决。为了避免这个问题，一旦移除扩张鞘芯应立即用手指覆盖鞘管的尖端并且将注射器快速连接到鞘管中心腔。为了去除鞘管中的残余空气，应畅通地吸出 10 ～ 20ml 血液。然后将装载器连接到鞘管中心腔，同时通过用生理盐水不断冲洗装载器以确保“无气泡”连接。

推进输送钢缆将封堵器推送到输送鞘的顶端。将输送鞘回拉到左房的中部，从输送鞘将封堵器推出释放左盘面。回拉整个装置，直到左盘面抵靠房间隔。这个时候可以感受到输送钢缆轻微的阻力，也可以在超声上观察到左盘面抵靠房间隔。然后将输送钢缆固定在手术台上，回撤鞘管露出房间隔缺损封堵器中央腰部和右盘面，或者如果是 Cribiform 封堵器仅露出右盘面。然后推进输送钢缆使得右盘面抵靠房间隔。轻柔推拉输送钢缆可确保封堵器正好相对于房间隔两侧。如果封堵器位置不佳，可以重新回收封堵器到输送鞘管中并尝试重新释放。如果在右心房中重新回收封堵器，则输送鞘有足够的弯曲度使得顶端带有封堵器的输送鞘能通过房间隔；然而，这应该非常谨慎地进行这一操作，因为如果不在房间隔，可能会因疏忽造成心脏穿孔。

通过超声重新评估封堵器位置，如果两个盘面分别位于房间隔两侧而且没有引起主动脉变形，则可以释放封堵器。这是通过推送钢缆后部的扭矩工具逆时针旋转推送钢缆来实现的。一旦封堵器从输送钢缆释放，由于输送钢缆的扭力被移除它将在房间隔重定向位置。

较大的房间隔缺损可能难以封堵的原因，是因为封堵器回拉抵靠房间隔时左盘的前缘易于跨越到主动脉缘的右侧。在这种情况下，可以尝试更偏向左侧展开中央腰部和右盘面，但这通常导致整个封堵器在左房侧展开。有时需要多次尝试展开和重新回收封堵器。已报道许多技术来克服这个困难；然而，我们经验中最可靠的是右上肺静脉技术。在左盘面展开后，输送鞘顺时针旋转，直到左盘面处于水平位。此时，左盘面位于右上肺静脉入口处。回撤系统直到在房间隔上感觉到阻力释放中央腰部和右盘面。通过这种操作，封堵器通常会“突然啪地”固定在房间隔。

（二）Cardioform

Cardioform 装置首先在体外通过将封堵器浸没在盐水中，冲洗输送系统，然后在导管内回退封堵器。所有尺寸封堵器均可以使用 9F 输送导管，但是同时保留导丝并通过输送系统则需要 12F 鞘管。我们发现这最有优势的就是，小幅增加鞘管尺寸不成问题。沿着导丝将输送系统推进到左心房中部，然后撤除导丝。通过简单前向运动滑块直到左心房盘面完全成型。然后回撤输送导管紧靠房间隔，完成滑块的前向运动以右盘面成型。可以轻柔推拉输送导管以确保封堵器抵靠房间隔并位置稳定。通过超声评估封堵器，是否每个盘面分别位于相应房间隔侧的良好位置。如果封堵器位置不满意，则可以通过简单地缩回滑块来重新回收封堵器，重复上述过程。

当封堵器位置良好，捏住并滑动锁定环以启动释放机制。当输送系统的张力移除时，封堵器通常在房间隔上重新定位。应将前置探测器移至大角度左前斜位，可见左右盘面均垂直。当封堵器位置良好，盘面之间描绘的直线与封堵器两“花瓣”盘面均不交叉（图 56-3E）。如果无法做到这一点，则怀疑封堵器在房间隔上的位置不佳，应考虑移除该封堵器并使用新的封堵器重新尝试植入。

当锁定环设置并且封堵器位置令人满意时，通过抬起红色回收绳手柄并施加轻柔平滑的牵拉来移除回收绳。这需要轻柔地完成，因为用力过大会有封堵器脱落风险。一旦移除了回收绳，就可以将输送系统从患者体内撤离。最后行超声心动图检查该封堵器位置是否良好（图 56-3F）。

一旦锁定环被设定，封堵器植入将完成。但是，如果需要，此时仍可使用回收绳移除封堵器。为此，将作为输送系统一部分外鞘拧开，并将封堵器回拉至鞘管中。由于封堵器仅由回收绳固定，因此需要小心操作。过度用力牵拉可能会折断这个安全索，使得封堵器移除更加复杂，而需要圈套器和

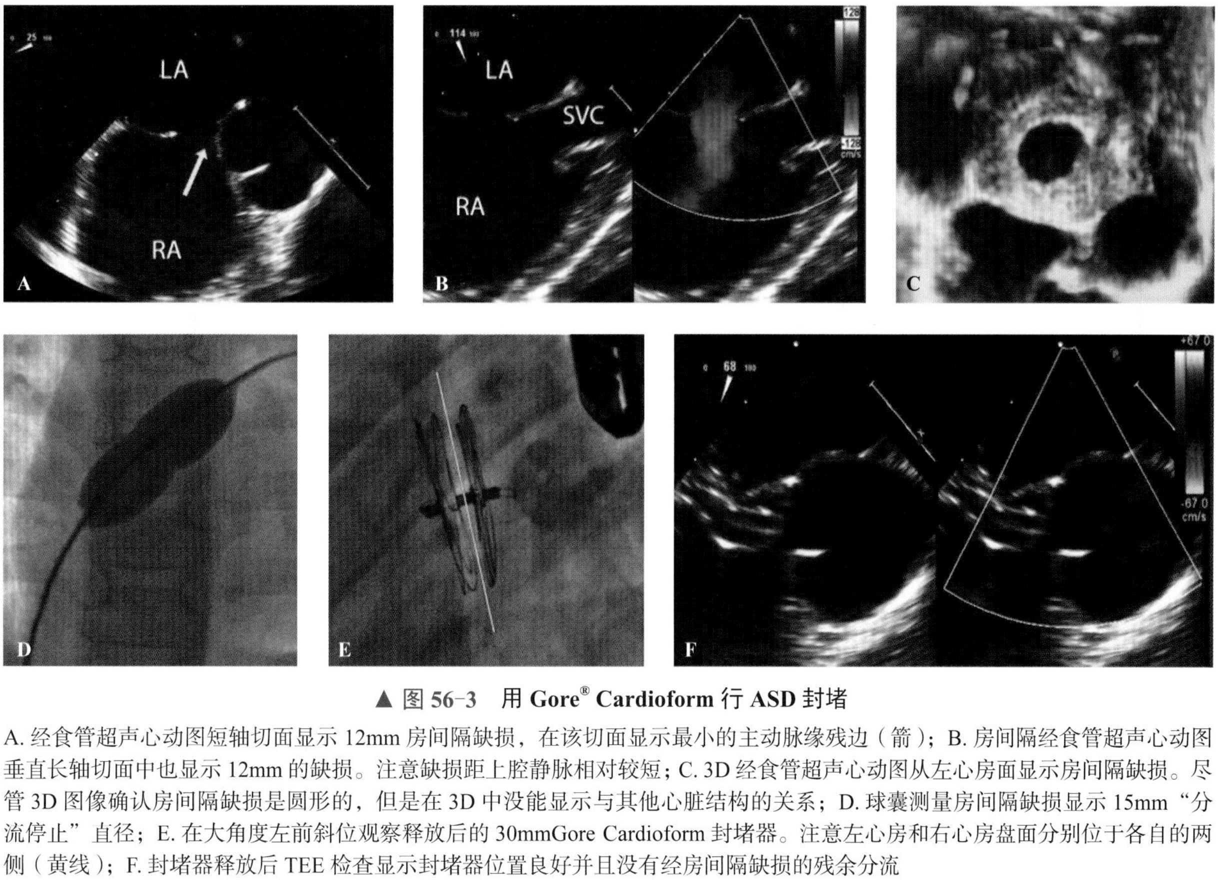

▲ 图 56-3　用 Gore® Cardioform 行 ASD 封堵

A. 经食管超声心动图短轴切面显示 12mm 房间隔缺损，在该切面显示最小的主动脉缘残边（箭）；B. 房间隔经食管超声心动图垂直长轴切面中也显示 12mm 的缺损。注意缺损距上腔静脉相对较短；C. 3D 经食管超声心动图从左心房面显示房间隔缺损。尽管 3D 图像确认房间隔缺损是圆形的，但是在 3D 中没能显示与其他心脏结构的关系；D. 球囊测量房间隔缺损显示 15mm“分流停止”直径；E. 在大角度左前斜位观察释放后的 30mmGore Cardioform 封堵器。注意左心房和右心房盘面分别位于各自的两侧（黄线）；F. 封堵器释放后 TEE 检查显示封堵器位置良好并且没有经房间隔缺损的残余分流

更大的鞘管并有脱落栓塞的风险。

十二、完成操作

使用超声心动图重新评估封堵器，如果是卵圆孔未闭封堵则进行最后的发泡试验来验证封堵效果。移除输送鞘和心腔内超声心动图探头并移除鞘管。手动压迫止血。我们不中和肝素，因为它可能导致封堵器上血栓形成。由于通路仅为静脉，止血通常只需几分钟。需要完成封堵器植入的跟踪表格，并按照美国食品和药品管理局的要求返回给制造商。

十三、不良事件

据报道，所有植入操作中有 0.3% ～ 0.5% 的严重不良事件 [20, 21]。其中，心脏穿孔 / 心脏压塞和栓塞是主要的不良事件。封堵器栓塞通常在手术期间或手术后的 12h 内发生。如果封堵器栓塞到主动脉或肺动脉，则经导管取出是可行的。取回栓塞封堵器，需要使用圈套牢牢地抓住螺钉（Amplatzer）或末端（Helex 或 Cardioform），而且需要使用比植入封堵器大 2Fr 尺寸的鞘管来取出封堵器。在封堵器穿过心脏之前，应将其完全回收到长鞘管中。如果封堵器嵌入右心室或左心室中，则不建议尝试导管回收，因为这有可能撕裂三尖瓣或二尖瓣的腱索。最好外科手术取出封堵器并修补缺损。

其他罕见的器械封堵风险包括心内膜炎、卒中、器械上的血栓、空气栓塞和器械磨蚀。仅在房间隔缺损封堵器报道过磨蚀风险，发生率为 1 ～ 3/1000 [22]。由主动脉边缘＜ 2mm 而使用尺寸过大的封堵器是器械磨蚀的危险因素。然而，“残边不足”的风险尚未明确，至少 40% 的继发性房间隔缺损都有一定程度的残边缺失。因此，这是“警告”，而不是植入封堵器的禁忌证。我们认为植入封堵器后需要仔细评估主动脉，如果出现封堵器紧贴主动脉，我们会考虑移除它并使用较小的封堵器、重新尝试或放弃植入。封堵器磨蚀通常发生在封堵后的最初几个月内，但有超过 1 年的报道。如果患者在房间隔缺损封堵后诉胸痛，则应行超声检查评估封堵器位置。如果新出现心包积液，应考虑磨蚀事件并立即请心外科会诊。

心律失常主要是心房颤动，发生率约 0.5% [2]。高龄是一个危险因素。房间隔缺损长期分流的患者存在心房颤动的风险。一旦心房颤动形成，房间隔缺损封堵改善作用不大。在一些患者中，我们建议房间隔缺损封堵前行消融或左心耳封堵术。

使用 Amplatzer 房缺封堵器封堵后，一些患者会出现头痛。对于有偏头痛病史的患者，这似乎更常发生。这种情况考虑是血小板激活引起的，将抗血小板治疗方案中阿司匹林改为氯吡格雷大多数患者似乎可以迅速解决症状 [23]。

Amplatzer 房缺封堵器植入后有患者出现持续的胸痛、心悸和呼吸短促症状的罕见报道，这种情况可能是镍过敏 [24]。其中一些患者，外科移除封堵器后症状得到改善。然而，与普通人群中镍敏感的普遍性（约 8%）相比，这种现象非常罕见，我们在植入前不常规测试镍敏感。

十四、术后护理

接受卵圆孔未闭或小房间隔缺损封堵的患者通常在当天出院，而较大房间隔缺损的患者将留夜观察，第二天早晨行经胸超声心动图检查评估是否有栓塞。建议在术后 1 周、1 个月、6 个月，之后每年一次进行经胸超声心动图检查的门诊随访。由于磨蚀的风险很低，而已知的方法都不能在随访中预测这种情况，我们认为除非持续存在担忧，否则 1 年后通常不再随访，但告知患者如果出现心脏症状他们应该需要重新评估。

房间隔缺损和卵圆孔未闭封堵的抗血小板治疗（阿司匹林 81mg 或氯吡格雷 75mg）持续 6 个月，直到封堵器完全内皮化。此时，房间隔缺损患者停止抗血小板治疗。然而，对于卵圆孔未闭患者，我们认为持续阿司匹林 81mg/d 是基于“双保险”原则的合理推荐，也就是说，一些接受卵圆孔未闭封堵的脑卒中患者，其发生卒中可能与其他因素有关，阿司匹林有助于降低这些患者复发事件的风险。

植入封堵器 6 个月后如果牙科就诊，建议使用抗生素预防心内膜炎，之后停止使用从实际出发，我们建议患者避免常规牙科检查 6 个月。

这些封堵器都兼容MRI。

十五、未来发展方向

美国食品和药品管理局近期将决定RESPECT研究数据是否足以保证批准卵圆孔未闭介入封堵用于隐源性卒中的治疗（译者注：2016年10月28日美国食品和药品管理局批准了Amplatzer卵圆孔未闭封堵用于隐源性卒中合并卵圆孔未闭患者的二级预防）。另一项随机试验Gore REDUCE将完成入选，该研究在隐源性卒中和短暂性脑缺血人群中对比器械与药物治疗的疗效。继续开发新器械以封堵更大的房间隔缺损，同时最大程度减少并发症。Gore目前正在开发下一代Cardioform封堵器，具有自动中心定位特性，可以封堵更大的房间隔缺损。除了PFO市场，公司对于投入大量资源设计新的房间隔缺损封堵器很谨慎，因为和其他疾病相比房间隔缺损患者人数较少，风险很高且回报有限。

第 57 章 瓣周漏封堵和室间隔缺损封堵

Paravalvular Leak Closure and Ventricular Septal Defect Closure

Saurabh Sanon Mackram F. Eleid Allison K. Cabalka Charanjit S. Rihal 著

马 飞 周 强 译

一、经导管瓣周漏封堵

对人工瓣膜置换术患者进行长期随访发现，其中 17% 的二尖瓣人工二尖瓣患者和 10% 的主动脉瓣人工主动脉瓣患者发展成瓣周漏 [1-3]。此外，有报道经导管主动脉瓣置换术后患者发展为中度或重度瓣周漏的发生率为 15% ～ 20% [4]。虽然大多数这样的患者在短期内是没有症状的，但是最终 1% ～ 3% 的患者最终会出现症状且需要干预 [5, 6]。由于患者发生瓣周漏的解剖基础仍然存在，而且再次手术有严重的并发症和高死亡率，那么经导管人工瓣瓣周漏封堵就成为一个有吸引力的治疗手段。这一章讨论瓣周漏评估的基本原理及经导管瓣周漏封堵术。

（一）病理生理学

发展成瓣周漏最常见的病因包括：

1. 衰老引起的基底组织脆性增加，既往发生的心内膜炎，或有 / 无使用皮质类固醇的全身炎症状况。

2. 广泛的瓣环钙化，尤其是不对称钙化。

3. 既往瓣膜手术（多瓣膜再次手术）[7, 8]。

外科手术的技术方面，如缝合技术和使用的瓣膜形状，也与形成瓣周漏有关。早期瓣周漏通常与瓣环相对应的瓣膜形状和潜在的瓣环钙化有关，而晚期瓣周漏通常与组织脆性和缝合处裂开有关。

（二）临床特征

轻度瓣周漏的患者通常无症状；然而，严重的瓣周漏患者会出现充血性心力衰竭的症状和体征。在某些情况下，即使是中度的瓣周漏也能引起明显的心力衰竭症状，这是因为反流到非顺应性腔室，如左心房或左心室。由于瓣周漏产生作用于红细胞的剪切力可导致患者溶血，表现为乏力、结膜和手掌苍白、黄疸、血尿和瘀斑。主动脉瓣瓣周漏患者在胸骨左缘可闻及递减的舒张期杂音，而二尖瓣瓣周漏患者常在二尖瓣听诊区闻及全收缩期杂音，放射传导到二尖瓣主要射流的方向上。充血性心力衰竭的其他典型症状也会出现，包括升高的颈静脉压（JVP）、体位性水肿、端坐呼吸、阵发性夜间呼吸困难和心脏恶病质。

（三）诊断评估

1. 实验室检查

基本实验室检查应评估是否存在贫血以及贫血严重程度和机制，包括溶血标志物。这些应包括血红蛋白、红细胞压积、网织红细胞计数、平均红细胞体积、结合珠蛋白、乳酸脱氢酶、铁、叶酸、总胆红素和直接胆红素，以及外周血涂片检查是否存在碎裂红细胞。以下结果通常提示有溶血：检测不到血清结合珠蛋白、乳酸脱氢酶＞ 500 单位、外周血涂片＞ 1% 的碎裂红细胞以及＞ 5% 的网织红细胞。

2. 影像学

经胸超声心动图（TTE）通常是检测瓣周漏的首选检测手段。经胸超声很容易检测到主动脉瓣前侧的瓣周漏，但是由于人工瓣的声影，主动脉瓣后侧瓣周漏的检测常常受到限制。此外，“花园喷水管”现象，从小缺损反射形成强彩色血流多普勒信号呈扇形占据相对较小的左心室流出道，这样很难通过彩色血流准确评估瓣周漏的严重程度。实时三维经食管超声心动图克服了这些困难，能够准确检测瓣周漏的位置和严重程度。这种检测方法尤其有助于评估二尖瓣瓣周漏。心腔内超声不常用，但是可以术中辅助成像，尤其对于后侧的主动脉瓣瓣周漏，可以使用位于右心室流出道的心腔内超声协助检测。在没有瓣膜内反流的情况下，主动脉造影可以准确评估主动脉瓣瓣周漏的严重程度。心电门控 CT 结合实时容量重建为制定围术期方案提供了重要信息，包括准确测量瓣周缺损的位置、形状和大小。垂直相交的正位和侧位影像增强器有利于识别瓣周缺损。

（四）定位

主动脉瓣瓣周漏通常使用经胸主动脉短轴切面进行定位，将区域评价分成 6 个扇区，每个扇区 60°，以此来判定瓣周漏的位置。其与左前斜足位透视影像一致。与左前斜足位影像相比，在超声心动图按顺时针方向旋转 120° 观察主动脉瓣。

我们的经验是，二尖瓣瓣周漏定位使用三角测量系统测量，该系统使用下列标志：主动脉瓣定位前侧、左心耳定位前外侧和房间隔定位中部。而其他人建议使用钟面来定位瓣周漏。

这些命名系统使得超声心动图医师和手术者可以准确和有效的沟通，这对经导管瓣周漏封堵的成功起到至关重要的作用。

（五）经导管瓣周漏封堵术

1. 适应证

最近 ACC/AHC 关于瓣膜心脏病管理的指南指出，对于外科手术高风险且在解剖学特征适合于导管治疗的顽固性溶血患者或 NYHA Ⅲ或Ⅳ级心力衰竭的瓣周漏患者，经皮介入修复推荐为Ⅱa 类适应证，要在心脏中心由有经验的术者进行手术 [9]。经导管瓣周漏封堵的常见适应证包括：

(1) 临床和（或）血流动力学意义明显的瓣周漏引起充血性心力衰竭或溶血性贫血的症状和体征；

(2) 稳定的瓣膜功能；

(3) 缺损小于瓣膜周长的 1/4。

禁忌证包括未控制的感染或心内膜炎，不稳定的人工瓣以及超过 1/3 瓣环反流。

2. 装置

目前，没有美国食品和药品管理局批准用于瓣周漏封堵的装置。Amplatzer™ 血管塞（AVP, AVP Ⅱ 或 Ⅳ）、Amplatzer™ 动脉导管封堵器、Amplatzer™ 房间隔封堵器和 Amplatzer™ 肌部室间隔缺损封堵器（St.Jude Medical，St.Paul，MN，USA）都已用来行瓣周漏封堵。我们建议使用 AVP Ⅱ或 AVP Ⅳ，因为与其他装置相比，这些装置有更细和更柔软的镍钛合金网，可降低溶血发生率。AVP Ⅲ椭圆形横截面，特别适合于瓣周漏的封堵；该装置在欧洲可使用，但在美国尚不能使用。

在植入任何装置之前必须极其谨慎以免影响人工瓣瓣叶活动或人工瓣与周围结构的相互关系。

（六）技术

1. 经导管主动脉瓣瓣周漏封堵

我们建议使用逆行主动脉路径处理主动脉瓣周缺损。对于大多数位于前侧的缺损，经胸超声心动图足以指导手术操作。与经食管超声心动图长时间的手术指导所需的全身麻醉相比，经胸超声心动图也需要使用中度镇静。位于后侧的缺损通常需要经食管超声心动图指导，或需要位于右心室流出道的心腔内超声指导。透视视野定位于右前倾斜面向左前斜足部，从侧面可以观察缝合环。我们利用“5-in-6”伸缩式同轴导管系统（在 6F100cm 多用大腔导管内部使用 125cm5F 多功能造影导管）和 0.035in 成角超滑硬导丝来穿过缺损。或者，在较大的主动脉根部用 AL1 导管为导丝提供方向指引。一旦 5F 多功能导管嵌入缺损，6F 多用大腔导管跟着穿过缺损。然后将 0.032in 长交换加硬导丝（Cook Medical，Bloomington，IN，USA）头端塑形并小心地送入左室（锚定导丝技术，图 57-1A）。或者，长超滑成角导丝可以通过自身 / 生物主动脉瓣挤出并在升主动脉中被捕获经另一侧动脉撤出体外从而建立动脉 - 动脉轨道（改良的锚定导丝技术）。在使用这种技术时必须密切监测患者血流动力学，因为这种轨道可能会导致显著的血流动力学改变的主动脉瓣反流。对于只需要植入单个封堵器的小缺损，可以不需要监测患者血流动力学；然而，对于计划植入多个封堵器的患者，无论是通过锚定导丝技术或建立轨道，都必须监测血流动力学。一旦锚定导丝或动脉 - 动脉轨道就位，用 90cm Cook Flexor 交换鞘替换引导导管，便于装置输送。了解导管、导丝和封堵装置组合的兼容性对于确保成功至关重要。

2. 经导管二尖瓣瓣周漏封堵

顺行经静脉–房间隔路径通常用于二尖瓣瓣周缺损封堵；然而，当使用静脉路径嵌入缺损不成功时，有必要通过逆行主动脉左心室心尖路径实施封堵。例如中央型瓣周漏，由于靠近房间隔，封堵装置嵌入缺损就有挑战性。这种情况需要经食管超声心动图指导和全身麻醉。操作步骤与之前描述的主动脉瓣瓣周漏类似。经食管超声心动图和透视引导进行房间隔穿刺。对于中央型瓣周漏，建议在缺损水平上下平面的房间隔后侧穿刺，因为这能够沿二尖瓣环平面操纵导管接近缺损。在进入左心房后，使用 Inoue 扩张器扩张房间隔，并使用 8.5F 或 11F Agilis NxT 导引导管（St.Jude Medical，St.Paul，MN，USA）沿着 Inoue 导丝进入左房。需精确维持患者的活化凝血时间≥300s 以避免血栓形成。使用 5-in-6 伸缩式导管系统和 0.032in 的长超滑成角导丝通过 Agilis 导管嵌入缺损。然后将 5 和 6F 多用导管依次推进到左心室中。根据缺损的大小决定需要一个或多个封堵器，如何植入在后续章节中有描述。

3. 使用锚定导丝有序的植入技术

将 0.032in 长交换加硬导丝头端塑形并小心地送入左心室，使用合适大小的 Cook Flexor 交换鞘取代多用导管。一旦第一个封堵装置成功植入，则在导丝上移除交换鞘管，然后将其重新装载到导丝上，将封堵器输送钢缆留在鞘外面，便于使用相同的步骤递送另外的封堵装置。这允许顺序植入多个封堵器而输送系统不离开左心室。

4. 使用动静脉轨道或经心尖轨道（改良锚定导丝）的顺序植入技术

当需要额外的支撑时，亲水导丝可以在升主动脉中被捕获并移除（图 57–1B）。如前所述使用合适尺寸的 Flexor Shuttle 鞘管。在动静脉导丝轨道就位的情况下，第一个封堵装置可以沿着现有的外置导丝轨道穿过交换鞘送入。然后移除交换鞘并在动静脉轨道上重新装载，将装置输送钢缆留在鞘管外。可以按照此顺序植入多个封堵器，同时完全控制导丝的张力，并允许在操作结束释放封堵器时保留输送装置。该技术有吸引力的一方面是手术过程是可逆的，甚至能够在手术最后时刻移除所有设备。

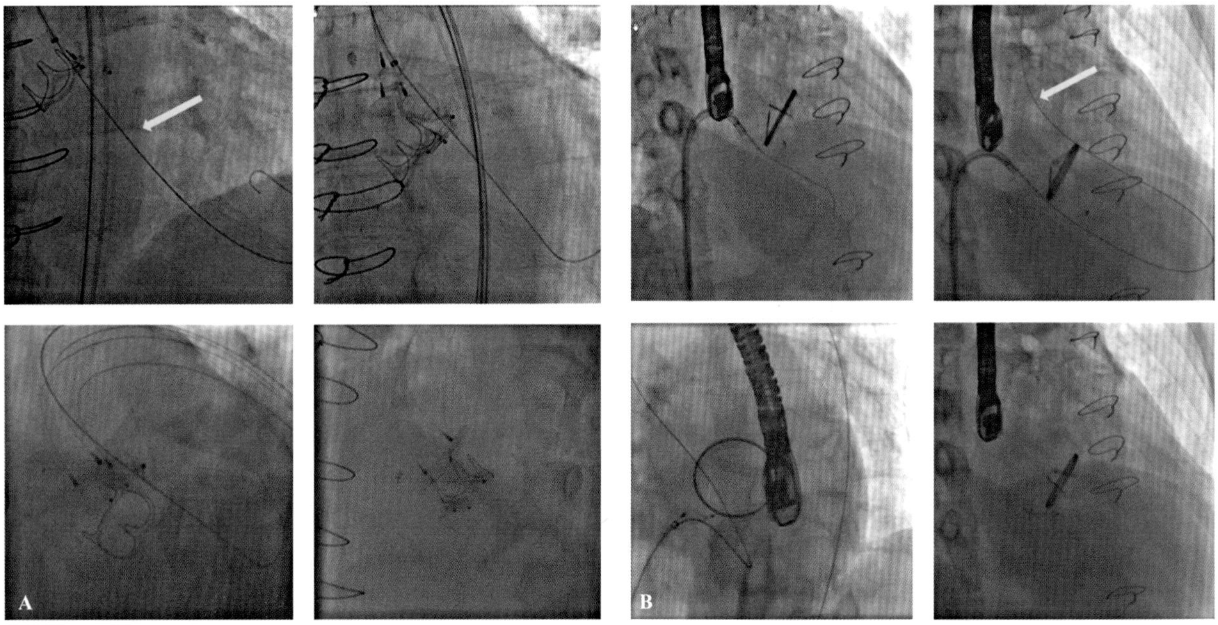

▲ 图 57–1 瓣周漏封堵术

A. 经导管主动脉瓣瓣周漏封堵术。左上：LV 锚定导丝（箭）穿过主动脉瓣周缺损。右上、左下：右前斜位和左前斜位植入的 Amplatzer 血管塞与就位的锚定导丝。右下：连接在输送杆上的 Amplatzer 血管塞，已准备植入；B. 经导管二尖瓣瓣周漏封堵术。左上：有伸缩导管的 Agilis 导管，以及穿过二尖瓣瓣周缺损仍然成角度的 Glide 导丝。右上：箭示改良后的锚定导丝技术（动静脉环）。左下：动静脉环就位同时 Amplatzer 血管塞植入。右下：植入后的 Amplatzer 血管塞

5. 同步植入技术（双导丝技术）

在该技术中，在6F指引导管指引下将两根或更多根0.032in长交换加硬导丝头端塑形并小心地送入左心室。通常使用20F的静脉鞘。从导丝上移除指引导管，装载上两个独立的5-in-6导管系统经导丝推进到心室中。然后移除5F造影导管，同时6F指引导管用于植入封堵器。

（七）并发症

手术并发症包括出血（5.2%）、瓣叶损伤（4%）、封堵器栓塞（＜1%）和急诊外科手术（0.9%）。在我们团队30d并发症发生率为8.7%（突然和不明原因死亡为1.7%，卒中为2.6%，急诊手术为0.9%，出血率为5.2%）[10]。

（八）随访

我们建议密切随访，监测患者溶血现象和（或）心力衰竭症状。从植入的封堵器角度考虑，患者不需要额外的抗血小板或抗凝治疗。在随访期间建议持续使用经胸超声心动图评估患者残余瓣周漏情况。

（九）结论

对于继发于瓣周漏的溶血或心力衰竭症状的高手术风险患者，在有经验术者的中心进行经导管瓣周漏封堵已成为有前景和有效的治疗手段。

二、经导管室间隔缺损封堵

室间隔缺损（ventricular septal defects，VSD）可分为先天性室间隔缺损（占先天性心脏缺陷的20%）和后天由心肌梗死或术后改变引起的室间隔缺损。室间隔缺损根据缺损在室间隔的位置分为肌部型、膜周部或干下型。在先天性室间隔缺损中，膜周型室间隔缺损最常见（70%），而单纯肌部型室间隔缺损占15%，而干下型室间隔缺损占5%。经导管室间隔缺损封堵适用于有心力衰竭症状，左室扩大/容量超负荷和既往心内膜炎的患者[11]。在左心室扩大的情况下，室间隔缺损封堵可以防止肺动脉高压进展、心室功能障碍、主动脉瓣关闭不全和心律失常。虽然手术修补被认为是室间隔缺损治疗的金标准，但手术相关并发症和死亡率，促使微创经皮导管技术的发展。自1988年第一次经皮室间隔缺损封堵以来[12]，技术上的改进包括更小的鞘管尺寸和使用更新的专用Amplatzer封堵器（St. Jude Medical，St. Paul，MN，USA），使得经导管室间隔缺损封堵已经成为越来越安全和有效的手术。

（一）患者选择

对于手术高风险，既往多次手术史，多孔型缺损如“瑞士奶酪”室间隔缺损以及难以接近的肌部室间隔缺损患者，经导管室间隔缺损封堵是一种特别有吸引力的选择。对于远离三尖瓣和主动脉解剖部位的缺损，经导管室间隔缺损封堵比手术修补更有优势，因为这样可以使封堵器对这些结构的影响减到最少[11]。

经导管VSD封堵的重要排除标准包括：

1. 存在需要手术修复的其他心脏病变。

2. 不可逆的肺血管疾病（肺血管阻力指数＞6～8WU/m^2）。

3. 存在抗血小板治疗禁忌证。

4. 未控制的感染。

5. 不宜行导管封堵的解剖学特征（膜周型VSD距离主动脉瓣边缘＜2mm，过于靠近三尖瓣）。

（二）手术步骤

有多种封堵器可用于经导管室间隔缺损封堵，包括Amplatzer肌部室间隔缺损封堵器、Amplatzer膜周型室间隔缺损封堵器（美国不可供）、Amplatzer房间隔缺损封堵器。Amplatzer房间隔缺损和室间隔缺损封堵器由自膨胀镍钛合金制成，由两个伞面和中间“腰部”组成。封堵器的聚酯织物嵌入物在植入封堵器后能为组织覆盖提供基础以此来封堵缺损。18mm肌部室间隔缺损封堵器的最大伞面尺寸为26mm，28mm房间隔缺损封堵器为54mm，24mm Amplatzer肌部室间隔缺损（心肌梗死后）封堵器伞面是32mm。将封堵器固定到输送杆上并插入6～10F的输送鞘中。根据二维超声测量选择封堵器尺寸；通常，封堵器的腰部尺寸应比缺损大1～2mm（表57-1）。在成人室缺时由于室间隔厚度增加，需要腰部更长的封堵器。另外，心肌梗死后室间隔缺损的特性，它们的封堵需要更大腰部尺寸的封堵器。

术前预防用药给予抗生素（通常为静脉注射头孢唑林）以及阿司匹林（325mg）和静脉内肝素（100U/kg）。在许多患者手术过程中，可以使用镇静剂。而如果计划使用经食管超声心动图，颈内静脉路径输送封堵器，或者心肌梗死后室间隔缺损的患者更适合全身麻醉。

（三）室间隔缺损封堵

根据事先计划的封堵路径，股动脉路径使用 6F 鞘管，而股静脉或颈内静脉（internal jugular，IJ）路径则需要使用 7F 鞘管。对于位于室间隔上部的缺损（例如膜周型）通常优选股动脉路径，而其他部位的缺损则更常用颈内静脉路径。如果要使用心腔内超声心动图，则需要额外在股静脉中插入 10F 鞘管。然后在透视和超声心动图引导（经食管超声心动图、经胸超声心动图或心腔内超声心动图）下 Judkins 右冠状动脉造影导管或多功能导管和长超滑成角导丝逆行从左心室穿过室间隔缺损。导丝在穿过缺损中，通常被推进到肺动脉（pulmonary artery，PA）中。顶端装载有球囊的端孔导管将球囊充气从右侧穿过三尖瓣，以免在随后植入封堵器时卡住腱索。该导管推进到 PA 中，并且交换长导丝穿过端孔导管定位，圈套器的导向件定位在端孔导管上。然后捕获超滑导丝并通过静脉拉出体外，从而形成动静脉轨道。如果需要，测量球囊通过阻断分流的方法帮助评估室间隔缺损尺寸，并更准确地描绘室间隔缺损边界；然而，在大多数情况下，超声心动图指导就足够了（图 57–2）。

然后，将尺寸合适的输送鞘通过静脉穿刺点沿

表 57–1　经导管室间隔缺损封堵的封堵器

封堵器类型	封堵器尺寸 / 腰部直径（mm）	盘面直径（mm）	腰部长度（mm）	最小鞘管尺寸（F）
Amplatzer 肌部室间隔缺损封堵器	4	9	7	6
	6	14	7	6
	8	16	7	6
	10	18	7	6
	12	20	7	7
	14	22	7	8
	16	24	7	8
	18	26	7	9
Amplatzer	4 ～ 10	RA 12 ～ 18；LA 16 ～ 22	3	6
房间隔缺损封堵器	11 ～ 17	RA 21 ～ 27；LA 25 ～ 31	4	7
	18 ～ 24	RA 28 ～ 34；LA 32 ～ 38	4	9
	26 ～ 30	RA 36 ～ 40；LA 40 ～ 44	4	10
	32 ～ 38	RA 42 ～ 48；LA 46 ～ 54	4	12
Amplatzer 膜部室间隔缺损封堵器 *	4 ～ 12	RV 8 ～ 16；LV 10 ～ 18	N/A	7
	13 ～ 14	RV 17 ～ 18；LV 19 ～ 20	N/A	8
	15 ～ 18	RV 19 ～ 22；LV 21 ～ 24	N/A	9
Amplatzer	16	26	10	9
心肌梗死后	18	28	10	9
室间隔缺损	20	30	10	10
封堵器 *	22	32	10	10
	24	34	10	10

LA. 左心房；LV. 左心室；RA. 右心房；RV. 右心室；*. 设备在美国不可供（引自 St. Jude Medical Corporation, St. Paul, MN, USA.）

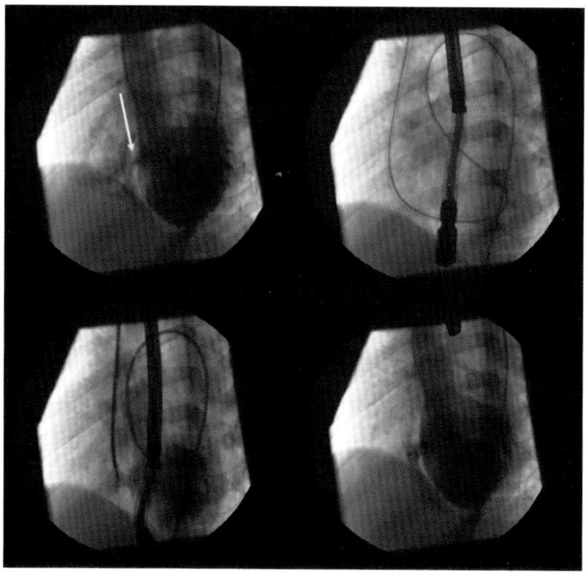

▲ 图 57-2　经导管室间隔缺损（VSD）封堵

左上：左心室造影左前斜位显示与左右心室相通的肌部室间隔缺损（箭）。右上：建立从股动脉到颈内静脉的动静脉轨道。左下：在肌部室间隔缺损封堵器释放前左室造影显示没有残余分流。右下：位置稳固后释放封堵器，极少量残余分流

着导丝轨道推进到左心室中（如果在封堵器输送时需要将导丝保留，则将需要更大的鞘管）。然后移除导丝和扩张鞘芯，将装载的封堵器通过鞘管向前推进，穿过缺损，进入左心室。然后将封堵器从鞘管中挤出，直到左侧伞面展开，小心不要将封堵器植入到二尖瓣。然后，在透视和超声心动图引导下，回拉输送鞘到右心室，直到左侧伞面抵靠室间隔。最后，回撤鞘管释放封堵器右侧伞面，这样覆盖缺损。然后在透视和超声心动图下轻柔地推拉封堵器来测试该封堵器的稳定性。彩色血流多普勒明确有无残余分流以及分流的程度，有无对周围结构（例如三尖瓣和主动脉瓣）可能的影响。一旦确定封堵器位置稳定并且分流量显著减少（≤轻度残余分流），封堵器就可以释放。

（四）有效性和并发症

对于先天性和外科术后膜周型、肌部缺损，经导管封堵的手术成功率为 90%～95%。术后即刻缺损完全封堵率有 40%～50%，在 1 年时达到 80%～90%[13]。残余分流通常是可忽略的或轻度的，＜1% 有严重的残余分流的患者需要手术[13]。据报道，10% 的患者出现并发症，其中包括 3%～4% 的节律紊乱和传导障碍，＜1% 封堵器栓塞风险，＜1% 主要血管并发症风险，＜1% 感染，新发主动脉瓣或三尖瓣反流（3%～6% 的患者，通常是极轻度或轻度），低血压和失血[13, 14]。

相比之下，梗死后室间隔缺损的封堵成功率要低得多，部分原因是持续性心肌坏死导致缺损越来越大，以及这些患者本身的危重状态。远期结果不太理想与紧急情况下进行的封堵有关的。虽然最初的手术成功率可高达 86%[15]，但手术并发症发生率为 41%，包括大量残余分流，左心室破裂和器械相关栓塞。当患者存在心源性休克时，尽管手术成功率为 80%，但远期的死亡率为 93%，说明该类患者的病情十分凶险。

（五）结论

在掌握好适应证的患者中行经导管室间隔缺损封堵已成为有效且安全的治疗手段。随着导管技能、影像和器械技术的进步经皮导管室间隔缺损封堵的应用在持续扩展。

第三篇 瓣膜性心脏病介入治疗
Valvular Heart Disease Interventions

第58章 主动脉瓣成形术和大口径经皮动脉入路
Aortic Valvuloplasty and Large-Bore Percutaneous Arterial Access

Matthew I. Tomey　Annapoorna S. Kini　Samin K. Sharma　Jason C. Kovacic 著
陈　晨　丁　虎 译

风湿性心脏病在发达国家的近乎绝迹改变了主动脉瓣狭窄（AS）的人口统计学特征，这造成目前主动脉瓣狭窄主要由年龄相关的钙化变性引起[1]。主动脉瓣狭窄以前在60岁人群中常见，而如今多出现在80岁人群中。美国75岁以上人群中，2.8%有中度或重度瓣膜病变[2]。因此，随着人口老龄化[3]，发病率正在上升。

在没有主动脉瓣置换术（AVR）的情况下，有症状的严重主动脉瓣狭窄预示着高死亡率，尽管医学治疗取得进展，但死亡风险仍无改善[4–6]。然而，随着主动脉瓣狭窄转变为晚年发病，它的自然病史使得患者身体虚弱，并发症的治疗负担越来越沉重。在TAVR出现之前，只有一半患有严重主动脉瓣狭窄的老年人会去看心胸外科医生，并且最终只有很少的人接受主动脉瓣置换术治疗。造成这种差距的常见原因包括高龄、并发症多、手术风险高、症状缺乏以及患者或家属拒绝[7]。如今TAVR为许多外科主动脉瓣置换术高风险或极高风险的患者提供了一个救命选择[8–10]，并为中度风险患者提供了新的替代方案[10]。

经皮主动脉瓣球囊成形术是20世纪80年代出现的一种用于治疗重症主动脉瓣狭窄的微创介入治疗技术，它最先用于先天性主动脉瓣狭窄患儿[11]，随后用于成人的二瓣化主动脉瓣疾病、风湿性心脏病和钙化的主动脉瓣狭窄[12, 13]。该技术特别适用于病情太重而无法接受手术的患者[14]。采用微创方法，它可以立即减少主动脉跨瓣压差，增加主动脉瓣口面积，并且通常可以改善左心室功能[15–17]。然而，由于认识到疗效缺乏持久性，虽然可以迅速获益并缓解伴随症状，人们还是减少了对主动脉瓣球囊成形术的兴趣[18]。3/4的患者在主动脉瓣球囊成形术后的6个月随访中表现出再狭窄的血流动力学证据[6–21]，实际上，跨瓣压差的减少可在手术后数天内就开始消退[22]。与单纯的药物治疗相比，在降低事件的发生或者提高生存率方面，主动脉瓣球囊成形术并无获益[23, 24]。尽管主动脉瓣球囊成形术的创伤低于手术，但并非没有风险[25]。主动脉瓣球囊成形术曾经在很大程度上被误认为是症状严重主动脉瓣狭窄的标准治疗方法，在选择的患者中它应该被降级为缓解治疗，或作为外科换瓣手术前偶尔的过渡治疗[26]。

TAVR改变了主动脉瓣狭窄的治疗，也给主动脉瓣球囊成形术带来了新的认识[27]。TAVR的进步重新引起了人们对许多主动脉瓣狭窄患者的关注，这些患者由于高龄或并发症而先前被剥夺了干预治疗的机会。经皮股动脉途径的TAVR操作技能和主动脉瓣球囊成形术有类似的学习曲线，特别是安全的大口径股动脉开放和闭合技术。在TAVR手术之前和期间适宜于行主动脉瓣球囊成形术。在一些心脏中心，引入TAVR提高了主动脉瓣球囊成形术的使用率[28, 29]。本章将对钙化性主动脉瓣狭窄成人患者TAVR治疗时代的主动脉瓣球囊成形术和大口径动脉入路进行全面的重新评估。

一、基本原理和作用机制

一般说来，主动脉瓣球囊成形术需要大口径的血管入路，多选择股动脉途径；硬导丝通过主动脉瓣，非顺应性球囊经导丝输送到主动脉瓣水平，球囊扩张，器械撤出，动脉闭合。对于每个环节，都有专门的器械、必要的技术，以及出现失败和并发症的可能。

通过扩张正确定位在狭窄的主动脉瓣的非顺应性球囊来增加瓣膜的有效瓣口面积，主要有三种机制：钙沉积物的破裂，瓣膜融合处的断裂，以及在较小程度上，瓣膜和瓣环的拉伸[13, 30–32]。立即重新评估有效瓣口面积，通常可以比基线提高50%[33]，从而使跨瓣压力阶差和左心室后负荷迅速减少。因此，在主动脉瓣球囊成形术后即刻，特征性的患者的左心室收缩压峰值，左心室舒张末期压力和肺毛细血管楔压均下降。随着后负荷不匹配的纠正[34]，心输出量相应增加，LVEF也得到改善，尤其是在基线有左心室收缩功能障碍的患者中[17, 33]。在不改变每搏输出量的情况下，减少射血时间可以明显改善左心室功能，特别是在减速收缩期的后期[35]。主动脉瓣球囊成形术的其他有益作用包括减弱交感神经系统和肾素–血管紧张素–醛固酮系统的激活，减轻主动脉瓣狭窄相关的止血障碍（以剪切血管性血友病因子多聚体代表）[36, 37]。主动脉瓣球囊成形术对主动脉瓣面积、血流动力学和左心功能的影响是短暂的。反弹很快开始：在主动脉瓣球囊成形术后2～4d内，主动脉瓣瞬时压力阶差的均值和峰值增加20%，80%患者的瞬时压力阶差峰值上升至少10%[22]。后负荷不匹配的减少可使每搏输出量出现微量可检测的增加，这可以部分地解释压力阶差的反弹。创伤后瓣膜的炎症和纤维化介导的重构反应促进了再狭窄的发生。在主动脉瓣球囊成形术后的前几周，有证据表明钙化破裂部位有出血和炎症，以中性粒细胞占优势[38]。到2个月时，微裂缝仍然存在，但相关炎症反应转变为淋巴细胞、浆细胞、肉芽和间充质组织重度浸润[38]。在接下来的几个月中，急性炎症反应转变为间充质细胞增殖、玻璃样变、黏液样变和营养不良性钙化和瘢痕形成[39]。到6个月时，大约一半的患者出现再狭窄，并回到瓣膜狭窄的基线水平[18, 40, 41]。

二、适应证和使用证据

尽管TAVR引起了对主动脉瓣球囊成形术的重新评估，主动脉瓣球囊成形术获益的短暂性也未曾改变，但为主动脉瓣球囊成形术在当代的使用提供了适应证。在患有钙化的老年主动脉瓣狭窄患者中，主动脉瓣球囊成形术的主要适应证是暂时缓解跨瓣压力阶差和症状，以等待用外科主动脉瓣置换术或TAVR进行最终的治疗。目前ACC/AHA的指南针对主动脉瓣球囊成形术提出了一项单独建议："经皮主动脉瓣球囊扩张可作为严重症状性主动脉瓣狭窄患者外科主动脉瓣置换术或TAVR的桥接治疗"（Ⅱb类，证据强度C）[42]。

在临床实践中，这种"桥接"角色已应用于几种情况。对于有症状的严重主动脉瓣狭窄的急性患者，如果无法接受外科主动脉瓣置换术或TAVR，主动脉瓣球囊成形术可起到部分缓解作用，直至随后的最终治疗[28, 29, 43]。在其他有症状的严重主动脉瓣狭窄的患者中，特别是心输出量低、LVEF低和（或）跨瓣压力阶差低的患者，主动脉瓣球囊成形术可用于诊断和评估后负荷减少对左心室功能的改善情况。在某些需要紧急手术的患者中，主动脉瓣球囊成形术有时被用作短期措施，目的是减少非心脏手术的心血管风险[44–47]。由于这种方法尚缺少高质量的证据，所以目前的指南并未推荐[42]。最后，在无法接受外科主动脉瓣置换术或TAVR的经过筛选的患者中，主动脉瓣球囊成形术仍可以用来缓解症状。在PARTNER试验中，在随机接受主动脉瓣球囊成形术治疗不能手术的患者中有73%在30d内生活质量显著改善，并持续至6个月，但是1年后效果消失[43]。

在许多中心里，主动脉瓣球囊成形术已成为 TAVR 中不可或缺的一步。在 TAVR 术中，主动脉瓣球囊成形术是在经皮瓣膜植入前的一个步骤，其目的是确保主动脉瓣充分打开，使植入的瓣膜能够通过钙化和病变的主动脉瓣。然而，随着各种 TAVR 瓣膜系统通过性和植入外径的改进，主动脉瓣球囊成形术的适应证也在持续变化。通常，在 TAVR 术中，瓣膜植入之前是否行主动脉瓣球囊成形术是由术者的偏好决定。

在患有先天性主动脉瓣狭窄的儿童和年轻人中，BAV 仍有重要作用。由于年轻人对主动脉瓣球囊成形术的讨论超出了本章的范围，我们将在其他章节进一步讨论 [48]。

三、主动脉瓣球囊成形术的患者选择和禁忌证

鉴于主动脉瓣球囊成形术的临时获益和重大的风险，流程必须遵循无伤害原则。对获益和风险的评估本质上是个性化的。尽管如此，还是有必要强调一下主动脉瓣球囊成形术的几个相对禁忌证：中重度主动脉瓣关闭不全；缺乏安全的经皮血管入路和闭合方法；可以进行外科主动脉瓣置换术或 TAVR；从缓解主动脉瓣狭窄机械性梗阻中获益的可能性很小。

对 TAVR 经验的分析显示，有症状的严重主动脉瓣狭窄患者即使通过主动脉瓣置换术也不能从主动脉狭窄的校正中获益。在 PARTNER 试验的 1 年随访中，不能外科手术的患者中 TAVR 组有 30% 的患者死亡，一半的患者死亡或者功能状态和生活质量没有轻微的改善 [8, 49]。严重主动脉瓣狭窄患者风险增加的临床预测因素见框 58–1 [50]。

最后，有必要对重复使用主动脉瓣球囊成形术的风险和获益提出警告。考虑到主动脉瓣球囊成形术后可预见到的狭窄和症状的复发，在有症状的严重主动脉瓣狭窄患者中，可考虑重复主动脉瓣球囊成形术。但要认识到，重复主动脉瓣球囊成形术获得的血流动力学益处可能比首次球囊扩张得到的要小 [43]，而且获益的持久性也可能会降低 [62]。对于一个特定的患者，重复进行主动脉瓣球囊成形术使手术出现严重并发症的可能增加，在第三次和第四次时明显增加 [62]。

四、操作方法

主动脉瓣球囊成形术以及它之后的 TAVR，可以通过顺向或逆向的方法完成，这是根据球囊相对于血流穿过主动脉瓣的方向来区分的。

顺向方法中，球囊经左心室途径穿过主动脉瓣膜，可由左心室心尖部进入，也可由腔静脉 – 房间隔穿刺进入 [63]。它的优势是避开了动脉系统，因为在许多候选者中有大量甚至严重的动脉粥样硬化（表 58–1）。特别是经静脉路径，它有减少穿刺点出血和血管并发症的优势。人类第 1 例 TAVR 就是经静脉入路完成的 [64]。在 PARTNER 试验 [8, 9] 中，在 TAVR 的背景下研究了经心尖入路，它从进入点到主动脉瓣的距离更短，避开了主动脉弓和同轴线在主动脉瓣上的定位，以及安全地在直视下闭合进入点，它的花费是一个小型开胸手术的费用 [65]。令人意外的是在 PARTNER 试验中，经心尖途径减少卒中的预期获益并未被发现。可能的解释包括血管病变等残余混杂因素影响了 PARTNER 试验中入路的选择 [66]；然而无论何种入路，在 TAVR 过程中大部分（但不是全部）卒中发生在瓣膜于主动脉瓣水平定位和释放时 [67]。重要的是，虽然顺向主动脉瓣球囊成形术仍与顺向 TAVR 一起使用，但鉴于这种方法的创伤性更大，很难想象在当代有顺向主动脉瓣球囊成形术单独使用的情况。本章的其余部分专门讨论逆向方法。

传统上主动脉瓣球囊成形术更青睐逆向的方

框 58–1　主动脉瓣球囊成形术不良预后指标

- 多巴酚丁胺负荷的超声心动图显示左心室严重功能障碍，表现为低流量（心搏量指数< 35ml/m²）、低压力阶差（静息平均压差< 20mmHg），和（或）射血分数低，收缩储备不足（每搏输出量≥ 20%）[51]
- 心脏磁共振证实的严重心肌纤维化 [52]
- 严重的二尖瓣 [53, 54] 或三尖瓣反流 [55]
- 严重肺动脉高压 [56]
- 严重的肝脏、肾脏或肺部疾病，特别是与氧浓度相关
- 通用的风险评分严重升高，如胸外科风险评分 + > 15%[57]，或者 Logistic EuroSCORE[58]
- 老年因素：包括虚弱、营养不良、认知障碍、情绪障碍、社会隔离、残疾、行动受限、跌倒倾向和过多给药 [59–61]

式。在这种方式中，通过动脉获得入路（通常是股动脉），器械沿着指引导丝经主动脉逆向送至左心。在大多数情况下，经股动脉入路可以采用全经皮的途径。经股动脉逆行入路面临的特殊挑战包括：血管并发症的风险、出血、扭曲的动脉以及从穿入点到主动脉瓣的距离长（70 ～ 100cm）。增加导丝偏移、松弛，器械的位置在经过主动脉瓣时不同轴的概率 [65]。在接下来的部分中，我们讨论大口径动脉通路和经皮逆向穿股动脉主动脉瓣球囊成形术的最佳方法，同时声明在不同机构间和术者之间，存在技术、偏好和风格的差异。

五、大口径动脉入路

安全的股动脉入路是主动脉瓣球囊成形术和 TAVR 的基础步骤，对于手术的成功、安全性和患者的满意度具有重要意义。实际上，在现代的导管室中，有许多其他经皮大口径动脉入路的适应证，如左心室血流动力学支持装置 [72, 73]。上述技术同样适用于所有这些应用。

成功的动脉入路提供了足够大的通道，允许输送和撤除必要的装置，如 BAV 球囊；也提供了从穿入点到主动脉瓣环和心脏的通畅的通路；同时提供了手术结束时安全闭合血管和止血的“退出策略”；最大程度减少了疼痛、出血和血管并发症。通过有效的经皮穿刺和闭合血管，患者可以在主动脉瓣球囊成形术甚至 TAVR 后的数小时内开始活动，身上也仅有一个小切口和绷带。

但是，大口径动脉通路的候选者往往代表着严重主动脉瓣狭窄患者中特别脆弱的亚组，他们虚弱、基础病多、病情不稳定，并发症的耐受性差。股动脉和髂动脉通常受到动脉粥样硬化的影响，如表 58-1 所示，伴有扭曲、钙化和管腔狭窄。主动脉瓣球囊成形术所需的鞘管非常大，直径从 9 ～ 12F（3 ～ 4mm）不等，而 TAVR 则需要从 14 到 22 ～ 24F 的通路。主动脉瓣球囊成形术的血管并发症依然常见，在 TAVR 时期影响着 5% ～ 10% 的患者 [74]。血管并发症的风险很高。在接受包括主动脉瓣球囊成形术在内的经导管主动脉瓣介入治疗的患者中，主要的血管并发症与较高的出血率、输血率、肾功能衰竭率和死亡率有关 [74, 75]。因此，对于主动脉瓣球囊成形术和 TAVR 来说，股动脉的通路和闭合需要有精细的规划和技术。

（一）入路的规划

越来越多的情况下，选择大口径动脉入路之前需要进行 CT 血管造影。TAVR 术前必须进行此项检查。框 58-2 列出了计算机断层成像协会最近的推荐方案 [76]。负责入路的术者必须在手术之前阅读 CT 血管造影影像。然而，在许多情况下，在主动脉瓣球囊成形术开始时可能还无法获得全面的，合适的原始 CT 血管造影影像。在这些病例中，应注意在心导管术中行髂 - 股动脉造影。

表 58-1　严重主动脉瓣狭窄高危患者的动脉粥样硬化疾病负担

作者	时间	描述	例数	CAD（%）	CVD（%）	PAD（%）
Leon 等 [8]	2010	PARTNER trial（极端风险群体）	179	67.6	27.4	30.3
Rodes-Cabau 等 [56]	2010	Canadian registry	339	69.0	22.7	35.4
Smith 等 [9]	2011	PARTNER trial（高危人群）	348	74.9	29.3	43.0
Moat 等 [68]	2011	British registry	870	47.6	–	29.0
Gilard 等 [58]	2012	French registry	3195	47.9	10.0	20.8
Mack 等 [69]	2013	STS/ACC TVT registry	7710	68.9	13.0	31.3
Adams 等 [10]	2014	US CoreValve trial	394	75.4	12.9	41.7
Abdel-Wahab 等 [70]	2014	CHOICE trial	241	63.1	19.9	17.4
Hamm 等 [71]	2014	German registry	3875	54.4	13.2	20.1

ACC. 美国心脏病学会；CAD. 冠心病；CVD. 脑血管疾病或卒中；PAD. 外周动脉疾病；STS. 胸外科医师学会；TVT. 经导管瓣膜治疗

术前CT血管造影以及术前髂股动脉造影（如果可能的话）的主要观察指标有：髂股动脉的直径、迂曲度、斑块负荷和左右髂动脉、股动脉的钙化情况。

应特别注意股动脉分叉的位置、斑块或钙化严重的区域、畸形和解剖变异，以及既往手术导致的血管损伤或软组织病变表现。根据这些观察，术者应该对股动脉偏侧，精确的头足位位置和股动脉切开口径制定一个策略。

（二）鞘管选择

适用于经股动脉主动脉瓣球囊成形术的鞘管尺寸范围为9～22F，要求根据球囊的选择而变化（表58-2）。TAVR的鞘管选择取决于被植入的瓣膜，范围14～22F。如前所述，对于血管入路，主要通过三个因素来选择合适的鞘管：最小直径、弯曲度和钙化程度。已有的TAVR经验证实了鞘管过大的危险。鞘：股动脉比例超过1.05，不仅可以预示血管并发症的风险增加，而且可以预示短期死亡率的增加[77]。

除了鞘管直径外，鞘的长度选择也很重要。对于大多数患者，10～12cm的标准短鞘足以为主动脉瓣球囊成形术提供安全的动脉通路和支持。在有明显的髂-股动脉斑块、钙化或迂曲的患者中，需要较长的鞘以促进扭矩控制，并使器械前进和回撤顺畅。25cm的鞘通常足以绕过髂动脉，而45～55cm的鞘通常能顺利地到达降主动脉。在罕见的情况下主动脉极端扭曲，需要考虑更长的鞘。对于TAVR，在大多数情况下采用经皮股动脉入路，使用一个25～40cm的鞘，末端在降主动脉中段。

框58-2 TAVR中入路选择时使用CT血管造影的推荐

- CTA应在考虑行TAVR的患者的评估过程中进行除非有禁忌证
- 应与TAVR小组的成员共同解释CTA影像数据或在术前由术者审查
- 薄层扫描厚度应为≤1.0mm
- 主动脉和周围血管的影像应从主动脉弓（最好是锁骨下动脉）延伸到腹股沟以下
- 不需要对腹主动脉和周围血管进行心电门控
- CTA检查应使用碘造影剂。造影剂暴露可能是老年患者的一个问题，可能引起肾功能损害。可减少对比度和遵守预防造影剂肾病的推荐方案
- 应当对血管扭曲进行定性评估
- 应当对血管钙化进行定性评估
- 应根据血管钙化的程度考虑不同的血管大小阈值（鞘：股动脉比率）
- 应评估左心室是否存在血栓，如果计划经心尖入路，应检查心尖的形状和位置
- 整个主动脉应进行成像和评估，除非计划进行经心尖入路
- CTA应报告主动脉的严重伸长、扭曲，解剖或者血栓及其他因素引起的阻塞

CTA. CT血管造影；TAVR. 经导管主动脉瓣膜置换术；（引自：Selected recommendations from the Society for Cardiovascular Computed Tomography, adapted from Achenbach 等, 2012 [76]. 2012 版权, Elsevier 许可转载）

（三）预封闭

经皮缝合介导的闭合器的成功使用，极大地简化了大口径动脉通路的管理。在已发表的观察数据中，经皮缝合介导的“预封闭”技术的使用改善了血管和出血的结果。BRAVO试验中，428例患者在2005—2011年进行了主动脉瓣球囊成形术治疗，预封闭技术治疗的患者（269例）不仅大出血发生率显著降低（5.6% vs 14.5%；P=0.01），而且大出血、心肌梗死、卒中以及全因死亡率的联合事件也显著降低（10% vs 24.5%；$P < 0.001$）[78]。在解释这些观察数据时，应认识到动脉粥样硬化疾病对患者合适使用血管闭合器和使用成功可能性的影响是很重要的。

前壁钙化和血管纤维化是闭合器失败的关键预测因素[79]。局部入路出血、血管并发症[56]和髂-股动脉粥样硬化除了对闭合器失败提供一个合理的解释，也可预测其他血管床引起的心血管事件[80]。

Abbott Vascular公司（Redwood, CA, USA）销售的Prostar® XL和Perclose ProGlide®两种商用的闭合器可以完成预闭合技术。两个闭合器均可在经股动脉手术（后闭合）结束时用于一期闭合血管，Prostar XL可用于8.5～10F的动脉闭合，Perclose ProGlide装置可用于5～8F的动脉闭合。采用预闭合技术，在动脉切开前部分缝合，能够更好地固定切开的动脉周围的血管组织和闭合较大孔洞。对于大动脉的闭合，可以联合使用多种封堵器。在已发表的文献中，单一的Prostar XL已成功地用于18F或19F的动脉闭合手术，在TAVR中成功地使用一对封堵器闭合了22F或24F的动脉[81]。用Perclose ProGlide，两个封堵器组合使用可以闭合8.5～24F的动脉。在我们的实践中，我们观察到用单个的Perclose ProGlide封堵器进行预闭合，有时就足以

闭合 9F 或 10F 血管。

CONTROL 研究比较了 Prostar XL 与 Perclose ProGlide 用于 TAVR 前的预闭合。在这个多中心回顾性研究中（CONTROL），3138 名接受经皮动脉 TAVR 的患者与 944 名使用任何一个封堵器预闭合的患者倾向性匹配后进行比较发现 Prostar XL 的血管并发症比例明显升高（7.4% vs 1.9%，$P < 0.001$）[82]。此外，接受 Prostar XL 治疗患者大出血和急性肾损伤比例较高，住院时间较长。这两种装置在结果上的差异可能反映了在设计上的不同。Prostar XL 在两条缝合线的两端各有 4 个针头，全部同时从动脉腔向外输送，而 Perclose ProGlide 在一条缝合线的两端分别有 2 个针头，两个装置通过交叉的方法进行排列 [82]。Prostar XL 失败是完全的，而 Perclose ProGlide 两根缝线中的一根就可以完成部分甚至完全的成功。

表 58-2　主动脉瓣成形术球囊的选择和相应鞘管的尺寸推荐

球囊	制造商	直径（mm）	长度（cm）	鞘管尺寸（F）	图示
Z-MED™	B. Braun	18	4	10	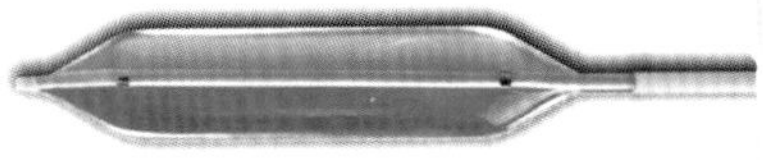
		20	4	12	
		22	4	12	
		25	4	12	
Z-MED™ Ⅱ	B. Braun	18	3、4 或 6	10	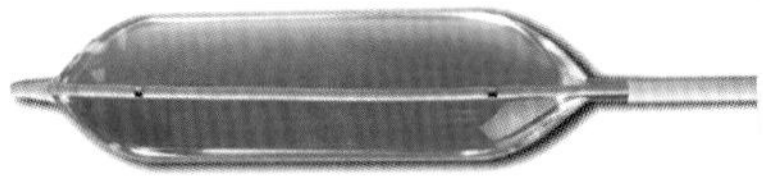
		20	4	12	
		22	4	12	
		23	4	14	
		25	4 或 5	14	
Tyshak®	B. Braun	18	3 或 5	8	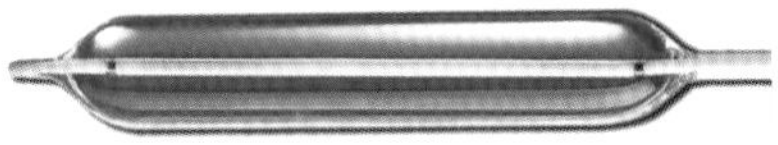
		20	3、4 或 6	8	
		22	4	9	
		25	4	9	
Tyshak Ⅱ®	B. Braun	18	3、4、5 或 6	8	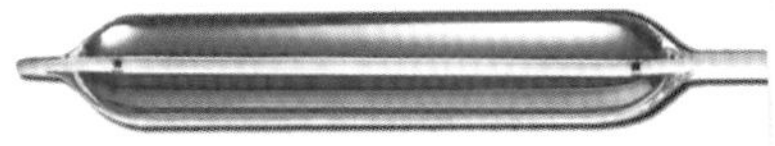
		20	3、4、5 或 6	8	
		22	4、5 或 6	8	
		23	4 或 5	9	
		25	4、5 或 6	9	
NuCleus-X™	B. Braun	18	4、5 或 6	10	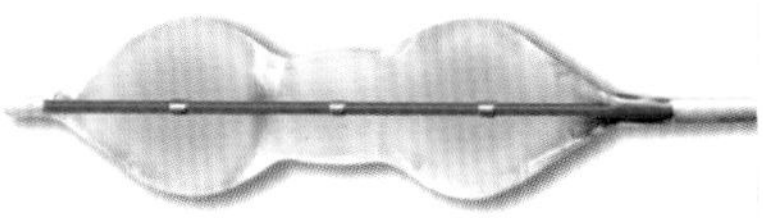
		20	4、5 或 6	12	
		22	4、5 或 6	12	
		25	4、5 或 6	12	
Vida® PTV Dilatation Catheters	C.R. Bard, Inc.	18	2、4 或 6	8 或 9	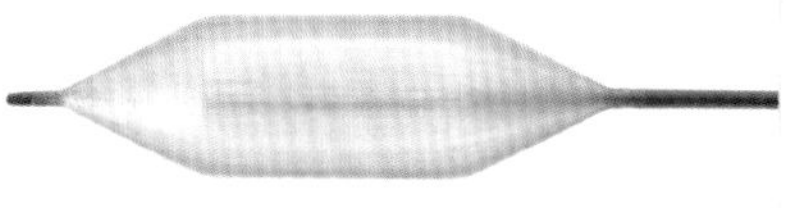
		20	2 或 4	9	
		22	2 或 4	10	
		24	2 或 4	10	
Bard® True Dilatation® Balloon Valvuloplasty Catheters	C.R. Bard, Inc.	20	4.5	11	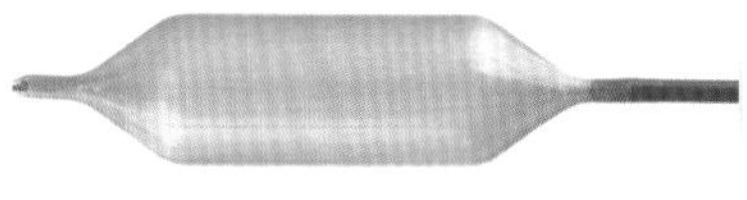
		22	4.5	12	
		24	4.5	12	

Z-MED、Tyshak、NuCleus-X 是 B. Braun Interventional Systems, Inc.（Bethlehem, PA, USA）的商标 trademarks 和（或）注册商标。Bard、True Dilatation 和 Vida 是 C.R. Bard, Inc.（New Providence, NJ, USA）的商标 trademarks 和（或）注册商标。Braun balloon 图片：经 B. Braun Interventional Systems 许可转载。Bard balloon 图片：C.R. Bard, Inc. 版权所有 2015，经许可使用

显然，经验更重要。经皮封堵器有一个学习曲线，经验丰富的术者的成功率可以从 85% 提高到 95% 以上[81]。当由有经验的术者操作时，经皮封堵器可以大量减少总的和主要血管并发症，包括髂动脉并发症和TAVR术后更短的ICU病房停留时间[81]。我们强烈主张，在主动脉瓣球囊成形术或 TAVR 应用前，术者在使用经皮封堵器时，应该选择使用较小的动脉切开进行培训。

上述数据已逐步注册，我们的看法是，大多数术者现在更喜欢使用 Perclose ProGlide 封堵器来进行预闭合。有关装置的使用说明，读者可查阅制造商的演示视频。

（四）使用 Perclose ProGlide® 预封闭

作为关键的第一步，术前查看髂 – 股动脉的影像是必需的。对于 TAVR 髂 – 股骨的评估主要是由 CT 血管造影进行的，而对于主动脉瓣球囊成形术，可能没有 CT 血管造影的影像，在这种情况下，术者必须通过视诊、触诊和透视来对腹股沟和髂股骨的解剖结构仔细检查。多次经右股动脉置管的病史通常会导致动脉进入部位的瘢痕化，使预闭合变得更加困难。在这种情况下，左股动脉入路是可取的。如果有 CT 血管造影，就必须密切注意股总动脉，确定血管直径和钙化区，股总动脉分叉处的位置，并将这些数据与骨性标记（如股骨头）联系起来，以作为精确的动脉切开的参考。

在视诊时，识别腹股沟皱褶，并记录任何可能干扰手术的浅表瘢痕、伤口和真菌感染。触诊时，识别腹股沟韧带和股动脉搏动最强处，上下移动，注意搏动弥散的区域，它可反映股动脉浅深支的分叉。如果脉象减少或消失，应怀疑严重的主动脉动脉粥样硬化。同样重要的是要认识到覆盖在股动脉上的软组织的质量，例如瘢痕和脂肪组织的深度，这些可以影响大鞘的进入或经皮缝合。在透视的评估中，评估股动脉在前后位投影的外观，特别要注意致密钙化区的情况。摄像机在左右旋转期间实时透视可为血管钙化提供额外的三维视角，特别是对前壁钙的识别。此时可以放置不透射线的物体，如止血钳，以标记理想的动脉穿刺部位。

许多大口径动脉通路患者虚弱和血流动力学不稳定，我们倾向于使用最小剂量的肠外抗焦虑药物和麻醉，并用 1% 的利多卡因局麻替代全麻。接下来进行动脉穿刺。许多技术在这里是可行的，而且对于任何单个术者来说，“最佳”技术与他们常用的小管径的操作密切相关。一种流行的方法是使用 21G 的针和匹配的导丝先“小口径进入”，然后通过 1 ～ 2F 的微鞘管注入造影剂确定位置。在钙化区和斑块处前壁穿刺股动脉需要预封闭技术。因此，在穿刺不佳时，可以很容易地取出微鞘管，中止动脉切开，进行手动止血，并重新尝试穿刺。一旦动脉切开满意，用 0.035in（1in=2.54cm）的导丝交换微创入路系统，并进行预封闭。

其他常用的精确动脉切开方法包括：先取对侧股总动脉，然后放置一根小导管到同侧髂总动脉进行血管造影，精确勾画出理想的鞘管的入口点。作为这种方法的变异，可以将 4 ～ 5F 猪尾导管从对侧股动脉置入到同侧股总动脉的理想的准确位置（根据需要通过猪尾管造影），术者在透视下将针头直接对准猪尾管中心来进入同侧的股总动脉。

通过以上手段确定合适的同侧血管入路后，采用钝性分离构建皮下组织通道的方式可以显著提高血管通道的预闭合及随后血管鞘置入的成功率，这可以在动脉穿刺之前或之后进行。合适的组织通道应该足够大但不必太宽，以刚能置入主鞘为佳，而且要满足以下几个条件：无血栓、无脂肪、无皮肤标记、无纤维组织条索。另外，因为蜿蜒扭曲的组织通道会显著增加鞘管插入和闭合的难度，所以还要保证组织通道尽量直。

随后沿着 0.035in 的导丝置入第一个 Perclose ProGlide 装置进入股动脉，直到标记腔中观察到搏动的血流。再顺时针旋转设备 30° ～ 45°，然后以常用的方式展开缝合线。随后扳回控制柄，回撤器械，收紧缝合线并重新将导丝送入血管。在这一点上重要的是使用止血钳夹住锁和缝线的末端，注意避免任何张力（否则将过早地收紧结）。使用第二个 Perclose ProGlide 装置时重复上述步骤，不同的是在展开缝线之前逆时针旋转设备 30° ～ 45°。如果使用单个装置，则可以在 0° 时放置。在预闭合之后，使用 0.035in 的导丝重新建立入路。下一步采用 8Fr 到所需的鞘尺寸（通常只使用一个或两个扩张尺寸增量）依次扩张组织通道和动脉，最后插入主鞘。

（五）对侧保护导丝

由于 TAVR 鞘的尺寸变小，现在很少使用的一个可选的技术是从对侧股总动脉送入“保护导丝”到同侧髂－股动脉系统。通常使用 0.018in 的硬导丝通过髂动脉交叉技术来达到此目的。在整个手术过程中，导丝被输送到同侧股浅动脉或近端腘动脉，并保持在原位。保险丝可在预闭合前使用，但 Perclose 缝线有缠结的风险。在预闭合后使用，Perclose 缝合线之后将放在同侧股总动脉，可能不便于在鞘的周围移动。该保险丝提供了进入血管的真腔的通道，并可用于从髂外动脉处入辅助球囊，或者在动脉切开处帮助闭合血管。当出现髂股动脉夹层、破裂或穿孔时，保护导丝可作为提供覆膜支架或其他装置的救命的办法。在当代实践中，保护导丝很少用于单独的主动脉瓣球囊成形术，但常用于较大的 TAVR 鞘管。

六、实施主动脉瓣球囊成形术

如果以前没有做过主动脉瓣球囊成形术，在进行之前，建议以标准的方式进行全面的右心和左心导管检查，包括血流动力学评估和冠状动脉造影。建议左前斜 30° 主动脉造影评估主动脉瓣关闭不全的严重程度。

（一）主动脉瓣球囊成形术期间的抗凝

主动脉瓣球囊成形术期间需要抗凝治疗以减少手术相关的血栓形成和动脉栓塞风险。通常使用低剂量的普通肝素或比卢伐定，通常是冠状动脉介入治疗的一半剂量。

从历史上看，主动脉瓣球囊成形术期间常使用普通肝素，在手术结束时可用鱼精蛋白来对抗。最近，在主动脉瓣球囊成形术和 TAVR 中，人们对用比伐芦定替代肝素充满兴趣。比伐芦定的潜在优势包括可预见的抗凝效果，避免肝素诱导的血小板减少症，以及在 PCI 中避免出血的可靠记录[83]。潜在的缺点包括不可逆性、对肾脏清除率的依赖和成本。到目前为止，还没有随机试验比较这两种药物在主动脉瓣球囊成形术中的应用。BRAVO 研究回顾性分析了在两个大中心接受主动脉瓣球囊成形术治疗的 427 名患者，接受比伐芦定治疗的患者（223 例；52.2%）的大出血率较低（4.9% vs 13.2%；*P*=0.003），经多变量分析后仍有显著差异[84]。观察到的入路部位出血（3.6% vs 7.8%；*P*=0.06）和非入路部位（包括心包）出血（1.3% vs 5.4%；*P*=0.02）都是减少的。卒中是罕见的，肝素组 2 例，比伐芦定组没有卒中。

（二）跨主动脉瓣

可以采用多种技术穿过主动脉瓣。通常首选的是用 Amplatz 右 2（AR2）导管沿着硬直头亲水导引导丝在左前斜位仔细向前推进。对于不同的主动脉构型，其他导管可能更适合于导丝与主动脉瓣环同轴对准。对于扩张的主动脉根部，Amplatz 左 1（JL1）导管可能更合适。在心脏循环中，导管头来回运动提示导管与左心室流出的喷射湍流对准，提高了导管成功的可能性。如果在 2 ～ 3min 后仍不成功，在重新尝试之前通常要撤出并清洗导丝，冲洗导管。

一旦导丝穿过主动脉瓣进入左心室，必须要特别小心。超滑、尖头、硬亲水导丝的过度推进容易穿孔左心室，诱发心包出血和心包填塞[85]。严重的主动脉瓣狭窄患者耐受性差，对肥厚的左心室心肌的机械刺激可引起室性心律失常。一旦确定了腔内位置，亲水导丝要与软头导管交换并撤出。

（三）导丝

在测量和记录主动脉跨瓣压差后，下一步是将导管更换为硬导丝以支持主动脉瓣球囊成形术。这可以直接做，也可以先用软的交换导丝将 AR2 导管换为猪尾导管，然后通过猪尾导管引入硬导丝。主动脉瓣球囊成形术和 TAVR 所用的硬导丝也能穿透心室，两步法更适合于硬导丝操作经验较少的术者，主动脉瓣球囊成形术和 TAVR 所用的硬导丝也能穿透心室。

支持主动脉瓣球囊成形术的导丝有几种，如 J 头的 Amplatz Extra Stiff，1cm 软直头的 Amplatz Super Stiff ™ 和 Lunderquist® 导丝（全部来自 Cook Medical, Bloomington, IN, USA），以逐步增加硬度和支持性。如果没有诸如血管扭曲之类的阻碍因素，那么通常最好从这些选项中使用最不硬的钢丝。其中一些导丝在使用前需要塑型，在这种情况下，要么是猪尾弯（Amplatz Super Stiff），要么是较大的 V 形弯（Amplatz Extra Stiff）。导丝在左心室尖处适当的位置对于减少术中损伤心室的风险是至关重要的。使用猪尾导管交换和更换硬导丝可以帮助确保导丝的位置不受二尖瓣的影响。

（四）主动脉瓣球囊成形术 Balloon 球囊

表 58–2 给出了主动脉瓣球囊成形术球囊的选择。各种球囊的长度和尺寸、形状，有些球囊中间有“腰”，外径和相关的鞘尺寸要求，充气和放气的速度，放置的射线标记，材料和顺应性都有不同。环的大小、实用性，术者的舒适性，以及鞘尺寸的限制都会影响到球囊的选择。

关于球囊的大小，建议采用球囊与主动脉瓣环直径之比小于 1∶1。一般情况下，对于大多数患者，大多数术者使用的初始尺寸范围为 18 ～ 23F。值得注意的是，虽然球囊在截面上膨胀成圆形（图 58–1），但主动脉瓣环通常为椭圆形，很少呈圆形[86, 87]。在女性中，瓣环通常较小[87]，但在二叶主动脉瓣的患者中往往较大[88]。严重主动脉瓣狭窄或瓣膜钙化的患者，球囊初始膨胀直径与瓣环直径 1∶1 可能不可行或不安全。

主动脉瓣成形术使用的球囊，直径按 mm 计算，截面扩大为圆形，相应的面积等于半径的平方的 π 倍。正如后面所讨论的，主动脉瓣球囊成形术的可怕并发症是严重的主动脉瓣关闭不全，尤其是主动脉瓣球囊成形术作为与 TAVR 无关的独立手术进行时。这个问题意味着，在选择主动脉瓣球囊成形术球囊时，最好是保守的。用更大的球囊扩张之前，可以评估主动脉瓣反流的程度，并确保反流没有增加。

（五）起搏

在球囊膨胀时快速心室起搏（180 ～ 200min）可显著降低每搏量和心脏运动。这有利于球囊精确置入，减少球囊滑动或来回运动的可能。在一定程度上，这种来回运动可以把球囊和导丝变成长矛和锯子，避免这种运动可以减少主动脉瓣球囊成形术期间发生心室穿孔、心包出血和心脏压塞的可能性。是否应该常规进行快速心室起搏仍存在争议，

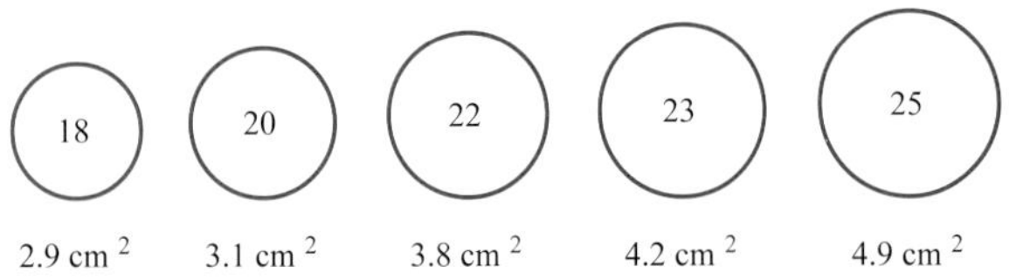

▲ 图 58–1　瓣膜成形术球囊尺寸和相应的横截面积

其有害的血流动力学效应以及安全性和有效性的有限数据尚不确定[89]。在已发表的文献中，快速心室起搏有助于球囊置入，即使在高危主动脉瓣球囊成形术患者中也是安全的[90]。为了减少任何额外的缺血损伤，减少起搏时间是很重要的。要做到这一点，术者和训练有素的导管室技术人员之间的密切合作是必不可少的。

（六）结果

球囊在充气和放气之后，就撤出了。重复血流动力学测量，以评估主动脉瓣压差和面积的变化，主动脉造影评估主动脉瓣反流的变化。在这段时间内密切监测是必要的，因为新发低血压可能预示着威胁生命的并发症。如果患者情况稳定，结果可以接受，则可闭合动脉。如果仍然有明显的压差，可以考虑使用较大的球囊重复使用主动脉瓣球囊成形术。在决定使用第二个更大的球囊时，必须权衡可能存在的风险，当然，随着球囊体积的增大，风险也会随之增加，而这些风险与收益是不相关的。对于许多体弱的老年患者进行主动脉瓣球囊成形术作为一个独立的姑息或暂缓治疗，风险往往超过可能的好处。虽然独立的主动脉瓣球囊成形术的“可接受度”因患者而异，并且他们接受该手术的指征，但通常将峰值压差降低 50% ～ 70%，被认为是成功的。试图更大幅度的降低主动脉压差是不现实的，并且有潜在的危险。

七、血管闭合及相应问题处理

如果预封闭技术成功，则可利用预置的缝线闭合动脉。通常在 TAVR 期间（主动脉瓣球囊成形术很少使用，因为鞘尺寸较小，没有对侧入路），先将大口径鞘缩回髂外动脉，行同侧髂总动脉和髂外动脉的数字减影血管造影，以确保没有动脉穿孔或夹层。如果没有血管损伤，通常将硬导丝换为软导丝，因为通过动脉切开术取出用于主动脉瓣球囊成形术 /TAVR 的硬导丝（特别是在末端有一个大环的时候）会损伤股动脉。如果放置了保护导丝，一个保守尺寸的外周球囊可以在髂外动脉中充气，以减少血流量。由于大口径鞘从身体中移除，Perclose 缝线是按照最初放置的顺序收紧的。在这一步骤中，可以将导丝留在原位，以维持与血管的连接，

并在缝合线未成功时允许插入止血鞘。同样，如果放置了保护导丝，动脉切开处的低压充气通常是为了帮助止血。如果获得了对侧通路，则执行最后的数字减影血管造影检查，操作完成。通常情况下，尽管预闭合成功，需要额外用手压迫腹股沟5～15min，以实现完全止血。

对于使用12F鞘的主动脉瓣球囊成形术，如果预闭合失败，没有对侧入路，通常会采用持续的人工加压来达到止血的目的。如果预闭合失败且鞘尺寸较大，有对侧入路，则在动脉切开处进行持续的球囊扩张。理想情况下，这是通过在操作开始时放置的保险丝进行的。如果没有安装保险丝，那么有必要考虑从对侧股动脉切开部位置入导丝。如果这个问题是动脉切开造成的残余狭窄引起的，那么相对于切开部位的复杂解剖、穿孔、夹层或大出血，这一问题处理起来就相对简单些。显然，如果出现了更严重的并发症，需要采用更先进的补救措施，如覆膜支架置入。如果需要放置覆膜支架，则最好沿同侧导丝进行，但对于大口径动脉切开部位的常见并发症，则需要使用对侧的导丝。主动脉瓣球囊成形术/TAVR患者髂动脉复杂的解剖（钙化、狭窄、扭曲）会增加处理血管并发症的难度。

八、主动脉瓣球囊成形术的并发症及处理

并发症是常见的，也可能会危及生命。表58-3列出了BRAVO试验报告的主要并发症及事件率。

血管并发症是需要关注的问题，特别是进行主动脉瓣球囊成形术或TAVR的患者由于合并动脉粥样硬化和置入大鞘管而处于高度危险之中。根据瓣膜学术研究联盟标准评判的血管并发症见框58-3。

主动脉瓣球囊成形术特有的结构性并发症值得特别注意。左心室后负荷的急性下降可引起腔内压差的动态变化，尤其在左心室肥厚、小心室以及左心室流出道梗阻的患者中发生。记录的动脉压可以显示低血压和新发的“尖峰一穹窿”样的波形。极少数情况下（主要在TAVR中报道的[92]），可能表现为爆发性的心源性休克，被称为“左心室自杀”。处理措施包括容量复苏和使用无β肾上腺素激动特性的升压药（如去氧肾上腺素）。

急性主动脉瓣关闭不全（约1%）[93]是主动脉瓣球囊成形术的灾难性并发症，只有通过仔细筛选患者和选择合适的球囊大小来避免。急性主动脉瓣关闭不全的临床表现包括低血压、脉压增加、肺水肿、心源性休克和停搏。在严重的主动脉瓣反流时左心室舒张压急剧上升。经主动脉造影，左心室自显影提示严重的主动脉瓣关闭不全。由于合并主动脉瓣狭窄，紧急处理变得复杂，可考虑使用利尿药、动脉扩张药、快速心室起搏和必要时的手术治疗。

主动脉瓣狭窄合并瓣环广泛钙化的患者有瓣环破裂的风险（0.3%）[93]。在这些情况下必须极为谨慎。这种灾难性、罕见的并发症是迅速致命的，并且急诊心脏手术的预后也很差。

心脏穿孔导致心包出血和心脏压塞（0.3%～1.2%）[84, 93]。穿孔可由临时起搏器的导线、用于穿过主动脉瓣的亲水性导丝、用于支撑主动脉瓣球囊成形术的硬导丝以及球囊本身引起。血液逐渐积累在心包内，临床症状可能是隐匿的，直到几分钟后才出现低血压的临床症状。透视可显示心包有阴影。超声心动图可证实心包积液的诊断，并能显示心包填塞的生理证据。治疗是紧急心包穿刺术和停用抗凝药，如果使用肝素，可用鱼精蛋白拮抗。根据穿孔部位和大小的不同，出血有时会自然停止，而在其他情况下，需要通过心脏手术用补片来止血。

表58-3　主动脉瓣球囊成形术的并发症

并发症	频率（%）
住院期间死亡	6
出血	
大出血（BARC 3, 4, 或 5）	9
小出血（BARC 1 或 2）	4
血管并发症	
大血管	2
小血管	5
急性肾损伤	10
心肌梗死	3
卒中	0.5

频率反映了BRAVO试验中根据VARC和BARC标准判定的事件率[84]。BARC. 出血学术研究联合会

框 58–3　血管入路点和与入路相关的并发症

严重并发症
- 胸主动脉夹层
- 入路点和与入路相关的血管损伤（夹层、狭窄、穿孔、破裂、动静脉瘘、假性动脉瘤、血肿、不可逆神经损伤或腔室综合征）导致死亡，需要大量输血（≥ 4U），非计划的经皮或外科手术干预，或不可逆转的终末器官损害（例如，下腹动脉闭塞导致内脏缺血或脊髓动脉损伤造成的神经损伤）
- 需要手术或导致截肢或不可逆的终末器官损伤的血管源的远端栓塞（非 – 脑）

小并发症
- 入路点和与入路相关的血管损伤（夹层、狭窄、穿孔、破裂、动静脉瘘、假性动脉瘤、血肿、不可逆神经损伤或腔室综合征）导致死亡，需要大量输血（≥ 4U），非计划的经皮或外科手术干预，或不可逆转的终末器官损害
- 入路点和与入路相关的血管损伤（夹层、狭窄、穿孔、破裂、动静脉瘘，需要压迫或凝血酶注射治疗的假性动脉瘤，需要输血 ≥ 2U 的血肿，但＜ 4U），不需要非计划的经皮或外科手术干预，不造成不可逆的器官损伤
- 治疗采用栓子切除和（或）血栓切除的远端栓塞，不导致截肢或不可逆的器官损害
- 与死亡无关，不需要大量输血（≥ 4U），或无不可逆的终末器官损害的经皮穿刺点闭合失败导致介入（如支架植入）或外科手术矫正

目前的定义均采自瓣膜学术研究联盟（引自：Leon MB 等，2011 [91]. 版权 2011）

九、结论、建议和未来发展方向

TAVR 的出现重新引起了人们对主动脉瓣球囊成形术的兴趣，并提醒我们它的局限性。对于曾患致死性疾病而无法接受治疗的患者，主动脉瓣球囊成形术为严重主动脉瓣狭窄患者暂时机械性缓解其症状提供了微创的选择。然而，虽然是微创手术，主动脉瓣球囊成形术患者仍然面临死亡风险。虽然主动脉瓣球囊成形术减轻了患者症状，但对其寿命没有持续的获益。考虑姑息性治疗的主动脉瓣球囊成形术患者仍然会问：“我愿意冒着死亡的危险来换取生活质量的提高吗？”对某些人来说回答是肯定的。必须采取诚实、开放、以患者为中心的对话，为个人量身定制护理计划。对于许多考虑主动脉瓣球囊成形术治疗的患者，辅助咨询与姑息治疗服务有助于促进关于治疗目标的更广泛的对话。

由于主动脉瓣球囊成形术严重并发症的发生率居高不下，它提醒我们需要进一步提高其安全性。改进的机会包括研究和开发可使用小鞘管和外径更小的球囊系统；穿过瓣膜并支持主动脉瓣球囊成形术的非创伤性金属丝，以及避免出血的策略，包括闭合装置和不同的抗凝方案。

最后，随着 TAVR 的成熟、小型化和流水线化，问题就变成是否还有候选患者可以单独使用主动脉瓣球囊成形术，或者对于严重的主动脉瓣狭窄患者，主动脉瓣球囊成形术是否是唯一合适的机械治疗方法？我们预计主动脉瓣球囊成形术将在未来一段时间内继续发挥作用，但 TAVR 的实用性和功能将继续增加。

第 59 章 经股动脉主动脉瓣植入术：准备、植入和并发症

Transfemoral Aortic Valve Implantation: Preparation, Implantation, and Complications

Brandon M. Jones　Samir R. Kapadia　Amar Krishnaswamy　Stephanie Mick　E. Murat Tuzcu　著

陈　晨　丁　虎　译

在发达国家，钙化性主动脉瓣狭窄是一个日益普遍的问题，在 65 岁以上的成年人中的发病率估计为 2% ～ 4%[1]。症状出现后，在无干预情况下严重的主动脉瓣狭窄患者的中位生存期约为 2 年[2]。在无明显并发症的情况下，外科主动脉瓣置换术一直是治疗症状性主动脉瓣狭窄的标准方法[3]。遗憾的是，在实践中，至少有 30% 的患者没有接受外科主动脉瓣置换术，因为危险因素使他们处于令人望而却步的手术风险中[4]。最初，对无法外科手术的患者尝试应用主动脉瓣球囊成形术显示出了短期症状的改善，但狭窄复发率高，生存率没有改善[5]。同样，药物治疗也没有对疾病进程有显著影响。因此，对于未进行主动脉瓣膜置换手术的患者来说，仍然需要新的治疗方法。结果出现了 TAVR，由 Cribier 等于 2002 年首次在人类患者中进行[6]。

为了研究 TAVR 的安全性和有效性，随后进行了几个关键的试验[7-10]。由于这些临床试验的成功，对于无法外科手术和高风险的严重主动脉瓣狭窄的患者，TAVR 已经成为成熟的治疗方法；在某些中等风险人群中也显示出良好的安全性，并且从技术角度来看也在不断成长：包括多瓣膜的设计、血管入路的方法和独特的操作规划（图 59–1）[11]。一般来说，TAVR 已被分为通过适当的外周血管入路（最常见于股动脉）和直接进入胸腔入路来进行。后者要么使用小型开胸手术通过左心室心尖部（经心尖途径），要么使用小型胸骨切开术通过升主动脉（经主动脉途径）。对于那些不采用经股动脉或传统经胸入路的特殊患者，手术人员通过锁骨下动脉、腋动脉、颈动脉或股静脉（经间隔或经腔静脉途径）成功植入瓣膜。本章讨论了经股动脉 TAVR 所需的步骤，概述了球囊膨胀和自膨胀 TAVR 的介入技术，并讨论了手术并发症的识别和处理。

一、经导管主动脉瓣置入术的适应证和候选人群

目前，TAVR 适用有症状的严重主动脉瓣狭窄的不能手术的和高危的患者，这是由现有的心脏瓣膜病治疗指南所确定的[3]。在美国，爱德华公司的 sapien–xt 和 s3 球囊膨胀瓣膜及美敦力自膨胀 CoreValve® 和 Evolute–R® 目前已获得食品和药品管理局的批准用于商业用途。在欧洲，还有其他设备获得了 Conformité Européenne（CE）的认可标志。随着技术的发展，TAVR 在人群中的适应证不断变化，最近公布的研究涉及具有中度手术风险的患者[12]。目前，对严重的生物瓣膜退变患者使用美敦力自膨胀 CoreValve 进行 TAVR 也是被批准的策略，通常被称为“瓣中瓣 TAVR”。对于没有狭窄的严重主动脉反流患者，TAVR 目前还没有得到批准。在这一技术被广泛应用于纯主动脉反流的病例之前，适合非钙化主动脉瓣和大瓣环的装置的缺乏是需要解决的问题。

评估 TAVR 患者最重要的是采取心脏团队的方法，该方法侧重于与心脏外科医生、介入心脏病专家、影像专家、来自不同学科的其他专家、护士和其他辅助人员合作，对每个患者进行多学科评估。仔细评估心血管和非心血管疾病的共病情况，对于确定每个患者进行传统外科瓣膜置换的风险十分重要，具有外科瓣膜置换经验的心脏外科医师的评估是确定手术风险的必要条件。传统上，这些风险类别被定义为低、中、高和极端（不适用于外科瓣膜置换或“不能手术”）。尽管胸外科医师协会的风险积分经常被用于为这些类别设定更多可量化的范围，特别是在随机临床试验的背景下，但在既定的手术风险积分中，有一些因素没有被考虑在内，这些因素对手术候选资格有特别大的影响。这些因素包括：存在瓷主动脉（通过胸部 CT 评估）、胸壁畸形、严重肺疾病（通过肺功能检查评估）、肝硬化、先前的胸部放射、先前的旁路移植手术需要重新开胸的并发症或严重的虚弱 [13]。因此，心脏团队的方法是绝对必要的，以确保每个患者都能得到最好的选择。

二、禁忌证

在某些情况下，尽管手术风险增加，TAVR 不是最合适的选择。对于多种疾病的患者，TAVR 并不是合适的，如需要额外手术替代和（或）修复，合并主动脉疾病，严重冠状动脉疾病不能 PCI，没有或仅有轻度钙化的主动脉瓣病变（装置可能不够安全），在一些先天性畸形的瓣膜中也是如此。如果瓣环太小或太大，不能容纳经导管装置，手术有时是唯一的选择。最后，在某些情况下，患者的症状和预期寿命显然受到严重主动脉瓣狭窄以外的因素的限制，而且重要的是能提供一种能改善功能状况或生存率的手术。由于非心脏的原因和共病，向

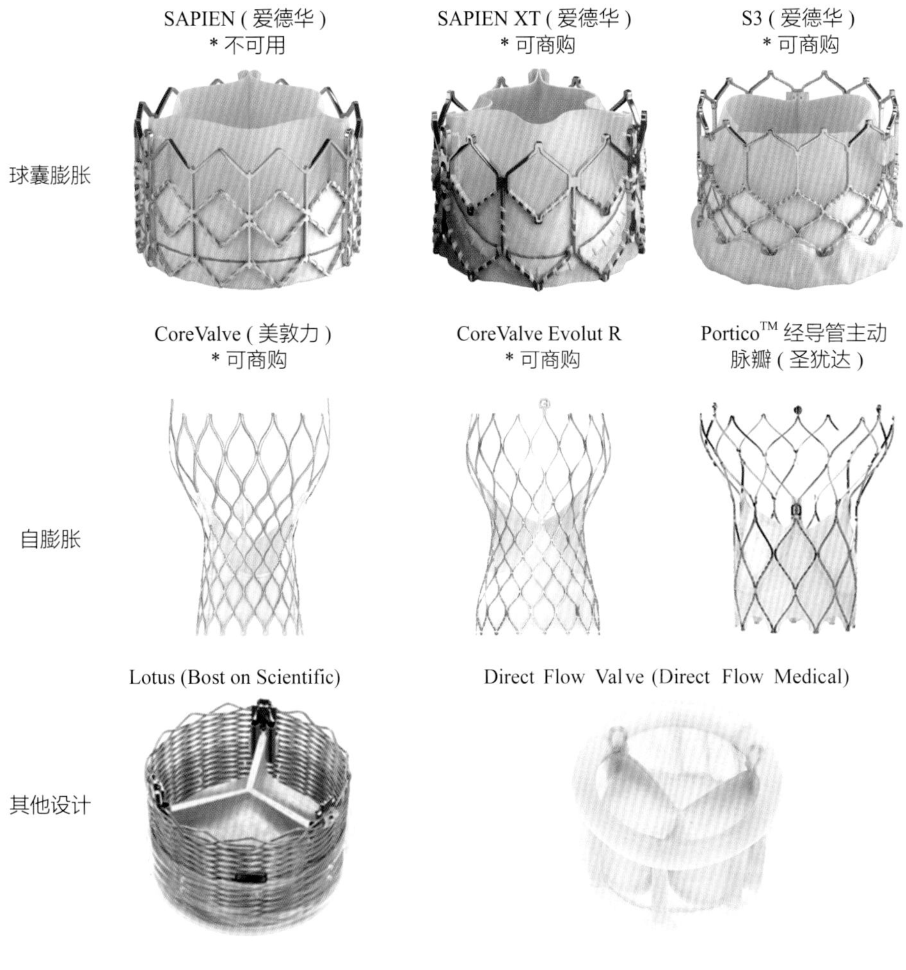

◀ **图 59-1 美国市售和研究的 TAVR 设备**

（资料来源：第一排：经 Edwards Lifesciences LLC，Irvine，CA 许可使用的图像。Edwards，Edwards Lifesciences，Edwards SAPIEN，SAPIEN，SAPIEN XT 和 SAPIEN 3 是 Edwards Lifesciences Corporation 的商标。第二排：CoreValve® 图像经 Medtronic©2016 许可使用。Portico™ 经导管主动脉瓣膜。Portico 和 St. Jude Medical 是 St. JudeMedical，Inc 或其相关公司的商标。经圣犹达医疗许可转载，©2016。保留所有权利。第三排：图片由 Boston Scientific 提供。©2016 Boston Scientific Corporation 或其附属公司版权所有，在 DirectFlow 许可下使用的 DirectFlow 瓣膜图像）

预期寿命受到严重限制的个人提供TAVR是不适当的[13]。

三、评估经股动脉的经导管主动脉瓣置入术患者

TAVR最常见的途径是经股动脉，称为经股动脉入路。其他的选择包括通过左前胸小切口，将导管穿过左心室心尖部的经心尖入路和通过胸骨切开，从而可以直接进入升主动脉的经主动脉入路。有些术者通过右胸廓切开术来进行经主动脉手术。

经股动脉TAVR可以避免胸骨切开术或开胸术，具有明显的微创优势，而且在许多情况下可以在局部麻醉和清醒状态下镇静完成。经股动脉TAVR候选的首要条件是有足够的髂股动脉通路。许多钙化的主动脉瓣狭窄患者也有明显的外周动脉疾病，因此仔细评估动脉解剖是必要的。幸运的是，从第一代装置到今天，TAVR所需的输送鞘的尺寸有了很大的改进，在最近完成的PARTNER Ⅱ试验中（Edwards S3瓣膜）84%的高风险患者和89%的中度风险患者能够通过经股动脉方法进行TAVR。

所有接受TAVR患者都应该进行胸部、腹部和骨盆的CT增强扫描。胸部CT应设门控（图像在心脏循环的同一点获得，以限制伪影），以准确地确定主动脉环的大小，这决定了患者所需要的瓣膜的大小。瓣环很少是圆形的结构，但经常是椭圆形的，所以基于单–直径超声心动图测量的瓣膜会导致重大误差。与经胸或经食管超声心动图相比，准确测量主动脉瓣环可降低瓣膜过小（瓣周漏的重要危险因素）瓣周漏的重要危险因素，与经胸或经食管超声心动图相比，CT降低了瓣膜过小的程度[14, 15]。主动脉根部的体层成像对评估环与冠状动脉口的距离也很重要。

在获得胸部CT后，继续对腹部和骨盆进行影像学检查，以评估髂–股动脉解剖。所要求的髂–股动脉直径取决于所使用的瓣膜的类型和尺寸。表59–1显示了各种可用的瓣膜设计、尺寸、相应的鞘尺寸以及容纳鞘管所需的血管最小管径。适当的髂–股动脉入路不仅要考虑到动脉的直径，而且必须考虑到钙化的存在（是否是环状钙化）以及是否存在明显的扭曲。钙化的动脉顺应性较低，且有较高的血管并发症风险，尤其是在管腔直径临界，钙化呈环状的情况下[16]。

当肾功能不足以耐受正常的CT造影时，必须考虑替代的方法获得所需的信息。其中一种方法是通过心脏MRI或经食管三维超声心动图获得瓣环的数据，然后通过猪尾导管直接在主动脉内注射10～15ml造影剂获得腹部和骨盆的CT。猪尾导管在透视下经股动脉置入和定位，然后将患者转移到CT扫描仪上进行直接的动脉CT造影，这样可以使用最少的造影剂。

血管通路的选择已成为一个重要的研究领域，因为一些患者有明显的髂–股疾病，并且经主动脉或经心尖TAVR的风险高。在接受Edwards SAPIEN和Medtronic CoreValve装置的病人中，已使用锁骨下动脉和腋动脉，并且似乎安全可行的[17–19]。颈动脉也被用于小部分的患者[20]。也有一些小的试验报道了静脉经间隔途径，包括从股静脉到右心房，穿过房间隔进入左心室，以顺行的方式穿过瓣膜[21, 22]。最后，也有经腔静脉途径，包括进入股静脉，从下腔静脉进入降主动脉的方法[23]。然后使用一个闭合装置来修复在手术结束时产生的动静脉瘘。

四、心血管并发症的防治

老年钙化性主动脉瓣狭窄患者常合并有冠状动脉疾病，外科主动脉瓣置换术手术时通常需要同时进行冠状动脉搭桥。在接受TAVR的患者中，在瓣膜手术前也要为实现血运重建所做类似的努力。然而，未血运重建的冠状动脉疾病对TAVR预后的影响很难量化，因为这通常是临床试验的排除标准，而回顾性分析有其固有的偏差。一项前瞻性的注册研究纳入了TAVR前SYNTAX评分（和rSYNTAX评分的患者），并表明在TAVR之前冠状动脉疾病的严重程度与心血管疾病死亡率的增加相关[24]。一般来说，严重冠状动脉狭窄如果表现出临床症状或大面积缺血，适合PCI的患者应在TAVR前进行PCI治疗。然而，慢性闭塞，特别是那些有丰富的侧支循环，是允许采取较不积极的治疗，但每一个都必须个体化考虑。最后，在我们的经验中，某些无症状但血管造影有狭窄证据的患者进行保守治疗

并不影响 TAVR 的成功。

颈动脉疾病也常见于严重主动脉狭窄的患者，在行 TAVR 前必须慎重考虑。当发现有严重颈动脉狭窄，特别有症状时，则应考虑行颈动脉支架置入术或颈动脉内膜剥脱术[25]。临界病变必须根据不同情况来考虑。对侧颈内动脉完全闭塞（无保护的颈动脉狭窄）或在 TAVR 期间，可能长时间低血压或血流动力学不稳定的患者，在 TAVR 前进行颈动脉介入尤为重要。

传导系统的异常也必须考虑，因为可影响左心功能，并且和球囊扩张或自膨胀 TAVR 装置的选择有关。有左心功能不全症状和显著左束支传导阻滞（left bundle branch block，LBBB）的患者需要在 TAVR 前或 TAVR 后评估心脏再同步化治疗。重要的是，不要忽视左束支传导阻滞心肌病合并心脏瓣膜疾病导致的左心室功能下降的可能性。此外，一部分接受 TAVR 的患者会在手术过程中或手术后出现房室传导方面的疾病。这种情况在自膨胀瓣膜中更为普遍，但对于已经依赖起搏器的患者则无关紧要。

当然，在进行任何侵入性操作之前，优化患者的血流动力学状态是很重要的，对于比较脆弱的患

表 59-1 美国市售和研究的 TAVR 装置

瓣膜	可选尺寸（直径 mm）	适合的环尺寸（mm）	鞘尺寸（内径 F）	股动脉最小直径*（mm）	技术指标
可商用的					
Edwards	23	18 ~ 22	16	6.0	CE 认证
SAPIEN XT	26	21 ~ 25	18	6.5	FDA 批准
	29	24 ~ 27	20	7.0	
Edwards S3	20	16 ~ 19	14	5.5	CE 认证
	23	18 ~ 22	14	5.5	FDA Approved
	26	21 ~ 25	14	5.5	S3i Trial（intermediate risk）
	29	24 ~ 28	16	6.0	
Medtronic	23	18 ~ 20	18	6.0	CE 认证
CoreValve	26	20 ~ 23	18	6.0	FDA 批准
	29	23 ~ 27	18	6.0	
	31	26 ~ 29	18	6.0	
Medtronic	23	18 ~ 20	14	5.0	CE 认证
Evolut R	26	20 ~ 23		5.0	FDA 批准
	29	23 ~ 26		5.0	SURTAVI Trial（intermediate risk）
研究中的					
St. Jude	23	19 ~ 21	18	6.0	CE 认证
Portico	25	21 ~ 23	18	6.0	US 试验中
Boston	23	20 ~ 23	18	6.0	CE 认证
Scientific	25	23 ~ 25	18	6.0	REPRISE Ⅲ Trial（USA）
Lotus	27	25 ~ 27	20	6.5	报名完成
Direct Flow	23	19 ~ 21	18	6.0	CE 认证
Valve（DF	25	21 ~ 24	18	6.0	SALUS Trial（USA）试验中
Medical）	27	24 ~ 26	18	6.0	
	29	26 ~ 28	18	6.0	

*. 基于制造商的标签。在实际应用中，多数瓣膜需要 18F 的鞘，可以通过直径为 6mm 的最小腔内直径，而对于 14F 鞘的 S3，其最小内直径可至 5mm，但不同试验有差异

者，在 TAVR 前几天内，Swan–Ganz 导管引导下前负荷和后负荷的测量是很重要的。非心血管疾病的最佳治疗通常同样重要，包括慢性阻塞性肺疾病、慢性肾脏疾病和糖尿病。

五、经股动脉经导管主动脉瓣置入术的介入技术

在手术所涉及的配套设施、人员和设备方面，各机构之间可能有很大的差异。虽然大多数医院在“杂交”手术室中进行TAVR，它既可以用作导管室，也可以用作手术室，但有些医院在专门的心导管室中实施该手术。虽然经股动脉 TAVR 不需要开胸，但对于任何需要紧急开胸或胸骨切开或体外循环的潜在并发症，应事先进行预案，而且许多机构进行完全的外科准备，以便改行开胸手术[26]。此外，在大多数机构中，这项手术是在介入心脏病学家和心脏外科医生的积极参与下共同完成的。

下一步需要决定麻醉的方式。在早期的经验中，在经股动脉 TAVR 期间将患者置于全身麻醉下，以便进行心肺监测，并在手术过程中更容易地进行持续性的经食管超声。然而，随着手术的更加精细，新的装置所致瓣周漏（PVL）的显著减少，术中进行经食管超声心动图的需求越来越少了。全麻与瓣周漏的相关性仍是未知的。此外，一些接受经股动脉 TAVR 的患者有严重的肺部疾病而不能气管插管。因此，许多机构已经过渡到在清醒状态下镇静，并取得了较好的结果[27, 28]。麻醉医师参与 TAVR 有明显的好处，在需要时可以快速获得全身麻醉和经食管超声心动图。

下面的工作流程描述了我们机构的常规手术步骤。一旦患者准备好并进行了适当的镇静，下一步是获得血管入路的操作。在股动脉 TAVR 鞘被放置的位置上先置入一个动脉鞘，这是由术前评估确定的最有利的解剖位置。由于这个位置将容纳最大的动脉鞘，穿刺的位置也必须精准。可以通过术前 CT 或血管造影确认股动脉分叉与股骨头之间的关系来确保动脉切开位置的正确，然后在透视引导下利用穿刺针获得动脉通路。也使用超声引导来确认分叉的位置。理想的位置可以通过从穿刺鞘注射稀释的造影剂来确认，最好使用血管数字减影造影在同侧 40° 投影中显示股动脉分叉（图 59–2）。一旦正确的位置被确认，穿刺鞘换为一个短的 5F 鞘。对侧动脉通路以同样的方式获得，这种鞘用于放置 5F 的猪尾导管。虽然这可以从桡动脉途径实现，我们更喜欢股动脉途径，以便可以完成并发症的血管内修复。静脉通道需要放置可以容纳临时起搏器导线的足够大的鞘。如果需要，第二个静脉通路可用

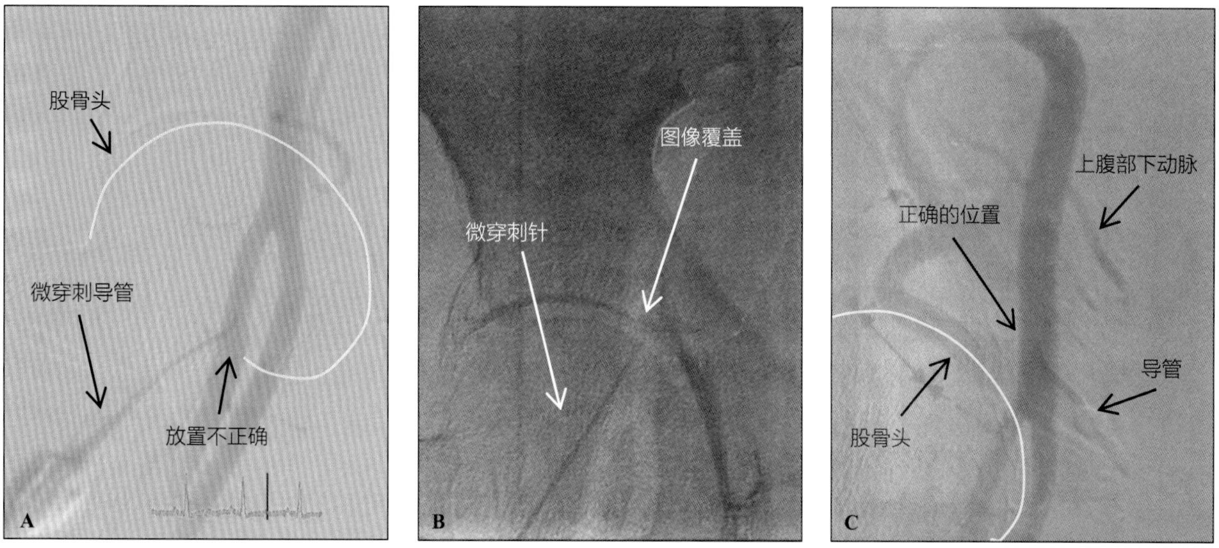

▲ 图 59–2　透视下确定股动脉切开部位

在这个例子中，股动脉分叉比通常要高很多，高于股骨头的中部。最初的动脉切开位置错误地在股浅动脉（A）中。因此，在透视下通过图像叠加（B）将微穿刺鞘取出并尝试再进入。正确的放置位置位于腹壁下动脉分叉下方（C）

于肺动脉（Swan–Ganz）导管，这通常是在必要时从颈部进行的。

如果有合适的动脉和静脉通路，下一步就是对TAVR 鞘的部位进行预埋。这可以通过在10点和2点钟方向顺序预埋两个 Perclose ProGlide（Abbott Vascular, Minneapolis, MN, USA）血管缝合器系统来实现。在每个鞘和 Perclose 交换的过程中需要置入导丝以保持动脉的位置。然后，轻拉缝线，用血管钳将缝线固定在手术巾上，注意不要锁结。ProStar XL（Abbott Vascular）系统也可用于动脉的预埋，但使用的越来越少了。在绝大多数病例中，使用预闭装置减少了手术切除和初次修复的需要[29, 30]。在穿刺部位周围出现严重钙化或主动脉－股动脉移植的情况下，仍可考虑手术切开。

下一步，将临时起搏器导线插入到右心室顶部，以每分钟180～220次的频率进行适当的起搏测试。当永久起搏器的风险较高时，可选择经颈内静脉的旋入式导线。考虑到 CoreValve 置入后心脏传导系统异常发生率较高，在我们的机构中，常规的做法是在手术后72h内安装一个临时起搏器。如果患者装有永久起搏器，在必要时，可以在围术期使用固定电极进行更适度的右心室起搏（频率在100～120/min 范围内），以协助进行 CoreValve 置入，或在瓣膜扩张后进行快速右心室起搏。

然后静脉注射肝素以达到激活全血凝固时间＞300s，并且 TAVR 鞘在硬导丝上（例如 Lunderquist）小心的扩大。将5～6F 的猪尾导管置入无冠窦并建立显示垂直瓣环平面的透视投影，三个瓣的下缘精确地重叠在一起[31]。然后，使用5F Amplatz 左1（AL1）导管和0.035in（1in=2.54cm）直头导丝通过瓣膜，应注意不要穿过二尖瓣瓣下结构。将 AL1推进到左心室后，用一根猪尾导管代替，以记录实时的跨瓣压力。接着，将0.035in 的 Amplatz 加硬导丝在远端塑形成一个大弯，并且大弯的腹部被小心地放置在左心室的心尖部。当置入 CoreValve 时，需要 Amplatz 超硬（比加硬导丝更硬）导丝对输送系统提供额外的支撑。然而，人们认为，超硬导丝会使 SAPIEN 装置的输送系统偏离主动脉后壁太远，或在置入后阻碍人工瓣叶（引起瓣膜性主动脉瓣反流）。

这时通常进行球囊主动脉瓣成形术，目的是使自身瓣膜适应人工瓣膜。然而，随着技术的进步，球囊主动脉瓣成形术在球囊扩张式 TAVR 中的使用频率不断降低，在自膨胀瓣膜中也很少使用。最后，将人工瓣装载到输送装置上，并将其推送到主动脉瓣位置，与瓣环同轴。该装置应定位在适当的高度，根据到瓣环的解剖和冠状动脉口的位置，该装置应定位在适当的高度。主动脉根部造影和经食管超声都可以用来对瓣膜进行定位。球囊扩张式瓣膜通常将装置的下1/3定位于瓣环中，装置的其余部分位于瓣膜之上。CoreValve 的定位技术包括将设备稍低地放置在左心室流出道，然后将设备撤回到所需的高度。

当准备植入球囊扩张式瓣膜时，需要控制呼吸，通过临时起搏器开始快速起搏，在透视下置入瓣膜（图59–3A、B）。在右心室起搏停止之前球囊完全放气是很重要的，这样在球囊弹出时瓣膜才不会脱落。与之相比，自膨胀瓣膜不需要快速起搏，但通常采用100～110/min 的起搏频率来适度降低心输出量。然后从左心室流出道开始将瓣膜逐步释放出鞘管，当回撤到瓣环的合适高度时，再充分展开（图59–3C～F）。瓣膜的位置和功能应通过造影、超声心动图和血流动力学来评价。如果瓣膜位置过高或过低，如果需要的话还可以考虑使用第二个瓣膜。当出现明显的瓣周漏时，可以对未展开的瓣膜进行后扩，也可以在第一瓣内放置第二瓣。球囊扩张型的 SAPIEN 瓣一旦置入就不能移动，CoreValve 瓣膜部分释放后，如果需要的话还可以稍许回撤调整位置。这是因为 CoreValve 的释放过程中涉及退鞘机制，但一旦部分出鞘，瓣膜就不能再入鞘回收。一些新一代的瓣膜，包括 Boston Scientific Lotus 和 Direct Flow Medical 瓣膜，具有完全可回收的优点。美敦力的 Evolut R 系统是 CoreValve 的替代，当部分展开（但不完全展开）时可以回收。

当操作完成，血管鞘已经拔出，预埋装置也是完好的，这时重要的是要保留导丝以预防缝合失败。此外，由对侧动脉通路进行近端髂动脉球囊阻断，可有助于防止在鞘移除和缝线固定期间的出血。最后通过对侧动脉通路的血管造影，可以确认在拔出小动脉鞘之前没有隐性出血或其他血管并发症。

在欧洲使用并通过 QE 认证，或者正处研究

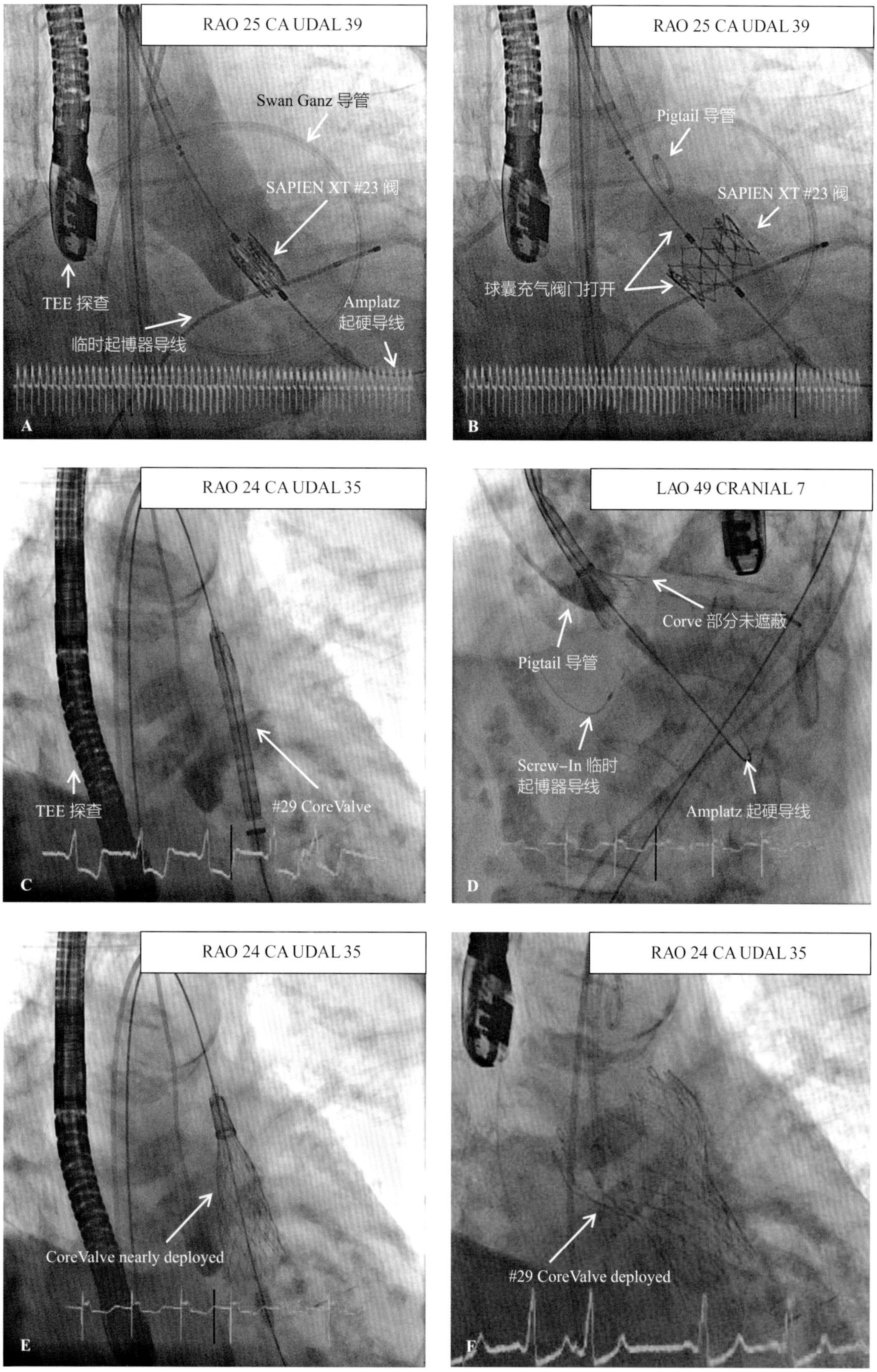

▲ 图 59-3 **SAPIEN XT** 的定位和释放（**A**、**B**）和 **CoreValve**（**C** ～ **F**）**TAVR** 装置

中但尚未得到食品和药品管理局批准的瓣膜包括：自膨胀Portico瓣膜（St. Jude Medical，St. Paul，Minnesota，MN，USA）、独特设计的Lotus瓣膜（Boston Scientific）和Direct Flow瓣膜（Direct Flow Medical，Santa Rosa，CA，USA）。

六、经股动脉经导管主动脉瓣置入术的并发症

在接受TAVR的患者中，必须考虑到围术期和手术后的并发症问题。美国VARC-2概述了临床实践中这些并发症的标准定义以及临床试验结果判定的标准[13]。由于设备改进和术者经验积累，操作所致的并发症变得少见了。并发症导致显著的发病率、死亡率，约占TAVR患者非植入相关的住院费用的25%[32]。对于接受TAVR的患者来说，重要的并发症包括血管和入路的并发症、出血、卒中、心脏传导系统疾病、心脏压塞、瓣环、瓣周漏以及装置错位或栓塞（表59-2）。

经股动脉TAVR最常见的并发症与血管入路有关。血管并发症可以像VARC-2轻微出血一样简单，但是如果需要相对较大的鞘，则有时会发生更严重的并发症，例如破裂、夹层或闭塞。据报道，有多达16%的患者在进行经股动脉TAVR的情况下出现了主要的血管并发症，但呈显著下降，在PARTNER试验中比例仅8%，而在PARTNER Ⅱ中使用S3的患者中主要血管并发症＜6%[33, 34]。血管并发症多见于钙化、动脉管径小或者扭曲的患者。当发现严重出血时，可以用血管内球囊扩张以达到暂时止血，或放置覆膜支架。动脉切开或静脉穿刺部位的轻微出血，通常可以压迫止血。在预埋缝合线收紧后仍出血的情况下，还可以用导丝置入另一个Perclose或Angio-Seal装置（St. Jude Medica）来闭合残孔。

TAVR后也可能出现晚期出血，在PARTNER队列研究中，其发生率为5.9%，中位数为132d[35]。晚期出血原因以胃肠道并发症（40.8%）、神经系统并发症（15.5%）或创伤性跌倒（7.8%）最为常见，常见于低血红蛋白、心房颤动或扑动、中度或重度瓣周漏或左心室大的患者。出血在VARC-2中被定义为轻微、严重的（与血红蛋白下降≥3g/L或要求全血/红细胞输注≥2个单位），或危及生命的（血红蛋白下降＞5g/L或输血大于4个单位，涉及一个重要器官，导致休克，需要手术或血管加压素或死亡）[13]。

卒中是任何心血管手术中不常见但可怕的并发症。虽然PARTNER1A和1B随机队列的初步结果提出了与SAVR或药物治疗相比，TAVR增加了卒中风险的问题，但最近的研究显示，TAVR与手术相比并无增高卒中的风险[7, 10]。10 037例TAVR患者中，大部分神经系统事件与栓塞有关，在10 037例TAVR患者的Meta分析中，临床卒中或短暂性脑缺血的30d发病率（3.3 ± 1.8）%[36]。然而，利用弥散加权磁共振成像进行的研究显示，在TAVR和外科主动脉瓣置换术患者中，亚临床事件的发生率都很高，因此，寻找保护脑血管的策略已成为研究的重点[37]。这些研究主要集中在栓塞保护装置的研究上，其中有几个系统正在研究中，包括Claret脑保护系统和Triguard脑保护装置（图59-4）。最佳的抗凝策略目前还在研究中。目前的指南支持术中使用肝素，然后使用阿司匹林（50～100mg/d）加氯吡格雷（75mg/d）3个月，之后阿司匹林单药治疗（2C级）[13, 38]。目前正在进行的试验主要是研究比伐芦定与普通肝素的使用，在TAVR后维生素K抑制药的使用，以及双联抗血小板治疗与单用阿司匹林比较。

TAVR术后也可发生传导系统障碍，有时需要植入永久性起搏器（PPI）。传导异常的机制被认为是机械压迫传导组织，特别是左束支，尤其容易受到损害。因此，先前存在的右束支传导阻滞与TAVR术后对永久性起搏器的需求显著相关，如左心室流出道过低的瓣膜植入、钙化的瓣环或明显过大的人工瓣膜[39, 40]。TAVR术后与永久起搏器需求最密切的是使用自膨式瓣膜。在GARY试验中，使用Medtronic CoreValve的永久起搏器植入的发生率（25.2%）显著高于Edwards SAPIEN（5.0%）。由于这个原因，在我们的机构里，植入CoreValve后需使用临时起搏器72h。在需要时，起搏器植入术与TAVR患者的近期或远期预后无不良关系，并可预防意外死亡[41]。

心脏压塞是经股动脉TAVR少见的并发症。发生这种情况的原因可能是临时起搏器电极引起的右

心室穿孔、穿过主动脉瓣或者支撑 TAVR 装置的导丝引起的左心室穿孔或瓣环破裂。瓣环破裂是罕见的，但 TAVR 的报道中约有 1% 出现，包含无症状的破裂可能更频繁地发生而不被检测到 [42]。破裂可发生在环上、环内或亚环水平，有时累及瓣环和主动脉根部的多个层面。损伤可发生在球囊预扩，人工瓣膜展开，为了减少瓣周漏的后扩时。除非需要后扩张，否则一般不会观察到自膨胀瓣膜的瓣环破裂。当瓣膜过大≥ 20%，且左心室流出道钙化顺应性下降时，瓣环破裂发生的频率更高 [43]。破裂常立即导致血流动力学不稳定，但在破裂或血肿时，出现的时间可能会推迟一些，甚至是隐匿性的。一般情况下，心包积血可能导致瓣环破裂，这可以通过超声心动图或主动脉根部血管造影证实。对于不严重的情况，可以心包引流和仔细观察病情变化，但许多病例需要紧急的体外循环和手术矫正。因瓣环破裂而接受心脏手术的患者的死亡率很高，约为 50%，而保守治疗患者的预后尚不清楚 [42]。

TAVR 术后主动脉瓣旁反流也得到了广泛的研究。TAVR 的主动脉瓣反流发生率高于手术 AVR，这并不奇怪，因为人工瓣必须膨胀以适应不对称的瓣环，而瓣环也常伴有严重钙化。几项研究显示，在 TAVR 后发生中度或重度主动脉瓣关闭不全的患者死亡率增加，甚至轻微的主动脉瓣关闭不全也可能导致更糟糕的预后 [44, 45]。在 TAVR 中发现明显的主动脉瓣反流时，可以尝试球囊扩张以减少瓣周漏，但如果瓣膜过度膨胀，则会导致中心反流增加。在某些情况下，为了减少反流的严重程度，在第一瓣膜内安装了第二个瓣膜。不幸的是，这两种技术都增加了栓塞卒中，损伤瓣环或传导系统的风险。不过，幸运的是，新的 TAVR 设备是专门为减少副瓣反流的发生率而设计的。例如，直 – 流瓣的上、下端设计有两个充气套管，它们试图在瓣膜和瓣环之间增加密封性。类似地，Edwards S3 瓣

表 59–2 TAVR 的并发症

并发症	风险因素	减轻 / 解决的方法
血管并发症	股动脉管径小，钙化动脉，尤其是外周钙化	仔细的术前规划和动脉通路评估 在大鞘扩张前确认股动脉放置正确（分叉上方，下腹壁下方） 动脉切开部位的预先闭合关髂股血管造影 及时血管内或手术修复血管损伤
卒中	年龄较大，女性，既往脑血管或外周血管疾病，糖尿病，高血压，既往心脏手术需要球囊后扩张 TAVR 规划或设备设计没有明显差异 TAVR 后心房颤动	手术过程中适当的肝素化，手术后适当的药物治疗，心房颤动进行抗凝治疗，尽量减少器械对主动脉根部的不必要操作 脑栓塞保护装置（正在研究中）替代抗血小板和抗凝血方案（正在研究中）
传导系统疾病	预先存在的传导系统疾病，预先存在的右束支阻滞，瓣膜过大 低瓣膜植入自膨胀装置钙化环	临时起搏器用于高风险病例和自膨胀设备 在传导系统疾病的术后仔细监测患者 永久起搏器植入，限制装置过大（必须权衡瓣膜周围反流的风险）
心脏压塞	临时起搏器穿孔导丝穿孔 BAV 或瓣膜置入期间的瓣环破裂（在瓣膜过大，钙化瓣环，球囊后扩张瓣膜中更常见）	精细的导丝管理 限制器械尺寸过大（必须权衡瓣膜周围反流的风险） 在血流动力学不稳定的情况下及时诊断和处理 对于严重钙化的瓣环，考虑自膨胀装置（瓣环破裂的风险较小）
主动脉瓣关闭不全	不对称，钙化瓣环，设备尺寸过小	多排 CT，心脏 MRI 或 3D 经食管超声心动图测量瓣环尺寸和瓣膜，而不是通过 2D 经胸超声心动图进行单尺寸测量 扩张或放置第二个瓣膜（必须权衡中风或瓣环破裂的风险） 中央反流如果不解决需要放置第二个瓣膜
瓣膜错位或栓塞	瓣膜的放置过高或过低瓣膜尺寸过小	仔细的术前评估，包括瓣环尺寸，以及从瓣环到冠状动脉口的距离 PCI 或 CABG 对冠状动脉闭塞的及时干预

BAV. 主动脉瓣球囊成形术；CABG. 冠状动脉旁路移植术；CT. 计算机断层扫描；MRI. 磁共振成像；PCI. 经皮冠状动脉介入治疗

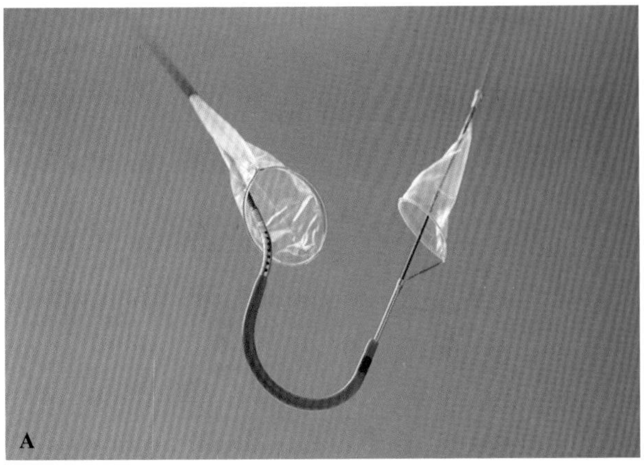

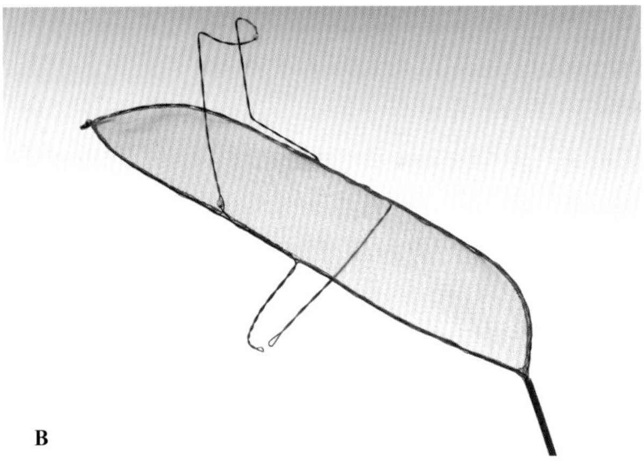

▲ 图 59-4 经股动脉 TAVR 中使用的栓塞保护装置

在经股动脉 TAVR 期间正在研究的栓塞保护装置。A. Claret Sentinel® 脑保护系统；B. Triguard 脑保护装置。（引自：A. Courtesy of Claret Medical®，Santa Rosa, CA, USA；B. Courtesy of Keystone heart, Herzliya Pituach, Israel）

膜的设计是在瓣膜的下半部分的外面有个裙子。我们希望，随着技术的进步，主动脉瓣反流在未来的 TAVR 后将会显著减少。主动脉瓣关闭不全的减少是否与临床结果的改善有关，还有待观察。

七、结论

对于有严重症状的主动脉狭窄且手术风险较高的患者来说，TAVR 是一种令人兴奋的治疗方法，该技术还在不断发展以减少手术并发症的风险，包括新的瓣膜设计、血管通路策略、低外径设备和辅助方法。由于主动脉瓣膜钙化性狭窄的负担在老龄化人口中将继续增加，我们希望，在这些努力下，心脏病专家和心脏外科医生将获得越来越多的能力，为每一位患者提供最好的主动脉瓣治疗策略。

八、病例分析

该患者为 85 岁男性，诊断为严重主动脉瓣狭窄。既往患有高血压、冠状动脉疾病、10 年前三支血管搭桥、慢性肾脏疾病、基线肌酐 2.2g/dl[肾小球滤过率 26ml/（min · 1.73m^2）]，胰岛素依赖性糖尿病，吸烟引起的轻度慢性阻塞性肺疾病。他有进行性呼吸困难（NYHA Ⅲ级）。1 年前，他能够每周三次的以慢速步行 3km，但目前走路无法超过 10min。晚上睡觉时呼吸困难，需要三个枕头垫高他的头部。在休息或劳累时否认胸痛。

体检发育良好，无颈静脉怒张，无颈动脉杂音。肺部听诊清晰可见，心脏听诊可闻及Ⅲ～Ⅵ级收缩晚期杂音。经胸超声心动图，并显示左心室大小正常，LVEF 略有降低，为 45%，轻度二尖瓣和三尖瓣反流，严重主动脉狭窄，平均跨瓣压差为 76/46mmHg, 计算的主动脉瓣面积为 0.76cm^2。

患者接受左心导管术，表现为严重的冠状动脉疾病，但桥血管移植到左前降支，第一钝缘支和后降支。由于他的肾功能不全，CMR 进行评估瓣环环状，平均直径为 24mm。通过猪尾导管直接动脉注入造影剂完成 CT 扫描，左股动脉系统最小腔直径为 6mm, 右股动脉系统为 9mm, 双侧轻度钙化。

包括心脏外科医生和介入心脏病专家在内的心脏团队对患者进行评估，确定他在主动脉瓣置换术时处于高风险，计算出的 STS 评分为 9.4%。患者经右股动脉植入 26mm Edwards SAPIEN XT 瓣膜。手术后，患者没有明显的并发症，在手术后第 1 天开始缓慢行走，并在 TAVR 后第 3 天出院。

第 60 章 经胸主动脉瓣植入术

Transthoracic Aortic Valve Implantation

Giuseppe Bruschi Kaleab N. Asrress Paola Colombo Vinayak N. Bapat 著
陈 晨 刘 磊 丁 虎 译

TAVI 自 Cribier 等 [1, 2] 证实可行性以来，已成为治疗钙化性主动脉瓣狭窄成熟的方法，这些患者通常不能耐受外科手术或常规主动脉瓣置换术的风险高 [3]。多种型号的经导管心脏瓣膜（THV）现在已用于商业或进入临床试验 [4–7]。最初的经导管心脏瓣膜分别是 Edwards SAPIEN THV（Edwards Lifesciences，Irvine，CA，USA） 和 CoreValve ReValving System（Medtronic，Minneapolis，MN，USA），都是通过经股动脉或经心尖途径 [6, 8, 9] 植入的。这是由设备和输送系统的性质决定的。随后，以减少患者的死亡率和致残率为重点，开发了替代通路：经锁骨下动脉和经主动脉通路。这两种方法已被证明可以降低与经心尖 [10–14] 相关的致残率和死亡率。此外，当经导管心脏瓣膜只能以逆行的方式，例如 CoreValve，它们也是可用的。在早期的研究和正在进行的试验中，一个重要的观察指标是入路部位的并发症，可直接影响到死亡率以及 1 年生存率 [5, 7]。这强调，为了降低致残率和死亡率，尤其是在我们着手治疗中、低危风险患者时，选择入路至关重要。本章介绍了经主动脉途径的适应证、患者选择和处理策略，以及一些商用瓣膜的具体技术方法和技巧。

一、经主动脉途径适应证

在 TAVI 及其随后的发展中，经股动脉和经心尖方法曾是唯一可用的入路选择，如果经心尖途径不可行，经股动脉是默认的途径。经主动脉途径是在几年后才出现的 [11, 15]。在不适合经股动脉或经心尖的极高风险患者（呼吸功能差、心功能差、体弱）中表现出优异的结果 [16, 17] 。相对容易的操作使经主动脉方法的使用增加。这种趋势是先于专用的输送系统出现的。CoreValve 和 SAPIEN 系统的出现，使操作更加简单，它超过了经心尖成为许多中心的首选途径。对于活动性的动脉粥样硬化和主动脉弓部粥样硬化的患者，由于栓塞的风险，术者会避免在这些区域进行操作。这样来说它也优于经股动脉途径。

二、患者选择

对 TAVI 的适合性应该由“心脏团队”来讨论，如果患者被认为是合适的，最佳策略和方法也应该由整个团队进行讨论。当考虑经主动脉的适用性时，关键考虑因素是着陆区，即升主动脉上放置装置以执行 TAVI 的区域。该区域应无钙化，应允许 TAVI 装置垂直放置在主动脉瓣环内，并且应距离瓣环距离最短，以便完全展开 TAVI 装置 [16]。在再次手术中，应使用 CT 扫描和血管造影来确定适合性，包括无名静脉和（或）主动脉到胸骨的距离。在既往 CABG 的情况下，重要的是评估桥血管特别是左乳内动脉的位置。如果左乳内动脉确实位于中线，或者右乳内动脉穿过中线，如果进行小型开胸手术，则可能损伤这些血管。在这种情况下，经主动脉应该通过右前胸廓切开术进行。

三、经主动脉途径的经导管主动脉瓣植入术

升主动脉的暴露可以通过一个小型胸骨切开或右前胸切开进行。杂交手术可以采用全胸骨切开术。

小型胸骨切开术通过第 2 或第 3 右肋间的 J 形胸骨切开或第 2 肋间的 T 形胸骨切开来暴露视野（图 60–1A、B）。外科医生对右前胸开胸的熟悉程度和保持胸膜腔完整的能力对这有重要价值。

右前胸切开术常通过第 2 右肋间进行，尽管第 1 右肋间也是一种选择（图 60–1C、D）。由于这不是一个断骨的切口，因此有它的好处，特别是如果患者之前已经有过胸骨切开。一般来说，从整体恢复的角度来看，患者耐受性比扩张肋骨的切口要好。

虽然从技术上考虑，特别是冠状动脉搭桥的患者，应该选择经主动脉途径。在没有禁忌证的情况下，这应该是技术上更容易实现的：如果主动脉位于右侧，离肋骨不远，右前胸切开更容易；如果主动脉位于中线或更深一些，则较容易进行小型胸骨切开术。这可以用 CT 进行评估。一般情况下，由于可以保持胸膜的完整，肺功能不良的患者采用小型胸骨切开术效果较好。在胸壁畸形的患者中，选择则取决于主动脉的位置。如果一个小型胸骨切开

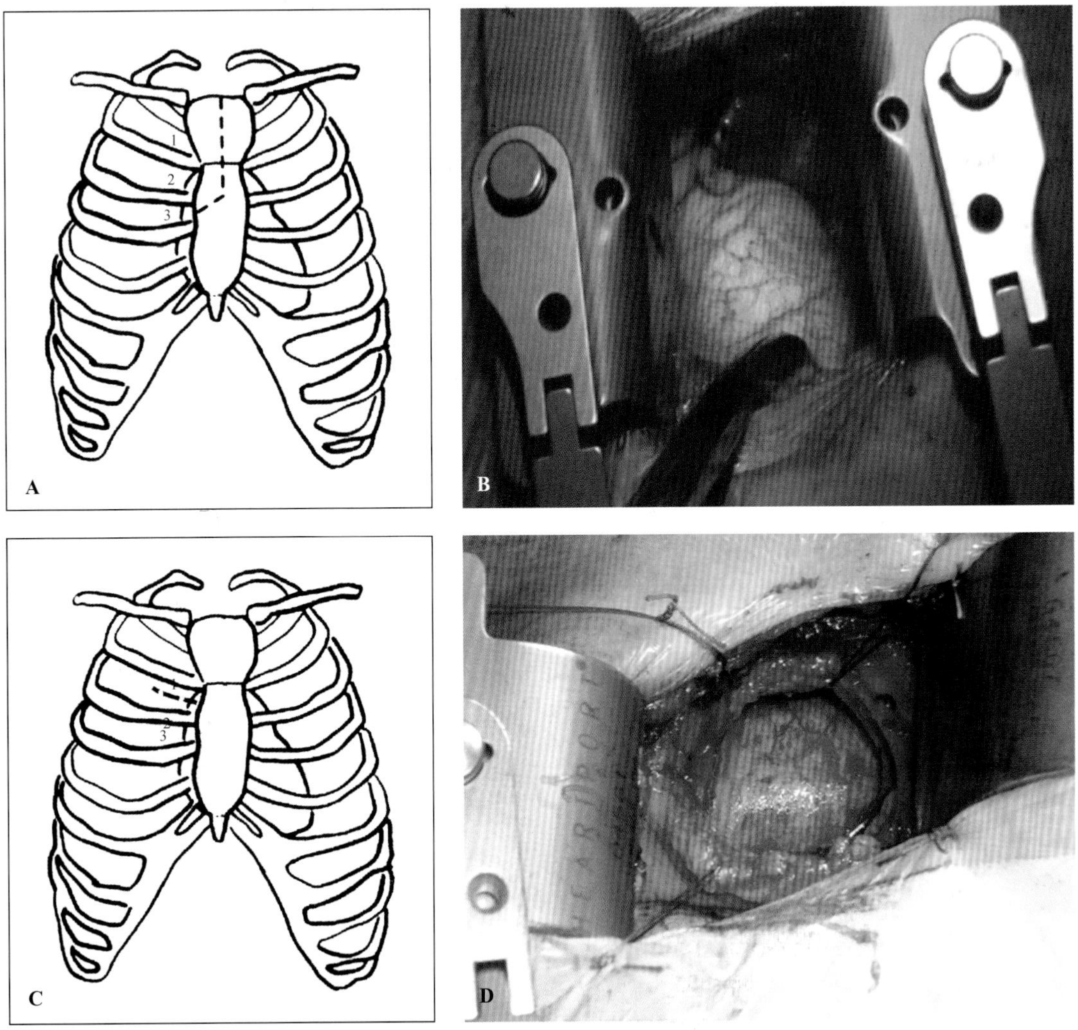

▲ 图 60–1　胸骨切开术和胸廓切开术部位和手术视图

A. 第 2 或第 3 右肋间的小型胸骨切开术获得暴露。虚线表示入路示意图；B. 在荷包的位置用金属标记进行暴露；C. 第 2 肋间的右前胸小型开胸术获得暴露。虚线表示入路示意图；D. 通过右胸廓切开术进行升主动脉的手术暴露

术不可行，而且右前胸切开术在技术上也有困难，一种有用的方法是插入双腔气管插管，使右肺在很短的时间内塌陷，通过将纵隔移到右侧从而更容易进入到主动脉。

四、操作过程

对所有设备的整体考量

外科手术的技术和操作的细节在以前的版本已有详细描述[16, 18]。手术视野可以是经心尖途径的镜像视野，或是经股动脉途径的更容易接受的常规手术视野。专用的手术间配置对于手术的成功是必不可少的。如果在入路上有疑问，可以使用小型胸骨切开术，因为这样可以让术者更有掌控性。在放置荷包缝合线之前，应通过透视确认，以评估距主动脉瓣环的距离和瓣膜置入的轨迹（图 60–2）。应使用一个缝合环或缓冲装置来稳定鞘管。主动脉插管应该使用 Seldinger 技术。如果主动脉较薄，可以用小刀片插入鞘内。导丝的位置和经股动脉入路相同，导丝的末端在左心室里形成一个大圈，以避免尖端损伤心脏。

如今经主动脉途径是一个很好且成熟的方法，基本上可以用于任何可以通过经股动脉方法植入的 TAVI 设备。对于 SAPIEN 和 CoreValve，经主动脉途径有着大量的经验，其他新的设备也有临床经验，包括 Engager（Medtronic，Minneapolis，MN，USA）、Lotus（Boston Scientific，Natick，MA，USA）和 Direct Flow（Direct Flow Medical Inc.，Santa Rosa，CA，USA）。

五、Edwards SAPIEN XT 和 SAPIEN 3

有几个小组报道了他们通过经主动脉的方法植入 SAPIEN XT 和最近的 SAPIEN 3（Edwards LifeSciences）的经验。由 Hayashida 等报道的最大的 XT 组包括 83 名外周通路差的患者[19]。所有的手术都是用 Ascendra 2 或上一代的没有头锥的 Ascendra 系统（Edwards LifeSciences）来完成的。器械成功率为 92.6%，瓣周漏为 7.4%，改行开胸手术为 5.3%（主动脉夹层 3 例，瓣膜移位 1 例，左主干闭塞 1 例），30d 死亡率为 7.4%。Lardizabal 等[20]将 44 名通过经主动脉行 SAPIEN TAVI 的患者与同一机构接受经心尖的非随机对照患者比较。结果表明，30d 联合安全终点是相等的，但经主动脉组的主要出血和血管并发症的发生率显著降低。关于 SAPIEN 3 的公开文献是有限的，但在最初的 CE 认证时的研究中进行了少量的研究[21]。

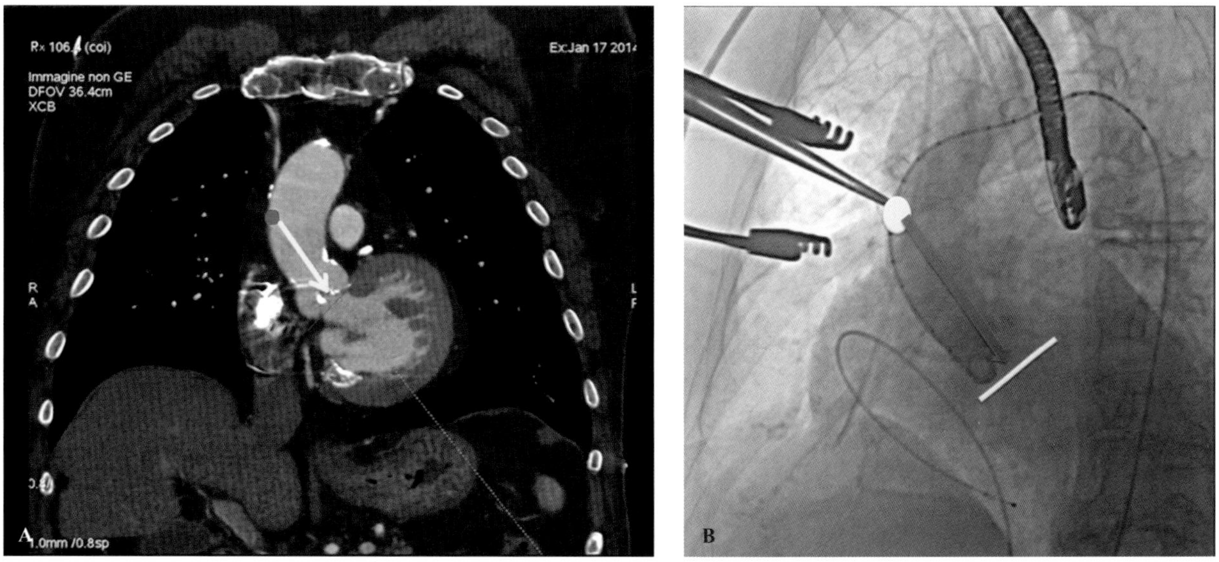

▲ 图 60–2 主动脉入路和荷包位置

A. 在 CT 扫描中评估经主动脉区或荷包的理想位置，这取决于瓣膜和输送系统而略有不同；B. 主动脉造影确定瓣膜展开视图，并确认主动脉瓣环与荷包缝合部位之间的距离（至少 6cm）并评估瓣膜置入的轨迹

六、CoreValve

第1例手术是在 Milan 的 Niguarda Ca' Granda 医院开展的[11, 12, 18]。自那时之后，多个单中心和多中心报道了治疗经验[22]。在第46届 ANMCO 年会上，Bruschi 等（2004）报道了最大的 CoreValve 直接植入研究[23]。EURyDICE 试验比较了在2008年6月至2014年1月期间欧洲和以色列9个国家的20个中心接受治疗的患者。共收集了519个病例。人口平均年龄为（81.3±6.3）岁，其中女性占48%。平均 logistic EuroSCORE 为25.8±15.8；429名患者 NYHA 心功能分级≥Ⅲ级（83%）。外周血管病变是经股动脉 TAVI 的主要排除标准，存在于330名患者（64%）；306名患者（59%）有冠状动脉疾病，109名患者曾接受过冠状动脉搭桥手术。224例（43%）在第2肋间经右前胸小切口开胸，295例经上半部胸骨切开术行 TAVI 手术。228名患者（44%）植入了29mm 的 CoreValve。509名患者（98%）取得了手术的成功。4例患者需要第二次瓣膜植入，2例患者有中度的瓣周反流，30d 死亡率为8%。7名患者发生卒中（1.4%），72名患者（14%）需要植入永久起搏器；93%的患者有主动脉瓣反流（＜2+/4+）。术后平均住院天数为9d。入路部位的低并发症率和低卒中率是这些数据的两个亮点。

七、Engager

Engager 主动脉瓣生物假体（Medtronic，Inc，Minneapolis，MN，USA）由安装在自膨胀的镍钛合金框架中的牛心包组成。支架由一个主结构和一个支撑结构组成。支撑架的控制臂设计为放置在主动脉根部的窦内并捕获小叶，目的是在固定的植入高度上到达正确的位置，以尽量减少冠状动脉阻塞的风险，而瓣膜的设计也是为了最大限度地减少瓣周反流的发生。该假体有两种尺寸（23mm 和26mm），覆盖直径为21～27mm 的环。输送系统是29F，同时具有32F 的外径。

在 Pivot 试验中，Engager 生物瓣首次在人体进行可行性研究[24–26]。所有出版的文献都是关于经心尖途径的，但 Bapat 等成功地通过经主动脉途径将此设备植入，具有极好的操作性和中短期效果。这表明尽管需要较大的尺寸的鞘，经主动脉途径仍然是可靠的。

八、Direct Flow

Direct Flow Medical（Direct Flow Medical Inc.，Santa Rosa，CA，USA）是第一个非金属结构的经导管主动脉瓣膜装置。Direct Flow 是将牛心包瓣膜与可膨胀的涤纶双环组成的设计，包含非顺应性球囊血管成形技术。上（主动脉）和下（心室）环状球囊，由管状桥接系统连接，可通过填充腔单独加压。这种可充气和可放气的支撑结构可在用耐用聚合物固定之前实现在精确定位、回收和评估瓣膜的性能。所有直径的瓣膜都可使用18F 鞘管。在多中心前瞻性的评价 Direct Flow 的研究中，早期的临床结果显示出良好的短期结果，在30d 内，99%的患者没有发生全因死亡[27]。

Bruschi 等（2004）报道了第1例通过右前胸小型开胸进行的 Direct Flow TAVI[28]。在一名78岁的患者中，有严重的主动脉瓣狭窄和严重的外周血管病变，此前曾接受过双侧内乳动脉移植的冠状动脉搭桥。通过改良的“内曲线技术”植入瓣膜以治疗该患者，在瓣环处用“外曲线技术”调整器械之前拉动器械指向主动脉外缘。即使入路部位和主动脉瓣环的距离小于5cm，Direct Flow 也可以行直接主动脉入路，并且鞘和升主动脉之间的角度不是问题。因此，与其他 TAVI 设备不同，它可以选择升主动脉上的任何部位进入，因为设备的同轴校准与进入位置无关，并且是通过对三根定位导丝的牵拉来完成理想的 Direct Flow 植入。

九、Lotus

Lotus 瓣膜（Boston Scientific）是第二代经导管心瓣膜装置，它有两个独特的特点：可复位和可回收，并具有适应性密闭以减少瓣周漏。它使用专用的输送系统，该系统有一个“预弯曲”，以适应主动脉弓。早期临床试验已经显示出极好的短期结果[29]。Bapat 等（2001）报道了该装置在人体经主动脉途径的首例应用[30]。这种瓣膜是通过专用的鞘管（外径 20F 或 22F）引入输送系统。由于输送系统的“预弯曲”是为了便于经股动脉方法而设计的，没有任何可用的鞘管可以克服它，因此，选择理想的主动脉穿刺部位是很重要的，这样才能实现 Lotus 瓣膜的同轴放置。选择的位置应距主动脉瓣环和主动脉前壁至少 7cm。对于 SAPIEN 和 CoreValve，为了使装置与瓣环同轴，荷包的首选位置应该是主动脉的侧面部分。但是对于 Lotus，由于“预弯曲”，荷包应该位于升主动脉的前面或稍靠左边。在现有的鞘中，我们发现 Ascendra 鞘管（Edwards Life Sciences）是最佳的，因为它有内部（顶端）和外部距离的标记，而且它不是亲水的。输送系统顶端的透视标记是很重要的，术者能够通过它看到顶端在主动脉中的位置及其与输送系统的关系，从而使装置能够完全展开，并避免弹出。这对于 Lotus 的展开尤其重要，因为在展开的前半部分中鞘管倾向于向内移动，而在后半部分中则是向外移动。

十、经主动脉与其他途径的比较

在全世界，经心尖方法仍然是非经股动脉方法的默认方法，因此，与经股动脉相比，可用数据都是针对经心尖的。目前还没有将经心尖和经股动脉进行比较的随机数据，但是几乎所有的研究显示进行经股动脉的患者有更好的结果，但这主要是因为进行经心尖的患者的潜在风险和复杂程度较高。不过，经心尖法确实有一些会增加风险的特征：

1. 进入部位问题，包括心尖破裂和迟发性假性动脉瘤形成[31, 32]。

2. 开胸术后对呼吸动力学的影响。

3. 左心室心尖部的破坏和缝合对左心室功能的影响[33]。

经主动脉方法可以潜在地克服这些问题。手术可以不受心脏结构（心室腔和二尖瓣）的影响，它避开了主动脉弓，这可能会降低卒中的风险。无须进入胸膜腔的小型胸骨切开术为患有呼吸系统疾病的患者提供了最佳的非经股动脉选择。实际上，它比完整的胸骨切开术更具优势：包括减少术后 FiO_2 的需求、疼痛、重症监护时间和住院时间[34]。还存在技术方面的优势，包括改善触觉反馈，以及靠近瓣环而能够进行杂交手术。

十一、禁忌证

这种方法的禁忌是在经主动脉区有钙化存在的完全瓷化的主动脉（尽管心脏 CT 表明这是一种相当罕见的情况）。当升主动脉由于胸壁的解剖畸形而不能进入时也是这种方法的禁忌。

十二、无法耐受手术的高风险经导管主动脉瓣植入术患者的入路

正如前面所描述的，因为在解剖上可以通过小切口侧胸切开直接暴露心脏，首次大型 TAVI 试验选择了经心尖入路[35–37]。然而，人们认识到，这种入路方法和它的患者筛选都有许多固有的局限：严重的动脉钙化（瓷化的升主动脉）或广泛的主动脉、锁骨下动脉、髂动脉的闭塞性疾病，虚弱的状态，严重的脊柱侧弯，在心尖缝合时可能对冠状动脉造成损伤，由于脆弱的心肌，卒中和感染而导致的心尖止血功能不良[9, 31–33]。值得注意的是，瓣膜的输送、定位和植入是整个过程中并不复杂的部分。虽然已经提供了专用的瓣膜输送设备，但这些风险大多与患者的并发症有关；因此，这种类型的入路只针对没有其他任何选择的患者。对于左心室心尖部进行微创甚至采用经皮封堵器 / 技术的研究迄今尚未完成。因此，目前 TAVI 的经心尖入路仍然是可行的，但临床应用却日益萎缩。

由于经心尖入路的高并发症，开发出了另一种“大胆”的 TAVI 入路。同样，目标人群是没有任何可行的主动脉、锁骨下或髂股动脉入路的 TAVI 患者。经腹主动脉的入路已经描述过[38]。根据 CT 主动脉造影检查制定详细的解剖计划后即可实施[39]。通过髂股静脉和下腔静脉中的任何一个，都可以为 TAVI 输送系统提供合适的通路。在此过程中，“棘手”的部分是确定腹主动脉的适当的区域，可以在与腔静脉相邻的区域内容纳大口径装置。（因为通过间隔穿刺针可以从腔静脉进入主动脉），并远离重要的动脉分支，以便鞘拔出前，闭合装置可以密封

主动脉 – 腔静脉间的交通。有一些患者因为“瓷化”的腹主动脉或其他解剖结构的不适合而不能接受这种手术。

这样的高危患者还可以通过顺行法经二尖瓣途径进入[40]。只要二尖瓣和主动脉瓣环的夹角不是非常锐利，且左心室腔有足够的大小，使得体积庞大的 TAVI 输送系统能够顺利通过，而不造成心脏破裂或二尖瓣前叶的撕裂，这两者均是立即致命的并发症。值得注意的是，第一次 TAVI 植入选择的就是这种方法，但由于存在一定的这两种严重并发症的发生率，很快被临床弃用。

值得注意的是，在无法耐受外科手术的高风险的 TAVI 候选者中，无法选择其他入路而进行经颈动脉入路也有描述[41]。

十三、结论

经主动脉途径可以使用现有的大多数 TAVI 器械，而且是安全可行的。它比经心尖途径具有更小的侵入性，为心脏外科医师提供了更熟悉的通路，改善了学习曲线，并提供了进行杂交手术的选择。尽管与经心尖头对头的随机临床研究结果还没公布，但是现有的数据表明经主动脉有更多的获益。新设备的专用输送系统使已经简单的手术变得更加容易，从而缩短手术时间，并改善预后。

第61章 新型主动脉瓣

New Aortic Valve Technologies

Dimytri Alexandre Siqueira Alexandre A.C. Abizaid 著
李宗哲 周 强 译

自2002年起[1]，诞生了TAVR，它可以避免心脏开放手术和体外循环，让人工瓣膜植入到病变的主动脉瓣处，为有手术风险的高龄患者和手术禁忌证的患者提供了一种有效的治疗选择。尽管全球首批的相关介入装置，如球囊扩张式SAPIEN™/SAPIEN XT™（Edwards Lifesciences，Irvine，CA，USA）[2, 3]和自膨胀式Medtronic CoreValve®（Medtronic, Minneapolis, MN, USA）系统[4]表现出色，仍有一些不良事件的发生，如瓣周漏、瓣膜移位、血管并发症及传导阻滞需要进一步改善，以满足未来改善高危主动脉瓣狭窄患者预后和进一步扩大TAVR技术适应证以期应用于低风险患者。

近期经导管主动脉人工瓣膜技术的发展致力于优化手术流程和满足以下需求：①减小导管直径，避免血管并发症；②保证准确的环形定位，当误释放或者定位不准确时，允许撤回、再回收和重新植入；③体现创新设计特点以减少瓣周漏、传导阻滞和冠状动脉闭塞等不良事件的发生。近来，一批已经获得早期临床评估的不同的经皮主动脉瓣“第二代TAVR设备”在欧洲及某些国家已经可以购得[5, 6]。在本章中，将分别对这些主动脉瓣新技术的特点和初期临床评估进行综述。

一、SAPIEN 3

球囊扩张式SAPIEN 3经导管心脏瓣膜系统（Edwards Lifesciences Inc.）针对改善瓣周漏和血管并发症的发生设计独特[5, 6]。SAPIEN 3™（S3）瓣膜设计为改良的牛心包组织小叶包绕钴铬支架，外形上更加精简（图61-1A）。类似于SAPIEN XT™（Edwards Lifesciences Inc.）装置，S3内部覆有对苯二甲酸乙二酯（polyethylene terephthalate，PET）层，除此以外，其外部亦增加了PET密封口用以预防瓣周漏。有四种尺寸可供选择（20、23、26和29mm），覆盖了瓣环16～28mm的尺寸。

新的经股传输系统称为Commander™（图61-1B），相较之前的NovaFlex™传输导管(Edwards Lifesciences Inc.）有更小的尺寸（14F）和更大的弹性。因此，其在扭曲的血管中行动更加便捷，而且S3可以定位在更具有挑战性的解剖结构，比如水平主动脉。其在输送手柄中增加了一个辅助轮可以精确调整植入物的高度，提供更精确、可重复的瓣膜定位，进一步防止瓣周漏、传导阻滞和永久性起搏器的需要。在球囊扩张过程中，含有卷曲瓣膜的支架框架主要从下方缩短，因此在该装置进行定位时应考虑到这一情况。

S3系统兼容14F可膨胀eSheath™（Edwards Lifesciences Inc.）鞘，在瓣膜通过鞘管的时候可以临时扩张。随着器械尺寸的不断缩减，血管并发症和出血性并发症的发生率降低，更大比例的患者可以通过经股动脉途径进行治疗（股动脉最小血管直径5.5mm是必需的）。Edwards Certitude delivery system™（Edwards Lifesciences Inc.）的尺寸也被缩小到了18F（适用于S3 23～26mm）和21F（适用于S3 29mm）。

在SAPIEN 3™的首次人体应用中，对15例有症状的严重主动脉瓣狭窄患者采用经股动脉治疗[7]。所有的器械均被成功植入，主动脉瓣面积由（0.7 ± 0.2）cm^2提升为（1.5 ± 0.2）cm^2（$P < 0.001$），平均主动脉跨瓣压由（42.2 ± 10.3）mmHg降至

（11.9±5.3）mmHg（$P < 0.001$）。所有患者均未发生中度或重度主动脉瓣周反流。在 PARTNER Ⅱ S3 临床实验中，纳入了 1076 名外科换瓣手术中等风险的患者和 583 例外科手术高风险或无法手术的患者进行 SAPIEN 3™ 治疗[8]。在高风险组中，30d 死亡率为 2.2%，卒中发生率为 1.5%，中重度主动脉瓣反流发生率为 2.9%；中风险组的患者 30d 全因死亡率为 1.1%，卒中发生率为 2.6%，中重度主动脉瓣反流发生率为 4.2%。

二、CoreValve Evolut R

新的 Medtronic CoreValve 瓣膜系统——CoreValve Evolut R™（Medtronic, Minneapolis, MN, USA）的主要改进是在理想的主动脉瓣环水平提供稳定和可控的瓣膜植入，并防止瓣周反流，使手术更可预测[9]。可重新定位和回收的特性使其定位准确，并将瓣周漏、二尖瓣前瓣损害、瓣膜相关栓塞和需要永久

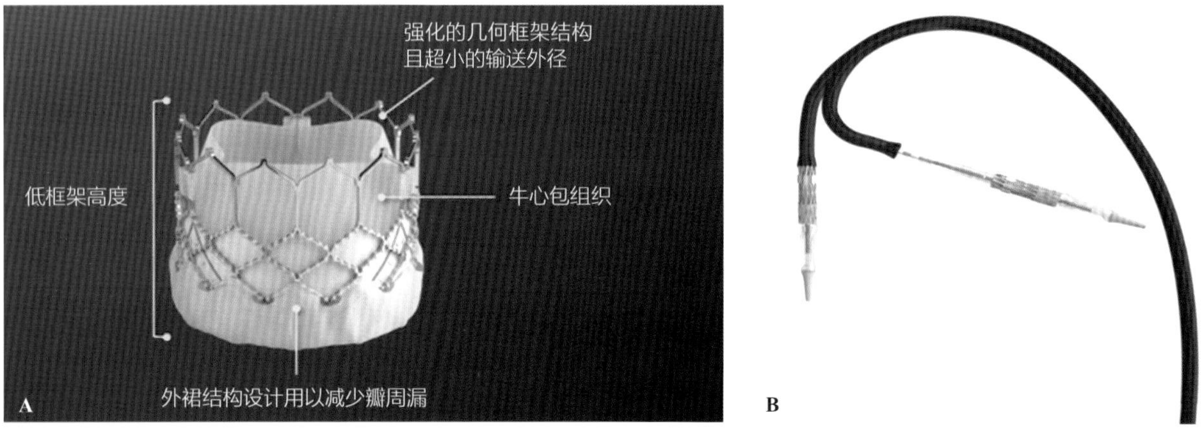

▲ 图 61-1 球囊扩张式 SAPIEN 3 经导管心脏瓣膜系统

A. SAPIEN 3：由牛心包小叶和钴铬支架构成。流入口有一个外密封袖口结构，以防止瓣膜旁反流；B. Commander™ 输送系统：外径小（14F），灵活性高，便于在迂曲的管腔内通行，操作时可确保与主动脉瓣环同轴。球囊扩张式 SAPIEN™/SAPIEN XT™ 装置（转载自 Edwards Lifesciences, Irvine, CA, USA）

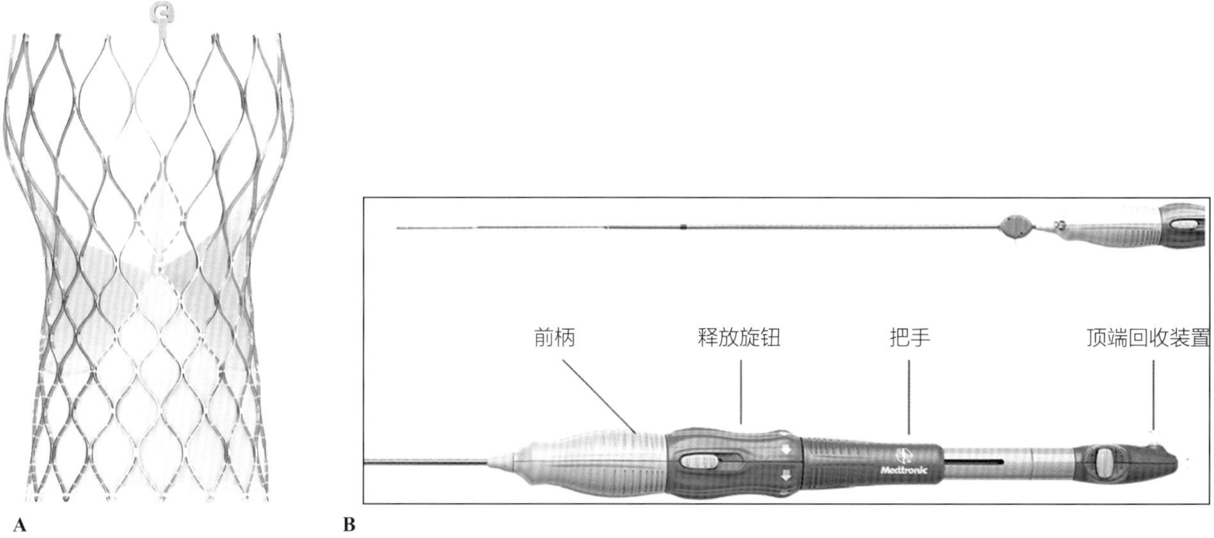

▲ 图 61-2 新的 Medtronic CoreValve 瓣膜系统

A. CoreValveTM Evolut R：由自膨胀的镍钛合金支架框架，猪心包小叶和延长的心包裙组成，减少了瓣周漏的风险；B. InLine™ 鞘：14F 尺寸（实际外径 18F）允许无鞘手术，减少血管并发症

性起搏器植入治疗的传导阻滞风险降至最低。之前 CoreValve™ 系统的几个特性（如自膨胀的镍钛合金支架框架、猪心包瓣叶和瓣环上功能性瓣叶）被保留了下来，远端流入道区被重新设计为延伸的心包裙边，进一步降低了主动脉瓣周反流的风险（图 61–2A）。该系统流出道区比之前的版本短了 10mm，目的是在成角的主动脉优化装置的适应性。Evolut R™ 有四种尺寸大小（23、26、29 和 31mm），覆盖 18 ～ 30mm 的主动脉瓣环径。新的传送系统（Enveo R™）保证了释放旋钮旋转和瓣膜出鞘及重新入鞘之间的快速、精确配合（图 61–2B）。它有一个增强的镍钛合金仓用于瓣膜重新入鞘和一个安装在导管中的集成鞘，后者称为 InLine™。InLine™ 鞘为 14F（真实外径 18F）它允许无鞘操作，进一步降低了血管并发症的发生率。

CoreValve Evolut R system™ 的早期临床试验在多中心的 60 个患者身上进行 [10]。除 1 例患者外，其余所有患者均可经股动脉手术，在 98.3% 的患者均通过一套装置正确置入瓣膜。所有重新入鞘和重新回收的尝试（22 例患者中 15 例）均安全、成功完成。21.7% 的病例需要后扩张，平均主动脉跨瓣压差从基线的 49.1mmHg 下降到术后的 8.1mmHg；3.4% 的患者在术后 30d 出现中度或重度的主动脉瓣反流。30d 内未观察到死亡或卒中病例，起搏器使用率为 11.7%。

三、Lotus™ 瓣膜系统

Lotus™ valve system（Boston Scientific, Natick, MA, USA）[11] 设计的目的是确保精确的定位，最大限度地减少瓣周反流。该瓣膜是由牛心包小叶覆盖到单镍钛合金线组成的自膨胀框架。一个射线下不透明的标记在框架的中心位置，以帮助定位。瓣膜在流入道（心室）部分被外套膜（Adaptative Seal™）包围，它可占据瓣膜和主动脉环之间的剩余间隙，从而防止主动脉瓣周反流（图 61–3A）。在它的导管内，Lotus™ 瓣在展开后可被拉伸到 70mm 长，缩短后大约 19mm。它有三种尺寸大小（23、25 和 27mm），可以用于治疗 19 ～ 27mm 主动脉瓣环的患者。这种瓣膜被预先安装在输送系统上，并以可控的机械方式进行释放，从而能够在扩张阶段的早期被平稳的输送，在这部分过程中减缓血流动力学的不稳定性，并允许在最终释放前对定位和性能进行有益的评估（图 61–3B）。在发生明显的瓣周漏、冠状动脉损害或严重的传导阻滞时，Lotus™ 瓣膜可重新入鞘的特殊性能允许术者进行重新定位和瓣膜回收。Lotus™ 的传送系统为 18 ～ 20F，预弯曲成型，并覆盖有亲水涂层，以确保在扭曲的血管中有更好的输送表现和调整角度以顺利通过主动脉弓。

2007 年在德国报道了 Lotus™ 瓣膜的首次成功植入 [12]。瓣膜在经过初始设计的改进后进行了临床实验。在评估 Lotus™ 瓣膜急性安全性和性能的 REPRISE Ⅰ试验和可行性研究中，11 名有症状、严重主动脉狭窄的高危患者接受了治疗 [13]。在所有的患者中，瓣膜均在第一次尝试中被成功植入。4 例患者需要部分再入鞘，均顺利完成；没有病例需要重新回收瓣膜。9 例患者（82%）成功植入，无残余主动脉瓣压差和主要不良心脑血管事件发生，10 例患者未发生院内主要不良心脏和冠状动脉事件。1 名患者出现明显卒中，另一名患者出院时平均跨瓣压差高于 20mmHg。Lotus™ 瓣膜的血流动力学表现稳定：1 年后平均主动脉瓣压差由基线的（53.9 ± 20.9）mmHg 下降到（15.4 ± 4.6）mmHg（$P < 0.001$），瓣膜面积从（0.7 ± 0.2）cm^2 增加到（1.5 ± 0.2）cm^2（$P < 0.001$）。经独立核心实验室判定，超声心动图评估的主动脉瓣周反流程度为轻度（n=2），细微（n=1），无反流（n=8）。4 个患者（36.3%）术后需要永久性心脏起搏器治疗。

在前瞻的单臂多中心 REPRISE Ⅱ临床试验中，选取了 120 名评估为高外科手术风险的患者 [14]。所有患者均成功植入瓣膜。并发症如瓣膜相关栓塞、瓣膜移位或额外瓣膜植入均未发生。所有重新定位（n=26）和回收瓣膜（n=6）的尝试均成功。34 例患者（28.6%）接受了永久性起搏器治疗。疗效的主要终点（由超声心动图评估的 30d 平均主动脉瓣压差）达标，平均主动脉压差从（46.4 ± 15.0）mmHg 降至（11.5 ± 5.2）mmHg；平均有效瓣膜面积从（0.7 ± 0.2）cm^2 增加到（1.7 ± 0.4）cm^2。在术后 30d 时，死亡率为 4.2%，主要卒中发生率为 1.7%。仅有 1 例（1.0%）患者有中度瓣周反流，无 1 例发生严重瓣周漏。正在进行的 REPRISE Ⅲ是一

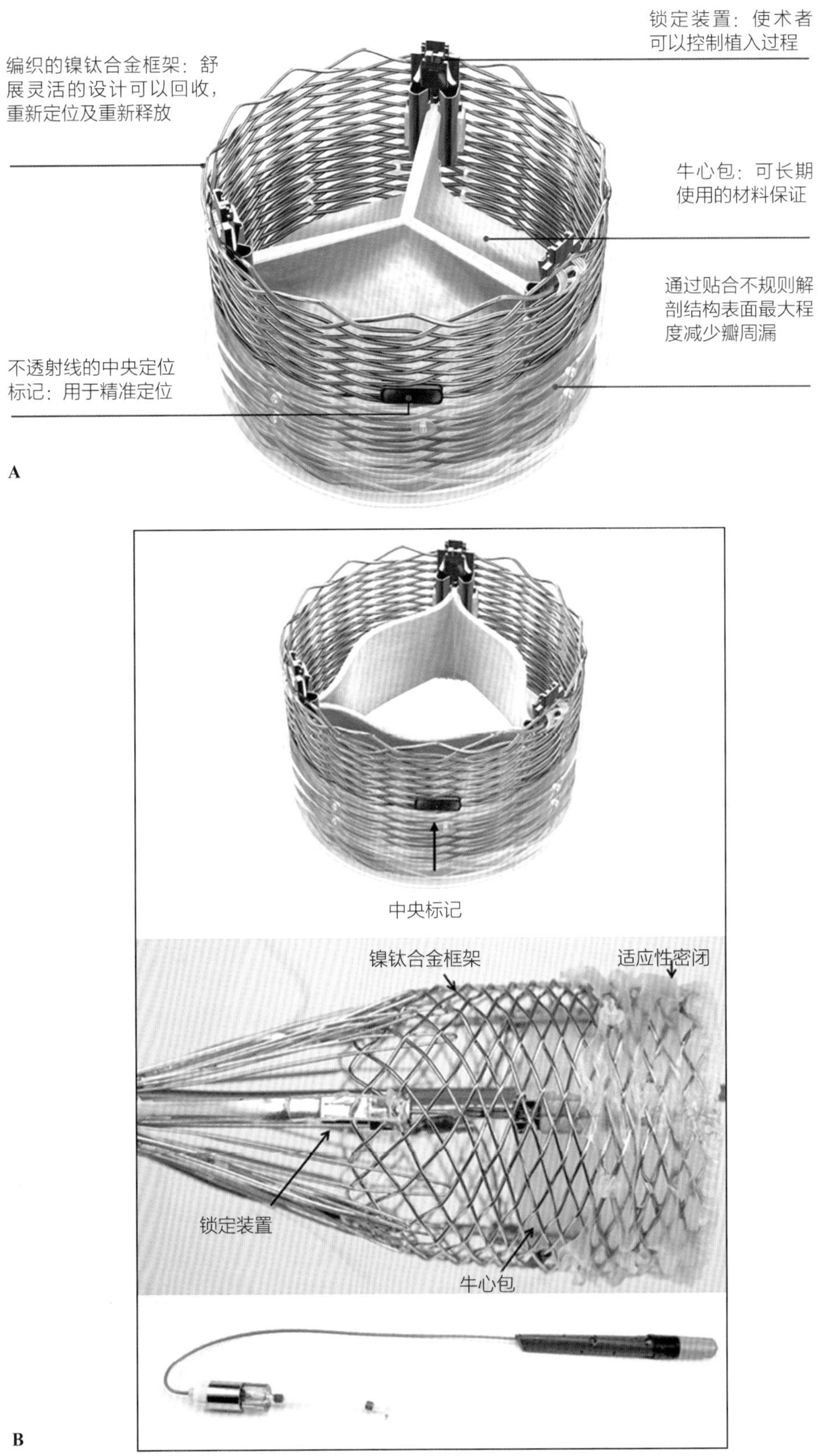
锁定装置：使术者可以控制植入过程
编织的镍钛合金框架：舒展灵活的设计可以回收，重新定位及重新释放
牛心包：可长期使用的材料保证
通过贴合不规则解剖结构表面最大程度减少瓣周漏
不透射线的中央定位标记：用于精准定位
A
中央标记
镍钛合金框架
适应性密闭
锁定装置
牛心包
B

▲ 图 61-3 Lotus™ 瓣膜系统

A. Lotus 瓣：单镍钛合金线编织构成的自膨胀式框架内置牛心包瓣叶；在流入区部分的外套膜防止瓣周漏；B. Lotus 瓣：预连接到输送系统，机械性植入。重新入鞘的特性允许重新定位和回收的尝试。输送系统被预先弯曲成型，并覆盖有亲水涂层。（图片经 Boston Scientific Corporation 的许可转载）

项随机、多中心、对照试验，旨在评估 Lotus 系统较自膨胀式 CoreValve™ 系统的安全性和有效性。预计将有 1000 多名患者入选在 60 个中心进行研究。

四、ACURATE 瓣膜系统

Symetis Acurate™ 经导管瓣膜系统（Symetis SA，Ecublens，Switzerland）是一种自膨胀式镍钛合金设备，瓣环上猪心包瓣叶，独特的支架结构[15]。支架框架被分为三个部分，依次从主动脉到左心室释放（图 61–4）。

1.“上冠”首先在冠状动脉口下方释放，固定瓣环，捕获自身瓣叶，减少冠状动脉阻塞的发生。

2. 三个主动脉稳定拱，该设计用于自我对齐和保持同轴，释放后可防止装置在植入期间倾斜。到目前为止，瓣膜仍然可以被重新定位和回收。

3.“下冠”具有良好的径向支撑力，出鞘释放后稍突出于左心室流出道，对减少术后起搏器植入有帮助。

上冠是开窗的，支架体和下冠有内部和外部的心包膜覆盖，用于防止瓣周漏。Acurate valve™ 有三种尺寸可供选择，主动脉瓣环的尺寸从 21 ～ 27mm 不等（ACURATETM S 号 21 ～ 23mm，M 号 23 ～ 25mm，L 号 25 ～ 27mm）。

在一项多中心上市后研究中，250 名高危老年严重主动脉瓣狭窄患者接受了 ACURATE TA™（心尖）瓣膜植入治疗（Symetis SA，Ecublens，Switzerland）[16]。平均 STS 和 logistic Euroscore 分别为（8.0 ± 5.9）% 和（22.3 ± 12.7）%。手术成功率为 98%（n=245），2 例为瓣中瓣治疗，3 例转为了心脏开放手术。2.3% 的患者出现中度瓣周反流，没有 1 例出现严重的瓣周反流。10% 的患者需要起搏器植入，30d 死亡率为 6.8%。基于 ACURATE TA™ 的良好基础，开发了一种经股动脉系统：ACURATE Neo™（Symetis SA, Ecublens, Switzerland）。ACURATE Neo™ 有一个非常灵活的输送导管可与 18F 鞘兼容。第一项人体试验于 2012 年 2 月至 8 月巴西和德国招募了 20 名患者[15]。患者平均年龄为（84.8 ± 4.5）岁，平均 logistic EuroSCORE 为（26.5 ± 8.0）%。手术成功率为 95%（n=19），其中 1 名患者由于放置位置过低（过于深入心室），不得不接受瓣中瓣植入治疗。有效瓣口面积从 0.7cm² 提高到 1.8cm²，除 1 例患者外，所有患者均无轻度以上的瓣周反流。起搏器使用率为 10%（n=2）。

五、Direct Flow

Direct Flow™ 经导管心脏瓣膜系统（Direct Flow Medical Inc.，Santa Rosa，California，USA）与其他已经在临床使用的新型主动脉瓣技术不同，它是非金属构造，三叶牛心包瓣膜连接在一个可扩张、聚酯纤维袖套支架上[5, 6]。两个圆形球囊、一个近端（主动脉）和另一个远端心室由垂直管状支架连接，可独立和连续扩张，由坚固的聚合物强化非金属框架，环形包绕瓣环及锚定生物瓣在瓣环上（图 61–5）。在最终植入前，该装置可完全重新定位并可回收，能够精确、可控地植入，以确保完美的密封并降低瓣周反流的风险。Direct Flow™ 系统的其他技术优势包括其非金属设计产生的灵活性，这在扭曲的解剖结构中很重要；植入过程维持血流动力学稳定，因为在定位和植入术过程中主动脉血流得到保留，不需要快速起搏；最后，可扩张的聚酯袖带支架与原主动脉瓣环吻合好，进一步降低了瓣周反流的风险。Direct Flow™ 瓣膜系统有四个尺寸（23、25、27 和 29mm），适用于 19 ～ 28mm 之间的主动脉瓣环尺寸。输送系统为 18F，兼容所有尺寸的瓣膜。

Direct Flow Medical system™ 的安全性和有效性采用前瞻性、多中心、非随机试验在 100 例严重主动脉瓣狭窄的外科手术高危患者进行了评价[17]。所有手术均经股动脉进行，所有患者在瓣膜置入前均行球囊瓣膜成形术，以确保狭窄瓣叶及瓣环的扩张；瓣膜定位、评估和植入的平均时间为 14min。30d 免于全因死亡率（预先指定的主要终点）是 99%，总体器械操作成功率 93%。平均主动脉瓣压力阶差术后由（45.9 ± 9.6）mmHg 降至（12.6 ± 7.1）mmHg，30d 后的有效瓣膜面积从基线的（0.65 ± 0.18）cm² 增加到（1.50 ± 0.56）cm²。主动脉瓣轻度反流及以下者占 98.6%，无严重主动脉瓣反流。无瓣周反流患者为 70.3%，轻度者为

28.4%，中度者 1 人（1.4%）。卒中发生率 2.7%，16% 患者需要安装永久性心脏起搏器。

由于其非金属的设计，对 Direct Flow Medical valve™ 系统的耐久性和回缩问题的担忧已经被提出来。迄今为止，第一批使用旧版瓣膜系统治疗的患者（*n*=16）2 年数据显示，经多排 CT 扫描评估，瓣膜的位置、直径或瓣口面积随时间没有变化，没有回缩的迹象。超声心动图显示血流动力学性能稳定，73% 患者无主动脉瓣反流，27% 的患者轻度主动脉瓣反流 [18]。

六、Engager

Medtronic Engager™ 主动脉瓣膜（Medtronic Inc.）设计为一种经心尖顺向植入系统，包含自膨胀式镍钛合金支架和三叶牛心包瓣膜 [5, 6, 19]。镍钛合金支架由一个中心框架和一个支撑框架组成，中心框架安置瓣膜，支撑框架借助控制臂在 Valsalva 窦中稳定支架，并获得解剖指向和定位。瓣膜由聚酯套缝合在主框架上，以减少瓣周反流的风险（图 61-6）。Engager™ 有 23mm 和 26mm 两种尺寸可供选择，对应瓣环径范围在 21 ～ 27mm 之间。手术植入的第一步是将支撑臂定位到 Valsalva 窦。正确的冠状动脉开口下方定位是必需的，应该通过血管造影来证实。在这一步骤可重新定位（如有必要可回收支撑臂）。最后，在快速心室起搏下完成最后的植入步骤，以保证定位的稳定性和准确性。

Engager™ 在 2008 年进行了第一次人体植入手术 [19]。新一代 Engager® 系统的可行性研究在 10 例外科手术高危患者［平均年龄（82.5 ± 3.6）岁，平均 logistic Euroscore（24.6 ± 13.6）%］中进行。所有患者均成功植入，无相关并发症报道。在大多数（90%）的患者中未见瓣周漏引起的主动脉瓣反流或仅见轻微（≤ 1 级），2 例患者因为术后完全房室传导阻滞需要永久起搏器植入 [20]。

七、Portico

Portico™ 瓣膜系统（St. Jude Medical, USA）由安装在镍钛支架上的牛心包瓣膜，自膨胀支架构成（图 61-7）。虽然与 CoreValve™ 外观相似，但 Portico™ 瓣膜有几个明显的特点，旨在减少潜在的并发症。

1. 流入区部分由猪心包覆盖，目的是减少瓣周漏。

2. 瓣叶位于支撑架上较低的位置，尽量减少装

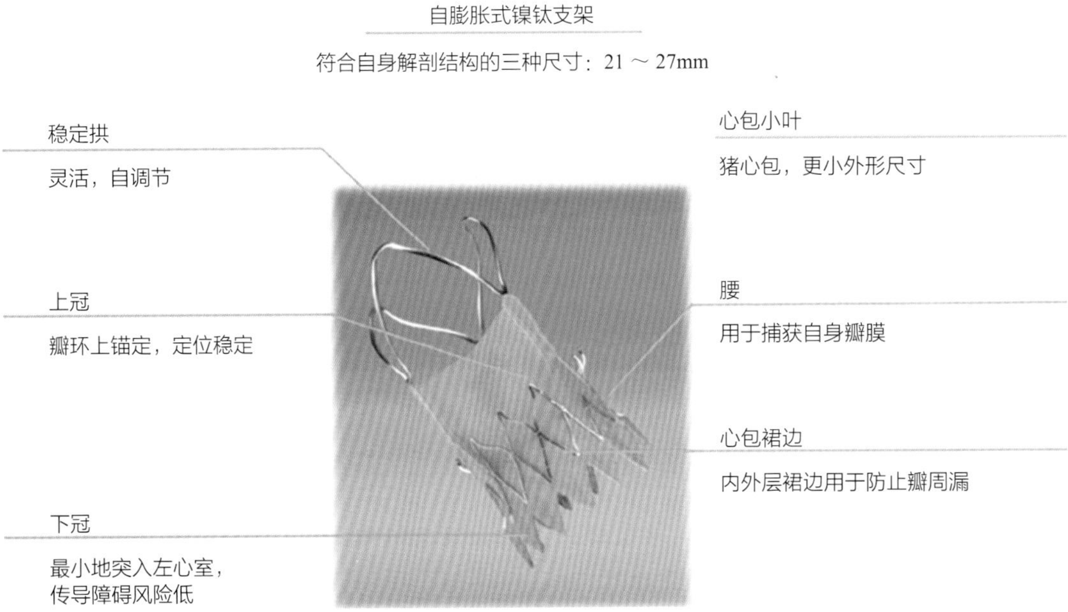

▲ **图 61-4 Symetis Acurate Neo™ 瓣膜：自膨胀镍钛装置，瓣环上猪心包瓣叶**

支架框架分为三个部分，按顺序释放：上冠、稳定拱和下冠（图片经 Symetis SA 许可转载）

置向左心室流出道的突出，从而减少传导阻滞的风险。

3. 只要支架没有完全释放，瓣膜可重新入鞘，在最终植入前重新定位。

4. 大的支架单元格设计保证日后更容易的冠状动脉介入操作和降低支架皱缩的发生；大的单元面积也可以使瓣膜组织包绕瓣环上钙化结节从而减少瓣周漏的风险。

瓣膜使用 Linx® 抗钙化技术 [21]。

在第一次人体试验中，10 例严重主动脉瓣狭窄患者经股动脉径路植入了 Portico™ 瓣膜 [22]。所有患者的器械植入均成功。4 例患者需要进行瓣膜回收和重定位，1 例患者因间歇性瓣叶功能不全而进行了第二次经导管瓣膜植入术。平均主动脉跨瓣压差从（44.9 ± 16.7）mmHg 下降到（10.9 ± 3.8）mmHg（$P < 0.001$），瓣膜面积由（0.6 ± 0.1）cm^2 增加为（1.3 ± 0.2）cm^2（$P < 0.001$）。1 例患者（10%）出现中度瓣周反流。无重大卒中、重大血管并发症、大出血、需要永久性起搏器植入或死亡报告。经心尖 Portico® 瓣膜植入的可行性已经在加拿大和欧洲进行了研究 [23]。根据 VARC Ⅱ的定义，共成功实施 7 例，手术成功率 100%。所有患者仅有轻度或微量的瓣周反流。所使用的 24F 输送系统是经心尖路径装置中最细的一种，可能对于左心室功能障碍的患者更安全。

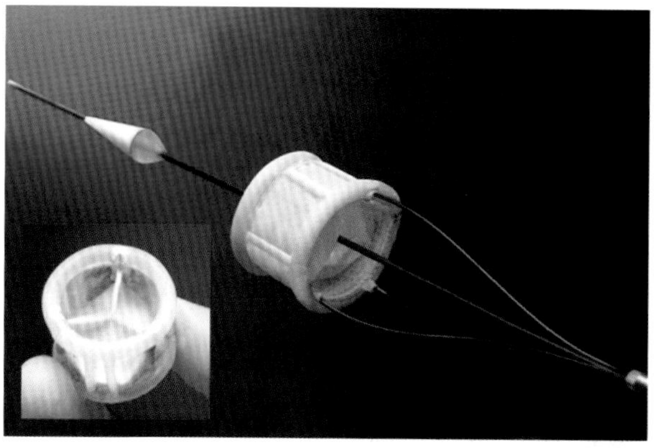

▲ 图 61-5 The Direct Flow Medical® 经导管主动脉瓣系统

由一个三叶牛心包瓣膜组成，该瓣膜附着在非金属的、可扩张的聚酯纤维袖套支架上。（图片经 Direct Flow Medical 许可转载）

八、JenaValve

JenaValve® 瓣膜（JenaValve Technology GmbH, Munich, Germany）由一个安装在外形小巧、可自膨胀的镍钛合金框架上的猪心瓣膜组成 [5, 6, 24]。最初是一套仅能经心尖操作的系统，其中包括一个无鞘 32F 导管（Cathlete；JenaValve Technology GmbH），瓣膜有三种尺寸（23、25、27mm），适用于 21 ～ 27mm 主动脉瓣环。自膨胀的支架有三个触角，在瓣膜植入前放置在左、右和无冠状窦（图 61-8）。目的是将生物瓣膜连接处精确地定位在原主动脉瓣连接处。将触角放置在正确的方向后，导管撤回，直到触觉反馈提示触角与恰当主动脉窦接触；然后 JenaValve® 的下部被释放。在瓣膜定位时不需要快速起搏，瓣膜置入时可以维持血流动力学稳定。患者自身瓣叶被夹在触角和生物瓣膜底座之间。这种夹持机制能牢靠地固定瓣膜，而不受主动脉瓣环或瓣叶钙化程度的影响，能有效固定并防止移位。此时，瓣膜系统已经开始正常工作，但仍然可以被重新定位和收回。释放底座后，植入过程的最后一步是打开镍钛支架的上部。因为可靠的夹

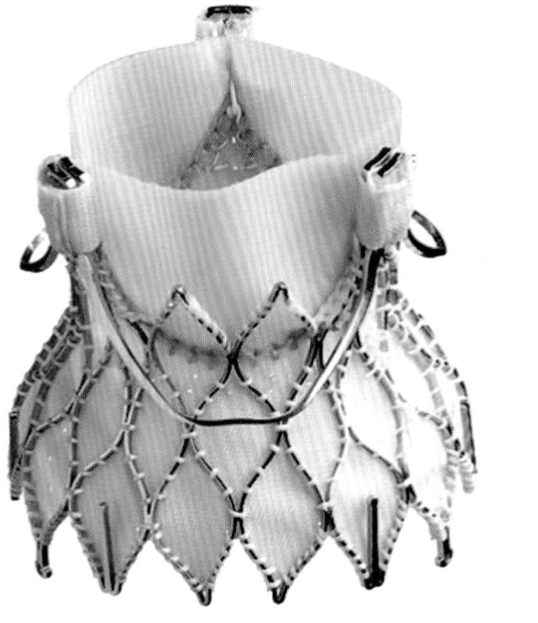

▲ 图 61-6 Medtronic Engager™ 人造瓣膜

经心尖路径设计，由一个自膨胀镍钛框架，三叶牛心包瓣膜和聚酯套组成，以减少瓣周反流的风险。（图片经 Medtronic© 2016 许可转载）

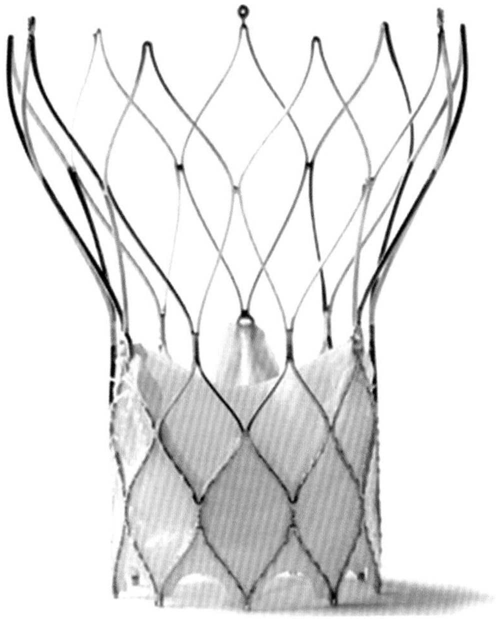

▲ 图 61-7 **Portico™ 瓣膜**

牛心包瓣膜安装在自膨胀镍钛支架上，流入区部分由猪心包覆盖，以尽量减少瓣周漏。瓣膜可重新入鞘，可以在最终植入前重新定位。（图片经 St. Jude Medical 许可转载）

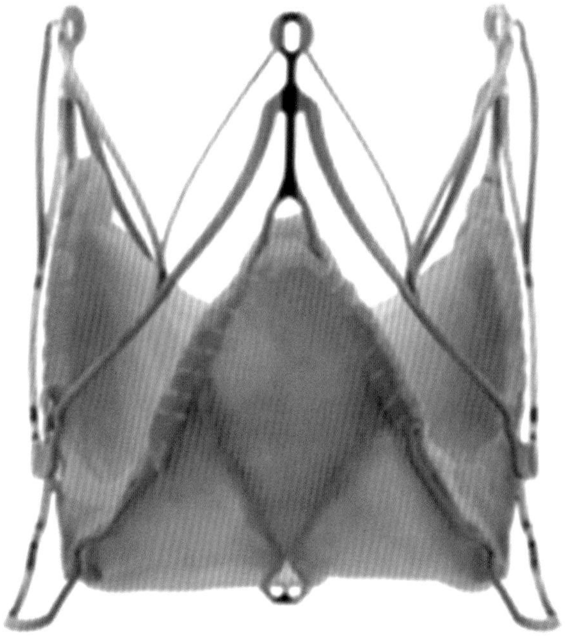

▲ 图 61-8 **JenaValve 瓣膜**

由猪瓣膜安装在形型小巧、可自膨胀的镍钛合金支架上。它有三个触角在瓣膜展开前放置在主动脉窦部。（图片经 JenaValve Technology 许可转载）

持机制，JenaValve® 是唯一具有 CE 市场标识的用于有临床症状的重度主动脉瓣反流的经导管心脏瓣膜系统。目前已开发了经股动脉径路系统。

经心尖植入 JenaValve® 的安全性和有效性在两个多中心前瞻性研究中得到了评估 [25]。在第一个研究中，67 名被评估为高手术风险的重度主动脉瓣狭窄患者［平均年龄（83.1 ± 3.9）岁，平均 logistic Euroscore（28.4 ± 6.5）%］进行了经导管瓣膜植入。操作成功率为 89.6%（60/67 人）。30d 死亡率为 7.6%，4 人（6%）转为开胸手术。2 名患者发生了卒中（3%），8 名患者需要进行永久性起搏器植入（12%）。术后患者平均跨瓣压差显著减少［（40.6 ± 15.9）mmHg 降为（10.0 ± 7.2 ）mmHg］，瓣口面积显著增加［（0.7 ± 0.2）cm^2 增至（1.7 ± 0.6）cm^2］。没有手术患者出现中重度（＞ 2+ 级）主动脉瓣周反流。在第二个研究中，31 名高手术风险的重度主动脉瓣反流患者［平均年龄（73.8 ± 9.7）岁，平均 logistic Euroscore（23.6 ± 14.5）%］经心尖进行了瓣膜植入 [26]。操作成功率 96.8%（30/31 人）。30d 死亡率为 12.9%，无人需要转为开胸手术。无卒中事件，2 名患者需要植入永久起搏器（6.4%）。术后平均跨瓣压较低［（7.9 ± 4.0）mmHg］，无人发生中度以上瓣周反流。最近，一个多中心前瞻性市场后研究报道了更多的临床资料和瓣膜系统疗效，研究同时纳入了主动脉瓣狭窄和主动脉瓣反流的患者。

九、结论

TAVR 已经成为无法进行手术或手术高风险的重度主动脉瓣狭窄患者行之有效的治疗手段。尽管第一代器械已经带来了令人印象深刻的阳性临床结果，未来进一步提升仍有许多挑战有待克服，并有潜力将该治疗的适应证扩大到低手术风险患者。瓣膜新技术的特点包括可重新定位和（或）可回收，更小巧的外形及创新性设计用以预防并发症，如瓣周漏、血管并发症、传导系统障碍等。有待进行进一步的研究，用以评估第二代瓣膜器械的理论优化是否可以得到更佳的临床结果。

第62章　房间隔穿刺术

Transseptal Puncture

Alec Vahanian　Dominique Himbert　Fabrice Extramiana　Gregory Ducrocq　Eric Brochet　著
陈光志　周　强　译

对于介入心脏病学家和电生理学家来说，经房间隔穿刺导管操作（TS）仍然是一种不可缺少的专业技术，它是在20世纪50年代末引入的[1]。最初很少使用，主要是由于缺乏经验和恐惧，随着新的经皮心电生理和结构性心脏病、特别是瓣膜介入术的创立，这种相对复杂的技术已经复兴（框62-1）[2-8]。本章描述了该操作的技术环节，包括影像学引导，然后介绍经房间隔穿刺导管操作为基础的特殊介入技术。

一、操作培训

学习曲线确实是存在的[2, 3]，因此需要培训获得专业技能以进行经房间隔穿刺导管操作[9]。但是，目前还没有关于初期培训和能力维持所需最少操作例数的具体数据。进行经房间隔穿刺导管操作的医生必须对心脏病理解剖、血流动力学和超声心动图有充分的了解。

介入医生必须能够识别和处理诸如心脏压塞和卒中等并发症。在临床操作之前，经房间隔穿刺导管操作的培训有望从模拟器训练中获益[10]。

二、超声心动图的指导

在经房间隔穿刺导管操作术前进行超声心动图检查，必须仔细检查房间隔的异常情况，如非常厚的房间隔、钙化、房间隔瘤样变形、卵圆孔未闭等，在进行手术时应考虑到这些情况。此外，在超声心动图报告中应描述轻度到中度心包积液的存在，以便在术中怀疑心包积血时作为对比参照。

房间隔穿刺目标是卵圆窝，卵圆窝主要由薄的纤维组织组成，是标准穿刺房间隔最容易、最安全的部分。在瓣膜病时，卵圆窝的位置会发生改变，因为当左房增大时，卵圆窝的位置倾向于向下移位。

经食管超声心动图和心腔内超声心动图均能很好地显示房间隔，有助于引导导管和穿刺针指向卵圆窝，显示其正确定位和房间隔隆起情况，并监测其通过房间隔。经食管超声心动图引导导管操作的缺点是在大多数患者需要麻醉或者至少需要镇痛；经心腔内超声心动图引导下导管操作的缺点是费用高和需要第2个股静脉入路。最近推出的实时三维心腔内超声心动图进一步改进了房间隔的成像[11, 12]。

在行心电生理介入或经皮二尖瓣球囊扩张术经验丰富的团队，使用经食管超声心动图或心腔内超声心动图指导导管操作仅限于预期穿刺困难的患者，如严重的胸部畸形或出现意外困难的患者。心腔内超声心动图在美国被广泛使用，正如2007年心房颤动消融的专家共识数据显示，大约50%的专家常规使用心腔内超声心动图来辅助房间隔穿刺或指导导管消融[18]。在大多数结构性心脏病介入手术，经食管超声心动图指导对于经房间隔穿刺导管操作后续的技术步骤是必需的，因此已经系统地用于此类手术。在术者手术经验不太丰富的早期阶段，它也是一个有用的辅助工具。有效的超声心动图指导需要对超声心动图医师进行专门培训，否则可能导致安全的假象。最后，成功的超声心动图指导需要介入医师与超声心动图医师之间的良好沟通和协作，以及使用类似的定义，以优化手术操作。

经胸超声心动图引导由于与透视成像难以同时进行，因此很少使用。然而，它可能对有经验的术者有帮助。

最后，孤立的病例报告描述了在急诊病例中，仅超声心动图引导下的零 X 线经房间隔穿刺导管操作的可行性 [13]。然而，目前不推荐采用这种方法。

框 62-1　介入手术中房间隔穿刺术的适应证

结构性心脏病介入：
- 经皮球囊二尖瓣分离术
- 经皮缘对缘二尖瓣修复术
- 顺行主动脉球囊瓣膜成形术
- 经导管主动脉瓣植入术
- 卵圆孔未闭
- 经皮左心耳封堵

心电生理学研究与导管消融：
- 左侧旁路
- 环肺静脉消融术治疗阵发性心房颤动
- 左侧房性心动过速
- 非典型左侧心房扑动
- 左侧室性心动过速

循环支持：
- 经皮左心室辅助装置

三、器械

Brockenbrough 穿刺针是最常用的房间隔穿刺针，长 70cm，尖端弯曲，远端逐渐变细。近端针柄部分的箭头指示针的方向。使用前应将穿刺针的内芯取出 [14]。

最常用的导管包括 8F 的扩张器和鞘管 [15]。在扩张器穿透房间隔和撤出左心房后可植入另一导管，例如漂浮球囊导管（图 62-1）。为了适应手术的要求，可以使用各种形状的扩张器。最常用的是 Mullins 鞘管或 St. Jude SL0 或 SL1 鞘管。为了使用另一根导管穿过二尖瓣时，建议使用传统的 Mullins 鞘。而在二尖瓣钳夹术或左心耳封堵术时，需行肺上静脉插管，建议使用 St. Jude 鞘管（图 62-2）。

1. 这种弯曲的形状利于通过二尖瓣行左心室置管。2. 更直的形状有助于上肺静脉的置管操作，这对二尖瓣钳夹术或左心耳封堵术是有用的。

在行经房间隔穿刺导管操作术前，必须仔细检查：①近端针柄箭头是否与针尖对齐；②为了避免在操作过程中的无意穿刺，当针尖向前移动刚好位于扩张器末端内时，用手指测量近端针柄箭头与扩张器近端之间的距离（图 62-3）。

四、操作过程

在开始手术之前，患者必须平躺以利于解剖定位。在紧急情况下如肺水肿时，患者需半仰卧位，操作将变得困难。在这种情况下，只能由有经验的术者进行手术。

5F 猪尾导管应该从股动脉逆行定位到主动脉右冠状窦，以便识别主动脉和动脉压力监测。然而，有经验的术者可以省略左心导管置入术，但是当仅使用 X 线透视引导时，左心导管置入术是有帮助的。

经皮静脉通路是经右股静脉穿刺置管，因为这提供了从下腔静脉到房间隔卵圆窝的直接路径。如果右侧股静脉入路不行，可以尝试左侧股静脉入路，但是这将使手术变得更加困难，并且可能对患

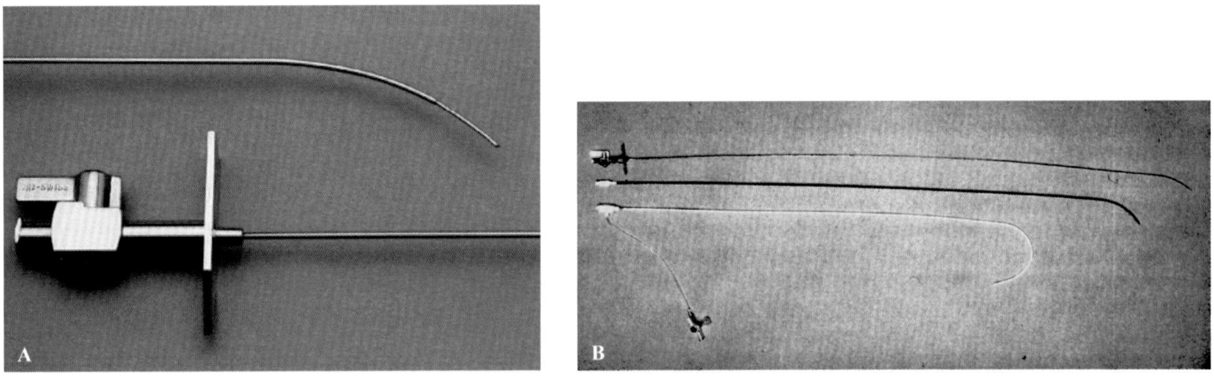

▲ **图 62-1　器械**

A. 穿刺针：近端针柄有箭头和阀门；远端逐渐变细；B. 房间隔穿刺针，旁边是 Mullins 扩张器和鞘管

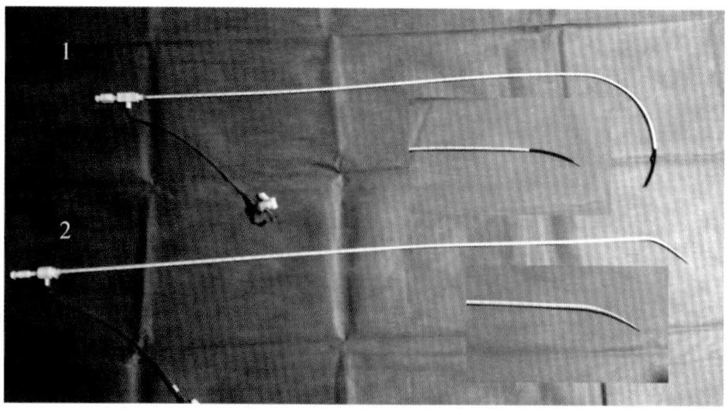

▲ 图 62-2　用于经房间隔穿刺导管操作的不同形状扩张器和鞘管

1. 这种弯曲形状可以使左心室在二尖瓣后行导管插入术；2. 更有的形状有助于上肺静脉插管，这在二尖瓣成形术或左房闭塞术中是有用的

者造成疼痛并导致迷走神经反应。在非常罕见的情况下，经房间隔穿刺导管操作可以经颈静脉或经肝静脉途径完成[16]。

在后前位，将 0.032 ～ 0.035in（1in=2.54cm）的 J 形指引导丝送入上腔静脉，直到左无名静脉的起始处。因为右心耳是一个脆弱的结构，避免将导丝送入右心耳是很重要的。导管通过指引导丝送入上腔静脉后，移除指引导丝（图 62-4）。

Brockenbrough 穿刺针与压力管路连接，持续冲洗该压力管路，在透视引导下利用预先的测量将其送入到扩张器的远端。进针时可自由旋转穿刺针。如果感觉到阻力，应将近端针柄箭头轻轻旋转，直到针头能够无阻力地前进。在非常罕见的情况，困难持续存在时，沿 0.014in 冠状动脉成形导丝推送穿刺针可能有助于其通过。这种改良策略似乎比穿刺针的配套内芯更有用。

当穿刺针到达导管末端内的理想位置时，停止冲洗管路并持续监测压力。从那时起，必须牢牢地握住穿刺针和导管，并作为一个整体移动它们。最初，在后前位导管的尖端朝向患者的右肩。然后，在连续透视和压力监测下，导管和穿刺针都向下回撤，并逆时针旋转，直到感觉接触到房间隔。

另一种操作技术是先将导管顺时针旋转将其朝

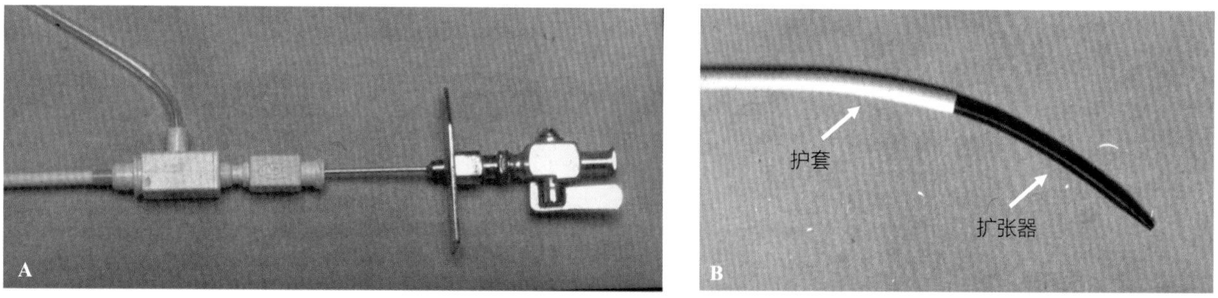

▲ 图 62-3　穿刺针与导管之间标记的测量

A. 测量穿刺针近端针柄箭头和导管近端之间的距离；B. 需要将穿刺针尖正好放置在扩张器末端内

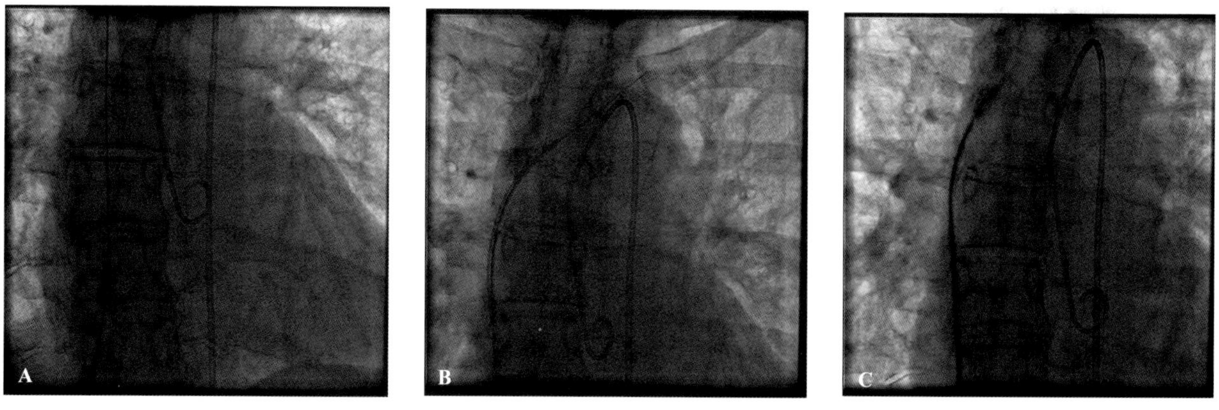

▲ 图 62-4　操作Ⅰ：在后前位的定位

A. 猪尾导管放置在主动脉窦。扩张器被推进上腔静脉；B. 导引导丝被移除；C. 穿刺针通过扩张器推进。（由 A. Cribier 教授提供）

向左肩（无名静脉）。此时，在系统回撤过程中可以感觉到三次跳跃征象：①右心房 – 上腔静脉交界处；②移动越过升主动脉可感觉到搏动；③通过边缘进入卵圆窝。无论采用哪种方法，在后前位从下往上看，针柄箭头与针尖均为 4 ～ 6 点钟后内侧方向（图 62–5）。根据左心房大小选择穿刺角度（正常大小的左心房为 4 点钟；扩大的左心房增加到 6 点钟）。

合适穿刺部位的选择根据其引导的成像方式而不同。如果以 X 线透视为指导，在后前位上，针尖的正确位置通常在猪尾导管和右心房边缘水平连线的中点，稍低于猪尾导管水平线的位置。在进行房间隔穿刺之前，建议使用补充体位以提供穿刺针在前后轴向位置的进一步信息（图 62–6 和图 62–7）。在左侧位，目标区域位于猪尾导管与脊柱之间连线的中部，或者在右前斜 30°，目标区域垂直于猪尾导管与脊柱之间连线的中部，并且低于猪尾导管的水平线。这两种方法的穿刺部位都位于主动脉平面的后下方。

如果采用超声心动图引导经房间隔穿刺导管操作（图 62–8），则依次用 3 个二维经食管超声心动图平面精确定位理想的穿刺部位 [11]。

1. 心脏底部的短轴切面（30° ～ 50°）显示前后方向的定位。

2. 长轴切面（双腔静脉）在 90° ～ 120° 显示上下方向的定位。

3. 四腔心切面（0°）用于确定穿刺处位于二尖瓣上方的正确高度，在行 MitraClip 和其他二尖瓣介入时，这是必须且重要的。

房间隔穿刺针的位置可以通过房间隔朝向左心房的帐篷状隆起来确定（隆起见图 62–9）。当房间隔隆起突然消失即证实成功穿过了房间隔。三维 X–Plane 成像技术通过同时呈现短轴和长轴切面有助于房间隔穿刺操作，从而在单一视图中提供前后和上下方向的定位。

当使用心腔内超声心动图成像时，应该在长轴切面识别房间隔的隆起，并且在穿刺之前应获得显示最大隆起点的清晰图像。可以通过逆时针旋转心腔内超声心动图导管显示房间隔隆起点与主动脉根

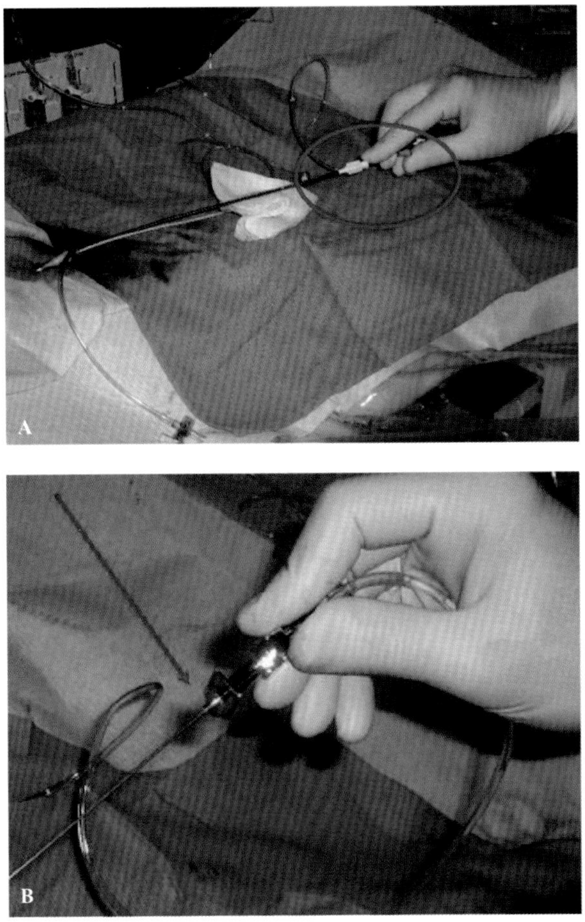

▲ 图 62–5　操作Ⅱ：穿刺针的定位

A. 将导管和针作为一个整体移动它们，要记住预先确定的距离，以避免针头突出导管；B. 旋转穿刺针，使箭头指向 5 点钟方向（红箭）

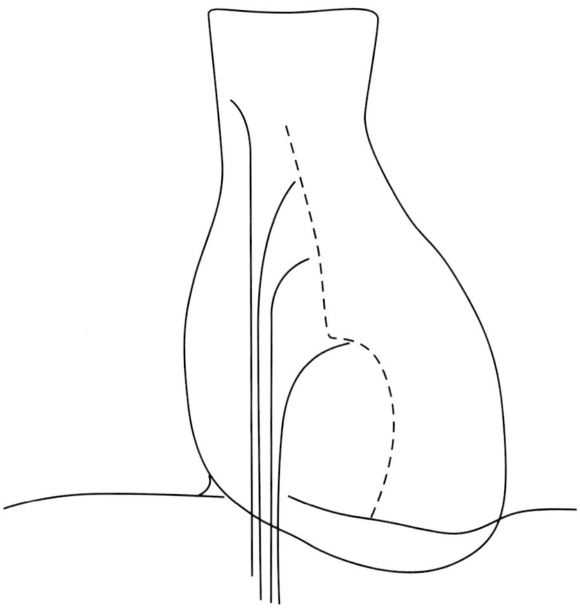

▲ 图 62–6　操作Ⅲ：到达卵圆窝

导管和穿刺针向下移动到卵圆窝。（由 Dr. S. Shaw 提供）

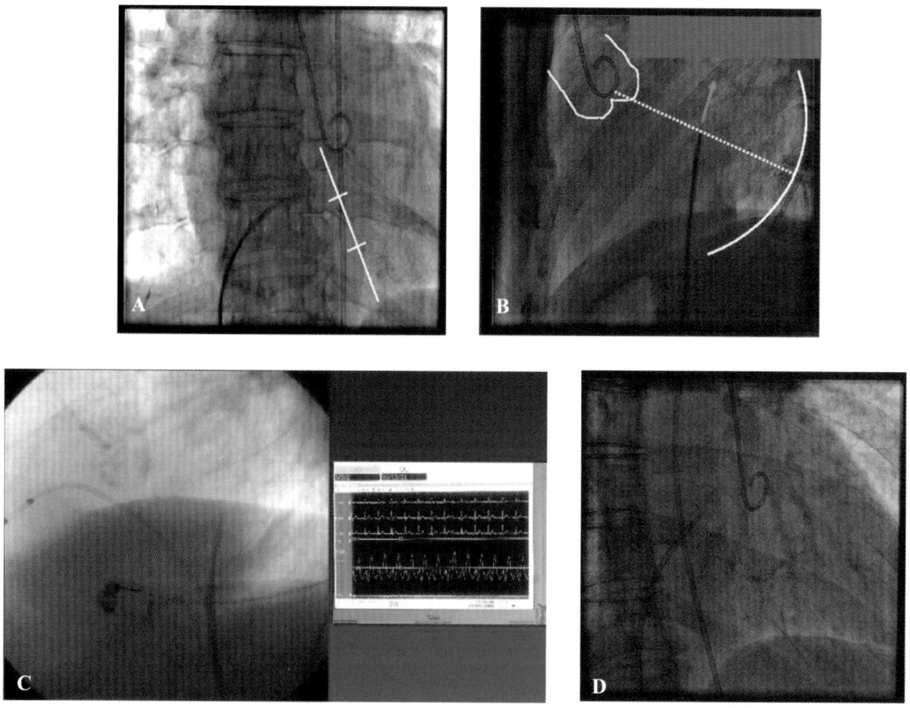

◀ **图 62-7　操作Ⅳ：房间隔穿刺**

A. 后前位，导管和穿刺针位于卵圆窝的水平处，位于猪尾导管的下方和侧面；B. 左侧位，导管和穿刺针头位于猪尾导管的下方和后方；C. 穿刺针前进，并获得左心房压力（由 A. Cribier 教授提供）；D. 右前斜 30°，穿刺位置也是位于主动脉窦的下方和后方

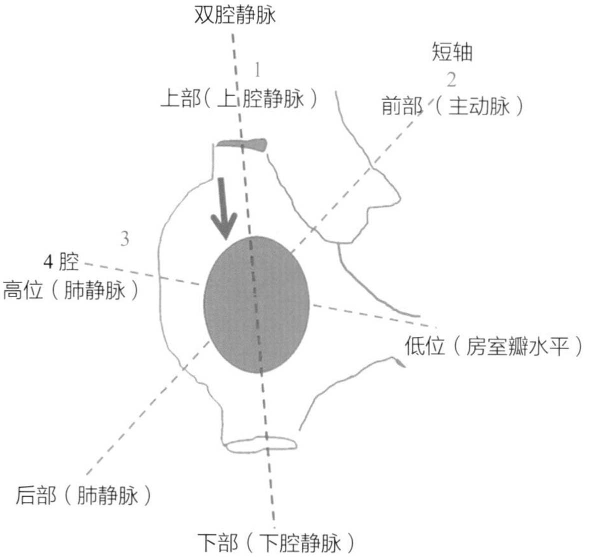

▲ **图 62-8　超声心动图引导下的房间隔穿刺**

经食管超声心动图切面。1. 双腔静脉切面显示位置：上部指向上腔静脉，下部指向下腔静脉；2. 短轴切面：前面指向主动脉，对应的为后面；3. 四腔心切面：低位接近房室瓣平面，对应的高位在远处

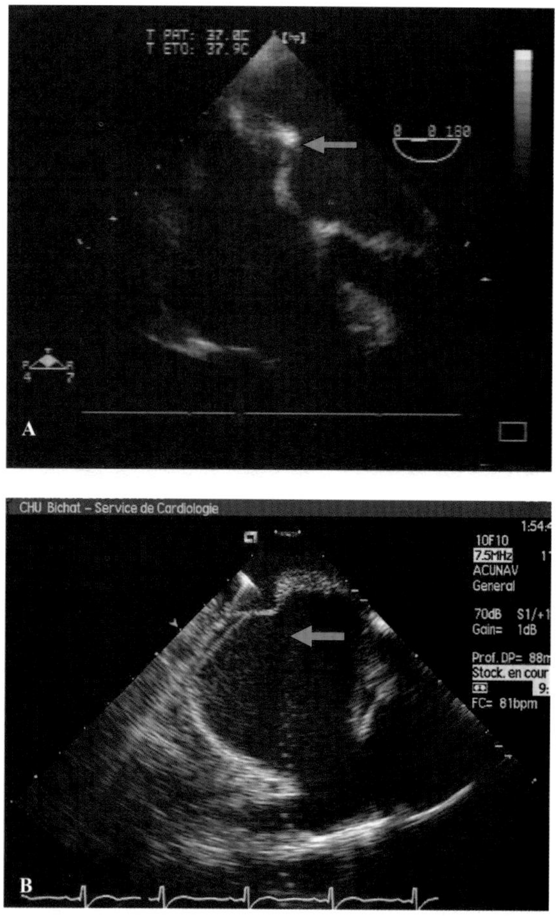

▲ **图 62-9　经食管超声心动图显示间隔穿刺时房间隔的隆起**

A. 二维超声心动图；B. 三维超声心动图

部的位置关系。在心腔内超声心动图成像时，通过注射非激活生理盐水或造影剂，或彩色多普勒显示左到右分流存在，可以确定心腔内超声心动图导管在左心房中的位置。在大多数情况下，除了视觉引导外，术者通过导管感觉或多或少的弹性阻力指导房间隔穿刺也是很重要的。

如果成功实施上述步骤，压力曲线可能显示为左心房压力，提示未进行穿刺导管已进入左心房。这可能发生在卵圆孔未闭的情况下，但无卵圆孔未闭时也可能发生[17]。这时，导管和穿刺针无阻力轻轻地向前推送，然后回撤穿刺针。

然而，在大多数情况下，穿刺房间隔是必需的。轻轻地向前推进穿刺针，进入左心房是通过压力曲线的变化来证实的。如果没有察觉到压力的任何变化，这可能是因为：

1. 压力记录问题，或者穿刺针的渗透性问题。在后一种情况下，不要用力冲洗穿刺针，建议轻轻地回抽血液，如果针头在左心房，血液应该是红色的。

2. 如果穿刺位置看起来合适，但仍然存在穿透阻力，可能是因为厚的或纤维间隔，特别是儿童或先前接受过心脏手术的患者，或者穿刺时感觉到“向后退的房间隔”，这可能是由于房间隔膨出瘤而需要施以额外的力量。

3. 穿刺位置不正确，需要在另一位置重新穿刺。在这种情况下，导管和穿刺针不应直接向上推进，而是应该重新开始操作步骤。

整个系统被回撤到下腔静脉，退出穿刺针，J形导丝穿过导管向前推进，重新在上腔静脉定位。只有确认穿刺针穿过房间隔后，导管才能跟进到左心房。

在推进导管之前，建议回到后前位观察心脏，这可以更好地看到左心房边界，避免损伤邻近结构（例如左房壁、左心耳或肺静脉，特别是仅使用透视引导时）。

在向前移动之前，必须确保数字减影血管造影诊断床是固定的，并且在随后的操作中不会移动。现在因为穿刺针已突出到左心房，将穿刺针和导管作为一个整体移动是非常重要的。在穿刺针近端针柄处用右手持续施加压力，而在腹股沟鞘处用左手握住导管，必要时提供反阻力。

当穿刺针和导管都穿过房间隔后，回撤穿刺针，然后记录左心房的压力。在撤出穿刺针之前，必须确保穿刺针和导管都穿过房间隔，因为过早撤回穿刺针会导致导管后退至右心房。当使用扩张器和穿刺鞘管时，穿过房间隔后将穿刺针退入扩张器内，扩张器和鞘管随后进入左心房。在连接到压力管线之前，先将穿刺针和扩张器退出，并仔细冲洗鞘管。

当导管安全地放置在左心房时给予肝素，通常维持激活凝血时间目标值为250～300s。

五、特殊的房间隔穿刺术

（一）解剖变异

1. 右心房或左心房扩大

对于心房腔扩大的患者，理想的穿刺部位略低于这条线，但不要太靠后方。应该强调的是，应避免在卵圆窝边界以外太靠后部穿刺，以避免穿孔进入两个心房间的心包腔。左心房扩大将使房间隔凸起会导致导管滑脱，阻碍导管与房间隔的充分接触。此外，对于右心房严重扩大的患者，在距顶端10cm处稍微弯曲穿刺针以便于穿刺针与房间隔充分接触。

2. 难以穿透的房间隔

当再次房间隔干预手术时可能出现房间隔难以穿透的情况[18]，如心脏外科手术后或多次电生理手术后，或胸部放疗后的老年患者。如果使用穿刺针穿刺房间隔时阻力大，则必须持续用力直到刺透房间隔为止。如果仍然不能穿透房间隔，在穿刺针中送入0.014in指引导丝末端硬头可能有用[19]。更复杂的解决方案是SafeSept® 导丝（Pressure Products，San Pedro，CA，USA），这是一种0.014in导丝经房间隔穿刺针腔向前推进，一旦导丝进入左心房，头端将呈J形以避免损伤左心房壁[20]。最近的替代方案是使用射频能量进行房间隔穿刺，它不需要使用机械力[21, 22]；这需要使用专门的导管如Baylis（Baylis Medical，Montreal，Canada）导管完成。然而，也可以使用标准消融仪通过房间隔穿刺针传输射频能量，短脉冲通过直接接触施加到穿刺针针头接口处[23]。

如果穿刺针可以穿过房间隔但导管不能进入左

心房，将 0.018in 交换血管导丝导入穿刺针后送入上肺静脉，并将其作为支撑可能有利于穿刺针和导管的通过。如果这种方法失败，可以将 0.014in 血管成形导丝导入穿刺针，退出穿刺针和导管，插入血管成形球囊（2mm）以扩张房间隔穿刺点，然后通过该导丝将导管经房间隔送入左心房[24]。后一种方法较困难，并不总能成功。最后，有必要在另一个部位重新穿刺，因为第一次尝试穿刺部位可能不是在卵圆窝，而是在房间隔较厚的部位。

（二）后续的介入手术操作

1. 经皮二尖瓣成形术

在进行 Inoue 技术时，如果左心房严重扩大，经房间隔穿刺的首选部位通常在卵圆窝的下部。然而，如果使用该穿刺位置不能跨越二尖瓣，则可能需要在卵圆窝的稍高位置和更后方重新进行穿刺[5]。

2. 经皮二尖瓣修复或置换术

目前最常用的经皮二尖瓣修复技术是使用二尖瓣钳夹术（Mitra Clip）进行二尖瓣“缘对缘”修复。经房间隔穿刺导管操作是在超声心动图指导下进行的，这是后续手术所必需的[25]。确定最佳的穿刺部位对经皮二尖瓣钳夹术至关重要。

房间隔穿刺必须在卵圆窝上后部和距离二尖瓣足够远的地方进行（图 62-10）。二尖瓣平面以上最佳高度因原发性和继发性二尖瓣反流（MR）而异。对于原发性二尖瓣反流，穿刺部位应该在二尖瓣环上方 4 ～ 5cm 处，从而术者可以充分利用左房内提供的足够大空间操纵输送系统。在继发性二尖瓣反流时，明显的瓣膜牵拉常常导致对合线位置向二尖瓣环下方移位。因此，房间隔穿刺部位需要较低，大约在二尖瓣环平面之上约 3.5cm 或在瓣叶对合平面之上 4 ～ 4.5cm，以便能够将导管送入左心房更深。

不合适的穿刺部位会导致以下并发症：如果穿刺太前，例如通过未闭的卵圆孔穿过房间隔，就会出现紧靠主动脉；穿刺部位太高时导管不能跨过二尖瓣；穿刺部位太低则不能回撤夹合器和牵拉瓣叶；最后，如果穿刺部位过后，有心脏穿孔的风险。

沿穿刺针推进鞘管之前，应仔细检查穿刺针位置的稳定。为此，当用力通过房间隔时，使用射频能量可能是一个有用的辅助手段，这可以避免穿刺针潜在的滑动。

对于其他经皮二尖瓣介入手术，如“瓣中瓣”或“瓣环中植入瓣膜”或直接瓣环成形术，由于实施的病例数仍然有限，目前尚无关于房间隔穿刺点准确位置的建议[8, 26]。通常来说，这些手术的房间隔穿刺与经皮二尖瓣钳夹术的大致相同（如，尽量在卵圆窝的上部和后部穿刺房间隔，以便在左心房内和跨越二尖瓣时有足够的可操作性）。

3. 左心耳封堵

房间隔穿刺术也是经皮左心耳封堵术的第一步。同样地，房间隔穿刺的位置是重要的，并且在一定程度上取决于植入装置的特性，以利于同轴对

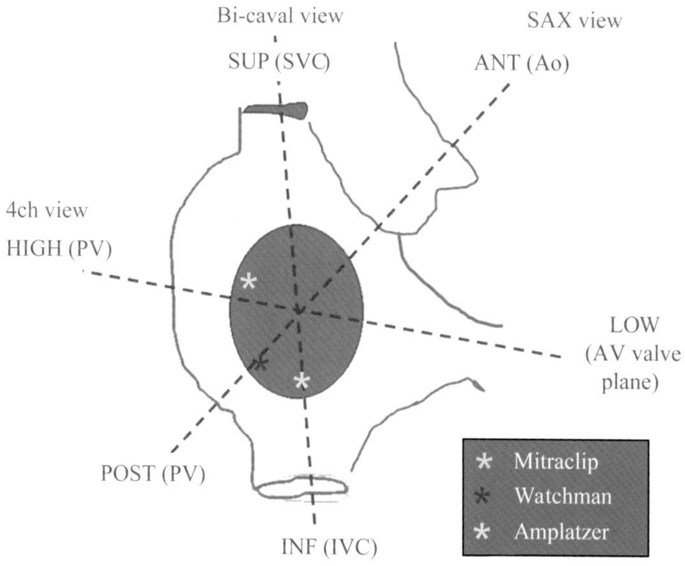

◀ **图 62-10 在不同结构性心脏病介入术中，房间隔穿刺的最佳位置：经皮二尖瓣钳夹术，使用 Watchman 或 Amplatzer 装置进行左心耳封堵**

ANT. 前面的；Ao. 主动脉；AV. 主动脉瓣；IVC. 下腔静脉；PV. 肺静脉；4ch. 四腔心切面；SAX. 短轴切面

齐和减少并发症风险，如心脏压塞或栓塞。当使用 Watchman 装置时，理想的穿刺部位在卵圆窝的中后部，这使得封堵器更容易与左心耳同轴对合。而对于 Amplatzer 装置，房间隔穿刺的理想部位应偏向前方和下方（图 62–10）。

4. 卵圆孔未闭封堵术

长隧道型卵圆孔未闭对大多数封堵器的植入都是一个挑战。在位于卵圆窝水平的原发隔的最头侧穿刺房间隔后植入封堵器，封堵器可以如“三明治”样夹住原发隔和继发隔，有效地封闭隧道[27]。

六、电生理学

从 20 世纪 80 年代以来，介入心电生理学家使用房间隔穿刺术作为逆向主动脉途径消融左侧旁路的替代或补充方法。然而，随着左心房消融治疗心房颤动的发展，这项技术在心电生理领域得以推广。

房间隔穿刺术无论在心电生理学、血流动力学或结构性心脏病介入手术应用中都有相似之处，但有一些特殊性值得强调[3, 4, 18, 22, 28–31]。

房间隔穿刺术在心电生理学中的特点包括以下几个方面：

1. 电生理学和消融导管作为标志。希氏束的位置指示无冠状窦最下方的水平。置入冠状窦的导管可以提供冠状窦口位置以及二尖瓣环下部位置的信息。在 30° 右前斜位，前后轴上，卵圆窝位于希氏束和右心房后壁之间的中部；上下轴上，卵圆窝低于或位于希氏束水平（图 62–11）。

2. 双穿隔技术。在大多数情况下，左心房消融需要 1 个以上的导管。这需要通过两次或者单次房间隔穿刺完成。在前者，导引导丝通过第一个鞘和扩张器放置在左上肺静脉，然后鞘管和扩张器被拉回右心房。接着，消融导管（通过第二个鞘）被定位［在透视和（或）经食管超声心动图或心腔内超声心动图引导下］在卵圆窝中，并沿着导丝方向被送入左心房。最后，第一个鞘管和扩张器再沿导丝进入左心房（图 62–12）。本文还描述了一种用单次房间隔穿刺完成双穿隔操作的替代方法[32]。

3. 反复房间隔穿刺时间隔难以穿透以及血栓的问题，在前面已经予以描述。

七、循环支持

经房间隔穿刺导管操作也可用于经皮左心室辅助装置植入术。TandemHeart 系统（Cardiac Assist Tech. Pittsburg，PA，USA）是一个跨房间隔从左心房到股动脉的辅助装置，提供左心循环旁路用于短期循环支持。经房间隔置管是一个 21F 的聚氨酯导

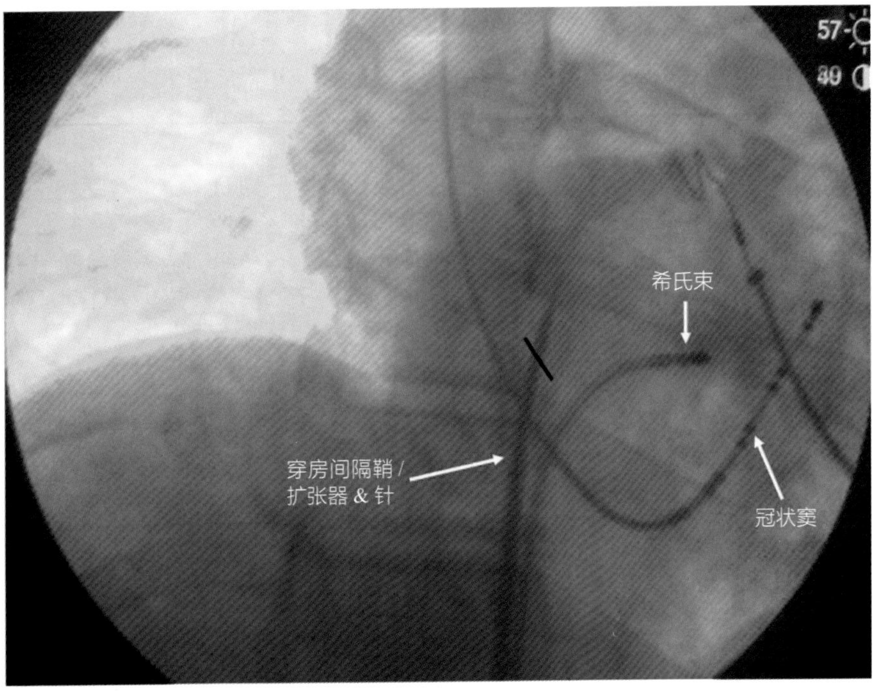

◀ **图 62–11　在心电生理介入术中经房间隔穿刺导管操作**

以电生理和消融导管为标志。房间隔穿刺时导管位置。右前斜 30°，黑线指示卵圆窝的位置

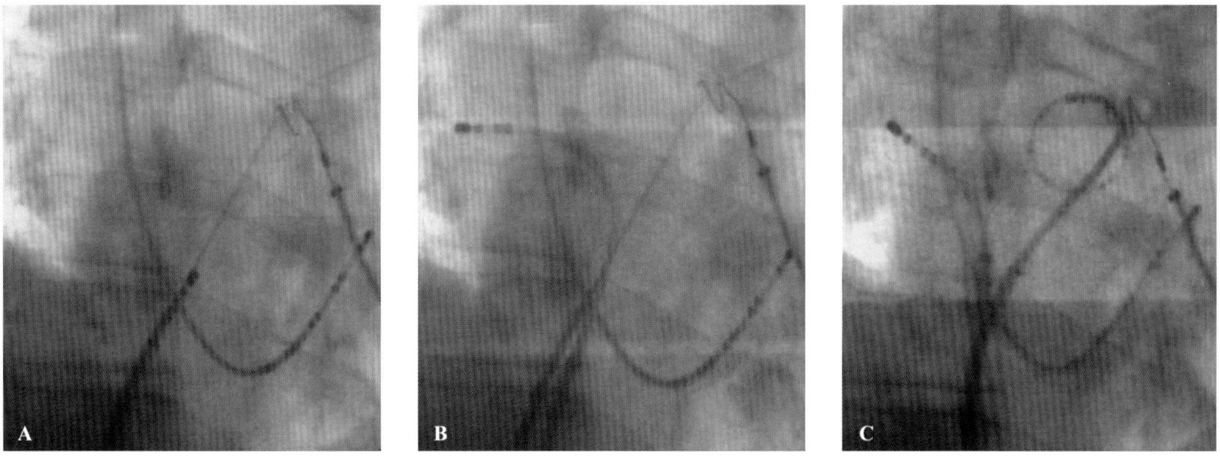

▲ 图 62-12　在心电生理介入术中经房间隔穿刺导管操作：双穿隔技术

A. 左上肺静脉的导丝和房间隔穿刺处右侧的消融导管；B. 左上肺静脉的导丝和右上肺静脉的消融导管；C. 右上肺静脉的消融导管和左上肺静脉开口处的环形标测导管

管，它有一个大的端孔和 14 个侧孔，以利于左心房减压[33]。

在股静脉 – 股动脉体外膜肺氧合装置植入后持续肺水肿的患者中，经房间隔穿刺导管植入可以用于减轻左心房负荷。

八、并发症

如果仔细的按照前面描述的原则进行经房间隔穿刺导管操作，通常是安全的，并发症率很低（表 62-1）[2, 3, 30, 31, 34-37]。失败率通常在 1% ～ 2%，死亡是例外。房间隔穿刺相关的心脏穿孔涉及右心房、左心房游离壁，左心耳，或者从右心房到左心房的穿刺经过心包或者主动脉，这主要发生在术者经验不足的情况下。不利于穿刺的患者特征，如严重的心房扩大或胸部畸形也增加手术风险。心脏穿孔可导致轻度心包积液，没有不良临床影响，但心包积血通常导致立即的临床后果心脏压塞，其发生率约为 1%，但在经验不足的中心可高达 4%。当经房间隔穿刺导管操作术中发生低血压时，应始终怀疑心包的问题。这种并发症的潜在严重后果要求在进行经房间隔穿刺导管操作时应随时可以进行超声心动图检查。

表 62-1　经房间隔穿刺导管操作的并发症

文献	人数	死亡（%）	心脏压塞（%）	栓塞（%）
Roelke 等[2]	1279	0.08	1.2	0.08
Fagundes 等[30]	1150	0	1	0.4
De Ponti 等[3]	5520	0.008	0.1	0.008
Michowitz 等[31]*	34 943	0.8	0.08†	无

*. 导管消融房颤；†. 与经房间隔穿刺有关

仅用穿刺针穿刺主动脉如果能被压力监测立即发现，通常没有不良后果。需要密切监测并避免给予肝素。另一方面，在这种情况下进行导管操作可能导致大量心包积血。如怀疑有心包积血，应在病情恶化前立即行超声心动图检查。心包积血需要立即逆转抗凝（如果肝素已经使用）后进行心包穿刺，理想情况下在超声心动图指导下进行。在大多数情况下，经房间隔穿刺导管操作导致的心包积血可以通过心包穿刺术来处理，尤其是仅房间隔穿刺针穿刺引起的心包积血。如果处理成功，原先计划的手术可以继续进行，但应该密切监测患者生命体征。

栓塞可由先前存在的血栓引起，通常发生在左心耳或在手术过程中形成的血栓。经房间隔穿刺本身很少引起这种并发症，这主要与随后进行的长时间手术有关[38]。脑栓塞通常导致卒中。较少的情况下，冠状动脉栓塞导致短暂性 ST 段抬高。脑栓塞的治疗应与卒中中心合作。应该在紧急情况下进行脑显像以排除脑出血，然后在没有禁忌证的情况下尽早进行动脉内溶栓治疗。

在持续 ST 段抬高时，应该进行冠状动脉造影。

下壁导联ST段抬高伴随出汗、低血压、胸部不适，而冠状动脉造影正常，在经房间隔穿刺导管操作后偶尔可观察到，其他心内介入操作后也是如此，这可能是Bezold–Jarish样神经反射所致，阿托品治疗有效[37]。在极少数出现冠状动脉闭塞的病例中，可以实施冠状动脉成形术，而血栓抽吸可能是一种有吸引力的治疗方法。下腔静脉穿孔和腹膜后血肿可能是在腔静脉定位过程中将穿刺针头从导管中推出的结果。

房性心动过速是可能的，但罕见且通常是短暂的。经房间隔穿刺导管操作后没有观察到持续性的心房间分流。

九、禁忌证

为了避免这些并发症，必须排除以下任何一种禁忌证。在经房间隔穿刺导管操作前几天推荐行经食管超声心动图以观察有无左心房血栓，因为该操作在左心房或房间隔上有漂浮血栓的患者中是禁忌的。在左心耳血栓形成的患者是否可以进行操作尚未达成共识。在这种情况下，经房间隔穿刺导管操作仅适用于那些需要紧急干预但不需要外科手术的患者，或者如果不需要紧急干预，当口服抗凝治疗至少2个月后，再次经食管心脏超声心动图显示血栓已经消失时可进行该操作。左心房黏液瘤被视为经房间隔穿刺导管操作的禁忌证。

经房间隔穿刺导管操作不应用于出血性疾病，尤其是因抗凝水平过高（INR > 1.5）时，特别是在未做过心脏手术的患者。静脉注射肝素时，应于4h前停用，术后2h才能重新开始使用。这一原则在最近的两种情况下受到了挑战，认为长时间手术术中抗凝中断导致血栓形成的风险比出血更为严重：①对于INR大于2的患者行经皮Mitra Clip植入时，有经验的术者可以在经食管超声心动图指导下行经房间隔穿刺导管操作[39]；②心电生理学家在心房颤动消融术前规划经房间隔穿刺导管操作时也持有同样的观点，由于手术时间长、心房颤动的存在、射频损伤的致血栓作用、左房凝血和（或）房间隔穿刺针上的凝血，以及随之而来的中风总是令人担忧。因此，现在大多数心脏中心在不中断使用华法林的情况下进行房颤的经房间隔穿刺和导管消融，联合应用维生素K抑制药和肝素，这减少了围术期卒中和轻微出血并发症的发生。在心房颤动消融过程中，在经房间隔导管操作之前或即刻使用肝素，并在整个手术过程中调整肝素用量以达到300～400s的活化全血凝固时间[28, 38]。

如果患者存在胸部畸形如严重脊柱侧凸，经房间隔穿刺导管操作是禁忌。在临床实践中，可接受的畸形程度取决于术者的经验和超声心动图引导的可行性。

由于解剖标志的改变，复杂的先天性疾病也被认为是经房间隔穿刺导管操作的禁忌证。

经验丰富的术者可以通过左侧股动脉通路、倒置的X线影像、超声心动图的引导对右位心患者进行经房间隔穿刺导管操作[40]。

腔静脉阻塞是经股静脉通路行经房间隔穿刺导管操作的典型禁忌证，但腔静脉的膜性阻塞扩张后可行经房间隔穿刺导管操作。如果腔静脉中的过滤器是可穿透的，那么它不是经房间隔穿刺导管操作的绝对禁忌证。

奇静脉回流异常引起的腔静脉畸形是经房间隔穿刺导管操作的另一个禁忌证。这种情况应该在术前通过X线检查诊断，或者如果在手术过程中导管不寻常地位置偏后在心脏后面，可通过右心房的静脉血管造影证实[41]。在这种情况下，如果必要的话，可以经颈静脉途径进行经房间隔穿刺导管操作。

房间隔补片[24]甚至房间隔缺损封堵器[42]的存在不是经房间隔穿刺导管操作的绝对禁忌证，但是可能使穿刺房间隔变得困难。

十、结论

作为许多结构性心脏病介入以及心电生理学介入操作的第一步，经房间隔穿刺导管操作应用逐渐广泛。超声心动图引导技术大大简化了手术的操作过程。然而，它仍然是一个要求很高的手术操作，需要特定的专业知识，逐步谨慎的操作是减少并发症的关键。希望通过对新技术的评价以及利用多种影像模式进行更好地引导操作，对该技术进行进一步改进。

第63章 退行性二尖瓣疾病的Carpentier重建手术原则
Principles of Carpentier's Reconstructive Surgery in Degenerative Mitral Valve Disease

Farzan Filsoufi　Alain Carpentier　著
李宗哲　周　强　译

近40年来，因为风湿热的有效治疗和人口老龄化，退行性二尖瓣疾病已成为发达国家中二尖瓣反流的主导原因。一些令人困惑的术语（黏液瘤瓣膜病、二尖瓣脱垂、松弛瓣膜、瓣叶粘连等）曾经在文献中被用于描述退行性二尖瓣疾病。应用“病理生理学三要素”的概念促进了我们对瓣膜病病理的理解[1]。

一、病理生理及功能分类

病理生理三要素诊断是由病因学描述（疾病的原因）、瓣膜病变（疾病所导致的瓣膜病变），以及瓣膜功能障碍描述（瓣膜病变导致的结果）组成[1]。这些区分是相互关联的，因为长期预后取决于病因，而治疗策略和手术方法的选取则分别依赖于瓣膜功能障碍程度和瓣膜病变的程度（表63-1）。

Carpentier功能分类被用来描述二尖瓣反流的机制（图63-1）[1]。这种分类是基于二尖瓣瓣叶的开放和关闭运动。Ⅰ型功能障碍的患者通常瓣叶活动正常。这种患者的二尖瓣反流主要是因为瓣环扩张或者瓣叶穿孔。

Ⅱ型功能障碍的患者瓣叶活动增强，瓣叶游离缘在心脏收缩时超过瓣环平面（瓣叶脱垂）。最常见的Ⅱ型功能障碍病变原因是腱索或乳头肌的延长或者断裂。退行性二尖瓣反流的患者通常是Ⅱ型功能障碍。

Ⅲa型功能障碍的患者在心脏收缩期和舒张期时均有瓣叶活动受限。这型患者最常见的病损是瓣叶增厚和（或）萎缩，腱索的增厚和（或）缩短或融合，以及瓣叶连接处融合。此型二尖瓣反流常合并不同程度的二尖瓣狭窄。最常见的相关病因是风湿性瓣膜病、二尖瓣钙化以及类癌瓣膜病。

表63-1　病理生理三要素分类

功能障碍	病变	病因
Ⅰ型 瓣叶活动正常	瓣环扩张 瓣叶穿孔/撕裂	扩张型心肌病 心内膜炎
Ⅱ型	腱索延长/断裂	退行性瓣膜病（纤维弹性组织缺乏病，Barlow病，马方综合征）
瓣叶活动增强（瓣叶脱垂）	乳头肌延长/断裂	心内膜炎、创伤、缺血性心肌病
Ⅲa型 瓣叶活动受限（收缩期和舒张期）	瓣叶增厚/挛缩、瓣叶钙化、腱索增厚/挛缩/融合 交界处融合	风湿性心脏病 类癌心脏病
Ⅲb型 瓣叶活动受限（收缩期）	左室扩大/动脉瘤，乳头肌位移 腱索束缚	缺血性心肌病/扩张型心肌病

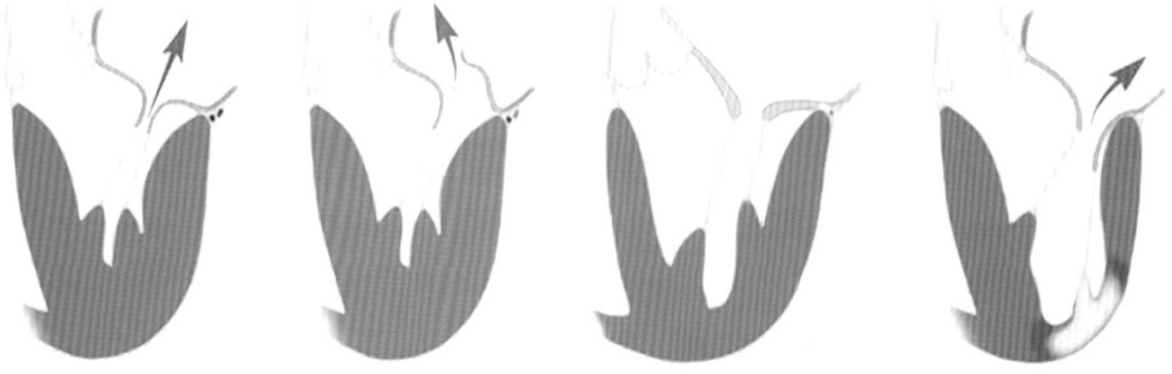

▲ 图 63-1 Carpentier 功能分类（引自 Carpentier A 等，2010 [14]. Copyright 2010 Saunders/Elsevier）

Ⅲb 型功能障碍的患者二尖瓣反流机制是心脏收缩时瓣叶活动受限。左心室扩大或心尖乳头肌移位会导致这种类型的瓣膜功能障碍。缺血性心肌病和扩张型心肌病是这一型瓣膜功能障碍的主要病因。

功能分类通过引入更为精细化的节段性分析得以实现精准的瓣叶功能障碍定位，这对于进行重建手术是至关重要的 [2]。

二尖瓣被划分为 8 个节段（图 63-2）。前外侧和后内侧的交界处为两个节段。后瓣上的两个切迹将其分为三个解剖学上的独立扇形节段，这三个扇形节段分别命名为 P1（前扇）、P2（中扇）、P3（后扇）。前瓣上三个相应节段称为：A1（前段）、A2（中段）、A3（后段）。

在退行性瓣膜病患者应用病理生理学三要素诊断

退行性二尖瓣疾病的病因包括 Barlow 病，纤维弹性组织缺乏病。马方综合征是第三大病因，可在少数病人中发现。10% ～ 20% 的患者瓣膜病理改变兼有 Barlow 病和纤维弹性缺陷的特点，因而难以确定病因，因此我们建议使用“退行性二尖瓣疾病谱”的概念。二尖瓣反流的机制通常是腱索断裂或延长导致的瓣叶脱垂（Ⅱ型功能障碍）。Barlow 病是最常见的病因，可累及高达 5% 的正常人群。随着人口老龄化，纤维弹性组织缺乏病

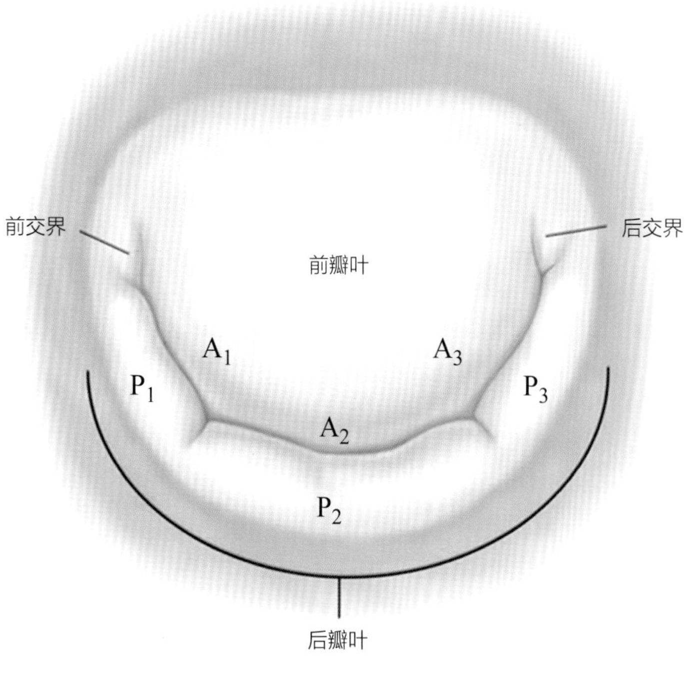

◀图 63-2 二尖瓣瓣膜节段分析

引自 Carpentier A 等，2010 [14]. Copyright 2010 Saunders/Elsevier

的发生率也不断上升。

1. Barlow 病

Barlow 病发病较早，患者通常长期有收缩期杂音[3, 4]。大部分患者在 40—50 岁时需要行手术治疗二尖瓣反流。瓣膜膨隆，表现为典型的瓣叶增厚和显著的组织增多（图 63-3A）。腱索增粗、延长、可能发生断裂，乳头肌有时也会延长。瓣环扩张有时还会合并钙化。大多数 Barlow 病患者的瓣膜会多节段脱垂。双瓣叶脱垂可见于 30% 的患者。组织学上可见广泛的黏液退行性病变和正常三层瓣叶组织的破坏。

2. 纤维弹性组织缺乏病

纤维弹性组织缺乏病常见于二尖瓣反流病史相对较短的老年患者（> 65 岁）[4]。检查瓣膜通常可以发现除脱垂部分外，瓣膜透明、无组织增生，可见延长、纤细、脆弱和经常断裂的腱索（图 63-3B）。瓣环通常扩张，可能钙化。大多患者表现为单独的 P2 脱垂。纤维弹性组织缺乏病的一个重要特征是在瓣膜脱垂节段的继发病变：黏液性变性、组织增生、瓣叶增厚。这些病变容易在心脏彩超或组织切片中和 Barlow 病相混淆。

3. 马方综合征

马方综合征合并二尖瓣反流的特征是瓣叶组织增生，瓣叶可以增厚（没有黏液性退化），瓣环可见扩张，极少会钙化[5]。

二、手术指征

对于退行性二尖瓣病变的患者，由于手术死亡率（低于 0.5%）和并发症很低，瓣膜重建术后远

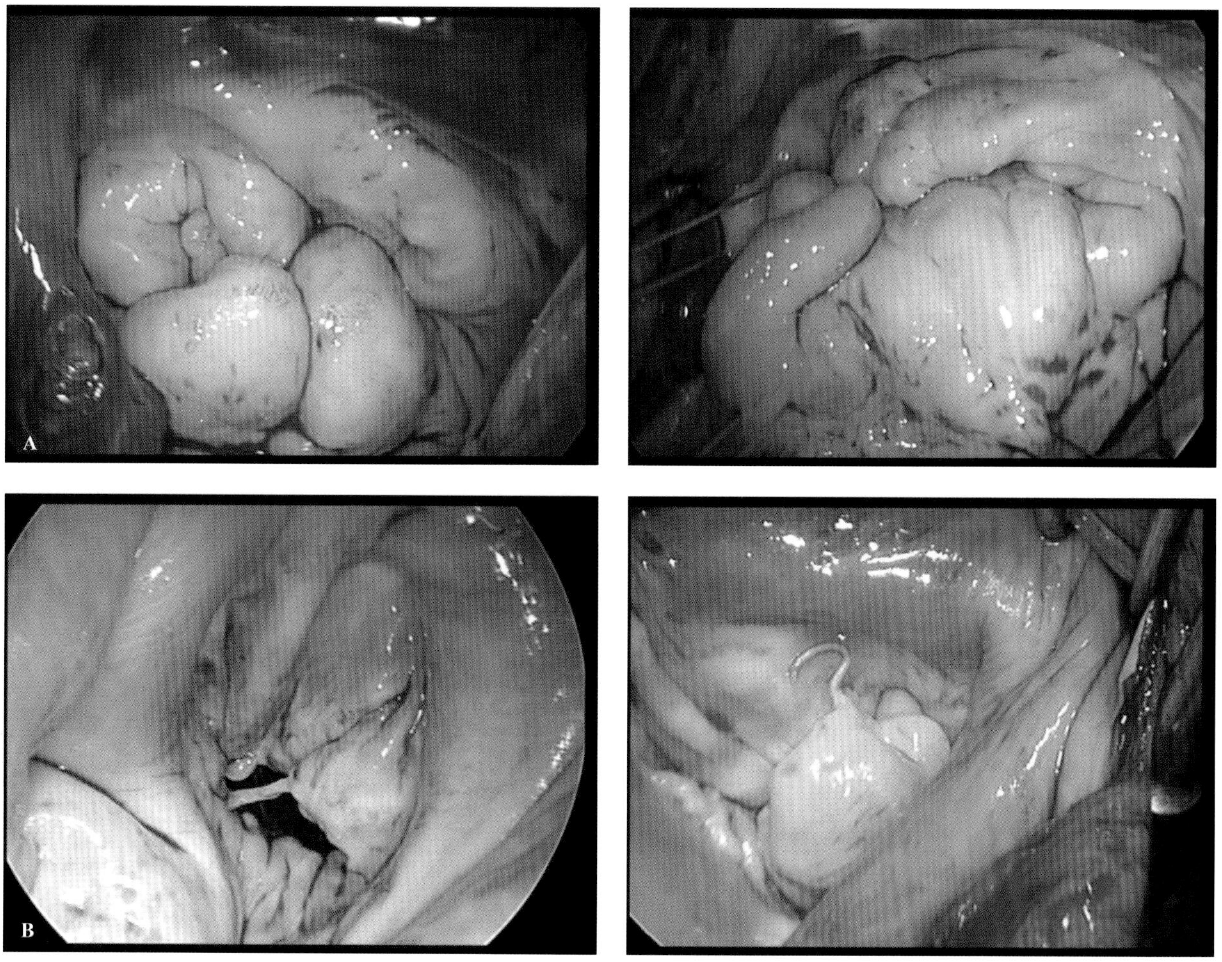

▲ 图 63-3 解剖图

A. Barlow 病；B. 纤维弹性缺乏

期预后良好，在过去的10年里手术适应证被大幅修改。

多因素如临床症状、心房颤动、二尖瓣反流严重程度、LVEF、左心室收缩末期直径、肺动脉高压和整体手术风险因素（年龄、并发症因素）在决定手术适应证时，应该被评估。

所有有症状的中到重度二尖瓣反流患者均应考虑进行外科手术。最好在症状发生的早期就进行手术。因为NYHA Ⅲ～Ⅳ级的患者或LVEF＜60%的患者手术的远期预后不佳。需要强调的是NYHA Ⅰ～Ⅱ级、LVEF＞60%的退行性瓣膜病患者在二尖瓣重建术后，其生存期和性别年龄相匹配的自然人群类似。正如Carpentier所言"瓣膜重建术拯救了绝大多数退行性瓣膜病人的余生"。

有症状的轻到中度二尖瓣反流患者，在运动负荷心脏超声时经常出现二尖瓣反流增加或LVEF增长不足，也应当考虑外科手术。

无症状的患者左心室扩大（左心室收缩末直径＞45mm）、射血分数减低（＜60%）、心房颤动、肺动脉高压（静息时肺动脉收缩压＞50mmHg，或运动时＞60mmHg）应该推荐行选择性二尖瓣手术。无症状的中到重度二尖瓣反流患者随访时，应当特别关注射血分数动态变化，当射血分数低于60%时，提示远期生存预后较差，哪怕成功进行了二尖瓣重建手术。

推荐或接受无症状患者进行二尖瓣手术需要考虑1个重要因素，瓣膜重建的可能性，主要取决于：①二尖瓣反流的病因（Barlow病 vs 纤维弹力组织缺乏）；②术者的瓣膜重建术技巧和经验。比如双瓣叶脱垂的Barlow病患者通常手术复杂，应当推荐至瓣膜重建术经验丰富的医疗中心。

三、二尖瓣手术原则

（一）围术期管理

进行二尖瓣重建手术的患者需要进行标准的手术监测管理（如动脉穿刺、中心静脉置管、导尿管导尿）。对于复杂的二尖瓣重建手术、多瓣膜手术、联合CABG和具有高手术风险的患者(如左心衰竭、肺动脉高压、再次手术）需要使用Swan-Ganz导管。首先，所有患者应当接受经食管超声心动图检查。经食管超声心动图有助于评估二尖瓣反流的机制和严重程度，评估左心室功能、重建质量，评估手术结束时心腔排气情况。再次手术和微创手术时需要准备体外除颤仪。双腔气管导管对于右胸切口术是必需的[6]。对于高龄合并动脉粥样硬化危险因素的患者和准备行二尖瓣联合CABG手术动脉插管前，推荐进行升主动脉的主动脉周围超声扫描。

（二）手术切口和体外循环

小皮肤切口和胸骨中线开胸手术是最常用的二尖瓣重建术的径路。它提供了很好的心脏结构手术视野，并允许在升主动脉和上下腔静脉行中心插管。微创的直视二尖瓣手术可以选择部分上/下半胸骨切开术。在这两种情况，均可使用6cm的皮肤切口。胸骨被部分切开从胸骨切迹到左四肋间（上半胸骨切开），或者从剑突到右二肋间（下半胸骨切开）[7]。在这些术式中，通常可以进行中心动静脉插管。视频引导[8]或者机器人二尖瓣手术通常选择右侧第4肋间隙行微创胸廓切开术。可以增加额外的切口进行多孔手术。外周血管被用于体外循环。额外的附加技术如开孔手术设备、二氧化碳充气、真空负压静脉引流等，都经常应用以辅助手术操作。

心肌保护可以通过间断地前向或前向逆向混合给予高钾冷血心脏停搏液来完成。进一步的心肌保护可以由中度的全身降温来实现（28～30℃）。在手术期间心肌温度需要连续监测，并维持低于15℃。若超过15℃则需要额外的心脏搏跳液。

（三）二尖瓣暴露和术中瓣膜分析

充分的二尖瓣暴露是二尖瓣重建术的基础。我们推荐借助Sondergaards凹槽辅助心房内途径操作。切开房间沟将两个心房精准的分开直到卵圆窝。这样暴露了左心房的顶部，开口靠近二尖瓣[2]。对于左心房较小的患者，向下延伸左房切口至右下肺静脉和下腔静脉之间，可以充分暴露二尖瓣。

整个二尖瓣装置都必须仔细检查以确定二尖瓣反流的机制，评估重建的可行性，进而选择具体的手术策略。左心房的心内膜应当仔细检查是否有喷射病损，这可能提示有反向瓣叶脱垂。二尖瓣瓣环要检查扩张程度，以及是否有钙化、程度如何。瓣膜需要用一个神经拉钩来依照二尖瓣节段分析评估瓣叶脱垂的程度和范围。前交界旁的后叶扇形段（P1）通常是完整的，很少在退行性瓣膜病患者中发生脱垂。因此 P1 段构成了参考点[2]。牵拉其他瓣膜节段的游离缘，使其与 P1 段进行对比，来决定瓣膜脱垂的程度和范围。

（四）二尖瓣重建手术的基本原理

重建手术的目标是保护或恢复正常的瓣膜运动，建立一个大的对合面积，重塑瓣环使其稳定（图 63–4）[1]。假如遵从这些原则，目前的手术技术允许术者对几乎所有退行性瓣膜病患者进行重建手术。

1. 后瓣叶脱垂

局限性的后瓣脱垂治疗时最好进行三角切口。广泛的后瓣脱垂治疗时在脱垂区域行矩形切口。留置缝线要围绕着正常的腱索以确定脱垂区域。脱垂部分从朝向腱环的游离缘垂直切除，在瓣叶上切除一个矩形。在切除区域沿着后瓣环褶皱缝合。最终，直接缝合瓣叶残端，恢复瓣叶连续性并避免张力（图 63–5）。

当存在多余的后瓣组织时，例如 Barlow 病时，

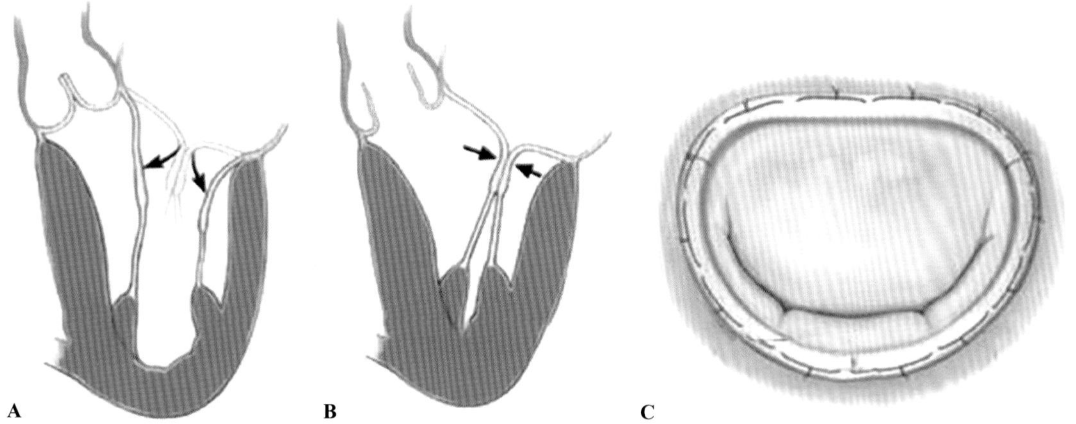

▲ 图 63–4　重建手术的原则（引自 Carpentier A 等，2010 [14]. Copyright 2010 Saunders/Elsevier）

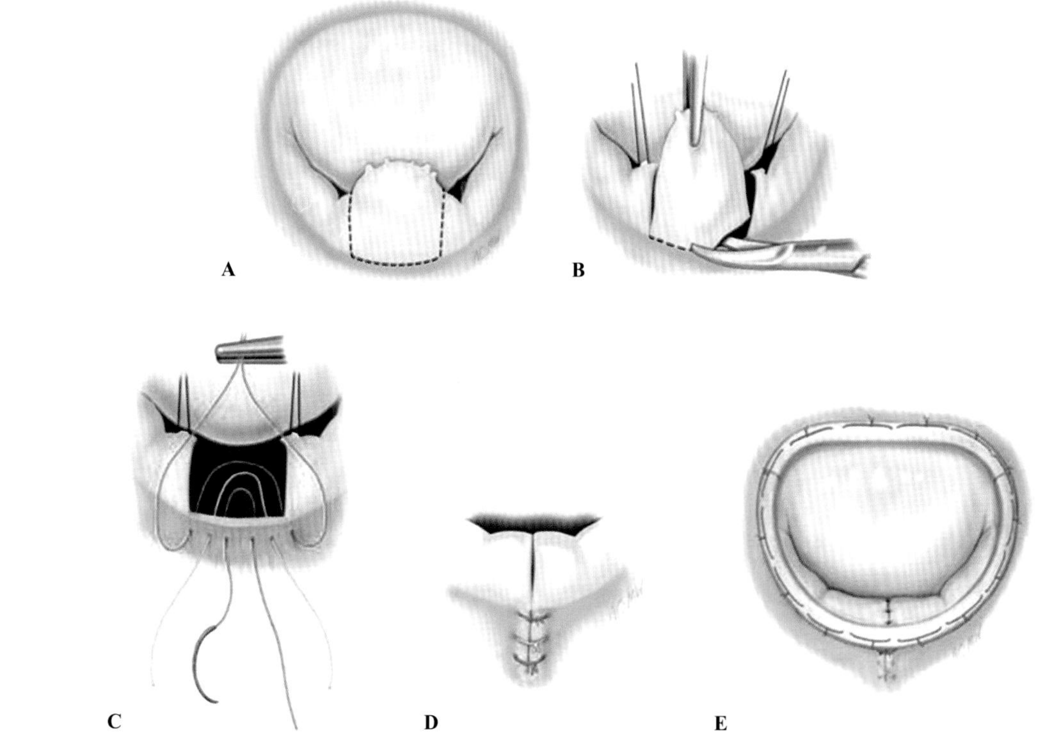

▲ 图 63–5　后瓣叶矩形切除并行瓣环褶皱缝合（引自 Carpentier A 等，2010 [14]. Copyright 2010 Saunders/Elsevier）

一定要减少后叶顶点的高度使其小于15mm，这样可以预防术后出现收缩期前向运动（systolic anterior motion，SAM）[9]。在矩形切除后需要实施瓣叶滑行技术。从瓣环上分离P1和P3节段；在后瓣环进行压迫缝合。P1和P3节段进行滑动成形，两个扇形节段间的缺口进行间断缝合关闭。在Barlow病时，若后瓣叶有显著的多余组织，在瓣叶滑行成形术前，于P1和P3节段基底部额外的三角形切除可能是必要的。

即使后叶进行了大段的切除，滑行成形术还是推荐的。必须避免大段地皱褶后瓣环，这会增加回旋支动脉扭结的风险。

2. 前瓣叶脱垂

一些技术可以用于矫正前瓣脱垂，这取决于脱垂的程度和受累的病变（腱索延长或是断裂）。

3. 三角形切除术

前瓣局限性脱垂合并组织增生可以直接在脱垂区域行小三角形切口，后用单线间断缝合直接闭合。三角形切除不可以延伸到前瓣体部或包含超过10%的前瓣面积。大范围切除将使二尖瓣变形并减少瓣叶对合面积。另外，其很大程度上损害了前瓣的活动性，被认为是一种修复失败的风险因素。

4. 腱索转移术

将腱索从二级位置移位到前瓣游离缘是非常可取的技术。首先找到一个脱垂区域附近的强壮的正常二级腱索，将腱索距离前叶瓣膜连接处2mm分离。如果腱索在连接基底部切断，将容易导致瓣叶穿孔。再将其用“8”字缝合连接到前瓣脱垂区域游离缘。如果脱垂区域很大，可将数个二级腱索转移到游离缘，两两相邻腱索间距最多不能超过5mm。

如果没有正常的二级腱索，应该考虑将后瓣腱索转移至前瓣。与前瓣脱垂区域相对的后瓣节段边缘正常腱索可用于腱索转移术。将后瓣叶一小段连同其边缘腱索分离，再连接到前瓣脱垂部分的游离缘上。

如果这两种技术均无法应用，人工腱索可以作为备选。

5. 乳头肌滑动成形术

这项技术对于由源自同一个乳头肌的多条腱索延长（< 5mm）导致的前瓣叶脱垂十分实用。乳头肌连接冗长腱索的部分被纵向切开，再重新缝合到较低的部位。这种乳头肌向下移位可以矫正瓣叶脱垂。

6. 乳头肌缩短术

乳头肌缩短术也可以治疗乳头肌延长或者一组腱索延长。在乳头肌的基部切除三角楔形的缺口，这个缺口行直接缝合引起乳头肌缩短，由此来矫正腱索的长度。乳头肌缩短术不仅可矫正瓣叶脱垂，还很大程度上减少瓣叶翻转。这项技术通常适用于Barlow病合并双瓣叶脱垂。

7. 交界区脱垂

交界区脱垂最适合在切除脱垂部位后进行瓣环折叠（局部脱垂），或交界旁区滑动成形术（广泛脱垂）（比如A1和P1滑动成形术治疗前外侧交界脱垂）。应当在新建交界处进行额外内翻缝合以避免残余小反流。偶尔，患者可以有双头乳头肌，其中一头断裂可以引起交界脱垂。这可以通过将另一头连接到断裂残余乳头肌上进行矫正。如果腱索延长导致了广泛的交界及交界旁脱垂，乳头肌滑动成形术和乳头肌缩短术是有价值的备选治疗方法。

8. 重塑瓣环成形术

对于二尖瓣正常的患者，前后径（间隔后侧）与二尖瓣环横向直径的比值在收缩时为3：4。在二尖瓣退行性病变和瓣环扩张的患者中，这一比例是倒置的[1]。重塑瓣环成形术可以恢复正常生理比例，并维持最大收缩期瓣口面积。因此，人工环修复的不仅是瓣环大小，而且是瓣环的形状。瓣环重塑增加了瓣叶对合面积却不引起瓣膜狭窄。此外，它还能防止进一步的瓣环扩大并保持瓣膜的活动度。合适的瓣环尺寸选择是基于交界间距和用测量器测量的前瓣叶表面积（图63-6）。如果术者在两个尺寸之间犹豫，推荐在退行性瓣膜患者选择尺寸较大的[2]。对于Barlow病的瓣膜，环的典型尺寸为36～40mm[10]。如果选择了较小的环尺寸，可能增加修复后发生收缩期前向运动的风险[11]。

沿着二尖瓣环环形做缝合。这种缝合均匀地分布在两交界间的区域，以及人工瓣环的相应节段。在瓣环未被人工环覆盖的剩下部分，间距设置使得瓣环符合人工环的形状和大小。当缝合线收紧时，人工环使得瓣环重新塑形到其正常收缩位置。

9. 生理盐水试验和体外循环后食道超声检测

二尖瓣修复术的质量必须在重建术后扎紧环前

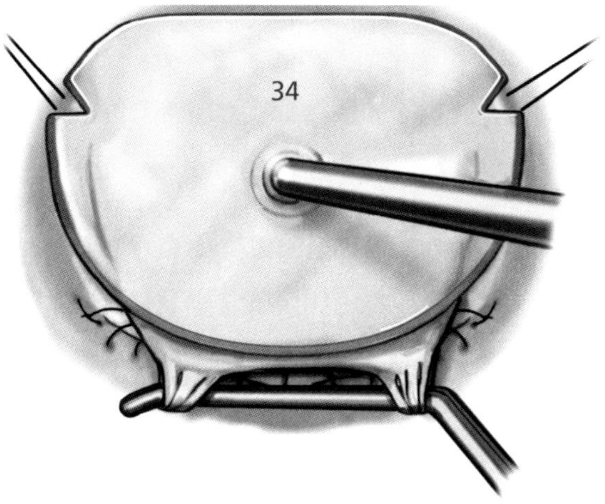

▲ 图 63-6　基于二尖瓣尺寸选择人工环示意图
①测量两交界间距离；②测量前瓣叶表面积

进行生理盐水试验评估。用注射器将生理盐水通过二尖瓣注入心室，在主动脉根部被排放可以防止空气栓塞进入冠状动脉。瓣膜对合线对称，平行于瓣环的后部，远离左心室流出道（前瓣叶：后瓣叶的比例为 3/4：1/4）提示结果满意。瓣膜对合线不对称提示残存瓣叶脱垂或瓣叶活动受限，必须进行纠正。如果后瓣占据瓣口面积的一半或更多，其高度应减少（小于 15mm）以最小化收缩期前向运动的风险。还应该使用两个钩子来确定对合处长度，在理想情况下对合长度大于 10mm。在体外循环结束时，使用食管超声来评估重建的质量。这个评估需要仔细地分析瓣叶的运动，瓣膜功能，并在具有多余瓣叶组织的患者瓣膜成形术后排除收缩期前向运动的存在。在二尖瓣残余反流存在的情况下，经食管超声的再次评估对于判断反流的严重性和反流机制十分必要。当手术结束后仍存在超过 1 + 的残余二尖瓣反流时，患者不应该离开手术室。≥ 2 + 二尖瓣反流的患者，应当进行第二次体外循环重新评估瓣膜并纠正残余瓣膜功能不全。

四、结论

退行性二尖瓣疾病患者最适合进行瓣膜重建术[12-14]。在经验丰富的中心，此类手术死亡率低于 0.5%[10]，修复率接近 100%[13]。在二尖瓣反流严重的患者，应当在出现临床症状、心房颤动、肺动脉高压、左心衰竭或者扩大之前进行重建手术。

左心功能尚好的患者在修复术后，其远期生存与性别年龄匹配的正常对照组无差异。

我们的团队是首批报道二尖瓣修复术远期（> 20 年）预后的团队之一[12]。这项观察性研究收集了 1970—1984 年连续的 162 例主要为（90%）退行性病变的患者。二尖瓣反流的主要机制是Ⅱ型功能障碍（94%）152 例患者。后瓣脱垂、前瓣脱垂和双瓣脱垂分别见于 93（61%）例、28（19%）例和 31（20%）例患者。所有患者均进行了瓣膜成形术；126 例患者进行了瓣膜切除；46 例患者进行了腱索缩短或转移；再手术的线性化比率为 0.4%/（患者・年）。后瓣脱垂、前瓣脱垂和双瓣脱垂 20 年免于再手术的比率分别为 97%、86% 和 83%（图 63-7）。前瓣脱垂患者早期再手术率升高主要归因于手术失败。在过去的 20 年里，术中食管超声的广泛应用和手术技能的提升（腱索转移）大大降低了早期手术失败发生率。然而，在 10 年、20 年、25 年的随访中，免于再手术患者的比例未发生改变。这些优秀和稳定的结果表明退行性瓣膜患者进行二尖瓣重建术的可预测性好、稳定性高。现今，瓣膜成形术使患者得到治疗，恢复正常生活。

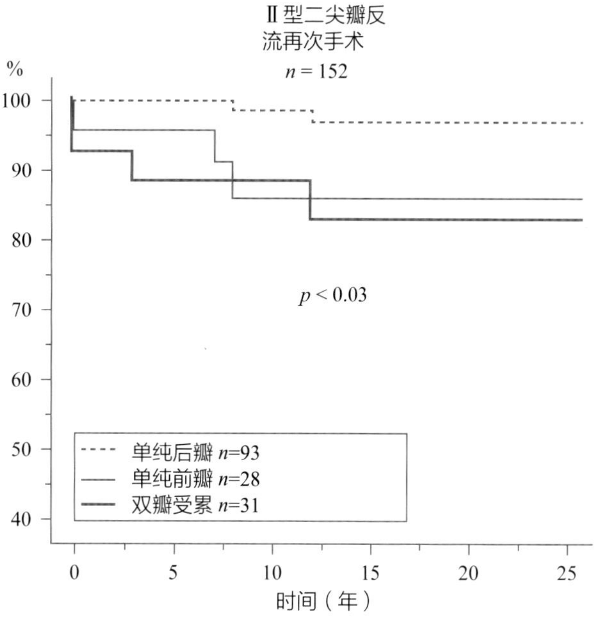

▲ 图 63-7　因瓣叶脱垂进行再次手术（引自 Braunberger E 等，2001[12]. 经 Wolters Kluwer Health 许可转载）

第 64 章 二尖瓣修复：MitraClip 和新兴技术
Mitral Valve Repair: MitraClip and Emerging Techniques

Ted Feldman Mohammad Sarraf Mayra Guerrero Francesco Maisano 著
李宗哲 周 强 译

经皮二尖瓣修复术是一种外科手术的替代治疗方法，它主要适用于有显著症状的二尖瓣反流患者和有二尖瓣外科修复或置换手术禁忌证风险的患者。最早的二尖瓣反流外科手术策略被经皮介入方式采用的是双孔或缘对缘修复[1]。该外科技术在 20 世纪 90 年代早期得到了发展[2]。二尖瓣的游离缘沿着前瓣和后瓣中段的接合面缝在一起，形成了双孔瓣。这项技术首先应用于局灶性前瓣脱垂患者[3]。早期的外科技术特别建议“这种修复治疗的概念，可以拓展经皮修复二尖瓣反流的视野”。

一、使用 MitraClip 进行经皮二尖瓣修复

缘对缘的修复方法使 MitraClip 得以创立[4]。钳夹模仿外科修复，机械性固定了二尖瓣瓣叶游离缘。该系统通过房间隔穿刺进入左心房，定位后在二尖瓣上打开，通过二尖瓣瓣尖进入左心室，再缓慢撤回心房从而抓住瓣叶（图 64–1）。钳夹夹合形成了一个双孔瓣口，然后评估其减少二尖瓣反流的效果。MitraClip 在释放之前，可以再打开并重新定位，也可完全移除。

MitraClip 系统由三个主要组件组成：一个 24F 的可操控指引导管、钳夹输送系统（clip delivery system，CDS）和 MitraClip 夹合器。钳夹输送系统具有转向装置、控制钳夹的开闭、锁和抓取爪。抓取爪是一个带倒钩的元件，帮助将瓣膜抓取到钳夹臂上。钳夹覆有聚酯织物。整个操作是完全可逆的，可以选择抓取或者放开二尖瓣（图 64–2 和图 64–3）。

第一次应用是在 2003 年 7 月，并在 EVEREST Ⅰ研究中证实了该系统的有效性[5]。后在随机临床试验（EVEREST Ⅱ）中进行了 MitraClip 与传统手术治疗的对比，所有试验人群均适宜外科治疗（图 64–4）[6]。该研究中绝大多数患者为退行性二尖瓣反流（DMR）患者。大约 1/4 有功能性二尖瓣反流（FMR）。

EVEREST Ⅱ研究发现，相比外科手术，1 年期随访 MitraClip 减少二尖瓣反流的效果较弱，但是有益的左心室重构和临床预后改善包括功能分级和生活质量评分效果类似。亚组分析提示，在该手术中获益最大的是老年患者、功能性二尖瓣反流和左心室功能差的患者。这个结果促进了 MitraClip 技术更广泛的临床实践和随后的 EVEREST REALISM 注册研究的发展。在 EVEREST Ⅱ临床试验中使用 MitraClip 治疗的前 6 个月，近 20% 患者需要外科手术。其中，近一半患者要么是最初置入不成功，要么是术后改善二尖瓣反流不明显。其中 9% 的患者发生了单个瓣叶与 MitraClip 夹合器脱离。在此情况下，我们观察到单瓣叶脱离的主要发生时间是术后 30d 左右。此次试验中未发生完全性栓塞事件。单瓣叶脱离和临床事件无关联，但是会显著影响二尖瓣反流的减少。在 EVEREST Ⅱ随机临床试验 6 个月随访时，我们发现早期操作失败对研究结果影响最明显，但是对比 MitraClip 和传统手术，两组患者的再手术率、死亡率和左心室重构率无明

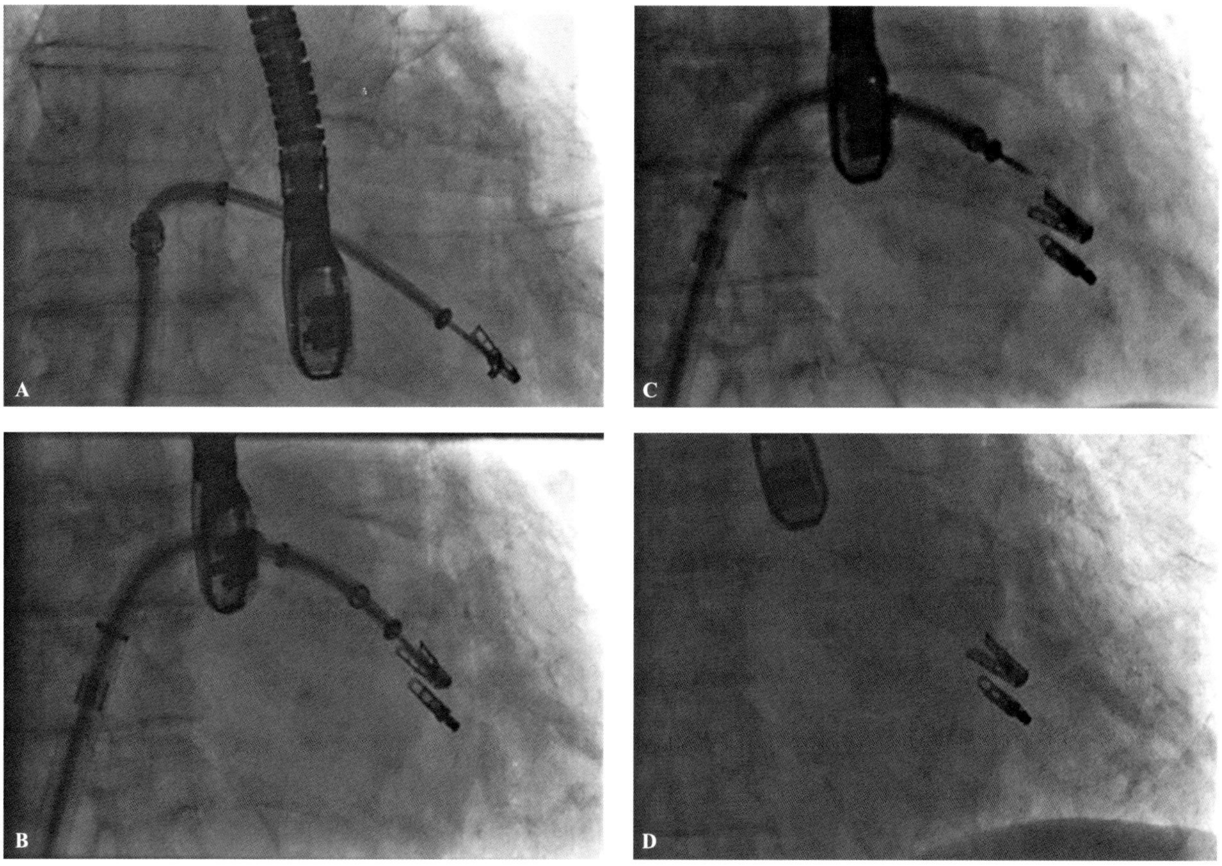

▲ 图 64-1　MitraClip 操作透视图

A. 一个 MitraClip 已通过二尖瓣被伸入左心室。打开的钳夹将通过回撤抓取二尖瓣，然后被释放；B. 安装完第一个钳夹后，第二个钳夹到位；C. 第二个钳夹被释放；D. 两个钳夹的最终状态。注意所有图像中经食管心脏彩超探头。在半数病例中安装了两个钳夹，半数病例安装了一个钳夹

显差异。

在 EVEREST Ⅱ临床试验 5 年期随访时，MitraClip 的治疗效果极其稳定[7]。左心室重构的持续性改进和二尖瓣环尺寸的稳定提示：在手术成功后，该治疗的效果持续时间至少大于 5 年。

人们发现在这项临床试验中，许多可能从 MitraClip 技术中获益的患者具有很高的外科手术风险，这导致了高风险注册[8]。最终，前瞻性纳入了 351 例高风险患者[9]。

接下来的 10 年中，全球的 MitraClip 使用经验见证了操作成功率戏剧性的提升，接近 100%。除此之外，单瓣叶脱落发生率降至 1%。因此 EVEREST Ⅱ临床试验中前 6 个月发现的大量治疗失败在目前的实践中未被发现。

EVEREST Ⅱ临床试验中一个显著的发现就是 MitraClip 修复的安全性。尽管有一个大口径的装置在跳动的心脏中修复二尖瓣，这项操作中血流动力学十分稳定。在 EVEREST Ⅱ随机临床试验和传统外科手术的对比中，MitraClip 操作比预期更加安全。操作中几乎没有死亡，最常见的事件是血管穿刺处的出血。近来全球性的应用该技术治疗高风险患者，其安全性得到了进一步强化。最近一个纳入超过 3000 病例的 Meta 分析，预估 ≥ 10% 的 STS 风险，30d 死亡率仅 3.3%，30d 卒中率 1.1%[10]。在 EVEREST REALISM 高风险退行性二尖瓣反流亚组，合并有多重并发症患者预估死亡率 > 13%，而实际 30d 死亡率仅 6.3%[11]。在 Meta 分析中，使用该技术的患者 ICU 住院天数和总住院时间显著短于传统外科手术患者。事实上，在当代的治疗经验中，超过 85% 的患者术后可以直接回家，无须进行康复治疗或者延长住院时间，除非是高龄患者或者合并并发症[12]。

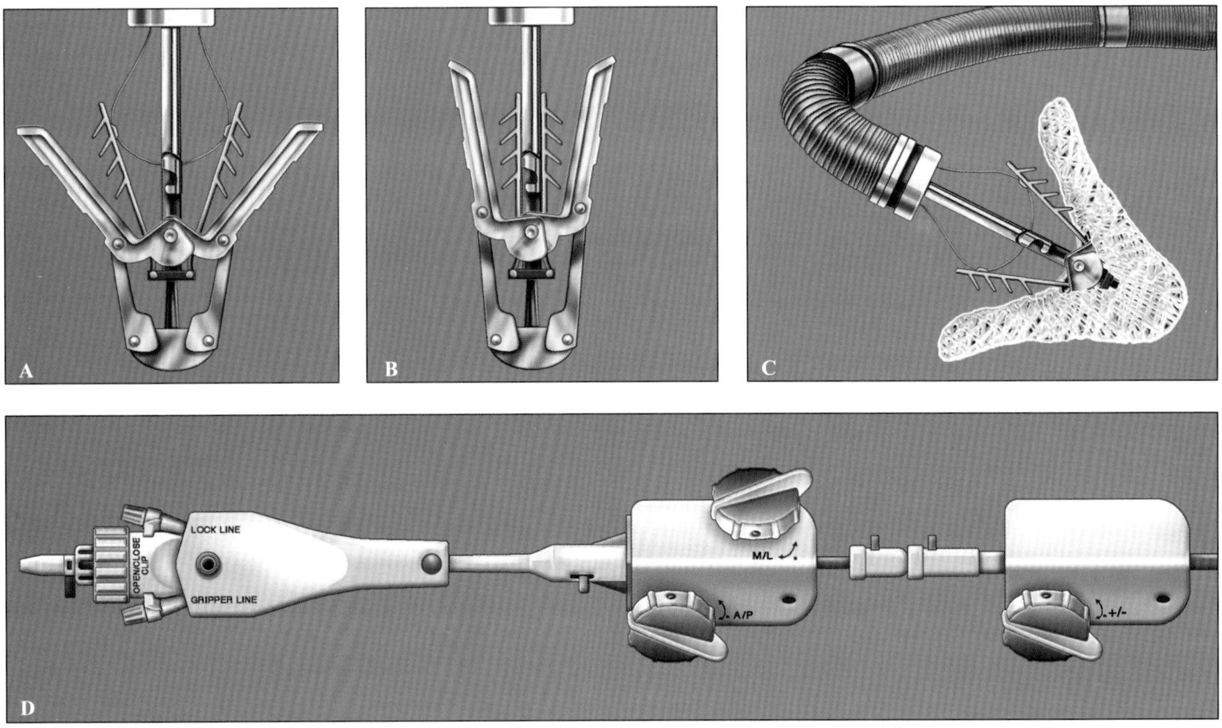

▲ 图 64-2 **MitraClip 系统**

A. 部分打开的 MitraClip 夹合器未覆盖聚酯织物。一条细线贯穿有倒钩的"抓取爪"，用于举起抓取爪；B. 夹合器关闭；C.MitraClip 连接在输送系统上，从可转向指引导管中伸出；D. 控制把手可控制指引导管和钳夹输送系统弯曲以通过左心房并定位 MitraClip 在二尖瓣口上方（引自 Feldman T, Young A. J Am Coll Cardiol, 2014, 63: 2057-2068）

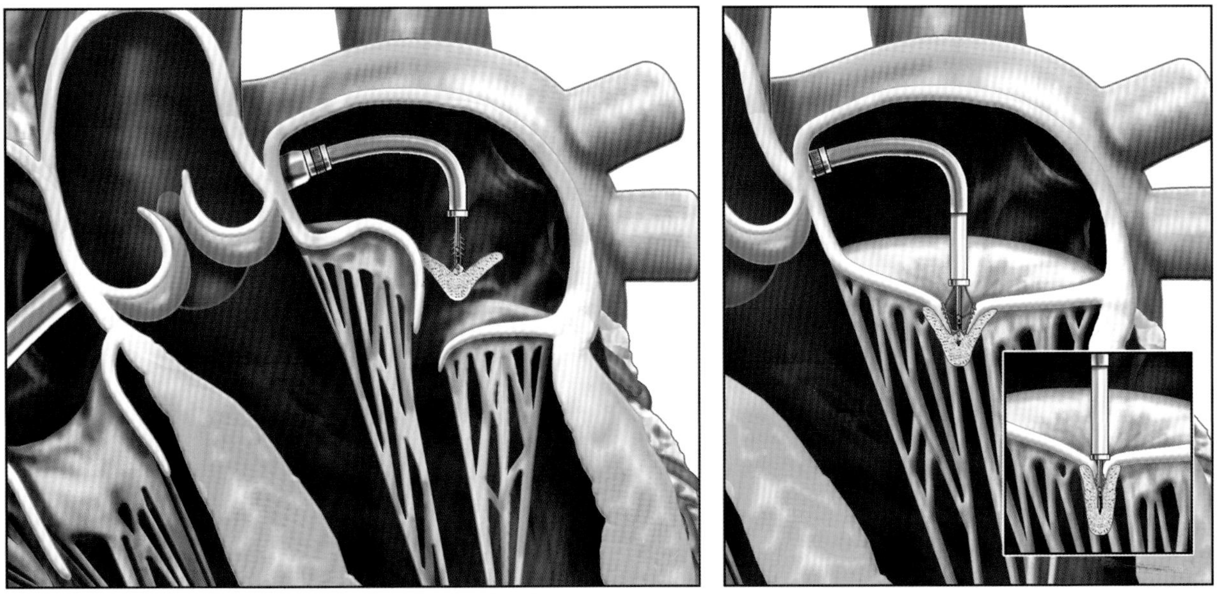

▲ 图 64-3 为了送入夹合器，钳夹输送系统被引导进入左房（左图）。在心脏彩超和 X 线图像指引下，夹合器垂直对齐于瓣膜平面，钳夹臂垂直于瓣膜交汇线。接下来它进入左心室再缓慢回撤抓住瓣叶（右图）。夹合器关闭（右图，插入图），如果二尖瓣反流减少的程度满意，则将其释放（引自 **Feldman T, Young A. J Am Coll Cardiol, 2014, 63: 2057-2068. Artwork by Craig Skaggs**）

MitraClip 自从 CE Mark 2008 年基于 EVEREST Ⅰ临床试验的稳定结果获批后，已在全球广泛使用。美国食品和药品管理局的获批流程被明显拖延了，但最终因为 REALISM 高风险注册研究结果而获批。本研究中有 351 名患者，其中 127 例为退行性二尖瓣反流并同时具有外科手术禁忌证。这部分患者由心血管外科医生挑选出来，被认为有二尖瓣瓣膜手术禁忌证。这些患者的平均年龄为 82 岁，STS 死亡风险为 13%。他们合并多种并发症包括：73% 有冠状动脉粥样硬化性心脏病，48% 有既往心脏手术史，71% 有心房颤动，30% 有糖尿病，28% 有中到重度二尖瓣反流。尽管这些患者很高龄且病情复杂，但平均住院时间仅为 2.9d。87% 的患者术后直接出院。MitraClip 手术安全性评估观察到术后 30d 死亡率为 6.3%，这与预计的 13.2% 的死亡率相比大大降低。本研究最重要的发现之一是术后 1 年因心力衰竭住院率相比术前 1 年明显减少了 73%（图 64–5）。这使得美国食品和药品管理局在 2013 年 10 月对 MitraClip 系统审批通过。该系统治疗的适应证为："用于减少症状显著的原发性二尖瓣病变（退行性二尖瓣反流）引起的二尖瓣反流，患者被心脏团队评估为具有二尖瓣外科手术禁忌风险（心脏团队包括：一名具有二尖瓣手术经验的外科医生，一名有二尖瓣疾病治疗经验的内科心脏病专家）；以及现有并发症但不妨碍从二尖瓣反流减少获益的患者。"这项获批的技术可以帮助有外科手术禁忌证的退行性二尖瓣反流患者。在获批的第一年，约 70 个中心开展了大约 800 例操作。

在美国该技术注册的适应证是退行性二尖瓣反流，但是在世界范围内应用时 MitraClip 的主要对象是功能性二尖瓣反流。功能性二尖瓣反流是一种左心室疾病，在具有高外科手术风险患者中很常见，经常见于缺血性左心室功能障碍。如果不改善左心室功能障碍仅进行功能性二尖瓣反流的处理，很难有效降低相关死亡率。在这类患者中，MitraClip 技术的获益还有待于随机临床试验的验证。在观察性研究和回顾性研究中，二尖瓣修复术的获益结果不甚明确。在一些研究中可见有益的左心室重构改善，但也有研究显示二尖瓣反流高复发率及对死亡率无影响。另外，在 MitraClip 商品化推向全球后，针对功能性二尖瓣反流的治疗在增加，但患者的选择标准尚未得到统一。因此研究结果来源于不同的患者人群，具有不同的病因和不同程度的左心室收缩功能。随机临床研究 EVEREST Ⅱ的亚组分析显示在高龄、左心室功能差的功能性二尖瓣反流患者治疗结果最好。这可能会促进该技术在临床上大量应用于这类患者。正在美国进行的 MitraClip 治疗外科手术高危患者临床结局评估（COAPT）研究，将评估 MitraClip 对功能性二尖瓣反流患者的益处。COAPT 临床试验入选了 430 名患者，以 1∶1 随

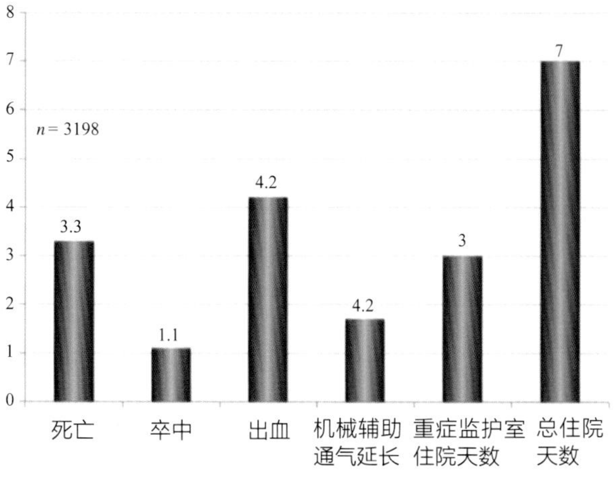

▲ 图 64–4　一篇近期的综述强调了 MitraClip 瓣叶修复的安全性。在一个纳入了 21 项研究，超过 3000 病例的 Meta 分析中，对高风险患者进行 30d 随访，结果显示手术并发症和死亡率很低（引自 Philip F 等，2014 [10]. Reproduced with permission of John Wiley & Sons）

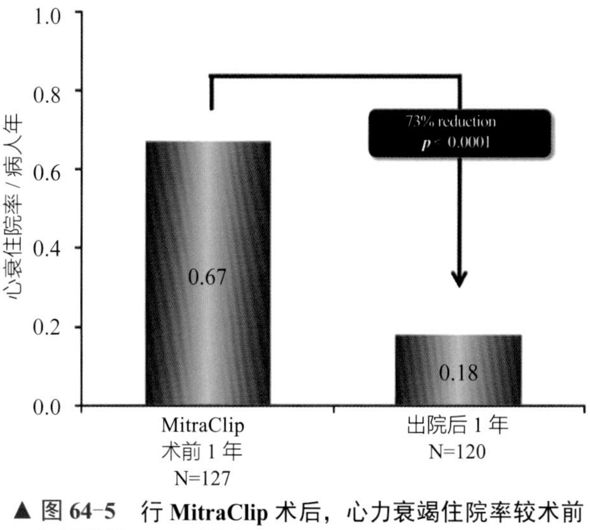

▲ 图 64–5　行 MitraClip 术后，心力衰竭住院率较术前一年下降了 73%（引自 Lim DS, Reynolds MR, Feldman T 等，2014 [11]）

机对比 MitraClip 方案和指南指导的药物治疗方案。安全终点为 12 个月死亡、卒中、肾功能损害、左心室辅助装置（left ventricular assist device，LVAD）植入或心脏移植复合终点。主要有效终点为再发心力衰竭住院。研究从 2013 年起招募患者，至今仍在进行。

二、经皮直接或间接瓣环成形术

当 MitraClip 治疗已经在全球应用超过 18 000 病例时，其他几个经皮修复技术尚处于发展的早期阶段。目前有包括经皮直接或间接的二尖瓣环成形技术是本领域新的尝试。间接瓣环成形术可以使用 Carillon Mitral Contour 系统（Cardiac Dimensions, Inc.，Kirkland，Washington，USA）来实现。这是继 MitraClip 技术后最常应用的二尖瓣修复工具。间接瓣环成形术通过放在冠状窦内的装置来实现。该设备是镍钛合金组成的线性结构。该技术最大的吸引力在于使用方便。通过颈内静脉穿刺将一根 9F 指引导管置于冠状窦。一根左冠状导管用于监测左冠状系统，以防止设备置入时可能压迫左回旋支。食管超声用于评估设备改善二尖瓣反流的效果。远端锚被释放到冠状窦远端，然后指引导管回撤从而束紧冠状窦缩短了后瓣环周长。此时可以评估冠状动脉循环和二尖瓣反流改善情况。如果结果均满意，可以释放装置（图 64-6）。

TITAN Ⅰ和Ⅱ是两个前瞻性注册研究[13]。在研究中，该装置被证实可以显著改善二尖瓣反流，缩小左心室大小，改善 NYHA 分级和 6min 步行试验结果。该装置的一个关注焦点是回旋支受压，因为冠状窦经常与该血管位置上出现交叉[14]。这在早期限制了该技术的应用，在大多数情况下，可以通过调整该装置避免压迫回旋支。对于功能性二尖瓣反流的患者，基于解剖学改变，大约 90% 适于该技术治疗。TITAN 研究中使用 Carillon 系统的患者在术后 1 年里二尖瓣反流和左心室大小逐渐改善，相应的临床状况也得到了改善。这项观察性研究结果需要在更大的临床研究中被证实。目前尚无 Carillon 与 MitraClip 系统的直接比较研究，但总的二尖瓣反流减少和临床状况的改善，二者结果类似。

一些技术直接植入器械在二尖瓣环，以减小瓣环周长。手术径路既可以顺行经房间隔穿刺也可以逆行通过主动脉瓣和左室。

Mitralign 经皮二尖瓣环成形系统（Mitralign, Tewksbury, MA, USA）是基于手术瓣环褶皱缝合的技术[15]。一根可弯曲的导管经主动脉进入左心室用于送入垫片锚到二尖瓣后瓣环（图 64-7）。这些锚可以拴在一起完成后段瓣环成形术可缩短瓣环达 17mm。在Ⅰ期临床试验中治疗了 15 个患者，1 年随访结果显示至少减少 1+ 的二尖瓣反流，改善了 NYHA 心功能，二尖瓣隆起面积和闭合深度减小。一项 CE 批准的临床试验已完成患者招募，等待随访结果。

Accucinch 系统（Guided Delivery Systems, Santa Clara，CA，USA）是基于二尖瓣环缝合成形的技术。经股动脉逆行进入左心室进而到达二尖瓣环。一根导管被放置在二尖瓣后瓣下面邻近前三角区，在瓣膜下靠近瓣环组织（图 64-8）。用这根导管从前联合到后联合沿着二尖瓣后瓣环最多放置 20 个锚。

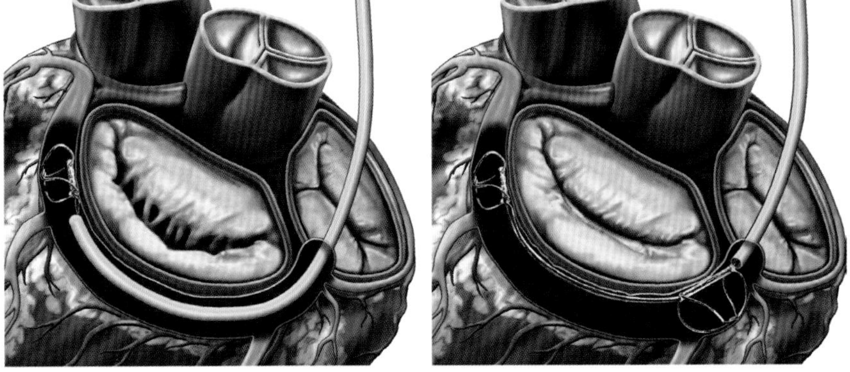

◀ **图 64-6　冠状窦瓣环成形术：Carillon 器械图**

指引导管由颈内静脉插入。装置被送到冠状窦远端，远端锚被释放（左图），导管回撤在冠状窦口释放近端锚。线型框架由镍钛合金构成，释放后在冠状窦中（右图）。环形束带压迫二尖瓣环，从而减小间隔 - 侧壁向尺寸，反流口减小（引自 Feldman T, Young A. J Am Coll Cardiol，2014，63: 2057-2068. Artwork by Craig Skaggs）

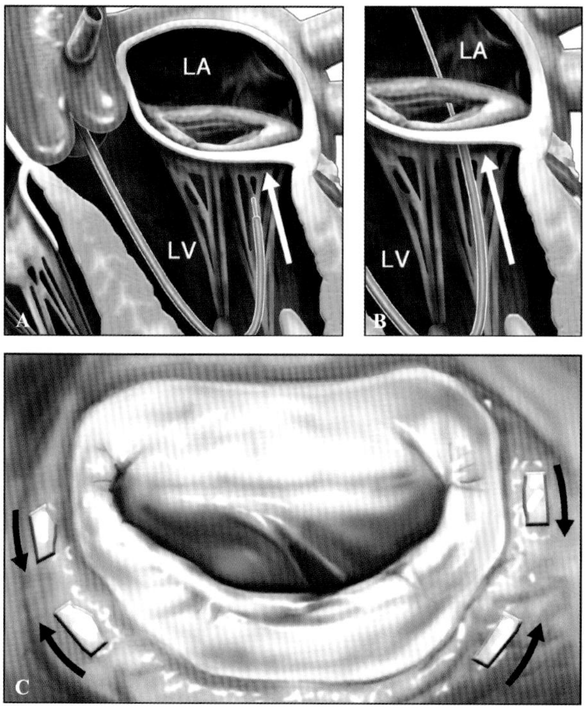

▲ 图 64-7　**Mitralign 瓣环褶皱**

A. 显示左室中的逆行导管，远端导管尖端在二尖瓣瓣环下，在二尖瓣后叶后方（箭）；B. 一根缝线已经穿过左心室，经过瓣环，进入左心房；C. 两对缝线用于在瓣叶联合处放置垫片，从左心房侧显示。垫片被拉拢以减小二尖瓣瓣环周长（箭）。（引自 Feldman T, Young A. J Am Coll Cardiol, 2014, 63: 2057-2068. Artwork by Craig Skaggs）

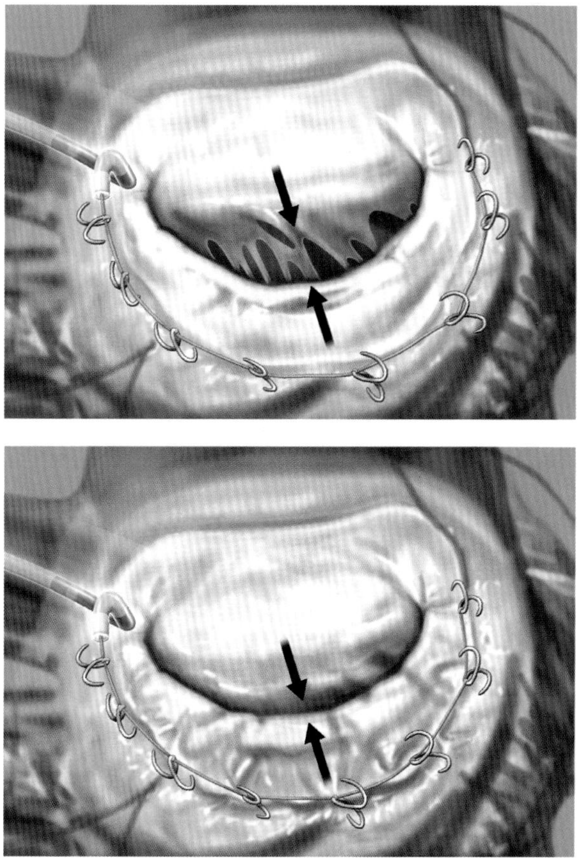

▲ 图 64-8　**直接瓣环成形术**

Guided Delivery Accucinch 系统通过逆行导管术从左心室植入（上）。箭提示瓣叶游离缘分离，即是二尖瓣反流口。锚定装置固定在后瓣环上，由一细绳串联来束紧瓣环周长。细绳收紧基底的心肌和瓣环，迫使瓣叶靠拢，以减少反流（下）。（引自 Feldman T, Young A. J Am Coll Cardiol, 2014, 63: 2057-2068. Artwork by Craig Skaggs）

这些锚可以由一根线连接使瓣环形成褶皱，从而减少二尖瓣环周长和反流。

Cardioband（Valtech, Or Yehuda, Israel）是最类似于外科手术瓣环成形术的环[16]。它经房间隔借助经食管超声定位在二尖瓣左心房侧放置一系列小的螺旋锚。这些锚可以经由 Dacron 袖带连接再扎紧，从而减少二尖瓣瓣环周长（图 64-9）。临床前期在猪模型上，取得很好的短期疗效持续到术后 90d。早期临床试验结果显示很有前途，CE 批准的研究正在进行中。

另一个发展中的技术是腱索置换。这项技术完全通过经导管来完成很有挑战，早期已完成经心尖途径在跳动的心脏上进行手术[17, 18]。

三、经导管二尖瓣置换术

经导管二尖瓣置换术（transcatheter mitral valve replacement，TMVR）也是一种用于治疗功能性二尖瓣反流的发展中的技术。近两年在人体使用不同的装置进行了操作试验。开发这项技术才刚开始，在编写本书时其治疗过的患者病例数尚低于两位数。早期应用 TAVR 瓣中瓣技术操作在退化的生物二尖瓣膜和自身钙化狭窄的二尖瓣验证了 TMVR 的概念[19, 20]。进行替换的主要吸引力在于，可以消除经导管修复器械中常见的二尖瓣残余反流和潜在的再发二尖瓣反流。这项技术所面临的挑战包括二尖瓣有更大的瓣膜面积和非对称二尖瓣 D 型瓣叶，缺乏钙化时不易被锚定，输送线路相对 TAVR 更加复杂。较大的二尖瓣面积需要用到体积更大的器械，锚定需要特殊的二尖瓣支架特点。早期的输送系统大多经心尖途径，穿房间隔

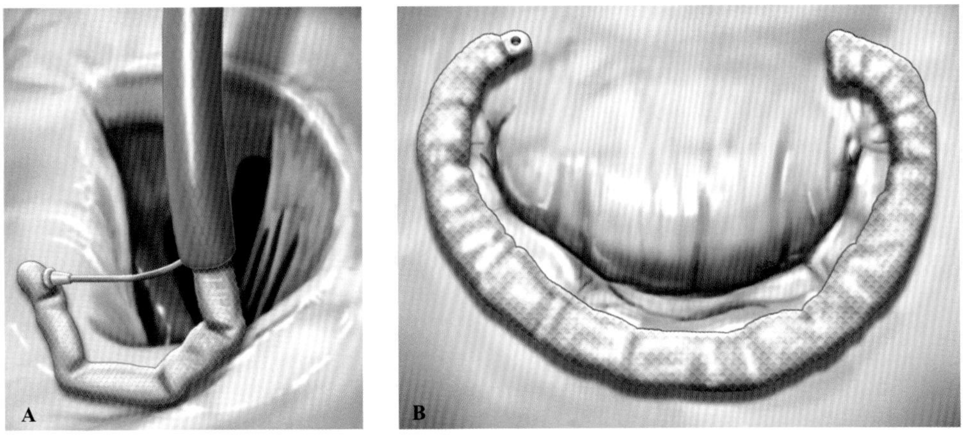

◀ 图 64-9 **Valtech CardioBand**

A. 二尖瓣成形环经房间隔径路由导管植入。每个节段都被顺序锚定在瓣环上；B. 最终二尖瓣成形环包绕着后瓣叶。（引自 Feldman T, Young A. J Am Coll Cardiol，2014，63: 2057–2068. Artwork by Craig Skaggs）

有希望最终成为主流。经常被问到的问题是：经导管二尖瓣置换术会取代修复术吗？经导管二尖瓣修复和置换可以互补以满足不同疾病状态的治疗需求。影像学检查和指导将成为这些技术未来发展的重要决定因素之一。

第 65 章　二尖瓣球囊成形术
Balloon Mitral Valvuloplasty

CN Manjunath　Nagaraja Moorthy　Upendra Kaul　著
刘　磊　丁　虎　译

尽管风湿热在西方世界的患病率已大大降低，但二尖瓣狭窄仍然有着极高的发病率和死亡率，尤其是在发展中国家。几乎所有二尖瓣狭窄的病因都是风湿性心脏病。发生二尖瓣狭窄的主要机制是瓣叶增厚、融合（图 65–1）和腱索缩短造成二尖瓣开放受限，从而引起舒张期间从左心房流入左心室的血流减少。这最终导致肺毛细血管楔压升高、肺血管阻力升高和右心室功能障碍。超声心动图在二尖瓣狭窄的评估中起主要作用，包括明确诊断、确定狭窄严重程度及其血流动力学后果，并可协助诊治方案的制定。

一、解剖学基础

二尖瓣（MV）是由纤维环、瓣叶、腱索、乳头肌和左心室后壁组成的复杂结构。在功能上，所有这些结构都应该被视为一个功能单元，因为任何一个结构的异常都会影响二尖瓣整体功能。正常二尖瓣瓣口面积（MVA）为 4.0 ～ 6.0cm²。通常 MVA ＞ 1.5cm² 不会产生症状。随着二尖瓣狭窄的严重程度增加，心输出量将会逐渐下降，并且不能随着活动量加大而增加。这就是将 MVA ≤ 1.5cm² 作为干预二尖瓣狭窄的主要原因。而当 MVA 降至 1.5cm² 或更低时，症状将变得严重并且容易出现并发症。

二、二尖瓣球囊成形术

历史沿革

自二尖瓣球囊成形术（BMV）开展以来，二尖瓣狭窄的治疗已经发生了革命性的变化。1982 年，日本心脏外科医生 Kanji Inoue 首先提出了一种观点，即使用具有顺应性的球囊充气可以使狭窄的二尖瓣扩张 [1]。在印度，Lock 等 [2] 首先报道了使用圆

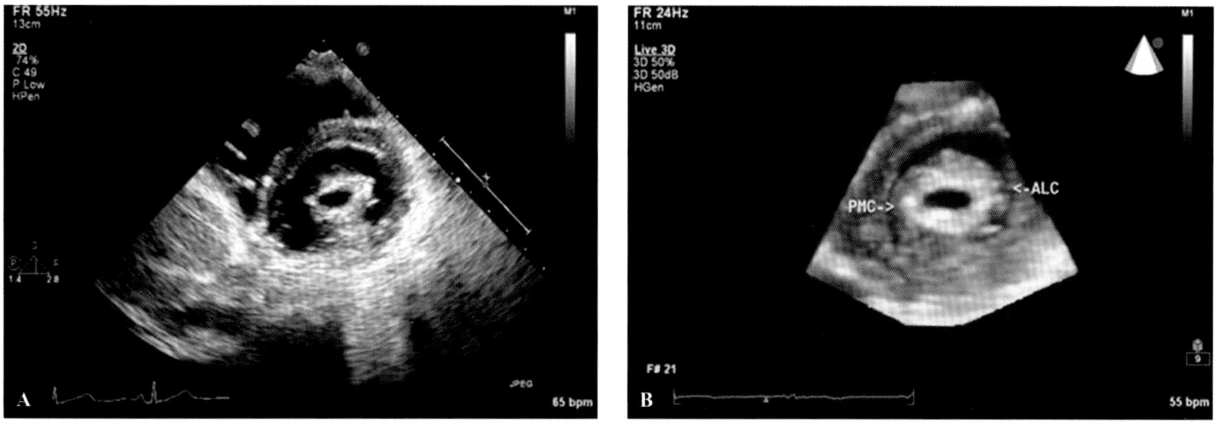

▲ 图 65–1　二尖瓣狭窄超声图

A. 经胸二维超声；B. 3D 超声心动图显示二尖瓣增厚，腱索融合，出现“鱼嘴”征

柱形球囊对二尖瓣行扩张成形术。随后，沙特阿拉伯[3]引入了双球囊技术的概念。双球囊技术要求两根导丝置于左心室心尖部位，然后两个球囊导管沿着导丝指引穿过二尖瓣口前进到目的位置。由于双气囊技术在技术上要求更高，因此需要更长的手术时间，这将导致术中并发症风险增加。同时，位于左心室心尖的导丝可能会引起心尖穿孔，导致心脏压塞。因此，单球囊技术已成为世界上大多数地区最常用的二尖瓣球囊成形术手术方法。二尖瓣球囊成形术的机制与目前已经放弃的封闭式二尖瓣分离术相同[4]。病理学研究表明，成功实施二尖瓣球囊成形术的主要机制是瓣叶的良好分离。在1984年Inoue等[1]首次报道经皮二尖瓣球囊成形术的临床应用之前，二尖瓣手术切开术是患有严重二尖瓣狭窄的患者的首选方案。自引入该技术以来，经皮二尖瓣球囊扩张术已经证明了具有良好的短期和中期预后[5, 6]，并已取代外科二尖瓣分离术作为具有适应证的风湿性二尖瓣狭窄首选治疗方法。

三、经皮二尖瓣球囊成形术的适应证和推荐

二尖瓣球囊成形术的适应证(ACC和AHA)[7, 8]。

（一）Ⅰ类推荐

1. 二尖瓣球囊成形术推荐用于有严重二尖瓣狭窄（二尖瓣面积≤ 1.5cm², D期）的有症状患者，需要排除左心房血栓或中度–重度二尖瓣反流（证据水平A）。

2. 二尖瓣球囊成形术推荐用于中度或重度二尖瓣狭窄但瓣膜形态正常同时合并肺动脉高压（肺动脉收缩压静息时大于50mmHg或运动时大于60mmHg）的无症状患者，需要排除左心房血栓或中度至重度二尖瓣反流（证据水平C）。

（二）Ⅱa类推荐

二尖瓣球囊成形术用于无症状但非常严重MS（二尖瓣面积≤ 1.0cm², C期）的患者是合理的，但需要排除左心房血栓或中度–重度二尖瓣反流（证据水平C）。

（三）Ⅱb类推荐

1. 对于新发房颤的严重二尖瓣狭窄（二尖瓣面积≤ 1.5cm², C期）的无症状患者可考虑二尖瓣球囊成形术，需要排除左心房血栓或中度–重度二尖瓣反流（证据水平C）。

2. 对于二尖瓣口面积大于1.5cm²同时合并静息状态肺动脉楔压大于25mmHg或活动时平均二尖瓣跨瓣压差大于15mmHg的有症状患者，可以考虑二尖瓣球囊成形术（证据水平C）。

3. 对于严重二尖瓣狭窄（二尖瓣面积≤ 1.5cm², D期）合并心功能不全的患者（NYHA Ⅲ～Ⅳ级），同时瓣叶异常或不适合外科手术治疗或外科手术风险较高，可以考虑二尖瓣球囊成形术（证据水平C）。

四、禁忌

以下是二尖瓣球囊成形术的禁忌证（即Ⅲ类推荐）。

1. 二尖瓣球囊成形术不适用于轻度二尖瓣狭窄患者（证据水平C）。

2. 二尖瓣球囊成形术不适用于中–重度二尖瓣反流患者或左心房血栓以及瓣叶钙化明显（证据水平C）。然而，对于合并左心房血栓的患者可以在抗凝治疗8～10周后进行二尖瓣球囊成形术。

五、围术期管理

（一）术前评估

体格检查是评估瓣膜柔韧性的重要步骤。当二尖瓣叶柔韧时，第一心音（S1）音调比较高调。当二尖瓣叶明显钙化或增厚会使S1音调减弱，其原因可能是由于瓣叶活动度降低。二尖瓣的开瓣音是由瓣叶迅速开放后又突然停止的瓣叶振动引起的。它最容易在心尖部听到，如果存在，则表明二尖瓣至少具有一定的弹性和活动性。通过术前充分评估瓣叶和瓣膜相关结构的形态学特征以及血流动力学情况，可以初步判断实施二尖瓣球囊成形术的获益及风险。对于合并瓣膜广泛纤维化、钙化以及增厚这些情况，治疗效果可能欠佳[7]。

（二）超声心动图在二尖瓣球囊成形术中的作用：瓣膜评估和病例选择

超声心动图是拟行二尖瓣球囊成形术患者的主

要评估手段。这对于患者的术前评估、病例选择、术中监测以及术后评估和随访至关重要（框 65–1）。超声心动图评估的主要目的是确定合适行二尖瓣球囊成形术的瓣膜，并鉴别可能导致并发症的高风险超声心动图特征。由 Wilkins 等提出的超声心动图评分系统 [9] 用于对二尖瓣球囊成形术进行术前评估已被证明非常有效（表 65–1）。

在该评分系统中，依据瓣叶活动度、瓣膜增厚、瓣膜下厚度和瓣膜钙化度等进行评分。最终得分通过统计每个部分的总分数来确定（总分为 16 分）。得分为 8 或更低通常预示二尖瓣球囊成形术的短期和长期预后良好，而高于 8 分则效果欠佳，包括出现二尖瓣反流的风险明显增加。然而，在我们的医疗机构中，30% ～ 35% 接受二尖瓣球囊成形术的患者的 Wilkins 评分为 8 ～ 12，但这些患者的即时和长期预后均较理想，而且并发症发生率并不高。确定瓣膜是否合适行二尖瓣球囊成形术的一个重要指标是通过二维超声心动图中的短轴视图评估瓣膜钙化情况。一个或两个瓣膜联合处严重钙化的存在与否是该手术近期预后和远期预后的独立影响因素 [10]。只有一个瓣膜联合处严重纤维化或钙化，其连接处可被球囊扩张分裂。但是，如果存在两个钙化联合就成为二尖瓣球囊成形术的绝对禁忌证，因为它明显增加了瓣叶撕裂的风险。瓣膜下纤维化和钙化可能导致二尖瓣球囊成形术的预后欠佳，因为球囊扩张能否充分分离钙化腱索融合尚不明确。

框 65–1　二维心脏超声对拟行二尖瓣球囊扩张术患者的评估作用

术前评估：
- 瓣膜病的严重程度
- 二尖瓣压力梯度
- 二尖瓣口面积
- 二尖瓣关闭不全的严重程度
- 左心房附壁血栓
- 瓣下结构
- 瓣膜及联合钙化程度
- 房间隔形态结构
- 其他相关瓣膜情况
- 肺动脉压及右心功能

术中评估：
- 引导房间隔穿刺
- 瓣口面积及压力变化
- 二尖瓣关闭不全的变化
- 观察并发症如心包积液、填塞、房间隔缺损

术后评估：
- 再狭窄
- 二尖瓣关闭不全变化情况
- 残余房间隔缺损
- 肺动脉压力变化
- 心室大小及功能变化
- 其他瓣膜病的改变

目前已经有多种超声心动图评分系统可以用于二尖瓣球囊成形术适应证的评估。并且已经证明使用这些评分系统与手术的短期预后密切相关，但没有一个评分系统能够独立地预测远期预后或并发症。同时，这些标准仅适于评估单个二尖瓣瓣膜病变的情况。

二尖瓣球囊成形术现在是具有干预适应证二尖瓣狭窄患者的首选治疗方案。最理想的条件是由一个介入医生和心脏影像专家组成的团队在术前和围术期间进行术前评估和协作治疗。针对性的超声心动图不仅可以严格把握二尖瓣球囊成形术适应证，而且对指导手术和评估治疗结果具有重要价值 [11]。同时超声心动图（经胸、经食管或心内超声心动图）能够直接显示导管与心脏结构的位置关系。对于解剖结构因左心房扩大或脊柱后凸而

表 65–1　超声心动图评分系统（Wilkins 评分）预测二尖瓣球囊成形术的预后

分值	活动度	瓣叶厚度	钙化	瓣下厚度
1	活动度好，仅瓣尖活动受限	接近正常（4 ～ 5mm）	单个区域回声反射增强	仅瓣下轻度增厚
2	瓣叶中部及基底部活动正常	瓣叶中部正常，边缘部明显增厚（5 ～ 8mm）	边缘散在反射增强	腱索结构增厚扩展至腱索长度的近端 1/3
3	瓣膜舒张期持续前向运动，主要是基底部	全瓣叶增厚（5 ～ 8mm）	反射增强扩展至瓣叶中部	腱索增厚累及远端 1/3
4	舒张期无或轻度前向运动	所有瓣叶均明显增厚（> 8 ～ 10mm）	大部分瓣叶组织反射增强	所有腱索结构广泛增厚并挛缩，向乳头肌扩展

总分为四个项目之和，范围在 4 ～ 16 之间

扭曲的患者，超声心动图可确保导管能顺利穿过卵圆窝水平的房间隔。导管穿过房间隔其他地方会引起并发症风险增加，并且通过房间隔的肌肉部分可能导致操纵球囊导管进入左心室难度增加。超声可用于引导导管穿过二尖瓣，因为球囊自身易于置于左心房内侧。最后，通过多普勒超声心动图还可以很容易地评估血流动力学情况和二尖瓣反流的严重程度[11]。

六、患者准备

通常，患者在局部麻醉和中度镇静下进行二尖瓣球囊成形术。在手术期间患者保持仰卧位。

七、操作实施

（一）路径

主要包括二尖瓣球囊成形术的逆行（经动脉）和顺行（经静脉）方法。逆行方法避免了房间隔穿刺的风险，但存在潜在的动脉损伤风险。同时，由于它的复杂性，现在已经被淘汰[12]。目前，使用经房间隔穿刺的顺行方法被更广泛地使用。它一般通过股静脉或颈静脉进行[13]。

（二）技术选择

1. 双球囊技术

在这种方法中，在经房间隔导管插入术后，尖端球囊导管进入左心室。一个或两个交换导丝通过球囊的内腔送入并固定在左心室的心尖，或者送至升主动脉中。将球囊导管从导丝上撤回，并使用外周血管成形术的球囊（直径 6 ～ 8mm）扩张房间隔。最后，将瓣膜扩张球囊（直径 15 ～ 20mm）沿着导丝到达二尖瓣处行扩张[12]。

2. 多轨技术

Bonhoeffer 等[14]描述了多轨系统的使用，这是双球囊技术的改进，仅需要采用一根导丝的单轨系统。这种技术比标准技术更容易扩张。然而，多轨系统的临床经验仍然有限。

3. 金属切割术

Cribier 等[15]在 20 世纪 90 年代引入了金属切割技术。这种手术与球囊切割术一样有效，但是对于操作者来说比 Inoue 技术要求更高，并且由于左心室中存在僵硬的导丝，其似乎具有更高的心包积液和填塞风险。该技术的优势是花费较低。

4. Inoue 球囊技术

Inoue 球囊技术最早在 1984 年提出[1]，仍是当今最常用的技术。现在，全世界的许多医疗团体已经使用该技术获得了大量的经验。

5. 血管入路

经右股静脉插入 7F 鞘进行经房间隔穿刺；将 5F 鞘放置在右股或左股动脉中用于左心导管插入术。同时左心房、左心室压力需要两个压力传感器。将猪尾导管置于主动脉根部（非冠状窦）以获得主动脉压。

6. 房间隔穿刺

房间隔穿刺术是二尖瓣球囊成形术的重要组成部分。经房间隔穿刺术的目的是通过卵圆窝从右心房穿间隔到达左心房。卵圆窝的穿刺本身是安全的；经房间隔入路的危险在于穿刺针和导管刺穿相邻结构（例如冠状窦、右心房后壁或主动脉根部）的风险。为了最大限度地降低并发症的风险，操作人员必须非常了解房间隔及附近的解剖结构。

用于房间隔穿刺的基本器械包括有引导鞘的预塑形房间隔穿刺鞘管（Mullins 鞘管）和预塑形房间隔穿刺针（Brockenbrough 针）。

房间隔穿刺通常在透视引导下进行。可以利用某些透视标志用于识别卵圆窝的位置。通过猪尾导管定位主动脉瓣的位置。后前位透视，卵圆窝位于主动脉瓣的下方和内侧。为了选择最佳的房间隔穿刺部位，可以画出两条假想线：①垂直中线；②水平 M 线。垂直“中线”和水平“M 线”的交点为房间隔穿刺的部位。如图 65-2A 所示，从放置在主动脉根部无冠窦的猪尾导管尖端和左心房的外侧边缘绘制水平线。从该线的中点绘制的垂直线是垂直中线。水平 M 线是穿过二尖瓣环中心的线。它来源于右前斜（30°）投影获得的左心室造影的舒张期边缘（图 65-2B）。通过连接二尖瓣的支点获得二尖瓣环的平面，从该线的中点朝向椎体拉出水平线。理想的穿刺部位是垂直中线和 M 线的交点。通常，交叉点将是从垂直中线的主动脉根部绘制的水平线下方的半个到一个椎体。

在大多数情况下，房间隔穿刺在左前斜（40°），或左侧位投影，如图 65-2C 所示。在这些透视标志中，理想的穿刺部位对应于主动脉根部的猪尾导管和脊柱之间的中点。该位置也应在右前斜 30° 投影中确认（图 65-2D）。

（三）操作步骤

该过程是通过 8 ～ 9F 股静脉鞘和 5F 股动脉鞘实施，患者处于轻度镇静状态。在推注 1000U 肝素后，进行右心导管插入术。Mullins 鞘管由 0.032in（1in=2.54cm）的导丝引导进入上腔静脉，最好进入左无名静脉。将猪尾导管置于无冠状窦的主动脉根部。然后将标准的 Brockenbrough 针推进 Mullins 鞘管，距离尖端约 2 ～ 3cm。将手指放在 Brockenbrough 针的基部和 Mullins 导管之间是非常有必要的，能防止穿刺针的意外推进。虽然大多数操作人员都会连接一个 2ml 造影剂的注射器，但也可以将针头连接到压力传感器上。然后将带有针的 Mullins 鞘管及整个穿刺导管在透视下逐渐在前后位体位投影中送入右心房，注意 Brockenbrough 针指向 4 点钟位置。整个穿刺导管首先从上腔静脉退到右心房。然后缓慢后退，直到它达到主动脉瓣的水平。在此操作过程中，请注意针持续指向 4 点钟方向位置。然后在主动脉瓣水平下方逐渐下降大约半个到一个椎体位置，顺着卵圆窝的预期位置沿着房间隔进入。然后分别在右前斜 30°、左前斜 45° 确认针的位置。

在右前斜 30°，针尖应背离操作者，并且针头应位于主动脉平面的后方和下方。在左侧位中，针应该朝向脊柱向后，并且在猪尾导管和脊柱的中间。注意针头不应太低。需要在所有三个体位中确认针的位置，以实现安全和最佳的房间隔穿刺。经食管或心腔内超声心动图可用于识别房间隔相对于右心房的解剖位置。Brockenbrough 针的间隔压痕可引导房间隔穿刺。超声心动图还有助于早期发现心包积液、穿孔和填塞等并发症。然而，在作笔者所在的医疗机构中，经食管或心腔内超声心动图并不是常规使用。经胸超声心动图在大多数患者中具有良好回声窗口足以引导和确认房间隔穿刺部位并识别早期填塞。成功进入左心房可以通过记录左心房压力波形和抽出动脉血液或通过在针头注射造影

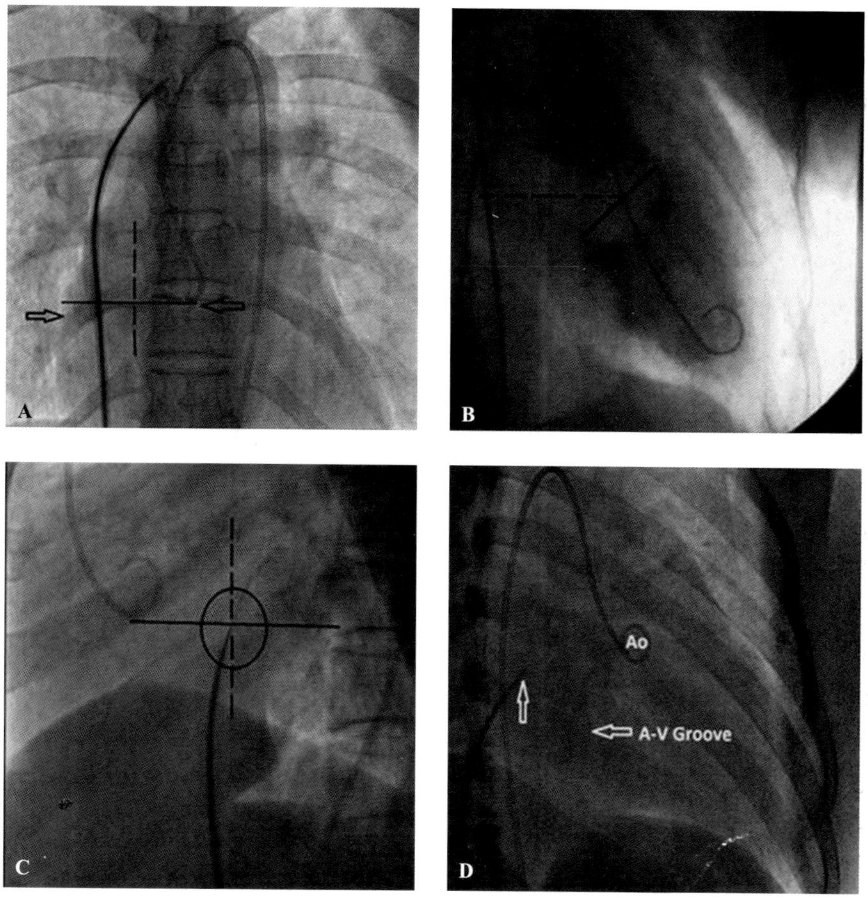

◀ **图 65-2 用于房间隔穿刺的透视标志**

A. 从点 T 到点 L 绘制假想的水平线，其中该线与左心房的横向边界相交。穿过 T 和 L 之间的中点的虚线是垂直中线；B. 使用右前斜视图的左心室造影获得 M 线。房间隔穿刺的标志位于垂直中线和水平 M 线的交叉点；C. 左前斜视图下穿刺的透视标志；D. 右前斜视图下穿刺的透视标志

剂确认。将导管安全地送入左心房后，给予肝素（通常为100U/kg）进行抗凝治疗。在手术期间监测抗凝时间以维持适当水平的抗凝。框65-2总结了房间隔穿刺手术的步骤。

框65-2 房间隔穿刺步骤

1. 经右股静脉途径，将Mullins导管和Brockenbrough针送至上腔静脉。猪尾导管置于主动脉瓣水平。
2. 后前位透视下从上腔静脉向下缓慢回撤到右心房猪尾导管以下半个至一个椎体水平。
3. 将Brockenbrough针旋转到时钟4～5点的位置，同时在不同体位（前后位、右前斜、左前斜）确认最佳穿刺位置（见上述透视标志）。
4. 探查卵圆窝的位置，将Brockenbrough针略伸出Mullins导管进行穿刺进入左心房。
5. 通过抽取动脉血、压力监测以及注入造影剂确认穿刺进入左心房。

（四）房间隔穿刺部位的扩张

在推进Brockenbrough针、跟进Mullins鞘后，将头端盘绕导丝送入左心房。房间隔扩张器（70cm长具有较薄尖端的14F聚乙烯管）通过头端盘绕导丝送入，以便于Inoue球囊导管的进入。

（五）球囊导管的选择

目前常用的二尖瓣球囊扩张导管系统主要包括三腔的Inoue球囊导管和两腔的Accura球囊导管系统。在瓣膜面积增加和压力梯度减小方面，这两种球囊均可有效地缓解二尖瓣狭窄的血流动力学障碍。两者在1年随访时都有基本相同的手术成功率和并发症发生率以及再狭窄发生率[16, 17]。用于实施二尖瓣球囊成形术的球囊导管系统包括以下器械：Inoue/Accura球囊导管、金属加强套管（18规格，长80cm）、用于拉伸和加固Inoue球囊导管、二尖瓣球囊成形术导丝（直径0.028in，长度为180cm），用于扩张股静脉和房间隔穿刺部位的扩张器（14F聚乙烯管，长70cm）和空心导管（带有J形尖端的导线，直径0.038in，长80cm）用于将Inoue球囊导向二尖瓣口。

球囊直径大小的选择根据患者的体重，身高和体表面积决定。一般来说，球囊的参考尺寸可以根据Hung的公式[18]计算：患者的身高（以cm为单位）四舍五入后除以10，然后加10可得到参考尺寸（mm），例如，患者的身高是158cm，那么参考直径将是160/10 + 10=26mm。

如果是非钙化瓣膜，且二尖瓣反流不明显，可以使用根据Hung公式计算球囊导管的尺寸。但是，在患有严重二尖瓣反流（瓣膜钙化、严重的瓣膜下狭窄和非柔韧瓣膜）的高风险特征的患者中，建议选择尺寸小于参考尺寸的球囊导管。同时，在每次扩张后，应在下次扩张前利用超声检查二尖瓣反流变化情况。

在笔者所在医疗机构，通常选择比推荐尺寸直径小2mm的球囊，经过仔细评估血流动力学和二尖瓣反流，尺寸可能会稍增大。并应通过球囊导管进行分级扩张，以达到最佳效果。

（六）通过二尖瓣

在该步骤中，Inoue/Accura球囊导管在盘绕的导丝上前进。一旦球囊导管穿过房间隔，导管应放置在左心房中，使导管弯成环，其尖端朝向二尖瓣口。通过二尖瓣的技术包括：垂直方法、直接方法、滑动方法、后环法，以及改良的沿导丝技术。将操控导丝插入球囊导管中，并使操控导丝逆时针旋转，使带有操控导丝的球囊导管一起朝二尖瓣口移动。在右前斜视图中，未充气的Inoue球囊导管缓慢往前推进，直到导管尖端穿过二尖瓣进入左心室。一旦球囊靠近瓣膜，就可以观察到球囊的摆动运动或“啄木征”。一旦球囊导管穿过二尖瓣，就可以观察到主动脉压力下降，心电监护显示室性早搏，表明球囊位于左心室。一旦球囊导管进入左心室，使用特殊刻度的注射器，用造影剂（1∶1稀释）使球囊的远端部分扩张。然后回撤导管，直到球囊导管回撤到二尖瓣感觉到阻力时，再充分扩张球囊以膨胀球囊的近端部分。二尖瓣被扩张，联合区被分离。图65-3显示了二尖瓣球囊成形术操作的逐步演示。

在球囊扩张期间，如果出现远端球囊变形（球囊扩张标志/球囊压缩标志），如图65-4所示。在这种情况下，不应进行进一步的扩张，并且应将球囊导管重新定位到更靠近二尖瓣口的位置，以避免引起瓣膜相关结构的损伤。每次扩张后，操作者应通过Inoue导管的中间端口监测左心房压力，并同时通过猪尾导管监测左心室压力。如果左心房压力和同时获得的左心室压力之间的压力梯度没有减小，则球囊尺寸可以逐步增加1mm，直到压力梯度减小或二尖瓣反流明显恶化。此外，在每次扩张

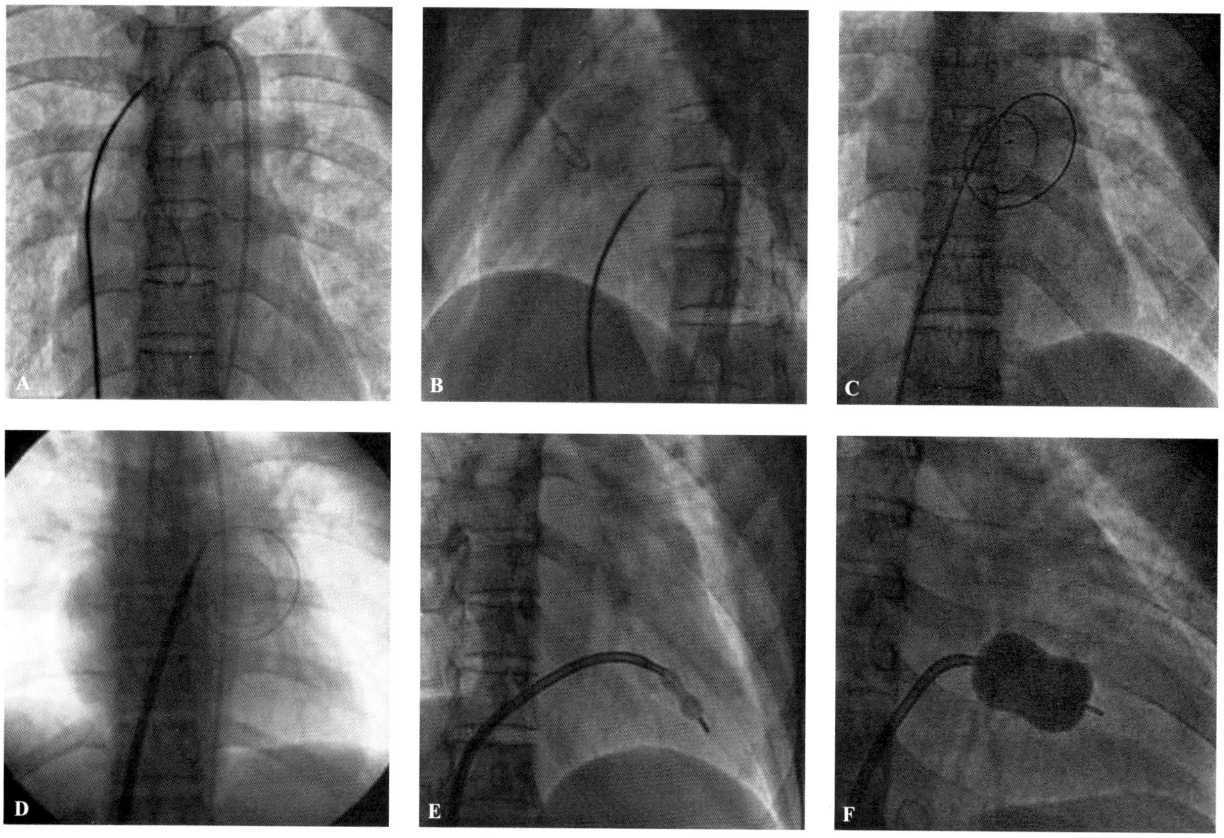

▲ 图 65-3 二尖瓣球囊成形术步骤

A. 主动脉的猪尾导管；B. 使用 Brockenbrough 针进行房间隔穿刺；C. 房间隔穿刺后在左心房中盘绕导丝；D. 使用 14 F 扩张器进行房间隔扩张；E.Inoue 球囊通过房间隔；F.Inoue 球囊扩张二尖瓣

后应进行二维超声心动图观察反流情况。为了评估每次扩张后的二尖瓣口面积，应采用二维超声心动图的测量瓣膜面积[19]。如果遇到以下三个事件中的任何一个出现：左心房和左心室之间的压力梯度减小，显著二尖瓣反流或者瓣膜连接显著撕裂，则应停止进一步扩张（框 65-3、图 65-5）[20]。

八、特殊情况下二尖瓣球囊成形术

（一）合并左心房 / 左心耳血栓

左心房血栓发生在 3% ～ 13% 的二尖瓣狭窄患者中，其存在通常被认为是实施二尖瓣球囊成形术的禁忌证。在手术期间或手术后不久，0.3% ～ 0.8% 的患者发生全身性栓塞，这是一种严重的潜在并发症。在手术前，建议使用经食管超声心动图来确定是否存在左心房血栓，并特别注意左心耳。如果发现血栓，用华法林抗凝 3 个月可使血栓消失。

框 65-3 二尖瓣球囊扩张成功的标准

1. 二尖瓣口面积至少增加 50%。
2. 二尖瓣口面积至少增加 1.5cm²。
3. 左心房压力显著下降（图 65-5）。
4. 二尖瓣反流不超过 2 级。
5. 至少有一个融合被成功分离。
6. 无严重并发症。

二尖瓣狭窄患者的左心房血栓一直被认为是二尖瓣球囊成形术的禁忌证。对于部分患有左心房血栓的二尖瓣狭窄患者（Ⅰa、Ⅰb 和Ⅱa 型）（图 65-6）[21]，可以使用改良的导丝技术安全地实施二尖瓣球囊成形术（图 65-7）[22]。由经验丰富的医师操作，出现全身性血栓栓塞、技术障碍和其他并发症的情况比较罕见。

我们认为改良的导丝技术是安全、有效的，不需要任何额外的操作。使用这种技术，即使在传统穿过二尖瓣的方法失败的情况下，也可以进行二尖瓣球囊成形术。这种技术包括通过 Mullin 鞘将盘绕

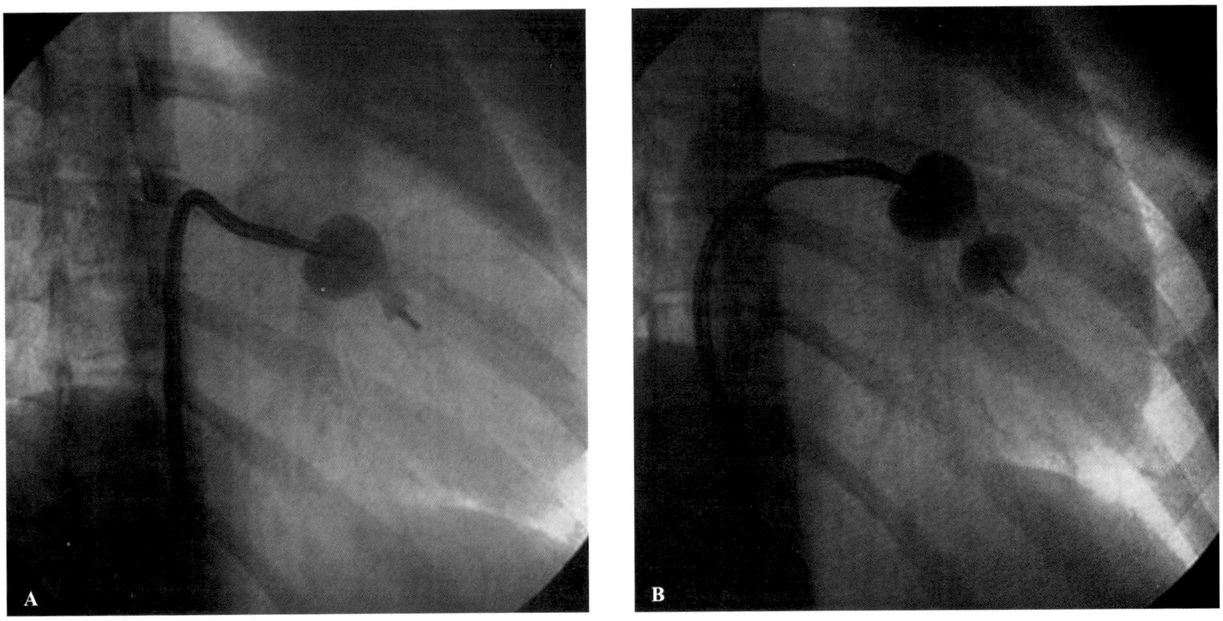

▲ 图 65-4　球囊扩张期间远端球囊变形

左心室内 Inoue 球囊扭曲提示未通过二尖瓣（A）和压迫征 (B)，后者提示严重的瓣膜下狭窄

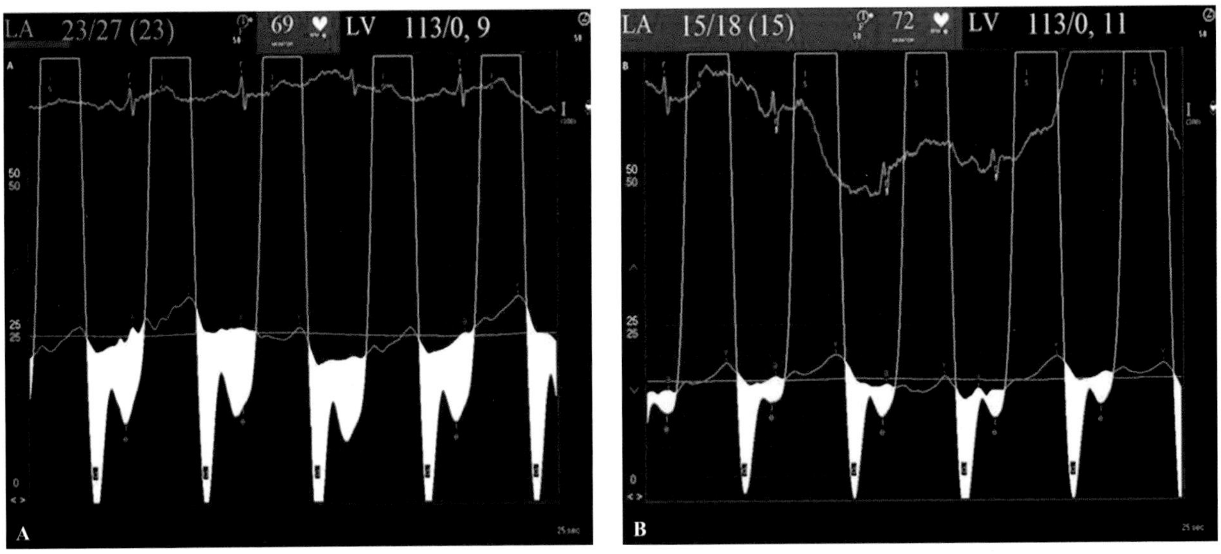

▲ 图 65-5　图像分别显示瓣膜成形术前后二尖瓣狭窄患者肺毛细血管楔压和左心室压力。术前压力梯度峰值为 24mmHg，舒张末期为 14mmHg；术后压力梯度峰值为 4mmHg，舒张末期为 1mmHg

的 Inoue 导丝直接定位到左心室，然后在导丝上引入 Inoue 导管，如图 65-7 所示。

（二）合并巨大的左心房 / 房间隔动脉瘤

前期研究已经发现合并房间隔膨出瘤的左心房的大小对手术结果具有显著影响，因为在巨大的左心房患者中，进行房间隔穿刺和穿过二尖瓣时可能会遇到操作上的困难。在这种情况下，增加 Brockenbrough 针的曲率或在卵圆窝周围探测有助于安全实施房间隔穿刺。在操作过程中遇到通过困难的二尖瓣，可以尝试改变探针的形状，反向环路进入，改良的导丝技术（图 65-7），浮选球囊导管辅助进入，或选择低隔膜部位穿刺方法这些手段辅助进入左心室。

（三）严重的瓣膜下病变

在严重的瓣膜下狭窄中，球囊进入左心室可能比较困难。严重的瓣膜下狭窄可以影响即刻球囊扩

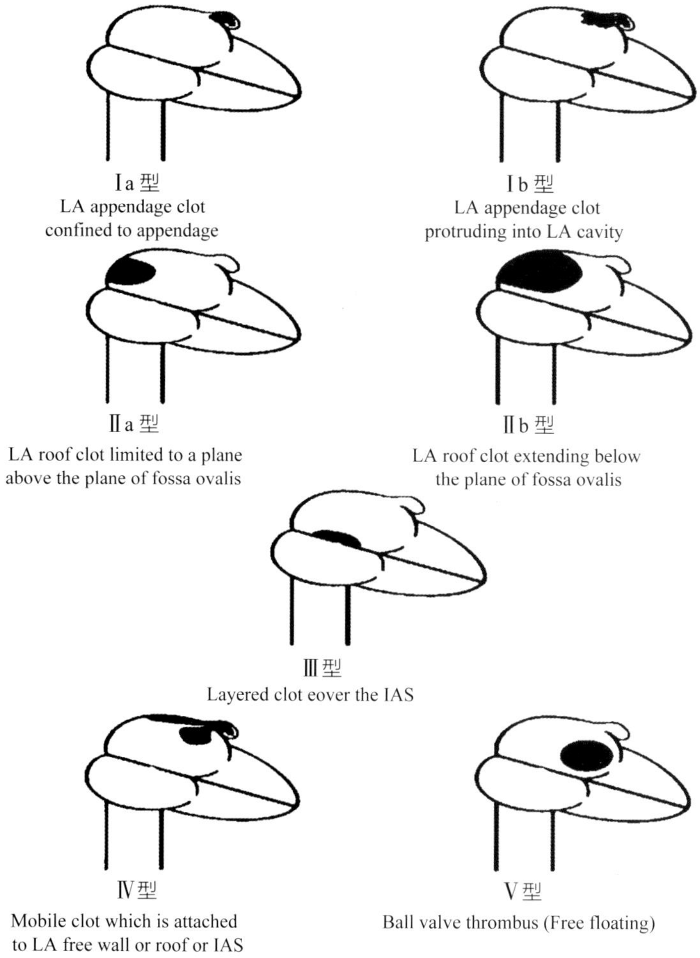

◀**图 65-6　左心房血栓的分类**

Ⅰa 类：血栓局限于左心耳；Ⅰb 类：左心耳血栓突出于左心房；Ⅱa 类：左心房血栓局限于卵圆窝平面上方；Ⅱb 类：左心房血栓超过卵圆窝平面之下；Ⅲ类：血栓位于房间隔；Ⅳ类：血栓可移动附着在心房游离壁或房间隔或心房顶；Ⅴ类：自由浮动的球状血栓。（引自 Manjunath CN 等，2009[21]）

张的手术效果，并增加急性严重二尖瓣反流的发生率。严重的瓣膜下狭窄也导致 Inoue 气囊难以进入左心室。在这种情况下，使用外周血管成形球囊（直径为 6～8mm 的短球囊）预先扩张狭窄有助于随后跟进 12F 的 Inoue 球囊导管。这种方法可以通过顺行或逆行技术实现。但是，应特别注意不要导致腱索或乳头肌损伤。

（四）通过颈静脉路径实施下腔静脉异常的二尖瓣球囊成形术

在绝大多数患者中，二尖瓣球囊成形术可以使用股静脉通路成功进行。然而，某些先天性或后天性下腔静脉或髂股静脉异常不能使用这种方案，并且需要使用替代通路。经静脉穿刺的颈静脉入路是下腔静脉异常行二尖瓣球囊成形术患者的一种有效替代方法。房间隔穿刺的合适部位位于左心房顶下方 2cm 处。心房较高部位穿刺有助于球囊经颈静脉入路进入左心室。然而，应该避免非常高的穿刺，因为它与心脏压塞的高发生率相关。如果房间隔穿刺部位较低或在卵圆窝处，则改良导丝技术可有助于球囊顺利通过二尖瓣口。除了 Inoue 球囊，单个球囊技术也可以应用于二尖瓣扩张。手术相关的并发症与经股动脉方法相似，包括心脏压塞、急性严重二尖瓣反流和栓塞。然而，经颈静脉入路在技术上具有挑战性，但当解剖学变化需要时，可以考虑作为股静脉入路的替代方案。

（五）青少年二尖瓣狭窄

与成人相比，患有风湿性二尖瓣狭窄的儿童和青少年更容易出现严重的肺动脉高压和非常高的压力梯度，但心房颤动的发生率和左心房扩大的比例较低。虽然这些年轻患者的二尖瓣通常更柔韧，钙化程度更低，超声心动图评分低于老年人[23, 24]，但我们常常遇到患有二尖瓣狭窄的年轻患者都患有严重的瓣膜下病变和严重增厚的瓣膜小叶，表明该类人群中疾病发展较迅猛。

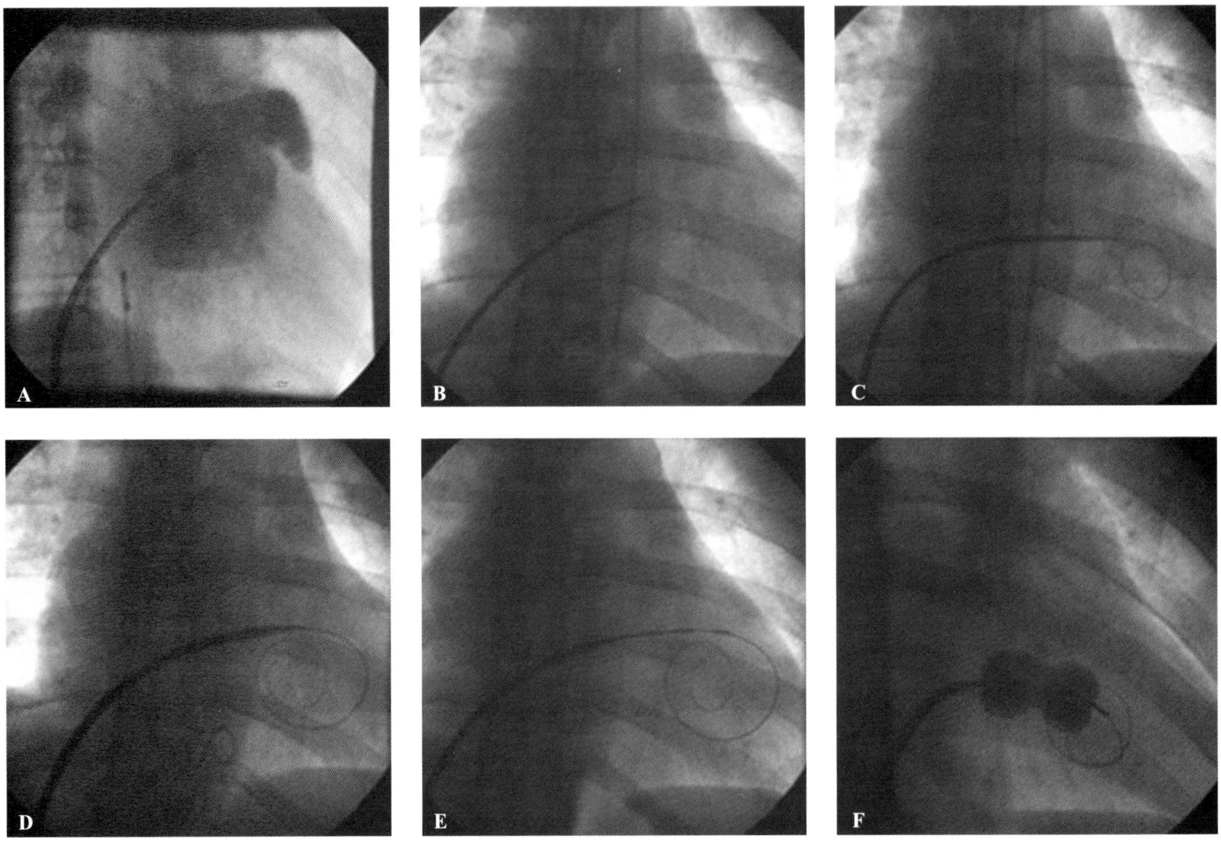

▲ 图 65-7 Manjunath 等描述的导丝技术 [22]

图中显示了左心房内相关结构的位置以及改良技术所涉及的步骤。A. 左心耳的位置；B. 二尖瓣附近的 Mullins 导管；C. 置入左心室盘绕的导丝；D. 在盘绕导丝上行房间隔扩张；E. Accura 球囊穿过二尖瓣；F. Accura 球囊扩张

操作者应细致对待操作的每个细节，通常使用小于推荐直径尺寸的球囊，逐步增加球囊直径，精细压力梯度测量，以及在每次扩张后观察二尖瓣反流，对于这些年轻患者来说是至关重要的。年轻患者的二尖瓣球囊成形术是有效、安全的，并且可以提供比成人更好的短期手术结果，特别是在急性并发症方面。虽然二尖瓣口面积的扩张效果好于成人，但 10 年内再狭窄和临床事件的随访结果提示与成人人群并无差异 [25]。

（六）妊娠

由于血管容量增加和心率增加，大多数中度至重度二尖瓣狭窄患者在怀孕期间病情会恶化。25% 的妊娠患者中，在妊娠 20 周时症状变得明显，并且在分娩时加重。在没有干预治疗的情况下，心功能 NYHA Ⅲ级和Ⅳ级的孕产妇死亡率显著增高（6.8%），特别是在分娩和围生期间 [26]。二尖瓣球囊成形术的最佳时间是妊娠中期的结束或妊娠晚期的开始，在此期间行手术对胎儿的辐射风险可忽略不计。二尖瓣球囊成形术应由经验丰富的手术医师进行，以尽量确保辐射暴露剂量最小，同时避免在孕早期行手术。通过这些预防措施，二尖瓣球囊成形术可以在怀孕期间安全地进行。Esteves 等 [27] 研究报道了在怀孕的第 4 ～ 6 个月期间行二尖瓣球囊成形术的怀孕患者可获得最佳短期和长期预后。

九、二尖瓣球囊成形术的并发症

与该手术相关的大多数不良并发症发生在手术期间（即在房间隔穿刺过程中、左心房中操纵 Inoue 球囊导管，以及通过 Inoue 球囊导管进行二尖瓣膜扩张术期间）。Brockenbrough 穿刺的主要并发症与 Brockenbrough 针穿入邻近结构（即升主动脉和心房心包）有关。在大多数病例中，死亡率在 0 ～ 3% 的范围内。表 65-2 列出了二尖瓣球囊成形

表 65-2 二尖瓣球囊成形术中的并发症

并发症	发病率（%）	处理策略
心包积液 / 压塞	0.5 ～ 12.0	1. 穿刺引流 2. 鱼精蛋白中和肝素 3. 自体输血 4. 再次穿刺降低心房压力 5. 保守治疗无效后迅速行外科手术
急性严重二尖瓣反流	0.9 ～ 2.0	建议早期二尖瓣换瓣术，最后 24h 内以获得最佳效果
急性栓塞或中风	0.5 ～ 5.0	保守治疗或溶栓
残余房间隔缺损	48h：60 ～ 70	
	6 个月：8 ～ 10	均考虑保守治疗

术期间的主要并发症。

（一）心包积液和压塞

最常见的严重并发症是心包积血，发病率为 0 ～ 2.0%[28]。当心包膜穿孔或破裂进入主动脉根周围时，应使用鱼精蛋白止血，必要时行紧急外科手术。由于这些结构的脆弱性，在心房操纵 Inoue 导管或导丝的尖端的可能导致左心耳穿孔、肺静脉或左心室尖穿孔。当心包膜穿孔或破裂进入主动脉根周围时，应施用鱼精蛋白止血，必要时行紧急外科手术。

（二）急性二尖瓣关闭不全

急性二尖瓣关闭不全是扩张术另一种可能的并发症。然而，在大多数情况下，二尖瓣球囊成形术后二尖瓣反流程度略有增加，无须手术干预。据报道，原二尖瓣关闭不全的程度加重或新出现二尖瓣关闭不全的机制是在非连合部分处的联合或后 / 前叶的过度撕裂，钙化小叶的不完全闭合以及瓣膜下结构的局部破裂。据报道，二尖瓣球囊成形术后二尖瓣关闭不全与长期预后密切相关。严重的二尖瓣反流相对罕见，不同程度反流的风险范围为 1.3% ～ 19%[29-32]。研究结果表明这种并发症与后叶或前叶的非连合撕裂和腱索破裂有关[29, 33]。另外，具有显著不对称连合钙化撕裂可导致严重的二尖瓣反流。我们的研究中二尖瓣球囊成形术后出现急性严重二尖瓣反流的发生率为 1.3%[29]。临床上，低血压和缺氧是急性严重二尖瓣反流的主要表现。二尖瓣前叶撕裂是严重二尖瓣反流的最常见原因（图 65-8）。二维心脏彩超低估瓣膜下结构狭窄的严重

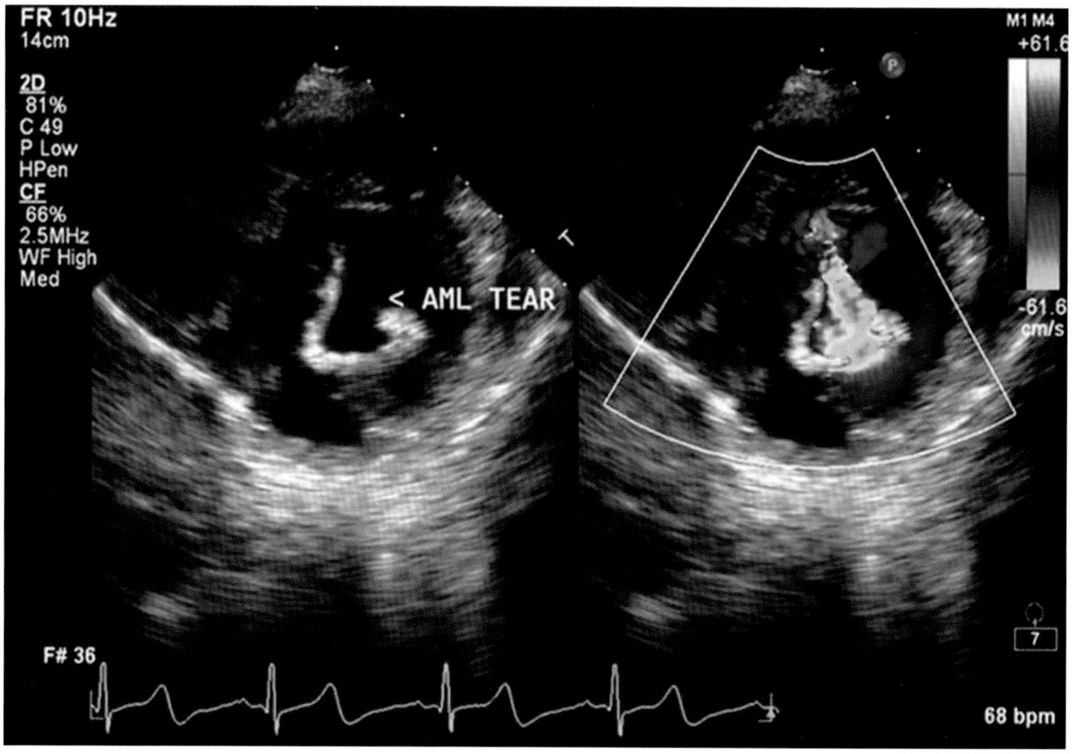

▲ 图 65-8 经胸超声心动图显示二尖瓣球囊扩张术后二尖瓣叶撕裂和严重二尖瓣反流

程度是导致出现重症二尖瓣反流的重要危险因素之一。建议在严重二尖瓣反流早期出现 24h 内行外科治疗以获得最佳结果。

（三）卒中和栓塞

通过导管或导丝尖端在左心房或左心耳中触碰未检测到的微血栓是不可避免的。为了避免这些机械并发症，需要对导丝和导管进行轻柔操作，并且应使 Inoue 导管尖端适当地指向二尖瓣口。与二尖瓣扩张术相关的栓塞事件发生率在 0.5% ～ 5.0% 的范围内。在极少数情况下，此类事件会导致永久性严重残疾，甚至死亡。鉴于这种潜在并发症的严重后果，操作人员应采取一切可能的预防措施来阻止它是至关重要的。

（四）残余房间隔缺损

二尖瓣扩张术后房间隔缺损的发生率在不同研究中比例为 10% ～ 90%。这些通常是小而局限的分流。但对于患有肺动脉高压和右心压的患者，极少数情况下会发生显著的右向左分流。在我们的研究 [34] 中通过经食管超声心动图彩色血流多普勒发现术后 48h 内残余房间隔缺损的发生率为 66.5%。这些残余缺损仅在 4.3% 的患者中具有血流动力学意义。左心房压升高的替代指标并不能决定术后房间隔缺损的发展。大多数缺损可自发闭合，6 个月时 8.7% 的患者仍有残留缺损。

十、二尖瓣球囊成形术的预后

（一）短期预后

短期手术成功的标志通常是术后瓣膜口面积＞ $1.50cm^2$，没有中度或严重的二尖瓣关闭不全。成功的二尖瓣球囊成形术可使大多数病例二尖瓣口面积成倍增加。通过二维超声心动图评估二尖瓣解剖结构是评估二尖瓣球囊成形术短期手术结果的有力工具。根据对二尖瓣球囊成形术手术结果的分析，先前描述的 Wilkins 评分达到 8 分的判别手术短期预后良好的分界点。无论使用何种超声心动图评分系统，年龄偏大、瓣膜面积较小、二尖瓣关闭不全均应被视为预后不佳的预测因素，具有与瓣膜钙化相似的预测强度 [30]。在临床实践中，具有良好瓣膜解剖结构的年轻患者（＜ 50 岁）通常具有良好的短期结果 [35, 36]。

（二）长期预后

大多数初次干预患者的心功能可以得到明显改善。当手术短期结果不是最理想时，患者的心功能只能短期改善或不能改善。在二尖瓣解剖学形态较好（即柔韧的非钙化瓣膜和瓣膜下组织较小损伤）的年轻二尖瓣狭窄患者二尖瓣球囊成形术术后一般具有最佳结果。来自印度和突尼斯已发表的系列研究都有力地证明了二尖瓣球囊成形术在这些患者中具有极高的安全性和有效性 [37, 38]。在二尖瓣球囊成形术之后，至少 90% 的患者可以在不需要其他干预二尖瓣的措施下存活，并且在手术后 5 ～ 7 年基本无明显症状。在这些年轻人群中进行的随机试验表明，二尖瓣球囊成形术术后 3 年和 7 年的随访结果与开胸心脏手术的结果一样好，优于微创心脏瓣膜切开术的预后。

欠理想的短期结果导致相对较早时期开始其他干预措施，这也解释了该部分患者手术后无事件生存率下降的原因。二尖瓣球囊成形术术后二尖瓣再狭窄定义为瓣膜面积＜ $1.5cm^2$ 或瓣膜面积初始扩张面积损失＞ 50% [39]。在不同研究中，成功实施该手术后再狭窄的发生率为 2% ～ 40%，随访时间为 3 ～ 10 年。据报道，未再狭窄率在 5 年时为 85%，10 年时为 70%，15 年时为 44% 或更高（对于二尖瓣解剖学更好的患者，未再狭窄率 5 年时为 92%，10 年时为 85%，15 年时为 65%）[40, 41]。根据二尖瓣解剖结构，可以使用重复二尖瓣球囊成形术或二尖瓣置换手术来治疗再狭窄。如果患者再次出现与二尖瓣狭窄相关的症状并且根据观察到的证据表明二尖瓣再狭窄的机制主要是瓣膜融合，则应将再次二尖瓣球囊成形术推荐为首选治疗方案。

十一、结论

虽然在大多数亚洲国家，风湿热的发病率和风湿性心脏病的患病率正在减少，但亚洲仍存在一定数量规模的风湿性二尖瓣狭窄患者。自引入经皮二尖瓣球囊扩张术以来，经皮二尖瓣球囊扩张术已显示出良好的短期预后和中长期预后，并已取代二尖瓣外科手术成为具有适应证风湿性二尖瓣狭窄的首选治疗手段。

第 66 章　肺动脉及肺动脉瓣介入治疗

Pulmonary Artery and Valve Catheter-Based Interventions

Kasey Chaszczewski　Damien Kenny　Ziyad M. Hijazi　著
刘　磊　丁　虎　译

介入心脏病学的不断进步离不开持续发展的微创手术，旨在达到与外科手术修复相同的效果。微创手术对于更高水平的持续追求和不断创新最好例证的就是肺动脉及肺动脉瓣导管介入治疗的不断更新。

肺动脉和肺动脉瓣狭窄是许多先天性心脏病的共同特征，均可导致右心室压力升高、右心室肥厚，最终导致右心室扩张和衰竭。以前，外科手术是治疗这些病变的唯一选择。然而，三十多年前兴起的肺动脉瓣膜成形术提供了一种无须体外循环的替代治疗方案，现在已经取代外科手术修复成为首选治疗措施。

但是，必须认识到肺动脉瓣膜成形术同样具有缺点。不难理解，利用球囊扩张改善瓣膜狭窄时不可避免可能导致瓣膜小叶损伤，并且可引起不同程度的肺动脉瓣反流。开展此类手术早期，即使比较明显的肺动脉反流也被认为是该手术的可预期或可接受的不良后果。然而，随着更多接受手术患者的存活时间不断延长，所产生的不良后果开始变得更加明显，因此，越来越多的人不能接受这种严重不良并发症。现在这些患者需要进一步干预，以解决因肺动脉反流引起的右心室超负荷，右心室功能障碍和室性心律失常。直到十多年前，再次手术干预仍然是唯一的治疗手段。然而，经导管肺动脉瓣膜置换术（tPVR）的出现已成为一种切实可行的替代方案。

本章详细介绍经导管肺动脉瓣膜成形术干预右室流出道、肺动脉和肺动脉瓣的适应证、并发症和预后。

一、肺动脉球囊成形术

肺动脉狭窄既是某些先天性心脏病的重要特征也是其不断发生发展的结果。典型的先天性肺动脉狭窄常出现在肺动脉瓣狭窄、室间隔缺损和法洛四联症。还常合并出现于多种遗传综合征，包括 Williams 综合征、Noonan 综合征、Alagille 综合征和 Ehlers-Danlos 综合征。

此外，获得性狭窄常由于外科手术干预部位的瘢痕形成导致。一些最常见的狭窄部位包括管道插入部位、主肺动脉分流术的连接处、大动脉转位的动脉转位术后，以及为控制过多肺动脉血流而放置的肺动脉束带 [1]。

（一）适应证

分支肺动脉狭窄是儿科患者行血管球囊成形术的最常见指征。血管扩张成形术可以缓解急性狭窄。然而，这些部位狭窄的复发率很高 [2]。因此，无支架植入的血管球囊成形术通常仅用于需要迅速干预的体型小的患儿或动脉解剖结构复杂，同时合并严重狭窄的患儿。使用切割球囊可以获得更令人满意的结果。

根据最新儿科介入指南，血管成形术的主要适应证是：

- 狭窄时的压力阶差大于 20 ～ 30mmHg
- 右心室压力大于 50% 外周收缩压
- 右心室衰竭的证据
- 两肺部相对血流量差异小于 35%/65%[3]。

虽然这些标准看起来清晰简洁，但在评估狭窄段的压力阶差时常存在困难。在一些研究中，特别是那些具有特殊解剖结构的患者中，压力阶差并不明显，此时积极行血管造影评估将是重要的手段。三维螺旋 CT 血管造影可以明确血管直径大小从而指导干预方案的制定 [4]。

（二）操作技术

通常是通过股静脉入路，然后导丝通过右心进入肺动脉，并送至狭窄部位。血管造影和血管准确的测量可以在此期间进行，也可以使用多功能导管到位后进行。拟选择的球囊导管应为狭窄血管直径的 3 ～ 4 倍，但不得超过相邻正常血管直径的 2mm。为了实现成功的扩张，不可避免将会出现一定程度的内膜撕裂。因此，必须扩张到足够高的压力以确保球囊完全扩张，因为较小的压力与较高的狭窄复发率密切相关 [2, 5]。

通常，在使用切割球囊时，建议使用较长的鞘管。该装置的刀片对血管壁进行切割，这样做的目的是破坏导致狭窄的纤维组织，但在移除时可能对周围结构造成损害。切割球囊直径不应超过正常血管直径，以尽量减少血管破裂的风险 [6, 7]。在具有严重局部狭窄的较大儿童中，切割球囊直径可以小于正常血管直径，并且可以使用高压球囊以获得最大效果。每次球囊扩张后应进行血管造影，以确保没有血管壁损伤。

（三）并发症

通常，肺动脉是顺应性很强的血管，并且能够耐受扩张至狭窄部位直径的 3 倍以上。然而，如前所述，成功的扩张取决于对血管内膜造成可控的损伤。先天性和医源性狭窄的狭窄区域常为异常组织的区域，其本身顺应性较差因此其破裂风险相对增加。肺血管破裂可引起血胸，并且根据损伤和出血的严重程度，严重者可导致死亡 [8]。

（四）预后

血管球囊成形术通常具有较好的短期改善效果，血管直径增加 50%，压力阶差减少 50%。然而，由于再狭窄的风险很高，单独的血管球囊成形术通常不能在不使用血管内支架的情况下提供长期益处 [4, 8]。

一项多中心前瞻性随机试验比较了高压球囊扩张术与切割球囊的临床预后，发现后者具有更加卓越的疗效。在操作中，首先尝试使用低压球囊（< 8 个大气压）扩张血管。如果低压扩张没有消除腰部扩张欠充分（71%）则进行切割球囊扩张，然后重复低压球囊扩张或高压球囊扩张（15 ～ 22 个大气压）。切割球囊扩张可以使 85% 患者的血管直径改善而高压球囊仅为 52%[7]。因此，作者认为在二者均无严重的不良事件情况下，切割球囊治疗比高压球囊血管成形术更有效。

二、肺动脉血管内支架置入术

（一）适应证

肺动脉血管内支架置入术的主要适应证与肺动脉球囊血管成形术相同，同时单独行球囊血管成形术不能或不可能提供足够支撑的时候。当患儿的血管足够大能容纳成人血管尺寸大小的支架时，支架放置将会比较理想，这在新生儿和小婴儿中通常是不可行的。因此，当这些需要紧急干预的患者使用血管成形术（包括使用切割球囊）不能提供理想的治疗效果时，可以考虑血管内支架置入术。

（二）操作技术

采用与球囊血管成形术相似的路径建立静脉通路，导丝引导下送导管至肺动脉。良好的导丝位置是至关重要的，一旦实现，可以确保在狭窄处顺利推进长导管以使支架自由通过狭窄。也有报道在较小的儿童中不使用长鞘顺利置入支架 [9]，然而，采用这种方法，在推进过程中存在支架脱载的风险。当支架送至正确的位置时，如通过血管造影证实支架位置合适，通过压力泵使球囊膨胀，将支架固定置入在血管内。该技术可用于输送单个、串联或分叉支架。与球囊血管成形术不同，支架球囊通常不需要超过所需血管直径的扩张，因为支架将在球囊撤出时提供所需的足够支撑。类似地，除少数特定情况外，通常不需要对狭窄血管进行预扩张。预扩张的主要指征是血管严重狭窄，以至于鞘管和输送导管无法通过狭窄血管 [3]。

然而血管球囊成形术并不适合年龄很小的患者，因为其较小的血管直径可能无法容忍如此大和硬的导管通过。在这种情况下，预装支架的使用可能是更合适的，因为它不需要很长的鞘管，并具有更大的柔韧灵活性 [10]。现在已经有了更多的预装支架类型，这些支架可以扩张到 5 ～ 18mm，使这些技术具有更大的应用前景 [11, 12]。

（三）并发症

血管内支架的植入需要更大和更硬的导丝和输送系统，因此增加了血管损伤的风险。同时，内膜损伤可能会减少，因为对血管壁的支撑更强。需要过度扩张的必要时减少，因此动脉破裂的风险更小[13]。无论哪种方式，如果遇到动脉损伤，建议使用覆膜支架。与血管内支架置入相关的主要并发症集中在支架移位和定位不良。如果支架尺寸不合适，支架可以逆行方式栓塞到主肺动脉或右心室[13]。

（四）预后

支架植入治疗肺动脉狭窄的效果非常好。单个肺动脉血管支架内再狭窄发生率不到7%[13]。血管内再狭窄主要存在两种机制。首先是患者及其血管系统的持续增长，因为支架本身尺寸的固定性。在这种情况下，已经证明支架的再次扩张是安全的，并且能有效地降低压力阶差[14]。第二种是内膜增生，特别是在支架边缘或重叠区域。随着手术操作经验不断完善，如尽量避免支架重叠和血管壁与支架之间的贴壁不良，继发于内膜增生的再狭窄率已经明显下降[15]。

肺动脉支架植入术也被证明对患有先天性心脏病的成人同样有效。通常，这些患者需要双侧或多个支架。一项回顾性研究表明，支架置入术后患者平均收缩压力阶差可以从24mmHg降至3mmHg[16]。

三、肺动脉瓣球囊成形术

肺动脉瓣狭窄是多种先天性心脏病的常见特征。患有轻度至中度狭窄的患者通常在青春期之前无明显症状。此后，他们开始出现运动不耐受，因为他们的右心室输出不能代偿运动量增加而带来的额外的需求。偶尔，轻－中度狭窄会在儿童时期得到改善，并且不需要干预。或者，肺动脉瓣狭窄的患者在新生儿期可引起明显的发绀，但患者可以依靠未闭的动脉导管以提供足够的肺动脉血流。无论肺动脉瓣的狭窄程度如何，瓣膜球囊成形术已成为肺动脉瓣膜性狭窄的首选治疗方法[17]。

（一）适应证

肺动脉瓣球囊成形术适用于所有出现症状的肺动脉瓣狭窄的患者。对于患有严重肺动脉瓣狭窄的新生儿，治疗时间的选择特别重要，因为这些患者通常需要维持输注前列腺素以确保血流的通畅。

无症状患者干预的适应证通常需要由右心导管术或超声心动图评估瓣膜狭窄程度或压力阶差后做出决定。通常，40mmHg的瞬时峰值压力阶差或右心室收缩压大于50%的外周动脉压是进行肺动脉瓣球囊成形术干预的充分指征[18]。

值得注意的是，对于冠状动脉循环依赖右心室、肺动脉闭锁同时室间隔完整的患者，经导管瓣膜切开术和瓣膜成形术是禁忌，因为这些患者的死亡率非常高[19]。

（二）操作技术

评估压力阶差和通过右心室血管造影评估肺动脉瓣直径后，将导丝送入其中一个肺动脉分支中。将适当尺寸的球囊导管放置在导丝并送至狭窄瓣膜。球囊完全扩张，注意保证球囊腰部充分扩张。扩张后，应重新评估瓣膜的压力阶差，压力阶差较前减少30mmHg即可认为治疗成功。

一般推荐使用球囊导管大小与肺动脉瓣环之比为1.2～1.4∶1[3, 20]。球囊的充分扩张可以有效分离狭窄的瓣膜，从而减少瓣膜狭窄程度。然而，通过球囊扩张使融合的瓣膜分离破裂，该过程常导致患者出现或者进一步恶化瓣膜反流情况。为了最大限度地降低反流风险和反流程度，某些研究人员建议选择较小球囊，使球囊与肺动脉瓣环比例接近1.2～1.25[21]。在患有严重肺动脉狭窄的新生儿中，球囊与肺动脉瓣环的比率接近1∶1可能是最合适的。

肺动脉瓣球囊成形术也已在成人患者中得到推广应用。球囊直径选择在成人中较难以抉择，因为可用的临床数据明显减少。部分数据表明球囊直径比瓣环大约大1mm是有效的[22, 23]。在较大的患者中，使用常规球囊实现这种尺寸的球囊直径通常需要使用双球囊和三球囊技术。然而，Inoue球囊提供了一种有效的替代方案，其可以通过单个球囊扩张达到目的[23]。

（三）并发症

肺动脉撕裂、三尖瓣乳头肌破裂、右心室流出道破裂均已出现在报道中。然而，随着操作技术和临床经验的不断积累和改进，所有这些并发症的风险都显著下降。漏斗部肥大是肺动脉狭窄的常见代偿反应。出乎意料的是，手术后漏斗部梗阻的发生率仍然很高，约占 30%[24]。但随着时间的推移，肥厚程度会逐渐降低，阻塞程度逐渐好转。然而，如果介入治疗后急性期内右心室流出道的压力阶差大于 50mmHg，将会暂时需要应用 β 受体阻滞药以增加右心室的输出量[24]。

（四）预后

大型研究已证实肺动脉瓣成形术能有效缓解肺动脉瓣狭窄。一项对 533 名患者的研究发现，在瓣膜形态正常的患者中，85% 的患者保持压力阶差＜ 36mmHg，并且在中位随访 33 个月期间无须再次介入治疗。对于合并瓣膜发育不良的患者，结果没有如此理想，只有 65% 的患者表现出相似的效果[25]。这些研究结果在各项研究中都是一致的。但在 Noonan 综合征患者中，由于发育不良瓣膜小叶明显增厚使得该技术的成功率明显较低。然而，与外科手术修复相比，该技术严重并发症的发生率相对较低，因此仍常采用瓣膜成形术[26]。

球囊扩张患者的肺动脉瓣膜不可避免将增加肺动脉瓣反流的风险，发病率为 10% ～ 40%[27]。一项针对单纯肺动脉瓣膜成形术的 41 例患者的研究采用心脏 MRI 和运动试验，评估中位随访 13 年患者肺动脉瓣膜功能不全的程度和影响。根据心脏 MRI 检查结果，34% 的患者的反流分数＞ 15%，10% 的患者的反流分数＞ 30%，5% 的患者的反流分数＞ 40%。该研究排除了同时患有其他形式先天性心脏病的患者，残留瓣膜狭窄患者和需要临时瓣膜置换术的患者。然而，它虽然表明球囊扩张后的瓣膜功能不全是普遍存在的，但发现使用较大的球囊与瓣环比时更可能发生严重反流的风险可能不如先前预估的那么高[28]。

四、右心室流出道支架置入术

患有法洛四联症的新生儿较难行右心室流出道支架置入术，因为他们由于右室漏斗部或圆锥发育不良偏离窦部室间隔，从而使瓣下肌肉组织变窄，再合并漏斗部肥大，从而导致严重的右室流出道狭窄。这些患者将不可避免地需要外科手术干预。然而，这些患者需要到 3 ～ 4 个月大才可以行延迟手术修复[29]。因此，短期治疗目标是减轻患者的右心室流出道狭窄，改善肺血流量，进而刺激其发育不全的肺动脉加快生长。

在那些患有严重右室流出道阻塞的患者中，需尽快恢复足够的肺动脉血流的手术选择包括肺动脉（改良的 Blalock-Taussig）分流术或完全循环系统修复术。胸外科医师协会数据库的回顾性研究显示，在出生后的第 1 个月内，两者的死亡率相对较高，分别为 6.2% 和 7.8%[29]。右心室流出道的支架可以显著减少发绀，并在外科手术修复之前留出肺动脉生长的时间。

（一）适应证

右心室流出道支架术适用于严重缩小的右心室流出道导致严重低氧血症的患者，以及需要连续输注前列腺素以维持足够的肺血流量的患者。但目前还没有达成广泛认同的共识指南。

（二）操作技术

利用右心室血管造影术可以较好地确定患者的解剖结构和右心室流出道阻塞的程度。首先可以进行肺动脉瓣的预扩张，以易于通过瓣膜。考虑到血管造影预测中可能低估狭窄长度，建议使用带有标记的导丝来明确狭窄的长度。根据患者的体型，可以置入冠状动脉或外周血管支架。但随着儿童的成长，外周血管支架提供了后续支架内进一步扩张的可能，而冠状动脉支架的最大直径本身受到限制。

理想情况下，支架不应该横跨肺动脉瓣放置以避免或减少肺动脉反流。然而，如果支架置入其他位置不能减轻右心室流出道阻塞，必要时也是可行的。合适情况下的置入跨越肺动脉瓣的支架其在外科手术修复之前通常具有良好的耐受性。如果支架没有穿过肺动脉瓣膜，同时行球囊瓣膜成形术可以良好解决右心室相关阻塞。

（三）并发症

右心室流出道支架术具有类似于其他支架置入术相关的风险。具体而言，其并发症包括肺动脉穿孔、心脏压塞和死亡。另一个重要风险是支架移位导致栓塞。因此，应特别注意在置入之前充分评估支架的大小。最后，右心室流出道支架术理论上具有压迫冠状动脉的风险，因此在评估这些患者的适应证及解剖结构时必须考虑这一点。

值得注意的是，多个中小型研究表明支架置入术的并发症发生率低于外科肺动脉分流手术[30-32]，因此右心室流出道支架术应该被建议姑息治疗的首选治疗方案。

（四）预后

研究表明在显著低氧血症的新生儿中行右心室流出道支架可以明显改善氧饱和度、肺血流量、肺动脉发育和最终外科修复手术的预后。一项针对 55 名患者的研究表明，干预后血氧饱和度中位数可以改善 20%，并且能够使必须连续输注前列腺素 12 名患者中的 11 名患者脱离输注 [30]。更重要的是，支架治疗可使肺动脉 Z 评分中位数提高 2，这对于重新评估外科修复手术的意义重大 [30, 31]。而支架置入后对后续外科修复手术的预后无明显影响。

五、经导管肺动脉瓣置换术

本章详细介绍多种先天性和获得性肺动脉瓣异常，最终必须行外科手术置换肺动脉瓣。可换瓣膜主要包括同种异体瓣膜、带瓣管道和生物瓣膜 [3]，其方案选择最终取决于患者肺动脉瓣的大小和原发病的情况。一般情况下，非天然瓣膜失败的原因是由瓣膜的进行性狭窄引起的，伴有或不伴有反流。导致失败的主要机制是外部压迫、内部钙化、内膜增生和患者生长发育共同造成 [33]。由于这些因素的共同作用，4 ～ 5 年内约 25% 的较小患者的需再次进行介入治疗 [34]。为了解决这个问题，首先尝试导管球囊扩张，但是已证明导管球囊扩张对改善长期预后效果的并不理想 [35]。此后，研究人员采用置入瓣膜的支架技术，从而减少狭窄程度。这种策略已被证明可以推迟外科手术干预的时间 [36]。然而，它使患者右心室扩张和进行性衰竭的风险明显增加。最近，利用经导管介入行 tPVR 的方法有效地缓解了瓣膜的狭窄和反流。tPVR 不仅可以降低右心室压力，改善了心室功能，还减少了致心律失常的风险，因此正成为修复肺动脉瓣狭窄的首选治疗方法。随着技术的发展，tPVR 的治疗效果可能很快与外科瓣膜置换术相媲美。

（一）适应证

由于 tPVR 开发和临床应用的时间并不长，目前尚未达成该手术干预的准确指南或共识。从理论上讲，理想的时间是心室形态结构和功能不能保持正常水平时建议行该手术。儿科心脏介入的共识指南主张该技术用于患有右心室至肺动脉相关结构中出现中度至重度反流或狭窄的患者，并提供相关的纳入和排除标准（如 Melody 试验）[3]。Melody 试验还将右心室流出道平均压力阶差≥ 35mmHg 作为干预的证据 [37]。外科手术指南建议心脏 MRI 右心室舒张末期容积（RVEDV）大于 150ml/m^2 的患者作为外科手术置换适应证 [38]。这些不同指南均将肺动脉反流情况作为评估瓣膜手术的重要指标。而心脏 MRI 能比较准确的评估提供心室容积、功能和反流。然而，MRI 对患者来说是耗时而且不舒服的，这就可能需要在检查前对某些心功能较差的患者进行镇静。

由于心脏 MRI 的这些不足，美国 Melody 临床试验决定研究通过超声心动图评估右心功能及结构的可靠性和准确性。结果令人意外，多普勒超声心动图评估右心室流出道梗阻与导管测压密切相关，三维超声评估的瓣膜反流严重程度与心脏 MRI 检测结果基本一致。最值得注意的是，通过超声心动图检查肺动脉瓣舒张期反流信号面积＞ 30cm^2/ m^2 的患者与通过心脏 MRI 检查右心室舒张末期容积＞ 160ml/m^2 的患者相关性非常好。这些结果表明超声心动图，一种明显简单易行的成像模式，可以作为 tPVR 适应证的筛查手段 [37]。超声心动图主要局限性在于它不能提供右室流出道和分支肺动脉的详细成像，评估血管钙化程度，或对冠状动脉与肺动脉邻近关系进行充分评估。然而，对于这些指标，心脏 CT 可以比心脏 MRI 提供更优越空间分辨率。

除了肺动脉高压和右心室功能障碍，心律失常风险也可作为 tPVR 干预的重要指征。导致右心室扩张的严重肺动脉瓣反流也将产生不同程度的电活动紊乱情况，并且反过来增加室性心律失常的风险。一项为期 10 年的随访显示，QRS 持续时间延长＞ 180ms 可导致发生持续性室性心动过速的风险增加 42 倍和心源性猝死风险增加 2.2 倍 [39]。而随着肺动脉瓣严重反流情况得到解决，tPVR 还被证明可以减少 QRS 持续时间 [40]，因此可以降低室性心律失常和心源性猝死的风险。

（二）操作技术

在实施手术之前，必须评估冠状动脉血管与右心室流出道的邻近关系，据研究报道大约 4% 病例存在压迫冠状动脉情况 [41]。一旦明确，就应该进行支架治疗。置入支架需确保最小化残余狭窄的程度并尽可能降低支架断裂的风险 [42]。

一旦冠状动脉评估和支架置入完成，tPVR便可进行。尽管SAPIEN瓣膜技术和用于经导管主动脉瓣膜置换的输送鞘的改进可以使那些需要干预患者明显受益，但每个瓣膜的输送需要至少22F的输送鞘。较大尺寸鞘管要求使较小患者（通常＜30kg）难以使用经股动脉入路。在这种情况下，可以利用通过颈内静脉或通过右心室游离壁入路[43]。

Melody瓣膜是由Cheatham-Platinum支架内缝合牛颈静脉构成，然后手动卷曲到球囊导管内。瓣膜的输送系统，Ensemble输送系统和Melody瓣膜均由静脉入路并进入右心室流出道。当送至正确位置时，内部和外部球囊系统扩张，从而将瓣膜固定到位（图66-1）。SAPIEN瓣膜由缝合在不锈钢支架内的三个牛心周边小叶的排列形成，并瓣膜卷

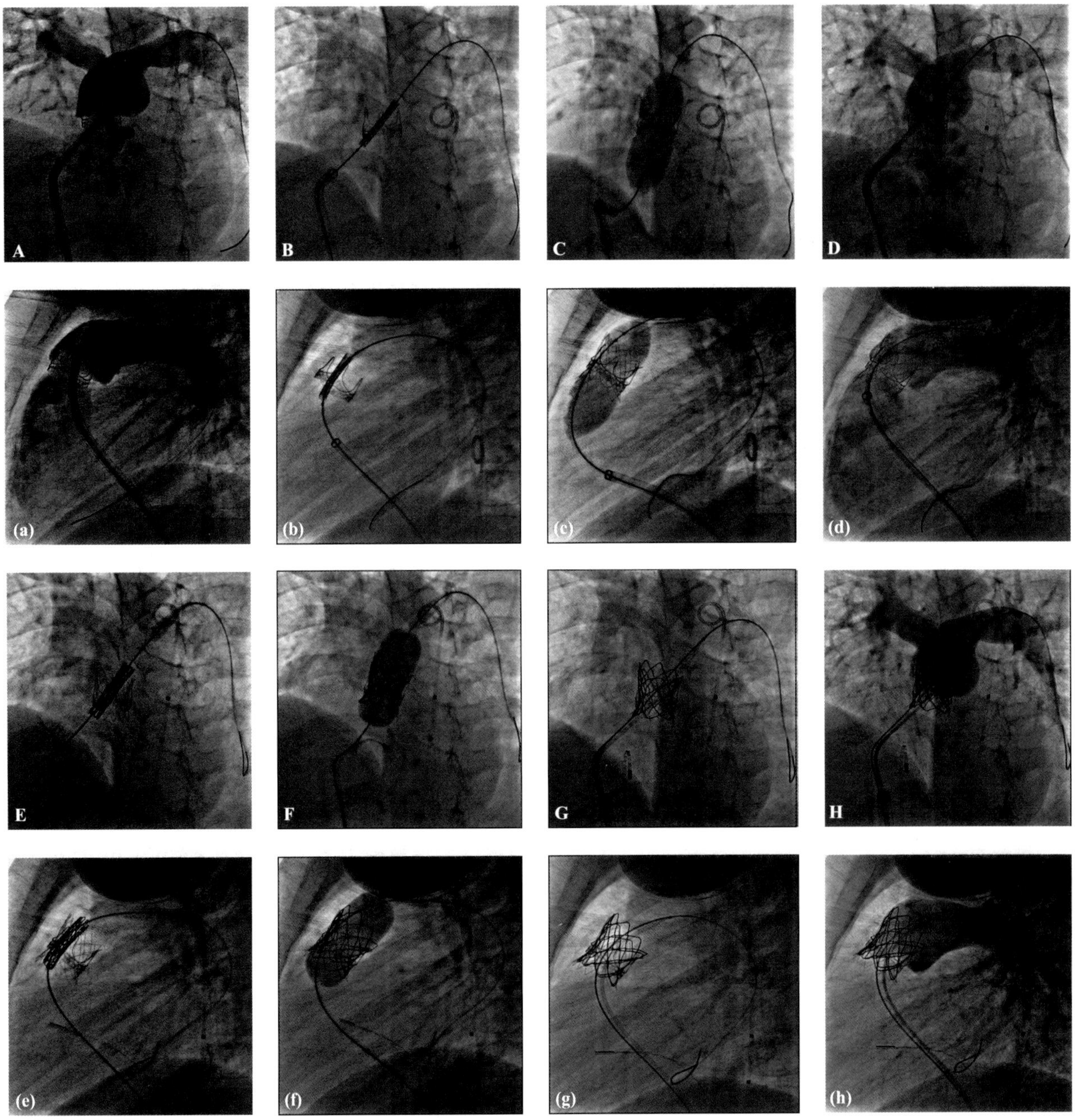

▲ 图66-1 显示Melody®瓣膜植入的荧光镜图像（大写字母：前后视图；小写字母：侧视图）

A.血管造影显示右心室流出道狭窄伴肺动脉瓣反流；B.支架输送；C.支架球囊扩张；D.血管造影显示右心室流出道没有受到损伤；E.输送Melody瓣膜；F.球囊扩张Melody瓣膜；G.Melody瓣膜定位；H.最终血管造影无肺动脉反流

曲到输送球囊上，然后以类似的方式输送至目的地。以上这两种情况，导丝位置和柔韧度对于顺利输送置入右心系统的大而刚性的瓣膜系统是至关重要的。

而较新的 Edwards 瓣膜，SAPIEN XT，由钴铬合金制成，采用新的输送导管 NovaFlex 可以通过 18 ～ 20F 鞘管进行输送。

（三）并发症

与 tPVR 相关的并发症可分为围术期和术后并发症。首先，肺动脉破裂已被证实是在支架植入术期间球囊扩张的主要并发症[44]。这种病例通常是由于球囊的扩张因严重钙化而导致顺应性明显降低的血管造成，但确切的机制尚不清楚，因此迄今为止尚无法为每位患者绝对规避这种风险。右心室流出道行球囊扩张前评估是否存在冠状动脉压迫是必不可少的。这种评估通常是手术中最微妙但最重要之一。必要时，必须使用覆膜支架来处理潜在的血管破裂情况[45]。

在置入新瓣膜后，患者可能出现瓣膜移位和继发栓塞。支架通常以逆行方式栓塞到右心室，其中虽然技术上有难度，但是还是可以经皮取出。如果经皮取出不可行，则必须通过外科手术取出支架[46]。最后，冠状动脉压迫是一种可通过充分的术前评估来预防的并发症。美国 Melody 队列研究表明 4.4% 的患者术后出现不良的冠状动脉解剖结构影响[47]，这一现象强调了术前仔细评估的重要性。干预后，最常见的并发症和再次介入适应证是支架断裂。Melody 瓣膜支架断裂的发生率非常高，文献报道发生率高达 22%[44, 47]。支架断裂可导致严重的右心室流出道阻塞复发并导致右心室压力升高。然而，最近一项支架置入率为 95% 的研究表明，支架断裂率低于 5%[48]，这表明该并发症的发生率可能随着临床经验的提高不断下降。感染性心内膜炎，特别是置入 Melody 瓣膜，也是一个值得重视的并发症。

（四）预后

对 Melody 和 SAPIEN 瓣膜的术后评估已经证明肺动脉瓣功能障碍的相关指标得到明显改善，包括死亡率和心功能衰竭情况。Lurz 等报道术后右心室至肺动脉压力阶差从平均 37mmHg 下降至 17mmHg，右心室收缩压从 63mmHg 下降至 45mmHg[44]。McElhinney 等报道 tPVR 与 Melody 瓣膜干预后的结果相似，平均压力阶差从 28.1mmHg 降至 12.7mmHg，右心室收缩压从 61.6mmHg 降至 47.2mmHg[47]。SAPIEN 瓣膜同样产生了比较理想的结果，压力阶差从 27mmHg 下降到 12mmHg[49]。此时，尚无法直接比较外科瓣膜手术和 tPVR 之间疗效；然而，tPVR 结果已证实瓣膜故障率低。随着进一步积累临床经验，术后不良事件的发生率将继续下降，最新报道大约为 5%[44, 47]。同样，平均随访 1 年无须再次干预的比例高达 94%[47]，随访 70 个月时高达 70%[44]。

六、未来

虽然 tPVR 正在逐渐被人们所接受，但由于缺乏长期随访数据，因此仍存在很多不确定性。似乎右心室重塑的初始益处发生在前 6 个月内，MRI 显示 RVEDV 或射血分数随着时间延长而得到进一步改善的可能有限[50]。然而，这可能与手术相关，可能手术对于瓣膜的影响和支架耐久性有关。有充分理由相信瓣膜耐用性至少与外科手术瓣膜置换一样好，因为有报道显示，7% 的手术瓣膜置换术患者 1 年随访时肺动脉反流分数≥ 30%[38]。然而，考虑到患者对 tPVR 的偏好，可能难以将患者招募到随机临床试验中证明这一点。最近对来自 48 项研究的 3118 名患者进行法洛四联症修复后 PVR 的 Meta 分析显示，5 年再次行肺动脉瓣膜置换比例为 4.9%[51]。虽然需要再次干预的危险因素已经确定[52]，但是瓣膜退化的确切病理机制仅在部分患者中证实[53]。tPVR 的极具吸引力的原因之一是可以通过瓣中瓣技术再次更换瓣膜[54]。

未来的战略应该是三方面的：

第一个应该是巩固和改进现有技术，以最大限度地降低手术风险并简化后续治疗，从而降低成本，这是不可忽视的[55, 56]。心内超声心动图在急性期确认瓣膜功能方面提供了良好的瓣膜功能成像，否则可能会因后续血管造影引起导管扭曲，并且可以提供更准确的瓣膜形态功能评估。

第二应该是针对瓣膜的进一步开发，以将该技术扩展应用到自体右心室流出道。尽管球囊可扩张支架在右心室流出道中的应用随着更大的瓣膜系统的发展而逐步发展，如 SAPIEN XT 已有 29mm 可用，并已可安全置入肺动脉合适位置[57]，但自膨式瓣膜系统可能会获得更广泛的临床应用。已经报道了一种新型瓣膜缝入自膨胀镍钛合金的临床案例（图 66–2）[58]。然而，该技术对右心室流出道[59]内存在的解剖学和动态变异性的适用性仍然存在疑问，可能需要进一步改良。正在使用该瓣膜的 20 名患者进行小型临床试验，其结果尚未出炉。同时，尚有其他自膨式瓣膜系统还在开发中。

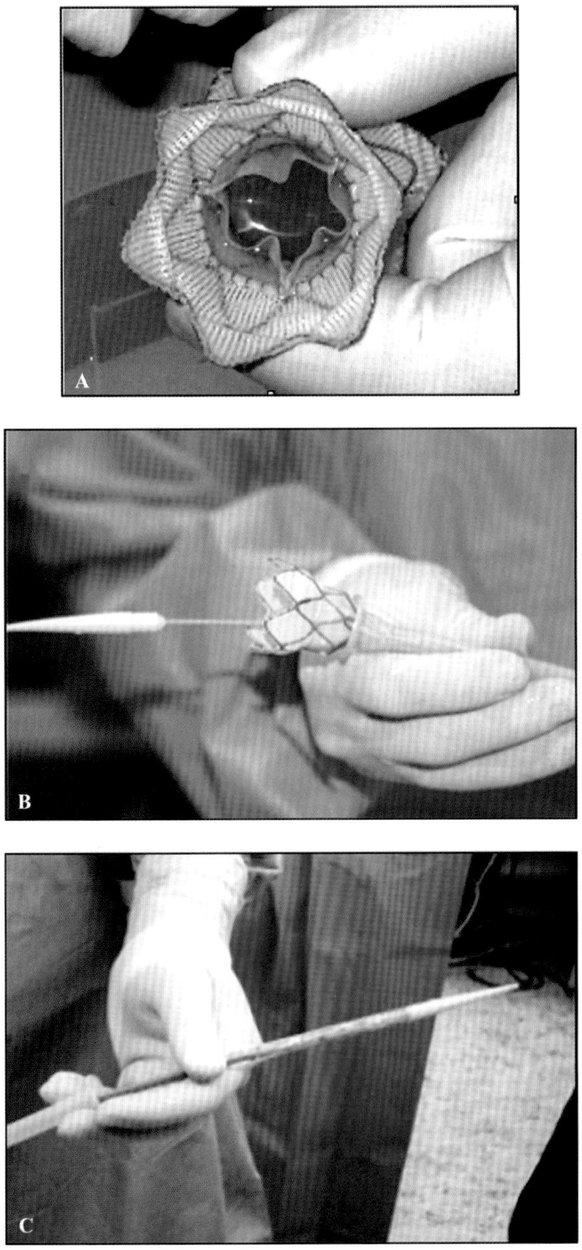

▲ **图 66–2　自膨式 Medtronic Atlas 瓣膜和输送系统**

A. 瓣膜；B. 装入输送系统；C. 安装完成并准备输送

Venus 肺动脉瓣（Venus Medtech，中国上海）是一种可自膨式的镍钛合金多层瓣膜，带有三叶猪心包膜组织瓣膜（图 66–3A），使用 19 ～ 24F 的输送导管（图 66–3B）。除了远端结构外，整个支架由猪心包膜组织覆盖。扩张的未覆膜的流出端固定在远端（肺动脉分叉）的锚定，其中不透射线的标记指示远端锚定位置和瓣膜位置。近端也是喇叭形的覆盖包膜，允许在扩张的右心室流出道内塑形。支架瓣膜直径范围为 24 ～ 36mm（以 2mm 为增量），每个直径可提供 25mm 和 30mm 长度。早期临床经验结果令人兴奋，报道称其瓣膜功能优良，右心室重塑良好[60]。

第三个努力方向应该是将这些方法与生物工程技术整合，使生物自体瓣膜具有再生潜力。这种方法已经在动物模型中报道[61]，虽然这代表了瓣膜置换术的未来发展方向，但这距离临床应用可能还有很长一段路要走。

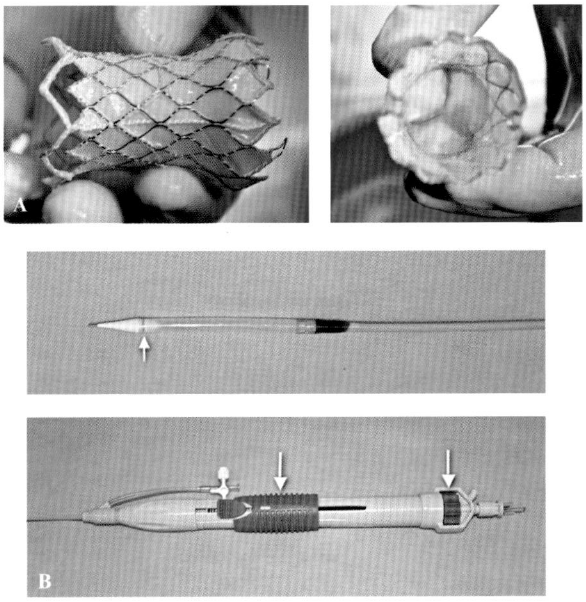

▲ **图 66–3　Venus 肺动脉瓣**

A.Venus P 瓣膜；B.Venus P 瓣膜输送系统。注意输送系统的锥形远端（顶部），输送系统的近端（底部）具有受控释放手柄，允许缓慢和快速释放操作

第 67 章　影像学在结构性心脏病介入治疗中的应用

Imaging for Planning and Guidance for Structural Heart Interventions

Ankit Parikh　Stamatios Lerakis　著
费宇杰　译

结构性心脏病介入治疗领域目前正在迅猛发展，介入心脏超声和（或）影像学专家在协助介入治疗方面的作用越来越重要。本章讨论了影像学和超声心动图在结构性心脏病介入治疗中的具体作用。随着更多介入方法和装置出现，影像学专家的作用将更为重要。虽然影像技术与介入技术在同步发展，但认识现有影像学方法的局限性仍然至关重要。介入心脏超声和影像学专家在影像不理想的时候向介入团队传达这一信息有着重要作用。

一、经导管主动脉瓣置换术

TAVR 已成为无法手术或有外科主动脉瓣置换术高风险的重度主动脉狭窄（AS）患者的替代治疗手段。影像学对支持 TAVR 操作和评估潜在并发症非常重要。最近的指南中讨论了如何确定主动脉狭窄严重程度和进行干预的适应证 [1, 2]。最近还发表了几篇关于影像学在 TAVR 手术中作用的优秀综述 [3–7]。

影像学专家最开始需要考虑的事情是了解已经确定的手术入路。可能的入路包括经股动脉、经心尖、经腔静脉、经主动脉或经颈动脉入路。了解这些入路的基本知识非常重要，可以帮助影像学专家判断操作过程中需要的相关信息。例如，如果选择经心尖入路，需要影像学专家协助定位最佳的心尖入口位置，并识别可能导致严重并发症的任何异常，如心尖血栓。

另一个一开始就要考虑的事情是瓣膜的类型。在选择球囊扩张瓣膜或自膨胀瓣膜的时候，影像学专家的作用可能有所不同。此外，对于不同类型的瓣膜，预期的并发症是不同的。目前的球囊扩张瓣膜包括第二代 SAPIEN XT 和第三代 SAPIEN 3（Edwards Lifesicences, Irvine, CA, USA）[3, 4]。SAPIEN XT 是由三片牛心包膜安装在钴铬支架上组成。瓣膜被压附在球囊表面，送到目标位置，然后扩张球囊令瓣膜膨胀并释放（图 67–1）。在瓣膜支架内侧瓣叶下方有纤维裙裾样设计，可以使瓣膜在主动脉瓣环处密封。有三种尺寸可供选择：23、26 和 29mm。值得注意的是，并非所有主动脉环都正好是这三种尺寸，经常会遇到主动脉瓣环尺寸超出上述理想范围的情况。瓣膜大小的重要问题后面将进一步讨论。SAPIEN 3 需要更小的输送系统，并且有一个外裙设计以减少瓣周漏，而瓣周漏仍然是 TAVR 的主要并发症之一。瓣周漏的评价也将在后面讨论。SAPIEN 3 还有 20mm 规格的瓣膜，可以干预的瓣环尺寸范围更大。CoreValve（Medtronic,Minneapolis,MN,USA）是一种安装在自膨胀镍钛合金框架内的猪心包瓣膜 [3, 4]。裙边也安装在框架内，当回撤输送鞘时，瓣膜自行膨胀，瓣膜出口位于升主动脉内（图 67–2），它有四种尺寸：23、26、29 和 31mm。

在选择合适的瓣膜规格时，最重要的是在主动脉瓣环平面的铰链点（三个瓣叶附着的最低点）[4] 进行测量。瓣环通常是不对称的椭圆形，因此超声

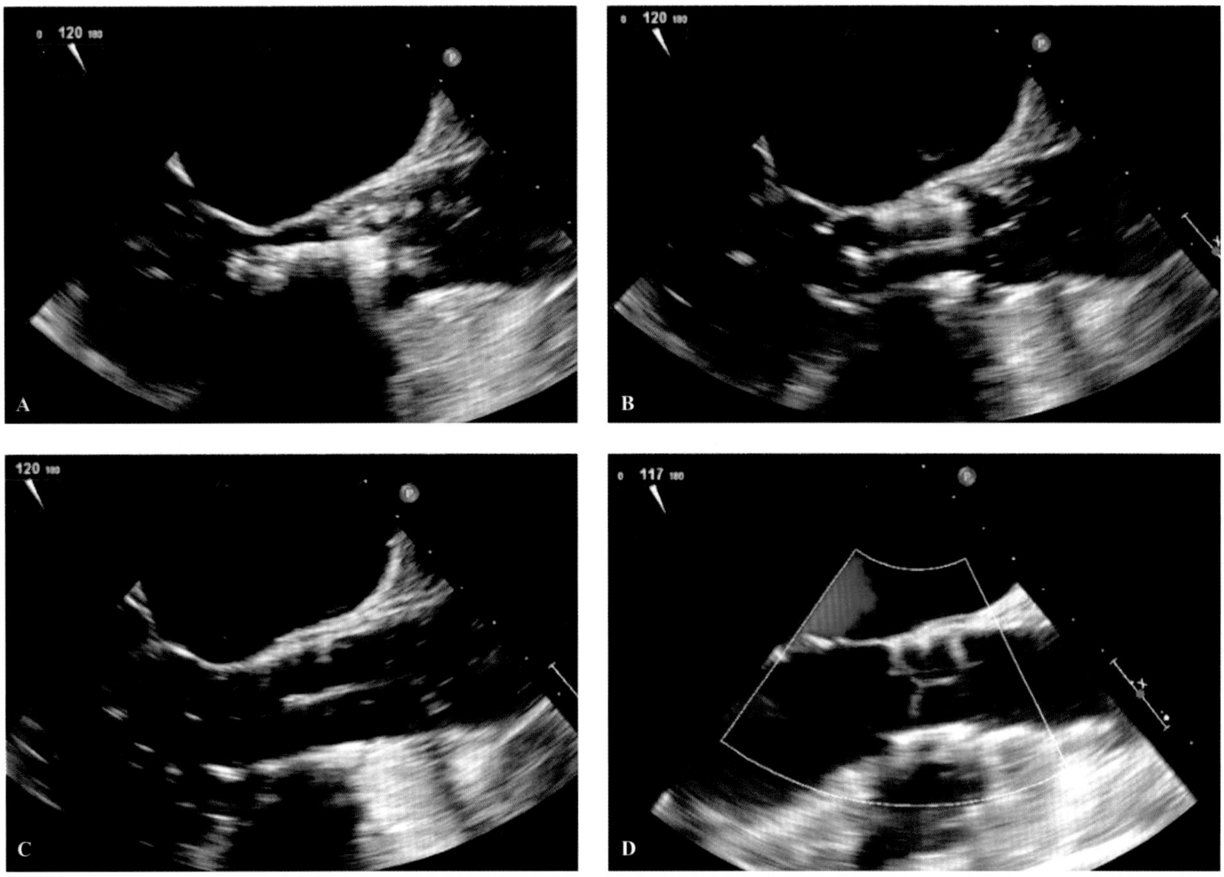

▲ 图 67-1　**二维经食管超声心动图显示球囊扩张瓣膜的释放**

A. 支架框架压附在球囊表面；B. 球囊扩张中；C. 球囊被充分扩张；D. 最后结果，球囊撤出，瓣膜完全释放

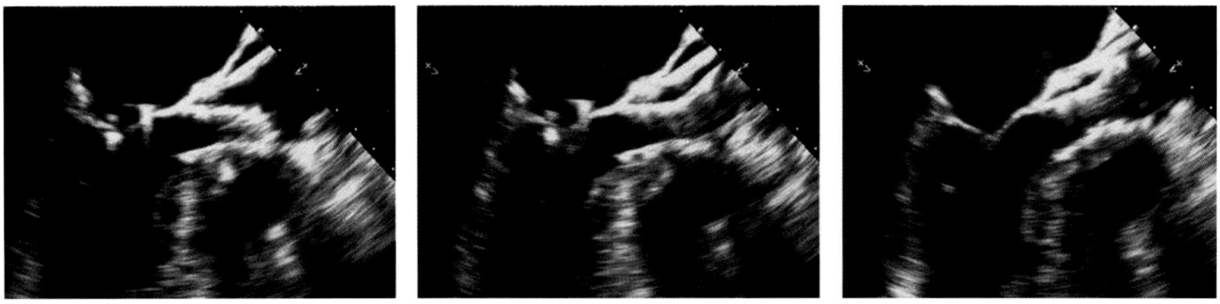

▲ 图 67-2　**二维经食管超声心动图显示自膨胀瓣膜展开过程**

瓣膜在撤出护鞘时自行膨胀（从左到右）

心动图的准确测量有一定难度。用连续性方程计算主动脉瓣口面积时，采用的是标准二维经胸超声心动图胸骨旁长轴切面测量左心室流出道的直径。然而，仅用这个超声切面来选择瓣膜规格是不够的。目前推荐使用三维经食管超声心动图或 CT，或两者兼用。三维经食管超声心动图可以通过旋转平面视图，过主动脉瓣铰链点取最宽的两个正交平面来确定主动脉瓣瓣环尺寸。由此得到的短轴切面图像可以直接用于测量瓣环直径和面积，或可通过在收缩末期相应的长轴切面标出瓣环铰链点来间接获取这一信息[4]。如果采用间接法标记瓣环沿线点，然后超声心动图软件包会计算出瓣环直径和面积（图 67-3）。由于三维影像的帧频低于二维影像，收缩期结束的确切时间通常在连续两帧之间，因此很难

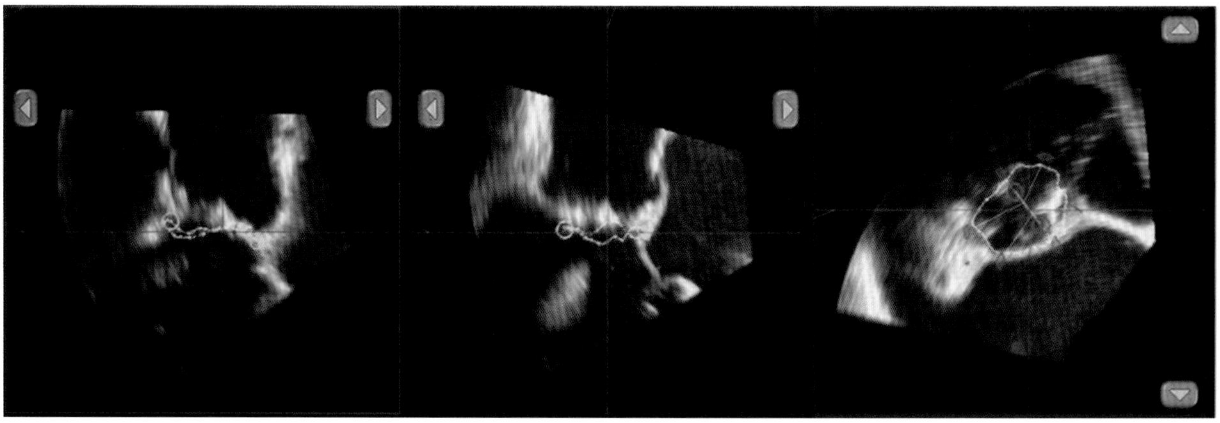

▲ 图 67-3 三维经食管超声心动图影像计算瓣环直径和面积

通过三维经食管超声心动图影像，获得完整测量后可识别出两个正交长轴切面（绿，红）。在这两个切面上标出交叉点，结果显示短轴图像（蓝）。然后通过软件计算出瓣环的大小和面积

准确确定收缩末期时间。由于这种局限性，同时经食管超声心动图属于侵入性检查，所以 CT 已经在许多中心被用作测量瓣环直径和面积的替代方法。使用 CT 时，瓣环平面是以类似的方法识别，首先识别瓣环铰链点，然后识别合适的短轴切面。三维经食管超声心动图通过间接方法测量的瓣环尺寸与 CT 非常接近，预测轻中度瓣周漏准确度相当[8]。

目前可获得的球囊扩张瓣膜和自膨胀瓣膜规格相对应的主动脉瓣环面积范围已经发表[4]。与自身主动脉瓣环相比，植入瓣膜规格可以更大，从而确保位置稳定和最小的瓣周漏。然而，如果大小超过主动脉瓣环 20% 则会增加破裂风险[9]。相反，瓣膜过小会加重瓣周漏程度和影响跨瓣血流动力学。在某些情况下，当瓣环尺寸在两种可获得的瓣膜规格之间时，介入专家应该选择较大的规格并使之膨胀不全，虽然这样会影响瓣膜血流动力学和瓣膜性能。

在确定能否行 TAVR 之前，还需要做其他重要的测量。需要对从左心室流出道到主动脉窦管交界处及以上的各个解剖层面进行测量[4]。在评估左心室流出道时，应注意是否有显著的室间隔基底部肥厚。这与主动脉瓣狭窄时压力超负荷继发的代偿性肥厚有关。此外，S 形室间隔常见于老年人。显著的基底部肥厚会妨碍介入医生保持瓣膜输送系统的同轴性，从而使 TAVR 手术复杂化。正如后面所讨论的，保持瓣膜输送系统的同轴性是瓣膜定位和释放的关键。在有室间隔肥厚和高血流动力学特征的患者中，另一个重要的并发症是术后左室流出道梗阻和二尖瓣前叶收缩期前向运动引起的二尖瓣反流。相反，较薄的室间隔可以增加医源性室间隔缺损的风险，钙化的室间隔可以增加瓣膜释放后瓣周漏和瓣环破裂的风险[4]。

同时必须评估自体主动脉瓣钙化情况[4]。严重的钙化不仅会影响瓣膜的释放和定位，还会导致并发症，如瓣周漏、冠状动脉闭塞（通过将钙化组织推移到冠状动脉的开口）或主动脉损伤（瓣环或瓣根部穿孔、破裂、血肿或夹层）。先天性二叶式主动脉瓣患者 TAVR 手术的结果可能更糟，但这仍是一个活跃的研究领域[4]。

评估主动脉瓣上方的主动脉窦、窦管交界处和冠状动脉口[4]的位置非常重要。由于钙化结节移位或钙化的自体瓣叶移位，左冠状动脉开口闭塞比右冠状动脉更为常见。经食管超声心动图和 CT 均可用于测量瓣环上方冠状动脉开口的高度，术中可用超声和血管造影监测冠状动脉通畅性[4]。注意主动脉弓和降主动脉是否存在斑块也很重要，这些斑块会影响手术入路，特别是导管逆行通过主动脉时。

在确定患者是 TAVR 的合适人选后，重要的是考虑最合适的术中影像方法。虽然 X 线透视和血管造影仍然是介入心脏病医生在手术过程中使用的主要影像工具，但超声心动图在监测瓣膜的输送和释放以及评估释放后并发症方面具有非常重要的辅助作用。选择经胸超声心动图还是经食管超声心动图作为术中透视和血管造影的主要辅助方式仍有争

议[10]。虽然经食管超声心动图在手术过程中最常用作为 X 线透视和血管造影的辅助影像方式，但在计划使用清醒镇静而不是全身麻醉的经股动脉途径病例中，经胸超声心动图是一种可接受的替代方案[11]。在决定选择经胸超声心动图而不是经食管超声心动图进行术中指导时，重要的是考虑术前经胸超声心动图图像的完整性和质量。术中因为存在器械的声影或伪影，获得清晰的声窗有很大困难。当术前预期在术中会出现成像困难和图像质量不佳时，介入心脏超声或高级心脏影像学专家向介入医师反馈信息是很重要的。有用的经胸超声心动图影像包括胸骨旁长轴和短轴切面图，以及心尖五腔和三腔切面图。有用的经食管超声心动图影像包括经食管中段长轴（110° ～ 130° ）、短轴（30° ～ 50° ）以及经胃（120° ）从底部向上观察左心室流出道和植入的主动脉瓣的切面图。

在 TAVR 之前可以进行主动脉瓣球囊成形术，以增加瓣叶的开放程度并确定瓣环的尺寸（图 67–4）[4]。主动脉瓣球囊成形术还可以用于预测最终人工瓣膜释放时的钙化移位，确保球囊扩张时充分的冠状动脉灌注。主动脉瓣球囊成形术的并发症包括急性冠状动脉闭塞、严重的主动脉瓣反流，或者可能导致心包填塞的主动脉损伤。

在释放球囊扩张瓣膜之前，超声医生必须考虑支架与主动脉瓣环的同轴性以及支架边缘与主动脉瓣叶的位置[4]。虽然保持同轴性是非常重要的，但对于介入医生来说，往往很难做到完美。然而，当瓣膜被扩张时，完全同轴时对齐的微小偏差通常会自行纠正。球囊扩张前支架远端边缘应覆盖自体瓣叶，但应保持在窦管交界处和冠状动脉口以下（图 67–5）。尽管努力倾斜和旋转超声探头，但有时很难将压附的支架与下面的球囊区分开来，尤其是在声窗条件差或声影明显的情况下。如果可能，减少超声心动图增益或使用实时三维影像可以更好地进行区分[4]。借助透视和血管造影可以增加释放前瓣膜支架定位的信心。与球囊扩张瓣膜相比，自膨胀瓣膜的释放是一个更平缓渐进的过程，透视在回撤护鞘释放瓣膜的过程中起着重要的作用。超声心动图可以帮助诊断瓣膜释放的相关并发症，如瓣周漏。

超声心动图在评估瓣膜释放后的并发症方面具有重要的作用。超声必须给介入专家组提供一系列观察指标以综合分析确认操作成功。这些释放后的观察指标依赖于二维和彩色多普勒影像的结合分析。频谱多普勒也可以用来评估瓣膜血流动力学功能和压力阶差。将这些信息与介入心脏病学家获得的有创血流动力学测量结果联系起来通常是有用的。

初始评估内容包括支架定位、形状和瓣叶活动[4]。完全打开的瓣叶不太可能出现有血流动力学重大意义的人工瓣膜狭窄。然而，这种瓣膜开闭的定性分析可以与连续波多普勒压力阶差的定量测定相比较。因为与经胸超声的心尖切面视图相比，食

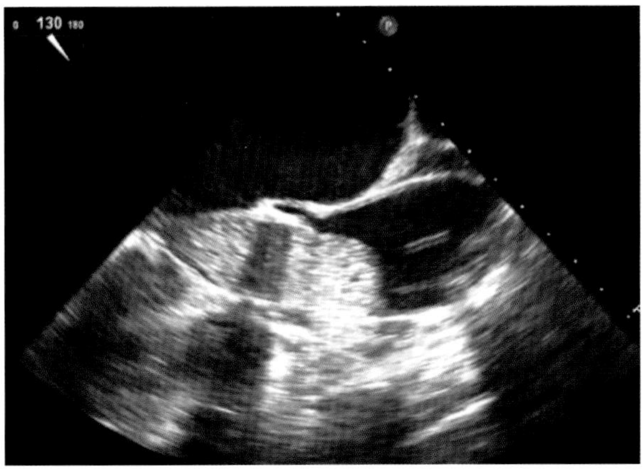

▲ 图 67–4　二维经食管超声心动图显示在主动脉瓣成形术中球囊扩张

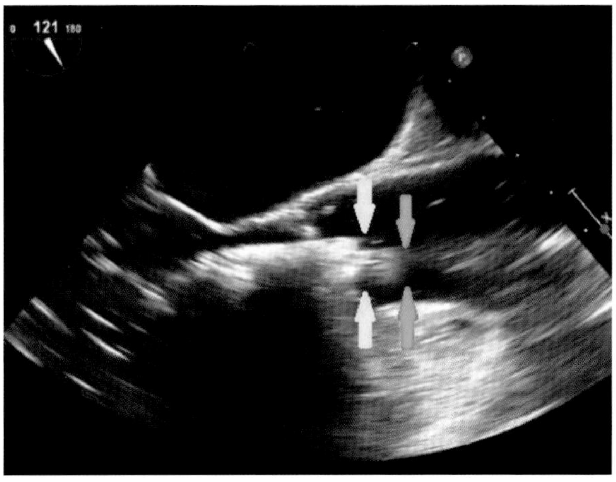

▲ 图 67–5　二维经食管超声心动图显示在定位过程中瓣膜支架压附球囊表面

黄箭表示支架边缘，绿箭表示球囊边缘。有时很难区分支架边缘和球囊

管超声经胃切面图更难获取充分的图像信息，所以用经食管超声心动图测量跨瓣压力阶差可能比经胸超声心动图更难。超声波束应尽可能与血流方向平行，以准确评估跨瓣压差。

瓣膜释放后应该对左心室和右心室功能进行全面评估，同时注意新出现的节段性室壁运动异常[4]。球囊充气时快速起搏可影响心功能，这可导致前向心输出量减低、低血压和心肌缺血。心室功能的改变也可能由冠状动脉闭塞引起，因此，如前所述，评估瓣膜释放后冠状动脉是否通畅也很重要[4]。二维超声可以评估冠状动脉通畅程度，彩色多普勒可以确定冠状动脉血流，这些信息可以与瓣膜释放后向主动脉根部强力注射造影剂行血管造影观察到的结果进行统一分析。

其他重要的观察内容包括评估左心室流出道有无梗阻、心脏瓣膜的功能、主动脉环和主动脉根部是否有医源性损伤的迹象，以及任何急性的心包填塞。在基底部肥厚的病例中可以看到左心室流出道梗阻，并可因儿茶酚胺增加和血容量相对不足加重梗阻[4]。二尖瓣反流加重可能是二尖瓣前叶收缩期前向运动的结果，也可能是二尖瓣前叶在操作过程中受损的表现[4]。如果是医源性的，二尖瓣反流可能与腱索断裂或连枷样二尖瓣叶有关。此外，如果在快速起搏或冠状动脉闭塞后观察到二尖瓣反流伴有新发室壁运动异常，则必须考虑缺血性二尖瓣反流的可能。如果室间隔被输送系统损伤穿孔，也可看到医源性室间隔缺损。主动脉并发症包括破裂、夹层和血肿。主动脉损伤可能与人工瓣膜释放有关，也可能与手术过程中尖锐或大量的钙化组织向主动脉根部移位有关。如果要关注术后主动脉病理改变，可以将主动脉根部的外观与术前影像对比。心包积液可由主动脉穿孔或破裂引起，也可与右心室起搏电极或瓣膜输送系统引起的心腔穿孔有关。心包积液在心包腔内迅速积聚，可导致潜在的致命性心包填塞。在评估心包积液的进展时，与术前影像进行比较是非常重要的，尤其是术前就有心包积液的患者。

超声心动图对评估术后是否存在瓣周漏及其严重程度起着重要作用（图 67-6 和图 67-7）。在通常情况下，它是术后评估的主要组成部分。TAVR 术后容易出现中度或重度瓣周漏，在 PARTNER 试验中术后 30d 瓣周漏发生率约为 14%[12]。与外科主动脉瓣置换术相比较，TAVR 所致的瓣周漏并发症更常见。瓣周漏已被证明是术后死亡率的独立预测因子，在 PARTNER 试验中发现即使轻微瓣周漏也与死亡率增加有关[12, 13]，但这一结果还存在争议，其

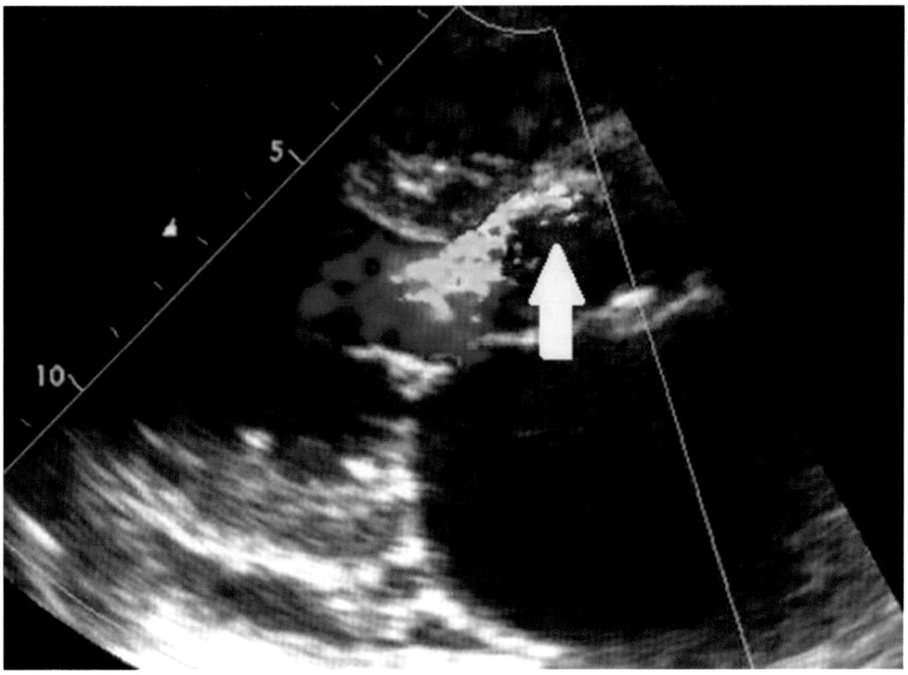

◀ 图 67-6 二维经胸超声心动图显示球囊扩张后明显的瓣周漏（黄箭）

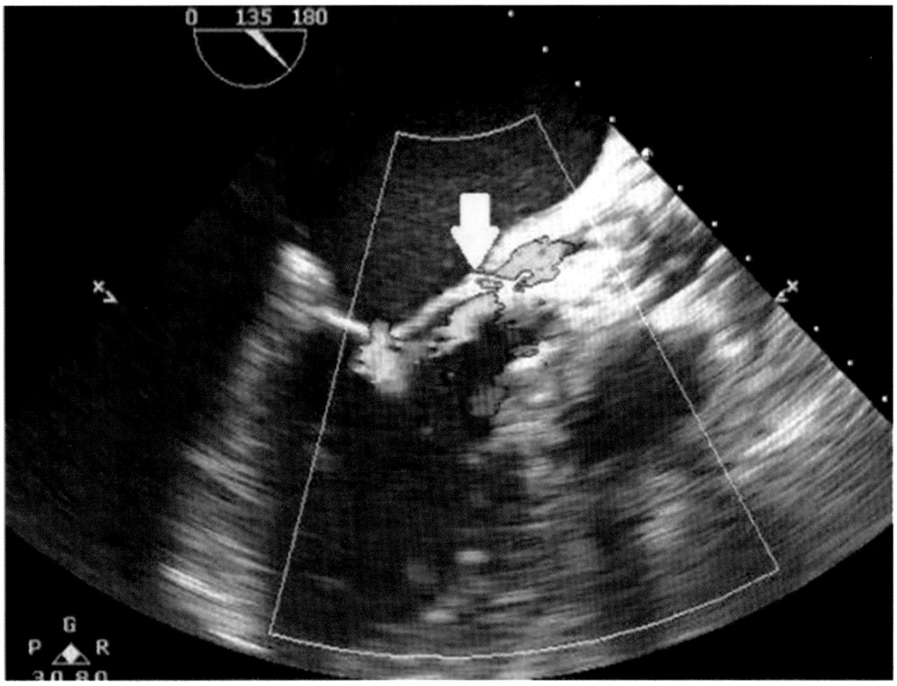

◀图 67-7　二维经食管超声心动图显示自膨胀瓣膜释放后出现明显的瓣周漏（黄箭）

他的研究没有发现类似的轻微瓣周漏与死亡率之间的联系[14]。TAVR 后瓣周漏的进展可能与瓣环组织有关，如严重钙化，也可能与操作和器械相关，如人工瓣膜尺寸过小或释放定位不当[14, 15]。虽然较大的人工瓣膜可以显著降低瓣周漏的风险，但也会增加瓣环破裂、冠状动脉闭塞和心律失常并发症的风险[14, 16]。

瓣周漏严重程度的评估并不简单。来自瓣膜框架或主动脉根部自身钙化的屏蔽和回声可能会影响影像效果。此外，反流束往往是半月形和不规则的，偏心性反流束难以量化[14, 15]。一些指南已经发表了关于瓣周漏严重程度分级[1, 3, 7, 17, 18]。半定量参数包括反流束宽度与左心室流出道宽度的百分比和近端降主动脉舒张期反流量。定量参数包括反流容积、反流分数和有效反流孔口面积。一项有争议的标准是短轴切面上反流束周径与主动脉瓣环周径之比（可从经胸超声胸骨旁短轴切面，或经食管超声食道中段短轴 30°～50° 切面观察）（图 67-8）。早期的文献支持大于 20% 为严重瓣周漏的界点[3, 18]，而最近的文献建议以大于 30% 为严重瓣周漏的界点[7, 17]，这个标准没有得到很好的验证，与定量多普勒超声心动图相比，可能高估了瓣周漏的严重程度[17]。鉴于单用超声心动图难以准确评估瓣周漏的严重程度，CMR 已成为另一种选择[19]。与 CMR 相比，短轴切面超声心动图测量的瓣周漏周径容易高估瓣周漏的严重程度[20]。CMR 测量的反流分数＞ 20% 与 TAVR 术后较高不良事件发生率相关[21]。

虽然 TAVR 后瓣周漏的处理尚无公认的指南，但术中可行的措施包括球囊后扩张、调整瓣膜定位、瓣中瓣植入或转为外科手术[14, 15, 22-24]。对于 TAVR 后慢性瓣周漏的患者，经导管器械封堵是一种选择[25, 26]。超声心动图是行经皮封堵术的重要辅助手段。

尽管也有报道使用了心内超声心动图[27]，但三维经食管超声心动图可显示缺损的不规则形态，通常是这种情况下的首选影像方法[3]。介入超声专家必须避免将超声回声衰减区过度诊断为瓣周漏，加做彩色多普勒血流显像有助于避免这种失误。尽管介入医生也可以凭借血流动力学、透视和血管造影引导导丝和导管通过缺损通道，超声专家也可以帮助介入医生达到这一目的[3]。随后，超声专家可以帮助介入医生恰当地定位和释放封堵器，并评估残余漏的程度（图 67-9），重要的是要确保瓣周漏封堵器不会影响人工瓣膜的功能，出现这种结果最常见的原因是封堵器阻碍了人工瓣叶的运动。当瓣周缺损很大或存在多个瓣周缺损时，可能需要多个

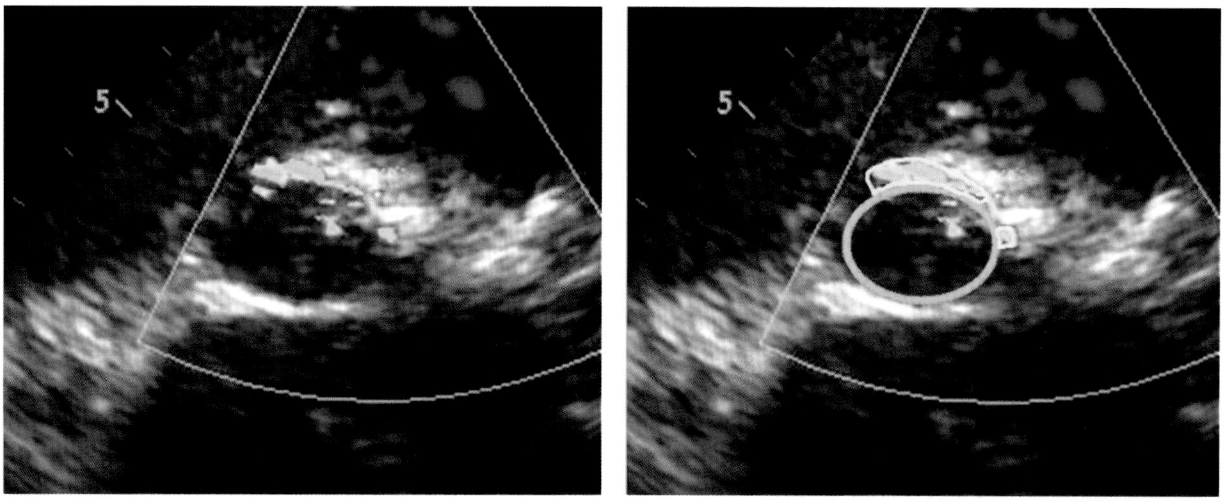

▲ 图 67-8　左侧短轴切面可见严重的瓣周漏。在右图中，左心室流出道区域为绿色，反流标记为黄色。值得注意的是，黄色标记覆盖了左心室流出道＞ 30% 的范围。同时观察到多个不规则的新月形反流信号

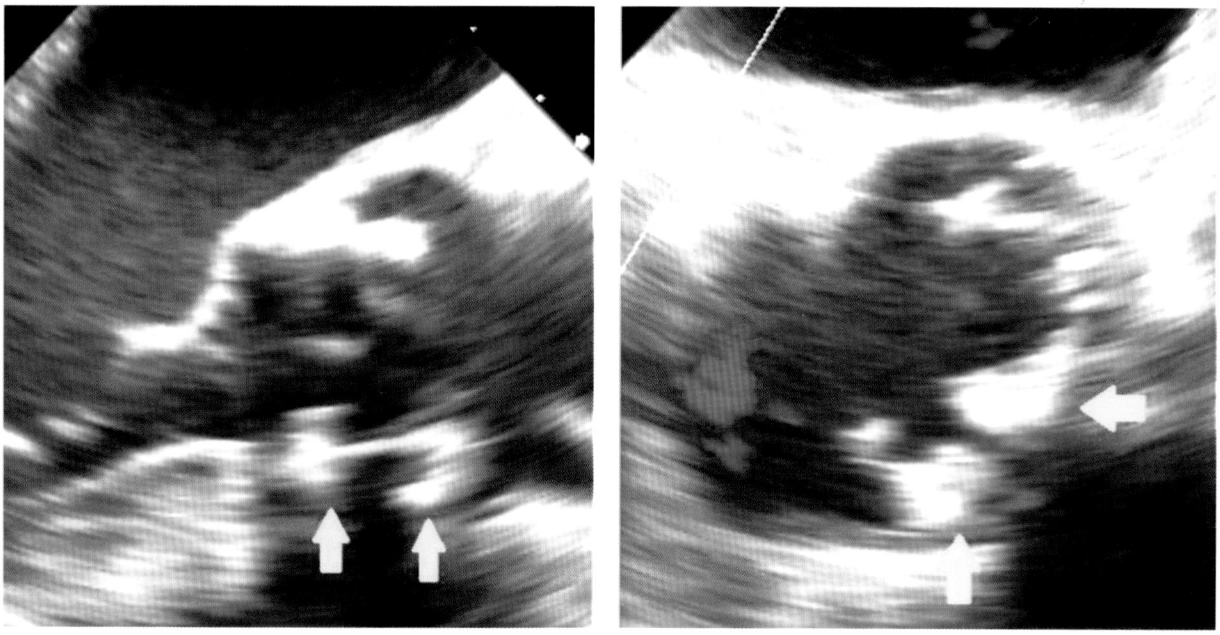

▲ 图 67-9　放置两个血管封堵器以改善瓣周漏（黄箭）

封堵器。即使封堵后减轻了血流动力学上的反流程度，但少量残余反流仍有可能导致严重的溶血 [3]。在 TAVR 术中，超声专家必须始终警惕在主动脉瓣介入过程中可能发生的一系列并发症。

二、经皮二尖瓣修复术

经皮二尖瓣修复已成为高外科手术风险或曾接受过心脏手术且有明显症状的二尖瓣反流患者的一种治疗选择方案。目前用于经皮二尖瓣修复的装置是 MitraClip（Abbott Vascular, Santa Clara, CA, USA）。经皮二尖瓣修复的首选影像学方法是采用二维和三维影像相结合的经食管心脏超声心动图。该手术通常在气管插管全身麻醉下进行，从而避免了患者长时间行经食管心脏超声心动图检查带来的不适。超声医生在经皮二尖瓣修复的术前计划、术中指导和术后随访中起到非常重要的作用。虽然下面的讨论集中在经皮二尖瓣修复，但超声心动图技

术也可以应用于其他二尖瓣介入治疗，如用于纠正严重瓣周反流的经皮人工瓣膜旁缺损封堵术（图 67-10）。

二尖瓣钳夹（MitraClip）是一种聚酯纤维覆盖的钴铬合金植入物，它有两个可以打开和关闭的钳夹，以及一个可操纵的引导结构[3]。MitraClip 的设计旨在模仿外科 Aiferi 式二尖瓣“缘对缘”修复技术构建双孔二尖瓣[28]。该装置通过股静脉入路进入右心房，然后通过房间隔穿刺进入左心房。将钳夹装置与二尖瓣前后叶之间的对合线垂直对齐，将前后叶中部钳夹在一起以减少二尖瓣反流的程度。该装置已成功地用于一些退行性或功能性二尖瓣反流[29]患者。在连枷式二尖瓣反流患者中行二尖瓣钳夹术，连枷间隙（即连枷瓣叶与正常瓣叶之间的间隙）最好小于 10mm，而连枷段宽度最好小于 15mm[3]。连枷间隙的测量通过二维经食管超声心动图影像很容易完成，而连枷宽度的测量有时需要进行三维成像。在继发于左心室功能障碍的功能性二尖瓣反流，能用于被对合的瓣叶组织长度应该≥ 2mm，自二尖瓣环至瓣叶实际对合点的深度应

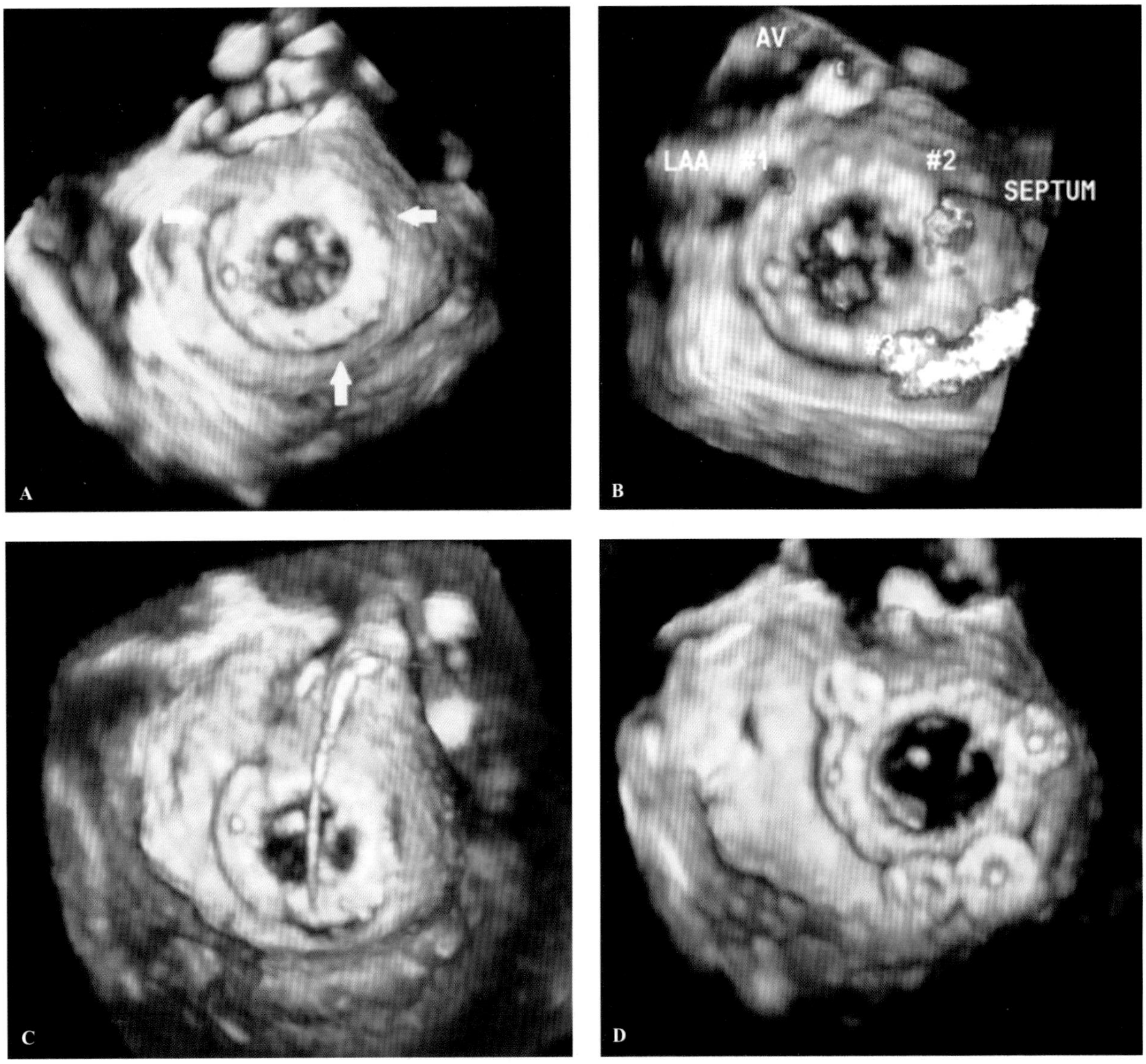

▲ 图 67-10 1 例伴有严重人工瓣膜反流患者的经食管二尖瓣生物瓣三维超声心动图影像图

A. 三处缺损（黄箭），均被彩色多普勒（B）证实。最突出的反流来自于 6 点钟位置的缺损；C. 经房间隔穿刺后导管穿过最大的缺损；D. 放置四个封堵器后的最终结果。AV. 主动脉瓣；LAA. 左心耳

≤ 11mm[3]。术前超声评估二尖瓣反流严重程度需要观察很多内容，包括二尖瓣装置的结构、左心房和左心室大小和功能，彩色多普勒测量的反流束宽度和面积，近距等速线表面积（PISA）法计算有效反流孔面积（EROA），脉冲多普勒进行血流定量分析、测量二尖瓣 E 峰的峰值流速、肺静脉血流特征等。注意术前跨二尖瓣压力阶差也是非常必要的，因为人为造成的双孔二尖瓣将显著增加跨瓣压差。没有一个孤立的指标能够完整地反映二尖瓣反流的严重性，理解这一点很重要。术前需要综合评估以确定二尖瓣反流的严重性和介入治疗的可行性。此外还应注意，二尖瓣反流的严重程度可随负荷条件而变化，患者运动中和全身麻醉镇静情况下可能不同。所以，在介入操作早期应用并重新评估以明确二尖瓣反流程度是否较之前有显著变化。

在房间隔穿刺时，二腔切面（90°）可以帮助心脏介入专家定位房间隔穿刺导管的顶端。超声医师应评估房间隔"隆起"部位，以定位间隔穿刺点（图 67-11）。经食管超声心动图食管中段短轴（30° ～ 50°）和四腔切面（0°）可以确定房间隔隆起部位与其他结构的比邻关系，如主动脉瓣环和二尖瓣环的根部。理想穿刺点应在二尖瓣环根部上方 3.5 ～ 4.0cm 处的房间隔隆起处[3]。

房间隔穿刺后，超声医生协助介入医生输送介入装置[3]，这通常需要结合二维和三维经食管超声心动图影像。使用两个切面进行超声成像可以在正交的两个切面中显示介入装置的位置，这是非常有用的（图 67-12）。在食管中段二尖瓣结合部切面（55° ～ 75°），二尖瓣环的内侧缘通常位于超声图像的左侧，靠近室间隔，而二尖瓣环外侧缘通常位于超声图像的右侧，靠近左心耳。食道中段长轴切面（110° ～ 130°），二尖瓣环的后缘通常位于超声图像的左侧，而前缘位于超声图像的右侧，与主动脉瓣环相邻。主动脉瓣和二尖瓣之间的嵴样组织（主动脉瓣 - 二尖瓣帘）通常是三维经食管超声心动图影像的一个有用的标志，以"外科医生的视角"，从左心房向下看二尖瓣，它应该被成像于屏幕顶部（图 67-13）。在这个三维图像中，左心耳将在屏幕左侧 9 点钟位置，主动脉瓣将在屏幕顶部 12 点钟位置。二尖瓣前叶朝向屏幕上方，二尖瓣后叶朝向屏幕下方。图像自左往右（二尖瓣从外向内）依次为前叶 A1 → A3 区或后叶 P1 → P3 区。结合二维和三维经食管超声心动图影像，超声可以指引介入装置被送至最大反流孔上方、垂直于瓣叶结合部的适当位置（图 67-14）。在左心房打开钳夹臂以便于调整方位，但是钳夹装置通过二尖瓣口及位于

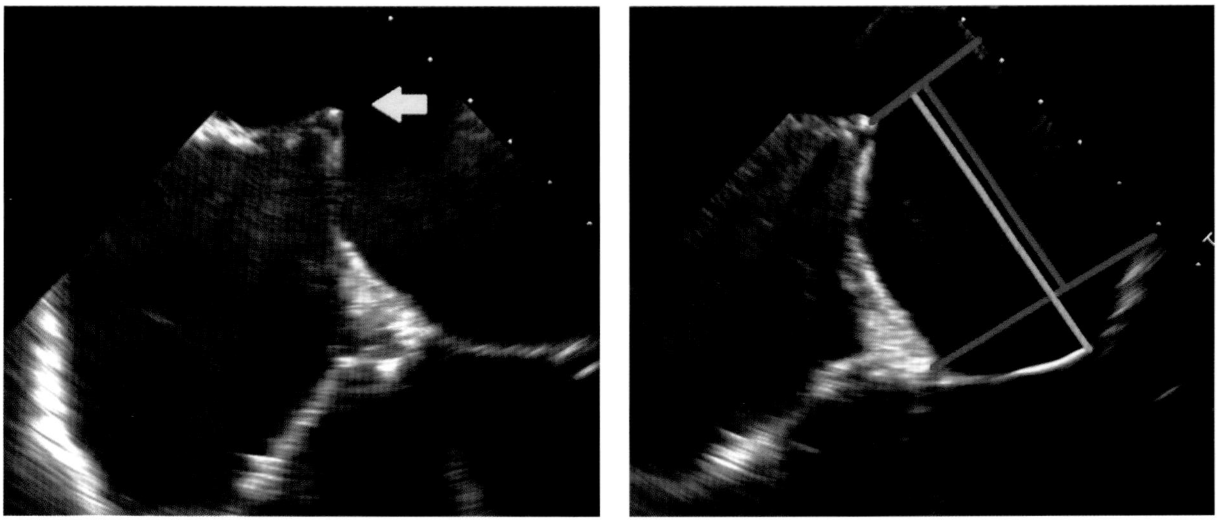

▲ 图 67-11　二维经食管超声显示经房间隔穿刺

左图（黄箭）显示房间隔的隆起部位。右图显示在二尖瓣环根部以上的隆起高度。一个假想的线从隆起点通过左心房，平行于连接二尖瓣环根部的线；然后画一条平行线把这两条线连接起来（红线）。绿线表示从隆起部位到实际瓣叶交汇的距离。绿线与红线之间的距离差代表着交汇深度

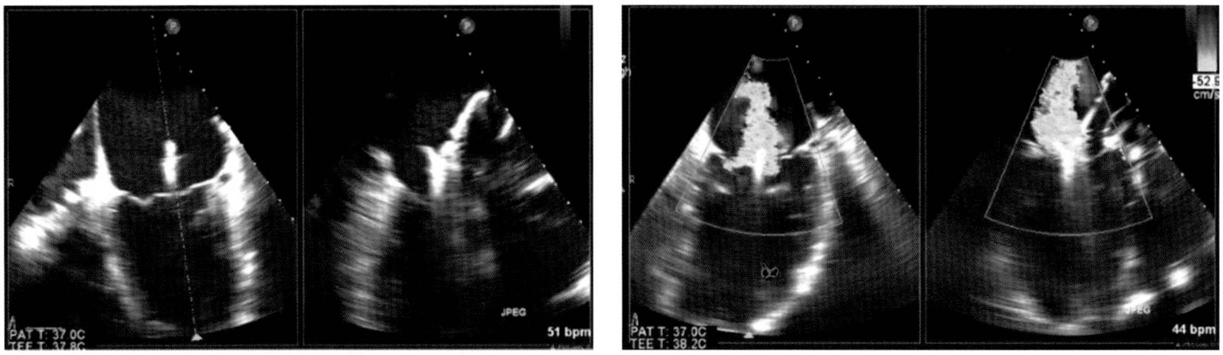

▲ 图 67-12　无（左）和有（右）彩色多普勒叠加的双切面超声心动图，在内外侧方向（两张图的左侧）和后前位方向（双面板右侧）显示该装置。两张图的右侧显示的是食管中段长轴切面，用于确定瓣叶是否被装置恰当地钳夹

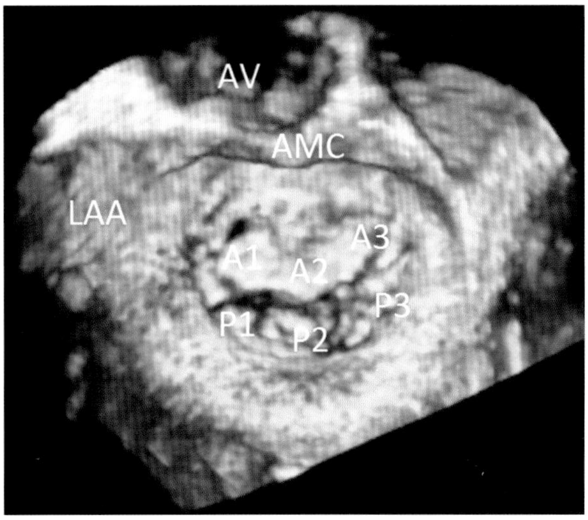

▲ 图 67-13　以“外科医生视角”从左心房看二尖瓣的三维经食管超声心动图

主动脉瓣和主动脉－二尖瓣帘在 12 点钟位置对齐，左心耳在 9 点钟位置。二尖瓣前叶标记为 A1 ～ A3，二尖瓣后叶标记为 P1 ～ P3。AV. 主动脉瓣；AMC. 主动脉－二尖瓣帘；LAA. 左心耳

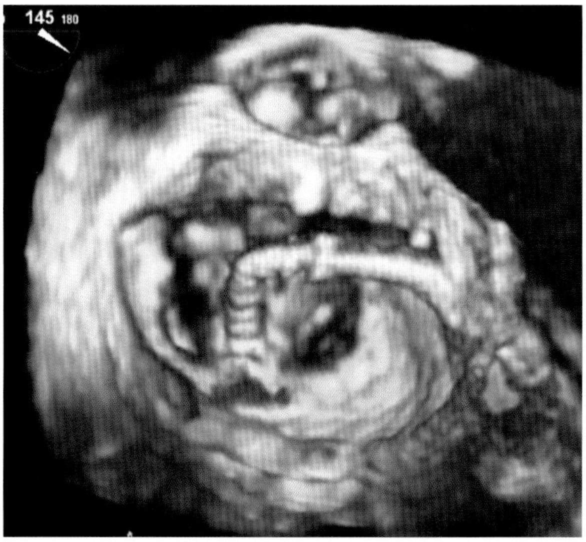

▲ 图 67-14　钳夹器正对二尖瓣的三维经食管超声心动图

注意，该装置垂直于前后瓣叶之间的交汇线

左心室时，钳夹臂应该关闭。

瓣叶抓捕在“抓捕平面”进行，通常要在经食管超声心动图食管中段长轴 110° ～ 130° 切面之间，偶尔需要大于 130°，以充分显示二尖瓣叶和钳夹臂的位置关系，此时钳夹装置自左心室往左心房回撤，双臂是展开的。双切面超声成像在这时非常有用，以确保装置推进过程中内外侧方位保持稳定。确保两个瓣叶都被夹住是术中影像学更具挑战性的地方（图 67-15）。三维影像可以帮助确定瓣口双孔是否形成（图 67-16）。在食管中段二尖瓣结合部切面，内侧孔将位于图像左侧，而外侧孔位于右侧。如果任何一个瓣叶没有被夹住，或者如果不确定是否两个瓣叶均被夹住，钳夹臂可以打开重新尝试钳夹。一旦确认两个瓣叶都被夹住，应该再做超声着重评估残余反流程度，连续多普勒测定内侧孔和外侧孔的压力阶差，以排除有血流动力学显著意义的二尖瓣狭窄。脉冲多普勒描记肺静脉血流频谱，明确收缩期反流是否改善，与介入医生有创血流动力学监测（包括平均左房压、钳夹前后左房压力曲线 V 波高度）相结合更有价值。如果仍有显著的残余分流，要考虑是否释放第一个钳夹，再准备上第二个钳夹，还是松开瓣叶，尝试在更好的位置重新钳

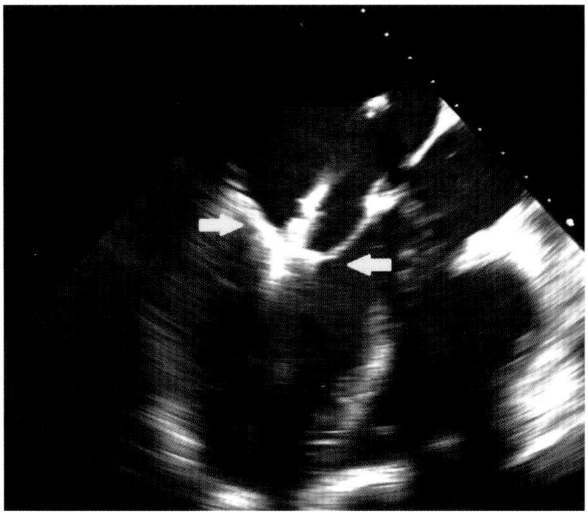

▲ 图 67-15　二维经食管超声心动图，左边为后叶，右边为前叶。注意钳夹装置中的二尖瓣瓣叶形态（黄箭）

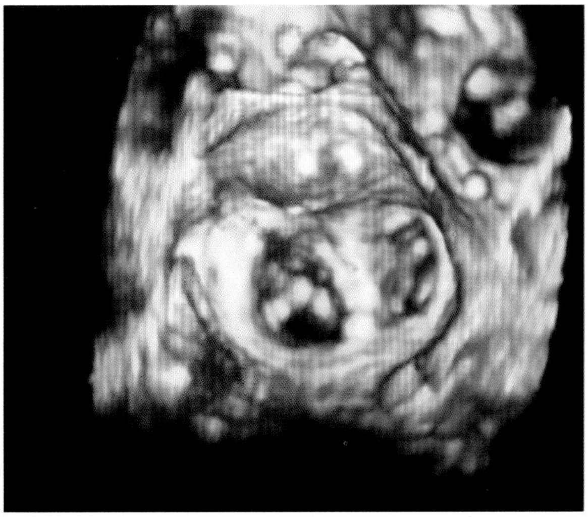

▲ 图 67-16　手术结束时所见双孔

在本例中，装置钳夹了 A2 和 P2

夹。需要第二个钳夹的情况并不少见，有时甚至需要第三个钳夹。每增加一个钳夹，排除有血流动力学意义的跨瓣压力阶差愈加重要。

很多潜在的手术并发症可以用经食管超声检测，包括心腔穿孔继发的心包填塞、钳夹裂开、器械相关瓣叶或腱索损伤。传统的二尖瓣反流程度的定量指标在经皮二尖瓣修复术后可能不再适用[1, 30]，这增加了术后随访的复杂性。比如，术后自左心房流向左心室的血流分成经两个通道的两股血流，因此脉冲多普勒血流定量分析受到限制[3]。此外，通过 PISA 计算有效反流孔面积也不再适用，更不适用于术后有多处反流的情况[3]。因此，肺静脉血流频谱替代有创血流动力学检测更有意义。

三、结论

心脏影像专家与心脏介入团队的协作在持续的发展。随着影像技术的持续改进，新的技术层出不穷。结构影像专家将逐步整合到结构心脏病团队中。全面理解这些技术和理念，有助于影像学专家参与到更多新的介入技术中。

第四部分
需介入治疗的血管疾病
Vascular Disease for the Interventionalist

第一篇 脑血管性疾病
Cerebrovascular Disease

第 68 章 急性卒中的介入治疗
Acute Stroke Intervention

Stefan C. Bertog Iris Q. Grunwald Anna Luisa Kühn Laura Vaskelyte
Ilona Hofmann Sameer Gafoor Markus Reinartz Predrag Matic Horst Sievert 著
费宇杰 译

一、背景与证据

在美国和欧洲，卒中仍然是第三大死亡原因和致残原因[1]。因此，卒中的预防及干预极为重要。过去 20 年来，卒中预防的介入治疗取得了进展，是被许多国家所接受的治疗策略。在合适的患者中，颈动脉支架植入已被证实等同于颈动脉内膜剥脱术[2, 3]，卵圆孔封堵术最近被证明对隐源性脑卒中患者的二级预防有效[4]，迄今为止，已发表的左心耳封堵的最大随机试验长期随访结果提示左心耳封堵术优于华法林抗凝[5]。此外，介入干预的急性卒中患者经及时的血管重建，使神经系统迅速恢复（在选定的患者中），这一优点是显而易见的。然而，使用第一代器械的早期随机试验，提示急性卒中介入治疗的有效性是不一致的[6-8]。重要的是，最近发表的五个急性卒中随机对照试验显示，常规治疗联合血栓栓子切除术疗效优于单纯常规治疗，因此介入治疗有可能彻底改变急性卒中患者的治疗方式，如同 PCI 治疗急性心肌梗死。

毫无疑问，溶栓治疗可以显著改善急性卒中神经系统的预后。大多数医院也可迅速使用这类药物。基于 NINDS（National Institute of Neurological Disorders and Stroke）重组组织纤溶酶原激活剂（rt–PA）试验[9]，卒中发作 4.5h 内的患者，如无禁忌证时，推荐 rt–PA 治疗（0.9mg/kg，最大剂量 90mg，其中 10% 的剂量为首剂，剩余剂量 60min 内匀速静滴完毕，不同时使用抗血小板药物或抗凝药物）。NINDS 试验显示，起病 3h 内进行溶栓的患者随访发现 3 个月后发生最小或无残疾的可能性比对照组高出 30%[9]。随后，根据 ECASS Ⅲ随机对照试验[10]的结果，静脉溶栓治疗窗延长至发病 4.5h 内。然而，溶栓也有一些缺陷。首先，由于就诊延迟或有禁忌证，只有非常少的患者才适合溶栓治疗（< 5%）。其次，罪犯血管的再通率比急性心梗溶栓再通率要低。例如，应用二代溶栓剂进行急性心梗溶栓治疗，血管开通率≥ 70%[11]，而急性卒中为 34%[12]。血管再通率低下的原因可能与初始血管闭塞的机制有关。急性心肌梗死的根本机制是斑块破裂导致原位血栓形成，而绝大多数的卒中是来源于颈动脉、主动脉弓（包括动脉粥样硬化碎片，有或无合并血栓）或心脏的不均质性栓塞物栓塞所致，对溶栓治疗反应差。此外，颅内血管的再闭塞率高。例如，对大脑中动脉（MCA）M1/M2 段闭塞患者进行溶栓治疗的一项研究，显示初始再通后再闭塞率为 34%[13]。最后，受伤的脑组织再灌注以及溶栓治疗，致颅内出血引起神经系统症状恶化的比例占溶栓治疗的 6.8% ~ 8.8%[9, 14]，从而限制了其治疗获益。因此尽管接受了静脉溶栓治疗，死亡率和致残率仍偏高（> 50%）[9, 14, 15]。

为了更好地发挥溶栓效果，同时尽量减少出血风险，对rt-PA在动脉内溶栓治疗进行了广泛的研究。

在PROACT-1（n=26）[16]、PROACT-2（n=180）[17]和MELT（n=114）[18]三个试验中，动脉溶栓联合静脉注射肝素与单纯静脉注射肝素相比较，对大脑中动脉阻塞患者的治疗效果值得关注。虽然卒中血管通畅率（在PROACT-1中定义为TIMI Ⅱ～Ⅲ，在PROACT-2中定义为TIMI Ⅰ～Ⅲ）在动脉溶栓组更高（58% vs 14%，66% vs 18%，PROACT 1和2），但仅少数患者达到TIMI Ⅲ级血流（在PROACT-2中为18%）。高剂量的静脉注射肝素（100U/kg负荷剂量，其次是1000U/h）联合动脉内溶栓导致相当高的颅内出血率（70% vs 20%），因此在PROACT-1和2这两个临床试验后期进行了肝素剂量调整（2000U首剂后，500U/h），更多的患者（40% vs 25%，P=0.045）得到更好的神经系统预后（改良Rankin评分≤1），死亡率无差别。尽管在MELT试验主要终点（改良Rankin评分≤2）及死亡率没有区别，但动脉内溶栓使更多的患者（42% vs 23%）神经系统得到更好的恢复（定义为改良Rankin评分≤1）。

比较动脉和静脉溶栓治疗的数据是有限的。一项非随机研究中纳入了112名患者，均表现有大脑中动脉阻塞的高密度征，比较了动脉内溶栓治疗（症状出现后6h内）和静脉溶栓治疗（卒中后3h内），动脉内溶栓组神经系统功能恢复更好（改良Rankin评分≤2，53% vs 23%，P < 0.001），尽管静脉溶栓组的开始给药时间较动脉溶栓组短（156min vs 244min，但动脉溶栓组的死亡率明显降低（5% vs 23%）[19]。IMS Ⅰ中，80例患者进行小剂量的静脉溶栓治疗（0.6mg/kg，最大量60mg，其中15%首剂，剩余剂量60min内静滴完成），然后行脑血管造影，如果发现仍有残留血栓[20]，再予动脉内溶栓治疗（2h内最高可达22mg）[20]。与NINDS-rt-PA试验进行比较。该试验中62%的患者接受动脉溶栓治疗。随访结果，43%的患者神经系统功能恢复良好（MRS评分≤2）。在NINDS试验中，溶栓或未溶栓治疗组神经系统功能恢复良好分别为39%和28%，但颅内出血率没有差别。值得注意的是，只有少数患者恢复TIMI Ⅲ级血流（11%），与前面提到的研究结果相似。IMS Ⅱ研究[21]，设计与IMS Ⅰ类似，81例患者接受相同剂量的静脉溶栓，随后血管造影，如果发现残留血栓，进行动脉溶栓，同时经EKOS微导管（EKOS Corporation, Bothell, WA, USA）在栓塞部位应用低能量超声定位，结果显示46%患者神经系统功能改善，并未增加颅内出血率。

总之，尽管在选定的患者中动脉溶栓治疗可能优于单纯肝素抗凝，但数据是有限的，几乎没有比较静脉溶栓和动脉溶栓谁作为一线治疗方案的数据。即使是动脉溶栓治疗，仅有少数恢复TIMI Ⅲ级血流。与急性ST段抬高型心肌梗死的冠状动脉再灌注类似，神经系统恢复程度和死亡率与梗死或卒中血管通畅程度密切相关。例如，对53项研究做Meta分析，2066名患者治疗24h内接受脑血管造影，未溶栓者4%自发血管再通，静脉溶栓者46%血管再通，动脉溶栓者63%血管再通[22]。罪犯血管再通后58%的患者神经系统功能恢复，而罪犯血管仍闭塞的情况下，仅25%的患者神经系统功能恢复。同样，血管未通的死亡率为42%，血管再通的死亡率为12%。此外，那些最具灾难性神经系统栓塞的血管（颈内动脉、颈动脉T、近端大脑中动脉或基底动脉）闭塞后在溶栓后再通的可能性最小。

对早期卒中血管再通的重要性和溶栓治疗局限性的认识，促进了机械血栓清除术的发展。已有许多血栓清除装置被研究。2013年公布的三项临床试验结果削减了最初的研究热情。虽然没有显示危害，但也没有发现机械血栓清除术比静脉溶栓明显获益。IMS Ⅲ试验中，900名患者随机分组，接受传统静脉内溶栓治疗基础上联合血管内介入治疗或单独静脉溶栓治疗，由于血管内介入治疗没有显示比单纯静脉溶栓有更多的获益（主要终点MRS评分≤2，血管内治疗组为41%，常规静脉溶栓组为39%）[6]，因此入组656名患者后试验被终止。死亡率和颅内出血率没有差异。值得注意的是，首先，只有不到50%的患者有大血管闭塞的证据。其次，静脉溶栓至经皮介入治疗的时间延迟较长（≥2h）。最后，卒中相关血管再通率（TICI Ⅱb～Ⅲ）较低（40%）。

MR-RESCUE是一项小型（n=68）随机试验，

比较静脉溶栓基础上血管内介入治疗和单纯静脉溶栓[7]。本试验的主要目的是评估治疗前影像学上半暗带面积大小对血管内治疗效果的影响。试验结果显示，神经系统功能、死亡或颅内出血率没有差异，且与半暗带面积大小无关。虽然本试验中大血管闭塞在介入前已通过 MRI 被证实，但与 IMS Ⅲ 相似，治疗延误时间也较长（从卒中症状发作到治疗的平均时间≥ 6h），再通成功率也较低（TICI Ⅱb ～Ⅲ，27%）。

最后，在 SYNTHESIS Expansion 中，362 例患者被随机分为静脉溶栓治疗组或血管内治疗组（绝大多数接受动脉溶栓治疗）[8]。与传统静脉溶栓相比，神经系统功能恢复、死亡或颅内出血率无差异，虽然发病到接受治疗的时间间隔比之前两个试验短（血管内治疗组 3.75h，静脉溶栓组 2.75h），在入组之前大血管闭塞也未证实。并且只有 56 例患者接受了取栓术。因此，这项试验应该主要比较动脉溶栓与静脉溶栓疗效，而不是评估取栓术价值。

综上所述，解释上述三个试验结果时要考虑治疗时间延迟、入组前大血管闭塞是否证实、是否使用先进的取栓设备、整体的再通率低、每个医疗机构入组的患者人数少等因素（0.8 ～ 3.6）。大多数用于取栓的设备仅能通过导丝操控，过时的第一代 Merci 取栓器（Stryker, Fremont，CA，USA），其工作原理是通过一种介入操作系统（Penumbra, Alameda，CA，USA）捕获血栓后回撤抽吸出来。虽然这些装置在小型非对照研究中已被证明比传统静脉溶栓组有更高的再通率[23-26]，但尚无随机对照临床试验直接比较吸栓装置与静脉溶栓的临床疗效。介入治疗患者中仅 0 ～ 13% 使用了新一代设备，特别是取栓支架[6-8]。

取栓支架是一种小型的自膨胀支架，带有超细支架小梁，它被运送到血栓 / 栓子所在部位后膨胀，卡住血栓 / 栓子。取栓支架展开后通常能建立部分血流并伴随神经系统功能的改善。这种支架是不能分离的，相反，在支架展开时，球囊保持扩张状态（阻断近端血流），输送支架用的微导管或鞘保持负压吸引状态，回撤支架到导管或鞘管内，避免回撤过程中血栓脱落至脑循环中。对于急性心肌梗死 PCI 的术者来说，回撤一个膨胀开的支架违反常理。除了外径小、弹性好以外，允许膨胀的支架从颅内血管安全撤回的主要因素是脑血管堵塞部位没有动脉粥样硬化斑块和狭窄。多项注册研究和一项随机研究比较了取栓支架（Solitaire, Medtronic, Dublin, Ireland）和老一代的血栓清除装置，显示取栓支架有较好临床结果[27-30]。这些发现促成了近期发表的一系列随机临床试验，可能改变急性卒中的治疗前景。

MR CLEAN 是一项多中心随机临床试验，研究纳入 500 例急性颈内动脉远段、大脑中动脉（M1/M2 段）或大脑前动脉（A1/A2 段）闭塞患者［国家健康卒中量表（NIHSS）评分≥ 2］，随机分为：接受单纯静脉溶栓治疗组（对照组），或静脉溶栓基础上的血管内介入治疗组（动脉内治疗组：机械取栓、动脉内溶栓，或二者结合）[31]。重要的是，介入治疗组中绝大多数（82%）进行了支架取栓。研究为开放标签，但结果分析采取了盲法。两组从发病到静脉溶栓的时间相当（对照组 85min，动脉内治疗组 87min），卒中症状发生到血管穿刺的中位时间是 260min。一级终点，即 90d 时改良的 Rankin 评分≤ 2，在血管内治疗组达到 33%，对照组仅 19%（二者之间有显著性差异，绝对差值为 13%，校正的 OR 值 2.2, 95% CI 1.39 ～ 3.38），所有其他终点也显示血管内治疗优于对照组。与对照组相比，血管内治疗组 5 ～ 7d NIHSS 评分低 2.9 分，梗死容积小 19ml。血管内治疗组 24h 后 CT 血管造影成像显示 75% 的患者无残余狭窄，对照组仅 33%。两组死亡率和颅内出血无显著差异。值得注意的是，90d 随访时，5.6% 的血管内治疗者发现不同于原脑血管病变区域的卒中征象，而对照组只有 0.4%。总之，MR CLEAN 研究显示发病 6h 内传统治疗（静脉溶栓）基础上的血管内治疗优于单纯传统治疗，且不增加额外的死亡率和颅内出血。

ESCAPE 试验设计与 MR CLEAN 试验相似[32]。入选 CTA 证实的颈动脉 T 段、M1 段或与 M1 段相当区域的急性卒中患者和基于 ASPECT 评分 6 ～ 10 分的小面积梗死患者，随机分配至静脉溶栓基础上血管内治疗组（动脉内溶栓、支架取栓或二者结合）或单纯静脉溶栓组。计划入组 500 人，但试验因治疗组疗效显著而提前终止。血管内治疗组有 86% 患者采取了支架取栓。一级终点（90d 改良的 Rankin 评分改善 1 分）的优势比（OR 2.5, 95%

CI 1.7～3.8）支持血管内治疗。此外，90d改良的Rankin评分中位数在血管内治疗组为2，传统单纯静脉溶栓组为4。血管内治疗组53%有自理功能，传统治疗组为29%。血管内治疗组90d死亡率显著降低，颅内出血无差异。从CT扫描和从卒中症状发生到再灌注治疗的中位间隔时间很短（分别为84min和241min）。这些结果证实了MR CLEAN的发现，强调缩短发病到再通治疗时间的可行性和重要性。

EXTEND–IA试验将急性卒中患者随机分配至静脉溶栓组或静脉溶栓基础上的血管内治疗组，后者采用Solitaire的取栓支架[33]。入组条件包括静脉溶栓必须在卒中发病4.5h内进行。血管治疗入路必须在症状发生6h内建立，梗死核心区＜70ml，CT血管造影显示有残余可挽救脑组织。EXTEND–IA试验计划入组100例，但入组70例后因有显著效果而提前终止。与ESCAPE试验相似，发病到血管入路建立的中位时间较短（210min），血管内治疗组3天神经功能恢复更显著（80% vs 37%）。90d自理功能（改良Rankin评分≤2）在血管内治疗组为71%，对照组为40%（*P*=0.01）。两组死亡率和症状性颅内出血无差异。虽然不同于初始梗死区域的新发栓塞可见于6%的患者，但临床表现不明显。

SWIFT PRIME试验也因有显效而较原计划时间提前终止[34]。在终止试验时，196例患者为前循环（颈内动脉T段或大脑中动脉闭塞）急性卒中，随机分配至静脉溶栓组（对照组）或静脉溶栓基础上的血管内治疗组，后者采用Solitaire的取栓支架（Medtronic, Dublin, Ireland），89%操作成功。卒中发病至股动脉穿刺时间为224min，至取栓支架到位为252min，都非常短。支架取栓患者88%获得完全再灌注，临床疗效也优于单纯静脉溶栓组，反映在改良的Rankin评分更低和达到Rankin评分≤2的患者比例更高（60% vs 35%，*P*＜0.001）。两组死亡率和症状性颅内出血无差异。

REVASCAT随机试验入组前循环大血管闭塞急性卒中8h内患者206例，要求发病8h内能接受治疗，并且神经影像学显示梗死面积不大，患者随机分配至单纯静脉溶栓组（符合条件者），或在静脉溶栓基础上采用Solitaire支架取栓[35]。因为静脉溶栓基础上血管内治疗较单纯静脉溶栓有更好的临床结局，以及先前提到的临床试验的发表，这个试验也提前终止。卒中发病到再灌注在血管内治疗组历时355min。血管内介入治疗组95%应用了支架取栓。血管内治疗组更多患者（44%）获得好的临床结局，对照组为28%。该结果与之前4项临床试验相同，两组颅内出血和死亡率无差异。

框68–1 全身溶栓治疗禁忌证

- CT或MRI怀疑或表现为颅内出血
- 发病初始CT显示超过1/3的大脑中动脉区域组织坏死
- 有颅内出血史
- 存在动静脉畸形或部分血栓形成的大动脉瘤
- 未控制的高血压（血压＞185/110mmHg）
- 明显的高血糖
- 阿尔茨海默病的病史
- 卒中持续时间未知（如患者醒来时出现症状）
- 脑卒中症状发作＞6h（相对禁忌证）
- 近期卒中（3个月内）
- 近期大手术史（＜4周）
- 近期胃肠道出血史（＜4周）
- INR＞1.7
- 血小板减少（＜10万/ml）

INR.国际标准化比值

最近的一项Meta分析纳入了包括2423名患者的8项随机试验，结果显示，血管内取栓术有利于改善功能预后（改良Rankin评分0～2，OR 1.56, 95% CI 1.32～1.85，*P*＜0.00 001）。死亡率呈下降趋势（OR 0.84, 95% CI 0.67～1.05，*P*=0.12），与最佳药物治疗相比，无症状性脑出血没有增加（OR 1.03, 95% CI 0.71～1.49，*P*=0.88）。良好功能恢复的OR值增加到2.23（95% CI 1.77～2.81，*P*＜0.00 001）。每项试验都有超过50%的病例使用了新一代取栓设备。这项Meta分析证实了血管内取栓术能够显著改善功能。与标准治疗相比，建议在符合条件的患者，血管内取栓术应被视为与溶栓治疗同时进行的标准治疗[36]。

二、急性卒中治疗：临床实践

（一）临床检查

神经学检查应根据NIHSS进行。精确和快速的NIHSS评分需要经验，且应该在非紧急情况下进行。NIHSS卒中量表评估相关的资源可以通过互联网资源找到。缺血性脑卒中患者罕见严重头痛[37]，后者应警惕颅内出血的可能性。同样地，颈痛合并神经功能受损也应怀疑颈动脉或椎动脉夹层。严重的背部疼痛，特别是如果伴有脉搏消失，可能是急性主动脉夹层的症状。夹层累及脑血管可因低灌注引起神经功能受损。后者是溶栓治疗或抗凝禁忌。心脏杂音、发热和神经受损症状可能是感染性心内膜炎表现，在这种情况下，由于栓塞性卒中的出血性转化，抗凝或溶栓治疗可能导致神经功能恶化。重要的是，在静脉溶栓前，应该对溶栓治疗的禁忌证（框 68-1）进行简要的病史采集。需要注意的是，溶栓治疗有禁忌证并不排除血管内治疗。虽然支架取栓的临床疗效主要在接受静脉溶栓治疗的患者中得到证实，但一些卒中中心在没有静脉溶栓和全身抗凝的情况下，通过持续冲洗来维持导管和鞘管无血栓进行了机械取栓。

（二）影像学

至少应进行 CT 平扫以排除颅内出血和卒中类似病变（如占位性病变）。采用 ASPECTS 评分定量评价 CT 上缺血核心区。ASPECTS 是一个地形评分系统，将大脑中动脉缺血损伤区划分为 10 个兴趣区域。它是治疗后神经功能改善和不良事件的一个强有力的预测因子。最近，CE 标记的 e-ASPECTS 软件已经被开发出来，可以对缺血性卒中患者进行自动化的 ASPECTS 评分。ESCAPE、MR CLEAN、REVASCAT、SWIFT PRIME 四项研究提供了 ASPECT 分层数据以进行改良 Rankin 评分，对这四项研究进行 Meta 分析显示，血管内治疗组改善高基线 ASPECT 值患者自理功能的效果优于最佳药物治疗组（OR 2.10，95% CI 1.61 ～ 2.73，$P < 0.00\,001$）[36]。机械取栓术也改善了中等基线 ASPECT 值患者的自理功能（OR 2.04, 95% CI 1.25 ～ 3.32，P=0.004）。对于基线 ASPECT 水平较低的患者，没有证据表明血管内治疗的益处（OR 1.09，95% CI 0.14 ～ 8.46，P=0.93），但该分析只有 28 名患者参与，因为 MR CLEAN 是唯一一项将这组患者纳入试验的研究。总的来说，这些结果表明基线 ASPECTS 值＞ 4 的患者受益于卒中血管内治疗。ASPECTS 被美国神经放射学学会（ASN）、AHC/ 美国卒中协会（ASA）、欧洲卒中组织（ESO）和加拿大卒中（Canadian Stroke）推荐使用。

大多数中心具备 CT 血管成像技术，且简单快捷。CT 血管造影可直接定位闭塞血管，避免非靶血管造影，从而易化介入治疗。此外，它可以识别侧支循环和血凝块长度。评估是否存在脑实质损伤及其范围，从而指导合理的静脉或动脉治疗。磁共振或 CT 灌注成像可以识别和量化缺血半暗带（缺血但仍存活的组织，可通过及时的再灌注挽救），从而指导进一步的治疗，特别是醒后卒中或卒中发病＞ 4.5h 的患者。导管室和重症监护病房（甚至救护车）的移动 CT 扫描仪或平板 CT 能加快治疗决策的制定[38, 39]。

（三）实验室检查

当患者到达急诊科时，应立即获得血细胞计数、部分凝血活酶时间、凝血酶原时间、血清肌酐、电解质和血糖水平等完整实验室数据。便携式实验室检查系统可以在影像学检查现场或急诊科测量这些指标，从而能缩短潜在可能的治疗延迟[40]。

（四）脑血管造影术

脑血管造影时，患者是否应该被镇静或全身麻醉，存在较多争议。这取决于患者的配合程度和操作者的舒适度。不行镇静或全身麻醉，可在干预期间持续进行神经系统评估，但偶尔会因为患者的移动而使侵入性成像和操作变得困难。此外，在取栓过程中患者会感到剧烈疼痛。在任何情况下，卒中都应该按照“脑复苏”来处理，麻醉团队应可随时就位。重要的是，插管过程中任何时候应避免血压下降，以最大化保持侧支循环灌注。

除罕见例外，通常选择股动脉入路。微穿刺系统的使用和透视或超声引导有助于成功穿刺股总动脉前壁而不穿透血管。虽然可以使用 6F 鞘管，但在大多数情况下，更倾向采用长的 8F 球囊指引导管提供额外支持。使用 5F 或 6F 猪尾导管在 40° 左前斜位行主动脉弓造影术（10 ～ 15ml 造影剂数字减影成像）通常是没有必要的。Ⅰ型主动脉弓，即所有头颈部血管（无名动脉、左侧颈总动脉、左侧锁骨下动脉）均开口于主动脉弓外缘同一平面，是最理想的解剖结构。Ⅱ型主动脉弓（无名动脉起源于主动脉弓外缘和内缘之间）和Ⅲ型（无名动脉起源于主动脉弓内缘以下）较难定位。

还应注意血管开口、弯曲度和弓近段血管病变。最常见的弓结构是自右向左依次独立发出无名动脉、左颈总动脉和左锁骨下动脉，约占 70%。其次，约 20% 为无名动脉与左颈总动脉共开口。约 7% 为左颈总动脉起源于无名动脉，还可见左椎动脉独立开口于主动脉弓（0.5%），以及右锁骨下动脉独立开口于左锁骨下动脉以远的主动脉弓，行经食管后方至右上肢（罕见）。对于正常简单弓结构，5F SIMS, H1 或椎动脉导管通常能到达所有弓部血管。路图可以帮助 X 线透视下行走导丝和导管。将一根亲水的 0.035in（1in=254cm）导引导丝（如 angled Glide wire，Terumo，Tokyo，Japan）送至目标部位，以引导造影导管跟进。行前循环成像时，应将导丝送至颈内动脉，但前提是该血管没有狭窄或闭塞，或者将导丝置于颈总动脉远段，造影导管沿导丝跟进至颈总动脉进行造影。首先，取 30° 同侧斜位或侧位显影颈动脉分叉及近段颈内动脉（如果颈内动脉近段没有充分显示，可用其他体位如足位或对侧斜位）。前循环脑血管造影时，可取侧位或头位 10° ～ 15° 。通常，注射 2 ～ 4ml 造影剂足以显影。大血管闭塞残端通常不难看到（图 68-1）。但是，有些情况下，旋转动态显像可用以识别被重叠的分支血管掩盖了的血管残端。观察脑静脉和侧支很重要，这需要延长成像时间并将整个颅部包含在视野中。后循环造影时，造影导管放置于椎动脉开口近端，行非选择性椎动脉近段造影。然后，导丝可以进入椎动脉，导管跟进可行选择性造影。通常导管送到左椎动脉相对较容易。椎循环最佳显影体位的选择，通常取对侧斜位显影椎动脉 V_1 段（椎动脉开口至穿过第 5、第 6 颈椎横突孔的节段），同侧斜位（或后前位和侧位）显影 V_2 段（第一和最后一个横突孔之间节段）和 V_3 段（最后一个横突孔至枕骨大孔之间的节段），侧位和后前头位（约 40° ）显影 V_4 段（颅内椎动脉段）、基底动脉和大脑后动脉。当遇到复杂主动脉弓时，弓部血管插管需要使用 Simmons 或 Vitek 导管。这些导管具有特定形态，当沿着 J 头 0.035in 导丝送至升主动脉后，回撤导丝，导管在弓部成形，回撤和旋转导管可以进入弓部血管。仅在导管展开状态下，才可能将 0.035in 导丝送至相应血管。即使 CT 血管造影显示血管闭塞，了解对侧血流和前后循环的信息也很重要，因为可能通过 Willis 环建立了侧支循环。这可能对预后有利。

（五）介入治疗（以急性大脑中动脉闭塞的介入治疗为例，图 68-1 ～图 68-11）

关于取栓，目前最常用取栓支架。将一根亲水导丝（如弯头 Glide 导丝）送至颈动脉，在跟进造影导管。必要时可更换更硬的导丝（如 Amplatz Stiff，Cook Medical，Bloomington，IN，USA），提供足够强的支撑以推进鞘管或指引导管到颈总动脉。如果没有显著颈动脉狭窄，鞘管或最好是头端带球

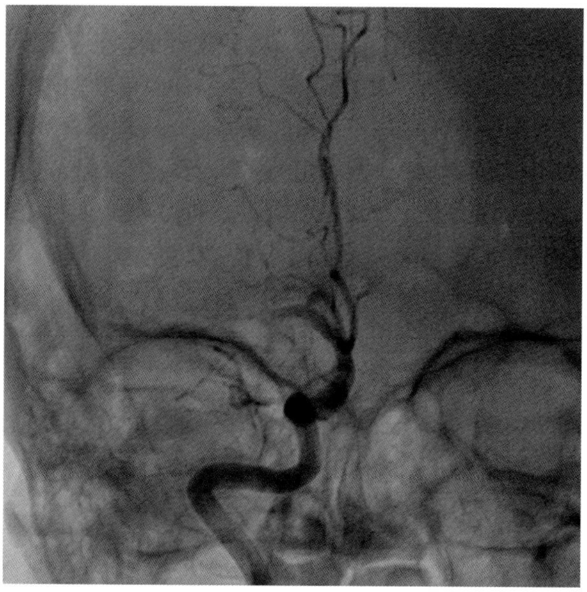

▲ 图 68-1　血管造影示右侧大脑中动脉急性血栓栓塞

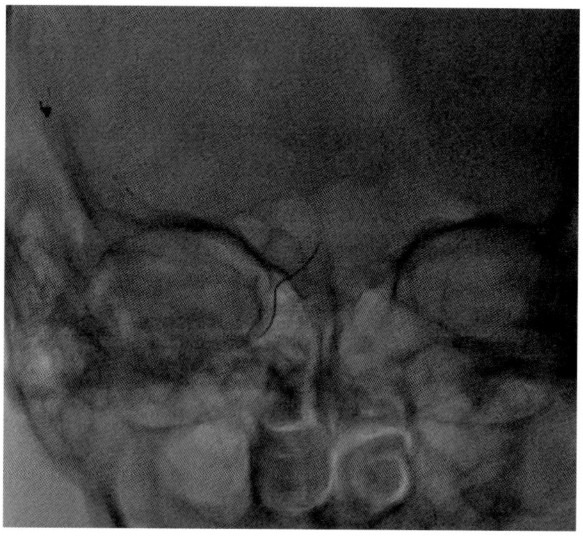

▲ 图 68-2　微导管通过 0.014in 的导丝进入右大脑中动脉下支至闭塞远端。随后，撤出导丝，将 Solitaire 取栓支架（Medtronic, Dublin, Ireland）沿微导管送入至远端标记与微导管尖端平齐

囊的指引导管（如 Cello balloon guide catheter，eV3，Irvine，CA，USA）可推进至颈内动脉，以便接近血栓或栓塞部位。如果没有头端带球囊的指引导管，在吸栓支架回撤至指引导管或鞘管的过程中全程抽吸显得尤为重要（以防栓子脱落）。远端深插导管（Neuron, Penumbra Inc.，Alameda，CA，USA，DAC，Concentric Medical，Mountain View，CA，USA；Fargo，Balt，Montmorency，France）能提供额外的稳定性。在椎基底动脉或大脑后动脉介入治疗时，6F 长鞘沿一根 0.035in 导丝送至椎动脉。

当送微导丝至脑血管时，注意规避小分支很重要（如豆纹动脉）。有些术者倾向于使用非常规的 0.014in 冠状动脉导丝（Whisper wire，Abbott Vascular，Redwood City，CA，USA；或 ChoicePT wire，Boston Scientific，Marlborough，MA，USA），另外一些术者则喜欢用脑血管专用导丝（如 0.014in Synchro microwire，Stryker, Kalamazoo，MI，USA；或 0.014in Transcend wire，Boston Scientific）。导丝头端通过闭塞段后在安全范围内，最好在较大的节段或分支，向远端输送越远越好（图 68-8）。在扭曲的脑血管内输送导丝可能比较困难。通过微导管（如 Rebar 18 或 27™，Covidien，Dublin，Ireland，Prowler select plus Cordis，Hialeah，FL，USA；or Excelsior XT 27，Stryker）操纵导丝可以提供更好的支撑和扭矩传递。有时候，导丝通过闭塞就可以导致血流改善。微导管头端最好要置于血栓或栓子以远 1 ～ 1.5cm（图 68-9）。有的术者撤出导丝通过微导管注射极少量造影剂（0.5 ～ 1.0ml）以确认在血管腔内，并显示闭塞以远脑血管走行路径（图 68-9）。但是，这样做有将血栓驱动至远端的风险。一旦确认微导管在血管内，将一个 Solitaire 取栓支架经微导管送至罪犯血管，使其远端标记与微导管头端平齐。该支架有四种型号：4mm×15mm、4mm×20mm、6mm×20mm 和 6mm×30mm。直径 4mm 的 Solitaire 支架可用于直径 2 ～ 4mm 的血管，直径 6mm 的 Solitaire 支架可用于直径 3.0 ～ 5.5mm 的血管。如果用的是 Rebar 微导管，推荐用 Rebar 18 输送直径 4mm 的支架，Rebar 27（内径略大，0.027in vs 0.021in）输送直径 6mm 的支架。保持支架固定的同时缓慢回撤微导管，从而使支架膨胀开来。遵照用法说明，让膨胀的支架在血栓 / 栓子部位停留数分钟（2 ～ 5min）。这步操作有时就能重建部分大脑血流（图 68-3 和图 68-10），并可能伴随神经系统功能改善。然后，将膨胀的支架和微导管作为一个整体回撤至指引导管或鞘管内，如果指引导管带有头端球囊，保持球囊呈膨胀状态。回撤过程中持续抽吸指引导管或鞘管直至取栓支架和微导管被撤出指引导管或鞘管近端（图 68-4）。如果没有头端带球囊的指引导管，在抽吸指引导管 / 鞘管并回撤取栓支架的过程中，可以通过体外按压暂时中断颈动脉血流。重复造影评估是否实现了再灌注。如果没有，或再灌注不完全，再次送导丝至罪犯血管，微导管推进至血栓部位以远，先前用过的取栓支架（清洗干净）可以再推进至并膨胀于血栓部位，像先前描述的方式一样。

最佳的抗血小板、抗凝或溶栓策略仍有待确定。值得一提的是，在所有随机试验中，支架取栓在急性卒中治疗中的有效性都得到证实，大多数患者在进行血管内治疗前都已开始了静脉溶栓。卒中患者一旦确定存在显著神经功能缺失，有血管内治疗指征，患者又可以直接从急诊科或 CT 室转到导管室时，一些中心就不进行静脉溶栓。然而，这种方法的优点和安全性仍有待确定。如果在血管内治疗之前没有立即进行静脉溶栓，可以考虑静脉应用低剂量的肝素（如 25 ～ 40U/kg）。

不管采用何种溶栓策略，考虑到溶栓过程中通常没有常规使用静脉肝素和抗血小板制剂，或仅使用了低剂量肝素，自微导管 Y 接头侧翼或指引导管侧翼给予肝素盐水持续冲洗，以防导管相关血栓形成是至关重要的。与冠状动脉介入治疗不同，卒中介入治疗术中不使用肝素或口服 / 静脉抗血小板药物，可降低颅内出血风险。

三、并发症

迄今为止，颅内出血是卒中介入治疗最严重的并发症。危险因素包括年龄、延迟再灌注、溶栓同时使用抗凝或抗血小板药物、溶栓药剂量、高血糖和灌注缺损面积的大小[41]。由于可能将介入使用的造影剂误判为出血，卒中血管内治疗后颅内出血的发生率往往被高估。在大多数动脉内溶栓的大型

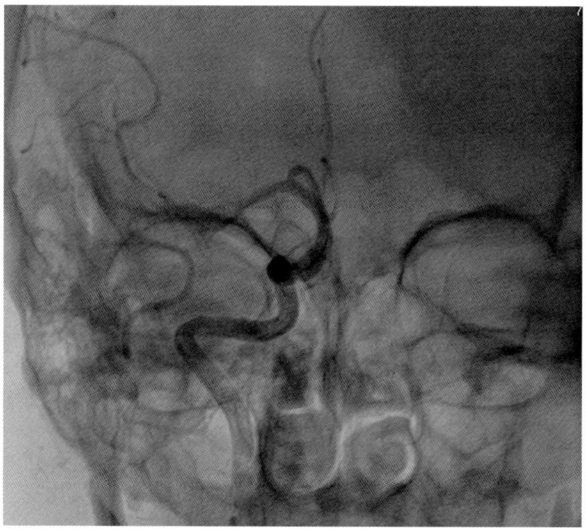

▲ 图 68-3　固定 **Solitaire** 取栓支架（**Medtronic, Dublin, Ireland**），通过回撤微导管展开取栓支架。这使血流部分恢复

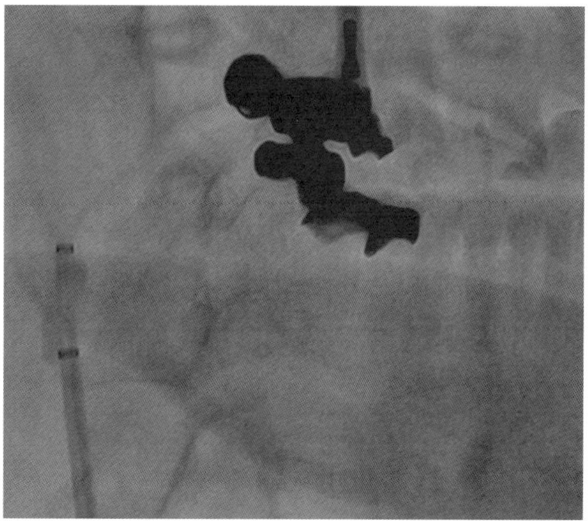

▲ 图 68-4　指引导管的头端球囊已被充气

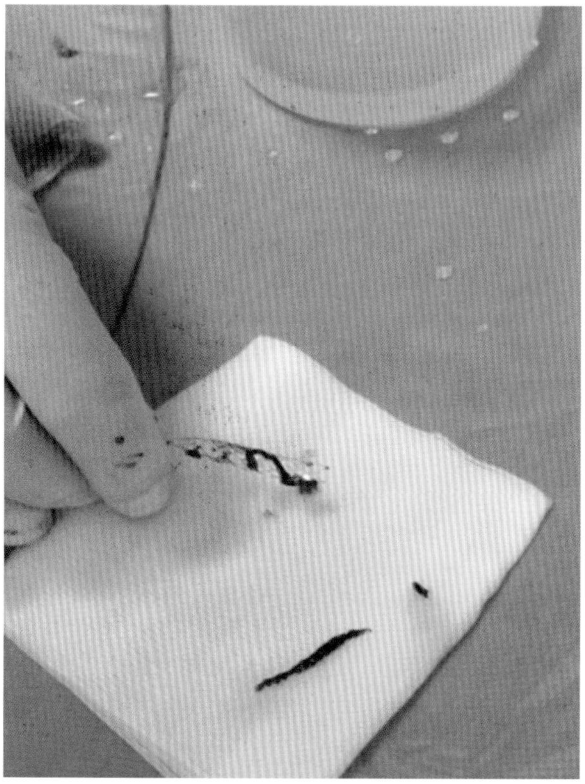

▲ 图 68-5　球囊呈充气状态，并连续抽吸指引导管时，膨胀状态的 **Solitaire** 取栓支架（**Medtronic, Dublin, Ireland**）和微导管作为一个整体被撤出。从指引导管撤出后，可见到被卷入到取栓支架中血栓组织

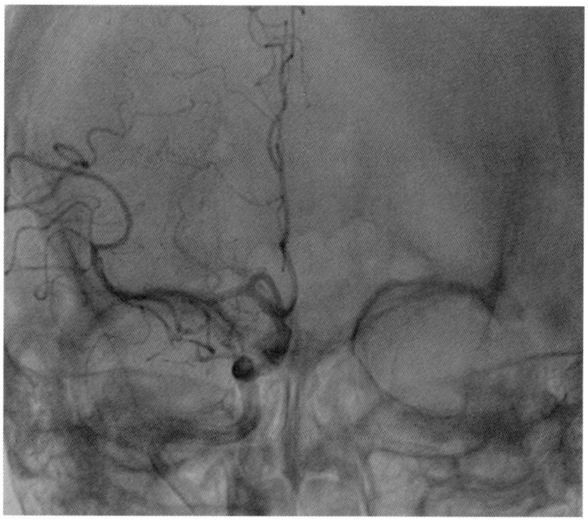

▲ 图 68-6　血管造影显示右大脑中动脉下支血流恢复

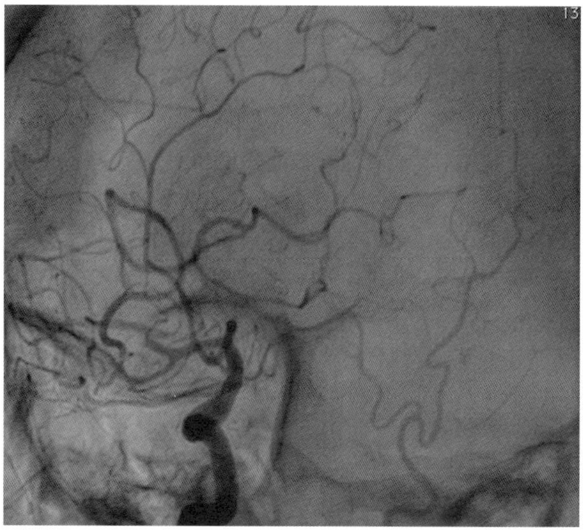

▲ 图 68-7　右侧大脑中动脉上支存在残余血栓

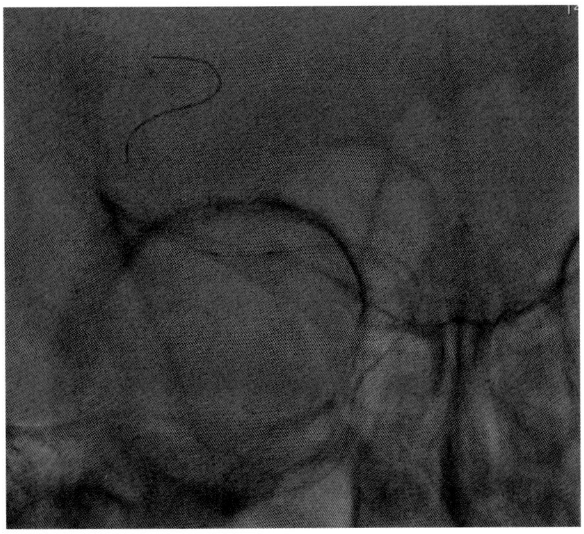

▲ 图 68-8 导丝送至右大脑中动脉上支，微导管沿导丝进入右大脑中动脉上支

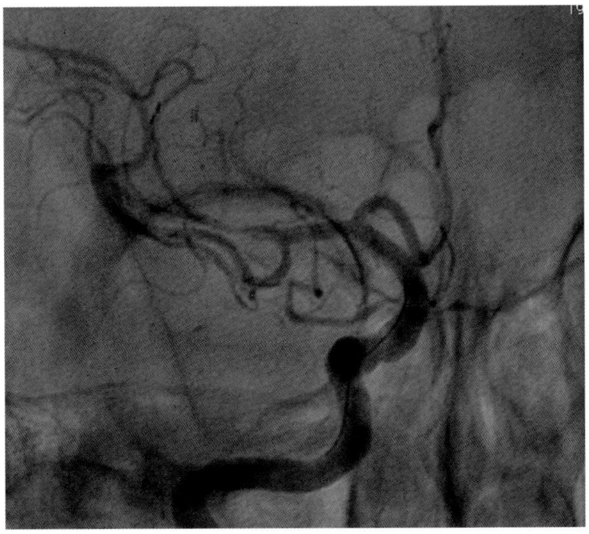

▲ 图 68-10 取栓支架（Medtronic, Dublin, Ireland）被推送到微导管的头端，固定支架，回撤微导管从而使支架膨胀，右大脑中动脉上支血流恢复

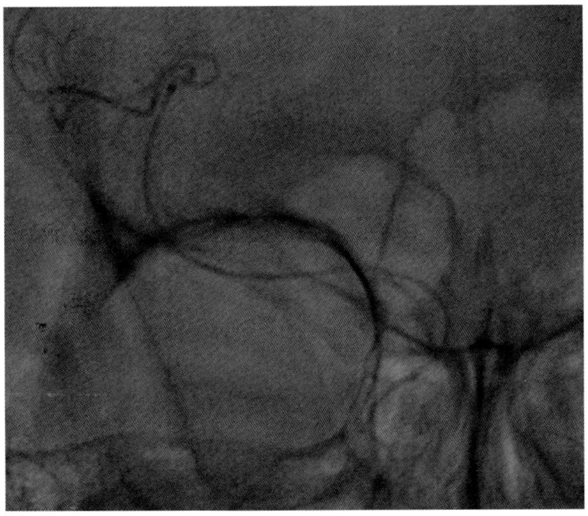

▲ 图 68-9 退出导丝，经微导管在右侧大脑中动脉上支注射少量造影剂，确认微导管在血管腔内

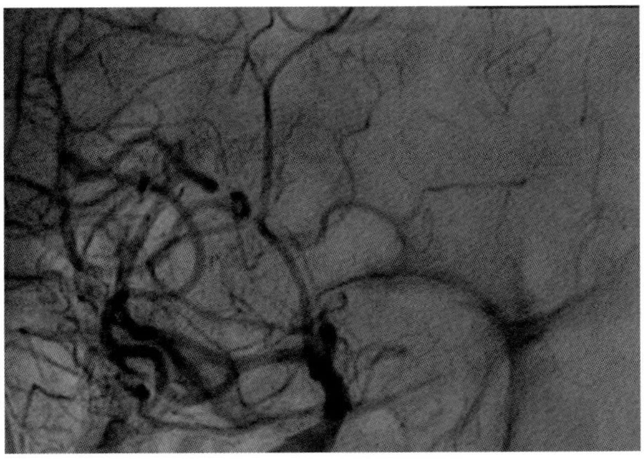

▲ 图 68-11 支架取出后，血管造影显示右侧大脑中动脉上、下支均有通畅的血流

试验中，症状性颅内出血的发生率约10%[42-45]。然而，在最近使用支架取栓进行机械再灌注的试验中，症状性颅内出血的发生率降低至1%～7.7%。如果发生了颅内出血，应该知道大多数溶栓剂作用是不可逆的，但作用时间相对较短。如果同时使用了肝素，建议使用鱼精蛋白中和（1mg/100U肝素，最大剂量50mg）。如果使用了血小板糖蛋白Ⅱb/Ⅲa受体抑制药，可以考虑输注血小板。术中小心操作导丝，谨慎避免误入小穿通支，再灌注后严格控制血压，都有助于减少出血并发症的发生。然而，即使没有进行任何血管内治疗、溶栓或抗凝，也可能发生出血性转化，可能与脑实质坏死引起的血脑屏障破坏有关。因此，应该认识到颅内出血的发生并不一定意味着介入操作或处理不当。

四、总结

在过去的20年里，急性卒中治疗有两个重要的里程碑：静脉溶栓和最近使用取栓支架进行机械取栓。静脉溶栓虽然在大型随机对照试验中被证明是有效的，但也有许多缺点，最重要的是卒中血管再通率低，神经系统功能恢复率低，尤其是大血管闭塞导致了严重神经系统功能缺失。对前循环大血管闭塞的患者，在静脉溶栓基础上，如果由有经验的操作人员早期及时常规使用取栓支架进行机械取栓，可显著改善卒中血管再通率和神经系统功能预后，并不增加颅内出血或死亡率。希望这种医疗服务能在大多数地区全天候为患者提供（24h/7d），类似于为急性ST段抬高心肌梗死患者提供急诊经皮冠状动脉介入治疗。要实现这一目标，需要有足够数量的具有急性卒中管理系统的中心，和足够数量受过良好培训的能实施脑血管取栓术的介入医生。

第 69 章　颈动脉成形及支架植入术

Carotid Artery Angioplasty and Stenting

Alberto Cremonesi　Shane Gieowarsingh　Fausto Castriota　著
赵金昭　译

在发达国家，脑卒中已经成为继心脏病和癌症之后的第三大死因[1]。过去几十年中，各个国家进行了前所未有的投入来提高心脏病和癌症患者的医疗质量，使得此类患者的存活率得到了很大提高。随着人口老龄化的加剧，卒中的高死亡率和致残率使得社会负担日益加重，因此我们近期的重点开始转向卒中患者的管理[2]。因此在本病的发病机制和表现上采取更为成熟有效地防治方法至关重要。

10% ～ 15% 的缺血性脑卒中源自于颈内动脉（internal carotid artery，ICA）粥样硬化斑块。颈动脉内膜剥脱术能够有效降低重度颈动脉阻塞患者（不管是有症状还是无症状的）的卒中风险[3-6]。尽管随机对照实验的设计和结果仍有争议，与颈动脉内膜剥脱术相比，颈动脉成形及支架植入术仍是一种很有潜力的治疗方式，它的优势是微创，同时能更有效地完成血运重建。对于行颈动脉内膜剥脱术风险较高的患者，颈动脉成形及支架植入术是一种有效的替代治疗手段。

一、背景介绍

颈动脉介入治疗的主要目的是预防卒中，尤其是致残性卒中。20 世纪 50 年代，动脉内膜剥脱术开始应用于治疗颈动脉分叉疾病，然而直到 40 年后，才有大型随机试验在一级证据水平确定其有效性。在过去的 30 年中，药物治疗在血管性疾病的治疗中得到了巨大进步。然而，对重度颈动脉狭窄患者，药物治疗仍不能有效预防卒中[7, 8]。对外科手术风险较高的患者，颈动脉成形及支架植入术能够以微创的方式重建血运。腔内器械的快速发展和手术技术的进步，使颈动脉成形及支架植入术成为一种成熟的技术，可以常规应用于颈动脉血运重建。

目前，关于颈动脉支架植入术是否应该作为颈动脉内膜剥脱术的替代治疗方式尚存争议。为了明确这个结论，一些随机对照试验对这些治疗方法进行了对比[9-15]。然而，由于设计缺陷、研究对象纳入困难、术者经验差异等种种原因，上述研究尚未得到一致的结论。希望目前正在进行的大型随机对照研究（SPACE-2、ACST-2、CREST-2 和 ACT-1）能够得出一致意见[16, 17]。在过去 10 年中，已发布的单中心和多中心注册研究证实了这种治疗方法的近、中期有效性。虽然存在诸多争议和讨论，但有一点可以确定，为了更好地达到预防卒中的目标，这些手术必须由高水平且训练有素的术者进行操作，最好是在大规模的颈动脉支架植入术中心完成。

二、重要概念和注意事项

（一）个体化方案

颈动脉成形及支架植入术受到多种因素的影响，为了提高手术成功率，应该采取个体化方案，即根据患者的病变和血管解剖结构特点，采用不同的腔内装置和技术。这需要术者能够系统评估患者颈动脉斑块特征、血管解剖学和血管腔内器械［指引导管和鞘管、导丝、栓子保护装置（EPD）、球囊和颈动脉支架等］的特点。根据自 1997 年以来超过 3000 例病例的实践，我们的团队坚信每个装置都具有其独特的特性，具有其特定的适应证。

（二）支架固有的抗栓塞性能

支架术最主要的并发症是术中及术后的远端栓塞。降低术中栓塞风险的有效措施是使用栓子保护装置。但需要注意的一点是，在使用栓子保护装置时，植入支架的类型不能降低术中并发症发生的风险，但在预防斑块脱落所致的神经系统并发症中起着至关重要的作用。开放式外科手术切除动粥样硬化斑块和血栓，而血管成形及支架植入术通过支架系统和覆膜材料将斑块组织压到血管壁。因此，支架几何形态具有内在抗栓特性，在术后24h恢复期直至内皮细胞修复完成之前能够降低斑块脱落和远端栓塞的风险。

（三）安全的颈动脉支架植入术和保护性流程

在实施过程中，安全的颈动脉支架植入术和保护性流程包含两方面的含义。一方面，除了使用高科技器械来处理斑块（支架）和捕获及去除栓塞碎片之外，整个手术过程中采用个体化治疗的理念是必不可少的，要根据患者和病变特点选择合适的设备和介入技术。另一方面是识别出颈动脉支架植入术高风险病例，而这主要取决于介入血管专家的技术水平。与其他经皮介入治疗相比，颈动脉支架植入术的高风险病例识别与术者的技术水平更相关。

（四）临床管理与规范

建立标准操作流程对颈动脉支架植入术的成功至关重要，而这基于充分的患者沟通、病例选择以及有效的临床监管（包括提前建立登记制度以进行质量评估）。这种监管措施应由伦理委员会审查批准，由独立的神经科医生进行公平地监督和评估。监管对改善患者医疗水准是至关重要的。

（五）近期疗效及并发症的评估

我们应该集中分析近期疗效和并发症以确定临床操作的安全性。有几个因素影响30d内短暂性脑缺血发作、卒中和死亡等并发症发生的风险：患者特征（如年龄和神经系统症状）、手术因素（如术者经验、主动脉弓和颈动脉解剖特点、斑块特征，支架技术和栓子保护装置类型）。如果记录的并发症没有时间分布，那么对这些累积数据的分析可能无法确定指定变量的相关性，甚至由于混杂变量的影响而产生误判。因此，我们建议区分以下时间段记录和分析不良事件：术中（在手术开始后到患者离开手术室）、手术后24h（从患者离开手术室到手术后24h），以及随后的30d恢复期[18]。对于每个不良事件的完整登记，还应进一步分类：①手术切口并发症；②局限于靶血管的并发症（动脉闭塞、严重血管痉挛、夹层）；③器官特异性并发症（神经系统、心血管、呼吸系统、胃肠道、肾脏和肝脏）；④全身并发症（过敏性和过敏性反应、败血症、对药物的特异反应）。这些策略允许对每个事件进行前瞻性或回顾性分析[18]。

三、适应证和禁忌证

颈动脉介入适应证包括有症状且血管造影狭窄≥50%的患者（如66个月以内的病变相关神经系统事件），以及无症状但血管造影狭窄≥80%的患者。选择性颈动脉支架植入术的绝对禁忌证是颈动脉中存在不稳定血栓。血管内技术相关的相对禁忌证同样适用于颈动脉支架植入术。表69-1列举了由于合并其他疾病或解剖学因素而具有颈动脉内膜剥脱术高风险的潜在因素。框69-1提出了一些具有挑战性或增加支架置入术风险的一些情况。

框69-1　颈动脉血管成形术和支架植入术的挑战

1. 髂血管扭曲
2. 牛型或Ⅲ型主动脉弓
3. 主动脉弓钙化、不规则
4. 主动脉弓分支血管扭曲
5. 长而不规则、不均一的斑块
6. 高度钙化颈动脉病变

四、颈动脉斑块特征

除了狭窄程度和血管内径外，颈动脉斑块的评估还应包含病变的长度和用于预测斑块复杂性和栓塞风险的形态学特征（“易损斑块”）。

由于具有高血栓负荷和炎症激活特点，长节段病变和临床不稳定斑块（如复发性短暂性脑缺血）都定义为高风险病变。Krapf等报道，使用弥散增强MRI评估表明颈动脉支架植入术术后新发脑缺血性病变的风险与病变的长度有关[19]，Aronow等报道术前白细胞计数与颈动脉支架植入术手术期间的

表 69-1 高手术风险标准

临床标准	解剖标准
1. 年龄＞75 岁	1. 高位颈部病变
2. CCS 分级 3～4 级或不稳定型心绞痛	2. 串联病变＞70%
3. NYHA 分级Ⅲ～Ⅳ级	3. 颈动脉内膜剥脱术后再狭窄
4. LVEF＜35%	4. 对侧颈内动脉闭塞
5. 心肌梗死＜6 周	5. 不利的颈部条件（既往放疗、气管切开、颈部手术）
6. 冠状动脉疾病多支病变	6. 颈椎僵硬
7. 重症肺疾病	
8. 严重肾功能不全	
9. 对侧颅神经损伤	

CCS. 加拿大心血管协会；NYHA. 纽约心脏协会；LVEF. 左心室射血分数

微栓塞增加有关[20]。

一项分析 200 例颈动脉内膜剥脱术标本的研究表明，斑块表型与栓塞风险相关，其中以薄纤维帽覆盖的大脂质池为特征的“易损斑块”比纤维化斑块更容易发生围术期微栓塞[21]。这些易损斑块的具有低超声回声，被称为“软病变”，这种特点可以通过灰度中位数（GSM）方法量化。ICAROS 研究表明，GSM＜25 的病灶中颈动脉支架植入术相关卒中的风险为 7.1%，GSM＞25 的病灶中罹患卒中的风险为 1.5%[22]。

因此，应从临床、生化和形态学特征方面综合评估，预测特定颈动脉病变的栓塞风险，以便进行个体化的介入方法。

五、血管解剖学

根据五个动脉区域分类方法评估颈动脉支架植入术手术中涉及的所有血管床，实现对患者血管床的完整和标准化评估。通过对五段区域“主动脉弓”“近端血管”“支架段”“远端血管”和“脑血管”的血管造影进行分析，预测手术难度，允许操作者根据相关解剖特点选择合适的技术和器械[23-25]。五个动脉区域的解剖分类如图 69-1 所示，图 69-2 显示了各个区域基本的颈动脉支架植入术步骤。这种分类强调进行全面的解剖学评估，从传统的主动脉弓类型（图 69-3）到脑血管类型（图 69-4）。

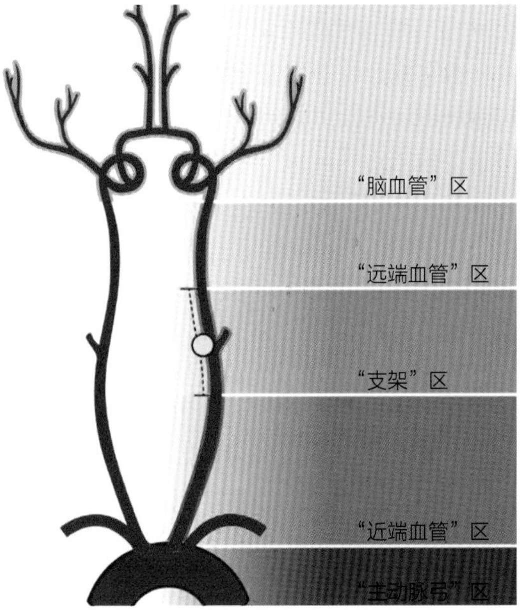

▲ 图 69-1 “五个动脉区”分类区域示意图

颈动脉病变以黄色球为代表，以红色线为“支架段”界限（引自 de Campos Martins EC 等，2012 年，第 612 页[24]。经 Europa Digital & Publishing 公司许可转载）

六、脑保护装置

组织病理学分析和经颅多普勒研究显示，颈动脉病变包含易碎、溃疡斑块和血栓物质，容易在干预过程中形成血栓栓塞[26, 27]。栓子可分为大栓子（＞100μm）或微栓子（＜100μm）。大栓子，尤其是＞200μm 的，通常与临床事件有关；然而，微栓塞的影响尚不清楚，可能引起包括神经认知功能的

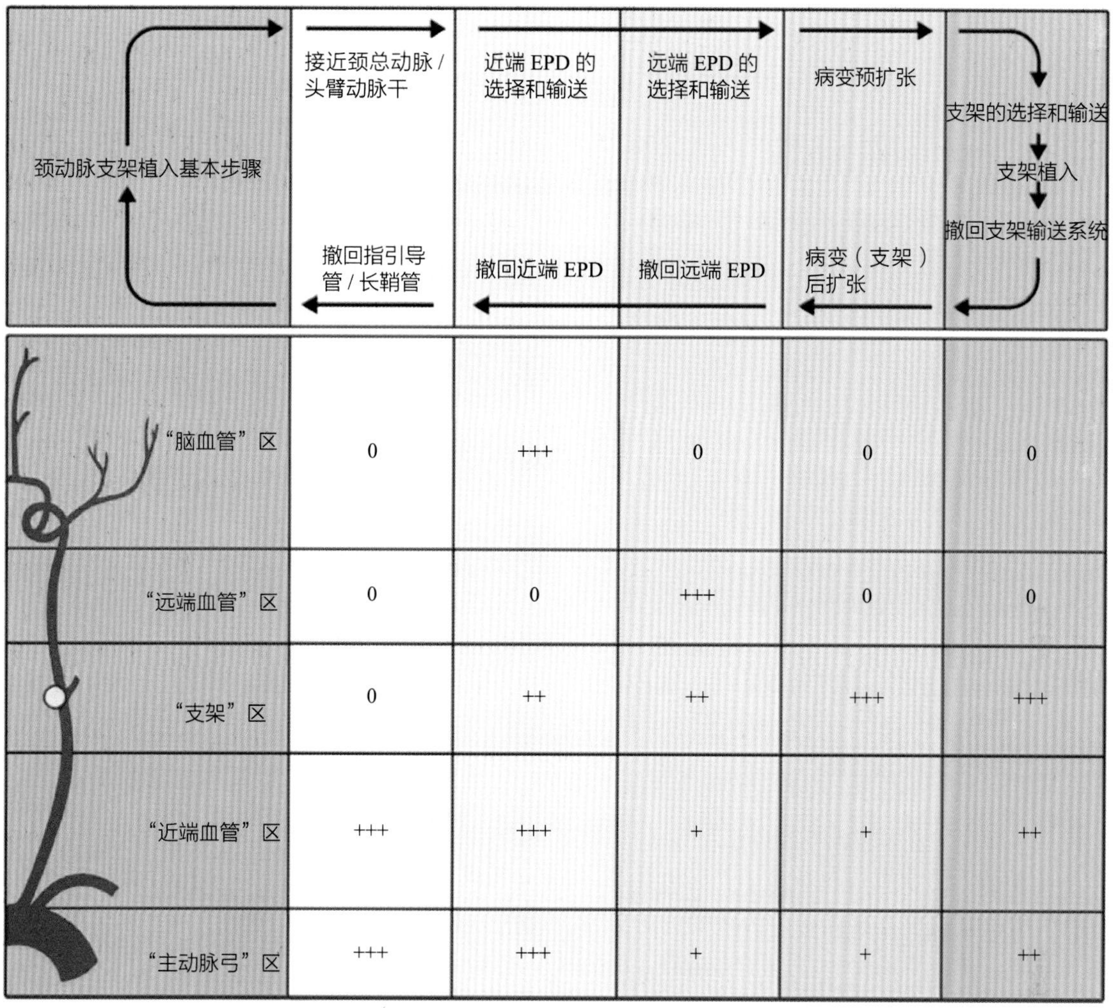

	接近颈总动脉 / 头臂动脉干	近端 EPD 的选择和输送	远端 EPD 的选择和输送	病变预扩张	支架的选择和输送 / 支架植入 / 撤回支架输送系统
“脑血管”区	0	+++	0	0	0
“远端血管”区	0	0	+++	0	0
“支架”区	0	++	++	+++	+++
“近端血管”区	+++	+++	+	+	++
“主动脉弓”区	+++	+++	+	+	++

▲ 图 69-2 “五个动脉区”分类体系对颈动脉基本血管成形术及支架置入术技术评价的影响

颈动脉支架植入术的技术步骤分为：①进入和稳定放置 CCA/BCT 系统（导引导管、长护套或近端 EPD）；②近端 EPD 的选择、输送和放置；③远端 EPD 的选择、输送和放置；④病变前、后扩张；⑤支架的选择、输送和放置。0. 没有影响；+. 小的影响；+ +. 中等程度的影响；+ + +. 大的影响。EPD. 子保护装置（引自：de Campos Martins EC 等，2012 年，第 614 页。经 Europa Digital & Publishing 公司许可转载[24]）

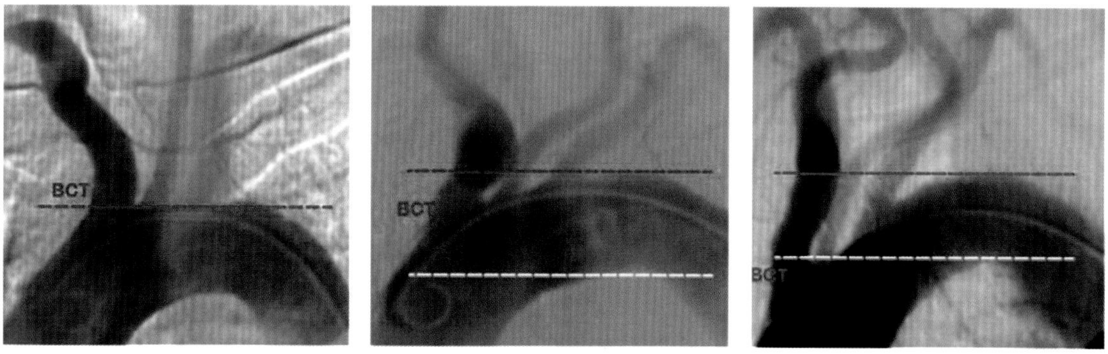

▲ 图 69-3 主动脉弓解剖类型分型

主动脉弓解剖类型可分为 1 型、2 型和 3 型，导管放置和介入治疗的复杂性越来越高。红色和白色虚线分别指向主动脉弓的外曲线和内曲线。每个图中都显示了头臂干的起源。主动脉弓 1 型的头臂动脉干起点位于主动脉弓外曲线水平；2 型头臂动脉干起源于主动脉弓内外曲线水平之间，3 型头臂动脉干起源于主动脉弓内曲线水平

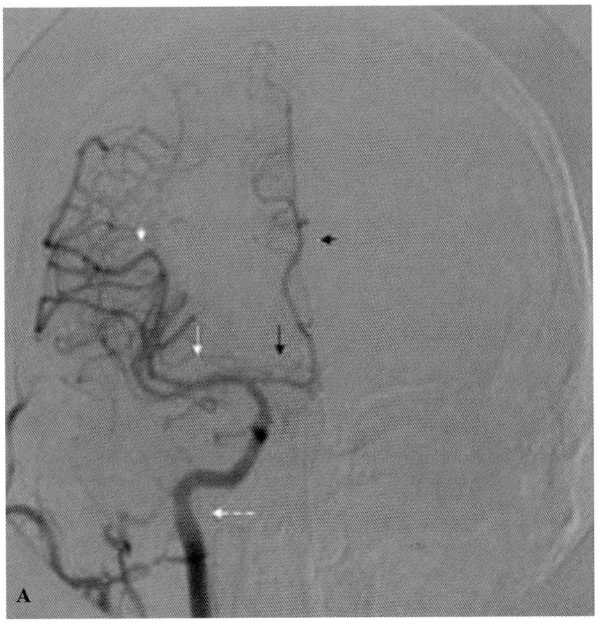

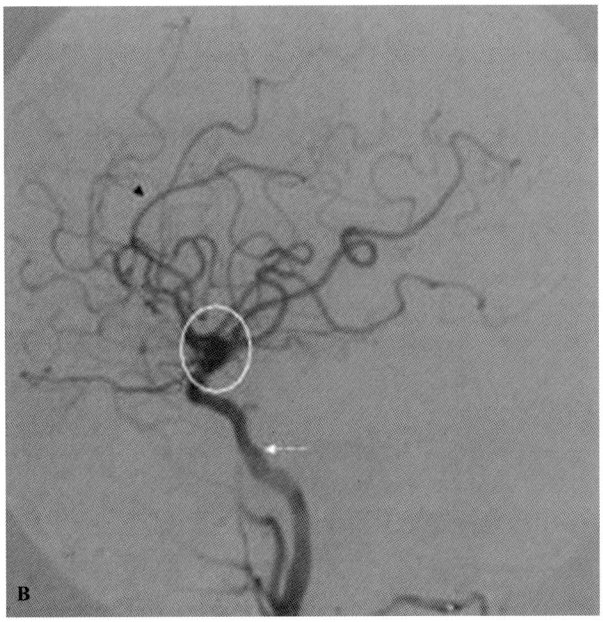

▲ 图 69-4 颅内血管造影图

A. 右侧前后位颅内血管造影。图示右侧颈内动脉。黑色箭指向大脑前动脉，通向大脑外膜动脉（黑箭头）。大脑中动脉由白色箭及其分支（白箭头）显示。B. 右侧颅内血管造影。箭所示为右侧颈内动脉。黑箭头显示的是大脑外膜动脉。大脑中动脉和大脑前动脉在此投影中没有很好地显示

细微变化。尽管支架置入技术不断进步和双重抗血小板疗法的实施，栓塞事件仍有发生。研究表明，栓子保护装置能够降低多普勒确定的栓塞负荷[28]，初步结果表明，常规使用此类装置时颈动脉支架植入术的效果与外科手术最佳效果相当[29, 30]。

（一）受保护的 CAS：临床研究

目前尚没有随机试验对比研究受保护的颈动脉支架植入术与未受保护的颈动脉支架植入术，因为大规模进行这样的研究是困难的。

但最近的文献数据给出了一些提示：

- Sprouse 等在 60% 的滤器上发现了可见碎片[31]，我们的这一比例是 66.8%[32]。
- 在德国登记研究中，受保护的颈动脉支架植入术同侧卒中发生率显著降低（1.7% vs 4.1%，*P*=0.007）[33]。
- 我们的研究表明，保护性颈动脉支架植入术的栓塞发生率降低了 79%[34]。
- 在 EVA-3S 研究的早期阶段，未受保护的颈动脉支架植入术在 30d 内的卒中发生率比受保护的颈动脉支架植入术高 3.9 倍[35]。
- 一项 2003 年的全球性回顾性研究发现，未受保护的颈动脉支架植入术的卒中和死亡率为 5.2%，受保护的颈动脉支架植入术为 2.2%[36]。
- Kastrup 等在有关栓子保护装置早期结果的系统回顾中，分析了 1990—2002 年间发表的研究（2537 例未受保护的颈动脉支架植入术和 896 例受保护的颈动脉支架植入术），结果表明 30d 内卒中和死亡率分别为 5.5% 和 1.8%（$P < 0.001$）[29]。

根据以上分析，栓子保护装置似乎可以减少颈动脉支架植入术期间的血栓栓塞并发症。

（二）远端保护装置

远端保护装置通常放置在病灶所在颈内动脉远端的直行处（锚定区），通过中断或过滤血流而起作用。第一代远端保护系统使用的是球囊，但现在通常使用滤器，因为它们不太复杂并且使用起来可能更简便。过滤器捕获中到大尺寸的碎屑，通常直径＞100μm。滤器性能主要体现在通过性能和捕获能力。通过性能是一个很重要的特征，收缩在输送系统中的导丝和滤器必须通过病变而不引起易碎组织分离。捕获能力取决于滤膜孔径和过滤器的能否充分贴壁。

远端保护装置的局限性

远端阻塞球囊和滤器在放置时需要在没有保护的状况下穿过病变位置，因此存在很大的局限性，

尤其在重度狭窄病变中。因为受孔径的限制，滤器对捕获微栓子无效。在扭曲或较大的远端颈内动脉，若脑保护装置放置时贴壁不良，甚至可能导致大的栓子通过。此外，在装置回收阶段，收集的碎片可能会因挤压效应而脱落。远端阻塞球囊能够通过阻断颈内动脉的血供防止微栓子，但微栓子仍能从颈外动脉（ECA）到大脑中动脉的侧支造成栓塞。此外，5% ～ 8% 的患者因脑灌注的中断出现血流阻断不耐受[37]。另外，两种系统都可能由于损伤锚定区内膜而成为栓塞的来源。

（三）近端保护装置

近端保护装置通过中断或逆转颈内动脉中的血流来起作用。它们具有在保护下穿过病灶并同时阻断大小栓子的优点。此外，不需要在远端颈内动脉中放置装置，因此降低了内膜损伤、痉挛或夹层的风险。目前有两类这样的设备：Mo.Ma 和 NeuroProtection 系统。

1. Mo.Ma™（美敦力）

Mo.Ma 系统主要包含 9F 鞘管（新系统中为 8F），其有效工作通道分别为 6F 和 5F，和两个可独立充气相距 7.2cm 的球囊。直径 6mm 的远端球囊将颈外动脉阻断，而直径 13mm 的近端球囊阻断颈总动脉，从而防止来自颈总动脉的顺行血流和来自颈外动脉的逆行血流，这就可以在保护下对病变进行治疗。后扩张结束和球囊放气之前，采用 20ml 注射器回抽三次血液并检查碎片。建议应用 9 ～ 10F 鞘管，以便在整个手术过程中通过股动脉鞘侧臂监测动脉压。

2. NeuroProtection System™（NPS）（Gore）

衍生自 Parodi 抗栓塞系统（PAES）（ArteriA）的 NeuroProtection 系统通过对位于 9F 鞘管头端的球囊进行充气阻断颈总动脉，另一个独立的球囊导管穿过 9F 鞘管到颈外动脉，充气后阻断颈外动脉血流，通过这一系统，可以使颈内动脉血流逆行。该系统可以连接到对侧股静脉，自 Willis 环逆流过来的对侧脑循环的血液，沿着颈内动脉逆行，并通过导管进入静脉系统。在血液重新进入静脉系统之前采用滤器（孔径 180μm）收集碎片。应用该装置可以在保护下穿过病变进行治疗。在每个阶段之后，特别是有较高栓塞风险的阶段，吸出 10ml 血液，并且在操作结束球囊放气时，主动抽吸以去除与球囊封堵器邻接的任何碎屑。该系统的有效工作通道为 6F。由于颈动脉支架置入术的全球应用有限，该系统在过去的 2 年中已经停产。

3. 颈动脉支架植入术期间的近端保护：临床数据

现有的临床经验来自五个多中心登记研究：EMPiRE 研究（354 例患者，包括纳入并保持联系的 354 例使用 GORE 血流逆转系统的患者）[38]、ARMOR 研究（262 例使用 MO.MA 系统的患者）[39]、欧洲多中心的单组研究（121 例患者使用 GORE 血流逆转系统）[40]、两个前瞻性登记研究（157 例患者使用 MO.MA 系统和 233 名患者使用 MO.MA 和 GORE 血流逆转系统）[41, 42] 和一个大型单中心注册研究（1270 名应用 MO.MA 系统的患者）[43]，这些研究已在一项 Meta 分析中进行了总结[44]。在 2397 名患者中，30d 内发生卒中、心肌梗死或死亡等联合终点事件的比例是 2.25%。卒中、心肌梗死和死亡发生率分别为 1.71%，0.02% 和 0.40%。年龄和糖尿病是仅有的重要的独立风险预测因子；然而，所有亚组的总卒中率均低于 2.6%，包括有症状的 80 岁以上老人组。其他变量如性别、症状和对侧颈动脉闭塞情况，都不是独立的预测因素。近端阻塞装置相对于远端保护装置的潜在好处主要有两个：首先，近端保护可以在手术的所有阶段进行神经保护，经颅多普勒研究表明，近端保护在导丝通过时的微栓塞信号（MES）少于远端保护装置[45, 46]；其次，近端保护装置能够更高效捕获颗粒碎片[47]。而已知远端过滤器难以捕获小颗粒（40 ～ 120ml）[48, 49]。由于颈动脉支架植入术广泛开展的受限，近端保护装置领域的创新已经接近停滞。

（四）脑保护的新进展

1. ENROUTE 神经保护系统（Silk Road Medical）

ENROUTE 神经保护系统是一种新型的血流逆转系统，由两个鞘管组成，一个通过手术放置在颈总动脉（起始部），另一个经皮穿刺置入股静脉。该手术联合外科和血管内两种技术进行颈动脉血管重建。流量调节装置允许术者调节回路的流量，从高流量到短时的终止流量。通过锁骨上方的手术切口将颈动脉鞘置于同侧颈总动脉中。将静脉鞘管经皮插入股静脉。动脉和静脉回流鞘管通过管道连接，从而形成动静脉分流。遵循近端保护的概念，在任何病变操作前，通过阻塞颈动脉鞘近端的颈动脉而诱导血流逆转。该系统不需要像其他近端保护装置那样阻断同侧颈外动脉，其主要优点是提供强大的近端栓塞保护的同时，可以避免主动脉弓区域的操作，前提是手术切口部位颈总动脉没有病变。

PROOF 研究是一项首次在人体使用 ENROUTE™ 神经保护系统的单组可行性研究，该研究包含44名颈动脉血运重建患者。主要终点是30d内发生大的卒中、心梗或死亡事件。通过在手术前和手术后进行弥散加权磁共振成像（DW-MRI）对微栓子进行研究。在手术前和手术后的DW-MRI没有病变的患者中，有1例患者在30d内发生了轻微的对侧卒中。纳入研究的患者都没有发生心肌梗死或颅神经损伤[50]。其中的31例患者在术前72h内和术后24～48h内接受了脑部DW-MRI检查。5名患者出现脑白质病变（16.1%）。这是迄今为止任何颈动脉支架置入策略中，DW-MRI阳性率最低的。

ROADSTER 试验是一项正在进行的前瞻性、单组、多中心的器械豁免临床试验。这项研究联合使用 ENROUTE 神经保护系统（Silk Road Medical Inc.，Sunnyvale，CA，USA）与所有食品和药品管理局批准的商用颈动脉支架进行血运重建，纳入被认为是颈动脉内膜剥脱术高风险的颈动脉疾病患者。该试验最近完成了141名患者的入组。主要终点事件是卒中、死亡和心肌梗死的复合事件，将其与根据 CREATE 试验得到的客观性指标进行比较，并将提交给食品和药品管理局进行器械批准。

2. 近端保护装置的局限性

近端保护装置的缺点包括尺寸过大、血流阻断不耐受以及不适用于合并重度颈外动脉或颈总动脉疾病的患者。在 Willis 环功能正常情况下，对侧颈内动脉闭塞不是应用的禁忌证，因为有来自椎动脉系统的血供。

对大尺寸股动脉鞘的需求可能会妨碍在严重外周血管病患者的使用，并可能增加穿刺部位并发症的发生。尽管如此，PRIAMUS 登记研究表明，即便是使用第一代 Mo.Ma 系统（10F），局部并发症发生率仅为4.1%，而且无1例患者需手术修复或输血。Rabe 等在 PAES 研究中报道了更高的并发症发生率，但考虑到目前使用9F的 Mo.Ma 系统和8～9F的 NPS 系统，我们有理由相信穿刺部位并发症的发生率会更低[51]。

血流阻断不耐受发生在多达8%的患者中，并且通常与严重的对侧病变或发育不良的脑侧支循环相关。不耐受发生的术中可预测参数为阻断近远端压差＜40mmHg[44]。另一个关键因素是整体血流阻断时间会随着术者经验的增加逐渐缩短（对于 Mo.Ma 系统，从 Diederich 研究的10min到 PRIAMUS 注册研究中的5min[52, 53]，血流阻断不耐受发生率随之从12%下降到约6%）。对于 PAES/NPS 系统也是如此，血流阻断不耐受发生率从2001年的8%下降到2005年的3%[54]。然而，即使在对侧闭塞的情况下，血流阻断不耐受与冠状动脉和心脏事件发生没有明显相关性[44]。因此，对侧血管闭塞不是该手术的绝对禁忌证。实际上，可以采用三种策略降低血流阻断不耐受发生率：加快速度以尽快恢复血流灌注；在远端过滤器保护下定位，然后再排空球囊（"安全带和安全气囊"技术）；按流程逐步扩张和排空球囊。

（五）何时使用近端或远端保护以及潜在并发症

目前尚缺乏对比近端和远端保护装置的大型临床研究，因此装置选择应基于个体化方案。在挑战性较大的解剖病变，如颈内动脉-颈总动脉夹角较大和（或）缺乏合适的颈内动脉锚定区，应强烈建议选择近端保护装置。对于具有高栓塞风险的病变也是如此，因为近端保护装置在避免远端栓塞方面似乎比过滤系统更有效。远端保护装置最常见的并发症是痉挛和慢血流，发生率最高达3.6%和7.2%[55]。根据我们的经验，采用轻柔的操作方法以及使用尖端较软的滤器导丝可以最大限度地减少此问题的发生。当滤器孔部分或完全被碎屑堵塞时发生慢血流，在移除过滤器后这一现象可以消失。锚定区夹层的发生率在0.5%～0.9%[30, 56]。偶尔会出现回撤问题，此时扭转引导导管的帮助改变系统的形态，从而允许回收鞘管穿过支架，其他策略包括转动患者的头部或使用双导丝。与近端保护装置相关的并发症主要与血流阻断不耐受有关。在最近完成的 Mo.Ma 登记研究中，7.1%的患者出现不耐受，在1.9%的患者需要间断地排空球囊，并且在0.6%的患者中放置了远端过滤器。所有患者均顺利完成手术，30d 内没有出现再住院或神经系统并发症的情况[57]。

七、自膨胀颈动脉支架

（一）结构和功能特征

1. 编织支架

第一代专用于颈动脉应用的自膨胀支架是钴合金编织网框架，具有高度的柔韧性和尚能接受的径向强度。框架是可压缩的并且约束在鞘管内：在鞘管回撤期间通过类似弹簧的膨胀形式展开。优点包括小而灵活的输送系统、小的支架网孔面积、强的支撑力以及对分叉处直径变化的适应性。然而，它倾向于使血管变直，并且在释放时会出现难以预料的缩短。

2. 镍钛合金支架

第二代自膨胀支架以镍钛合金结构为代表。镍钛合金的热膨胀性能是这些装置的特征，在人体体温下，它们膨胀到预定的形状和尺寸。大多数是通过激光切割镍钛合金管形成一个由顺序排列的环形圈组成的框架，环形圈以螺旋的方式相互连接。另一种框架是平板镍钛合金卷闭孔设计。镍钛合金支架的一个优点是释放时缩短很小。

镍钛合金支架可简单分为开环、闭环和混合设计，具有圆柱形或锥形形状。开环设计往往具有比闭环设计有更大的网孔面积。开环支架的优点包括良好的顺应性和柔韧性，以及优越的管壁适应性。缺点包括中等强度的支撑力和贴壁性，同时在复杂颈动脉病变中的支架 - 小梁错位。闭环支架具有较强的支撑力和贴壁性，但由于硬度高，使得顺应性和柔韧性不足。支架之间功能差异的定量比较如表 69–2 所示。混合型镍钛合金支架的远端和近端应用开环结构以增强柔韧性和适应性，中间采用闭环设计以获得适当的支撑和贴壁性能以防止斑块脱落（图 69–5）。没有研究明确开环式、闭环式或混合式支架在所有病变中是否具有明确的优势。闭环设计支架使得突出的斑块减少，但也更容易导致动脉拉直和远端血管扭曲。开环设计支架的效果与之相反。特定患者的支架选择应基于临床判断。

表 69–2　半定量比较支架间功能差异

支架技术特点	编织网支架	镍钛合金 OCG*	镍钛合金 CCG†
A. 透视缩短	Ts	Ti	Ti
B. 顺应性 / 灵活性	+	++	–
C. 血管壁适应性	+	++	+
D. 支撑力	++	+	++
E. 径向强度	+	++	++
F. 径向稳定性	+	+	+
G. 贴壁性能	++	_	++

Ti. 从技术上讲无关紧要的：＜ 15%；Ts. 技术上重要：＞ 15%。(–)：比其他差；(+)：跟其他相当；(++)：优于其他。*. OCG. 分割冠，开环结构；†. CCG. 闭环结构（包括扁轧制框架）

3. 是否有合理的支架选择方案

不同的支架设计在病变不复杂的情况下使用时表现出等效性：简单的主动脉弓上结构、直的颈动脉分叉和稳定的纤维斑块。然而，术者经常不得不面对一些挑战性情况，这时需要转向个体化方案的。表 69–3 显示了功能分类，为了最大限度地实

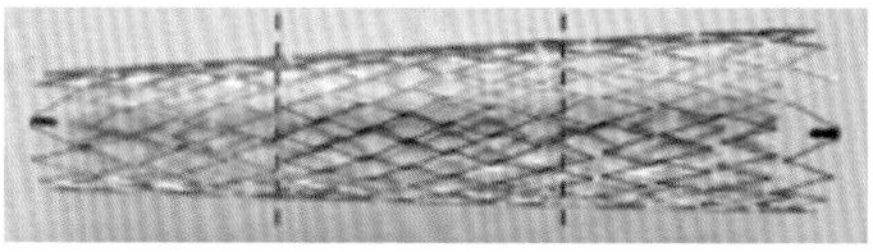

	远端	中间	近端
顺应性	高	适当的	高
径向力	低	适当的	低
支撑力	低	低	低
M/A 比值	低	适当的	低

A

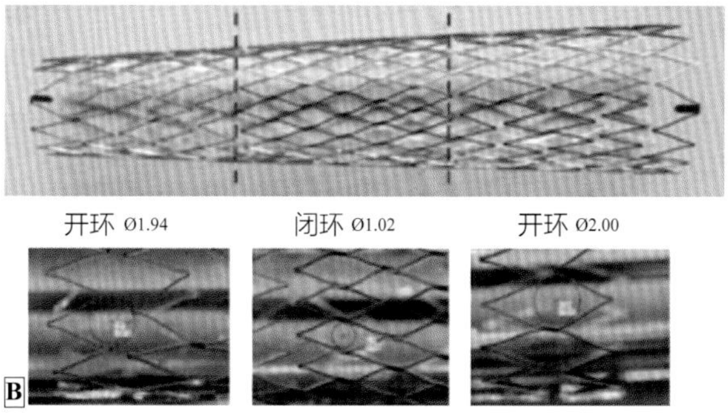

▲ 图 69–5　混合型镍钛合金支架

A. 混合颈动脉支架的功能特征。中间闭环结构部分和两端的开环结构部分分别为斑块提供了足够的支撑，同时保证了较高的灵活性和血管壁的适应性；B. 混合颈动脉支架三段网孔面积（mm^2）比较

现可靠的斑块覆盖和预防远期斑块脱落，钴合金编织支架由于恒定的径向力特性（软和长的非均匀病变很容易发生远端栓塞）而作为首选。Bosiers 等证实支架支撑力和贴壁可以有效减少有症状患者（不稳定危险斑块）的术后神经系统并发症[58]。对于颈动脉分叉病变和斑块复杂性较高的病变（病变成角严重、斑块溃疡）或者血管非常迂曲的情况，血管内顺应性和贴壁性能较强的镍钛合金开环支架是最佳的。镍钛合金闭孔支架对于局灶性同心病变是一个很好的技术解决方案，特别有回弹严重或钙化的情况：在这样的临床病变类型中，支架功能的关键点是可持续提供向外的径向力。

表 69–3 支架的功能分类

颈动脉病变 / 分叉类型	支架类型
1. 中长病变（15 ～ 25mm）	
2. 软而不均匀的斑块	钴 – 合金编织网状支架
3. 直的颈动脉分支病变	
4. 颈内动脉和颈总动脉直径不匹配的分叉病变	
5. 成角的颈动脉分叉病变	镍钛合金开环支架
6. 短病变（< 15mm）	
7. 高度钙化病变	镍钛合金闭环支架
8. 直的颈动脉分叉病变	

（二）颈动脉支架的新进展

双层网状支架技术

RoadSaverTM 颈动脉支架系统（日本 Terumo）是一种自扩张膨胀双层微网支架，兼容 0.014in 导丝和 7F 指引导管 /6F 长鞘（图 69–6）。外部镍钛合金网状层使得支架能够灵活地适应曲折的解剖结构并提供足够的支撑，而内部镍钛合金微孔面积非常小（0.381mm^2），因此可以增加斑块覆盖面积，从而预防术后栓塞（图 69–7）。目前可用的支架直径在 5 ～ 10mm，而长度以 10mm 的间隔涵盖 20 ～ 50mm 的长度。该技术的设想是通过内部微网捕获脱出组织来增加斑块覆盖，同时柔性外层提供极大的血管解剖结构适应性，从而降低急性支架移位。这个有趣的设计是否能够减少颈动脉支架置入术相关的缺血性神经系统事件尚有待证实。到目前为止，没有相关的研究来提供确凿的证据。

八、颈动脉支架术的操作流程

（一）临床方案

1. 术前用药

阿司匹林和氯吡格雷的双重抗血小板治疗，最

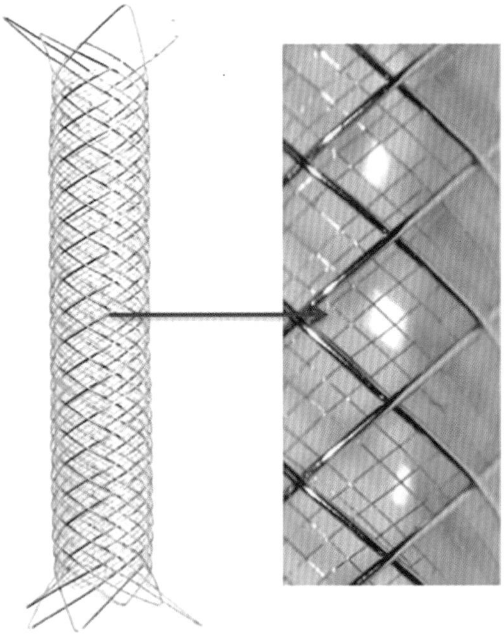

▲ 图 69–6 **RoadSaverTM** 颈动脉支架（**Terumo**，日本），一种自膨胀双层微网支架（经 **Terumo Europe NV** 许可转载）

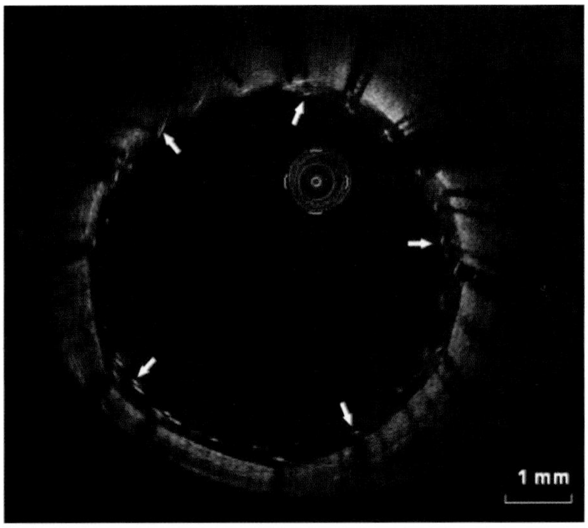

▲ 图 69–7 光学相干断层扫描评估 **RoadSaverTM** 支架没有发现明显的斑块脱出，并且贴壁良好。白箭指向支架网

好在手术前5d开始，并持续至少30d，30d后通常停用氯吡格雷。

2. 术前检查

• 双侧颈动脉超声，CT血管造影 / MRA扫描。

• 独立的神经系统评估。

3. 其他常规措施

• 约束头部，不进行镇静，在手术过程中通过简单的交流和运动参数进行神经评估。

• 生命体征的监测。

• 肝素静脉注射70U/kg（活化凝血时间250～300s）。

（二）操作技术

1. 血管通路评估

推荐股动脉通路，但在髂动脉极度扭曲或闭塞的情况下，桡动脉或肱动脉入路也是可行的；需要注意的是，在规划介入方案时需要考虑材料的兼容性。通常，从左臂进入到右颈总动脉，反之亦然，但实际上入路由主动脉弓上血管之间的距离决定。

2. 基线血管造影评估

在没有CT血管造影/MRA结果的情况下，使用猪尾导管（30°～45°左前斜位）进行主动脉弓血管造影，以显示主动脉弓部血管。以数字减影和常规两种形式在两个以上的交叉体位进行靶血管的选择性造影来评估颈动脉分叉位置、病变的严重程度及与颈内动脉和颈外动脉的关系。右前斜位体位有助于明确头臂动脉干分出锁骨下动脉和颈总动脉处的情况。必须进行颅内血管造影，以便在发生栓塞时进行前后对比；同时可能意外地发现动静脉畸形。仅推荐在复杂病例情况下行双侧椎动脉、颈内动脉造影，例如为了确定侧支循环的充分性或在对侧颈内动脉闭塞行血管内阻塞时评估Willis环的功能。

3. 颈总动脉到位

安全和稳定的颈总动脉到位是颈动脉支架置入术最重要的技术之一。两种标准技术描述了我们手术中最常用的器械。

(1) 指引导管放置

• 根据主动脉弓类型选择90～100cm 8F导管。

• 对于简单的解剖结构，推荐用40°的软尖导管，通过小角度0.035in标准亲水导丝引导到颈总动脉中部分叉下方。

• 对于复杂的解剖结构，推荐用成角度的指引导管如“曲棍球”导管进入颈总动脉近端。

• 为了在不稳定的情况下推进导管，可以放置两根或三根0.035in的导线。另一种选择是在颈外动脉中放置0.014in的导丝以提高介入操作期间的稳定性。

• 这种技术的最大优点是可操作性，但是必须认识到在操作期间刮擦主动脉弓以及随之而来的栓塞风险。这可以通过小心谨慎的操作来避免，包括动作温和、小而缓慢，边旋转边前进，使导管始终在正确方向上沿动脉内的导丝前行。当然，这种策略的一个缺点是股动脉入路时并发症的风险增高。

(2) 鞘管放置

• 将100cm长的5F JR4指引导管沿小角度的0.035in的标准亲水导丝进入颈总动脉。引导导管可以在含有0.035in的导丝的情况下注射造影剂。根据解剖学特征，使用6F Vitek或Berenstein导管同样可以。

• 根据分叉处的血管造影指示，将亲水导丝送入颈外动脉并定位在远端分支中，避开舌动脉。然后将指引导管在稳定位置深入颈外动脉，如果需要增加支撑时可以再放入0.018in的导丝。标准的0.035in导丝交换为长260～300cm 0.035in的支撑导丝。

• 然后撤回引导导管，沿支撑导丝将指引鞘送至颈总动脉中部。在我们的操作中应用的是Mo.Ma装置，其近端保护装置的功能部分收缩在穿梭鞘管中，将相应的部分推送到颈外动脉和颈总动脉中。

• 这种技术的优点是安全，但不易操纵；并且可能导致曲折的颈总动脉进一步扭结，或者现有的曲折环被扩大或移向头部。此外，在近端颈总动脉存在病变或颈外动脉闭塞时，该技术是不可行的。

4. EPD放置

以安全而迅速的方式放置栓子保护装置是成功进行颈动脉支架置入术的关键点之一，有关问题已经在相应段落进行过讨论。

5. 预扩张

预扩张适用于严重硬化、钙化的病变或具有高度回弹倾向的狭窄，例如长纤维化病变。这通常采用直径2.5～4.0mm，长度20～30mm的小尺寸冠状动脉球囊，在标称压力下扩张以最小化栓塞风险。应考虑使用切割球囊进行严重钙化病变的处理，通常直径为 3.5 ～ 4.0mm，并以中等压力（8 个大气压）扩张。我们团队报告了该装置在 111 例严重钙化、新发病变患者中的应用，手术技术成功率为 100%[59, 60]。随访 30d 的卒中和死亡率为 0.9%，其中 1 例患者发生大的卒中。在该阶段和（或）后扩张阶段需要静脉注射 0.5 ～ 1mg 阿托品进行预处理。在老年人中避免使用大剂量的阿托品，因为这可能引起意识问题而影响神经系统评估的准确性。

6. 支架释放

自膨胀支架的无约束直径应比参考血管直径大 1 ～ 2mm 以确保位置稳定和贴壁充分。通常我们推荐支架覆盖至病变两端的正常血管。在解剖结构难度较大的情况，当支架通过病变区域时，左前斜位体位有助于判断指引导管的稳定性。当释放支架时，向远侧释放至少 5mm 的支架，待其膨胀并稳定在血管壁后，再释放支架的剩余部分。如果远端边缘落入曲折血管段可能损伤血管。需要注意的是曲折的部分不会被支架拉直，而是仅仅移向头部而有可能加重曲折。手术过程中，采用最少的材料、尽可能快速地通过病变位置是颈动脉支架置入术成功的关键。

7. 后扩张

后扩张始终是关键步骤，因为在此阶段会导致最多的栓子释放。为尽量减少栓塞负荷，我们建议：

• 球囊直径不超过 5.5mm。

• 膨胀到标称压力。

• 允许 10% ～ 15% 的残余狭窄。

• 有血流持续通过支架小梁进入溃疡不需进一步后扩张。

• 如果颈外动脉闭塞，只有在患者出现症状（下颌或面部疼痛）时才应尝试再通，而且仅仅恢复 TIMI Ⅱ级血流就足够了。

8. 最终血管造影评估

在去除栓子保护装置后，在相同的投影体位进行最终血管造影。如果使用远端保护装置，则必须仔细检查锚定区，特别在颈内动脉是弯曲的情况下，以排除任何痉挛或夹层。应常规进行同侧颅内血管造影。

9. 血管通路部位管理

应采用常规的通路部位管理，早期活动和出院可以有效减少颈动脉窦反射和偶尔出现的术后低血压。

九、临床病例

通过以下病例来阐明颈动脉支架置入术的个体化方案。

（一）病例 1：与支架植入血管节段相关的技术问题——复杂解剖结构相关的短斑块和软斑块（图 69–8）

1. 技术难点

• 血管迂曲对远端栓子保护装置具有挑战性，并且需要顺应性较好的支架以适应原始血管解剖结构；颈内动脉和颈总动脉直径的不匹配需要锥形设计。

• 柔软、易栓斑块需要具有高支撑力特性的支架。

2.“个体化”的颈动脉支架置入术战略

• 近端栓子保护装置避免了远端装置无保护穿过病灶和曲折段的风险。

• 由于远端和近端部分的开环结构，支架提供良好的顺应性；中间部分的闭孔提供足够的支撑，锥形设计适合血管的前后径不一致。

（二）病例 2：与近端血管区相关的技术问题——具有挑战性的主动脉弓上解剖结构（图 69–9）

1. 技术难点

• 头臂干和颈总动脉显著弯曲，除了对导管放置构成挑战外，在介入过程很难提供足够的支撑。

2.“个体化”的颈动脉支架置入术策略

• 使用多根导丝保持颈总动脉稳定；除此之外选择软尖指引导管。

• 同时，至关重要的是选择高度顺应性的支架。

（三）病例 3：与支架节段相关的技术问题——长节段溃疡病变（图 69–10）

1. 技术难点

• 长而不规则的严重溃疡病变具有较高的栓塞风险。另外，固定在过滤器上的导丝穿过病灶也有风险。

2.“个体化”的颈动脉支架置入术策略

• Spider 滤器（eV3）允许选择独立的 0.014in 导丝轻柔地穿过病灶。

• 颈动脉支架提供强的支撑，同时能预防斑块脱落，直到溃疡愈合。由于颈内动脉与颈总动脉在同一径线，在这种情况下，支架使血管伸直的趋势在该病例中不会造成影响。

（四）病例 4：与近端血管区域相关的技术问题——非常大的颈总动脉＞ 10mm 以及随之而来的血管前后径不一致（图 69-11）

技术难点和“个体化”的颈动脉支架置入术策略。直径达 12mm 的颈总动脉和颈内动脉直径不一致，需要合适的支架。此外，锥形支架适用于直径不一致的情况。

（五）病例 5：与脑血管区相关的技术问题——动静脉畸形（图 69-12）

我们对一位等待主动脉瓣换瓣手术的无症状右侧颈内动脉狭窄的患者进行介入治疗。出乎意料的是，颅内血管造影显示右侧前循环处的动静脉畸形（AVM）。神经外科同事认为，支架植入将增加动静脉畸形的灌注压力，从而增加出血性并发症的风险，我们决定在患者进一步评估和治疗动静脉畸形前，暂时保守治疗。该案例说明了在制定颈动脉支

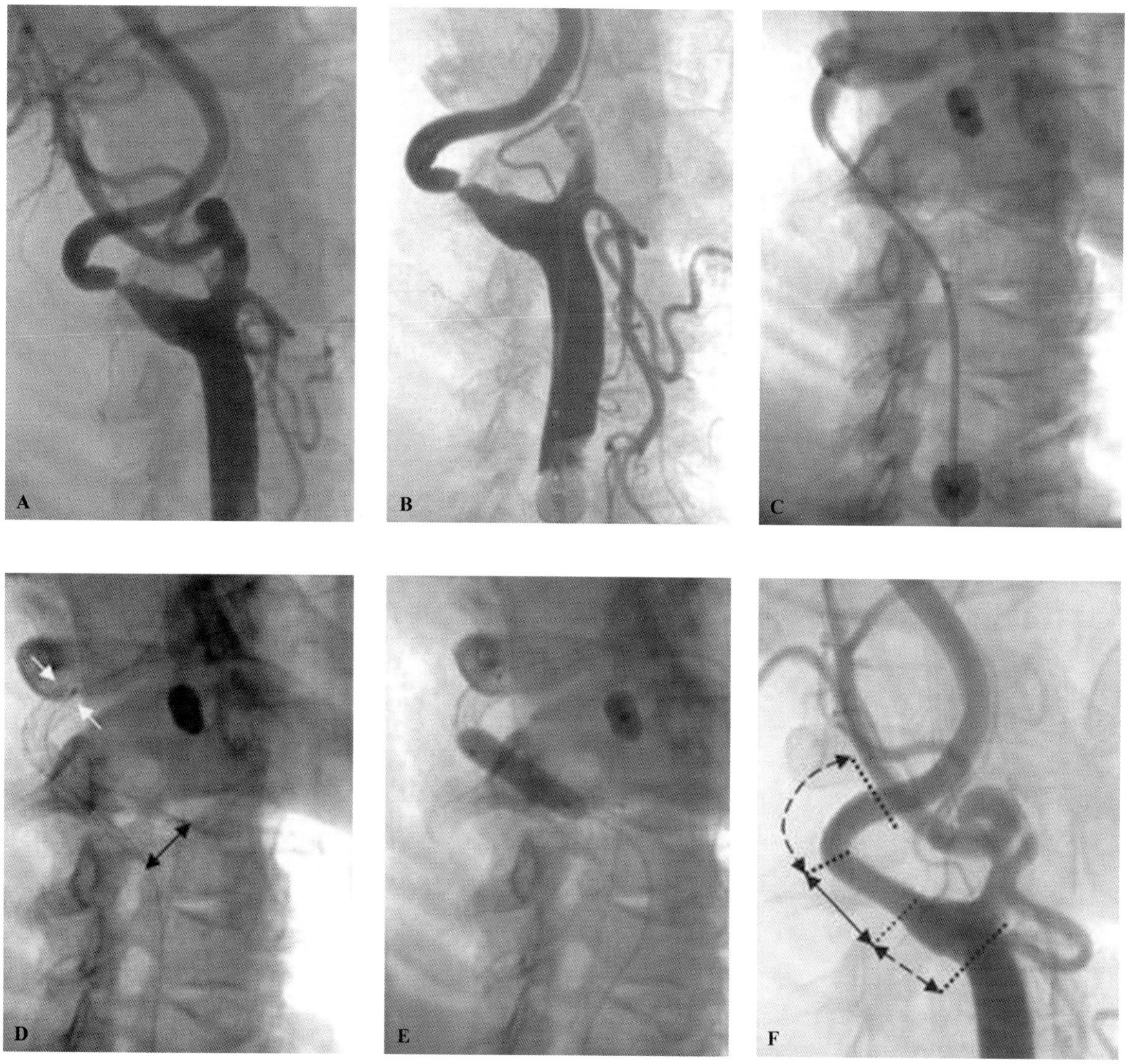

▲ 图 69-8　支架部分的复杂病变

A. 右侧颈内动脉上段的局部重度病变，双相扫描发现内含明显的“软”斑成分；B. 使用 Mo.Ma 阻塞血管后的造影图；C.7/10mm × 40mm 支架定位；D. 支架释放：白色箭表示远端边缘直径，黑色箭表示近端边缘直径；E. 使用 5.5/20mm 球囊后扩张；F. 最终结果：闭环结构区域用实线箭表示，虚线箭表示开环结构区段

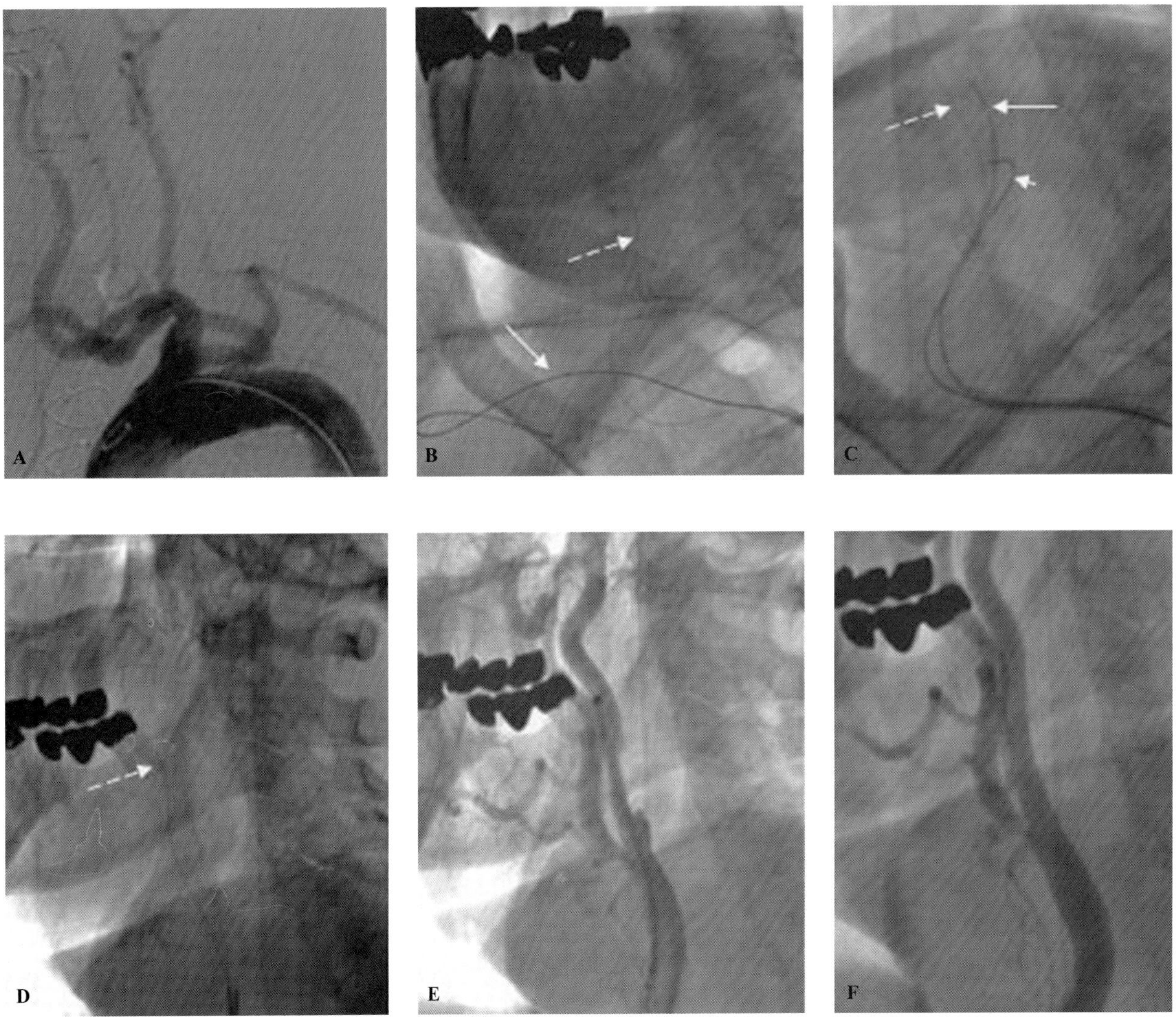

▲ 图 69-9 近端血管区复杂病变

A. 主动脉弓血管造影显示主动脉弓上血管明显曲折；B. 将 0.035in 的亲水导丝放置在右锁骨下动脉（实线箭）稳定 40° 8F 指引导管，以推进 0.014in 导丝至颈外动脉（虚线箭）；C. 将 0.035in 的导丝置于颈总动脉，然后将另一根 0.035in 导丝放置在同一位置（箭）。有了这些支撑，指引导管可以安全地进入颈总动脉；D. 滤器通过颈外动脉内 0.014in 的导丝提供支撑，放置在颈内动脉的远端；E. 颈动脉壁支架（Boston Scientific）定位；F. 扩张之后的最终结果

架置入术方案时行颅内血管造影的价值，并强调了实施安全的颈动脉支架置入术时团队合作和科室协作的重要性。

十、颈动脉支架置入术并发症

（一）心动过缓和低血压

在颈动脉分叉处球囊扩张期间，短暂性窦性心动过缓或停搏是比较常见的反应，阿托品预处理具有预防作用。这在颈动脉内膜剥脱术后再狭窄中较少见，因为神经支配受体已经通过手术切除。双球囊扩张和自膨式支架的持续拉伸刺激压力感受器引起低血压的情况并不少见，通常经充分的容量补充可以缓解，但严重钙化病变可能引起更加明显的低血压，这时需要小剂量静脉注射升压药，如 0.5mg 间羟胺。在手术后 24h 内继续进行血流动力学监测至关重要。严重的持续性低血压可能需要多巴胺输注，但是不要忽视其他潜在的低血压原因，如腹膜后出血。在存在对侧颈内动脉闭塞、颅内狭窄、椎基底动脉疾病和继发于栓塞的脑缺血时，应迅速纠正低血压。

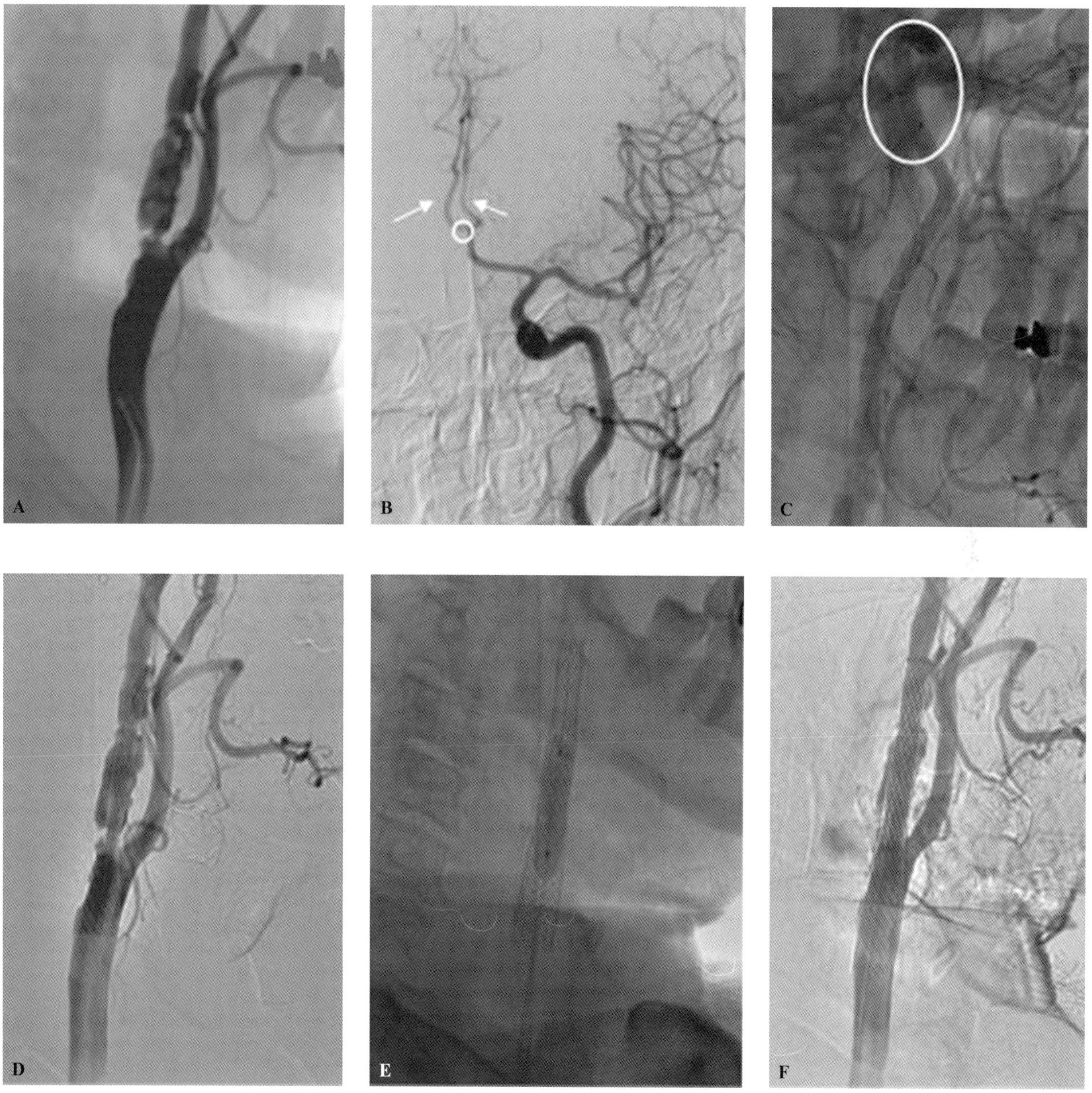

▲ 图 69-10　支架段复杂病变

A. 长溃疡病变累及左侧颈内动脉和远侧颈总动脉；B. 脑血管造影显示左侧占优，可见大脑前动脉（实线箭）和前交通动脉（圆形）；C. 确认滤器（圆圈）位置是否正确；D. 9/40mm 支架贴壁不良；E. 使用 5.5/20mm 球囊后扩张；F. 最终结果显示支架膨胀良好。这里举例说明了支架必须覆盖到病变血管两端的正常节段。溃疡将在 2 ～ 3 周内愈合

（二）颈动脉痉挛

滤器放置引起的颈内动脉远端痉挛通常在移除滤器后几分钟内自发缓解。在存在对侧颈内动脉闭塞和（或）发育不良的 Willis 环时，痉挛引起的血供不足是有潜在风险的。一旦血压允许，动脉内通过指引导管注入 100 ～ 400μg 硝酸甘油有助于缓解痉挛。顽固性痉挛通常可以应用低压球囊（≤ 2 个大气压）处理。

（三）远端栓塞

症状性远端栓塞是最重要的并发症，但随着栓子保护装置的广泛使用，已成为罕见事件（0.4% ～ 1.5%）。远端栓塞的诱发因素如框 69–2 所示。在手术的每个步骤监测患者的神经系统状态至关重要。如果出现显著变化并持续存在，应对患者进行常规处理，重点是维持正常的血压和血管内容量，稳定心率，并在给予氧气的情况下维持气道的通畅。如果

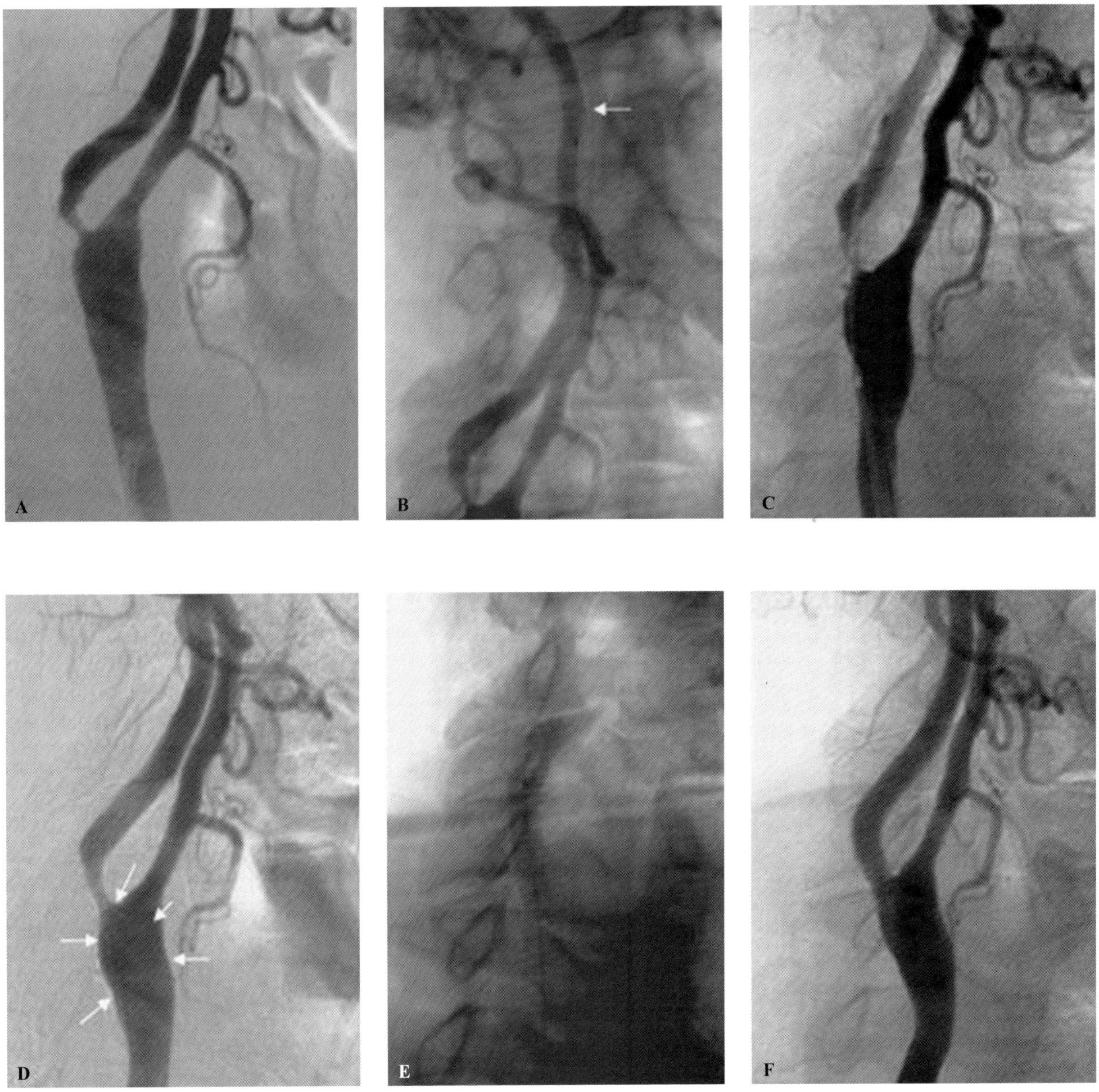

▲ 图 69-11 支架段区复杂病变

A. 右侧颈内动脉短而严重的病变，伴有巨大的颈总动脉；B. 确认滤器贴壁良好；C. 8/12mm × 40mm 支架定位；D. 支架展开后的外形，注意颈总动脉中的支架影；E. 使用 5.5/20mm 的球囊后扩张；F. 最终结果

患者变得焦躁不安，特别是气道受到损害时，应该寻求麻醉师的帮助。应尽可能快地结束手术，并进行颅内血管造影。最可能的栓塞部位是远端颈内动脉和大脑中动脉及其分支。大血管闭塞易于检测，但较小分支的栓塞需要与术前血管造影进行仔细对比分析。应尽快使闭塞的大血管再通（球囊血管成形术、溶栓剂、糖蛋白Ⅱb/Ⅲa 抑制剂）。对于有症状的小分支闭塞，应确保充分的水化，维持血压和抗凝。

框 69-2 增加栓塞风险的因素

1. 前期抗血小板治疗不充分
2. 抗凝不充分
3. 对挑战性的颈总动脉尝试时间过长
4. 软斑块
5. 粗暴地操纵导丝
6. 粗暴地使用球囊预扩张或后扩张
7. 用较大支架强行穿过严重钙化斑块

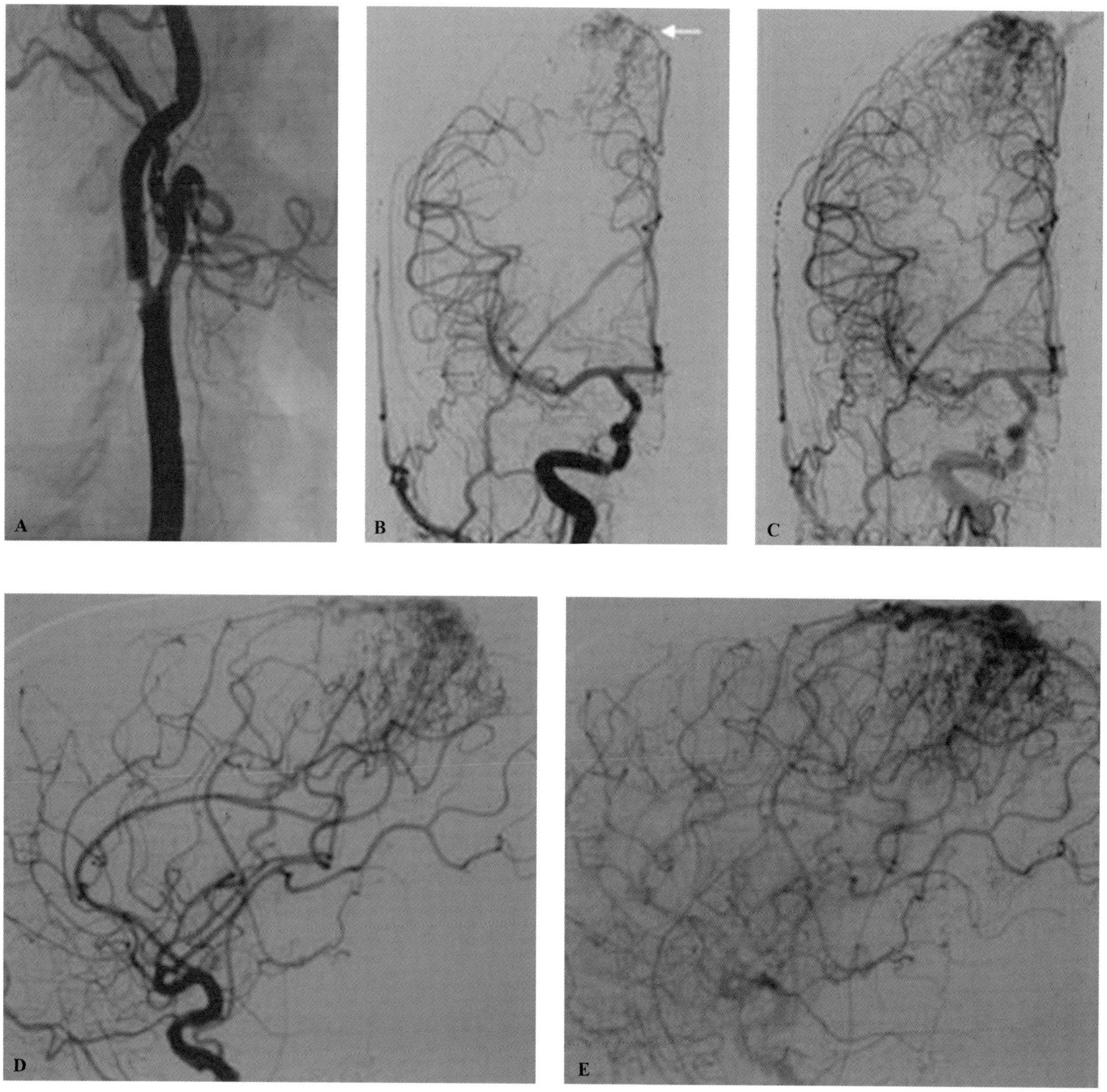

▲ 图 69-12　脑血管区复杂病变

A. 局灶性右侧颈内动脉狭窄；B ~ E. 颅内血管造影显示动静脉畸形

（四）颅内出血

颅内出血是一种虽然罕见但危及生命的并发症。在没有血管闭塞的情况下，严重头痛之后突然意识丧失应引起术者警惕。一个更敏感的特征是造影剂在局部血管区域的弥散现象。一旦怀疑，应该逆转抗凝并进行急诊 CT 扫描。与脑出血相关的因素包括过度抗凝、血压控制不良、过度尝试重建颅内神经血管、存在颅内动脉瘤或最近发生过缺血性卒中（少于 3 周）等。

（五）高灌注综合征

高灌注综合征与长期低灌注导致微循环自动调节受损有关，在血运重建之后，增加的灌注压力超过了扩张的小动脉的收缩能力。这是一种罕见的并发症，表现为同侧头痛、恶心、意识模糊、神经功能缺损、局灶性癫痫发作或颅内出血。通常发生在严重颈动脉狭窄和侧支循环不良的患者中，例如对侧颈内动脉闭塞或 Willis 发育不良。此外，同时进行双侧颈动脉支架置入可能增加高灌注综合征的发生。外科手术时高灌注综合征多在几天内出现症状，颈动脉支架置入术患者高灌注综合征多在术中或术后即刻发生。这可能与应用肝素、双重抗血小板药物以及使用不再推荐的糖蛋白Ⅱb/Ⅲa抑制药有关。对高风险患者进行细致的抗凝和血压控制对预防至关重要。

（六）造影剂脑病

造影剂脑病非常罕见，是一种短暂的神经系统综合征，主要与使用大量造影剂的长时间手术有关。在基底神经节和皮层有明显的造影剂增强“染色”，但在CT上没有异常。颅内血管造影未见异常。因为造影剂不透过血脑屏障，所以这种现象可能由细颗粒栓塞和局部造影剂过量引起。患者通常在24h内完全恢复，没有永久性神经功能缺损。

（七）颈动脉夹层

颈动脉夹层是一种罕见的并发症，通常由于血管严重弯曲、过滤器位置不良或使用远端球囊阻塞装置所致。颈内动脉内支架远端的后扩张以及颈总动脉中指引导管的过度操作也会增加夹层的风险。补救措施包括球囊血管成形术、额外的支架植入或依据病变程度和血流选择保守的策略。

（八）颈动脉穿孔

颈动脉穿孔是一种极为罕见的事件，多因后扩张球囊过大或过度扩张而引起。可以考虑采用长时间的球囊充气压迫或覆膜支架来处理这种情况。

（九）急性支架内血栓形成

急性支架内血栓形成是一种非常罕见的事件。双重抗血小板治疗已被证明可降低支架内血栓形成和围术期栓塞事件的发生率。此外，良好的支架技术可以起到积极的预防作用。一般情况下，基于常识，我们对非动脉粥样硬化病变或双联抗血小板药物治疗效果不理想的患者进行无限期治疗。

（十）再狭窄

颈动脉支架置入术后的再狭窄率非常低。最近，Setacci等报道了一项最大规模的研究，结果显示支架内再狭窄（＞70%）的发生率为2.7%[61]。

十一、颈动脉支架置入术的个体化方案：科学证据

关于支架和栓子保护装置技术对颈动脉支架置入术临床结果潜在影响的临床数据有限。2009年，我们的团队发表了CASE登记研究，其中包括1999年4月至2007年9月期间的1380名患者（1523例操作），这些患者通过强制性神经保护和个体化方法进行处理[62]。使用了各种类型的支架和栓子保护装置。主要的终点是30d内卒中和死亡的累积发生率。次要终点是主要终点加上截至2007年9月30日所有卒中或卒中相关死亡的累积发病率。颈动脉支架置入术成功率为99.6%，30d卒中/死亡率为1.5%（轻微卒中11例，0.7%；严重卒中8例，0.5%；死亡5例，0.3%）。对于有症状的患者，这种风险为2.7%，而无症状患者为1.2%（P=0.042）。有症状的80岁以上老人组的风险高于其他组（OR 3.9, 95%CI 1.06～14.0）：无症状且年龄小于79岁组为1.2%，无症状且年龄大于80岁组为1.2%，有症状且年龄小于79岁组为2.3%，有症状且年龄大于80岁组为4.5%。这一大型队列研究的结果表明，专业的介入人员、“个体化方案”和强制性神经保护三者，对临床实践中的患者进行颈动脉支架置入术是安全的，对中风的远期预防是有效的。

在之前的一项研究中，我们在手术过程中和手术后分析了栓塞事件的时间分布（图69-13）[32]。很明显，通过个体化方案，手术相关栓塞并发症仅限于短暂性脑缺血，栓塞性神经系统事件（轻微和严重中风）发生在术后24h和30d内的恢复期。合理的解释是部分支架框架变形：尽管常规地应用个体化支架、先进的保护技术和联合抗血小板治疗，但我们仅能够保护这个手术过程而不能随着时间的推移保护患者。

从解剖学来讲，由于骨骼的存在，颈动脉近端和远端的病变对于颈动脉内膜剥脱术属于高风险手术，是颈动脉内膜剥脱术的“障碍”，但这类患者可以选择颈动脉支架术[63]。下颌角以上的高位颈动脉分叉病变应避免外科手术，因为高位的岩段病变（最适合用神经放射学技术治疗）和靠近近端颈总动脉。后者有时不能放置任何类型的栓塞防护装置，因为没有足够的锚定区域，应该仔细评估其手术的风险与获益。

早期临床证据也证实球囊扩张支架不适合治疗颈动脉分叉病[64]。最后，还应考虑类似神经损伤的造影剂特异性反应[65]。

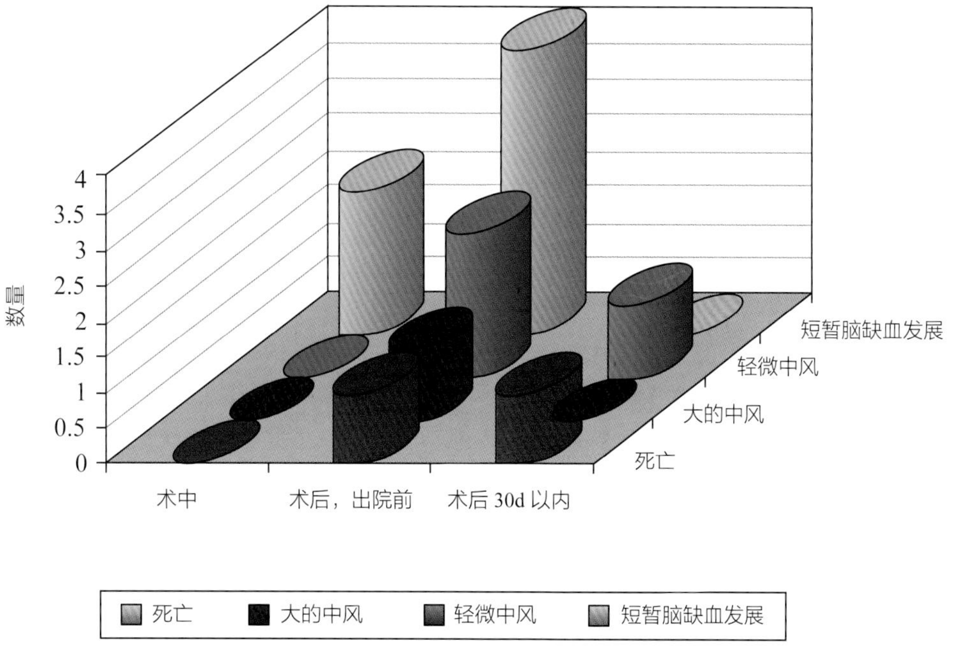

▲ 图 69-13　颈动脉支架置入术不良栓塞事件发生的时间分布

十二、未来发展方向

颈动脉支架术虽然已经成为一种成熟的技术，经常被有经验的术者在大型中心应用并得到良好的效果，但仍在努力寻找科学界的共识。操作者腔内治疗经验的不足可能因技术能力不足和患者选择不当等导致不良事件发生，这被认为是导致颈动脉支架置入术结果不理想的主要原因。因此，需要训练有素的操作人员。个体化方案被强调为实现手术安全的关键，这一概念本质上要求操作者对专用血管内材料和技术有坚实的理论基础和实践经验。预防卒中的新兴技术和创新研究，能够提供更多的研究方案和正式培训项目，使操作人员更安全地进行颈动脉血管重建手术。

无症状性颈动脉狭窄的血运重建（支架植入或动脉内膜切除术）整个都受到临床神经病学领域的强烈批评，因为与早期的随机试验相比，这一领域的药物治疗取得了巨大进展。换句话说，神经学家质疑血运重建术的临床疗效是否强到足以证明该疗法比目前最佳的药物治疗方案更有效。最新药物治疗方案包括噻吩吡啶类抗血小板治疗药物（如氯吡格雷）和高强度他汀类药物（如瑞舒伐他汀、阿托伐他汀），以及动脉血压控制。与此同时，改进的技术使支架置入术和动脉内膜剥脱术比早期更安全。因此，一项 NIH 资助的前瞻性随机试验正在研究在最先进的强化药物治疗背景下，无症状性高度狭窄颈动脉分叉病变患者是否应该进行血运重建（支架或动脉内膜剥脱术）。

第 70 章　脑动脉瘤的诊断、适应证及腔内治疗策略

Cerebral Aneurysms: Diagnosis, Indications, and Strategies for Endovascular Treatment

Gyula Gál　著
赵金昭　译

脑动脉瘤位于蛛网膜下，可分为危及生命的破裂出血型和未破裂型（择期）。后者可进一步分为由于容积压迫的有症状型，以及无症状型或称偶发型。动脉瘤破裂可以通过急诊血管造影诊断，出血后应尽快进行，然后进行后续的手术或血管介入治疗。如果是后者，应尽可能在造影同时进行处理，以防止再出血，后者会导致灾难性的后果。

破裂动脉瘤的治疗是一个挽救生命的过程。根据 ISAT 研究的结果，血管内介入治疗的不良反应风险显著低于外科手术。因此自 2002 年《柳叶刀》杂志发表这项研究结果以来，介入治疗已成为破裂动脉瘤的首选治疗方法 [1]。

未破裂型动脉瘤的治疗适应证和治疗策略不一，取决于其大小、形状、位置、年龄以及症状等因素。

颅内动脉瘤位于蛛网膜外、硬膜内或硬膜外，主要位于颈内动脉的海绵状窦段及海绵窦（CS），很少发生在颈内动脉的岩部。对于无临床症状患者，由于它们不会流入蛛网膜下腔，因而没有治疗指征。但大的动脉瘤可以引起颅神经麻痹（Ⅲ、Ⅳ或Ⅵ），如复视、听力丧失（Ⅷ）；如果破裂，引起颈动脉海绵窦瘘（CCF）相似的症状，并伴有杂音，在这些情况下，需要血管内介入治疗。

一、诊断

（一）破裂动脉瘤

诊断动脉瘤破裂的第一步也是最重要的一步是正确评估临床症状和体征，从突然剧烈头痛开始，通常伴有恶心和呕吐。疼痛可能非常剧烈，以至于患者可能在短时间内或更长时间内失去知觉。体格检查可以出现颈项强直。诊断的下一步是行颅脑 CT，它可以检测出血，最常见的是蛛网膜下腔出血，但也可以是脑室内、脑内，甚至很少见的硬膜下，或者多个部位的出血。CT 可以显示血肿的范围，这是临床结果的预测因素之一。血肿分布可以定位可能的出血来源，特别是血肿在动脉瘤周围的情况下。对于 CT 阴性结果，应进行腰椎穿刺（LP）以确认或排除小的渗血，即在 CT 上无法检测到的所谓的“警告性渗漏”。或者在症状出现后的几天内，对脑脊液中的血液降解产物进行评估，这可以诊断 3 周内的亚急性出血。如果已确认蛛网膜下腔出血（SAH），下一步应该进行“四血管”数字减影血管造影。最好在全麻下进行，找到出血点并分析其形态，评估侧支循环状况。动脉瘤的三维重建（3DRA）是必不可少的，以便获得准确的检测结果，并确定动脉瘤与相关血管的精确解剖位置，最终确定并选择最佳治疗策略。显著出血但血管造影阴性时，应将患者留院观察，并在 10 ～ 14d 后重复行

数字减影血管造影检查，以发现在初始血管造影时检测不到的血栓性或芽孢样动脉瘤。

（二）未破裂型动脉瘤

静脉注射碘造影剂后，CT 可以很容易地观察到颅内血管。由于该方法快速、廉价并且能够准确地显示颅内占位，因此在每个配备有 CT 扫描仪的 X 线中心都在大量地进行这些检查。头痛是 CT 检查的最常见指征，但甚至在没有神经系统症状时，也会行 CT 检查，因为它可以排除严重的肿瘤等疾病。绝大多数头颅 CT 检查未显示任何病理结果，但偶尔可以发现脑动脉瘤。由于医生及大多数患者都知道脑动脉瘤破裂十分危险，因此很多偶然发现的动脉瘤患者会转诊至神经外科中心，以评估该动脉瘤是否需要进一步的医学处理。作者服务于大约 200 万的社区人群，每周需要花费几个小时在神经血管例会上评估这些偶发性动脉瘤。参与的讨论人员包括一位高级神经介入放射学家，以及至少一位资深和一些年轻的血管神经外科医生。

随着技术的不断进步，如螺旋和多层螺旋 CT 的应用，检查时间明显缩短，现在应用 CT 血管成像技术可以在 10 ～ 15s 内完成全脑血管的检查。这是一种非侵入性方法，已经常规应用于评估偶然检测到的动脉瘤患者的脑循环状况。此外，对于需要外科手术的破裂动脉瘤合并颅内血肿的患者，高质量的 CT 血管成像可以取代数字减影血管造影为神经外科医生提供临床信息，协助他们在手术过程中安全地找到并夹闭动脉瘤，而无须等待完成数字减影血管造影之后再执行，这可以缩短脑组织承受颅内高压的时间。

所有关于 CT 和 CT 血管成像的内容也适用于 MRI 或 MR 和 MRA。该技术可以比 CT 更准确地区分颅内组织，而且没有辐射。如果患者可以配合（保持静止几分钟），则用 MRA 进行脑血管成像是很容易的。它可以在没有静脉内造影剂的情况下进行，这也使得它在过去 20 年中已逐渐成为脑动脉瘤筛查方法之一。CT 血管成像和 MRA 均可发现直径 1mm 的动脉瘤，足以诊断未破裂的动脉瘤。MRA 还用于血管内介入治疗患者的随访检查及未治疗动脉瘤患者的连续随访以评估瘤体的进展。

二、血管内介入治疗的适应证

（一）破裂动脉瘤

这是一种非常严重的疾病，可以导致 30% 的患者在到达医院之前死亡。在首次出血后存活的患者，有近期再出血的风险，在首次出血后的最初几小时内再出现风险最高，在随后的几周内风险逐步降低。根据疾病进展的规律，在首次发病后的几个月内，再出血会导致 10% ～ 15% 的未治疗患者死亡。Kassell 等学者对 3521 例脑动脉瘤破裂患者的临床研究表明，早期手术的风险低于延期手术，同时能够降低致死性再出血的风险[2]。这一结果促使神经科医生在出血后尽快进行外科手术干预或血管内介入治疗。在作者所在机构，如果手术可以在晚上 8 点之前开始，则会对符合条件的动脉瘤破裂患者在入院当天进行血管内介入治疗。如果有证据表明已经出现了再出血，治疗应该连夜进行，以防止出现致命的再次出血。

（二）未破裂型动脉瘤

1. 前循环中＜ 7mm 的偶发动脉瘤

已发表的 ISUIA 研究通过对 4060 名动脉瘤患者的分析指出，前循环中小于 7mm 的偶发脑动脉瘤破裂风险非常小，相反，此类动脉瘤治疗过程中的风险远大于其自然发展的破裂风险。但神经学家、神经外科医生和神经介入放射学家对此观点尚存争议，他们认为这个说法在现代血管内介入治疗时代不一定可靠，因为该研究的治疗风险 - 收益比主要源于外科手术：1917 例开放手术患者而只有 451 例血管内介入治疗患者[3]。世界范围内的临床研究尚无法证实这类动脉瘤的低破裂风险，因此这项研究的结论尚没有完全被临床医生接受。目前，大多数能够同时进行神经外科夹闭手术和血管内介入治疗的大型医疗中心，包括笔者所在的中心，已常规开展神经血管的病例讨论会议，结合患者的年龄、一般健康状况、动脉瘤的位置和结构，对所有转诊病例进行讨论，从而决定是否进行手术，以及采取外科手术还是血管内手术治疗。

2. 前循环＞7mm以及后循环各种大小的偶发动脉瘤

研究表明，后循环动脉瘤在自然进展过程中破裂的风险更高，其中包括后交通动脉瘤，而且破裂风险随瘤体尺寸的增加而增加[3]。然而，外科手术的修复风险等于或超过这类动脉瘤自然破裂的风险。该研究发表于2003年，研究数据主要基于大约20年前的外科手术，因此在作者看来不能用来评估目前的治疗手段。目前，使用现有器械对这些动脉瘤进行血管内介入治疗是有效的，它可以去除出血风险，同时治疗相关的风险较低。

3. 伴发动脉瘤

这是一类特殊类型的动脉瘤，只在患者因另一动脉瘤出血或动静脉畸形行数字减影血管造影检查时无意中发现。临床经验表明，合并已破裂动脉瘤的伴发动脉瘤出血风险显著高于“单纯的”偶发动脉瘤，因而此类动脉瘤更适合行腔内治疗。出于这个原因，在作者所在的机构中，如果患者状态良好且操作难度不大，同时不需要血小板抑制药，会在治疗破裂的动脉瘤的同时对这些动脉瘤进行治疗；或者根据患者的临床状况在破裂动脉瘤治疗后的随访期间进行治疗，通常在首次治疗后的9个月或更早。

动静脉畸形相关的未破裂动脉瘤具有不同的自然演变过程，与单纯偶发动脉瘤的破裂风险相似或更低，这类动脉瘤的血管内介入治疗的适应证和最佳时机取决于动静脉畸形的治疗策略。破裂动静脉畸形如适合治疗，则必须先治疗此类动脉瘤。在通过血管内、外科手术、放射治疗或者联合治疗后，这些动脉瘤可能缩小或消失。治疗2年后（放射治疗后5年）进行血管造影随访，根据造影结果决定是否需要进一步处理相关的动脉瘤。

4. 症状性动脉瘤

这类动脉瘤通常较大（15～25mm）或巨大（＞25mm），患者可能出现压迫硬脑膜、颅神经和其他神经结构等引起的疼痛，并且可能导致视觉异常、运动无力/偏瘫、感觉丧失或癫痫发作。症状主要与动脉瘤的位置有关，动脉瘤内部还可以形成血栓，并且在动脉瘤远端血管支配区域中出现短暂性脑缺血发作。由于这些致残性症状的存在，即使动脉瘤位于蛛网膜下腔外也需要进行血管内介入治疗，对于蛛网膜下腔内的动脉瘤则更应该积极治疗，因为蛛网膜下腔内动脉瘤破裂的风险很高。这类动脉瘤一旦破裂，血管内介入治疗或外科手术治疗都很困难，而且风险极高，因此对此类患者强烈建议进行亚急性、预防性血管内介入治疗以防止破裂。

三、血管内介入治疗的策略

（一）历史背景

颅内动脉瘤的第一次手术切除由Dandy于1937年进行。这次手术为接下来70年的动脉瘤手术治疗指明了方向。

关于颅内动脉瘤血管内介入治疗的第一项研究于1974年由Serbinenko发表，他在颅内血管中放入尖微带有球囊的微导管，暂时阻塞血流后分离球囊永久性阻塞血流，随后这项技术应用于颅内动脉瘤的治疗[4]。研究引起了轰动，这项技术在很短的时间内开始被国际上几位技术精湛的神经介入放射学家所采用。在接下来的17年里，对于不适合夹闭的动脉瘤，血管内介入治疗的唯一方案就是对动脉瘤瘤体或其母动脉进行球囊栓塞，然而其致残率和致死率都很高，结果很令人失望。

1991年，Guglielmi等发表的一项研究描述了一种全新的方法，他们将一种可拆卸的软铂金弹簧圈，即Guglielmi可拆卸弹簧圈，放入15例猪颈动脉瘤模型[5]。铂金弹簧圈被焊接在不锈钢导丝上，向导丝上施加正向低压直流电可以使动脉瘤内形成血栓，作者解释是由于带正电荷的弹簧圈吸引带负电荷的白细胞和红细胞、血小板和纤维蛋白原所致，而该弹簧圈随后被电流电解分离下来。在栓塞后2～6个月随访血管造影证实在所有病例中，动脉瘤已经永久性闭塞，而母动脉血流通畅。该实验研究被认为是现代颅内动脉瘤血管内介入治疗的起点。

加州大学洛杉矶分校的该研究小组在本刊同期发表另一篇文章，首次描述了这个新型装置在人体的应用。在该研究中，应用新技术在血管内成功地栓塞了15例颅内囊状动脉瘤，其中8例是手术夹闭风险较高的已破裂动脉瘤[6]。在此研究初步成功后，可拆卸弹簧圈颅内动脉瘤血管内介入治疗很快成为神经介入放射学的重要组成部分，并且在ISAT的结果公布后，它被认为是破裂动脉瘤的一线治疗方法[1]。

在随后的24年中，开发了许多新的装置和技术用于血管内介入治疗以改进血管造影和改善颅内动脉瘤患者的临床预后。其中最重要的可能是由Moret等介绍的重塑技术[7]。该技术将不可拆卸球囊放在动脉瘤颈部前面并暂时膨胀，使弹簧圈保持在瘤体内，颈部与穹顶比率不理想的动脉瘤也可以用这种技术来治疗。20世纪90年代末发展起来的一项新技术是支架辅助弹簧圈技术，应用一代球囊扩张冠状动脉支架，后来使用自膨胀“神经”支架支撑动脉瘤颈部的弹簧圈。

Leo（Balt）于2002年开发出第一代具有紧密网状结构的自膨式编织颅内支架。基于这项技术，第一个血流导向装置SILK（Balt）于2007年推出。在这个方向上的进一步是2010年采用类似技术的囊内血流导向装置（Luna，Nfocus Medical，Palo Alto，CA，USA和WEB，Sequent Medical，Aliso Viejo，CA，USA）。2013年，推出了一种新的颈部桥接装置PulseRider（Pulsar Vascular，San Jose，CA，USA），用于治疗分叉处的宽颈动脉瘤。这是一种自膨胀式的镍钛合金植入物，充当支架支撑颈部的弹簧圈。

（二）一般处理

将异物（如导管、导丝或任何种类的致栓材料）放入血管中会在其表面引起血小板聚集，这可能引起血栓栓塞并发症，对脑血管来说会造成严重后果。为了预防神经功能受损，在大多数神经介入放射治疗中必须使用具有抗凝血作用的药物，如肝素或血小板抑制药。另一方面，破裂的动脉瘤易于再次出血，这就是为什么在破裂后的急性期禁止用血小板抑制药预处理。这意味着，一些最近开发的器械，如支架和血流导向装置，只有在不能使用其他辅助设备或方法（如外科手术）进行充分治疗时才能使用。

下一节简要介绍了目前可用的装置，重点介绍了使用它们的利弊，其次是破裂和选择性动脉瘤的治疗策略。由于对所有可用工具和方法的全面介绍超出了本章的范围，因此基于作者在过去20年中对超过3000例脑动脉瘤进行血管内介入治疗的经验，重点介绍最常用的设备。

（三）器械

要抵达颅内血管上的动脉瘤，必须使用指引导管（有时也包括长鞘），为微导丝引导的微导管提供通道和支持。为了栓塞动脉瘤，我们需要栓塞器械，如可拆卸弹簧圈；辅助装置，如球囊、支架、腔内或瘤体内血流导向装置。

1. 指引导管

在大多数情况下，脑动脉瘤的血管内介入治疗可以使用微导管及必要时的球囊，通过普通6F（1F=1/3mm）100cm长的多用途指引导管来完成。以Envoy指引导管（Codman Neuro，Raynham，MA，USA）为例，它可以通过短的股动脉鞘管，沿具有亲水涂层的Terumo 0.035in导丝（Terumo，Tokyo，Japan）进入颈内动脉或椎动脉，将尖端置于所需水平（尽可能高又不引起血管痉挛或内膜病变的位置）。柔软的尖端足以放置到颈内动脉的岩部，而坚硬的体部用以支撑微导管和球囊通过稍微弯曲的血管抵达远端。如果有明显的迂曲，沿0.035in硬质交换导丝（Terumo）放置6F长股动脉鞘管[NeuronMax 80/90cm（Penumbra，Alameda，CA，USA）、IVA 80（Balt），或者Destination 90cm（Terumo）]至颈内动脉近端或椎动脉，然后沿导丝或微导管/微导丝送长105～115cm 6F软尖指引导管［Fargomax（Balt）或者Benchmark（Penumbra）］至血管扭曲允许的最高水平，直达颈内动脉的海绵窦部分或椎动脉的颅内部分，然后小心地将长鞘管输送至更高的位置，以便对微导管及必要时的球囊提供足够支撑。

2. 微导管

大多数弹簧圈可通过0.010in的微导管进行输送，微导管的实际内径为0.0165in。这些微导管有150cm长、由亲水材料编织涂层以减少其与微导丝或弹簧圈之间的摩擦。它们各部分具有不同程度的柔韧性，近端稍硬而远端极其柔软，在尖端3cm处具有不透X线的标记以区别于弹簧圈上的分离标记，即使分离点被先前放置的弹簧圈遮挡，也能安全地将弹簧圈分离在瘤体内。微导管的尖端应根据特定动脉瘤和母动脉的解剖结构在蒸汽或热空气下塑形，或者根据情况使用预成形的微导管。作者最常用的微导管是直头的 Excelsior SL 10（Stryker，Kalamazoo，MI，USA），因为其可塑性强，在 0.014in 微导丝上易于追踪，尖端在动脉瘤瘤体内及病变动脉中稳定，同时在瘤体内填充时能够对弹簧圈提供足够的支撑。其他公司制造的所有尺寸的弹簧圈都可以通过这个微导管系统输送，但不包括最近推出的 Penumbra（Penumbra），因为其直径是其他弹簧圈的 2 倍，体积是 4 倍于相同长度的其他弹簧圈，因此它需要更大内径的微导管，如内径为 0.025in 的 PX Slim（Penumbra）。在一个导管中同时使用这种微导管和重塑球囊需要更大内径指引导管，在作者的机构中通常选择具有比其他长鞘尖端更软的 NeuronMax（Penumbra），因为它可以放至更高位置。血流导向装置、一些颅内支架和颈部桥接装置也需要更大内径的微导管，范围为 0.021 ～ 0.035in 的微导管，因此需要更强的支撑，这时需要使用长鞘管。

3. 微导丝

脑血管中使用的大多数微导管可以沿 200cm 长、0.014in 的微导丝进行输送。它们的尖端应该能够塑形及重塑形，同时能够保持塑形形状，以便将微导管导入并放置到动脉瘤中。此外，远端部分，尤其是尖端，应该非常柔软，以免导致动脉瘤壁或母动脉破裂。最有价值的微导丝之一是 0.014in 的 Traxcess（Microvention，Tustin，CA，USA），它有一个 40cm 长、0.012in 粗的远端部分，带有非常柔软的 3cm 长的不透 X 线的尖端，可以帮助检测先前放置的弹簧圈与微导管尖端之间的位置。这种微导丝的另一个巨大优势是它可以很容易地在近端进行延伸，从而可以很容易地交换微导管而使尖端保持在相同的位置。

4. 弹簧圈

1991 年推出 Guglielmi 可拆卸弹簧圈时，只有来自一家公司的两款不同厚度的弹簧圈可供使用。随着市场不断增长，现在有多个公司生产的多种弹簧圈可供选择。但这并不意味着血管内介入治疗专家必须详细了解并使用所有类型的弹簧圈。但是，了解一些基本属性是至关重要的。

用于脑动脉瘤血管内介入治疗的所有类型的弹簧圈应该足够柔软，以便在释放它们时不会引起动脉瘤破裂，因为它们在治疗期间会接触瘤体壁。为了达到这一要求，它们是由铂金制成的，这是一种非常柔软的金属，用一根细的初级金属线作为基本元件，由它构成一根具有两个或三个维度记忆形状的二级金属线，具有不同程度的柔软度。根据动脉瘤的大小和形状进行选择。弹簧圈是可回收的，可以在瘤体中重新定位、塑形，如果尺寸错误也可以回收更换。对于＜ 3mm 的小动脉瘤，应选择最软的小尺寸，而较大的动脉瘤可根据医生的选择和经验，使用不同厚度、直径和长度的弹簧圈进行填充。有数百种不同类型的弹簧圈，长度为 1 ～ 70cm，直径为 1 ～ 25mm，厚度为 0.010 ～ 0.020in。有趣的是，由于其复杂的结构，厚的弹簧圈不一定比薄的弹簧圈刚性更强。一些弹簧圈具有牢固的三维记忆形状，使其适合放置在宽颈动脉瘤中，甚至不需要辅助装置。

5. 重塑球囊应用

重塑球囊有多个优点而缺点较少，特别是治疗破裂的动脉瘤时对患者有益，因而经常使用。动脉瘤很脆弱，特别是破裂的动脉瘤。微导丝、微导管或栓塞弹簧圈在接触瘤壁时很容易引起出血，因而手术过程要极其小心。如果发生破裂，扩张动脉瘤颈部的球囊可以挽救生命，因为它可以暂时密封瘤体，提供至少 5min 时间来应用Ⅳ型鱼精蛋白逆转肝素的抗凝作用（通常缓慢注射 50mg 就足够了），然后用弹簧圈快速栓塞动脉瘤瘤体，直到破裂部位闭塞。另一个优点是膨胀的球囊可以将微导管的尖端保持在所需的位置，这可以增加手术的安全性，特别是在治疗小动脉瘤时，其中尖端应位于动脉瘤颈部或外面，避免直接接触动脉瘤壁。此外，球囊可以帮助实现弹簧圈更高的堆积密度，这是避免复发的最重要因素[8]。

以下是最常用的球囊类型：Hyperglide、Hyperform（Medtronic，Dublin，Ireland）、Copernic、Eclipse（Balt，Montmorency，France）、Transform（Stryker）、Scepter（Microvention，Tustin，CA，USA）。前五个是单腔结构，因此当沿微导丝向前推送时，可以通过旋转阀应用含 300mg / ml 碘造影剂和生理盐水 2∶1 的混合物进行球囊扩张。Medtronic 球囊适用于直径 0.010in 的微导丝，Balt 球囊适用于 0.012in 的微导丝；Transform 和 Scepter

球囊适用于 0.014in 微导丝，较大直径的导丝前行更容易，而且可以使得球囊更稳定。此外，Scepter 具有双腔结构，这是其独特的地方，到达预定位置后退出微导丝，在保持球囊膨胀状态下输送栓塞工具（如弹簧圈、小支架以及液体栓塞剂）或解痉药。Scepter 球囊也可用于血管痉挛的腔内治疗。血管痉挛是蛛网膜下腔出血并发症中破坏性仅次于再出血的并发症。

6. 支架

目前所有的颅内支架均为自膨胀支架。它们主要用于宽颈动脉瘤治疗时支持弹簧圈，有时也可以用于缓慢扩张狭窄血管。主要有两类。

(1) 激光切割支架：由镍钛合金制成，有两种不同的设计：①开环支架：Neuroform EZ（Stryker），直径最小 2.5mm，以 0.5mm 递增，最大直径 4.5mm，长度 10 ～ 30mm；②闭环支架：Enterprise（Codman），直径 4.5mm，可放置在直径 2 ～ 4.5mm 的血管内，长度有 14、22、28 和 37mm。

Neuroform EZ（Stryker）支架系统需要内径 0.027in 的微导管，而 Enterprise（Codman）支架系统可以通过内径 0.021in 的微导管，因此可以抵达更远端的目标区域。两者都在末端具有不透 X 线的标记，都具有金属覆盖面积（metal surface coverage，MSC）低、孔隙率高和孔密度低的特点，因此没有显著的血流导向效应，已经用于协助治疗宽颈动脉瘤 10 多年，同时在需要双支架置入的动脉瘤的血管内介入治疗中也有应用。

(2) 编织支架：由彼此松散连接的镍钛合金线编织而成，这使得它能够更好地贴合血管壁，并且微导管很容易通过支架网眼。有四种设备可供选择：LVIS 和 LVIS Jr.（Microvention），可用于直径 2.5 ～ 5.5mm、长度 14 ～ 34mm 的血管内；Leo + 和 Leo + Baby（Balt），它们可以放置在直径 1.5 ～ 6.5mm、长度为 8 ～ 80mm 的血管内。Jr. 和 Baby 支架可以通过 0.0165in 的微导管进行输送，而较大的支架需要 0.021 ～ 0.028in 的微导管，比如最大型号的 Leo。LVIS 末端有标记，而 Leo 沿支架有两根铂丝用于增强透视可见度。所有类型支架两端都是喇叭形用以提高在血管内的稳定性。根据作者 100 多例脑动脉瘤手术的使用经验，Balt 支架具有显著的血流导向效应，有更好的远期血管造影结果。

7. 血流导向装置

这是一类紧密编织的装置，具有高的金属表面覆盖度、孔密度和低的孔隙率。目的是减少或阻断动脉瘤内血液流动，在不需使用弹簧圈的情况下促进血栓形成和动脉瘤闭塞。它们可以分为两类。

(1) 腔内血流导向装置，放置在动脉瘤的母体动脉中。这些是类似支架的装置，由镍钛合金（SILK，Balt；p64，Phenox，Bochum，Germany；FRED，Microvention）或钴铬合金（PED，Medtronic；Surpass，Stryker）编织而成。这代表了脑动脉瘤血管内介入治疗的一种模式转变，用血管内修复取代动脉瘤弹簧圈栓塞，是一种完全不同的治疗方法。它们具有高度易栓性，因而要预先使用血小板抑制药。SILK 系统可以应用于直径 1.5 ～ 5.8mm 的血管，直径 4.5mm 以下的可通过内径 0.021in 的微导管输送，而大尺寸的两个需要内径 0.025in 的微导管。PED 的直径为 2 ～ 5mm，FRED 直径为 3 ～ 5.5mm，Surpass 直径为 2 ～ 5mm，具有不同的长度，所有这些类型都需要应用 0.027in 内径的微导管输送。这些系统都是部分可回收的，而 p64 是可以全回收的，完全展开后由治疗医师决定是否分离。关于 SILK 和 PED 系统的临床经验非常丰富，目前各有超过 10 000 例患者接受这两种系统的治疗，而且对此进行了长期随访。研究结果显示，并发症发生率＜ 5%。根据作者的使用体会，FRED 系统效果极好，p64 系统次之，而 Surpass 系统经验有限。

(2) 瘤体内血流导向装置，放置在动脉瘤内。这是一种球形植入装置，由镍钛合金编织而成。由于采用了微编织技术，具有比腔内血流导向装置更高的金属表面覆盖度和孔隙密度，因此可以诱导动脉瘤内快速血栓形成。这些装置放置在动脉瘤内，不需要强制性应用血小板抑制药，因此它们可用于破裂动脉瘤的治疗。最初进入临床的两个系统，目前只有 Woven EndoBridge，WEB（Sequent Medical，Aliso Viejo，CA，USA）系统是可用的。最初版本是双层结构，而最新的两个版本已经改为单层结构。可用的直径为 4 ～ 11mm，通过内径为 0.021 ～ 0.033in 的 VIA 微导管输送。需要应用较大尺寸的微导管是该系统的缺点。一些初步研究认为该装置有较大应用前景，但据最近发表的一篇研究报道，在中期随访中有 36% 的残余动脉瘤和 57% 的颈部残余，因此该装置的长期有效性和安全性尚需进一步评估[9]。

8. PulseRider

借助这种新型颈部桥接装置，使用弹簧圈处理的动脉瘤颈部宽度可以达 10mm。它具有开环结构，与双支架植入相比，母体动脉中的金属显著减少。它可以通过 0.021in 的微导管进行放置，然后通过颈部的网眼将弹簧圈输送微导管放入瘤体，再使用弹簧圈栓塞动脉瘤体。作者已经应用了 15 例，初步结果很好，但该装置的整体临床经验仍然有限。

（四）治疗策略

1. 破裂动脉瘤治疗方法

栓塞破裂动脉瘤必须快速、安全地进行。治疗的目标是预防再出血，这是急性期最令人担忧的并发症。在作者的机构中，在评估了破裂动脉瘤的血管造影结果、包括三维重建后，组织一个由资深神经介入放射学家和神经外科医生组成的专家讨论会，讨论患者的最佳治疗方案。分析患者的临床状况以及血管造影结果后，决定外科手术还是血管内介入治疗。如果选择血管内介入治疗，由资深神经介入放射专家决定手术策略，其中必须包括以下步骤。

(1) 分析进入路径、血管弯曲程度，评估是否需要放置高位指引导管或者长鞘管支撑，以抵达目标区域。

(2) 进一步分析血管造影结果，评估重塑技术是否有必要或可行，能否安全地栓塞动脉瘤。最佳的手术投影体位应该能够观察动脉瘤颈部及其与母体动脉的关系，允许安全栓塞瘤体而不干扰母体动脉的血流。如果应用双平面血管造影设备，一个工作投影体位应该垂直于另一个，以充分利用这项技术的优势。

无论上述决定如何，手术开始时应静脉推注肝素，以免患者出现血栓栓塞并发症。在作者的临床经验中，5000 国际单位（U）是平均推注剂量，可以根据患者的体重增加或减少。指引导管和微导管都应该用生理盐水冲洗，最好是肝素生理盐水。根据作者的经验，5000U/L 浓度肝素冲洗液足以将活化凝血时间保持在 250 ～ 300s 的所需水平。应在静脉推注肝素后 15 ～ 20min 测量 ACT，并在整个手术过程中每小时测量一次。

具有合理颈部比例的动脉瘤可以用弹簧圈栓塞，不需要球囊重塑，当然这也取决于医生的经验。放置弹簧圈时应选择一条投影效果比较好的路径。第一个弹簧圈应具有瘤体可以容纳的最大直径，以填充其周边部分及颈部区域。后面放置的弹簧圈应该更小和更短，取决于瘤体的剩余空间，如果需要可以通过短时间的数字减影血管造影观察分析。所有弹簧圈都应小心放置，但第一个和最后一个的放置最为关键，因为其导致手术期动脉瘤破裂风险最高。破裂的动脉瘤应栓塞完全以防再出血。然而，可以接受小的颈部残余，这好于过度填充引发的出血或血栓栓塞并发症。在弹簧圈放置完成后，在工作体位进行再次造影，同时要进行最终标准投影体位的血管造影，以便与初始造影结果进行比较，早期发现血栓栓塞等并发症。

2. 未破裂型动脉瘤的治疗方法

根据现有经验及先前描述的手术器械，选择性动脉瘤的血管内介入治疗是可行和安全的，并且结果是可预测的。单独使用血流导向装置、编织支架或联合弹簧圈栓塞使得手术更安全、更容易，因为不再需要紧密填充瘤体，这些有效的工具将在完成治疗后促进血管内修复。血小板抑制药可以预防血栓栓塞并发症。然而，必须严格检测这些药物的有效性，因为＞ 25% 的人群对氯吡格雷的无反应或低反应，必须加以解决。另一方面，利用这些药物对患者来说可能存在一定的风险，因为围术期动脉瘤破裂会导致危及生命的出血。出于这个原因，这些动脉瘤的血管内介入治疗应该由接受过神经介入治疗训练的专家来完成，他们有处理预期和未预见的并发症的丰富经验。选择性动脉瘤血管内介入治疗相关的风险收益比必须由神经血管团队一起对每个患者进行单独分析，然后根据血管内介入治疗专家的经验仔细选择最佳治疗方案。

第二篇 主动脉及分支疾病
Aorta and Branch Diseases

第 71 章 急性主动脉综合征的处理
Management of Acute Aortic Syndromes

Christoph A. Nienaber Rachel E. Clough 著
周 迟 译

急性主动脉综合征（AAS）是一组以胸痛为表现，具有高破裂风险，需要尽早明确诊断并及时治疗的主动脉疾病，包括急性主动脉夹层、壁间血肿（IMH）和主动脉穿透性溃疡（PAU），它们的共同特点是中膜层断裂（图 71–1）。主动脉夹层占比最高（62% ～ 88%），其次是壁间血肿（10% ～ 30%）和主动脉穿透性溃疡（2% ～ 8%）[1–3]。急性主动脉综合征也常与急性冠状动脉综合征、肺栓塞和气胸一起相鉴别。与急性冠状动脉综合征相比，虽然急性主动脉综合征的年发病率相对较低，但死亡率较高 [4]。急性主动脉综合征是胸痛患者最常见的致命疾病 [5]。除了临床症状，当代成像技术有助于理解急性主动脉综合征的进程、病史和诊断。

一、流行病学

主动脉夹层的发病率大约是每年每 10 万人中有 2.6 ～ 3.5 例 [6]，因为有部分患者在入院前死亡而漏报，所以这个数值可能被低估；此外 22% 的胸部动脉瘤和夹层病例只是在尸检时诊断出来的 [7]，而在之前漏诊 [8]。主动脉夹层大约 65% 的患者是男性，平均年龄为 65 岁 [9]。在急性主动脉综合征患者中高血压最常见，发生率为 72%；其他危险因素包括动脉粥样硬化、既往心脏手术史、已知的主动脉瘤和急性主动脉综合征家族史 [3]。在年轻患者(＜ 40 岁）中主动脉夹层的流行病学数据不同，常常包括马方综合征和其他结缔组织疾病。最近的数据表明，由于诊断技术的改进，每年的发病率增加到 4.3/10 万。急性主动脉综合征的概念存在交叉，主动脉穿透性溃疡作为夹层的前期表现，壁间血肿演变为主动脉夹层，随着年龄的增长发病率增加 [10]。

二、急性主动脉综合征的概述

（一）性别和年龄

男性患夹层的风险较高，年龄校正发病率为每年 5.2 例 /10 万，女性每年 2.2 例 /10 万 [7]。不管是 Stanford A 型和 B 型夹层，2/3 的患者都是男性 [9–13]。壁间血肿的发病率与此相似，而男性患主动脉穿透性溃疡的比例略低于女性 [14, 15]。

基于性别的比较表明，主动脉夹层初发时女性比男性年长（女性平均年龄为 67 岁，男性为 60 岁）[12]。大量的女性延迟诊断和治疗，40% 的女性在发病超过 24h 才住院。有趣的是，男性和女性的临床症状似乎不同；在女性中多见意识改变和充血性心力衰竭，以及主动脉周围血肿和心包或胸腔积液，而在男性中常见突然发作的疼痛、脉搏短促和主动脉影增宽 [12]。A 型和 B 型的平均发病年龄分别为 61 岁和 66 岁 [4, 9, 10, 16]。然而，值得注意的是，结缔组织疾病患者发生急性主动脉综合征的年龄比散发病例更早。

（二）妊娠

妊娠是胸主动脉疾病（thoracic aortic disease，TAD）的危险因素，尽管曾被认为是“选择性报道”和“夸大报道”[17]。随后，IRAD研究的数据显示，年龄小于40岁的女性在妊娠期间有相当比例罹患胸主动脉疾病[12, 18]。年龄＜40岁的胸主动脉疾病女性中有近13%发生在围产期，而妊娠期间发生胸主动脉疾病的患者中0.6%是主动脉夹层。与此形成鲜明对比的是，1987—2007年的瑞典全国出生登记报告显示，年龄≤40岁的胸主动脉疾病女性患者中有62%是孕妇[19]。40岁以下孕妇的胸主动脉疾病发病率为每年1.39/10万女性，而40岁以下非孕妇发病率为每年0.06/10万女性[19]。这些数值表明孕妇胸主动脉疾病风险比同年龄组的非孕妇高23倍。然而，这项研究没有考虑其他危险因素的潜在影响，例如马方综合征，因此并不完全准确的。

最近的专家共识认为，有马方综合征且主动脉根部直径＞4cm的妇女在妊娠期间患胸主动脉疾病的风险为10%，而对于有马方综合征但主动脉根部直径＜4cm的女性患胸主动脉疾病或其他主要心脏并发症的风险为1%；主动脉根部直径≥4.5cm的女性，在妊娠前行主动脉根部置换可降低妊娠期患胸主动脉疾病的风险[20]。在患有胸主动脉疾病的孕妇中，超过2/3是A型胸主动脉疾病，不到1/3是B型胸主动脉疾病[21–23]。在妊娠相关的胸主动脉疾病病例中，≥60%发生在产前，通常见于妊娠24周后，而≤40%发生在分娩后[23]。有高达11%的孕产妇死亡与妊娠期间的主动脉并发症相关，由此导致的孕产妇死亡率为每年0.04/10万女性[19, 22, 24]。

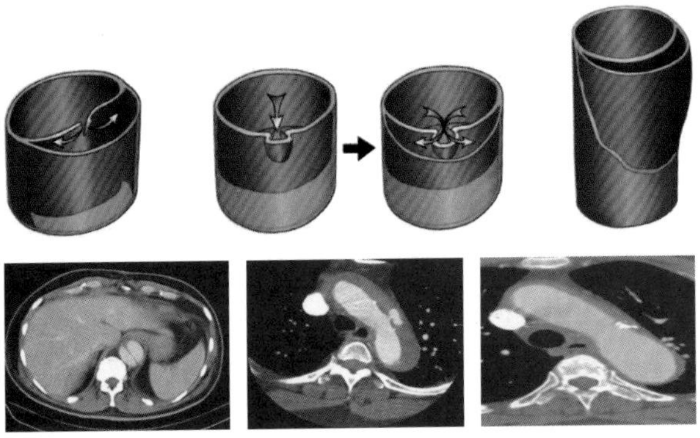

▲图71-1 急性主动脉综合征示意图和断层扫描成像图
从左到右为主动脉夹层、主动脉穿透性溃疡和壁间血肿

新生儿死亡率约为33%[22]。

（三）药物影响

据美国研究中心报道，10%的胸主动脉疾病发生与可卡因的使用有关[25, 26]。但是，IRAD仅报道了5例，相当于＜0.5%的病例在发生夹层前使用过可卡因[26–28]。尽管可卡因滥用者的胸主动脉疾病晚期死亡率更高，但可卡因相关的胸主动脉疾病与非可卡因相关的胸主动脉疾病的早期死亡率相当[25–27]。安非他明的使用使胸主动脉疾病风险增加了3.3倍[29]；西地那非的使用也可能与胸主动脉疾病的发病有关[30, 31]。然而，虽然上述两种情况下这些药物可能有短暂的影响，但其他风险因素如高血压、吸烟或主动脉瓣二瓣化畸形也是导致胸主动脉疾病的原因。

三、急性主动脉综合征的遗传学和临床表现

先天性心血管缺陷（主动脉瓣二瓣化畸形、主动脉缩窄和主动脉环扩张），各种综合征（马方综合征、Loeys–Dietz综合征、Ehlers–Danlos综合征），非综合征病症（ACTA2）和遗传变异如单核苷酸多态性与急性主动脉综合征和急性主动脉夹层的发生有关[32, 33]。马方综合征是由原纤蛋白1（FBN1）基因突变引起的常染色体显性遗传的结缔组织疾病。Loeys–Dietz综合征是由编码TGF–β1型和2型受体（TGFBR1和TGFBR2）的基因突变引起的，这可导致TGF–β信号的过度激活。两种综合征经常呈现急性主动脉症状[34, 35]。弹性蛋白装配基因的差异表达会导致主动脉夹层患者血管结构破坏；这些变化与腓骨蛋白–1表达减少和MMP–9表达水平升高有关[36]。腓骨蛋白–1与胶原蛋白Ⅳ相互作用明显，其在主动脉夹层患者中表达下调（表71–1）[37]。

壁间血肿和主动脉穿透性溃疡的症状与经典的主动脉夹层症状相似（表71–2），这些主动脉疾病之间的鉴别很困难。需要检测血浆心肌酶和D–D二聚体水平，心电图和影像成像以鉴别心脏和肺部疾病引起的胸痛。但20%的急性主动脉综合征患者表现出非特异性的ST–T改变[3]，需要行急诊CT和经食管超声心动图检查[38, 39]。疼痛（发生率84%）是最常见的症状，与年龄、性别及其他临床表现无

关[6, 40]。疼痛放射到颈部、喉咙和（或）下颌提示升主动脉受累，特别是当出现主动脉瓣关闭不全杂音、脉搏短绌或心脏压塞时；相反，背部或腹部的疼痛表明夹层累计降主动脉。心包积液发生率为8%，晕厥发生率为4%，心源性休克发生率为3%[3, 41–43]。

四、诊断思路

因为有一半的临床怀疑急性主动脉综合征的患者胸部X线检查结果正常，而仅有30%有纵隔增宽，因此急诊行非侵入性影像学检查，保证了即使是微小病变的急性主动脉综合征的早期诊断。CT、超声心动图和MRI均具有很高的准确性，已成为首选的诊断手段（表71–2）。血流动力学不稳定和临床经验往往决定了使用哪种早期的诊断手段：CT占62%；经食管超声心动图占32%，MRI占1%。

（一）CT检查

CT扫描适用于确定急性主动脉综合征的诊断。选择非增强扫描可以提供包括壁间血肿诊断或任何有关纵隔出血的信息[44]。联合非增强和造影剂增强CT扫描诊断急性主动脉综合征的灵敏度为95%，特异度为87%～100%[45]。CT三维重建技术被用于区分导致胸痛的不同病因，例如急性主动脉综合征、急性冠状动脉综合征和肺栓塞。通过对采集后的图像进行多层重建和最大密度投影重建，有助于提高急性主动脉综合征检测和描述的准确率[46]。它的缺点是造影剂肾毒性和检查时需要暴露在电离辐射中。

（二）体表超声心动图

体表超声心动图对A型和B型主动脉夹层检测的灵敏度和特异度分别为78%～100%和31%～55%[47]。此外，体表超声心动图可以清晰地显示心脏压塞、主动脉反流和室壁运动异常。与CT和MR检测技术不同，现代超声设备可以移动，对于病情不稳定的患者，经食管超声心动图数据采集可在床边进行，检测的灵敏度和特异度分别为99%和89%，对急性主动脉综合征的阴性预测准确性为99%[45, 48, 49]。但是，它不提供膈肌以下的信息，并且受气管和主支气管中气体的影响，它对升主动脉的显示有限。经食管超声心动图虽然可以检测瓣膜反流和心包积液，但它不适合进行动态监测。在胸主动脉腔内修复术（TEVAR）中，经食管超声心动图可作为质控胸主动脉腔内修复手术的有效方法[50–52]。不仅如此，血管内超声可作为引导血管内手术的有效手段。

（三）磁共振成像

MRI是一种具有高度准确性的非侵入性成像系统，灵敏度和特异度分别为95%～98%和94%～98%[53]。但是，在MR的检查环境中，不适合使用危重患者所需的生命支持和监测设备。因

表71–1 急性主动脉夹层中的人类单基因疾病（http://www.ncbi.nlm.nih.gov/omim）

位置	基因	功能	临床表现
升主动脉	FBN1	微纤维，弹力纤维发育，TGF–β 生物利用度和平滑肌细胞表型	Marfan 综合征（OMIM # 154700）
	EFEMP2	Fibulin–4，弹性纤维	表皮松弛常染色体隐性遗传Ⅱ A（OMIM # 219200）
胸主动脉	FBN1 TGFBR1/2, TGFB MYH11	微纤维，弹力纤维发育，TGF–β 生物利用度 TGF–β 受体的信号结构域 平滑肌细胞收缩	马方综合征（OMIM # 154700）Loeys–Dietz 综合征（OMIM # 609192） 家族性胸主动脉瘤及动脉导管未闭（OMIM # 132900）
	ACTA2	平滑肌细胞收缩	家族性胸主动脉瘤（OMIM # 611788）
	COL3A1	Ⅲ型胶原，改变细胞外基质纤维	Ⅳ型 Ehlers–Danlos 综合征（OMIM # 130050）
主动脉和其他动脉	SLC2A10	下调 TG–β 信号中的 GLUT10 蛋白	动脉迂曲综合征
主动脉	SMAD3	TFG–ß 信号传导受损	主动脉瘤和主动脉夹层

OMIM. 人类孟德尔遗传数据库。基因符号：ACTA2. 肌动蛋白 α2；COL3A1. Ⅲ型胶原蛋白 α；EFEMP2. 含 EGF 的腓骨蛋白样细胞外基质蛋白 2；FBN1. 原纤维蛋白 1；MYH11. 平滑肌细胞的肌球蛋白重链 11；SLC2A10. 可溶性转运家族 2 GLUT10；SMAD3. 母系抗 DPP 同系物；TGFBR1 / 2. 转化生长因子 β 受体 1 和 2

此，MRI 检查适用于对预期有长期生存率的患者进行长期随访研究。静脉注射钆剂的对比增强 MR 成像已成为检测标准（表 71–3）[54]。

（四）血清标志物

尽管已经出现了许多急性主动脉综合征的生物学标志物：平滑肌蛋白、可溶性弹性蛋白片段、纤维蛋白降解产物、肌球蛋白重链和肌酸激酶 BB 亚型，但目前仍然没有可靠的生物学标志物可以用于诊断急性主动脉综合征[36, 39, 55]。如果临床中疑似急性主动脉综合征的患者 D– 二聚体水平增高，应立即进行进一步检查。最近，S100A12 被提出作为胸主动脉夹层的标志物[56]。检测心肌缺血标志物有助于进行鉴别诊断。主动脉夹层和壁间血肿患者的 CRP 升高和预后不良相关[57, 58]。虽然一系列有意义的生物学标志物仍处于研究阶段，但只有少数已被证明是有用的（表 71–4）。

表 71–2　急性主动脉综合征相关的临床表现

急性综合征起因于	表现特点	其他特点
A 型夹层	晕厥 心脏压塞 严重的胸痛	主动脉瓣关闭不全 脉搏短绌 心肌缺血 神经系统体征
B 型夹层	严重的胸部或背痛 转移性疼痛 远端脉搏短绌	高血压，肾功能不全 跛行 远端灌注不足
胸主动脉瘤漏	背部或胸部弥漫性疼痛 血流动力学迅速恶化 苍白 出血	快速增加胸主动脉瘤的直径 在 1h 内突然死亡
壁间血肿	胸痛或背痛 心脏压塞*	高血压 灌注不足
穿透性溃疡	无痛或低强度疼痛，疼痛位于背部或腹部	高血压 穿孔
创伤性夹层或破裂	减速伤 严重疼痛 脉搏短绌 晕厥 出血 心脏压塞*	低血压 出血前脉搏细速

*. 罕见于近端壁间血肿

表 71–3　不同成像技术诊断主动脉夹层的效能比较

	TEE	CT	MRI	主动脉造影
灵敏度	++	++	+++	++
特异度	+++	++	+++	++
分类	+++	++	++	+
内膜片	+++	–	++	+
主动脉瓣关闭不全	+++	–	++	++
心包积液	+++	++	++	–
分支血管受累	+	++	++	+++
冠状动脉受累	++	+	+	+++

CT. 计算机断层扫描；MRI. 磁共振成像；TEE. 经食管超声心动图

表 71–4　主动脉夹层的生物学标志物

标志物	增高时间	灵敏度	特异度	临床应用
D– 二聚体	数小时至数天	++	+	+
C 反应蛋白升高	数小时至数周	++	–	+
SM 肌球蛋白重链	数小时至 2d	+++	(+)	–
可溶性弹力蛋白片段	数小时至数天	++（A 型）	(+)	–
S100A12	数小时	+（Ⅰ型）	(+)	–

SM. 血清标志物

五、主动脉夹层的初始药物治疗

急性主动脉综合征的初始处理旨在通过持续控制血压来防止血管的继续撕裂。目标是收缩压下降到 100 ～ 120mmHg，心率下降到 60 ～ 80/min，以维持重要器官的灌注。尽管通常需要使用多种降压药物，但静脉注射 β 阻滞药仍是一线的治疗方案。如果需要转移到专门的主动脉中心，及时的分诊和图像共享很重要[59]。

（一）急性主动脉夹层

由于近心端主动脉血管压力波动最大，近心端主动脉夹层的发病风险最高。近心端血管撕裂可以发生在任何部位，但常见于升主动脉（血管压力最大的区域）或降主动脉的近心端。在整个降主动脉和腹主动脉中出现一个或多个撕裂口，并使得真腔和假腔之间的血液贯通并不罕见。随着时间的推移，解剖学假腔会因为动脉瘤的降解而出现扩张，并最终导致主动脉破裂。

（二）分类系统

急性主动脉夹层可根据内膜破口部位和夹层累

积的范围或受影响的主动脉部位进行解剖学分类（图 71-2）。夹层也可以分为急性期和慢性期。急性期定义为症状发作后 14d 内，有较高的死亡率，超出此时间段即为慢性期[60]。此分类系统最近被重新划分为四个时间段：超急性期（＜ 24h）、急性期（2 ～ 7d）、亚急性期（8 ～ 30d）和慢性期（＞ 30d）（图 71-3）[61]。另外，夹层也被分为复杂的和不复杂的。复杂的夹层包括那些灌注不良、破裂或即将破裂、有难治性高血压、持续疼痛、扩张速度＞ 1cm/ 年，或主动脉整体直径＞ 5.5cm 的患者[62]。大约 30% 的 B 型夹层在初始发病时属于复杂的，并与早期死亡风险增加相关[63]。尽管目前在主动脉夹层的非侵入性诊断和治疗方面取得了进展，但仍有高达 28% ～ 55% 的患者在没有明确诊断之前死亡。A 型夹层住院期间并发症的发生率高于 B 型夹层，第 1 天死亡率接近 24%，到第 2 天为 29%，到第 7 天为 44%，2 周后为 50%[4]。不到 10% 的未治疗的近端夹层患者活过 1 年，他们几乎都在 10 年内死亡。急性降主动脉夹层致死率低。在没有明显并发症的情况下，1 个月时的存活率为 89%，1 年时为 84%，5 年时为 80%[4, 64]。

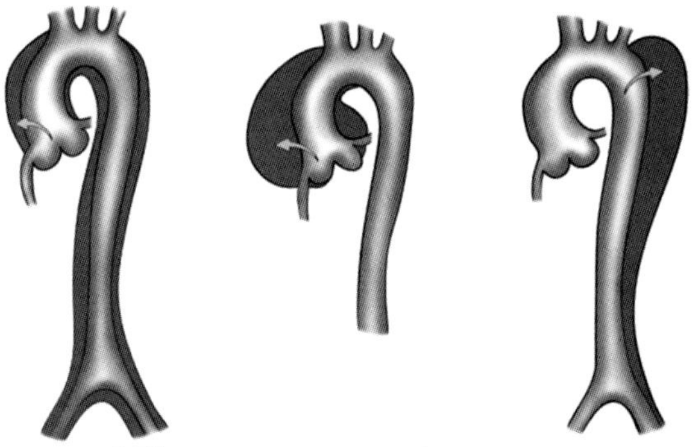

▲ 图 71-2　参考解剖学和预后的主动脉夹层标准分类系统

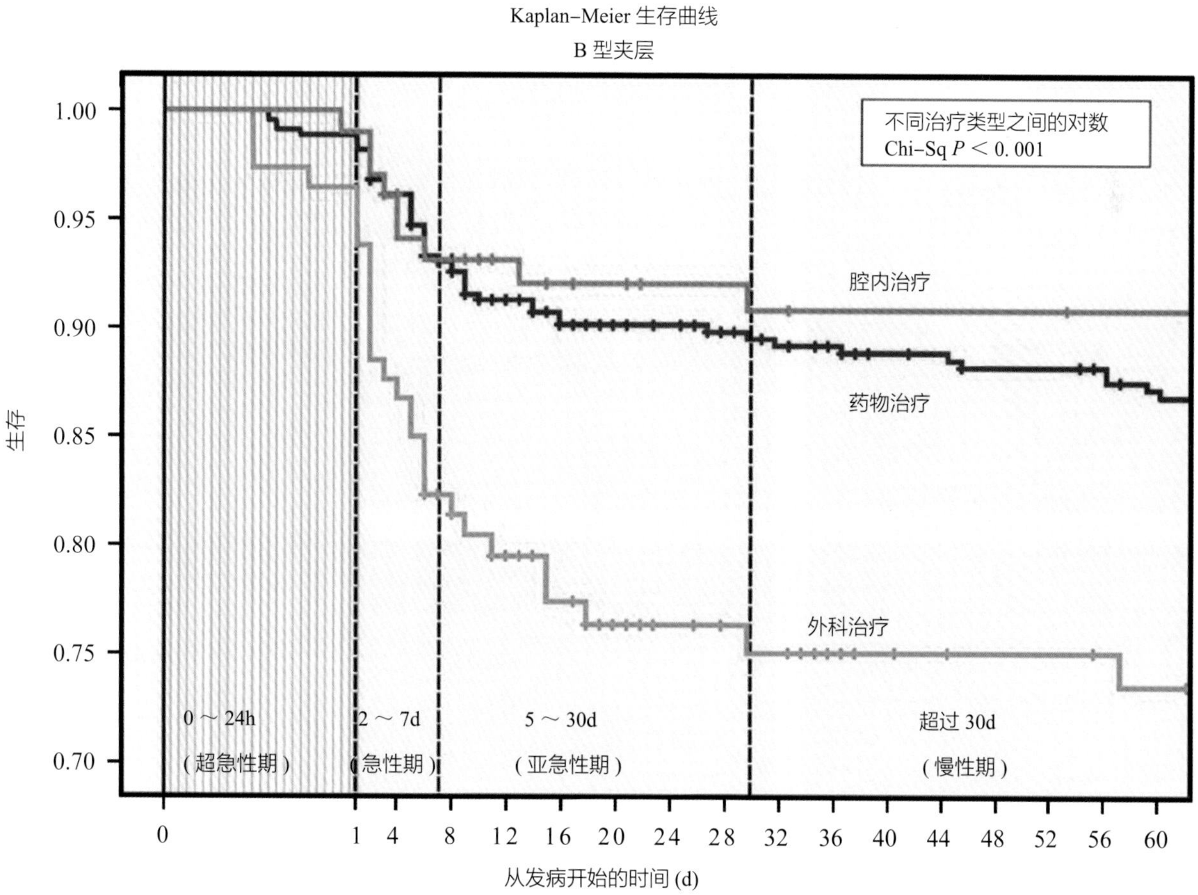

▲ 图 71-3　**IRAD 研究是基于时间的主动脉夹层分类系统**

开放式外科手术治疗的患者在早期阶段的生存率最低

（三）预后预测因子

在B型主动脉夹层患者中，＞60%的死亡是由假腔破裂引起的。假腔持续未闭导致动脉瘤扩张，而假腔内血栓形成是假腔稳定性的预测因子[65]。但是，假腔内血栓形成与生存率无关。与完全血栓形成或无血栓形成相比，部分血栓形成更能预测出院后的死亡率。假腔内远端形成的血栓可阻止血液外流，导致动脉瘤扩张和破裂[66, 67]。内脏分支由假腔供血，再次撕裂和假腔的最大直径在腹主动脉是假腔不完全血栓形成的危险因素[68]。此外，难治性疼痛或高血压，年龄≥70岁是院内死亡率的预测因子（OR值分别为3.3和5.1）[69]，其中有较大的近端撕裂入口的病人是高风险患者[70]。现在正在开发患者特异性模拟工具软件，通过4D PC-MR成像分析主动脉夹层中的血流动力学，重点关注流速，每搏输出量和血流螺旋应力（图71-4）[71, 72]。

（四）A型夹层的治疗

急性A型主动脉夹层的主要治疗方法是开放性切除术，以预防主动脉破裂、卒中、内脏缺血、心脏压塞和循环衰竭等致死性并发症。在手术中，通过植入合成的血管移植物、冠状动脉再植和主动脉瓣功能恢复来重建主动脉。升主动脉夹层的手术死亡率差异很大，在10%～35%之间，但明显低于药物治疗的死亡率[73]。A型夹层的腔内治疗适用于特别的病例，并且仍处于研究阶段[74-76]。

（五）B型夹层的治疗

最新研究数据显示，由于急性B型主动脉夹层治疗方式的不同，患者住院期间死亡率存在显著的差异。IRAD报道，接受外科手术治疗的患者住院期间死亡率为32%，单纯药物治疗的患者住院期间死亡率为10%[4]。由于这一类患者有90%存活至出院，药物治疗是治疗稳定型、无症状患者的标准方

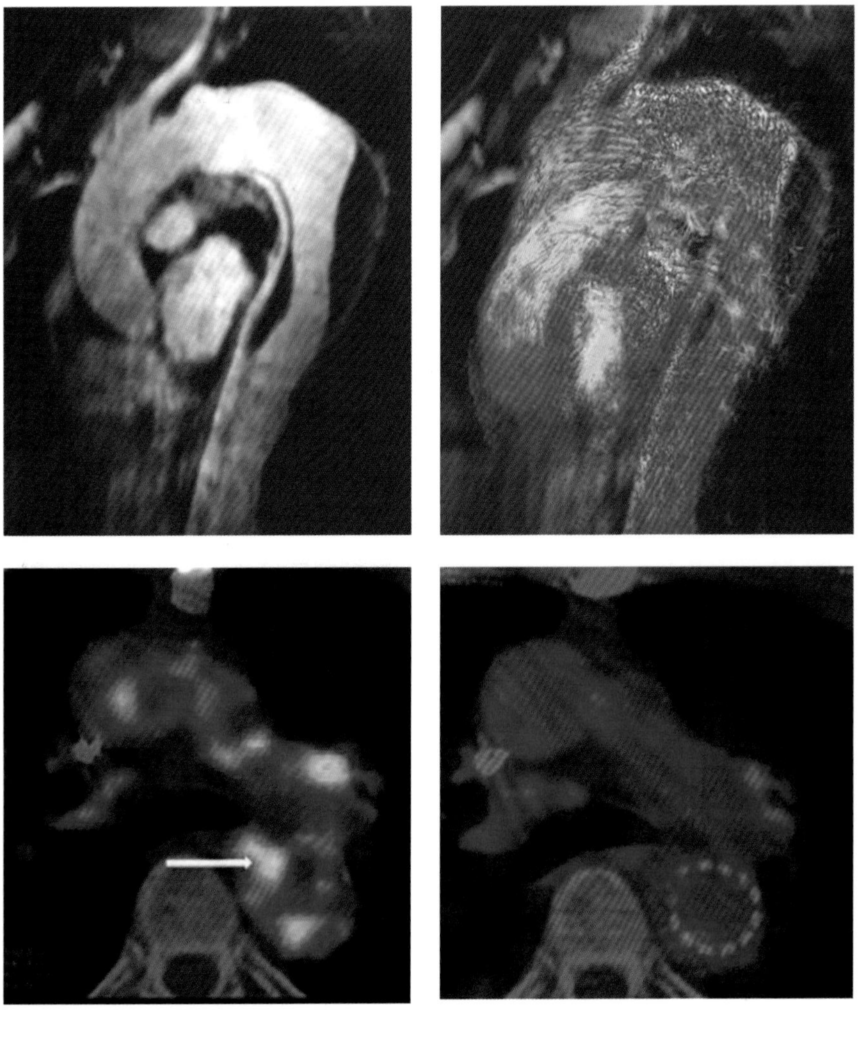

◀图71-4 主动脉夹层的功能成像

上排显示慢性B型主动脉夹层患者在注射钆后，受累真腔和含局部血栓的扩张假腔的二维磁共振图像（左）；相应的四维磁共振图像显示出有最高血流量和脉压的区域（右）。下排PET图像显示局部^{18}FDG-摄取增强（左），提示炎症和即将破裂的区域，可通过胸主动脉腔内修复术和继发主动脉重构来稳定

案[77]。相反，由于存在左后外侧开胸术时需单肺通气，完全肝素化、体外循环、严重低温、脑脊液引流和循环暂停等相关风险，最近已经叫停了开放式的主动脉切开置换术[78, 79]。然而，来自 IRAD 的数据显示，过去 5 年中复杂的 B 型夹层有明显的死亡率，行开放手术时住院期间死亡率为 17%[4]，出现肾脏或肠系膜缺血时死亡率甚至更高，为 50% ～ 88%[80, 81]。

（六）腔内治疗

主动脉夹层的胸主动脉腔内修复手术，是作为复杂 B 型主动脉夹层患者行高风险开放式手术治疗的替代方案，自 1999 年以来其可行性已经被论证。最近一份引用美国联邦医疗保险数据库的报告显示，现在 25% 的 B 型夹层修复手术是通过腔内治疗的方式进行，其与开放性修复手术相比，死亡率和再发病率较低[82]。一项 Meta 分析显示，这种治疗方案的院内死亡率为 9%，卒中发生率为 3.1%，截瘫发生率为 1.9%，A 型夹层转化率为 2%，肠梗死发生率为 0.9%，截肢发生率为 0.2%[83]。

INSTEAD 和 ADSORB 临床试验旨在研究胸主动脉腔内修复手术在治疗简单的 B 型主动脉夹层患者中的作用；INSTEAD-XL 临床试验的 5 年结果显示，与单纯药物治疗相比，血管内修复手术联合药物治疗可以降低主动脉相关死亡率和疾病的进展[84]，而 ADSORB 临床试验结果显示，胸主动脉腔内修复手术组患者主动脉重塑更好。如果需要，裸金属支架可以帮助进一步重塑主动脉，称为 PETTICOAT 理念（图 71-5）[85]。在急性期中接受治疗的患者动脉更容易生长，尤其是腹主动脉[86, 87]。

六、壁间血肿

壁间血肿的定义是在无内膜破口的情况下，出现血管壁内出血（见图 71-1）[45]。壁间血肿可由钝挫伤引起[88]。壁间血肿的并发症很常见，28% ～ 47% 的患者进展为夹层，20% ～ 45% 的患者发生动脉瘤或动脉破裂[88, 89]。升主动脉的壁间血肿通常并发心包积液、胸腔积液和主动脉瓣关闭不全，需要外科手术修复。壁间血肿患者通常年龄较大，男性患者的发病率较高[45]。与主动脉夹层的 Stanford 分型方法类似，A 型壁间血肿累及升主动脉，而 Stanford B 型壁间血肿不累及升主动脉[3, 90]。壁间血肿的发病率在日本、韩国和北美、

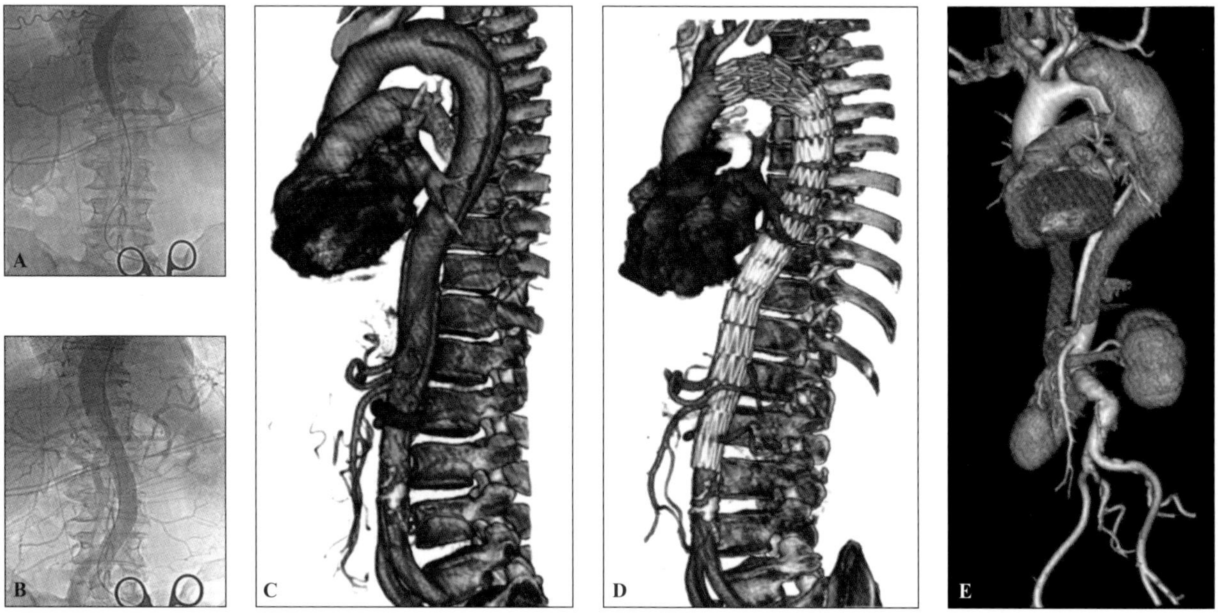

▲ 图 71-5 复杂 B 型夹层的近端胸降主动脉行胸主动脉腔内修复治疗前后对比图

复杂 B 型夹层的近端胸降主动脉行胸主动脉腔内修复治疗之前（A）和之后（B）出现远端灌注不良的血管造影资料；在行 PETTICOAT TEVAR 治疗之前（C）和之后（D）在相同的解剖位置行三维 CT 重建，以防止在夹层后 3 年的慢性状态下演变为不可逆改变和假腔扩张（E）

欧洲之间存在差异。西方国家的壁间血肿发病率为 6%（58/1010），而东方国家的发病率为 28.3% 和 29%[45, 91, 92]。在西方人群中壁间血肿的病情严重性与夹层类似，但东方壁间血肿患者的病情相对稳定[93, 94]。最近的日本人群研究结果发现，壁间血肿在早期和晚期进展为夹层的概率分别为 30% 和 10%[91]；而韩国的数据显示，≥ 80% 的患者选择接受药物治疗[3]并长期存活[95, 96]。

（一）治疗

西方研究中心报道近端壁间血肿手术治疗的早期死亡率为 8%，而药物治疗的早期死亡率为 55%，因此建议对近端壁间血肿患者施行开放性手术修复[44, 97–99]。相反，来自亚洲的 A 型壁间血肿患者的早期死亡率在手术治疗组（10.1%）和药物治疗组（14.4%）之间没有差异[100]。其他对亚洲人群的研究发现，药物治疗组患者的病情进展率高，死亡率为 32%，建议对这些患者进行外科手术切除[101]。即刻手术的患者死亡率为 14.3%，而行延迟手术的患者死亡率为 7.1%；在那些等待手术的患者中，33% 的 A 型壁间血肿患者进展为主动脉夹层（不发生在最初的 72h 内）[102]。

（二）病情进展的预测因子

壁间血肿患者在随访期间发生溃疡样改变提示预后不良[103, 104]。这些病变可进展为局限性夹层和动脉瘤样扩张，近端壁间血肿相比远端壁间血肿更容易发生并发症。壁间血肿疾病进展的其他预测因素包括年龄＞ 70 岁、心脏压塞、最大血肿厚度≥ 10mm，A 型壁间血肿患者的主动脉直径≥ 50mm[91, 103]。

七、主动脉穿透性溃疡

主动脉穿透性溃疡是由于内膜破裂使血液通过内弹性膜引起的发生在主动脉壁的疼痛性溃疡，随着时间的推移或溃疡破裂可形成假性动脉瘤[89]。患者的主动脉直径即使在正常的情况下，病变也有破裂的风险。在急性主动脉综合征所有的分类中，主动脉穿透性溃疡发生破裂的概率最高，高达 42%[105]，常发生在老年男性，病变深度为 4 ～ 30mm，病变直径为 2 ～ 25mm 的患者中[106]。主动脉穿透性溃疡常发生在降主动脉，很少发生在升主动脉[107, 108]。典型主动脉穿透性溃疡患者的特点是老年人、高血压、有吸烟史、有胸痛或背痛症状，但没有主动脉瓣关闭不全或灌注不足的迹象；无症状患者也可发病，27.8% 的病例与囊性动脉瘤相关，14% 与壁间血肿相关[109]。

（一）病情进展的预测因子

复发的或难治的疼痛被认为是用于确定干预时机的最重要的临床症状之一。病变进展的预测因子包括持续的或复发的疼痛（$P < 0.0001$）、胸腔积液增加（P=0.0003），以及病变的直径（P=0.004）和深度（P=0.003）。累及升主动脉的主动脉穿透性溃疡破裂风险高，需要紧急干预。计算机流体结构分析可显示主动脉穿透性溃疡血管壁的脆性[110]。

（二）治疗

尽管大多数主动脉穿透性溃疡患者可能不适合行常规手术治疗，但建议对 A 型主动脉穿透性溃疡患者行紧急手术修复。由于病变局限和易于定位，B 型主动脉穿透性溃疡是胸主动脉腔内修复术的理想适应证之一，特别是有多种并发症的患者[106, 111]。

八、展望和总结

急性主动脉综合征患者的 1 年生存率为 81%，5 年生存率为 63%[112]。需要使用包括 β 受体阻滞药在内的药物治疗以减轻患者主动脉壁的应力，并且应该每年行连续成像检查评估病情的进展。每个病例都应该进行多学科讨论会，以评估患者的年龄、预期寿命以及是否适合行开放手术或胸主动脉腔内修复术治疗。在胸主动脉腔内修复术治疗后，需常规继续对主动脉进行干预，并进行长期监测[113]。将不同的主动脉病变分组到不同的急性主动脉综合征亚型中，可以早期识别患者的风险[114–116]。尽管如此，为急性主动脉综合征患者选择最佳的治疗方式仍然具有挑战性。微创的侵入性腔内治疗技术的出现改变了急性主动脉综合征的治疗方式，治疗不再局限于开放手术或单纯药物治疗。当前的挑战是为不同的患者群体选择最适合的治疗方法（开放治疗或腔内治疗），而不是都选择药物治疗，以确保个体化的最佳治疗方案。

第 72 章 胸主动脉瘤腔内修复术

Thoracic Endovascular Aortic Aneurysm Repair

Paul S. Lajos　Michael L. Marin　著
周　迟　译

自从 1572 年 Paré 推测胸主动脉瘤与梅毒有直接关系以来[2]，胸主动脉瘤及其并发症一直都吸引着人们的注意[1-3]。1970 年 Anel 首次报道了动脉瘤的近端结扎术[4]，1951 年 Lam 和 Aram 报道了用主动脉同种移植物对降主动脉动脉瘤进行外科手术置换，术后该患者存活超过 3 个月[5]。1953 年，Bahnson 报道了通过胸壁侧切和主动脉缝合的方法进行的一系列修复手术[6]，同年晚些时候 DeBakey 和 Cooley 报道了首例使用人工血管成功置换降主动脉瘤的手术[7]。1951 年，Cooley 成功施行了通过主动脉阻断和加固缝合进行的主动脉弓动脉瘤的开胸修复术[8]。

如今，尽管开胸胸主动脉瘤（TAA）修复术被广泛研究和优化[11]，但该手术仍是一个比开腹修复术风险更高的术式。Stevens 和 Farber 的研究回顾了 1600 名选择开放修复的降主动脉胸主动脉瘤患者，平均 30d 死亡率为 9.2%，范围波动在 4.4% ～ 31% 之间，他们发现胸主动脉瘤行开放手术有一定的危险性和死亡率[9]，全国住院样本管理数据库资料显示，降主动脉胸主动脉瘤的手术死亡率为 10%[10]。一个来自 Baylor 大样本中心 387 例接受胸主动脉瘤修复手术的患者的资料显示，截瘫发生率为 2.6%，卒中发生率为 1.8%，肾功能衰竭发生为 7.5%，死亡率为 4.4%[11]。

Dake 于 1994 年进行了第 1 例胸主动脉瘤腔内修复术[12]。胸主动脉瘤腔内修复手术将这种高风险的治疗方法变革为一种微创且可持续的治疗方法。美国食品和药品管理局在 2005 年批准了首个胸主动脉瘤支架，即 WL Gore TAG 覆膜支架（美国亚利桑那州弗拉格斯塔夫），在 2008 年 Cook Zenith TX2（Bloomington, IN, USA）[13] 和 Medtronic Talent（Santa Rosa, CA, USA）成功上市。目前，在美国市场上有四种胸部支架：WL Gore C-TAG（Flagstaff, AZ, USA）、Medtronic Valiant（Santa Rosa，CA，USA）、Cook TX2（Bloomington，IN，USA）和 Bolton Relay（Sunrise，FL，USA）。

胸主动脉瘤腔内修复手术因其侵入性损伤度小、易于应用开展、手术时间短、减少失血、降低死亡率和住院时间的优势，是治疗主动脉瘤的首选术式。随着器械不断发展，出现外径更小的鞘管，亲水涂层支架，以及更小的输送及释放系统。胸主动脉瘤腔内修复手术是一种用于治疗不同主动脉疾病的安全有效的方法，可获得长期的疗效。其中，急性 B 型主动脉夹层，动脉瘤和创伤性主动脉破裂的患者从中受益最多[14]。

一、人口统计学

在所有主动脉瘤的病例中，60% 发生在腹主动脉，20% 发生在胸主动脉。在这 20% 中，40% 发生在升主动脉，15% 发生在主动脉弓，35% 发生在近端胸主动脉，10% 发生在远端胸主动脉[15]。

TAA 的发病率为每年 6/10 万，破裂风险为每年（3.5 ～ 5）/10 万，5 年破裂总风险为 20%[16]。胸主动脉瘤的自然病程是动脉瘤逐渐扩张并导致破裂，这通常是致命的。动脉瘤的增长速度与动脉瘤最大直径密切相关，并且随动脉瘤大小的增加呈指数性增长[16-18]。女性的破裂风险比男性高 7 倍，与直径＞ 6cm 直接相关[19]。当胸腹主动脉瘤直径≥ 8cm 时，1 年的破裂风险为 80%[20]。

二、病因

大多数胸主动脉瘤的发生是由于主动脉血管壁中膜层变性导致的。血流动力学影响、遗传因素和MMP等联合作用引起中膜层变性或中膜层囊性坏死，最终导致主动脉血管壁的细胞外基质和平滑肌的降解。虽然大多数胸主动脉瘤继发于中膜层变性，但有20%～50%的TAA认为是继发于之前的主动脉夹层[15-18]。

胸主动脉瘤和胸主动脉夹层可分为综合征性、家族性或散发性。综合征性占比小于5%，常是马方综合征、Ehler-Danlos综合征Ⅳ型或Loeys-Dietz综合征的临床表现。由于该类型主动脉持续扩张，通常不建议植入主动脉覆膜支架。

马方综合征是一种常染色体显性遗传的结缔组织疾病，发病率为1/10 000。马方综合征体检有多种变现，包括四肢细长、晶状体脱位、胸主动脉瘤和夹层。它是由FBN1基因缺陷引起的[21, 22]。

Loeys-Dietz综合征表现为年轻患者有悬雍垂裂或腭裂，眼距增宽，颅缝早闭，以及胸主动脉或腹主动脉动脉瘤或夹层。它是由转化生长因子B1和B2受体以及TGFBR2或TGFBR1基因的错义突变引起的[23]。

Ehler-Danlos综合征表现为皮肤关节、内脏器官和血管的组织脆性增加。与马方综合征不同，Ⅳ型患者表现为胸部和腹部的中等血管发生破裂或夹层。其发病率为1/50 000，发病原因是编码Ⅲ型胶原的COL3A1基因突变。

家族性胸主动脉瘤占总数的15%～20%，其余大约80%的病例是散发性的，15%～20%的患者一级亲属有胸主动脉瘤[17]。这些家族性聚集病例与马方综合征、Ehler-Danlos综合征或Loeys-Dietz综合征等结缔组织疾病无关。家族性胸主动脉瘤是常染色体显性遗传病，通常比散发病例的发病年龄更早，常同时合并二尖瓣关闭不全或动脉导管未闭。与此疾病相关的基因是ACTA2、TGFBR2和MYH11。

三、适应证

建议患者在有症状、病变快速扩张和有邻近胸部或腹部结构受压、破裂和动脉瘤直径在5～7cm的情况下选择外科手术治疗，具体还取决于患者的年龄、相关风险和并发症。

胸主动脉瘤和胸腹主动脉瘤（TAAA）的开放性修复术存在较多的并发症和一定的死亡率，并有潜在失血和心肺生理性应激风险。胸主动脉腔内修复手术潜在失血较少，可以保持前向血流，避免使用主动脉阻断和引起心脏应激，同时可避免开胸手术和开腹手术相关的潜在并发症。支架技术和新一代设备的进步，洗脱支架技术以及经皮通路使得适合胸主动脉腔内修复手术的潜在病例增加了70%～80%。麻醉可以是局部麻醉或全身麻醉。心脏稳定性得到改善，脊髓缺血、住院时间和术后恢复时间均减少。

四、影像学诊断

（一）多普勒超声

因为胸腔内的气体会影响图像质量，多普勒超声不常用。然而，它在评估汇入血管，例如髂动脉、股动脉、颈动脉和左锁骨下动脉的大小和质量时非常重要。

（二）CT检查

CT仍然是术前成像的金标准。应用特定的血管成像方案进行后处理，可实现三维重建和模拟血管造影，用于精确测量所需支架的大小。利用大量的轴向切面并联合多层重建，可以进行计算机断层血管造影，可以为支架植入提供主动脉和髂血管病变的范围、性质、位置和直径大小以及血管条件的信息。CT扫描还可显示血管钙化、附壁血栓、入路血管直径和结构。CT的潜在缺点包括造影剂损伤和辐射暴露。

（三）血管造影

传统的诊断性血管造影在很大程度上已经被CT血管造影所取代，但可能适用于对可疑病变和潜在侧支的评估。从多个旋转平面进行的三维血管造影也很有帮助。血管造影的缺点是有侵入性并且需要动脉内注射造影剂。

（四）磁共振

MR血管造影术通过静脉注射顺磁性造影剂（即钆剂）进行，优点是在一些扫描器中无须造影剂。MRA高性能系统可以在全身扫描单个造影剂团，但是通常需要较长的时间（如45min）来进行图像采集。

由于需要延长扫描时间，并且图像质量受到运动伪影的影响，因此某些患者可能不适宜进行MRA。

（五）经食管超声心动图

经胸超声心动图可以提供直到胃部平面的胸降主动脉短轴和长轴的图像，以评估主动脉粥样硬化，有助于为胸主动脉瘤定位内膜破口。优点包括无须造影剂；但是成像质量依赖于操作者的水平，同时在某些中心不易开展。

框 72-1 手术指征

- 主动脉穿透性溃疡
- 瘤体快速扩张
- 压迫
- 破裂
- 夹层形成
- 胸部钝性外伤
- 主动脉弓远端两倍大小
- 直径 5～7cm

［引自 Howard A. Loftus I Thoracic aneurysms (endovascular repair). In Thompson M. Endovascular Intervention for Vascular Disease. New York, NY: CRC Press: 2008，221-233］

五、解剖学要求

胸主动脉覆膜支架最初是由腹部动脉支架改良设计而成。胸部特殊的血管结构要求支架符合主动脉弓的曲线以获得精确定位和稳固置入。这些要求，包括主动脉走行扭曲、有限的近端和远端锚定区和病理学特征对支架有重大挑战。

胸主动脉腔内修复手术成功对解剖学的要求包括近端锚定区直径＜40mm；在主动脉弓结构上有足够的近端锚定区长度20mm；远端锚定区至少需要15mm正常的主动脉；锚定区不能严重成角，以免支架封闭不良。文献报道，近端覆膜支架可以覆盖左锁骨下动脉，但手臂缺血发生率很低[24]。锁骨下动脉转位或常规行颈动脉-锁骨下动脉分流术的作用存在争议，因为有证据显示脊髓缺血和后循环受损的发生率在未接受过血运重建的患者中更高[25]。尽管新一代装置改良了灵活性并减少了扭曲结构，扭曲的降主动脉可能导致支架放置和固定困难[26]。如果需要远端更多的锚定区，则可能需要将胸主动脉腔内修复支架带到腹主动脉，并且可能要覆盖一些较大的内脏血管[如腹腔干、肠系膜上动脉和(或)肾血管]或行外科去分支术。目前有关于覆盖腹腔干以增加远端锚定区的报道；然而，这必须在有足够的肠系膜上动脉灌注的情况下进行[27]。选择穿刺的血管仍然是一个重要的考虑因素，因为钙化和扭曲的髂动脉可能是禁忌证，髂动脉直径最小的为7mm是适应大多数设备的必要条件（框72-1）。

六、支持胸主动脉腔内修复术的证据

胸主动脉腔内修复手术已成功应用于所有主动脉疾病的治疗，包括急诊手术和择期手术，也包括主动脉横断、动脉瘤和夹层。

欧洲主动脉瘤支架/移植技术合作者（EUROSTAR）和英国胸部疾病登记处报告了443例接受了胸主动脉腔内修复手术治疗的退行性动脉瘤、夹层、假性动脉瘤和创伤性损伤的患者的多中心研究[28]。技术成功率为87%。左锁骨下动脉覆盖率为17%，其中50%接受血运重建。TAA组30d死亡率为10%（择期手术为5.7%，急诊手术为27.9%）。累积存活率为80%，晚期破裂发生率为1%。

在Bavaria等的一项研究中[29]，使得Gore TAG装置获得批准的随机试验结果表明，在良好的解剖定位引导下，胸主动脉腔内修复手术的死亡率低于开放性手术（2.1% vs 11.7%）；胸主动脉腔内修复手术较少出现脊髓缺血损伤（3% vs 14%），较少出现肾功能衰竭（1% vs 13%），较少出现呼吸功能不全（4% vs 20%）。然而，胸主动脉腔内修复术组介入相关并发症更为常见。

INSTEAD XL试验（B型主动脉夹层患者STEnt支架调查研究），一项在欧洲完成的随机临床试验的结果显示，在无并发症的B型主动脉夹层患者中，第1年随访时未表现出胸主动脉腔内修复治疗组在死亡率方面的优势[30]。5年随访的主动脉相关生存获益结果显示，对比单纯药物治疗组，接受胸主动脉腔内修复治疗的患者主动脉相关死亡率为6.9% vs 19.3%，疾病进展率为27.0% vs 46.1%[30]。

在复杂的主动脉夹层临床试验中（主动脉分支血管灌注不足，即将破裂、主动脉直径≥40mm、主动脉扩张、在接受最大剂量药物治疗后仍有持续性疼痛或高血压），使用Cook近端TX2胸主动脉支架和远端裸金属支架（Zenith Dissection Endovascular

System；Cook Medical，Bloomington，IN，USA）。10 个中心共招募了 40 名急性、亚急性和慢性主动脉夹层患者。从症状发作到治疗的平均时间是 20d（范围在 0 ～ 78d）。采用了 7 种覆膜支架和夹层支架的组合，所有装置均已成功开展并获得专利。30d 死亡率为 5%（2/40），2 例死亡发生在 30d 后，1 年生存率为 90%。30d 的并发症包括卒中发生率 7.5%，短暂性脑缺血发作发生率 2.5%，截瘫发生率 2.5%，逆行夹层发生率 5%，肾衰竭发生率 12.5%。4 名患者（10%）在 1 年内接受了二次干预。在随访过程中观察到较好的主动脉重塑，表现为发生夹层的血管真腔大小增加而假腔大小减少。与基线时的 0% 相比，在 12 个月时 31% 的患者观察到假腔内血栓形成[31]。

在主动脉横断 Meta 分析中，Tang 等[32] 回顾了 370 例接受胸主动脉腔内修复治疗的患者和 329 例接受开放性手术治疗的患者。两组之间的技术成功率相当；然而，胸主动脉腔内修复治疗组的死亡率明显较低（7.6% vs 15.2%），截瘫率（0 vs 5.6%）、卒中率（0.85% vs 5.3%）也较低。两项技术最常见的操作相关并发症是胸主动脉腔内修复治疗期间的髂动脉损伤和开放手术后的喉返神经损伤。这项研究表明，对比接受开放性手术治疗的患者，接受胸主动脉腔内修复治疗的患者死亡率、截瘫率及卒中率显著降低。

七、病例分析

一名 73 岁男性患者院外突发急性胸背痛。他有冠状动脉粥样硬化性心脏病支架植入和高血压病史。胸部 CT 血管造影的纵隔窗显示远端主动脉穿透性溃疡伴主动脉瘤样扩张。主动脉壁间血肿延伸到主动脉弓和降主动脉（图 72-1）。他最初使用 β 受体阻滞药控制血压；然而，尽管采取了最佳的药物治疗，但他的背部疼痛持续存在。在第 7 天，他进行了重复显像，提示壁内血肿、穿透性溃疡和动脉瘤扩张程度未改变（图 72-1）。

由于可疑的近端锚定区非常接近左锁骨下动脉，他接受了主动脉弓造影。主动脉弓造影结果证实动脉瘤的位置距左锁骨下动脉正好 2cm（图 72-2）。

第二天，他从左侧腹股沟区在超声引导下经股动脉由 GoreTAG 装置（W.L.Gore，Flagstaff，AZ，USA）放置适合的覆膜支架 Preclose Proglide（Abbott Laboratories，Redwood City，CA, USA）。患者的背部疼痛消退，随访 CT 扫描显示手术完全消除了他的穿透性溃疡（图 72-3）。

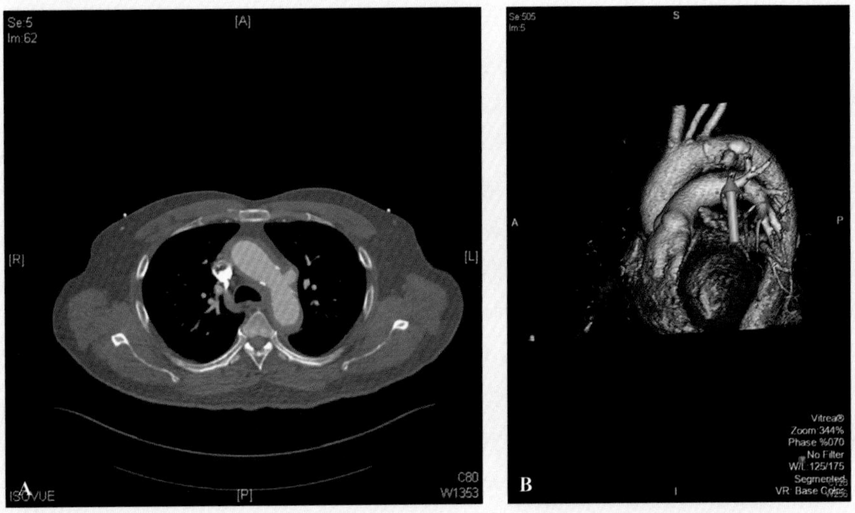

图 72-1 患者胸部 CT 血管造影

A. 术前 CT 扫描显示主动脉瘤扩张和壁间血肿；B. 在主动脉和肺动脉界面三维成像显示主动脉弓壁间血肿

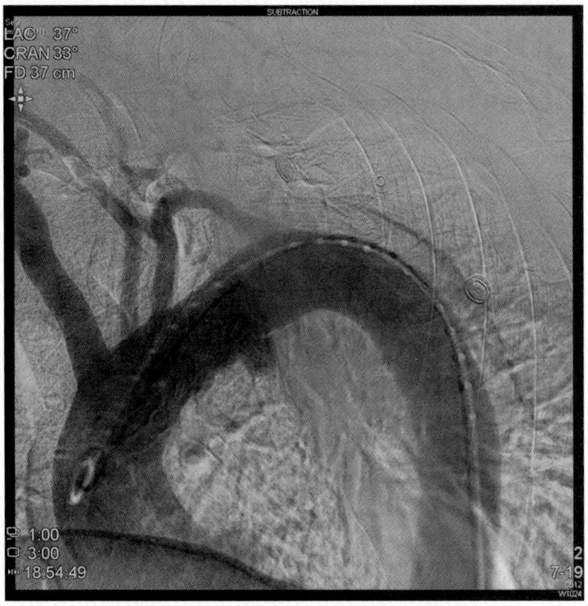

▲ 图 72-2　**患者术前胸主动脉造影**

造影显示主动脉弓远端动脉瘤扩张，在主动脉弓远端的相对直的部分中有 2cm 近端锚定区

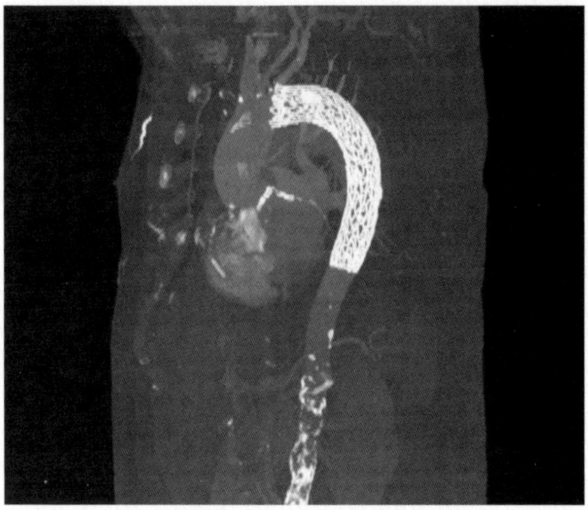

▲ 图 72-3　**患者术后 MRA**

MRA 显示在胸主动脉放置覆膜支架完全隔绝了胸主动脉瘤

八、结论

总结，胸主动脉腔内修复手术可以在适当的患者中安全有效地进行。需要注意穿刺血管的大小和质量，以及在胸主动脉中选择适当的近端和远端锚定区，这对于长期疗效至关重要。术前高质量 CT 扫描有助于诊断过程和制定合适的手术方案。

第 73 章　主动脉瘤腔内修复术

Endovascular Aortic Aneurysm Repair

William Beckerman　Paul S. Lajos　Peter L. Faries　著
周　迟　译

1951 年，Charles Dubost 在巴黎的 Broussais 医院首次使用尸体动脉作为覆膜支架进行了腹主动脉瘤（AAA）的开放性修复手术，这项技术后来由 Cooley 和 DeBakey 带到美国 [1, 2]。另一项重大进展发生在 1978 年，当时 Cooley 开发出一种双层丝绒涤纶覆膜支架，很快成为开放式腹主动脉瘤修复手术的标准覆膜支架 [3]。尽管到目前为止开放式动脉瘤修复术已有数十年的经验，围术期死亡率降低至 1% ～ 7%[4, 5]，但开放式手术修复仍意味着恢复时间更长。

1991 年，Parodi 使用了一种放置在血管内的球囊扩张式支架作为新的覆膜支架，在透视下进行腔内修复以治疗腹主动脉瘤，开创了血管外科的新纪元 [6]。该技术很快在全球范围内采用，最早使用的两种腔内装置，Guidant 公司的 Ancure 和 Medtronic 公司的 AneuRx，于 1999 年获得了美国食品和药品管理局认证 [7]。到 2006 年，腹主动脉瘤腔内修复术（endovascular aneurysm repair，EVAR）超过了开放性修复术，成为腹主动脉瘤最常用的治疗方法 [8]。在本书出版时，目前在美国市场上有 6 种 FDA 批准的腹主动脉支架：CookZenith（Bloomington, IN, USA）、EndologixAFX（Irvine，CA，USA）、Gore Excluder（Flagstaff，AZ，USA）、Lombard Aorfix（Irvine，CA，USA）、Medtronic Endurant（Santa Rosa，CA，USA）和 Trivascular Ovation（Santa Rosa，CA，USA）。

自从二十多年前初次使用以来，腹主动脉瘤腔内修复术应用于治疗腹主动脉瘤的规模一直在稳步增加。一系列随机对照研究显示，与传统的开放手术相比，能获得明显的获益，包括有效降低围术期死亡率和长期死亡率，并缩短住院时间 [9-11]。更小尺寸的导丝和鞘管的发展使腹主动脉瘤腔内修复术能够完全经皮完成，扩大了可以完成该操作的介入医生的范围。

一、人口统计资料

在美国，腹主动脉瘤每年导致大约 13 000 人死亡，是全球第 15 名致死疾病，是导致 55 岁以上男性死亡的第十位原因 [12, 13]。腹主动脉瘤主要影响 50 岁以上的成年人（并且发病率随着年龄的增长而增加），男性患病的概率是女性的 2 ～ 6 倍，吸烟者患病率是正常人的 5 倍。腹主动脉瘤的其他风险因素包括高加索人种族、腹主动脉瘤家族史、其他大动脉瘤和动脉粥样硬化 [14, 15]。男性腹主动脉瘤的发病率为每年（3.5 ～ 6.5）/1000 人，据报道破裂发生率为每年（1 ～ 21）/10 万人 [16-18]。动脉瘤破裂预后极差，全因死亡率为 78%，其中大部分死亡发生在患者到达医疗中心之前。随着动脉瘤直径的增加，破裂发生率呈指数增加，＞ 8cm 动脉瘤的破裂风险为 30% ～ 50%/ 年。在所有主动脉瘤中，60% 发生在腹主动脉中，绝大部分累及肾下主动脉，只有 5% ～ 15% 累及肾动脉上方的主动脉 [19]。

二、病因学

腹主动脉瘤的发病通常是由于血管结构蛋白慢性丢失，进而导致主动脉壁强度降低的结果 [20]。虽然动脉粥样硬化是腹主动脉瘤的危险因素，但动脉粥样硬化单独不会引起腹主动脉瘤。动脉粥样硬化病变局限于主动脉内层，而腹主动脉瘤是透壁的，涉及弹性蛋白和平滑肌的丢失以及异常的胶原重构。包括 CRP 和 IL（尤其是 IL-6）在内的循环炎症标志物都与动脉瘤的形成有关。这种慢性炎症通过蛋白酶的作用降解主动脉壁中的弹性蛋白和胶原蛋白，这些蛋白酶包括纤溶酶、MMP 和由内皮细胞、平滑肌细胞和血管中外层炎性细胞分泌的组织蛋白酶 S 和 K。

结缔组织疾病包括马方综合征、Loeys-Dietz 综合征和和 Ehler-Danlos 综合征Ⅳ型都与腹主动脉瘤的形成有关。炎性动脉瘤占所有腹主动脉瘤的约 5%，是一个单独的亚型，表现为显著的主动脉壁增厚，血管分布增加和血沉升高 [21]。

腹主动脉瘤的自然病程通常表现为腹主动脉瘤直径以 0.3cm/ 年的速度增加，较大的动脉瘤比较小的动脉瘤进展的更快，并且主动吸烟行为增加动脉瘤的生长速度以及破裂的风险 [22]。

三、适应证

腹主动脉瘤腔内修复术适用于治疗有症状的腹主动脉瘤（如肢体缺血、血栓栓塞、腹部、背部或侧腹疼痛）、炎性腹主动脉瘤（以慢性腹痛、体重减轻和血沉升高为特征）或腹主动脉瘤破裂的治疗。腹主动脉瘤腔内修复术也可以预防性治疗快速扩张的腹主动脉瘤（通常表现为 6 个月内动脉瘤增长＞ 0.5cm 或 1 年内＞ 1cm），防止其破裂，或最大直径大于 5.5cm 的腹主动脉瘤（有的建议在低手术风险的女性中＞ 5cm）[23, 24]。腹主动脉瘤与髂动脉动脉瘤同时存在时也推荐使用腹主动脉瘤腔内修复术。

在术前评估选择腹主动脉瘤腔内修复术的患者时，须参照手术风险，权衡动脉瘤破裂的发生率和死亡率。在一部分人群研究中，腹主动脉瘤腔内修复术的围术期死亡率为 4%，在经验丰富的中心不到 1%[25]。应对所有择期腹主动脉瘤腔内修复术患者进行全面的心血管系统检查，但与传统的开放性修复手术相比，腹主动脉瘤腔内修复术的优点是降低失血量，避免主动脉阻断，缩短手术时间和术后恢复时间，多种麻醉方式可选（包括全身麻醉、局部麻醉、中度镇静和脊髓麻醉），这些能降低围术期风险，增加手术成功率 [26]。

四、破裂的腹主动脉瘤

腹主动脉瘤腔内修复术越来越多地被应用于治疗破裂的腹主动脉瘤 [27]。IMPROVE 是一项在英国和加拿大进行的最大的多中心随机临床试验，目的是为在临床治疗中对比这两种治疗方式 [28]。总共 613 名在影像检查前疑似腹主动脉瘤破裂的患者被随机分入腔内修复组或开放修复组。虽然随机分组的两组间 30d 死亡率没有差异，但在采用不同方式治疗的患者中，腹主动脉瘤腔内修复术组的死亡率（25%）显著低于开放修复组（38%）。此外，腹主动脉瘤腔内修复术组直接出院回家的患者更多（94% vs 77%）。有趣的是，在研究开始时进入腔内治疗组的 266 名患者中，有 174 名（64%）被判定解剖结构适合行腹主动脉瘤腔内修复术治疗。

理论上讲，怀疑破裂的 AAA 患者在考虑行腹主动脉瘤腔内修复术治疗前，需要血流动力学稳定以完成 CT 检查，确定是否适合腹主动脉瘤腔内修复术 [28]。如果不可行，可以使用主动脉阻塞球囊以稳定患者病情。择期腹主动脉瘤腔内修复术治疗的解剖标准也适用于腹主动脉瘤破裂的腹主动脉瘤腔内修复术治疗。绝对禁忌证是肾下主动脉瘤颈直径＞ 32mm（因为市场上最大的装置直径为 36mm，需考虑约 10% 的预留直径），或肾下主动脉瘤颈长度＜ 7mm（在贴合主动脉壁的同时避免覆盖肾动脉）。严重钙化或主动脉瘤颈充满血栓、主动脉瘤颈成角（＞ 60°）、小髂动脉（＜ 7mm）都是相对禁忌证 [29, 30]。

破裂的腹主动脉瘤腔内修复术治疗相对择期腹主动脉瘤腔内修复术治疗的术前特殊考虑因素包括：允许低血压（目标收缩压为 80 ～ 100mmHg），复温血液制品而非晶体液（同时通知血库可能需要进行大量输血），避免腰麻或硬膜外麻醉对时间的考虑及对血压的影响 [28, 31]。

五、诊断成像

（一）多普勒超声

腹部超声检查是最常用的腹主动脉瘤筛查。事实上，对于美国的患者，医疗保险覆盖了对那些有腹主动脉瘤家族史的人和一生中至少吸过 100 支香烟的 65—75 岁的男性进行一次筛查[32]。超声便宜无创；但它准确性低，并受到检查者本身的影响[33]。肾上动脉和髂动脉通常很难被观察到，特别是在体格较大的患者中，并且通常难以预测即将发生破裂。只有当腹主动脉瘤大小适合手术治疗时，或术后用于监测内漏，超声才是诊断和监测腹主动脉瘤的优选方法。

（二）CT 血管造影

CT 血管造影需要暴露于辐射中并静脉注射造影剂；然而，尽管如此，它仍然是用于诊断和术前准备的主要成像手段。与超声相比，它具有更高的准确性，受检查者差异的影响小[34]。CT 血管造影三维重建对于更高精度的测量和观察从主动脉弓到入路血管的整体结构很有价值。它也是评估患者血管质量，包括血栓和钙化的最佳方式。鉴于 CT 血管造影图像采集迅速，可以考虑对出现腹主动脉瘤破裂的稳定患者立即进行术前准备，以便对这些患者进行腔内治疗。

（三）旋转血管造影

传统的诊断性血管造影已经在很大程度上被 CT 血管造影所取代；现在正在研究手术台上旋转血管造影作为破裂时的主要成像方式。与 CT 血管造影相比，它似乎在清晰度和视野大小方面欠佳（当需要同时观察髂动脉和进入血管时），但它在术中可以有效地检测内漏。血管造影还有侵入性和需要在动脉内注射造影剂的缺点[35]。

（四）磁共振成像

MRI 和 MRA 都为腹主动脉瘤的 CT 成像和传统血管造影提供了无辐射的成像替代方案。缺点包括成本高、采集时间长（幽闭恐惧症患者难以耐受）、钙化斑块的显示差，以及较低的空间分辨率和运动伪影敏感性。虽然使用钆顺磁造影剂使其成为对传统静脉注射造影剂过敏患者的适合的成像方案，但对于肾功能不全患者而言，由于致死性肾硬化性纤维化的风险增加，这不是一种良性替代方法[36]。

六、解剖学要求

标准的腹主动脉瘤腔内修复术有许多解剖学要求，这些要求在不同的支架装置中大致相似。尽管如此，每个支架移植模型都有自己的使用说明，描绘了有关解剖学的更具体的设备细节，为达到最佳效果应该满足的参数和限制。然而，大体上，腹主动脉瘤腔内修复术要求在支架的近端和远端固定点以及到达血管上存在健康的附着点（称为锚定区），以将装置安全地输送到主动脉中[29]。此外，过度曲折，特别是肾下主动脉的曲折，与移植失败和内漏的结局相关。作为一个粗略的指南，大多数腹主动脉瘤腔内修复术装置的使用说明指定肾下主动脉瘤颈直径在 16 ～ 32mm 之间和至少 10mm 健康肾下主动脉的锚定区，且角度小于 60°。髂动脉应具有 > 10mm 的长度为装置的远端提供着陆点，且直径在 8 ～ 25mm 之间，以适应大多数可获得的商品化覆膜支架。严重钙化的血管或具有广泛血栓的血管都会使设备应用更具挑战性[30]。

针对具有次优解剖的患者或动脉瘤侵犯内脏或肾动脉上或累及内脏或肾动脉的患者，已经开发了许多方法和装置修改以确保覆膜支架固定。利用较小的平行支架进入内脏或肾动脉，可以通过称为浮潜技术维持这些血管的灌注[37]。最近，有孔腹主动脉瘤腔内修复术（FEVAR）是一种预先订购且患者个体化制造的主动脉支架，具有内脏和肾脏血管的切口，正被用作更难解剖的患者的新选择[38]。分支装置，即将一个较小的覆膜支架缝合到主装置上以维持分支动脉的灌注（例如肾动脉或下腹动脉）的装置，也在开发中，并且在本书出版之时正在美国的选定中心使用。

主动脉中的动脉瘤通常会延伸累及髂动脉。在靠近下腹部动脉起始段找不到健康锚定区的情况下，可能需要栓塞一条，甚至是两条（在分阶段）胃下动脉，以便髂动脉远端延伸的锚定区超出下腹动脉。这可以从同侧股骨侧以逆行方式或从对侧股骨侧或从上方通过肱动脉甚至桡动脉进入的顺行方式实现。这些较大的血管通常需要栓塞，如 St.JudeAmplatzer（Saint Paul, MN, USA）、栓塞线圈或两者的组合[39]。通常，由于动脉瘤的血栓形成，术前成像不能显示肠系膜下动脉（IMA）。当肠系膜下动脉在冲洗血管造影上有专利权且可视化时，一些中心报道在支架置入之前栓塞时内漏率降低和囊收缩增加[40]。与下腹动脉类似，肠系膜下动脉是相当大的血管，通常需要栓塞线圈或微线圈以实现动脉的完全栓塞。这些栓塞基于的原理是防止内漏，本章稍后将对此进行讨论。

由于钙化和弯曲的髂动脉可能是禁忌证，而且髂动脉直径至少应为7mm，因此入路血管仍然是重要的考虑因素，以适应大多数商用设备。

七、腹主动脉瘤腔内修复术器械

最初的主动脉支架是简单的管状装置，由支架与涤纶膜结合而成[6]。不久之后，1993年开发出分叉主动脉支架，成为大多数器械的原型[41]。目前食品和药品管理局批准的器械都符合这种基本的分叉设计；但是，批准的器械之间也存在差异（表73-1）。Cook Zenith，GoreExcluder，LombardAorfix和Medtronic Endurant都是模块化器械，由编织聚酯（Zenith，Aorfix，Endurant）或ePTFE（Excluder）覆盖支架。Zenith和Endurant支架通过倒钩固定于肾动脉上，Aorfix和Excluder支架通过倒钩固定于肾动脉下边缘处。Ovation的独特之处在于在主体部分避免使用传统的支架材料，而使用了聚合物密封环来形成封闭，但保持了传统的髂血管结构。Endestix AFX有两方面独特之处：一是被动固定在左右髂总动脉分叉处，二是覆膜在支架外。后两种支架都固定于肾动脉上以防止支架移位。器械的选择由术者决定；到目前为止，还没有将不同腹主动脉瘤腔内修复术装置进行相互比较的随机对照试验[42]。

表73-1　食品和药品管理局批准的腹主动脉瘤腔内修复术器械

设备	设备直径（mm）	主体鞘大小（F）	固定方法
Cook Zenith	22～36	18～22	肾动脉上倒钩支架
Endologix AFX	22～34	17	肾动脉上支架 主动脉分叉的解剖学位置
Gore Excluder	23～31	18～20	肾动脉下倒钩
Lombard Aorfix	24～31	22	肾动脉下倒钩
Medtronic Endurant	23～36	18～20	肾动脉上倒钩支架
Trivascular Ovation	20～34	14～15	肾动脉上倒钩支架 肾动脉下聚合物填充环

八、内漏

支架安放后动脉瘤中仍有血液流入称为内漏。动脉瘤的持续充盈可导致腹主动脉瘤腔内修复术后患者的动脉瘤破裂。主要有五种不同类型的内漏，这里将简要讨论[43]。

Ⅰ型内漏被定义为从支架的近侧（ⅠA型，通常在主体周围）或向远侧（ⅠB型，通常在髂肢周围）进入动脉瘤的持续血流。由于这些被认为是顺行、高压泄漏，无论是在腹主动脉瘤腔内修复术后完成血管造影还是CT血管造影监测发现，Ⅰ型内漏一旦发现后需立即修复。这通常需要使覆膜支架向近端延伸或髂骨延伸肢向远侧延伸。

Ⅱ型内漏涉及持久性从侧支的逆行血流中充盈动脉瘤，通常是肠系膜下动脉或腰椎分支。这些被认为是低压，并且经常在高达80%的情况无须干预可自行解决。因此，只有CT血管造影监测时发现动脉瘤增大时，才会被处理［通常使用微导管，栓塞线圈和（或）氰基丙烯酸正丁酯胶］[44]。

Ⅲ型内漏是通过覆膜支架织物的撕裂口或通过组分分离口进入动脉瘤的血流。类似于Ⅰ型内漏，这些被认为是高压顺行泄漏，需要立即处理，通常通过支架重新衬里进行治疗。

Ⅳ型内漏涉及通过覆膜支架织物的孔隙流入动脉瘤的血流，而不是撕裂引起。这些有时在覆膜支架植入后30d内被注意到，但与较早的模型相比，较新的支架较少见。

最后，Ⅴ型内漏是由于“内张力”，被描述为瘤体压力升高或瘤体膨大，没有明显的渗漏。其原因被认为是未检测到的Ⅰ～Ⅳ型内漏或通过血栓传递的压力。再次支架置入覆盖原支架近端或远端是这种内漏的最常见干预方式，但对于最顽固的病例需考虑外科手术。

九、支持腹主动脉瘤腔内修复术的证据

在许多随机对照试验中，腹主动脉瘤腔内修复术已被证实是治疗腹主动脉瘤的有效方法，包括DREAM、OVER和EVAR 1试验。

DREAM 试验是一项 2004 年的研究，该研究随机注册了 351 例直径＞ 5cm 且解剖学合适的腹主动脉瘤患者，入组开放性修复组或腔内动脉瘤修复。腹主动脉瘤腔内修复术组 30d 和 2 年动脉瘤相关死亡率均显著降低（分别为 1.2% 和 4.6%、2.1% 和 5.7%），差异是开放性修复围术期死亡率较高所致。然而，全因死亡率在术后 1 年相当，并且最长 6 年的随访时间内持续相当（腹主动脉瘤腔内修复术组为 68.9%，而开放组为 69.9%）。与开放修复相比，EVAR 的再次介入治疗率更高（腹主动脉瘤腔内修复术组为 29.6%，开放率为 18.1%），但中度和重度全身并发症（11.7% vs 26.4%）较少 [10]。

EVAR 1 试验是一项入组了 1252 例病人的随机对照试验，正好一半（*n*=626）接受开放修复，一半接受腹主动脉瘤腔内修复术。EVAR 的围术期（30d）死亡率明显较低（1.8% vs 4.3%），但总体死亡率无显著差异。与 DREAM 类似，腹主动脉瘤腔内修复术组更常发生移植相关并发症，再次介入治疗的发生率更高 [9]。

OVER 试验是一项多中心研究，纳入 881 名退伍军人，他们满足如下条件：腹主动脉瘤＞ 5.0cm，腹主动脉瘤合并髂动脉瘤直径≥ 3.0cm，腹主动脉瘤直径≥ 4.5cm 且快速扩大（6 个月进展＞ 0.5cm 或 1 年进展＞ 1.0cm）随机分为开放腹主动脉瘤修复或腹主动脉瘤腔内修复术。随访 9 年以上，两组间总体死亡率相似（腹主动脉瘤腔内修复术为 7.0%，开放性修复为 9.8%），腹主动脉瘤腔内修复术瘤破裂率相对较高，但无统计学意义。毫不奇怪，腹主动脉瘤腔内修复术组手术时间较短（2.9h vs 3.7h），重症监护病房住院时间较短（1d vs 4d），住院时间较短（3d vs 7d）[11]。

虽然美国没有随机对照试验针对腹主动脉瘤破裂或有症状的腹主动脉瘤，对腹主动脉瘤腔内修复术与开放性手术进行比较。一项纳入 23 个观察性研究的 Meta 分析，涉及 7040 名有症状或破裂的腹主动脉瘤患者。其中包括 6300 例开放和 740 例腔内修复，且所有患者都属紧急情况下治疗。与开放性修复相比，急诊 EVAR 组围术期（30d）死亡风险显著降低（OR 0.62, 95% CI 0.52 ～ 0.75）[45]。

十、病例分析

一名 50 岁男性，在超声筛查时偶然发现患有肾下腹主动脉瘤。他有明确的动脉瘤家族史，他的父亲死于腹主动脉瘤破裂。连续 CT 扫描显示在 6 个月的过程中腹主动脉瘤大小进展到 5cm。他的腹主动脉瘤大小适合进行修补（图 73–1）。

他的病情适合 Endologix AFX 分叉主体和位于最低肾动脉下方的近端主动脉延长段（左）。他使用 Abbott Perclose Proglide（Abbott Laboratories，Abbott Park，IL，USA）闭合股动脉。

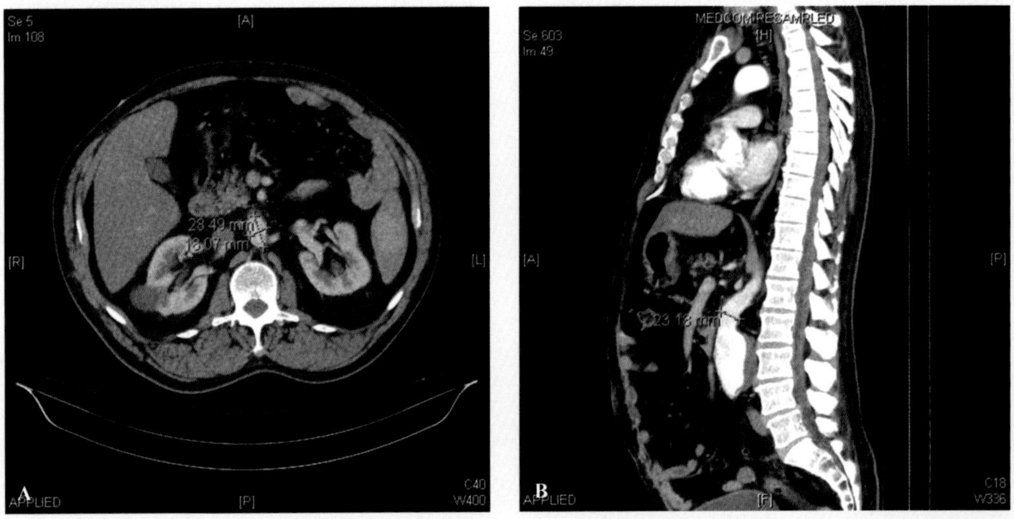

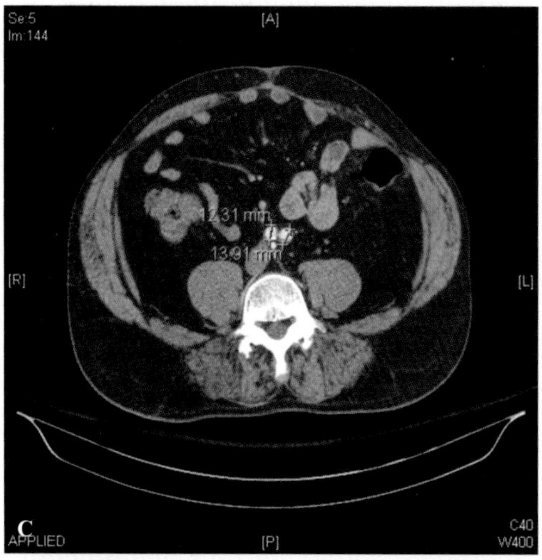

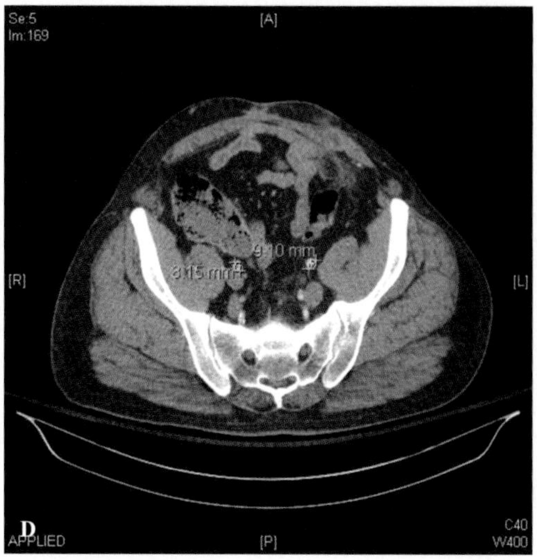

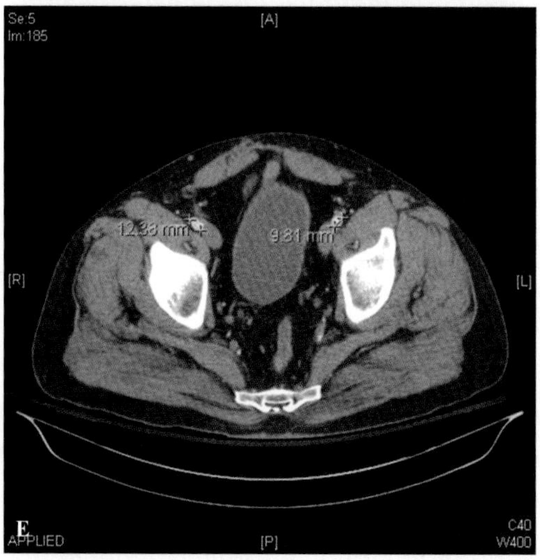

▲ 图 73-1 患者连续 CT 扫描

A、B. 分别为横断面和矢状面 CT 扫描，显示髂动脉具有适合行腹主动脉瘤腔内修复术的血管直径和解剖结构；C ～ E. 髂总动脉和髂外动脉远端显示足以容纳腹主动脉瘤腔内修复装置进入血管

十一、结论

腹主动脉瘤腔内修复术已被证明在适合的患者中是一种安全有效的治疗腹主动脉瘤的方法。在随机试验中，接受腔内支架植入术的患者与开放手术相比，围术期全因死亡率以及腹主动脉瘤相关短期和中期死亡率均较低。然而，这与在随访中注意到的腔内治疗组的重复干预率更高相关。长期存活在两组之间趋同，这是因为它主要由严重心血管疾病的自然病史决定[46, 47]。

与所有手术一样，患者选择至关重要，包含CT血管造影的术前准备是成功的必要条件。腹主动脉瘤腔内修复术技术的进步，包括更小器械外径、平行覆膜支架（烟囱技术）的使用增加，以及腹主动脉瘤腔内修复术开窗技术的应用，使得未来腹主动脉瘤腔内修复术的适用人群更广。

第 74 章　急性和慢性肠系膜缺血

Acute and Chronic Mesenteric Ischemia

Robert J. Rosen　Amit Jain　Jennifer Drury　著

周　宁　译

肠系膜缺血是一个相对罕见但潜在致死性的临床问题[1]。急性肠系膜缺血（AMI）是一个真正的紧急情况，如果其诊断和后续治疗出现延误，就会迅速发展为致死性肠坏疽[2, 3]。慢性肠系膜缺血（CMI）起病更为隐匿，常发生于广泛的动脉粥样硬化性血管疾病中。经典的慢性肠系膜缺血表现为腹部绞痛，特点是继发于“食物恐惧”之后的餐后腹痛和体重减轻[4]。虽然在病理生理学上急性和慢性肠系膜缺血解剖位置相似，其临床表现和治疗方法的差别使得二者需要加以区分。

一、急性肠系膜上动脉

急性肠系膜上动脉（SMA）阻塞最常见的是栓塞或血栓（图 74–1）。大多数栓子继发性来源于心房颤动、心肌缺血、瓣膜性心脏病、左心室室壁瘤或广泛的动脉粥样硬化性主动脉疾病。急性梗阻也见于主动脉夹层、主动脉手术或血管内介入治疗的并发症。虽然通常认为栓塞是急性缺血最常见的原因，但实际上最近的几次综述指出，肠系膜血栓是急性肠系膜缺血的一个更常见的原因[2, 5–7]。突然发作的全身腹痛和原有症状的慢性肠系膜缺血（肠绞痛、体重减轻）提示肠系膜血管中进展期的动脉粥样硬化病变形成急性血栓。胆固醇晶体栓塞也可能引起急性肠系膜缺血，在新近血管内导管介入诊断或治疗后数小时内出现与体检不相符的严重腹痛，并有广泛血动脉粥样硬化的老年人，应该怀疑是胆固醇结晶栓塞[8]。这种情况通常伴随着躯干和下肢的皮肤斑点。

一旦发生肠壁坏死，急性肠系膜缺血继发死亡率呈指数级上升，尽早正确诊断并尽快干预至关重要[2]。视动脉阻塞的程度、侧支流量的存在以及患者的整体循环状况不同，6 ～ 12h 内可发生不可逆的肠壁坏死。高度的临床警惕性是关键，病人因为往往非特异性的临床表现会延误诊断。突发严重的腹痛，早期一般不是局限性的。这种疼痛的定位和腹膜征象提示透壁肠坏死。体检常常不典型，偶尔腹胀和腹泻，随着时间的推移，可能会出现继发于黏膜脱落引起的出血。实验室检查结果是非特异性的，包括白细胞计数升高、乳酸酸中毒（高度敏感但相对非特异性），以及大约一半患者血清淀粉酶水平的升高[2, 3, 5, 9]。最近的实验研究表明，包括血清 α–谷胱甘肽 S– 转移酶（α–GST）和钴白蛋白结合试验（CABA）[10, 11]的检测可能有价值。

影像学研究包括腹部平片，可以显示有无肠梗阻或气腹。当发现肠壁空气（肠气肿）、黏膜水肿（“拇指纹”）、膈下游离空气或门脉系统积气时，提示缺血进展迅速，死亡率很高。CT 扫描会在更早的阶段显示这些征象，而 CT 血管造影通常会显示血管受损的实际位置以及相关的病理改变，如主动脉夹层[12]。最近一项评估肠系膜双期多层螺旋 CT 血管造影对肠系膜缺血的准确性的研究显示，阳性预测值为 100%，阴性预测值为 94%[13]。

除了 CT 成像技术的准确性之外，选择性血管造影仍然是诊断急性肠缺血的金标准，它可以提供关于肠系膜上动脉、侧支通路上肠系膜动脉或侧支通路的阻塞部位和残留血流的具体信息。因为评估腹腔动脉和肠系膜动脉（动脉粥样硬化疾病最常见的部位）的起源很重要，应首先在正位和侧位行主动脉造影。主动脉造影还可以显示栓塞的其他部位（特别是在脾脏或肾脏），以及显示肠系膜下动脉和胃下动脉的状态。随后使用延时注射造影剂对动脉期、黏膜期和门脉期成像行选择性检查。导管到位以后还可用于早期的血管内治疗，包括溶栓、血管扩张剂输注和支架置入术。以前美国胃肠病协会（AGA）指南指出，导管介入很少用于治疗急性肠系膜缺血，该指南通常建议在确诊后行剖腹手术[14]。

已有一系列研究报道了基于早期诊断后的包括药物和机械在内的溶栓治疗[15, 16]。受限于有限的血流恢复窗口期以及较高的远端栓塞的风险，完全的溶栓治疗可能由于时间有限而并不现实。溶栓治疗应仅限用于在腹痛发作后 8h 内做出诊断的患者，而在有胃肠出血或跨壁梗死的证据时则不应使用。最常用的溶栓剂是组织型纤溶酶原激活药（tPA），它被选择性地注入闭塞的动脉（几乎总是肠系膜上动脉），采用药物弹丸式推注与否均可。如果在开始输注 4h 后，没有明显的凝块溶解迹象，或者如果有血栓进展或临床恶化的证据，则应停止输注，并行开放手术。急性肠系膜缺血的血管内介入治疗越来越多[5, 7, 17]，甚至有人建议将其作为主要的治疗方式，因为它减少了并发症并改善了预后[12]。

在动脉粥样硬化斑块急性血栓形成的背景下，Wyers 等最近报道了一种在急性肠系膜缺血急诊开腹手术中逆行开放肠系膜上动脉支架术（ROMS）的杂交手术方法，以便在必要时评估和切除不能存活的肠道[18]。他们建议对肠系膜下的肠系膜上动脉进行局部血栓内膜切除术和血管补片成形术，随后是肠系膜上动脉逆行插管和近端病变支架置入术。

有时非闭塞性肠系膜缺血（NOMI）是危重患者休克状态的表现之一。患者严重的病情可能延误诊断以致无法得到救治。患者通常处于低血流状态，继发于心源性休克或脓毒性休克，并且常使用大剂量血管收缩药。临床中，直至诊断确立之前，任何出现腹痛的患者都应该高度怀疑肠系膜缺血，这通常由内镜和造影剂造影证实。血管造影通常会显示肠系膜循环中弥漫性或不规则的血管收缩（图 74–2），治疗的主要目的是改善患者的整体血流动力学状态。导管引导动脉内输注血管扩张药物，特别是罂粟碱，进入肠系膜上动脉已被用于改善这种情况下肠道的血流量[19, 20]。

肠系膜静脉血栓形成（MVT），尤其是肠系膜上静脉血栓形成是引起肠缺血的罕见原因。其表现类似于其他原因引起的急性肠系膜缺血，但起始更为隐匿，进展超过数日的弥漫性腹痛，伴或不伴恶心、呕吐或腹泻，并可进展为局限性的腹膜炎征，最终透壁肠坏死[21]。常见的危险因素包括直接损伤、高凝状态（特别是凝血因子 V 的 Leiden 突变、蛋白 C、蛋白 S、抗磷脂抗体、凝血酶原的基因突变）、脱水、脓毒症、腹腔镜手术以及肝硬化或充血性心力衰竭（CHF）继发的门静脉充血[22, 23]。最近有报道的腹腔镜减肥手术后肠系膜静脉血栓形

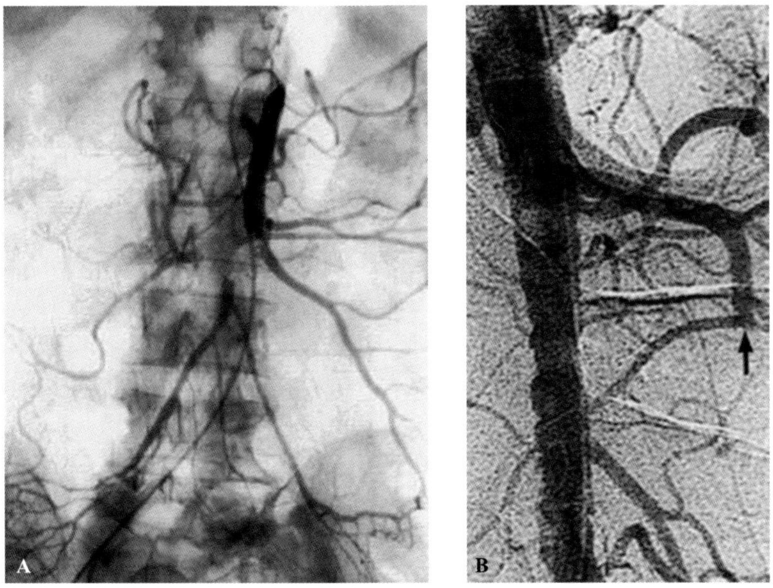

◀ **图 74-1　选择性肠系膜上动脉检查正位和侧位造影**

造影示肠系膜上动脉急性栓塞（ARO）伴远端分支重建。应首先行主动脉侧位造影以显示肠系膜上动脉的起源，防止远端栓塞。A. 正位；B. 侧位

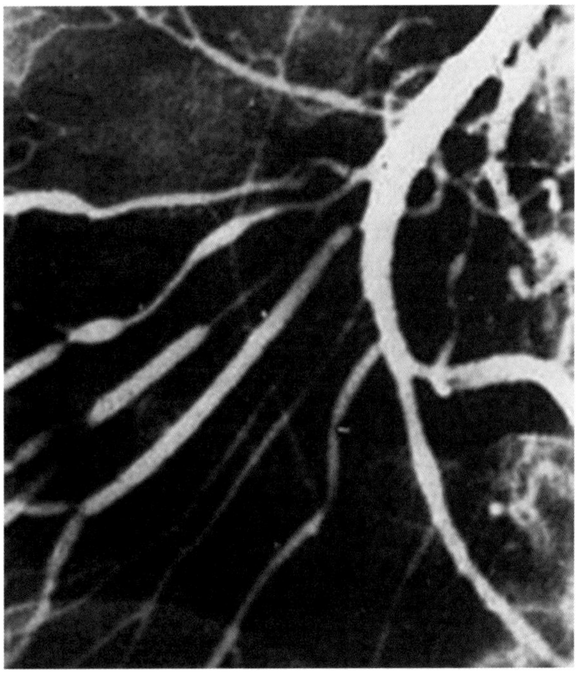

▲ 图 74-2 非闭塞性肠系膜缺血与休克状态相关的肠系膜上动脉血管造影

注意节段性血管收缩的不规则区域

成越来越多[24, 25]。通常在腹部疼痛后由放射科医生行CT增强扫描或由外科医生在肠道切除术时术中做出诊断。肠系膜静脉血栓形成通常延伸至门静脉和脾静脉干。全身抗凝加肠道休息和肠外营养是无腹膜炎患者的首选治疗方法。无论是否在门脉置入支架以维持血流，有持续症状或抗凝状态恶化的患者可从血管内溶栓治疗中获益[26, 27]。与全身抗凝相比，早期经颈静脉途径或经皮肝穿刺途径对急性门静脉–肠系膜静脉血栓行机械溶栓或药物溶栓，在短期内预防了肠缺血，长远来看预防了门脉高压症[27]。

急性主动脉夹层累及腹主动脉时，夹层血管瓣可造成内脏动脉起源的动态或静态阻塞，引起灌注不良综合征和急性肠系膜缺血。CT或MRA是诊断的关键。外科修复是A型夹层近端内膜撕裂的最有效的治疗方法[28]。与外科修复相比，血管介入治疗急性复杂B型夹层合并灌注不良综合征发病率和死亡率较低，可作为目前治疗的首选[28–30]。这包括通过支架植入覆盖主动脉内膜撕裂的近端部位，用或不使用支架来重新扩张真正的主动脉腔以消除假腔，并恢复流向远端主动脉及其所有分支的血流。在某些主动脉夹层病例中，远端再灌注涉及内脏血管分支的支架置入术和主动脉间隔血管内开窗术。经皮开窗可以通过再送入穿刺针或硬端的0.014in钢丝，然后利用球囊血管成形术开窗至12～15mm。外科开放手术治疗灌注不良综合征的方法是直接切除解剖间隔并修复内脏血管开口。

影响中小型血管的血管炎是引起肠系膜缺血的罕见原因[31]。结节多动脉炎、Buerger病、系统性红斑狼疮和Behet病可累及肠系膜血管，导致小肠缺血、黏膜溃疡、出血或透壁坏死和坏疽。Takayasu病影响内脏主动脉，导致大分支血管狭窄，最终导致纤维化和瘢痕化，从而导致血栓形成和广泛的肠系膜缺血。

二、慢性肠系膜缺血

慢性肠系膜缺血几乎都是动脉粥样硬化性狭窄或肠系膜上动脉闭塞的结果。在老年人中高达17.5%有无症状肠系膜动脉狭窄——腹腔干收缩期峰值速度（PSV）＞200cm/s，肠系膜上动脉PSV＞270cm/s。典型的表现包括餐后腹痛，进展到“食物恐惧”，并最终导致显著的体重下降[4]。因为这些患者最初的症状是非特异性的，并且与其他疾病类似，往往需经过一系列长期的诊断性检查，以排除其他常见的胃肠道疾病，然后才会考虑诊断慢性肠系膜缺血。慢性肠系膜缺血在女性中更常见，并且患者一定有广泛的动脉粥样硬化性血管疾病的病史。胃肠道通常由三个主要血管（腹腔干、肠系膜上动脉和肠系膜下动脉）供应，三者之间广泛的侧支循环使身体能够弥补严重的闭塞性疾病。腹腔干的阻塞或狭窄实际上是相当常见的，由动脉粥样硬化或膈肌弓状韧带外压引起（中弓状韧带综合征后文讨论）。因为肠系膜上动脉广泛的侧支循环（主要通过胃十二指肠弓），因此无论是狭窄还是闭塞，单纯的腹腔血管疾病几乎都是无症状的[32]。同样，肠系膜下动脉虽然通常会因肾水平以下的主动脉粥样硬化疾病或动脉瘤而狭窄，但是由于肠系膜上动脉和下胃循环的侧支，肠系膜下动脉狭窄通常也是无症状的。相反，肠系膜上动脉是维持内脏血流的关键血管，其闭塞临床意义重大（图74–3）。

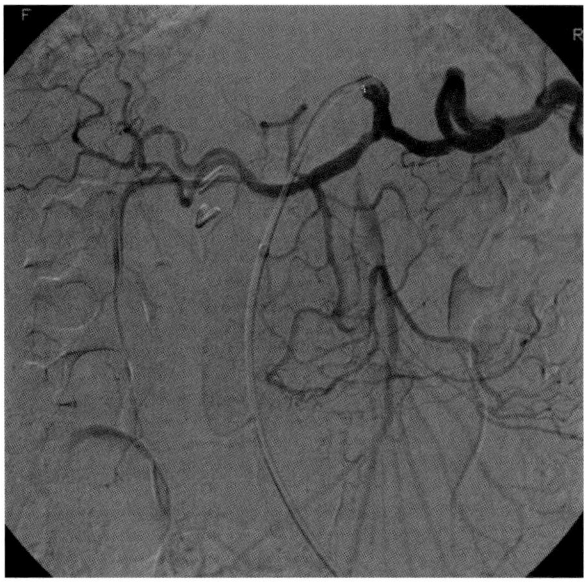

▲ 图 74-3 腹腔动脉造影

造影显示肠系膜上动脉在其起源处闭塞，并通过胃十二指肠动脉侧支进行重建。腹腔闭塞是常见的，通常无症状。肠系膜上动脉闭塞更可能与内脏缺血相关

除了病史和明显的恶病质外，很少有特异的临床表现以确立诊断。腹部血管杂音虽然被认为是一个典型的体检发现，但往往是已做出诊断后的回顾性认识。随着 CT 和 MRA 的广泛应用，当需要血管造影以确诊时，现在可以比过去更早确诊[33]。彩色多普勒成像作为一种性价比高、无创性的肠系膜动脉狭窄诊断方法，正日益得到更多应用。目前，导管造影主要是为了确认诊断，制订治疗计划，并在相应的情况下进行血管内干预。动脉粥样硬化累及肠系膜上动脉是相当固定的，而且几乎总是局限于肠系膜上动脉开口和近端几厘米的血管，而远端解剖正常。这种病变与肾动脉类似，因为这个过程是主动脉壁疾病延伸到血管口的过程。这种狭窄的局部性的特征使它既适合外科治疗，也适用于血管内治疗。目前对治疗的选择有些争议，每一种治疗方法都有积极的支持者。

正中弓状韧带（MAL）综合征是由正中弓状韧带纤维引起的腹腔动脉干动力梗阻引起的餐后疼痛、体重减轻和腹部杂音。在呼气时双功能多普勒超声提示 PSV 升高可诊断[34]。CT 血管造影可以显示腹腔动脉狭窄部分与膈肌的关系，并突出狭窄后扩张[35]。近年来，有人提出腹腔镜下正中弓状韧带松解术和腹腔动脉腔内治疗相结合的微创联合治疗方法[36]。在近期的一个最大的病例随访中，在腹腔减压和血管再通治疗中 76% 的患者没有症状，而单独减压治疗的患者中只有 53% 没有症状[37]。单独血管成形术作为正中弓状韧带综合征的一种治疗方法业已失败[38-40]。也有观点认为，症状可能由腹腔动脉顶部的腹腔神经节受压所致，腹腔神经节阻滞可缓解症状[41]。

治疗慢性肠系膜缺血的主要问题涉及治疗最初的发病率和死亡率以及疗效的持久性。传统上，开放手术修复一直是慢性肠系膜缺血的标准方案。外科开放重建血管疗效持久，3 ～ 5 年的随访显示 81% ～ 92% 的无症状生存[42-46]。而外科修复的缺点是高发病率（20% ～ 30%）和高死亡率（4% ～ 15%），住院时间延长[42-44, 46]。

在过去的 20 年中，作为首选治疗方法，血管内治疗慢性肠系膜缺血的趋势越来越明显（图 74-4）[47, 48]。来自大样本中心的几项回顾性研究发现开放手术与血管内治疗后，慢性肠系膜缺血的住院发病率和死亡率接近[17, 49, 50]。然而，有人也注意到虽然死亡率类似，但外科修复的发病率更高[43]。在全国的住院病例分析中，慢性肠系膜缺血经皮血管腔内成形术 / 支架术的死亡率低于开放旁路术（3.7% vs 13%，$P < 0.01$）[48]。

最近的回顾性研究中比较了外科手术与血管内修复的差别[45]，技术成功率（100% vs 95%）和即时疼痛缓解（93% vs 88%）总体结果相当。介入修复的优点是短期发病率降低，但长期原发性通畅率低于外科修复（术后 1 年 58% vs 90%[49]；术后 3 年 27% vs 66%[17]；术后 5 年 41% vs 88%[43]）。

Brown 等发现，与开放手术组比较，支架组围术期主要发病率较低，住院时间和 ICU 住院时间较短，但支架患者发生再狭窄的可能性为 7 倍，复发症状的可能性为 4 倍，再次治疗的可能性为 15 倍[51]。

血管内治疗慢性肠系膜缺血具有早期康复好、近期发病率低和住院时间短等优点；尽管复发率和再治疗率较高，但对于有严重并发症、预期寿命短或功能状态差的患者来说，这可能是理想的选择。另一方面，如果病变不能接受血管内修复，因为手术治疗后效果更为持久，应该作为适合外科手术的患者的最佳治疗方法。

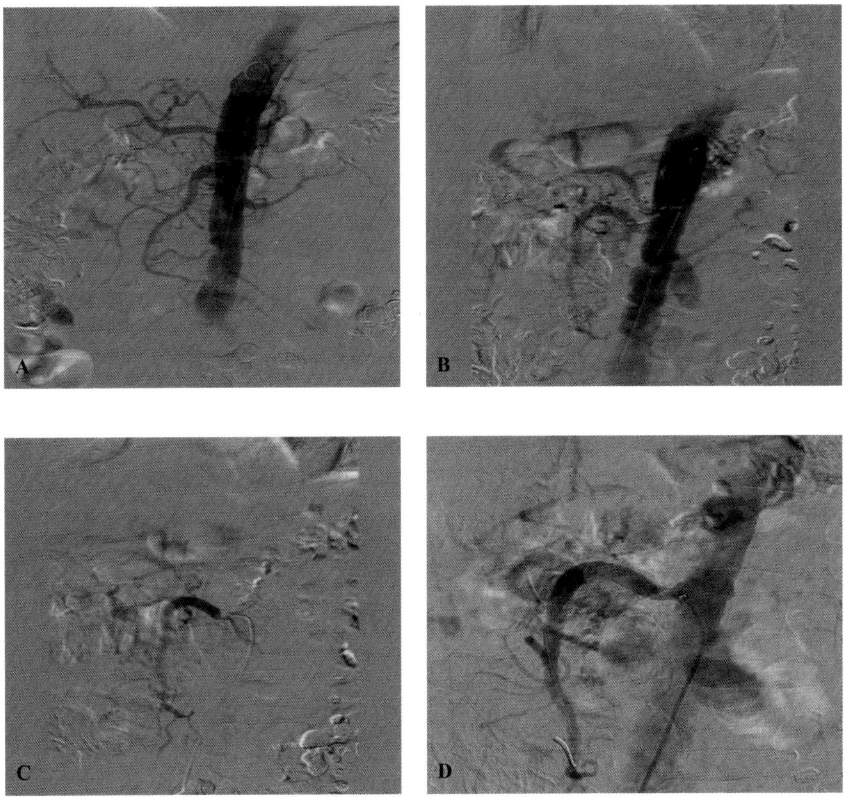

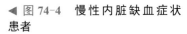

◀ 图 74-4 慢性内脏缺血症状患者

A. 前后位主动脉造影显示明确的肠系膜上动脉；B. 斜位显示肠系膜上动脉严重开口狭窄；C. 选择性肠系膜上动脉检查更清楚地显示近端狭窄；D. 支架置入后可解除狭窄。未行狭窄后扩张的口径匹配

三、技术考虑

一旦怀疑内脏缺血，应行腹部血管造影。到目前为止，肠系膜上动脉是三种内脏动脉主干中最关键的一个，由于其大小和与主动脉的解剖关系，它是最常被血栓累及的血管。应该从动脉造影检查开始，在前后位和侧位中使用猪尾导管来确定腹腔动脉和肠系膜上动脉的起源和近端。如果从选择性导管开始，可能会将近端血栓冲洗到远端，会使一个简单的栓子分散而变成多个远端闭塞以致无法挽救的情况。通常情况下，肠系膜上动脉早期狭窄的急性血栓形成表现为开口或近端闭塞，因为斑块通常是从主动脉延伸到血管的开口。相反，急性栓子通常起源于心脏，更多的是在距开口几厘米以外的肠系膜上动脉内，常位于结肠中动脉的起始处。即使在急性栓塞的情况下，血管造影也几乎总是能显示肠系膜分支的远端血管重建。一旦确定开口无血栓，可使用选择性导管（Cobra 2 或 Sos）检查肠系膜上动脉，以显示阻塞程度、重建部位以及其他治疗的证据，如低流状态（非闭塞性肠系膜缺血）或肠系膜静脉血栓形成。一般来说，如果患者准备接受手术，应立即行栓塞切除术，同时评估肠道活力。

然而，如果病变被认为可以接受介入治疗，可以以长鞘（Shuttle，Raabe，Ansel）取代短鞘，并尽可能靠近病变。病变的动脉段与一个可控制但无张力的导线交叉，然后交换一个更有支撑力的钢丝，使球囊和支架置入。由于可以减少创伤和更好的示踪，冠状动脉型导线（直径为 0.016in 或 0.018in）、球囊和支架的使用已经成为一种普遍的趋势，而标准导丝（0.035 或 0.038in）更少使用。在支架的选择方面，精确的放置和优越的径向强度有利于在内脏动脉中使用可膨胀的球囊支架，而不是自膨胀的支架。由于通常是开口病变，重要的是将支架稍微伸入主动脉腔内以防止斑块进展和支架闭塞。一些术者推荐使用栓塞保护装置，但目前在大多数内脏支架机构中没有使用。它们在开口病变中有一定的问题，如果它们位于肝动脉，就有可能发生痉挛或撕裂这种异常脆弱的血管。

一些术者常规使用上肢入路（桡骨、肱骨、腋下）进行支架置入术，因为内脏主干血管的发出的角度很锐利。我们中心通常选择股动脉入路，它提供更好的导管操控和更短的径路。只有在某些情况下，才改用上肢入路。在回顾 Cleveland Clinic [52] 的慢性肠系膜缺血介入治疗时，放置在肠系膜血管内的支架大多为球囊扩张（91.5%），平均直径为（6.5 ± 2.2）mm，平均长度为（18.8 ± 6.4）mm。无论支架类型、大小、数量或治疗血管，通畅率均无差异。在 Oderich 等 [53] 从梅奥诊所获得的经验中提示，98% 的患者使用球囊扩张支架，52% 的患者使用大截面系统，68% 的患者使用股动脉通路，32% 的患者使用肱动脉入路。药物洗脱支架可以阻断细胞增殖，减少血管内膜增生。目前可用的药物洗脱支架直径通常太小（＜ 5mm），不能用于肠系膜动脉。Tallarita 等 [54] 在梅奥诊所的 4 名患者使用覆膜支架治疗支架内再狭窄，其中无一例患者出现再狭窄，而 PTA 或金属裸支架治疗组的再狭窄率为 50%。Erits 等 [55] 最近报道称，18 个月时覆膜支架一次通畅率为 86%，高于金属裸支架的 34%。关于单支血管介入治疗是否比多血管治疗更好的问题仍存在争议。虽然有一些研究显示了单支和多支血管重建后的相同结果 [42, 46]，但多血管介入治疗被认为有更好的长期通畅和无症状的血管重建。van Petersen 等 [45] 总结了最近 8 项比较开放和血管内修复的研究结果，发现与血管内治疗相比，开放手术治疗的原发通畅和避免症状复发效果更好。在其他研究 [17] 中也观察到了类似的差异，并建议通过双血管重建来提高血管内治疗的耐久性。

四、术后随访

对于肠系膜循环血管内修复的患者，没有固定的随访指南。鉴于较高的再狭窄率和重复治疗，必须保持密切的随访。虽然多普勒超声对支架血管中检查准确性不如自身动脉，但它确实提供了一个廉价和容易获得的非侵入性客观工具以随访这些患者。我们中心定期对患者进行 1、3、6 个月的多普勒超声检查。检测自身肠系膜上动脉和腹腔动脉狭窄或闭塞的多普勒超声速度标准很不相同。不同的研究人员有不同的标准，在肠系膜上动脉狭窄＞ 70% 时 PSV ≤ 275 ～ 400cm/s，腹腔动脉狭窄＞ 70% 时 PSV ≤ 200 ～ 320cm/s[56, 57]。另有少数认为肠系膜上动脉狭窄＞ 50% 中舒张末期速度＞ 45cm/s，腹腔动脉狭窄＞ 50% 中舒张末期速度＞ 55cm/s[58, 59]。有一个趋势是，已经植入支架的腹腔动脉 / 肠系膜上动脉的血流速度比自身血管更高 [60]，这些自身肠系膜上动脉的标准不能适用于以前做过支架的肠系膜上动脉，因为他们高估了病变 [61]。随访应该关注 PSV 的变化，需进行对比成像研究以评估，并在需要时计划进一步的干预措施（图 74–5）。突然复发的腹痛可能是支架血栓形成的最早征象。因此，对患者的教育尤为重要，如果他们有任何腹部症状应明确告知他们寻求紧急医疗救治。

五、并发症

肠系膜血管介入治疗可能导致肠系膜动脉夹层、血栓形成、远端栓塞、支架移位或血管穿孔，导致肠系膜缺血或出血并伴有肠系膜血肿。Oderich 等 [53] 在对 156 例患者和 173 个肠系膜支架进行回顾，发现血管成形术和支架置入术期间肠系膜动脉并发症的发生率为 7%，总发病率为 15%，死亡率为 2.5%。他们指出，与并发症有关的因素是使用过大装置、在肠系膜上动脉主干中使用尖端非可视导丝、肠系膜阻塞、严重钙化和病变长度＞ 30mm。建议对高危病变使用栓塞保护装置 [62]。术前开始抗血小板治疗降低栓塞和血栓形成的风险。Schermerhorn 等最近对全国住院样本分析显示 [48] 经皮介入治疗的死亡率为 3.7%，而开腹手术后的死亡率为 13%。Tallarita 等平均随访 29 个月，以双侧 PSV ＞ 330cm/s 和血管造影狭窄＞ 60% 为标准，发现了 36% 的支架内再狭窄率 [54]。

六、结论

肠系膜缺血是一种相对少见的疾病，但如果诊断和治疗延迟将是致命的。病情可以分为急症和慢性表现。急性肠系膜缺血是一种极为紧急的情况，延误诊断和治疗会迅速导致肠梗死和高死亡率。急性肠系膜缺血最常见原因是心脏来源的栓子，而较少发生在慢性动脉粥样硬化病变、急性主动脉夹层

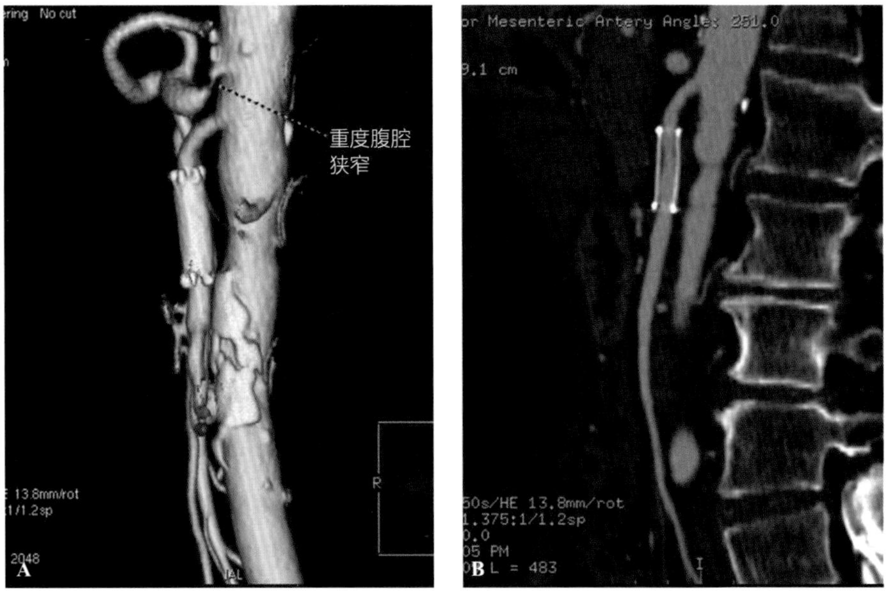

◀ 图 74-5 **肠系膜上动脉支架 6 个月后随访 CT 血管造影**

造影显示早期内膜增生，这是支架植入术中常见的问题。请注意血管开口处的严重狭窄

或医源性血栓形成的情况下。大多数血栓栓塞需要外科手术，因为重建肠系膜血流的窗口很短，而栓子切除相对而言容易完成。介入治疗的使用越来越多，但它们在急性发作中的效果尚不清楚。慢性肠系膜缺血起病隐匿，其表现常与其他腹部症状相似，因此诊断往往延迟。慢性肠系膜缺血的特征包括餐后疼痛、体重减轻和“食物恐惧”，而且在已知广泛存在的动脉粥样硬化疾病的患者中通常会遇到这种症状。诊断通常可经 CT 或 MRA，并经导管造影证实。介入治疗和外科开放血管重建孰优孰劣仍有争议。至少目前来讲，支架置入术安全而且再发率低，而外科开放手术重建无疑有更好的长期动脉通畅。

第 75 章 肾动脉介入治疗

Renal Artery Interventions

Mark Shipeng Yu　Kun Xiang　Steven T. Haller　Christopher J. Cooper　著
周　宁　译

一、肾动脉狭窄

肾动脉狭窄（RAS）是指肾动脉的狭窄，最常发生在肾动脉干。许多原因导致肾动脉狭窄，包括动脉粥样硬化、纤维肌层发育不良（FMD）、血管炎、先天性异常、动脉瘤、William 综合征、创伤、动静脉畸形或瘘管、血栓栓塞、外部压迫、辐射和神经纤维瘤病。动脉粥样硬化约占 90% 的病例，接近 10% 的病例是纤维肌层发育不良所致，这二者是最常见的病因。动脉粥样硬化性肾动脉狭窄（ARAS）是由肾动脉壁的动脉粥样硬化斑块引起的，是一个受多种因素影响的慢性炎症过程。在许多 ARAS 患者中，主动脉的斑块延伸到肾动脉的开口。相反，纤维肌层发育不良是一种非炎症性动脉壁发育不良导致肾动脉狭窄。

肾动脉狭窄在过去的临床诊断中被低估了。随着非侵入性诊断成像技术如多普勒超声、CT 血管造影和 MRA[1] 以及缺血性肾病诊断意识的提高，肾动脉狭窄的确诊越来越普遍。在做社区筛查时，如果以多普勒的最高收缩压速度阈值 1.8 m/s 为标准，65 岁以上的人口中大约 7% 为 ARAS[2]。有并发症的 ARAS 在患者中更为常见，在高达 20% 的高血压和糖尿病患者、25% 的外周血管疾病中可见 ARAS。而据报道 54% 充血性心力衰竭也合并 ARAS[3]。

二、自然病程和临床结局

在少数患者中 ARAS 的进展与动脉粥样硬化病灶解剖学以及肾功能下降有关。在他汀类药物问世前，肾动脉狭窄＞ 60%[2] ～ 75%[3] 在 6%[2] ～ 39%[3] 患者中进展至闭塞。然而，通过适当的医疗治疗，这种风险可能被高估了。有几种情况与肾动脉疾病进展有关，包括疾病的严重程度和并发症如糖尿病和高血压 [4]。

ARAS 在一些患者中可以引起缺血性肾病。缺血性肾病是由肾主动脉狭窄导致的肾功能不全。在 50 岁以上接受透析的终末期肾病（ESRD）患者中 15% 是由 ARAS 引起的 [5]。慢性缺血导致肾脏的炎症、小管硬化、纤维化、Bowman 囊增厚，肾内动脉内侧增厚和萎缩 [6]。肾纤维化的可能机制是具有血流动力学意义的肾动脉狭窄引起，包括微血管损伤、内皮和上皮因子、肾素 – 活化血管紧张素醛固酮系统以及相应的血管收缩 [7] 和引起间质纤维化的近端小管内 CD40 信号 [8]。

肾动脉狭窄同样是继发性高血压的潜在原因，且可能在 5% 的高血压患者中出现。肾素 – 血管紧张素 – 醛固酮系统活化增加交感神经活性，促使血压升高 [9]。肾动脉狭窄和高血压患者可对药物产生抵抗，有些可以进展为早期并发症包括左心室肥厚、心力衰竭和肾衰竭。

ARAS 患者有很高的风险发生致命或非致命心血管和肾疾病的风险。人们发现 ARAS 是经历冠状动脉造影 [10] 和周围动脉疾病的患者 [11] 的独立的死亡预测因子。在一项队列研究中，肾动脉狭窄病变超过 50%[12] 的患者全因死亡风险比（与年龄匹配的对照）为 3.3，心血管死亡率风险比为 5.7。在医疗保险分析中，ARAS 患者每年的死亡率的比例为 16.3%，是没有 ARAS 老年患者的 3 倍 [13]。然而，目前还不清楚这种联系是否可以归因于肾动脉狭窄本身，或者肾动脉狭窄是否只是一个更多的弥漫性动脉粥样硬化的标志。

此外，慢性肾病和再血管化支架置入患者的死亡率之间的密切关系已被确定[14]。ARAS终末期肾病患者比正常人更容易死于心血管事件，风险高达6～28倍[1, 15]。然而，如果ARAS患者发生需要透析的终末期肾病，年死亡率接近36%[16]。有关肾功能丧失与增加的死亡率、更多的非致命性心血管事件及肾脏事件之间的联系背后的机制并不完全清楚。可能的原因是肾素－血管紧张素－醛固酮系统及交感神经系统的激活，肾脏血管床并发的动脉粥样硬化，以及其他神经内分泌系统[17]的激活或改变。

纤维肌层发育不良主要发生在中年女性中，主要累及肾中、远端动脉和其他动脉血管（例如颈动脉、髂外动脉、冠状动脉、肠系膜动脉）。大多数纤维肌层发育不良病患者无症状，但在年轻的纤维肌层发育不良患者中常见有继发性高血压。纤维肌层发育不良患者肾重量损失高达63%[18]，但肾功能丧失很少。少数纤维肌层发育不良患者发生进行性狭窄[18]，但进展至完全闭塞是罕见的。纤维肌层发育不良易诱发动脉壁发育不良，从而引起夹层和动脉瘤。

三、适应证筛选

目前，关于有效筛选肾动脉狭窄的检测仍存在争议。在有不明原因高血压的年轻人中，筛查纤维肌层发育不良通常是必要的，因为确诊纤维肌层发育不良后可以使用球囊血管成形术治疗高血压。然而，年龄较大的怀疑患有ARAS的患者筛查的价值尚不确定。若干项阴性结果的ARAS血运重建试验使得筛查的意义陷入讨论。2013年发表的ACC/AHA外周动脉疾病指南建议在若干临床场景中进行肾动脉疾病的筛查[19]。然而，这些建议早于CORAL研究。因此，对于那些怀疑有肾动脉狭窄但积极治疗失败患者来说，限制对ARAS的筛查可能是合理的。

（一）Ⅰ类适应证

- 年龄小于30岁时发生高血压（证据级别B）。
- 55岁后出现严重高血压（证据级别B）。
- 某些临床特征：①原先控制良好的高血压突然并持续进展；②顽固性高血压；③恶性高血压（伴有急性终末器官损害的高血压）（证据级别C）。
- 给予ACE抑制药或血管紧张素受体阻滞药（ARB）后出现新的氮质血症或肾功能恶化（证据水平B）。
- 不明原因的肾脏萎缩或双肾大小差异＞1.5cm（证据水平B）。
- 突发性不明原因肺水肿，特别是伴有氮质血症（证据水平B）。

（二）Ⅱa类适应证

不明原因的肾功能衰竭，包括起病透析或肾移植（证据级别B）。

（三）Ⅱb类适应证

多发冠状动脉疾病，无外周动脉疾病的证据或原因不明的充血性心力衰竭、难治性心绞痛（证据级别C）。

四、诊断

多普勒彩超、电脑断层血管摄影（CT血管造影）和MRA是指南推荐的确定肾动脉狭窄[19]诊断的筛选试验。当临床高度怀疑但这些检查仍不能确定时，下一步行导管造影[19]。不建议将卡托普利试验、卡托普利肾闪烁术，选择性肾静脉肾素测量作为筛选试验以确立诊断[19]。尽管与技术人员熟练程度以及工作经验有关，多普勒彩超检查是性价比最高的检查。在经验丰富的中心，多普勒彩超检查是首选方法的筛选。CT血管造影有比MRA更好的分辨率，但CT血管造影造影剂肾毒性和电离辐射的风险。因慢性肾病晚期患者器械植入、电磁干扰而不能行MRA与钆造影剂检查。

（一）多普勒彩超

多普勒彩超诊断肾动脉狭窄具有75%～98%的灵敏度，特异度为87%～100%，识别副肾动脉的灵敏度为67%[20]。多普勒彩超可以评估动脉解剖、血液流速和波形以及肾脏大小。应该在血管的开口端、切面近端部分检查PSV，或在任何怀疑颜色混叠或狭窄的地方[21]。应该在狭窄处和狭窄的远端记录多普勒波形。如果有肾动脉分支，也应该测量PSV。主动脉PSV用于在肾动脉水平计算肾动脉与主动脉的 PSV 比值。最普遍接受的肾动脉狭窄超声诊断标准见表 75–1[2, 20]。在临床实践中，PSV 为 180cm/s 作为标准较为敏感，但特异性较差。这种高灵敏度阈值适用于筛查的目的，但由于特异性较差，不用于确诊。PSV ＞ 300cm /s 用于确诊更为可靠 [22]。

彩色多普勒检查肾内节段或叶间动脉可以提供肾动脉狭窄的额外线索。狭窄延迟了动脉远端收缩压的上窄，表现为 tardus parvus 波形 [23]。严重狭窄（如＞ 60%）也会导致肾内节段和叶间动脉收缩早期峰值或收缩早期切迹的减少（＜ 3m/s²）[23]。从收缩上升开始到第一个高峰的时间是收缩期加速时间，＞ 0.07s 表示主要肾动脉狭窄＞ 60%。肾动脉阻力指数（resistive index，RI）的计算公式如下：

肾动脉阻力指数 =（收缩速度峰值 – 舒张末速度）/ 收缩速度峰值

肾动脉支架术后的超声评估应记录肾近端、支架内及支架远端的 PSV。临床医生对即刻再狭窄的诊断标准各不相同，表 75–1 为部分肾动脉狭窄标准到更高的血流速度（例如＞ 225cm/s[24]，＞ 280cm/s[25] 或肾：主动脉比率＞ 4.5[25]）。

（二）电脑断层血管摄影

CT 血管造影检测 ARAS 的灵敏度 94%，特异性 60% ～ 90%[26, 27]。CT 血管造影的空间分辨率优于 MRA，使它能够检测小的副肾动脉。CT 血管造影的特异性不如 MRA 高。然而，CT 血管造影可以用于幽闭恐惧症患者，以及不能长时间定位或有无法行 MRI 的植入装置的患者。

因为 CT 血管造影可以看到血管壁的厚度，动脉粥样硬化中常见的正性重构，简单地测量狭窄处的狭窄程度可以高估病变的严重程度。一个更可靠的策略是比较狭窄的程度与更远的肾动脉在狭窄后扩张的口径。在肾动脉和邻近主动脉广泛的钙化可能影响 CT 血管造影图像。由于造影剂肾病的风险，CT 血管造影也不能用于肾功能严重受损的患者，除非其益处大于风险。

（三）磁共振血管造影

MRA 对 ARAS 的敏感性为 93%，特异性为 91%[26, 27]。MRA 的特异性优于 CT 血管造影。MRA 还提供了避免碘对比和辐射照射的好处。但 MRA 不能用于晚期慢性肾脏疾病，因为 MRA 所使用的钆基造影剂可能会导致全身纤维化。它也不适用于携带有不宜进行 MRI 检查的设备的患者和幽闭恐惧症患者。

（四）导管造影

在临床高度怀疑但非侵入性检查无法确诊时，使用数字减影技术行肾血管造影以提供最准确的诊断。导管造影时可直接目测血管的狭窄程度，如 60%、70% 和 80% 狭窄等。血管造影还能评估肾血管的解剖，包括肾内血管和副肾动脉，以及肾脏的大体解剖。虽然 ARAS 最常见（约 90% 的病例）表现为口部狭窄，但纤维肌层发育不良通常在血管造影上表现为“串珠”改变。

然而，我们最关注的做法是使用预制导管进入肾动脉进行选择性导管造影以检测肾动脉狭窄。使用适度的造影剂（每次注射 10 ～ 15ml），通常在肾动脉水平进行造影，可以获得良好的图像质量。这一策略优于选择性血管造影，原因如下：

- 避免可能导致动脉粥样硬化栓塞的主动脉刮伤。
- 当多支动脉存在时，更好地识别肾动脉的起源。
- 允许在需要选择性血管造影的情况下选择合适的导管。
- 通常可以使用更少的造影剂。

（五）跨狭窄压力阶差、肾远动脉与主动脉压力比值及肾血流储备分数

几个额外的参数可以在血管造影时测量。通过

表 75–1　双功超声诊断肾动脉狭窄的标准

狭窄严重程度百分比	收缩期峰值速度	肾：主动脉比率	狭窄后湍流
＜ 60%	＞ 180cm/s	＜ 3.5	无
＞ 60%	＞ 180cm/s	＞ 3.5	有
完全闭塞	无	无	无

对狭窄后肾动脉压力与主动脉压力的比较，可以测量跨狭窄压力阶差。最可靠的方法是使用一种 0.014in 的压力传感导丝，因为基于导管的梯度会大大高估病变的严重程度[28]。

大多数通过血管造影确认＞ 80% 的狭窄将有一个压力阶差[1]。对于狭窄为 60% ～ 80% 的病变，只有当压力阶差＞ 20mmHg 时才考虑有血流动力学上的意义。肾动脉水平上动脉峰值收缩压与病变远端峰值收缩压之比称为肾：主动脉压比。＜ 0.9 的比值与肾素生成增加有关，这种类型的狭窄被认为具有重要的血流动力学意义[21, 29]。然而，这些数据来自急性缺血实验，可能与慢性缺血的情况无关。在进行肾动脉造影时在肾血管内使用罂粟碱以检查肾 FFR，通常 FFR ＜ 0.8 时认为存在严重狭窄[29]。近年来，有研究表明肾 FFR 与残余斑块体积及临床疗效相关[30]。这些参数（如目测狭窄严重程度、跨膜压力阶差和 FFR）在一些研究中相互关联[29]，而在其他研究中则不相关[30]。

在纤维肌层发育不良患者中，跨狭窄压力阶差在临床上对区分“假性”纤维肌层发育不良（无血流动力学意义的狭窄）和有血流动力学意义的纤维肌层发育不良有很大帮助。此外，每个球囊血管成形术后的重复测量压力阶差提供了来评判病变是否已经充分扩张，以及是否有足够的血管网被破坏，从而维持正常的血液流动和血压的一个客观的工具。然而重要的是，目前尚未有试验证明对达到某些评估 ARAS 严重程度指标（压力阶差、血管造影狭窄百分比、肾 FFR）阈值的患者进行治疗，是否会比单纯接受血管重建的患者有更好的临床获益。

五、动脉粥样硬化性肾动脉狭窄的治疗方案

虽然球囊血管成形术是纤维肌层发育不良的标准介入治疗，但在过去的几十年中，对于 ARAS 来说，在考虑药物治疗还是支架治疗哪种方式更好，一直是争论的焦点。幸运的是，最近的几项临床试验为这一选择提供了更多的证据。

三项直接将药物治疗与支架置入术进行比较的随机试验已经完成：肾动脉粥样硬化病变心血管结局试验（CORAL）、支架置入术、血压和降脂预防肾动脉口粥样硬化性狭窄所致肾功能障碍进展试验（STAR）和肾动脉病变血管成形术和支架置入术试验（ASTRAL）[1, 31, 32]。STAR 试验[32]是一项随机研究，它测试支架治疗是否能减少 50% 的 GFR 下降 20% 的患者的比例。STAR 的作者得出结论：“置信界限与有效性和危害性都是相容的，故而这一发现是不确定的。”

ASTRAL 试验[31]入组了 806 例患者，但未能证明主要终点的改善［肌酐斜率（-0.0713×10^{-3}μmol/（L・年）vs -0.13×10^{-3}μmol/（L・年），P=0.06）］。对 ASTRAL 试验进行二次分析时还发现这种差异既不具有统计学意义，也不具有临床意义。

最近的一项试验是 2014 年发表的肾动脉粥样硬化病变心血管结局试验（CORAL）[1]，旨在比较单纯最佳药物治疗与最佳药物治疗联合支架植入的效应，主要终点事件为心血管或肾脏事件。终点事件被定义为由心血管或肾脏引起的死亡、卒中、心肌梗死、充血性心力衰竭导致的住院、进行性肾功能不全或需行永久性肾脏替代疗法的复合终点。在 CORAL 中，947 例患有 ARAS 并伴有高血压或慢性肾病的患者随机分为两组：最佳药物治疗组（ARB、阿托伐他汀和抗血小板药，有或没有噻嗪类或氨氯地平），或具有支架置入联合最佳药物治疗组。在支架组和药物治疗组之间，主要复合终点或其任何单个事件的发生率无显著差异，且全因死亡率无差异。支架组的收缩压略低于药物治疗组（–2.3mmHg；95%CI –4.4 ～ –0.2mmHg；P=0.03），随访期间的差异持续存在。CORAL 研究表明，当患者已接受高质量的药物治疗时，肾动脉支架对 ARAS 患者无明显益处。因此，清楚的是，仅用最佳药物治疗是大多数具有 ARAS 的人的优选的管理策略。

（一）特定人群中的支架置入

多项研究表明，支架置入术可以改善狭窄导致所有肾实质受累患者的肾功能；然而，CORAL 研究的结果显示在全肾缺血的亚型中支架置入没有临床优势。Watson 等[33]研究的重点是进行性但不严重的慢性肾功能不全和全肾动脉的严重狭窄的患者。在 33 名血肌酐＞ 1.5mg/dl（平均值为 2.1mg/dl）的患者中进行肾动脉支架置入术，并与手术前 GFR

下降速率比较发现，置入术可以减缓 GFR 下降速率。另一项研究发现肾功能快速恶化的 ARAS 患者对支架置入术有良好的血管重建反应 [34]。然而，如上文所述，没有证据表明单独的支架置入可改善肾脏功能。

在单个中心，以“急性肺水肿”（急性心力衰竭的一个术语）表现的 ARAS 患者的观察性研究表明，血管重建降低了死亡率（HR 0.4，95%CI 0.2 ～ 0.9；P=0.01），但不影响心血管事件或终末期肾病发生率 [35]。但是药物治疗组与血管重建组的受试者之间存在的显著的年龄差异极大地混淆了这个结果的意义。一些较小的观察性研究已经描述了肾动脉狭窄伴急性心力衰竭患者队列可能从肾动脉血管重建获益 [36, 37]。总体而言，这些队列显示，75% 的接受血管重建的受试者在治疗后没有进一步进展 [36, 37]。在药物治疗中是否观察到类似的结果尚未可知。

研究者一直在努力寻找预测患者是否可以从血管重建术中获益的预测因子。根据 MRI 的评估，在 50 例患者的研究中，肾实质体积与单个肾 GFR 的高比率被认为是血流重建后 GFR 改善的一个指标 [38]。在 28 例患者的临床研究中，高血氧依赖（blood oxygen level-dependent，BOLD）的磁共振信号与单个肾 GFR 的比值已被证明是血管再通术后肾功能改善的一个预测指标 [39]。介入前 BNP 水平 ＞ 80pg/ml 在一项对 27 例患者 [40] 的研究中被报道为对再血管化反应的预测；然而，这一发现在对更多的个体进行测试时没有被重复 [41]。另一方面，也有报道称双功多普勒超声检测的肾阻力指数超过 80 是对血管重建无反应的预测指标 [42]；然而，这一发现在随后的研究中没有被重复 [43, 44]。需要更多的数据才能得出令人信服的结论。

（二）药物治疗

ARAS 治疗的最终目标是降低死亡率（主要是心血管和肾脏死亡率）和发病率（心血管和肾脏不良事件），并预防并发症。药物治疗是 ARAS 患者治疗的基石。不幸的是，不同药物治疗方案之间的比较数据很少。显然，抗动脉粥样硬化疗法，如降脂药，特别是他汀类药物。抗血小板治疗、糖尿病治疗和高血压药物治疗均在 ARAS 患者中得到证实。生活方式的改变也很重要，比如戒烟、运动和减肥。以前曾建议在这种情况下应避免 ACE/ARBs；然而，数据表明风险较低 [45, 46]。观察研究中的 ACEI/ARB 治疗与 ARAS 患者的死亡率和发病率显著相关 [47]；然而，它也与急性肾衰竭的风险略有升高有关。应考虑对所有 ARAS 患者使用 ACEI/ARB。吸烟不仅是心血管危险因素，也是慢性肾脏疾病的危险因素，可增加肾病进展的风险 [48]。所有心血管疾病或心血管疾病危险因素的患者都有发生心血管不良事件的高风险。重要的是，如 ASTRAL 试验（平均年死亡率为 8%）[31] 和最近的 CORAL 试验（平均年死亡率为 4%）[1] 所示，ARAS 的优化药物治疗至少在选择参加临床试验的队列中可以降低死亡率。药物治疗的细节可以在最近的一篇评论中找到 [49]。

（三）血管内介入的适应证（血管再生）

根据 AHA/ACC 2013 年发布的肾动脉血管重建术指南列于此处 [19]。随着更多的证据，指南将被修改，因为这些亚组的 ARAS 患者没有受益于最近完成的随机试验。我们认为，动脉粥样硬化患者血管再血管化的最有力的理由是那些罕见的患有严重肾狭窄和晚期慢性肾病的患者，他们面临着在不久的将来试图血管重建或实施肾脏替代治疗的选择。然而，这不是一个基于证据而是基于临床经验的建议。

• 无症状的双侧或孤立肾伴显著血流动力学异常的肾动脉狭窄（证据水平 C）。

• 耐药、加速或恶性高血压伴血流动力学意义显著的肾动脉狭窄，或高血压伴单侧原因不明的小肾或不耐受药物（证据水平 B）。

• 进展性慢性肾病伴双侧或孤立功能肾和肾动脉狭窄（证据水平 B），或单侧肾动脉狭窄（证据水平 B）有血流动力学意义的肾动脉狭窄（证据水平 B）。

• 患者的再发性、不明原因的充血性心力衰竭或急性肺水肿（肾动脉狭窄）。

• 有血流动力学意义的肾动脉狭窄患者的不稳定心绞痛（证据 B 水平）。

（四）常见肾血管成形术禁忌

• 无功能肾，一般小于 8cm 长。
• 预期寿命有限。
• 手术或血管内介入方案一般较差。

- 妊娠。
- 不符合药物治疗要求。

六、肾内介入治疗肾动脉狭窄的技术问题

肾动脉介入治疗的直接目的是获得最佳的动脉通畅，同时减少动脉粥样硬化栓塞、肾动脉夹层和其他并发症的风险。我们首先描述了人工支架的技术，因为这是最常见的。这种类型的病变涉及从主动脉开始的肾动脉口。

（一）动脉入路

最常用的是股动脉入路部位。如果肾动脉的发出角度明显向下，或出现严重的双侧主动脉 – 髂动脉病变和（或）扭转，则应考虑桡动脉或肱动脉的入路位置。在存在主动脉瘤的情况下，肾动脉的角度可能有利于上肢或下肢通路。同样，如果在主动脉手术中，肾动脉被支架所覆盖，那么仔细选择和改变通路位置的意愿可能是成功和不成功手术的区别。较长的鞘（例如，23cm，而不是 11cm）应该考虑弯曲的动脉。

（二）肾动脉造影

支架置入术前应行腹主动脉造影，以确定局部解剖，包括主动脉病变的严重程度和位置、肾开口的位置、开口狭窄的程度、肾动脉从腹主动脉起飞的角度、副肾动脉、动脉瘤和钙化的存在等。较浅的左前斜投影往往是鉴别左、右肾口的最佳角度。如果 CT 血管造影或 MRA 图像可用，则可以更精确地估计开口的角度。在第一次选择性肾血管造影之前，可通过 Y 连接器主动抽吸或被动回血 10ml 血液，以清除指引导管中的碎片，以减少栓塞的风险。

（三）指引导管的接合

抗凝应在鞘插入后开始。使用指引导管间接介入肾动脉口优于直接介入肾口，因为与直接介入有关的肾动脉并发症风险较高（如夹层、动脉栓塞、动脉突然关闭和主动脉损伤）。通过“交换法”和“不接触法”两种途径可实现肾口的间接介入。

在交换技术方面，肾血管造影后，经鞘插入 4F 诊断导管，并将其轻轻插入肾动脉开口。与较硬的指引导管相比，软小诊断导管的动脉粥样硬化栓塞风险较低。在肾动脉口置入诊断导管后，通过诊断导管将一根 0.014 或 0.018in 的导丝导入肾主动脉。然后，将指引导管推进到导线和诊断导管上，然后将诊断导管移除，使导丝就位。

对于“无接触技术”，一个 0.035in 的 J 形导丝放置在口上方，指引导管靠近 J 形导丝上的肾动脉口。然后，将导轨拉回，使指引导管呈角状。导丝的尖端在肾动脉口上方的主动脉瓣壁上。然后，将指引导管的开口轻轻地调整，使指引导管的开口与肾动脉口对齐。一根 0.014in 的导线通过指引导管插入远端肾动脉，之后 J 形导丝被移除，在肾动脉中留下 0.014in 的导线。0.014in 的金属丝与大多数支架平台和远端保护装置兼容。由于肾实质穿孔的风险较高，一般应避免使用亲水导线。

最常用的是 6F 指引导管，其形状应反映肾动脉与主动脉的夹角，同时考虑到局部解剖的其他特点。有多种指引导管可选（例如“曲棍球棒”、肾双弯、乳内动脉、右 Judkins 和右 Amplatz）。目前大多数肾动脉介入导管的“常规”形状的是乳内动脉或乳内形状。“曲棍球棒”指引导管可用于桡动脉或肱动脉入路。

（四）经皮肾动脉腔内成形术

球囊血管成形术是纤维肌层发育不良的首选治疗方法，可用于支架置入术前肾动脉的预扩张和大小调整。对于纤维肌层发育不良，球囊血管成形术是治疗的选择，其目的是撕开肾动脉内的网格，从而最大限度地减少累及范围内的压力阶差。球囊血管成形术可以用 0.014in 的压力感应导丝进行，这样就可以确定每一次扩张的成功与否。通常，纤维肌层发育不良中的气球尺寸与容器尺寸相匹配；但是，有时可能需要微大球囊才能达到预期的结果。当这样做时，应该非常警惕动脉破裂或夹层的症状，这伴有背痛，此时轻轻放松球囊。一般情况下，在治疗纤维肌层发育不良时，应尽可能避免支架置入术。支架是一种不必要的费用，特别是年轻的患者会在一生中遭受金属支架疲劳或腐蚀的后果，导致支架断裂和再狭窄。在动脉粥样硬化狭窄中，通过一个直径略小于参考血管的球囊进行预扩张。

（五）经皮肾支架术

动脉粥样硬化肾动脉通常在血管成形术后复发，导致再狭窄，因此支架是一种更好的维持动脉的通畅的方法。相较于缺乏精度的后扩张支架，球囊扩张支架备受青睐。球囊扩张支架的尺寸与参考血管直径为1∶1，而非狭窄后扩张段。支架长度应尽可能短，同时足以完全覆盖整个病变。使用最短的支架可能有助于完全损伤覆盖，因为在呼吸期周期内肾动脉会动态移位，而较长的支架承受更大的压力和潜在的断裂风险。

支架应定位为1mm，突出到主动脉中，以便完全覆盖动脉口。Akal支架、ArchestTTM（Dival Corporation，MountainView，CA，USA）可快速和精确地放置支架用于开口病变。它使用双球囊输送系统，定位器球囊在口处停止，用于目视确认正确的位置。第二个球囊充盈导致支架置入。定位器球囊的进一步膨胀导致近端支架端和全开口覆盖的扩口。为帮助支架开口病变而开发的另一个支架装置是开口式Pro支架定位系统（开口解决方案，Kalamazoo，MI，USA）。

在正确定位支架后，将球囊膨胀至其标称直径，以获得与参考血管直径的1∶1的比例。支架扩张不足导致再狭窄率很高；因此，如果最初似乎未展开，则进一步扩张支架是很重要的。具有较高充气压力的较大球囊可用于进一步扩张欠膨胀支架。不过，应注意尽量扩大支架直径。特别是，当患者在球囊充盈期间出现背痛时，这可能是主肾动脉破裂或穿孔前的唯一警示。如果出现这一并发症，如果肾动脉穿孔不能及时用球囊充气密封，则可明确植入支架。为了充分稳定病情，可能需要放置较大直径的球囊，向低压（1～2个大气压）充气，以充分封闭血管。最后一次选择性血管造影应评估支架位置，排除夹层、穿孔和痉挛，排除肾实质肿块和动脉粥样硬化栓塞。

所述的“球囊对吻技术”可用于具有相同来源的肾动脉，而没有普通的主干或存在短的主干。该技术可以以两种方式进行。第一种利用单导向导管，通过该导管通过股通路引入两根导线和两个气囊。然而，这种技术受到支架及其输送球囊相对大的直径的限制，使得对于需要5mm直径或更大的支架的主肾动脉的损伤来说是不可行的。另一个策略利用两个引导导管、两根导线和两个球囊，其中一个引导导管通过股通路和另一个引导导管通过径向或肱通路。在后一种方法中，如果使用同侧的血管通路（例如，右臂和右腿作为一个例子）就更容易了。对于短的普通肾衰竭，两个球囊可以分别放置在主干中，分别延伸到每个肾动脉分支中。在预扩张之后，将具有适当长度的支架放置在一个导线上的主干中，然后在支架内膨胀两个球囊，在主干内和两个肾动脉分支中展开支架。在选择球囊尺寸时，应注意此事项。

（六）支架置入其他类型的肾动脉狭窄

动脉粥样硬化斑块不涉及开口，导致主干内或远端肾动脉狭窄。对这些病变的最佳介入尚不清楚。血管成形术是一些介入医生的首选，而支架置入术则是另一些人的首选。如果血管成形术结果不理想，则需要支架置入术。与球囊扩张支架相比，在参考血管上超过1mm的自膨胀支架是有用的，因为与球囊扩张支架相比，它具有更好的抗折能力，因为在心肺运动中肾中动脉内的支架存在明显的弯曲应力[50, 51]。

对于血管炎引起的肾动脉狭窄，实际的技术程序与ARAS的程序相同。然而，如果血管内介入治疗是必要的，则没有明确的首选血管成形术或支架置入术。最近的一项回顾性研究表明，对于Takayasu病，血管成形术优于支架置入术[52]。无论选择哪种血管内治疗方法，都需要对基础病理生理疾病过程（如免疫抑制）进行适当的围术期治疗，以获得更好的临床预后[53]。

（七）远端保护装置防止斑块栓塞

与ARAS相关的动脉粥样硬化斑块负荷相当高，尽管这一风险很大程度上是在主动脉。这可以直观地想象碎片从破碎的斑块粉碎在远端的肾动脉，导致实质炎症和肾功能受损。当使用栓塞保护装置时，往往会观察到碎片[54]。这些装置不太可能100%捕获碎片，但能减轻碎片负担。主要问题是风险－收益比率。有研究证明远端保护装置对改善或稳定肾功能是有益的[55, 56]。远端过滤器保护装置与阿昔单抗联合使用可保护动脉粥样硬化性肾动脉支架置入术后的肾功能[54]。使用这些装置的风险包括增加病例复杂性和时间、肾动脉痉挛和夹层。对于短的肾动脉，由于没有实施空间，使用远端保护装置有时是不可行的。

（八）围术期管理

阿司匹林（81～325mg）应至少在介入前1d开始，并持续终身应用。虽然还没有研究证实其益处，大多数介入医生在支架置入术后至少使用4周氯吡格雷（75mg）。介入后不需要抗凝。如前所述，阿昔单抗在动脉粥样硬化性肾动脉支架置入术后短期内与栓塞保护装置联合使用可保护肾功能[54]。血压药物不应在手术当天进行，应在手术结束后继续服用。夜间观察建议监测血压，调整血压药物，并监测并发症。静脉补液可在对比暴露前后使用，以防止造影剂所致的急性肾损伤。

多普勒超声可在出院后1个月内确定基线特征，与后期显像进行比较。建议在6个月和12个月进行多普勒超声随访，或如果肾功能下降，评估肾支架通畅程度。

（九）并发症和管理

肾动脉介入治疗最常见的并发症是血管通路相关，包括局部血肿（5%）、腹膜后血肿、假性动脉瘤、动静脉瘘、血管和神经损伤。

动脉栓塞可能发生在主动脉导管操作过程中，造成主动脉壁斑块或血栓破裂。这种风险在高度动脉瘤性主动脉瘤或有动脉瘤的情况下会增加。应尽一切努力，尽量减少对主动脉瓣壁导管的操作，尤其是刮伤。因为斑块破裂，栓塞可能发生在预扩张、支架植入和后扩张肾动脉时。远端栓塞保护装置可以使用，但作用尚不确定。

肾动脉夹层可能发生在手术过程中，特别是在导管介入或支架置入术期间。“交换技术”和“不接触技术”是有用的。在所有情况下，温和的参与是首选。支架置入术可用于夹层的治疗。主动脉壁夹层也可能发生。支架置入术和保守治疗是常用的治疗方法。

肾动脉穿孔是一种严重的并发症，有些难以预料。它可能与导丝损伤或过度扩张的病变有关。有些患者有背痛作为警告信号，当出现的时候，球囊应该放气和重复成像。当患者在球囊膨胀过程中经历剧烈背痛时，在扩张不足和再狭窄风险方面出错比在“完美结果”和血管破裂方面出错要安全。血流动力学不稳定可能发生也可能不会发生。延长球囊膨胀时间，使用覆膜支架，或很少见的外科干预是必要的。

肾实质的导丝穿孔较少发生，如果不加以处理，可能导致严重的出血和肾损伤。肾脏比心脏或下肢对穿孔更敏感，尤其是当使用亲水性导丝时。为了避免穿孔，在整个手术过程中仔细跟踪导线的远端位置。如果穿孔发生，可能需要立即使用栓塞策略（线圈、泡沫、胶水等）。

（十）支架内再狭窄及管理

肾动脉支架置入术后再狭窄率为10%～40%[57-60]，较小直径肾动脉（＜4.5mm）[61]较高，大直径动脉（5～7mm）较低[60]。动脉粥样硬化的危险因素，包括吸烟和糖尿病会促进支架内再狭窄的发展[62]。早期支架置入术后的超声监测有助于监测再狭窄，特别是当患者有反复出现的高血压或肾功能恶化等临床问题时。当超声显示支架内血流速度＞200cm/s和收缩期峰值流速比值（肾：主动脉）＞3.5[63]时应怀疑支架内狭窄。

已有许多方法成功地治疗了肾动脉支架内狭窄，包括球囊血管成形术[59, 64]、裸金属[57, 59]或药物（紫杉醇）洗脱支架置入[59, 65]、覆膜支架[65]、血管内治疗[67]。然而，预防复发性再狭窄的最佳策略仍不清楚[59]。虽然西罗莫司洗脱支架在维持长期通畅方面是有效的[68]，但随后的一项研究表明，使用西罗莫司洗脱支架治疗肾动脉支架内再狭窄率高[69]。建议积极进行糖尿病控制、戒烟、高血压控制、使用阿司匹林和他汀类药物[49]。

第 76 章　骨盆动脉血运重建术

Revascularization for Arteries in the Pelvis

Femi Philip　Jason H. Rogers　著
周　宁　译

正常勃起功能是一个复杂的神经血管事件，需要神经化学刺激和终末器官反应以启动和维持勃起。勃起功能障碍（ED）是一个常见的医疗问题，影响超过 50% 的年龄在 45—75 岁的男性 [1]。目前全世界患有勃起功能障碍的男子超过 1.5 亿，预计到 2025 年这一数字将增加到 3.22 亿，其中大多数增加在发展中国家，反映了这些社会心血管危险因素的增加 [2]。勃起功能障碍的病因是多因素的，但在 40% 以上的病例中，血管生成的原因要么与此疾病共存，要么具有主导作用。血管生成的病因包括血管内皮功能障碍，平滑肌舒张功能受损，近端动脉粥样硬化狭窄所致的动脉功能不全，或因静脉漏而无法在海绵体内凝血而导致静脉功能不全。这些病因在勃起功能障碍患者中的确切分布仍不清楚。勃起功能障碍有许多心血管危险因素，如年龄、糖尿病、高血压、高脂血症和吸烟 [3]。勃起功能障碍也是早期症状性冠状动脉疾病和不良心血管事件发生的一个新的危险因素 [4]。

目前对勃起功能障碍的治疗使用的药物，如磷酸二酯酶 –5 抑制药（PDE5i），以增加阴茎动脉血流量和改善内皮功能。然而，很大一部分患者（约 50%）对这些药物反应不佳或对其使用有禁忌，并被降级为使用真空收缩器、阴茎内注射前列腺素或植入阴茎假体 [5, 6]。目前有证据表明，在老年勃起功能障碍患者中，有相当大比例的患者存在血管造影严重的阴茎动脉内流（PAI）疾病 [7]。临床试验报道了经皮介入治疗与 PAI 相关的血管狭窄对勃起功能的影响有限。尽管有这些数据，阴茎动脉血管重建术研究至今美国泌尿协会目前没有治疗建议 [6]。

一种新的针对阴茎动脉内流病的微创治疗方法，可能是治疗动脉流入受损勃起功能障碍的一种安全有效的治疗策略。本章回顾了正常的阴茎动脉供血，描述了勃起功能障碍的血管解剖，并对显微外科和血管内技术治疗血管性勃起功能障碍的现有文献进行了讨论。

一、阴茎动脉供血与解剖

（一）正常阴茎血管解剖

腹主动脉分为右髂总动脉和左髂总动脉。髂总动脉分为髂内动脉和髂外动脉。髂内动脉下移至坐骨神经大孔上缘，分为前支和后支。前区为盆腔和生殖器官提供大部分血液供应，包括阴部内动脉。后部通过髂腰动脉、骶外侧动脉和臀上动脉为臀肌和腰骶肌骨骼提供动脉供应（图 76–1）。阴部内动脉（IPA）附近的任何动脉均可视为勃起相关动脉（ERA），狭窄可因动脉功能不全而导致勃起功能障碍。由于绝大多数阴茎流入通常是通过双侧阴部内动脉，讨论的焦点将是阴部内动脉及其解剖变化。

阴部内动脉是髂内动脉前干两个末端分支中较小的分支。这条动脉沿坐骨神经大孔的下缘向外传递，并从骨盆穿过坐骨神经棘，并通过坐骨神经小孔再次进入会阴。该动脉随后沿坐骨神经窝外侧壁和泌尿生殖隔膜筋膜层，与阴部神经（Alcock 管）一起通过形成阴茎总动脉而终止，后者随后分为阴茎球海绵状动脉、深海绵状动脉和阴茎背动脉。阴部内动脉有多个分支：直肠下动脉、会阴动脉、尿道球动脉、尿道动脉、阴茎海绵状动脉和背动脉

（图 76–2）。直肠下动脉出现在岛状结节之上，并供应肛门区域的肌肉和包被。会阴动脉提供几个阴囊后支，分布在皮肤上。尿道球动脉和尿道动脉是供应尿道泡、阴茎海绵体后部和阴茎龟头的短血管。阴茎海绵体的阴茎海绵体动脉在阴茎海绵体的中心两侧向前运动，其分支分布在阴茎海绵体动脉之间，并有交通分支。阴茎的背动脉在小腿阴茎和耻骨联合之间上升，在阴茎背侧向龟头前进，在龟头上分为两支，分别供应龟头和包皮。

（二）阴茎动脉解剖中常见的解剖变异

最常见的解剖变异发生在阴部内动脉末端作为尿道球部的动脉或会阴动脉较少的时候。在这种情况下，阴茎的背动脉和深动脉来源于副阴部动脉。这些副动脉来源于髂外动脉、闭孔动脉、膀胱动脉和股动脉，在一些男性中是海绵体的主要或唯一的动脉供应。副阴部动脉在 70% 的尸体研究中被发现，7% ～ 14% 在 X 线检查中被发现。在规划血管内治疗策略时，这些解剖学方面是必不可少的。Yamaki 等[7]研究了 645 具日本尸体骨盆，并提出了由四组组成的髂内动脉分支模式的分类（图 76–3）。最常见的分支模式包括阴部内动脉起源于髂内动脉下段的第一支、终末支或三叉支。

二、勃起功能障碍的血管造影研究

Leriche[8] 于 1923 年首次描述了勃起功能障碍与主动脉闭塞疾病之间的关联。这是由主动脉–髂动脉闭塞导致下肢缺血和阴部内动脉血流不足所致。

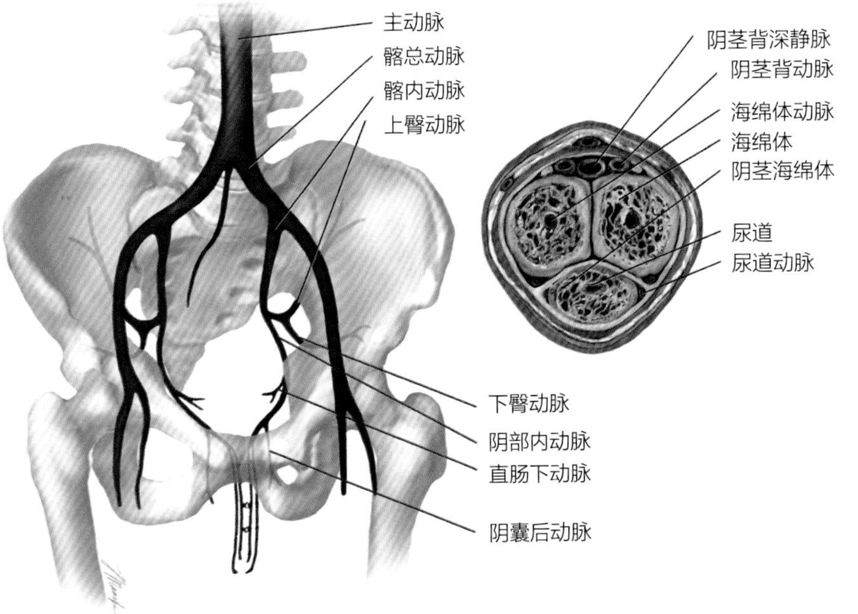

◀ 图 76–1 最常见动脉解剖的骨盆示意图

图示骨盆动脉供血正常

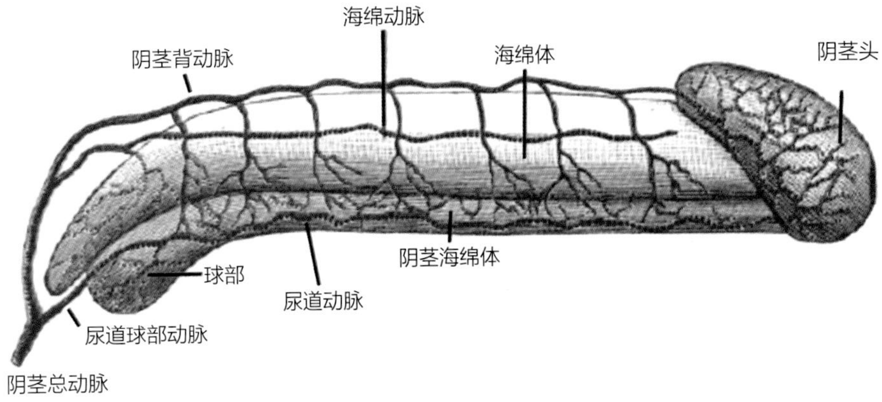

◀ 图 76–2 阴茎动脉供血

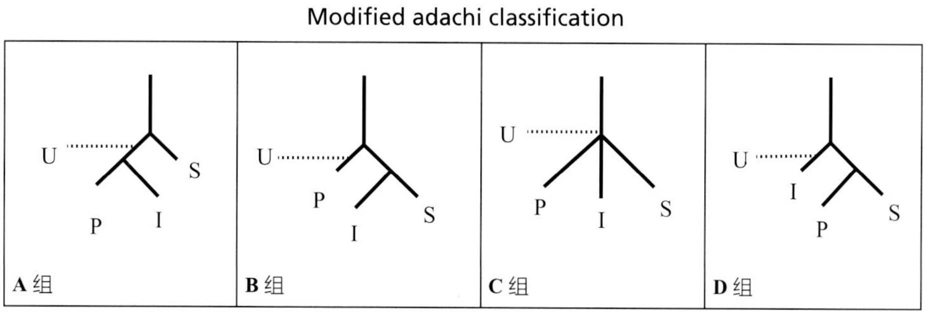

▲ 图 76-3　髂内动脉的分支模式（按 Adachi 分类，经 Yamaki 修改）

A 组：阴部内动脉是臀下动脉和臀上动脉之后髂内动脉下段的末端分支。B 组：阴部内动脉为髂内动脉下段第一支。C 组：髂内动脉下段分为阴部内动脉、臀上动脉和臀下动脉。D 组：臀下动脉切断后，阴部内动脉为第二支。I. 肠管下动脉；S. 臀上动脉；P. 阴部内动脉；U. 脐动脉

这种关联一直未被发现，直到 1969 年，70% 伴有主动脉狭窄的男性存在勃起功能障碍这一情况被注意到[9]。同年，有研究报道，双侧髂内动脉内膜切除术后患者勃起功能障碍得以缓解[10]。直到 1973 年，血管造影和组织学数据提示勃起功能障碍患者存在严重动脉疾病时，才有确凿的证据表明器质性疾病是导致勃起功能障碍的原因[11]。在 1978 年再次证实了在勃起功能障碍[12]患者中存在动脉流入疾病的血管造影证明。这些观察结果与进化过程相平行常规血管造影。同时，血管造影被限制在主动脉和血管可视化造影上，更好的技术可以使更小的口径血管可视化，如阴部和阴茎动脉。使用了较小口径逆行 pHallo 动脉造影可以显影阴茎血管。采用该技术，30 例勃起功能障碍男性经胸主动脉造影，随后穿刺阴茎背动脉和给予造影剂，随后进行放射线图像采集[13]。这项技术是首次证明在勃起功能障碍患者中阴茎海绵体的血管的严重疾病或闭塞。

迄今为止，有 10 项研究评估了 629 例勃起功能障碍患者的阴茎动脉血流（表 76-1）[14-23]。总体而言，这些研究显示阴茎动脉内流疾病的发生率在 37%～79% 之间，平均发病率为 76%。在这些研究中包括的大多数患者都有并发症状的冠状动脉或外周血管疾病，而在没有勃起功能障碍的这种并发症的患者中，动脉流入疾病患者的比例可能被高估。影响阴部内动脉的动脉粥样硬化过程是弥漫性的，在 56% 的病例中常累及血管的口或近端段，60% 以上的病例涉及血管的远端段（小阴茎血管）[19, 24]。也有多节段性疾病，这一特征常见于老年患者或糖尿病患者，尽管文献中研究的患者人数很少，而且文献记载不多。

以前的研究也发现了与阴部内动脉相当大的解剖变异。70% 的患者以臀底干的形式出现阴部内动脉，30% 的患者为髂内动脉前部的独立分支。虽然这使得识别血管变得更加困难，但阴部内动脉相对于髂内动脉的位置和起源也可能影响勃起功能，因为有一些证据表明，在日本男性中，这是导致勃起功能障碍的原因之一，但最近发现的更广泛的含义目前尚不清楚[25]。副阴部动脉出现在 21% 的患者中，起源于闭孔动脉的独立分支、尿管动脉的残余和髂内动脉的上支[19]。因此，必须考虑血管造影是评价阴茎动脉血液供应的现行金标准。

血管造影医生必须进行高质量的血管造影，否则血管造影会产生误导，导致假阳性和假阴性。重要的考虑因素包括：包括盆腔大血管和远端血管，利用阴部或副阴部动脉的直接插管来定位通往海绵状动脉的血源，以及识别变异的动脉解剖。最后，必须将血管造影过程中获得的解剖信息纳入药理学诱导勃起过程中，通过多普勒超声检查获得的阴茎血流功能评估，以排除静脉漏。目前尚不清楚静脉漏患者的动脉血管重建术是否会导致勃起功能的改善，但从理论上讲，静脉漏应限制任何改善动脉流入的疗效。

三、阴茎动脉血管重建术：手术和血管内入路

（一）阴茎动脉血管重建术的手术入路

Michal 等[26]在 1973 年报道了首次阴茎动脉重

表 76-1　阴茎勃起障碍中阴茎动脉来源研究

研究	病例数	阴部内动脉及阴部内副动脉解剖变异	狭窄位置
Michal，1978[11]	30	N/A	100% 为海绵体动脉
Herman，1978[15]	35	N/A	100% 为 IPA 疾病
Struyven，1979[16]	14	N/A	50% 为 IPA 疾病
Huguet，1981[17]	200	85% 源自 ILA，65% 源自臀动脉	未见描述
Buvat，1981[18]	29	N/A	37% 为 IPA 近端 48% 为远处（会阴动脉、海绵体动脉）狭窄
Bruhllman，1981[19]	24	会阴副动脉源自膀胱上动脉，脐尿管动脉以及闭孔动脉	71% 为 IPA 24% 为 IPA 中段 59% 为双侧 IPA 100% 为阴茎深动脉及阴茎背动脉
Gary，1982[21]	73	21% 病例有会阴副动脉，其中 14% 为单侧副动脉，7% 为双侧副动脉	44% 为 ILA 或 IPA 近端 44% 为 IPA 远端或海绵体动脉
Nessi，1987[20]	44	N/A	79% 为 IPA 20% 为 IPA 闭塞或双侧 IPA 疾病 52% 为单发血管闭塞或者单根血管内多处损伤
Valji，1988[22]	57	N/A	19%% 为 ILA 70% 为 IPA 40% 为远处血管疾病 56% 为阴茎内动脉疾病
Rosen，1990[23]	170	N/A	大部分为海绵体动脉
Rogers，2010[14]	10	N/A	90% 为 IPA
总计*	629		IPA 疾病：144/259（56%） 小血管疾病：274/459（59%）

ILA. 髂内动脉；IPA. 会阴内动脉；N/A. 无数据；*. Huguet 等及 Rosen 等研究中的患者因病情分级及 IPA 和海绵体动脉狭窄具体位置的数据无法获得而未被列入总计

建，通过将下腹部动脉（IEGA）吻合到阴茎海绵体，该海绵体在短期成功，但导致海绵体平滑肌纤维化，导致移植物长期血栓形成。然后对 Michal Ⅱ手术进行了推广，IEGA 与背侧阴茎动脉端侧吻合[27]。Hauri[28] 建议将下腹部动脉的直接动脉吻合连接到背动脉，但另外，将深静脉与吻合（动脉化）结合在一起。原则上，背静脉的动脉化将通过导静脉以逆行的方式改善对海绵体的动脉流动。Virag 等[29] 描述了将下腹部动脉直接与深静脉吻合的手术，介绍了静脉动脉化的概念。在理论上，这些改进在减少静脉流出的同时改善了流入。理论上这些手术不仅对单纯动脉源性勃起功能障碍患者有吸引力，而且对具有静脉性成分的人来说也是有吸引力的。但是，由于手术的有限经验和相关的发病率和死亡率，很少进行这些手术。

已经进行了 31 项研究来评估这些外科技术，其中包括在美国泌尿外科协会（AUA）的立场声明列于表 76-2。最大一个回顾性研究来自 Kahanshi，研究对 51 名具有血管性勃起功能障碍的男性的勃起功能进行了综合评估，包括颅内药理学安装测试、阴茎多普勒和数字减影血管造影[30]。动脉病变的病因为钝性会阴损伤 33 例，不明 35 例。Hauri 或 Furlow-Fischer 手术（下腹部动脉至深背侧静脉，但未破坏血管背侧静脉瓣膜）用于阴茎血管重建。采用彩色多普勒超声对新动脉血流的通畅性进行了客观的评价。阴茎血流显著改善，并且在约 70% 的患者中保持改善[31]。在 AUA 审查的 31 份关于阴茎再血管手术的文献中，只有 4 份报告共 50 名患者符合这些指南规定。这些报告的成功率为 36% ～ 91%[5]。目前的外科文献的最重要的局限性是，接受这些手术的患者在没有动脉粥样硬化的情况下通常具有钝性创伤。此外，手术与广泛的并发症有关，包括阴茎异常感觉和逆行射精（反映骨盆神经损伤）。由于这些发现，AUA 考虑用血管重建的方法来进行勃起功能障碍实验，将血管重建保留给那些有局灶性病变而没有任何血管疾病证据的创伤患者。这些程序为考虑血管内治疗这个问题提供了一个概念框架。

（二）血管内入路在阴茎动脉血管重建中的应用

目前治疗勃起功能障碍的腔内血管成形术或支架术的经验非常有限，表 76–3 详细介绍了这些经验。到目前为止，几乎所有的血管内研究都集中在大血管流入疾病（髂总动脉和髂内动脉）。经导管排除盆腔静脉功能不全的病例报道不多，而与阴茎导静脉相关的静脉漏的报道不多。此外，在许多已发表的文献中，追踪的时间和方法都是缺乏的。

最近，ZEN 试验（Zotarolimus–Eluting 外周支架系统治疗对 PDE5i 的不良反应的男性勃起功能障碍）评价了血管内干预在药物难治性勃起功能障碍患者中的作用。这项研究讨论了与以往文献相关的许多限制因素。共选择了 383 例勃起功能障碍患者中的 30 例，程序成功率为 100%，随访期间无重大不良事件发生。59.3% 的意向治疗对象和 69.6% 的

表 76–2 阴茎血管再通术结局研究

研究	病例数	手术方式	随访期（个月）	总体成功率（%）
Jarow，1997 [36]	11	DDVA	50	92
Lukkarinen，1997 [37]	24	Hauri F–F	未见描述	72
Manning，1998 [38]	62	Virag Hauri	41	54
Manning，1998 [38]	42	DDVA	未见描述	57
Kawanishi，2000 [30]	18	DA Hauri F–F	32	94
Sarramon，1997 [39]	114	DA DDVA	17	63
Sarramon，2001 [40]	38	DDVA	61	N/A
Vardi，2002 [5]	61	N/A	60	N/A
Kawanishi，2004 [31]	51	Hauri	36–60	85.6

DA. 阴茎背静脉动脉化；DDVA. 阴茎背动脉 – 深静脉吻合术；F–F.Furlow–Fisher 技术，即在结扎其近端和远端及侧支后对阴茎背静脉节段动脉化；Hauri. 阴茎背动静脉侧边吻合后再其上与腹部下动脉再次交叉吻合的三支血管吻合术；Virag. 通过逆行导静脉方法对阴茎深背静脉动脉化

表 76–3 阴茎勃起障碍血管内治疗

研究	病例数	血管造影提示的狭窄处	技术方式	随访期限	成功率
Castaneda–Zunga，1982 [41]	2	髂内动脉	PTA	18 个月	2/2（100%）
Van Unnik，1984 [42]	1	髂外动脉	PTA	N/A	1/1（100%）
Goldwasser，1985 [43]	1	髂内动脉	N/A	N/A	1/1（100%）
Dewar，1985 [44]	30	70% 为主动脉 – 髂动脉处 47% 为髂内动脉	PTA	N/A	10/33（33%）
Angelini，1985 [45]	5	100% 为髂内动脉	PTA	2–18 个月	4/5（80%）
Valji，1988 [22]	3	N/A	PTA	N/A	N/A
Urigo，1994 [46]*	23	65% 为髂内动脉 13% 为会阴内动脉	N/A	N/A	15/23（65%） 3/3（100%）
Rogers，2011 [47]	30	100% 为会阴内动脉	PTA 与药物洗脱支架	3 个月	IIEF 评分＞ 4 分的患者中 68.2% 得到了改善

IIEF. 国际勃起功能指数；N/A. 无数据；PTA. 经皮血管内球囊血管成形术。*. 在这个研究中，65% 髂内动脉狭窄患者勃起功能有所改善，而对会阴动脉狭窄的患者的治疗全部获得了成功

方案受试者在 6 个月内达到了初步的可行性终点。海绵体动脉的双功超声峰值收缩期速度在 30d 时比基线增加了（14.4 ± 10.7）cm/s，6 个月时增加了（22.5 ± 23.7）cm/s。32 处病变中有 11 处（34.4%）出现血管再狭窄。

考虑到在 ZEN 试验中发现的解剖变异和弥漫性疾病的程度，Wang 等对动脉化性勃起功能障碍（PERFECT-1）进行了盆腔再血管化研究。他们使用 CT 血管造影来评估导管治疗勃起功能障碍患者孤立性阴茎动脉狭窄的安全性和可行性。经盆腔 CT 血管造影确诊的勃起功能障碍患者 25 例，单纯性阴茎动脉狭窄（≥ 70% 或双侧狭窄≥ 50%）。20 例患者（平均年龄 61 岁，年龄 48—79 岁）接受了球囊血管成形术。3 例患者双侧阴茎动脉狭窄。所有 23 支阴茎动脉均获得手术成功，平均球囊大小为 1.6mm（范围 1.00 ～ 2.25mm）。勃起功能国际指数 -5（IIEF-5）评分由基线的（10.0 ± 5.2）提高到 1 个月的（15.2 ± 6.7）（P < 0.001）和 6 个月的（15.2 ± 6.3）（P < 0.001）。15 例（75%）、13 例（65%）、12 例（60%）患者在 1、3 和 6 个月时获得临床成功（IIEF-5 评分≥ 4 或勃起功能正常化；IIEF-5 ≥ 22）。尽管缺乏血管造影随访或使用对照组，作者认为阴茎动脉成形术是安全的，可以在 60% 的勃起功能障碍和单纯性阴茎动脉狭窄患者的勃起功能方面取得显著改善[48]。

血管内治疗阴茎动脉内流目前仅限于少数几项研究，显示了适度的益处。这种治疗应该保留给一群经过多学科小组评估所有可能导致勃起功能障碍的患者，他们拥有真正的阴茎动脉内流，在功能评估和侵入性血管造影或计算机体层摄影成像后，这些血管具有解剖学上适合的血管进行干预。

四、患者选择和工作

动脉粥样硬化或已建立的冠状动脉疾病或周围血管疾病的患者可以使用 IIEF 问卷中的五个问题子集来筛选是否存在血管性勃起功能障碍[32]。这是一个有效、多层面、自我管理的问卷，用于评估勃起功能障碍和临床研究中的治疗结果。整个问卷包括五个不同的性功能回应域：勃起功能（问题 1 ～ 5，可能得分为 25 分）、性高潮功能（问题 9 和问题 10；可能得分 0 ～ 10）、性欲（问题 11 和 12；可能得分 0 ～ 10）、性交满意度（问题 6-8；可能得分 0 ～ 15）、总体满意度（问题 13 和 14；可能得分 2 ～ 10）。五个问题的子集是男性健康量表（Shim 或 IIEF-5），它通过将每个问题分为 1（几乎从不或从未）到 5（几乎总是或总是）来评估勃起功能。分数为 0 表示没有尝试性交[33]。低于 17 分被认为是严重勃起功能障碍。这些患者应该被推荐到专门研究勃起功能障碍的泌尿科医生，他可以进行集中检查以排除其他原因，例如 Peyronie 病（不能性交的阴茎结构的扭曲，无论动脉供应如何）。也应该进行额外的血液检测，如睾酮水平、促甲状腺激素（TSH）、前列腺特异性抗原（PSA）。如果这些正常，患者应行超声与海绵体注射，以测量收缩期和舒张期阴茎血流。海绵注射后 5min 内 PSV 持续超过 25cm/s 将排除阴茎动脉内流病，而 PSV 小于 25cm/s 对阴部血管造影异常的敏感性为 100%，特异性为 95%[34, 35]。持续舒张末期血流速度（EDV）（> 5cm/s）伴刺激后迅速消肿，与静脉性勃起功能障碍（经导静脉漏出）相一致，患者不太可能从动脉内流恢复中获益。静脉性勃起功能障碍是指阴茎静脉引流功能不全，导致阴茎海绵体充盈失败，引起勃起功能障碍。勃起功能障碍患者应转介泌尿外科或性医学诊所，并应考虑双重超声检查，以评估阴茎动脉内流。如果他们不能通过目前的药物治疗，并有证据表明阴茎动脉内流没有静脉漏，那么他们可能被认为是阴茎动脉内流修复的合适人选。

五、血管造影技术

多种尚未发表的方法被用于评价盆腔阴茎血流的血管造影。我们提出以下的血管造影指南，以充分显示阴茎动脉内流。

1. 选择性髂内动脉和阴部动脉血管造影时，在膀胱内放置一个 Foley 导管，将阴茎伸直并绑在对侧大腿上。考虑按照机构辐射安全标准进行性腺防护。

2. 股动脉通路。前后位常规盆腔血管造影是在主动脉瓣分叉上方放置猪尾导管后进行的，数字减影血管造影是在髂股动脉流出的情况下进行的（图

76–4）。这允许评估远端主动脉，髂内动脉和髂内近端动脉。此外，它还可作为一份路线图，以确定投资促进机构或附属船只的来源。

3. 用一根 4F 或 5F 诊断性低剖面导管置入髂内动脉口，并进行选择性血管造影。血管起源以同侧颅斜投影（20° ～ 30°）最明显。血管的中、远端以同侧斜角（20° ～ 30°）最明显，尾端角为 10° ～ 20°，如图 76–5A 所示。阴茎定位于注射的对侧，使射入阴茎血管的情况可视化。

4. 阴茎血管扩张在血管造影前可能是必要的，可通过腔内注射 15g 前列腺素 E_1 完成。这有助于放松海绵体肌肉，增加血流和血管直径，并显著改善血管造影质量。当解剖结构不清楚，狭窄的功能意义不确定时，这一点尤其有用。

5. 介入治疗多采用 0.014in 导线、冠状动脉球囊和药物洗脱支架。对血管进行一对一的尺寸调整是很重要的，不要过度使用（图 76–5B）。

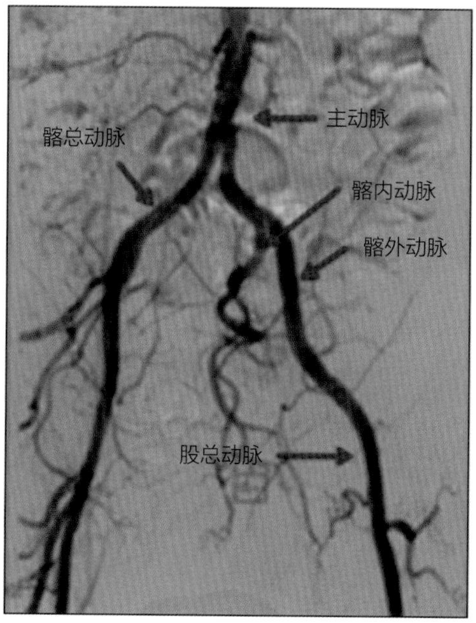

▲ 图 76-4　前后位投影图
图示主动脉、髂总动脉、髂外动脉、髂内动脉和股总动脉

六、结论

勃起功能障碍和阴茎动脉内流病常并存（约 76%）。无心因性或器质性原因的勃起功能障碍患者应与泌尿科医生合作进行多普勒超声检查。虽然使用当代血管内疗法治疗这一指标的经验有限，但这一途径有望成为一个令人兴奋和不断发展的领域，在最近新出现的风险最小的受益证据的背景下，这一领域的势头正在放缓。未来的随机试验应充分评估血管内治疗勃起功能障碍的作用。

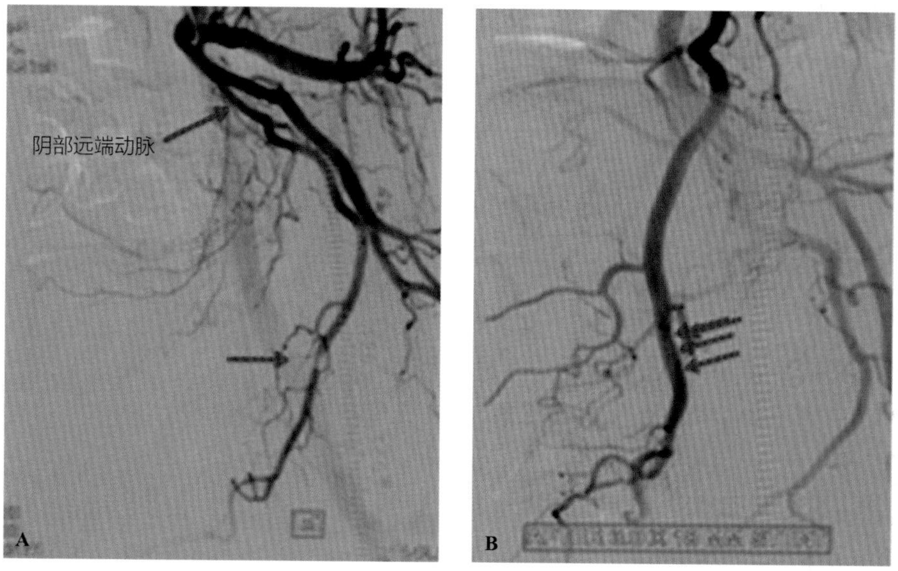

◀图 76-5　血管造影图
A. 左侧同侧颅斜投影，观察髂内动脉下段，显示阴部远端动脉狭窄；B. 远端段置入 Resolute 支架后的阴部远端动脉。红色箭显示狭窄段

第三篇 外周动脉疾病
Peripheral Arterial Disease

第 77 章 髂动脉介入治疗
Iliac Interventions

Manish Taneja　Apoorva Gogna　著
张敬群　译

在西方人群中，大约 1/3 的周围动脉闭塞疾病（PAOD）累及主动脉 – 髂动脉段[1]。PAOD 发病率在 60—69 岁患者中占 16%，70 岁以上患者中高达 34%[2]。2007 年发表的 TASC– Ⅱ（TransAtlantic Inter–Society Consensus）指南推荐对 A 型和 B 型病变行血管腔内介入治疗[3]，但随着治疗经验的积累、器械（外径更小的球囊和导丝，再入真腔器械）和影像技术的改进，TASC– Ⅱ C 型和 D 型病变也可以运用腔内介入治疗了。

有证据表明，经皮介入治疗可作为主动脉 – 髂动脉狭窄或闭塞甚至是复杂长病变的一线治疗[4]，所以许多专家建议采用较最初的“TASC– Ⅱ推荐”更加积极的经皮介入治疗方法。实际上，2015 年 3 月血管外科指南[5]推荐经皮介入治疗作为所有主动脉 – 髂动脉闭塞病变（AIOD）的一线治疗，仅对经皮介入治疗失败的病例和合并有主动脉瘤的严重病变进行外科手术治疗。后来一些研究显示主动脉 – 髂动脉闭塞病变介入治疗不妨碍后续的外科手段干预[6]，进一步强化了经皮介入治疗的推荐力度。

当病变血管不是完全闭塞时，尚可见血管真腔，所以不需要跨越一个盲段，通常也没有急性血栓。TASC– Ⅱ D 型病变因为同时包含多个部分狭窄和长段闭塞，需要多种复杂的经皮介入技术。在实践中，因为经皮介入治疗的技术难度不同，将病变分为狭窄、急性闭塞、慢性完全闭塞是有意义。这里我们将讨论上述病变及其他特殊类型病变的最新治疗推荐。

一、临床表现和诊断

主动脉 – 髂动脉闭塞病变患者典型的表现为慢性肢体缺血，间或伴有急性加重。

急性肢体缺血（ALI）定义为肢体血流灌注急剧减少，通常指发病 14d 内，威胁到肢体存活。在主动脉 – 髂动脉闭塞病变基础上，急性发作通常与移植物或支架血栓形成、病变血管节段原位血栓形成以及少数情况下的急性栓塞有关。即使具备药物和机械溶栓手段，急性和亚急性（发病 30d 内）闭塞应该首先考虑外科治疗。必须警惕大量血栓负荷增加远段血管栓塞风险，同时，所选治疗应该有利于防范不可逆的组织坏死和再灌注损伤综合征。急性肢体缺血将在本书另外章节有详细阐述。

慢性肢体缺血（CLI）症状较隐匿，但较急性肢体缺血常见得多。严重程度从无症状的亚临床状态到坏疽均可出现，可以根据 Rutherford[7] 和 Fontaine 法分类。

血管狭窄引起的跛行，是由于活动量增加时（如行走），病变血管不能根据需要增加肌肉血流量所致。患者常诉行走疼痛或疲劳，可以通过休息、步态调整、减慢行走速度等方式缓解。这严重影响患者生活质量。应首先尝试专业指导下循序渐进的行走计划和药物治疗（如西洛他唑）等保守疗法数月。对保守疗法失败或不适合保守疗法的患者，应该给予腔内介入治疗。

严重肢体缺血指血流不能满足休息时组织代谢需要，休息时即有疼痛症状，或有组织受损（溃疡、坏疽）表现。典型的休息痛可以通过采取将患肢下垂到心脏水平以下等重力依赖体位部分缓解（如坐位或将下肢垂悬于床旁）。

体检可能发现下腹部杂音和（或）股动脉搏动减弱或消失。应该注意检查下肢缺血体征。踝臂指数（ABI）是快速评估远端肢体血流灌注整体状况的指标，但不能评估下肢各个节段血管病变的范围和程度。

动脉血管成像可以通过无创（普通超声、CT 血管造影或 MRA）或有创（导管造影、压力阶差测量、血管内超声）方法进行，有创成像常常与治疗相结合应用。

超声依然是围术期成像技术的基石。因其经济方便，且能实时提供病变血管高分辨率的解剖信息和血流信息。但是，因为有肠襻覆盖以及回声信号随深度增加而衰减，主动脉－髂动脉段血管超声成像困难。腹股沟区股动脉异常波形（如失去正常三相波形）提示流入段病变（主动脉－髂动脉闭塞病变），但也可能由远段血管病变导致。我们发现，术前 CT 血管造影或 MRA 对确定闭塞的部位程度和性质很有帮助。非造影剂 MRA 对静脉应用钆－造影剂有禁忌（常见的如严重肾功能衰竭）的患者是可行的。

二、经皮介入治疗

主动脉－髂动脉闭塞病变血管内介入治疗可通过以下四种主要入路之一或多个联合实现：同侧股总动脉、对侧股总动脉（CFA）、上肢动脉（如臂动脉、桡动脉）、同侧远段动脉（如腘动脉）。入路选择取决于原发病变部位、入路到靶病变之间的相关病变、送达靶部位的器械大小。实践中，股动脉逆行途径最常用。同侧通路利于导丝导管的通过性。相反，对侧前向通路允许顺血流方向通过，允许病变近远段更好显影。实际操作时，对每一例介入，双侧腹股沟区都应该准备好以备必要时改变入路。

对非慢性完全闭塞病变，单一对侧股总动脉入路可能足以治疗主动脉－髂动脉和股动脉病变。对于开口或分叉病变，双侧入路通常是需要的（见分叉病变部分）。对于慢性完全闭塞病变，同侧和对侧或上肢动脉入路有利于判断病变范围和器械通过病变。极少情况下，需选择腘动脉入路以穿过长节段连续慢性完全闭塞病变。

术前通常给患者口服阿司匹林，有的术者会加用氯吡格雷。静脉注射肝素通常按体重计算剂量（70U/kg），使活化凝血时间达到 220 ～ 250s。支架置入后，应该终身服用阿司匹林。噻吩吡啶类抗血小板制剂，如氯吡格雷或普拉格雷，至少服用 1 个月 [8]。

血管成形术中导丝和球囊的选择很大程度上取决于术者，没有公认的最佳策略。在绝大多数患者，我们倾向于用外径 0.014in 的细导丝，它允许通过更大外径的如 0.018in 甚至 0.035in 的球囊。当需要更大支撑时，我们会在首次扩张后更换外径大一些的粗导丝。

有些作者主张使用比靶血管原始直径小 2mm 的球囊进行预扩张 [9, 10]，以预防远端血管栓塞。有些则主张直接植入支架以达到同样目的。

（一）主动脉－髂动脉狭窄

鉴于其并发症发生率低、死亡率低，技术成功率超过 90%，欧洲心血管介入放射学会（CIRSE）于 2012 年发表的主动脉－髂动脉闭塞病变指南推荐对 TASC-ⅡA ～ C 型病变首选经皮介入治疗（Ⅰ类建议，证据水平 C）。

研究显示经皮介入治疗有外科开放手术相似的开通率、保肢率和总生存率，而并发症和死亡率更低 [6, 10, 11]。

Kashyap 等提供了经皮介入治疗与外科开放手术详细的比较 [6]。他们观察到年轻患者经皮介入治疗后血管开通率较低。相反，糖尿病患者外科手术后开通率较低，下肢血流恢复较差。主动脉直径小者开放搭桥术后表现不佳 [12]。

Indes[2] 等回顾了 2004—2007 年间包含美国每年 800 多万次住院患者的大型数据库 HCUP-NIS 中所有接受开放手术或经皮介入治疗患者，显示并发症发生率在经皮介入治疗患者为 16%，外科开放手术患者为25%（$P < 0.001$），平均住院时间前者为2.2d，后者为5.8d，总住院费用前者为13 661美元，后者为17 161美元，均显示经皮介入治疗更有优势（$P < 0.05$）。

Sachwani[10]等回顾了2000年1月至2011年12月症状性髂动脉闭塞的101例患者（69%有间歇性跛行，19%有静息痛，15%有趾坏疽），部分进行了经皮介入治疗，部分接受了主动脉－髂动脉旁路移植术。长节段髂总动脉（CIA）闭塞、髂外动脉（EIA）闭塞伴严重钙化和腹股沟区疾病，以及既往经皮介入治疗失败的病例、小直径血管病变等，优先考虑旁路移植术。术后72个月，原发再通率在开放手术组较高（91% vs 73%，P=0.01），但次级再通率无显著差异。介入治疗组靶病变再次血运重建包括经导管溶栓、再植入支架、球囊扩张成形。外科开放搭桥组再血管化需要血栓切除或经导管溶栓。在研究的后半阶段，研究者同样观察到经皮介入治疗组优于外科开放手术组，得益于经验的增加和技术的改进。

（二）慢性完全闭塞病变

慢性完全闭塞病变经皮介入治疗技术难度较大。超声、透视或路图指引对无脉搏股动脉穿刺可能有帮助[10]。部分病例可能需要双侧股动脉入路甚至肱动脉入路，以提供前向和逆向影像输送导丝。闭塞血管的钙化影通常有助于指引导丝通过，应该在高清造影设备上取两组正交平面显影观察。

很多术者主张选用成一定角度的指引导管（如5F Kumpe，Cook Inc.，Bloomington，IN，USA）和0.035in的亲水导丝（Glidewire，Terumo Medical，Japan）。或者，也可使用低外径的支撑导管（CXI，Cook Inc.）和0.014in的CTO加硬导丝（如Winn 40，80，Abbott Medical）。前向和逆向方法相结合可以有效限制内膜下夹层于病变血管段，辅助导丝重回真腔。通常，可以按对侧入路选择导管，从而避免需要使用昂贵的圈套器。

辅助重回真腔的器械，用来引导内膜下导丝在闭塞远端纤维帽之后重回真腔，如Outback导管（Cordis Johnson & Johnson）、Frontrunner导管（Cordis）和Pioneer血管内超声导管（Medtronic），上述器械在几个大型研究里仅被一小部分病例采用[10]。这表明简单的性价比高的导丝和导管能满足大部分患者需要。这也是我们的经验，仅< 5%的患者使用了辅助重回真腔的器械（数据尚未发表）。

Jongkind等[13]基于2000—2009年发表的19项研究（n=1711），于2010年发表了一篇针对TASC C和D亚型主动脉－髂动脉闭塞病变经皮介入治疗的系统综述，这些研究符合系统综述标准。这些患者接受了经皮介入治疗，联合或不联合外科技术，大多数研究采用了裸金属支架或带膜支架植入。技术成功率为86%～100%，临床改善率为83%～100%，并发症发生率为3%～45%，包括穿刺部位血肿、远端栓塞、动脉夹层、假性动脉瘤或血管破裂。术后1年血管一期开通率和补救开通率分别为70%～97%和88%～100%，4～5年一期开通率和补救开通率分别为60%～86%和80%～98%。

（三）支架：覆膜和非覆膜

总体上，支架植入后1年的一期开通率为85%～95%，3年为70%～85%，5年为55%～75%[10, 14-16]。股总动脉区域生物机械学应力高，被很多人认为是“无支架区域”，即被认为不适合植入支架，传统观点亦认为该处病变应该外科手术治疗。跟主动脉－髂动脉和腹股沟以下节段相比，股总动脉区域外科手术切开易于暴露髂外动脉以行动脉内膜切除术。从髂外动脉延伸到股总动脉的病变，通常采取经皮介入联合外科手术的杂交治疗，比如支架植入和股动脉补片成形术。

主动脉－髂动脉闭塞病变严重程度关系到支架的选择。Kudo等报道TASC－ⅡC和D型病变支架治疗后的结果较A和B型差，复发风险增加[17]。但Sixt等报道，无论何种TASC－Ⅱ主动脉－髂动脉闭塞病变类型，支架术后1年一期通畅率均达到98%～100%[18]。

Suero等[19]回顾性分析了99例有跛行（n=70）和严重肢体缺血（n=29）的髂外动脉闭塞患者，平均病变长度为42.2mm。共101处病变，7处行单纯球囊扩张成形术，65例行自膨胀支架植入，24例行球囊扩张支架植入，12例行覆膜支架植入。

最近的STAG临床试验[15]比较了支架植入和单纯球囊成形术治疗有症状的最长达到8cm的髂动脉闭塞病变，结果显示二者髂段血管一期和二期通畅率无显著差异，但是，支架植入组技术成功率较高，操作相关并发症较少。

病变长度似乎与支架通畅率相关。但是关于长主动脉－髂动脉闭塞病变的标准并无统一的界定，大部分研究者倾向于以 100mm 为界点。2014 年 Benetis 进行了一项针对 TASC B～D 型病变的研究，长和短于 61mm 的支架通畅率有显著差异。1 年和 2 年通畅率短支架组为 90.6% 和 86.6%，长支架组为 67.7% 和 60.2%[20]。

不预扩张的直接支架植入与球囊预扩张后支架植入孰优孰劣尚有争议。一些术者采用直接支架植入策略，将血栓或粥样斑块挤压限制于支架和血管壁之间，以预防栓塞。而且，直接支架植入较少引起新生内膜增生。

髂动脉狭窄行直接支架植入还是必要时支架植入一直存在较大争议。1988 年，Tetteroo 等 [21] 发表了一项随机试验结果，对有间歇性跛行症状的患者，143 例行直接支架植入，136 例行球囊成形，必要时支架植入，两组近期和远期结果无显著差异，包括技术成功率、生活质量、2 年通畅率和再介入治疗率。他们由此得出结论，应该优先选择价格成本更低的必要时支架植入策略，但该研究局限于 TASC A 和 B 型病变。

相反，Bosiers 等 [22] 对 BRAVISSIMO 研究的 TASC A/B 型病变亚组分析显示，直接支架植入应为首选，TASC A 型病变 1 年一期通畅率为 94%, B 型病变为 96.5%（P=ns，无统计学显著意义）。

Ye 等 [14] 对 2000—2010 年间 16 篇文章 958 例 TASC C 和 D 型患者的研究资料进行了 Meta 分析，显示直接支架植入组 1 年一期通畅率为 92.1%，必要时支架植入组为 82.9%，但二者无统计学显著差异。

Bechter-Hugl 等 [1] 对症状性髂动脉闭塞直接支架植入的研究发现，1、3、5、7 年一期通畅率女性分别为 90.3%、77.2%、60.2% 和 46.4%，男性分别为 89.9%、71.%、63.6% 和 59.7%（P=ns）。但是，亚组分析显示，年轻患者结果较差，63.5 岁以上再狭窄率男性为 23.9%，女性为 22.1%，63.5 岁以下再狭窄率男性为 32.1%，女性为 49.1%，有统计学显著差异（$P < 0.05$）。

影响支架通畅率的其他因素有远端血管条件，临床严重肢体缺血、糖尿病、内膜下新生血管等 [14]。

球囊扩张支架由钴铬合金或不锈钢制成。在髂动脉段，两种支架的通畅率相当。但是，实践操作上有所不同。球囊扩张支架硬度较大，较难通过钙化或扭曲病变，基于同样的原因，该型支架设计的最大长度仅有 8cm。如果没有输送长鞘，支架可能被嵌入钙化斑块，或从球囊上滑脱。但是，球囊支架定位非常准确，释放时不会发生弹跳。因此，可以通过造影剂“冒烟”显示对侧髂总动脉开口或髂内动脉开口进行精确定位。

自膨胀支架通常由镍钛合金制成，目前最长规格为 150mm，直径有 6～10mm。这种支架柔韧性更好，较易通过钙化和扭曲病变。支架包装在一个输送鞘内，不会脱位，但是，释放的时候有向前弹跳的倾向，不过，输送系统的改进已经使这种弹跳最小化了。

COBEST[23] 是一项前瞻性、多中心随机临床试验，入选 125 例严重主动脉－髂动脉闭塞病变患者（168 处髂动脉病变），随机分组至球囊扩张金属裸支架组（varied）或球囊扩张带膜支架组（Advanta V12, Atrium Medical）。带膜支架组再狭窄或闭塞发生率较低，特别对于 TASC C 和 D 型病变。尚在进行的随机、双盲、前瞻性 DISCOVER 研究 [24]，将为此问题提供更多数据。

我们更喜欢使用自膨胀支架，参考血管的原始直径，髂总动脉常选用 7～10mm 直径支架，髂外动脉常选用 5～8mm 直径支架。我们通常会在造影前仔细阅读患者既往的 CT 或 MRI 断层影像，评估病变血管的原始直径以准确选择支架尺寸。有些术者为了能更精确定位而倾向于在髂总动脉使用球囊扩张支架。

（四）分叉病变

因为增加的复杂性，球囊对吻成形和（或）支架植入重建主动脉－髂动脉分叉代表一类特殊技术。通常需要双侧股动脉或肱动脉同时提供前向和逆向入路，以输送球囊和支架。自膨胀支架或球囊扩张支架均可使用，但在双侧髂动脉开口部位应该植入同一类型支架。然而，自膨胀支架径向作用力小，不适合有些严重钙化或纤维硬化病变，这种病变最好使用球囊扩张支架。如果担心有深度夹层或局部穿孔，则应该使用带膜支架。

对吻支架应该同时释放，定位应该伸入主动脉远端 0.5～1.5cm。在 TASC-Ⅱ C/D 型病变使用带膜支架重建主动脉分叉技术（CERAB）时，需要三个球囊扩张带膜支架。

三、并发症

据文献报道总体并发症发生率 7% ～ 20% 不等[9, 10, 15, 25]，病变越严重，预期结果越差。Meta 分析显示 TASC C/D 型主动脉 – 髂动脉闭塞病变经皮介入治疗总体并发症发生率 15.3%，死亡率 2.9%。常见并发症有腹股沟血肿、动静脉瘘、假性动脉瘤和支架内血栓形成（总发生率约 3%）。血栓或粥样斑块碎片致远端栓塞发生率高达 5%，多数情况下可以通过长指引导管吸栓处理[9, 10]。

主动脉 – 髂动脉闭塞病变经皮介入治疗最严重的并发症是髂动脉破裂，文献报道发生率约 1.73%（0.2% ～ 3.4%）[4, 10]。髂动脉段血流量大，静息时超过 200ml/min，周围潜在空间可容纳大量血液，如果未及时诊断，很快可发生致命性出血。保持导丝通路和早期发现至关重要。导管室应该准备一系列带膜支架应对这种情况。紧急情况下先用球囊低压扩张堵塞破口，通常就用致血管破裂的同一球囊。必要时可静脉应用鱼精蛋白中和肝素（通常剂量为 10mg/1000U 肝素，最大不超过 50mg）、输血、转入 ICU 病房加强监护。

对支架内血栓，抗凝治疗是必需的，包括住院期间应用低分子量肝素，终身口服阿司匹林（81 ～ 325mg/d）和氯吡格雷（75mg/d）。

研究报道外科开放手术发生心脏骤停、血肿、输血、呼吸系统并发症、术后感染等并发症显著增高[2]。

四、结论

毫无疑问，主动脉 – 髂动脉闭塞病变现在可以通过血管内介入方法治疗。其长期疗效与外科开放手术相当，复发病例再治疗障碍少，其他所有方法失败时可以行外科治疗。直接支架植入尚有一些争议，中期结果优于单纯球囊成形，但要权衡留下永久金属植入物的缺点，特别是对年轻、活动较多的患者。

第 78 章 股浅动脉介入治疗

Superficial Femoral Artery Interventions

Cristina Sanina　Pedro R. Cox-Alomar　Prakash Krishnan　Jose M. Wiley　著
张敬群　译

在美国，外周动脉疾病患者有 800 万～1200 万人。70 岁以上人群中，几乎 20% 的人有外周动脉疾病的症状或体征[1-3]。间歇性跛行（IC）指的是运动时下肢肌肉疼痛，是下肢外周动脉疾病患者最早、最常见的症状。随着病情的进展，患者在休息时也会感到疼痛，尤其是夜间卧床腿部抬高时，而腿部下垂时因为重力血流灌注可以缓解疼痛。虽然跛行症状通常位于小腿或大腿，但静息痛通常表现在足部。外周动脉疾病晚期，组织灌注不足发展为缺血性溃疡和坏疽，最终 1/3 以上患者需要截肢[4]。对于间歇性跛行患者，5 年内大约 20% 的患者症状会进行性加重，1%～2% 的患者会出现严重肢体缺血（critical limb ischemia，CLI），多项系列研究显示 1 年死亡率约 20%[5-7]。

股–腘动脉段是动脉粥样硬化外周动脉疾病最常累及的部位[8]，约占 60%[9, 10]。股–腘动脉病变通常较长，钙化程度不同，其中大部分为 TASC C 型和 D 型病变[11, 12]。血管内介入技术和策略在过去的 10 年中快速发展，已成为大多数股–腘动脉病变的首选治疗策略。即使是复杂病变也如此，如有严重肢体缺血的患者。

一、血管内介入治疗

在过去的几年中，经皮介入治疗股浅动脉疾病在有症状患者的应用有所增加。支持血管内介入治疗的学者主要基于以下两个理由。第一，虽然血管内介入治疗效果不一定持久，但它微创、并发症率低。第二，很少有患者在血管内介入治疗失败后出现临床或血管造影结果恶化，因此即使失败，也可以重复干预治疗[7]。

以下血管内介入技术已用于股浅动脉的重建。

- 球囊血管成形术（经皮腔内血管成形术）。
- 金属裸支架植入术。
- 药物洗脱支架植入术。
- 药物洗脱球囊成形术。
- 冷冻疗法。
- 斑块切除术。

二、球囊血管成形术

球囊血管成形术（经皮腔内血管成形术）的主要优点是并发症率低（0.5%～4%），即使是长节段闭塞，技术成功率也接近 90%（图 78-1A～D），临床效果良好[11, 13]。传统经皮腔内血管成形术治疗是主–髂动脉、股–腘动脉及膝以下动脉血管再通的主流手段，在很多介入中心，经皮腔内血管成形术也还是首选的血管内介入治疗方法[14]。一些临床试验在有症状的股浅动脉（SFA）病变患者中比较了药物治疗、血管内介入和外科手术治疗。一项 Meta 分析比较了运动疗法和经皮腔内血管成形术治疗间歇性跛行患者，3 个月随访时，经皮腔内血管成形术组踝臂指数有显著改善，而运动组无明显改善，二者生活质量相似[15]。成本–效益分析比较血管内介入治疗、经皮腔内血管成形术、外科手术和单纯运动锻炼，结果显示血管内介入治疗较单纯运动更有效，且成本–效益比通常在可接受范围之内[16]。尽管血管内介入技术取得了长足进展，但与髂动脉介入治疗相比，股–腘动脉介入治疗的长期通畅率较低[17, 18]。虽然股浅动脉经皮腔内血管成形

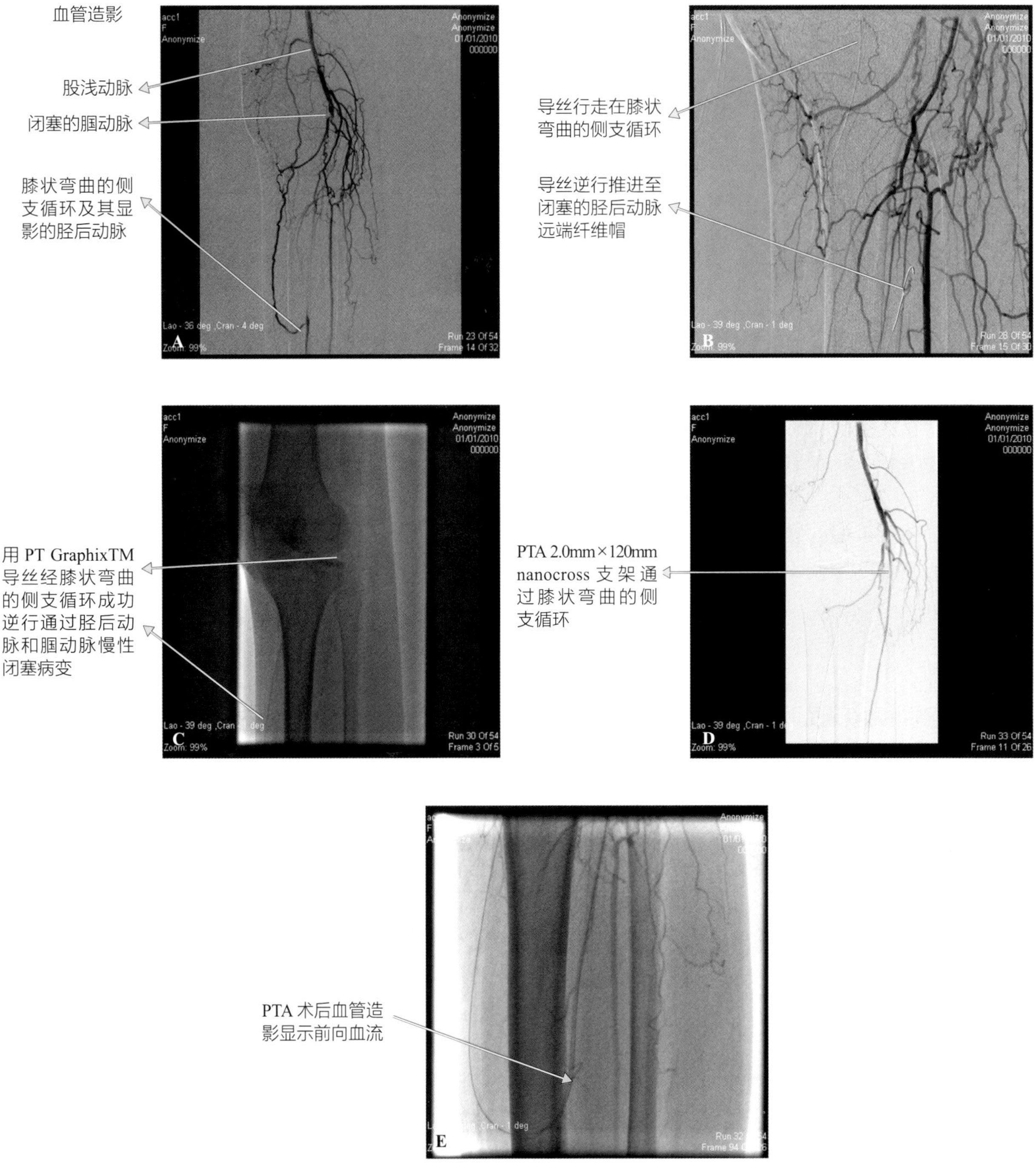
血管造影
股浅动脉
闭塞的腘动脉
膝状弯曲的侧支循环及其显影的胫后动脉
导丝行走在膝状弯曲的侧支循环
导丝逆行推进至闭塞的胫后动脉远端纤维帽
用 PT GraphixTM 导丝经膝状弯曲的侧支循环成功逆行通过胫后动脉和腘动脉慢性闭塞病变
PTA 2.0mm×120mm nanocross 支架通过膝状弯曲的侧支循环
PTA 术后血管造影显示前向血流
A
B
C
D
E

▲ 图 78-1　经腘动脉以下侧支循环逆向途径腘动脉远段闭塞病变经皮腔内血管成形术

A. 腘动脉远段闭塞，侧支循环使胫后动脉显影；B. 0.014in 导丝经侧支循环到达胫后动脉；C. 腘动脉远段逆行再通；D. 逆行途径对腘动脉远段病变行经皮腔内血管成形术；E. 经皮腔内血管成形术后血管造影术技术成功率较高，但6个月时靶病变血运重建和靶血管血运重建仍保持在30%～80%的高水平[19]，特别是在完全闭塞和长节段病变。长节段病变术后1年随访时失败率高达70%[20, 21]。

没有证据支持股浅动脉病变血管内介入治疗优于大隐静脉桥。BASIL是一项多中心、前瞻性随机研究，对452例腹股沟以下外周动脉疾病患者行血管成形术或外科开放手术进行了比较，结果显示6个月一级终点（免于截肢的生存率）没有差别[22]。但3年和7年的随访结果显示，以静脉为旁路的外科搭桥患者获得了最长的免于截肢生存时间，但球囊血管成形术似乎优于聚四氟乙烯人工血管旁路移植术[23]。

三、金属裸支架

股－腘动脉支架植入引起了越来越多的关注。然而，没有一级证据支持直接支架植入。虽然多数数据不支持直接支架植入，但几项研究显示的结果并不相同。支架可以避免经皮腔内血管成形术后的早期弹性回缩、残余狭窄和限制血流的血管夹层等问题，因此可以用于长节段复杂病变，即使伴有严重钙化[17]。

几项随机对照试验比较了经皮腔内血管成形术和自膨胀镍钛支架在股－腘动脉节段的应用。FAST研究比较了较短的股浅动脉病变（＜50mm）进行经皮腔内血管成形术或直接支架置入，以12个月时超声评估的再狭窄作为一级终点，两组间无明显统计学差异[18]。此外，靶病变血运重建、静息踝臂指数的改善和外周动脉疾病Rutherford分级改善(至少一级)，两组间均无明显统计学差异。

但长节段病变（＞50mm）经皮腔内血管成形术与直接支架植入的随机对照试验，则显示支架植入术优于经皮腔内血管成形术。ABSOLUTE试验[17]中，由于股浅动脉狭窄或闭塞导致严重跛行或慢性肢体缺血的104例患者，随机分配接受直接支架置入或经皮腔内血管成形术。6个月时造影结果显示，再狭窄率直接支架组为24%，经皮腔内血管成形术组为43%（P=0.05）。在12个月时多普勒超声检查显示的再狭窄率分别为37%和63%（P=0.01）。6～12个月时，平板运动试验中支架组患者较经皮腔内血管成形组走得更远。2年后长节段病变直接支架植入组影像学上的优势依然保持，也显示了临床获益的趋势[24]。RESILIENT试验中，共有来自美国和欧洲24个中心206名因股浅动脉和腘动脉近段阻塞性病变而出现间歇性跛行的患者，被随机分配至植入镍钛合金支架组或经皮腔内血管成形术组[25]。支架组平均总病变长度为71mm，经皮腔内血管成形术组平均总病变长度为64mm。支架组和经皮腔内血管成形术组12个月时免于靶病变血运重建的比率分别为87.3%和45.1%（$P<0.0001$）。12个月时多普勒超声显示支架组一期通畅率更优（81.3% vs 36.7%，$P<0.0001$）。3年随访时，免于靶病变血运重建的比率支架组有显著优势（75.5% vs 41.8%，$P<0.0001$），临床成功率也更高（63.2% vs 17.9%，$P<0.0001$）[26]。

四、药物洗脱支架

药物涂层支架治疗冠状动脉疾病被证实有效，人们由此推测它们在外周动脉疾病患者中可能也比金属裸支架有更好的通畅率。有良好径向支撑力的金属支架可防止弹性回缩和用于处理夹层，但支架内再狭窄仍然是其致命弱点，尤其是在慢性下肢缺血和腘动脉以下血流差的患者[27, 28]。股浅动脉置入金属裸支架后12个月时一期通畅率在50%～65%之间[29-30]。其他导致不通畅的因素是支架断裂、内收肌管和腘动脉段血管扭曲。前者是由内旋和外旋、挤压和复张引起，后者是由于扭曲张力。然而，随着药物洗脱支架的出现，情况似乎正在发生变化。第一个比较药物洗脱支架与金属裸支架的多中心随机双盲试验——SIROCCO（Sirolimus-Coated Cordis Self-expandable Stent），没有得出阳性结果，两组再狭窄率无显著差异[31]。最近的一项Zilver PTX研究显示，药物涂层支架在有症状的股－腘动脉病变患者显示了良好的临床效果[32]。这项研究是一个前瞻性、多国家参与的随机对照试验，比较了Zilver PTX药物洗脱支架和经皮腔内血管成形术后必要时金属裸支架置入。结果显示，直接药物洗脱支架组2年无事件生存率（86.6% vs 77.9%，P=0.02）和一期通畅率（74.8% vs 26.5%，$P<0.01$）显著高于对照组。此外，必要时药物洗脱支架组较

必要时金属裸支架组表现出更优越的2年一期通畅率（83.4% vs 64.1%，$P<0.01$）和较高的持续临床获益（83.9% vs 68.4%，P=0.05）。直接药物洗脱支架植入后2年免于靶病变血运重建的比率，在无对照研究中为80.5%，在随机对照试验中为86.6%。然而，该试验只纳入了短病变，因此不能代表临床实践中的经验。

五、药物洗脱球囊

药物涂层球囊是一种很有吸引力的药物洗脱支架替代品，可以输送抗增殖剂，减轻血管新生内膜增殖，而且不留支架于体内。药物涂层球囊[33]有三个重要特点。第一，血管预处理很重要，即需要用一个稍小的非顺应性球囊行经皮腔内血管成形术，再使用药物涂层球囊，以使药物能均匀分布于血管壁。第二，紫杉醇是首选的抗增殖药物，因为它倾向于停留在局部微环境中，从而增强了对内膜细胞增殖的抑制作用。第三，首选的输送系统是亲水性隔离剂，它可以在非常短的时间内将药物输送到位，使在体循环中的损失最小。延长药物洗脱期并不是获得持续抑制内膜增生的必要条件[34]，在新内膜增生最活跃的阶段使用抗增殖药物足以减少再狭窄。

几项临床试验为药物涂层球囊用于外周动脉疾病铺平了道路。THUNDER试验是首次在非冠状动脉中进行药物涂层球囊的人体试验[35]。它是一项多中心研究，随机分为三组，入选154名有严重股–腘动脉狭窄或完全闭塞的患者。第一组用紫杉醇涂层处理的药物涂层球囊治疗，第二组接受标准的非药物球囊成形，第三组是用非药物球囊成形并将紫杉醇溶解在碘普罗胺造影剂中。平均病变长度为7.4cm。主要终点是6个月造影发现的晚期管腔丢失。与另两组比较，紫杉醇涂层药物球囊组晚期管腔丢失显著降低[（0.4±1.2）mm vs（1.7±1.8）mm vs（2.2±1.6）mm, $P<0.001$]。与标准的非药物涂层球囊成形相比，紫杉醇涂层药物球囊6个月时的靶病变血运重建率显著降低（4% vs 29%，P=0.001）。药物涂层球囊的这些优势在24个月的随访时仍然保持。而且，5年随访时，晚期管腔丢失的下降仍保持[36]。但靶病变血运重建率与紫杉醇溶于造影剂的非药物涂层球囊组无统计学显著差异。

FEMPAC试验[37]将87名患者以1∶1的比例随机分配至标准的非药物涂层球囊组和紫杉醇涂层药物球囊组。两组股–腘动脉病变平均长度分别为5.7cm和6.1cm。结果与THUNDER试验相似。6个月随访时，药物涂层球囊组主要终点晚期管腔丢失显著降低[（0.5±1.1）mm vs（1.0±1.1）mm，P=0.031]。同样，靶病变血运重建率也较低（6.7% vs 33%，P=0.002）。这些优势持续了18个月。药物涂层球囊组Rutherford分级有显著改善，但踝臂指数无显著差异。这些多中心试验的局限在于仅纳入了较短、非复杂的股–腘动脉病变，研究对象异质性，采用了非经典的评估终点，只有6个月的造影随访，以及样本量较小。

LEVANT 1是一个前瞻性、多中心、随机对照研究[38]，评价紫杉醇涂层MOXY球囊的安全性。101名有股–腘动脉新发病变或再狭窄的慢性下肢缺血患者入选，随机分配至紫杉醇涂层药物球囊组（49例）或标准非药物球囊组（52例）。平均病变长度分别为80.8mm和80.2mm（4～15cm）。6个月时晚期管腔丢失在药物涂层球囊组明显降低（0.46mm vs 1.09mm，P=0.016）。而且，DCB组晚期管腔丢失也低于经皮腔内血管成形术失败再植入支架的患者（26例），但无显著统计学差异。24个月时主要不良事件药物涂层球囊组（39%）低于非药物球囊组（46%）。这些试验表明，球囊扩张不充分和地理丢失导致12个月时一期通畅率显著下降和靶病变血运重建率增高[39]。

PACIFIER是一项前瞻性、多中心、随机对照的单盲研究[40]，纳入了85名患者91处股–腘动脉病变，其中44名患者接受了药物涂层球囊治疗，47名患者接受标准的非药物涂层球囊成形术。药物涂层球囊组平均病变长度为70mm，标准的非药物涂层球囊组平均病变长度为66mm。该研究达到了主要终点（6个月时晚期管腔丢失降低）。6个月时紫杉醇药物球囊组晚期管腔丢失显著降低（–0.01 vs 0.65mm，P=0.0014），靶病变血运重建率较低（7.3% vs 22%，P=0.06）。亚组分析显示药物涂层球囊的获益与病变类型和长度无关。12个月时，药物涂层球囊组的不良事件（死亡、截肢或靶病变血运重建）少于标准的非药物涂层球囊组（7.1%

vs 34.9%，P=0.003）。对 THUNDER、FEMPAC、LEVANT Ⅰ、PACIFIER 试验进行 Meta 分析 [41]，药物涂层球囊在 10.3 个月的中位随访中显著改善靶病变血运重建、晚期管腔丢失和血管造影评估的再狭窄，未增加不良事件。

更近期的一些临床试验，如 IN.PACT SFA Ⅰ（欧洲区）和Ⅱ（美国）[42]，是正在进行的多中心随机研究。这些试验旨在评估股－腘动脉病变中药物涂层球囊的安全性和有效性。331 名患者 2∶1 方式随机分配至药物涂层球囊组（220 例）和标准非药物涂层球囊经皮腔内血管成形术组（111 例），其中包括欧洲 150 例和美国 181 例患者。12 个月的初步结果表明，药物涂层球囊组较标准的非药物涂层球囊组，一期通畅率更高（82.2% vs 52.4%），临床驱动靶病变血运重建更少（2.4% vs 20.6%），主要临床症状持续改善（在免于截肢和靶血管再血管化的患者中，Rutherford 分级改善≥ 1 级），一级安全终点（30d 内因为器械或操作引起的死亡、大截肢，12 个月期间临床驱动靶血管再血管化）和主要心脏不良事件（死亡、临床驱动的靶血管再血管化、大截肢和血栓形成）等方面表现更好（P ＜ 0.001）。DEBELLUM 是一项前瞻性、随机、单中心研究 [43]，纳入了 50 名股－腘动脉（75.4%）及膝以下血管病变患者。25 例患者被随机分配使用 In.Pact Admiral 药物球囊治疗。25 名患者接受标准的非药物涂层球囊成形术。药物涂层球囊组 6 个月时晚期管腔丢失优于标准非药物球囊组。BIOLUX P–I 是一项国际多中心、随机对照试验 [44]，评估 Passeo–18 Lux 紫杉醇药物涂层球囊的安全性和有效性（药物涂层球囊，30 例患者），以标准非药物球囊组（30 例患者）为对照。6 个月时药物涂层球囊组晚期管腔丢失显著低于对照组。两组总的不良事件率无差别。药物涂层球囊组 Rutherford 分级稍好一些。DEFINITIVE AR 是欧洲一项多中心、前瞻性、随机试验，评估药物涂层球囊在严重钙化病变中的有效性。患者随机分配至粥样斑块定向旋切术加紫杉醇涂层的药物球囊（Cotavance）和单用紫杉醇涂层的药物球囊组。30d 的初步结果显示，前者的技术成功率明显高于后者 [45]。

六、冷冻疗法

低温球囊成形术（冷冻球囊血管成形术）已在周围血管病变腔内扩张术中用作预防血管夹层、弹性回缩及后继的内膜增殖和再狭窄的一种有效的一线策略 [46–50]。经美国 FDA 批准专门用于低温成形术的球囊导管，球囊膨胀用的不是生理盐水和造影剂的标准混合物，而是一氧化二氮，使动脉管壁斑块在 –10℃冻结。以前的研究已经表明这个过程导致斑块削弱、血管扩张、弹力纤维发生变化，从而减少血管壁弹性回缩，而胶原纤维未受影响，从而能够维持血管壁结构完整性 [51, 52]，诱导平滑肌细胞凋亡、减少新生内膜形成和再狭窄 [53]。

涉及冷冻成形术的一些研究关于通畅率和需要再次介入治疗的比率结果不一。Diaz 等 [54] 关于 3 年内免于再次介入治疗的生存分析显示，冷冻疗法较传统血管成形术在股－腘动脉病变治疗中展示了良好的即刻成功率、较低的支架植入率。然而，在 3 年的随访中，两种模式的通畅率趋于一致。一项 102 名患者的多中心注册研究，展示了很高的即刻影像学成功率、更少的靶病变血运重建，通畅率高于传统成形术 [50]。COBRA 研究是一项前瞻性、多中心、随机对照临床试验，研究在合并糖尿病的患者，股浅动脉植入镍钛自膨胀支架后，使用冷冻球囊后扩张，较传统球囊后扩张，是否减少再狭窄。这项研究的关键发现是，对于使用自膨胀支架进行股浅动脉支架治疗的糖尿病患者，使用冷冻球囊后扩张较使用传统球囊显著降低了 12 个月支架内再狭窄率 [55]。但因为随机对照试验的数量很少，尚不能得出冷冻球囊成形术优于常规球囊成形术的确切结论。

七、斑块切除术

斑块切除设备，通过导管输送的刀片切割、粉碎、抛光方法清除粥样硬化斑块。这项技术过去用于冠状动脉和外周动脉血管成形术时，再狭窄率较高 [56, 57]。SilverHawk（EV3, Minneapolis, MN, USA）斑块切除导管的发展重新引起了人们对动脉粥样硬化斑块定向切除（旋切术）的兴趣。就像准分子激光，理论上粥样硬化斑块切除术也较经皮腔内血管成形术和支架植入术有优势，如能减小对动脉壁拉伸损伤，减少急性血管夹层（及因此支架植入的需要）和弹性回缩，从而可能减少术后炎症反应和再狭窄。旋磨术和旋切术对钙化病变处理均有重要价值。而准分子激光可用于股浅动脉支架内再狭窄治疗，已获得食品和药品管理局批准[58]。

（一）定向斑块切除术

定向斑块切除术指的是用切割装置顺着血管长轴方向切割动脉粥样硬化斑块[59]。美国食品和药品管理局批准了两种用于动脉粥样硬化斑块定向切除的设备：SilverHawk™（Covidien，Plymouth MN，USA）和TurboHawk™（Covidien，Plymouth MN，USA）。最近发表的DEFINITIVE LE试验是最大的多中心研究，评估了单独使用SilverHawk™/TurboHawk™斑块切除系统作为股－腘动脉和胫－腓动脉病变的血管内介入治疗的中长期有效性[60]。其主要终点是跛行患者1年通畅率和慢性下肢缺血患者免于计划外截肢。一共入选800例患者，超过一半患者有糖尿病，66%的病变位于股－腘动脉节段。最终结果显示，所有跛行患者中1年通畅率为78%，慢性下肢缺血患者1年通畅率为71%，其中95%免于截肢。该试验的主要局限是非随机研究，并缺乏12个月后的随访。

（二）斑块旋磨术

与其他粥样硬化斑块旋磨装置相比，Pathway PV系统（Pathway Medical，Kirkland，WA，USA）有其独特的特点，能够将切除下来的斑块物质通过管道吸出，以降低远端微循环血管阻塞的风险，避免红细胞降解产物增加，尤其在有肾功能受损患者。没有吸引功能的高速旋转装置会增加这些降解产物，如结合珠蛋白和钾，可能导致威胁生命的心律失常[61]。此外，吸引功能使该装置可以用于各种阻塞病变，包括牢固的甚至钙化的斑块和新鲜血栓。故Pathway PV系统亦可用于亚急性和急性血管闭塞的血栓清除。

Zeller等报道了使用带吸引功能的动脉粥样硬化斑块旋磨系统的非随机前瞻性多中心临床试验的结果[62]，在210例腹股沟以下动脉病变患者中，Pathway PV动脉粥样硬化斑块旋磨系统的技术成功率达99%。59%联合使用了球囊血管成形，7%接受了支架植入。1年一期和二期通畅率分别为61.8%和81.3%。1年的保肢率为100%。其通畅率与SilverHawk研究结果相似。

（三）斑块旋切术

The Diamondback 360° Orbital atherectomy System（CSI, St. Paul, MN, USA）使用一种斑块销蚀导管，头端带有一个表面被覆金刚石的偏心磨头，旋转时在离心力作用下外展，通过研磨斑块而扩大管腔，旋切术与传统旋磨术（Rotablator）（Boston Scientific, Natick，MA，USA）有些相似之处。

CONFIRM注册研究发现该技术在外周动脉疾病患者成功率高，且男女相当。总的最终残余狭窄率10%，女性低于男性。这些发现与OASIS试验一致，后者是一项多中心、前瞻性、非随机注册研究，124例患者（33%为女性）因腹股沟以下动脉病变进行了斑块旋切术，手术成功率高（90.1%患者最终残余直径狭窄≤30%），6个月主要不良事件发生率低（10.4%）[63]。Korabathin等[64]在一个采用OAS治疗腘动脉以下病变的注册数据库中纳入了98例患者（54%为女性），30d主要不良事件率低（2.2%），总体安全性好。

（四）准分子激光辅助血管成形术

连续波长激光曾用于周围动脉病变介入治疗，因其容易产生周围组织热损伤并发症，在20世纪80年代末被弃用[65]。然而，准分子激光用于腿部血管成形则于1994年在欧洲实现了商业化[66]。308nm波长的准分子激光通过可弯曲的光纤导管激发短暂而强烈的紫外线能量脉冲。脉冲紫外光能源的优势在于穿透深度小于50μm，通过光化学过程直接破坏分子键，而不是热降解。准分子激光每一次脉冲清除约10μm厚的组织。组织在接触到能量脉冲的瞬间气化，而不会持续升温殃及周围组织。LACI试验应用准分子激光辅助血管成形术治疗了被认为不适合外科手术的145位慢性下肢缺血患者（Rutherford 4～6级，69%有组织丢失，66%有糖尿病）155条肢体（91%有至少一处闭塞）的423处病变（41%为股浅动脉、15%为腘动脉、41%为腘以下动脉）。在接受治疗的肢体中，技术成功率（定义为所有接受治疗的病变残余狭窄＜50%）达85%[67, 68]。每个肢体被治疗病变的中位长度为11.0cm。被治疗的患肢中12%发生了操作并发症，包括大的血管夹层（4%）、急性血栓形成（3%）、远端栓塞（3%）和血管穿孔（2%）。96% 的患肢进行准分子激光成形术后继以球囊成形。61% 的股浅动脉病变、38% 的腘动脉病变、16% 的胫动脉病变植入了支架（主要是镍钛合金裸支架）。目测平均病变狭窄程度由基线的 92% 经激光销蚀后下降到 55%，及最终减少到 18%。6 个月随访，119 位存活患者的 127 条患肢中，110 位患者（92%）的 118 条患肢（93%）保肢成功；56% 的缺血性溃疡完全愈合 [67]。尽管治疗患者病变复杂，准分子激光辅助成形术获得了与作为金标准的外科搭桥术可比拟的保肢率。继 LACI 之后，美国一个单中心注册研究和比利时一个五中心的研究获得了类似的结果 [69, 70]。

最近的 EXCITE ISR 研究是首个在 IDE 条件下的临床试验，取得了美国 FDA 批准的准分子激光成形术在股 – 腘动脉支架内再狭窄的适应证。试验在 250 名入组患者达到主要终点后终止。准分子激光成形术 + 经皮腔内血管成形术展示了较单纯经皮腔内血管成形术更高的技术成功率，显著减少的操作并发症和术后残余狭窄。主要安全性和有效性终点确定了准分子激光成形术 + 经皮腔内血管成形术相对于单独经皮腔内血管成形术的优越性 [58]。

八、展望

最后，生物可降解支架颇具前景和吸引力，可以实现抗增殖药物的输送，防止弹性回缩和负性重构，随着新生内膜增殖过程停止，支架结构也被吸收消失。最近，一项多中心非随机注册评估生物可降解支架有效性和安全性的研究（REMEDY）表明，生物可降解支架的一期通畅率为 71%，靶病变血运重建率为 22%[71]。

第 79 章 腘动脉介入治疗
Popliteal Artery Interventions

Karthik Gujja Gopi Punukollu Vishal Kapur Prakash Krishnan 著
张敬群 译

外周动脉疾病指下肢动脉阻塞、动脉血流量减少，运动时（晚期在休息时也可）出现下肢缺血症状[1]。在美国，它累及了 800 万～1200 万人，其中许多是腘动脉（PA）病变。由于在医学文献中经常将股浅动脉和腘动脉疾病归为一类，仅涉及腘动脉的外周动脉疾病病例数量尚不清楚[2]。外周动脉疾病是全身性动脉粥样硬化的主要表现之一，在 50 岁以上的外周动脉疾病患者中，1%～2% 的患者进展为严重肢体缺血[3]。严重肢体缺血是一种复杂的多因素疾病，并发症率和死亡率很高。美国 ACC/AHA 实践指南显示严重肢体缺血患者 1 年心血管病死亡率为 25%，1 年截肢率为 25%，确诊 1 年后两肢保全生存率为 50%[3]。在外周动脉疾病患者中应用多普勒超声评估踝臂指数以筛选介入治疗适应证的患者很有价值，其敏感性为 95%，特异性几近 100%[1]。踝臂指数小于 0.4 的患者 5 年生存率仅为 44%，而踝臂指数大于 0.85 的患者 5 年生存率为 90%[1]。腘动脉受累的慢性下肢缺血需要及时地诊断，并通过治疗建立到胫动脉和足部血管的血流来保全患肢。美国每年有超过 10 万例患者行周围动脉重建手术和 5 万例患者因下肢严重缺血而截肢[3, 4]。

一、腘动脉疾病的介入治疗

患有外周动脉疾病的患者通常有多种并发症，需要一系列药物、保守治疗和侵入性治疗。如果拟行外科治疗，并且有足够的静脉血管可用，自体静脉搭桥历来是涉及中远段腘动脉疾病的首选治疗[2]。根据最近发布的 TASC Ⅱ推荐，涉及腘动脉或股总动脉的病变被归类为 D 类病变，强烈建议外科手术[5]。然而，因为并发症的障碍，开放手术血运重建并不总是可行的，比如没有合适的静脉血管或远段动脉血管条件差[6]。微创血管内介入治疗替代外科手术已经为腘动脉病变治疗开辟了一个新的领域，但必须考虑这些血管内介入治疗的通畅率和长期临床结局[2]。

二、球囊血管成形术

微创治疗动脉病变有多种选择，置入或不置入支架的球囊血管成形术（经皮腔内血管成形术）是最广为接受的血管内介入治疗方法，通畅率高，再狭窄率低[7]。腘动脉病变经皮腔内血管成形术治疗可立即恢复血流，但 40%～60% 的患者在 1 年内发生再狭窄，导致治疗失败和需要再次介入[8]。药物涂层球囊已用于腘动脉血管成形术，提高了通畅率，减少了再狭窄，从而较传统经皮腔内血管成形术减少了再介入治疗的需要[9]。IN.PACT SFA 是一项前瞻性、多中心、单盲、随机对照试验，评估 IN.PACT Admiral 药物涂层球囊的安全性和有效性。与传统经皮腔内血管成形术相比，药物涂层球囊组通畅率较高（82.2% vs 52.4%）[9]。这个结果与其他多项试验一致，表明药物涂层球囊在 1 年和 2 年期间较经皮腔内血管成形术具有更好的一期通畅率[8, 10, 11]。Micari 等[10]多中心注册研究显示 1 年通畅率为 83.7%，2 年通畅率为 72.4%。LEVANT 1 试验显示药物涂层球囊 1 年一期通畅率为 67%，2 年为 57%[8]。ILLUMINATE 试验显示 Stellarex 药物涂层球囊 1 年一期通畅率为 89.5%，2 年为 80.3%（图 79-1）[11]。

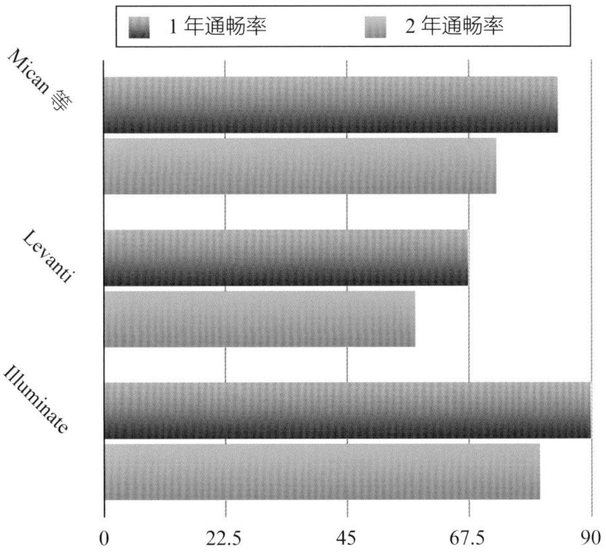

▲ 图 79-1　多种紫杉醇药物球囊首次人体研究：一年和两年一期通畅率报告[8, 10, 11]

三、支架置入术

总体来说，支架不常规用于腘动脉病变，因为腘动脉的解剖位置不在肌性腔室中，会直接受到外界压迫、扭转和拉伸的影响[4, 12]。膝关节的活动进一步增加了支架断裂的可能性，也与其高达 2/3 的支架再狭窄或再闭塞有关[12, 13]。当球囊扩张不锈钢支架用于治疗短病变时，支架首次被引入股 – 腘动脉闭塞治疗[14]。后来自膨胀镍钛合金支架用于治疗较长病变，通畅率比早期的金属支架有所改善，但再狭窄仍然是个问题[14]。Mwipatayi 等的一项 Meta 分析比较了直接支架置入和球囊血管成形术治疗股 – 腘动脉闭塞病变的短期和长期效果。支架置入组 1 年一期通畅率为 63% ～ 90%，2 年一期通畅率为 46% ～ 87%[15]。单纯球囊血管成形术后 1 年一期通畅率为 45% ～ 84.2%，2 年一期通畅率为 25% ～ 77.2%[15]。以上结果及其他很多临床试验表明，在股 – 腘动脉闭塞病变中支架置入较单纯球囊血管成形术相比通畅率方面并无明显优势[14–18]。ETAP 是最近的一项随机、多中心临床试验，比较 P1 段以下真性腘动脉病变中直接镍钛合金支架植入与单纯球囊成形术后 1 ～ 2 年的结果[19, 20]，显示两组 1 年通畅率相似，2 年通畅率支架组似有高于单纯球囊成形组的趋势[18–20]。

最近研发的 Supera 螺旋交织镍钛合金支架，较传统的激光切割镍钛合金支架有更优越的径向支撑力、抗折能力和可塑形等优势[13]。一项单中心研究显示腘动脉病变 Supera@ 支架植入安全有效，通畅率高、无支架断裂[13, 21]。支架术后 6 个月和 12 个月一期通畅率分别为（94.6 ± 2.3）% 和（87.7 ± 3.7）%[21]。踝臂指数从术前（0.58 ± 0.16）增加到术后（0.87 ± 0.14），显示了 Supera@ 支架良好的临床治疗效果[21, 22]。

股 – 腘动脉病变支架置入仍有争议。然而，随着药物洗脱技术的日益普及，尽管数据尚有限，药物洗脱支架成功用于股 – 腘动脉病变的治疗仍是可能的。在 Zilver PTX 随机试验中，药物洗脱支架被建议用以提高病变通畅率，减少再狭窄[2]。与标准经皮腔内血管成形术和金属裸支架相比，紫杉醇洗脱支架用于股 – 腘动脉病变 12 个月的一期通畅率为 83.1%[23]。Silver PTX 试验 2 年随访进一步证实了紫杉醇洗脱支架在股 – 腘动脉病变患者中的安全性和有效性，包括药物洗脱支架相较于经皮腔内血管成形术和必要时金属裸支架植入的长期优越性[24]。直接药物洗脱支架植入 2 年的一期通畅率为 74.8%，经皮腔内血管成形术组为 26.5%[24]。这些数据令人鼓舞，使我们有机会进行更多外周动脉疾病血管内介入治疗的研究。

四、辅助血管内介入技术

传统经皮腔内血管成形术以外旨在预防再狭窄的新兴辅助或替代疗法正在兴起。比如粥样硬化斑块切除术，利用电离辐射抑制细胞增殖的短程（短距离）放疗，通过低温诱导粥样硬化斑块性状改变致平滑肌细胞凋亡，减少内膜撕裂 / 损伤的冷冻成形术等[4, 25]。以上和其他一些新兴技术正在涌现，尚没有充分的临床试验数据证明其疗效[4]。但这些技术可望被证明是改善经皮腔内血管成形术后股 – 腘动脉长期通畅率和预防再狭窄的潜在方案。据报道，经皮腔内血管成形术和第一代支架植入术后的 3 年一期通畅率低至 50%[26]。

五、斑块切除术

动脉粥样硬化斑块机械性切除装置通过斑块消

减和清除，增加管腔直径，改善血流[2]。目前可用的方法包括旋切、激光销蚀、定向斑块切除和旋磨等。这些技术的优点是可以避免腘动脉经皮腔内血管成形术时的撕裂和拉伸损伤[27]。Semaan等[28]比较了腘动脉病变动脉粥样硬化斑块切除和单纯血管成形术，发现前者技术成功率更高。然而，所有这些斑块消减技术都存在并发症风险，包括远端栓塞率增加，而传统经皮腔内血管成形术栓塞率低于1%[26]。一项大样本前瞻性注册研究纳入了1029名患者，2137处病变，行经皮下肢动脉介入治疗，评估栓塞发生率。结果显示总体栓塞率为1.6%，使用Jetstream和Diamondback斑块切除装置者为22%，使用Silverhawak斑块切除装置者为1.9%，激光销蚀者为3.6%[26]。无论是否植入支架，需要更多大型随机对照试验来确定动脉粥样硬化斑块切除术是否优于标准经皮腔内血管成形术（图79-2）[4]。

六、腘动脉瘤

当腘动脉因动脉壁薄弱扩张至直径达1.5cm以上，或其近端正常血管直径的1.5倍以上时，称之为腘动脉瘤（PAAs）[29, 30]。动脉瘤会逐渐增大，如果不及时治疗会增加血栓形成和栓塞风险，因此而导致严重下肢缺血致截肢的发生率约为15%[31, 32]。腘动脉瘤虽然在普通人群中发生率很低（不到0.1%），却是第二常见的外周动脉瘤[33]。腘动脉瘤发病率男女比例为20∶1，随着年龄的增长而增加，约半数病例在双侧发生[30]。

腘动脉瘤修复的目的是将瘤体隔绝，维持下肢血流灌注。有症状的患者可表现为跛行，共识认为腘动脉瘤无论大小，所有有症状者均应行修复治疗[30]。无症状者，如果瘤体直径大于2cm，存在附壁血栓，或者流出端有效血流量低[30]，也建议治疗。目前腘动脉瘤修复的金标准是通过外科开放手术行大隐静脉旁路移植术或腔内介入治疗[30, 32]。开放式外科手术可通过各种切口，最常用的两种切口是患者仰卧位时的内侧切口和俯卧位时的后侧切口[30]。这两种切口一期通畅率相似，外科开放手术修复治疗成功率高、可重复[32]，围术期死亡率和并发症率低，远期效果好[34]。

随着并发症率下降至合理水平，住院时间缩短，长期通畅率与外科开放手术相似，血管腔内修复技术越来越受欢迎。然而，目前缺乏前瞻性随机试验的证据[35-39]。高水平的腘动脉瘤腔内修复术（EPAR）可与外科开放修复术（OPAR）媲美，其一期通畅率达90%，术后10年约70%可免于再次介入治疗（图79-3）[34]。一项非随机的多中心研究发现，两者一期通畅率（EPAR为73%，OPAR为64%）和中位观察期（31±28）个月内免于再次介入治疗的比率（分别为75%和72%）相似[38]。迄今为止关于这个课题基于652例患者的最大Meta分析显示，腔内修复和外科开放手术的临床结果相似，故腔内修复术替代开放手术看上去是可行的[39]。与OPAR相比，EPAR看上去安全有效，但现今的证据尚有限，需要进一步研究以得出肯定的结论[39]。术前评估有多种合并疾病、外科手术风险高的患者

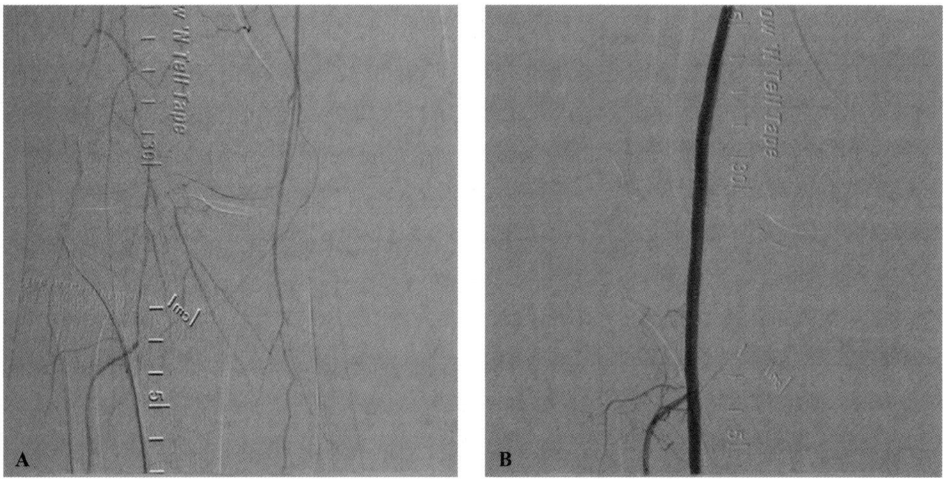

图79-2 左腘动脉慢性完全闭塞治疗前后对比

A. 左腘动脉慢性完全闭塞；B. 左腘动脉介入治疗后（斑块切除和腔内成形术后）

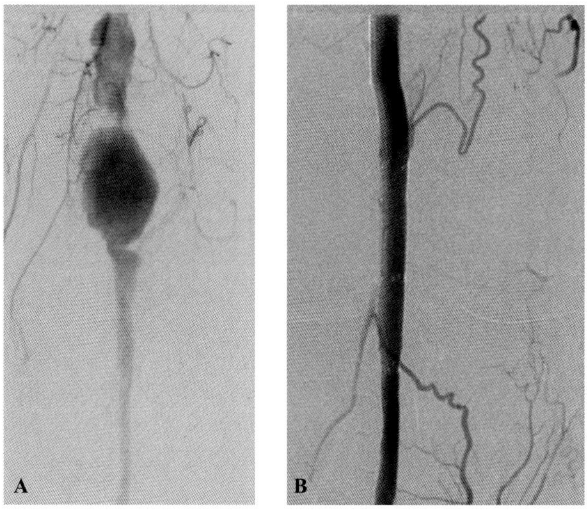

▲ 图 79-3　左腘动脉瘤治疗前后对比

A. 左腘动脉瘤；B. 左腘动脉支架术后（支架置入后动脉瘤消失）

是腔内修复术的最大获益者[37]。腘动脉瘤腔内修复与外科开放手术修复的优劣比较尚无定论（图 79-4）[34-39]。

七、结论

随着人口老龄化，外周动脉疾病的患病率将会增加。血管内介入治疗提高了外周动脉疾病经皮再血管化治疗的安全性和有效性，成功率高。然而，股 – 腘动脉长节段病变仍是经皮血管腔内介入治疗的主要挑战之一[6]。如今，血管腔内修复治疗增加了 3 倍以上，搭桥手术减少了 42%，截肢率减少了 29%[18]。今天，大多数介入专家在有明确指征的情况下使用经皮腔内血管成形术治疗腘动脉病变，必要时再行外科搭桥。经皮治疗策略随着新技术的开发应用，如药物洗脱球囊、药物洗脱支架和动脉粥样硬化斑块切除等，有逐渐替代传统外科开放手术的趋势，但要确保相关研究获得支持这些治疗措施在外周动脉疾病应用的确切证据[2]。此外，必须平衡成本 – 效益比，在努力避免患者截肢和降低死亡率的同时，提供适应其经济承受能力，有成本意识的医疗服务。

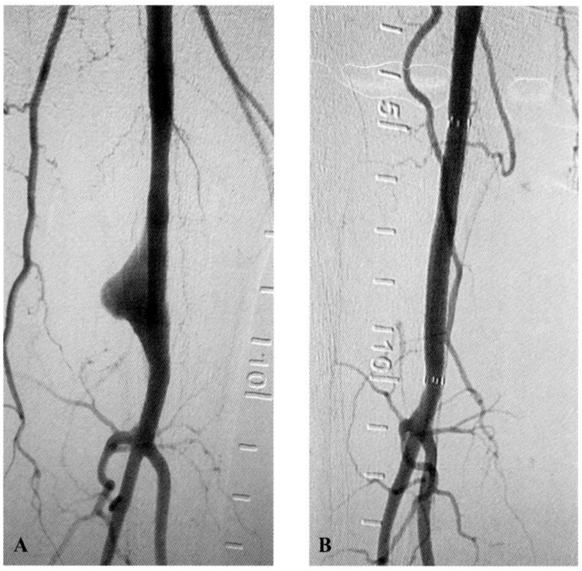

▲ 图 79-4　左腘动脉局灶性动脉瘤不同术式对比

A. 左腘动脉局灶性动脉瘤（动脉瘤静脉补片修补）；B. 左腘动脉支架术后（支架置入后动脉瘤消失）

第 80 章 严重下肢缺血的膝下血管介入治疗

Below the Knee Interventions in Critical Limb Ischemia

Karthik Gujja　Katarzyna Nasiadko　Arthur Tarricone　Prakash Krishnan　著

程　佳　译

一、背景介绍

下肢外周动脉疾病是全身动脉粥样硬化的主要表现之一，有 800 万～ 1200 万人患病。这种疾病发病没有男女的性别差异，40 岁以后，年龄每增加 10 岁外周动脉疾病患病风险增加 2 ～ 3 倍，并且与吸烟、糖尿病、高脂血症和高血压等心血管危险因素高度相关[1]。糖尿病和吸烟是两种最主要的危险因素，其分别使外周动脉疾病发病风险增加 3 ～ 4 倍[1]。

Rutherford 分类是目前评估外周动脉血管疾病严重程度公认的分类标准。伴或不伴有组织损伤的严重下肢缺血表现为持续的静息疼痛，在 Rutherford 分类中相当于 4 ～ 6 类（表 80–1）[2]。

严重下肢缺血是外周动脉疾病的最严重临床表现，定义为“动脉闭塞导致的超过 2 周的静息痛、溃疡或坏疽”[3]。严重下肢缺血是由动脉病变影响血液流动导致无法满足组织的营养需求所致。目前有多种辅助检查来协助严重下肢缺血的诊断以及评估灌注和预测伤口愈合情况（框 80–1）[3]。严重下肢缺血的诊断可通过踝臂指数或脚趾收缩压来确定，踝动脉压力≤ 50mmHg 或脚趾血压≤ 30mmHg 表明严重下肢缺血。

每年约有 1% 的外周动脉疾病患者发生严重下肢缺血，预计在发达国家，发病率会随着糖尿病患病率的增加而增加。世界卫生组织（WHO）预计，到 2030 年糖尿病将成为第七大死亡原因。被诊断为严重下肢缺血的患者具有较高的心血管发病率和

表 80–1　评估外周动脉血管疾病严重程度 Rutherford 级

分级	分类	临床表现	客观指标
Ⅰ	0	无临床症状	运动平板试验或反应性充血试验结果正常
	1	轻度间歇性跛行	平板运动时间达 5min，试验后踝动脉压力在 50mmHg 以上，较休息时踝动脉压至少降低 20mmHg
	2	中度间歇性跛行	症状位于 1 和 3 之间
	3	重度间歇性跛行	平板运动时间小于 5min，试验后踝动脉压力在 50mmHg 以下
Ⅱ	4	缺血性静息痛	静息踝动脉压力在 40mmHg 以下，趾动脉压在 30mmHg 以下；脉搏容积记录曲线平坦或几乎无搏动
Ⅲ	5	轻微组织缺失，难治性溃疡，局限性坏疽并伴有弥散足部缺血	静息踝动脉压力在 60mmHg 以下，趾动脉压在 30mmHg 以下；脉搏容积记录曲线平坦或几乎无搏动
	6	大块组织缺损，超过跖骨平面，足部功能无法保留	静息踝动脉压力在 60mmHg 以下，趾动脉压在 30mmHg 以下；脉搏容积记录曲线平坦或几乎无搏动

框 80-1 严重下肢缺血临床表现

体格检查
• 皮肤干燥，指甲增厚，毛发脱落，皮下脂肪减少或肌萎缩
• 皮温降低
• 脉搏减弱或无脉
• 下肢抬高时苍白，下垂时发红
• 难以愈合的伤口或溃疡，尤指在骨凸起处，足部远端和足底表面
非侵入性的实验室检查
• 踝臂指数≤ 0.4
• 踝部收缩压≤ 50mmHg
• 足趾收缩压≤ 30mmHg
• 皮肤微循环测量
• 毛细血管密度≤ $20mm^2$
• 毛细血管显微镜检查中没有反应性充血
• 经皮氧分压＜ 10mmHg

死亡率、较高的截肢风险，同时伴有较差的身体功能和较低的生活质量[4]。严重下肢缺血的治疗目标是减轻缺血性疼痛，愈合溃疡，预防肢体坏死，改善机体功能，提高生活质量，延长存活时间[4]。在严重下肢缺血中，由于“近 40% 的严重下肢缺血患者在没有血运重建的情况下将在 6 个月内进展到需要截肢”[5]，因此建议早期进行外科手术或血运重建以实现足部直接血供，帮助促进伤口愈合。髂动脉或股腘动脉的局部血运重建通常不足以治愈晚期小腿溃疡或坏疽。

二、下肢动脉系统评价

为了评估下肢动脉，有必要了解下肢的动脉解剖结构。临床医生必须知道下肢动脉系统的分支和它们供应的肢体区域。血管区域（angiosome）概念突出显示由源动脉供给的五个不同的三维组织区域，Angiosome 强调通过恢复相应的缺血性血管区域血流，引导损伤部位的血管再通，从而达到改善创伤愈合和更高的保肢率（图 80-1）[6]。

为了确定下肢缺血区域和解剖学特征，可以利用超声、CT 血管造影或 MRA 等非侵入性方法来帮助选择介入策略[5]。此外，髂股动脉和股总动脉的血管情况同样重要，因为它将决定最优的策略是通过同侧进行还是通过对侧股动脉入路逆向进行[7]。

临床医生需了解每种特定成像方法的优点和缺点，根据患者具体情况选择术前成像的方法。医师评估时应充分了解所有血运重建方案，需考虑治疗目标、风险 - 获益比、患者并发症和预期寿命，以选择最合适的干预措施[8]。框 80-2 列出了膝下（below-the-knee，BTK）动脉闭塞性疾病的血管腔内治疗的适应证和禁忌证[7]。对于一些患者，截肢是唯一的选择。

三、BTK 干预的方法

为了使评估下肢血管疾病的标准统一，外周血管疾病领域的专家成立了一个工作组（跨大西洋学会共识），该工作组根据解剖学范围、形态学评估和血管系统内病变的位置设计分类方案。该工作组

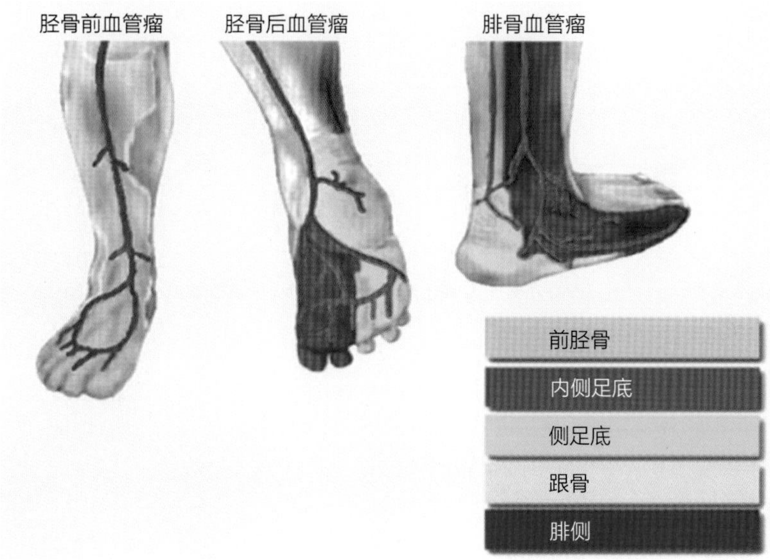

◀图 80-1 血管区域概念
由三条动脉及其分支供应的五个区域[6]

框 80-2　膝下动脉闭塞性疾病的血管内治疗的适应证和禁忌证 [7]

适应证
- 严重肢体缺血：静息痛（Rutherford 4 级）或难以愈合的溃疡 / 坏疽
- 在膝盖以下的股 – 腘动脉或远端胫动脉旁路移植失败后解剖学狭窄或严重的限制血流的狭窄

绝对禁忌证
- 病情不稳定
- 危及生命的感染性（湿性）坏疽和（或）危及生命的目标肢体骨髓炎，除非拟实行局部截肢
- 不可纠正的出血性疾病
- 在远端足部没有径流血管

相对禁忌证
- 妊娠期
- 患者不能平躺不动
- 患有运动障碍和痴呆的重病老年人
- 血栓闭塞性脉管炎（Buerger 病）
- 肾功能不全［EGFR ＜ 30ml/（min·1.73m^2）］

EGFR. 肾小球滤过率

由来自美国和欧洲的专家组成，制定了跨大西洋学会共识（TASC）分类策略，并就不同病变的恰当管理和治疗提出了建议 [1]。病变的位置和范围不同，建议也不同（框 80-3）[7]。

一般而言，分类为 TASC A 型或 B 型的膝下动脉病变，血管内血运重建是首选的，而在 TASC D 型病变中，推荐静脉旁路移植。在 TASC C 型病变中，在考虑患者的并发症和患者的选择倾向以及操作者的成功率的同时，外科血运重建手术是低风险患者的首选治疗方案。然而，在没有合适的静脉或远端血管的血流不理想情况下，在高危手术患者中，血管内治疗是严重下肢缺血的唯一有效治疗选择 [7]。

目前尚无 Ⅰ 级证据支持血管内治疗优于大隐静脉旁路术治疗膝下动脉疾病。然而，一项多中心前瞻性随机研究，即 BASIL（ Bypass Versus Angioplasty in Severe Ischemia of the Leg）试验，研究了血管内治疗（球囊血管成形术）与开放手术治疗腹股沟外周动脉疾病和严重下肢缺血之间的差异。该研究将 452 例严重肢体缺血患者随机分为搭桥手术组或血管成形术组。BASIL 试验表明，适用于两种治疗的因腹股沟动脉粥样硬化引起的严重下肢缺血患者可采用任一种方法治疗，两种治疗方式之间 6 个月无截肢生存的主要终点无差异 [9]。预期寿命超过 2 年的患者，血管成形术在临床上相当于治疗严重下肢缺血的“金标准”——搭桥手术 [10]。3 ～ 7 年随访的最新研究得出结论，静脉搭桥手术可提供最佳的长期无截肢生存率，但球囊血管成形术似乎优于聚四氟乙烯旁路手术（图 80-2）。最新的 ACC / AHA 管理外周动脉疾病的指南与 BASIL 试验研究者提出的建议一致（框 80-4）[11]。总体而言，个性化治疗是最佳治疗策略，如果可行，大多数专家最初都会进行血管内介入治疗。这是因为旁路手术有更高的死亡率和并发症，可能导致再入

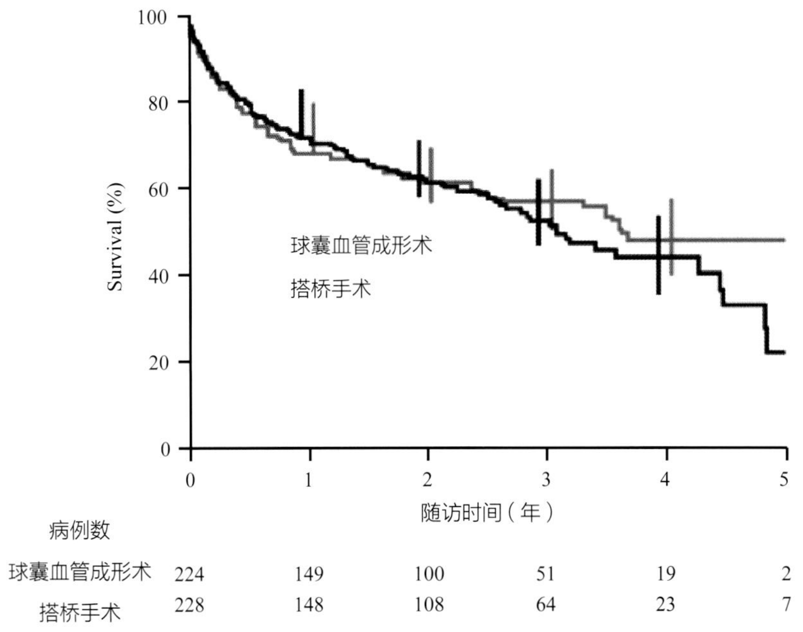

◀ **图 80-2　下肢严重缺血症旁路手术对比血管成形术随机临床试验（BASIL）结果** [9]

框 80-3　膝下病变形态的 TASC 分级

TASC A 级
- 胫动脉或腘动脉单发狭窄，长度＜ 1cm

TASC B 级
- 胫动脉或腘动脉多发局灶性狭窄，每段长度＜ 1cm
- 胫动脉三分叉部位 1 ～ 2 处局灶性狭窄，每段长度＜ 1cm
- 与股 – 腘动脉 PTA 相关的胫、腘动脉短段狭窄

TASC C 级
- 狭窄段在 1 ～ 4cm
- 胫动脉或腘动脉闭塞，长度 1 ～ 2cm
- 胫动脉三分叉部位广泛性狭窄

TASC D 级
- 胫动脉或腘动脉闭塞，长度＞ 2cm
- 胫、腘动脉弥漫性病变

框 80-4　肢体严重缺血的建议：保肢的血管内手术和开放手术治疗

- 对于威胁肢体的严重下肢缺血和估计预期寿命为 2 年或更短的患者，或在没有自体静脉桥血管的患者中，球囊血管成形术在可能的情况下作为改善远端血流的初始治疗是合适的。(证据等级 B)
- 对于威胁肢体的严重下肢缺血患者和预期寿命超过 2 年的患者，建议在可能的情况下并在有自体静脉桥血管的情况下，行旁路手术来改善远端血流作为初始治疗是合适的。(证据等级 B)

院、溃疡愈合延长、伤口并发症和移植失败导致再次手术[2]。在一项使用国家外科质量改进计划数据库的研究中，腹股沟旁路手术 30d 复合死亡率 / 主要并发症率高达 19.5%，这使得作者得出结论：“在拟行下肢血管重建术时，应严格把握腹股沟下旁路手术的适应证”[12]。

四、膝关节以下肢体严重缺血的血管内治疗

腹股沟远端旁路手术长期以来被认为是治疗严重下肢缺血的金标准，但由于严重下肢缺血患者普遍存在各种潜在并发症，或缺乏合适的移植静脉血管或远端血管血流不通畅[13]，许多患者不符合条件。此外，在现代严重下肢缺血治疗中，有一种更倾向于“血管内治疗优先”的基本原则，特别是对于预期寿命小于 2 年的患者[13]，首先考虑血管内治疗。膝下动脉病变存在几种血管内治疗方案（表 80-2）[11]。这些血管内的微创手术死亡率和并发症发生率非常低的。

五、经皮腔内血管成形术

目前，球囊血管成形术，也称为经皮腔内血管成形术，是膝下动脉闭塞性疾病血管内治疗的主要方法，据报道膝下动脉经皮腔内血管成形术的成功率高达 80% ～ 100%[7]。手术成功定义为重建后至少一个膝下动脉出现“线形”的脉冲血流流至足部[13]。图 80-3 显示了 1 例成功的经皮腔内血管成形术。

（一）经皮腔内血管成形术入路

动脉入路的位置和方向取决于血流状态[7]。髂动脉、股总动脉或股浅动脉近端没有病变的非肥胖患者，直接正向穿刺是可取的，因为它提供了

表 80-2　下肢动脉疾病的介入治疗方案选择[11]

治疗方法	12 个月通畅率（%）	说明
严重下肢缺血的血管成形术	40 ～ 60	TASC A and B 级
冷冻球囊	70	病变＜ 8cm 和微小钙化
切割球囊	无数据	
激光法	60 ～ 80	辅助血管成形术
机械粥样斑块切除术	80	30% 辅助血管成形术
支架	60 ～ 80	TASC A and B 级
药物洗脱支架	80 ～ 100	2 年时减少到 60%
覆膜支架	60 ～ 80	TASC A and B 级
近距离放射治疗	60 ～ 80	难以实际应用

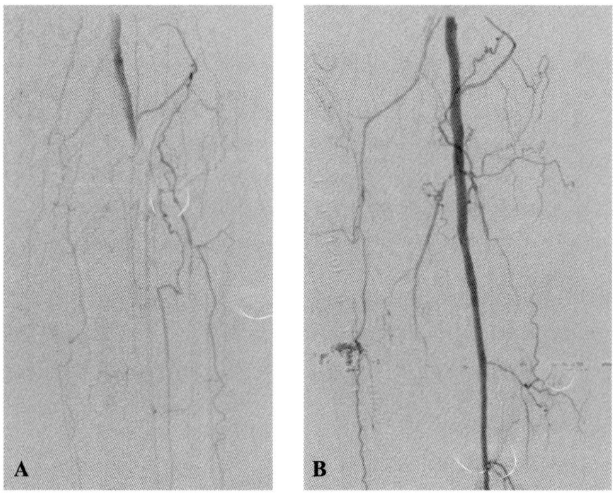

▲ 图 80-3　1 例成功的经皮腔内血管成形术

A. 术前；B. 术后

操作的灵活性和器械良好的可追踪性，以便于穿过坚硬的、钙化的远端闭塞病变，同时使导管和导丝操作更容易[7]。采用标准的经皮正向入路，手术失败率可达 20%，通常与长节段的慢性完全闭塞、血管壁钙化和足动脉弥漫性受累有关，在少许的再通后[14]，在足部水平病变远端可出现血流灌注。

对于正向入路失败的患者，可采用各种逆向技术作为挽救肢体的最终手段。足部选择性逆行技术的方法是不同的，比如逆向 – 顺向血管再通（足 – 足底环的循环技术或经侧支血管再通），其使用单一入路并结合了逆行和复合动脉再通术，或逆向经皮远端入路（足动脉或足底动脉），或更远端入路（跗动脉分支、弓状动脉或跖背动脉）[14]。SAFARI 技术最初由 Spinosa 等[15]所描述，它是一种“组合”的方法，即在无法以标准方式处理病变中，采用顺向和逆向入路。每种方法都有优点和缺点，成功率在很大程度上取决于医生的经验（框 80–5）。

（二）足背动脉入路技术

足背动脉逆向入路途径需要有经验的术者进行，但这种技术可以在较短时间内掌握。

1. *超声引导*

使用手持多普勒超声可以帮助定位胫前血管。足部血管通常在局部麻醉下使用 4F 或 5F 的微小穿刺针进行穿刺。最常用的足部动脉是足背动脉，其次是胫后动脉和腓动脉。然而，腓动脉走行于骨间韧带上，压迫止血较麻烦。术者对超声波的熟悉程度很重要，而且学习起来不困难。通常，足动脉通常伴行两条静脉，这使得穿刺更容易进入静脉，并使建立动脉入路变得麻烦。用超声探头稍微压迫足部入路部位将使静脉塌陷，从而更容易、精确地进入动脉。手持式多普勒超声波可以提供短轴和长轴的足部动脉图像。采用短轴时方便血管穿刺，长轴视图来协助导丝前进。

2. *透视指引*

足部逆向通路的方法包括路径图像采集或图像叠加，特别是有成角的情况。然而，如果患者移动或者如果操作台移动，则该方法可能很困难，并且还需要使用额外的对比度。这种方法需要操作人员的专业知识，因为穿刺必须与血液流动成 90° 角。手指暴露于辐射也是一个问题。

（三）穿刺方法

必须尝试通过一次穿刺成功来完成进入血管以防止血管痉挛，并且如果穿刺，则针的缓慢回撤将有助于使用微针导丝进入。导丝应仅前进到足动脉的闭塞段以防止血管撕裂。将扩张器放置在导丝上将有助于直接放置微穿刺护套或导管。不应常规将进入护套引入血管，因为这会导致血管痉挛和闭塞。

为了防止血栓形成和血管痉挛，可以使用硝酸甘油、少量肝素和维拉帕米。0.014 ～ 0.018in 的导丝可以通过微小穿刺鞘推进。可以通过 0.018in 的支撑导管来加强支撑。该方法允许穿过病变部位并随后将导丝送入股动脉鞘管或从股动脉鞘管抓捕逆行导丝。再通过股动脉（SAFARI 技术）送入球囊和支架。足部动脉鞘管和导管拔除后用手按压止血。采用 4F 和 5F 外径的专用微针足部穿刺套包是可行的。除了微小穿刺动脉鞘外，不建议在足部入路放置普通血管鞘。

（四）穿刺部位止血

通常，压迫止血是首选方法，除非穿刺位置很高，一般都可以达到充分止血以及不会产生血肿。部分术者采用桡动脉止血带，这会导致患者的不适，会有血流不畅和肥胖患者的型号不合适等缺点。

框 80–5 经皮腔内血管成形术入路方法总结

对侧入路
- 可行，但是球囊系统长度和导管的长度有限，可能无法到达胫部远端血管
- 翻山导丝的扭力和操控性下降，会影响推送性
- 受到血管扭曲和长度限制，可能会影响器械输送

正向股动脉入路
- 由于导管的可推进性、可输送性和可用性，导丝有足够的支撑力来支撑导管穿越，增加了穿过胫部动脉病变的能力
- 正向股动脉入路需要有一定操作经验，因为多次穿刺导致血肿的风险很高
- 正向穿刺也会导致穿刺点管理困难，尤其是肥胖患者

足部逆行入路
- 通过这种方法，可以获得最佳结果，尤其是与对侧方法相结合时（SAFARI 技术）
- 缺点是在穿刺时有出现血管夹层和血管闭塞的可能

六、改良血管成形术

由于球囊的弹性回缩或血管撕裂会导致手术失

败或进行性血管再狭窄，以致临床症状复发[13]，这些是球囊血管成形术的早期不良结果。为了应对球囊血管成形术可能发生的技术缺陷，已采用改良的血管成形术[13]。

（一）支架

膝下支架植入术在历史上一直使用有限，尽管直接支架置入术被高度评价为一线推荐[16]，大部分还是用于血管成形术失败后。2004年，首次研究直接膝下支架支撑血管成形术（BKSSA）恢复严重下肢缺血患者的直线动脉血流，从临床和血流动力学方面证明了其有效性和安全性[17]。研究发现，BKSSA试验显示出血管造影成功率高，重大不良事件少（定义为死亡、卒中、心肌梗死、肾功能衰竭、腹膜后出血、计划外胫骨/足部旁路搭桥、感染、筋膜室综合征、急性肾衰竭或手术有关的输血）和较短住院时间，即使是在老年合并疾病患者中也是如此[17]。

1. 金属裸支架

膝下动脉疾病的支架置入已逐渐受到关注。然而，对于膝下动脉疾病直接支架植入没有Ⅰ级证据。一些研究结果好坏参半，尽管在所有严重下肢缺血病例中，高级别临床证据都不支持首选支架植入术。Randon等[18]报道了一项前瞻性随机试验，该试验将膝下动脉病变行经皮腔内血管成形术与直接支架置入进行比较。将35例患者的38个肢体随机分为经皮腔内血管成形术组（n=22）或支架植入术组（n=16），其中36个肢体有闭塞，20个有狭窄。他们发现，12个月时两组患者的一期或二期通畅率，保肢或生存率无统计学差异。这项研究缺点是样本量较小，但该结果显示直接支架植入术不劣于经皮腔内血管成形术。

为了探讨相同的问题，Brodmann等[19]对膝下动脉疾病中严重下肢缺血患者进行了随机对照试验。他们纳入了54名患者，随机分配33人经皮腔内血管成形术PTA组，21人至直接支架组，该组采用球囊–可膨胀金属裸支架。总体上，75%的患者临床症状有改善（经皮腔内血管成形术组81%，支架组65%）。12个月时，经皮腔内血管成形术组的一期通畅率为48.1%，支架组的一期通畅率为35.3%，二期通畅率分别为70%和53%。两组间差异均无统计学意义。本研究也因样本量小而受到限制，未能显示直接支架植入优于经皮腔内血管成形术本身。

Donas等[20]报道了一组53例高危严重下肢缺血患者接受了膝下动脉支架植入治疗，并且是在不满意的血管成形术后进行了植入。作者使用自膨式镍钛合金支架进行干预。他们治疗了30个狭窄病变和23个闭塞病变，平均病变长度为（5.5 ± 1.9）cm。平均随访时间为24.1个月。他们报道了98.1%的技术成功率，75.5%的2年累积一期通畅率，保肢率88.7%，二期通畅率为88%。他们还发现，近端病变的通畅率明显好于远端病变（83.3% vs 65.2%），狭窄和闭塞之间的通畅率无差异[20]。他们的结论是，对于血管成形术效果不佳的高风险严重下肢缺血患者，膝下动脉支架植入术是一种可行的补救治疗方案。

2. 药物洗脱支架

药物涂层支架治疗冠状动脉疾病的有效性使人们认为，在小血管中，它们可能比金属裸支架有更好的通畅性。Siablis等[21]进行了一项非随机、前瞻性、单中心的研究，研究了Cypher西罗莫司药物洗脱冠脉支架与传统金属裸冠脉支架（Evolution，Spiral Force，Tsunami，or Zeus）在严重下肢缺血（Rutherford 4～6类）行膝下动脉经皮腔内血管成形术（41个膝下动脉中的65个病变）后的紧急补救。紧急支架植入术适应证（每个治疗组29例）为弹性回缩、引起血流受限的血管撕裂或初始经皮腔内血管成形术后残留狭窄＞30%。金属裸支架组的技术成功率为96.6%，而西罗莫司药物洗脱支架组为100.0%。在1年后，动脉内数字减影血管造影检查显示，西罗莫司药物洗脱支架组一期通畅率较金属裸支架组高（86.4% vs 40.5%），支架内再狭窄（36.7% vs 78.6%）和节段内再狭窄（59.1% vs 9%）的发生率明显低于金属裸支架组。西罗莫司药物洗脱支架组显示6个月（4.0% vs 17.0%）和1年（9.1% vs 26.2%）的累积靶病变血运重建明显减少。1年时，两组之间的死亡率（西罗莫司药物洗脱支架为13.8%，金属裸支架为10.3%），轻度截肢（西罗莫司药物洗脱支架为10.3%，金属裸支架为17.2%）及肢体挽救（西罗莫司药物洗脱支架为100%，金属裸支架为96%）差异并不显著。

Scheinert等[22]根据采用西罗莫司药物洗脱支架

或金属裸支架初次植入胫动脉和腓动脉的方案，连续治疗60例膝下动脉闭塞的患者。该项前瞻性注册研究的入选标准为Rutherford 3～6类并且靶病变狭窄程度超过血管直径的70%，允许最大病变长度为30mm，只有可用单个支架治疗的病变的患者才能入组。30名患者（83.3%的糖尿病患者）接受了球囊扩张后Cypher支架置入，而另外30名患者（76.6%的糖尿病患者）接受了未涂层的金属裸支架（Bx Sonic）。在21例中，股动脉和（或）腘动脉的流入病变需要在膝下干预之前进行治疗。随访发现（西罗莫司药物洗脱支架患者平均随访9.3个月，金属裸支架患者平均9.8个月），西罗莫司药物洗脱支架患者的重大不良事件累积率为10.0%，而金属裸支架患者为46.6%。对于西罗莫司药物洗脱支架患者，主要截肢、旁路手术和靶病变血运重建的发生率均为0%，金属裸支架患者分别为10.0%、0%和23.3%。西罗莫司药物洗脱支架组有3人死亡，金属裸支架组有4人死亡。对24例西罗莫司药物洗脱支架患者进行血管造影随访，未发现明显的再狭窄，而金属裸支架组再狭窄率为39.1%; 西罗莫司药物洗脱支架患者的支架内再狭窄平均程度为（1.8 ± 4.8）%，而金属裸支架患者为（53.0 ± 40.9）%。因此，对于局限性膝下动脉病变，药物涂层支架比金属裸支架获得更高的一期和二期通畅率。

在药物洗脱支架预防截肢临床试验（PaRADISE试验）中入组了106例患者（118条患肢），应用了228枚药物洗脱支架。每个肢体血管支架数为（1.9 ± 0.9），35%的肢体血管采用串联药物洗脱支架长度［（60 ± 13）mm］。无术中死亡，96%的患者术后24h内出院。3年累计截肢发生率为（6 ± 2）%，生存率为（71 ± 5）%，无截肢生存率为（68 ± 5）%。15%的患者发生靶病变血运重建，35%的患者进行了重复血管造影，12%的患者出现再狭窄[17]。YUKON-BTK试验中（YUKON药物洗脱支架在膝以下病变的随机双盲对照研究），161例患者的平均靶病变长度为（31 ± 9）mm。平均随访时间（1016 ± 132）d，死亡35例（23.3%）。西罗莫司药物洗脱支架组无事件生存率为65.8%，金属裸支架组无事件生存率为44.6%（log-rank P=0.02）。截肢率分别为2.6%和12.2%（P=0.03），靶血管重建率分别为9.2%和20%（P=0.06）。Destin试验和Achilles研究显示了与前两项研究相似的结果，并表明药物洗脱支架在膝下动脉病变中对血管通畅率的重要性。药物洗脱支架的更新可能正在改变该领域治疗现状[23]。

在膝下病变中使用球囊扩张辅助金属裸支架以及药物洗脱支架置入这些血管内介入治疗技术，有望显著抑制血管再狭窄和改善临床预后[16]。在短期内，这两种介入方法通畅率和保肢率都非常相似，相比而言金属裸支架保肢率地血管通畅率更高（1年时70%～100% vs 60%～80%）[16]。然而，与紧急置入金属裸支架相比，紧急置入药物洗脱支架实现了优越的长期一期通畅率。球囊可扩张药物洗脱支架被发现可以提高膝下血管内治疗的初始技术成功率，但主要因为支架内再狭窄现象，并未得到令人满意的长期结果[13]。再狭窄仍然是各种血管内治疗后未解决的主要问题，主要归因于金属支架网引起的持续机械刺激，导致血管壁的炎症－增生反应、内膜增生、负性重塑，最后导致再狭窄。

（二）药物涂层球囊

药物涂层球囊技术已成为利用药物洗脱支架所带来的局限性狭窄的潜在解决方案，并且基于球囊血管成形术和局部单剂量药物，细胞抑制药物递送的组合，无须永久性植入血管内装置，旨在降低再狭窄率[13]。药物涂层球囊技术的一个优点是，与药物洗脱支架表面的剂量相比，固定在球囊表面的优质药物剂量可能导致向靶血管的更高剂量递送[13]。有多种不同的药物涂层球囊导管可供膝下动脉疾病使用，虽然它们都使用相同类型的药物（紫杉醇）和剂量（3μg/mm），但涂层技术完全不同[24]。最近，正在研究生物可吸收支架，并预计在不久的将来会产生初步研究结果[16]。

（三）冷冻成形术、外周切割球囊、AngioSculpt棘突球囊

经皮腔内血管成形术与冷冻成形、外周切割球囊、AngioSculpt棘突球囊等辅助方法的应用，为经皮腔内血管成形术的使用提供了更有意义和更新颖的方法。

1. 冷冻成形术

冷冻成形术（冷球球囊血管成形术）通过输送一氧化二氮来给非顺应性的球囊充气，将血管成形术的压力与冷冻能量相结合[1]。PolarCath外周扩

张系统（Boston Scientific Corporation）的冷冻成形术具有食品和药品管理局许可，可用于治疗外周血管系统（髂动脉、股动脉、腘动脉、膝下动脉、肾动脉和锁骨下动脉）中的狭窄病变以及其他适应证 [16]。在球囊膨胀期间，球囊导管中的单独腔内，液态一氧化二氮转化为气体，从而将球囊表面冷却至 -10℃ [16]。其理论作用机制包括改变斑块反应，减少弹性回缩和诱导内皮细胞凋亡，从而降低再狭窄的发生率。冷冻成形术已被用作减少血管撕裂、血管弹性回缩和内膜增生以及再狭窄发生的有效策略 [25]。

BTK Chill Trial 试验是探究膝下闭塞性疾病中严重下肢缺血患者首选冷冻成形术的使用，研究纳入 108 名患者，涉及 111 个肢体和 115 个目标膝下病变。主要终点是早期手术成功（能达到≤ 50% 残余狭窄和有连续线性流向足部的血流）和 6 个月内没有重大截肢。108 例（97.3%）接受治疗的肢体获得了早期手术成功，91 例（93.4%）[25] 患者中 85 例（93.4%）在 6 个月时避免了重大截肢。研究小组得出结论，冷冻成形术治疗膝下动脉疾病安全有效，对严重下肢缺血患者提供了良好的疗效和较高的保肢率 [26]。

2. 外周切割球囊

在切割球囊血管成形术中，球囊包含三个或四个纵向固定在非顺应性球囊外表面的锋利的微小刀片 [1]。球囊的径向扩张在斑块中产生纵向切口，从而减轻动脉壁中的环形应力 [1]。将外周切割球囊用于膝下干预被认为是治疗具有明显钙化和（或）对标准经皮腔内血管成形术无效的膝下动脉病变的有效选择 [16]。一项关于其在膝下动脉疾病中应用的单中心研究发现，其技术成功率为 80%，当同时使用支架辅助时，这一技术成功率提高到 100%[1]。

3. AngioSculpt 棘突球囊

AngioSculpt 棘突球囊是一种半顺应性球囊，具有灵活的镍钛合金棘突结构，用于对靶病变进行挤压，从而达到更均匀和更精确的结果 [16]。

（四）斑块切除术

机械式动脉粥样硬化切除装置用旋转刀片去除斑块，并在需要间歇排空的导管外壳中捕获斑块 [1]。动脉粥样硬化切除术在膝下动脉疾病的应用主要基于“斑块销蚀”或“病变预处理”的理念，使血管成形术或支架植入达到更好的短期和远期的结果。已有许多注册研究和单中心研究结果发表，但是这些研究都具有设计的固有缺点，即没有随机分组或没有对照数据。

大多数医生使用斑块切除系统作为经皮腔内血管成形术或支架的辅助，并且随着诸如 Silver Hawk 斑块切除系统（Plymouth，USA）、Cobra360 斑块旋切系统（St.Paul，USA）、CLiRPath Turbo Elite 激光导管（Colorado Springs，CO，USA）和 Jetstream 斑块切除导管（Kirkland，WA，USA）[13] 等设备的发展，斑块切除术在过去几年中变得更加普遍。Silver Hawk 斑块切除系统是一种带有旋转硬质合金刮除器的动脉粥样硬化切除装置，它能够捕获该装置导管头端中的斑块并将其去除。Cobra360 斑块旋切系统是基于对复杂和钙化斑块的差异“打磨”的设想，镶有钻石的磨头利用离心力绕着血管旋磨，为经皮腔内血管成形术或支架置入创造一个更柔顺的血管。OASIS 试验是一个多中心、非随机、前瞻性的注册研究，用于评估 Diamondback 装置的安全性和有效性。CLiRPath Turbo Elite 激光导管使用准分子激光器（激发二聚体），该准分子激光器产生 308nm 脉冲紫外光以“光消融”斑块，从而创建用于执行进一步干预的血管通道 [16]。

1. 斑块切除系统

斑块切除系统是用导管递送刀片切割、粉碎或剃刮以去除动脉粥样硬化斑块。Silver Hawk 斑块切除导管系统（Minneapolis，MN，USA）的开发再次引起了对直接斑块切除术的关注，该技术曾经用于冠状动脉及外周血管，但再狭窄率较高 [27]。与准分子激光一样，与经皮腔内血管成形术和支架植入术相比，动脉粥样硬化切除术提供了理论上的优势，可以避免动脉壁的拉伸损伤、局限急性夹层（以及辅助支架置入术的需要）和弹性回缩，从而减少术后潜在的炎症反应和再狭窄的发生率。Kandzari 等 [28] 使用该装置治疗 69 例重度严重下肢缺血患者（Rutherford 5 ～ 6 类，78% 的糖尿病患者，55% 的少于 1 条通畅的血管），包含分布在 7 个不同部位的 160 个病灶（40% 膝下动脉病变，膝上平均长度 74mm，膝下平均长度 51mm；34% 完全闭塞，80% 中度至重度钙化）。除 1 例外，术后残余直径狭窄均＜ 50%，11% 采用辅助血管成形术，6% 放置支架。没有报道穿孔或栓塞的情况，只有1例急性闭塞。6个月的主要不良事件发生率为23%，反映了患者组的并发症发生率更高。报告的再狭窄没有形态学测量，靶病变血运重建的发生率为4%。经过6个月的随访，没有出现意外截肢，82%的患者截肢比最初计划的范围小或完全避免截肢。

Zeller等[29]报道了在36例患者（53%严重下肢缺血，61%糖尿病患者）采用SilverHawk治疗49例膝下病变2年结果（平均长度46mm，平均狭窄程度89%；完全闭塞率22%，18%支架内再狭窄），33%的病变需要预扩张，38%的病变采用动脉粥样硬化切除术后血管成形术，4%的病变由于血管夹层需要植入支架。动脉粥样硬化切除术后平均残余狭窄率为12%，经相关辅助治疗后均降至8%，98%病灶残余狭窄≤30%。平均踝臂指数由出院前的（0.48±0.39）增加到（0.81±0.10）（$P<0.05$），随访期间仍有改善。1年后一期和二期通畅率（通过超声或造影显示狭窄程度<70%）分别为67%和91%，24个月后分别为60%和80%。病变长度<50mm者再狭窄率明显低于≥50mm者（25.8% vs 44.4%，$P<0.05$）。

许多人建议，膝下动脉狭窄可以通过斑块切除术来治疗，而不需要预先扩张，而闭塞应该用小球囊来预扩张，以确保导丝在腔内穿过闭塞。因为病变可能在内膜下，强烈建议不要在闭塞部使用动脉切除术，以避免导致穿孔的可能。

2. 准分子激光辅助血管成型

在20世纪80年代后期，连续波激光技术导致周围组织的热损伤而产生的高并发症率，其被评估后放弃用于外周介入治疗[30]。相比之下，自1994年以来[31]，下肢动脉的准分子激光血管成形术在欧洲市场上已经在商业得到了实践。308nm准分子激光器利用柔性光纤导管来传输高强度、短时间的紫外能量脉冲。脉冲紫外光能的优点在于其穿透深度为50μm，并且能够通过光化学方法而不是热过程直接破坏分子键。准分子激光导管用能量脉冲去除约10μm的组织层。组织仅在接触时发生汽化，而不会引起周围组织的温度升高。

准分子激光辅助血管成形术的多中心激光斑块切除术（Laser Atherectomy for Critical Ischemia，LACI）试验治疗了145例严重下肢缺血患者的155个肢体（91%至少有一个闭塞）423个病灶（41%股浅动脉、15%腘动脉、41%膝下动脉）（Rutherford 4～6类，69%患者有坏疽，66%糖尿病患者），这些患者被确认为不适宜行外科血运重建。平均每肢体病变动脉平均长度为11.0cm。85%的治疗肢体[32]手术取得成功（定义为所有治疗病变残余狭窄<50%）。12%的治疗肢体出现手术并发症，包括夹层（4%）、急性血栓形成（3%）、远端栓塞（3%）和穿孔（2%）。96%的肢体采用准分子激光辅助球囊血管成形术。61%的股浅动脉、38%的腘动脉和16%的胫骨病变部位辅助植入了支架（主要是裸露的镍钛合金）。平均病变狭窄率（通过目测估计）从基线时的92%下降到激光消融后的55%，最后评估时为18%。随访6个月，119例存活患者中，110例（92%）获得肢体保留（127条肢体中118条；93%）；56%缺血性溃疡完全愈合[33]。准分子激光辅助血管成形术在一群较难治疗患者中实现了与“金标准”旁路手术相似的肢体挽救效果。按照LACI协议，一个单一的美国注册中心和五个比利时中心的试验获得了与该装置相当的结果[34,35]。

3. 旋磨伴抽吸术

Pathway PV系统（Kirkland，WA，USA）与其他旋磨切除设备相比，具有独特的特点。该系统通过吸入口清除动脉粥样硬化斑块碎片，降低阻碍微循环的风险，并避免增加红细胞降解产物，尤其有益于肾功能不全患者。高速旋转设备，没有吸入能力，会增加这些降解产物，如血红蛋白和钾，这可能导致危及生命的心律失常[36]。此外，该导管的吸引特性使该装置可以用于包括固体甚至钙化斑块和新鲜血栓在内的阻塞病变。Pathway PV系统有可能成为亚急性和急性血栓栓塞的血栓切除术设备。

Zeller等[29]报道了一项前瞻性、非随机多中心试验的结果，该试验使用了具有抽吸能力的动脉粥样硬化旋磨系统。在这项研究中，210例腹股沟以下病变使用Pathway PV旋磨系统获得99%的手术成功率，辅助球囊血管成形术59%，支架植入术7%。1年的一期和二期通畅率分别为61.8%和81.3%，1年的保肢率为100%。该试验通畅率与Silver Hawk研究组报道的结果相似。

4. 斑块旋切术

Cobra360 斑块旋切系统（Diamondback 360 Orbital Atherectomy System, St. Paul, MN, USA）采用斑块消融导管，其有粗糙的偏心形旋磨头及钻石涂层表面，它可以旋转，并通过斑块的磨损来扩大管腔面积。斑块旋切术似乎与旋磨术（Rotablator, Natick, MA, USA）有一些相似之处。然而，在设备尺寸和管腔扩大方面，Rotablator 旋磨系统有更大的劣势。尽管对于 Rotablator 旋磨系统（2mm 的旋磨头会产生 1.8mm 的管腔直径）[37] 来说，其使血流管腔扩大的效率为 92%，然而斑块旋切系统其管腔扩大效率要高于 175%。

一项前瞻性、非随机、多中心注册研究纳入 124 名膝下动脉疾病患者（严重下肢缺血或者间歇性跛行），观察该手术方式 6 个月的安全性和预后。共有 90.1% 的患者在 6 个月时达到了小于 30% 的直径狭窄的主要结果，没有发生重大截肢（2.4% 的轻微截肢），39.3% 的病变行辅助血管成形术，2.5% 的病变行支架置入术 [38]。

七、腔内治疗的并发症

与开放血管手术一样，血管内手术可能发生危及生命和肢体的并发症。血管内手术的数量正在迅速增加，因此手术并发症的发生频率越来越高。膝下血管内手术期间或之后发生即刻并发症的概率为 2% ～ 10% [8]。由于所有的血管穿刺都对穿刺部位造成损伤，可能的并发症包括慢性疼痛、血肿、假性动脉瘤、动静脉瘘、血管血栓、血管破裂、栓塞和夹层。所有血运重建患者中，高达 1% 将发生移植入物感染，继而出现伤口破裂，死亡率为 15%，严重肢体坏疽率为 40%[39]。术后淋巴水肿被认为是迁延不愈和患者不适 [39] 的重要因素。为了减少并发症，导管和导丝的构造技术正在不断地进步，以帮助术者使用最佳的工具。为提高诊断精度和治疗精度，影像学技术正不断地优化。

八、讨论

严重下肢缺血是一种复杂的多因素疾病，是外周血管疾病谱的最严重类型，有较高的发病率和死亡率 [24]。在严重下肢缺血中预防截肢是最重要的目标，达到这一目标取决于恢复和维持直线胫动脉血流到足部的能力。幸运的是，随着严重下肢缺血治疗的进步，主要肢体截肢率将继续显著下降。

历史上，用自体静脉进行血管修复的搭桥手术一直是严重下肢缺血的一线治疗方法，然而，血管内技术和支架技术的进步改变了治疗方式 [40]。血管成形术已成为膝下严重下肢缺血患者的一线治疗方法，其并发症发生率和死亡率低于手术治疗，对于膝下血管更复杂的解剖学病变或伴有血管内功能衰竭和持续严重下肢缺血临床症状的患者，更应考虑血管成形术 [41]。尽管对治疗下肢动脉粥样硬化疾病的介入方式进行了广泛的研究，但所有治疗均伴有一定程度的复发风险并可能无法实现长期通畅 [1]。未来的膝下干预需要关注的事项包括生物可吸收支架，因为更好的生物相容性对减少长期抗血小板治疗和降低血栓形成的风险很重要 [23]。

第 81 章　锁骨下、脊椎和上肢血管疾病

Subclavian, Vertebral, and Upper Extremity Vascular Disease

Ian Del Conde　Cristina Sanina　Jose M. Wiley　著

程　佳　译

一、锁骨下和上肢动脉疾病

（一）流行病学

上肢血管疾病不如下肢血管疾病常见，但由于潜在的上臂及手部功能的致残风险，两者都很重要。上肢血管疾病在概念上可分为累及流入动脉的“大动脉”疾病，例如锁骨下动脉和腋动脉，以及累及手腕远端动脉的“小动脉”疾病。小动脉血管疾病相关的职业因素和医源性因素很多且具有异质性[1]，而上肢大动脉疾病的病因更为有限，包括锁骨下动脉粥样硬化、动脉炎（巨细胞或 Takayasu 动脉炎）、胸廓出口综合征和放射性动脉炎。肌纤维发育不良很少发生于上肢流入动脉并导致闭塞性疾病[2]。药物可引起血管痉挛，如麦角胺、可卡因和安非他明等可以引起严重的上肢动脉血管痉挛。如果患者临床表现为上肢动脉急性血栓性闭塞，尤其是发生于单侧时，需考虑近端来源的栓子，包括升主动脉和心源性血栓。

（二）锁骨下动脉和上肢动脉疾病病因

1. 动脉粥样硬化

上肢动脉粥样硬化出现血流动力学变化较下肢少 20 倍。引起血流动力学显著性变化的上肢动脉粥样硬化狭窄几乎总是局限于近端锁骨下动脉；锁骨下动脉远端的动脉粥样硬化非常罕见[3]。

2. Takayasu 动脉炎和巨细胞动脉炎

Takayasu 动脉炎（TA）和巨细胞动脉炎（GCA）是可累及主动脉及其主要分支的肉芽肿性动脉炎[4]。

相对于西方国家，Takayasu 动脉炎在亚洲国家的患病率更高，包括日本、韩国、印度和中国等[5]。大多数患者在 30 多岁表现出临床症状，且通常是女性。高达 40% 的患者出现全身症状，如疲劳或低热[6]。但是，鉴于多达 20% 的患者并无症状，Takayasu 动脉炎可能只会被偶然发现。

Takayasu 动脉炎最常见的血管症状是手臂功能障碍，发生于 60% 的患者中，反映病变位于主动脉弓血管[7, 8]。即便无传统的心血管疾病危险因素，无药物滥用史（特别是可卡因和安非他明），无潜在的促血栓形成证据（例如抗磷脂抗体综合征）或加剧动脉粥样硬化的病因，任何年轻人（年龄＜ 40 岁）出现动脉狭窄或闭塞，都应怀疑患有 Takayasu 动脉炎。重要的是，在高达 50% 的患有活动性疾病的患者中，全身性炎症血清标志物，如红细胞沉降率（ESR）和 CRP，可表现为正常。

血浆 IL–6 的水平升高与疾病活动程度具有相关性，其可用于 Takayasu 动脉炎患者的临床监测和治疗调整的参考[9]。Takayasu 动脉炎时，血管壁炎症可导致狭窄、闭塞及相关动脉潜在的继发性血栓形成，最常见于无名动脉、锁骨下动脉，其次是主动脉、颈总动脉和肾动脉。动脉瘤是 Takayasu 动脉炎长期进展的后遗症，在亚洲国家发病率较高。在治疗方面，糖皮质激素是 Takayasu 动脉炎的主要治疗方式，25% ～ 100% 的患者能够缓解症状。

巨细胞动脉炎是一种相对常见的动脉炎，常发生于大于 50 岁的患者，平均年龄为 70 岁，男女比例为 1 : 2[10]。全身症状常见，且常是患者就诊的主要原因。风湿性多肌痛（PMR）与巨细胞动脉炎密切相关，可见于 40% 的巨细胞动脉炎患者，以近端对称性疼痛、晨僵、滑囊炎和腱鞘炎为特征。头

痛在巨细胞动脉炎中很常见，常位于颞动脉所在的颞区，可有剧烈压痛。由视神经缺血引起的视力丧失是巨细胞动脉炎最严重的并发症之一。大约15%的患者上肢动脉发展为大动脉闭塞性疾病。虽然典型的上肢动脉狭窄通常发生于锁骨下动脉和腋动脉，肱动脉也会发生狭窄。巨细胞动脉炎患者常有动脉粥样硬化疾病，因此排除动脉粥样硬化是巨细胞动脉炎患者诊断必不可少的步骤。与Takayasu动脉炎类似，红细胞沉降率或CRP正常不能排除巨细胞动脉炎的可能性。但是，诊断应通过颞动脉活检确诊。在治疗方面，巨细胞动脉炎对类固醇激素极为敏感。

3. 胸廓出口综合征

胸廓出口综合征（TOS）是指由第1肋骨、锁骨、中斜角肌和肋锁韧带构成斜角肌三角，穿过其中的锁骨下动脉、锁骨下静脉和（或）臂丛神经受到外在压迫时出现的症状。胸廓出口综合征主要依据压迫情况进行分类。动脉胸廓出口综合征由锁骨下动脉压迫引起，静脉胸廓出口综合征因锁骨下静脉的压迫引起，神经源性胸廓出口综合征因臂丛神经受压所致。神经源性胸廓出口综合征是目前最常见的胸廓出口综合征类型，患者常表现为感觉异常，虚弱，手部、手臂或肩部疼痛。常有雷诺现象和肢端冰凉。静脉或动脉胸廓出口综合征患者常有上肢过度体力活动易疲劳病史（例如棒球投手、举重）。静脉胸廓出口综合征患者（也称为Paget-Schroetter综合征）伴有手臂肿胀。动脉胸廓出口综合征患者（最不常见的胸廓出口综合征）会有手臂运动障碍，或手指/脚趾远端栓塞性缺血。

疑似胸廓出口综合征患者的评估包括测量双侧肱动脉血压和脉搏，或用激发性动作如Adson和外旋和外展压力测试（EAST）来记录脉搏容积。普通X线可用于评估颈肋。横断面成像检查，如CT血管造影或MRA，以及肌电图和神经传导试验常用于评估神经源性胸廓出口综合征。

4. 放疗

虽然总体上不常见，但放射引起的动脉损伤是头颈部或纵隔放射治疗的一种并发症。放射性动脉炎的分型取决于放射治疗后经过的时间。早期疾病（照射后5年内）常由内皮损伤和壁内血栓引起。晚期疾病（通常在放射后10年或更长时间）多为纤维性动脉闭塞或进展的动脉粥样硬化形成。放射性动脉炎的狭窄或闭塞常由光滑的血管变窄引起。距放射源最近的动脉壁病变主要为钙化和纤维化。

（三）诊断评估

1. 病史和体检

所有上肢动脉疾病患者都应该进行详细的心血管病史评估。患者病史中特别重要的内容包括：

• 症状描述，隐性或急性发作，单侧或双侧，持续性或间断性，雷诺病史，有无溃疡。

• 相关的并发症，如自身免疫性疾病、心血管危险因素、高凝状态。

• 吸烟。

• 药物和治疗，特别是麦角类生物碱、化疗药、可卡因、安非他明。

• 职业暴露，包括胸廓出口综合征、振动损伤相关的职业暴露。

• 相关症状回顾，特别是那些提示潜在的风湿病或自身免疫性疾病，或高凝的症状。

上肢检查应侧重于：

• 视诊：可能有潜在结缔组织疾病（如CREST综合征），手指末梢栓塞（如手指苍白或变色）及溃疡的表现。

• 仔细检查锁骨下，腋窝、肱尺骨和桡动脉，并与对侧进行比较。应进行Allen试验。如果怀疑胸廓出口综合征，在触诊桡动脉时应做激发性动作。

2. 非侵入性和侵入性评估

非侵入性血管检查可大致分类为：①功能性检查，能够提供上肢动脉闭塞性疾病的血流动力学信息；②器质性检查，能够提供闭塞性疾病相关的位置和其他生理特征的详细信息。上肢缺血与否及程度可以通过功能性检查来度量，包括腕肱指数（WBI）、脉搏容积记录（PVRs）和数字光电容积描记（PPG）。CT和MRA能够提供解剖学数据。多普勒超声检查能同时提供解剖学和血流动力学信息。

WBI是腕部测量的收缩压与肱动脉血压的比值，能够提示肱动脉和远端桡动脉、尺动脉之间有无闭塞性病变存在。每个手臂测量一个WBI。WBI < 0.7 是异常值。也可通过测量手指血压代替

手腕（即远端桡动脉或尺动脉）血压，获得手指血压和肱动脉血压之间的比值，即手指 – 肱动脉压力指数（FIBI）。FIBI ＜ 0.7 为异常值。

与下肢类似，上肢也可获得 PVR 记录[11]。将袖带分别放在上臂、前臂和手腕，通过多普勒测量获得每一水平的收缩压（图 81–1A）。将同侧肢体以及对侧的相邻水平之间的收缩压进行比较。压差超过 15 ～ 20mmHg 提示该水平近端存在显著的闭塞性病变。正常的 PVR 波形与动脉内血压所追踪到的波形相似，包括快速的收缩期上行、快速的初始下行、明显的重搏切迹、舒张末期平稳的下降。当 PVR 波形恶化（或钝化）时，应怀疑近端有闭塞性病变。病变严重时，波形最终会变平或无搏动。若双上臂的 PVR 波形严重衰减，应考虑包括严重的主动脉瓣狭窄在内的心源性因素。

PPG 应该作为完整的上肢动脉评估的非侵入性评估的一部分。PPG 通过在每个手指远端放置捆绑式传感器以测量血流变化。手指 PPG 记录应该在患者尽量温暖时进行。正常的手指 PPG 记录包括快速上行、急剧收缩峰与反射波。血流量减少时，例如近端严重狭窄或血管痉挛时，波形变弱，振幅低，甚至可能是平坦的（图 81–1B）。

3. 胸廓出口综合征的诊治

以下这些动作用于评估疑似胸廓出口综合征的患者。在每次操作中，触诊桡动脉。测试阳性时，脉冲幅度减小。应注意有许多假阳性结果，没有胸廓出口综合征的健康人可以通过用力做胸廓出口综合征动作引起其锁骨下动脉的闭塞。

- Adson 试验：患者端坐，深吸气，伸颈，将头转向患侧。
- EAST 操作：患者伸展手臂，外旋至头后。患者反复握拳持续 3min。试验结束时感知桡动脉脉搏。
- 军姿体位：肩尽力向下收和向后推。

4. 多普勒超声

上肢的正常多普勒信号呈三相。从三相到双相的变化可能是提示病变严重的；然而，一些患者双相血流模式也是正常的。伴显著舒张流量的单相波形总是提示异常，常见于远端严重狭窄或闭塞。严重狭窄区域的波形通常呈现高速率和宽波谱，反映有湍流血流。如果在狭窄区域的速率与近端动脉段的速率之间的比值＞ 4，可疑狭窄程度为 75% ～ 99%（图 81–2）。

5. CT 血管造影和磁共振血管造影

CT 血管造影和 MRA 已成为评估上肢血管疾病

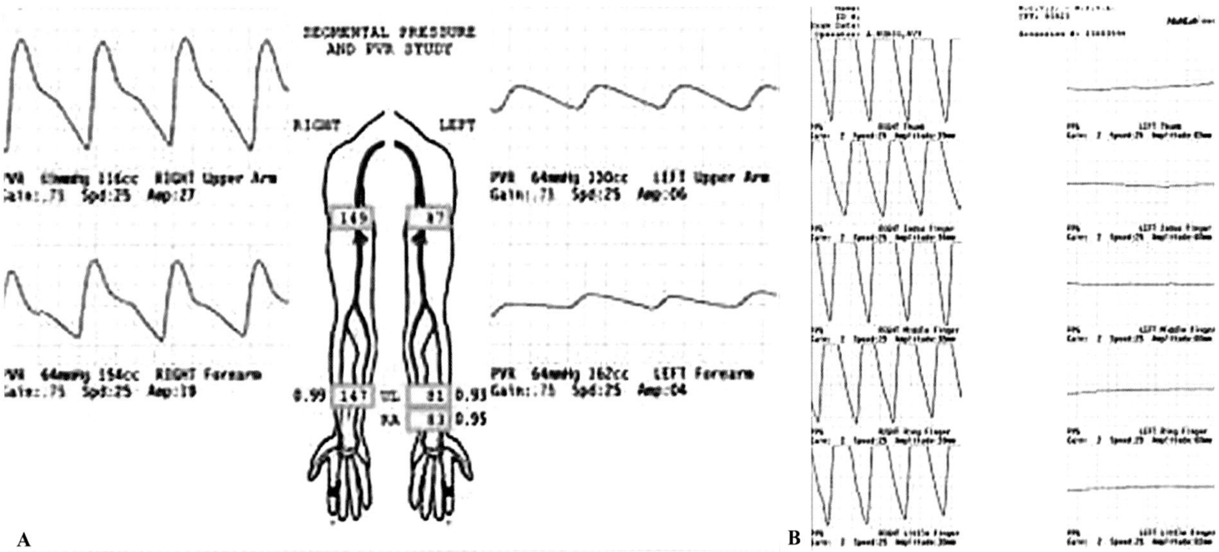

▲ 图 81–1 脉搏容积记录

A. 双侧上肢腕肱指数，脉搏容积记录和节段压力。记录有一个显著的肱动脉压差。右侧正常的脉搏容积记录波形具有快速的上行波和双切迹。左上臂和下臂脉搏容积记录波形显著钝化，表明疾病在近肱动脉端。B. 手指数字光电容积描记右侧正常图形，左侧数字光电容积描记则严重钝化

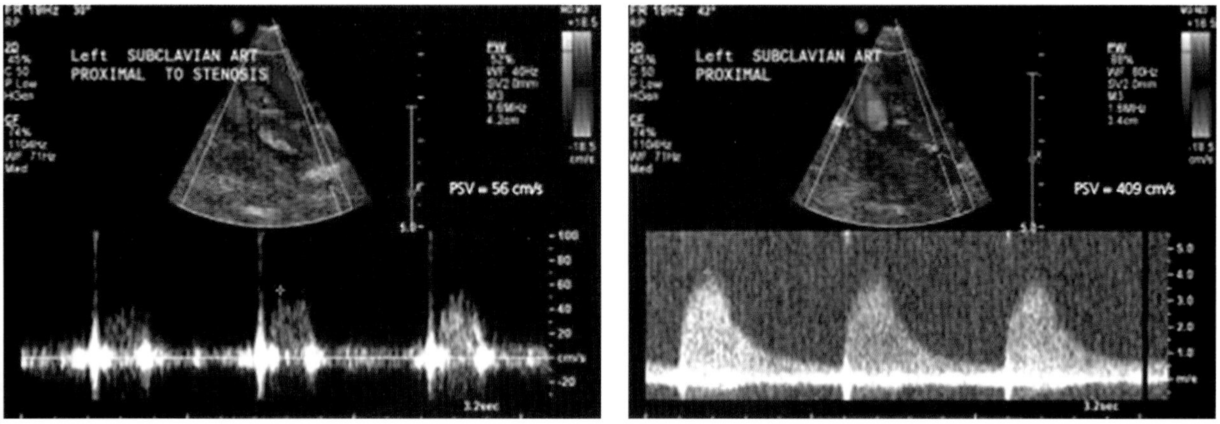

▲ 图 81-2 多普勒超声图（图 81-1 的同一患者）

左锁骨下动脉中具有显著的速率变化，与单相波形呈相关性。这些结果表明存在严重狭窄（75% ～ 99%）。

最有价值的非侵入性成像方法。优良的血管成像有助于诊断大血管炎，如 Takayasu 动脉炎。现代重建技术使体积测量信息能够三维呈现，在血管疾病诊断中具有重要价值。这些方法对上肢近端较大动脉成像最有价值，在手臂和手的远端小动脉的成像中受到限制。PVR 可用于测量并代替单独通过体格检查感知桡动脉。

6. 基于导管的血管造影术

基于导管的血管造影可用于可能需要进行血管内介入治疗的患者，或远端手臂、手和手指的动脉结构和形态必须进行评估的患者，如小血管动脉闭塞性疾病（图 81-3）。

（四）治疗

1. 药物治疗

巨细胞动脉炎的起始治疗通常基于临床症状拟诊。大多数患者在 3 ～ 5d 内对 60mg/d 的泼尼松有反应。患者有危急性症状（如视力丧失）时，应给予甲泼尼龙 1000mg/d 经静脉冲击治疗 3d。只要没有禁忌证，均应开始给予低剂量阿司匹林，以降低视力减退等缺血性相关并发症的风险。

大多数 Takayasu 动脉炎患者需要免疫抑制药，泼尼松按 1mg/（kg · d）开始治疗 1 ～ 3 个月 [12]。如果疾病无明显缓解和改善，加用细胞毒性药物，如甲氨蝶呤、硫唑嘌呤、环磷酰胺或霉酚酸酯会有

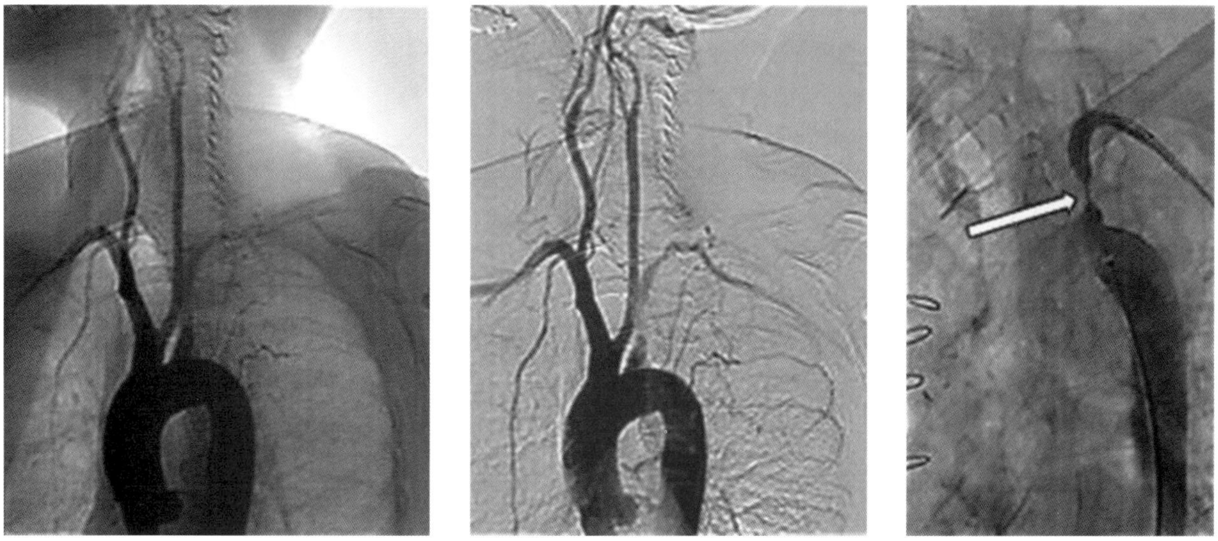

▲ 图 81-3 血管造影（图 81-1 的同一患者）

主动脉弓及其分支的血管造影显示左锁骨下动脉近端严重狭窄

效。对常规药物治疗失败的患者，使用细胞毒性药物，其临床症状的缓解率可达 90%[13]。

2. 外科治疗

外科治疗适用于巨细胞动脉炎和 Takayasu 动脉炎处于疾病静止期。动脉重建的适应证包括伴有大脑半球症状的病变、静息痛、用力疲劳、栓塞、椎 – 锁骨下动脉窃血综合征，或源于经内乳动脉冠状动脉搭桥术的锁骨下动脉窃血综合征导致患者冠状动脉缺血。

锁骨下动脉和上肢闭塞性疾病患者的手术方式选择可以经胸部或颈部进行。手术方式选择取决于发病位置、范围、临床症状及患者的并发症。三个最常见的重建手术是颈动脉 – 锁骨下动脉旁路术、颈动脉 – 锁骨下移位术、主动脉 – 无名 / 主动脉 – 颈动脉旁路术。

胸廓出口的外科手术减压适用于静脉胸廓出口综合征患者，但手术减压的时机仍然具有争议。一些团队在临时使用口服抗凝药的 3 ～ 6 个月内使用减压术 [14]。动脉胸廓出口综合征的手术治疗适用于所有具有缺血症状的患者和无症状但有动脉瘤退行性病变的患者。外科减压术包括切除颈肋，继而修复病变的锁骨下动脉或行人工血管旁路术。70% 的神经源性胸廓出口综合征患者物理治疗 8 周后有反应。未能改善症状的患者可能需要手术治疗 [15]。

3. 血管内治疗

锁骨下动脉的经皮修复的早期疗效比外科手术具有优越性，但是，手术血运重建长期预后较好。经股动脉入路的术式通常是首选的。在选择性导管插入之前应给予普通肝素预防血栓形成和栓塞。45° 左前斜位投影中的非选择性血管造影通常在升主动脉中用猪尾导管进行。升主动脉血管的选择性导管造影术通常使用 JR4，Headhunter 或成角 Glide 导管。用非亲水性或亲水性的 0.035in 导丝穿过患病血管。在亲水性导丝穿过病变时，将其换成 0.035in 的非亲水导丝。然后将诊断导管换成长的 6 ～ 7F 90cm 血管鞘，或者可以透视下观察诊断导管，直到它到达病变血管段近端的锁骨下动脉。与参照血管相匹配的非充气预扩张球囊的选择性血管造影有两个手术视角：左前斜位 40° 在开口定位球囊，对侧头颅视角确定球囊远端与椎动脉起始部位的距离。预扩张后，通过透视将球囊退出鞘管，并在开口病灶或非开口病灶处分别换成球囊扩张支架或自扩张支架。按前文的两个观察视角将支架送出保护鞘并完成操作。血管成形术后进行血管造影，然后移除手术器械。

出现急性锁骨下动脉 – 腋静脉血栓形成的胸廓出口综合征患者，导管指导溶栓是首选的初始治疗策略。如果在症状发作的 14d 内开始治疗，联合胸廓出口减压术成功的可能性很大 [16]。

二、椎动脉疾病

（一）流行病学和临床表现

大约 80% 的脑卒中是缺血性卒中。1/4 的缺血性卒中发生于后循环 [17]。有症状的椎基底动脉供血不足（VBI）患者椎动脉狭窄（VAS）的发生率为 25% ～ 40%[18]。然而，椎基底动脉缺血的症状，如头晕、共济失调、视力障碍和运动感觉缺陷比较罕见。众所周知，结扎一侧椎动脉，人体具有良好耐受性 [19, 20]。虽然最常见的病因是两椎动脉的动脉粥样硬化闭塞性病变，但其他无名动脉，颈动脉或锁骨下动脉狭窄的组合可以削弱后循环并引起椎基底动脉供血不足症状。

椎基底动脉系统动脉粥样硬化闭塞患者的预后很差，死亡率为 80% ～ 100%[21]。有症状的椎基底动脉供血不足 1 年内发生中风或死亡的发病率为 5% ～ 11%[22, 23]。颅外椎动脉狭窄引起的短暂性脑缺血发作相关的 5 年卒中率达 30%[24]。

起始治疗包括抗血栓和抗血小板治疗。但是，缺乏支持使用这些药物或将这些药物与其他治疗方式进行比较的证据 [25, 26]。如果最佳治疗后症状仍然持续，应进行主动脉弓及四个血管造影，CT 血管造影或 MRA[24]。

（二）治疗

现在有三种手术方法对有症状性病变的一侧椎动脉进行再血管化：横断狭窄上方的椎动脉并重新植入同侧锁骨下动脉或颈动脉，椎动脉内膜切除术，或静脉贴片血管成形术。这些方法会造成很多并发症 [27]。Berguer 等的一项研究中 [28]，174 名进行近心端椎动脉重建的患者没有发生院内死亡，但报道有各种并发症：2% 的喉返神经麻痹；15% 的 Horner's

综合征；4% 的淋巴囊肿；0.5% 的乳糜胸；1% 的急性血栓形成。5 年和 10 年的二期通畅率分别为 95% 和 91%。75 名行远端椎动脉重建患者的死亡率为 4%，术中移植血管血栓形成率为 8%。远端椎动脉重建的 5 年和 10 年二期通畅率分别为 87% 和 82%。其他研究报道椎动脉狭窄的综合发病率和死亡率为 10% ～ 20%，该手术的接受度降低 [29]。

Sundt 等在 1980 年首次报道经皮腔内血管成形术成功治疗椎基底动脉瘤 [30]。由于椎动脉狭窄最常见的发病部位位于或靠近锁骨下动脉起始处，因此单独使用经皮腔内血管成形术时会出现许多血管弹性回缩。椎动脉病变的腔内支架置入是一种引人注目的治疗方法，已经证实安全、有效，低复发率（图 81–4）。

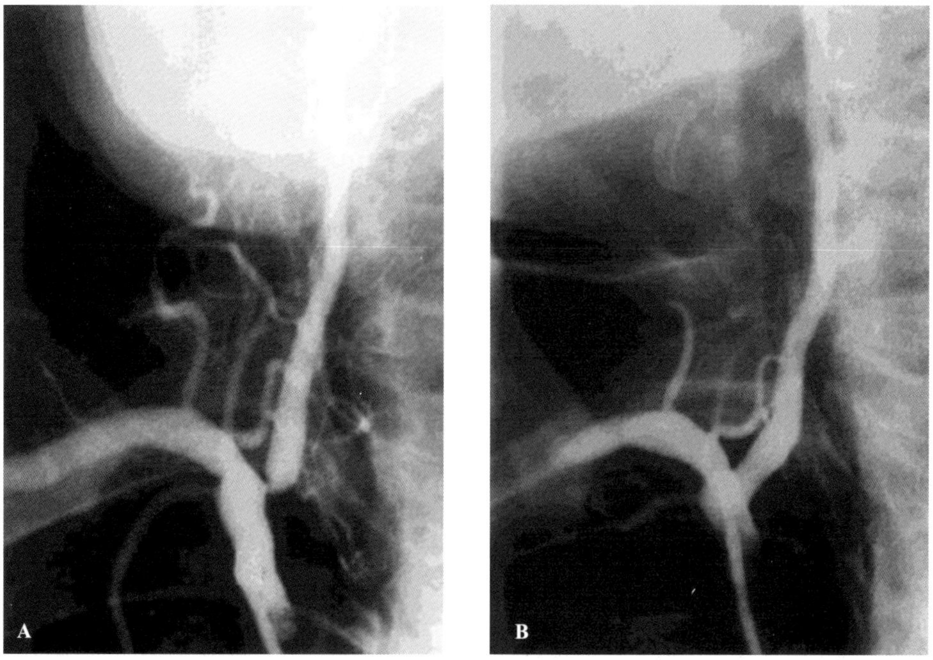

◀ **图 81–4 椎动脉病变的腔内支架植入**

A. 右椎动脉血管造影显示严重的开口狭窄（95%）；B. 球囊血管成形术和支架置入术后，与参考血管直径相比，残余狭窄为 0%

血管内治疗

经股动脉途径是最常见的入路。给予患者阿司匹林 325mg/d 和氯吡格雷 75mg/d，完成动脉入路后给予 5000 ～ 10 000U 普通肝素进行抗凝治疗。椎动脉的选择性导管插入术使用 6F Judkins Right–4，乳内动脉或多用途导管。诊断导管然后更换为 6 ～ 8F 多功能指引导管，或长 6 ～ 7F 90cm 动脉鞘，到达靠近椎动脉窦口。然后将 0.014in 的导丝导入动脉并向远侧推进，避免超过椎动脉远端部分（V_4）的末端（图 81–5）。远端保护装置因椎动脉易严重痉挛而很少使用。将与参考尺寸相匹配的球囊推进到病变部位行预扩张，然后导入球囊可扩张支架。操作后行包括后颅循环的血管造影。手术过程中勿使用镇静药并进行持续的神经系统监测。

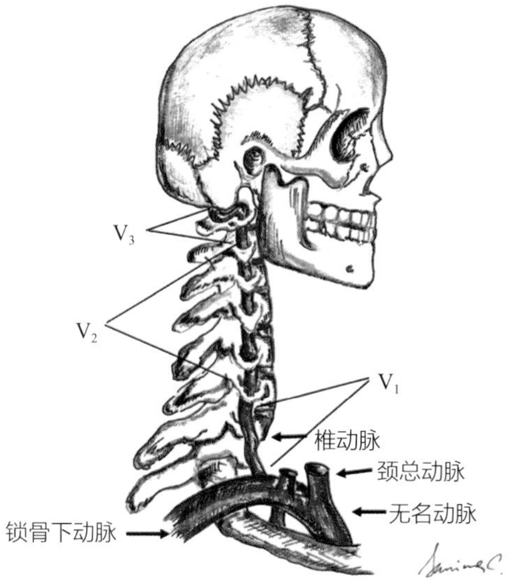

▲ **图 81–5 椎动脉段**

V_1 是 C_6 横突进入其骨管前的最近段；V_2 是骨内血管的节段；V_3 是 C_2 与颅底之间的颅外段；V_4 是颅内段（图中无显示）（由 Christina Sanina 博士提供）

（三）椎动脉创伤和夹层

超过 80% 的单侧椎动脉创伤无临床症状，部分患者可能出现椎基底动脉供血不足、头后部疼痛或颈部疼痛。双侧椎动脉损伤患者可出现更严重的症状。椎体损伤的严重程度与其相关的卒中风险无相关性，卒中率或死亡率分别为 20% 和 8% 左右。

所有创伤性椎动脉损伤患者，无论有无症状，如无禁忌证，均应使用普通肝素和华法林行抗凝治疗，并进行连续神经系统检查监测疾病进展。栓塞性卒中是椎动脉夹层患者发病和死亡的主要原因。夹层在大多数情况下是保守性治疗。大多数夹层都会自行性愈合，夹层相关的动脉瘤都不会破裂，且很少引起迟发性缺血症状。夹层的外科治疗包括颅外－颅内旁路的原位移植，仅适用于不宜进行血管内治疗且用最大药物治疗后仍有持续症状的患者。

第四篇 静脉疾病 / 介入
Venous Disease/Interventions

第 82 章 血管内介入治疗的抗栓策略：现状和未来方向
Antithrombotic Strategies in Endovascular Interventions: Current Status and Future Directions

Mehdi H. Shishehbor 著
王 峰 译

外周动脉疾病涉及颅内外血管、主动脉、大血管、肠系膜动脉、肾动脉以及下肢血管等。近年来，尽管针对外周血管疾病的血管介入手术数量显著增加，但是抗栓治疗在接受血管介入手术的患者中仍缺乏足够的一级循证医学证据。目前在这方面的临床证据是不一致的，主要以冠状动脉疾病和 PCI 的数据为依据。因此，本章着重讨论抗栓药物在血管内介入治疗中的作用。

一、病理生理学

血栓形成在心血管、脑血管和外周动脉疾病所致的发病和死亡中起重要作用。除炎症和动脉粥样硬化外，凝血因子也在外周动脉疾病的发病机制中起作用。例如，在罹患跛行的患者中，血浆纤维蛋白原和交联的纤维蛋白降解产物被证明是升高的[1-4]。此外，患有外周动脉疾病的患者，其凝血酶 - 抗凝血酶Ⅲ复合物、D- 二聚体、vWF、组织纤溶酶原激活物抗原、纤溶酶原激活物抑制药 -1、CRP 以及凝血酶原片段 1 和 2 等的含量亦明显升高[1-4]，提示这些凝血因子与外周动脉疾病的进展和临床事件（如再狭窄）相关。

血管介入被证实可以激活血小板和炎症级联反应，导致血栓形成和再狭窄。凝血酶通过激活平滑肌细胞、巨噬细胞、成纤维细胞和内皮细胞上的凝血酶受体而与血管再狭窄的发生相关[5-9]。例如，在严重的支架内再狭窄患者中，血栓弹力测定法得出的凝血时间明显短于无再狭窄患者[10]。此外，高水平的血浆肝素因子Ⅱ——一种凝血酶抑制药，与降低支架内再狭窄的发生率有关[11]。

血小板是动脉粥样硬化及血栓形成的重要介质[12]。在血管内介入治疗期间，血小板被激活并与胶原蛋白和 vWF 接触[13]。通过激活整合素受体，释放出一系列炎症和促血栓介质，如 ADP、TXA2 和凝血酶[13]，从而导致血小板的进一步活化[14]。最终，血小板的快速聚集和激活会导致血栓形成，表现为卒中、急性肢体缺血、再狭窄和移植血管失败。

二、阿司匹林

阿司匹林是前列腺素 H- 合成酶的不可逆抑制药，具有抑制血栓素活化的作用[15]。它是 COX-1 选择性抑制药，可抑制 TXA2 的合成。阿司匹林在心血管疾病中的作用是众所周知的。然而阿司匹林是否对外周血管疾病患者具有临床净获益，仍存在争议。最近一项包涵 5269 例外周动脉疾病患者、涉及 18 项试验的 Meta 分析结果显示，阿司匹林减少外周动脉疾病患者心血管事件（校正风险比 0.88, 95%CI 0.76 ～ 1.04），然而这一结果并没有统计学意义 [16]。重要的是，并未发现阿司匹林能显著降低外周动脉疾病患者的全因或心血管死亡率 [16]。目前 ACC/AHA 的指南推荐阿司匹林作为Ⅰ类适应证用于外周动脉疾病患者 [17]。阿司匹林对血管内介入治疗后的影响数据有限。然而，有研究证实阿司匹林联合双嘧达莫能减少血管成形术后 12 个月内再狭窄 [18-20]。更重要的是，在这些试验中，阿司匹林高剂量组较低剂量组并没有显示明显的优势，反而显著增加胃肠道相关症状 [18-20]。

尽管目前的指南仍支持使用阿司匹林预防外周动脉疾病患者的心血管终点事件，但是低剂量阿司匹林有获益的研究较少，并且阿司匹林联合双嘧达莫的治疗未能显著减少下肢经皮腔内血管成形术后再闭塞的发生 [18-20]。早期流行病学研究，如 Physicians’ Health 研究显示，在男性中使用低剂量阿司匹林可显著降低下肢的血运重建率 [21]。然而，在现有的支架和其他先进疗法中，没有一级证据能够表明长期阿司匹林治疗可以带来更好的血管通畅性和更低的支架内再狭窄发生率，以及更佳的肢体相关结局。但阿司匹林在外周动脉疾病患者中应用可能有心血管保护作用。

三、噻氯匹定

噻氯匹定，第一代 ADP 受体抑制药，目前在美国已停用。该 ADP 受体抑制药是 $P2Y_{12}$ 受体亚型的抑制药。这一类药物中的两种主要药物分别是噻氯匹定和氯吡格雷。在接受 PCI 治疗的患者中使用噻氯匹定，早期数据显示了鼓舞人心的结果。但是在 CLASSIC 研究中，氯吡格雷比噻氯匹定具有更好的安全性和有效性 [22]。

在接受血管介入治疗的患者中，没有关于噻氯匹定的随机试验数据。然而，对维持静脉移植物的通畅，噻氯匹定已被证明优于阿司匹林 [23]，但在 CASPAR 试验中，阿司匹林联合噻氯匹定对维持移植物通畅并未明显优于单独使用阿司匹林 [24]。

四、氯吡格雷

氯吡格雷，一种 ADP 受体抑制药，是继阿司匹林之后具有最多临床证据的可预防血栓形成的药物。大量证据支持在接受 PCI 治疗患者和急性冠状动脉综合征患者中使用氯吡格雷 [25-28]。然而，在外周动脉疾病患者中使用氯吡格雷预防心血管终点事件的证据仍存在争议。第一个表明氯吡格雷在外周动脉疾病患者中存在潜在益处的证据来源于 CAPRIE 研究，该研究对比了氯吡格雷与阿司匹林（图 82–1）[29, 30]，与单用阿司匹林相比，氯吡格雷组的相对风险降低了 8.7%，且有症状的外周动脉疾病患者获益最多(图 82–2)。CAMPER 研究因缺乏入组患者而不幸被终止。而 CHARISMA 试验则评估了氯吡格雷在外周血管疾病一级和二级预防中的作用 [31]。共有 15 063 名患者被随机分为氯吡格雷联合阿司匹林组和单用阿司匹林组。总体分析结果显示，在预防心血管死亡、卒中和心肌梗死方面，双联抗血小板治疗并不优于

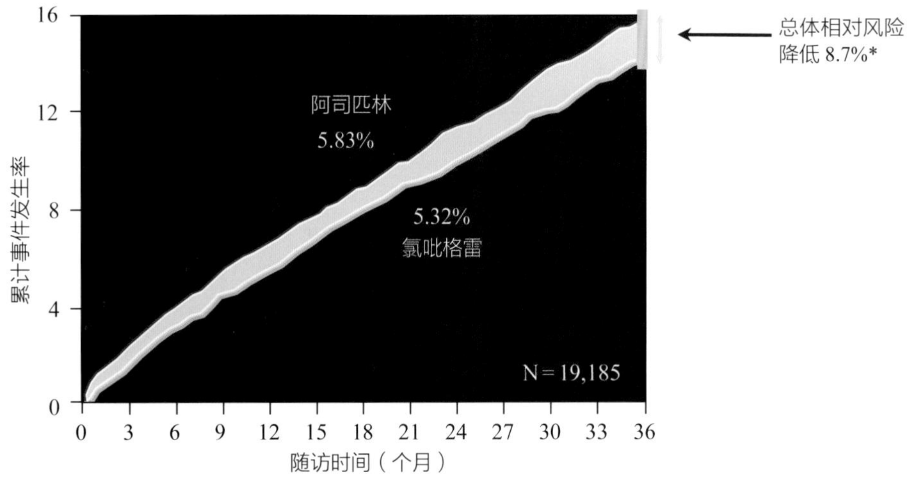

◀ 图 82–1 CAPRIE 试验中，氯吡格雷与阿司匹林对减少心肌梗死、缺血性卒中和心血管死亡等累计事件率的比较（资料来源 :CAPRIE 指导委员会 1996 年 [30]。版权所有 1996 Elsevier）

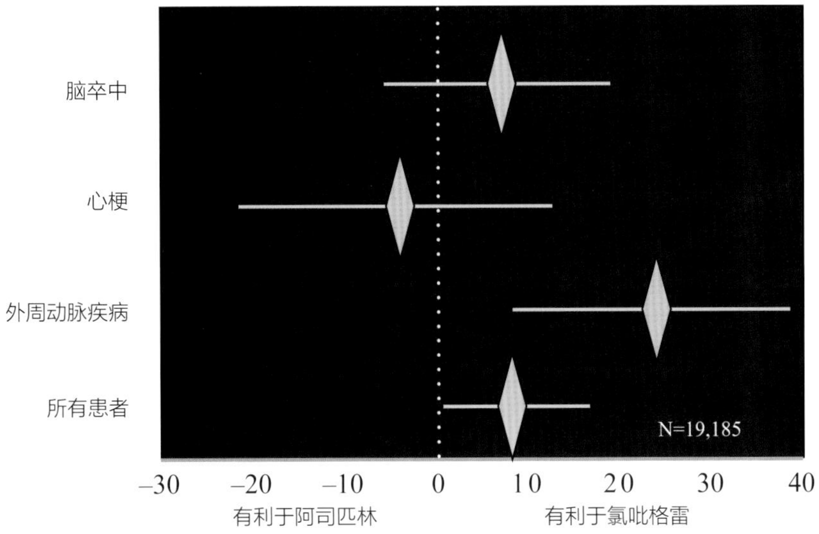

◀ 图 82-2 **CAPRIE 试验亚组分析显示氯吡格雷组外周动脉疾病患者有显著获益（资料来源：CAPRIE 指导委员会 1996 年 [30]。版权所有 1996 Elsevier）**

单用阿司匹林 [31]。然而，亚组分析显示，在已确定有心血管疾病的患者中，双联抗血小板治疗可降低 12.5% 的相对风险。但与阿司匹林相比，双联抗血小板治疗有更高的出血风险（表 82-1）。尽管大量数据推荐在急性冠状动脉综合征和 PCI 中使用双联抗血小板治疗，目前很少有证据支持在外周动脉疾病血管内介入治疗中使用双抗。目前 ACC/AHA 指南建议对那些不能耐受阿司匹林的患者，可单用氯吡格雷，而不推荐使用双联抗血小板治疗 [17]。

尽管有这些推荐，但对于接受血管内介入治疗的患者，仍有其他不同的治疗方案。最近的一项调查显示有不同的治疗时程和多种治疗方法 [32]。大多数术者对行血管内介入治疗患者采用双联抗血小板方案，但治疗时程各不相同 [32]。

五、其他 ADP 受体抑制药

氯吡格雷的应用具有一定的局限性，包括血小板抵抗、起效时间长以及血小板抑制作用较弱，为解决这一问题，近期一些新的抗血小板药物被研制出来 [12]。其中，替格瑞洛和普拉格雷已经获得美国食品和药品管理局批准用于 PCI 患者。替格瑞洛是一种环戊基三唑嘧啶，直接并可逆性抑制 $P2Y_{12}$ 受体。普拉格雷是一种前体药物，其活性代谢产物不可逆性与 $P2Y_{12}$ 受体结合。然而，很少有证据表明它们适用于外周动脉疾病患者或正接受血管内介入治疗的患者。EUCLID 试验将比较替格瑞洛与氯吡格雷单药治疗对外周动脉疾病患者的影响。这个试验入选经血管腔内血运重建或经外科手术血运重建后 30d 的患者。因此，该试验的数据将有助于指导有或无血运重建的外周动脉疾病患者的抗血小板治疗。

六、双嘧达莫

双嘧达莫是 cAMP 磷酸二酯酶和 cGMP 磷酸二酯酶 V 型的抑制药。它也是腺苷脱氨酶的强效抑

表 82-1　CHARISMA 试验中两个治疗组的出血风险

	氯吡格雷 +ASA	安慰剂 +ASA	RR（95%CI）
ITT 分析校正结果	*n*=7802	*n*=7801	
GUSTO 严重出血	130（1.7%）	104（1.3%）	1.25（0.97 ～ 1.61）
致命性出血	26（0.3%）	17（0.2%）	1.53（0.83 ～ 2.82）
颅内出血	26（0.3%）	27（0.3%）	0.96（0.56 ～ 1.65）
GUSTO 中度出血	164（2.1%）	101（1.3%）	1.62（1.27 ～ 2.08）

ASA. 阿司匹林；CI. 置信区间；ITT. 治疗意向；RR. 相对风险比（引自 Bhatt DL 等，2006[31]）

制药，可导致腺苷浓度增加。最近的一项 Cochrane Meta 分析（纳入了 6 项随机试验共 356 例患者）显示，联合治疗不能预防血管重建后 6 个月的血管再闭塞率（固定效应优势比 0.69，95%CI 0.44 ～ 1.10，P=0.12）[33]。

七、沃拉帕沙

沃拉帕沙是一种新型抗血小板药物，通过拮抗 PAR 1 选择性抑制凝血酶的活性。该药曾被评估可用于既往有心肌梗死、缺血性卒中或外周动脉疾病病史患者的二级预防，然而 2 年后，缺血性卒中患者因颅内出血风险增加而被排除。研究表明，沃拉帕沙对心血管死亡、心肌梗死、卒中或再发缺血导致血运重建的复合终点有一定的益处，但同时也增加了出血风险。3787 例外周动脉疾病患者的亚组分析显示，沃拉帕沙减少急性肢体缺血和外周血管的血运重建。然而，在心血管死亡、心肌梗死或卒中方面无显著差异 [34]。由于其研究的数据有限，因此目前在美国的应用受到限制。

八、低分子肝素

在股 – 腘动脉闭塞患者中，低分子量肝素在介入治疗的围术期应用已被证明优于普通肝素 [35]。然而，长期使用达肝素（3 个月）未能减少经皮腔内血管成形术 [36] 后的股 – 腘动脉闭塞率。低分子量肝素主要适用于有抗凝强指征的患者需要进行血管介入治疗时的桥接治疗。

九、糖蛋白Ⅱb/Ⅲa 受体抑制药

糖蛋白Ⅱb/Ⅲa 受体抑制药可防止纤维蛋白原与血小板结合，从而防止纤维蛋白原交联。目前，已存在大量有关于糖蛋白Ⅱb/Ⅲa 受体抑制药应用于 PCI 的文献。然而，随着时间的推移，它们的使用量明显下降。且它们在血管内介入治疗中的作用非常有限，很少使用。

三项临床试验比较了阿昔单抗与安慰剂的通畅率，一项试验比较了阿昔单抗联合尿激酶与尿激酶单用的通畅率 [37–40]。这些试验结果不一。Duda 等发现 [40] 阿昔单抗组在 24h 和 3 个月时并无明显优势。然而，另一项试验却发现阿昔单抗组在 [39] 24h 和 3 个月时具有更好的通畅性。总的来说，阿昔单抗的出血风险似乎更高。由于其疗效有限，花费高以及出血风险大，阿昔单抗很少用作血管内介入治疗的辅助手段。

十、维生素 K 抑制药

维生素 K 抑制药曾被用来与阿司匹林联合双嘧达莫比较是否有更好的通畅性。两项试验的汇总比较显示，维生素 K 抑制药在 1、3、6 和 12 个月时没有显示出益处 [41, 42]。Tan 等 [43] 进行了一项随机试验，比较氯吡格雷联合阿司匹林与低分子肝素和华法林。两组之间在 1、6 和 12 个月时的血管通畅性没有显著的统计学差异。与预期一致，接受低分子肝素及后续华法林治疗的患者出血并发症发生率更高 [43]。维生素 K 抑制药和舒洛地尔的联合治疗也并不优于单用维生素 K 抑制药 [44]。同样，在 197 例患者中，进行了维生素 K 抑制药与噻氯匹定的比较，结果显示维生素 K 抑制药在预防初发闭塞方面并不优于噻氯匹定，相反有更多的不良反应。总体而言，维生素 K 抑制药仅适用于已有临床事件和高凝状态的患者，以及下肢移植物再发阻塞的患者。

十一、西洛他唑

西洛他唑是一种以 cAMP 为治疗靶点的磷酸二酯酶抑制药。它是血小板聚集的强效抑制药，且是一种直接的动脉血管扩张药。这是唯一被证实可增加跛行患者步行距离的治疗药物。也有一些证据支持其用于接受冠状动脉支架植入患者预防血管再狭窄的发生。然而，它在下肢动脉狭窄患者中应用的证据并不充分 [45–47]。Iida 等 [48] 对 127 例新发股 – 腘动脉病变患者进行了临床试验，西洛他唑联合阿司匹林在 12、24 和 36 个月时与噻氯匹定联合阿司匹林相比具有较高的通畅率。同样，一项回顾性分析显示西洛他唑比噻氯匹定有更好的通畅率 [49]。

十二、比伐芦定

比伐芦定是一种凝血酶特异性抗凝药，主要用于肝素诱导的血小板减少症并需接受 PCI 或择期血管内介入治疗的患者 [50]。与肝素相比，它能减少出血和血管并发症，但是并没有循证医学的一级证据。在一个有 4 家研究机构参与的小型注册研究中，比伐芦定没有 1 例不良事件的报道，手术操作成功率为 100%。比伐芦定还被评估用于腹主动脉瘤血管内修复。总的来说，在接受腹主动脉瘤血管内修复 [51] 治疗的患者中，比伐芦定替代普通肝素具有更好的安全性和可行性。在回顾性研究中，与单独使用肝素相比，比伐芦定在颈动脉支架植入 [52] 患者中也被证明是安全有效的。其他一些小型注册研究和单中心研究已经评估了比伐芦定在不同血管内治疗情况下的作用。上述研究已在多个国家和国际会议上报告，但尚未在同行评议期刊上发表。考虑使用成本以及其与依诺肝素相比缺乏更好的安全性和有效性的一级证据，比伐芦定的使用仅限于某些中心和对肝素过敏的患者。

十三、结论

尽管技术在不断进步，血管内介入的数量也在不断增加。但在目前这种情况下指导抗栓治疗的一级证据仍然有限。大多数术者在手术过程中使用某种形式的抗凝治疗，继而在术后进行抗血小板治疗。然而，几乎没有证据支持这种方法。幸运的是，在抗血小板和抗凝治疗领域，新型药物正在迅速发展，如沃拉帕沙，新型抗血小板药物如替格瑞洛和普拉格雷，抗凝药物如利伐沙班、阿哌沙斑和达比加群。在未来，对于患有外周动脉疾病和严重肢体缺血的患者，应该有更针对性的治疗。

第 83 章 慢性静脉功能不全

Chronic Venous Insufficiency

Karthik Gujja Cristina Sanina Jose M. Wiley 著
王 峰 译

慢性静脉疾病在西欧和美国有着较高的发病率。静脉曲张是慢性静脉功能不全（CVI）的常见表现，影响西半球约 25% 的成年人，其流行程度因地域而异。据报道，慢性静脉功能不全的发生率在女性中为 1% ～ 40%，在男性中则为 1% ～ 17%。而静脉曲张的预计值更高，女性为 1% ～ 73%，而男性占 2% ～ 56%[1]。这些报道反映了慢性静脉功能不全在危险因素的人群分布、诊断标准应用的准确性、医疗诊断和治疗资源的质量和可获得性等方面的差异。发病的主要危险因素包括：年龄偏大、妊娠（尤其是多胎）、静脉疾病家族史、女性、肥胖，以及由于长时间站立而导致明显矫形的职业 [2]。静脉功能不全通常与大隐静脉（GSV）的反流有关，但也可以出现在小隐静脉（SSV）或穿通静脉中。

过去外科手术是首选的治疗手段，包括结扎和剥离，并结合静脉切除术。这样的治疗能有效地减轻症状，改善生活质量（QOL），减少再次手术率。然而，手术也偶尔会出现严重的术后并发症，包括出血、腹股沟感染、血栓性静脉炎、隐神经损伤。但根据目前的数据来看，主要的并发症是罕见的。传统手术常需在医院内使用全身或局部麻醉，因此费用是昂贵的。而在过去的 10 年中，替代疗法如静脉内激光消融术（EVLA）、射频消融术（RFA）和超声引导的微泡硬化疗法已经得到普及。局部浸润麻醉下的新型微创技术已在许多研究中被证明可安全有效地清除受累静脉，消除反流和改善症状 [3]。

一、诱发因素

（一）年龄和性别

女性静脉曲张的患病率大约是男性的 2 倍 [4]。高龄也被确定为危险因素 [5]。静脉曲张的患病率在成年人群中为 5% ～ 30%，女性对男性的比例约为 3∶1，但最近的一项研究支持男性患病率更高 [6]。The Edinburgh Vein 研究纳入了 1566 名受试者，进行静脉反流的筛查，结果发现 9.4% 的男性和 6.6% 的女性存在慢性静脉功能不全。年龄校正后，患病率随年龄的增长而增加（50 岁以上男性发病率＞ 21.2%，50 岁以上女性发病率＞ 12.0%）[7]。Tampere 研究调查了 3284 名男性和 3590 名女性，他们的静脉曲张患病率分别为 18% 和 42%。40 岁、50 岁和 60 岁时静脉曲张的总体患病率分别为 22%、35% 和 41%[8]。

（二）妊娠

多胎妊娠已被证明是静脉曲张发生的主要诱发因素，其患病率的增加部分归因于女性（性别）。在 Tampere 研究中，妊娠 0、1、2、3、4 胎或以上的妊娠妇女静脉曲张的发生率分别为 32%、38%、43%、48% 和 59%。妊娠引起静脉功能不全的确切机制尚不完全清楚。它被认为是由流体静力学和激素效应共同作用的结果，与妊娠子宫对盆腔脉管系统的压迫与下肢静脉高压、静脉扩张、静脉瓣破裂有关。Ciardullo 等 [9] 发现高血清雌二醇水平可增加更年期妇女静脉的膨胀性和静脉曲张的形成。已证明隐静脉含有雌激素和黄体酮受体，这可能促使富含雌二醇的妊娠状态产生类似的静脉曲张改变。

（三）遗传

静脉曲张的阳性家族史显著增加了静脉曲张发生的风险。在日本进行的一项研究显示，42% 的静脉曲张女性被报道有阳性家族史[10]。各种遗传倾向与静脉曲张的发生有关。Desmuslin 基因（影响隐静脉壁平滑肌细胞表达）的表达下调、血栓调节蛋白突变（1208/1209 TT 缺失）（由深静脉血栓导致的静脉曲张所引起），调控细胞外基质、细胞骨架蛋白、肌纤维母细胞和肌成纤维细胞等结构基因的表达都被证明与静脉曲张风险增加相关。某些突变与多种综合征有关，包括 Klippel–Trenaunay 综合征（染色体 8q22.3 和 14q13 易位；皮肤毛细血管畸形，t 组织），淋巴水肿 – 双行睫毛综合征（FOXC2 突变；睑板腺额外睫毛、静脉曲张、先天性心脏缺陷、椎体异常、硬膜外囊肿、上睑下垂和腭裂），常染色体显性遗传表现为皮层下梗死的脑动脉病和白质脑病（CADASIL；杂合突变、1279G ＞ T），Chuvash 真性红细胞增多症［由染色体 3p25 的 von Hippel–Lindau 基因（598 ＞ T）的纯合突变引起的常染色体隐性遗传病］，其他一些基因与静脉溃疡的伤口愈合不良相关［F13A1 基因：因子 XIII 缺乏，HFE 基因突变，FGFR–2（SNP 2451AG）mRNA 不稳定，MMP–12（SNP 82AA）等基因功能改变致易患溃疡］[11]。

（四）生活方式

久坐不动和长期站立工作是发生静脉功能不全的独立危险因素[12]。在 Tampere 研究中，站立与久坐的静脉曲张的患病率分别为 36% 和 27%。The Edinburgh Vein 研究也显示，长期站立工作的人易患静脉曲张。

（五）体型

流行病学研究表明，BMI 高（特别是＞ 30kg/m^2）的女性更易罹患静脉曲张。造成这一问题的原因可能是脂肪和纤维组织的皮下沉积破坏皮肤静脉网络，静脉回流受阻，导致血液停滞。The Edinburgh Vein 研究支持上述观点：女性 BMI 增加是静脉曲张的危险因素。Callam 等在他的流行病学评述中也得出了类似的结论[2]。

二、发病机制

针对慢性静脉功能不全的起病原因，提出了几种理论。其中被普遍接受的理论有两种：①原发性静脉瓣功能不全；②原发性先天性静脉壁无力。

原发性静脉瓣功能不全是最早的理论，由 Sir William Harvey 于 1628 年提出。该理论认为静脉曲张是由于静脉瓣数量少或萎缩，导致静脉瓣功能不全的结果。它会导致下方静脉段的静脉压升高，从而损害相邻的外周瓣膜，形成静脉曲张并由中心向外周发展。实际上这一理论与客观事实是相冲突的，因为静脉瓣膜是一种强大的结构，能承受 200mmHg 的压力而不会导致瓣叶的泄漏或退行性变化，且静脉曲张可能发生在完好的瓣膜之下或瓣膜之间[13]。原发性静脉壁无力理论认为静脉曲张是由静脉壁完整性缺陷而非瓣膜的问题发展而来的。正常静脉壁的组成部分包括提供强度的胶原基质，提供顺应性的弹性纤维，以及控制血管张力的三层平滑肌层（由纵向内层和外层包围的环形中质）。组织学研究表明，与正常静脉相比，静脉曲张表现为胶原基质增生，肌纤维层破坏和扭曲。在大多数患病区域，肌肉层完全被破坏，仅留下弹性组织和胶原蛋白作为静脉壁的唯一组成部分。这种组织学改变可导致收缩性丧失，平滑肌松弛和血管扩张以适应静脉高压。静脉曲张特征性的串珠样改变表现为正常静脉段之间的扩张血管段[14]。

各种因素影响慢性静脉功能不全的发展：静脉血淤滞、静脉高压、纤维蛋白袖、水锤效应和白细胞俘获。

（一）静脉血淤滞

这一概念表明血液在迂曲、无功能、扩张的皮肤静脉里停滞不前、积累，从而导致组织缺氧和细胞死亡，造成皮肤改变和溃疡。低氧含量和慢性静脉功能不全皮肤改变也造成了静脉曲张患者肢体动静脉瘘的发生[15]。

（二）静脉高压症

静脉高压症被认为是由肌肉泵的功能障碍和静脉溃疡所致。假设在平卧（休息）和直立位时深静脉和浅静脉系统中静水压力是相等的。那么在小腿肌肉收缩时，深静脉中的压力比浅静脉中的压力增加更为明显。但静脉瓣关闭可有效地防止压力由深静脉传递到浅静脉。但如果，肌肉泵功能发生障碍或瓣膜功能不全，则会导致静脉压传递到浅静脉，从而引起慢性静脉功能不全的症状和溃疡[16-19]。

（三）纤维蛋白袖

毛细血管周围纤维蛋白袖与血管壁上氧气的扩散受限有关，可导致皮肤水肿和硬化性改变。毛细血管周围的纤维蛋白袖是内皮细胞损伤的标志物，可作为屏障或大分子渗漏和俘获整体机制的一部分[20]。

（四）水锤效应

水锤效应是慢性静脉功能不全最被广泛认可的发病机制。理论认为反流主要通过穿孔静脉传导至浅静脉。Raju 和 Fredericks 的研究表明，这种效应可以解释，并与多数静脉溃疡案例相关联。在休息时，20% ～ 25% 的患者动态静脉压可正常。但 Valsalva 动作可诱导的静脉高压的传递，导致皮肤变化和溃疡[18, 21]。

（五）白细胞俘获

白细胞俘获的概念很早就被提出，并解释了大多数慢性静脉功能不全症状。由于瘀血和静脉压的变化，引起白细胞着边，聚集于血管壁上，导致毛细血管堵塞，进一步出现组织缺氧和损伤。这些细胞还会激活自由基和细胞因子（IL-1、TNF）的释放，导致组织损伤和细胞凋亡[22]。白细胞俘获和静脉高血压的统一概念也被提出[16]。

三、临床表现

慢性静脉功能不全在不同阶段的临床表现。起初它表现为毛细血管扩张或网状静脉，随后进展到更为复杂的阶段，如皮肤纤维化和静脉溃疡。慢性静脉功能不全的主要临床特征是腿部疼痛、水肿，静脉曲张和受累皮肤的变化。各种致病机制导致不同的临床表现（无能力静脉瓣引起静脉曲张，静脉阻塞导致腿部水肿，肌肉泵功能障碍时两种症状均可能出现）。静脉曲张是指扩张的浅静脉逐渐变得更加扭曲和粗大，并向血栓性浅表静脉炎发展。水肿起始于脚踝周边区域，随后向上延伸，导致依赖性的液体积聚，从而导致腿部的水肿。腿部疼痛或不适被描述为长时间站立后的沉重或酸痛，抬高腿部可缓解。水肿产生的疼痛则是通过增加组织间质和皮下的容量和压力来实现。而静脉曲张血管的压痛则是由静脉的扩张所造成。深静脉系统的阻塞可导致静脉性跛行，或步行时强烈的腿部痉挛。受累皮肤的变化包括铁血黄素沉积所导致的色素沉着和湿疹性皮炎。纤维化也可在真皮层和皮下组织（脂性硬皮病）中发展。

这些可导致蜂窝织炎、腿部溃疡以及伤口愈合延迟的风险增加。长期的慢性静脉功能不全也可导致淋巴水肿的发生，代表疾病联合的过程[23]。目前已有几种工具可用来评估慢性静脉功能不全的严重性，并可监控治疗的效果。CEAP（临床、病因学、解剖学、病理生理学）分类，考虑了慢性静脉功能不全的所有诊断变量，是由国际共识会议制定的，为慢性静脉功能不全的报道、诊断和治疗提供统一依据的专家共识。2004 年，CEAP 修订的共识精炼了慢性静脉功能不全类别的定义，并提高了医师观察的可重复性（框 83-1、表 83-1）[24-26]。由于“CEAP 临床分类”在描述类别中的局限性，所以发展了“静脉严重性评分”作为 CEAP 分类的补充。静脉临床严重性评分包涵 10 个指标属性（疼痛、静脉曲张、静脉水肿、皮肤色素沉着、炎症、硬结、溃疡数目、溃疡持续时间、溃疡大小和压迫

框 83-1　高级 CEAP 分类

浅静脉
1. 毛细血管 / 网状静脉
2. 膝盖以上的大隐静脉
3. 膝盖以上的大隐静脉
4. 小隐静脉
5. 非 – 隐静脉

深静脉
6. 下腔静脉
7. 髂总静脉
8. 髂内静脉
9. 髂外静脉
10. 骨盆：性腺，宽韧带静脉，其他
11. 股总静脉
12. 股深静脉
13. 股静脉
14. 腘静脉
15. 小腿：胫骨前部，胫骨后部，腓静脉（均配对）
16. 肌肉：腓肠肌，单一静脉，其他

穿孔静脉
17. 大腿
18. 腓肠

该分类与基本分类相同，另外 18 个命名的静脉段中的任何一个都可用作静脉疾病的定位器（引自：Eklof B 等，2004[25]。版权所有 2004 Elsevier）

表 83-1 慢性静脉疾病的 CEAP 分类

临床分类	
C0	无明显或明显的静脉疾病迹象
C1	毛细血管扩张、网状静脉、踝部闪光
C2	静脉曲张
C3	水肿没有皮肤变化
C4	皮肤改变归因于静脉疾病（例如色素沉着、静脉湿疹、脂肪性皮肤硬化）
C4a	色素沉着或湿疹
C4b	脂肪性皮肤硬化或萎缩性白血病
C5	皮肤改变，如前所述，愈合溃疡
C6	皮肤改变如前所述，活动性溃疡
S	症状，包括疼痛、紧绷、皮肤刺激、沉重和肌肉痉挛，以及其他可归因于静脉功能障碍的疾病
A	无症状的
原因分类	
Ec	先天性
Ep	原发性
Es	继发性（血栓后）
En	未发现任何静脉原因
解剖分类	
As	浅表静脉
Ap	穿孔静脉
Ad	深静脉
An	未发现静脉定位
病理生理学分类	
Pr	回流
Po	阻塞
Pr, o	回流和阻塞
Pn	无静脉病理生理学可识别

治疗可以改变慢性静脉疾病的临床类别。因此，在进行任何形式的医疗或手术治疗后，应对肢体进行重新分类（引自：Eklof B 等，2004 [25]。版权所有 2004 Elsevier）

治疗），分为四个等级（无、轻度、中度、严重的）。The venous anatomic segmental 评分为下肢静脉系统的各个静脉节段指定了一个数值，并可用于反流和阻塞评估（表 83-2）[27, 28]。

The venous disability 评分评估在有或没有压缩弹力袜的情况下进行日常生活的正常活动能力。The venous severity 评分主要用于评估对治疗的反应 [29]。REVAS 分类用于识别外科手术后复发的静脉曲张患者，通过与 CEAP 分类相结合，它为外科手术后慢性静脉疾病患者的评估提供了有价值的线索 [30]。

四、生活质量和经济影响

VEINES 研究探讨了静脉功能不全对患者生活质量的影响。在该研究中，65.2% 的静脉曲张的受试者伴有其他额外的静脉疾病（水肿、皮肤改变、溃疡），患者身体和心理生活质量评分与静脉疾病的严重程度相关 [31]。在严重的案例中，如静脉溃疡，患者的生活质量评分比慢性肺病、背痛或关节炎更糟糕 [32]。VEINES 研究有两个组成部分：生活质量评估（VEINES-QOL），用于评估疾病的影响。症状调查问卷，用于评估病症的患病率（VEINES-Sym）。在临床实践中，用于评估慢性静脉功能不全对生活质量影响的其他程序包括 AVVQ（Aberdeen Varicose Vein Questionnaire）、CXVUQ（Charing Cross Venous Ulcer Questionnaire），以及 SQOR-V（Specific Quality of Life and Outcomes Response-Venous）问卷 [33, 34]。

五、诊断

多种形式的诊断方法有益于慢性静脉功能不全的病因诊断，其中体格检查最为重要。细致的体格检查通常足以诊断慢性静脉功能不全，同时还能为治疗提供指导。

（一）体格检查

体格检查可明确皮肤是否有慢性静脉功能不全征象。常看到皮肤的改变包括过度的色素沉着、淤滞性皮炎、萎缩性白化（在毛细血管缺乏的溃疡部位出现白色瘢痕）或脂肪性皮肤硬化。静脉曲张多发生在浅静脉功能不全之后 [23]，且静脉曲张患者常存在触痛。通常来说，除慢性水肿导致皮肤变得粗壮以致难以检查外，患者皮肤水肿多是凹陷性的。静脉溃疡最常见于存在高静水压主要穿支静脉的踝上区域。经典的止血带试验或床边的 Trendelenburg 测试可以用于区分是深静脉还是浅静脉的反流。测试时，首先需嘱患者取平卧位，以便排空下肢静脉。随后应用止血带或手动压迫进行加压，并在加压后恢复直立姿势。存在浅表性静脉疾病的情况下，如果压迫点远离回流点，则曲张的静脉则保持塌陷状态。但对合并有深静脉功能不全的患者，尽

表 83-2 修订的静脉临床严重程度评分

属性	无: 0	轻度: 1	中度: 2	重度: 3
疼痛或其他不适（即疼痛、沉重、疲劳、酸痛、灼热）假设为静脉起源	N/A	偶尔的疼痛或其他不适（不限制日常活动）	每日疼痛或其他不适（干扰但不能阻止日常活动）	每日疼痛或不适（限制大多数日常活动）
静脉曲张 站立位时静脉曲张的直径≥ 3mm	N/A	少数：散在（即孤立的分支或簇的静脉曲张），还包括环状静脉扩张（踝关节明显）	局限于小腿或大腿	涉及小腿和大腿
静脉水肿 假设为静脉起源	N/A	仅限于脚部和脚踝区域	伸展到脚踝以上，但在膝盖以下	延伸到膝盖以上
皮肤色素沉着 假设为静脉起源 不包括静脉曲张引起的局灶性色素沉着或由其他慢性疾病引起的色素沉着（如血管炎性紫癜）	无或点状灶	仅限于局部区域	弥漫在小腿的 1/3 之内	更广泛分布在小腿的 1/3 以上
炎症 不仅仅是最近的色素沉着（例如红斑、蜂窝织炎、静脉湿疹、皮炎）	N/A	仅限于局部区域	弥漫在小腿的 1/3 之内	更广泛分布在小腿的 1/3 以上
诱导 假定静脉起源继发于皮肤和皮下的变化（即伴有纤维化，皮下组织的慢性水肿）。包括白色萎缩和脂肪性皮肤硬化	N/A	仅限于局部区域	弥漫在小腿的 1/3 之内	更广泛分布在小腿的 1/3 以上
活动性溃疡数量	0	1	2	3
活动性溃疡持续时间（最长活动）	N/A	＜ 3 个月	＞ 3 个月但＜ 1 年	未愈合＞ 1 年
活动性溃疡面积（最大活动）	N/A	直径＜ 2cm	直径 2 ～ 6cm	直径＞ 6cm
使用压迫疗法	不曾用过	间歇使用弹力袜	大多数时候穿弹力袜	完全符合：弹力袜

N/A. 不适用（引自：Vasquez MA 等，2010 年美国静脉论坛特设成果工作组[28]。版权所有 2010 Elsevier）

管使用了止血带或手动压迫，静脉曲张仍会显现。虽然该测试有助于明确静脉功能不全的分布，但并不能用于判断疾病的程度或严重性，也不能提供病因的有关信息[35]。

（二）双相超声

多普勒是诊断慢性静脉功能不全和监测治疗的重要手段。双相超声的目标是识别任何深静脉阻塞或反流、寻找深静脉血栓、诊断浅静脉（大隐静脉、穿支静脉和小隐静脉）的反流以及定位分支静脉曲张和穿通静脉。低频传感器（2 ～ 3 MHz）通常用于评估髂静脉和下腔静脉，而高频传感器（5 ～ 10 MHz）则用于评估下肢静脉。深静脉的回流阈值通常大于 1000ms，浅静脉的回流阈值则大于 500ms，而穿通静脉的回流阈值大于 350ms[36, 37]。一项涉及 2036 例静脉曲张患者的研究发现：静脉曲张的反流点最常见于大隐静脉与股静脉的交汇处，占全部病例的 65%[38]。虽然体格检查和双相超声可以指导大多数患者的治疗，但双相超声与疾病的严重程度仅呈弱相关。静脉的压缩性以及静脉血流的流动性特征是排除血栓形成的关键因素。在站立时，使用袖带加压后快速放气能较好地诱导反流[39]。

（三）体积描记法

光电容积描记可用于诊断慢性静脉功能不全[38]。肢体皮肤中血容量的相对变化可以通过检测含光电传感器的二极管发出的光的反向散射来确定。静脉再充盈时间是指在小腿收缩停止后，光电容积描记追踪到的肢体血容量恢复到基线的 90% 所需的时间。如静脉再充盈时间小于 18 ～ 20s 则表明慢性静脉功能不全（取决于患者的姿势）。若静脉再充盈时间大于 20s 则表示为正常的静脉充盈。止血带或低压袖带可用于区分浅表静脉疾病与深静脉疾病。再充盈时间取决于几个因素，包括回流量和血管直径。该技术已被用于评估小腿肌肉收缩期和静脉流出期静脉系统的排空。光电容积描记可以对静脉系统整体的生理功能进行评估，但最有效的作用是有助于明确疾病的存在与否[40, 41]。

空气体积描记法（air plethysmography，APG）能够检测慢性静脉功能不全的病理生理机制中的每项潜在成分：反流、阻塞和肌肉泵功能障碍。在抬高的肢体上，运用袖带加压使得肢体静脉接近于闭塞，随后快速放气以评估静脉流出量。1s 的流出分数（或 1s 的静脉流出量占总静脉体积的百分比）是用于评估静脉流出量的主要参数。正常静脉充盈指数小于 2ml/s，而较高水平的充盈指数（＞4 ～ 7ml/s）与慢性静脉功能不全严重程度相关。慢性静脉功能不全的并发症，如溃疡，已被证明与反流的严重程度相关（用静脉充盈指数和喷射能力评估反流）[42, 43]。

（四）CT 检查和磁共振静脉成像

CT 和磁共振可用于识别罕见和复杂的慢性静脉功能不全病因，CT 检查是识别静脉血栓栓塞性疾病的重要工具，而磁共振静脉成像在确定血栓年龄方面起重要作用。慢性静脉功能不全综合征，如 May-Thurner 综合征、Paget-Schroetter 综合征、胡桃夹综合征、盆腔充血综合征，静脉畸形和房室畸形均可通过一些先进的成像技术有效地诊断[44, 45]。

六、治疗

（一）初步治疗：行为措施和压力衣

保守治疗措施被提出以减少由慢性静脉功能不全引起的症状，预防继发性并发症，延缓疾病的进展。行为措施治疗（如抬高腿部以减轻水肿和减少腹腔内压力）应当被提倡。压缩弹力袜的使用是保守措施的基石。Bisgaard 养生方案已被推荐用于治愈静脉溃疡。该方案由四个组成部分：患者教育、足部抬高、弹性压缩服装，以及随后的 CEAP 分类评估。而对膝盖以下的部位，进行非弹性的动态压迫能积极地对抗由静脉泵衰竭引起的反流。

压迫疗法可用于治疗腿部静脉性溃疡，减少静脉血管直径和压力，防止血液逆流[46, 47]。同时，压迫疗法还通过抑制凝血酶的活性和增加纤溶酶的活化，从而减少炎性细胞因子的释放，改善毛细血管渗漏，防止肿胀并延迟凝血。因此，应使用专门设计的弹性绷带或靴子进行压迫治疗。目前尚不清楚非弹性系统是否优于多层弹性系统，但在保证舒适的情况下，患者应该穿戴尽可能多的压力。施加压力的面料类型似乎并不重要，水胶体并不优于简单的低黏性面料。分级弹性压缩长袜（具有 20 ～ 50mmHg 的张力）已经被较好的应用于慢性静脉功能不全治疗中。只要达到 70% ～ 80% 的顺应性，使用 30 ～ 40mmHg 压力袜治疗就可显著改善疼痛、肿胀、皮肤色素沉着、活动和整体健康状况[48]。在静脉溃疡的患者中，分级压力袜和压缩绷带被发现可有效地促进溃疡愈合，预防溃疡的复发。采用压迫疗法可使 93% 的静脉溃疡患者在 5.3 个月内达到完全治愈。弹力袜已被证明可有效地减少残余体积分数（小腿肌肉泵功能改善的指标），并缓解节段性的静脉反流[49]

（二）保守治疗失败

应密切关注保守治疗失败的有症状患者。如果患者经保守治疗失败或有任何 CEAP 分类的症状进展，则均应进行静脉双面成像和（或）空气体积描记法检查。进一步治疗基于非侵入性研究的结果，而特定治疗则取决于疾病的严重程度，CEAP 临床分类 4 ～ 6 级者通常需要侵入性治疗，对于 CEAP 临床分类为 4 ～ 6 级患者（也可能是 CEAP 3 级伴有广泛水肿），应推荐给血管专科医生。而对于那些未治愈的晚期慢性静脉功能不全患者则存在罹患溃疡、复发性溃疡，以及不愈合的静脉溃疡合并感染和淋巴水肿的风险。

七、非侵入性研究：静脉回流疾病

（一）浅静脉回流

各种治疗措施应用于浅表静脉回流的治疗，包括冷触式激光、射频消融术、静脉硬化治疗、结扎和静脉切除术。

1. 冷触式激光

射频介导的热消融是替代大隐静脉结扎和剥离术的第一种治疗浅静脉回流的方案。冷触式静脉内激光消融的长期经验表明，静脉壁内的组织水中存在 1320nm 激光的特定目标发色团，且不受血管内的红细胞影响。静脉血管壁主要由水和胶原蛋白组成，其中水是静脉血管壁的重要成分。而水又是波长为 1.32mm 或 1320nm 激光的发色团，该波长在组织中的穿透深度可达 500mm，因此可通过降低激光能量，减少穿透静脉壁的风险，从而提供安全的幅度。为了更好地控制能量分布，1320nm CTEV 配有自动回撤装置，可以 0.5、1 或 2mm/s 的速率回收光纤[50]。波长为 810、940 和 980 nm 的静脉内激光治疗，被设计用于血管的非特异性加热，以促使内皮和静脉壁的收缩[51]。这种非特异性加热是通过在光纤尖端产生过热凝结物，或通过加热红细胞内的血红蛋白，促使在极高温度下产生蒸汽泡来实现的。在静脉中不存在血液的情况下，例如实验条件下，静脉内充满生理盐水，激光诱导的血管壁损伤局限于激光直接接触的部位。与之相反，在充满血液的静脉中，即使在远离激光纤维接触部位的区域也显示出广泛的热损伤，包括与激光探头接触相背离的静脉壁。而在没有血液的状况下，这一情况会变得更糟，静脉壁的损伤或烧伤将导致强烈的术后疼痛和治疗静脉的早期再通。更重要的是，血红蛋白过度加热引起的高温（通常高于 1200℃）可引起静脉的穿孔、血肿和术后疼痛[52]。

2. 射频消融术治疗

少数研究表明在疼痛、瘀伤和术后恢复方面射频消融术比静脉内激光消融术更具优势，而在大隐静脉闭塞率方面两者是相当的。静脉内激光消融术研究是一项随机对照试验，旨在确定 87 例接受下肢介入治疗的患者中，大隐静脉的射频消融术治疗是否在减少患者疼痛和瘀伤方面优于静脉内激光消融术治疗[53]。在双边检验中，射频消融术干预组患者的术后第 2 ～ 11 天的疼痛率明显少于静脉内激光消融术组。同时，在术后第 3 ～ 9 天，射频消融术组的瘀伤率较静脉内激光消融术亦明显减少。而在单边检验中，两者在平均术后疼痛、瘀伤和活动评分无显著差异。射频消融术和静脉内激光消融术在术后 10d 的闭塞率均为 95%[54]。RECOVERY 研究将来源于 69 名患者的 87 条静脉，随机分配至闭合 FAST 干预组和 980nm 静脉内激光消融术干预组，以治疗大隐静脉。这是一项多中心、前瞻性、随机、单盲试验，由美国的五个中心和一个欧洲中心共同完成。在闭合 FAST 组中，所有与疼痛、瘀斑和压痛相关的评分在术后 48h、1 周和 2 周时均显示出显著统计学意义的降低。而静脉内激光消融术组的轻微并发症更为常见（$P < 0.0210$），但没有出现严重并发症。此外，在闭合 FAST 组中静脉临床严重程度评分和生活质量测量值在术后 48h、1 周和 2 周也明显的降低。通过对术后恢复以及生活质量参数测量的综合性全面分析，结果发现射频热消融术明显优于静脉内激光消融术[55]。EVOLVeS 试验探讨了已接受射频消融术、静脉结扎或静脉剥离治疗患者的静脉曲张复发率、新血管形成率以及大隐静脉超声检查和生活质量的变化，2 年的临床结果显示：射频消除术至少与大隐静脉高位结扎或剥离术的疗效相等同[56]。

3. 静脉硬化治疗

静脉硬化治疗方式可用于消除毛细血管扩张、静脉曲张和静脉反流。硬化治疗可用作为慢性静脉功能不全的主要治疗手段，或与慢性静脉功能不全的矫形外科手术相结合。硬化疗法适用于各种疾病，包括蜘蛛静脉（＜ 1mm）、静脉湖、直径为 1 ～ 4mm 的静脉曲张、出血性静脉瘤和小型海绵状血管瘤（血管畸形）。终端中断反流源技术（TIRS）是指在超声引导下，运用 Sotradecol 或 Polidocanol 泡沫阻断静脉并消除溃疡床[57]。慢性静脉功能不全患者中，那些患有无法治愈的溃疡者、接受保守和微创治疗无效导致愈合延迟者、复发性静脉曲张者、伴有致残症状以及其他治疗难以治愈的持续性不适者、不适合保守治疗者均需要接受手术评估，并采用保守措施进行补充性治疗。

4. 结扎和静脉切除术

手术结扎大隐静脉被证实可以改善 CEAP 2 ～ 6 级患者的症状。大隐静脉切除加高位结扎的隐静脉 – 股交界处，长期以来被认为是治疗严重静脉反流、非愈合性溃疡和有症状的深静脉反流的标准治疗方案[58]。静脉旋切除术（或 TriVex）是一种应用肿胀分离法在透照下动力静脉切除的新外科技术。一项纳入 141 名患者的前瞻性随机对照研究显示静脉旋切术与传统手术相比较，能显著缩短存在广泛静脉曲张患者的手术时间，并减少切口数量。而随访发现两者在神经损伤、瘀伤和美容评分并没有差异[59]。ESCHAR 研究评估了约 500 名患有静脉溃疡以及浅静脉或深静脉反流的患者，并将其随机分为常规隐静脉手术加压迫组和单独压迫组。研究表明，与单纯压迫组相比，外科手术加压迫组患者在治疗后 12 个月的溃疡复发率明显减少（12% vs

28%）[60]，因此，外科手术辅以压迫治疗更有利于预防溃疡复发。在一项随访性研究中，包涵 261 例 ESCHAR 试验的患者，观察到了穿支静脉功能不全的改善。采用手术的方式矫治浅表反流，不仅可以消除部分小腿穿支静脉的功能不全，还可以通过预防新穿支静脉功能不全的发生达到帮助伤口愈合，并改善反流症状的目的 [61]。

（二）深静脉回流

静脉瓣重建术和成形术

部分慢性静脉功能不全的病因是由于静脉瓣的损伤和功能不全。部分晚期慢性静脉功能不全患者出现复发性溃疡并伴有严重的致残症状，应对该类患者深静脉瓣膜进行静脉瓣重建 [62]。最初进行开放式瓣膜手术以修复股静脉瓣，但随后发展了经皮静脉瓣成形术用于静脉修复。静脉瓣成形术已被证明在术后 30 个月时可提供 59% 的正常静脉瓣能力和 63% 的无溃疡复发率。静脉瓣成形术的并发症包括出血（因患者需要持续抗凝）、深静脉血栓形成、肺栓塞、溃疡复发和伤口感染 [63]。这类手术仅适用于那些对其他疗法无效的患者。当天然静脉瓣形成血栓并产生瓣膜破坏（不适用于静脉瓣成形术）时，瓣膜置换及转换手术可作为一种成功的尝试。可采用腋窝静脉瓣、股深静脉瓣或冷冻保留的静脉瓣异体移植进行瓣膜置换。冷冻保留的静脉瓣同种异体移植术具有易早期形成血栓，通畅性和瓣膜功能差，以及复发率高等特点，因此无法作为主要的干预手段 [64]。

（三）穿通静脉回流

腔镜筋膜下穿通静脉离断术

穿通静脉功能不全已被提出作为慢性静脉功能不全的病因。目前，一些手术可被选择用于治疗穿通静脉的功能不全，包括腔镜筋膜下穿通静脉离断术（SEPS）。该手术通过从远离治疗区域的且没有脂肪性皮肤硬化或溃疡的腿部远端进入，以结扎无功能的穿通静脉。北美研究小组对 146 名患者进行了一项研究，结果显示 1 年累积的溃疡愈合率为 88%（中位愈合时间为 54d）。并在不进行深静脉阻塞的情况下，对浅静脉回流进行消融治疗，预测溃疡愈合情况（$P < 0.05$）。在最后一次随访中，临床评分从 8.93 改善到 3.98（$P < 0.0001$）。1 年时累积的溃疡复发率为 16%，2 年时溃疡复发率为 28%（标准误差＜ 10%）。肢体形成过血栓的患者 2 年累积复发率（46%）高于那些肢体存在原发性静脉瓣功能不全的患者（20%，$P < 0.05$）[65]。通过浅静脉回流消融的方式阻断穿通静脉，可有效减少慢性静脉功能不全的症状，并促进溃疡更早的愈合。SEPS 联合静脉消融能更好地促使溃疡愈合，并改善临床严重程度评分 [66]。

八、非侵入性研究：慢性静脉血流阻塞

（一）May–Thurner 综合征

慢性静脉功能不全的血管内治疗对于恢复静脉系统的流出和缓解血管阻塞而言都极为重要。10% ～ 30% 患有严重慢性静脉功能不全的患者被发现有涉及髂静脉节段的异常静脉流出，这将引起持续的症状。在血管内治疗开展之前，由髂静脉狭窄和梗阻引起的慢性静脉功能不全均需接受手术治疗，如股静脉交叉搭桥术或用假体材料重建髂静脉。现今，由于静脉支架植入术的成功开展，外科静脉旁路移植术已经很少实施了。一项纳入了 429 例慢性静脉功能不全合并血流梗阻患者的大型、单中心研究结果显示，髂静脉支架治疗能显著改善患者的临床症状，50% 患者的疼痛完全缓解，33% 患者的水肿完全消除，以及 55% 含静脉溃疡患者的溃疡完全愈合。研究表明髂静脉支架通畅性好，其 3 年的通畅率为 75%。为确保支架的通畅性，密切随访是必需的。而对于因支架内再狭窄导致症状复发患者，也需要早期干预，这种情况发生率大约为 23%[67, 68]。

（二）慢性腋窝 – 锁骨下静脉血栓或 Paget–Schroetter 综合征

慢性腋窝 – 锁骨下血栓形成的发病机制与胸廓出口处的解剖学异常（颈肋、先天性韧带、斜角肌腱肥大和肋锁骨韧带的异常嵌入），以及上肢活动时造成的锁骨下静脉内皮的重复创伤有关。狭窄的肋锁骨间隙压迫静脉，并限制静脉的活动，从而导致静脉血流的淤滞。反复的内皮损伤引起内膜增生、炎症和纤维化，导致静脉网和广泛的侧支形成以及周围组织纤维化，进而加重淤滞和肋锁骨的拥挤。临床上，腋窝 – 锁骨下血栓形成常先累及优势臂，表现为手臂的肿胀和不适。其他症状包括手臂

的沉重和发红，肩部和上臂的发绀并出现膨胀、显而易见的静脉。该病的起病通常呈急性或亚急性，但很少出现慢性症状。大多数患者的发病与活动相关，包括剧烈和持续的上肢运动或伸展手臂。该病的并发症包括肺栓塞、血栓后综合征和复发性血栓。尽管即便有典型的临床表现，诊断腋窝－锁骨下血栓首选压缩双相超声检查，然后在根据需要，进行更特殊和敏感的检查（例如放射性核素、磁共振、CT静脉造影或侵入性的静脉造影）。腋窝－锁骨下血栓的治疗主要包括经导管引导的溶栓，以及伴或不伴静脉旁路移植术的胸廓出口减压术（切除第1肋骨、离断斜角肌和肋骨韧带）。实现胸廓出口减压的最佳手术路径仍存在争议，据报道经腋下以及锁骨前或锁骨下入路的效果较好。早期积极治疗包括采用最佳手术策略去预防血栓复发和残疾。对于血栓形成倾向以及手术效果欠佳的患者，长期抗凝治疗是合理的[69]。

九、非侵入性研究：肌肉泵功能障碍

小腿和足部肌肉泵功能的异常在慢性静脉功能不全的病理生理中起到重要作用。可采用分级锻炼计划努力恢复肌肉泵功能，并改善慢性静脉功能不全症状。在一项小型对照研究中，31名CEAP分级为4～6级慢性静脉功能不全患者被随机分配到系统化的小腿肌肉运动组和日常活动组。运用双相超声检查、空气体积描记法评估静脉血流动力学，并用测力计评估肌肉的力量。6个月后，接受小腿肌肉锻炼方案的患者，其小腿肌肉泵功能恢复了正常，但反流量或严重程度评分没有改变。Padberg等发现，系统化的锻炼能有效地恢复慢性静脉功能不全患者小腿肌肉泵功能，它可作为晚期疾病的内科和外科治疗的补充疗法[70]。

第 84 章　心脏静脉解剖和经冠状静脉窦介入治疗心肌缺血

Cardiac Vein Anatomy and Transcoronary Sinus Catheter Interventions in Myocardial Ischemia

Werner Mohl　Levente Molnár　Béla Merkely　著
王　峰　译

一、冠状静脉窦介入的目的

在接受直接 PCI 恢复初始再灌注之后，没有比冠状静脉窦介入治疗（trans–CSI）更好的方法以改善微循环或无复流。自 Claude Beck 在临床上运用冠状动脉循环中的逆向血流（至少部分）作为治疗弥漫性冠状动脉疾病的手段以来，相继出现了好几种利用“心脏后门”有效减轻疾病负担的治疗理念。冠状动脉疾病患者以及心力衰竭患者的疾病特征变化：更为复杂的病变、晚期并发症以及先进介入技术的发展都促进了对 trans–CSI 的需求。

在心脏外科手术中，可轻松地经心房置入导管进行体外循环。在几十年前，心脏保护就成功地应用于超过 2h 的复杂心脏外科手术中，且不会影响手术，也不会因为心脏停搏时间过长影响患者预后。另一个不同的成功的案例是通过心脏静脉入路到达左心室心肌，以适应心肌收缩力，减少不同步，从而减轻心力衰竭的负担，实现再同步治疗。

对于当代介入心脏病学家来说，日益复杂的病变，以及由此造成的治疗方案的抉择困难，促进了对新的替代技术的需求，以减少急性冠状动脉综合征患者微循环的受累。而 trans–CSI 的治疗潜力可以从预防某些特殊案例的缺血（例如完全冠状动脉闭塞）跨度到治疗弥漫性冠状动脉疾病和缺血性心肌病高危患者。甚至，它在逆向输送心脏保护分子和再生细胞方面的临床潜力，目前也正接受临床审查[1]。

对于心脏介入医师来说，trans–CSI 对于治疗微血管梗阻及无复流区，增强并支持心肌梗死的愈合而言变得越来越重要。通过对以往众多“逆行性冠状窦手术”的概念进行提炼，本章旨在简短概述与临床相关的或仍在临床使用的冠状静脉窦手术。另外，在接下来的内容中着重阐述一种特殊的且具有临床潜力的冠状静脉窦介入术：压力控制间歇性闭塞冠状静脉窦（PICSO），它被证明能有效地挽救心肌，并具有使衰竭心脏再生的潜力。

二、心脏静脉解剖

要了解 trans–CSI 的临床潜力，就必须了解心脏静脉系统的解剖学和病理生理学的特征。与冠状动脉和冠状循环领域的海量知识不同，心脏静脉相对被忽视，因此涉及心脏静脉的结构和功能作用的相关知识是很少的。von Ludinghausen 描述了心脏静脉的解剖结构和其命名法[2]。75% 的冠状静脉回流入冠状静脉窦，其中除上隔膜外的左心室的大部分区域的静脉血都经冠状静脉回流入冠状静脉窦，而右心室大部分静脉血则通过所谓的小静脉流入心房和心室。Thebesian 静脉和静脉血管与心室腔的直接连通在几个世纪前就已经被描述过[3, 4]。虽然存在争议，但它激发了心脏静脉解剖学知识的发展，并使我们认识到心脏静脉系统对冠状循环的重要性。事实上，到目前为止，冠状静脉的数量已经超过冠状动脉，形成了密集的网状交联通道，可以完美地连接到心脏最重要的功能部位（即左心的前部和侧部）。但一些用于治疗结构性或功能性心脏病的经皮冠状静脉窦介入方法也常会受到某些条件的限制，如介导"冠状窦静脉导管治疗"的心脏静脉与冠状动脉之间的距离，以及二尖瓣环与大隐静脉之间的距离等。为此，最近发表了一系列关于运用 CT 检查扫描心脏静脉，并明确静脉与其他解剖标记之间关系的临床评估性综述[5-7]。

与用于治疗结构性心脏病的 trans-CSI 技术（如经冠状静脉窦二尖瓣环成形术）相比，功能性修复技术（如电极放置和射频消融）也受到各种因素限制，如电极与回旋支过于接近，以及必须找到左心室可兴奋的心肌才能充分实现再同步治疗。

在介入治疗中运用 trans-CSI 技术尤其是在导管置入时，心大静脉的"寂静区"显得尤为重要[8]。"寂静区"指的是在冠状静脉窦中没有额外的分支静脉进入的部位。在冠状静脉窦数据库（www.coronarysinus.com）中收录了关于心脏静脉命名法的相关研究，以及所有冠状静脉窦解剖上的重要参数，如距离、角度以及标志等以便导管成功导入冠状静脉窦。其中包含 20 世纪 80 年代后期举行的几次"经冠状静脉窦行心肌保护的研讨会和专题讨论会"会议纪要的再版[9-11]。

注意冠状窦的寂静区（左冠状静脉）。这是经冠状静脉窦介入治疗导管必须要定位的部分，以实现受累心肌的最佳血流再分配。

冠状动脉造影晚期显示的冠状静脉窦的寂静区如图 84-1 所示。PICSO 的治疗导管的位于血管造影中的星型标记之间。因为冠状静脉血具有较大的回流压力，这对维持导管的稳定性可能造成一定的难度，因此需要特殊的技术将导管保持在适当的位置，以降低导管移位的风险。

在大多数情况下，冠状静脉窦是一个锥形结构，从它的入口到右心房大约 4cm 长。而"寂静区"则是从心室后静脉流入后开始，直至边缘静脉的第一个分支。静脉瓣结构的变异会阻碍冠状窦导管的置入。冠状静脉窦的宽度在右心房压力正常的患者中为 6 ～ 18mm^2，中位数为 8 ～ 10mm^2。但在 proBNP 升高和右心衰竭的患者中，冠状静脉窦的直径可能会增大。冠状静脉窦口主要由它的心内膜覆盖，并伴有神经末梢的嵌入，而左冠状静脉表面则覆盖着内皮层。过去，Muers 和 Sleight[12] 曾将低血压性心动过缓等反射现象描述为冠状静脉窦闭塞技术的潜在危险。

三、经冠状静脉窦介入治疗的病理生理背景

（一）微循环及其保护

在缺血期间保证受累区域的基础代谢，并在再灌注的心肌中心重新开启"无复流"区域，仍然是当今急性冠状动脉综合征治疗的重要挑战。为达此目的，最重要的是让静脉血流像波纹一样重新分布到灌注不足的微循环中，扩张血管床，恢复含有毒

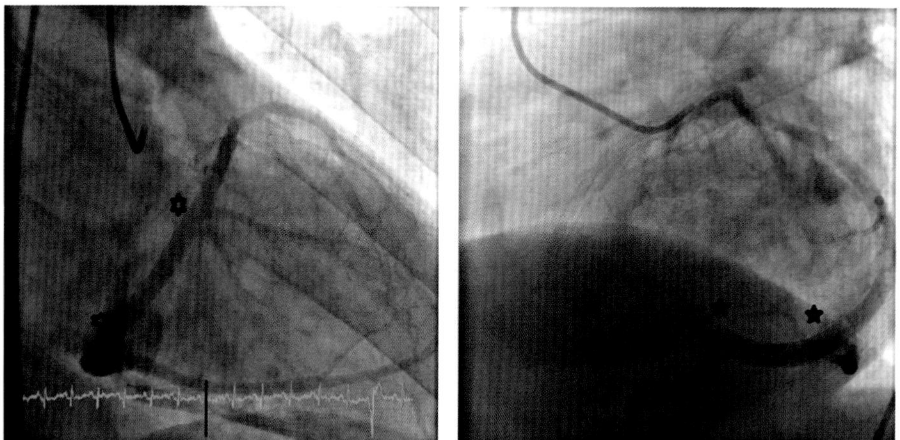

◀ 图 84-1 两个正常冠状动脉造影的显影晚期

性代谢产物和细胞碎片的血液流动，并通过开放缺血边界区域的侧支从而恢复动脉血流灌注[13-15]。PICSO，因为它能在冠状静脉窦闭塞期间逆转静脉血流，并在释放阶段清除水肿，是一种进入缺血微循环区的可行介入措施[16]。

在一系列的实验和临床研究中，“压力控制间歇性闭塞冠状静脉流出”被确立为心肌挽救的一种剂量依赖性治疗措施。一项 Meta 分析中，在不同的实验环境下，Syeda 证实了大约 30% 动物模型中存在明显的心肌挽救[17]。Jacobs 在实验性梗死的再灌注早期也发现了同样的心肌挽救。这在一些临床实验中也得到了证实，急诊 PCI 和现代技术在减少梗死面积方面显示出相同的潜力[18-20]。

PICSO 在急性冠状动脉综合征中的第一次应用是与溶栓治疗相联合。尽管该技术现在已经过时，也不是目前的治疗标准，但它为重大发现开辟了道路。正如 Miyazaki 等的实验所示，在 PICSO 组中[20]，从开始静脉溶栓到罪犯血管血栓溶解，血管再通的时间明显缩短。第二个重要结论是基于这些患者 5 年的随访结果。在校正了急性冠状动脉综合征患者中 PICSO 治疗 30d 后残余狭窄的差异以及疼痛发作至再灌注持续时间差异的情况下，5 年随访结果显示，PICSO 治疗组再梗死减少 96%，主要心脏不良事件减少 86%，这预示我们对 trans-CSI 认知需要做出转变，同时也预示着再生研究的替代方案的开始[20]。

（二）再同步治疗

trans-CSI 的突破性进展出现在再同步治疗时期，运用相对简单的介入治疗改善心力衰竭，以及通过静脉通路到达左心室的能力是相当具有吸引力的。依据当前指南应用的双心室起搏，因其在生存率和生活质量上的优越性，已被广大临床医生和患者所接受[21, 22]。虽然冠状静脉窦导管的置入与介入心脏病学技术相似，但大多数病例是通过左锁骨下静脉入路进行的。在可到达的冠状静脉周围找到易兴奋的心肌以便改善心肌的不同步有时是有困难的，这需要额外技术的支持[23, 24]。尽管这种疗法取得了毋庸置疑的成功，但仍有创新的空间，以便改善无应答患者的疗效。出于此目的，冠状静脉窦来源的生物学标志物以及其他参数正在被研究以改善患者预后[25-27]。

（三）二尖瓣环修复

在寻求改善心力衰竭和二尖瓣关闭不全的微创技术的过程中，冠状静脉窦与二尖瓣环邻近的假设促进了一些放置于冠状静脉窦内的经皮束紧装置的发展。但由于缺乏临床疗效，近期这些器械的研究热情受到了影响。冠状静脉窦和二尖瓣之间的距离较远，特别是距离后内侧联合处，该位置是多数瓣膜病变发生的部位，以及器械研发和安全性方面的难点，降低了早期进行该手术的热情。此外，束紧装置有压迫左冠状动脉回旋支的风险，可导致医源性心肌梗死[28-32]。现今，这些手术在临床上使用较少，且很快就会从临床上消失。

（四）经冠状静脉窦再生治疗潜能

冠状静脉微循环的巨大网状结构不仅对于运用经冠状静脉窦介入技术恢复被剥夺灌注心肌区域的血运重建很重要，并且对于物质交换和刺激先天发育途径以启动心脏结构再生也很重要。接受 PICSO 治疗患者的长期随访结果促进了 trans-CSI 技术的规范化。基于对 PICSO 长期显著且无法解释的心肌挽救效应以及它的混杂参数的困惑，几项实验性基础研究的得以开展。Weigel 等在猪模型中发现致病基因的表达在接受治疗的动物组织中显著增强[33]。两种重要的分子，HO- 血红素加氧酶和 VEGF 的基因表达在远离梗死区域，以及部分梗死区域和梗死边界区域均显著增加。因为 HO- 血红素加氧酶不仅是一种血管活性物质，还能在梗死边界区的急性侧支形成期间发挥作用，而且它还是一种抗动脉粥样硬化和心脏保护分子，并被认为是预防再狭窄和降低主要心脏不良事件和再梗死风险的使动因素。PICSO 治疗能降低 29% 的绝对风险（95%CI 10.1% ～ 73.7%，P=0.001）。这意味着，在 100 个患者年中，PICSO 可以预防至少 10 个事件（从可行区间下限中获得）。需要治疗的患者数是 3.4 个（95%CI 1.38 ～ 9.90），换句话说，PICSO 每治疗 3.4 名患者平均每年可以预防一个主要心脏不良事件。由于事件数量相当少，仅在随访的第一年重新计算主要心脏不良事件就可导致绝对比率降幅高达 51.2%，但同时置信区间也增宽了（–1.2% 至 +131%；P=0.059）。这一结果表明 PICSO 在随访的第一年中（相较于之后的随访时间）更有益。鉴于这些意想不到的结果，我们尝试从头开始，试图设想 PICSO 长效作用的原因，并解码心梗后的分子愈合级联变化。为此，我们探究了心脏发育与成人心脏再生过程之间的相似之处，并提出了“胚胎回忆”假设[34–36]。Miyasaka 发现在第一次心跳期间和之后，微型 RNA 在啮齿动物中开始表达，这意味着由血流和脉冲所产生的血流动力学压力通过机械转导作用于心内膜，产生一连串的发育信号。PICSO 作用于静脉内皮细胞的明显类比如图 84–2 所示。正在进行的针对严重心力衰竭和接受心脏再同步治疗 ± PICSO 治疗的成年患者的持续分析结果显然也支持该假设。解读 PICSO 在心力衰竭患者中的临床潜力将开辟除细胞疗法之外的心脏再生治疗的全新视野。

四、如何进入受损心肌区域

经冠状静脉窦导管介入治疗必备的专业知识

冠状静脉窦解剖结构决定了经静脉进入需要特殊要求的导管系统以及术者的专业知识。Wang 等最近报道了一种易操纵的导管系统，可在心电图指导下引导冠状静脉窦导管的置入，从而减少导管置入和手术时间[24]。由于冠状静脉窦的窦口与下腔静脉不在同一平面，因此股静脉入路者必须将尖端向后、向右旋转以便成功进入冠状静脉窦。

考虑到最终目标是如何成功实施冠状静脉窦介入治疗，因此可询问设备制造商何时会出现外径小、操控性强（如心电图指导），且允许通过肱静脉或至少不复杂的锁骨下、颈静脉通路进入的导管系统。图 84–3 显示即使在急性冠状动脉综合征患者中，也可以应用 PICSO 等辅助治疗，且并不会错过手术时机。

五、受损心肌的经冠状静脉窦导管介入治疗

（一）压力控制间歇性闭塞冠状静脉窦

经冠状静脉窦导管介入是从以往的动脉再灌注技术发展而来。通过对过去和现在的冠状静脉窦导管介入手术，以及其背景和临床潜力的全面回顾，PICSO 具备两个独立原理，被发现在 trans–CSI 技术中是独一无二的。首先是血流的重分布和随后的冲洗，其效果与血流量有关。其次是它阈值依赖性的作用模式，这基于心脏静脉的脉冲和静脉血回流，通过机械转导作用于内皮细胞继而启动分子反应，并重启发育过程[37–39]。PICSO 的首次人体研究可以追溯到 20 世纪 80 年代，且是在接受 CABG 患者的早期再灌注期间进行的。结果显示 PICSO 能改善严重顿抑的心肌的局部室壁运动（或有改善趋势），且改善（无显著性的改善）30d 后的临床预后（儿茶酚胺较少、术后感染较少、插管时间较短等）[40]。

在介入心脏病学中，减轻缺血负担和减少再灌注损伤带来的不良后果是至关重要的。PICSO 技术最近已被应用于 ST 段抬高型心肌梗死以及非 ST 段抬高型心肌梗死的急性冠状动脉综合征患者中。然而，值得注意的是，血流动力学波动可减少无复流区域，减少急诊 PCI 后微循环的阻塞，并引起冲洗以增强冠状动脉阻塞血栓的分解，从而显著改善该患者组的预后[19, 20]。

Van de Hoef 等通过使用最先进技术和自动压力控制系统进行了首次人体研究[41]，结果表明了 PICSO 在接受择期 PCI 治疗患者中的可行性和抗缺血作用。PICSO 在急性冠状动脉综合征患者和急诊 PCI 患者中的最新应用阐明了该方法的可行性。导管放置于冠状静脉窦的寂静区域，通过暂时的闭塞确保血流在再灌注区域的重新分布。PICSO 控制器 / 泵 – 系统的屏幕图解展示了在 PICSO 过程中静脉循环压力的增加。图 84–3 和图 84–4 显示了 PICSO 和 PPCI 过程中的球囊扩张。压力控制非常重要，它基于对一系列实验测试的算法，通过分析球囊闭塞期间再灌注的血流量以及球囊放气期间的向前的血流量，反映净冲洗现象，这意味着更多的液体从心肌中运送处理，消除了潜在的心肌水肿[16, 42]。压力控制也很重要，因为在我们的首次人体研究中发现冠状静脉窦压力增加的增长时间与冠状动脉血流之间存在直接关系（即当冠状动脉桥血管开放时，压力幅度急剧增加且增长时间缩短）。显而易见的是，超出压力峰值平台的静脉循环的非生理性阻塞可增加对动脉流入的阻抗，这一效果则强调了自动压力控制的必要性。

从 PICSO 在急性冠状动脉综合征的应用中，我们可以期待什么？虽然目前的数据分析仅依赖于一项历史性的临床研究和一项额外的仅纳入少数接受

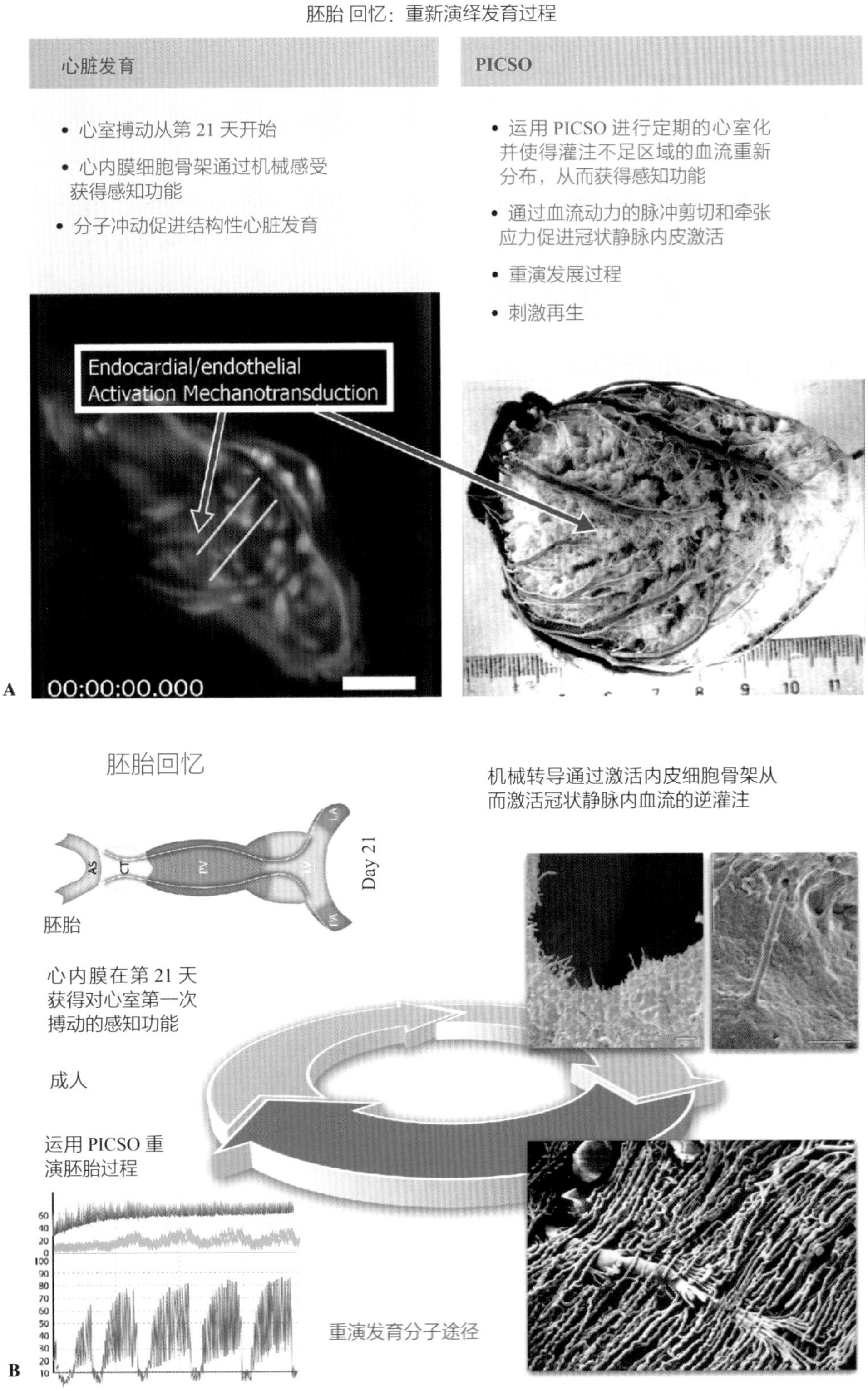
胚胎回忆：重新演绎发育过程
心脏发育
• 心室搏动从第 21 天开始
• 心内膜细胞骨架通过机械感受获得感知功能
• 分子冲动促进结构性心脏发育
PICSO
• 运用 PICSO 进行定期的心室化并使得灌注不足区域的血流重新分布，从而获得感知功能
• 通过血流动力的脉冲剪切和牵张应力促进冠状静脉内皮激活
• 重演发展过程
• 刺激再生
Endocardial/endothelial
Activation Mechanotransduction
00:00:00.000
A
胚胎回忆
机械转导通过激活内皮细胞骨架从而激活冠状静脉内血流的逆灌注
Day 21
胚胎
心内膜在第 21 天获得对心室第一次搏动的感知功能
成人
运用 PICSO 重演胚胎过程
重演发育分子途径
B

▲ 图 84-2 “胚胎回忆”的假设

注意在压力控制间歇性冠状静脉窦闭塞期间，在发育过程中一旦心管开始随着与微循环中的脉冲而搏动，压力和血流将激活心内膜（A）。描述了压力控制间歇性冠状静脉窦闭塞追踪心脏静脉压力的瞬时增加（B）

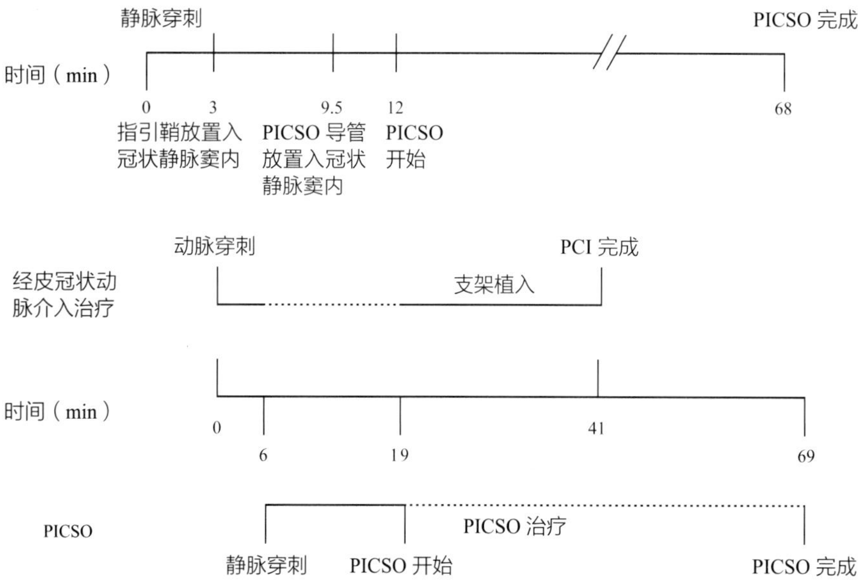

◀ **图 84-3 一位患者典型压力控制间歇性闭塞冠状静脉窦研究的时间表**

注意，导管插入的时间不会干扰动脉的重新开放。压力控制间歇性闭塞冠状静脉窦按使用数量计时，这是一个声称能充分推断压力控制间歇性闭塞冠状静脉窦获益的经验性参数

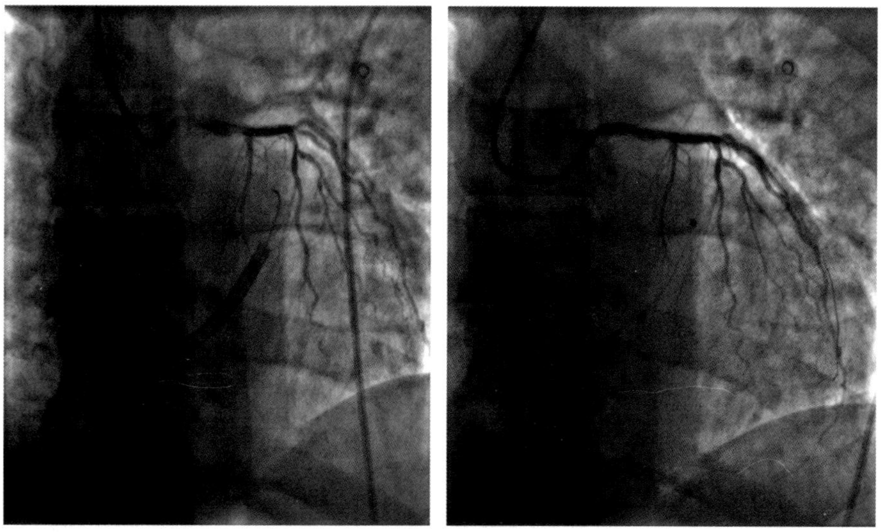

◀ **图 84-4 压力控制间歇性闭塞冠状静脉窦导管在接受 PCI 和压力控制间歇性闭塞冠状静脉窦治疗的患者中就位**

新技术和自动压力控制治疗患者的试验。但几乎可以肯定的是，PICSO 是具有抗缺血作用的，且表现出与实验性梗死相同的心肌挽救潜力。然而 PICSO 的临床意义仍需通过更大的倾向性匹配试验以证明。在研究 PICSO 患者时，尽管使用金标准进行成像评估可挽救心肌，但仍然会存在一个严重的混杂因素。在实验性梗死中，在治疗开始之前测量该区域的风险，这在急性冠状动脉综合征患者中不可行。因此，在第 3 天或第 4 天对含水量增加的区域进行风险测量。由于 PICSO 不仅可以引起冲洗，而且可通过支持梗死边界区域血管的舒张来减少灌注的不足，因此 PICSO 患者的风险将更小，并可计算 PICSO 的挽救效应。我们认为 PICSO 临床意义的相关证据必须考虑到这一点，因此有必要在 PICSO 数量、剂量、最终梗死面积和微血管之间建立一种特殊的且能被 MRI 测量的算法 [14-17]。另一个重要的影响是 PICSO 应用时的冠状窦压力动力学。根据我们的经验，在心肌梗死和缺血期间，因为血流的改善和随后的心肌做功，冠状静脉窦的压力随着时间的推移而增加的。但由于因其暂时的充血流动反应，因此在再灌注的早期并非这样的情况。PCI 术后早期再灌注期间的冠状窦动态压力表现为振幅的逐渐下降和增长时间的延长。Khattab 等在猪实验中发现：两个独立的因素可能是造成上述情况原因 [43]。第一，开放闭塞微循环如同对额外空间进行逆向填充（因此需要更长的时间）；第二，再灌注早期的暂时性充血反应

降低了结束时的压力幅度。特别是在射血分数低和因大面积梗死出现平均动脉压降低的患者中，冠状静脉窦压力甚至不能做到大幅的增加，这可能是由PICSO导致的心肌收缩的驱动力降低和冠状静脉血流量减少（这可提示预后）所造成的[44]。然而，在A. Colombo及其小组提出的在急性休克患者中应用PICSO的案例报告表明，PICSO可使得经心脏支持治疗失败且无任何选择患者的心肌收缩力在数小时内得到改善（个人通信和EuroPCR 2016报告）。

在所有的旨在减少梗死面积和挽救心肌的治疗方法中，临床终点和结局都是极为重要的。目前仅有PICSO的5年长期随访数据，而它们在再狭窄、再梗死和主要心脏不良事件方面的积极作用必须通过现代技术在直接PCI中得到证实，并需在更大的倾向性匹配试验中进行分析。为此，人们也期待PICSO注册研究在ST段抬高型心肌梗死、非ST段抬高型心肌梗死以及心力衰竭患者中获得更多有意义的结果[20]。最近，PICSO的另一个重要应用已展现出一些有前途的结果：需要心脏支持的择期PCI患者可能在PICSO中获益，因为这种干预减轻了缺血的负担，并清除了微循环中因冠状动脉介入而产生的碎片。

（二）Banai 支架

另一种方法是将Banai支架置入左冠状静脉中形成永久性节流阀，以作为减少患有弥漫性冠状动脉疾病的高风险患者的慢性心绞痛发作的治疗手段。来源于数量有限患者的临床研究数据支持这一观点，且Konigstein最近公布了关于Banai支架干预的长期随访数据。然而，Banai支架的理念与心脏静脉暂时或永久性压力升高的科学考虑之间存在争议[45-48]。但理念的简易性和潜在的获益可促进该技术的应用。

（三）逆向输注（细胞和基因疗法）

某些高效的研究组已经开始尝试细胞和分子的逆向输注。Tuma等表明即使是在研究中，逆向入路也优于其他更复杂或侵入性的输注方案，如经冠状动脉和心肌输送[1]。首先，接近缺血心肌和弥漫性冠状动脉是一个有吸引力的选择，而物质交换的原则以及静脉内皮的作用可能对治疗的成功具有重要意义[49-52]。

六、结论和未来方向

高龄以及罹患越来越复杂并发症的人口学特征变化是制定新治疗标准的必要条件。基于心脏静脉的解剖学和病理生理学的特殊性，越来越多的人选择将trans-CSI发展成为标准治疗方案。有几个事实支持了这些技术的兴起。过去，冠状静脉窦介入的应用受到介入术者专业知识不足、缺乏临床证据支持以及介入技术存在缺陷等诸多方面的困扰。尽管有证据表明冠状静脉窦介入治疗能改善患者长期预后，但在冠状动脉血运重建术中，特别是在急性缺血的紧急情况下，在无可争议的时间依赖性心肌挽救的证据下，使得这些技术几乎不可能在临床上得到应用。但目前情况发生了巨大变化，现代成像技术已经表明，尽管尝试所有方法以实现及时的再灌注治疗，但微循环障碍仍然是存在的，因此除挽救以外的其他方法显得必不可少。干细胞移植可以在急性事件发生后数天重新开启辅助治疗的窗口，这刺激了对再灌注损伤和梗死愈合以及治疗概念的研究。同时，结构性心脏病的团队的形成和再同步治疗的成功案例增加了冠状静脉窦导管技术的专业知识。trans-CSI的相关专业知识目前正在为我们提供必要的技术和设备。因此，像PICSO这样可以改善缺血负担并声称能够再生和恢复心脏的技术，将成为一种标准的治疗程序。

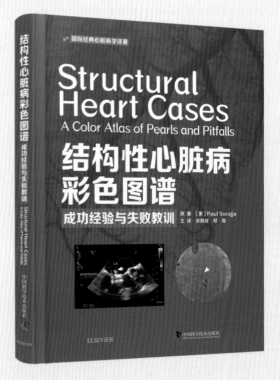